『十二五』国家重点图书

近代名医医著大成

主编◎周扬

张山雷

医著大成

总主编◎王振国

北京·中国中医药出版社

图书在版编目（CIP）数据

张山雷医著大成/周扬主编.—北京：中国中医药出版社，2024.5
（近代名医医著大成）
ISBN 978-7-5132-4696-5

Ⅰ.①张⋯ Ⅱ.①周⋯ Ⅲ.①中医临床-经验-中国-近代 Ⅳ.①R249.6

中国版本图书馆 CIP 数据核字（2017）第 310305 号

中国中医药出版社出版

北京经济技术开发区科创十三街 31 号院二区 8 号楼
邮政编码 100176
传真 010-64405721
山东临沂新华印刷物流集团有限责任公司印刷
各地新华书店经销

开本 787×1092 1/16 印张 65.75 字数 1576 千字
2024 年 5 月第 1 版 2024 年 5 月第 1 次印刷
书号 ISBN 978-7-5132-4696-5

定价 328.00 元
网址 www.cptcm.com

服 务 热 线 010-64405510
购 书 热 线 010-89535836
维 权 打 假 010-64405753

微信服务号 zgzyycbs
微商城网址 https://kdt.im/LIdUGr
官 方 微 博 http://e.weibo.com/cptcm
天猫旗舰店网址 https://zgzyycbs.tmall.com

如有印装质量问题请与本社出版部联系(010-64405510)

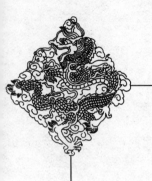

张山雷医著大成编委会

主　编　周　扬

副主编　亓兴亮　陈居伟

编　委　(以姓氏笔画为序)

仇　华　吕　添　向　楠　杜　鹃

李绍林　宋咏梅　陈　聪　郑　齐

勇　行　鞠芳凝

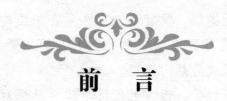

前　言

　　从 1840 年 6 月第一次鸦片战争到 1949 年 10 月中华人民共和国成立，近代百余年是中国社会政治、思想、文化、科技发生巨大变革的时代。具有悠久历史和灿烂文化的中华民族，面临数千年未遇之变局。国家的内忧外患以及思想文化领域的各种论争，诸如学校与科举之争、新学与旧学之争、西学与中学之争、立宪与革命之争、传统文化与新文化之争等，成为近代中医学生存发展的大背景。在这样浓墨重彩的大背景下，作为中国科技文化重要组成部分的中医学，发生了影响深远的重大变革，研究方法的出新与理论体系的嬗变，使近代中医学呈现出与传统中医学不同的面貌。"近代"在当代中国历史的语境下通常是指从 1840—1919 年五四新文化运动这一历史阶段，但为了较为完整地呈现中医学术的近代嬗变，本文的相关表述下延至 1949 年。

西学东渐与存亡续绝
——近代中医面临的社会文化科技环境

　　19 世纪中叶后，西学东渐日趋迅速。尤其是甲午战争、庚子事变等一系列事件之后，有识之士在悲愤之余，开始反思传统与西学的孰优孰劣。从一开始引进军工科技等实用技术，到后来逐步借鉴和采纳西方的政治、经济体制，西学慢慢渗入中国的传统政治、经济、文化体系核心。两种文明与文化的冲突与融合因之愈显突出，成为近代中国社会发展无可回避的问题。

　　西医学早在明末清初便由西方传教士传入中国，但影响不大，少数接触到这些早期西医学著作的传统医家也多持抗拒态度。鸦片战争后，西医学之传入除固有之目的与途径外，也常因强健国人体质以抵御外辱之需要而被政府广泛提倡。简言之，西医学在中国的传播，经历了从猜疑到肯定，从被动抗拒到主动吸收的过程。而随着国人对西医学的了解，中西医比较逐渐成为热门话题。

另一点不容忽视的是，西方近代科学哲学思想对中国人思维方式的影响。机械唯物论的严密推理，实验科学的雄辩事实，细胞、器官、血液循环等生理病理的崭新概念，伴随着西方科学的时代潮流日益深入人心，并在中国学术界逐渐占据了主导地位。中国医学领域内中西两种医学并存的格局，成为世界医学史上极为独特的一幕。

近代中医的历史命运一直与中西医碰撞紧密连接在一起，对中医学术的走向产生了难以估量的影响。受当时洋务派和"改良主义"思想的影响，中医产生了"中西汇通派"。中西汇通派的工作在于力图用西说印证中医，证明中西医学原理相通；同时深入研究比较中西医学的理论形态、诊治方式、研究方法上的异同，通其可通，存其互异；在临床治疗上主张采用中药为主加少量西药的方式。代表人物有朱沛文、恽铁樵、张锡纯等。中西汇通派的研究目的，主要在于缓和两种医学体系的冲突，站稳中医的脚跟，虽然成效不大，但启两种医学交流之端，功不可没。

进入20世纪后，中医的发展面临更加艰难的局面。1912年，北洋政府以中西医"致难兼采"为由，在新颁布的学制及学校条例中，只提倡专门的西医学校，而把中医挡在门外，此即近代史上著名的"教育系统漏列中医案"。消息一经传出，顿起轩然大波，中西医第一次论争的序幕就此拉开。1913年，北洋政府教育总长汪大燮再次提出废除中医中药。随后，教育部公布的教育规程均置中医于教育体系之外。中医界对此进行了不懈抗争，中医学校大量创办。1929年2月，南京国民政府卫生部召开了第一届中央卫生委员会，提出"废止旧医案"。政府在教育制度和行政立法层面对中医施行的干预，使围绕中西医比较问题的论争逐渐脱离了学术轨道，而转化成了中医存废问题，中医面临着"张皇学术，存亡续绝"的重大抉择，并因此引发了一系列抗争。3月17日，全国281名代表在上海召开全国医药团体代表大会，成立了"全国医药团体总联合会"，组成请愿团，要求政府立即取消此案。社会舆论也支持中医界，提出"取缔中医就是致病民于死命"等口号。奋起抗争、求存图兴成为中医界的共同目标。在政治上进行抗争的同时，医界同仁自强不息，兴学校，办杂志，精研基础理论，证诸临床实效，涌现出一批承前启后的中医大家。

借助他山与援儒入墨
——近代医家对中医学出路的探索

中国近代史堪称一部文化碰撞史，一方面是学习借鉴西方文化，另一方面是从各个角度批判中国传统文化。一百多年来，一批思想家"以冲破网罗"的精神向传统文化发起攻击，一再在价值观念领域宣判中国传统文化的死刑。这是一个"事事以翻脸不认古人为标准的时代"（闻一多），也是"科学"这一名词"几乎坐到了无上尊严的地位"的时代（胡适）。在这种情势之下，中国社会和教育的现代化不得不从移植西方文化开始。随着模仿西方的教育制度的建立，从西方传入的近代科学知识逐渐变成教育的核心内容，形成了对中国近代思想影响巨大的"唯科学主义"。中医学作为中国传统学术的一个重要组成部分，当然也不能摆脱这种命运。在"中学为体，西学为用"的改良主义思潮和"变法维新"的思想影响下，中医界的一些开明人士试图"损益乎古今""参酌乎中外""不存疆域异同之见，但求折衷归于一是"（唐容川），力求以"通其可通，而并存其互异"（朱沛文）的方式获得社会认同，由此开始了以近代科学解释中医，用近代研究手段研究中医，力求"中西汇通"以发展中医的艰难探索。

经历了"衷中参西""中西汇通""中医科学化"等近代以来种种思潮的冲击，传统的中医理论体系被重新审视。近代纵有清醒如恽铁樵者，指出："天下之真是，原只有一个，但究此真是之方法，则殊途同归……故西方科学，不是学术唯一之途，东方医术自有立脚点。"并强调只能借助西医学理补助中医，"可以借助他山，不能援儒入墨"，但终究未能脱离"居今日而言医学改革，苟非与西洋医学相周旋，更无第二途径"的学术藩篱。近人研究中医学术的基本思路大体上是"整理固有医学之精华，列为明显之系统，运用合乎现代之论，制为完善之学"。

这个过程的核心，是以"科学"的方法，以"衷中参西"或"中西汇通"为主导思想对中医传统理论体系进行整理，并通过仿西制办学校、设学会、创杂志等方式试图达到中医内部结构"科学化"、外部形式"现代化"的目标，新的学科范式按照西学模式逐步建立起来，中医学术体系发生了巨大的嬗变，我们称之为"近代模式"。这种"范式"，实际上规定了近代中医研究者共同的基本观点、基本理论和基本方法，提供了共同的理论模型和解决问题的框架，影响至今不衰。

发皇古义与融会新知
——近代中医各科的重要成就

在近代特定的历史条件下，中医学界涌现出一批著名医家和颇具特色的著作。据《中国中医古籍总目》统计，从1840—1949年，现存的中医各科著述数目为：温病类133种，伤寒类149种，金匮类56种，内科综合类368种，骨伤科177种，外科221种，妇科135种，儿科197种，针灸101种，喉科127种，中药类241种，方剂类460种。这些著作只是近代中医发展的缩影，整个社会医学的进步更有其自身的风采。众多活跃在城乡各地的医家，虽诊务繁忙，无暇著述，却积累了丰富的临床诊疗经验，在群众中享有崇高威望，形成别具一格的地域性学术流派或医学世家。如江苏孟河医派、近代北平四大名医、上海青浦陈氏十九世医学、浙江萧山竹林寺女科、岭南医学流派等，成为中医近代史上的重要代表。一些医家历经晚清、民国，阅历丰富，戮力图存，造诣深湛。虽学术主张不同，思想立场各异，但均以中医学术发展为根本追求，各张其说，独领风骚。其中既有继承清代乾嘉学派传统，重视经典研究，考证、校勘、辑复、诠释、传播中医学术的理论家，也有立足临床，以卓越的临证疗效固守中医阵地的临床家，更有致力于中西医学汇通和融合，办学校，编教材，探索中医发展新路的先驱者。

近代中医学术最尖锐的论争，是中西医之间的论争，而历史上长期遗留的一些论争，如伤寒与温病之争、经方与时方之争等，则渐趋和缓，有些已达统一融合。由于西医的传入，中医在生理病理、诊断治疗等方面，常常掺杂或借鉴一些西医理论，甚至有医家试图完全用西医的理论解释中医，也有医家主张西医辨病与中医辨证相结合。医经的诠释，除了传统的考证、注释等研究外，出现了用哲学及西理诠释经典的新视角。在伤寒与温病方面，随着伤寒学说与温病学说的融汇，许多医家在辨治方法上，将伤寒六经辨证与温病卫气营血辨证结合在一起，特别是将伤寒阳明病辨证与温病辨证相结合。时疫、烂喉痧的辨治，有了很大的突破。内科出现了一批专病著作，涌现了许多擅治专病的大家。外科及骨伤科有了较大发展，多取内外兼治，以传统手法与个人经验相结合。妇科、儿科、眼科、喉科等，亦各有千秋。随着各地诸多中医院校的成立，许多著名的中医教育家兼临床家组织编写了中医院校的课本。一些致力于中西汇通的医家，编撰中西汇通方面的著作，并翻译了一系列西医典籍。总之，在特殊的社会、政治、文化背景下，近代中医学各科的发展，呈现了与以往不同的新格局。

医经的研究，视角新颖，诸法并存。陆懋修运用考据学，进行《内经》难字的音义研究，著《内经难字音义》（1866 年），又运用运气学说解释《内经》，著《内经运气病释》（1866 年）、《内经运气表》（1866 年），其著作汇编为《世补斋医书》（1886 年）。杨则民著《内经之哲学的检讨》（1933 年），从哲学高度诠释《内经》。秦伯未对《内经》研习颇深，素有"秦内经"之美誉，著有《内经类证》（1929年）、《内经学讲义》（1932 年）、《秦氏内经学》（1934 年）。杨百城以西理结合中医理论阐释《内经》，著《灵素生理新论》（1923 年）、《灵素气化新论》（1927 年）。蔡陆仙《内经生理学》（1936 年）、叶瀚《灵素解剖学》（1949 年），则借鉴了解剖学的知识。

本草研究，除多种对《神农本草经》进行辑佚、注释的著作外，近代医家更注重单味药的研究，于药物炮制、产地、鉴定等专题有较多发挥。近代制药学的发展，为本草学注入了新的生机。吴其濬根据文献记载，结合实地考察，编撰《植物名实图考》《植物名实图考长编》（1848 年），图文并茂，对于植物形态的描绘十分精细，可作为药物形态鉴定的图鉴。郑奋扬《伪药条辨》（1901 年）及曹炳章《增订伪药条辨》（1927 年），对伪药的鉴别有重要意义。1930 年中央卫生部编《中华药典》，系政府编撰的药典。方书方面，除了编辑整理前代著作外，在方义、功效等方面进行发挥者亦不少，经验方、救急方、成药药方的编撰，是此期的一大特色，如胡光墉编《胡庆余堂丸散膏丹全集》(1877年)、丁甘仁编《沐树德堂丸散集》(1907年)、北京同济堂编《同济堂药目》(1923年)等。以"方剂学"命名的医书开始出现，如杨则民《方剂学》(1925年)、王润民《方剂学讲义》(1934年)、盛心如《方剂学》(1937年)等，"讲义"类书多为各种中医学校教材。

中医理论研究方面，除了传统的理论研究外，常借鉴西医知识诠释中医。朱沛文《中西脏腑图象合纂》(1892年)，刘廷桢《中西骨格辨证》《中西骨格图说》(1897年)，张山雷《英医合信全体新论疏证》(1927年)，皆带有中西汇通的性质。此期间出现了许多以"生理"命名的书籍，如陈汝来《生理学讲义》(1927年)、秦伯未《生理学》(1939年)等。陈登铠《中西生理论略》(1912年)，将中医生理与西医生理进行对比研究，带有明显的中西汇通的特点。中医基础类书的编撰亦较多，如叶劲秋、姜春华、董德懋，分别编撰过《中医基础学》。病理研究的著作，除传统的中医病因病机理论探讨外，亦出现中西病理相对比的研究。石寿棠《医原》(1861年)，强调致病因素中的燥湿之气。陆廷珍《六因条辨》(1906年)，以"六因"为纲，对外感热病及温病的病因理论条分缕析。以"病理"命名的书开始出现，如汪洋、顾鸣盛合编《中西病理学讲义》(1926年)，恽铁樵《病理概论》《病理各论》(1928年)等，其中包含了部分西医病理的内容。

中医四诊研究，既体现了传统中医学的特色，也借助了西医的方法与手段。周学海《形色外诊简摩》，在望诊方面有重要意义。周氏在脉学方面造诣亦深，著《脉义简摩》(1886年)、《脉简补义》(1891年)、《诊家直诀》(1891年)、《辨脉平脉章句》(1891年)，合称《脉学四种》。曹炳章《彩图辨舌指南》(1920年)，对舌的生理解剖、舌苔生成原理、辨舌要领及证治进行论述，附舌苔彩图119幅。时逸人《时氏诊断学》(1919年)，在当时影响较大。秦伯未《诊断学讲义》(1930年)，为中医院校教材。

对《伤寒论》的注释、发微，仍是传统经典研究中的重彩之笔，论著颇多。如黄竹斋《伤寒论集注》（1924年）、吴考槃《百大名家合注伤寒论》（1926年）。包识生概括伤寒辨证八字纲领，即"阴阳表里寒热虚实"，著《伤寒论章节》（1902年）、《伤寒论讲义》（1912年）。注重从临证角度阐释仲景学说，陈伯坛不落旧注窠臼，发明新意，著《读过伤寒论》《读过金匮卷十九》（1929年）。曹颖甫《经方实验录》（1937年），更具临床实用性。中西汇通的伤寒研究著作也成为一时风尚，恽铁樵著《伤寒论研究》（1923年），以传统研究"兼及西国医学"。陆渊雷少习训诂，长于治经，同时主张中医科学化，借助西医有关知识，以"科学"方法研究伤寒，著《伤寒论今释》（1930年）。伤寒方的研究，有姜国伊《伤寒方经解》（1861年）、陆懋修《金鉴伤寒方论》（1866年）。

伤寒与温病的辨治，出现了融合的趋势。陆懋修认为"阳明为成温之薮"，以伤寒阳明病阐释温病，著《伤寒论阳明病释》（1866年）。丁甘仁主张融合二家之说，将温病卫气营血辨证与伤寒六经辨证相结合。祝味菊重视人体阳气，治病偏用温热重剂，因擅用附子，人称"祝附子"，伤寒方面独有卓见，在伤寒传变的理论上，创"五段"之说代替六经传变之说，著《伤寒新义》（1931年）、《伤寒方解》（1931年）、《伤寒质难》（1935年）等。

温病时病的论著较多。对时病的辨治，较为突出的是雷丰，主张"时医必识时令，因时令而治时病，治时病而用时方"，对"四时六气"时病及新感与伏邪等理论进行论述，撰写《时病论》（1882年），论病列方，并附病案。时逸人擅长治疗温疫时病，著《中国时令病学》（1931年），指出时令病是因四时气候变化、春夏秋冬时令变迁导致的疾病，虽有一定的传染性，但与传染性疾病不同，包括感冒病及伤寒、温病，融合了寒温思想。又著《中国急性传染病学》（1932年），专门讨论急性传染性疾病的辨治。冉雪峰擅长治疗时疫温病，对伤寒亦有深研，认为"伤寒原理可用于温病，温病治疗可通于伤寒"，后人整理出版其未竟著作《冉注伤寒论》（1982年）。叶霖《伏气解》（1937年），对伏气致病理论进行阐述。此外，在鼠疫、霍乱、梅毒等方面，也都有相关论著问世。

内科诊治，出现较多专病治疗论著。王旭高长于温病的治疗，尤其重视肝病的辨证，提出治疗肝病三十法，著《西溪书屋夜话录》（1843年）、《退思集类方歌注》（1897年）等，后人汇编为《王旭高医书六种》（1897年）。唐宗海擅长治疗内科各种出血病证，阐发气血水火之间的关系，治疗上提出止血、消瘀、宁血、补血四法，著《血证论》（1884年）。施今墨力图将西医辨病与中医辨证结合，将西医病名引入中医诊疗，主张中医标准化、规范化，曾拟订《整理国医学术标准大纲》（1933年）。徐右丞擅治肿瘤及杂病，治疗肿瘤辨其虚实，施以攻补。关月波精于内科及妇科，提倡气血辨证，对肝硬化腹水的治疗有独特之处，在治疗时疫病如天花、麻疹、猩红热方面亦有专长。内科专病性的著作，有赵树屏《肝病论》（1931年）、朱振声《肾病研究》（1934年）、蔡陆仙《肠胃病问答》（1935年）等。

外科伤科的诊治，继承了传统手法，并有所发明。吴尚先擅长用外治法，用薄贴（膏药）结合其他手法治疗内外科病，撰有著名外科专著《理瀹骈文》（1864年）。马培之秉承家学，内外兼长，特别强调外科治病要整体辨证，内外兼施，同时善用传统的刀针治法，主要著作《马评外科证治全生集》（1884年）、《外科传薪集》（1892年）、《马培之外科医案》（1892年）、《医略存真》（1896年）等，后孟河名医丁甘仁尽得其长。石筱山擅长伤科，总结骨伤科整骨手法"十二字诀"，同时擅用内治法，强调气血兼顾，以气为主，晚年有《正骨疗法》（1959年）、《伤科石筱山医案》（1965年）。

妇科有较大的发展，著述较多。包岩《妇科一百十七症发明》（1903年），列述辨析经、带、胎、产117症，其理论承自竹林寺女科并有所发展，通过妇女生理病理特点，指出妇女缠足的危害。陈莲舫《女科秘诀大全》（又名《女科实验秘本》）（1909年），引述诸贤并有所发挥。张山雷《沈氏女科辑要笺正》（1917年），系清人沈尧封《女科辑要》，先经王孟英评按，再经张氏笺正，学理致深，成为浙江兰溪中医专门学校妇科读本，影响较大。顾鸣盛《中西合纂妇科大全》（1917年），用中西医对比的方法，论述妇科病的病因、治法、方药。其他如恽铁樵《妇科大略》（1924年），秦伯未《妇科学讲义》（1930年），时逸人《中国妇科病学》（1931年），各有发挥。

儿科著述亦多，其中综合性论著有顾鸣盛《中西合纂幼科大全》(1917年)、施光致《幼科概论》(1936年)、钱今阳《中国儿科学》(1942年) 等，总体论述了儿科生理、病理、诊断、治疗方面的内容。而专病性的论著，则对小儿常见的麻、痘、惊、疳进行论述，突出了儿科特色。如王惇甫《牛痘新书济世》(1865年)，在清人邱浩川《引痘略》基础上进行发挥，对牛痘的人工接种法进行详细记述，戴昌祚《重刊引种牛痘新书》(1865年) 翻刻王氏书。以上牛痘专著，反映了此时期人工预防接种的水平。叶霖《痧疹辑要》(1886年)，对小儿麻疹病进行辨析；恽铁樵《保赤新书》(1924年)，主要论述麻疹与惊风的辨治；秦伯未《幼科学讲义》(1930年)，论述痘疮（天花）的分期以及治疗。小儿推拿方面的专著，如张振鋆《厘正按摩要术》(1888年)，对小儿推拿按摩的理论、手法进行了详细论述。

眼科在前代的基础上有所发展，借助西医解剖知识对眼科医理进行发挥。如徐庶遥《中医眼科学》(1924年)，糅合了部分西医学知识，而陈滋《中西医眼科汇通》(1936年) 最具代表性，运用西医眼部解剖知识进行论述，每病皆冠以中西医病名。其他眼科著作，如刘耀先《眼科金镜》(1911年)、康维恂《眼科菁华录》(1935年)，对眼科理论及治疗，都有不同程度的发挥。

喉科辨治，较为突出的是白喉与烂喉痧。许多医家从病因、治疗方面辨识二者之不同，有"喉痧应表，有汗则生，白喉忌表，误表则危"的普遍说法。白喉著作，有张绍修《时疫白喉捷要》(1864年)。烂喉痧第一部专著，为陈耕道《疫痧草》(1801年)。丁甘仁《喉痧症治概要》(1927年)，对烂喉痧论述较为系统，辨析白喉与烂喉痧的不同，颇具实用性，自述"诊治烂喉痧麻之症，不下万余人"。

针灸治疗方面也有一定进步，重要代表人物如承澹盦，他参考西医解剖、生理方面的内容，结合临床经验，对针灸理论及手法进行发挥，著《中国针灸治疗学》(1931年)，此书连续出版增订，成为当时影响极大的一部针灸著作。其他如姚寅生《增图编纂针灸医案》(1911年)、焦会元《古法新解会元针灸学》(1937年)、曾天治《科学针灸治疗学》(1942年)，从不同角度对针灸理论、手法进行发挥，其中结合了西医理论。

气功方面的著作，如蒋维乔《因是子静坐法》（1914 年）、《因是子静坐法续编》（1922 年），较具代表性。

中西医汇通方面的著作较多，唐宗海《中西汇通医书五种》（1884 年），张锡纯《医学衷中参西录》（1909 年），吴锡璜《中西温热串解》（1920 年）、《中西脉学讲义》（1920 年），都是这方面的重要代表。丁福保曾留学日本，致力于中西汇通，翻译及编撰医书多达 160 种，其中翻译多部日文西医著作，如《化学实验新本草》（1909 年）、《中外医通》（1910 年）、《汉方实验谈》（1914 年）、《汉法医典》（1916 年）等。又与弟子共同编撰《四部总录·医药编》（1955 年）。

本次整理的原则要求

名家名著：丛书所收，并非诸位名医的全部著作，而是从学术价值、社会影响、流传情况等各方面综合考虑，选择该医家具有代表性、影响力和独到创见的著作。

底本选择：择其善本、精本为底本，主校本亦择善而从。

校注原则：尊重历史，忠实原著，校注简洁明了，精确可靠，尽量做到"一文必求其确、一义必析其微"，但不做繁琐考证。

本丛书因为工程量较大，参与整理者较多，不足之处在所难免，望各位专家及读者多多指教。

《近代名医医著大成》编委会

校注说明

张寿颐（1873—1934），字山雷，江苏嘉定县马陆镇（今上海）人。张山雷自幼好学，精于训诂。因母病风痹而究心医学，先从当地名医黄醴泉治内科三年，继从黄墙疡科名医朱阆仙习外科，并博览医籍。之后开始在当地悬壶，后至沪上开设诊所，以精湛的医术享誉沪上，并加入"上海神州医学会"，与余伯陶、王问樵、丁甘仁、李晋臣等，共同为保存国粹、提倡中西汇通、继承与发扬中医药而奋斗。1914 年，协助朱阆仙创设"黄墙朱氏私立中国医药学校"，编辑讲义；1918 年，执教于"上海神州中医学校"；1920 年，经上海神州医学会介绍，"兰溪中医专门学校"聘张山雷任教务主任。张山雷于此任教，鞠躬尽瘁，直至辞世。除办学、教学之外，张山雷于 1927 年创办《中医求是月刊》，以刊物为阵地，向社会宣传中医。张山雷医德高尚，医术精湛，热心于发展中医事业，成绩斐然，在各期毕业生中，有不少佼佼者成为一代名医。仅自兰溪中医专门学校毕业的学生就有六百余人，分布于江、浙、皖、赣、闽、沪等地，形成了别具一格的张氏学派。

张山雷一生著作等身，有《中风斠诠》《难经汇注笺正》《疡科纲要》《脉学正义》《本草正义》《沈氏女科辑要笺正》《小儿药证直诀笺正》《病理学读本》《古今医案平议》《脏腑药式补正》《经脉俞穴新考证》《医事蒙求》等。其中《古今医案平议》《难经汇注笺正》《沈氏女科辑要笺正》《小儿药证直诀笺正》等十余部，是张山雷先后为黄墙医校、兰溪中医专门学校编写的教材和讲义。本次从中选录学术价值较高、资料较完整的重要著作七部：《难经汇注笺正》《脉学正义》《本草正义》《中风斠诠》《沈氏女科辑要笺正》《小儿药证直诀笺正》《疡科纲要》，以上著作或为专著，或为讲稿，基本涵盖了张山雷在内外妇儿、本草、脉学等方面的学术成就。

本次整理所据底本及校本情况如下：

《难经汇注笺正》以 1923 年兰溪中医专门学校石印本为底本，以 1961 年上海科技出版社铅印本（简称上科本）为主校本，以《难经》《周易》《难经经释》等为参校本。

《脉学正义》以 1931 年兰溪协记书庄印行张氏体仁堂医药丛刊铅印本为底本，以兰溪中医专门学校《脉理学讲义》铅印本为主校本，以《素问》《金匮要略》《诸病源候论》《景岳全书》《诊家正眼》等为参校本。

《本草正义》以 1932 年兰溪中医专门学校铅印本为底本，以 1920 年兰溪中医专门学校油印本（简称庚申本）为主校本，以《神农本草经》《本草纲目》《名医别录》尚志钧辑校本等为参校本。

《中风斠诠》以 1932 年兰溪协记书庄印行张氏体仁堂医药丛刊《重订中风斠诠》铅印本为底本，以 1958 年上海科技卫生出版社铅印本（简称上科卫本）为主校本。

《沈氏女科辑要笺正》以 1934 年兰溪协记书庄印行张氏体仁堂医药丛刊铅印本为底本，以《三三医书》（简称三三本）为主校本，以 1958 年上海卫生出版社《沈氏女科辑要》（简称上卫本）及《素问》《金匮要略》等为参校本。

《小儿药证直诀笺正》以 1930 年兰溪协记书庄张氏体仁堂医药丛刊铅印本为底本，以 1958 年上海卫生出版社铅印本（简称上卫本）为主校本，以清代周学海《周氏医学丛书》（简称丛书本）为参校本。

《疡科纲要》以 1935 年上海千顷堂书局张氏体仁堂医药丛刊铅印本为底本，以《三三医书》（简称三三本）为主校本，以 1958 年上海科学技术出版社铅印本（简称上科本）为参校本。

具体校注原则如下：

1. 改繁体竖排为简体横排，并加标点。

2. 原书中以"右""左"代表上下文者，径改为"上""下"。

3. 目录与正文不符处，相互校补，并出校说明。

4. 底本中的异体字、古字、俗字径改，系特殊用法（病名、药名、书名、人名、地名等）或与文中训释有关者保留原貌。另有如巅、颠等，张氏习于混用，又常与训释有关，故不作统一，暂存原貌。

5. 通假字保留，不常见者于首见处出注说明。

6. 底本中因写刻致误的明显错别字径改，不出校。

7. 底本原有小字注及括号内字，今改用同体小字，必要者仍保留括号；底本眉批用另体小字，前加"批"字，置于相应正文之后。

8.《小儿药证直诀笺正》附有《阎孝忠小儿方论笺正》一卷、《董及之斑疹方论笺正》一卷。《小儿方论》作者阎孝忠，又作阎季忠，种种原委文中辨析甚明，张氏亦二者并存，今仍保留原貌，不作统一。《斑疹方论》卷首原有孙氏序、董氏自序各一，卷末有钱氏后序一，为利于读者了解该书源流，今皆移至《小儿药证直诀笺正》卷首，列于其他诸序之后。

底本方名在主治病症之后者，均按体例将方名置前，如原文作"第二十三方……名盘肠内吊钩藤膏"，统一处理为"第二十三方 钩藤膏"，正文不再一一出注说明。

9.《沈氏女科辑要笺正》《疡科纲要》等作为教材，屡经修订，各版本之间存有大段异文，凡无关文义者，不作改动，不出校；凡单纯的议论性文字，不影响医理及文理者，不作补正，只出校说明；除以上情况外，均作补正，并出校说明。

10.《中风斠诠》底本各卷首有"同邑张文彦洛钧甫评点；受业馆甥汤溪邵宝仁乐山，男家荣筱山、家兰筱雷校字"；《脉学正义》底本第一、二、四卷首有"受业兰溪郑赞纶丝阁、兰溪蔡元楫济川、义乌何廷翊益赞参校"，第三、五卷首有"受业兰溪汪澂仲清、蔡元楫济川、郑赞纶丝阁、佘金潮枚笔参校"，第六卷首有"门下弟子兰溪汪澂仲清、蔡元楫济川、郑赞纶丝阁、佘金潮枚笔，门下馆甥汤溪邵宝仁乐山参校"；《小儿药证直诀笺正》底本卷上首有"受业松江曹祖培伯荫、义乌何廷翊益赞、兰溪蔡元楫济川、兰溪汪澂仲清、兰溪郑赞纶丝阁、兰溪佘金潮枚笔，甥嘉定戴思纶石侬、婿嘉定黄世珏序珍同参校"，卷中、卷下首有"受业兰溪汪澂仲清、兰溪蔡元楫济川、兰溪郑赞纶丝阁、兰溪佘金潮枚笔同参校"，所附《阎孝忠小儿方论笺正》卷首有"宋大梁阎孝忠著、清皖南建德周学海澄之据仿宋本刊行、嘉定后学张寿颐山雷甫笺正"，《董及之斑疹方论笺正》"宋东平董汲及之著、清皖南建德周学海澄之据仿宋本刊行、嘉定后学张寿颐山雷甫笺正"；《疡科纲要》底本卷首有"受业馆甥汤溪邵宝仁乐山校刊"等，今删。

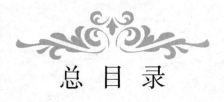

总 目 录

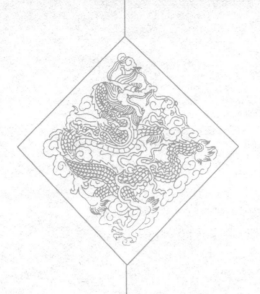

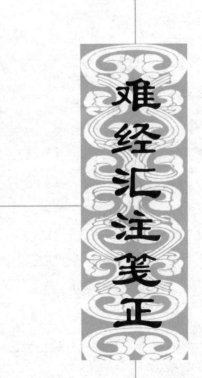

难经汇注笺正

内容提要

　　《难经汇注笺正》，三卷，张山雷著。《难经》是我国古代医学经典著作之一，历代医家多有注释。张山雷汇集诸家言论，尤以滑寿《难经本义》、徐灵胎《难经经释》为主，考订其异同，辨正其谬误，并引证当时的西医理论，撰成《难经汇注笺正》。张山雷从《难经》的书名、作者、沿革、流派入手，对《难经》理论颇多发挥，并以自身的临床经验加以验证，对中医教学、科研、临床人员学习《难经》有很好的指导作用。

自　序

　　吾国医经，《素》《灵》以外，断推《八十一难》。然今之《素》《灵》，实皆重编于唐人之手，羼杂脱误，确有可据。而唐前旧本，自宋以后，遂不可得见。惟《难经》则孙吴时吕广已有注解，行世最早，远在今本《素》《灵》之先，是真医经中之最古者。其理论与《素》《灵》时有出入，盖当先秦之世，学说昌明，必各有所受之，不可执一以概其余。其发明之最精而最确者，则独取寸口三部之脉，以诊百病虚实生死。视《素问》所谓天、地、人三部，更握其要，简而能赅，无往不应，宜乎举国宗之，遂为百世不祧①之大经大法。斯其开宗明义，超出《素问》之上者，惟别称右肾为命门一说。几欲以肾中水火两事，分道而驰，大乖先天太极二气氤氲②之至理，未免骈枝蛇足，而转以开后人纷纭聚讼之端，斯亦子书自成一家之恒例。揆之正理，固是瑕瑜互见，而要不失为独树一帜体裁，即其余大醇小疵，要亦时有可议者，惟在后学以正法眼善读之，何可遽以为古人咎？相传是书为秦越人所撰，证以《唐志》，固有明征，然《脉经》所引扁鹊诸说，多不在《八十一难》之中，而所引《难经》之文，又不皆属之于扁鹊，则晋时虽有是书，而尚不以为越人撰述之明证。且班史③未著于录，则东汉时亦似尚未行世者，至《隋志》乃始有之，曰《黄帝八十一难》二卷，并不标越人之名（《隋志》双行分注。又曰梁有《黄帝众难经》一卷，吕博望注，亡。盖其时皆称之为《黄帝难经》，犹《内经》之例耳，亦不言越人）。至《旧唐书·经籍志》乃曰《黄帝八十一难经》二卷，而注以"秦越人撰"四字。至宋欧阳氏《新唐书·艺文志》则径称秦越人《黄帝八十一难经》二卷，是为近世共称越人《难经》之滥觞。要之，汉季定本可无疑义，所以唐张守节《史记正义》引证《难经》已同今本，非如今之《素》《灵》俱编成于王启玄一手者可以同日而语。其注是书者，以寿颐所见：吕博望本，《隋志》虽曰已亡，而明人王九思等《集注八

---

　　① 不祧（tiāo）：古时要把世次过远的祖先神主陆续迁于太祖庙合祭，称为"祧"，只有创业的始祖是永不迁移的，称为"不祧"。后用以比喻永久不废之意。

　　② 氤氲（yīnyūn）：古时指阴阳二气交会和合的样子。

　　③ 班史：即班固《汉书》。此指《汉书·艺文志》，是我国现存最早的目录学文献，一般简称《汉志》。

十一难》，首列吕广之名，书中录存吕注不少，且录杨玄操序文，明言吴太医令吕广为之注解。又曰吕氏未解，今并注释，吕注不尽，因亦伸之，是吕注固未尝亡也（《隋志》注言《黄帝众难经》一卷，吕博望注，亡。未尝以为即是吕广，然博望疑即广之表字，当是一人）。王氏《集注》本，自吕广外，又有丁德用、杨玄操、虞庶、杨康侯四家。元滑伯仁《难经本义》引用诸家，又有周与权、王宗正、纪天锡、张元素、袁坤厚、谢缙孙、陈瑞孙七家。其单行者，《正统道藏》本有宋人李子野《句解》，雍正朝有吴江徐大椿洄溪氏之《难经经释》，后又有四明张世贤之《图注难经》、云间丁履中之《难经阐注》，光绪中叶又有皖南建德周学海澄之氏之《增辑难经本义》。诸本至今并存，注家不可谓不多。然考其文义，绎其辞旨，大都望文敷衍，甚少精警，就中彼善于此，当以滑氏之《本义》、徐氏之《经释》较为条鬯①，而余子碌碌，殊不足观。盖伯仁、灵胎皆以文学著名，宜乎言之尚能亲切有味。本校课目，向有《难经》一种，实是中医鼻祖，不可数典而忘，顾直用成书授课，未免穿凿涂附，奚能切理餍心②，且坊间伯仁《本义》已不易得，而徐灵胎、周澄之两家又皆无单行本。爰为汇集各注，释其精切不浮者摘取入录，而删除其空廓无谓之语，参以拙见所及，为经文疏通而证明之，颜以"笺"字；间遇经文之必不可通者，必直抒己见，不欲转展附会，以盲引盲，则别以"正"字标之，因名之曰《难经汇注笺正》。所持理论，颇有与本经及各家注语显相歧异者，若以汉唐经疏体例言之，则违背本师，大犯不韪。然处此开明之世，自当阐发真理，冀得实用，何可苟同？况医乃人生需要之学，尤必以确合生理、病理为正鹄，则临证时乃有功效，讵能依附古说，姑作违心之论，致蹈于自欺欺人之嫌？须知《八十一难》本文，盖出于战国秦汉之间，各道其道，必非一时一人之手笔，所以诸条意义，各有主张，是亦诸子书恒有之体

---

① 条鬯（chàng）：条达畅通。《汉书·律历志》："然后阴阳万物，靡不条鬯该成。"鬯，同"畅"。

② 涂附：出《诗·小雅·角弓》"毋教猱升木，如涂涂附"，毛传："涂，泥；附，着也。"原谓猿本会爬树，勿需再教，如污泥之上又着污泥。此处指牵强附会；随意篡改。

例，不必视为圣经贤传，遂谓一字一句不容立异，则是其所当是，而非其所当非，又何害于孔门各言尔志，举尔所知之义？非有意于挢①同立异，妄炫新奇，导诸同学以离经背道也。尚祈世有通才，明以教我，匡所不逮，则不独寿颐一人之幸，抑亦举国学子之祷祀而求者已。

　　时在上元癸亥孟陬之月②嘉定张寿颐山雷甫叙于浙东兰溪之中医专校

① 挢（jiǎo）通"矫"。纠正。
② 孟陬（zōu）之月：孟春正月。正月为陬，又为孟春月，故称。

杨玄操序

《黄帝八十一难经》者，斯乃勃海秦越人之所作也。越人受桑君之秘术，遂洞明医道，至能彻视脏腑，刳肠剔心，以其与轩辕时扁鹊相类，乃号之为扁鹊，又家于卢国，因命之曰卢医。世或以卢、扁为二人者，斯实谬矣。按：黄帝有《内经》二帙，帙各九卷，而其义幽赜，殆难穷览。越人乃采摘英华，抄撮精要，二部经内凡八十一章，勒成卷轴，伸演其旨，探微索隐，传示后昆①，名为《八十一难》，以其理趣深远，非卒易了故也。既弘畅圣言，故首称黄帝。斯乃医经之心髓，救疾之枢机，所谓脱牙角于象犀，收羽毛于翡翠者矣。逮于吴太医令吕广为之注解，亦会合玄宗，足可垂训，而所释未半，余皆见阙。余性好医方，问道无倦，斯经章句，特承师授，既而耽研无斁②，十载于兹，虽未达其本源，盖亦举其纲目。此教所兴，多历年代，非唯文句舛错，抑亦事绪参差，后人传览，良难领会。今辄条贯编次，使类例相从，凡为一十三篇，仍旧八十一首。吕氏未解，今并注释，吕氏注不尽，因亦伸之，并别为音义，以彰厥旨。昔皇甫玄晏总三部为《甲乙》之科，近世华阳陶贞白广《肘后》为百一之制，皆所以留情极虑，济育群生者矣。余今所演，盖亦远慕高仁，迩遵盛德。但恨庸识有量，圣旨无涯，绠促汲深③，玄致难尽。

前歙州歙县尉杨玄操序

【笺正】上序见王九思《难经集注》本。杨自署前歙州歙县尉，而不言何代人，滑伯仁《难经本义》引诸家姓氏，则于歙县尉上加一吴字。按：序中引皇甫《甲乙经》又称陶贞白为近世，则必非孙吴时人。考皖省徽州沿革，隋开皇九年平陈，始置歙州。大业三年，又改歙州为新安郡。至唐武德四年，又置歙州。杨氏既称陶隐居为近世，则必为隋人或唐初人无疑。伯仁误作吴人，殆未见此序而姑妄言

---

① 后昆：后嗣；子孙。

② 无斁（yì）：不厌恶；不厌倦。

③ 绠（gěng）促汲深：用短绳子吊取深井的水，比喻能力小，难以胜任艰巨的事。绠，汲水桶上的绳子。

之者耳。据此序观之，则为《八十一难》作注者，吕广而后，杨氏实为第二作家。然读其书，不过随文敷衍，未能有所发明，且亦时多语病，殊不足道。序中又以"难"字认作"难易"之"难"，则所见似乎甚浅。其直称《黄帝八十一难》为秦越人所作，盖可知六朝唐人已相沿有此一说。又谓斯经多历年代，非唯文句舛错，抑亦事绪参差，今辄条贯编次，使类例相从，凡为一十三篇，仍旧八十一首云云，则今本八十一条，虽尚是旧文，而自一以至八十一之次序，乃是杨氏之新为编次，所谓使类例相从者也。向来注家及读是书者，皆未悟到杨氏重编一层，其实却是此书之一大沿革，不可不为揭而出之。是以王氏《集注》本于杨氏序后尚有目录一叶，记十三类之次序，各有题目，此即杨氏分类编次之真迹。而通行各本皆无之，所以人皆不知此书有此一节事实。滑伯仁虽谓十三类不足以尽之，然又谓此书固有类例，当如《大学》朱子分章，以见记者之意云云，而岂知此书之类例，即是杨玄操之手定者乎？是以寿颐于此，依王氏本补录十三类目录于下，庶可以见隋唐间重编之遗迹云尔。

第一　经脉诊候　凡二十四首颐按：今本之一难至二十四难

第二　经络大数　凡二首颐按：今本之二十五难、二十六难

第三　奇经八脉　凡三首颐按：今本之二十七难至二十九难

第四　荣卫三焦　凡二首颐按：今本之三十难、三十一难

第五　脏腑配象　凡六首颐按：今本之三十二难至三十七难

第六　脏腑度数　凡十首颐按：今本之三十八难至四十七难

第七　虚实邪正　凡五首颐按：今本之四十八难至五十二难

第八　脏腑传病　凡二首颐按：今本之五十三难、五十四难

第九　脏腑积聚　凡二首颐按：今本之五十五难、五十六难

第十　五泄伤寒　凡四首颐按：今本之五十七难至六十难

第十一　神圣工巧　凡一首颐按：今本之六十一难

第十二　脏腑井俞　凡七首颐按：今本之六十二难至六十八难

第十三　用针补泻　凡十三首颐按：今本之六十九难至八十一难

李子埜《难经句解》序

可以生人，可以杀人，莫若兵与刑。然兵刑乃显然之生杀，人皆可得而见；医乃隐然之生杀，人不可得而见。年来妄一男子，耳不闻《难》《素》之语，口不诵《难》《素》之文，滥称医人，妄用药饵。误之于尺寸之脉，何啻乎尺寸之兵；差之于轻重之剂，有甚于轻重之刑。予业儒未效，惟祖医是习，不揆所学，尝集解王叔和《脉诀》矣，尝句解《幼幼歌》矣。如《八十一难》，乃越人受桑君之秘术，尤非肤浅者所能测其秘，随句笺解，义不容辞。敬以十先生补注为宗祖，言言有训，字字有释，必欲学医君子，口诵心维，以我之生，观彼之生，自必能回生起死矣！何至有实实虚虚，医杀之讥？吁！医有生人之功如此，岂不贤于兵刑之生杀哉！

　　　　时大宋咸淳五年岁次己巳孟春临川晞范李駉子埜自序

【笺正】李氏《难经句解》，世不经见，明《正统道藏》本有之，近年商务印书馆影印《道藏》，乃得通行。此书《道藏》签题《黄帝八十一难经》，凡七卷，其每卷首页第一行，则题《黄帝八十一难经纂图句解》。按：李氏自序，只言随句笺解，不更言及有图，则卷中所附之图，盖即丁德用之旧，是以与各本大略相近。今读李氏所解，仅能随文敷衍，极少发明，宜其书之不显于世。滑伯仁《本义》所引各注家姓氏，亦不及李，则滑氏似未见此书也。寿颐今撰《笺正》，以其为罕见之本，姑择其精当者，间录一二于各条之中，聊存古人涯略。李序所谓妄男子滥称医人云云，可见吾国医界谫陋，确是古今通弊。然又自谓业儒未效，惟祖医是习，则李氏本是学书不成，去而学剑之流，无惑乎其书之亦非上乘禅矣！又谓尝解王叔和《脉诀》，则尤可见其眼孔之浅。要知叔和《脉经》，亦曾校正于宋仁宗朝，其书固常存于天壤，《脉诀》岂叔和之作，而乃误认颜标[①]，益形其陋。然如朱文公之赫赫大儒，尚以《脉诀》认即《脉经》，则亦何必遽以嗤子埜！况子埜作此序时，为

---

　　① 颜标：唐咸通年间郑薰主试，误以其为颜真卿，取之，后知非是。举子赋诗嘲之，有"主司头脑太冬烘，错认颜标作鲁公"句。

咸淳之五年，已在南宋度宗之世，中原半壁，久非宋有，世运否塞，通人更希，亦固其所，更非考亭先生处升平之朝，可以一例观也。李氏所谓十先生之补注，今亦不知何许人手笔。《道藏》本此序末行，李氏署名，子埜讹作子桂，而各卷中首叶名氏，皆作子埜。盖名駉而字曰埜，义本于《诗》："駉駉牡马，在坰之埜"，确有可据，乃改正之。盖《正统道藏》讹字固甚多者耳。其卷中所有之图，大都穿凿附会，实于生理、医理无甚关系。徒见其满纸阴阳五行、卦画节气，竟无从推究其命意之所在。岂独无所用，抑且徒乱人意。其十九难之图，则曰：三阳从地生，故男子尺脉沉也；三阴从天生，故女子尺脉浮也。更觉向壁妄谈，宁有是理？须知两尺之脉，所主在下，肝肾之气，宜藏不宜露，无论男女，安见有无病而尺脉常浮者？乃偏能造此邪说，疑误后人，可恶已极。而《道藏》此本，且更有所谓内镜之正面背面两图，所绘脏腑部位，则以肝居左而脾居右，正与实在之肝脾，左右互易其处所，此虽向来习俗不事剖解，胸腹中之如何布置，本是全国之人无一能知其大略者。是以有此谬戾，本不必以此为古人咎。然在今日开通世界，脏腑形态尽人能知，又何可听其留此话柄，重以贻吾道之羞。又有所谓内镜侧面一图，更绘出三尸七魄之神，及青龙白虎、姹女婴儿等等，奇形怪状，斑驳陆离，竟如牛渚燃犀，照见异族，尤其可骇，岂非医学界中绝大魔障？则从洄溪老人《难经经释》之例，一律删除净尽，斯为斩绝葛藤之无上神咒已。

张翥《难经本义》序

医之为道，圣矣。自神农氏凡草木金石，可济夫夭死札瘥，悉列诸经。而《八十一难》，自秦越人推本轩岐、鬼臾区之书，发难析疑，论辨精诣，鬼神无遁情，为万世法。其道与天地并立，功岂小补也哉！且夫人以七尺之躯，五脏百骸受病，六气之沴①，乃系于三指点按之下，一呼一吸之间，无有形影，特切其洪、细、濡、伏。若一发苟谬误，则脉生而药死之矣，而可轻以谭医，而可易以习医耶？寓鄞滑伯仁，故家许。许去东垣近，早为李氏之学，遂名于医。予雅闻之，未识也。今年秋来，遗所撰《难经本义》，阅之使人起敬，有是哉，君之精意于医也。条释图陈，脉络尺寸，部候虚实，简而通，决而明。予虽未尝学，而思亦过半矣。呜呼！医之道，生道也。道行则生意充宇宙，泽流无穷，人以寿死，是则往圣之心也。世之学者，能各置一通于侧，而深求力讨之，不为良医也者几希。呜呼！越人我师也，伯仁不为我而刊诸梓，与天下之人共之，是则伯仁之心也。故举其大指为序。

至正二十五年龙集甲辰十月既望翰林学士承旨荣禄大夫知制诰兼修国史张翥序

【笺正】此元人所作滑氏《难经本义》之旧序，于本书无甚发明，姑录之以存庐山面目，亦孟子所谓知其人，论其世之意耳。旧本尚有至正二十六年揭汯一序，又坊本更有至正二十一年刘仁本一序，皆与本书无所关系，不录。至正是元顺帝年号。考甲辰为至正之二十四年，此作五，误。周澄之所刊本作七十五年，尤其误矣。坊本刘仁本序，称至正二十有一年重光赤奋若之岁，则为辛丑，迨至正二十七年丁未而元社屋矣。

---

① 沴（lì）：因气不和而生的灾害，引申为相害、相克。《汉书·五行志》："气相伤谓之沴。"

《难经集注》五卷，明王九思等集录吴吕广，唐杨玄操，宋丁德用、虞庶、杨康侯注解者。按：晁公武《郡斋读书志》载吕、杨注一卷，丁注五卷，虞注五卷，陈振孙《书录解题》载丁注二卷，马端临《经籍考》引晁氏作吕、杨注五卷。盖当时各家别行，至九思等始掇辑以便观览耳。叶盛《菉竹堂书目》载《难经集注》一册，不著撰人名氏，此则书名偶同，非九思所集。按：王圻《续经籍考》载金纪天锡《难经集注》五卷，盛之所收，恐此耳。盛正统进士，九思弘治进士，则其非是编也明矣。其他诸家藏弄①书目，及乾隆《四库全书总目》并未收入。若殷仲春《医藏目录》，宜裒蒐②无遗，而亦遗之，盖似失传者。然以余不涉医家，但知据目录考之耳。因质诸医官多纪廉夫。廉夫云：近代医书，绝无援引，久疑散佚。廉夫于医家，雅称赅洽，而其言如此，则知其果失传也。夫方技一家，固有其人，其存其佚，何干我事？然小道可观，至理存焉，则竟非可弃也。

癸亥花朝天瀑识

【笺正】上为日本人《佚存丛书》中之《难经集注》跋语，其书印行于彼国之享和三年，即中国之嘉庆八年。按：王氏此书，不著录于《四库书目》。盖中土固已久佚，今得复见，赖有《佚存丛书》之流布耳。前所录杨玄操序文，亦即见于此本卷首。但杨序本为自己作注，而序其缘起，乃此本竟于杨序之前首行，题以"集注难经序"五字，一似杨序竟为集注本而作者，则必不可通者已。

---

① 藏弄（jǔ）：亦作"藏去"。收藏。《汉书·游侠传·陈遵》："性善书，与人尺牍，主皆藏去以为荣。"颜师古注："去亦藏也。"《新唐书·胶东王道彦传》："神通未食，不敢先，即有所分，辞以饱，乃藏弄以待。"

② 裒蒐（póusōu）：搜集。

徐洄溪《难经经释》序

《难经》，非经也。以《灵》《素》之微言奥旨，引端未发者，设为问答之语，俾畅厥义也。古人书篇，名义非可苟称。难者，辩论之谓，天下岂有以"难"名为经者？故知《难经》非经也。自古言医者，皆祖《内经》，而《内经》之学，至汉而分。仓公氏以诊胜，仲景氏以方胜，华佗氏以针灸杂法胜，虽皆不离乎《内经》，而师承各别。逮晋唐以后，则支流愈分，徒讲乎医之术，而不讲乎医之道，则去圣远矣。惟《难经》则悉本《内经》之语，而敷畅其义，圣学之传，惟此为得其宗。然窃有疑焉。其说有即以经文为释者，有悖经文而为释者，有颠倒经文以为释者。夫苟如他书之别有师承，则人自立说，源流莫考，即使与古圣之说大悖，亦无从而证其是非。若即本《内经》之文以释《内经》，则《内经》具在也。以经证经，而是非显然矣。然此书之垂，已二千余年，注者不下数十家，皆不敢有异议。其间有大可疑者，且多曲为解释，并他书之是者反疑之，则岂前人皆无识乎？迫非也！盖经学之不讲久矣，惟知溯流以寻源，源不得，则中道而止，未尝从源以及流也。故以《难经》视《难经》，则《难经》自无可议；以《内经》之义疏视《难经》，则《难经》正多疵也。余始也盖尝崇信而佩习之，习之久而渐疑其或非，更习之久而信己之必是，非信己也，信乎《难经》之必不可违乎《内经》也。于是本其发难之情，先为申述《内经》本意，索其条理，随文诠释，既乃别其异同，辨其是否。其间有殊法异议，其说不本于《内经》，而与《内经》相发明者，此则别有师承，又不得执《内经》而议其可否。惟夫遵《内经》之训而诠释未洽者，则摘而证之于经。非以《难经》为可訾也。正所以彰《难经》于天下后世，使知《难经》之为《内经》羽翼，其渊源如是也，因名之为《经释》。《难经》所以释经，今复以经释经，以《难》释《经》而《经》明，以《经》释《难》而《难》明，此则所谓医之道也，而非术也。其曰秦越人著者，始见于《新唐书·艺文志》，盖不可定，然实两汉以前书云。

雍正五年三月既望松陵徐大椿叙

【笺正】《八十一难》之书，盖在先秦之世，明医诸子，随举所见，各言尔志，犹后世笔记之类，未必是一完备之书，亦未必出一人之手。所说理法，固有即本之《素》《灵》者，亦有显然与《素》《灵》异帜者。此在战国秦汉间，学识繁多，思致各别，此必自有所受之。未尝以《内经》一书定为模范，所以特有发明之处，间亦可补《素》《灵》之未备。洄溪老人谓设为问答，俾畅厥义，其说甚是。然又谓是辩论之作，不可为经，则《隋志》固曰《黄帝八十一难》二卷，不称为经，而后人以其义多精蕴，足为医家准绳，尊之曰经，亦胡不可。徐老必曰悉本《内经》，敷畅其义，岂是古人著书之真旨？洄溪意中，未免重视《素》《灵》太过。几如医学之中，只有《内经》一种，已集大成，而必不能于是书以外，更申一说者，犹是眼界未旷之理想。且竟谓其非如他书之别有师承，岂不武断太过。惟其所注，以经证经，取经甚近，抑亦振笔直书，独抒所见，最为畅达，以视向来各注家，随文敷衍，毫无生气者，大有上下床之别。是以颐辑此编，虽曰汇集古注，而所录诸家，自滑伯仁《本义》外，亦惟洄溪之说为独多。盖各注家固惟以此二氏为最优，若其不甚切理餍心者，则亦不敢勉强附会，必为之详加辨正，而畅发其一得之见。且徐氏固亦明言有殊法异议，其说不本于《内经》，而与《内经》相发明者，此则别有师承，不得执《内经》而议其可否云云。颐谓：如诊脉之独取寸口，及昌言心主三焦之有名无形，皆其独到之处，本非借径《素》《灵》，以注疏体例，依草附木，人云亦云者可比。奈何徐老必以《难经》为《内经》羽翼，且谓信夫《难经》，必不可违乎《内经》，总嫌拘泥于"尊经"二字。欲以《内》《难》二书，有意轩轾[①]，似非持平之论。寿颐以为持论纵各有不同，惟医学为人生必不可少之事，但求切合于生理、病理，而能施之于临床实验者，即与《内经》所言显相背谬，亦何往而不可？乃洄溪竟以《内经》文义疏视《难经》，则胶柱之见耳。唯又谓秦越人著，盖不可定，实为汉以前书，最是确论，与夫俗子之固执不通者，相去远矣。

---

① 轩轾：古代大夫乘用车的顶前高后低称"轩"，前低后高称"轾"。比譬高低、轻重、优劣互有长短：不相上下，互有轩轾。

《四库全书·难经本义提要》

　　《难经本义》二卷，周秦越人撰，元滑寿注。越人即扁鹊，事迹具《史记》本传。寿，字伯仁，《明史·方技传》称为许州人，寄居鄞县。按：朱右《樱宁生传》曰：世为许州襄城大家，元初父官江南，自许徙仪真，而寿生焉。又曰：在淮南曰滑寿，在吴曰伯仁氏，在鄞越曰樱宁生。然则许乃祖贯，鄞乃寄居，实则仪真人也。滑寿卒于明洪武中，故《明史》列之《方技传》。然戴良《九灵山房集》有《怀滑樱宁》诗曰：海日苍凉两鬓丝，异乡漂泊已多时，欲为散木留官道，故托长桑说上池。蜀客著书人岂识，韩公卖药世偏知，道途同是伤心客，只合相从赋黍离。则寿亦报节之遗老，托于医以自晦者也。是书首有张翥序，称寿家去东垣近，早传李杲之学，《樱宁生传》则称学医于京口王居中，学针法于东平高洞阳，考李杲足迹未至江南，与寿时代亦不相及，翥所云云，殆因许近东垣，附会其说欤。《难经》八十一篇，《汉·艺文志》不载，隋、唐《志》始载《难经》二卷，秦越人著。吴太医令吕广尝注之，则其文当在三国前。广书今不传，未审即此本否？然唐张守节注《史记·扁鹊列传》，所引《难经》悉与今合，则今书犹古本矣。其曰《难经》者，谓经文有疑，各设问难以明之。其中有此称"经云"，而《素问》《灵枢》无之者，则今本《内经》传写脱简也。其文辨析精微，词致简远，读者不能遽晓，故历代医家多有注释。寿所采撷凡十一家。今惟寿书传于世，其书首例《汇考》一篇，论书之名义源流，次列《阙误总类》一篇，记脱字误字，又次《图说》一篇，皆不入卷数。其注则融会诸家之说，而以己意折衷之。辨论精核，考证亦极详审。《樱宁生传》称《难经》本《灵枢》《素问》之旨，设难释义，其间荣卫部位，脏腑脉法，与夫经络俞穴，辨之博矣。而阙误或多，愚将本其旨意注而读之，即此本也。寿本儒者，能通解古书文义，故其所注视他本所得为多云。

　　【笺正】《四库书目》亦直称《难经》为秦越人撰，盖沿刊本之旧。实则《唐志》所载，尚是无从证实，且《隋志》犹称《黄帝八十一难》，可见越人一说必不可泥。《提要》谓其文当出三国前者，洵有折衷之论。吕广注本，今见于明人王九思《集注》中者尚是不少。据唐初人杨玄操序，言吕氏注不尽，因亦伸之云云，知吕注本不甚繁，似王氏本犹为全帙。《四库提要》竟谓广书今不传者，则世所行之王本《难经集注》出于日本人印行之《佚存丛书》，四库开馆时固未得吕注，且不知海外尚有此藏书也。伯仁医学，据朱氏《樱宁生传》，本非受学于明之者，许州乃其祖贯，而李氏又未至江南，张翥序中称许去东垣近，早为李氏之学，实属附会。伯仁本是通儒，以其余艺习医，宜乎说理条达，辞旨雅驯。《本义》之作，诚为金元间医学中不可多得之书。今所采集旧注，亦惟此本为最多，惟间亦有拘泥太过者，寿颐雅不欲随文涂附，必以拙见所及，时为辨正，以窃附于诤臣诤友之谊云尔。

周澄之《难经本义增辑》序

　　《难经》继《灵》《素》而起，为医经之正宗，前人久无异议。至徐灵胎氏乃摘其纰缪甚众。丁履中氏乃移其篇第，托言古本。金山钱锡之又因《脉经》引扁鹊语不见《难经》，引《难经》语不称扁鹊，疑《难经》非越人书也，其言皆新奇可喜，而未察其实也。夫《难经》非全书也，非因《内经》之难明而有意诠释之也。古之习于《内经》者，心有所会，撮记旨要，以期无忘焉耳。故有直抒所见，不必出于《内经》者，有竟取经文为问答，绝不参以己说者。察其所言，皆《内经》之精髓，不易之定法，其于大义，已无不赅，而不必如《内经》之详且备也。读《内经》者必及《难经》，非读《难经》即可废《内经》。后世厌《内经》之繁而难通，但取《难经》而索之，无怪其窒而滋之惑也。即如一难为全书开宗，作者岂肯率尔为之？乃后人攻击，逐句皆疵。夫寸口独取，岂曰三部不参？荣卫相随，讵云昼夜同道？况《难经》之有功于轩、岐，而大赍①于天下万世也，在于发明命门，犹程子谓孟子之有功于圣门，在发明性善也。而后人即以此为诟病，将亦谓性善之说不见于《论语》而斥之耶。《内经》三部九候，但言身之上中下，至越人始兼以寸关尺、浮中沉言之，自是寸口诊法始精而备，万世不能易矣。前有岐伯，后有越人，皆医中之开辟草昧②者也。自宋以来，注《难经》者二十余家，滑氏以前多不可见，仅见明王九思所辑，今读其词，多繁拙而少所发明，至滑氏始能晓畅。徐氏虽好索瘢③，犹可引人以读《内经》也。张天成氏、丁履中氏肤庸极矣！丁氏尤多臆说。今主滑氏《本义》，其诸家之议可互发者附之，偶参鄙见，则加按以别之。夫岂敢谓能羽翼经旨也！以视夫肤词臆说，横肆诋諆者，当有间矣。请以质之海内之明于斯道者。

　　　　　　　　　　光绪十七年岁次辛卯长夏建德周学海澄之记

---

　　① 赍（jī）：以物送人。《尔雅·释诂》："赍，赐也"。
　　② 草昧：蒙昧，未开化；引申为草创，创始。
　　③ 索瘢：寻求瑕疵。《新唐书·魏徵传》："今之刑赏，或由喜怒，或出好恶……好则钻皮出羽，恶则洗垢索瘢"。

徐氏曰：诸家刊本，简首俱有图像，此起于宋之丁德用，亦不过依文造式，无所发明。惟三十二难论婚嫁、四十难论长生两说，须按图为易见，然注自明备，亦可推测而晓。滑氏原书卷首备列诸图，今依徐氏删之。

澄之又记

【笺正】周谓《难经》非因《内经》之难明而诠解之，其说最允。盖古人读为"难易"之"难"一说，甚属浅陋，不可为训。又谓是古人心有所会，撮记要旨，颇能观其会通，至论诸注家，仅称滑氏晓畅，此外惟取徐氏灵胎。盖诸家注者，本多谫陋，无足称道。澄之长于文学，持论犹为允当。但偏信命门一说，反谓有所发明，此则蹈左道旁门之习，未可为训。而又以孟子性善为比，更是拟不于伦①。若各本之图，原无精义，灵胎删之甚是，今亦一概不录。若张世贤之图注本，尤多穿凿，徒乱人意，更无取焉。

① 拟不于伦：亦作"拟于不伦""拟非其伦"。指用不能相比的人或事物来比方。语本《礼记·曲礼下》："拟人必于其伦。"

凡　例

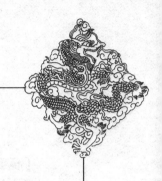

【笺】此滑氏之旧。

《难经》正文，周仲立、李子埜辈擅加笔削，今并不从。

纪齐卿于经中"盛"字多改作"甚"字，岂国讳或家讳有所避耶？盖昧于临文不讳之义也，今不从。

经中错简衍文，辨见各篇之下，仍为阙误总类，以见其概。

《八十一难经》，隋、唐书《经籍》《艺文志》俱言二卷，后人或厘而为三，或分而为五，今仍为二卷，以复书志之旧。杨玄操复为十三类以统之，今亦不从，说见后《汇考》中。

《本义》中引诸书者，具诸书之名；引诸家者，具诸家之名；其无所引，具为愚按。愚谓者，则区区之臆见也，其设为或问亦同。

《本义》引诸家之说，有以文义相须为先后者，有以论说高下为先后者，无是二者，则以说者之世次为先后云。

《难经》八十一篇，盖越人取《内经》《灵枢》之言，设或问答，前此注家皆不考所出，今并一一考之，其无可考者，于七难内发其例。

【笺正】《八十一难》固多已见于《素》《灵》之旧，然引而申之，触类而长之，亦未必无突过《素》《灵》之处。至其不见于《素》《灵》数节，则古人各有师承，正不必尽出于二书之中。说者每谓当是今本《素》《灵》缺佚，尚属悬想之辞，不可泥也。

【笺正】此皆滑氏之旧。

《史记·越人传》载赵简子、虢太子、齐桓侯三疾之治，而无著《难经》之说。《隋书·经籍志》《唐书·艺文志》俱有秦越人《黄帝八十一难经》二卷之目。又，唐诸王侍读张守节作《史记正义》，于《扁鹊仓公传》则全引《难经》文以释其义，《传》后全载四十二难与第一难、二①十七难全文。由此则知古传以为秦越人所作者不诬也。详其设问之辞，称经言者，出于《素问》《灵枢》二经之文，在《灵枢》者尤多，亦有二经无所见者，岂越人别有撰于古经，或自设为问答也耶？邵庵虞先生尝曰：《史记》不载越人著《难经》，而隋、唐书《经籍》《艺文志》，定著越人《难经》之目，作《史记正义》者，直载《难经》数章，愚意以为古人因经设难，或与门人弟子问答，偶得此八十一章耳，未必经之当难者只此八十一条。难由经发，不特立言，且古人不求托名于书，故传之者唯专门名家而已。其后流传浸广，官府得以录而著其目，注家得以引而成文耳。

【笺】此节谓因经设难，或与门人问答，偶得此八十一章，立说最会中肯，与周澄之所谓心有所会，撮记旨要，有不必出于《内经》者，其旨正同。

圭斋欧阳公曰：切脉于手之寸口，其法自秦越人始，盖为医者之祖者。《难经》，先秦古文，汉以来《答客难》等作皆出其后，又文字相质难之祖也。

【笺】独取寸口，是《难经》创见之学，而于病理证情无不符合，苟非自有师承，岂能别开生面？推为医家之祖，允无愧色。此确非专守《素》《灵》之成法者，后人尊之为经，固亦因其独有发明，足以树千秋万世之正鹄耳。

杨玄操序谓黄帝有《内经》二帙，其义幽赜，殆难究览。越人乃采摘二部经内精要，凡八十一章，伸演其道，名《八十一难经》，以其理趣深远，非卒易了故也。

【笺正】《八十一难》颇有出于《素》《灵》以外者，必谓采摘二部精要而为是书，终觉目光之短。且是书用问答体，其为执经问难之义，

① 二：上科本作"三"。

亦属浅显明白，而乃读为"难易"之"难"，所见太浅，此与下纪氏、黎氏两条皆不足征。

纪天锡云：秦越人将《黄帝素问》疑难之义，八十一篇重而明之，故曰《八十一难经》。

宋治平间，京兆黎泰辰序虞庶《难经注》云：世传《黄帝八十一难经》，谓之难者，得非以人之五脏六腑隐于内，为邪所干，不可测知，唯以脉理究其仿佛耶？若脉重十二菽者，又有如按车盖而若循鸡羽者，复考内外之症，以参校之，不其难乎？伯仁云：按欧、虞说则难字当为去声，余皆奴丹切。

【笺】伯仁所谓欧、虞，指圭斋欧阳氏、邵菴虞氏而言。

丁德用《补注》题云：《难经》历代传之一人，至魏华佗乃烬其文于狱下。于晋宋之间，虽有仲景、叔和之书，然各示其文，而滥觞其说。及吴太医令吕广重编此经，而尚文义差迭。按：此则《难经》为烬余之文，其编次复重经吕广之手，固不能无缺失也。

【笺正】吴太医令吕氏首为《难经》作注，虽单行本今不可见，然未闻其重为《难经》编次也。丁德用乃宋人，去孙吴之世甚远，乃竟谓古惟传之一人，而华元化烬之于狱云云，皆是推测臆度得之，而偏能侃侃以谈，一若实有其事者。宋人凿空，每喜杜撰事实，盖亦风气使然。正犹朱考亭《大学章句》所谓右经一章，盖孔子之言而曾子述之；其传十章，则曾子之意而门人记之云云。若问考亭何以而知是孔子之言、曾子之意，那不瞠目而不知所对！此毛西河童年之论，确有灼见。惜乎伯仁竟受其愚，信为烬余之文，重经吕氏之手，亦徒以迷惘后人耳。

谢氏谓：《难经》王宗正《注义》图解，大概以诊脉之法，心肺俱沉、肾肝俱沉、脾在中州为正而已。至于他注家所引，寸关尺而分两手部位，及五脏六腑之脉，并时分见于尺寸，皆以为王氏《脉经》之非。殊不知脉之所以分两手者，出于《素问·脉要精微论》，其文甚明，越人复推明之，于十难中言一脉变为十，以五脏六腑相配而言，非始于叔和也。且三部之说有二：一则四难所谓心肺俱浮、肾肝俱沉、脾者中州，与第五难菽法轻重同，而三部之中又各自分上中下云；一则《脉要精微论》之五脏部位，即二难之分寸关尺、十难之一脉变为十者也。若只以心肺俱浮、肾肝俱沉、脾为中州一法言之，则亦不必分寸关尺。而十难所谓一脉十变者，何从推之？

【笺】脏腑之气，分系诊脉，两说俱有至理。心肺俱浮、肾肝俱沉、脾在中州，以脏腑本位之上中下言之，则其气自当分应之于浮中沉三候；其以五脏六腑分配于两手六部者，仍是上中下三部自然之应。两说皆不可偏废，位虽异而理则同。是在临证时神而明之，会而通之，自有得心应手之妙。若偏执一说而于指下呆认之，曰此为肺脉，此为心脉，则终是痴人说梦。此又《难经》之可以补《内经》所未备者。苟非上古之世自有真传，奚能说得精切有味，推而放之四海而准耶？

诸家经解，冯氏、丁氏伤于凿，虞氏伤于巧，李氏、周氏伤于任，王、吕晦而舛，杨氏、纪氏大醇而小疵，唯近世谢氏说，殊有理致源委。及袁氏者，古益人，著《难经本旨》，佳处甚多。然其因袭处，未免踵前人之非，且失之冗尔。

【笺】审定诸家注文醇驳，评语亦尚允当。盖吾国习气，恒视医学为小道，高明之士大都薄此不为。而号为专科者，甚多疏浅之流，遂有能行而不能言之蔽。不独宋金以降，著作者时有辞不达意、莫名其妙者，即如《病源》《千金》等书，可谓六朝隋唐间，聚精会神，集大成之巨制，而其中文义不甚可解者，盖已十之五六，又何论其他。况为邃古医经作注，更何易窥见堂奥。是以是书注本，绝少佳作。伯仁本是儒者，故所得独多。此《四库书目》所已言者，以纪文达之渊博，尚为心许，此非颐之阿私于伯仁也。《四库全书提要》相传多出于纪文达公一人手笔。

洁古氏《药注》，疑其草稿姑立章旨义例，未及成书也。今所见者，往往言论于经不相涉，且无文理。洁古平日著述极醇正，此绝不相似。不知何自，遂乃版行，反为先生之累，岂好事者为之，而托为先生之名耶？要之，后来东垣、海藏、罗谦甫辈皆不及见。若见，必当与足成其说，不然亦回护之，不使轻易流传也。

【笺】是书未见，姑阙以俟知者。

《难经》八十一篇，辞若甚简，然而荣卫度数、尺寸位置、阴阳王相、脏腑内外、脉法病能，与夫经络流注、针刺俞穴，莫不该尽。昔人有以十三类统之者。于乎，此经之义大无不包，细无不举，十三类果足以尽之与？八十一篇果不出于十三类与？学者求之篇章之间，则其义自见矣。此书固有类例，但当如《大学》朱子分章，以见记者之意则可，不当以己之立类，统经之篇章也。今观一难至二十一难皆言脉，二十二难至二十九难言经络流注，始终长短，度数奇经之行，及病之吉凶也。其间有云脉者，非谓尺寸之脉，乃经络之脉也。三十难至四十二难言荣卫、三焦、脏腑、肠胃之详，四十四、五难言七冲门，乃人身资生之用，八会为热病在内之气穴也。四十六、七难言老幼瘵寐，以明气血盛衰；言人面耐寒，以见阴阳之走会。四十八难至六十一难言诊候病能、脏腑积聚、泄利伤寒、杂病之别，而继之以望、闻、问、切，医之能事毕矣。六十二难至八十一难言脏腑荣俞，用针补泻之法，又全体之学所不可无者，此记者以类相从，始终之意备矣。

【笺】病能之能，当读为态，似亦古书通解之恒例。《说文》态或从人作能，是其旁证。《八十一难》分为十三类，实出于杨玄操所编次。原序所谓使类例相从者，可知杨氏以前，旧本次序，必不如此。伯仁意中颇不满于十三类之一说，而未悟到杨序所谓今辄条贯编次二句之意，遂谓此书固有类例，一似周秦之世，八十一难次序常如今本者，则伯仁之疏也。

十一难云：肝有两叶。四十一难云：肝左三叶，右四叶，凡七叶。言两叶者，举其大，言七叶者，尽其详。左三右四亦自相阴阳之义。肝属木，木为少阳，故其数七；肺属金，金为少阴，故六叶两耳，其数八。心色赤而中虚，离之象也；脾形象马蹄而居中，土之义也；肾有两枚，习坎之谓也。此五脏配合阴阳，皆天地自然之理，非人之所能为者。若马之无胆，兔之无脾，物固不得其全矣。周子云木阳穉、金阴穉是也。

【正曰】肝之七叶，肺之六叶两耳，实是附会之说。伯仁所谓阴阳奇偶，未免穿凿，断不可泥。若谓脾形象马蹄，尤其笑话。惟肝为少阳，肺为少阴二语，则肝应于春，阳犹未盛，肺应于秋，阴犹未盛之义也。周子所谓木者阳穉，金者阴穉，其义正同。

东坡先生《楞伽经跋》云：如医之有《难经》，句句皆理，字字皆法。后世达者，神而明之，如盘走珠，如珠走盘，无不可者。若出新意而弃旧学，以为无用，非愚无知则狂而已。譬如俚俗医师不由经论，直授药方，以之疗病，非不或中，至于遇病辄应，悬绝死生，则与知经学古者不可同日语矣。世人徒见其有一至之功，或捷于古人，因谓《难经》不学即可，岂不误哉！

【笺】此是空谈，无裨医家实用，且亦不能于本经有所阐发。

晦菴先生跋郭长阳医书云：予尝谓古人之于脉，其察之固非一道矣。然今世通行，惟寸关尺之法为最要，且其说具于《难经》之首篇，则亦非不根俗说也。故郭公之书备载其语，而并取丁德用密排三指之法以释之，夫《难经》则至矣，至于德用之法，则予窃意诊者之指有肥瘠，病者之臂有长短，以是相求，或未得为定论也。盖尝细考经之所以分尺寸者，皆自关而前却，以距手鱼际尺泽，是则所谓关者，必有一定之处，亦若鱼际尺泽之可以外见而先识也。然今诸书，皆无的然之论，惟《千金》以为寸口之处，其骨自高，而关尺皆由是而却取焉。则其言之先后，位之进退，若与经文不合，独俗闻所传《脉诀》五七言韵语者，词最鄙浅，非叔和本书明甚，乃能直指高骨为关，而分其前后，以为尺寸阴阳之位，似得《难经》本旨。然世之高医以其赝也，遂委弃而羞言之，予非精于道者，不能有以正也。姑附见其说于此，以俟明者而折中焉。

庐陵谢坚白曰：泰定四年丁卯，愚教授龙兴，建言宪司，请刻叔和《脉经》本书十卷。时儒学提举东阳柳公道传序其端曰：朱文公云，俗传《脉诀》，辞最鄙浅。而取其直指高骨为关一说，为合于《难经》，虽文公亦似未知其正出《脉经》，正谓此跋也。然文公未见《脉经》，而其与《脉经》吻合。《脉诀》虽非叔和书，其人亦知读《脉经》者，但不当自立七表、八里、九道之目，遂与《脉经》所载二十四种脉之名义大有牴牾，故使后人疑焉。

【笺】《内经》言脉，只有尺寸，不见关字，独取寸关尺者，《难经》之创说也。然二难言从关至尺是尺内，从关至鱼际是寸口内，而并未明言掌后高骨即是关部。其明言高骨是关者，则始见于王叔和之《脉经》，而高阳生《脉诀》承之。《千金》所谓寸口之处，其骨自高，亦本于《脉经》。此叔和必有所受之，可见汉魏间医学师承自有源委，不尽在今本《内》《难》两经之中。或谓今本《内》《难》残缺不完，尚是理想之辞，未必尽确。于以知《脉经》《甲乙》等书，实是不可不读。然《脉经》在宋时虽未散失，盖已不绝如线，观考亭、坚白此二条，则考亭固未见有叔和之书，即丁德用为《难经》作注，亦只言密排三指，不能指出关部之高骨。夫以能注《难经》之人，尚未一见《脉经》，则其时固只有高阳生之《脉诀》盛行于世。皆以为此即叔和之书，而并不

24

知世间固自有叔和《脉经》在。正以其时儒学大昌，竞骛讲学，号为儒生者，莫不谓医乃小道，薄之不为。而《脉经》《甲乙》等书，久已若存若亡，无人过问，医学谫陋亦由风气为之。考亭能知《脉诀》词旨鄙浅，决非叔和之书，殊不知叔和之书，尚自常存于天壤。特以诸君子峨冠博带，道统所系，殊觉道貌太高，道气太重，而医学末技，不敢与性命大儒一堂相见耳。夫以宋仁宗嘉祐之时，特命医官校正医籍，刊行流布，在上者非不极力提倡。乃曾几何时，而官家所校刻颁布之书，通儒且不知有此名目，则此道哪不一落千丈？学术之隆替①，固不可无人肩任也。濡笔至此，不禁感慨系之矣。

《项氏家说》曰：凡经络之所出为井，所留为荣，所注为俞，所过为原，所行为经，所入为合。井象水之泉，荣象水之陂，俞象水之窦，窦即窬字也。经象水之流，合象水之归，皆取水之义也。

【笺正】溜，通作流。荣本作荥字，从水，今俗本医书多作荣，从木，皆讹。考十二经穴井、荥、俞、原、经、合之命名，固有从水道取义者，以经脉循行本是吾身血管循行之道路，取象于水，最为切近。井穴者，十二经穴之始，故取义于泉水之来源，而名曰井。手太阴肺出于少商、手厥阴心主出于中冲、手少阴心出于少冲、手阳明大肠出于商阳、手少阳三焦出于关冲、手太阳小肠出于少泽、足太阴脾出于隐白、足厥阴肝出于大敦、足少阳肾出于涌泉、足阳明胃出于厉兑、足少阳胆出于窍阴、足太阳膀胱出于至阴。荥穴为十二经穴之次，故取义于涓涓之泉流，而名曰荥。《说文》：荥，绝小水也。《甘泉赋》：梁弱水之濡荥兮。注：小水貌。手太阴肺流于鱼际，手厥阴心主流于劳宫，手少阴心流于少府，手阳明大肠流于二间，手少阳三焦流于液门，手太阳小肠流于前谷，足太阴脾流于大都，足厥阴肝流于行间，足少阴肾流于然谷，足阳明胃流于内庭，足少阳胆流于侠溪，足太阳膀胱流于通谷。合穴为十二经脉之会合，故取义于水道之会归而名曰合。此乃水之会合，非归于海之义，必不可言水之归。手太阴肺入于尺泽，手厥阴心主入于曲泽，手少阴心入于少海，手阳明大肠入于曲池，手少阳三焦入于天井，手太阳小肠入于小海，足太阴脾入于阴陵泉，足厥阴肝入于曲泉，足少阴肾入于隐谷，足阳明胃入于三里，足少阳胆入于阳陵泉，足太阳膀胱入于委中。原穴为手足三阳经之高处，故取义于水行平地，而曰所过为原。手阳明大肠过于合谷，手少阳三焦过于阳池，手太阳小肠过于腕骨，足阳明胃过于冲阳，足少阳胆过于丘墟，足太阳膀胱过于京骨。此四者之取义于水，固无可疑，惟所谓经者，则有经历、经常之义，故曰所行为经，虽于与水流之意相近，究不可谓之取义于水。手太阴肺行于经渠，手厥阴心主行于间使，手少阴心行于灵道，手阳明大肠行于阳溪，手少阳三焦行于支沟，手太阳小肠行于阳谷，足太阴脾行于商丘，足厥阴肝

---

① 隆替：盛衰；兴衰。

行于中封，足少阴肾行于复溜，足阳明胃行于解溪，足少阳胆行于阳辅，足太阳膀胱行于仆参。而所谓俞穴者，则只以中空为义，《说文》"俞"字，本训空中木为舟也，其字从舟、从巜会意。虽巜亦为水，然其义重乎舟之中空，不重在水。盖上古造舟之初，本取中空大木，置之水面，则浮而能容。朱骏声《说文通训》谓此是舟之始，如椎轮为大路之始者，其说甚是。十二经穴之所注为俞，盖脉行至此，有暂住停留之意，故取空而能容之义，名之为俞，则于水义绝无所取，所以三百六十五穴皆可言俞。《内经》恒有俞气、穴俞之语，是其例矣。项氏此条，概以为取水之义，太嫌含浑，殊乖训诂体例。而荥象水之陂，俞象水之窦二句，尤不可解。且曰窦即窬字，更是可怪。宋人说经，最喜望文生义，随意杜撰，竟是风气使然，岂复可与言六书之原理也耶？

又曰：脏五而腑六，脏穴五而腑穴六，犹干五而支六，声五而律六，皆阴阳之数，自然之理。虽增手厥阴一脏，其实心之包络，不异于心，即一脏而二经也。经之必为十二，犹十二支、十二辰、十二月、十二律，不可使为十一，亦自然之理也。寅卯为木，巳午为火，申酉为金，亥子为水，四行皆二支耳，而土行独当辰戌丑未四支，以成十二。肺、肝、脾、肾四脏皆二经，而心与包络共当四经，以成十二，此岂人之所能为哉？

【笺正】脏穴五，即上条之井荥俞经合也。六阴经无原穴，故谓之五。而六阳经则有所谓所过为原者，故谓之六。然质直而言之曰脏穴五腑穴六，岂不使人无从索解？干五支六，亦是奇语。且皆无谓之至，似此泛讲五行阴阳，毫无实在见解。犹谓此亦医理，宜乎今日"中医"二字，遂为妄人集矢之鹄矣！

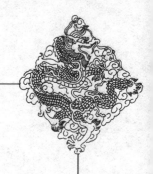

汇考引用诸家姓名

【笺】 此滑伯仁之旧。

苏氏_{东坡先生，蜀人。}

朱氏_{晦菴先生，新安人。}

柳氏_{贯，字道传。}

项氏_{平菴先生。}

欧阳氏_{玄，字厚巧，庐陵人，谥文公。}

虞氏_{集，字伯生，蜀人。}

【笺】此亦滑伯仁之旧。

张氏　机，字仲景，南阳人，东汉长沙太守，著《伤寒卒病论》。

【笺】仲景名机，见林亿所引唐甘伯宗《名医录》，称仲景为南阳人，《太平御览》七百二十二引《何颙别传》称同郡张仲景，总角造颙。颙谓曰：君用思精而韵不高，后将为良医。卒如其言。按何颙见《后汉书·党锢传》，与荀爽同辈，确为仲景之先进。颙乃南阳襄乡人，而仲景为其同郡，与《名医录》合。世传仲景于建安时为长沙太守，然考之范氏《后汉书》、陈氏《三国志》，则建安中之长沙太守未尝有张机其人。而范书《刘表传》称建安三年长沙太守张羡，率零陵、桂阳二郡叛表。陈志《刘表传》云：表围之，连年不下，羡病死，长沙复立其子怿，表遂攻并怿。虽羡之死，史不详其在何年，而据《伤寒论自序》，则成书之时必在建安十年以内、五年以外无疑。刘表卒于建安之十三年，则张羡之卒，及刘表之攻并长沙，亦必在建安十年左右，恰与仲景自言"建安纪年以来，未及十稔"契合。是以近见郭象升允叔氏《张仲景姓名事迹考》一篇，谓羡即仲景，盖一人而二名，羡之为言慕也，郭氏自注：文选《思玄赋》"羡上都之赫戏兮"，旧注："羡，慕也。"景亦训慕，郭氏自注：《后汉书·刘恺传》"景化前修，有伯夷之节"，注："景，犹慕也。"则名羡而字曰仲景，于义允协。又谓范书《刘表传》李注、陈志《刘表传》裴注，皆引《英雄记》，称张羡南阳人，则籍贯官职及时间皆与仲景在在符合，羡即仲景何疑？寿颐谓郭氏此说确有可信，原文考证，极精且博，见《太原医学杂志》第二十九、三十两期。然则仲师著《伤寒论》之时，正当刘表来攻，连年不下之日，其书成于戎马仓黄之中，而未几仲师且即得病以卒，其子虽曾为长沙人拥戴，嗣位太守，不久即为刘表攻破，存亡尚不可知，则仲师手定之《伤寒论》一书，行世犹未广被，或者且有散乱缺佚之虞。所以西晋之时，太医令王叔和即有重为编次之事，可知叔和所见必为散乱之书，否则建安十稔，下逮西晋，曾几何时，叔和亦奚必多此一举？以此推之，而仲景之即是张羡，尤其理之可信者矣。

王氏　字叔和，西晋太医令，著《脉经》。

【笺】叔和，高平人，见《名医录》《御览》七百二十引高湛《养生论》曰：王叔和，高平人也。博好经方，洞识摄生之道，尝谓人曰：食不欲杂，杂则或有所犯，当时或无灾患，积久为人作疾。寻常饮食，每令得所，多餐令人彭亨短气，或至暴疾。夏至秋分，少食肥腻、饼臛①之属，此物与酒食瓜果相妨，当时不必即病，入秋节变，阳消阴息，寒气总至，多至暴卒，良由涉夏取冷太过，饮食不节故也。《千金方》二十六卷《食治篇》引《河东卫汛记》曰：高平王熙称食不欲杂，杂则或有所犯云云，与《御览》引王叔和说一节大同小异，则叔和名熙，曾见之《千金方》中。今人章太炎《菿汉微言》谓《御览》七百二十二引《张仲景方序》曰：卫汛好医术，少师仲景，有才识，撰《四逆三部厥经》及《妇人胎藏经》《小儿颅囟方》三卷，皆行于世。汛得引叔和语，则叔和与汛同时，疑其得亲见仲景云云。寿颐按：据此，则叔和与仲景之世相去甚近，更可见其重编《伤寒论》者，必为乱离之世，卷帙散乱使然。仲景即羡，更无疑义矣。又按：近见沪上有丹徒陈邦贤《新编中国医学史》一书，引《郑渔仲氏族略》谓王叔姬姓，周襄王之子，王叔虎之后，则王叔其氏，而和其名，亦未可知云云。未免好奇太过，等于无理取闹，不足征也。名熙字和，于义亦合，因叔和之名，世所未知，故备考之。

孙氏　思邈，唐京兆人，著《千金方》《千金翼方》。

王氏　焘，唐人，著《外台秘要》。

刘氏　温舒，宋人，著《气运论奥》。

【笺】此即伪撰《素问遗篇》《刺法论》《本病论》者。

庞氏　安时，字安常，宋绍圣间蕲州蕲水人，著《补伤寒书》。

【正】庞氏所著有《伤寒总病论》，不闻有所谓《补伤寒书》也。

刘氏　开，字立之，著《方脉举要》。

李氏　杲，字明之，金明昌、大定间东垣人，著《内外伤辨》等书。

【正】李氏生于金，金亡入元，真定人，别号称东垣老人，东垣非地名，不可谓为东垣人也。所著有《辨惑论》等书，亦不称《内外伤辨》。

王氏　好古，字从之，东垣高弟，著《此事难知》。

吕氏　广，吴太医令，著《难经注解》。

杨氏　玄，字玄操，吴歙县尉，著《难经注解》。

【正】杨玄操非吴人，辨已见前，亦未闻其名为玄也。

---

① 臛（huò）：肉羹。此指厚味之品。

丁氏　德用，宋嘉祐间济阳人，著《难经补注》。

虞氏　庶，宋治平间陵阳人，著《难经注》。

周氏　与权，字仲立，宋临川人，著《难经辨正释疑》。

王氏　宗正，字诚叔，宋绍兴人，将仕郎试将作监主薄，著《难经注义》。

纪氏　天锡，字齐卿，金大定间岱麓人，著《难经注》。

张氏　元素，字洁古，金明昌、大定间易水人，著《药注难经》。

袁氏　坤厚，字淳甫，元古益人，成都医学官，著《难经本旨》。

谢氏　缙孙，字坚白，庐陵人，元元统间辽阳路官医提举，著《难经说》。

陈氏　瑞孙，字廷芝，元庆元人，温州路医学正，与其子宅之同著《难经辨疑》。

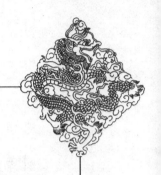

增辑引用诸家姓名（增辑三家余已见前）

【笺】此周氏澄之所增。

徐氏　大椿，号洄溪，一号灵胎，雍正间吴江人，著《难经经释》。

张氏　世贤，字天成，号静斋，四明人，著《图注难经》。

丁氏　锦，字履中，又号适庐老人，乾隆间云间人，著《难经阐注》。

【笺】此亦滑氏之旧。

七难三阴三阳次第，《脉经》与此不同。《脉经》于三阳则少阳、太阳、阳明，三阴则少阴、太阴、厥阴。

【笺正】此以时令之阴阳太少而言，其次序惟《脉经》不误。今本《素问》《难经》，各有未是，皆为浅人妄改，并非传写之讹。说详本条及拙编《脉学正义》第一卷第八节脉合时令①一条。

十二难，冯氏谓此篇合入用针补泻之类，当在六十难之后，以类相从也。

【笺】此节文义，确是论针刺之理，冯谓以类相从，当在六十难之后，说固未尝不是。意者杨玄操条贯编次之时，偶然失检乎？抑杨氏编次以后，传写者或有所移动乎？皆未可知也。

十四难"反此者，至于收病也"，当作"至脉之病也"，"于收"二字误。

【笺】"于收"二字，据前后文义读之，确乎讹误。伯仁所改是，唯宋人李子埜注本，亦尝改正之矣。

十六难问三部九候以下，共六件，而篇中并不答所问，似有缺误。

【笺】此节所答非所问，则有错简脱讹明矣。

十七难所问者三，所答者一，疑有缺漏。

【笺】此节问"不治自已"，及"连年月不已"二者，全无答语，必有缺佚可知。

十八难第三节，谢氏谓当是十六难中答辞，第四节或谓当是十七难中"或连年月不已"答辞。

【笺正】此节明言三部九候，确是十六难之答辞，错简也，与十七难"连年月不已"一节不相涉。

二十难重阳者狂，重阴者癫，脱阳者见鬼，脱阴者目盲，当是五十九难结句之文，错简在此。

【笺正】此四句虽似与上节不甚连属，伯仁欲移之于五十九难之末，似乎彼此皆论癫狂，使之聚于一处，未尝非沆瀣一气，竟如无缝之天

---

① 《脉学正义》第一卷第八节脉合时令：《脉学正义》第一卷第八节脉合五脏，张氏所说内容在第九节脉合四时。

衣。其实癫之与狂，本非两种病理，《素问》恒以狂、癫、疾三字连类而言，确乎有据。《难经》此条，乃以重阴重阳分析为两种绝端相反之病，实是大谬不然。即五十九难各为描摹其状态，亦属有意故为区别，遂尔印定后人眼光，使二千余年不复知有此病之真相，铁聚六州，最是《难经》铸成之大错。而伯仁于此，更欲为之比附以证实之，可谓将错就错，加之一重保障，愈以陷入黑暗之域矣。寿颐别有专论，言之甚详，兹姑不赘，余见后文本条笺正。

二十一难谢氏谓本经所答，辞意不属，似有脱误。

【笺】此节答语，辞旨殊不条达，盖脱佚者多矣。

二十三难经云明知终始云云一节，谢氏谓合在下篇之前，不必然也，只参看。

【笺】此节言"终始"二字，太觉呆板，且亦无甚深义，存而不论可也。

二十八难"溢畜不能环流灌溉诸经者也"十二字，当在"十二经亦不能拘之"之下。"其受邪气畜则肿热砭射之也"十二字，谢氏直以为衍文，或云当在三十七难"关格不得尽其命而死矣"之下，因邪在六腑而言也。

【笺正】"溢畜不能环流"一句，语气不甚顺遂，盖尚有脱误。此二句横梗此间，殊与上下文不相贯串，必有错误。惟伯仁以为当在"十二经亦不能拘之"之下，则文义亦不相联属。但此文专论奇经，必在本节之中，特上文当有残缺，故不可通耳。"其受邪气"以下十二字，则《脉经》本节所无者，谢氏以为衍文甚是，伯仁必欲移入关格节中，亦觉文气不贯。

二十九难"阳维为病苦寒热，阴维为病苦心痛"诸本皆在"腰溶溶若坐水中"下，谢氏移置"溶溶不能自收持"下，文理顺从，必有所考而然，今从之。

【笺】此节阳维为病二句，今本皆在"溶溶不能自收持"之下，与滑氏《本义》同，盖即伯仁所谓谢氏移置者。然《脉经》二卷《奇经八脉篇》亦正如是，则可知原是古时旧本，而伯仁乃为此说，岂未见《脉经》耶？惟李子埜注本及王九思集注本则系于"若坐水中"之下，此彼二本传写之错，不足据者也。

三十一难"其府在气街"一句，疑错简，或衍文，三焦自属诸府，与手心主配，各有所治，不应又有府也。

【笺】此句"府"字，徐洄溪谓：犹言其气藏聚于此，说得颇是。伯仁误认为脏腑之"府"，乃致不可索解，详见本条。

四十八难"诊之虚实"下"濡者为虚，牢者为实"八字，《脉经》无之，谢氏以为衍文，杨氏谓按之皮肉柔濡为虚，牢强者为实，然则有亦无害。

【笺】此"濡者为虚，牢者为实"二句，既为《脉经》所无，且明与上文"脉之虚实"节复叠，其为衍文无疑。杨说曲为之解，勉强敷衍，殊不足道，说详本条。

四十九难第五节，"虚为不欲食，实为欲食"二句，于上下文无所关，疑错简，或衍文。

【笺正】此节言饮食劳倦，则为内伤之病，与上下各节风寒暑湿之外感不同，故以能食、不能食审别其虚实。古人自有真意，徐洄溪之说是也。伯仁必以上下四节之例定为错简衍文，非是，详见本条。

六十难"其真心痛者"，"真"字下当有一"头"字，盖总结上两节也。

【笺正】此句诚是总结上文真头痛、真心痛两者。但伯仁仅补一"头"字，则"真头心痛者"五字，殊不成句，此必须在其字下补出"真头痛"三字，文义始为充畅，固不嫌"真痛"二字之复叠也。

六十九难"当先补之，然后泻之"八字，疑衍。

【笺】此二句诚与上文不相连贯，必是衍文。

七十四难篇中文义似有缺误，今且依此解之，俟后之知者。

【笺】此节答辞，全是敷衍，毫无精义，古人不当如此简陋，其有残缺可知。洄溪亦谓答语只言病状，与问辞全不对准，甚属无谓。

七十五难"金不得平木"，"不"字疑衍，详见本篇。

【笺】"不"字衍文，诸注家皆有此说。

八十一难"是病"二字，非误即衍。

【笺】此是衍文。

难经汇注笺正目录

卷 之 上

一难曰：十二经皆有动脉，独取寸口以决五脏六腑死生吉凶之法，何谓也？

【考异】法，《脉经》作"候"者，于义为长。

【汇注】吕曰：十二经皆有动脉，谓手太阴脉动大渊，杨曰：又动尺泽、侠白、天府。寿颐按：大渊，今本各书多作太渊，而旧本亦间有作大者。兹姑从日本人所印《佚存丛书》之旧。手阳明动口边，杨曰：地仓穴。寿颐按：《甲乙经》地仓，足阳明经穴，侠口吻旁四分，有微动脉，手阳明、任脉、阳蹻之会。足阳明动跗上，杨曰：冲阳穴，在足跗上，故以为名。又动颈人迎，又动大迎。足太阴动髀上，杨曰：箕门穴。手少阴动掖下，杨曰：极泉穴。又动灵道、少海。手太阳动目外眦，杨曰：童子髎穴。寿颐按：童子髎，足少阳经穴，在目锐眦外，去眦五分，手太阳手足少阳三脉之会。足太阳动委中，足少阴动内踝下，杨曰：太溪穴。按：此动脉，非少阴脉也，斯乃冲脉动耳。冲脉与少阴并行，因谓少阴脉动，其实非也。少阴乃动内踝上五寸间，《经》曰弹之以候死生是也。寿颐按：内踝上五寸间动脉，出《素问·三部九候论》，今本字句有误。王启玄注竟从讹误之本，妄为之解，最为可鄙。宋林亿等新校正有校语曰：《甲乙经》及全元起注本并云以左手于足上去踝五寸而按之，右手当踝而弹之。全元起注云：内踝之上，阴交之出，通于膀胱，系于肾，肾为命门，是以取之，以明吉凶。今文少一而字，多一庶字及足字。王注以手足皆取为解，殊为穿凿，当从全元起注旧本及《甲乙经》为正。颐考今本《素问》，则比之宋人所见者，更脱一于字，愈不可解。内踝上五寸间，虽《甲乙经》不言有动脉，然试细按之，确乎自有搏动可得，盖太、少两阴经脉循行所过之部。宋校引全元起注，谓内踝之上，阴交之出。出字疑有讹误。《经》言应过五寸以上蠕蠕然者不病，虽不明言足少阴之脉，然三阴交一穴，足少阴、太阴、厥阴三经皆出于此，宜乎古人重视之。吕氏谓足少阴动内踝下，则以太溪而言，太溪在内踝后五分。杨谓太溪穴动，乃冲脉，非少阴，不知何据。古未尝言太溪为冲脉之会也。手心主动劳宫，手少阳动客主人，杨曰：又动听会。足少阳动耳前，杨曰：下关穴。又动悬钟。足厥阴动人迎，杨曰：人迎乃足阳明脉，非足厥阴也，吕说误矣。人迎通候五脏之气，非独因厥阴而动也。按：厥阴脉动于曲骨。寿颐按：《甲乙经》：曲骨，任脉穴，在横骨上毛际陷者中，动脉应手，任脉、足厥阴之会。滑氏《本义》曰：十二经谓手足三阴三阳合为十二经也。手经则太阴肺、阳明大肠、少阴心、太阳小肠、厥阴心包、少阳三焦也；足经则太阴脾、阳明胃、少阴肾、太阳膀胱、厥阴肝、少阳胆也。皆有动脉者，如手太阴脉动中府、云门、天府、侠白，手阳明脉动合谷、阳溪，手少阴脉动极泉，手太阳脉动天窗，手厥阴脉动劳宫，手少阳脉动禾髎；足太阴脉动箕门、冲门，足阳明脉动冲阳、大迎、人迎、气冲，足少阴脉动太溪、阴谷，足太阳脉动委中，足厥阴脉动太冲、五里、阴廉，足少阳脉动上关、听会之类也。谓之经者，以荣卫之流行，经常不息者而言；谓之脉者，以血理之分衺[1]行体者而言也。故经者，径也；脉者，陌也。越人之意，盖谓凡此十二经，经皆有动脉，如上文所云者。今置不取，乃独取寸口以决脏腑死生吉凶何耶？

【笺正】脉者，全身之血管，发于心

---

[1]　分衺（mào）：向全身纵横流行。衺，纵长或横长。

房①，渐以分支而遍达于肢体百骸，乃更由肢体百骸回旋归束而还，入于肺心二脏，此西学之所谓大循环。西学言血管周流有二道，其一则自心而出，达之于肺，即由肺而回入于心，是谓小循环；其一则自心而出，发源于心左下房，直出血脉总管，流布周身，遍达于微丝血管，即由微丝血管，转入回血入管，则血中含有炭气，其色变紫，迫回至近心，统归回血总管，以至心右上房，即转入下房，直达于肺，运行肺中，呼出炭气，而紫者复红，又回转入心左上房，即落于下房，复出脉管，往来不绝，是谓大循环。脉之所以动者，即心房出发，鼓动运行之力，故全体脉道，凡自心房外达者，管无大小，本皆常动。惟血管之巨者，动力亦大；血管之微者，动力亦小。而自外回归之脉则不动。所以西学家有发血管、回血管之别，东瀛人则译之为动脉、静脉。中医之所谓十二经脉，即是血管之支派。以生理之实在言之，则管无巨细，随在贯通，本无各行一道之理。故西学家据解剖所得，不见此十二经各循其部之痕迹，而诮吾旧学为凿空，实则上古神圣深明于脏腑气化之运行，自有此一定不易之道路。所以某脏某腑行于某经某部，辨证论治，时时实有经验。此则二千余年习医之士，凡有阅历者，类能言之，所当心领神悟，而必不可与彼按图索骥之流，訚訚②以争者也。但发血之管，即皆常动，何以古书所载十二经之动脉应手者，只有二十余穴？则以血管之贯串周流，自有深浅，其浅在肌肉间者，扪之可得，则深藏肌肉中者，按之不可得，此又自然之定理。实则头额、项、颌、肩、背、臂、胫、手指、足跗、足趾之间，随在皆有动脉可见，亦何止此数？特血管之较大者其动易辨，而较细者不易察耳。《素问》言诊脉之法，三部九候，本不独取寸口，古法盖极繁赜。至《难经》则独取寸口，简而能赅，遂开诊法之大宗，此《难经》所以为医学家万古不祧之祖

也。《甲乙经》及《外台》等书，凡十二经穴之言脉动应手，或只称动脉者，颇与吕氏、杨氏、滑氏所举各有出入。其《甲乙》言脉动而诸家未引及者，则有手太阴之经渠、足阳明之下关、手太阳之曲垣、足太阳之昆仑、手厥阴之曲泽、足少阳之窍阴、足厥阴之行间，其诸家所引之灵道、少海、童子髎、禾髎、阴谷、上关、合谷、阳溪、太冲，则《甲乙经》不言脉动，盖诸家所举数者，本是约略言之。若以发血之管无时不动为衡，则古人所称脉动之处，只是脉管之浅在肌肉间者，本非有特殊之关系。况诸书所称，亦复互有出入，更不必深考。脉本作衇，许氏《说文》曰：衇，血理之分衺行体中者，从辰从血会意。颐按：辰字，许氏解曰：水之衺流别也。则衇字从辰，即是血之衺流分别者。古人制字本旨，本谓血络之欹衺交错，可见脉络周流，无不交互贯串之意，本非某经某络各行一路。此今之解剖家刻舟求剑，必不能有十二经及奇经八脉之可见，惟吾身气化之周流，不无经络脏腑之分属耳。

【汇注】徐氏灵胎《难经经释》曰：首发一难，即与《灵》《素》两经不合。《素问·三部九候论》明以头面诸动脉为上三部，以两手之动脉为中三部，以股足之动脉为下三部，而结喉两旁之人迎脉往往与寸口并重，两经言之不一。独取寸口者，越人之学也，自是而后，诊法精而不备矣。

【笺正】《素问》之三部九候诊法，盖上古之学自有此说，然未免繁重太过。其独取寸口者，虽尚未明著于《素》《灵》，然《脉要精微论》"尺内两旁则季

----

① 房：上科本作"脏"。
② 訚（yín）訚：争辩貌。

胁也”一节，已隐隐然分别寸关尺三部，而分察脏腑上下。则《难经》此法，固亦古人已有成例，此可知必有所受之，断非一家之私言。灵胎乃以为精而不备，颇有微辞，总因视《素》《灵》太重，立论太高，所谓玉卮无当[①]，不适于用。独不思寸口诊法，内外上下，虚实真假，无不可见，尚何不备之有？至如结喉两旁之人迎脉，以西学生理言之，是心房发血上行之两大支管，其管极巨，故其动也皆大而有力，必不可与手太阴寸口之脉管互为比拟，万无人迎反小于寸口之事。而经文且有寸口大于人迎三倍以上者，知经文之人迎、气口对举云云。固是左为人迎，右为气口，仅以两手脉象相较，必非诊之于结喉两旁。徐氏此论，是高视《素》《灵》，薄视《难经》，似乎吾国医学，只有《素》《灵》两种，源于轩岐，方是上古嫡派，不当以战国时之越人与轩岐神圣分庭抗礼。是以等《难经》于《素》《灵》之笺疏，实未免泥古不化。绝不知周秦间之著述，彼此各有授受，本无轩轾之可言。盖以越人视《难经》，则《难经》不啻为《素》《灵》之附庸。若不以越人视《难经》，则《难经》亦何遽不可与《素》《灵》鼎峙而三？灵胎号为博学，奚不知隋、唐《志》固皆称为《黄帝之八十一难》耶？然则唐以后人直题《难经》为秦越人撰者，非特不能为是书增重声价，反因此而大贬其位置。嗟嗟！《难经》亦何不幸，而竟令越人据为私有，那得不为之大声叫屈！灵胎又曰：十二经之动脉，《明堂针灸图》《甲乙经》诸书，指称动脉者二十余穴，然与寸口之动脉微别，惟《灵枢·动俞篇》问经脉十二，而手太阴、足少阴、阳明何以独动不休？

下文之意盖指太阴之经渠、少阴之太溪、阳明之人迎言，则可称动脉者惟此三

穴，故亦用以诊候。其余不过因其微动，以验穴之真伪，俱不得称动脉也。

【笺正】此于诸经动脉之中，独注重于手太阴、足少阴、阳明三者。虽古人自有此意，然今既知动脉之理，因于心房发血鼓动之力，则全体中却是无一处无时而不动。灵胎此说已无可以存在之余地，亦不足辨矣。洄溪所谓验穴之真伪，盖谓因其微动，以为取穴之法耳。

【汇注】周澄之曰：自古诊法，凡四大纲，有分菽重，如五难所云者；有分人迎、气口，如徐氏所称者；有分寸、关、尺，如《素问·脉要精微论》与此书所云者。至三部九候论，则不过求动脉以验穴之所在，而各占其本经之寒热虚实[②]者也，岂如寸口能决五脏六腑之死生吉凶哉？徐氏之议，但坐重读独取寸口，而未重读以决五脏六腑也。

【笺正】《脉要精微论》之三部九候，古人容有此诊脉之法，然久不通行，亦不必复论。澄之所谓“各占其本经之寒热虚实”，亦正难言。

然：寸口者，脉之大会，手太阴之脉动也。

【汇注】吕曰：太阴者，肺之脉也。肺为诸脏上盖，主通阴阳，故十二经皆会手太阴寸口，所以决吉凶者。十二经有病，皆见寸口，知其何经之动，浮沉滑涩，春秋逆顺，知其死生也。滑氏《本义》曰：然者答辞，诸篇仿此。此一篇之大旨，下文乃详言之。寸口，谓气口

---

① 玉卮（zhī）无当：语出《韩非子·外储说右上》：“一日，堂谿公见昭侯曰：‘今有白玉之卮而无当，有瓦卮而有当，君渴将何以饮？’君曰：‘以瓦卮。’”谓玉杯无底。当，底。后多比喻东西虽好，却无用处。亦作“玉卮无当”。

② 实：原作“热”，据上科本改。

也，居手太阴鱼际却行一寸之分，气口之下。曰关、曰尺云者，皆手太阴所历之处，而手太阴又为百脉流注朝会之始也。《五脏别论》帝曰：气口何以独为五脏主？岐伯曰：胃者，水谷之海，六腑之大源也。五味入口，藏于胃以养五脏气，而变见于气口也。《灵枢》第一篇云：脉会太渊。《玉版论》云：行奇恒之法，自太阴始。注：谓先以气口太阴之脉，定四时之正气，然后度量奇恒之气也。《经脉别论》云：肺朝百脉。又云：气口成寸以决死生。合数论而观之，信知寸口当手太阴之部，而为脉之大会明矣。此越人立问之意，所以独取夫寸口，而后世宗之为不易之法，著之篇首，乃开卷第一义也。学者详之。徐氏《经释》曰：会，聚也，手太阴肺之经也。大会者，《灵·动俞篇》云：胃为五脏六腑之海，其气上注于肺，肺气从太阴而行之，其行也以息往来是也。

【笺】寸口为脉之大会，据《素问·五脏别论》谓，气口亦太阴也。是以五脏六腑之气味，皆出于胃，变见于气口。《经脉别论》则曰：肺朝百脉，气口成寸，以决死生。仅言寸口脉道属于肺手太阴之经，而肺为百脉之朝宗，脉必大会于寸口之理，详绎经义，能言其然而不能言其所以然。即有为之说者，亦曰脉之大源本于胃中水谷之气，而肺主气之出纳，故手太阴经系于肺脏，则五脏六腑之气皆可见焉。无一非空泛之论。窃谓脉是血液循行之道，内而百骸脏腑，外而肌肉皮肤，必无纤微之隙不为血脉所贯串。肺亦五脏之一，何以独朝百脉？此必自有息息相通、一定不易之关系。而二千年之治医者皆莫能详，迨至西学东渐，始知心房发血，本与肺脏互相贯通，大小循环周流不息，固是心肺二脏特殊之关系。而后经文

肺朝百脉一说，乃得实在证据，此手太阴之脉动，所以为脉之大会，非其他诸动脉之可以同类观者已。

人一呼脉行三寸，一吸脉行三寸，呼吸定息，脉行六寸。人一日一夜，凡一万三千五百息，脉行五十度，周于身。漏水下百刻，荣卫行阳二十五度，行阴亦二十五度，为一周也，故五十度复会于手太阴。寸口者，五脏六腑之所终始，故法取于寸口也。

【考异】法取，《脉经》作取法，于义两通。脉行三寸，脉行六寸，《甲乙》一卷《气息周身五十营第九》作"气行三寸，气行六寸"，似于义为长。脉行五十度周于身，《甲乙》作"气行五十营于身"。

【汇注】滑氏《本义》曰：承上文言，人谓平人，不病而息数匀者也。呼者，气之出，阳也；吸者，气之入，阴也。《内经·平人气象论》云：人一呼脉再动，一吸脉再动，呼吸定息，脉五动，闰以太息，命曰平人。故平人一呼，脉行三寸，一吸脉行三寸，呼吸定息，脉行六寸。以呼吸之数言之，一日一夜凡一万三千五百息；以脉行之数言之，则五十度周于身，而荣卫之行于阳者二十五度，行于阴者亦二十五度。出入阴阳，参行互注，无少间断，五十度毕，适当漏下百刻，为一晬时①。又明日之平旦矣，乃复会于手太阴，此寸口所以为五脏六腑之所终始，而法有取于是焉。盖以荣卫始于中焦，注手太阴、阳明，阳明注足阳明、太阴，太阴注手少阴、太阳，太阳注足太阳、少阴，少阴注手心主、少阳，少阳注足少阳、厥阴，计呼吸二百七十息。脉行一十六丈二尺，漏下二刻为一周身，于是复还

————————

① 晬（zuì）时：一周时；一整天。

注手太阴，积而盈之。人一呼一吸为一息，每刻一百三十五息，每时八刻，计一千八十息，十二时九十六刻，计一万二千九百六十息，刻之余分得五百四十息，合一万三千五百息也。一息脉行六寸，每二刻二百七十息，脉行一十六丈二尺，每时八刻，脉行六十四丈八尺，荣卫四周于身，十二时计九十六刻，脉行七百七十七丈六尺，为四十八周身，刻之余分行二周身，得三十二丈四尺。总之为五十度周身，脉得八百一十丈也。此呼吸之息，脉行之数，周身之度，合昼夜百刻之详也。行阳行阴，谓行昼行夜也。徐氏《经释》曰：《隋志》刻漏始于黄帝。一昼一夜，定为百刻，浮箭于壶内，以水减刻出，分昼夜之长短。

【笺正】此言血液循行，回旋往复，周遍全体，亦与西学家所谓发血、回血，循环之理，彼此符合。本属吾身气血自然之运用，固是万无可疑。但所谓一呼一吸，脉行六寸，一日一夜，呼吸一万三千五百息，脉行五十度周于身者，语虽本于《甲乙》，著于《灵枢》，又为杨上善《太素》所采录，其源甚古，久已视为圣经贤传，万世不刊①，似不当于二三千载之后忽生异议。然按之事实，平心言之，则有必不可通者，是不可以不辨。盖一呼一吸之间，血脉随气而行，洵是必然之事，但其行动之迟速，又必随其人之老弱强壮为等差，必不能执一以概其余。即曰以平人大略而言尚无不可，然血行脉中，既不易测量其运动之迟速，又何能知其一呼一吸之必行六寸？此法计算，则本于《脉度篇》之手六阳经共得三丈，手六阴经共得二丈一尺，足六阳经共得四丈八尺，足六阴经共得三丈九尺，又加以蹻脉之一丈五尺，督任之九尺，都合为十六丈二尺，乃以一呼一吸之脉行六寸计之，必二

百七十息，而适符此一十六丈二尺之数，则知为二百七十息，而脉行一周。复以所谓昼夜五十度周于身者计之，则一日一夜，共为漏下百刻。而二百七十息，当为漏水下二刻之时。故曰人一日一夜，凡一万三千五百息，脉行五十度周于身。然须知手足十二经，六阴六阳循行之道，颇有迂曲直径之异。《经脉篇》文，言之凿凿，乃《脉度篇》则以三阴三阳等而齐之，已是太不近理。至于奇经八脉，亦是气血周流必由之道，而《脉度篇》则仅列蹻与督任，不及二维、冲、带。取舍之间，果以何者为准而显有区别。乃可谓吾身脉道，共长一十六丈二尺，岂敢信为生理之真？且也人之呼吸，不甚相远。南海何西池已谓人一日一夜，岂止一万三千五百息。桐乡陆定圃《冷庐医话》亦谓尝静坐数息，以时辰表验之，每刻约二百四十息，则一日一夜百刻，当有二万四千息，虽人之息长短不同，而相去必不甚远，必不止一万三千五百息。近之西学家言，则谓每分钟当得十八息。平人脉动，以七十至与八十至为中数：英医合信氏《全体新论》亦言一瞥昵即一分钟。心跳七十五次。即脉动七十五至。又谓每一瞥昵，常人七十至，或七十五至。孩提之年有一百三十至者，老人每有六十至或五十至者，妇女比男人约多十至。彼以时表分秒，屡经实验，信而有征。寿颐亦尝静以数之，每分钟得十八呼吸良确。西学家谓脉动七十至、八十至，正与古说一息四至或五至之数相符。又谓孩提之年至数特多，亦与旧说小儿之脉，一息七八至相合。则每漏水一刻，当得二百七十息，是《甲乙经》所谓一日一夜一万三千五百息

---

① 万世不刊：出汉·扬雄《郿商铭》："金紫褒表，万世不刊。"刊，消除，修改。

者，仅得其半，必有讹误无疑。今人吴涵，尝有《脉学刍言》一篇，谓古书一日一夜，凡一万三千五百息二句，当以凡字改作各字，则古今可无歧异。未尝非读书之得间者，持论甚近，颐极佩之。吴氏此说，已载入上海《神州医药学报》第三十期中。惟与一呼一吸脉行六寸，及一日一夜脉行五十度周于身之说，万不能合。则脉行六寸之数，本属无凭。且脉度之十六丈二尺，尤其臆说，正不足据。而合信氏所言血之出纳，谓心房常有血一两六钱，血入上房，则下房缩闭，血落下房，则上房缩闭，互相舒缩以轮递流行。每一瞥昳，心跳七十五次，每次出入过血一两六钱，共血经心者，约计一百二十两。合信氏之说，心跳一次，即脉动一至，亦即心房中轮递之血，出纳一回，故曰每次出入过血一两六钱。人身之血，重比全体五分之一，自注如人重百斤，则血重二十斤。以此计算，则三瞥昳之久，即周身之血运行一周。以中国时辰计之，凡运行四十周为一时，此一日十二时之时。则如合信氏所言，一日一夜血液回环者，凡四百八十周，可知古人一日一夜脉行五十度周身之说，全非事实。《难经》此节，各家注文皆欲勉强为本经护法，决不可拘执不化。且本经所言漏水下百刻，荣卫行阳二十五度，行阴亦二十五度，浑融言之，不以阴阳分隶昼夜，犹为通论。乃《甲乙经》所言卫气之行，出入之会，则又曰卫气之行，一日一夜五十周于身，昼日行于阳二十五度，夜行于阴亦二十五度，更以阴阳分属昼夜，竟将吾身中阴阳二气，判为两事。昼则气行于阳，而阴中无是气，夜则气行于阴，而阳中无是气，尤其说之最可笑者。奈何诸家犹欲以此节行阴行阳，作为行昼行夜耶？

【汇注】周澄之曰：脉统荣卫言，周于身统行经行脏而言。既言一日一夜一万三千五百息，复言漏水下百刻者，见二刻一度，百刻五十度，其数易晓也。既言脉，复言荣卫者，见荣行脉中，卫行脉外，脉赅荣卫也。既言五十度周于身，复言行阳二十五度、行阴亦二十五度者，见卫气日行身二十五度为行阳，夜行脏二十五度为行阴。周氏自注：详见《灵枢·卫气行篇》。荣气日行十四经二十五度，亦可谓之行阳，夜行十四经二十五度，亦可谓之行阴也。周氏自注：详见《灵枢·五十营篇》《营气篇》《脉度篇》。此但撮举经文以明荣卫同是五十度，会于手太阴，见寸口为脉大会耳，未暇分析荣卫各有行队也。滑氏直以行昼行夜释之，虽觉斩截，而未见分晓，转启人疑。

【正】脉统荣卫而言，是也。周于身统行经行脏而言，亦未尝不是。但脉之周流，外而皮肤肌肉，内而脏腑筋骨，无不贯穿流注。西学之所谓微丝血管者，何处无之？则澄之但知为行经行脏，已属挂漏不少，而又曰卫气日行身二十五度为行阳，夜行脏二十五度为行阴。岂日行于身而脏则无是气，夜行于脏而身则无是气？又谓日行十四经、夜行十四经，则八脉中之冲、带、𫏋、维，又是荣卫之气昼夜所不到者，终不知其如何说得出口、写的出手。总之，《灵枢》之《五十营》《卫气营气》《脉度》等篇，虽皆《甲乙》已有之文，未尝非邃古留贻之旧。然以此身气血阴阳，分别昼夜，各行一路，必非天然真理，是当存而不论者，而各注家必欲勉强说之，那不长堕五里雾中耶！

【汇注】澄之又曰：营卫行度，《内经》言之甚详。后人不读《内经》，只见《难经》合笼为一，遂致异说蜂起。陈氏《三因方》谓荣血之脉，昼夜五十周，卫气之息，昼夜一周。其说不经，戴同甫《脉决刊误》中辨之甚晰。丁履中氏谓十二经脉各行其经，故速；而昼夜五十周、荣卫遍行十二经，故迟。而昼夜一周，更臆说矣。荣行脉中矣，岂更别有十二经脉耶？夫人身气血运行，经隧虽分，迟速无二，故《难经》得以统言五十度周于身也。又见二十三难、三十难。

【正曰】经脉之行，昼夜五十周，纯是古人理想之辞，必非实事。乃更有创为脉行五十周而荣卫一周者，痴人说梦，其谬妄固不待言。安得以荣卫之气，与血脉二者，离而为二之理？要知《内经》荣卫之分道而言者，无论何篇，皆不可信。而周澄之犹句句以《内经》二字吓人，终是食古不化。

二难曰：脉有尺寸，何谓也？然：尺寸者，脉之大要会也。

【考异】要会，《脉经》作会要。

【汇注】滑氏《本义》曰：《说文》尺，度名，十寸也。人手却十分动脉为寸口，十寸为尺，规矩事也。古者寸、尺、咫、寻、常、仞诸度量，皆以人之体为法，故从尸从乙，象布指之状。寸，十分也。人手却一寸动脉，谓之寸口，从又从一。滑氏自注：按如《说文》所纪，尤可见人体中脉之尺寸也。尺，阴分；寸，阳分也。人之一身，经络荣卫，五脏六腑，莫不由于阴阳，而或过于不及，于尺寸见焉，故为脉之大要会也。一难言寸口为脉之大会，以肺朝百脉而言也；此言尺寸为脉之大要会，以阴阳对待而言也。大抵手太阴之脉，由中焦出行，一路直至两手大指之端，其鱼际上行一寸九分，通谓之寸口。于一寸九分之中，曰尺曰寸，而关在其中矣。

【笺正】要会，当以《脉经》作会要为长。犹言脉之大会，而最为切要之部位也。寸尺二字本义，据许叔重《说文》训诂，知造字之源，即从人体取义。且因寸口动脉而制寸尺之字，可见诊脉最重寸口，由来已古，且在文字之先。则《难经》独取寸口，必不可谓为战国时秦越人之一家之学。伯仁所引许叔重原文，尚

有讹误。考《说文·第三下寸部》：寸，十分也。人手却一寸动脉谓之寸口，从又一。段茂堂注：却，犹退也。距手十分动脉之处，谓之寸口，故字从又一会意。颐按：许氏之意，言从手腕却后，相距十分动脉之处，名曰寸口，是寸之度名，即从寸口而起，故曰从又。又，即古左右手之右，篆作彐，象手及指之形。寸，篆作彐，从彐下加一。颐谓一者，即以指出腕后寸口动脉之处，于六书实是指事，段谓会意，似不如言指事之确，但未始不可两通。《说文·第八下尺部》：尺，十寸也。人手却十分动脉寸口，十寸为尺。尺，所以指斥规矩事也。指斥，本作指尺，据说改。指斥，段谓犹标目也。颐按：犹言指点。从尸段注：主也。从乙，乙，所识也。周制寸、尺、咫、寻、常、仞诸度量，皆以人之体为法。颐按：手腕却后十分动脉之处，名曰寸口，十寸则为一尺，是度之有尺，亦即从寸口而起。故许氏申言之曰寸、尺、咫、寻、常、仞，皆以人之体为法。《周礼》郑注：脉之大候，要在阳明寸口。疏：寸口者，大拇指本高骨后一寸是也。颐按：郑氏不精医理，故以阳明寸口连举言之。然言寸口为脉之大候，可知东汉时诊法已无不独取寸口者。是《难经》之说久已通行，而仲景所谓握手及足者，亦不过有此一法，未必凡是诊脉，必皆以握手及足为要务矣。

从关至尺，是尺内，阴之所治也；从关至鱼际，是寸口内，阳之所治也。

【考异】寸口内，《佚存丛书》本无口字，《千金翼》亦作寸内，坊本或作寸口，无内字，非是。

【汇注】滑氏《本义》曰：关者，掌后高骨之分，寸后尺前，两境之间，阴阳之界限也。从关至尺泽谓之尺，尺之内，阴所治也；从关至鱼际是寸口，寸口之

内，阳所治也。

徐氏《经释》曰：关者，尺寸分界之地。《脉诀》所谓高骨为关是也。关下为尺，主肾肝而沉，故属阴。鱼际，大指本节内廉大白肉，名曰鱼，其间穴俞，名曰鱼际。关上谓寸口，主心肺而浮，故属阳。治，理也。《内经》有寸口、脉口、尺寸，而无"关"字。盖寸口以下，通谓之尺内。若对人迎而言，又通谓之寸口、脉口也。关以上至鱼际为寸，则至尺之尺，当指尺泽言。尺泽穴，在肘中约纹上动脉。

【笺正】《素问·脉要精微论》尺内二旁则季肋也一节，隐隐然有寸关尺三部之分。然经文只有尺内一句，明指尺部，而寸关二字未有明文。至《难经》而始明示以寸关尺之三部定位。寸居于上，所主在上，故曰阳；尺位于下，所主在下，故曰阴。惟此节虽有寸关尺三部之名，而尚未言关部定位之法。则下文虽曰尺寸终始，一寸九分，究竟所谓一寸九分者果在何处？几令人莫名其妙。至叔和《脉经》，则曰从鱼际至高骨，却行一寸，其中名曰寸口，而后始知高骨之位，即为寸口。且知其所谓之寸口，即合寸关尺三部言之。于是认定高骨为关，而关前为阳，关后为阴，前寸后尺，亦莫不相因而定。一语道破，遂为万古不易之成法。

此叔和必有所受之，乃能开宗明义，楬櫫①以告天下后世。伯仁于此，亦质直言之。谓关者掌后高骨之分，固已明白晓畅，毫无疑义矣。

【汇注】周澄之曰：孙氏从肘腕横纹，至掌鱼际后纹，却而十分之，是肘长一尺矣。以下文分寸为尺，分尺为寸，阴得尺内一寸，阳得寸内九分之义绎之，合是肘长一尺一寸也。《灵枢·骨度篇》肘至腕长一尺二寸半。则并其骨枢言之耳。

【笺正】据《千金》说，自肘内横纹至掌后横纹十分之，则肘至腕长一尺，最是明白。《骨度篇》谓肘至腕长一尺二寸半者，是以肘外言之，且合两端之骨枢皆在其中也。周澄之创为一尺一寸之说，古所未有，何必自炫新奇，反乱后学耳。

【汇注】周澄之又曰：古称一肤指为四寸。肤，《千金方》作夫，取食指、中指、名指、小指密排而横度之也，一夫四寸，是一指一寸矣，故曰布指知寸。

【笺正】肤指，犹言布指。据《说文》：尃度，四寸也。则《公羊》僖三十一年传肤寸而合之肤，为假借字。何注：侧手为肤。则即以肤为假借作布，亦无不可。《礼记·投壶》：筹室中五扶。注：四指曰扶。疏：扶，广四寸。《尚书·大传》：扶寸而合。又皆以扶为之。则《千金》又作夫指，亦即一字。何休谓按指为寸，则即以一指一寸明矣。此医家以三指按寸关尺三部，即谓三部之脉，共长三寸，亦无不可。

故分寸为尺，分尺为寸。

【汇曰】滑氏《本义》曰：寸为阳，尺为阴。阳上而阴下，寸之下，尺也；尺之上，寸也。关居其中，以为限也。分寸为尺，分尺为寸，此之谓欤？分，犹别也。徐氏《经释》曰：此二句释尺寸二字极明晓。言关上分去一寸，则余者为尺；关下分去一寸，则余者为寸，言尺寸之所以得名也。

【笺正】此节二句，以文义而论必不可解，其意盖谓既知三部定位，则三指按之，寸下为尺，尺上为寸云尔。然此种句法，究竟莫名其妙。徐氏《经释》所谓

---

① 楬櫫（jiézhū）：标志，植木以作表记。《周礼·秋官·职金》："今时之书，有所表识，谓之楬櫫"，郑玄注引郑司农曰："楬而玺之。"

关上分去一寸，则余者为尺，关下分去一尺，则余者为寸。其意未始不可通，但尺之名义，固从尺泽之一尺得来，而洄溪径谓一尺皆是尺脉之部位，究属难通。

故阴得尺内一寸，阳得寸内九分。

【考异】阳得寸内九分，《脉经》寸作尺，非是。道光癸卯嘉定黄氏子仁重刻《脉经》，有校语曰：尺，居敬本作寸。则所据明赵府居敬堂刻本，固作寸内九分也。

【汇注】滑氏《本义》曰：老阴之数终于十，故阴得尺内之一寸。滑氏自注：此尺字指鱼际至尺泽，通计十寸者而言。老阳之数极于九，故阳得寸内之九分。滑氏自注：此寸字指鱼际后一寸而言。徐氏《经释》曰：此二句于寸尺之中分其长短之位，以合阴阳之数。一寸为偶数，九分为奇数也。盖关以下至尺泽，皆谓之尺，而诊脉则止候关以下之一寸。关以上至鱼际，皆谓之寸，而诊脉则止候关以上之九分。故曰尺内一寸，寸内九分。

【笺正】尺内寸内，即作尺部寸部解，亦无不可。尺部一寸，寸部九分，不言关而关即在其中矣。

尺寸终始，一寸九分，故曰尺寸也。

【汇注】滑氏《本义》曰：寸为尺之始，尺为寸之终。云尺寸者，以终始对待而言，其实则寸得九分，尺得一寸，皆阴阳之盈数也。庞安常曰：越人取手太阴之行度，鱼际后一寸九分，以配阴阳之数，盖谓此也。徐氏《经释》曰：此二句又合尺寸之数而言。然得一寸不名曰寸，得九分不名曰分者，以其在尺之中、寸之中也。此分别精细，自是越人所独得，足以辅翼经文。

【笺正】终始，犹言本末。质直言之，则寸关尺三部之脉，共为一寸九分耳。此章辩论寸尺阴阳，至精至密，确是

《难经》独到之精诣。盖亦周秦以上，历圣相传之心得，洄溪必谓越人之学辅翼经文，终是食古不化。

三难曰：脉有太过，有不及，有阴阳相乘，有藏有溢，有关有格，何谓也？

【汇注】滑氏《本义》曰：太过不及，病脉也；关格覆溢，死脉也。关格之说，《素问·六节藏象论》及《灵枢》第九篇、第四十九篇皆主气口、人迎，以阳经取决于人迎，阴经取决于气口也。今越人乃以关前、关后言者，以寸为阳而尺为阴也。

徐氏《经释》曰：太过不及，病脉也。阴乘阳，则阴过而犯阳；阳乘阴，则阳过而犯阴，此太过不及之甚。覆溢关格，又相乘之甚也。

【笺】太过不及，已是偏盛偏衰。至关格覆溢，则偏之极者也，故下文谓之死脉。阴阳相乘，即阴阳偏盛之谓，犹言阴盛而陵犯阳位，阳盛而陵犯阴位耳。其一偏于太过者，即其一偏于不及。故洄溪以为即太过不及之极甚者。

然：关之前者，阳之动也。脉当见九分而浮。过者，法曰太过；减者，法曰不及。

【汇注】吕曰：过者，谓脉过九分，出一寸，名曰太过。减者，脉不及九分，至八分、七分、六分也，此为不及之脉也。丁曰：太过者，寸脉本浮，又加实大，是为阳太过也。滑氏《本义》曰：关前为阳，寸脉所动之位，脉见九分而浮。九，阳数，寸之位。浮，阳脉，是其常也。过，谓过本位，过于常脉；不及，谓不及本位，不及常脉，是皆病脉也。徐氏《经释》曰：过，谓浮出九分也；减，谓浮不至九分也。

遂上鱼为溢，为外关内格，此阴乘之脉也。

【汇曰】吕曰：遂上鱼者，出一寸至鱼际也。一名溢脉，一名外关之脉，一名内格之脉，一名阴乘之脉，一脉有四名也。滑氏《本义》曰：遂者，径也，径行而直前也。谢氏谓遂者，直上直下，殊无回旋之生意，有旨哉！经曰阴气太盛，则阳气不得相营。以阳气不得营于阴，阴遂上出而溢于鱼际之分，为外关内格也。外关内格谓阳外闭而不下，阴从而外出，以格拒之，此阴乘阳位之脉也。徐氏《经释》曰：鱼，即鱼际。上鱼，浮至鱼际，太过之甚也。溢，满而出于外也。三十七难言阳气太盛，则阴气不得相荣，故曰关；阴气太盛，则阳气不得相荣，故曰格。则此云外关者，外而阳盛越于外；内格者，内而阴盛拒于内也。阴乘者，阴气上乘阳位也。

【笺正】上溢下覆，皆是亢阳偏盛。或浮于上，或结于下，是以脉道应之，过于本位，明是阳气之有余。考经文之言关格者，在《素问》则《六节藏象论》谓人迎与寸口俱盛四倍以上为关格。在《灵枢》则《禁脉篇》谓人迎四倍者，且大且数，名曰溢阳。溢阳为外格，死不治；寸口四倍者，名曰内关，内关者且大且数，死不治。在《伤寒论》则《平脉篇》谓寸口浮脉而大，浮为虚，大为实，在尺为关，在寸为格。关则不得小便，格则吐逆。虽皆未言及上溢下覆，而且大且数，俱为阳盛之义，则彼此合符。且《平脉篇》已言在尺为关，在寸为格，亦与《难经》上溢下覆之旨相近。此皆阳偏盛而阴偏竭，故其病当为吐逆，为不得溲，讵非有阳无阴之见证？此必说不到阴盛上去。至《甲乙》一卷《五脏六腑篇》乃曰：阴气太盛，则阳气不得相营也，故曰关；阳气太盛，则阴气不得相营也，故曰格；阴阳俱盛不得自相营也，故曰关

格。《灵枢·脉度篇》本此，而微有异字，犹似《甲乙》为长。《难经·三十七》亦言阳气太盛，则阴气不得相营，故曰关；阴气太盛，则阳气不得相营，故曰格。始以阴阳二气互相比较，似乎一属阳盛，一属阴盛，各造其极。究竟且大且数之脉，而或为上溢入鱼，或且下垂入尺，明是阳焰发露景象。即曰上溢之脉，亦有阴盛于内，而格阳于外者。真寒假热，确是无根之阳。所谓阴气太盛，阳气不得相营者，即是阴寒已甚，阳不能敌而被摈于外，固不可与亢阳太过者同日而语。然其所以上溢者，仍是格拒在外之浮阳，则亦不得即以上溢之脉认作阴脉。颐愚窃谓《难经》此条阴乘二字终是不妥，而各注家望文生义，尽是涂附。伯仁于此，且直谓阴遂上出而溢于鱼际，为阴乘阳位之脉。洄溪亦和之而谓阴气上乘阳位，宁非极大之误会？貌似神非，颇有毫厘千里之失。按之病情病理，适得其反，是不可以不辨。且上文固明谓关之前者，阳之动也。又安有甚至上溢，而反是阴脉之理？

关之后者，阴之动也，脉当见一寸而沉。过者，法曰太过；减者，法曰不及。

【考异】关之后者，《道藏》本、《佚存丛书》本、徐洄溪本，皆作关以后者。惟滑伯仁本独作之字。然上文则各本皆作关之前者，故从滑氏。

【汇注】吕曰：过者，谓脉出过一寸，至一分、二分、三分、四分、五分，此太过之脉也；减者，谓不满一寸，脉见八分、七分，或六分、五分。此为不及之脉。滑氏《本义》曰：关后为阴，尺脉所动之位。脉见一寸而沉，一寸，阴数，尺之位，沉，阴脉，是其常也。过，谓过于本位，过于常脉。不及，谓不及本位，不及常脉，皆病脉也。徐氏《经释》曰：过，谓沉过一寸也；减，谓沉不及一

寸也。

【笺正】关后之脉，诚是阴位。但阴主沉静，必无发扬之理，则阴位本脉，只见于本位之一寸。或过或减，纵有太过不及之时，然亦只于此一寸之内或见为太过，或见为不及耳。

遂入尺为覆，为内关外格，此阳乘之脉也。

【汇注】吕曰：覆脉者，脉从关至尺泽皆见也。一名覆脉，一名内关，一名外格，一名阳乘之脉。滑氏《本义》曰：经曰阳气太盛，则阴气不得相营也。以阴不得营于阳，阳遂下陷而覆于尺之分，为内关外格也。徐氏《经释》曰：内关谓阳反在下，居阴之位；外格谓阴反上越，居阳之位。阳乘者，阳气下入阴中也。

【笺正】关后属阴，脉当只见一寸，是为阴之本位。若垂长太过，甚且直至尺泽，则其人下焦之阳甚盛，故曰阳乘。洄溪谓：阳在下居阴之位。未始说不过去。然即继之以阴反上越居阳之位二句，则非本节经文应有之义矣。

故曰覆溢。

【汇注】滑氏《本义》曰：覆，如物之覆，由上而倾于下也。溢，如水之溢，由内而出乎外也。

【笺正】溢，如器之盈而上满，脉上盛而太过，则盈溢之义也。覆，如物之倾而下坠，脉下盛而垂长，则倾覆之义也。

是其真脏之脉，人不病而死也。

【汇注】虞曰：阴阳不相荣，脉乃上鱼入尺，故曰覆溢，此由关格所致。经曰关格者，不得尽其命而死也。滑氏《本义》曰：覆溢之脉，乃孤阴独阳、上下相离之诊，故曰真脏之脉，谓无胃气以和之也。凡人得此脉，虽不病犹死也。此篇言阴阳之太过不及也，虽为病脉。犹未至

危殆。若遂上鱼入尺而为覆溢，则死脉也。徐氏《经释》曰：真脏之脉，谓脏气已绝，其真形独见于外，不必有疾病而可决其必死。按《素问·玉机真脏论》五脏各有真脏脉，各详其形，乃胃气不能与脏气俱至于手太阴，故本脏之脉独见，谓之真脏，并非关格之谓。关格之说，自详《灵·终始篇》及《素·六节藏象篇》，亦并与真脏无干。何得混并？

【笺正】真脏之脉，《内经》言之甚详，绝未言其上溢下覆。唯脉而至于一则上鱼，一则入尺，则阴偏竭而阳偏亢，已造其极，全无和缓冲和之气，谓之死脉，亦自可说。又《内经》言关格屡矣，其偏盛已极之义颇与《难经》相似。而亦不以为上鱼入尺，亦不以为即是真脏之脉。似《难经》此节与《内经》种种不合，故洄溪不以为然。况上鱼入尺之脉，浮阳太亢，及相火不藏者亦多有之，未必皆属不治。此节盖以其最甚者而言，故可决其必死。且《内经》之所谓真脏脉见，多刚劲太过，无胃气和柔之象者，则此节太过已极，其理却与真脏脉近似。则《难经》此节亦未尝不可通之以意，必执《内经》而讥其大误，亦未免胶柱之见。所谓古人各有师承，不可一概论者也。

四难曰：脉有阴阳之法，何谓也？然：呼出心与肺，吸入肾与肝。呼吸之间，脾受谷味也，其脉在中。

【汇注】吕曰：心肺在膈上，脏中之阳，故呼其气出；肾肝在膈下，脏中之阴，故吸其气入。脾者中州，主养四脏，故曰呼吸以受谷气。丁曰：经言呼出者，非气自心肺而出也。为肾肝在膈下，主内，因呼而出，至心至肺，故呼出心与肺也。又心肺者在膈上，主外，故吸即随阴而入，至肾至肝。故经曰呼

者因阳出，吸者随阴入。其呼吸阴阳，相随上下，经历五脏之间，乃脾受谷味也。又脾者主中州，故言其脉在中也。滑伯仁《本义》曰：呼出为阳，吸入为阴，心肺为阳，肾肝为阴，各以部位之高下而应之也。一呼再动，心肺主之；一吸再动，肾肝主之。呼吸定息，脉五动，闰以太息，脾之候也，故曰呼吸之间脾受谷味也。其脉在中，在中者，在阴阳呼吸之中。何则？以脾受谷味，灌溉诸脏，诸脏皆受气于脾土，主中宫之义也。徐氏《经释》曰：阴阳，谓脉之属于阴、属于阳也。心肺在上部，故气出由之，属阳；肾肝在下部，故气入归之，属阴。脾主中宫，故司出纳之间也。受谷味，即因胃气以至手太阴之义。又曰受谷味三字，亦属赘辞。

【笺正】呼气自内而出，由下达上，则出于上焦之阳分，故曰呼出心与肺；吸气自外而入，由上达下，则内于下焦之阴分，故曰吸入肾与肝。脾居中州，则介乎阴阳上下之交，故曰呼吸之间，亦犹言出纳之间。此只以五脏之气互相贯注，无稍间断而言，欲以明其不可须臾不续之理。本不当泥煞呼吸出纳分论脏气，奈何伯仁竟以呼吸与脉分配五脏，遂谓一呼之再动为心肺主之，一吸之再动为肾肝主之，已未免刻舟求剑、守株待兔之失。且更谓呼吸定息，脉五动，闰以太息者为脾之候，则太觉呆相可笑。盖所谓太息者，有时而其息稍长，乃得五至，非每一呼吸皆得五至，故曰闰。亦犹三岁一闰，五岁再闰，每十九年中当得七闰，其非年年有闰，岂不妇孺皆知？果如伯仁所言，则必以太息之第五至属之于脾，而寻常一息四至，即无中州脾土之气乎？有以知其必不然矣。受谷味三字诚是无谓，洄溪之见是也。此古书之芜辞赘语，必不可更为之涂附者。

吕氏、丁氏所解，仍属浑仑吞枣，徒多辞费。

浮者阳也，沉者阴也，故曰阴阳也。

【汇注】丁曰：谓脉循行皮肤血脉之间，在肌肉之上，则名曰浮。脉循行贴节辅骨，名曰沉。寿颐按：谓脉循行皮肤血脉之间，及贴节辅骨四字，大有语病。虞曰：阳象火而炎上，故曰浮；阴象水而润下，故曰沉。寿颐按：曰浮曰沉，二曰字不妥，当改作为字，则文义庶几条畅。滑氏《本义》曰：浮为阳，沉为阴，此承上文而起下文之义。徐氏《经释》曰：浮为表，故属阳；沉为里，故属阴。

【笺正】此浮阳沉阴，即以呼出心肺，吸入肾肝之上下言之。徐谓表里，非是。

心肺俱浮，何以别之？然：浮而大散者，心也；浮而短涩者，肺也。肾肝俱沉，何以别之？然：牢而长者，肝也；按之濡，举指来实者，肾也。脾者中州，故其脉在中，是阴阳之法也。

【考异】濡，《脉经》作耎，是古之正字。寿颐按：汉人作隶，凡从需从耎之字，往往无别，亦可书作需。《白石神君碑》阴书碝作碣。《晋孙夫人碑》"以儒雅称，书儒作儒，《鲁峻碑》学为偄宗，书儒作偄。是以《诗·楚茨》笺"擩于醢"，释文出"擩"字，云而专反，则"需"亦"耎"之变，而传写者又讹"耎"为"需"矣。《汉书·武帝纪》畏愞。《广韵》《集韵》并读如耎。而《说文》乃无愞字。反有从耎之懦，训为驽弱。当是后人传写之讹。许叔重原本，必作愞无疑，段茂堂《说文注》言之详矣。又《说文》蝡字，训曰动也。《汉书·匈奴传》蚑行喙息蝡动之类，而《荀子·劝学篇》竟作蠕为动。《集韵》蠕字既曰同蝡，而又以为汝朱切，音儒，虫行貌。

此皆从"耎"之字变为从"需"之确证。医家者言，脉耎作濡，即是此例。原非濡湿、濡滞之濡。《素问·玉机真脏论》其气来沉以搏，《甲乙经》作沉以濡，宋林亿等《素问》校语，谓濡，古软字，言之太嫌简略，虽是不可为训，然尚能知耎变作濡，同是一字。而自金元以后，则言脉学者，竟有以耎脉、濡脉并列为两条矣，此医界之陋，即由于字学之不讲。说并详拙编《脉学正义》本条。

【汇注】丁曰：心者，南方火也，故脉来浮而大散。其大者是脏，散者是腑也。<small>寿颐按：此以两字脉象分系脏腑，不知其意云何？要之两字是兼而有之，不是两种脉象。丁说非是。下文心肝肾三脏准此。</small>肺者，西方金也，金主燥，其脉浮涩而短。短者，脏也；涩者，腑也。肝者，东方木也。其脉牢而长。牢者，脏也；长者，腑也。肾者，北方水也。其性濡沉。濡者，脏也；沉滑者，腑也。脾者，中央土也，能成养四傍，故随四时而见，所以经不言脉之象也。

虞曰：心象火明烛于外，故浮大而散；肺属金，其位居高，故浮短而涩。肝属木，根本生于地，牢义可知，枝叶长于天，长理出此也。<small>寿颐按：以枝叶长于天而谓长字之理，稚气太重，不可为训。</small>水性外柔，按之乃濡；水性内刚，举指来实。<small>寿颐按：水性外柔句，日本活字本水作火。然肾脏必不可以言火，讹误无疑，兹改正之。</small>滑氏《本义》曰：心肺俱浮，而有别也。心为阳中之阳，故其脉浮而大散；肺为阳中之阴，故其脉浮而短涩。肝肾俱沉，而有别也。肝为阴中之阳，故其脉牢而长；肾为阴中之阴，故其脉按之濡，举指来实。古益袁氏谓肾属水，脉按之濡，举指来实，外柔内刚，水之象也。脾说见前。徐氏《经释》曰：呼出心与肺，故俱浮。心属火，故其象大散；肺属金，故其象短涩。此心肺之本脉，而浮则其同者也。吸入肾与肝，故俱沉。肝属木，故其象牢而长；肾属水，故其象濡而实。水之体外柔而内刚，此肝肾之本脉，而沉则其所同者也。脾脉在中，不沉不浮之间也。此以上释阴阳之义已明，下文又于阴阳之中交互言之也。周澄之《脉义简摩》曰：按之濡，举指来实。滑引袁氏谓外柔内刚，非也。体柔故按之濡，气刚故举指来实。若外柔内刚，则当云举指濡，按之来实矣。

【笺正】此言心、肺、肾、肝本然之脉象，与《素问·平人气象论》言五脏脉象，辞句不同，而义则无甚大异。心肺在上焦，故其脉俱浮。惟心气发皇，如夏令畅茂之象，合德于火，故脉浮而大散，言其飞皇腾达，如火焰之飙举，此非涣散不收之散脉。肺气静穆，如秋令收敛之象，合德于金，故脉浮而短涩，言其抑降清肃，如金体之凝固，此非涩滞不流之涩脉。肾肝在下焦，故其脉俱沉。惟肝禀春升之性，合德于木，则脉虽沉，而刚健婀娜，木之象也，故其势巩固，其形端直。牢以状其镇定不摇之本，非三部沉实之牢脉；长以状其扶疏挺秀之姿，亦非上鱼入尺之长脉。肾禀冬藏之性，合德于水，则脉虽沉而柔中有刚，水之象也，故按之则耎，举之则实。耎者，言其态度之冲和，非耎弱委靡之耎脉；实者，言其体质之沉着，亦非实大坚强之实脉。皆有言外之味，读者须于五脏之情性上细细体会，当能悟此神理，不可拘泥字面，执一不化。肾脉按之濡，举指来实，言水之体虽耎，然非柔靡而中虚无物。外柔内刚一说，本于虞氏旧注，尚非袁氏所创。伯仁盖未见虞注，故以出于为古益袁氏。语病在"外内"二字，要知刚柔互见，刚而亦柔，柔而亦刚，固不能以外内分言。而周氏澄之乃改之为体柔气刚，则"气刚"

两字亦正难说。

脉有一阴一阳，一阴二阳，一阴三阳；有一阳一阴，一阳二阴，一阳三阴。如此之言，寸口有六脉俱动邪？然：此言者，非有六脉俱动也，谓浮、沉、长、短、滑、涩也。浮者，阳也；滑者，阳也；长者，阳也；沉者，阴也；短者，阴也；涩者，阴也。所谓一阴一阳者，谓脉来沉而滑也；一阴二阳者，谓脉来沉滑而长也；一阴三阳者，谓脉来浮滑而长，时一沉也。所谓一阳一阴者，谓脉来浮而涩也；一阳二阴者，谓脉来长而沉涩也；一阳三阴者，谓脉来沉涩而短，时一浮也。各以其经所在，名病逆顺也。

【汇注】滑氏《本义》曰：又设问答，以明阴阳。脉见于三部者，不单至也。惟其不单至，故有此六脉相兼而见。浮者，轻手得之；长者，通度本位；滑者，往来流利，皆阳脉也。沉者，重手得之；短者，不及本位；涩者，往来凝滞，皆阴脉也。惟其相兼，故有一阴一阳，又一阳二阴，一阳三阴，如是之不一也。夫脉之所至，病之所在也。以脉与病及经络脏腑参之，某为宜，某为不宜，四时相应不相应，以名病之逆顺也。徐氏《经释》曰：浮、沉、长、短、滑、涩，即所谓六脉。浮者在上，沉者在下，长者过本位，短者不及本位，滑者流利，涩者凝滞。浮沉长短以形言，滑涩以质言，三阴三阳互见之象，举其例而言，亦互相错综，非一定如此。但浮沉可以相兼，而滑涩长短不得并见，亦所当晓。其先只言脉之形体，而未尝断吉凶，末乃言其断法。其经，手足三阴三阳也。逆顺，如心脉宜浮，肾脉宜沉，则为顺；若心脉反沉，肾脉反浮，则为逆。此又见脉无定体，因经而定逆顺也。

【笺】此言浮、沉、长、短、滑、涩六者之脉，本以分别阴阳，然有错综互见者。盖脉之定体，虽各有名称，各有形态。然指下求之，实非一病只见一种脉象。甚者且合二三种之象，一时并见，则当参互求之，以审病情之吉凶逆顺。后人以二十八种脉象，一一分别其为阳为阴者，其义实本于此。

五难曰：脉有轻重，何谓也？然：初持脉，如三菽之重，与皮毛相得者，肺部也。如六菽之重，与血脉相得者，心部也。如九菽之重，与肌肉相得者，脾部也。如十二菽之重，与筋平者，肝部也。按之至骨，举指来疾者，肾部也。故曰轻重也。

【汇注】吕曰：菽者，豆也，言脉之轻重。如三豆之重，在皮毛之间。皮毛者，肺气所行，故言肺部也。心主血脉，次于肺，如六豆之重。脾在中央，主肌肉，故次心，如九豆之重。肝主筋，又在脾下，故次之。肾主骨，其脉沉至骨曰肾也。寿颐按：肺气所行，故言肺部也。日本人《佚存丛书》活字版本，故字讹作也字，乃令文义晦不可通，兹以《脉经》本条附注订正。滑氏《本义》曰：肺最居上，主候皮毛，故其脉如三菽之重；心在肺下，主血脉，故其脉如六菽之重；脾在心下，主肌肉，故其脉如九菽之重；肝在脾下，主筋，故其脉如十二菽之重；肾在肝下，主骨，故其脉按之至骨，举指来实。肾不言菽，以类推之，当如十五菽之重。今按此法，以轻重言之，即浮中沉之意也。徐氏《经释》曰：持脉，以按脉言。菽，豆之总名。三菽之重，言其力与三菽等也。皮毛相得，言其浮至皮毛之分也。肺脉最轻，故其象如此。其血脉、肌肉、筋、骨，递沉而下，故脉之轻重，以此为准。盖肺居最上，心次之，脾次之，肝又次之，肾居最下。至骨，沉之至也。举指来疾，言其有力而急迫。即四难举指来实之义也。

又曰《灵·九针篇》肺主皮，心主脉，脾主肌，肝主筋，肾主骨，故其脉亦相合，五脏本脏之象如是。倘有太过不及，则病脉也。又曰：《伤寒论·平脉法》引此数语，称为经说，其所谓经，疑即《难经》。至《难经》之所本，则不知其何出也。周澄之曰：脉，血也。其动，气也。肾间水火真气所蒸，按之至骨，则脉道阻，其气不能过于指下，微举其指，其来觉疾于前，此见肾气蒸动，勃不可遏，故曰肾部也。注家多忽过举指二字，遂使来疾无根，且按至骨而来转疾，此牢伏之类，岂所以定平人脉气之部分欤？

【笺正】菽，大豆也。见《诗·采菽》郑笺，及《閟宫》"植穉菽麦"释文、《礼记》"檀弓啜菽饮水"释文，又《左》成十八年传"不能辨菽麦"注，又《公羊》定元年经"冬十月霣①霜杀菽"注皆同，是古之通诂。若以为豆之总名，则《齐民要术》所引杨泉《物理论》一见之。要知豆类甚多，大小不一，即其轻重相去甚远。《难经》欲以为辨别轻重之准，不当反以无定之说作注。洄溪之言，非是。此节言诊脉时下指轻重之分，即所以辨别五脏之气。如三菽则最轻以察浮部之脉，此属于肺气者；稍用力加重得之，则属于心气者；又递加重以按脾气、肝气、肾气。此即承上四难心肺俱浮，肾肝俱沉，脾脉在中而言，于五脏高下之体合符，则脉气浮沉自当如是，《难经》此条确有至理。自吕氏注误认作脉形本体之轻重，而后之注家大都依样葫芦，莫明其妙。《脉经》此节有附注，亦以脉体言，可谓一盲群盲，相将入坑。须知脉之本体，谁得辨识其轻重之何若？此其误认，亦何待言？若谓五脏脉气应于指下，其力量亦当自有大小之殊，则按之至骨为肾者，将不可通矣。即以按之至骨一句为

例，则上言三菽、六菽、九菽、十二菽之重，皆言以指按脉用力分量之轻重，尤为明白了解。徐洄溪一语道破，直曰持脉按脉言，最是直捷爽快。虽三菽、六菽、九菽、十二菽，亦不过借以标示指下用力之浅深，以求分察浮中沉三候之脉气。固当以意逆之，必不能手握权衡以较量其是否准确性。但按指重轻，亦自有一定之程度耳。菽为大豆，荅为小豆，古自有至确之训诂，不可诬也。《伤寒论·平脉法》曰：经说脉有三菽、六菽之重者，何谓？曰：脉者，人以指按之如三菽之重者，肺气也；如六菽之重者，心气也；如九菽之重者，脾气也；如十二菽之重者，肝气也；按之至骨者，肾气也。盖即本于《难经》而曰以指按之，其为医者下指之轻重，尤为明了，则诸家之误，又得一确证。其曰肺气、心气、脾气、肝气、肾气，则可知指下所得之脉象，只以分识五脏之气，初非五脏本体见于寸口。今本《难经》直曰肺部、肾部，一似此即肺、心等脏，未免太嫌直骤，不如《平脉篇》所引较为圆相，而有意可味。知今本《难经》固必有传写之失其真者。若洄溪又谓《难经》所本不知何出，则此老意中谓此是战国时越人手笔，终是《灵》《素》之附庸，则必当推究其源，出于何书。虽亦足以发怀古之遐思，然岂不知隋唐之世，固共称是书为《黄帝八十一难》，何尝与《素问》《九灵》《明堂针灸》等书，稍有歧视。盖同出于周秦以上，实有不能指定其孰先孰后者。灵胎尚欲考其所自出，亦可谓许子之不惮烦矣。

六难曰：脉有阴盛阳虚，阳盛阴虚，何谓也？然：浮之损小，沉之实大，故曰阴盛阳虚；沉之损小，浮之实大，故曰阳

---

① 霣（yǔn）：通"陨"，降；落下。

盛阴虚。是阴阳虚实之意也。

【汇注】虞曰：人之所禀者，阴阳也。阴阳平，权衡等，则无更虚更实之证。今言盛与虚，则为病之脉。滑氏《本义》曰：浮沉以下指轻重言；盛虚以阴阳盈亏言。轻手取之而见减小，重手取之而见实大，知其为阴盛阳虚也；重手取之而见损小，轻手取之而见实大，知其为阳盛阴虚也。大抵轻手取之，阳之分；重手取之，阴之分，不拘何部，率以是推之。徐氏《经释》曰：此与上文脉有阴阳之法不同。上文言脉之属于阴、属于阳，平脉也；此则言阴分之脉与阳分之脉有太过不及，病脉也。周澄之曰：徐说非也。此与四难之阴阳皆指浮沉，指脉之部分，非指脉之形体也。曰盛曰虚，乃及病脉耳。且四难后节以浮、沉、长、短、滑、涩分阴阳，亦可谓之平脉也。

【笺正】此章阴阳，与四难前段之所谓阴阳同。但以浮沉分，不以寒热分，或大或小，其病明矣。徐以上文之阴阳为平脉，固亦以四难之前段言之。彼之心肺俱浮，肾肝俱沉，固是平脉，而非病脉。此节有盛有虚，确是病脉。亦与四难后段之六脉，所谓各以其经所在，名病之逆顺者，泂溪之说，何常不是。澄之强与辨驳，是为无理取闹。

七难曰：经言少阳之至，乍大乍小，乍短乍长；阳明之至，浮大而短；太阳之至，洪大而长；太阴之至，紧大而长；少阴之至，紧细而微；厥阴之至，沉短而敦。此六者，是平脉耶？将病脉耶？然：皆王脉也。

【考正】此言时令之阴阳太少。三阳三阴，由渐而旺，皆当先少后太。本条及下条，太阴、少阴两见，皆互讹，此浅人误认肺金秋令之手太阴经而妄改者也。《素问·四气调神大论》：逆秋气，则太

阴不收；逆冬气，则少阴不藏。太、少二字亦已互讹。又《六节藏象论》中，惟"心为阳中之太阳"一句不误，其余肝、肺、肾三句，太少阴阳，皆为浅人妄改，则宋校正已详言之。《难经》此节正同其例。《脉经》五卷引《扁鹊阴阳脉法》"少阴之脉，七月八月甲子王；太阴之脉，九月十月甲子王"，尚未误，可证。详见拙编《脉学正义》第一卷时令脉象各条。

【汇注】吕曰：少阳王正月、二月，其气尚微少，故其脉来进退无常；阳明王三月、四月，其气始萌未盛，故其脉来浮大而短；太阳王五月、六月，其气太盛，故其脉来洪大而长；太阴王七月、八月，乘夏余阳，阴气未盛，故其脉来紧大而长；少阴王九月、十月，寿颐按：此太阴、少阴亦当互易。阳气衰而阴气盛，故其脉来紧细而微；厥阴王十一月、十二月，阴气盛极，故言厥阴，其脉来沉短而敦。敦者，沉重也。徐氏《经释》曰：少阳阳气尚微，离阴未远，故其脉无定；阳明之阳已盛，然尚未极，故浮大而短；太阳之阳极盛，故洪大而长。至，言其气至而脉应也。太阴为阴之始，故有紧象，而尚有长大之阳脉也；少阴之阴渐盛，故紧细而微；厥阴阴之至，故沉短而敦，阴脉之极也。寿颐按：太阴、少阴亦必互易。

其气以何月，各王几日？然：冬至之后，得甲子少阳王，复得甲子阳明王，复得甲子太阳王，复得甲子太阴王，复得甲子少阴王，复得甲子厥阴王。王各六十日，六六三百六十日，以成一岁。此三阳三阴之王时日大要也。

【汇注】滑氏《本义》曰：上文言三阳三阴之王脉，此言三阳三阴之王时，当其时则见其脉也。历家之说，以上古十一月甲子合朔冬至为历元，盖取夫气朔之分

齐也。然天度之运与日月之行，迟速不一，岁各有差，越人所谓冬至之后得甲子，亦以此欤！是故气朔之不齐，节候之早晚，不能常也。故丁氏注谓：冬至之后得甲子，或在小寒之初，或在大寒之后。少阳之至始于此，余经各以次继之。纪氏亦谓：自冬至之日，一阳始生，于冬至之后得甲子少阳脉王也。若原其本始，以十一月甲子合朔冬至常例推之，则少阳之王便当从此日始，至正月中，余经各以次继之。少阳之至，阳气尚微，故其脉乍大乍小，乍短乍长。阳明之王犹有阴也，故其脉浮大而短。太阳之至，阳盛而极也，故其脉洪大而长。阳盛极则变而之阴矣，故夏至后为三阴用事之始。而太阴之至，阴气尚微，故其脉紧大而长。少阴之至，阴渐盛也，故其脉紧细而微。寿颐按：太阴、少阴亦必互易。厥阴之至，阴盛而极也，故其脉沉短以敦。阴盛极则变而之阳，复三阳用事之始也。此则三阳三阴之王脉。所以周六甲而循四时，率皆从微以至乎著，自渐而趋于极，各有其序也。袁氏曰：春温而夏暑，秋凉而冬寒，故人六经之脉亦随四时阴阳消长迭运而至也。刘温舒曰：《至真要大论》云：厥阴之至，其脉弦；少阴之至，其脉钩；太阴之至，其脉沉；少阳之至，大而浮；阳明之至，短而涩；太阳之至，大而长。亦随天地之气卷舒也，如春弦、夏洪、秋毛、冬石之类。则五运六气，四时亦皆应之，而见于脉尔。若《平人气象论》：太阳脉至，洪大而长；少阳脉至，乍数乍疏，乍短乍长；阳明脉至，浮大而短。《难经》引之以论三阴三阳之脉者，以阴阳始生之浅深而言之也。篇首称经言二字，考之《枢》《素》无所见，《平人气象论》虽略有其说而不详，岂越人之时别有所谓上古文字耶？将《内经》有之而后世脱简耶？是不可知

也。后凡言经言而无所考者，义皆仿此。徐氏《经释》曰：上古历元皆起于冬至，其日必以甲子。然岁周三百六十五日四分日之一，则日有零余，每岁递差，至日不必皆当甲子。此云冬至后得甲子者，乃指至日之当甲子者言也。至日当甲子，则至立春后十五日，历一甲子，木气始盛，故曰少阳王也。若至日不当甲子，则少阳之王，大概以六十日，不复以甲子为限。

【笺正】此又以一年四季分为六节，就时令之阴阳盛衰，而言脉象应时之盈缩。所谓三阳三阴者，本与十二经络之太少阴阳，各不相涉。春初气候，由阴而出于阳，其阳气尚在萌芽之时，故曰少阳，于脉应之，亦未畅茂条达，则为乍大乍小，乍短乍长，正合一阳初生，犹未充畅之景象。迨复得甲子，则阳渐盛矣，故曰阳明，于脉应之，亦必渐以发扬，则为浮为大。然春季夏初，阳虽盛而犹未造其极，故浮大之中尚形其短。迨复得甲子，则阳极盛矣，故曰太阳，于脉应之，则洪大而长，是阳气最旺之脉象也。然长夏之令，阳极盛而阴已生，夏末秋初，则由阳而入于阴，阴犹未盛，故曰少阴，于脉应之，洪者渐敛，故有紧束之象，然秋阳犹旺，故虽紧而仍大以长。迨复得甲子则阴渐盛矣，故曰太阴，于脉应之，亦必渐以收藏，则为紧细而微。迨复得甲子，则阴极盛矣，故曰厥阴，厥阴者，阴之尽，于脉应之，则沉短而敦厚，是至阴深藏之脉象也。所谓经言者，盖当时必有所本。以今《素问》考之，则《至真要大论》三阳三阴俱备，其三阳次序，先少阳而阳明而太阳，犹为未误。然少阳为阳之初，而彼则曰少阳之至大而浮，已非初春少阳应有之脉象。其三阴则惟彼条太阴之至，其脉沉，犹为近是，而次序则先厥阴，次少阴，盖浅者妄以厥阴风木、少阴君火之次

序改之。而又曰厥阴之至其脉弦，少阴之至其脉钩，全非时令中厥、少二阴之脉义。则浅者仍以足厥阴肝、手少阴心之脉象妄改，必非古书本色。此以意逆之，而所以致讹之由，尚皆隐隐然可以推测，乃各注家徒知望文生义，如涂涂附，愈说而愈不可通，良由目光甚短，不能参考诸书，以互为订证之咎也。又《平人气象论》亦曰：太阳脉至，洪大而长；少阳脉至，乍数乍疏，乍短乍长；阳明脉至，浮大而短。当即《难经》此章所自出，确是最古之本。但次序亦太、少互讹，且只有三阳，无三阴，不如《难经》此节之完备，则传写者之脱佚，宋校《素问》谓有阙文者是矣。

八难曰：寸口脉平而死者，何谓也？然：诸十二经脉者，皆系于生气之原。所谓生气之原者，谓十二经之根本也，谓肾间动气也。此五脏六腑之本，十二经脉之根，呼吸之门，三焦之原，一名守邪之神。故气者，人之根本也，根绝则茎叶枯矣。寸口脉平而死者，生气独绝于内也。

【汇注】吕曰：气冲之脉者，起于两肾之间，主气，故言肾间动气。侠任脉，上至喉咽，通喘息，故曰呼吸之门。人以尺脉为根本，寸脉为茎叶。寸脉虽平，尺脉绝，上部有脉，下部无脉者，死也。杨曰：所云死者，尺中无脉也。尺脉者，人之根本，根本既绝，则茎叶枯焉。然则以尺脉为根本，寸脉为茎叶，故引树以为譬也。丁曰：肾间动气者，谓左为肾，右为命门。命门者，谓精神之所舍，元气之所系。一名守邪之神者，以命门之神固守，邪气不得妄入，入则死矣。滑氏《本义》曰：肾间动气，人所得于天以生之气也。肾为子水，位乎坎，北方卦也，乃天一之数，而火木金土之先也，所以为生气之原，诸经之根本，又为守邪之神，

也。原气胜则邪不能侵，原气绝则死，如木根绝而茎叶枯矣。故寸口脉平而死者，以生气独绝于内也。此篇与第一难之说义若相悖，然各有所指也。一难以寸口决死生者，谓寸口为脉之大会，而谷气之变见也。此篇以原气言也，人之原气盛则生，原气绝，则寸口脉虽平犹死也。原气，言其体；谷气，言其用也。徐氏《经释》曰：肾间，两肾之中间。动气，气所开合出入之处，即所谓命门。吸入肾与肝，故为呼吸之门，即所谓动气是也。三焦与肾同候，而肾属下焦，故曰三焦之源，谓三焦所从出也。守邪未详，或谓元气既足，则邪不能伤，故曰守邪。又曰：脉之流动，气实主之，未有生气已绝，而寸口脉尚平者，况生气之绝不绝，亦必诊脉而后见。若生气绝而脉犹平，则生气自生气，脉自脉，不相连属，有是理乎？若《内经》必无此语病也。周澄之曰：滑氏分谷气、原气为二，非也。《灵枢·刺节真邪》曰：真气者，所受于天，与谷气并而充身者也。徐氏一味排击，于本旨何所发明耶？此章盖有二义：一为猝病，脏气暴绝于内，未及变见于寸口也；一为久病，脏气隐已向绝，而寸口未败。诊者未能处言何时当死，而竟不免于死也。《素问·三部九候论》曰：中部之候虽独调，与众脏相失者，死。中部者，寸口也。

【笺正】此章注重肾间动气，盖以先天生生之本，即是后天阳气之根基，斯为吾身，生命之窟宅。元气既败，自无生理。然果是本实先拨，寸口脉未有不变者，竟谓寸口脉平而死，终是言之太过。吕氏、杨氏竟以寸口认为寸部，而添出尺中无脉一层。虽似可为本经护法，究竟此节本文语气并不如是。洄溪谓有语病，确乎不易。周澄之专以排击徐氏，而所说二义俱是遁辞，未必遂能为本章解嘲。盖猝

病之脏气暴绝，而未及变见于气口者，是为猝然之闭证，譬犹堕溺，不可为期，岂得谓之根绝而茎枯？若果脏气隐隐欲绝，则寸口安有不败之理？乃曰脏气隐已向绝，故曲其辞，而嗫嚅以出之陋矣。三焦本合上、中、下三者言之，然下焦乃根本之处，故曰三焦之原。徐谓三焦与肾同候，虽《脉经》右尺条中有此一句，然是浅人窜入。叔和固以三焦分隶三部者，洄溪尚是误读《脉经》。

九难曰：何以别知脏腑之病耶？然：数者，腑也；迟者，脏也。数则为热，迟则为寒。诸阳为热，诸阴为寒。故以别知脏腑之病也。

【汇注】滑氏《本义》曰：凡人之脉，一呼一吸为一息。一息之间，脉四至，闰以太息，脉五至，命曰平人。平人者，不病之脉也，其有增减，则为病也。故一息三至曰迟，不足之脉也。一息六至曰数，太过之脉也。脏为阴，腑为阳。脉数者属腑，为阳为热；脉迟者属脏，为阴为寒，不特是也。诸阳脉皆为热，诸阴脉皆为寒，脏腑之病，由是别之。徐氏《经释》曰：以迟数别脏腑，亦未尽然，盖腑病亦有迟，而脏病亦有数者，但言其所以属阴阳大概则可耳，然终有语病。周澄之曰：此章后人或驳或护，聚讼纷如，若得若失，未暇深辨，凡读医经，须求实际，须得活相，不应徒弄笔墨也。

【笺正】脏阴腑阳，脏里腑表，本以一脏一腑，自为对待言之，可说也。若谓腑浅而脏深，已大有语病，乃复以腑为阳而脉则数，脏为阴而脉则迟，不几于六腑皆实热，五脏皆虚寒乎？此胡可为训！明人重订《四言脉诀》，竟曰迟脉主脏，数脉主腑。又曰数脉六至，属腑属阳，质直言之，尚复成何理法。《难经》此章，岂仅语病，直是大谬！此必不能以其古书而

曲为解嘲者。诸注家随文敷衍，可嗤孰甚，洄溪之说，尚有回护之意，亦殊不必，周澄之故为隐约其辞，作骑墙两可之说。窃以自附于尊经之意，乡愿乱德，适以眩惑学者耳目，亦何贵乎有此注解为？即曰须求实际，须得活相，独不思数腑迟脏，实际果是如何，尚安有活相之可言耶？

十难曰：一脉为十变者，何谓也？然：五邪刚柔相逢之意也。假令心脉急甚者，肝邪干心也；心脉微急者，胆邪干小肠也；心脉大甚者，心邪自干心也；心脉微大者，小肠邪自干小肠也；心脉缓甚者，脾邪干心也；心脉微缓者，胃邪干小肠也；心脉涩甚者，肺邪干心也；心脉微涩者，大肠邪干小肠也；心脉沉甚者，肾邪干心也；心脉微沉者，膀胱邪干小肠也。五脏各有刚柔邪，故令一脉辄变为十也。

【汇注】杨曰：干，犹乘也。滑氏《本义》曰：五邪者，谓五脏六腑之气，失其正而为邪者也。刚柔者，阳为刚，阴为柔也。刚柔相逢，谓脏腑互相伤也。五脏六腑，各有五邪，以脉之来，甚者属脏，微者属腑。特以心脏发其例，余可类推，故云一脉辄变为十也。徐氏《经释》曰：一脉十变，谓一脏之脉，其变有十。五邪，五脏五腑之邪也。刚柔，五脏为柔，六腑为刚也。相逢，谓脏邪干脏，腑邪干腑也。盖脏干脏则脉甚，腑干腑则脉微。急、大、缓、涩、沉，乃五脏之本脉，见何脏之脉，则知何脏之干也。候小肠于心脉者，《素·血气形志篇》曰：手太阳与少阴为表里故也。余脏配合亦准此，末二句乃推言之。举心以为例，则五脏皆然，故曰各有、曰辄变也。此法甚精妙，亦经文之所未发。

【笺正】干，犯也。见《书·胤征》

"以干先王之诛伪孔传"，及《左》文四年传"其敢干大典以自取戾乎"注。此以五脏之气，征之于脉，各有偏胜，则谓之邪，故曰五邪。而又以五腑配之，则一脏而相乘得十，故曰刚柔相逢，犹言脏腑相胜云尔。然谓一脉为十变，其义甚晦，当云一脏之变为十脉，始能明了。脏脉甚而腑脉微，说得太呆。须知脏腑诸气，随在变迁，无病之脉，已是各随其人之体质而强弱不同。若其有病，则进退盛衰，更无一定，岂可拘执不化？至于此极，虽曰以理推求，本是言其常而不言其变。然终是胶柱鼓瑟、刻舟求剑之故智，岂可与参上乘之禅？徐洄溪反谓此法精妙，无乃谬赞也乎？

十一难曰：经言脉不满五十动而一止，一脏无气者，何脏也？然：人吸者随阴入，呼者因阳出。今吸不能至肾，至肝而还，故知一脏无气者，肾气先尽也。

【汇注】吕曰：经言一脏五十动，五脏二百五十动，谓之平脉。不满五十动者，无有五十动也，是以一脏无气也。寿颐按：经只言五十动而不一代，并无一脏五十动、五脏二百五十动之说，吕氏乃谓经言，恐不足据。杨曰：《难经》言止，《内经》言代。按：止者，按之觉于指下而中止，名止；代者，还入尺中，停久方来，名曰代也。止之与代，虽两经不同，据其脉状，亦不殊别。滑氏《本义》曰：《灵枢》第五篇曰：人一日一夜五十营，以营五脏之精，不应数者，名曰狂生。所谓五十营者，五脏皆受气，持其脉口，数其至也。五十动不一代者，五脏皆受气；四十动一代者，一脏无气；三十动一代者，二脏无气；二十动一代者，三脏无气；十动一代者，四脏无气；不满十动一代者，五脏无气，予之短期。按：五脏肾最在下，吸气最远。若五十动不满而一止者，知肾无所资，气

当先尽。尽，犹衰竭也。衰竭则不能随诸脏气而上矣。徐氏《经释》曰：无气，谓其气已绝，故脉行至此，断而不续。吸入肾与肝，故曰吸随阴入；呼出心与肺，故曰呼因阳出。《灵枢·根结篇》曰四十动一代，一脏无气云云，并不指明先绝之脏，盖必审其何脏受病，则何脏先绝，此定理也。若此所云，则一肾、二肝、三脾、四心、五肺，不必以受病之脏为断，恐无是理。又曰：以呼吸验无气之义未确。若以吸不能至肾，则第五动即当止矣，何以能至四十动而一代耶？

【笺正】持脉数至，五十动而不一代，诚是古人候脉之要义，然特取其盈数而已。犹《易》言大衍之数五十，本不可分配为一脏十动，反致胶执不化。且《灵》所谓四十动一代，一脏无气；三十动一代，二脏无气云云，盖亦举其大数而言，必不能呆定一脏、二脏之先绝者，必属于何脏。洄溪所谓审其何脏受病，则何脏先绝，是为确当不易之理。《难经》此节竟谓肾气先绝，直是泛指百病而言，何可为训？此盖即因《根结篇》而衍成之，说得太呆，适以铸成大错。至叔和《脉经》，且更因《难经》此节而又衍为一脏无气，肾气先绝，后四岁死；二脏无气，肝气不至，后三岁死云云。则其人脏气已绝，而犹有三岁、四岁之寿算，尤为可笑之甚者。一误再误，愈衍愈幻，真魔道矣！徐洄溪谓吸不至肾，则第五动即当止，又欲以脉之五动，分系五脏，更是奇极怪极。吾终不知其从何处悟入，而讲得出口、写得出手如此。

十二难曰：经言五脏脉已绝于内，用针者反实其外；五脏脉已绝于外，用针者反实其内。内外之绝，何以别之？然：五脏脉已绝于内者，肾肝气已绝于内也，而医反补其心肺；五脏脉已绝于外者，其心

肺脉已绝于外也，而医反补其肾肝。阳绝补阴，阴绝补阳，是谓实实虚虚，损不足，益有余，如此死者，医杀之耳。

【汇注】吕曰：心肺所以在外者，其脏在膈上，上气外为荣卫，浮行皮肤血脉之中，故言外也；肾肝所以在内者，其脏在膈下，下气内养筋骨，故言内也。滑氏《本义》曰：《灵枢》第一篇曰：凡将用针，必先诊脉，视气之剧易，乃可以治也。又第三篇曰：所谓五脏之气已绝于内者，脉口气内绝不至，反取其外之病处与阳经之合，又留针以致阳气，阳气至则内重竭，重绝则死矣。其死也，无气以动，故静。所谓五脏之气已绝于外者，脉口气外绝不至，反取其四末之输，又留针以致其阴气，阴气至则阳气反入，入则逆，逆则死矣。其死也，阴气有余，故躁。此《灵枢》以脉口内外言阴阳也。越人以心、肺、肾、肝内外别阴阳，其理犹是也。徐氏《经释》曰：《灵》言五脏之气，此以气字易脉字，已属支离。且既云五脏之脉，则心、肺、肾、肝皆在其中。乃以外绝指心肺，内绝指肾肝，文义如何可晓？夫阴阳内外，各有所当，不可执定心肺为外、肾肝为内之一说也。要知五脏分言之则肾肝内而心肺外，合言之则五脏又另有内外也。

【笺正】此章言五脏脉绝于内、脉绝于外，文义已不可解。又以内绝属之肾肝，外绝属之心肺，更不可通。洄溪之说甚是。究竟《甲乙》《灵枢》浑言五脏之气，不如是之执一不可通。然吕氏且能为之解说，谓心肺在膈上，上气外为荣卫，肾肝在膈下，下气内养筋骨云云，尤其痴人说梦，直令人一字不可读，可诧之至。

十三难曰：经言见其色而不得其脉，反得相胜之脉者，即死；得相生之脉者，病即自已。色之与脉当参相应，为之奈何？

【汇注】滑氏《本义》曰：《灵枢》第四篇曰：见其色，知其病，命曰明；按其脉，知其命，命曰神；问其病，知其处，命曰工。色脉形肉，不得相失也。色青者，其脉弦；赤者，其脉钩；黄者，其脉代；白者，其脉毛；黑者，其脉石。见其色而不得其脉，谓色脉之不相得也。色脉既不相得，看得何脉。得相胜之脉，即死；得相生之脉，病即自已。已，愈也。参，合也。

然：五脏有五色，皆见于面，亦当与寸口尺内相应。假令色青，其脉当弦而急；色赤，其脉浮大而散；色黄，其脉中缓而大；色白，其脉浮涩而短；色黑，其脉沉濡而滑。此所谓五色之与脉当参相应也。

【汇注】滑氏《本义》曰：色脉当参相应，夫如是则见其色，得其脉矣。

徐氏《经释》曰：《灵枢·邪气脏腑病形篇》曰：夫色脉与尺之相应也，如桴鼓影响之相应，不得相失也。脉以诊言，尺指皮肤言，语便稳当；改脉作寸口，字义便混杂难晓，此经文之所以不可易也。

【笺正】《灵枢·邪气脏腑病形篇》文，其源又本于《甲乙》四卷《病形脉诊篇》。然《甲乙》本文则作"色脉与尺之皮肤相应"，揭明"皮肤"二字，可见脉以诊脉言，尺以尺肤言，尤为清析。今本《灵枢》不有"皮肤"二字，已未免尺字与尺脉之尺相混，而《难经》此章则又以脉字改为寸口，尺字改为尺内，益令寸尺两字，混杂无别，洄溪讥之诚是。此盖后有浅者为之点窜。窃谓周秦以前古书，不当若是之含混，且下文固明明以尺之皮肤言也。

脉数，尺之皮肤亦数；脉急，尺之皮

肤亦急；脉缓，尺之皮肤亦缓；脉涩，尺之皮肤亦涩；脉滑，尺之皮肤亦滑。

【汇注】滑氏《本义》曰：《灵枢》第四篇，黄帝曰：色脉已定，别之奈何？岐伯曰：调其脉之缓急大小滑涩、肉之坚脆，而病变定矣。黄帝曰：调之奈何？岐伯答曰：脉急，尺之皮肤亦急；脉缓，尺之皮肤亦缓；脉小，尺之皮肤亦减而少气；脉大，尺之皮肤亦贲而起；脉滑，尺之皮肤亦滑；脉涩，尺之皮肤亦涩。凡此变者，有微有甚。故善调尺者，不待于寸；善调脉者，不待于色。能参合而行之者，可以为上工，上工十全九；行二者为中工，中工十全八；行一者为下工，下工十全六。此通上文所谓色脉形肉不相失也。徐氏《经释》曰：《灵枢》谓调其脉之缓急大小滑涩，今去"大小"二字，而易以"数"字。数者，一息六七至之谓。若皮肤则何能数？此必传写之误，不然则文义且难通矣。

【笺正】此节言脉与尺肤相应。据《甲乙》及《灵枢》，皆是缓急大小滑涩六条，《难经》何以去其大小二者，而益之以"数"字？且数以至数言，断不能说到尺肤上去。此盖《难经》之旧，必与彼同，而传写失之，乃致错落不合。读古人书必须通之以意，弗遽谓上古旧籍竟有如此之不堪也。

五脏各有声色臭味，与寸口尺内相应，其不应者病也。假令色青，其脉浮涩而短，若大而缓，为相胜；浮大而散，若小而滑，为相生也。

【汇注】滑氏《本义》曰：若之为言或也。举色青为例，以明相胜相生也。青者肝之色，浮涩而短，肺脉也，为金克木；大而缓，脾脉也，为木克土，此相胜也。浮大而散，心脉也，为木生火；小而滑，肾脉也，为水生木，此相生也。此所

谓得相胜之脉即死，得相生之脉病即自已也。徐氏《经释》曰：经文明言得相胜者死，得相生者病已，此明指有病者言也。今云其不应者病也。似概为无病者言，下语颇少斟酌。色青属肝，浮涩而短为肺脉，脉胜色也；大而缓为脾脉，色胜脉也，故曰相胜。浮大而散为心脉，色生脉也；小而滑为肾脉，脉生色也，故曰相生。此释"相"字之义甚备，亦经文之所未及。又曰：上文只言色，此处又增出声臭味，而下文又无发明。夫听五脏所发之声，犹曰闻为四诊之一，若臭味不知何等诊法，且何以与寸口尺内相应，不更荒唐乎？至《素问·金匮真言论》所云臭味，则以五脏之本体言，不得与脉相应也。周澄之曰：徐氏之言，可谓吹毛索瘢者矣。然读书细心却应如此，不可放空一字也，录之以为读医经者法。

【笺正】色脉并见，终是此脏之气太盛，其必有某脏之病明矣。故经言得相胜者则死，得相生者则病已。既以他脏与此脏互较生克，则本脏之色脉并见，亦必以病而始有之，不得径以为无病。而《难经》此节惟以不应为病，则色脉之相应者即为无病，殆不其然。徐谓语少斟酌，甚是。若声与臭味，在五脏固各有分属，然辨其人之声，闻其人之臭，而论其与五脏病态是否相合已是难言。若五脏之味，更不可说矣！况又谓之与寸口、尺内相应与否，则尺肤何能有五脏之分辨？此则本节之语病，确已不可枚举。灵胎斥其荒唐，未为无见。盖容有传写时改窜者，必非邃古真本，不伦不类竟至于此。周澄之既谓徐氏吹毛索瘢，又谓读书细心却应如此，究竟抑徐扬徐，自居何等，味道模棱，殆所谓滑稽者耶！若，及也，《汉书·高帝纪》以万人若一郡降者，封万户。师古注：若者，豫及之辞。《武帝

纪》为复子若孙，师古亦曰：豫及之辞。盖言有子者，则复除其子之徭役，无子则复其孙，本非一定之辞，故曰豫及。《周礼·稍人》若有会同，疏：不定之辞也。故伯仁释此"若"字为或然之"或"。

经言知一为下工，知二为中工，知三为上工。上工者十全九，中工者十全八，下工者十全六，此之谓也。

【汇注】滑氏《本义》曰：三，谓色、脉、皮肤三者也。此篇问答，凡五节：第一节为问辞，第二、第三节，言色脉形肉不得相失；第四节言五脏各有声色臭味，当与寸尺相应。然假令以下，但言色脉相参，不言声臭味，殆阙文欤？抑色之著于外者，将切于参验欤？第五节则以所知之多寡，为工之上下也。徐氏《经释》曰：《灵枢·邪气脏腑病形篇》曰：善调尺者，不待于寸；善调脉者，不待于色。能参合而行之者，可以为上工，上工十全九；行二者为中工，中工十全七；行一者为下工，下工十全六。何等明白！此处将上文三项错举不伦，忽云知一知二，若无经文现存，则此语竟难解矣！况此章答语，俱属经文，并无发明，反将经文颠倒错乱，使文理次序多不连贯，读者试将《灵枢·邪气脏腑病形篇》一对观之，其语病显然矣。

【笺正】色、脉、尺肤，三者互为参证。《甲乙经》本文原无声、臭、味三字，而《难经》此章添出声、臭、味三者，却不能说出何以与色、脉、尺肤相应之理，本是疣赘，无可为讳。故末段结句，仍是知一知二知三，即以色、脉、尺肤三者而言。然设使无《甲乙》全文可见，则《难经》知三之谓何？真是莫名其妙，洄溪之论极是。周澄之固最善驳诘徐氏者，而至此亦不能为《难经本义》袒护矣。

十四难曰：脉有损至，何谓也？然：至之脉，一呼再至曰平，三至曰离经，四至曰夺精，五至曰死，六至曰命绝，此至之脉也。何谓损？一呼一至曰离经，再呼一至曰夺精。三呼一至曰死，四呼一至曰命绝，此损之脉也。至脉从下上，损脉从上下也。

【汇注】滑氏《本义》曰：平人之脉，一呼再至，一吸再至。呼吸定息，脉四至。加之则为过，减之则不及，过与不及，所以为至为损焉。离经者，离其经常之度也。夺精，精气衰夺也。至脉从下而逆上，由肾而之肺也；损脉从上而行下，由肺而之肾也。徐氏《经释》曰：平者，适得其常之谓。离经，离其常经也。夺精，精气已夺也。死者，言其必至于死。《素问·平人气象论》云：人一呼脉一动，一吸脉一动，曰少气。人一呼脉三动而躁，尺热，曰病温；尺不热脉滑，曰病风；脉涩，曰痹。人一呼脉四动以上曰死，脉绝不至曰死，乍疏乍数曰死。盖损不过一呼一动，数不过四动以上，若损至于四呼一至，数至于一呼六至，恐天下未必有此脉也。

【笺正】夺，即今俗语所谓脱失之脱字。《说文》：夺，手持隹失之也。是为训失之正字，寿颐按：夺字训失，今经传中已极鲜见，仅《孟子》"勿夺其时"，荀子注作"无失其时"，可为一证。而《素问》中则夺血、夺汗等，数见不鲜。《难经》此章所谓夺精，亦即此义。此古字、古义之仅存者，真所谓空谷足音者矣。此章以脉急为至，脉迟为损。"至"字之义，已极晦涩，不可索解。然脉行之速，一息八至，已急不可言；脉行之迟，一息二至，已缓不可言，岂有一呼六至之速，四息一至之迟者乎？此言之太甚，而必不可信者。况乎一呼五至曰死矣，而更有一呼六至曰命绝，三呼一至曰死矣，而更有四呼一至曰命绝。则所谓命绝者，盖较之死证而更有进焉，终不知如何说得过去。盖亦如近时之刑庭判决书，有所谓处以死刑，而剥夺全部公权终身者，宁非滑稽之极？诸家旧注，惟洄溪之说尚能直抒所见，余子碌碌，无不随文敷衍，长在梦中，医界简陋，真堪愧死！

损脉之为病奈何？然：一损损于皮毛，皮聚而毛落；二损损于血脉，血脉虚少，不能荣于五脏六腑；三损损于肌肉，肌肉消瘦，饮食不能为肌肤；四损损于筋，筋缓不能自收持；五损损于骨，骨痿不能起于床。反此者，至脉之病也。从上下者，骨痿不能起于床者死；从下上者，皮聚毛落者死。

【考异】至脉之病也，日本人《佚存丛书》活字版本、滑伯仁《本义》本、徐洄溪《难经经释》本，皆作至于收病也。伯仁谓"于收"二字误，当作至脉之病也，其说甚是。惟《道藏》李子埜注本已作"至脉之病也"，据李注，是渠所改尚在滑氏之先，兹故从李。

【汇注】滑氏《本义》曰：肺主皮毛，心主血脉，脾主肌肉，肝主筋，肾主骨，各以所主而见其所损也。反此为至脉之病者，损脉从上下，至脉则从下上也。徐氏《经释》曰：皮聚者，枯而缩也。五脏肺居最上，肾居最下，由肺以至于肾，此所谓从上下也；反此谓至脉之病，则由肾以至肺，所谓从下上也。盖损即为迟，迟属寒，故先中于表；至即为数，数为热，故先中于里。相传既久，至内外表里俱病，则不可复治矣。

【笺正】此节谓五脏之病，有自下而上传，亦有自上而下传，或则由表及里，或则由里达表，泛而言之固无不可。然必以脉迟者谓自上而下，自表而里；必以脉

数者谓自下而上，自里而表，亦正难言。灵胎谓寒先中于表，热先中于里，果何所见而云然？此胶柱鼓瑟之故智。病变万状，活泼泼地，岂可如是之执一不通？此则古人举以为例，本非谓凡病者必一定如是，而为之注者，必呆板解之，得毋拘泥太过？其亦知病之传变，固有不遍五脏而已不可治者，又将何以说之耶？

治损之法奈何？然：损其肺者，益其气；损其心者，调其荣卫；损其脾者，调其饮食，适其寒温；损其肝者，缓其中；损其肾者，益其精。此治损之法也。

【汇注】滑氏《本义》曰：肺主气，心主血脉，肾主精，各以其所损而调治之。荣卫者，血脉之所资也。脾主受谷味，故损其脾者，调其饮食，适其寒温。如春夏食凉食冷，秋冬食温食热，及衣服起居，各当其时是也。肝主血，血虚则中不足。一云肝主怒，怒能伤肝，故损其肝者，缓其中。经曰：肝苦急，急食甘以缓之。缓者，和也。徐氏《经释》曰：言治损而不言治至者，盖损至之脉，虽有从上下、从下上之殊，而五者之病状则一，故言治损，而治至之法备矣。丁氏曰：此但言治损，不言治至者，若到至脉，已无治也。所以虚劳脉数，病在不治。周澄之曰：徐氏、丁氏二说皆有意义，但于本义，徐说为切。

【笺正】此节亦只言治五脏不足之大略耳，泛泛而言，未始说不过去。然使认作治损之法，守此数言，果能泛应曲当，则又痴人说梦矣！

脉有一呼再至，一吸再至；有一呼三至，一吸三至；有一呼四至，一吸四至；有一呼五至，一吸五至；有一呼六至，一吸六至；有一呼一至，一吸一至；有再呼一至，再吸一至；有呼吸再至。脉来如此，何以别知其病也？

【考异】周澄之曰：呼吸再至，丁氏本作"呼吸不至"，考叔和《脉经·热病损脉篇》有"绝不至，或久乃至"之文，且末节上部无脉，下部无脉，正分释此句之义。作"再至"乃传写之讹耳。寿颐按：周氏之说甚是，《道藏》本李子埜注亦以为可疑，宜从丁本。

【汇注】滑氏《本义》曰：此再举损至之脉为问答也。盖前之损至，以五脏自病，得之于内者而言；此则以经络血气为邪所中之微甚，自外得之者而言也。其曰呼吸再至，即一呼一至，一吸一至之谓，疑衍文也。

【笺正】此以下复论损至脉之为病，滑谓前以五脏自病言，此以为邪所中云，一是内因一是外因，虽不为无见，然亦不可太泥。

然：脉来一呼再至，一吸再至，不大不小曰平。一呼三至，一吸三至，为适得病。前大后小，即头痛目眩；前小后大，即胸满短气。一呼四至，一吸四至，病欲甚。脉洪大者，苦烦满；沉细者，腹中痛；滑者，伤热；涩者，中雾露。一呼五至，一吸五至，其人当困。沉细夜加，浮大昼加，不大不小，虽困可治。其有大小者为难治。一呼六至，一吸六至，为死脉也。沉细夜死，浮大昼死。一呼一至，一吸一至，名曰损，人虽能行，犹当着床，所以然者，血气皆不足故也。再呼一至，再吸一至，名曰无魂，无魂者，当死也。人虽能行，名曰行尸。

【考异】此节"呼吸再至"四字，周澄之谓张本、徐本、丁本并无此句。寿颐按：此当以无者为是，李子埜注亦以为疑，滑伯仁亦以为衍文。

【汇注】滑氏《本义》曰：一息四至，是为平脉，一呼三至，一吸三至，是一息之间脉六至，比平人多二至，故曰适

得病，未甚也，然又以前大后小，前小后大，而言病能也。前后非言寸尺，犹十五难"前曲后居"之前后，以始末言也。一呼四至，一吸四至，病欲甚矣。故脉洪大者，苦烦满，病在高也；沉细者，腹中痛，病在下也。各以其脉言之。滑为伤热者，热伤气而不伤血，血自有余，故脉滑也；涩为中雾露者，雾露之寒伤人荣血，血受寒，故脉涩也。一呼五至，一吸五至，其人困矣。若脉更见浮大沉细，则各随昼夜而加剧。以浮大顺昼，阳也；沉细顺夜，阴也。若不见二者之脉，人虽困，犹可治。小大，即沉细浮大也。一呼六至，一吸六至，增之极也，故为死脉。沉细夜死，浮大昼死，阴遇阴，阳遇阳也。一呼一至，一吸一至，名曰损，以血气皆不足也。再呼一至，再吸一至，谓两息之间，脉再动，减之极也。经曰：形气有余，脉气不足者死。故曰无魂而当死也。

徐氏《经释》曰：平者，适合其常之谓。适得病，即上文离经之义，言仅为有病之脉也。前指寸，后指尺，前大后小，病气在阳，故头痛目眩；前小后大，病气在阴，故胸满短气。病欲甚，即上文夺精之义，言其病将深也。洪大为阳邪外越，故烦满；沉细为阴邪内陷，故腹痛。滑为血实，故为热；涩为伤湿，故中雾露。此又于一息四至之病分别言之，亦举此为例。言仍当取所现脉象分别其病，欲令读者推广其义也。困者，近于死也。沉细属阴，故加于夜；浮大属阳，故加于昼。大即浮大，小即沉细，若不大不小，则昼夜不至于有加，故可治；有大小，则历昼夜而病益进，为难治也。不大不小，即《灵·禁服篇》所谓若引绳大小齐等之义。若更参差不伦，则难治矣。人虽能行，犹当着床，言虽能行步，久当不起于床也。血气不足，明所以得损脉之故。无魂，言

魂气已离也。行尸，言其人生道已绝，如尸之行也。

【笺正】此一节言诸脉所主之病。洄溪所说，多视伯仁为优。前大后小，前小后大，以寸尺两部言，何等明白。寸独大，则阳盛于上，故当头痛目眩；尺独大，则阴盛于里，故当胸满短气。脉理病情，天然桴应，伯仁乃谓为始末，试问何以索解？但本节一呼四至、一吸四至一段，明言呼吸八至，如果有此，已是坏极之脉，而仅言病欲甚，立论已不可通。然因后文更有所谓呼吸十至及呼吸十二至者，则不得不以呼吸八至为未甚，岂非勉强说说，何足为据！况乎呼吸八至，其速如何，尚安能更兼涩象？而此一段中，且有所谓"涩者，中雾露"一句，尤其不可通者。然洄溪之注，竟改为"一息四至"四字，掩耳盗铃，欺人太甚，虽欲为本文回护，而多一层揜着①之迹，益形其丑，一误再误，欲盖弥彰，何如质直言之之为愈乎。困者近于死，亦是曲说，须知呼吸十至，果是何等脉象，岂尚有可治之理？此皆经文之大不可训者，正不必如涂涂附，强为之饰非以文过矣。

上部有脉，下部无脉，其人当吐，不吐者死；上部无脉，下部有脉，虽困无能为害。所以然者，譬如人之有尺，树之有根，枝叶虽枯槁，根本将自生，脉有根本，人有元气，故知不死。

【考异】虽困无能为害，《脉经》作"虽困无所苦"。滑伯仁谓："譬如"二字，当在"人之有尺"下。寿颐按：伯仁之说是也，此不可谓古人之倒句法，必为传写者所误。

【汇注】杨曰：上部寸口，下部尺中也。滑氏《本义》曰：此又以脉之有无，明上下部之病也。纪氏曰：上部有脉，下部无脉，是邪实并于上，即当吐也。若无

吐证，为上无邪而下气竭，故云当死。东垣李氏曰：下部无脉，此木郁也，饮食过饱，填塞于胸中太阴之分，而春阳之令不得上行故也。是为木郁，木郁则达之，谓吐之是也。谢氏曰：上部无脉，下部有脉者，阴气甚而阳气微，故虽困无能为害。上部无脉，如树本之槁；下部有脉，如树之有根，惟其有根，可以望其生也。四明陈氏曰：至，进也，阳独盛而至数多也；损，减也，阴独盛而至数少也。至脉从下上，谓无阴而阳独行，至于上则阳亦绝而死矣；损脉从上下，谓无阳而阴独行，至于下则阴亦尽而死矣。一难言寸口以决脏腑死生吉凶，谓气口为五脏主也。四难言脾受谷味，其脉在中，是五脏皆以胃为主，其脉则主关上也。此难言人之有尺，譬如树之有根，脉有根本，人有元气，故知不死，则以尺为主也。此越人所以错综其义，散见诸篇，以见寸关尺各有所归重云。徐氏《经释》曰：吐则气逆于上，故脉亦从而上，则下部之无脉，乃因吐而然，非真离其根也。若不吐而无脉，则脉为真无，而非气逆之故矣，故曰死。且脉者，根乎元气以运行者也，元气未坏，则脉自能渐生。其所以上部之无脉者，特因气血之偶有滞耳，病去则自复也。又曰：上部有脉以下，又因上文损至之义而极言之，以见无脉之故，亦有两端，不可概定其死矣。

【笺正】人之气血，只有此数，有余于上，即不足于下。吐者，气已上逆，故

---

① 揜着（yǎnzhe）：掩盖自己的坏处显示自己的好处。语出《礼记·大学》："小人闲居为不善，无所不至，见君子而后厌然，揜其不善而着其善。"清·王夫之《读四书大全说·大学·传第六章二》："及其意已发而可知之后，不可强为补饰，以涉于小人之揜着。"

脉亦应之而上升，即令尺部之脉亦随以升至尺前，而尺乃无脉，此岂可以无根之脉一例论者？若其人不吐，则气未上升，即不当不见尺脉，而亦上有下无，是为枝叶未害，本实先拨之兆，尚复何恃而不恐？纪氏旧注，及灵胎《经释》解之甚明，何以东垣李氏误以下部无脉，认作食填太阴？假令果是太阴填塞，而脉为不显，亦当应之于关，不当应之于尺，又谓是春阳之令，不得上行。假令果是阳气不升而脉不见，又当应之于上，更不当应之于下，适与本文上下之义背道而驰。又误解"当吐"二字作为当用吐法，且谓是"木郁达之"之意，又与自己所说食填太阴一层大相乖戾。须知食填是土郁，不是木郁。果是食填当吐，亦是土郁达之，不可谓之达木。种种谬戾，一误再误，竟将本文之明白晓畅者，讲得一字不通，如此谈经，真是点金成铁。此公颟顸①，已臻极步。不知伯仁何所取裁而备引之，适以疑误后学，引入黑暗狱中，不思之甚矣。

十五难曰：经言春脉弦，夏脉钩，秋脉毛，冬脉石，是王脉耶？将病脉也？

然：弦、钩、毛、石者，四时之脉也。春脉弦者，肝，东方木也，万物始生，未有枝叶，故其脉之来，濡弱而长，故曰弦；夏脉钩者，心，南方火也，万物之所盛，垂枝布叶，皆下曲如钩，故其脉之来，来疾去迟，故曰钩；秋脉毛者，肺，西方金也，万物之所终，草木华叶，皆秋而落，其枝独在，若毫毛也，故其脉之来，轻虚以浮，故曰毛；冬脉石者，肾，北方水也，万物之所藏也，盛冬之时，水凝如石，故其脉之来，沉濡而滑，故曰石。此四时之脉也。

【考异】濡弱而长，《素·玉机真脏论》作"耎弱轻虚而滑，端直以长"。寿颐按：濡字即耎字之变，非濡湿、濡滞之

濡，说已见前。沉濡而滑之濡，亦即耎字。万物之所盛，正统《道藏》李子埜注本、及日本人活字版《佚存丛书》、王九思集注本皆同。滑氏《本义》本"盛"作"茂"，徐洄溪注本同滑氏。岂即伯仁所谓纪齐卿本凡"盛"字多改作者耶？兹以子埜、宋人，在伯仁之先，姑从李氏。来疾去迟，《道藏》本、《佚存丛书》本、徐洄溪本皆无"来"字，则似连上为一句读，然文义极为不顺，且上下文春秋冬其脉之来下，皆四字句，不应此句独异，盖传写者误以为复上来字而妄删之。滑伯仁《本义》作"来疾去迟"是也，兹从伯仁本。萧索，《道藏》本、《佚存丛书》本，皆作"消索"，兹从滑氏《本义》。

【汇注】吕曰：春万物始生，未有枝叶，形状正直如弦，故脉法之。心脉法火，曲如钩。又阳盛，其脉来疾，阴虚，脉去迟也，脉从下上，至寸口疾，还尺中迟。寸口滑不泄，故令其脉环曲如钩。肺浮在上，其气主皮毛，故令其脉浮如毛。肾脉法水，水凝如石，又伏行温于骨髓，故其脉实牢如石。滑氏《本义》曰：此《内经·平人气象》《玉机真脏论》，参错其文而为篇也。春脉弦者，肝主筋，应筋之象；夏脉钩者，心主血脉，应血脉来去之象；秋脉毛者，肺主皮毛；冬脉石者，肾主骨。各应其象，兼以时物之象取义也。来疾去迟，刘立之曰来者，自骨肉之分而出于皮肤之际，气之升而上也；去者，自皮肤之际而还于骨肉之分，气之降而下也。徐氏《经释》曰：四时之脉，谓脉之应乎四时，即王脉也。濡弱而长，是弦之正象，否则即为太过不及之脉。来疾者，其来少疾而劲；去迟者，其去少缓

---

① 颟顸：糊涂，不明事理。

而弱，此所谓下曲如钩也。秋言其枝独在若毫毛，言其体甚轻也。冬气敛聚故沉而濡滑，水之象也。脏腑之与五行，各有所属，而春夏秋脉，皆以木为喻者，盖惟木为因时变迁也。

【笺正】此节言四时当有之脉状，义与《素问·玉机真脏论》相似，而措辞寓意多不如《素问》之稳惬。谓春气象木，脉当耎弱而长，是也。长以状木气之条达，耎弱以见胃气之冲和，然已不如《玉机真脏论》耎弱轻虚以滑，端直以长之完备。而又谓万物始生，未有枝叶，以为脉弦之拟议，宁不太嫌呆相？夏脉如钩，其义本未免晦涩，而曰万物所盛，垂枝布叶，下曲如钩，拟议亦不近情，不如《玉机真脏论》"来盛去衰"四字饶有意味。盖盛夏之令，阳极盛于外，故脉之来时气盛，以在表之阳吸力大也；而阴不充于中，故脉之去时气衰，以在里之阴吸力薄也。《难经》改为来疾去迟，语虽相类，而疾之与迟，不易辨矣。秋脉如毛，以初秋承盛夏之后，虽曰由阳而渐入于阴，究竟阳气犹旺，阴气未盛，则脉状应之，亦不能遽形收敛，故仍如毛之傅于皮。但较盛夏极旺之候，稍为轻虚，此所谓轻虚以浮，故曰毛之真义也。然曰万物之所终，草木华叶，皆秋而落，其枝独在，则岂是秋时应有之正义？古皆云秋收冬藏，胡可谓秋为万物之终？如秋令是终，则将置冬季于何等？且以华叶皆落，其枝独在，为"毛"字写照，亦是似不于伦。冬脉曰石，亦言之太嫌过度，不如《玉机真脏论》冬脉如营，以"营"字状其营守在内之熨帖。且申之以水凝如石一句，则又失之坚实太甚。岂不闻《素问》已曰来如弹石，此为太过乎？且亦与下文"沉耎而滑"四字不相桴应，何如《素问》气沉以抟之形容尽致也耶！气沉以抟，

今本《素问》"抟"讹作"搏"，甚非平人无病应有之脉状。寿颐按：当作抟结、抟聚之"抟"，方能见得凝聚在中，而又不偏于刚劲，且与《难经》此节"沉耎而滑"之义同符合撰，此必传写者无心之误，当订正之。说详拙编《脉学正义》第一卷《脉合四时》本条。各注家言之太略，何能为古书阐发奥义？吕氏旧注，尤其肤庸，读者试细心寻绎义理，当不以鄙人之言为河汉也。

如有变奈何？

【汇注】滑氏《本义》曰：脉逆四时之谓变。徐氏《经释》曰：变，谓失常也。

【笺正】上节只言四时应有之脉状，是以无病时言之；下文言太过不及，并平脉、病脉、死脉分析言之，皆所以尽脉状之变态者也。

然：春脉弦，反者为病。何谓反？然：其气来实强，是为太过，病在外；气来虚微，是谓不及，病在内。气来厌厌聂聂①，如循榆叶；曰平；益实而滑，如循长竿，曰病；急而劲益强，如新张弓弦，曰死。春脉微弦曰平，弦多胃气少曰病，但弦无胃气曰死，春以胃气为本。夏脉钩，反者为病。何谓反？然：其气来实强，是谓太过，病在外；气来虚微，是谓不及，病在内。其脉来累累如环，如循琅玕②，曰平；来而益数，如鸡举足者，曰病；前曲后居，如操带钩，曰死。夏脉微钩曰平，钩多胃气少曰病，但钩无胃气曰死，夏以胃气为本。秋脉毛，反者为病。何谓反？然：其气来实强，是谓太过，病在外；气来虚微，是谓不及，病在内。其脉来蔼蔼③如车盖，按之益大，曰平；不上不下，如循鸡羽，曰病；按之萧索，如

---

①　厌厌聂聂：形容脉来轻浮和缓的样子。

②　琅玕（lánggān）：美石。此处形容脉来象圆滑如珠的玉石。

③　蔼（ǎi）蔼：茂盛貌。

风吹毛，曰死。秋脉微毛曰平，毛多胃气少曰病，但毛无胃气曰死，秋以胃气为本。冬脉石，反者为病。何谓反？然：其气来实强，是谓太过，病在外；气来虚微，是谓不及，病在内。脉来上大下兑，濡滑如雀之喙，曰平；啄啄连属，其中微曲，曰病；来如解索，去如弹石曰死。冬脉微石曰平，石多胃气少曰病，但石无胃气曰死，冬以胃气为本。

【考异】 雀之喙，《佚存丛书》本、滑氏《本义》本、徐洄溪本"喙"皆作"啄"。惟正统《道藏》李子埜注本作"喙"。寿颐按：濡滑如雀之啄，义不可通，即作雀之喙，亦非濡滑之义。此上大下兑，濡滑如雀云云，文义皆不明白。必古人传写有误，遂不可晓，当从阙疑，不容强解。

【汇注】 滑氏《本义》曰：春脉太过，则令人善怒，忽忽眩冒而巅疾；不及，则令人胸痛引背，下则两胁胠满。夏脉太过，则令人身热而肤痛，为浸淫；不及，则令人烦心，上见咳唾，下为气泄。秋脉太过，则令人逆气而背痛愠愠然；不及，则令人喘，呼吸少气而咳，上气见血，下闻病音。冬脉太过，则令人解㑊，脊脉痛而少气，不欲言；不及，则令人心悬如饥；眇中清，脊中痛，少腹满，小便变。此岐伯之言。越人之意，盖本诸此。变脉言气者，脉不自动，气使之然，且主胃气而言也。循，抚也，按也。春脉厌厌聂聂，如循榆叶，弦而和也。益实而滑，如循长竿，弦多也；急而劲益强，如新张弓弦，但弦也。夏脉累累如环，如循琅玕，钩而和也。如鸡举足，钩多而有力也。前曲后居，谓按之坚而搏，寻之实而倨，但钩也。秋脉蔼蔼如车盖，按之益大，微毛也；不上不下，如循鸡羽，毛多也；按之萧索，如风吹毛，但毛也。冬脉

上大下兑，大小适均，石而和也。上下与来去同义，见前篇。啄啄连属，其中微曲，石多也；来如解索，去如弹石，但石也。大抵四时之脉皆以胃气为本，故有胃气则生，胃气少则病，无胃气则死。于弦、钩、毛、石中，每有和缓之体，为胃气也。此篇与《内经》中互有异同。冯氏曰：越人欲使脉之易晓，重立其义尔。按《内经》第二卷《平人气象论篇》云：平肝脉来，软弱招招，如揭长竿末稍；平肺脉来，厌厌聂聂，如落榆荚；平肾肺来，喘喘累累如钩，按之而坚；病肾脉来，如引葛，按之益坚，发如夺索，辟辟如弹石，此为异也。徐氏《经释》曰：太过，属阳而发于表，故病在外；不及，属阴而怯于中，故病在内。厌厌，《素问》王冰注：以为浮薄而虚也。益实而滑，如循长竿，皆弦而太过，急而劲益强，如新张弓弦，则弦之至，即所谓真脏脉也。如环，《素问》作"如连珠"，言其满盛也，琅玕石似珠者。来益数，如鸡举足，谓实而劲也。居，《素问》王冰注曰：不动也。带钩，曲而坚者也。车盖，言其浮大而虚也。鸡羽，《素问》王冰注谓：中央坚而两旁虚。按之萧索，如风吹毛者，《素问》亦云如物之浮，如风吹毛，曰肺死。王冰谓：如物之浮瞥瞥然，如风吹毛纷纷然也。盖皆轻虚飘乱之义。啄啄连属，言搏手而数，其中微曲，言其象如钩也。解索，紧而散；弹石，促而坚也。《素问》云：发如夺索，辟辟如弹石，曰肾死。又曰：此一难不过错引《素问·平人气象论》及《玉机真脏论》两篇语，不特无所发明，且与经文有相背处，反足生后学之疑，不知何以谬误至此？周澄之曰：脉象本无定说，古人岂肯妄言？徐氏斥为谬误，何言之太轻也，以俟明者，必能辨之。

【笺正】此节言四时脉状，太过不及，及平脉病脉，并及无胃气真脏之脉，义与《素问·平人气象论》字句虽不尽同，而寻绎大旨，彼此之形容状态，意亦未尝不约略相合。洄溪必谓《难经》谬误，总缘存一高视《内经》、薄视《难经》之意固结胸中，议论遂未免偏执。然《难经》本节亦自有晦涩难通之处，无可讳言，是宜平心静气以求其神，庶几有意味之可玩。若徒为意气之争，皆属无谓。周氏澄之恒喜作模棱空泛话头为《难经》护法，则必斥洄溪为轻率，真所谓楚则失矣而齐亦未为得者耳！四时之脉，皆以实强太过，为病在外，主外因而言，外感六淫，是邪实而脉实也；以虚微不及为在内，主内因而言，内伤五脏，是正虚而脉虚也。厌厌聂聂，即以状其应指有余，而不偏于刚劲之态，故曰如循榆叶。《射雉赋》：表厌蹙以密致。注：厌蹙，重而密也。义与此厌厌聂聂相近。凡叠韵连语、形容之辞，本无一定字形及确实之说解者也。解索，盖言其散乱之意，故为死脉。徐谓紧而散，语不可通。紧之与散，义正相反，如何连贯得下。

胃者，水谷之海也，主禀，四时皆以胃气为本。是谓四时之变病，死生之要会也。

【考异】水谷之海也，滑伯仁本、徐洄溪本皆无"也"字，兹从正统《道藏》本及《佚存丛书》本。"皆以胃气"句上，《道藏》本、《佚存丛书》本皆有"故"字，兹从滑氏《本义》。

【汇注】虞曰：胃属土，万物归之，故曰水谷之海。一年壬辰戊丑未，故曰主禀四时，谓弦钩毛石。四时之经，皆以胃气为本，若胃气少则人病，若无胃气则人死，故曰四时变病，死生之要会，万物非土孕育，则形质不成。《易》曰坤厚载物，德合无疆，含宏广大，品物咸亨，此之谓也。滑氏《本义》曰：水火金木，无不待土以生，故曰主禀四时。禀，供也，给也。徐氏《经释》曰：水谷皆聚于胃，如海为众水所聚也。四时变病，死生要会二句，总结上文四时之变。

【笺正】食入于胃，故曰水谷之海。禀，读为仓廪之廪，犹言如仓廪之盖藏以待用耳。"主禀"二字，作一句读。旧注各家，皆连下四时为句，则不成句，抑亦不可解。且下文"皆"字无着落，尚复成何文理？《道藏》及日本活字本，"皆"字上添一"故"字，正以句读既误，亦知"皆"字为不可通，乃加一"故"字，欲以为承上起下，而不悟其仍不能成句。伯仁注以供给，而亦连下四时作一句，则以胃为供给四时，如何说得过去？《素·皮部论》：廪于肠胃。王注：廪，积也，聚也。正与此胃者主廪同一意义。

脾者，中州也，其平和不可得见，衰乃见耳。来如雀之啄，如水之下漏，是脾衰之见也。

【考异】是脾衰之见也。《道藏》本、《佚存丛书》本皆作"是脾之衰见也"，兹从滑氏《本义》本，徐洄溪本同。

【汇注】吕曰：脾寄王四季，故不言当王之时。滑氏《本义》曰：脾者中州，谓呼吸之间，脾受谷味，其脉在中也。其平和不得见，盖脾寄王于四季，不得独主于四时，四脏之脉平和，则脾脉在其中矣。衰乃见者，雀啄、屋漏，异乎常也。雀啄者，脉至坚锐而断续不定也；屋漏者，脉至缓散，动而复止也。徐氏《经释》曰：中州，言在四脏之中，四脏平和，则脾脉在其中，故不可得见。雀啄，言其坚锐；水下漏，言其断续无常。又曰：《平人气象论》云：平脾脉来，和柔相离，如鸡践地。曰脾平，则脾平之脉，亦可见也。惟《玉机真脏论》云：脾者土也，孤脏以灌四旁也。善者不可见，恶者可见，则《难经》之所本也。

【笺正】脾之平脉，与四时相禅代，如春则微弦，夏则微洪之类，不必自具一种形态。故曰：善者不可得见，犹言平脉不自显见耳。《素问·平人气象论》谓：如鸟之距，如屋之漏，如水之流，曰脾死。鸟距、屋漏，言其搏指不和，水流言其怠缓无力。前二者是太过，后者是不及，皆为死脉。则《难经》所谓脾衰者，盖亦言其大坏之脉，非仅病脉已也。

十六难曰：脉有三部九候，有阴阳，有轻重，有六十首，一脉变为四时，离圣久远，各自是其法，何以别之？

【汇注】滑氏《本义》曰：谢氏曰此篇问三部九候以下共六件，而本经并不答所问，似有缺文。今详三部九候，则十八难中第三章言之，当属此篇错简在彼。阴阳，见四难；轻重，见五难。一脉变为四时，即十五难春弦、夏钩、秋毛、冬石也。六十首，按《内经·方盛衰篇》曰：圣人持诊之道，先后阴阳而持之，奇恒之势乃六十首。王注：谓奇恒六十首，今世不存。则失其传者，由来远矣。徐氏《经释》曰：三部九候，详《素问·三部九候论》。阴阳，详第四难；轻重，详第五难。六十首，见《素问》王注，谓其义不存。一脉变为四时，详十五难，但诸设难，下文俱无发明，疑有脱误。

然：是其病有内外证。

【汇注】滑氏《本义》曰：此盖答辞，然与前问不相蒙，当别有问辞也。徐氏《经释》曰：凡人所受伤为病，所以验其病者为证，盖病合而证分也。丁氏曰：此问去古既远，医家各立成法，何以别其是非？答言：不必辨其孰是孰非，但能明于病之内外证，则前人之书，言言可

据矣。可见轩岐而下，此为中流砥柱之书。周澄之曰：医之大本，不外察脉审证二事。能于二者得其实际，则古人之言虽分纷歧各出，皆为我用，而不为所惑矣。古人各言其一，我乃博览而得其全，岂必拘守一家哉！

【笺正】此难所答非所问，其为脱讹显然。丁氏旧说全是节外生枝，与本文毫不相涉，谬赞两句，尤其可鄙。周澄之则惯作模棱空话，全不顾本章义理究竟何若，徒多无谓芜辞，宁不令人欲呕？洄溪为病证两字分析说解，其理甚是。但所谓病合证分，尚觉词不达意，微有语病。盖病者是总名，而所谓证者，则其病状之一端，堪为佐证者耳。丁氏注谓是当作"视"，言视其精明五色，按察其左右，即知内外之证。寿颐按：丁说虽奇，然未始不可姑备一说。

其病为之奈何？

【汇注】滑氏《本义》：问内外证之详也。

然：假令得肝脉，其外证善洁，面青，善怒；其内证齐左有动气，按之牢若痛；其病四肢满，闭淋，溲便难，转筋。有是者肝也，无是者非也。

【考异】齐，各本多作"脐"，滑伯仁本及日本人活字版《佚存丛书》本，皆作"齐"，此古字也，从之。

【汇注】吕曰：外证者，腑之候。胆者，清净之腑，故面青，善洁，若衣被饮食不洁者，其人便欲怒。内证者，肝之证，肝者东方，为青龙，在左方，故肝之证在齐左。虞曰：肝木脾土，脾主四肢，木病则土无所畏，故四肢闭满。滑氏《本义》曰：得肝脉，诊得弦脉也。肝与胆合，为清净之腑，故善洁；肝为将军之官，故善怒。善，犹喜好也。面青，肝之色也，此外证之色脉情好也。脐左，肝之

部也。按之牢若痛，谓其动气，按之坚牢而不移，或痛也。冯氏曰：肝气膜郁，则四支满闭，《传》曰：风淫末疾是也。厥阴脉循阴器，肝病，故溲便难。转筋者，肝脉主筋也。此内证之部属及所主病也。徐氏《经释》曰：面青，善怒者，《素·阴阳应象大论》曰肝在色为苍，在志为怒也。又《刺禁论》肝生于左，左，肝之位也。动气，真气不藏而发见于外也。牢者，气结而坚。痛者，气郁而滞也。满，闭塞也。盖肢节皆属于肝。《左氏传》曰：风淫末疾。《素·经脉篇》云：足厥阴之脉，循阴股，结于阴器，故肝病见于溲便。《灵·九针篇》云：肝主筋，故病筋也。

【笺正】外证，言其证状之显见于外者；内证，则病证之在内者耳。本章五脏五节所叙内外证候灼然可见，而吕注犹能说到外为腑内为脏去，舍平正通达之路而不由，偏要弄得迂远晦涩，不可索解，似此注文，尚何可信？肝病善洁，义不可晓，恐有讹误。而各家注者，竟能以胆为清净之腑，而附会好洁之义，此乃八股家作搭截题文，钩渡钩挽之能手，初不意医理病理中，亦有此牵萝补屋①手段。须知胆之为腑，本非无用之物，胆汁之生也有自，而用之以助消化食物，今西学家久有研究，安得等之于清净无为？此盖中古之世，生理之实在运用，学者久已不知其详，只见胆中有汁，误以为此汁常在，不生不灭，遂有此清净之号，而抑知其盈虚消长，固亦未尝有须臾之间断，何尝清净无为。恒如老僧之入定，更何可一转再转，遽执此"清净"两字认作肝病好洁之确证。果尔则《左氏传》称郄庄公卞急好洁，宜其怒不可遏，自投炉炭而不悟也。虽然，以此谈医亦可谓千古未有之奇观矣。四肢满，当作支满，"四"字乃浅

人所妄加，"肢"亦陋者之妄改也。是乃肝胆之气，失其条达，而胠胁胸腹，支撑膜胀之病。《素》《灵》两书，"支满"二字数见不鲜，言其支撑胀满，今俗语则谓之撑紧，"支"之正字当作"榰"。《尔雅·释言》：榰，柱也。《周语》：天之所支，不可坏也。注：支，柱也。此"支""榰"同字之证，即俗所谓撑柱之义。肝气作胀，其胸胁间时若有物支柱于中而为之满，故曰支满，此与四支之"支"何涉？然浅者读之，则不识"支满"二字义作何解，遂误认为四支之"支"，乃妄加"四"字，且改"支"作"肢"，而铸成大错矣。盍亦静而思之，四支如何而满？若曰四支胀肿，则于肝病何涉？《经脉篇》手厥阴之脉为病，有胸胁支满一症，上有"胸胁"二字，岂不明白了解？然为《难经》作注者，又能以风淫末疾附会之，真堪喷饭。高明如徐洄溪，亦曰：满，闭塞也。若以胸胁而言，则闭塞之训未为不是。然又曰肢节皆属于肝。《左氏传》曰：风淫末疾。是洄溪亦以为四肢矣。请问四支何以能满？且支节属肝，又是闻所未闻，徐老固自命不凡者。而亦于此说得怪不可识，岂非一盲群盲，竟致聪明一世，矇瞀一时。盖缘前之注家皆如是说，则亦模糊读过，而不辨其义，岂非为之前者作俑之咎耶？颐又按：支满为一句，闭淋为一句，溲便难又是一句，若如虞氏、冯氏等，以四肢满闭为句，则四支非独能满，又且能闭，奇之又奇。曷不清夜一思之，四支而能闭塞，其形态究是何如耶？肝左肺右，以左升右降之气化而言，《刺禁论》所谓肝生于左，肺脏于右，义本如是，洄溪竟以左为肝位，谬

————————

① 牵萝补屋：拿藤萝补房屋的漏洞。比喻挪东补西，将就凑合。

矣。闭淋、溲便难、转筋诸证，则洄溪之说是也。

假令得心脉，其外证面赤，口干，善笑；其内证齐上有动气，按之牢若痛；其病烦心，心痛，掌中热而哕。有是者心也，无是者非也。

【汇注】虞曰：心属火，火性炎上故面赤，口干。心在声为笑。吕曰：心在前为朱雀，故证在齐上。滑氏《本义》曰：掌中，手心主脉所过之处。盖真心不受邪，受邪者，手心主尔。哕，干呕也。心病则火盛，故哕。经曰：诸逆冲上皆属于火，诸呕吐酸皆属于热。徐氏《经释》曰：齐上，心之位也。《灵·经脉篇》云：手少阴脉入掌内，故掌中热。

【笺正】此节言心脏为病，皆以火言，故外证为面赤口干，内证为烦心心痛。掌中热者，手少阴经脉之分野也。哕，读为哕，即呃逆之呃。《说文》哕训气牾是也。伯仁必谓心不受邪，掌中是手心主脉，在古人附会心为君主，谬称包络相火代君行事，最为可鄙。然使为人君者果皆如此，则尽为秦二世、明熹宗之昏愚，而赵高、魏阉弄权用事之景象矣。以此谈医，那不魔高十丈？

假令得脾脉，其外证面黄，善噫、善思、善味；其内证当齐有动气，按之牢若痛；其病腹胀满，食不消，体重节痛，怠堕嗜卧，四支不收。有是者脾也，无是者非也。

【汇注】滑氏《本义》曰：《灵枢·口问篇》曰：噫者，寒气客于胃，厥逆从下上散，复出于胃，故为噫。经曰：脾主四肢。

【笺正】善味又可为一种病症，更是莫名其妙。

假令得肺脉，其外证面白，善嚏，悲愁不乐，欲哭；其内证齐右有动气，按之牢若痛；其病喘咳，洒淅寒热。有是者肺也，无是者非也。

【汇注】滑氏《本义》曰：岐伯曰阳气和利，满于心，出于鼻，故为嚏。洒淅寒热，肺主皮毛也。

假令得肾脉，其外证面黑，善恐，欠；其内证齐下有动气，按之牢若痛，其病逆气，小腹急痛，泄如下重，足胫寒而逆。有是者肾也，无是者非也。

【汇注】滑氏《本义》曰：肾气不足则为恐，阴阳相引则为欠，泄而下重，少阴泄也。如，读为而。

【笺正】此章言五脏内外诸证，约略观之，未常不确，然各种证情亦甚不一，正未可呆呆株守，胶执不化。若肝之善洁，脾之善味，终是瞽言①，胡可为训？而注家尚能为之附会，则适以疑误后学而已。

十七难曰：经言：病或有死，或有不治自愈，或连年月不已。其死生存亡，可切脉而知之耶？然：可尽知也。

【汇注】滑氏《本义》曰：此篇所问者三，答云可尽知也。而只答病之死证，余无所见，当有阙漏。徐氏《经释》曰：此章答辞，皆发明死病，其自愈不已者未及，疑有阙文。

诊病若闭目不欲见人者，脉当得肝脉强急而长，而反得肺脉浮短而涩者，死也。

【汇注】杨曰：强急，犹弦急。滑氏《本义》曰：肝开窍于目，闭目不欲见人，肝病也。肝病见肺脉，金克木也。

【笺正】闭目不欲见人，谓为肝病，其理殊不可解。伯仁径以开窍于目强为附会，大是可嗤。果尔则下条开目何以又不是肝病耶？洄溪谓肝与胆合，肝病则胆

---

① 瞽（wèi）言：不实之言。

虚，故闭目不欲见人，仍是勉强牵合。盖此等经文本无精义可求，何如存而不论为佳。

病若开目而渴，心下牢者，脉当得紧实而数，反得沉涩而微者，死也。

【汇注】虞曰：开目而渴，心下牢，阳病；紧实而数，阳脉，是病与脉不相反。若得阴脉则相反矣。故曰死也。滑氏《本义》曰：病实而脉虚也。

【笺正】虞注谓阳病阴脉，伯仁谓病实脉虚，约略言之，已极明白晓畅。而旧注杨氏、丁氏两家，皆谓心病而得肾脉，则心下牢已不可，谓是心病。而开目与渴，更何以说到心病上去？总之拘泥五行相克，求其深而反致晦滞，大是无谓。而徐氏《经释》偏能从而涂附之，陋矣！涩，徐本注曰：一作濡。按日本人《佚存丛书》、王九思《集注》本作濡，而《脉经》《千金方》则作滑。颐愚窃谓：《难经》本节原属无甚深义，则各本异同亦不足辨。

病若吐血，复衄衄血者，脉当沉细，而反浮大而牢者，死也。

【汇注】滑氏《本义》曰：脱血脉实，相反也。徐氏《经释》曰：此所谓病虚脉实，故死。《灵·玉版篇》曰：衄而不止，脉大，是三逆。即此义也。

【笺正】大失血是虚症，故脉当沉细，如其浮大而牢，脉与病反，固非所宜，然当暴病之初，气火贲张，有升无降，脉来浮大有力，是其常态，果能投药得当，气降火潜，脉即安靖，亦不可皆以为必死。惟在大吐大衄之后，失血已多，而脉仍实大，则势焰犹盛，根本不支，斯为危候。抑或脱血久病，脉反弦大刚劲，全无和缓态度，即为真脏脉，亦不可治。《难经》本条仅泛泛言之，尚是粗率。

病若谵言妄语，身当有热，脉当洪大，而反手足厥逆，脉沉细而微者，死也。

【汇注】滑氏《本义》曰：阳病见阴脉，相反也。徐氏《经释》曰：此则病实脉虚也，手足厥冷兼证言之。

【笺正】谵言妄语，阳实症也。故当身热脉大，而肢厥脉微者死。然亦有闭塞太甚，热深厥深者，脉症亦复如是，甚且有脉伏而绝不可见者，亟与开通，脉可复而厥可回。阳明热实之候，似此者正多，胡可遽以为必死？此则当以其余之兼证参之，而亦不可一概论矣。

病若大腹而泄者，脉当微细而涩，反紧大而滑者，死也。

【汇注】滑氏《本义》曰：泄而脉大，相反也。大腹，腹胀也。徐氏《经释》曰：此亦病虚脉实也。《灵·玉版篇》曰：腹鸣而满，四肢清泄，其脉大，是二逆也。周澄之曰：此难《脉经·扁鹊诊诸反逆死脉篇》全引之。金山钱氏序《脉经》，谓引《难经》语，不称扁鹊，引扁鹊语不见《难经》，疑《难经》非越人书也，独未见此篇耶？又曰：《伤寒论》云，下利日十余行，脉反实者死。下利脉暴微，手足反温，脉紧反去者，为欲解。下利有微热而渴，脉弱者，今自愈。设复紧未解，下利脉迟而滑者，内实也。利未欲止，当下之，下利脉反滑，当有所去，下之乃愈。合观诸文，下利脉微弱为顺，而紧滑者未必死也。惟病剧至日十余行，而脉反实，所谓邪气盛则实，此则难治耳。大抵《内经》《难经》、仲景书诸言死证者，未必尽不可治。但不能不治而自愈，出死入生，此所以贵于医也。读者当于死证求其治法。

【笺正】泄为虚证，更加腹大，苟非脾肾皆惫，何以致此？故脉以微细而涩为宜，若反紧大而滑，则非特证虚脉实，彼此不称，抑且有刚无柔，直是全无胃气之真脏脉矣，所以谓之死候。此与泛论泄泻下利者，病情确有不同。盖泄利固时有实证，脉之紧大而滑，未必皆不可治。惟既泄利而兼之腹大，则不可同日语矣。《难经》此节意味可玩，澄之氏所引仲景诸条。皆只论自利一证者，以与此节相较，离开大腹一层，甚非《难经》本旨，但谓诸书所言死证，未必尽不可治，出死入生，全在医者，措辞最为中肯，见得医家之责任綦重。彼夫一见危症，望而却步者，总是所学未到，不足以当大任耳。一读周氏此言，宁不扪心自愧？须知治医本非易事，岂心粗气浮之流所可与语？而俗子偏易言之，此吾道之所以江河日下也。噫！《脉经》引扁鹊语，惟此节与《难经》相符合，而其余引《难经》者甚多，竟无一节冠以扁鹊二字，以《隋志》只称《黄帝八十一难》证之，可知魏晋六朝确有此书，而亦确无出于扁鹊之说，何苦必以邃古旧书，强令越人据为私有。金山钱氏守山阁本序言，亦正未可厚非，而周氏犹必断断以争，终是眼孔太浅。

十八难曰：脉有三部，部有四经，手有太阴、阳明，足有太阳、少阴，为上下部，何谓也？

【汇注】滑氏《本义》曰：此篇立问之意，谓人十二经脉，凡有三部，每部之中有四经。今手有太阴、阳明，足有太阳、少阴，为上下部，何也？盖三部者，以寸关尺分上中下也。四经者，寸关尺两两相比，则每部各有四经矣。手之太阴、阳明，足之太阳、少阴，为上下部者，肺居右寸，肾居左尺，循环相资，肺高肾下，母子之相望也。经云：脏真高于肺，脏真下于肾，是也。

【笺正】手阳明为大肠之经，以经言之则属于上，此非论大肠腑之为病也。

然：手太阴、阳明，金也；足少阴、太阳，水也。金生水，水流下行而不能上，故在下部也。足厥阴、少阳，木也；生手太阳、少阴火，火炎上行而不能下，故为上部。手心主少阳火，生足太阴、阳明土，土主中宫，故在中部也。此皆五行子母更相生养者也。

【汇注】滑氏《本义》曰：手太阴、阳明金，下生足太阳、少阴水，水性下，故居下部；足少阴、太阳水，生足厥阴、少阳木，木生手少阴、太阳火及手心主火，火炎上行，是为上部。火生足太阴、阳明土，土居中部，复生肺金。此五行子母更相生养者也。此盖因手太阴、阳明，足太阳、少阴，为上下部，而推广五行相生之义，越人亦以五脏生成之后，因其部分之高下而推言之，非谓未生之前必待如是而后生成也，而又演为三部之说，即四难所谓心肺俱浮，肾肝俱沉，脾者中州之意。但彼直以脏言，此以经言，而脏腑兼之。以上问答明经，此下二节俱不相蒙，疑他经错简。

【笺正】谓火炎上而属之上部，水流下而属之下部，土则居中，以五行自然之情性而言。五脏合德，本是天造地设，不假强为，然说到五行相生上去，反觉多一层骈拇。盖上下之义与五行相生毫无关系，诸注家泥定原文，强为说解，徒觉枝枝节节，晦涩可厌。

脉有三部九候，各何主之？然：三部者，寸关尺也；九候者，浮中沉也。上部法天，主胸以上至头之有疾也；中部法人，主膈以下至齐之有疾也；下部法地，主齐以下至足之有疾也。审而刺之者也。

【考异】齐，通行本作脐，兹从滑伯仁《本义》及《佚存丛书·难经集注》本。

【汇注】杨曰：寸口，阳也；关，中

部也；尺中，阴也。此三部各有浮、中、沉三候，三三九候也，故曰九。浮为阳，沉为阴，中者，胃气也。自鬲以上为上焦，故曰上部法天；自鬲以下为中焦，故曰中部法人；自齐以下至足为下焦，故曰下部法地。丁曰："刺"字当作次第之"次"。此是审三部各有内外，主从头至足之有疾，故知"刺"字误也。李子埜曰：审察三部从头至足之次第，故依丁说为"次"字。寿颐按：《道藏》本、李氏《难经句解》经文，亦改作"次"，于义为顺。滑氏《本义》曰：谢氏曰，此一节当是十六难中答辞错简在此，而剩出"脉有三部九候，各何主"之十字。审而刺之，纪氏云，欲诊脉动而中病，不可不审，故曰审而刺之。刺者，言其动而中也。陈万年《传》曰：刺候，谓中其候。与此义同。或曰：刺，针刺也，谓审其部而针刺之。周澄之曰：《脉经·三部九候篇》首段与此颇同，末云审而明之，针灸亦然也。徐氏于一难云：十二经脉，不过因其微动以验穴之真伪，不尽用以诊候，即此义也。又曰：《素问·三部九候论》主身之上中下言，而《脉要精微论》曰：尺内曰中，附上曰上。附上，是黄帝于寸口无三部之名，已有三部之义矣。越人直揭之曰：三部者，寸关尺也；九候者，浮中沉也。自此寸口诊法精且备矣，非越人孰能辟千古之奥耶？盲者乃谓《内经》只言寸尺，未尝言关，以越人为违古也，异哉！

【笺正】此节与上文问辞全不相蒙，谢氏谓是十六难之错简，是也。《素问·脉要精微论》尺内两旁一节，虽未有寸关尺三部之名，而已以全身脏腑及内外上下，分配于寸关尺三部之间，实与《难经》寸关尺三部分配同一机轴，而《素问》之言不如《难经》尤为明显。若《素问》之所谓三部九候，则与寸关尺之三部各是一法，必不可混作一样观。而《难经》此节竟借用三部九候四字，而以寸、关、尺为三部，浮、中、沉为九候，分配全身，于理极是。然绝非《素问·三部九候》之本旨。周澄之谓自此寸口诊法精而且备，辟千古之奥，亦是正论。徐洄溪谓《内经》诊脉之法其途不一，而《难经》则专以寸口为断。于是将经中诊法，尽附会入之，此必别传授者，是也。审而刺之，依本文作解，当以针刺为是，若以文义言，则丁氏改为次第之次，尤其明白晓畅。纪氏所说迂曲之至，太觉无谓。凡为古书作注，当求浅显明白，取其辞达义尽而已足，若过求新颖，强作精深之论，皆魔道耳。《脉要精微论》原本"以候腹中，以候胸中，以候膻中"，三句一律，义极浅显，周氏读为中附上，非也。

人病有沉滞、久积聚，可切脉而知之耶？

【汇注】滑氏《本义》曰：此下问答亦未详所属，或曰当是十七难中或连年月不已答辞。徐氏《经释》曰：此以下与前又不类，疑是五十二、五十五、五十六难等节内错简。

【笺正】此节问答，更与本章首节毫不相合，必为错简无疑。

然：诊在右胁有积气，得肺脉结，脉结甚则积甚，结微则气微。

【汇注】滑氏《本义》曰：结为积聚之脉，肺脉见结，知右胁有积气。右胁，肺部也。积气有微甚，脉从而应之。徐氏《经释》曰：积气，积聚之气也。右胁为肺部之部，结为积聚之脉，《素·平人气象论》云：结而横，有积矣。

诊不得肺脉，而右胁有积气者，何也？然：肺脉虽不见，右手脉当沉伏。

【考异】右手脉当沉伏，滑伯仁本、

徐洄溪本皆夺"脉"字。徐有校语，谓当字一作"脉"。考正统《道藏》李子埜《句解》本，及《佚存丛书》集注本，并作"右手脉当沉伏"，于义为长，兹从之。盖伯仁本偶佚一"脉"字，而洄溪本则出于滑氏《本义》也。观伯仁注语，曰右手脉当见沉伏，知伯仁所见之本，固为六字一句无疑。

【汇注】滑氏《本义》曰：肺脉虽不见结，右手脉当见沉伏。沉伏亦积聚脉，右手所以候里也。徐氏《经释》曰：沉伏亦积气之脉，右手统指三部言，则肺脉亦在其中，又右手气口，所以候里也。

其外痼疾同法耶？将异也？

【汇注】滑氏《本义》曰：此承上文复问外之痼疾，与内之积聚法将同异。徐氏《经释》曰：痼疾，凡肌肉筋骨间久留不去之病皆是。以其不在脏腑，故曰外。

然：结者，脉来去一止，无常数，名曰结也。伏者，脉行筋下也。浮者，脉在肉上行也。左右表里，法皆如此。

【汇注】滑氏《本义》曰：结为积聚，伏脉行筋下，主里，浮脉行肉上，主表，所以异也。前举右胁为例，故此云左右同法。徐氏《经释》曰：无常数，乃为结脉之象。若有常数者，或四十动一止，或三十动一止，乃代脉主死，不但有积矣。盖积脉之所由生，以积聚在内，脉道不通，故其现脉如此。又言：结伏则病在里，结浮则病在表。结在右，病亦在右；结在左，病亦在左。以此推之，则内外左右，积气痼疾，其结脉同而浮伏异也，故曰法皆如此。

【笺正】内之积聚，外之痼疾，皆久留不去之病，病既久留，则脉道周流，自当结涩而不能滑爽。但诊得其脉，若结在沉候之里，即知是里之积气；若结在浮候之表，即知是在外之痼疾。内外左右，无不脉应指下，所谓有是证，必有是脉。一身气血，随在流露，无不毕现于寸关尺三部九候之中，此固事之所必至，而亦理之所当然者耳。寿颐按：《难经》此节言结脉歇止，但谓来去时一止，无常数，是亦以歇止无常之脉结，与歇止有常之脉代判分彼此，正与仲景"脉结代，心动悸者，炙甘草汤主之"一节同符合撰。可知自汉以前之脉学，固皆以止之有定无定辨结代，并不以止之或数或迟辨促结。仲景《伤寒论·自序》所谓撰用《素问》《九卷》《八十一难》者，古圣真传原来如是。据此可知叔和《脉经》以促代两脉相提并论者，必非古人真旨。杨玄操、李子埜二家，注此节"结"字，犹以缓而一止为解，可谓知有叔和而不知有《难经》矣！

假令脉结伏者，内无积聚；脉浮结者，外无痼疾。有积聚，脉不结伏；有痼疾，脉不浮结。为脉不应病，病不应脉，是为死病也。

【汇注】滑氏《本义》曰：有是脉，无是病；有是病，无是脉。脉病不相应，故为死病也。徐氏《经释》曰：病脉不应，乃真气已漓，血脉不相联属，故云死也。凡病与脉不相应者，多为死证，不特积聚为然也。

十九难曰：经言脉有逆顺，男女有恒，而反者，何谓也？

【汇注】滑氏《本义》曰：恒，常也。脉有逆顺，据男女相比而言也。男脉在关上，女脉在关下，男子尺脉恒弱，女子尺脉恒盛，此男女之别也。逆顺云者，男之顺，女之逆也，女之顺，男不同也。虽然，在男女则各有常矣。反，谓反其常也。

【笺正】男尺恒弱，女尺恒盛，自

《难经》有此一说，而后之医家，谁不依样葫芦，敷衍一遍，固已久为定论，又孰敢独出己见？谓为不然，后遭俗人呵斥。然寿颐持脉已三十年，何以竟未见有女子尺脉恒盛者。盖尺脉所主是在下焦，木本水源，自然宜藏而不宜露，如果两尺偏盛，则其人下焦龙相，拔扈飞扬，试为静以思之，尚复成何景象？须知男女形体纵有不同，然禀受天地之气，父母之遗，原无所异，内而百骸脏腑，外而四支五官，何非同斯结构，则脉为血络，运动流行，必无丝毫偶异之理，安得谬谓相反？而中古之世偏能为此诡异奇僻之说者，盖缘误会男女之体，一阴一阳彼此对待，因而谬谓六部脉状亦当有绝端相反之事，遂尔向壁虚构，创此异议，直是门外人，全未知脉理学者之妄语，初不知何缘而搀入于《八十一难》之中。然自汉以后，则学者见是《难经》之文，则又以为圣经贤传，必无后学置喙之理，于是随口读过，不复思索，乃使荒诞无稽之言，比于日月丽天，江河引地，意无一人能悟出其怪谬者。可谓二千余年治医之流，尽是盲心盲目，斯为吾国医界之绝大异闻。要之医学以实用为归，且脉理一端，尤其有诸内而形诸外，必不可呼马呼牛，唯吾所欲，寿颐敢犯千古之大不韪，振笔直书，一申说论，只欲为脉理之学昭其真相耳，纵有诮颐为离经背道者，颐亦甘受之而不辞。

然：男子生于寅，寅为木，阳也；女子生于申，申为金，阴也。故男脉在关上，女脉在关下，是以男子尺脉恒弱，女子尺脉恒盛，是其常也。

【汇注】杨曰：元气起于子，人之所生也。男从子左行，三十之巳；女从子右行，二十俱至于巳，为夫妇怀妊也。古者男子三十，女年二十，然后行嫁娶，法于此也。十月而生，男从巳至寅，左行为十月，故男行年起于丙寅；女从巳右行，至申为十月，故女行年起于壬申。所以男子生于寅，女子生于申。男子阳气盛，故尺脉弱；女子阴气盛，故尺脉强。此是其常性。丁曰：尺脉者，阴阳之根本也。三阳始于立春，建寅，故曰男子生于寅，木，阳也；三阴始于立秋，七月建申，故言女子生于申，金，阴也。男子之气，始于少阳，极于太阳，所以男子尺脉恒弱，而寸脉阳也；女子之气，始于太阴，极于厥阴，女子尺脉浮而寸脉沉。故曰男脉在关上，女脉在关下，此是男女逆顺有常而反也。滑氏《本义》曰：此推本生物之初，而言男女阴阳也。纪氏曰：生物之初，其本原皆始于子。子者，万物之所以始也。自子推之，男左旋三十而至于巳，女右旋二十而至于巳，是男女婚嫁之数也，自巳而怀娠。男左旋十月而生于寅，寅为木，阳也；女右旋十月而生于申，申为金，阴也。谢氏曰：寅为木，木生火，又火生在于寅，而性炎上，故男脉在关上；申为金，金生水，又水生于申，而性流下，故女脉在关下。愚谓阳之体，轻清而升，天道也，故男脉在关上；阴之体，重浊而降，地道也，故女脉在关下。此男女之常也。徐氏《经释》曰：关上属阳，得阳之体者应之；关下属阴，得阴之体者应之，在关上则尺弱，在关下则尺盛也。

【笺正】男生于寅，女生于申，以阴阳五行而言，似乎有玄妙匪常之奥，初非躁心人所易领悟者。考《汉书·律历志》，有"人生自寅，成于申"之语，注谓人功自正月至七月乃毕。则以农功而言，与吾人生理毫不相涉，至《路史》则有"男十月毓于寅，女十月毓于申"之说，骤读之，竟不可知其作何隐语，今观《难经》杨氏、纪氏之注，始知古者自有此推算地支，左旋右旋之一说，要之皆是涂附五行之套语，试问于人生真理何关毫末？占角望气者流，左道旁门，空言惑众，此谶纬家之诐辞邪说，宁非医学之恶魔？而诸注家偏能如涂涂附，恬不知怪，其尤甚者，且能为女子尺脉浮而寸脉沉之奇语，斯其最堪骇咤者已。《大道藏》本之李子埜《难经句解》、《佚存丛书》本之王九思《难经集注》，其图中皆有"三阳从地生，故男子尺脉沉也；三阴从天生，故女子尺脉浮也"四句，更不知其是何呓语矣！

反者，男得女脉，女得男脉也。

【汇注】滑氏《本义》：男女异常，是之谓反。徐氏《经释》曰：盛者反弱，弱者反盛也。

其为病何如？

【汇注】滑氏《本义》曰：问反之为病也。

然：男得女脉为不足，病在内，左得之病在左，右得之病在右，随脉言之也。女得男脉为太过，病在四肢，左得之病在左，右得之病在右，随脉言之，此之谓也。

【汇注】滑氏《本义》曰：其反常，故太过不及，在内在外之病见焉。徐氏《经释》曰：男得阴脉，则阳陷于阴，故为不足，内谓心腹之内，阳气入阴，则病见于阴位；女得阳脉，则阴越于阳，故为有余，四肢属乎阳，阴气从阳，则病见于阳位。阳道全而阴道半，故阳得阴脉为不足，阴得阳脉为有余。

【笺正】此段以不足太过为解，更是一片空话，于病理全无实际，杞宋无征①，观此益信。且谓男得女脉为不足，岂男子尺脉盛者，皆不足之证耶？女得男脉为太过，病在四肢，岂女子寸脉盛者，皆四肢为病耶？无理之尤，更是不值一哂，请读者静心思之，当不以颐言为诞

妄。徐洄溪固自诩聪明绝世者，而于此亦能望文生义，率尔措辞，则只觉其梦中说梦，呓语喃喃而已，可鄙孰甚！

二十难曰：经言脉有伏匿，伏匿于何脏而言伏匿耶？然：谓阴阳更相乘，更相伏也。脉居阴部，而反阳脉见者，为阳乘阴也，脉虽时沉涩而短，此谓阳中伏阴也；脉居阳部，而反阴脉见者，为阴乘阳也，脉虽时浮滑而长，此谓阴中伏阳也。

【汇注】杨曰：脉居阴部，反见阳脉，谓尺中浮滑而长，若又时时沉涩而短，则为阳中伏阴；脉居阳部，反见阴脉，谓寸口关中沉涩而短，若又时时浮滑而长，则为阴中伏阳。丁曰：此非独言寸为阳，尺为阴。若以前后言之，即寸为阳部，尺为阴部；若以上下言之，则肌肉上为阳部，肌肉下为阴部。滑氏《本义》曰：居，犹在也，当也。阴部，尺；阳部，寸也。乘，犹乘车之乘，出于其上也。伏，犹伏兵之伏，隐于其中也。徐氏《经释》曰：伏匿谓不见于本位，反藏匿于他部而见其脉也。

【笺正】此言阴阳伏匿之脉，乃阴阳互易其位者也。阳乘阴、阴乘阳之义与第三难不同，彼则本部之脉独倍于常而他部无脉。以部位言之，且但以尺寸定阴阳，是阴阳之偏盛而偏竭，故为必死之征。此则他部应有之脉，见于此部，而阴阳互易。以形势言之，以尺寸定阴阳，亦可以浮沉定阴阳，是阴阳错杂而淆乱，则亦病脉之常。虽同是加乘之意，而形态气势迥乎不同，不得以《难经》同谓之乘而误作一例观。惟"脉虽时沉，脉虽时浮"

① 杞宋无征：指资料不足，不能证明。出《论语·八佾》："子曰：夏礼吾能言之，杞不足征也；殷礼吾能言之，宋不足征也。文献不足故也。"

之二"虽"字义不可通，遂令四句文字皆无从索解。推详其意，盖谓本见阳脉，而有时或沉涩以短，则为阳中伏阴；若本见阴脉，而有时或浮滑以长，则为阴中伏阳。"虽"字之下盖有脱误，纵曰古人文字，间或有省字之法，然决不若是之晦涩不能成文。考《千金翼》则作"虽阳脉时沉涩而短，虽阴脉时浮滑而长"，乃始明白了解，可证今本《难经》之讹。

重阳者狂，重阴者癫，脱阳者见鬼，脱阴者目盲。

【汇注】滑氏《本义》曰：此五十九难之文错简在此。徐氏《经释》曰：此又因阴阳之伏匿而极言之，重阳重阴[①]，不止伏匿，阴皆变为阳，阳皆变为阴也。狂者阳疾，癫者阴疾，邪气既盛，至伤其神，故其病如此。《素·病能论》曰：有病怒狂者，生于阳也。脱阳脱阴，则又因重阴重阳而及之。鬼属阴，阳既脱，则纯乎阴，故见鬼；目得血而能视，阴既脱，则血不荣于目，故目盲。此则重阳之反也。

【笺正】此四句确于上文不能衔接，滑谓五十九难之错简，貌视之，颇似巧合，然五十九难之文描摹癫狂情状，一动一静，言其病态，固不可谓不确，然尚未断定其为一属于阳，而一属于阴。盖癫之与狂，其实本是一证。癫即顶巅之巅，其病在于脑之神经，而古人定此病名，原欲令人一望而知其病在巅顶。《内经》九卷"癫疾"二字数见不鲜，皆未尝与狂之为病划分阴阳二证。而《脉解篇》太阳所谓甚则狂巅疾者，阳尽在上，而阴气从下，下虚上实，故狂巅疾也一节，尤其明白。太阳者，以阳气极盛言之，非十二经络之太阳。但阴气从下一句，甚属费解，盖有讹误。惟其阳盛而尽在于上，故气血冲脑，神经失其知觉，而为瞀乱昏狂，正

与今西学家谓为脑神经病之理同符合撰。《素问》明明谓之下虚上实，且以狂巅疾三字合而为名，是何可以二者判别其一阳一阴划分冰炭？《厥论》：阳明之厥，巅疾走呼，妄见妄言，亦以阳盛言之，非阳明之经络。《通评虚实论》谓癫病脉搏大滑，久自已，脉小坚急，死不治。王注亦言阳病而见阴脉，故死不治。《宣明五气篇》又言邪入于阳则狂；又曰搏阳则为巅疾。《灵·九针论》亦曰：邪入于阳则为狂。又曰：邪入于阳，转则为癫疾。寿颐按：今本《灵枢》此篇，此间一大段，皆即《素问·宣明五气篇》原文，但字句小有不同，则所谓转则为癫疾者，"转"字盖即"搏"字之讹。《经脉篇》亦言足阳明之别，实则狂颠。此皆《内经》癫狂同为阳病之确据。所以《千金方》亦谓邪入于阳，传则为癫痉。此又后人之明知癫为阳病者，何以《难经》于此独分别癫狂为一阴一阳？既非《内经》本旨，而又大背于病情之实在，此必浅者姑妄言之，遂令《脉经》本之，则曰阳附阴则癫。《病源候论》本之，则曰邪入于阴则为癫。以一盲而引群首，岂非《难经》始作之俑？抑且与本节上文万万不相承接，不伦不类，无理无义，其为庸妄简陋之人无端掺入何疑？奈何伯仁欲以移入五十九难条中，反为伪书加之一重保障，伯仁盖堕其术中而不悟矣。洄溪徐老亦复随声附和，皆是聾言，直同呓语，惟引《病能论》"有病怒狂者，生于阳也"两句，确是狂为阳病之确证。然狂之为阳，信有征矣，徐老何亦不能寻得癫为阴病之实据，而犹不悟"重阴"两字之刺谬，则此老仍在梦梦中耳。脱阳见鬼亦是臆说，若脱阴目

_____

① 此又因……重阳重阴：此 16 字原作"重阳重阴又因阴阳之伏匿而极言之"，据《难经经释》改。

盲之"阴"字，则又以阴液阴血而言，与上文阴阳之皆以脉论者胡可混作一气说？庸人之妄，殊不足辨。寿颐于此节癫狂之辨别有专论，已编入拙著《续研经言》第一卷中，兹不多赘。

二十一难曰：经言人形病、脉不病曰生，脉病、形不病曰死。何谓也？然：人形病、脉不病，非有不病者也，谓息数不应脉数也，此大法。

【汇注】滑氏《本义》曰：周仲立曰，形体之中，觉见憔悴，精神昏愦，食不忺美①，而脉得四时之从，无过不及之偏，是人病、脉不病也；形体安和，而脉息乍大乍小，或至或损，弦紧浮滑，沉涩不一，残贼冲和之气，是皆脉息不与形相应，乃脉病、人不病也。仲景云：人病脉不病，名曰内虚，以无谷气，虽困无苦；脉病人不病，名曰行尸，以无王气，卒眩仆不识人，短命则死。谢氏曰：按本经答文，词意不属，似有脱误。徐氏《经释》曰：非有不病，言非脉之真不病也。盖诊病以不病调病人，一呼二至，一吸二至，脉数之常，若其人既病，则呼吸不齐，不能与脉数相应，或脉迟而其人之息适缓，或脉数而其人之息适促，医者不能审之，遂以为无病，而实不然也。又或医者之息不能自调，与病者相应，则迟数不辨，故误以为不病，亦通。又曰形病、脉不病，乃邪气犹浅，不能变乱气血，故生；脉病、人不病，则邪气已深，伏而未发，血气先乱，故死也。答辞疑有脱误。周澄之曰：此又教人不得独取寸口以决死生也。答意言形病、脉不病者，未可尽以为生也。息指寸口，平息以调之也。脉指十二经之动脉，谓寸口虽不病，若其动数，与众脉之动数不相应，亦在死法。即所谓中部之候虽独调，与众脏相失者死，是也。此人迎、趺阳诸脉，所以必相参也。故

曰：此大法。仲景内虚无谷神云者，《素问·通评虚实》曰邪气盛则实，精气夺则虚。此《内经》但言内无邪气，非言精气虚也。谷神者，胃气也，"无"字当为"有"字之讹。

【笺正】形病、脉不病，脉病、形不病两层，周仲立、徐洄溪两家所释已极明了。盖谓其人形体虽有病态，而脉来安和，则气血自调，必非沉困之候。若其脉已不循常度，则其人脏腑阴阳，必有乖牾②，纵使其时，尚无病状发现，可决其不久必将病不可支。仲景所谓之行尸者，即与此节互为发明。惟《难经》此节答辞，"非有不病者也"以下一十七字义不可通，"息数不应脉数"六字，如何可以说得条畅，此必传写有误，显然易知。而"此大法"三字更不能成句。徐氏《经释》虽作两层说解，实皆附会牵强。而周氏澄之所说，尤其晦涩不成文字。盖此公每喜于不可索解之处别求奇僻，创为特殊之见，多是玉卮无当，实是此公一癖，岂知平心思之，所说必不可通。周氏丛书甚多此弊，寿颐不敏，何敢谬与赞同。但谓《辨脉法》以"无谷神"之"无"字，义当作"有"，则犹为近是耳。周仲立注中"忺美"之忺字，音虚严切，扬子《方言》"青齐呼，意所好为忺"。

二十二难曰：经言脉有是动，有所生病。一脉辄变为二病者，何也？然：经言是动者，气也；所生病者，血也。邪在气，气为是动；邪在血，血为所生病。气主呴之，血主濡之。气留而不行者，为气

---

① 忺（xiān）美：谓食之有味。忺，适意。

② 乖牾（wǔ）：相违不顺。乖，违背，不和谐。《玉篇》："乖，戾也，异也，睽也，背也。"牾，逆，不顺。

先病也；血壅而不濡者，为血后病也。故先为是动，后所生病也。

【考异】滑伯仁本及《道藏》本俱无"辄"字，兹从《佚存丛书》本及徐洄溪本，似文气较为条畅。又末一句，伯仁、洄溪及《道藏》本皆无"病"字，则"后所生也"四字几乎不能成句，惟《佚存丛书》本有"病"字，兹从之补。按《道藏》本李氏注曰：气先动之于脉，然后血所生病。则李本当有"病"字可知，今刊本乃误脱耳。

【汇注】滑氏《本义》曰：呴，煦也。气主呴之，谓气煦嘘往来，熏蒸于皮肤分肉也；血主濡之，谓血濡润筋骨，滑利关节，荣养脏腑也。此"脉"字，非尺寸之脉，乃十二经隧之脉也。此谓十二经隧之脉，每脉中辄有二病者，盖以有在气在血之分也。邪在气，气为是而动；邪在血，血为所生病。气留而不行，为气病；血壅而不濡，为血病。故先为是动，后所生病也。先后云者，抑气在外，血在内，外先受邪，则内亦从之而病欤！然邪

亦有只在气，亦有径在血者，又不可以先后拘也。经见《灵枢》第十篇。徐氏《经释》曰：《经脉篇》是动诸病，乃本经自病，所生诸病，则以类推而旁及他经者，经文极明晓，并无气血分属之说。

【笺正】呴，通作昫。《说文》：昫，日出温也。是温和之义，亦通作煦。《说文》：煦，蒸也。是熏蒸之义。《经脉篇》之是动及所生病，本不以气血分，洄溪之言颇是。细绎《经脉篇》全文，大抵各经为病，多在本经循行所过之部位，而间亦有关于本脏腑者，何尝有气血两层可说？惟胃足阳明之脉一条，确有是主血所生病者之句。然下文诸病，仍是本经分野为多，血病一层，胡可泥死？且十二经络诸条，或言是主某脏所生病，或言是主津液血脉筋骨所生病云云，以病理按之，殊皆未确，是本篇之说本不可以尽信。况乎三焦一条，又言是主气所生病者，而《难经》是条特为分别气血两层，恐是臆见，不可拘泥。即如徐洄溪谓所生诸病，旁及他经说，亦未必是。

卷 之 中

二十三难曰：手足三阴三阳，脉之度数，可晓以不？然：手三阳之脉，从手至头，长五尺，五六合三丈；手三阴之脉，从手至胸中，长三尺五寸，三六一丈八尺，五六三尺，合二丈一尺；足三阳之脉，从足至头，长八尺，六八四丈八尺；足三阴之脉，从足至胸，长六尺五寸，六六三丈六尺，五六三尺，合三丈九尺；人两足蹻脉，从足至目，长七尺五寸，二七一丈四尺，二五一尺，合一丈五尺；督脉、任脉各长四尺五寸，二四八尺，二五一尺，合九尺。凡脉长一十六丈二尺，此所谓十二经脉长短之数也。

【汇注】滑氏《本义》曰：此《灵枢》廿七篇全文。三阴三阳，《灵枢》皆作六阴六阳，义尤明白。按经脉之流注，则手之三阳，从手走至头；手之三阴，从腹走至手；足[1]之三阳，从头下走至足；足之三阴，从足上走入腹。此举经脉之度数，故皆自手足言。人两足蹻脉，指阴蹻也。阴蹻脉起于跟中，自然骨之后，上内踝之上，直上，循阴股，入阴，循腹，上胸里，行缺盆，出人迎之前，入頄内廉，属目内眦，合太阳脉，为足少阴之别络也。足三阳之脉，从足至头，长八尺。《考工记》亦云人身长八尺，盖以同身尺寸言之。徐氏《经释》曰：蹻脉有阴阳之分，左右共四脉。不知此何所指？又曰阴蹻为少阴之别，阳蹻为太阳之别。《灵枢·脉度篇》论蹻脉起止，专指阴蹻言而不及阳蹻，则其长短之数，乃阴蹻之数也。故帝问蹻脉有阴阳，何脉当其数。岐

伯答言：男子数其阳，女子数其阴。盖阳蹻与阴蹻，虽有内外表里之殊，其长短大约相等也。周澄之曰：《灵枢·脉度》曰蹻脉有阴阳，何脉当其数。曰男子数其阳，女子数其阴。当数者为经，不当数者为络也。《本义》定指阴蹻，则失之。

【笺正】不，读为否，平声，此节即《甲乙经》及《太素》之《脉度篇》全文。虽为邃古相承之旧，其实各经脉长短之数决不如此，盖脉络循行，萦纡缭曲，非如直径之沟渠，岂有比而同之之理？即以手足十二经而言，《经脉篇》具详其循行起止，则三阴三阳，各有修短，即就妇孺而问之，当能共知其各各不同，而乃作为一例计算，真堪骇诧！且于奇经八脉，则偏举督、任、蹻脉，而不及冲、带、二维，又将何以说之？况乎蹻有阴阳，则两足明是四脉，兹乃计其二而遗其二，遂令后之人阴阳莫决，疑窦愈多。即或据《脉度篇》"男子数其阳，女子数其阴"二句，以为止数其二。要之，此节所计之蹻脉，是阴是阳，本无真理，亦何必苦为推测。若督之与任，一则行身之背，自尾闾以上，直达顶巅，环过前囟，而终于上唇之兑端；一则行身之前，自会阴以上，而终于下唇之承浆。此二者之一长一短，虽质诸三尺孩提，亦必知其大有区别，而可谓之各长四尺五寸乎？痴人说梦，何以至于此极！然古人竟能作此奇语，宁不令

---

① 之三阳……足：此18字原脱，据上科本补。

人笑倒？无惑乎治新学者之薄视古籍，而以为不值一哂也。杨注《太素》亦谓督脉之长与任脉不同。然又谓任脉取其外循腹上行而络唇口者，督脉取其起于下极之下，循行于脊上至风府者，以充四尺五寸之数，余不入数云云，终是尽信古书，曲为之说。寿颐窃谓《素》《灵》《难经》三书之中，似此凭空结撰，而大悖乎生理、病理之真相者，所在多有。当初盖亦出于理想者偶记数语，自为一说，本是周秦间子书通例，必不谓悬之国门，不容他人增损一字。迨其后奉为医学经文，而读者遂以尊经之故，乃谓圣经贤传，更无后人置喙之余地，于是讹以传讹者二千余年。注家亦只有望文生义，曲为涂附，而决不敢稍稍纠正，以招俗学之讥。然今当开明之世，吾国旧学之所以为人口实者，何莫非此空中楼阁，有以贻之话柄，而拘迂附会之注文，益以重其陷溺，万劫不复。须知上古之学固自有真，惟此红紫浑淆，雅郑迭奏①，终是白圭之玷，苟不知剔除讹舛，必不能为古人表白心传。雅不欲人云亦云，同处于迷惘之域，窃愿直抒所见，以质通人，非敢自诩新奇，矫同立异。世有知音，或不致以背道离经，来相诘责乎？寿颐又按：蹻有阴阳，而伯仁竟能直断此节指阴蹻而非阳蹻者，盖以《灵枢·脉度篇》言蹻脉起止，专指阴蹻，不及阳蹻之故。然蹻脉起止一节，《甲乙经》及《太素》皆别在《奇经八脉篇》中，各自标目，本不相涉。而今本《灵枢》乃并入一篇之中，断鹤续凫②，本极无理。此是后人编次《灵枢》之陋，又何能仅以《灵枢》为据，以为两节同在一篇，而武断七尺五寸之蹻脉定属阴蹻耶？周澄之以为伯仁之失，是也。若徐洄溪《难经》之释，既谓蹻脉有阴阳之分，左右共四脉，不知此何所指？又谓《脉度篇》论蹻脉起止，有阴无阳，则长短之数，乃阴

蹻之数云云，模棱两可，亦无定见。然指定阴蹻，则与伯仁同一见解。要知于生理学中，两蹻既同在奇经八脉之列，安得有取此舍彼之理？总之经文本已无理可言，又何怪乎诸注家之左右绌耶？又按：本节末句，《甲乙》及《太素》《脉度篇》俱作"凡都合一十六丈二尺，此气之大经隧也"，而《难经》乃改作"此所谓十二经脉长短之数也"，岂不知上文并及蹻脉、督、任，已在十二经脉之外，而乃可以十二经脉为之总结，是尤其说不去者，苟非浅人点窜，何致如此之窒碍不通！

经脉十二，络脉十五，何始何穷也？然：经脉者，行血气，通阴阳，以荣于身者也。其始从中焦，注手太阴、阳明，阳明注足阳明、太阴，太阴注手少阴、太阳，太阳注足太阳、少阴，少阴注手心主、少阳，少阳注足少阳、厥阴，厥阴复还注手太阴。别络十五，皆因其原，如环无端，转相灌溉，朝于寸口、人迎，以处百病而决死生也。

【汇注】滑氏《本义》曰：因者，随也。原者，始也。朝，犹朝会之朝。以，用也。因上文经脉之尺度，而推言经络之行度也。直行者谓之经，旁出者谓之络。十二经则有十二络，兼阳络、阴络、脾之大络，为十五络也。谢氏曰：始从中焦者，盖谓饮食入口，藏于胃，其精微之化，注手太阴、阳明，以次相传，至足厥阴，厥阴复还注手太阴也。络脉十五，皆随十二经脉之所始，转相灌溉，如环之无端，朝

---

① 雅郑迭奏：雅乐与郑乐重迭演奏。比喻真伪精粗混杂。

② 断鹤续凫：截断鹤的长腿去接续野鸭的短腿。比喻行事违反自然规律。语出《庄子·骈拇》："长者不为有余，短者不为不足，是故凫胫虽短，续之者忧；鹤胫虽长，断之则悲。"

于寸口、人迎，以之处百病而决死生也。寸口、人迎，古法以侠喉两旁动脉为人迎，至晋王叔和，直以左手关前一分为人迎①，右手关前一分为气口，后世宗之。愚谓昔人所以取人迎、气口者，盖人迎为足阳明胃经，受谷气而养五脏者也；气口为手太阴肺经，朝百脉而平权衡者也。徐氏《经释》曰：《灵枢·营气篇》论营气行次序如此。然只论营气，难为脉也，经文更为详备，此则略举言之，以为脉之终始。盖以营行脉中，营气之行，即脉之行也，义亦可通。又曰：脉所注为原，《灵·九针十二原篇》云：原者，五脏之所以禀三百六十五节气味也，盖谓五脏之气，皆会于此，而别络之气，亦因乎此也。

【笺正】直行曰经，旁通曰络，故经脉只有十二，而络脉乃有十五。脉道周流，循环无间，今西学家论发血、回血，大循环、小循环二者，是为生理之真相，不容复有异议。吾国医学，以手足十二经言，恒谓始于手太阴，而终于足厥阴，其实未免囿于理想。证以近世生理，尚在杞宋无征之例。惟气血周行，内遍脏腑，外达百骸，循环无端，周流不息，其理亦复可通，则不必遽谓古人理想之不确，但不可过于拘执，必谓寅时注手太阴，卯时注手阳明，以至亥注手少阳，子注足少阳，丑注足厥阴耳。所谓原者，盖以十二经之来源言之。伯仁谓：原者，始也。立说甚允，经文"皆因其原"四字，其义极显。而灵胎乃谓脉所注为原，似从六阳经之原穴取义。要知六阳有原穴，而六阴经无之，不得谓别络十五，皆因其原。即徐氏引十二原篇"五脏所以禀三百六十五节气味"一句，仍是原始之义，何以造出"脉所注为原"五字？随意杜撰，欺人太甚。岂不知十二经之所注为俞，与六阳经之所过为原，各是一义。灵胎盖误记而草率落墨，不知自

检，亦太粗心矣！寿颐又按：灵胎以此节之人迎，谓即左手之寸口脉，甚是。盖结喉旁之所谓人迎，脉管甚巨，本是心房发血管上行之两大支，必不能与寸口之脉等量而观。凡《素》《灵》中以人迎与气口对举者，皆是左为人迎，右为气口之义。叔和《脉经》以左右手分析定名，当有所受之。但此必合寸关尺三部而言，若《脉经》仅以系之于关前一分，则亦未可太泥。滑氏伯仁必以人迎为胃经，气口为肺经，尚是笃信好古之一蔽。

经云：明知终始，阴阳定矣。何谓也？然：始终者，脉之纪也。寸口、人迎，阴阳之气，通于朝使，如环无端，故曰始也。终者，三阴三阳之脉绝，绝则死。死各有形，故曰终也。

【汇注】滑氏《本义》曰：谢氏曰：《灵枢经》第九篇曰凡刺之道，毕于终始，明知终始，五脏为纪，阴阳定矣。又曰不病者，脉口、人迎应四时也。少气者，脉口、人迎俱少，而不称尺寸也。此一节因上文寸口、人迎，处百病、决死生而推言之。谓欲晓知终始，于阴阳为能定之。盖以阳经取决于人迎，阴经取决于气口也。朝使者，朝谓气血，如水潮应时而灌溉；使谓阴阳相为用也。始如生物之始，终如生物之穷。欲知生死，脉以候之。阴阳之气，通于朝使，如环无端，则不病；一或不相朝使，则病矣。况三阴三阳之脉绝乎？绝必死矣！其死之形状，具如下篇，尤宜参看。徐氏《经释》曰：《灵·终始篇》云：凡刺之道，毕于终始，明知终始，五脏为纪，阴阳定矣。下文云：阳受气于四末，阴受气于五脏。故泻者迎之，补者随之，此终始盖指十二经

_____

① 至晋王叔和……为人迎：此16字原无，据上科本补。

之所起止，以迎之、随之而补泻焉，非谓气行为始，脉绝为终也。其《终始篇》末亦载十二经脉绝病形，与《素问·诊要经终论》同。此又一义，并非终始之"终"，岂可因篇末有十二经经络病形，遂误以终始之"终"为即此"终"耶？何其弗深思也。又曰：此节人迎，非指两经所言结喉旁之人迎脉也，第一难单举寸口，则两手脉俱在其中；此节兼举人迎，则右为寸口，左为人迎，正《脉经》《脉诀》之所本也。

【笺正】此节之所谓终始，在《针经》以针道言。《甲乙经》二卷此篇之目，明是针道终始，则专指经络之起止，其义极显。《难经》是节，既谓终始①者，脉之纪也，则谓经脉起止，即是脉道纪纲，未尝不言明且清，何得又以如环无端谓之始，六经脉绝谓之终？须知既曰如环无端，则且无所谓始，而经络脉绝，是其人考终，尚何所用其针道？无端于经文中截取两句，解得如此不通，虽曰读古人书可以断章取义，亦不应悖谬若是，此必浅者为之，无可讳言，洄溪讥之，最是确论。盖周秦旧籍，掺杂改窜固所时有，必不能为古书回护者，亦不可误认此是越人之书，而遽以归咎于越人。滑伯仁不知此理，所引谢氏旧说，敷衍本文，而以嗫嚅出之，陋矣。而"阳经取决于人迎，阴经取决于寸口"两句，尤其信口胡说，一窍不通。洄溪谓此节寸口、人迎并举，乃指左为人迎，右为气口，是矣。惟谓两经所言之人迎，皆结喉旁之大脉，则殊不然。《素》《灵》中凡以人迎、气口对举者，必非结喉旁之人迎。洄溪必谓《难经》此节，是《脉经》《脉诀》所本，何所见而云然耶？

二十四难曰：手足三阴三阳，气已绝，何以为候？可知其吉凶不？然：足少阴气绝，即骨枯。少阴者，冬脉也，伏行而温于骨髓。故骨髓不温，即肉不着骨；骨肉不相亲，即肉濡而却；肉濡而却，故齿长而枯，发无润泽。无润泽者，骨先死，戊日笃，己日死。

【汇注】滑氏《本义》曰：以下六节，与《灵枢》第十篇文皆大同小异。濡，读为软。肾其华在发，其充在骨，肾绝则不能充于骨、荣于发。肉濡而却，谓骨肉不相着而肉濡缩也。戊己，土也，土胜水，故以其所胜之日笃而死矣。徐灵胎《经释》曰：《灵枢·经脉篇》与此章全文，所异不过数字，而《经脉篇》于"戊笃己死"之下，有"土胜水也"四字，尤为明白。

【笺正】"吉凶不"之"不"字，读若否，平声。此章言五阴经气绝，本于《甲乙经·经脉篇》全文，而今本《灵枢》亦有之，字句各有小异，五经次序亦复不同。按《难经》此章以足少阴气绝居首，盖从《甲乙经》来。温于骨髓，《甲乙》《灵枢》俱作濡骨髓，骨髓不温，《甲乙》《灵枢》俱作骨不濡，则脱髓字。即血主濡之之意，以润泽为义。而《难经》作"温"，盖有温和燠然②之意，于义为精。肉濡之濡，《甲乙》同，《灵枢》作软，此汉人作隶，以奭作需，又或作需，乃致变体为濡，实即一字，与濡润、濡滞之濡，截然不同。伯仁谓：濡读为软，于实际未尝不是，然曰读为软，则是以为借濡作輭，于六书条例，实无此通借之法，此伯仁不通小学之误。徐洄溪谓此濡字即滞

① 终始：原作"经络"，据《难经》及上科本改。
② 燠然（yùxiāo）：优恤；抚慰。亦作"燠休"。出《左传·昭公三年》："民人痛疾，而或燠休之。"

字之义，非也。齿长而枯，《甲乙》《灵枢》枯皆作垢，于义为长。肉软而却，则肌肉缩，齿肉缩则齿根宣露，故齿为之长，齿者骨之余，固肾之所主者，所以足少阴绝，其状如是。寿颐甲子季秋尝有《少阴冬脉伏行而温骨髓专论》一篇，似颇能说明古人立言之精义，兹附录下方，藉以就正明哲。

少阴者，肾足少阴之经脉也。于五行合德于水，当旺于冬令三月。若以时令之阴阳消长而言，则冬为至阴之候，当曰太阴。《素问·六节藏象论》所谓"肾为阴中之太阴，通于冬气"者是也。今王启玄注本《素问》此节，太阴误作少阴，乃浅者不知阴阳太少配合时令之义，误认足少阴经而妄改之。宋校《素问》引全元起本，及《甲乙经》《太素》皆作太阴，可证王注本之误。宋人校语又谓：肾之经虽属少阴，而在阴分之中当为太阴。所见皆在启玄之上，兹据以订正。《难经》于此称少阴者，则仍以足少阴经言之耳。其充在骨，本以滋养骨髓为天职，而所以必谓之伏者，肾主封藏，隆冬之令，万类固密，蛰虫则坏①户而不出，草木则聚精于根荄。韬藏者深，斯基础愈固，培植者厚，乃蕴蓄益宏，固不比春生夏长之时，惟以发荣滋长为能事。况乎肾之为藏，其位居下，尺脉应之，譬如水之有源，树之有本，无不潜伏于幽隐之中，庶几可大可久，百年用之而不竭。如其根基不厚，易于发露，则无源之潦，涸可立待，助长之苗，槁在眉睫矣。亦犹炉中之火，烈焰飞腾，无不顷刻就烬，惟必掩盖以涵养之，方能长保其温和之气，不易熄灭。不观夫川流之有济水乎，其源三伏，而后成流，水性厚重，甲于四渎，可以证伏藏之效果矣。且也肾脏之体，虽曰水为之主，然实非澄澈清冷之寒水。盖天一真水之源，而先天之阳气即蕴蓄于其中，以水为体，以火为用，此身之动作行为，何一非元阳之气，有以主宰而斡旋

之，阴中有阳，阳中有阴，互为抱持，以与吾身周旋百年而不敝。此固太极氤氲之原始，亦即两仪未判之机缄。《难经》于此独以"温"字表暴此元阳之作用，见得生机萌动之根荄，无非赖有此温养温煦之能力。非然者，有水无火，不寒而溧②；有秋冬而无春夏，有肃杀而无生成，为冰霜而有余，化雨露而不足，亦何贵此清冷之渊泉耶？此必深明乎《内经》"气主煦之，血主濡之"之功用，始可语以先天化育之玄机。而隋唐以后，竟谓左右两肾，一水一火，各据窟宅，分道扬镳之误，亦可不辨而自明。否则有水不温，为冰为冻，有火不藏，为烬为枯，岂理也哉？惜乎《甲乙经》及《灵枢·经脉篇》文，皆以"温"字误作"濡"字。本阳和也，而仅以濡润视之，虽曰见仁见智之不同，犹似未为大误。然于化育之源，测之太浅，能言其然，而不能言其所以然。全不知元阳布濩之功，即为吾身托命之本，差以毫厘，未始不谬以千里，此则传写者一字之讹，而造化精微，殆将淹没，不可不据《难经》以为《甲乙》《灵枢》订正者已。

足太阴气绝，则脉不营其口唇。口唇者，肌肉之本也。脉不营，则肌肉不滑泽；肌肉不滑泽，则肉满；肉满，则唇反；唇反，则肉先死。甲日笃，乙日死。

【汇注】滑氏《本义》曰：脾，其华在唇四白，其充在肌，脾绝则肉满唇反也。肉满，谓肌肉不滑泽，而紧急膹朋也。徐氏《经释》曰：《经脉篇》云脉不营，则肌肉软；肌肉软，则舌萎、人中满；人中满，则唇反，极为明白。此云肉满，则难解矣。又甲笃、乙死下，《经脉

---

① 坏：通"培"。用泥土涂塞空隙。

② 溧（lì）：寒冷。

篇》有"木胜土也"四字。

【考异】脉不营其口唇，《甲乙》《脉经》与此同。《灵枢》作"脉不荣肌肉"，《佚存丛书》本及徐洄溪本，二"营"字皆作"荣"。寿颐按：荣者，养也，有发荣滋长之义。作荣者是。口唇者，《甲乙》《脉经》亦与此同，《灵枢》作"唇舌者"。"肌肉不滑泽"两句，《甲乙》《脉经》俱作"肌肉濡"，《灵枢》作"肌肉软"。"则肉满肉满"五字，《甲乙经》作"则人中满人中满"七字，《灵枢》"则"字下更有"舌萎"二字。寿颐按：《灵枢》既曰"唇舌者"，肌肉之本，则太阴气绝，舌萎宜也。于义皆《灵》为长，当依《灵枢》订正。

足厥阴气绝，即筋缩引卵与舌卷。厥阴者，肝脉也。肝者，筋之合也。筋者，聚于阴器，而络于舌本。故脉不营，则筋缩急，筋缩急，即引卵与舌，故舌卷卵缩，此筋先死，庚日笃，辛日死。

【汇注】滑氏《本义》曰：肝者，筋①之合，其华在爪，其充在筋。筋者，聚于阴器而络于舌本。肝绝则筋缩，引卵与舌也。王充《论衡》云：甲乙病者，生死之期，常在庚辛。徐氏《经释》曰：引，牵引也。《经脉篇》云厥阴之脉，循阴器；又云循喉咙之后；又云环唇内。又"庚笃辛死"之下，有"金胜木也"四字。

【考异】筋缩，《脉经》同，《甲乙经》作筋弛，《灵枢》作"筋绝"。颐按：下言筋缩急，《甲乙》亦同，《灵枢》无缩字。则引舌与卵，故舌卷卵缩，是缩急之义甚明，《难经》《脉经》是也，《甲乙》《灵枢》非。"引卵与舌卷"五字，《甲乙》《脉经》《灵枢》俱无之。寿颐按：下文明言筋缩急则引卵与舌，故舌卷卵缩，是上文之五字为衍。且"引卵与舌卷"五字

作为一句，文亦不顺，此必传写者误衍之。"故舌卷卵缩"句，"故"字下，《甲乙》《脉经》《灵枢》俱有"唇青"二字。寿颐按：青虽为肝木本色，然与筋缩之义不相蒙，则彼为衍文，《难经》是也。营，《佚存丛书》本及徐洄溪本皆作荣，是也。

【笺正】此卵字，指男子阴丸而言。医经中固屡见之，而字书于卵字训诂，俱无此一义，则字书之缺典也。后世医家者言，又有睾丸之名。睾，读若高，当为皋字之变体。然皋字何以有此一解，以六书之例求之，殊不可晓。且亦字书所未收之义，是皆医学中之独有者。

手太阴气绝，即皮毛焦。太阴者，肺也，行气温于皮毛者也。气弗营，则皮毛焦；皮毛焦，则津液去；津液去，即皮节伤；皮节伤，则皮枯毛折；毛折者，则毛先死。丙日笃，丁日死。

【考异】营，《灵枢》及《佚存丛书》本、徐洄溪本皆作荣，于义为长。皮节伤，《脉经》同，《甲乙》伤作着。寿颐谓：津液不布，则皮毛焦而骨节枯槁，有留着之状，《甲乙》为长。今本《灵枢》作"津液去皮节"。津液去皮节者，讹误尤甚。皮枯，《脉经》《甲乙》《灵枢》俱作爪枯。毛先死，《脉经》作气先死。寿颐按：气似不能先死，貌视之，颇觉说不过去，然手太阴行气以温皮毛，皮枯毛折，即是气不能温，则亦未可厚非矣。

【汇注】滑氏《本义》曰：肺者，气之本，其华在毛，其充在皮。肺绝，则皮毛焦而津液去，皮节伤，以诸液皆会于节也。徐氏《经释》曰：折，萎也。"丙笃丁死"之下，《经脉篇》有"火胜金也"四字。

---

① 筋：原作"脉"，据上科本改。

手少阴气绝，则脉不通，脉不通，则血不流；血不流，则色泽去。故面色黑如黧，此血先死。壬日笃，癸日死。

【汇注】滑氏《本义》曰：心之合，脉也，其色荣也，其华在面，其充在血脉。心绝则脉不通，血不流，色泽去也。徐氏《经释》曰："壬笃癸死"之下，《经脉篇》有"水胜火也"四字。

【笺正】心为血脉之枢机，故手少阴气绝，则脉不通而血不流，以生理之真相而言，此节最为精切，正不必更引《素问》"心之华在面，其充在血脉"等句矣。

三阴气俱绝者，则目眩转、目瞑；目瞑者，为失志；失志者，则志先死，死即目瞑也。

【考异】目眩转，《甲乙经》《脉经》《灵枢》俱作目系转。目瞑，《甲乙》《脉经》《灵枢》俱作目运。于义皆长，当据诸书订正。《难经》此节，目瞑一证先后重出，文义甚为不妥。又《甲乙》《脉经》《灵枢》俱无末句"死即目瞑也"五字，而有"则远一日半死矣"七字。

【汇注】滑氏《本义》曰：三阴，通手足经而言也。《灵枢》十篇作"五阴气俱绝"，则以手厥阴、手少阴同属心经也。目眩转、目瞑者，即所谓脱阴者目盲，此又其甚者也，故云：目瞑者失志，而志先死也。四明陈氏曰：五脏阴气俱绝，则其志丧于内，故精气不注于目，不见人而死。徐氏《经释》曰：三阴，《经脉篇》作五阴。盖胞络与心同候也，故《经脉篇》本章亦无手厥阴之候，《灵·大惑论》云：五脏六腑之精，皆上注于目，而为之精。前二十难曰：脱阴者目盲，亦此意。《大惑论》又云：目者，五脏六腑之精也，营卫魂魄之所常营也，神气之所生也，故神劳则魂魄散，志意乱。

【笺正】三阴，《甲乙》《脉经》《灵枢》皆作五阴，是统五脏言之，于义为长。此《难经》传写之讹，乃浅人不知其义，而妄改之。不曰六阴者，伯仁、灵胎之说似是。寿颐则谓心脏之外，本无包而络之之物，厥少两手经之分条，实是古人无可奈何之作用。说详下文二十五难笺，及拙编《经络穴俞考正》中。观《经脉篇》此节既曰五阴，且亦不数手厥阴经气绝症状，亦足证古人已有不重视手厥阴一经者。即曰有其举之，莫或废之，则心包一说，只可存而不论。洄溪所谓包络与心同候，一言已足以蔽之。何以强为涂附者，犹必曰心君泰然不动，而包络相火代君行事，则反重视包络，薄视心脏，喧宾夺主，几以为心之一脏，冥顽不灵，无所用之，岂复可与言生理之真耶？

六阳气俱绝者，则阴与阳相离。阴阳相离，则腠理泄，绝汗乃出，大如贯珠，转出不流，即气先死。旦占夕死，夕占旦死。

【汇注】滑氏《本义》曰：汗出而不流者，阳绝故也。陈氏曰：六腑阳气俱绝，则气败于外，故津液脱而死。徐氏《经释》曰：阴与阳相离者，阳不附于阴也。又曰：《灵枢·经脉篇》无三阳分候之法，只有总论六阳气绝一段。若《终始篇》及《素·诊要经终论》俱有三阳绝候法，今既以三阴三阳为问，则当并引经文以证明之，始为详备。

【笺正】腠理泄，《甲乙》《灵枢》俱作"腠理发泄"。"大如贯珠，转出不流，则气先死"三句，《甲乙》《脉经》俱有之，惟"即"字作"则"，而《灵枢》则无此三句，盖脱佚耳。阴阳相离而腠理自泄，绝汗自出，乃阴气绝于里，而孤阳无根，不能自摄，脱亡于外。洄溪谓阳不附于阴者，其旨如是，即所谓亡阳者是也。伯仁引陈氏说，以为六腑阳气，失之太泥。章首既以三阴三阳设问，而答辞只有五阴之绝五条，无三阳气绝之专条，然《素问·诊要经终论》俱有之，《甲乙经》亦采入第二卷《十二经脉络脉支别篇》中。意者《难经》旧本或亦如《甲乙》之例，而传写脱之，遂致与章首所问不相呼应，是固未可知也。

二十五难曰：有十二经，五脏六腑十一耳，其一经者，何等经也？然：一经者，手少阴与心主别脉也，心主与三焦为表里，俱有名而无形，故言经有十二也。

【汇注】滑氏《本义》曰：此篇问答，谓五脏六腑配手足之阴阳，但十一经耳。其一经者，则以手少阴与心主各别为一脉，心主与三焦为表里，俱有名而无形，以此一经并五脏六腑，共十二经也。谢氏曰：《难经》言手少阴、心主与三焦者，凡八篇。三十一难分豁三焦经脉所始所终；三十六难言肾之有两，左曰肾，右曰命门，初不以左右肾分两手尺脉；三十八难言三焦者，原气之别，主持诸气，复申言其有名无形；三十九难言命门者，精神之所舍，男子藏精，女子系胞，其气与肾通；又云六腑只有五腑，三焦亦是一腑。八难、六十二、六十六三篇，言肾间动气者，人之生命，十二经之根本也，其名曰原，三焦则原气之别使也。通此篇参互观之，可见三焦列为六腑之义，唯其有名无形，故得与手心主合。心主为手厥阴，其经始起于胸中，终于循小指次指出其端，若手少阴则始于心中，终于循小指之内出其端。此手少阴与心主各别为一脉也。或问手厥阴经曰心主，又曰心包络，何也？曰：君火以名，相火以位。手厥阴代君火行事，以用而言，故曰手心主，以体而言，则曰心包络。一经而二名，实相火也。徐氏《经释》曰：言三焦为无形，已属未当；言手心主为无形，则更无是

说。心主者，即心包络，有脂膜以卫心者也，安得无形？其所以不得谓之脏者，盖心主代心行事，本无所藏，故不以脏名也。三焦辨见三十八难。又曰：《难经》言手心主、三焦凡八见，俱当参观。

【笺正】经有十二，而脏之与腑，实只止各五。脏者，藏而不泻；腑者，主受盛而司消化传导，以至排泄滓秽，如府库之司出入。曰脏曰腑，其义甚显。故五脏五腑，各有实在，形形色色，确然可数。然以之分系于十二经脉，则脏属阴，腑属阳，六阴六阳之经，各余其一，不能铢两相称。而吾身胸腹之中，又不能更有二物，可以名之脏腑、系以经脉者。若仅就此十者配以十经而止，则又苦于手足阴阳更不平均。于是古人不得不寻出心包络、三焦二者，以分配此一阴一阳之经。寿颐窃谓此是古人无聊之极思，实属矫揉造作，以视五脏五腑之纯属自然者，岂不显有区别？试问心脏之外，果何有包而络之者？则说者恒谓此即心脏之脂膜，所以护卫心主，作君主之宫城。然心有脂膜，仍属于心脏本体，不能析而为二。心之上半部，四周确有脂膜，而下半部之尖垂处则无之。然实在本脏外膜之内，并非别有一层包络其外，如大小肠外之油膜者然，何尝见心脏之旁，更有脂膜？今自有解剖家之脏腑模型在，显然可证。是以西学生理之书，亦不言心外更有包络，而近之译书，乃有所谓心囊者，则更依傍中医旧说而附会为之，尤其一讹再讹。试再浅近言之，参观屠肆之鲜猪心，亦复何有包络？则又其妇孺所咸知矣！且膈上心、肺二脏，周围皆极光洁，不比膈下脾、胃、肾、肠，皆以油膜彼此联属，尤其彰明皎著。而谓此本脏中之脂膜，竟能别有经脉，与吾心并辔分驰，宁非骈拇支指？若夫三焦之称，明指此身上中下者之三部。胸中心、肺之位，则曰上焦；膈下脾、胃之位，则曰中焦；腰下肾、膀胱、大小二肠之位，则曰下焦。参考经文灼然可见。故经曰上焦如

雾，则胸中阳气之蒸腾也；曰中焦如沤，则胃肠食物之熟腐也；曰下焦如渎，则二便通导之潴秽也。分析以言其状况，尤为明白如绘，而谓此包涵胸腹全部之三焦，亦自有一系之经脉，以与各脏各腑齐驱并驾，分道扬镳，类乎不类？盖以生理之真相而言，凡诸经脉，皆是血管，其源固发之于心左下房，而回归于心右上房，其贯通于诸脏诸腑者，皆其路径之循行，而必非诸脏、诸腑别有血管，各行其道，彼此独辟蹊径。此在今日解剖之学大昌，固已尽人能知，圣人复起而斯言不易。惟血管既必贯串脏腑而行，则各脏、各腑固有之功用，亦必由此血管以流通于支体，故脏腑即以经脉为支干，经脉即以脏腑为归根，此理亦必不可复易。观于《经脉篇》所称某经生病，则为某症，即属于某脏某腑，苟其确而可指，信而有征者，恒觉有息息相通之至理，凡在有阅历、有经验之医家，谁不心领神悟？是以寿颐亦恒谓经脉腑脏之说确有旧学家精神荟萃之处，必不可醉心欧化，一概抹煞，竟以为大辂椎轮①，不复适用，独此心包、三焦二者，则胸腹中本无此一脏一腑可指，则所谓手厥阴、手少阳之二脉果依何者为归根之所？是以《经脉篇》言手厥阴脉之循行，曰循胸出胁，抵腋下，循臑内，入肘中，下臂，循指出其端，大致与手少阴经脉约略相似，其为骈枝，已不待言。即所述是经为病，曰手心热，掌中热，臂肘挛急，腋肿，胸胁支满，则经脉所过之分野也。曰心中澹澹大动，善笑不休。澹澹，今《灵枢》作憺憺，《脉经》《太素》皆作澹澹。寿颐按：澹澹，动貌，音徒滥切。澹为正字，憺为借字。善笑，今《灵枢》作喜笑，盖误。《脉经》《千金》皆作善笑，于义为长，兹从之。烦心、心痛，则仍是心脏之病耳，岂非两经不啻一经，而为病亦无以异之明证乎？英医合信氏《全体新论》尝谓肝

之与胆，为病无所区别。治中学者乍闻其说，未免以为异，然试以病情病理反复思之，始觉其说之确乎不可复易。则旧学之所谓足厥阴、足少阳两经者，尚在一陶同冶，无可判分之例。而此手少阴、手厥阴之两经，即以循行分野而言，已属并辔而驰，等于骈拇。且乡病更不容有此疆尔界之辨，益足以证经分十二之难以尽信，始悟古人以经络分属脏腑一说，盖自五脏肠胃数经以外，固自有不必食古不化者。总之血管周流，本未尝实有此十二支之大经大隧。吾邦旧学，不无附会，静言思之，必不能为古人曲护，而吾侪治医，只欲求确实之生理病理耳，亦正不可徒受古书之愚也。若《经脉篇》所谓三焦手少阳之脉者，循行所过，固极曲折分明，而其为病，则曰耳聋，浑浑焞焞，目兑眦痛，颊痛，耳后、肩、臑、肘、臂外皆痛，小指、次指不用，皆经络所过之分野也。曰嗌肿喉痹汗出，则大要为少阳相火之焰耳。试问凡此诸病，与三焦之上中下三者，宁非马牛其风？则所谓手少阳之脉者，何独不可以其他腑脏相为联属，而必系之以"三焦"二字，乃谓与心包络相为表里，岂非十二经中之最无真理可言者？是以《难经》于此独谓心主三焦，俱是有名无形。盖亦有见于此二者之必不可以指实，可谓名正言顺。何以后之学者反谓心本无为，而包络相火代君行事，轻其所重，重其所轻，事实倒置，最堪骇咤，是乃专制时代，崇奉人君，工于媚灶②之妄想，抑知心乃血脉之总枢，安得谓之无为？即欲以人君为喻，则贤君响明而治，惟曰孜孜，亦安有端拱无为，一任权相代君行事之理？此惟秦二世、明熹宗之为君，而赵高、魏阉用事之景象乃始有之。奈何言医者皆不能

---

① 大辂（lù）椎轮：大辂由椎轮逐步演变而成。比喻事物的进化由简到繁，由粗至精，亦用称始创者。辂，古代车名，多指帝王用的大车。椎轮，无辐条的原始车轮。

② 媚灶：比喻阿附权贵。语本《论语·八佾》："与其媚于奥，宁媚于灶。"

悟，犹复一盲群盲，更唱迭和，医界知识抑何鄙陋一至于此？寿颐又按：三焦既为吾身上中下之三部，则诊脉之法，自当于寸关尺三部分候之。《脉要精微论》所谓上竟上者，胸喉中事；下竟下者，少腹、腰、股、膝、胫、足中事也。其理极浅极显，万不能索隐行怪①，妄事新奇者。《脉经》一卷《分别三关境界脉候所主》一节，所谓寸主上焦，关主中焦，尺主下焦，简而能赅，名正言顺。即其《两手六脉所主五脏六腑》一节，亦曰心部在左手关前寸口，肺部在右手关前寸口，合于上焦；肝部在左手关上，脾部在右手关上，含于中焦；肾部在左手关后尺中，又曰肾部在右手关后尺中，合于下焦。亦极明白晓畅，不以肾与命门分析为二，并不以左右两尺，分属左右两肾，尤为平正通达。以视所引《脉法赞》之"肾与命门，俱出尺部"二语，更为圆相。所最可异者，今本《脉经》于肾部在右手关后尺中一节之末，乃有"左属肾，右为子户，名曰三焦"之十一字，不伦不类，最不可通，孰谓叔和笔墨而竟至如此不堪。乃考戴同父《脉诀刊误》则曰：《脉经》两尺，并属肾与膀胱。今《脉诀》以命门列右尺，通真子注又以三焦为命门合，并属右尺，是不可以不辨云云。而不言《脉经》以三焦属于右尺，则以命门列于右尺者，自高阳生之《脉诀》始。而以三焦列于右尺者，自通真子之注《脉诀》始。此戴氏所见之《脉经》，右尺条中必无"左属肾，右为子户，名曰三焦"等句，可为确证。同父又曰：肾有两枚，均为肾。尺内以候肾，同列左右尺，斯黄岐之正论。又谓《三因方》以右肾居右尺中，属手厥阴经，与三焦手少阳经合，则又差之甚矣。心主非右肾也，手厥阴虽与三焦经合，其起于心中，出属心包络，终

于手小指次指，其经不行尺部之下也，何以列在右尺，戴氏《脉诀刊误》之言如此。然则欲以手厥阴经与手少阳经同候于右手尺部者，其误实自宋之陈无择始。而今本《脉经》右尺条中，"左属肾右为子户，名曰三焦"之十一字，又不知是何伧父②之妄为窜入矣！同父所辨高阳生、通真子、陈无择三家诸说，皆最明白。且手厥阴、手少阳之经，皆是手经，更万无候于尺部之理。迨至滑伯仁之《诊家枢要》则曰：右尺肾、膀胱脉所出，右尺命门、三焦所出，乃始以肾与命门，分列于左右两尺，已大失叔和本旨。而三焦并列右尺，一仍陈无择之谬说。考伯仁《枢要》一书，大旨悉本《脉经》之旧，而此何以反与《脉经》大相刺谬？盖其所见之《脉经》，右尺条末，必已加以命门、三焦等说，与今本相近，而与戴同父所见之本不同，因误信命门、三焦，诊在右尺之说，亦是叔和真本，乃附和之，而以左右两尺，一诊肾与膀胱，一诊命门、三焦，遂开立斋、养葵辈左尺肾水、右尺相火，强分阴阳之谬。且以为如此分配，原是叔和之旧，而叔和乃遭不白之冤，岂知叔和本文原未有此，凡此沿讹袭谬，积非成是，其痕迹犹堪寻绎，岂非市虎成于三人③？是乃医学中之最黑暗处，苟非明

---

① 索隐行怪：求索隐暗的事情，而行怪迂之道。意指身居隐逸的地方，行为怪异，以求名声。出《汉书·艺文志》："孔子曰：索隐行怪，后世有述焉，吾不为之矣"。

② 伧父：鄙夫，粗野之人。陆游《志学庵笔记》卷九："南朝谓北人曰伧父"。

③ 市虎成于三人：谓有三个人谎报市上有虎，听者就信以为真。比喻说的人一多，就能使人把谣言当成事实。出《战国策·魏策二》："夫市之无虎明矣，然而三人言而成虎。"《淮南子·说山训》："三人成市虎"。

眼人细心考核，岂不尽为妄人所愚？伯仁贤者，《难经本义》一编，要为古今《难经》注家之上乘，然似此沿讹之处，大足以贻误后学，颐亦决不敢阿私所好。而近人皖南周氏澄之重刻滑氏《本义》，偏为之随其流而扬其波，然愈说得多，愈不可晓。读者试以周氏所辨，与戴氏刊误之论，两两相较，始知同父所说，句句直捷爽快，澄之所驳，字字诘屈聱牙①，是古所谓言伪而辩以疑众者，兹不录周氏之说，以省繁冗，读者苟欲考之，则自有周刻在也。寿颐又按：肾脏属水，而真阳之窟宅，即寓其中。所谓生气之源者，即此肾间动气，所以肾之真水，能生万物。若水中无火，则何以为生生之本？故圣人画卦，坎为水，以一阳居两阴之间，是即肾脏之真相，所谓以水为体，以火为用者。一脏中固具有此阴阳二气，然此二气又包含于两肾之中，亦如先天太极，阴阳未分，必不能析为两路。一水一火，《难经》"左为肾，右为命门"二句，原是奇谈，胡可为训？然尚未有左右两肾分属水火之说，盖亦有见先天太极之理，阳阴并包，元气氤氲，必无离而为二之理。否则一为澄清之寒水，非冷即冰，一为烈焰之猛火，非枯则烬，尚复成何景象？可见六朝以后，谬以两肾分诊两尺，而认为一水一火者，不通已极。不意澄之于此，既知《内经》言肾，皆具真阳，且谓水火同居，相合无间，右肾非无水，左肾非无火，未尝不言之成理。而犹断断于右肾右尺，抑何自盾自矛至于此极耶？

二十六难曰：经有十二，络有十五，余三络者，是何等络也？然：有阳络，有阴络，有脾之大络。阳络者，阳蹻之络也；阴络者，阴蹻之络也。故络有十五焉。

【汇注】滑氏《本义》曰：直行者谓之经，傍出者谓之络。经，犹江汉之正流；络，则沱潜之支派。每经皆有络，十二经有十二络，如手太阴属肺络大肠，手阳明属大肠络肺之类。经云络有十五者，以其有阳蹻之络、阴蹻之络，及脾之大络也。阳蹻、阴蹻见二十八难。谓之络者，盖奇经既不拘于十二经，直谓之络亦可也。脾之大络，名曰大包，出渊腋三寸，布胸胁，其动应衣，宗气也。四明陈氏曰：阳蹻之络，统诸阳络；阴蹻之络，统诸阴络。脾之大络，又总统阴阳诸络，由脾之能溉养五脏也。徐氏《经释》曰：十五络，《经脉篇》明指十二经之别，与督、任之别，及脾之大络，共十五络，皆有穴名及病形治法。此以二蹻当之，未知何出？

【笺正】十五络者，《经脉篇》各详穴名，并及其为病若何。即是阴阳表里两经，交互贯通之处，有督之长强，任之尾翳，而无两蹻。《难经》此节，乃不数督、任，别以两蹻当之，与《甲乙经》不符，故洄溪以为不知出于何书。盖督行身后，任行身前。督之长强，犹可谓前与任脉贯通；而任之尾翳，在鸠尾蔽骨之下，似不可与督脉交互。若阴阳两蹻之脉，则并发源于足跟中，一循内踝而上，一循外踝而上，彼此相对以行，自有互为贯注之理，故取此而舍督、任。盖中古之时，各有所受之，亦是一家之言，固不可只知有彼而不知有此。惟参考经文，则督、任别络，具有数条，任脉亦有上循脊里者，督脉亦有少腹直上者，详后二十八难笺。正可见督、任别络，未尝无交相灌注之明文，则两家之言，皆不可偏废。既不

---

① 诘（jí）屈聱（áo）牙：形容文字晦涩艰深，难懂难读。曲折，引申为不顺畅。聱牙：读起来拗口、别扭。

可执《甲乙》以绳《难经》此节，亦不可因《难经》此条而遽议《甲乙经》之短也。伯仁引经文"其动应衣，宗气也"二句，在《素问》是言胃之大络，名曰虚里，非脾之大包。盖伯仁误记，而草率笔之，未及订正者耳，宜删此七字为是。

二十七难曰：脉有奇经八脉者，不拘于十二经，何也？然：有阳维，有阴维，有阳跷，有阴跷，有冲，有督，有任，有带之脉。凡此八脉者，皆不拘于经，故曰奇经八脉也。

【汇注】滑氏《本义》曰：脉有奇常。十二经者，常脉也；奇经八脉，则不拘于十二经，故曰奇经。奇对正而言，犹兵家之云奇正也。虞氏曰：奇者，奇零之奇，不偶之义。谓此八脉，不系正经阴阳，无表里配合，别道奇行，故曰奇经也。此八脉者，督脉督于后，任脉任于前，冲脉为诸阳之海，阴阳维则维络于身，带脉束之如带，阳跷得之太阳之别，阴跷本诸少阴之别云。

【笺正】奇经之奇，自来注家，读音不一，伯仁以为奇正之奇，他家亦有读为奇偶之奇。音羁。谓十二经各有对偶，而奇经有无偶者，故谓之奇。然两跷、两维，亦自有偶。寿颐谓奇正之奇，固未必是，而奇偶之奇，亦复不确。详《难经》此章之意，谓络脉满溢，诸经不能复拘，盖以八脉为十二经之绪馀，则当读为奇零之奇，音亦如羁。

经有十二，络有十五，凡二十七气，相随上下，何独不拘于经也？然：圣人图设沟渠，通利水道，以备不然。天雨降下，沟渠溢满，当此之时，霶霈①妄作，圣人不能复图也。此络脉满溢，诸经不能复拘也。

【汇注】滑氏《本义》曰：经络之行，有常度矣。奇经八脉，则不能相从

也。故以圣人图设沟渠为譬，以见络脉满溢，诸经不能复拘，而为此奇经也。然则，奇经盖络脉之满溢而为之者欤！或曰："此络脉"三字，越人正指奇经而言也，既不拘于经，直谓之络脉亦可也。

此篇两节，举八脉之名，及所以为奇经之义。徐氏《经释》曰：此以水道喻人身血脉之道，言血脉充盛，十二经不足以容之，则溢出而为奇经，故奇经为十二经之别脉。

【笺正】此言十二经为经常之脉，而八脉则为十二经之奇零，故经脉满溢，以其馀绪，为此奇经。然人身气血，随在贯通，同此经脉、络脉，即是同此血管，岂有缓急先后，可为判别？而《难经》此节竟能谓络脉满溢，诸经不能复拘云云，立论已极恍惚，一似必待经脉满溢，而后气血始能至于奇经者，岂是生理之真？读者须当活看，不可以辞害意，灵胎乃谓经脉充盛，十二经不足以容之，则溢出而为奇经。则苟其经脉不充盛，即不复有此奇经矣，岂可为训！总之，《难经》原文已有语病，且本节文义亦未条达，不必为古人曲护。

二十八难曰：其奇经八脉者，既不拘于十二经，皆何起何继也？然：督脉者，起于下极之俞，并于脊里，上至风府，入属于脑；任脉者，起于中极之下，以上毛际，循腹里，上关元，至喉咽；冲脉者，起于气冲，并足阳明之经，夹脐上行，至胸中而散也；带脉者，起于季胁，回身一周；阳跷脉者，起于跟中，循外踝上行，入风池；阴跷脉者，亦起于跟中，循内踝上行，至咽喉，交贯冲脉；阳维、阴维

---

① 霶霈（pāngpèi）：同"滂沛"。雨势盛大的样子。《汉书·扬雄传》："云飞扬兮雨滂沛，于胥德兮丽万世。"也作"滂霈"。

者，维络于身，溢畜不能环流灌溉诸经者也。故阳维起于诸阳会也，阴维起于诸阴交也。比于圣人图设沟渠，沟渠满溢，流于深湖，故圣人不能拘通也。而人脉隆盛，入于八脉而不环周，故十二经亦不能拘之。其受邪气，畜则肿热，砭射之也。

【汇注】滑氏《本义》曰：督之为言都也，为阳脉之海，所以都纲乎阳脉也。其脉起下极之俞，由会阴历长强，循脊中行，至大椎穴，与手足三阳之脉交会，上至痖门，与阳维会；至百会，与太阳交会；下至鼻柱人中，与阳明交会。任脉起于中极之下曲骨穴。任者，妊也，为人生养之本。冲脉起于气冲穴，至胸中而散，为阴脉之海。《内经》作"并足少阴之经"。按：冲脉行乎幽门、通谷而上，皆少阴也，当从《内经》。此督、任、冲三脉，皆起于会阴，盖一源而分三歧也。带脉起季胁下一寸八分，回身一周，犹束带然。阳蹻脉起于足跟中申脉穴，循外踝而行，阴蹻脉亦起于足跟中照海穴，循内踝而行。蹻者，捷也，以二脉皆起于足，故取蹻捷超越之义。阳维、阴维，维络于身，为阴阳之纲维也。阳维所发，别于金门，以阳交为郄，与手足太阳及蹻脉会于臑俞，与手足少阳会于天髎，又会肩井，与足少阳会于阳白，上本神、临泣、正营、脑空，下至风池，与督脉会于风府、痖门，此阳维之起于诸阳之会也。阴维之郄曰筑宾，与足太阴会于腹哀、大横，又与足太阴厥阴会于府舍、期门，又与任脉会于天突、廉泉，此阴维起于诸阴之交也。"溢畜不能环流灌溉诸经者也"十二字，当在"十二经亦不能拘之"之下，则于此无所间，而于彼得所从矣。其"受邪气畜"云云十二字，谢氏以为于本文上下，当有缺文。然《脉经》无此，疑衍文也。或云当在三十七难"关格不

得尽其命而死矣"之下，因邪在六腑而言也。

【考异】继，《脉经》作系，于义为长。徐氏《经释》训继为续，未免望文生义。夹脐上行两句，徐洄溪本夹作侠，而散下无也字，盖依《素问·骨空论》改正。寿颐按：《灵枢·经脉篇》诸挟字，《甲乙》《经脉》《太素》诸本皆作侠，即《素问》及王注，无一不作侠字，乃古之通假，最是旧本。而散下无也字，于义亦长，徐从《素问》是也。兹以滑伯仁本、及《佚存丛书》正统《道藏》诸本《难经》皆作夹，皆有也字，姑从之。

【笺正】此章略举奇经八脉循行部位，与《素》《灵》经文无甚出入，而亦无甚发明。所谓督脉起于下极之俞者，盖即指脊骶骨端之长强穴，故曰下极。《经脉篇》亦言督脉之别，名曰长强。侠脊，上项，散头上，下当肩胛左右，别走太阳，入贯膂。实则脊强，虚则头重，义与此同。寿颐按：督脉之正者，本自长强贯脊直上，此言侠脊上项，散头上，下当肩胛左右，别走太阳，则又自左右分支而行。盖督脉之别络，由长强而分，故谓之别。《素·骨空论》又曰：督脉者，起于少腹以下骨中央，女子入系廷孔，其孔，溺孔之端也，其络循阴器，合篡间，绕篡后，别绕臀，至少阴，与巨阳中络者，合少阴，上股内后廉，贯脊，属肾，与太阳起于目内眦，上额，交巅上，入络脑，还出，别下项，循肩髆内，侠脊，抵腰中，入循膂，络肾，其男子循茎下至篡，与女子等。其少腹直上者，贯脐中央，上贯心，入喉，上颐，环唇，上系两目之下中央。此生病从少腹上冲心而痛，不得前后，为冲疝，其女子不孕，癃痔，遗溺，嗌干。则亦是督脉之别络，非行于背中之直径，故有少腹直上，贯脐中央，贯心入喉，上颐环唇，许多曲折。盖督、

任二脉，皆起于前后两阴之间，其源本合，故两经别脉，交会贯通，此《经脉篇》之十五络，所以于十二经外，并及督、任也。任脉起于中极之下，盖即会阴之穴，上至咽喉，即廉泉之穴，又上至承浆，则任脉之本经已毕。《素·骨空论》至咽喉之下，有"上颐，循面，入目"六字，则亦其支络耳。《经脉篇》又谓：任脉之别，名曰尾翳，下鸠尾，散于腹。实则腹皮痛，虚则痒搔，亦其支络也。冲脉起于气冲，《骨空论》作气街。寿颐按：冲之与街，盖本是一字，以形近而传写有异，但文义两通，遂致不可复正。徐氏《经释》乃谓气街即气冲之别名，实是臆说。寿颐窃谓若以冲脉从此发源言之，则当从气冲，于义为长。并足阳明之经，《骨空论》作"并少阴之经"，《甲乙经·奇经八脉篇》亦作"少阴"。据《骨空论》宋校，谓《难经》《甲乙经》作阳明，则今本《甲乙》之作并少阴者，又后人依《素问》而改之，宋人所见不如是也。《甲乙经》又曰：冲脉者，五脏六腑之海也，五脏六腑皆禀焉。其上者出于颃颡，渗诸阳，灌诸阴，其下者，注少阴之大络，出于气冲。《灵枢·顺逆肥瘦论》本此，惟灌诸阴作灌诸精为异。寿颐按：以上句渗诸阳例之，则作灌诸阴为长，言冲脉上行，与六阳六阴交相贯注，且与上文"五脏六腑皆禀焉"相呼应。今新刊《太素》亦作精，误与《灵枢》同。出于气冲，今《灵枢》《太素》皆作气街。寿颐按：阳明、少阴两经，一由气冲上腹，一由横骨上腹，皆侠脐两旁，冲脉亦由气冲而起，与阳明、少阴之经，并道上行，部位最近，故或以为并少阴，或以为并阳明，俱无不可。但据《甲乙经》及《外台》，足少阴经诸穴，自横骨大赫以上，直至幽门，共十一穴，皆言冲脉、足少阴之会，是为冲脉与少阴并行之明证。而阳明诸穴，不言与冲脉会，则当以少阴为正。然《痿论》又曰：冲脉者，经脉之海也，主渗灌溪谷，与阳明合于宗筋，阴阳总宗筋之会，会于气街。而阳明为之长，则阳明、冲脉，又自有会合之确据。总之脉道周流，本自互为灌注，无一不通，而气冲、横骨之间，又是阳明、少阴、冲、任齐集之位，则旁通极为迅疾，故可交互言之，正不必胶柱鼓瑟。徐洄溪亦曰：阳明、少阴两经，不甚相远，皆冲脉所过，义无害也。又《甲乙经·奇经八脉篇》曰：冲脉、任脉者，皆起于胞中，上循脊里，为经络之海，其浮而外者，循腹上行，会于咽喉，别而络唇口。《灵枢·五音五味篇》本此，但作从"腹右上行"，必不可通，冲脉既侠任上行，则左右皆然，不可以为止在腹右。则冲、任二脉之别，又或循行脊背，不仅行腹，正与督脉之少腹直上，贯脐中央，上贯心入喉，行于身前者，互为灌注。正可见督、任、冲脉三者，固是无一不通，读者尤不可食古不化。带脉起于季胁，即足厥阴经章门之穴，在季胁骨端，侧卧取肘尖尽处，即脐上二寸，旁开六寸，带脉之所发也。回身一周，如束带者然，故名带脉，所以约束诸脉者。《甲乙经》二卷《脉络支别篇》谓足少阴之正，至腘中，别走太阳而合，上至肾，当十四椎，出属带脉，即此穴。属足少阳经，穴在季胁下一寸八分陷中，即章门穴下之一寸八分。寿颐按：此节所谓足少阴之正，正字当作别字解。谓是足少阴之别络，故《甲乙》此篇之目，明言脉络支别。《甲乙》此节下有双行校语曰：《九墟》云或以诸阴之别者，皆为正也。是其正字之说解。本节诸正字，皆以别络言，故《灵枢》亦谓之经别。《九墟》即《九灵》，古人亦称《九卷》，即古之所谓《针经》。后人《灵枢》一编，其原固本于《九灵》。今本《灵枢》"或以诸阴之别者皆为正也"十一字，并入正文，而"或"字又讹为"成"字，乃不可索解。阳蹻起于跟中，即外踝骨下陷中申脉穴，属足太阳经。《甲乙》《外台》并云"阳蹻所出"。《素问·缪刺论》谓邪客于足阳蹻之脉，令人目痛，从内眦始，刺外踝之下半寸，即此穴也。阴蹻起于跟中，即内踝骨下一寸照海穴，属足少阴经。《甲乙》《外台》并云"阴蹻所生"。至咽喉，交贯冲脉，即《奇经八脉篇》所谓"冲脉循腹上行，会于咽喉"也。《甲乙·奇经八脉篇》又曰：蹻脉者，少阴之别，起于然骨之后，上内踝之上，直上，循阴股，入阴，上循胸里，入缺盆，上循人迎之前，上入頄，属目内眦，合于太阳。阳蹻而上行，气并相还，则为濡目，气不营，则目不合，亦言阴蹻之络脉也。《灵枢·脉度篇》本此。惟"上循人迎"，作"上出人迎"为异。又"入頄"作"入頄"，则音虽同而义不可通，是传写之讹。"溢畜不能环流灌溉诸经者也"十二字，与上文义不相属，必有讹误。伯仁谓当在"十二经亦不能拘之"之下，然义仍不可联属，滑说亦未必是。盖"溢畜"二字，已不可解，且与上下文皆不贯串，当以衍文之例删之。"而不还周"句亦不可解，洄溪谓不复归于十二经，其意盖谓十二经者，如环无端，周而复始，惟此奇经八脉，既在十二经之外，则不复归于十二经，其亦思同此血脉，那不全身贯注，岂有格而不入之理？徐老此说，如何可通？总之，上章不拘于经云云，及此章比于圣人云云，文义皆不可强通，以比奇经，亦是无聊之极思。在生理中本无妙理可言，何必强作解事，妄加注释。寿颐拙见，总谓《内》《难》两经，似此不伦不类之文所在多有，皆当存而不论为佳。"其受邪气"以下十二字，与上文亦不联属，伯仁亦以为衍文，洵是斩绝葛藤之妙法。灵胎《经释》谓邪气入于其中，则郁滞不通，而为肿为热，治之之法，用砭石以射之，则邪气因血以泄云云，亦徒望文生义而已。

二十九难曰：奇经之为病何如？然：

阳维维于阳，阴维维于阴。阴阳不能自相维，则怅然失志，溶溶不能自收持。阳维为病，苦寒热。阴维为病，苦心痛。阴蹻为病，阳缓而阴急；阳蹻为病，阴缓而阳急。冲之为病，气逆而里急；督之为病，脊强而厥；任之为病，其内苦结，男子为七疝，女子为瘕聚；带之为病，腹满，腰溶溶若坐水中。此奇经八脉之为病也。

【汇注】滑氏《本义》曰：此言奇经之病也。阴不能维于阴，则怅然失志。阳不能维于阳，则溶溶不能自收持。阳维行诸阳而主卫，卫为气，气居表，故苦寒热；阴维行诸阴而主荣，荣为血，血属心，故苦心痛。两蹻脉病在阳则阳结急，在阴则阴结急，受病者急，不病者自和缓也。冲脉从关元至咽喉，故逆气里急；督脉行背，故脊强而厥；任脉起胞门，行腹，故病苦内结，男为七疝，女为瘕聚也；带脉回身一周，故病状如是。溶溶，无力貌。此各以其经脉所过而言之。自二十七难至此，义实相因，最宜通玩。徐氏《经释》曰：阳维维诸阳经，属身之表；阴维维诸阴经，属身之里。溶溶，浮荡之貌。寒热者，阳主外，阳气不和，故生寒热；心痛者，阴主内，阴气不和，故心痛。《素问·刺腰痛论》曰：阳维之脉，令人腰痛，痛上怫然肿。刺阳维之脉，脉与太阳合腨下间，去地一尺所。飞阳之脉，令人腰痛，痛上怫怫然，甚则悲以恐。刺飞阳之脉，在内踝上五寸，少阴之前，与阴维之会。蹻者，蹻捷之义。故其受病，则脉结急。《素问·缪刺论》曰：邪客于足阳蹻之脉，令人目痛，从内眦始，刺外踝之下半寸许。《灵·热病篇》曰：目中赤痛，从内眦始，取之阴蹻。又《寒热病篇》曰：足太阳有通项入于脑者，正属目本，名曰眼系，取之在项中两筋间，入脑乃别。阴蹻、阳蹻，阴阳相交，阳入阴，阴出阳，交于目锐眦，阳气盛则瞋目，阴气盛则瞑目。以上诸证，皆蹻脉所过之地也。观前篇论蹻脉起止，自明。冲脉从气冲至胸中，故其为病，逆气而里急。《素问·举痛论》曰：寒气客于冲脉，冲脉起于关元，随腹直上。寒气客则脉不通，脉不通则气因之，故喘动应手，即此意也。督脉行背，故脊强而厥，厥亦逆也。任脉起胞门行腹，故为内结。瘕者，假物成形；聚者，凝聚不散。盖男阳属气，女阴属血，故病亦殊。《素问·骨空论》：任脉为病，男子内结七疝，女子带下瘕聚；冲脉为病，逆气里急；督脉为病，脊强反折，与此正同。带脉二穴主治腰腹之疾，溶溶如坐水中，宽慢不收而畏寒也。

【笺正】此章言八脉为病，亦杂引《素》《灵》之文为之。维者，维系之意。阳维维阳，阴维维阴，盖以此身之真阳、真阴而言。阴阳不能维系，故怅然失志，阳气耗散而索索无生气也，溶溶不能自收持，阴液消亡而萎茶无力也。阳主外，表阳不固，则为寒热；阴主里，里阴不布，则为心痛。蹻，以蹻捷为义。此脉有病，则失其蹻捷之职。缓者，弛纵而不收；急者，拘挛而缩结。冲脉从气冲上行以至胸中，故为病气逆里结，与《素问·举痛论》之义正同。督脉行于脊膂，故病为脊强。任脉起于胞门，故病为内结疝瘕。疝之有七，隋唐以前，谓有厥疝、癥疝、寒疝、气疝、盘疝、胕疝、狼疝之名。病形详《巢氏病源》，然未必精确，故不录。至宋元以后，则曰寒疝、筋疝、水疝、气疝、血疝、癫疝、狐疝。要之疝以气言，皆气滞不行为病，瘕则假物成形，聚则聚积不散，皆血瘀凝结为病。灵胎谓男阳女阴，可说也。然竟谓男属气，女属血，故病亦殊，则男不容有血病，女不容有气病，何

其执一不通至此？《素问·骨空论》亦言任脉为病，男子内结七疝，女子带下瘕聚。寿颐窃谓皆有语病。旧有拙稿一篇专论之，兹附录于后，以质同好。带脉在腰，围身一周，故带病则腰无约束，而阳气不振，乃宽纵而畏寒也。

附录：任脉为病男子七疝女子瘕聚论

《素问·骨空论》谓任脉为病，男子内结七疝，女子带下瘕聚。《难经·二十九难》亦曰：任之为病，其内苦结，男子为七疝，女子为瘕聚。立言虽不尽同，而大旨则约略相似。寿颐窃谓《难经》言简而赅，标示病理，尚在《素问》之上。良以任脉发源于下，循腹上行，以升举为担任之职。故任得其宜，则升发元阳，布濩大气；而任失其职，则升其所不当升，气血循行，有乖故道，结滞窒塞，即升非所升之咎。廿九难以“其病苦结”四字为任病之大纲。见得其先之结，尚在气分，则疝痛犹属无形；继而并及血分，则瘕聚乃为有象。疝与瘕聚，无非气血窒塞，为之厉阶①，爰以“结”字为之总括，以视《素问》之七疝言结，而瘕聚独不言结者何如？且带下为病，乃带脉之不能约束，开而不合，正与结之为病，两得其反，本不可相提并论。《难经》于此不言带下，尤为有条不紊，此虽同为中古经文，或各有所受之。而参互以观，读古人书，正不可不自具只眼，以识透此淄渑②之臭味。惟疝之与瘕，一浅一深，在

---

① 厉阶：祸端，致祸的阶梯。语出《诗经·大雅·桑柔》：“谁生厉阶，至今为梗。”后比喻祸端，肇祸之源。《左传·昭公二十四年》引此句，杜预注：“厉，恶；阶，道”。

② 淄渑（miǎn）：淄水和渑水的并称。皆在今山东省。相传二水味各不同，混合之则难以辨别。比喻性质截然不同的两种事物。

气在血，病固不同，而经文以男女分析言之，似犹未确。徐氏洄溪《难经经释》竟谓男阳属气，女阴属血，故病有殊，以气血分说疝瘕是矣。乃欲以气阳血阴，为经文男女二字作确诂，则胶柱鼓瑟，太嫌执而不化，必非古人论病之真旨。岂男子不得有血病、而女子不得有气病耶？未之思耳，所见太浅。须知疝以气言，古人本非专指男子睾丸为病。巢氏《病源》详列疝病诸候，凡十一论，无一字及于男子之阴丸，是可为男女同病之确据。而《金匮·妇人杂病篇》则曰：妇人之病，在中盘结，绕脐寒疝云云，是为妇女病疝之明文。若夫男子之癥瘕积聚，则固时有所见者，夫人而能言之，此疝瘕之必不能分属于男女者。洎乎宋金以降，则七疝名称乃始有癞疝、狐疝两种，专为男子阴丸之病，近世俗子遂因此而误认疝病为男子所独有。然隋唐以上，固未闻有所谓癞疝、狐疝者也。洄溪固号称渊博者，何亦等于里巷之所见？盖望文生义，信手挥毫，而不自知之其误会耳。然今之乡曲医生，固无不知疝为男子之病名，若告以女子亦多疝病，当未有不哗然狂笑，引为话柄者。然其源即由《素》《难》之男子七疝开其端，此盖周秦之世医学已荒，病之真理，彼此梦梦，遂有此似是实非之谬，窜入上古经文，疑误后学。于以知《素》《灵》《八十一难》虽是古书，固已多不可尽信矣。

三十难曰：荣气之行，常与卫气相随不？然：经言人受气于谷，谷入于胃，乃传于五脏六腑。五脏六腑皆受于气，其清者为荣，浊者为卫，荣行脉中，卫行脉外，营周不息，五十而复大会，阴阳相贯，如环无端，故知荣卫相随也。

【汇注】 滑氏《本义》曰：此篇与《灵枢》第十八篇岐伯之言同，但"谷入于胃，乃传与五脏六腑，五脏六腑，皆受于气"，《灵枢》作"谷入于胃，以传于肺，五脏六腑，皆受于气"，为少殊尔。"皆受于气"之气，指水谷之气而言。"五十而复大会"，说见一难中。四明陈氏曰：荣，阴也，其行本迟；卫，阳也，其行本速。然而清者滑利，浊者慓悍，皆非涩滞之体，故凡卫行于外，荣即从行于中，是知其行常得相随，共周其度。徐氏《经释》曰：此段即《灵·营卫生会篇》中语，经文"谷入于胃"句下，有"以传于肺"四字，下文云"五脏六腑，皆以受气"，其义尤明白。今删去四字，则胃何以便入于五脏六腑？此处关系最大，岂可少此一语，致乖脏腑传道之法。周澄之曰：观于此章，而首章荣卫行阳二十五度，行阴亦二十五度之义，益明矣。荣卫所行之道不同，而五十而复大会，则无少参差也，故曰相随。

【笺正】 荣卫之义，经文数见不鲜，虽立说未必一律，然其大旨，则荣即是血，卫即是气。荣以荣养为义，发育于全体之内，故以为在中，字亦作营，则有经营及保守二义。经营之义，以周流百体，滋长吾身而言；保守之义，以循行普遍，无有渗泄而言。皆是宅中之义。营字本有保守一义，如军营之营，取其固守是也。血脉周于全身，无处不到，而必不渗泄一缕，是为营守之正旨。凡血之泄溢而可得见者，皆营守之失其职也。妇女月事时下，本与脉管中之血别是一道，故不为病。若所泄太过，而脉管中之血随之以下，则为崩漏之病，是亦营守之失其常度矣。卫以护卫为义，固护于肌肤之表，故以为在外。而二者之原始皆发生于胃中谷食之精华，则血乃生而气乃行。《素问·痹论》所谓"营者，水谷之精气；卫者，水谷之悍气"两语，已足尽其微妙。盖以营即是血，血为有形，原是食物之精液所化，故曰精气；而卫即是气，气虽无形，亦赖有谷食精华，充畅淫溢，然后气之遄行①，乃得迅疾流利，故曰悍气。二者之行，遍于全身，原如鱼之与水，影之与形，恒无须臾可以相离之理。所谓血随气行，气为血帅者，荣卫相随，本是至当不易。而此节竟谓荣行脉中，卫行脉外，则以气血二者离而析之，已非相随之正旨。果其脉中无气，将何以运行而周流不息？措辞未当，必不能为古人讳。且气是轻清，又安得反谓之浊？若谓营周不息，五十而复大会，又是第一难行阳二十五度，行阴亦二十五度之故智，一似营之与卫各行一途，直至五十度而始大会者，则又岂得谓之相随？又曰阴阳相贯，如环无端，则又似一阴一阳，一营一卫，互相贯注者，岂血气之周流，乃一血一气相间而行？有如此者种种语病，皆不可解。盖有意过求其精微玄远，而失之穿凿，必至荒诞而不可究诘。何如后世血随气行，气为血帅二语，简直言之之为愈乎？伯仁《本义》所引诸家之说，大都随文敷衍，信手拈来，毫无实际，故不备录。即如陈氏所谓荣行本迟，卫行本速，虽亦古人之恒言，然竟以血气两字判分两路，岂不自堕于五里雾中？实则经文清荣、浊卫，脉外、脉中，皆是凿空之论，何有奥妙可言！而为之注者，必欲虚与委蛇②，勉强敷佐，安得不支离恍惚、杳渺无凭？宜乎愈说愈幻，诘屈聱牙，皆成梦呓。灵胎谓不如《灵枢・营卫生会篇》有"以传于肺"四字，尤为明白。其实心营、肺卫之说，盖即血管循环，往复心肺二脏之理。若谓心专主血而不主气，肺专主气而不主血，亦必说不过去。此节本说胃中谷气为营卫气血之大源，则不言及肺，尚无大谬，灵胎之见，犹嫌拘执。若周澄之以为可证第一难"行阳二十五度，行阴二十五度"之理，则正不然。一日一夜五十度周身之说，本是古人妄为推测。其实气血回

环，一日一夜，断断不止五十度，且行阴行阳，何可分为两事？辨已详于第一难矣。《素问・痹论》谓荣者，水谷之精气，和调于五脏，洒陈于六腑，乃能入于脉；卫者，水谷之悍气，其气慓疾滑利，不能入于脉，意与此节同，而必不能合生理之真相，亦正如一区之貉。试思脉中无气，血何能自行而周流不息？知其一不知其二，又何可为古人曲护？寿颐窃谓此等支离穿凿之辞，终是秦汉间人妄有羼杂，必非上古所固有，读者须当分别观之。

三十一难曰：三焦者，何禀？何生？何始？何终？其治常在何许？可晓以不？然：三焦者，水谷之道路，气之所终始也。上焦者，在心下，下鬲，在胃上口，主内而不出。其治在膻中，玉堂下一寸六分，直两乳间陷者是。中焦者，在胃中脘，不上不下，主腐熟水谷。其治在脐傍。下焦者，当膀胱上口，主分别清浊，主出而不内，以传道也。其治在脐下一寸。故名曰三焦，其府在气街。

【汇注】滑氏《本义》曰：人身之脏腑，有形有状，有禀有生。如肝禀气于木，生于水；心禀气于火，生于木之类，莫不皆然。惟三焦既无形状，而所禀所生，则元气与胃气而已。故云水谷之道路，气之所终始也。上焦其治在膻中，中焦其治在脐傍天枢穴，下焦其治在脐下一寸阴交穴。治，犹司也，犹郡县治之治，谓三焦处所也。或云：治，作平声读，谓三焦有病，当各治其处，盖刺法也。三焦，相火也。火能腐熟万物，焦从火，亦

---

① 遄（chuán）行：速行。

② 虚与委蛇：指对人虚情假意，敷衍应酬。出《庄子・应帝王》："乡吾示之以未始出吾宗，吾与之虚而委蛇。"成玄英疏："委蛇，随顺之貌也。至人应物虚己，忘怀随顺。"

腐物之气，命名取义，或有在于此欤？《灵枢》第十八篇曰：上焦出于胃上口，并咽以上，贯膈而布胸中，走腋，循太阴之分而行，还至阳明，上至舌下。足阳明常与营卫俱，行于阳二十五度，行于阴亦二十五度，一周也，故五十度而复大会于手太阴矣。中焦，亦并胃中，出上焦之后，此所受气者，泌糟粕，蒸津液，化其精微，上注于肺脉，乃化而为血，以养生身，莫贵于此。故独得行于经隧，命曰营气。下焦者，别回肠，注于膀胱而渗入焉。故水谷者，常并居于胃中，成糟粕而俱下于大肠，而成下焦，渗而俱下，济泌别汁，循下焦而渗入膀胱焉。谢氏曰：详《灵枢》本文，则三焦有名无形，尤可见矣。古益袁氏曰：所谓三焦者，于膈膜脂膏之内，五脏五腑之隙，水谷流化之关，其气融会于其间，熏蒸膈膜，发达皮肤分肉，运行四旁，曰上、中、下，各随所属部分而名之，实元气之别使也。是故虽无其形，倚内外之形而得名；虽无其实，合内外之实而为位者也。愚按："其腑在气街"一句，疑错简或衍。三焦自属诸腑，其经为手少阳与手心主配，且各有治所，不应又有腑也。徐氏《经释》曰：此总释三焦之义，言其所禀所生在水谷，而其所始所终在气也。腑，犹舍也；脏，聚之义，言其气藏聚于此。《素·骨空论》：冲脉起于气街。注曰：足阳明经穴，在毛际两旁是也。滑氏《本义》以此为错简者，非。

【音义】何许，犹言何所，古人许字、所字，互相通用者甚多。谢元晖诗：良辰竟何许？注：犹所也。陶渊明《五柳先生传》：先生不知何许人也？亦即何所之义。诸子及《史》《汉》中，以许为所，以所为许者，尤不可胜数。内，读为纳。

【笺正】此章专言三焦之功用，统上中下三部，合而言之，以谷食之输化，为

其所禀所生。又以气字为上中下三者之线索，则此身上下可以包涵在内。见得三焦输化至为重要，而后三焦二字庶可厕诸脏腑之列，以为十二经络中之一大纲。盖此身自有生以后，固非谷食不生活，而维气之周流，确为全体之主宰。从此着想，持论不可谓不当。此盖推测三焦命名之义，本谓食物精华，实为滋长百骸之根本，则上脘之受盛，中脘之消化，以至二便之排泄，无一非重要关键，而原夫食物之所以能受，所以能化，以及滓秽所以能泄之理，又惟身中元阳大气，足以敷布而斡旋之。爰取少火生气之义，以配少阳相火，又与少阳一经，名义适为巧合，以见无火不熟，无火不化，而亦无火不行之理，名之曰焦，其旨如是。然原夫上之受盛，中之淯①化，下之排泄，仍是胃肠固有之功能，究非别有三焦一物为其纲领。故必以上中下三者分析言之，益可见三焦之名统括胸腹全部，皆在其中。又可为二十五难"有名无形"一句，作为精确之诠解。观其指定三焦所在部位，曰上焦在胃上口，主纳而不出；中焦在胃中脘，主熟腐水谷；下焦当膀胱上口，主分别清浊，出而不纳。虽似分别三者，各司其职，其实上即胃之纳谷熟腐，中即肠之吸收精液。吾国旧学，皆谓消化机关惟脾与胃。其实食物过胃而入小肠，仅能融化，而食中之精液犹未吸出，小肠中有无数吸液之管，始以吸取食物精液，即下至大肠之上中两回，<small>大肠中有上中下三回，故亦名回肠。</small>犹有精管吸其余液，而递传渣滓以至下回，食物之精液乃竭，<small>详合信氏《全体新论》。</small>下即二便之去路。岂胃上口之间别有一上焦？胃中脘之间别有一中焦？膀胱上口之间别有一下焦在乎？其治，犹言其处，亦以指示

---

① 淯（yù）：通"育"，生养。

其大略之部位，非谓膻中、天枢、阴交诸穴，果即是纳食消食，通调二便之主宰。伯仁以"治"字作"处所"解，甚是。而又谓或以为刺法治病，则想象言之。古人本无是说，伯仁所引《灵枢·营卫生会篇》文，《甲乙经》在《营卫三焦篇》中。所谓上焦出胃上口，中焦亦并胃中，下焦别回肠注膀胱，下于大肠。滑氏《本义》原本并胃中作傍胃口，下于大肠作下于大小肠，皆误，兹依《甲乙》《灵枢》改。大旨与《难经》此章，同以受盛、消化、排泄三事分属三焦，无甚区别。但《甲乙》此节"行阴行阳"及"循下焦而渗入"等句大有语病，不可拘执。行阴行阳，辨已详第一难笺，"循下焦而渗入膀胱"之误，说见下。府在气冲之义，则徐洄溪所解甚是。盖气冲即冲脉发源之处，是为吾身元气之根，三焦皆以元气而能运化，则气所聚处，固以下焦为其发源之地，聚在气冲，自有至理，故经又谓营出于中焦，卫出于下焦。又谓三焦为元气之别使。但《难经》此节竟谓膀胱上口分别清浊，主出而不纳，颇似二便分途即在此膀胱之上口。不知溺之上流，来于两肾输溺之管而直达膀胱，本与小肠无涉。则《难经》是说殊非生理之真，不如《素问》肾为胃关，关门不利则聚水一节，确能识得水道之发源于肾。可见为此说者，已隐隐有膀胱上承小肠之意，然犹未显而言之也。迨徐氏灵胎为《难经》作注，遂直谓膀胱上口即是阑门，复于分别清浊句下注曰，清者入于膀胱而为溺，浊者入于大肠而为滓秽，则阑门之下必有二道，一注膀胱，一注大肠，即为二便分道之处。岂不知阑门之称，本以小肠下口、大肠上口之承接处言之，大小二肠衔接无间，并非别有一口可通膀胱。不独吾国旧学向无异说，即英医合信氏《全体新论》亦曰：大肠上回，与小肠横接，名曰阑门。在彼尚承用中学旧名，乃灵胎于此，竟能说成小肠下口有二，宁非亘古未有之奇闻？然其所以敢于创此异说者，亦何莫非《难经》经文，有以道其先路？然此非独《难经》一家之误也。《甲乙经》一卷《营卫三焦篇》亦曰：下焦者，别于回肠，注于膀胱而渗入焉。故水谷者，常并居于胃中，成糟粕，而俱下于大肠，而为下焦，渗而俱下，渗泄别汁，循下焦而渗入膀胱也。此即今本《灵枢》之《营卫生会篇》，又《太素》十二卷（篇目已佚），皆与此同，惟"而为下焦"作"而成下焦"，"渗泄别汁"作"济泌别汁"为异。寿颐按："济泌"二字，义颇费解，故从《甲乙》。然既曰"渗而俱下"，又曰"渗泄别汁"，"循下焦而渗入膀胱"，三句连用三"渗"字，以文义而言，可谓不通已极。总之为此说者，全未知膀胱之溺何自而来？模模糊糊，凭空结撰，所以说得如此不堪，谓非妄人臆说而何？此不得以医学经文而曲为之解者也。其意亦以为由回肠而注入膀胱。然既曰"注于膀胱"，又曰"渗入"，究之注为贯注，渗为渗漏，二字之义判然不同，而乃并作一句，文理亦极不堪，如何说得过去？此又故弄狡狯，疑是疑非，藉以眩人耳目之伎俩，即此一句，尚何有研究之价值可言？乃又曰"成糟粕而俱下于大肠，而为下焦，乃渗泄别汁，循下焦而渗入膀胱"，则又似膀胱之溺，由大肠渗入。若以《甲乙》此说与灵胎《难经》之注合而读之，则膀胱中之溺，既由回肠而注入，又由大肠而渗入，且又由小肠而注入，膀胱则一，而溺之来路，则愈说而愈多。何其幻而善变，一至于此？市虎成于三人，那得不积非成是？寿颐窃谓此皆扣槃扪烛①之谈，盖亦出于周秦以

---

①　扣槃扪烛：比喻认识片面，未得要领。出苏轼《日喻》："生而眇者不识日，问之有目者。或告之曰：'日之状如铜盘。'扣盘而得其声。他日闻钟，以为日也。或告之曰：'日之光如烛。'扪烛而得其形。他日揣籥，以为日也。"

后，生理真相已不可知之时，与《素问》肾为胃关一节，能知关门不利为聚水之病源者，必非同时文字。《难经》此条实不可信，故《全体新论》亦谓《难经》以膀胱上口，即为小肠下口，水液由是渗入者，非。寿颐按：近人之言三焦者，以唐容川之说最为盛行，大旨谓三焦即是油膜，其意即从经文"循下焦而渗入膀胱"等句悟入。盖容川既知西国生理学说膀胱上源，小便有输入之管，其来自肾。而自肾以上，水由何道？则彼之学者，亦未能明言其所以然，容川有见于畜类两肾藏在板油之中，而板油则每与大小肠外粘连之油膜处处联贯，意想所能及者，两肾输溺之管，上流既无正轨，则水之所以聚者，苟非由油膜中渗注而来，更从何处可至两肾？而《内经》则既有"下焦者，别回肠，注膀胱而渗入"之明文，又以"循下焦而渗入膀胱"，重言以申明之，则肾肠之间，只此无数油膜彼此联属，指为渗水入肾，即在此间，又谁敢以为不确？是说也，较之金元以降，侈谈膀胱上口、下口，或有或无，争辩不休，尽属臆说者，固觉稍稍有据，似乎中西学理，且可因此沟通。是以近三十年之著书立说者，无不听命于容川笔下，随声附和，并为一谈，于是古之所谓"三焦"两字，至今日而认作油膜，几若铁案已成，悬之国门，不能增损一字。其实唐氏之说，乃从元人袁坤厚氏旧说，仿佛为之，仍是理想作用。但袁谓膈膜脂膏之内，五脏五腑之隙云云，统上中下三部而言，浑漠无垠，本非专指一处，所以读者尚以为无甚疑窦，乃唐则认定油膜即是三焦。须知膈上心肺之部，全无油膜缠绕，与膈下绝然不同，胡可提出油膜一件认作三焦代表？则仍是自弄聪明，指鹿为马之故智而已。何如以上中下三部分析言之，依《营卫生会篇》约略指定，按部序班，庶几各有实在之可征乎！

三十二难曰：五脏俱等，而心肺独在膈上者，何也？然：心者，血；肺者，气。血为荣，气为卫，相随上下，谓之荣卫。通行经络，营周于外。故令人心肺在膈上也。

【汇注】滑氏《本义》曰：心荣肺卫，通行经络，营周于外，犹天道之运行于上。膈者，膈也。凡人心下有膈膜与脊胁周回相着，所以遮隔浊气，不使上熏于心肺也。四明陈氏曰：此特言其位之高下耳。若以五脏德化论之，则尤有说焉。心肺既能以血气生育人身，则此身之父母也，以父母之尊，亦自然居于上矣。《内经》曰"膈肓之上，中有父母"，此之谓也。

【笺正】心主血，肺主气，二者为全体之纲领，所以统率内外百骸，为此身之主宰，所以位居于上。然此仅以理想言之，生理之功用不当作如是说。陈氏父母之喻，亦不足以发明心肺之生理。惟经言"膈肓之上，中有父母"，其意未尝不以心肺两脏拟为父母之可贵。寿颐谓心肺二脏，肺包心外，心处肺中，发血回血，交互循环，而血行一周，已为炭气所侵，色紫不红，其血已浊，必由肺中经过，呼出浊气，吸入清气，复归心房，又为清洁之血，心之与肺，关系至密，独在膈上，即所以利于呼吸，造物神妙，意在斯乎。

三十三难曰：肝青象木，肺白象金。肝得水而沉，木得水而浮；肺得水而浮，金得水而沉。其意何也？然：肝者，非为纯木也，乙角也，庚之柔。大言阴与阳，小言夫与妇，释其微阳而吸其微阴之气。其意乐金，又行阴道多，故令肝得水而沉也。肺者，非为纯金也，辛商也，丙之柔。大言阴与阳，小言夫与妇，释其微阴，婚而就火。其意乐火，又行阳道多，故令肺得水而浮也。肺熟而复沉，肝熟而复浮者，何也？故知辛当归庚，乙当归甲也。

【考正】"熟"字可疑。古今作注各家，皆从"熟"字敷衍，无一不牵强难通，不如徐灵胎本作"热"字为长。

【汇注】滑氏《本义》曰：四明陈氏曰肝属甲乙木，应角音而重浊。析而言之，则甲为木之阳，乙为木之阴；合而言之，则皆阳也。以其属少阳，而位于人身之阴分，故为阴中之阳。夫阳者必合阴，甲乙之阴阳，本自为配合，而乙与庚通，刚柔之道，乙乃合甲之微阳，而反乐金，故吸受庚金微阴之气，为之夫妇。木之性本浮，以其受金之气，而居阴道，故得水而沉也。及熟之，则所受金之气去，乙复归之甲，而木之本体自然还浮也。肺属庚辛金，应商音而轻清。析而言之，则庚为金之阳，辛为金之阴；合而言之，则皆阴也。以其属太阴，而位于人身之阳分，故为阳中之阴。夫阴者必合阳，庚辛之阴阳，本自为配合，而辛与丙通，刚柔之道，辛乃合庚之微阴，而反乐夫火，故就丙火之阳，为之夫妇。金之性本沉，以其受火之气炎上，则居阳道，故得水而浮也。及熟之，则所受火之气乃去，辛复归之庚，而金之本体自然还沉也。古益袁氏曰：肝为阴木，乙也；肺为阴金，辛也。角商各其音也。乙与庚合，丙与辛合，犹夫妇也。故皆暂舍其本性，而随夫之气习，以见阴阳相感之义焉。况肝位鬲下，肺居鬲上，上阳下阴，所行之道，性随而分，故木浮而反肖金之沉，金沉而反肖火之上行而浮也。凡物极则反，及其经制化变革，则归根复命焉。是以肝肺热，而各肖其木金之本性矣。纪氏曰：肝为阴中之阳，阴性尚多，不随于木，故得水而沉

也；肺为阳中之阴，阳性尚多，不随于金，故得水而浮也。此乃言其大者耳。若言其小，则乙庚丙辛，夫妇之道也。及其熟而沉浮反者，各归所属，是其本性故也。周氏曰：肝畜血，血，阴也，多血少气，体凝中窒。虽有脉络内经，非玲珑空虚之比，故得水而沉也。及其熟也，濡而润者转为干燥，凝而窒者变为通虚，宜其浮也。肺主气，气，阳也，多气少血，体四垂而轻泛，孔窍玲珑，脉络旁达，故得水而浮也。熟则四体皆揪敛，孔窍窒实，轻舒者变而紧缩，宜其沉也。斯物理之当然，与五行造化默相符合耳。谢氏曰：此因物之性而推其理也。愚谓肝为阳，阴中之阳也，阴性尚多，故曰微阳，其居在下，行阴道也；肺为阴，阳中之阴也，阳性尚多，故曰微阴，其居在上，行阳道也。熟则无所乐而反其本矣，何也？物熟而相交之气散也。

【笺正】此言肝于五行，比德于木，则木之气疏达，理当浮而在上，何以肝之部位反沉而在下？肺于五行，比德于金，则金之性静肃，理当沉而在下，何以肺之部位反浮而在上？此以五行之本质而言，固一疑窦，发问之理，颇为新颖。然谓肝得水而沉，肺得水而浮，则得水二字，反觉无谓，答辞则以肝肺之情性为解，体用各有至理，不专在金木二字上着想。肝之体用，不仅在合德于木一层，故曰非为纯木。即以木而言，于五音为角，角之音重以浊，已有沉而在下之义。又木旺于春，由阴而初出于阳，阴气尚盛，阳气犹微，为阴中之少阳，故曰微阳。又曰阴道多，是为沉而在下之真旨，况肝之为脏，体本沉重，此其所以沉而居下者也。肺之体用，不仅在于合德于金之一层，即以金而言，于五音为商，商之音轻以清，已有浮而在上之义。又金旺于秋，由阳而初入于

阴，阳气尚盛，阴气犹微，为阳中之少阴，故曰微阴。又曰阳道多，是为浮而在上之真旨，况肺之为脏，体本轻清，此其所以浮而居上者也。陈氏注谓肺属太阴，"太"当作"少"，此误以手太阴经当之，亦从《素问·四气调神大论》及《六节藏象论》之误本也。《四气调神论》"逆秋气则太阴不收"，《六节藏象论》"肺为阳中之太阴，通于秋气"，两太阴皆少阴之误。此以阴阳盛衰之义为太少，与手太阴之经脉无涉，宋人校《素问》，于《六节藏象论》据《甲乙》《太素》，已云"太阴"当作"少阴"，而于《四气调神大论》则亦未校正，寿颐于拙编《脉学正义》四时脉象诸条辨之详矣。惟《难经》本节，必谓肝木得金而沉，肺金得火而浮，立说太觉迂远，乃以乙庚丙辛，强为牵合，比之阴阳夫妇，穿凿附会，岂是肺肝二脏自然之情性？所以诸家注文，亦无一不牵强晦滞，毫不可晓。兹姑录伯仁《本义》，聊见一斑，而余子碌碌，更不足道。若肺熟、肝熟之两"熟"字，则皆当作"热"，此盖传写之误，显而易见。盖肺有热则清肃之令不行，故失其轻扬之本性，而为沉重；肝有热则木火之焰上灼，故失其沉潜之本性，而反升浮，其理极为易晓。徐灵胎注谓肺气热则清气下坠，肝气热则相火上升，立说亦甚简明。而滑氏所引各注，则皆依熟字强为之说。是直以此肝肺二脏，煮而熟之，作盘中羹矣。医学家言，骇人听闻，何竟如是。然诸家皆能侃侃而谈，不知愧怍，不亦大可怪耶？寿颐前有专论此节之文，说得尚为剀切，附录下方，就质大雅。

论《三十三难》肝沉肺浮之义

三十三难发问之意，盖言肝于五行，比德于木，则木气之疏达，而其质又轻，理当浮而在上，何以肝脏沉重而位居于下？肺于五行，比德于金，则金之性静肃，而其质又重，理当沉而在下，何以肺脏轻清而位居于上？此以五行之本体而言，似乎确有疑窦，发问之理，未始不新颖可喜。然究竟五脏之合德于五行，只是取其情性相孚，以一端而言，必不可过于拘执泥煞字面。若谓肝即是木，肺即是金，心即是火，肾即是水，清夜自思，宁不可笑？此条答辞，所谓肝非纯木，肺非纯金，似乎未尝不看得活泼圆融，能见其大。然统观全节文义，穿凿附会，岂可为训？寿颐窃谓：肝位在下，于义为沉；肺位在上，于义为浮。即以五脏本体言之，浮沉之义，一言而决，无余蕴矣。故诊脉之法，肺应在寸而取之于浮，肝应在关而取之于沉，本乎天者亲上，本乎地者亲下，亦自然之理，至浅至显，无待深求者也。即欲进一步而言，以阴阳消长之义为说解，则肝应乎春，由阴而初出于阳，《经》所谓肝为阴中之少阳，通于春气者是矣；肺应乎秋，由阳而乍入于阴，《经》所谓肺为阳中之少阴，通于秋气者是矣。《难经》于此，更推本少阳、少阴之义，而申言之曰肝行阴道多，肺行阳道多。则肝为阴而所以当沉，肺为阳而所以当浮之理，愈其昭然若揭。乃此话发问之辞，则拘泥肝木肺金，而有疑于木不当沉，金不当浮，已未免胶柱刻舟，执而不化。而所以为之答者，则又以木金之故，势不能直说木之可沉，金之可浮，则又假道于五行化曜，以乙庚丙辛，强为联合，竟谓乙木化于庚金，辛金化于丙火，于是肝不为木而为金之沉，肺不为金而为火之浮，迂远其辞，似未尝不言之有物。然肝木肺金，尽人能知，何以一变而肝则乐金，肺则就火？究竟金必克木，火必刑金。试以肝肺德性思之，将畏之惟恐不及，而顾能就而乐之以从其化，仇敌也而反能忘其本性，舍己从人，类乎不类？盖化曜一说，虽亦出于古之五行家言，然其理则不可索解。为之说者，凡有三派，顾皆曲曲穿凿，无一可信。术家之治子平①学者，必以其人八字之干，有甲遇己，有乙遇庚，乃始以从化之说论断；若其有甲无己，有乙无庚，即无从化之理，犹为可备一家之言。奈何医家之言五运者，则曰甲乙之年为木运，乙庚之年为金运，两不相值，化从何来？则所见已出子平之下。若《难经》是节，则肝本木也，而竟能从金，肺本金也，而竟能从火，离奇怪诞，决非事理之当然。纵能粉饰其辞，附会阴阳夫妇，藉欲自圆其说，究之穿凿太过，胡可为训？且所谓木得水而浮，金得水而沉，以木金之本质言之，可也。而乃曰肝得水而沉，肺得水而浮，已是拟不于伦。肝肺为脏，何待于得水而始知其沉浮？若曰取此二者置诸水中而实验之，则盗跖行为，肝人之肉②，言生理学者不当作如是想。且此节之末，又曰肺熟而复沉，肝熟而复浮，则肝也肺也，何由而熟？又是百思而不得其解。善乎徐洄溪作《难经经释》改作"热"字，而解之曰：肺气热则清气下坠，肝气热则相火上升。言明且清，庶为斩断葛藤之唯一妙法。此盖古人传写，无心之讹，奈何向之注家皆从"熟"字转展附会，愈说愈杂，而其义愈不可晓，岂将以此肝肺二脏，煮而熟之作盘中肴乎？是黄巢闯献之遗事，不图医学家言，骇人听闻，乃至于此。然凡为《难经》作注者，偏能侃侃而谈，以窃附于著作之林，亦焉往而不误尽天下后世耶！

三十四难曰：五脏各有声色臭味，皆可晓知以不？然：十变，言肝色青，其臭臊，其味酸，其声呼，其液泣；心色赤，其臭焦，其味苦，其声言，其液汗；脾色黄，其臭香，其味甘，其声歌，其液涎；肺色白，其臭腥，其味辛，其声哭，其液涕；肾色黑，其臭腐，其味咸，其声呻，其液唾。是五脏声色臭味也。

【汇注】滑氏《本义》曰：此五脏之用也。"声色臭味"下欠"液"字。肝色青，臭臊，木化也；呼出，木也；味酸，曲直作酸也；液泣，通乎目也。心色赤，臭焦，火化也；言扬，火也；味苦，炎上作苦也；液汗，心主血，汗为血之属也。脾色黄，臭香，土化也；歌缓，土也，一云脾神好乐，故其声主歌；味甘，稼穑作甘也；液涎，通乎口也。肺色白，臭腥，金化也；哭惨，金也；味辛，从革作辛也；液涕，通乎鼻也。肾色黑，臭腐，水化也；呻吟，诵也，象水之声；味咸，润下作咸也；液唾，水之属也。四明陈氏曰：肾位远，非呻之，则气不得及十息，故声之呻者，自肾出也。然肺主声，肝主色，心主臭，脾主味，肾主液，五脏错综，互相有之，故云十变也。徐氏《经释》曰：十变未详。呼引而长，木之气也；言激而扬，火之气也；歌缓而敦，为土之象；哭悲而激，为金之象；呻沉而咽，为水之象。肝开窍于目，故为泣；汗者血之标，心主血，故为汗；脾开窍于口，故为涎；肺开窍于鼻，故为涕；肾开窍于舌下，故为唾。又曰：五脏之声，《灵·九针篇》《素·宣明五气论》俱云：心噫、肺咳、肝语、脾吞、肾欠，而此则为呼、言、歌、哭、呻，则本之《素·阴阳应象大论》。盖彼以病之所发言，此以情之所发言，其理一也。读经者皆当推

---

① 子平：即子平术，古星命之学。相传徐子平尝注珞琭子《三命消息赋》，后世术士为人推算八字者多宗之，名曰子平术。

② 盗跖行为肝人之肉：此处指不符合道理。原出《史记·伯夷列传》："盗跖日杀不辜，肝人之肉，暴戾恣睢，聚党数千人，横行天下，竟以寿终，是遵何德哉？"

测其义，则无不贯矣。

【笺正】此章问只声色臭味，而答则多出一液，故滑谓"声色臭味"下脱一"液"字。寿颐则谓连类及之，亦无不可，不必问辞中之果有脱字也。且声色臭味，四字为句，本是成语，若加一液字，句法反觉不妥。灵胎竟谓答词增出一条，即为赘语，未免寻瘢索垢矣。"十变"二字，于本节颇属无谓，当是衍文。四明陈氏谓肺主声，肝主色云云，古无此说。且谓五脏错综，互相有之，更非经旨，须知声色臭味，经意固以为各有所主，必不能交互错综者也。心之声，《素·阴阳应象大论》作"在声为笑"。盖笑以发舒喜气，固属心气发皇之声，言则寻常之言论耳，于心何欤？伯仁谓言为扬，本是杜撰，古无此义，灵胎又附和之，谓言散而扬，为火之象，更属牵强。五脏之声，《素问·宣明五气篇》与阴阳论不同，一则以五脏有病之声而言，一则以五脏无病，自然之情性而言，其理确自各别，灵胎之说是也。"涕"本训"泣"，目之液也，鼻之液，当作"洟"。然经文固有以"涕"作"洟"者，《礼记·内则》"不敢唾涕""父母唾涕不见"，皆以"涕"字作"洟"字读，良由汉人作隶，从弟从夷之字往往无别，所以讹误，尚不在古文通假之例。

五脏有七神，各何所藏耶？然：藏者，人之神气所舍藏也。故肝藏魂，肺藏魄，心藏神，脾藏意与智，肾藏精与志也。

【汇注】滑氏《本义》曰：藏者，藏也，人之神气，藏于内焉。魂者，神明之辅弼也，随神往来谓之魂；魄者，精气之匡佐也，并精而出入者谓之魄；神者，精气之化成也，两精相薄谓之神。脾主思，故藏意与智；肾者作强之官，伎巧出焉，

故藏精与志也。此因五脏之用而言五脏之神，是故五用著于外，七神蕴于内也。徐氏《经释》曰：肝属阳，魂亦属阳。《灵·本神篇》云随神往来者谓之魂，谓知觉之灵处也。肺属阴，魄亦属阴。《本神篇》云并精而出入者谓之魄，谓运动之能处也。《本神篇》云两精相搏谓之神，谓阴阳合体之妙机也。《素·灵兰秘典论》云：心者，君主之官，神明出焉。《本神篇》云：心有所忆谓之意，因虑而处物谓之智。盖脾主思故也。《素·刺法篇》云：脾为谏议之官，智周出焉。《本神篇》云：初生之来谓之精，意之所存谓之志。《素·灵兰秘典论》云：肾者，作强之官，伎巧出焉。又《灵·九针篇》云：心藏神，肺藏魄，肝藏魂，脾藏意，肾藏精与志。寿颐按：此即《素问·宣明五气篇》文，但多一"志"字。《素·调经论》云：心藏神，肺藏气，肝藏血，脾藏肉，肾藏志。而此成形，与此颇异，若"七神"二字，经文无见，答语既无所发明，至以肾之精亦谓之神，恐未妥。

【笺正】所谓神者，本以神化不测，莫名其妙为义，子舆氏所谓圣而不可知之谓神者，原属悬拟之词，恍惚杳冥，不可思议，夫岂得以迹象求之？若曰五脏而有神，则亦以其运用无形，莫可推测，具有神化作用，斯不得不谓之神灵。而乃曰心之神为何？肺之神为何？无非于空虚冥漠之中，探索此无臭无声之妙，读者亦须心领神悟，方能识得此中化境。如欲胶柱鼓瑟，分别五脏以问其神之是何形容？有何功用？则本灵虚也而以呆相言之，亦何用此徒读父书之笨伯为？故五脏所藏，《素问·宣明五气篇》已与《调经论》不同，而《灵枢》之《九针篇》则即直录《宣明五气》全文，而加一"志"字，《难经》此节则又多一"智"字。实则所谓

魂神意魄精者，皆以精神化育，浑而言之，于五脏体用，本非各主一脏，果有何等关系，断不能分属五脏，各主其主，只有此一灵之不昧，乌得有色相可言？《难经》此节谓"脏者，人之神气所舍藏"一句，足以赅之。此即《甲乙经》之第一篇《精神五脏论》所谓"生之来谓之精，两精相搏谓之神，随神往来谓之魂，并精出入谓之魄，心有所忆谓之意，意有所存谓之志，因虑处物谓之智"。皆是空空洞洞，浑漠无垠，岂可谓如此说解果得真诠？伯仁此节之注，说得极其圆融，最为妥惬。而灵胎乃谓"七神"二字，经无所见，又嫌《难经》于此无所发明，不知神本虚灵，何有定数？五之可也，即七之亦何必不可。而此中灵明作用，果如何而始可谓之发明？即如灵胎之注，魂曰知觉之灵处，犹可说也。而魄曰运动之能处，已觉不可思议，且于神之一句，则曰阴阳合体之妙机，似此奇语，正不知须菩提①于意云何？魔高十丈，尚何足以言发明耶？灵胎谓魂属阳，魄属阴，此以《记》言魂升魄降之故，而以为一阳一阴，似可说也。然《记》之所谓魂魄，却与医经之所谓魂魄异。彼以人之灵气为魂，形体为魄，故曰人死则魂升而魄降，是即吴季子所谓骨肉归复于土而魂起无不之之理。魂升属阳，魄降属阴，本是至当不易。若医经之所谓魂魄，则皆以灵气而言，则此之魄字，必非体魄，无可疑者，岂得亦以为阴？彼此两者，魄字同，而其所以为魄则绝然不同，安可牵强合一，妄为比附？若以肺藏魄之魄，谓即经学家体魄之魄，则且以其人之体，藏之其人肺中，岂不闹出绝大之笑话？然灵胎意中，则未尝不以此之魂魄，为即经学家之所谓魂魄也，其误尚奚待辨耶！灵胎此注，又谓肝属阳，肺属阴，又一大误。不必远求，即以上文三

十三难证之可矣。彼非明言肝是微阳而行阴道多，肺是微阴而行阳道多乎？灵胎注语亦复相同，则肝为阴而肺为阳，岂不彰明皎著？不意转瞬间，而二脏阴阳两得其反，变化神速，竟至于此。师丹老而善忘，亦不应荒谬若是。要知为古书作注，必须放开眼界，悟其会归，成竹在胸，而后立言可法，即推之他处，亦无扦格之虞。方能跻于著作之林而无惭色，岂容朝三暮四，忽东忽西，作迎风之杨柳也耶？

三十五难曰：五脏各有所，腑皆相近，而心肺独去大肠小肠远者，何也？然：经言心荣、肺卫，通行阳气，故居在上；大肠、小肠传阴气而下，故居在下，所以相去而远也。

【汇注】滑氏《本义》曰：心荣肺卫，行阳气而居上；大肠、小肠传阴气而居下，不得不相远也。

【笺正】脏之与腑，莫不各有自然之功用。旧学诠解，或凭理想，未尽确实，近今西学东渐，借助他山，藉以攻错，始觉中古一脏一腑相为表里之说，固自有不可拘泥者。惟肝之与胆，本属一体，自然联络，且其为病，亦无可区别。此合信氏之所说，寿颐向习旧学，乍见此说，亦颇怀疑，然静以思之，所见肝胆之病，及厥阴、少阳经络所过处之痛肿，或胸胁支撑等症，果能辨别其孰为肝病，孰为胆病耶？始知西人是说实属确论。若肾与膀胱，则溺道来源，又是直接关系。可见旧学以此二者联为表里，自有确据，迥非汉唐以后，徒逞臆说者所能梦想。若夫脾之与胃，向者皆谓脾为胃磨，部居切近，颇有可信。但证以西学之所谓消化器官，则吾国旧说独未计及甜肉一部，似乎古之所谓

---

①　须菩提：为梵语音译，也译作须浮提、须扶提。意为善现、善吉、空生，为古印度拘萨罗国舍卫城长者鸠留之子。佛陀十大弟子之一，有"解空第一"的称号。

脾者，原是包赅甜肉在内，甜肉之汁，确有消化食物莫大作用。此中古之说太略，而彼之考验较为精详。若心肺之与二肠，部位既已悬殊，且四者之体用，又似马牛其风不能相及。而古人竟以心与小肠、肺与大肠，联为一表一里，究竟其理安在？殊不可晓。《难经》此条举以设问，盖已有见于此，未免怀疑。良由周秦之世，学说新颖，多有自抒所见，不肯随声附和人云亦云者。见得心肺至高，二肠最下，既无一线贯注之理，更安有联属可言？此中疑窦，自可研究。然答语仅以阳气、阴气，勉强敷衍，仍不足以发明生理之真，亦甚无谓。寿颐则谓心为血液之总枢，而血管终日运行，彻内彻外，无须臾之或间，即所以荣养百体，则固有之血自当渐以消耗。苟非有新生之血时时补益之，则脉管之中又何能长此而无亏缺？惟新血来源即是食物之精液，试问此之精液果从何道输入？吾国古籍虽无明文，而西国学者明言小肠膜内，有无数吸液细管，渐以上行，则渐成红色，并入血管，此则心与小肠自然之密切关系，而古人谓之互为表里，宁非即是此理？惟肺与大肠，则寿颐尝深思而犹未悟其理，意者古人或自有取义，特书缺有间，今已不复可知，而后世之所谓庚金、辛金，则无理无义，不足与言此中之真理者也。

又诸腑者，皆阳也，清净之处。今大肠、小肠、胃与膀胱，皆受不净，其意何也？

【汇注】滑氏《本义》曰：又问诸腑既皆阳也，则当为清净之处，何故大肠、小肠、胃与膀胱，皆受不净耶？徐氏《经释》曰：独不及胆者，胆无施受故也。

【笺正】此节盖谓阳者当受清气，阴者当受浊气，诸腑既皆为阳，则当清而不浊，故以反受不净为疑，此似专为胆之清净而故设疑问。其实脏腑全体胥有运行之作用，何有清净之可言？似此设问，本已无谓，且谓肠胃膀胱皆受不净，则又以洁净立言，更与生理何涉？灵胎谓胆无施受，尚是臆说，其意以为胆汁既无作用，且无盈虚，故遂认为无施无受。今据西学者言，肝则生胆汁为其功用，而胆汁则入小肠以助消化，明明自有生长，自有运用，岂得谓为无施无受？虽此是新学家言，本非古人之所知，不可专以责灵胎者。古称胆为清净之腑，固皆以为无所施受，而得此清净之名，古人之疏，不若彼西学之密，诚不必为旧学讳言。然如灵胎之流，未尝不自命高明，而于所不知之处，不能守君子阙疑之训，偏欲妄作聪明，强为注释，是亦医学中之一大弊也。

然：诸腑者，谓是非也。经言小肠者，受盛之腑也；大肠者，传泻行道之腑也；胆者，清净之腑也；胃者，水谷之腑也；膀胱者，津液之腑也。一腑犹无两名，故知非也。小肠者，心之腑；大肠者，肺之腑；胆者，肝之腑；胃者，脾之腑；膀胱者，肾之腑。

【汇注】滑氏《本义》曰：谓诸腑为清净之处者，其说非也。今大肠、小肠、胃与膀胱，各有受任，则非阳之清净矣。各为五脏之腑，固不得而两名也。盖诸腑体为阳而用则阴，《经》所谓"浊阴归六腑"是也。云诸腑皆阳，清净之处，惟胆是以当之。

【笺正】此节答辞，更是无谓之至。而"诸腑者，谓是非也"及"一腑犹无两名，故知非也"两句，尤其不成文字，竟不知其命意何若？此等古籍，只可存而不论，又何能强为说解。妄费有用之心思。伯仁谓清净之腑，惟胆足以当之，终是古人之见，亦无庸再为辩驳。灵胎于此注曰胆无受无泻，助肝以决谋虑而已，亦是臆说。《全体新论》已谓《素问》以"胆为中正之官，决断出焉"，实未知胆之为用。又谓勇果关乎胆大，乃相传之误。若谓膀胱为津液之腑，则寿颐以为大有语病。盖所谓津液者，液中含有滋养之意，如食物精华，化为血液，方可以津液为名。而膀胱之溺直是清澈之废料，何足当之？《素问》亦谓膀胱者，州都之官，津液藏焉。立说皆有可议，不得不谓古书之未尽妥惬者。向者每谓古之经文，谁敢轻加评骘①？须知吾辈谈医为实用着想，不得不判别是非，自具只眼，岂可徒作古人之应声虫耶？

小肠谓赤肠，大肠谓白肠，胆者谓青肠，胃者谓黄肠，膀胱者谓黑肠，下焦之所治也。

【汇注】滑氏《本义》曰：此以五脏之色分别五腑，而皆以肠名之也。"下焦所治"一句，属膀胱，谓膀胱当下焦所治，主分别清浊也。

【笺正】此又以五者皆谓之肠，而以五行之色分系之，尤其怪不可识，愈弄愈奇，愈说愈怪，直是牛鬼蛇神伎俩矣。末句"下焦所治"，伯仁虽谓专属膀胱，然寻绎文义，竟是合上五句，而以此为总结。可见此章文字不伦不类，至为谫陋，本无义理可求，奈何为之注者，犹必勉强敷衍几句，究竟愈说而愈不可通，亦何苦自寻烦恼，乃至于此。

三十六难曰：脏各有一耳，肾独有两者，何也？然：肾两者，非皆肾也，其左者为肾，右者为命门。命门者，谓精神之所舍，原气之所系也，男子以藏精，女子以系胞，故知肾有一也。

【汇注】滑氏《本义》曰：肾之有两者，以左者为肾，右肾为命门也。男子于此而藏精，受五脏六腑之精而藏之也；女

子于此而系胞，是得精而能施化，胞则受胎之所也。原气，谓齐下肾间动气，人之生命，十二经之根本也。此篇言非皆肾也。三十九难亦言左为肾，右为命门，而又云其气与肾通，是肾之两者，其实则一。徐氏《经释》曰：《灵》《素》并无右肾为命门之说，惟《灵·根结篇》云：太阳根于至阴，结于命门，命门者，目也。《灵·卫气篇》亦云：命门者，目也。《素·阴阳离合论》云：太阳根于至阴，结于命门，名曰阴中之阳。经文所云止此。又《灵·大惑论》云：五脏六腑之精气，皆上注于目而为之精。此目之所以称命门之义也。若肾之有两，则皆名为肾，不得名为命门。盖肾为牝脏，其数偶，故北方玄武亦有龟蛇两物，龟为阴中之阴，蛇为阴中之阳，即是道也。但右主肾中之火，左主肾中之水，各有所司耳。若命门之说，则《黄庭经》所谓后有幽阙前命门，意颇相近。而注家又以命门为脐，则其说亦不足引据。愚谓命门之义，惟冲脉之根柢足以当之。《素·举痛论》云：冲脉起于关元，关元穴在脐下三寸。《灵·顺逆肥瘦论》云：冲脉者，五脏六腑之海，其下者，注少阴之大络，出于气街。《海论》又以冲脉为血海，此其位适当两肾之中，真可称为命之门，其气虽与肾通，然不得以右肾当之也。

【笺正】肾虽有两，其体其用，究无分别。《难经》于此独以左右分析言之，盖出于周秦之世学说分歧，好为新颖，藉以自树一帜，此亦当时风气使然，固不必尽合于化育原理。然谓命门为精神之所舍，原气之所系，则仍以为此是吾身精气神之根柢，固亦与肾无所区别。三十九难且谓其气与肾通，是虽别立命门之名，而

---

① 评骘（zhì）：评定高低。

肾中水火阴阳并未劈分为二，于生理尚无甚大悖。不意后人因此遂生左水右火之议，自谓从《难经》得来。其实《难经》数节何有是说？此所谓李斯学荀卿而又甚者，歧之又歧，当亦为古人所不及料。伯仁此节本义亦未说到水火分配左右，犹有斟酌。若灵胎据《素》《灵》以驳命门非肾，立说固自有征，其实彼此各是一义。《难经》之为此说者，初非以此之命门比附《素》《灵》，肾为牝脏，其说是也。北方龟蛇，借以取象，原无不可，然必谓左水右火，已非《难经》本旨。而又以《黄庭经》为证，则左道旁门，即从《难经》附会为之，岂可为据？考西学家言生殖器官，女子有子宫，而阳精则聚于外肾，且与内肾竟无关系，可知男子藏精、女子系胞之说本是理想之辞。至今日已当置之杞宋无征之例，则所谓命门者，不过悬拟言之，原非确有此一物。而灵胎必欲求其处以实之，亦只见其穿凿附会耳。

三十七难曰：五脏之气，于何发起，通于何许，可晓以不？然：五脏者，常上关于九窍也。故肺气通于鼻，鼻和则知香臭矣；肝气通于目，目和则知黑白矣；脾气通于口，口和则知谷味矣；心气通于舌，舌和则知五味矣；肾气通于耳，耳和则知五音矣。

【汇注】滑氏《本义》曰：谢氏曰，本篇问五脏之气，于何发起，通于何许，答文只言五脏通九窍之义，而不及五脏之发起，恐有缺文。愚按五脏发起，当如二十三难流注之说。上关九窍，《灵枢》作七窍者是，下同。徐氏《经释》曰：此段乃《灵·脉度篇》全文，只易数字而病百出矣。《经》云：五脏常内关于七窍也。谓鼻二窍，目二窍，耳二窍，口与舌虽分，而实合为一窍，若九窍，则当合二阴窍为言，盖肾又通于二阴也。今除二阴

而曰九窍，即口与舌分为二窍，亦只八窍，不得谓为九窍也。又鼻和目和五项，经作肺和肝和，盖脏气和则七窍应，以见上关之故，若云鼻和目和，则七窍岂能自和？此又与发问之意，不相顾矣。

【笺正】此节本《甲乙经》一卷《五脏六腑官篇》之文，但今本《甲乙》，文同《难经》，而无"五脏常上关于七窍"一句，不如《灵枢》为长，灵胎讥之是也。此盖《甲乙经》旧本，已有缺文，而传写者且依《难经》以改《甲乙》，致令《甲乙》之文，乃与《灵枢》不类，当依《灵枢》订正为是。

五脏不和，则九窍不通；六腑不和，则留结为痈。

【汇注】滑氏《本义》曰：此二句，结上起下之辞。五脏阴也，阴不和则病于内；六腑阳也，阳不和则病于外。徐氏《经释》曰：五脏，神气之所舍，故不和则只九窍不通而已；六腑，则血气滓秽之所出入，故不和则有形之物积聚而为痈也。

【笺正】此承上而言，故曰脏不和则窍不通，固可说也。然又因脏而连及于腑，则节外生枝，殊属无谓，亦与设问不相照顾。且腑不和而留为痈，更是信手拈来，岂有当于生理病理？试问六腑为痈，为内痈乎？抑外痈乎？岂凡为痈疡者，皆属六腑之病乎？伯仁之解已是望文生义，随意敷衍，而灵胎更说得离奇，语气之间，似乎脏不和之为病犹轻，而腑不和之为病反重，尤其堕入五里雾中。总之本文无理可喻，复何怪乎为之注者，东牵西扯，随便谈谈也耶？

邪在六腑，则阳脉不和；阳脉不和，则气留之；气留之，则阳脉盛矣。邪在五脏，则阴脉不和；阴脉不和，则血留之；血留之，则阴脉盛矣，阴气太盛，则阳气

不得相营也，故曰格；阳气太盛，则阴气不得相营也，故曰关；阴阳俱盛，不得相营也，故曰关格。关格者，不得尽其命而死矣。

【汇注】滑氏《本义》曰：此与《灵枢》十七篇文大同小异。徐氏《经释》曰：此篇自首至此，皆《灵枢·脉度》原文，而只易数字，既无发明，又将"关格"二字阴阳倒置，开千古疑案，不知传写之误，抑真越人之擅易经文也？《脉度》曰：阴气太盛，阳气不能营，故曰关；阳气太盛，阴气不能营，故曰格。《素问·六节藏象》曰：人迎四盛以上为格阳，寸口四盛以上为关阴。《灵枢·终始篇》《禁服篇》亦有此语。经文凿凿，并无以阴盛为格，阳盛为关者，而越人乃故违之何也？又《伤寒论》云：寸口脉浮而大，浮为虚，大为实，在尺为关，在寸为格。尺亦属阴，寸亦属阳，其关格之义，虽与经文微别，而其配阴阳，亦本《内经》，又一征也。

【笺正】此亦《甲乙经》一卷之文，惟阳脉盛、阴脉盛之两"盛"字，《甲乙》及《灵枢》俱作"气"字，当以阳气盛、阴气盛为长。徐灵胎谓本于《素问·六节藏象论》人迎一盛、二盛、三盛、四盛诸语，并合成文，推测之辞，亦颇有理。寿颐谓《素问·六节藏象篇》之论关格，泛言阴阳之偏盛偏竭，理极自然，原无可议。《灵·终始篇》则本于《甲乙经》之《针道终始篇》，与《素问》大略相似，盖即从《素问》而衍之。而《甲乙》此篇，乃以阳盛属之六腑，阴盛属之五脏，则大有语病。须知阴阳二字本极活泼，原不能呆板指定，固执不通。脏阴腑阳之说，只以脏者不泻，腑主流通，以其体用而言，似有一动一静之别，因以阴阳二义立之准则，示以范围，尚无大碍。其实气血运行，百

骸毕贯，若脏若腑，何从歧异？后人谓为脏里腑表，已觉过于拘执，窒碍甚多。若以腑脏为病言之，则温凉寒热，虚实阴阳，固是万有不齐，惟变所适，而乃可谓邪在六腑，则为阳盛，邪在五脏，则为阴盛，岂非胶柱鼓瑟，知其一而不知其二？且可谓邪在腑者，必阳脉不和，而气留之；邪在脏者，必阴脉不和，而血留之。无处不落边际，古今中外，安得有此病情病理？但观其所谓关格二者，一阴一阳，颇与《素问》约略相似。其实《素问》只言阴盛阳盛，何尝比附脏腑，强分彼此？《甲乙》此节，必说不去，不得以阳货①貌似孔子，而即以尊孔子者，并尊此伪孔子也。乃从来为《灵》《难》两经作注者，无不随文敷衍，而皆见不及此，浑仑吞枣，食而不知其味，真堪喷饭。若夫关格之名，以字义言之，则关者，关闭不通，格者，格拒不纳，其意相同，本无区别。只以阴阳二者，一则偏盛而造乎其极，一则偏绝而荡焉无存，所以断为必死，毫无疑义，并非阳盛者必名曰格，阴盛者必名曰关。即以仲景所谓"关则不得小便，格则吐逆"二句，而换言之曰"格则不得小便，关则吐逆"，于文义何尝不顺？《难经》此节，一关一格，与《素》《灵》交互而言之，就其文以求其义，何必不可说？特徐灵胎不通小学，必曰越人擅易经文，又曰越人乃故违之，总有重视《素》《灵》，轻②视越人之见。须知《难经》一书，果谁见越人执笔而为之，奈何在以越人为集矢之鹄耶？

经言气独行于五脏，不营于六腑者，何也？然：夫气之所行也，如水之流，不

---

① 阳货：阳虎，字货。春秋后期鲁国人，其貌似孔子。

② 轻：原作"学"，据上科本改。

得息也。故阴脉营于五脏，阳脉营于六腑，如环无端，莫知其纪，终而复始，而不覆溢。人气内温于脏腑，外濡于腠理。

【汇注】滑氏《本义》曰：此因上章"营"字之义而推及之也，亦与《灵枢》十七篇文大同小异。所谓气独行于五脏，不营于六腑者，非不营于六腑也。谓在阴经则营于五脏，在阳经则营于六腑，脉气周流，如环无端，则无关格覆溢之患，而人之气，内得以温于脏腑，外得以濡于腠理矣。四明陈氏曰：腑有邪，则阳脉盛；脏有邪，则阴脉盛。阴脉盛者，阴气关于下；阳脉盛者，阳气格于上。然而未至于死，阴阳俱盛则既关且格，格则吐而食不下，关则二阴闭，不得大小便而死矣。脏腑气和而相营，阴不覆，阳不溢，又何关格之有？徐氏《经释》曰：营卫通行脏腑，并无行脏不行腑之说。此段问答，盖引《灵枢·脉度篇》文，而误解其义者也。经之原文：帝曰：跷脉安起安止？何气荣之？答曰：跷脉者，少阴之别，起于然骨之后，上内踝之上，直上，循阴股入阴，上循胸里，入缺盆，上出人迎之前入頄，属目内眦，合于太阳阳跷而上行。气并相还，则为濡目；气不营，则目不合。帝曰：气独行五脏，不荣六腑，何也？答曰：气之不得无行也，如水之流，如日月之行不休。故阴脉荣其脏，阳脉荣其腑，如环之无端，莫知其纪，终而复始，其流溢之气，内溉脏腑，外濡腠理。经文如此，则所谓气者，指跷脉之气；所谓行脏不营腑者，以岐伯专明阴跷之起止，而不及阳跷，其所言皆阴经之道路，故疑而发问也。今除去跷脉一段，则所谓气者何气？所谓行五脏，不营六腑，又何所指也？谬脱至此，岂越人而疏漏如斯也？又曰：末二句以经文"流溢之气"四字，改作"人气"二字，更不可分晓。周澄

之曰：此节因上言阴阳不相营即为关格，而辨及经言卫气行脏不营腑之义也。《灵枢·卫气行篇》曰：日行十四舍，人气二十五周于身，与十分身之四，阳尽而阴受气矣。其始入于阴也，常从足少阴注于肾，肾注于心，心注于肺，肺注于肝，肝注于脾，脾复注于肾，为一周。亦如阳行之二十五周而复合于目，是卫气昼行于外经，夜行于内脏，而不及六腑，此发问之所本也。答言非不营六腑也，但其行度，以五脏为纪耳。气由少阴脉内注于脏，其阳脉之营于腑者，亦同时并行，且内而脏腑，外而腠理，亦无不同时并行。惟其同时并行，故不得复以六腑纪度。而昼阳盛，但纪其行身；夜阴盛，但纪其行脏焉。《脉度》本节，上虽论跷脉，文义并不相蒙，且阴跷亦行经而不行于脏，即果阴跷行脏，则阳跷行腑，对待自明，奚烦疑问？只因濒湖李氏作《奇经考》引《甲乙经》此文，妄行删并，将两节混合为一，徐氏遂据以驳越人，异哉！又曰：人身血气，浑言之，则内温脏腑，外濡腠理。二语已赅，若析而言之，则各经确有经遂而毫不可干，即各经生来之血气多少，与盛衰之随时者，亦不容稍乱。使非《灵》《素》两经，后世谁复能明之？而两经中尤以《灵枢》言之最悉，真上古神圣之书。或疑《灵枢》晚出，为王冰所伪为也。王冰注《素问》，引《灵枢》文甚多，岂自伪之而自引之欤？

【笺正】此节经文，《灵枢》则在《脉度篇》，然《甲乙》则别在《奇经八脉篇》中，《太素》则别在《阴阳跷脉篇》中，本是专论跷脉，与前二节通论脏腑阴阳之义，两不相涉。今《灵枢》并入一篇之中，固极无谓，乃《难经》于此复将跷脉起止一段删去，则以"气行五脏，不营六腑"二句之专为阴跷言

者，一变而为公共之辞，尚复成何情理？须知阴阳气血，内而脏腑，外而百骸，无处不到，岂有独行五脏、不及六腑之事？而乃可以断章取义，突然提起，以专有所指之理论，而弄得如此不堪，孰谓中古经文荒谬至于此极？此必几经传写，已有脱佚，遂致不可索解，灵胎之议甚是。且谓越人不至疏漏如斯，盖亦有见于传写者之讹误，必非古人旧本，果是如此。中间所谓阴脉营于五脏，阳脉营于六腑，亦专指阴蹻、阳蹻二脉立论，非泛言六阴六阳之经。《甲乙》《太素》《灵枢》皆作"阴脉营其脏，阳脉营其腑"，此下更有"蹻脉有阴阳"一节，尤其确然可证。何以伯仁《本义》竟以"阴经营于五脏，阳经营于六腑"释之，宁非大误？盖只为《难经》随手敷衍，竟未以《甲乙》《灵枢》全文细读一遍，乃至一误再误，歧之又歧。不可不谓伯仁之粗心。且"终而复始"之下，《甲乙》《太素》《灵枢》皆曰"其流溢之气，内溉脏腑，外濡腠理"，无"而不覆溢人气"六字。则"其气"二字仍跟蹻脉而来。杨注《太素》，明言此谓二蹻之气，亦与上节关格两不相涉，而《难经》于此更以"流溢之气"改作"而不覆溢"，欲以强与上节之所谓关格者牵合为一，益令本节文义纷如乱丝，其为妄人窜改，毫无疑义。读者试以《甲乙》《灵枢》本文寻绎之，自可不言而喻。则滑氏、陈氏二家注文之误，亦可不必辨矣。

寿颐按：关之与格，一则格拒于上，一则关闭于下，是各有一病，非谓二者之病同时而聚于一人之身。盖一为阴盛，一为阳盛，二者病理绝端相反，故于脉应之，一则左盛于右，一则右盛于左，其尤甚者，且有盛至三倍、四倍以上。凡《内经》之所谓人迎一盛、二盛、三盛、四盛以上，固皆假设之辞，岂有一时之间阴阳同病，其气口之脉既盛于人迎数倍，而人迎之脉复盛于气口数倍者？此理至浅，当亦易知，奈何四明陈氏于此且能谓阴阳俱盛，既关且格，则真所谓不通不通又不通者矣。医学家言而谬戾至于此极，那得不令局外之人，看得一钱不值？寿颐又按：周氏澄之欲勉强为《难经》本节护法，又引到《灵枢·卫气行篇》去，亦不暇将《甲乙》《灵枢》蹻脉一节前后细读一遍，竟不知《甲乙经》此一节，完全为蹻脉说解，与卫气之行更是马牛其风。而澄之可以援来作证，尤其牛头不对马嘴，乃说出"昼行于外经，夜行于五脏，而不及六腑"之奇话。须知《灵枢》所谓卫气之行，一日一夜五十周于身，仍是内外腑脏，无不周遍，岂有昼则行于外经，而内之腑脏无是气，夜则行于内脏，而腑与经络皆无是气之理？此事之极浅显者，而可随意说说，骇人听闻，一至于此。《甲乙》《灵枢》之真旨，亦不如是。虽《甲乙》此节全文固有不甚可解者，惟周氏衍于此注全是臆说，且与关格之义尤其远不相涉，而乃可谓阴阳不相营即为关格。去题万里，竟以一句硬为拍合，抑何武断至此？绝不知《甲乙》《灵枢》此节全文上下皆言蹻脉，本无覆溢一句，而徒执《难经》讹误之文，横生枝节，纵使附会巧合，亦是徒多葛藤。何况语语支离，教人何从索解？目光之短，识力之浅，不值一哂。且又谓李濒湖《奇经考》引《甲乙经》此文，妄引删并，将两节浑合为一，则濒湖于阳蹻脉一节引此，惟以蹻脉有阴阳一段在先，而以气之在身也，如水之流一段在后，较《甲乙经·奇经八脉篇》原文，互易其次，何尝有所删并。原书具在，必不可诬，而反以驳訾灵胎，寿颐则谓灵胎之论，句句轩豁爽朗，而澄之所说，字字晦涩费解，后有学者，试以《难经经释》全文与周氏此条比而读之，当亦知两家之自有优劣矣。又按《灵枢》晚出，即王启玄从《甲乙经》掇拾为之，昔人久有定论。但观《四库全书提要》言之已极详悉，正不必更引各家之言，徒费笔墨。虽其文皆在《甲乙经》中，然繁而无当，故为诡异之说以眩惑后人者所在多有，文辞亦远不若《素问》之简洁，但读其文，已可知《素》《灵》二书自有上下床之别。杭世骏之说固深知此中臭味，大有差池者也。语出道古堂集中《灵枢经跋》，《四库提要》亦引之。近人多谓《灵》是古书，且在《素问》之前者，皆耳食①之谈，正坐少读古书之累。岂知古人文字自有面目，丝毫不可假借，而乃为《灵枢》一书，空空洞洞，谬赞两句，自命为笃信好古，尤其可鄙。至谓王注《素问》，多引《灵枢》，则即此可为王氏伪撰《灵枢》之铁案。否则唐以前医家者言多矣，何以他人皆未说及"灵枢"二字？唐人医书，以《千金》《外台》两种最为熟在人口，《千金》出于唐初，而《外台》成书已在唐之中叶，所引古书最多，而皆未引及《灵枢》之名，可为唐人未见《灵枢》之确证。惟王启玄为《素问》作注，乃独引《灵枢》，此自作之而自引之，最是真据。古来伪书，传书之人，皆是伪撰之人，固已数见不鲜。即如《素问》遗篇刺法、本病二论，伪撰于宋之刘温舒，亦其一证。明之杨升庵，最喜伪撰古书，皆自作之而自传之，最为可笑。然周澄之反欲以此为王氏解嘲，亦只见眼孔浅短，未尝多见古书耳。

三十八难曰：脏惟有五，腑独有六者，何也？然：所以腑有六者，谓三焦也，有原气之别焉，主持诸气，有名而无形，其经属手少阳，此外腑也。故言腑有六焉。

【汇注】滑氏《本义》曰：三焦主持诸气，为原气别使者，以原气赖其导引潜行，默运于一身之中，无或间断也。外腑指其经为手少阳而言，盖三焦外有经而内无形故云。详见六十六难。徐氏《经释》曰：《灵·本俞篇》三焦者，中渎之府，水道出焉，属膀胱，是孤之府也，以其不附于脏，故曰孤府，即外府之义。又曰：《灵》《素》之言三焦者不一，皆历历言其文理厚薄与其出入贯布。况既谓之腑，则明是藏蓄泌泻之具，何得谓之无形？但其周布上下，包括脏腑，非若五腑之形各自成体，故不得定其象。然谓之无形，则不可也。

【笺正】此言脏只有五，则手厥阴之心包络，藉以备员六阴之经，不得与五脏相提并论明矣。而腑之所以为六者，则以五腑之外别有三焦在耳，然谓其有原气之别，主持诸气，盖亦莫能详其实在之功用。姑以无声无臭之"原气"二字作为三焦所主持，见得有此三焦之名，于吾身不无作用，究之此身原气，自有发源之地，亦不能空空洞洞，概以归之三焦。然则《难经》此节仍是蜃气之楼台，故曰有名无形，曰外腑，皆从空虚着墨，莫可征实，终是无可奈何之措辞。不意洄溪于此偏欲证明其为有形，且引《灵枢》文理厚薄，出入贯布之说，似乎信而有征。然试读《灵枢》本节全文，亦是凭空着想，万不能指其部位之何在。洄溪又谓明是藏蓄泌泻之具，盖洄溪意中亦以上之受盛，中之消化，下之排泄，认为三焦作用，则受藏者胃，消化者胃肠，排泄者直肠、膀胱，各有实在，岂得以"三焦"二字浑浑言之？且又自谓周布上下，包括

———————————

① 耳食：以耳代口，辨察食物。比喻见识浅，轻易相信传闻，不求真象。

脏腑，不得定其象，是明明无此三焦之形矣，亦何必断断以争耶？

三十九难曰：经言腑有五，脏有六者，何也？然：六腑者，只有五腑也。五脏亦有六脏者，谓肾有两脏也。其左为肾，右为命门。命门者，精神之所舍也，男子以藏精，女子以系胞，其气与肾通。故言脏有六也。腑有五者，何也？然：五脏各有一腑，三焦亦是一腑，然不属于五脏，故言腑有五焉。

【汇注】滑氏《本义》曰：前篇言脏有五，腑有六，此言腑有五，脏有六者，以肾之有两也。肾之两，虽有左右命门之分，其气相通，实皆肾而已。腑有五者，以三焦配合手心主也。合诸篇而观之，谓五脏六腑可也，五脏五腑亦可也，六脏六腑亦可也。徐氏《经释》曰：腑五脏六，经文无考。盖三焦与心主为表里，但心主为心之宫城，虽其经属手厥阴，实即心之外膜，与心同体，自不得别分为一脏。而三焦则决渎水道，自成一腑，不得以不偶于脏，遂不以腑名之。故五脏六腑，不得损益其名也。

【笺正】此又以肾有二而谓脏乃有六，立说之新奇可谓极矣。然既曰右为命门，而又曰其气与肾通，则虽别有一命门之名，而其体其用，固仍是一肾耳，特其形确有二枚，则谓为六脏，固无不可。洄溪谓心包为心之宫城，固是古人理想之辞。然能知与心同体，不得别为一脏，尚能识得生理之真。至谓三焦为决渎水道，自成一腑，则经言三焦为决渎之官，决渎字义已不可解，其于生理实是无可考核。若论水道之出，则自有膀胱在，而乃又以三焦当之，得无骈拇支指？即欲推究膀胱上源，以求分泌水道之来路，则合信氏《全体新论》已明言胃中有微丝血管甚多，吸摄茶水，以入回血管，运行周身，

为汽为汗，有余则入内肾为溺。详见后四十二难笺。罗罗清疏，有源有委，亦不得以"三焦"二字浑漠言之。近人唐容川氏谓油膜有行水之能，即是三焦一说，仍是理想，不可信以为实。即可知经言决渎之官，亦甚无谓，则《难经》此节言腑有五而不数三焦，寿颐窃谓最合生理之真。果使此说能行，可以免得后人许多聚讼，是亦快刀斩乱丝之妙法。惟又言三焦亦是一腑，特以不属五脏，而不在五腑之列，则终是模糊隐约之辞耳。

四十难曰：经言肝主色，心主臭，脾主味，肺主声，肾主液。鼻者，肺之候，而反知香臭；耳者，肾之候，而反闻声。其意何也？然：肺者，西方金也，金生于巳，巳者南方火，火者心，心主臭，故令鼻知香臭；肾者，北方水也，水生于申，申者西方金，金者肺，肺主声，故令耳闻声。

【汇注】滑氏《本义》曰：四明陈氏曰，臭者心所主，鼻者肺之窍，心之脉上肺，故令鼻能知香臭也；耳者肾之窍，声者肺所主，肾之脉上肺，故令耳能闻声也。愚按越人此说，盖以五行相生之理而言，且见其相因而为用也。徐氏《经释》曰：此之五主，经文无考。三十七难肝气通于目，则宜主色；脾气通于口，则宜主味。二者皆得其位，独鼻反受心之应，耳反受肺之应，为失其位，故以为问。答辞则以五行长生之法推之，木长生于亥，火长生于寅，金长生于巳，水土长生于申，以其相生故互相为用。然如此诠释，终属支离。盖肝与心俱属阳，故能视能言；从内出外，肺与肾俱属阴，故能臭能听。从外入内，各有至义，无容穿凿也。况既以相生之义为解，则肝木生于亥，目何以不能吐涎？心火生于寅，舌何以不能辨色？土亦生于中，口何以不能闻声耶？

【笺正】肝通于目，故能辨色；脾通于口，故能知味。以三十七难证之，固似有据，然按之实在生理，已可知为此说者，尚是理想之辞，颐于前条已言之矣。乃此又谓心主臭，肺主声，则又似心通于鼻，肺通于耳，幻而善变，何以朝四暮三，竟至于此？益可知皆是无稽之言，所以忽东忽西，有如捉影捕风，毫无着落，正不在乎《素问》《甲乙》，未闻是说之等于杞宋无征也。其所谓肺主声者，当以言语发声而言，则声出于喉，确与肺大有关系，乃答语仍以耳闻声为说，宜乎萦迂缭曲，必不能说明其所以然之故。至于肾之主液，则惟膀胱所泄之溺，其源诚出于肾，此虽出于西国学说，然《素问》已言肾为胃关，关门不利则聚水，是古人亦未尝不识此理。若曰肾主一身之津液，则汗、血、涎、唾、涕、溏，何一有涉于肾？此则本节之所问五主，皆是謷言，尚何有一句可资研究？其答辞虽能附会五行，似亦有故，然迂曲其辞，实非闻声知臭之理，其胡可信？伯仁、洄溪所释，又皆随文敷衍，全无实在可言，更不足辨。而洄溪又谓肝阳肺阴，则两得其反，仍蹈三十四难注文之陋。又谓能视能言，从内出外，能臭能听，从外入内，立论全是凿空，偏自认各有至义，正不知其义安在？信手拈来，凭一时之奇悟，而可谓此是造物化育之原理，徐老之胆大妄为，亦已极矣。然疑误后学，罪必不赦。徐谓《难经》本文终属支离，寿颐亦不能为《难经》讳，然徐之说解支离益甚，而可谓此有至义，无容穿凿，洄溪亦过于自用矣。

四十一难曰：肝独有两叶，以何应也？然：肝者，东方木也；木者，春也，万物始生，其尚幼小，意无所亲，去太阴尚近，离太阳不远，犹有两心，故有两叶，亦应木叶也。

【汇注】滑氏《本义》曰：四明陈氏曰，五脏之相生，母子之道也。故肾为肝之母，属阴中之太阴；心为肝之子，属阳中之太阳。肝之位，切近乎肾，亦不远乎心也。愚谓肝有两叶，应东方之木，木者春也，万物始生，草木甲坼，两叶之义也。越人偶有见于此而立为论说，不必然，不必不然也。其曰太阴、太阳，固不必指脏气及月令而言。曰隆冬为阴之极，首夏为阳之盛，谓之太阴、太阳，无不可也。凡读书要须融活，不可滞泥，先儒所谓以意逆志[①]，是谓得之，信矣。后篇谓肝左三叶，右四叶，此云两叶，总其大者尔。

【笺正】肝应乎木，如谓象草木甲坼之初，萌生两叶，想像之辞，取譬不远，犹可说也。乃谓万物始生之初，尚在幼小，而意无所亲，乃有两心，抑何文义浅陋，可鄙可噱竟至于此？又谓去太阴尚近，离太阳不远，则四季五行，何一不可作如是说？譬犹心为阳中之太阳，亦可曰去少阳尚近，离少阴不远，何以不见心之有两耶？此等谰言，凿空已极，而注家无意识之敷衍，更不足辨矣。

四十二难曰：人肠胃长短，受水谷多少各几何？然：胃大一尺五寸，径五寸，长二尺六寸，横屈受水谷三斗五升。其中常留谷二斗，水一斗五升。小肠大二寸半，径八分分之少半，长三丈二尺，受谷二斗四升，水六升三合合之大半。回肠大四寸，径一寸半，长二丈一尺，受谷一斗，水七升半。广肠大八寸，径二寸半，长二尺八寸，受谷九升三合八分合之一。

---

① 以意逆志：用自己的想法去揣度他人的心思。出《孟子·万章上》："故说诗者，不以文害辞，不以辞害志。以意逆志，是为得之。"

故肠胃凡长五丈八尺四寸，合受水谷八斗七升六合八分合之一，此肠胃长短受水谷之数也。

【考异】《史记·仓公传》：唐·张守节《正义》所引多与此同，是唐人所见旧本，兹录其异文于下。横屈，《史记正义》作横尺。寿颐按：胃之位置，本是横陈，张守节引作横尺，盖谓其横处计有尺许耳，于义为长。或谓胃在腹中，其形横而屈曲，说亦近是。但胃之本体固未尝屈，其屈曲者，胃上之管，及胃下之十二指肠耳。十二指肠之名，今西学家有之。是胃之中部受水谷之处，必不可谓之屈。且同身寸之法，两乳之间以八寸计，则胃在膈下，其横处之受盛部位，正合尺许，张氏《史记正义》所引是也。今《甲乙》《灵枢》《难经》皆作横屈，盖传写之讹。小肠上，《史记正义》有"凡人食人于口，而聚于胃中，谷熟，传入小肠也"十八字，武英殿官本此十八字直接上下文，颇似张氏之旧，而别本有以此十八字作双行小字者，则此非张守节旧本矣。兹据别本，以后作双行者甚多，皆非今本《难经》所有，且无关于生理之学，故不录。回肠长二丈一尺，张氏《正义》作二丈二尺，《甲乙》《灵枢》亦作二丈一尺，以《难经》本节肠胃凡长五丈八尺四寸计之，则回肠二丈一尺是也，今官本《史记正义》误。《史记正义》此节之下，有"《甲乙经》肠胃凡长六丈四寸四分，从口至肠而数之，此径从胃至肠而数之，故短也"三十二字，别本亦作双行小字。

【笺正】此节全文原本《甲乙经》二卷《肠度肠胃所受》一篇，《素问》所无，盖亦出于《针经》九卷之中，固皇甫士安《甲乙经》序中所自言者，不可谓非中古相传之旧。今之《灵枢》则以之分为《肠胃》及《平人绝谷》二篇，但观《灵枢》二篇篇目，已觉命名不类，然书虽传于中古，而所说长短尺寸及容纳水谷之数，则按之古时量度及同身寸法，更参之新学生理，甚多不合，明是古人理想之言，殊不可泥。所谓胃大一尺五寸，径五寸者，以同身寸之法言之，尚属近是，然其长必不能至二尺六寸。或谓上连食管计之，然下节固明言咽门至胃长一尺六寸，而此节言肠胃共长之总数，又明明自胃起数，不连上之食管也。据新学说，谓胃之容积可三升许，以古今升斗大小不同计之，则古之三当今之一，亦只能容古量斗许而止，何能受水谷至三斗五升之多？且水谷虽并入于胃，而胃之消化，只化谷肉蔬果，并不消水。合信氏《全体新论》谓胃本无化水之功，亦无出水之路，茶酒入胃，少选即行摄去。自注：以水饱饮骡马，少选宰之，胃即无水。人多不明其理，盖胃有微丝血管甚多，能吸摄茶水，以入回血管，由回血管过肝入心，使之运行周身，由肺升出为汽，由皮肤渗出为汗，余入内肾为溺。寿颐谓据此观之，则胃中虽能容水，而少顷水去，又岂有常容水一斗五升之事？所以夏天饮多而汗出亦多，若汗不多出，则溺即随之。观于饮茶多者，不三十分钟而小溲甚长，又有大量酒客，饮多而多汗多溲，顷刻即见。若饭食之后，大便岂有速行者？此皆水饮入胃，先有去路，不与谷肉同化之实在证据。且因此而益知造物之巧，惟欲胃中不存水液，则可使胃中自有之津液用以专消谷肉，俾全体得滋养之力。胃液味酸，专能消化食物，若所食过多，则胃津力薄，不能化之。此亦西学之说，由实验而得者。凡动物之胃，皆有此液，故西国助胃之药，有名胃酸者，即以犊牛胃中之津液制炼而成。若以水饮久贮胃中，岂不冲淡胃津，顿失其消化食物之力，为害甚大，且大便溏泄之病，即入胃之水不能吸摄净尽，则食亦碍化，而与水俱下于肠，是为水泄飧泄，甚至完谷不化，又是确凿可信。而古人乃言胃既容水，且小肠回肠，又皆容水，宁不人人皆为鹜溏。此可证《甲乙》此节竟无一非虚构之辞，全非生理之真，只以录入医经，而二千年来，竟无人敢为之纠正一二，宁非国学之大可耻者？经文又谓小肠长三丈二尺，回肠长二丈一尺，广肠长二尺八寸，则自小肠以至肛门，共得五丈五尺八寸。今《全体新论》谓合计大小两肠，长于身者六倍。以旧学同身寸法，人长七尺五寸计之，则六倍合共四丈五尺，是古说亦不尽符。《新论》又言回肠之下回，在脾下，从左软胁斜落至肛门，即是直肠，此即古之所谓广肠者也。合信氏又谓大肠分上中下三回，回长尺许，则直肠亦不能有二尺八寸之长。寿颐按：大肠凡三回，第一回自下而上，第二回自右而左，第三回自上而下，即是直肠。只当今尺之尺许，合之古尺，亦仅尺有二三寸耳。且食物传至直肠，食料中之精液已为肠中吸液管吸收净尽，吸液管，亦详合信氏《全体新论》，谓小肠周回叠积，内皮折叠，其纹以显微镜窥之，纹上有尖粒甚密，即吸管之口端。吸管者，吸噬食物之精液管也，百脉千支，散布肠后夹膜之间，与膜同色，细微难见。食后少顷，内有精液，始见如白丝然，夹膜有小核甚多，即吸管回旋叠积所成者。一切吸管，附近脊处乃合为一，名曰精液总管，（自注：在腰骨第二节。）附脊骨而上，至颈骨第七节，即屈转而下，左入颈手回血会管，（自注：会者两管相会合处。）直达于心，食物由胃至小肠头，即与胆汁甜肉汁会合，渐落渐榨，（自注：榨者，取榨油榨糖之意，谓榨食物之精液也。）榨出精液，色白如乳，众管吸之，初甚稀淡，渐入渐浓，运至会管，即混为血。所存者，皆是渣滓，此即粪秽。而古人乃曰广肠亦受谷九升三合八分合之一，颇似测量细密，可为确据者。读者试静以思之，其谓之何？若论吾人胃肠间容积之量，果有多少？虽人之食量，各各不同，姑以西说胃容三升计之，

作为一餐之中量，以一日三餐计之，食入于胃，则胃实而肠虚，食下于肠，则肠实而胃虚，大约至多可以容贮三餐，则只得九升耳。以古三今一计之，亦只容得三斗，而乃曰合受水谷八斗七升六合，又大为悬绝。一言以蔽之，皆是向壁虚构而已。徐灵胎《难经经释》谓广肠只云受谷而不及水，义最精细。盖水谷入大肠之时，已别泌清液入于膀胱，惟糟粕传入广肠，使从大便出，故不云受水多少，此义诸家之所未及云云。寿颐按：灵胎意中，固谓膀胱之溺，从小肠下口来者，故以广肠独不受水，为古人之精细。然岂不知此节原文，回肠尚有受水七升半一句，果如所云，则膀胱上口又必在回肠之下、广肠之上矣。痴人说梦，所以误尽天下后世。然正可知此节经文，虽亦出于皇甫士安以前，其实作者之见，不过与灵胎同一眼孔。此吾国医学所以恒为新学家所诟病者也。其亦知为此说者，固已非上古医学之真传耶，是明可以不辨，灵胎又谓此节受水谷之总数与上文不符，必如《灵枢·平人绝谷篇》作九斗二升一合合之大半，乃为合数。寿颐按：以此节胃肠所受水谷总数计之，固如徐说，然此二段文字，《甲乙经》本在一篇之中，灵胎必以《灵枢》为证，竟绝不知有皇甫士安氏之书，总误认《灵枢》为上古流传之真本。惜乎灵胎著书之时早五十年，不得一读《四库全书》之提要，所以绝不知《灵枢》之伪托耳。灵胎作《难经经释》自序，在雍正之五年，其时此老年三十余，所见犹浅，故是书措辞多欠圆到，迨其后四十余年，而《四库》开馆矣。

肝重二斤四两，左三叶，右四叶，凡七叶，主藏魂；心重十二两，中有七孔三毛，盛精汁三合，主藏神；脾重二斤三两，扁广三寸，长五寸，有散膏半斤，主

裹血，温五脏，主藏意；肺重三斤三两，六叶两耳，凡八叶，主藏魄；肾有两枚，重一斤一两，主藏志。胆在肝之短叶间，重三两三铢，盛精汁三合；胃重二斤一两，纡曲屈伸，长二尺六寸，大一尺五寸，径五寸，盛谷二斗，水一斗五升；小肠重二斤十四两，长三丈二尺，广二寸半，径八分分之少半，左回叠积十六曲，盛谷二斗四升，水六升三合合之大半；大肠重二斤十二两，长二丈一尺，广四寸，径一寸，当齐右回十六曲，盛谷一斗，水七升半；膀胱重九两二铢，纵广九寸，盛溺九升九合，口广二寸半。唇至齿长九分；齿以后至会厌深三寸半，大容五合。舌重十两，长七寸，广二寸半；咽门重十二两，广二寸半，至胃长一尺六寸；喉咙重十二两，广二寸长一尺二寸，九节。肛门重十二两，大八寸，径二寸大半，长二尺八寸，受谷九升三合八分合之一。

【考异】肝重二斤四两，《史记正义》作四斤四两。脾藏意，《史记正义》作藏荣。胃重二斤一两，《史记正义》作"二斤十四两"。小肠左回叠积，《史记正义》作回积，无左字、叠字。大肠重二斤十二两，《史记正义》作三斤十二两，径一寸，作一寸半。咽门重十二两，《史记正义》作十两。

【汇注】滑氏《本义》曰：此篇之义，《灵枢》三十一、三十二篇皆有之，越人并为一篇，而后段增入五脏轻重、所盛所藏，虽觉前后重复，不害其为丁宁也。但其间受盛之数，各不相同，然非大义之所关，姑阙之以俟知者。

【笺正】此节虽亦《甲乙经》之旧，其原必本于周秦古籍，然所言多与实际不合，则不可尽信。合信氏言肝重约四十八两，盖肝之为脏，其体坚实，其重宜也。乃古人只曰二斤四两，以三代时权衡计

之，不过今之十二两耳，相去太远，其为理想之辞明甚。即如《史记正义》作四斤四两，亦不过今之二十三两，仍未及实际之半。此是秦汉间古书，必不能以唐后之大称计者也。唐以前之权量，大约皆当唐以后三分之一，是以唐时有大称及大斗、大升之名，寿颐有《古今药剂权量考》，言之甚详，已编入拙著《谈医考证集》。所谓心有七孔者，盖即以发血、回血之管而言，诸管皆与心房贯通，谓之为孔甚是。考《全体新论》，心右上房有回血总管二支，其一向上，其一向下，心右下房有大血管一支，即入肺之血脉管，心左上房有回血管四支，亦与肺通，即出于肺之回血管，左右各二，心左下房有血脉总管一支，为赤血由心出发之总路，是心之血管，共有八支，则孔亦必有八。而乃只谓之七，尚是约略言之，非其真相，惟吾国旧说固有七孔之恒言，是以《列子》谓：见子之心，六孔流通，一孔不达。可见心之七孔本是古人习惯之常语，此不可信以为真者也。又谓三毛，则无稽之言，不知其何所指矣？所谓盛精汁三合者，当指心房中所藏之血而言，然不曰血而曰精汁，亦属无谓。脾居位左，在第九肋骨至第十一肋骨之内，形如竖掌，外边半圆向胁，内边深窝向胃，古谓扁广三寸，长五寸，犹为近之。然乃曰重二斤三两，则脾之体积，比肝若何，而重量竟与肝之二斤四两相去一间，宁有是理？又谓有散膏半斤，则脾不中虚，膏何可贮？今西国学者，谓胃后有甜肉一条，长约五寸，头大向右，尾尖向左，正中有一泌液管，斜入小肠，上口之旁，所生之汁如口中津水，则古所谓散膏半斤，盖即指此。古之所谓脾者，固并此甜肉而言，此甜肉之汁运入小肠，原与胆汁入小肠之定同路，亦所以助消化者，正与古人脾司运化之义符合。然则谓脾重二斤四两者，盖亦

并此甜肉之分量可知矣。甜肉在中国医学中虽无此名，而《广韵》有"胭"字，音馅，谓豕息肉也。《正字通》则曰：豕脾息肉。《类篇》亦作"胰"。今吾邑人则谓之胰脂油，近人已有谓古人之称脾脏，固合此甜肉统而不分，故谓脾之色黄，脾之味甘，唯此甜肉色味皆合，其说甚是。寿颐谓：甜肉之汁运入小肠，即以化食物中之脂肪质者。试观猪胭，极能涤去油垢，可以想见，古称脾以助胃消化食物，其旨盖亦如是。说详拙著《合信氏全体新论疏证》。又谓裹血温五脏，则即《内经》肝藏血、脾统血之意，西国学家亦有脾中聚血之说，又有谓脾生白血者，未尝不可彼此沟通。但此节谓之裹血，则不可解耳。藏意，张氏《史记正义》作"藏荣"，则即荣血之荣，义亦相近。肺之体质最是轻虚，古人乃谓重至三斤三两，较之肝脏，尤加其半，当为必无之理，其叶则右三左二，古乃谓有六叶，亦非。又谓两耳，则以左右之向上者谓之耳。其实人肺上部不甚尖锐，且无分歧，何得总称八叶，是不可信。肾之形质，据《全体新论》谓长约三寸，阔约寸半，厚七八分，人高肾大，人矮肾小，其重自二两五钱至三两六钱。寿颐按：合信氏盖以一枚之重量而言，则合计两枚，更以古三今一准之，与古所谓重一斤一两者确相符合。然《新论》反以《内经》言两枚共重一斤二两为奇语，则西土之人未知吾国古时权衡与今不同耳。合信氏谓胆乃肝液之囊，系连于右肝内傍之下。又谓肝左右二叶，左小而右大，以左叶在胃之上，故其叶小而短，右叶下适有空虚，故其叶大而长，乃古者谓胆在肝之短叶间，则又与实际相反，惟谓重三两三铢，以古称计之，似为约略相近。然胆汁用以消化食物，亦有时盈虚，必无一定之重量，古人仍是理想，

尚非确论。又谓盛精汁三合，则即胆汁也。然心之血亦曰精汁，胆之汁又曰精汁，何以漫无分别若是？言生理学者亦不当颠顸至此。小肠左回叠积，张氏《史记正义》作回积。寿颐按：小肠回旋积叠，曲折固多，而胃之下口，与小肠相承接者，自右以至于左，古谓左回，尚得其真，至于大肠与小肠承接之处，则实在齐右之下，少腹右角。《难经》此节独作当齐右回，甚是。但齐右之下，当加一"下"字乃确，而《甲乙》《灵枢》皆作"当齐左环回"，亦误。但大肠并无多曲，与小肠相接之处，在右跨骨内，即倒行而上，以至肝下，则折而左行，横过胃底，至脾之下，乃从左季胁内斜下以达肛门，只此三折，而古人亦谓之十六曲，乃与小肠同，尤其可笑。此或传写者误复之，尚非古人真本，亦正难言。然《甲乙》及《灵枢》此节之末，有肠胃所入至所出，长六丈四寸四分，回曲环反三十二曲等句，则果以大小二肠作各十六曲也。岂亦传写已误之后，而后人又加此总结之句耶？尤可嗤矣！膀胱盛溺，原无一定，故其膜坚韧异常，自能舒缩，溺少则瘪，溺多则涨。然以意测之，即最涨时，亦不能盛溺至斗许之多。咽门即是食管，自咽至胃，何能有一尺六寸之长？喉咙即是肺管，《全体新论》言长四寸许，即分歧为二，左管又二寸许，以斜入左肺，右管则仅一寸许，以入右肺，是并合歧与不歧者共计之，最长处不过今尺之六寸，而谓古尺乃有一尺二寸，即以胸前部位约略计之，亦必无此数。古人之言，乃竟有如此之悬绝，岂不可异？且食管厚重，而又较长，肺管轻虚，而又较短，不应重量为各十二两。张氏《史记正义》及《甲乙》《灵枢》，咽门又作十两，则厚重而长者反轻，轻虚而短者反重，尤其必无之理，

斯真姑妄言之，而不复知有天下事矣！上节谓广肠长二尺八寸，寿颐已谓此是在脾下直行之一节，必无如许之长。乃此节又谓肛门长二尺八寸，是以直肠全部，俱称肛门，尤其可笑。然果如所言，大则八寸，径则二寸大半，长又如此，而其重则仅十二两，与上之食管、气管同一分量，又孟子所谓许子比而同之之伎俩矣！种种可鄙可嗤，在在令人绝倒，而号为医学经文者，怪诞竟至于此，真堪骇绝。颐为此论，明知好古之士或且以为不然，然不锄其伪，亦无以见旧学之真，岂吹毛求疵，好与古书作无端之辨难耶？

四十三难曰：人不食饮，七日而死者，何也？然：人胃中当有留谷二斗，水一斗五升。故平人日再至圊，一行二升半，日中五升，七日五七三斗五升，而水谷尽矣。故平人不食饮七日而死者，水谷津液俱尽，即死矣。

【汇注】滑氏《本义》曰：此篇与《灵枢》三十篇文大同小异。平人胃满则肠虚，肠满则胃虚，更虚更满，故气得上下，五脏安定，血脉和利，精神乃居。故神者，水谷之精气也。平人不食饮七日而死者，水谷津液皆尽。故曰水去则荣散，谷消则卫亡，荣散卫亡，神无所依，此之谓也。徐氏《经释》曰：此段即《灵枢·平人绝谷篇》文，绝无发明。又经文更有论肠胃虚实数语，在此段之前，最有精义，今复遗去，尤为无识。

【笺正】此段在《甲乙经》中，本与前节之上段合为一节，然亦是理想。以为胃中容积三斗五升，而一日如厕二度，一行二升半，则不饮食七日而三斗五升尽矣，故当死。然上文总计肠胃容纳，既云九斗二升一合合之大半，则仅去其胃中所容，而小肠、回肠、广肠之容物犹未尽也，似亦可以不死。乃作此语者，则已置

之不论矣，果师丹之善忘耶？总之随意谈谈，而不知其自矛自盾耳。究之绝谷七日之理，岂仅仅如斯而已哉？

四十四难曰：七冲门何在？然：唇为飞门，齿为户门，会厌为吸门，胃为贲门，太仓下口为幽门，大肠小肠会为阑门，下极为魄门，故曰七冲门也。

【汇注】滑氏《本义》曰：冲，冲要之冲。会厌为咽嗌。会，合也；厌，犹掩也。谓当咽物时，合掩喉咙，不使食物误入，以阻其气之嘘吸出入也。贲与奔同，言物之所奔向也。太仓下口、胃之下口也，在脐上二寸下脘之分。大肠、小肠会在脐上一寸水分穴。下极，肛门也，云魄门，亦取幽阴之义。

【笺正】此节七冲门，乃《素问》《甲乙经》所未见之名，而确属于生理之学。此则周秦之世必有所受之，非臆说也。飞门、户门，以训诂字义言之，尚无甚精义。会厌，以喉间气管上之自能开阖者而言，《全体新论》谓舌根之下，前为气喉，后为食喉，气喉在前，而食物不入气喉者，以气喉之口有盖曰会厌，如软韧脆骨一片，微卷而滑，在舌根之下，其形略如半舌，将吞食物之时，会厌密而盖之，食物一过，即复挈起，以通呼吸，若吞物之际，偶因笑语，使气喉不能掩密，或饭粒点水，误落其里，即觉癎瘝不安，必咳出乃定。癎，音胡；瘝，音吾。《玉篇》：癎瘝，物阻咽中也。寿颐按："癎瘝"二字，即以形况其声，盖物阻气喉之中，必急作癎瘝之声，以求其出，自然成声，本是如此。良以气管之中，最为清虚，不得容入纤微外来之物，若饮食下咽，偶一不慎，误入少许，未有不思亟亟出之以为快者。不幸而竟不能出，则气管中皆是脆骨，多作癎瘝之声，伤之实甚。曾两见有因此而丧其生者，病经月余，咳呛失音，咯痰如脓，已成肺痨不治之候，其险如此。故食物之时必不可笑语喧哗，致蹈不测，虽似小事，而病变至速，最可忽。《难经》谓之吸门者，诚以此门止通

呼吸，自有深意。贲门之贲，近人皆读如奔，义不可知。徐洄溪谓：贲，犹奔也，物入于胃，疾奔而下太仓也。说得仓皇急遽，大有狼吞虎噬之势，苟非老饕三日不食，见物垂涎，咽中汩汩有声，必不慌忙至此。古人命名岂是为饿鬼道场，描摹恶相。洄溪所说，得毋可鄙？少年著作不可为训，一至于此。且太仓即胃，乃云入胃而下太仓，尤其不成文字。寿颐谓：贲读如焚，贲有大义。《书·盘庚》用宏兹贲，《传》：宏，贲，皆大也。盖此是胃之上口，食物可以直入。比于幽门、阑门之渐渐输化者不同，则其门较大，故谓之贲，庶几近之。幽门者，言其已在胃下，则幽深玄远耳。阑门之阑，固取遮阑之义，此为小肠、大肠承接之处，中固有口。合信氏亦曰：其口如唇，渣滓可出不可入。然非以此为水液与滓秽之别，洄溪注此，竟曰小肠为受盛之官，化物出焉，纳滓秽于大肠，泌津液于膀胱，故曰阑门，谓阑截分别，不得出入云云，则竟谓阑门之门分为大小便之二路，但凭臆见，说得有如目睹，误人实甚。魄门之魄，即糟粕之粕，《庄子·天道》：则君之所读者，古人之糟魄。陆德明《音义》：司马云烂食曰魄，一云糟烂为魄，本又作粕。许慎云：粕，已漉粗糟也。此古人以"糟粕"作"糟魄"之明证。然则肛门之名魄门，明言此为排泄糟魄之门户，知为古字之假借，最为易解。洄溪注谓魄门即肛门是也。又谓饮食至此，精华已去，只存形质，故曰魄门。似亦识得糟粕之义，然并不明言，则反觉晦涩而不可通。徐又谓此即鬼门。寿颐按：《内经》开鬼门之"鬼"字最不可解，然与洁净府并言，则明是疏通府滞之义，盖即魄门，而传写者误脱其半耳。徐氏引入此节，似亦以为即是魄门，此公善悟，可谓敏矣。然浑仑吞

枣而不加以说明，则适以启后学之疑。徐又谓肺藏魄，肛门连大肠，与肺为表里，故曰魄门，则巧为穿凿，而支离已极，不可通也。寿颐别有《七冲门说解》一篇，编入拙著《续研经言》，与此注字句互有详略，读者可互参之。

四十五难曰：经言八会者，何也？然：腑会太仓，脏会季胁，筋会阳陵泉，髓会绝骨，血会鬲俞，骨会大杼，脉会太渊，气会三焦，外一筋直两乳内也。热病在内者，取其会之气穴也。

【汇注】滑氏《本义》曰：太仓，一名中脘，在脐上四寸，六腑取禀于胃，故为腑会。季胁，章门穴也，在大横外，直齐季肋端，为脾之募，五脏取禀于脾，故为脏会。足少阳之筋，结于膝外廉阳陵泉也，在膝下一寸外廉陷中，又胆与肝为配，肝者筋之合，故为筋会。绝骨，一名阳辅，在足外踝上四寸，辅骨前，绝骨端如前三分，诸髓皆属于骨，故为髓会。鬲俞，在背第七椎下，去脊两旁各一寸半，足太阳脉气所发也，太阳多血，又血乃水之象，故为血会。大杼，在项后第一椎下，去脊两旁各一寸半。太渊，在掌后陷中动脉，即所谓寸口者，脉之大会也。气会三焦，外一筋直两乳内，即膻中为气海者也，在玉堂下一寸六分。热病在内者，各视其所属，而取之会也。谢氏曰：三焦，当作上焦。四明陈氏曰：髓会绝骨，髓属于肾，肾主骨，于足少阳无所关，脑为髓海，脑有枕骨穴，则当会枕骨，绝骨误也。血会鬲俞，血者心所统，肝所藏，鬲俞在七椎下两旁，上则心俞，下则肝俞，故为血会。骨会大杼，骨者髓所养，髓自脑下注于大杼，大杼渗入脊心，下贯尾骶，渗诸骨节，故骨之气皆会于此，亦通。古益袁氏曰：人能健步，以髓会绝骨也；肩能任重，以骨会大杼也。徐氏

《经释》曰：《灵·海论》云冲脉为十二经之海，其输在于大杼。《动俞篇》云冲脉与肾之大络，起于肾下，盖肾主骨，膀胱与肾合，故为骨会。又《海论》云膻中者，为气之海，故为气会。

【笺正】此所谓八会者，盖亦古之医学相承旧说，《难经》必有所受之。然其义则言之不详，已不尽可晓。今惟脉会太渊一说，为诊察百病之处，人尽知之。其余七者，虽注家亦为之说，不过以意逆之，无足征矣。而四明陈氏所说血会、骨会，尤其穿凿。髓自脑下云云，竟以脑髓作骨髓，尤其可笑。不知脑髓、脊髓与骨中之髓本非同类，是为无知妄作。若以此节末句测之，似乎此八会为古者针刺之法。

四十六难曰：老人卧而不寐，少壮寐而不寤者，何也？然：经言少壮者，血气盛，肌肉滑，气道通，荣卫之行，不失于常，故昼日精，夜不寤也。老人血气衰，肌肉不滑，荣卫之道涩，故昼日不能精，夜不能寐。故知老人不得寐也。

【汇注】滑氏《本义》曰：老人之寤而不寐，少壮之寐而不寤，系乎荣卫血气之有余不足也，与《灵枢》十八篇同。徐氏《经释》曰：此即《灵枢·荣卫生会篇》语，而改易数字，便多语病。彼问老人之不夜瞑，少壮之人不昼瞑者，何气使然？何等简括，言不昼瞑，则昼之精与夜之安寐俱在其内。今改寐而不寤，似不分昼夜，语便糊涂。又荣卫之道涩，彼作"气道涩"，其荣气衰少，而卫气内伐，盖营气衰少则血不充而神不能藏，卫气内伐则气不盛而力易倦，故昼不精，夜不寐。今改作"营卫之道涩"，便不分晓，即无发明，又不能体察经义，每易一字，必多谬失，此所不解。周澄之曰：营气衰少，则阴虚而神短，故昼不精；卫气

内伐，则阳亢而气扰，故夜不寐。伐之言扰也。夫卫气夜行脏者，气敛而神静也，因营虚而卫气内陷，则营不能涵之，其气躁扰不驯矣，故曰内伐。涩则气行失其常度，《卫气行篇》云：奇分不尽，故起有早晏，况道涩乎？《灵枢》自精，《难经》自简。

【笺正】此《灵》之《营卫生会篇》文，亦即《甲乙经》一卷《营卫三焦篇》文也。《难经》以"寤寐"二字改《灵枢》之"昼夜"，诚不如彼之简明。今本《甲乙经》作"老人不夜瞑，少壮不夜寤"，亦甚明白。洄溪讥之，是也。惟此言营卫之道涩，犹言老年人气血俱不流利，所以动静无常，昼不甚精明，而夜不能酣睡，立说颇为圆到。《甲乙》原文作"营气衰少故也"。而曰卫气内伐，则以卫气作阳气解，阳气当行于外，经所谓"阳在外，阴之使，阴在内，阳之守也"。若阳气不宣于外，而内入阴分，则不能守，所以夜不成寐，此不可作卫外之气说。卫外之气，无时可缺，安有入内之理？经文"卫气内伐"四字殊不甚妥。洄溪意欲重视《灵枢》，而于卫气内伐，只认作卫外之气，则不能说出其所以然之故，只得浑仑吞过，而勉强说之曰气不盛而力易倦，甚非经旨。周澄之以"扰"字解"伐"字颇佳，盖惟阳气扰及于阴，所以夜间不能安潜，而眠睡不酣，则此非卫外之气明甚。即如《内经》谓卫气夜行于脏，亦当以夜之阳气潜藏为说，方能明白晓畅。然澄之意中竟误认昼行于腑、夜行于脏也。夫以脏腑之气而可谓昼夜分属，是昼则腑有气而脏无气，夜则脏有气而腑无气。痴人说梦，抑何固执不通，竟至于此！

四十七难曰：人面独能耐寒者，何也？然：人头者，诸阳之会也。诸阴脉皆

至颈、胸中而还，独诸阳脉皆上至头耳，故令面耐寒也。

【汇注】滑氏《本义》曰：《灵枢》第四篇曰：首面与身形也，属骨连筋同血，合于气耳。天寒则裂地凌冰，其卒寒或手足懈惰，然而其面不衣，何也？岐伯曰：十二经脉，三百六十五络，其血气皆上于面而走空窍。其精阳气上走于目而为睛，其别气走于耳而为听，其宗气上出于鼻而为臭，其浊气出于胃、走唇口而为味。其气之津液皆上熏于面，而皮又厚，其肉坚，故大热甚寒不能胜之也。愚按：手之三阳，从手上走至头；足之三阳，从头下走至足；手之三阴，从腹走至手；足之三阴，从足走入腹。此所以诸阴脉皆至颈、胸中而还，独诸阳脉皆上至头耳也。徐氏《经释》曰：此以手之三阳从手走头，足之三阳从头走足之义，移作人面耐寒注解，理极明当。又曰：自三十难至此，皆论荣卫脏腑形质体用之理。

【笺正】伯仁引《灵枢》之文，即《甲乙经》四卷《病形脉诊篇》文，但无问辞二行，而煴字，《甲乙》作熏。寿颐按：今《灵枢》作熯，移黑下火字于左旁，怪不可识，最是可笑。大热甚寒，《甲乙》本如是，今《灵枢》"大热"误为"天热"，亦不成文。惟《甲乙》原文所谓精阳气上走于目等句，语极浮泛，实不能说出人面所以耐寒之理。且辞句又俚，必非中古文墨。《难经》此节独以手足六阳经上走于头为之说解，理极浅显。又加以头为诸阳之会一句，言简意赅，乃出《甲乙》《灵枢》之上。

卷 之 下

四十八难曰：人有三虚三实，何谓也？然：有脉之虚实，有病之虚实，有诊之虚实也。脉之虚实者，濡者为虚，紧牢者为实。病之虚实者，出者为虚，入者为实；言者为虚，不言者为实；缓者为虚，急者为实。诊之虚实者，濡者为虚，牢者为实；痒者为虚，痛者为实；外痛内快为外实内虚，内痛外快为内实外虚。故曰虚实也。

【汇注】滑氏《本义》曰：濡者为虚，紧牢者为实，此脉之虚实也。出者为虚，是五脏自病，由内而之外，东垣之所谓内伤是也。入者为实，是五邪所伤，由外而之内，东垣之所谓外伤是也。言者为虚，以五脏自病，不由外邪，故惺惺而不妨于言也。不言者为实，以人之邪气内郁，故昏乱而不言也。缓者为虚，缓不急也，言内之出者徐徐而迟，非一朝一夕之病也。急者为实，言外邪所中，风寒温热等病，死生在五六日之间也。此病之虚实也。诊，按也，候也。按其外而知之，非诊脉之诊也。濡者为虚，牢者为实，《脉经》无此二句，谢氏以为衍文。杨氏谓按之皮肉，柔濡者为虚，牢强者为实。然则有亦无害。夫按病者之处所，知痛者为实，则知不痛而痒者非实矣。又知外痛内快，为邪盛之在外；内痛外快，为邪盛之在内矣。大抵邪气盛则实，精气夺则虚，此诊之虚实也。

徐氏《难经经释》曰：诊，候也。出，谓精气外耗，如汗吐泻之类，凡从内出者皆是。入，谓外气内结，如能食便

闭，感受风寒之类，凡从外入者皆是。言，多言也，病气内乏，神气自清，故惺惺能言也；不言，不能言也，邪气外攻，昏乱神志也。缓，病来迟也，正气夺而邪气微，则病渐深。急，病来骤也，正气未漓，而邪气盛，则病疾速也。血气少而肌肉不能充则痒，邪气聚而荣卫不得和则痛，若外实内虚，内实外虚，则须按而候之。凡虚者喜按，实者不可着手，故按之而痛处为实，快处为虚也。

【笺正】此言虚实之辨，当以此三例求之。其脉象之殊途，症状之易识者，犹属尽人能知，辨之不难。惟介乎疑似之间，或有似真而假，乃虚实互见者，则脉症二者不足以尽之，必须慎思明辨，尤不可忽。故于脉之虚实、病之虚实两者以外，更出诊之虚实一条。此"诊"字，即详审精密之意，许氏《说文》曰："诊，视也"。引申其义，即为细察明辨。故《三苍》则曰："诊，候也。"《通俗文》则曰：诊，验也。医家本以望闻问切，谓之四诊，此四者皆必审慎明察，固不仅辨脉一事名之曰诊。《难经》此节"诊"字本不属于诊脉说。周秦古书，字义极有条理，不比宋元以来，俗学者流，只知有按脉为诊脉之一解。所以先以脉言，继以病言，又以诊言，而所谓诊之虚实者，则曰痛曰痒、曰痛曰快，两两相形，皆其详审明辨之义。是为诊察之事实，与脉无涉。故上文既言脉濡为虚，紧牢为实，则诊之句下，必不当更言及脉，等于叠床架屋。《脉经》一卷《平虚实》

章有此节，字句皆同，但濡作耎，是古之正字，又无紧字，则紧即是坚，本与牢字之义相等，故不复出。而诊之虚实句下，亦无"耎者为虚，牢者为实"两句，真是古本，此盖后之浅者读之，疑"诊"字专指诊脉讲，反嫌其不说脉象，认有夺佚，而妄以上文二句搀杂此间，乃不知其断鹤续凫，绝不可通。简陋之尤，大是可鄙。谢氏以为衍文甚是，而杨氏注文，强作解事，又以按之皮肉柔濡及牢强为说，虽似望文生义，殊属节外生枝，一盲群盲，同此一辙。何以伯仁既知诊非诊脉之诊，而又引杨说？且谓有亦无害，味道模棱，骑墙两可，亦非所以垂范后学也。"出入"之义，伯仁所解未尝不是，但于"出入"二字尚未分明。洄溪以汗吐泻为出，饮食及风寒六淫为入，颇觉精当。虚证能言，病为正气之不足，故神识自清；实证不能言，病为邪气之有余，故知觉昏瞆，伯仁之说是矣。而洄溪所谓"病气内乏，邪气外攻"八字，反说得不甚可解。缓者病来以渐，虚证如水气之浸淫，本无乍病即剧之事；急者病来以暴，实证如风雨之骤至，每多变生俄顷之间。伯仁必以五六日之死期立说，亦非古人真义，而洄溪乃谓邪气微则病渐深，正未漓则病疾速，尤其费解。惟痒痛二义，则徐氏之解为确。

四十九难曰：有正经自病，有五邪所伤，何以别之？然：忧愁思虑则伤心；形寒饮冷则伤肺；恚怒气逆，上而不下，则伤肝；饮食劳倦则伤脾；久坐湿地，强力入水，则伤肾。是正经之自病也。

【汇注】滑氏《本义》曰：心主思虑，君主之官也，故忧愁思虑则伤心。肺主皮毛而在上，是为娇脏，故形寒饮冷则伤肺。肝主怒，怒则伤肝。脾主饮食及四肢，故饮食劳倦则伤脾。肾主骨而属水，

故用力作强，坐湿入水则伤肾。凡此，盖忧思恚怒、饮食动作之过而致然也[①]。夫忧思恚怒，饮食动作，人之所不能无者，发而中节，焉能为害？过则伤人必矣。故善养生者，去泰去甚，适其中而已。昧者拘焉，乃欲一切拒绝之，岂理也哉！又曰：此与《灵枢》第四篇文大同小异，但伤脾一节，作"若醉入房，汗出当风，则伤脾"，不同尔。谢氏曰：饮食劳倦，自是二事。饮食得者，饥饱失时；劳倦者，劳形力而致倦怠也。此本经自病者，病由内作，非外邪之干，所谓内伤者也。或曰坐湿入水，亦从外得之也，何为正经自病？曰：此非天之六淫也。

徐氏《难经经释》曰：正经，本经也。五邪，谓五脏之邪互相贼也。思虑出于心，故过用则心伤。肺脏本寒，故外受风寒、内多饮冷则肺伤。肝在志为怒，恚怒则本气郁而上冲，故伤肝。脾为仓廪之官，主纳饮食，四肢皆属于脾，劳倦必由四肢，故过用则脾伤。湿伤于下，故湿先归肾。又肾为作强之官，水又肾之类，故强力入水，则肾伤。

【笺正】既以自病及五邪劈分两扇，则必以内伤为自病、外感为五邪。此理至浅，夫人能知。答辞之心、肺、肝、脾四者，皆属内伤，是矣。若肾之伤于湿，则终是外感，且何以与下文五邪条中之中湿复叠重出？立论模糊，必不能为古人曲护，宜乎招下节徐洄溪之讥评，意者古人真本未必如是，而传写有讹误耶？周秦古书，决不当如是草率。谢氏虽欲以天时人事强为分辨，独不思下条饮食劳倦一句亦是人事，岂可谓下之五邪皆天之六淫耶？肺为柔脆之脏，气通于皮毛，故外受寒

---

① 忧思恚怒……而致然也：此14字原脱，据上科本补。

邪，内伤冷饮，皆易为病，洄溪乃谓肺脏本寒，岂是生理之真？且心胸之间而可谓之本寒，尤其可怪。总之心粗气浮，草率下笔，少年文字，太不可训。脾主四肢，劳力太过，四肢必疲惫难堪，故知劳倦伤脾。又凡用力太过，腰膂必承其弊。腰者肾之府，故知强力伤肾。盖凡人之所以能作强者，必其腰膂之力有余，乃能任重致远，经所谓肾为作强之官者，其旨盖亦如是。试以此节所谓强力伤肾，合而观之，当可以悟得经意，乃自浅者说之，竟有以强力入房作解者，抑何鄙俚不堪，一至于此。

何谓五邪？然：有中风，有伤暑，有饮食劳倦，有伤寒，有中湿，此之谓五邪。

【汇注】滑氏《本义》曰：风，木也，喜伤肝。暑，火也，喜伤心。土爰稼穑，脾主四肢，故饮食劳倦，喜伤脾。寒，金气也，喜伤肺。《左氏传》狐突云金寒是也。湿，水也，喜伤肾，雾雨蒸气之类也。此五者，邪由外至，所谓外伤者也。谢氏曰：脾胃正经之病，得之劳倦；五邪之伤，得之饮食。徐洄溪《难经经释》曰：二段分自病五邪，甚无别白。饮食劳倦，伤寒中湿，即上段自病中语。则自病即五邪，五邪即自病也，岂不混沓？上段语本《灵枢·邪气脏腑病形篇》及《素问·本病论》。《灵》《素》并不分自病与五邪，故心、肝二脏则以忧愁恚怒言，余则皆以六淫[1]之邪言，各举所重，此又一义也。若欲分别，则《阴阳应象大论》怒伤肝，喜伤心，思伤脾，忧伤肺，恐伤肾，此本经自病也；《宣明五气篇》肝恶风，心恶热，肺恶寒，肾恶燥，脾恶湿，此外邪所伤也。作书者岂未之思耶？周澄之曰：此章盖以一邪专伤一脏为自病，使审证者知所主；一脏备有五病为

五邪，欲审证者辨其真也，观下文而意自显矣。大意与十六难相似，彼据证而察其属于何脏，此据脏而察其属于何邪也。

【笺正】此节五邪既与上段内伤相为对待，自必以外感六淫伤及五脏立论，方能界限分明，使人共喻。乃经文既以风、寒、暑、湿四者连类言之，又以之分属各脏，则惟伤寒属肺，以病机病理言之，犹为近似。若暑之病心，风之病肝，湿之病肾，不过强以五行分配，而揆之病理则各有所因，种种变化，无所不至，岂可胶柱刻舟，不通至此？至于饮食劳倦之病脾，则上条固已言之，何以于此亦复叠床架屋，杂遝[2]纷纭，直令人不知其旨何在。灵胎讥之，自是确论。此必传写以来几经讹误，或者妄人又有窜改，决非周秦旧本，果然如是。此当存而不论，断不可望文生义，更为之勉强敷衍，作一盲群盲之续。何以周澄之又造出一脏备有五病云云？且谓观下文而意自显，则下文不过借一脏以备参互考证之意，何得谓一脏可备五病，以为五邪？附会穿凿，而支离益甚，澄之真可谓饮糟亦醉者已。

假令心病，何以知中风得之？然：其色当赤。何以言之？肝主色，自入为青，入心为赤，入脾为黄，入肺为白，入肾为黑。肝为心邪，故知当赤色，其病身热，胁下满痛，其脉浮大而弦。

【汇注】滑氏《本义》曰：此以心经一部设假令而发其例也。肝主色，肝为心邪，故色赤。身热脉浮大，心也；胁痛脉弦，肝也。

① 淫：原作"经"，据上科本及《难经经释》卷下"四十九难"改。

② 杂遝（tà）同"杂沓"。众多杂乱貌。《史记·淮阴侯列传》："天下之士，云合雾集，鱼鳞杂遝，熛至风起。"

【笺正】以下五条，以一脏受他脏之侵犯为病而言，特以心脏举其例，凡百病机，容或有此一理。然谓中风为肝病，伤暑为心病，饮食劳倦为脾病，伤寒为肺病，中湿为肾病，已未免执一不通。究竟风暑寒湿果属外淫，亦必变化多端，随在发病，夫岂有各入一脏之理？且谓肝病则证之以色，心病则证之以臭，脾病则证之以味，肺病则证之以声，肾病则证之以液，尤其呆相之极，可谓胶柱刻舟、守株待兔之故智，岂病理学之真谛也耶？

何以知伤暑得之？然：当恶臭。何以言之？心主臭，自入为焦臭，入脾为香臭，入肝为臊臭，入肾为腐臭，入肺为腥臭。故知心病伤暑得之，当恶臭。其病身热而烦，心痛，其脉浮大而散。

【汇注】滑氏《本义》曰：心主臭。心伤暑而自病，故恶臭。而证状脉诊，皆属乎心也。徐氏《难经经释》曰：恶臭，以文义推之，当作恶焦臭。

【笺正】伤暑恶臭，本不可以病理言。惟依本节之意详之，则涧溪说是观于前后四段。曰其色当赤，曰当喜味苦云云，则此段当恶臭二句，皆应有“焦”字方合心脏。此当是传写之脱误，然于病情则可谓全无关系，存而不论可耳。

何以知饮食劳倦得之？然：当喜苦味也。虚为不欲食，实为欲食。何以言之？脾主味，入肝为酸，入心为苦，入肺为辛，入肾为咸，自入为甘。故知脾邪入心，为喜苦味也。其病身热而体重嗜卧，四肢不收，其脉浮大而缓。

【汇注】滑氏《本义》曰：脾主味，脾为心邪，故喜苦味。身热，脉浮大，心也。体重嗜卧，四肢不收，脉缓，脾也。“虚为不欲食，实为欲食”二句，于上下文无所发，疑错简衍文也。徐氏《难经经释》曰：虚则脾气不能化谷，实则尚能化谷，故有能食不能食之分。盖风寒暑湿，其病不殊，故无虚实之辨。若饮食劳倦，病因各殊，故越人着此二语，义最精细。

【笺正】病人而喜食苦味，太觉不近人情，此附会五行五味之谬谈，宜乎今之学者有废止五行之偏见也。

何以知伤寒得之？然：当谵言妄语。何以言之？肺主声，入肝为呼，入心为言，入脾为歌，入肾为呻，自入为哭。故知肺邪入心，为谵言妄语也。其病身热，洒洒恶寒，甚则喘咳，其脉浮大而涩。

【汇注】滑氏《本义》曰：肺主声，肺为心邪，故谵言妄语。身热，脉浮大，心也；恶寒，喘咳，脉涩，肺也。

【笺正】前四十难曰肺主声。寿颐窃谓当以喉之发声为说，方与肺之体用相合。乃古人竟以耳能闻声，曲曲说到肺上去，终是莫名其妙。然此节固亦曰肺主声也，何以又不是闻声，而皆以发声说耶？其闻声发声，果皆肺为之主耶？要之声音之发本于肺气，而出于肺管，则生理之真相，万万无可疑者，自当以此节为是。但《素问·阴阳应象大论》谓心在声为笑。而此乃曰入心为言，试以生理证之，如何可解？且谓谵言妄语，是伤寒入心为病，则更属理想空谈，按之病情，相去太远。盖伤寒而至谵妄，多是传热于里，实痰凝结，气火上升，而失其知觉之常。清其肠胃，开泄痰热，以通地道，则气降热平，而谵妄自已。正不可只知清心，仅投凉润，否则犀角、牛黄愈清心愈不可治。叶氏三焦之论，先有心包而后有阳明，正不知坑陷生命几许？寿颐于所编《伤寒温热古今医案平议》中采集不少，已详辨之矣。

何以知中湿得之？然当喜汗出不可止。何以言之？肾主湿，入肝为泣，入心为汗，入脾为涎，入肺为涕，自入为唾。故知肾邪入心，为汗出不可止也。其病身热而小腹痛，足胫寒而逆，其脉沉濡而大。此五邪之法也。

【汇注】滑氏《本义》曰：肾主湿，湿化五液，肾为心邪，故汗出不可止。身热，脉大，心也；小腹痛，足胫寒，脉沉濡，肾也。凡阴阳腑脏经络之气，虚实相等，正也；偏虚偏实，失其正也，失其正则为邪矣。此篇越人盖言阴阳脏腑经络之偏虚偏实者也。由偏实也，故内邪得而生；由偏虚也，故外邪得而入。徐氏《难经经释》曰：此五段大旨，谓肝病见于色，心病见于臭，脾病见于味，肺病见于声，肾病见于液。其脉以本脏之脉为主，而兼受邪之脉，以此类推可也。又曰：此以一经为主病，而以各证验其所从来，其义与十难诊脉法同。以一经为例，余则准此推广，使其无所不贯，不特五脏互受五邪，凿然可晓，凡百病现证，皆当类测，此真两经之所未发。此义一开，而诊脉辨正之法至精至密，真足以继往圣、开来学也。

【笺正】肾于五行合德于水，谓肾为水脏可也。四十难谓肾主液，寿颐已窃有所疑，前条备言之矣。乃此条又谓肾主湿，则湿以邪言，不以正言，血、汗、涎、溲、唾未可皆以湿邪论也。乃以有中湿之病，而遂谓肾之所主，岂非绝奇之语？总之，此章教人以推测五脏互见之病症，不可谓无至理，若必一字一句而呆板读之，则多见其窒碍而不可通耳。

五十难曰：病有虚邪，有实邪，有贼邪，有微邪，有正邪，何以别之？然：从后来者为虚邪，从前来者为实邪，从所不胜来者为贼邪，从所胜来者为微邪，自病者为正邪。

【汇注】滑氏《本义》曰：五行之道，生我者体，其气虚也，居吾之后而来为邪，故曰虚邪；我生者相，气方实也，居吾之前而来为邪，故曰实邪。正邪则本经自病者也。徐氏《难经经释》曰：此亦以五行之义推之也。后谓生我者也，邪挟生气而来，则虽进而易退，故为虚邪；前我生者也，受我之气者，其力方壮，还而相克，其势必甚，故为实邪。所不胜，克我者也，脏气本已相制而邪气挟其力而来，残削必甚，故为贼邪；所胜，我所克也，脏气既受制于我，则邪气亦不能深入，故为微邪。自病，本脏自感之邪也。又曰，《素问·八正神明论》云虚邪者，八正之虚邪也。正邪者，身形用力，汗出腠理开，所中之风也。其所谓虚邪，即虚风，乃太乙所居之宫，从其冲后来者为虚风也。正风，汗出毛孔开，所受之风也。其详见《灵·九宫八风篇》，与此所云虚邪正邪各不同，然袭其名而义自别，亦无妨也。

【笺正】《素》《灵》之所谓虚邪、正邪，专从风邪立论，以四时分配九宫，占其当位与否，而分虚实邪正。虽似言之成理，寿颐已窃嫌其捕风捉影，必非病理学之真谛，盖亦方士占角望气之论，断不可恃为医学正轨。而《难经》于此，更借《素》《灵》之虚邪正邪两层，说到五脏之生克上去，自是独创一说，并非《素》《灵》所谓虚邪正邪之本旨。须知病情传变，必不能推算五脏生克，而呆断其虚实邪正。况所谓从前来者从后来者，仍袭用九宫八风之义，然彼有方向定位，所以有前后可言。若谓五脏相生，以我所生者而谓之为前，以生我者而谓之为后，前后二字，其义何居？初不谓周秦以上医家者言，竟有此杳冥恍惚，怪不可识之奇语？伯仁所谓生我者体其气虚，我生者相气方实云云，岂独理不可通，抑亦文不可解。

即洄溪所释云云，仍是以意逆之，附会穿凿，而说理皆不能条达。惟所不胜所胜两层，则克我者本我所畏，挟其盛气以来凌，为害宜乎加厉，我克者本我所制，纵欲反动以传变，能力亦正无多，此固自然之事。然亦惟内伤之病，当有如是之轻重可分，而下文乃以外感之风火寒湿立说，则六淫为邪，病及五脏，孰轻孰重，又胡可胶执定见，泥而不化？总之泛言生克，确是吾国医理之绝大障碍，而似此空空洞洞，更于病理了无关系，今当开明时代，事事须从实践做去，此类方士习气必无存在之余地，必须一概删除净尽，庶不贻吾道之羞。

何以言之？假令心病，中风得之为虚邪，伤暑得之为正邪，饮食劳倦得之为实邪，伤寒得之为微邪，中湿得之为贼邪。

【汇注】滑氏《本义》曰：假心为例，以发明上文之义。中风为虚邪，从后而来，火前木后也；伤暑为正邪，火自病也；饮食劳倦为实邪，从前而来，土前火后也；伤寒为微邪，从所胜而来，火胜金也；中湿为贼邪，从所不胜而来，水克火也。与上篇互相发，宜通考之。徐氏《难经经释》曰：此亦因前章五邪之病，而辨其所受之轻重也。专以心病言，亦如前章，举其例而余可类推，其义亦两经之所无，与前章俱为独创之论。

【笺正】此章之义虽曰独创，要之外感六淫，五脏相传，病情轻重，绝不可以此法揣测。所谓中风者，以外感风邪言。然风邪果系传心，病已深入，岂为轻浅？顾乃可以为虚而不实，太觉骇人。即如伤寒传心，亦岂得认作微邪？总之向壁虚构，而不顾其理之难安，此皆是浅人之所为，必非中古名医之议论矣。

五十一难曰：病有欲得温者，有欲得寒者，有欲得见人者，有不欲得见人者，而各不同，病在何脏腑也？然：病欲得寒而欲见人者，病在腑也；病欲得温而不欲见人者，病在脏也。何以言之？腑者阳也，阳病欲得寒，又欲见人；脏者阴也，阴病欲得温，又欲闭户独处，恶闻人声。故以别知脏腑之病也。

【汇注】滑氏《本义》曰：纪氏曰腑为阳，阳病则热有余而寒不足，故饮食衣服居处，皆欲就寒也。阳主动而应乎外，故欲得见人。脏为阴，阴病则寒有余而热不足，故饮食衣服居处，皆欲就温也。阴主静而应乎内，故欲闭户独处而恶闻人声也。

【笺正】脏为阴，腑为阳，本以脏主藏而不泻，腑则流动运化而言。惟其静也，故谓之阴；惟其动也，故谓之阳。此阴阳之义，非温凉寒热之谓，其理易知，尚非深邃。不意浅人闻之，遂误认腑属阳热，脏属阴寒，乃有《难经》此章怪不可识之论，岂五脏为病竟无一热症，而六腑为病竟无一寒症耶？痴人说梦，不复知有天下事，抑何可鄙可嗤，竟至于是！孰谓越人明医，而能为此一窍不通之说。此其为无知之辈妄加屪入，盖已不待辨而自明。奈何注家尚能为之随文敷衍，吾国医界之陋可谓黑暗已极。此亦如金元以后之言脉学者，竟谓数脉主热，属腑属阳，迟脉主寒，属脏属阴云云，同一大弊，而竟不闻有人为之指摘，皆是奇事。

五十二难曰：腑脏发病，根本等不？然：不等也。其不等奈何？然：脏病者止而不移，其病不离其处；腑病者，仿佛贲向，上下行流，居处无常。故以此知脏腑根本不同也。

【汇注】滑氏《本义》曰：丁氏曰脏为阴，阴主静，故止而不移；腑为阳，阳主动，故上下流行，居处无常也。与五十五难文义互发。徐氏《难经经释》曰：

此指有形质之病，如癥瘕之类，故曰根本。脏病者，脏体受伤，或脏气受病也。五脏本无出纳，故病亦常居其所，不移动也。腑病者，六腑受病也。仿佛，无形质也。贲向，贲动有声也。忽上忽下，而无定位，盖六腑泻而不藏，气无常定，故其病体亦如此。

【笺正】贲，读为奔。向，徐洄溪注则读为响，古字皆通假。寿颐谓：若以流动移易而言，则作向往解亦得，正不必改读作响。此章专以癥癖瘕聚立论，则脏者藏而不泻，故为病亦止而不移，以脏之体主静也。腑者泻而不藏，故为病亦行动移易，以腑之用主动也。然发问之语竟不说明瘕癖为病，则一似凡属脏病皆不移易。凡属腑病皆能流动，亦是大有语病。若非注家善悟，为之说明，则本文未免费解矣。惟洄溪谓五脏无出纳，亦是理想之辞，大有语病。脏虽不泻，然气血互相灌注，固无时而不自流通，不如丁氏以静字释之为妥。

五十三难曰：经言七传者死，间脏者生，何谓也？然：七传者，传其所胜也。间脏者，传其子也。何以言之？假令心病传肺，肺传肝，肝传脾，脾传肾，肾传心，一脏不再伤，故言七传者死也。

【汇注】滑氏《本义》曰：纪氏曰心火传肺金，肺金传肝木，肝木传脾土，脾土传肾水，肾水传心火。心火受水之传，一也。肺金复受火之传，再也。自心而始，以次相传，至肺之再，是七传也。故七传死者，一脏不受再伤也。徐氏《难经经释》曰：七传、间传，经文无考。《素·玉机真脏论》云：五脏受气于其所生，传之于其所胜，气舍于其所生，死于其所不胜。病之且死，必先传行，至于其所不胜，病乃死。此言气之逆行也，故死。下文释之云：肝受气于心，传之于

脾，气舍于肾，至肺而死。所谓死于所不胜之义，乃以所病之脏，传至所不胜之脏而死，非此处七传、间传之说。其所谓受气于所生，即五十难所云从前来者为实邪也。又《素·标本病传》及《灵·病传论》皆以传所胜之脏，如心传肺，肺传肝为死证。然二三脏即死，亦无传遍五脏，至七传而后死之说。至于间传之说，《素·标本病传篇》云：间一脏止，及至三四脏者，乃可刺也。其所称间脏之义，经文亦以相克之序为传，若传至第二传，则间所克之脏，为生我之脏，三传则为生我之脏，四传则为克我之脏，若间此一脏，或三四脏而病止不复传，乃可刺之也，与间传亦微别。

【笺正】一脏为病，而传变以及他脏，原属事理之当然。然以此脏之病而波及他脏，至再至三，是二三脏腑彼此同病，其人当已困惫而莫能兴。即为之医者，亦必彷徨而无所施其伎。如谓凡病必待传遍五脏而后不治，已未免痴人之说梦，岂果病理之宜然？而医经之多有为是说者，盖亦论其大要而已，非谓患病者固皆如是也。《玉机真脏论》谓五脏受气于其所生一节，正是泛言其理以为标准，本不谓五脏为病必如是之呆板传去，按部就班而毫不可紊。读《标本病传论》所谓三日不已死，岂非再传、三传？至于所克之脏，已在不可治之例，宁能待至五脏遍传，而其人尚有生理？不谓《难经》于此，犹以五脏遍传为未足，更推衍而为七传，毋亦好为新奇而不顾其理。惟此脏之病传至其所克者，而病势必剧，则物理之常，盖挟其盛气以相凌，自当益张其焰，即五十难所谓从所不胜来者为贼邪也。

假令心病传脾，脾传肺，肺传肾，肾传肝，肝传心，是子母相传，竟而复始，如环无端，故曰生也。

【考异】《佚存丛书》本、《难经集注》及正统《道藏》本李注《难经》，此节之上，有"间脏者，传其所生也"二句。徐灵胎《经释》本则"间脏"作"间传"。滑伯仁《本义》则无此八字。寿颐按：上节有"七传者，传其所胜也"二句，则此节当有间传者二句，方为彼此相应。但以全章文义求之，上节"间脏者，传其子也"七字，在上节中实是突出，而对于此节更为复叠，宜以上节"间脏者，传其子也"七字为衍文，而此节之首，依别本补"间传者，传其所生"二句。

【汇注】吕氏曰：间脏者，间其所胜之脏而相传也。心胜肺，脾间之；脾胜肾，肺间之；肺胜肝，肾间之；肾胜心，肝间之；肝胜脾，心间之。此谓传其所生也。滑氏《本义》：《素问·标本病传论》曰谨察间甚，以意调之，间者并行，甚者独行。盖并者，并也，相并而传，传其所间，如吕氏之说是也。独者，特也，特传其所胜，如纪氏之说是也。越人之义盖本诸此，详见本篇及《灵枢》四十二篇。但二经之义则以五脏与胃、膀胱七者相传发其例，而其篇题皆以病传为名。今越人则以七传、间脏之日推明二经，假心为例，以见病之相传，若传所胜，至一脏再伤则死，若间其所胜，是子母相传，则生也。尤简而明。

【笺正】母子相生，其气本通，故病传其所生者尚无大害，此亦自有至理。然只可以一脏传一脏言之耳，乃曰周而复始，如环无端，竟以病机作走马灯看，不几展转传变，永无终了之期，是岂可与言病理之真耶？

五十四难曰：脏病难治，腑病易治，何谓也？然：脏病所以难治者，传其所胜也；腑病易治者，传其子也。与七传、间脏同法也。

【汇注】四明陈氏曰：五脏者，七神内守，则邪之微者不易传。若大气之入，则神亦失守而病深，故病难治，亦或至于死矣。六腑为转输传化者，其气常通，况胆又清净之处，虽邪入之，终难深留，故腑病易治也。滑氏《本义》曰：以越人之意推之，则脏病难治者，以传其所胜也；腑病易治者，以传其所生也。虽然，此特各举其一偏而言尔。若脏病传其所生，亦易治；腑病传其所胜，亦难治也。故庞安常云：世之医书，唯扁鹊之言为深，所谓《难经》者也。越人寓术于其书，而言之有不详者，使后人自求之欤！今以此篇详之，庞氏可谓得越人之心者矣。徐氏《难经经释》曰：此段不特与经不符，即与前篇亦相矛盾。《灵·病传篇》有"肝传脾，脾传胃，胃传肾，肾传膀胱"等语，是脏腑亦有互相传者。前篇云脾传肺，肺传肾，是脏亦有传子者。今乃云脏病传所胜，腑病传子，其义安在？盖脏病深而腑病浅，以此分难易最为明确，否则俱属支离也。

【笺正】脏者，藏精气而不泻，受病则精气必伤，而病已深痼，是为难治。腑气本自流通，受病亦未必蟠据而不去，是为易治。此理最为浅显明白，又何论乎传与不传？然《难经》本章，又因上章传胜传子之说，而竟能说得脏病定传所胜，腑病定传其子，似此执一不通，尚复成何事体。而古人偏能言之，孰谓周秦医学果有此浑沌无窍者耶？此以知浅人之妄事掺杂者必不少矣。灵胎《经释》犹为见到，若伯仁《本义》一味阿谀，殊觉可鄙。

五十五难曰：疾有积有聚，何以别之？然：积者，阴气也；聚者，阳气也。故阴沉而伏，阳浮而动。气之所积名曰积，气之所聚名曰聚。故积者五脏所生，聚者六腑所成也。积者，阴气也，其始发有常处，其痛不离其部，上下有所终始，左右有所穷处；聚者，阳气也，其始发无根本，上下无所留止，其痛无常处，谓之聚。故以是别知积聚也。

【汇注】滑氏《本义》曰：积者五脏所生，五脏属阴，阴主静，故其病沉伏而不离其处；聚者六腑所成，六腑属阳，阳主动，故其病浮动而无所留止也。杨氏曰：积，蓄也。言血脉不行，蓄积而成病也。周仲立曰：阴沉而伏，初亦未觉，渐以滋长，日积月累是也。聚者，病之所在，与血气偶然邂逅，故无常处。与五十二难意同。徐氏《难经经释》曰：此节"积聚"二字，剖晰最为明晓。然当合五十二难共成一条，不必分作两章也。

【笺正】积之与聚，以字义言之，皆是迟滞留着之意，本无浅深轻重之殊。此节谓积属于阴而为脏病，聚属于阳而为腑病，只就症情以分浅深，非谓"积聚"二字之义定当有此辨别。且所谓积为阴气，聚为阳气者，亦以浅深之故分别阴阳，非脏阴必为寒症，腑阳必为热症。若以阴阳之寒热而言，则凡属积聚，有阴凝亦有阳结，辨症者亦所当知，但本节则尚未论及寒热之别耳。洄溪注谓阴邪积而成积，阳邪聚而成聚，颇有语病。

【存疑】气之所积，寿颐窃谓气字当作血字。虽本节阴气、阳气，皆以气言。其实积聚为病，轻者但在气分，重者必及血分，若以气血分属阴阳，则病情浅深，尤为明了。意者古人本作"血之所积，气之所聚"，而传写者误之，亦正难言。

五十六难曰：五脏之积，各有名乎？以何月何日得之？然：肝之积名曰肥气，在左胁下，如覆杯，有头足。久不愈，令人发咳逆、痎疟，连岁不已，以季夏戊己日得之。何以言之？肺病传于肝，肝当传

脾，脾季夏适王，王者不受邪①，肝复欲还肺，肺不肯受，故留结为积，故知肥气以季夏戊己日得之。

【汇注】滑氏《本义》曰：肥之言盛也。有头足者，有大小本末也。咳逆者，足厥阴之别，贯膈，上注肺，肝病故胸中咳而逆也。二日一发为痎疟，《内经》五脏皆有疟，此在肝为风疟也。抑以疟为寒热病，多属少阳，肝与之为表里，故云左胁肝之部也。

【笺正】肝行气于左，两胁则足厥阴经脉循行之部，故曰肝之积在左胁下。滑氏谓左胁肝之部，灵胎亦曰左胁肝之位，皆误解《内经》肝生于左之义，而至今为新学家所诟病者也。咳逆，徐注谓肝气上冲于肺，乘所胜也。痎疟，徐注谓间日而发为痎，连日发为疟，肝之病也。寿颐按：痎疟必寒热往来，足少阳与足厥阴为表里，故病属于肝。西学家谓肝胆同病，不能分析。寿颐按：上古医经，亦恒以少阳、厥阴之症联为一气，此可见生理自然之关系，又孰谓新学解剖所得，非吾国古人已有之明言耶？且疟之作也，必里有根柢，蟠结不去，所以起伏无定，乘时而发，故疟病属之积病。后人所谓无痰不成疟，无积不成疟者，其旨在此。寿颐按：此章言五脏之积各有所得之月日，以五行相传，至当旺之时而不受其传，则留结为积。虽似不无至理，然病情非一，断不必如是之呆相。凡此之属，皆古人过求其深，而万不可泥者，存而不论为是。徐洄溪亦曰：五脏之积，受病各殊，脏气虽有衰旺，然四时皆能成病。此固不必拘泥，但以时令生克，及病情传变之理推之则当如此，存之以备一说可也。

心之积，名曰伏梁，起齐上，大如臂，上至心下。久不愈，令人病烦心，以

---

① 邪：此字原无，据上科本补。

秋庚辛日得之。何以言之？肾病传心，心当传肺，肺以秋适王，王者不受邪，心欲复还肾，肾不肯受，故留结为积。故知伏梁以秋庚辛日得之。

【汇注】滑氏《本义》曰：伏梁，伏而不动，如梁木然。徐氏《难经经释》曰：《灵枢·经筋篇》手少阴之筋，其病内急，心承伏梁。其成伏梁，吐血脓者，死不治。此亦指为心之病，但不明言其状。《素问·腹中论》曰：病有少腹盛，上下左右皆有根，病名曰伏梁。裹大脓血，居肠胃之外，不可治。此久病也，居脐上为逆，脐下为从。又曰：人有身体、髀、股、胻皆肿，环脐而痛，病名伏梁，此风根也。观此则伏梁又不属心，乃大痈疡如肠胃痈之类，其曰风根，则风毒所结，又不以秋日得之，越人所指与此殆同名异病也。

【笺正】伏梁之义不甚可解。伯仁谓如梁木然，徐洄溪亦曰横亘如屋梁而伏处，皆未免望文生义，所不可泥。徐又引《素》《灵》云云，则皆有积滞之义，而与本节亦不必尽同，可见伏梁之名由来最古。其病状固属气血之凝结不通，如曰必为心脏之积，则殊未可必耳。

脾之积，名曰痞气，在胃脘，覆大如盘。久不愈，令人四肢不收，发黄疸，饮食不为肌肤，以冬壬癸日得之。何以言之？肝病传脾，脾当传肾，肾以冬适王，王者不受邪，脾复欲还肝，肝不肯受，故留结为积，故知痞气以冬壬癸日得之。

【汇注】滑氏《本义》曰：痞气，痞塞而不通也。疸，病发黄也，湿热为疸。徐氏《难经经释》曰：胃脘，中焦之地，脾之分也，脾主四肢，不收者，邪气聚而正气不运也。黄疸，皮肤爪目皆黄色，湿热病也，脾有积滞，则色征于外也。脾主肌肉，不能布其津液，则饮食①不为肌

肤也。

【笺正】脾主行气，以助胃之消化，如脾气已滞，则胃之消化不灵，故积生于胃脘之部，而饮食之精，不能敷布矣。

肺之积，名曰息贲，在右胁下，覆大如杯。久不已，令人洒淅寒热，喘咳，发肺壅。以春甲乙日得之。何以言之？心病传肺，肺当传肝，肝以春适王，王者不受邪，肺复欲还心，心不肯受，故留结为积，故知息贲以春甲乙日得之。

【汇注】滑氏《本义》曰：息贲，或息或贲也。右胁，肺之部。肺主皮毛，故洒淅寒热。或谓脏病，止而不移，今肺积或贲何也？然：或息或贲，非居处无常，如腑病也。特以肺主气，故其病有时而动息尔。肾亦主气，故贲豚亦然。徐氏《难经经释》曰：《灵枢·经筋篇》手太阴之筋，其病当所过者，支转筋痛，甚成息贲，胁急吐血，则亦以息贲为肺病也。又云：手心主之筋，其病当所过者支转筋，及胸痛息贲则又属包络之病。《素问·阴阳别论》云：二阳之病发心脾，其传为息贲。亦以息贲为心病所传，与此符合。

【笺正】贲，旧读为奔，伯仁注谓或息或贲，殊属费解。洄溪则曰气息奔迫，则犹言气急气促耳。寿颐按：贲字本有大义，《诗》：贲鼓惟镛。《书·大传》：大子贲庸。注皆训"大"是也。肺既有积，则气息必粗，故曰息贲，犹言息之粗大耳。肺行气于右，故肺之积在胁下，正以右降之气不及所致。伯仁谓右胁肺之部，灵胎亦曰右胁肺之位，亦误解《素问》肺脏于右之义，而铸此大错。须知肺在鬲上，左右相等，不偏于右，又安得谓右胁下属于肺之部位？盖亦不思之甚矣。

---

① 饮食：此2字原无，据上科本补。

肾之积，名曰贲豚，发于少腹，上至心下，若豚状，或上或下无时。久不已，令人喘逆、骨痿、少气。以夏丙丁日得之。何以言之？脾病传肾，肾当传心，心以夏适王，王者不受邪，肾复欲还脾，脾不肯受，故留结为积。故知贲豚以夏丙丁日得之。此五积之要法也。

【汇注】滑氏《本义》曰：贲豚，言若豚之贲突，不常定也。豚性躁，故以名之。令人喘逆者，足少阴之支，从肺出络心，注胸中故也。徐氏《难经经释》：《伤寒论》太阳中篇云发汗后，脐下悸者，欲作奔豚。又云烧针令其汗，针处被寒，核起而赤，必发奔豚。似卒然之病，与此处异。《金匮要略》云奔豚病从少腹起，上冲咽喉，发作欲死，复还止，皆从惊恐得之。其说与此相近。则此病得之久而不已，时发作者，即为肾之积，为难治；因外感误治而骤起者，非肾之积，为易治。盖病形同而病因异也。

【笺正】贲豚之贲，读为奔，豚为水畜，肾属水脏，肾无摄纳之权，则其气膜胀，迫而上奔，故以奔豚为喻。伯仁谓豚性躁，故以名之，甚非古人命名之旨。且豚之为畜，最为柔懦，妇孺咸知。回教主谟罕暮德，所以令教中人不得食猪肉者，正以其懦弱无用之故，何躁之有？伯仁信笔杜撰，其谬实甚。《伤寒论》奔豚之气上冲，是因误治而变病，此则杂病中之肾气不藏者耳。但均为动气逆涌之证，故得同以奔豚为名。寿颐窃谓病情既同，治法盖亦无甚大别。但肾气上冲，古人只论有寒水泛滥之一证，而今病则亦有肝肾阴虚，阳不收摄而上激者，治宜养阴涵阳，与古法温纳者绝端不同。此古今病态之不可一概论者，学者亦不可不知。丁履中《难经阐注》谓此章言成积之理，乃见虚处受邪，王处不受，令人治积，以

攻为务，大失经旨云云。寿颐按：因虚受邪，乃言其得病之源。若既成积，即为实症，苟非施以消磨之剂，病何可愈？丁氏此说岂谓补虚可治实病耶？言虽动听，实非治疗之正旨。但不可过于猛攻，漫无节制，如张子和之医案耳。

五十七难曰：泄凡有几，皆有名不？然：泄凡有五，其名不同。有胃泄，有脾泄，有大肠泄，有小肠泄，有大瘕泄，名曰后重。

【汇注】滑氏《本义》曰：此五泄之目，下文详之。徐氏《经释》：后重一句，专指大瘕泄而言，盖肾邪下结，气坠不升故也。

【笺正】此所谓泄，统指大便之不正者而言，以脾胃分作两大纲。盖以胃主容纳，脾主运磨，吾国医学之言消化器能者，类皆如此说法。今证以解剖家所研求，则胃液不充，即减其消溶食物之能力。而脾之运磨，乃合甜肉汁、胆汁二者皆在其中。如其二汁之体用不及，即当消化不良，大便失其常度，此则脾胃之关系于大便者，固合中西两家学说而一以贯之。若至小肠、大肠，则解剖家验得提取食物精液，全在小肠内之无数吸液管，而大肠之上回亦尚有此作用，直至下回乃专是排泄滓秽，是二肠之所司只在于能吸精液与否，而与大便之正与不正却是无甚关系。惟《难经》此节径以脾胃两肠判为便泄之四大纲，此则尚是中之世理想家以意逆之，殊与生理之真不甚密切，今既处此开明之世，凡新说之精切不磨，可以补正旧学所不逮者，自当借助他山，藉以弥缝吾三千年之缺陷，正不必涂附古人，强为饰说，以贻吾道之玷，而授他人攻击之资。此理固亦为有识者之所共许，寿颐于此所不敢蹑步各注家之后尘者也。若所谓大瘕泄一证，则瘕字有假物成形之义，固

即积滞为病。洄溪谓后重一句，专指大瘕泄而言，是即古之所谓肠澼，今之所谓下积，实与此外诸泄无涉。以病状论之，徐说甚是。然《难经》本文则竟似以"名曰后重"四字为五者总结之语，文义大是不妥。此则二千余年屡经传写，或有脱佚舛讹，皆不可知。否则古人立言亦安有如此之不辨菽麦者耶？徐又谓后重为肾邪下结，气坠不升，则大有语病。须知寻常滞下之病，多缘湿热互结，潴秽蕴积，气滞不通，所以里急后重，欲下不畅。法当行气导滞，则塞者通之，后重即缓，胡可概以为气坠不升？徐岂欲教人以概用升举之法治此里急后重耶？则凡属实滞，皆为鸩毒，杀人必多，洄溪亦太粗心矣。且"肾邪下结"四字亦与普通之滞下后重证情相去太远，意在过求其深，而反致晦不可解，尤为无谓。总之，洄溪此书尚是早年著作，笔下颇多失检，读者须知此意。

胃泄者，饮食不化，色黄。

【汇注】滑氏《本义》曰：胃受病，故食不化。胃属土，故色黄。徐氏《经释》：胃主纳饮食，气虚不能运则泄。黄，胃土之正色也。

【笺正】新学家谓胃有酸汁，专为溶化食物之用，酸汁不充，则所食即不能化，此与吾国医学家之所谓胃阴胃津同符合撰。《难经》以食不能化之泄泻属于胃病，是也。然又谓胃泄色黄，此当以面色之萎黄而言，正以胃家受病，食物不化，无滋养之资，则不能生血而充肌肤，色泽消瞿[1]，形容枯槁，显而易见，尽人能知。然注家必以此色字说到所泄之粪色上去，欲以附会胃属土之本色，此在从前涂附五行，妄谈病理之时，又谁不以为确有至理？然证以解剖家所言消化器之作用，则惟胆汁必入小肠上部，即所以助消化食物之功。故惟消化健全，斯大便色黄，即

是胆汁输送入肠之本色，斯为无病之正。如其胆汁不及，必致消化失其常度，而大便遂为之变，所以泄泻鹜溏者，粪必淡白。此说虽非吾国医家所知，而参合病机，验之临证，甚是确凿，已堪共信。然则既是胃土德衰而为病泄，食且不化，粪色亦必不黄。此虽询之妇人小子，而亦必以为实有可据者，孰谓周秦以上之医家乃不知此寻常之形色？然后知伯仁之所谓胃土色黄者，尚是当时附会之语，实非病理之当然。洄溪和之，皆不可训，此须当为古人纠正者也。

脾泄者，腹胀满，泄注，食即呕吐逆。

【汇注】滑氏《本义》：有声无物为呕，有声有物为吐。脾受病，故腹胀泄注，食即呕吐而上逆也。徐氏《经释》：脾主磨化，饮食不能化，则胀满泄注。吐逆者，脾弱不能消谷而反出也。

【笺正】脾能消化，固合乎今所谓甜肉汁之功用皆在其中，脾得其职，则传化不滞，腹内二肠通行无阻，必无胀满之苦，而大便亦得其常。惟脾病，则不司运化，而胀满泄注作矣。呕吐原是胃病，而又以为脾病者，盖纳谷消谷，皆脾与胃共同天职，固无彼此界限之可分。但呕之与吐古义本同，无所区别，《左》哀二年传：伏弢[2]呕血。注：呕，吐也。《释名·释疾病》：呕，伛也。将有所吐，脊曲伛也。字亦作欧，其右从欠，本以人之呼气取义。《说文》：欧，吐也。《广雅·释诂四》及《汉书·丙吉传》注皆曰："欧，吐也。"何尝有两样训诂？滑伯仁"有物为吐，无物为呕"二句，妄作聪明，不可为训。徐洄溪谓是脾弱，不能消

---

① 消瞿（qú）：消瘦。
② 弢（tāo）：装弓的囊袋。

谷而反出，差为近之。

大肠泄者，食已窘迫，大便色白，肠鸣切痛。

【汇注】滑氏《本义》：食方已，即窘迫欲利也。白者，金之色。谢氏曰：此肠寒之证也。徐氏《经释》：肠虚气不能摄，故胃气方实，即迫注于下，窘迫不及少待也。大肠属金，故色白。气不和顺，故肠鸣而痛。

【笺正】食方入而即窘迫不舒，以理言之，仍是胃腑之病。《难经》乃以属之大肠，已不可解。若谓食入于胃，而窘迫乃在大肠，则又中之与下，两不相谋，亦何有联属之可言？况《内经》本有食注一证，说者谓食物才下于咽，而气即下注，辄欲大便，正是脾家大气不能自摄，病仍因乎脾土之清阳无权。如以泄出于肠，而即归咎于大肠，得毋不揣其本？古人所见岂竟如是之浅陋。此盖亦妄人附会为之，决非中古医学之真。又谓大便色白，则凡属溏泄，屎多淡白，固西学家之所谓胆汁不及，亦不可见病言病，等于无本之学。然注者偏能以大肠属金所以色白解之，终是宋金以下涂附五行，向壁虚构之伎俩，亦只见其粗疏浅率，适足以启今之谗嫚之口，伯仁之与谢氏及洄溪老人所解，真是一丘之貉。然在当时，生理之真，彼此梦梦，亦无可奈何之事，亦不当为古人求全责备者已。

小肠泄者，溲而便脓血，少腹痛。

【汇注】滑氏《本义》曰：溲，小便也。便，指大便而言。溲而便脓血，谓小便不闭，大便不里急后重也。徐氏《经释》：每遇小便，则大便脓血亦随而下，盖其气不相摄而直达于下，故前后相连属，小便甚利而大便亦不禁也。又小肠属火，与心为表里，心主血，故血亦受病而为脓血也。又曰：小肠之气下达膀胱，膀胱近少腹，故少腹痛。

【笺正】小肠直承胃下口，而下与大肠相衔接，苟是大便溏泄，似不可不谓小肠亦受其病。然在今日，如能稍明大小二便之源委者，当必不以小肠小溲相提并论。惟自汉唐以降，直到有清嘉道年间，亦无不认为小肠通小便，大肠通大便者。群书具在，原不必为吾道讳。惟《内经》有"肾为胃关，关门不利则聚水"一句，始知中古以上未始不识小溲上源直与肾接。《难经》当亦为周秦间之旧籍，而已以小肠之泄与溲并言，则吾国生理学之模糊，盖已久在嬴秦以上。此寿颐所以敢谓《难经》此章实亦为浅者之掺入，已非中古医学之真者也。伯仁、洄溪两家注文，皆是望文生义，随意谈谈，视若笑话一则，供人喷饭可耳，又安有辩论之价值耶？

大瘕泄者，里急后重，数至圊而不能便，茎中痛。此五泄之要法也。

【汇注】滑氏《本义》曰：瘕，结也，谓因有凝结而成者。里急，谓腹内急迫；后重，谓肛门下坠。惟其里急后重，故数至圊而不能便。茎中痛者，小便亦不利也。谢氏谓小肠、大瘕二泄，今所谓痢疾也，《内经》曰肠澼。故下利赤白者，灸小肠俞是也。穴在第十六椎下两旁各一寸五分，累验。四明陈氏曰：胃泄，即飧泄也。脾泄，即濡泄也。大肠泄，即洞泄也。小肠泄，谓凡泄则小便先下而便血，即血泄也。大瘕泄，即肠澼也。

【笺正】伯仁以结释瘕，谓即积滞之肠澼，颇属近理。盖瘕之为病，本是假物而聚结不散之义。凡里急后重，而欲泄不得畅泄者，确以有物聚结使然。然此是结塞之病，正与泄利之泄，字义病情两得其反。而《难经》则竟以列于泄利门中，是以一通一塞，两不相谋而适相反者，认作异苔同岑[1]，大与《灵》《素》之一称自利，一称肠澼，显然分别者不类。且更系之以"茎中痛"三字，则里急后重之滞下，亦安见茎之必痛？岂欲以滞下者之腹痛当之耶？又是各有一症，不容相混，而《难经》竟能混混沌沌，菽麦不辨，一至于此。寿颐反复细玩，益觉此节之可疑，大有层出不穷之概，谓为门外汉妄自掺杂，似非武断，请读者掩卷而平心静气以思之，何如？然则昔贤注文，曲曲敷衍，亦更不必说矣。

五十八难曰：伤寒有几？其脉有变否？然：伤寒有五，有中风，有伤寒，有湿温，有热病，有湿病，其所苦各不同。

【考异】徐灵胎注本否作不。徐曰：一作否。

【汇注】滑氏《本义》：变，当作辨，谓分别其脉也。纪氏曰：汗出恶风者，谓之伤风；无汗恶寒者，谓之伤寒；一身尽疼不可转侧者，谓之湿温；冬伤于寒，至夏而发者，谓之热病；非其时而有其气，一岁之中，病多相似者，谓之温病。徐氏《经释》：伤寒，统名也。下五者，伤寒之分证也。又曰：王叔和编次仲景《伤寒论·略例》云中而即病者，名曰伤寒。不即病者，寒毒藏于肌肤，至春变为温病，至夏变为暑病。暑病者，热极重于温也。又第四篇先序痉、湿、暍三证，痉则伤寒之变证，暍即热病，湿即此篇所谓湿温也。又《伤寒论·太阳上篇》亦首举中风、伤寒、温病证脉各异之法，《素问·热病论》云：今夫热病者，皆伤寒之类也。又云：凡病伤寒而成温者，先夏至日为病温，后夏至日为病暑。则此五者之病，古人皆谓之伤寒，与《难经》渊源一辙。后世俗学不明其故，遂至聚讼纷纭，终无一是，是可慨也。其详须读《热病论》及《伤寒论》，自知之。

【笺正】中风、伤寒、湿温、热病、温病，五者皆四时之外感，而古人统一伤寒称之者，盖四时感证，虽所受之邪各有不同，而其发病之因多由于先受寒邪而起。试观各证初发之时，每多先有恶寒，而后发热者，病情当可恍然。但恶寒有轻重微甚之不同，是以古人遂有此五者之分析。陆九芝谓伤寒有五，是五者之总纲，其二曰之伤寒，乃是五者中之一子目。说得最为明白。寿颐按：仲景著伤寒之论，但观其《太阳篇》麻黄汤证及大青龙汤证两条，颇似一部《伤寒论》专为二曰伤寒而设。实则桂枝汤证，已专治中风，而白虎汤等方又是专治温病热病之主剂。则仲景之书固不仅为五子目中之伤寒而设，且兼为五者总纲之伤寒而设。一百一十二方，但有是证，即当专用是药。子目中之伤寒以之，即五者总纲之伤寒，亦无不以之，此仲师成法，所以为百世不迁之大宗者也。伯仁读变为辨，甚是。《礼·运》：大夫死宗庙谓之变。郑注：变，当为辨，声之误也，是其先例。寿颐按：温病、热病，本言感受温热之气，发而为病，而亦得总称之曰伤寒者，正以温热之发，亦因感有外寒而起，所以虽在盛夏，其先多有凛寒一阵，渐以身热，此古人所以亦用伤寒二字包而涵之。但既热之后，即不复寒，是为温热确证，非如二曰伤寒之寒，不用麻黄、青龙等方，其寒不解之比。此温病、热病之所以不与二曰伤寒同者，其辨乃在于此。仲景明言太阳病，发热而渴，不恶寒者为温病。又曰若发汗已，身灼热者，名曰风温。夫既明言之太阳病，则初起之时必有恶风恶寒可知，但

---

[1] 异苔同岑（cén）：不同的青苔长在同一座山上，喻把不同物类的事物混在一起。岑，小而高的山。

既热且渴，即非伤寒而为温病。仲景意中固已不啻明言温病亦乍感温邪之为病，其不以温病为伤寒久伏之变病可知。则推之热病，亦必为当时感受之热，其非伤寒久伏之变病又可知。即如《素问·热病论》曰：今夫热病者，皆伤寒之类也。其所以谓之类者，明是同此感受时邪之病，故得以为同类。且以今夫二字提而论之，又明是当时感受之病，故谓之今。其又云凡病伤寒而成温者，先夏至日为病温，后夏至日为病暑，则所谓凡病伤寒，即《难经》此节五者总纲之伤寒，非仅指冬伤于寒之伤寒，又甚明白。其所以谓凡病伤寒而成温云云，则言此伤寒之所以非冬伤于寒之伤寒，而必谓之病温病热者，以其感邪发病之时，既在夏至之先，或在夏至之后，即不可以冬伤于寒之例一律论治，则必辨其病在夏至之先者，曰病温；又必辨其病在夏至之后者，曰病暑。不曰温病而曰病温者，以其病在温热之时也；不曰暑病而曰病暑者，以其病在暑热之时也。古人立说何等清楚！一若预料千百世后将有假托其言以疑误后学者，故必郑重其辞，正其病名，注定时日。初何尝有冬伤于寒，久伏不发，而变为温病热病之意？所最不可解者，自王叔和之所谓《伤寒例》始，乃泥煞古人"冬伤于寒，春必病温"一说，遂以《热病论》之病温、病暑两句改作至春变为温病，至夏变为热病，妄加一"至"字、"变"字，而病情乃与古人之旨大相背谬。且又伪造中而即病不即病两层，欲以欺尽天下后世，究竟《热病论》中何尝有即病不即病之说？且岂独《热病论》中无此明文？即仲景《伤寒论》中，又何尝有即与不即之区别？以一人之杜撰，而可谓此是仲景之《伤寒例》，非特欺尽后世，并以厚诬古人，师心自用，极尽怪诞离奇之能事。且又以一

变两变为未足，更有变为温疟，变为风温，变为温毒，变为温疫云云，于是许多病症乃无一不从变化而来。而河间则又续之曰：秋变为湿病，冬变为正伤寒。率天下后世而变幻莫定，于是医理病理，乃共成为黎丘之鬼[1]，是谁作俑，其罪不容于死！寿颐则谓叔和犹当不致如此。至于有清一代，则凡言温热者，且无不以"伏气"二字，说得怪不可识，直不许天下有一新受时邪之温病、热病，是皆伪托于仲景《伤寒例》一篇之余孽也。《难经》此条本与《素问·热病篇》同意，五者并列，皆言当时所感之外邪，原是明白晓畅，一望可知。奈何为之注者犹复谬引《伤寒例》之谰言，甘入于坎窞[2]而不觉。盖四时皆有外感之病，随感随发，事理之常。其间有伏邪晚发者，乃什佰中之一二，何能忘其常而必侈谈其变？盖好奇之心误之，过求其深，无不永堕五里雾中者。嗟嗟！舍平正通达之路而弗由，偏喜以索隐行怪为能事，此吾国医学之所以见轻于流俗者也。而岂知一盲群盲，本非吾道之真谛耶，可慨也已！又按：湿温之病，乃湿阻于中而复感温邪者，长夏之时最多有之。纪氏妄引"一身尽疼，不可转侧"二句，则湿病而非温病矣。此等注文，皆是点金成铁。

中风之脉，阳浮而滑，阴濡而弱；湿温之脉，阳浮而弱，阴小而急；伤寒之脉，阴阳俱盛而紧涩；热病之脉，阴阳俱浮，浮之而滑，沉之散涩；温病之脉，行在诸经，不知何经之动也，各随其经所在

---

[1] 黎丘之鬼：古代传说中黎丘出现的奇鬼，喜效人子侄昆弟之状以惑人。语本《吕氏春秋·疑似》："梁北有黎丘部，有奇鬼焉，喜效人之子侄昆弟之状。"

[2] 坎窞（dàn）：坑穴。喻险境。

而取之。

【汇注】滑氏《本义》：上文言伤寒之目，此言其脉之辨也。阴阳字皆指尺寸而言。

【笺正】此节分言五者之脉状。阴阳之义，伯仁谓皆指尺寸而言，是也。风为阳邪，中风乃风邪乍感于表，病仅在外，未入于里，故寸部阳分之脉浮滑。浮主在表，风邪属阳，于脉应之，自当滑利也。里犹未病，则里本无邪，故尺部阴分之脉濡弱，阴不受病，于脉应之，自不当坚实，是即无病平和之脉象，非虚细无神之软弱可比。濡，读为耎，古人所言脉濡之濡，多为耎字之隶变，非濡涩、濡滞之濡，读者不可误认。此中风仅以风邪在表而言，即今人之所谓伤风。《内经》《难经》及《伤寒论》中之中风皆即此义，非汉魏六朝以下之所谓中风，故只有表证、表脉。湿温者，蕴湿在里而复感温邪，阳脉之浮是为表有温邪之证。然湿是阴邪，有湿在里，即脉之浮者，亦不能盛，而阴脉主里之为小为急，固其宜矣。此"急"字有迫促结塞之义，不仅以至数之急而言。凡古书所谓弦急者，皆是此义。故弦为阴脉，急亦阴脉，惟湿温之得此脉象者，在湿盛热微、里湿尚未化热之时则如此。若热盛而湿亦从之化热，则脉亦必洪盛。但当以舌苔厚浊垢腻定之，亦不可泥执此两句，认为湿温之脉定必如是，而不问热重热轻、始传末传之不同者也。伤寒为阴寒之邪，来势方遒，其锋甚厉，故阴阳之脉俱盛。此是邪实脉实之义，但当作应指有力解，不可以热病盛大洪数之盛字混为一例。其皆紧而涩者，则阴邪迫束于外之义也。热病之脉阴阳俱浮，则以热势极炽，表里皆受其病而言。几如仲景之所谓风温一候，诸阳之气必露于外，故左右六部无不浮滑。而又曰沉之散涩者，盖浮之既盛，即重按必形不及，

人之气血只有此数，则沉候必不能如浮候之滑大，因以散涩言之，其实寻常热病必不致如散漫无神之散，涩滞不前之涩。若其果散果涩，则外强中干，无根之脉，生机绝矣。"温病之脉，行在诸经"三句，最不可解。若谓温病六经皆有，病在何经即当见何经之脉，则四时外感无不如此，何独温病为然？而为之注者又皆说得惝恍迷离，直无一句可信，何如存而不论为佳。寿颐按：此节旧注，如伯仁所引诸家，以及徐洄溪《经释》，无一家不走入魔道。实则本经文义甚是明白，惟末段必不可解，而各家注文纯是节外生枝，却与本文毫不相涉，徒令读者目眩心迷，不知所适。寿颐每谓《内》《难》《伤寒》诸书，每以注文讲得离奇，并将经文之明白晓畅者，说得牵强而不可通，最是无谓。何如只读经文，自能会心不远，窃愿后之学者弗再受古人之愚。

伤寒有汗出而愈，下之而死者；有汗出而死，下之而愈者，何也？然：阳虚阴盛，汗出而愈，下之即死；阳盛阴虚，汗出而死，下之而愈。

【汇注】滑氏《本义》：受病为虚，不受病者为盛。惟其虚也，是以邪凑之；惟其盛也，是以邪不入。即《外台》所谓表病里和，里病表和之谓，指伤寒传变者而言之也。表病里和，汗之可也，而反下之，表邪不除，里气复夺矣；里病表和，下之可也，而反汗之，里邪不退，表气复夺矣，故云死。所以然者，汗能亡阳，下能损阴也。此阴阳字，指表里言之。经曰：诛伐无过，命曰大惑，此之谓欤？徐氏《经释》：《伤寒例》亦有阳盛阴虚，汗之则死，下之则愈数语。诸家解说不一，成氏则谓阳邪乘虚入腑，为阳盛阴虚，阴邪乘表虚客于营卫，为阳虚阴盛。《外台秘要》及刘河间《伤寒直格》

俱以"病者为虚，不病者为盛"。《活人书》以"内外俱热为阳盛阴虚，内外俱寒为阳虚阴盛"。惟王安道《溯洄集》则以"寒邪在外为阴盛可汗，热邪在内为阳盛可下"。此说最为无弊。若不病者为盛、病者为虚之说，与表病里和、里病表和之说相近，但虚盛二字其义终未安也。

【笺正】此节虚盛二字，犹言虚实，以无病为虚，有病为盛，即以所感之邪而言。惟其受邪，斯谓之盛；惟其尚未受邪，故谓之虚。非言其人体质壮盛与虚弱。元和陆九芝世补斋文有《伤寒去实论》一篇，谓天为清虚之府，人为虚灵之体，不为病也。有病则为实，犹言虚器之中有物焉以实之，非强实壮实之谓。说得最为剀切，《难经》此节即是此义。所谓阴盛者，明谓阴寒之邪盛实在表，而此时其人清阳之气，尚未为邪所侵，是为阳虚，则汗之可以祛除阴霾，而无虑其亡阳生变，斯能操必胜之权，其病可愈。若误以苦寒之药攻下，岂不助长阴霾，重其遏抑，则其人又奚有幸理？所谓阳盛者，明谓阳热之邪盛实于里，而此时其人真阴之气，尚未为邪所耗，则下之可以荡涤实热，而无虞其阴竭难支，斯为万全之策，而其病可愈。若误以辛温之药发汗，岂不煽动阳焰，速其燎原，则为祸又胡可胜言！读者必知此节"虚"字，非体虚之虚，而后本文之义自然迎刃可解。诸家注文无一不牵强难通，《外台》、河间、伯仁谓受病为虚，不受病为盛，固谬。成无己添出"乘虚"二字，亦认作其人体质之虚，则阳既虚矣，何可复汗？阴既虚矣，何可复下，岂不自矛自盾？即朱奉义、王安道两家，亦只识得"盛"字，终不能说出"虚"字真旨，岂真古书之不易读耶？不过心粗气浮，未尝熟思而细绎之耳。

寒热之病，候之如何也？然：皮寒热者，皮不可近席，毛发焦，鼻槁，不得汗；肌寒热者，皮肤痛，唇舌槁，无汗；骨寒热者，病无所安，汗注不休，齿本槁痛。

【考异】徐灵胎云：槁，一作槁。寿颐按：徐氏盖据《灵枢·寒热篇》而言，其字本当作槁，与槁字同，后人加草以为草之枯槁者，实即槁字之孳生。《康熙字典》与《唐韵》谓槁即槁之俗字，是也。惟《荀子·正名篇》"槁席"，《管子·地员篇》"槁本"，《史记·屈原传》"草槁"，《汉书·陈汤传》"槁街"，字皆从草，知此字由来久矣。

【汇注】滑氏《本义》：《灵枢》二十一篇曰：皮寒热者不可附席，毛发焦，鼻槁腊，不得汗，取三阳之络以补手太阴；肌寒热者，肌痛毛发焦，而唇槁腊，不得汗，取三阳于下以去其血者，补足太阴以出其汗；骨寒热者，病无所安，滑氏自注：谓一身百脉无有是处也。汗注不休，齿未槁，取其少阴股之络；齿已槁，死不治。愚按：此盖内伤之病，因以类附之，东垣《内外伤辨》，其兆于此乎？徐氏《经释》：此段不得与伤寒同列一章。盖寒热之疾自是杂病不传经之症，故《灵枢》另立寒热病为篇目，其非上文伤寒之类可知，不知越人以类而旁及之耶？若即以为伤寒之寒热，则大误也。又曰：此节《灵·寒热论篇》原文，而骨寒热一条，删去数字，义遂不备。经文云：骨寒热者，病无所安，汗注不休，齿未槁，取其少阴于阴股之络；齿已槁，死不治。可见此证原有轻重之别，今竟云齿本槁痛，则骨寒热只有死证而无生证矣。此等乃生死关系大端，岂可脱落疏漏如此？

【笺正】此节之所谓寒热，确是杂病，与伤寒温热之寒热截然不同，何得承上言之，联为一气。且又以《九灵》之文节去数字，更是不伦不类，灵胎所论是也。寿颐窃谓此亦浅者妄为附入，决非中古医学竟至庞杂若是。徐谓越人以类而旁及之，寿颐终谓越人亦何至草率至此？乃知宋以后人直以《难经》认作越人手笔者，非特不足为越人重，且可使其大减医学之声价，越人亦何不幸而长蒙此不白之冤耶？

五十九难曰：狂癫之病，何以别之？然：狂疾之始发，少卧而不饥，自高贤也，自辨智也，自倨贵也，妄笑，好歌乐，妄行不休是也。癫疾始发，意不乐，僵仆直视，其脉三部阴阳俱盛是也。

【汇注】滑氏《本义》：狂疾发于阳，故其状皆自有余而主动；癫疾发于阴，故其状皆自不足而主静。其脉三部阴阳俱盛者，谓发于阳为狂，则阳脉俱盛；发于阴为癫，则阴脉俱盛也。接二十难中"重阳者狂，重阴者癫，脱阳者见鬼，脱阴者目盲"四句，当属之此下。重，读如再重之重。伯仁自注：重，平声。重阳重阴，于以再明上文阴阳俱盛之意，又推其极。至脱阳脱阴，则不止于重阳重阴矣。盖阴盛而极，阳之脱也，鬼为幽阴之物，故见之；阳盛而极，阴之脱也，一水不能胜五火，故目盲。四明陈氏曰：气并于阳，则为重阳；血并于阴，则为重阴。脱阳见鬼，气不守也；脱阴目盲，血不荣也。徐氏《经释》：狂属阳，阳气盛不入于阴，故少卧，阳气并于上，故不饥。自高贤、自辨智、自倨贵三者，狂之意也。妄笑、好歌乐、妄行三者，狂之态也。狂属阳，阳性动散而常有余，故其状如此。不乐者，癫之意也。僵仆直视，癫之态也。癫属阴，阴性静，结而常不足，故其状如此。脉阴阳俱盛，总上二者而言。狂则三部阳脉皆盛，癫则三部阴脉皆盛也。

【笺正】此节分叙狂癫两证，确有一阳一阴，一动一静之意。然以近时发明之病理言之，同是脑神经病，断无阴阳之分。而细绎《素》《灵》大旨，亦未尝有是区别，始知吾国上古所论病理，确能洞瞩其源，绝非秦汉以下理想家所能梦见。《难经》此节盖亦周秦时人附会为之，殊非病理真相。注家皆以动静为之分解，且谓癫者阴脉俱盛，均是望文生义，万不可信。寿颐于二十难笺，引证已详，可细核也。

六十难曰：头心之病，有厥痛，有真痛，何谓也？然：手三阳之脉受风寒，伏留而不去者，则名厥头痛。

【汇注】徐氏《经释》：《灵枢·厥病篇》厥头痛之病有数证，其治法或取阳经，或取阴经，则非独三阳之病可知。若云从三阳而传及他经，则得矣。

【笺正】厥者，逆也，乃是气机不顺之总称。《灵·厥病篇》所称厥头痛诸条，其文诚比《难经》此节为详。然绎其病状，亦皆恍兮惚兮，未免言其然而不言其所以然，殊觉无甚精义。且专论针刺，是亦古法，今非得专家口授手传，且恐有损无益，只可存而不论。乃《难经》则独言手三阳之脉，更是多所挂漏。即曰六阴之脉不上于头，然足三阳脉亦何一不从头走足？专指手经，决非病理真旨。且凡上盛下虚之证，头痛甚多，皆非手三阳脉为病。而《难经》此节又独以风寒伏留为言，尤其挂一漏万，此亦出于浅人附会之词，必非中古医学之精蕴。无惑乎今之专读俗书者，恒以川芎、羌活、柴胡、蔓荆等作为头痛必需之药物也。

入连在脑者，名真头痛。

【汇注】滑氏《本义》：真头痛，其痛甚，脑尽痛，手足清至节，死不治。盖脑为髓海，真气之所聚，卒不受邪，受邪则死矣。

【笺正】《灵·厥病篇》谓真头痛，头痛甚，脑尽痛，手足寒至节，死不治。盖寒邪直中之最重者，地加于天，真阳淹没，故不可治。

其五脏气相干，名厥心痛。

【汇注】滑氏《本义》：《灵枢》载厥心痛凡五：胃心痛、肾心痛、脾心痛、肝心痛、肺心痛，皆五脏邪相干也。徐氏《经释》：厥心痛之证，《灵枢》有肾、胃、脾、肝、肺五种，病形各殊，亦不得云五脏相干，盖胃腑不得称脏。若心自干心，则即真心痛矣，不在厥心痛之列，亦当如经文明著其说，何得糊涂下语，使经文反晦？

【笺正】《灵·厥病篇》言厥心痛，虽有五者之分，然细绎其情状，则亦无甚精义。况诸证皆即今之所谓胃气痛，不过气滞寒凝，或为痰食互阻为病，病只在络在胃，亦非果是心脏之痛，而古人竟能称之为心痛，是岂可谓中古医理之真？而《难经》此节但以五脏气相干一句，含浑言之，则立论尤其粗浅，更不足道。洄溪嫌其糊涂，是也。然偏以《厥病篇》为明白，终是重视《素》《灵》，轻视《难经》，以一偏之见，强为之轩轾，寿颐窃谓两者皆无可取。徐又谓胃腑不得称脏，则古人且有"十一脏皆取决于胆"之语，亦不必如是之咬文嚼字，太觉拘执。

其痛甚，但在心，手足清者即名真心痛。其真心痛者，旦发夕死，夕发旦死。

【汇注】滑氏《本义》：《灵枢》曰真心痛，手足清至节，心痛甚为真心痛。又七十一篇曰：少阴者，心脉也。心者，五脏六腑之大主也。心为帝王，精神之所舍，其脏坚固，邪不能客，客之则伤心，心伤则神去，神去则死矣。其真心痛者，真字下当欠一头字，盖阙文也。清，冷

也。徐氏《经释》：心为君主之官，故邪犯之，即不治。

【笺正】古称真头痛、真心痛，皆以手足清至节为死不治。盖皆阴寒暴厥，灭尽真阳之重症。然若能迅速用药，投以大剂四逆，或亦有一二之可救。注者每以心为君主，邪不可干作解，本是专制时代尊崇君主，理想之空谈，必非病理所宜有。伯仁训清为冷，其义甚是，但清明之清，本无作寒冷解者。《说文》清字，从仌而训为寒。又有凔字，训为冷寒。《吕览·有度》：清，有余也。注训为寒。《庄子·人间世》：爨无欲清之人①。《释文》训为凉，是皆借清为凊、为凔之明证，而《内经》尤为习见。乃徐洄溪本《难经》此节竟误清作青，而注之曰手足青，寒邪犯君火之位，血色变也。望文生义，而随手杜撰，最为可鄙，洄溪固不知古字假借之例者也。

六十一难曰：经言望而知之谓之神，闻而知之谓之圣，问而知之谓之工，切脉而知之谓之巧，何谓也？然：望而知之者，望见其五色以知其病。

【汇注】滑氏《本义》曰：《素问·五脏生成篇》曰：色见青如草兹者死，黄如枳实者死，黑如炲者死，赤如衃血者死，白如枯骨者死。此五色之见死者也。青如翠羽者生，赤如鸡冠者生，黄如蟹腹者生，白如豕膏者生，黑如乌羽者生。此五色之见生也。生于心，欲如以缟裹朱；生于肺，欲如以缟裹红；生于肝，欲如以缟裹绀；生于脾，欲如以缟裹栝楼实；生于肾，欲如以缟裹紫。此五脏生色之外荣

---

① 爨（cuàn）无欲清之人：出《庄子·人间世》："吾食也执粗而不臧，爨无欲清之人。"成玄英疏："所馔既其俭薄，爨人不欲思凉，燃火不多，无热可避也。"爨，烧火做饭。

也。《灵枢》四十九篇曰：青黑为痛，黄赤为热，白为寒。又曰：赤色出于两颧，大如拇指者，病虽小愈，必卒死；黑色出于庭，自注：庭者，颜也。大如拇指，必不病而卒死。七十四篇曰：诊血脉者，多赤多热，多青多痛，多黑为久痹，多黑多赤多青皆见者，为寒热身痛。面色微黄，齿垢黄，爪甲上黄，黄疸也。又如验产妇，面赤舌青，母活子死；面青舌赤沫出，母死子活；唇口俱青，子母俱死之类也。袁曰：五脏之色见于面者，各有部分，以应相生相克之候，察之以知其病也。

【笺正】望色之义，《素问·五脏生成篇》言之最精。寿颐辑《脉学正义》于第二卷中论之已详，兹姑不赘。惟青如草兹之"兹"字，当作"兹"，字从二玄，其音如玄，义则为黑，非草头之兹字。乃言草之陈腐而色晦黯者，故病人见此色象，即为死征。古今注家皆不识此兹字，说来无不背谬。《史记·仓公传》：齐丞相舍人奴病，察之如死青之兹。今本《史记》多有误"兹"作"兹"者，惟毛氏汲古阁刊《史记集解》本，正作"兹"字，金陵书局重刊毛本亦同，其书世多有之，堪为寿颐此说作一确证，详见拙编《脉学正义》第二卷。

闻而知之者，闻其五音以别其病。

【汇注】滑氏《本义》曰：四明陈氏曰：五脏有声，而声有音。肝声呼，音应角，调而直，音声相应则无病，角乱则病在肝；心声笑，音应祉，和而长。音声相应则无病，祉乱则病在心；脾声歌，音应宫，大而和，音声相应则无病，宫乱则病在脾；肺声哭，音应商，轻而劲，音声相应则无病，商乱则病在肺；肾声呻，音应羽，沉而深，音声相应则无病，羽乱则病在肾。袁氏曰：闻五脏五声以应五音之清浊，或互相胜负，或其音嘶嗄之类，别其

病也。

【笺正】闻其声而可以辨其病者，盖以言语之清晰与昏谵，以及发声清浊之类，可以审察外邪之虚实，并可知正气之盛衰耳。如必以五脏之角、徵、宫、商、羽求之，未免失之穿凿。伯仁所引四明陈氏，"徵"字作"祉"，太怪。考宋仁宗名祯，宋刻书并讳征字。四明陈氏，不知何时人，盖亦以避讳而改作"祉"，是陈氏当为宋人，然其他宋刻，未见此例也。

问而知之者，问其所欲五味，以知其病所起所在也。

【汇注】滑氏《本义》：《灵枢》六十三篇曰：五味入口，各有所走，各有所病。酸走筋，多食之，令人癃；咸走血，多食之，令人渴；辛走气，多食之，令人洞心。辛与气俱行，故辛入心，而与汗俱出。苦走骨，多食之，令人变呕；甘走肉，多食之，令人悗心。自注：悗者，闷也。推此则知问其所欲五味，以知其病之所起所在也。袁氏曰：问其所欲五味中偏嗜偏多食之物，则知脏气有偏胜偏绝之候也。徐氏《经释》：五味，五脏所喜之味。《灵·师传篇》：临病人，问所便、所起，病之所由生。所在，病之所留处也。又曰：闻问之法，两经言之多端，今只以五味为言，义亦不备。

【笺正】问证之法，《素》《灵》所言已非一端。即如《三部九候论》谓必审问其所始病，与今之所方病，而后各切循其脉云云。盖当其诊病时之现状，或可据脉形以辨别其寒热虚实，而从前之种种病象，渐渐变迁，决非一循其脉，即可以识得已往之作何形态。是以经文着一"必"字，以见问证之必不可少，是岂仅五味所欲之一端，所能包罗万象者。乃《难经》此节竟谓问其所欲五味，即可知其病之所起所在。痴人说梦，宁复知有天下事？孰谓中古

医家竟致颠顶若此，有以知其必不然矣。

切脉而知之者，诊其寸口，视其虚实，以知其病在何脏腑也。

【汇注】滑氏《本义》：诊寸口，即第一难之义。视虚实，见六难并四十八难。王氏《脉法赞》曰：脉有三部，尺寸及关，荣卫流行，不失衡铨。肾沉心洪，肺浮肝弦，此自常经，不失铢分。出入升降，漏刻周旋，水下二刻，脉一周身。旋复寸口，虚实见焉。此之谓也。周澄之曰：望闻二诊，可知其病。问则知病所起所在矣，切而后知脏腑虚实焉。四诊缺一不可，而切为尤要，故开卷言脉，中间发明脉象最详。

【笺正】诊寸口之法，《难经》独得其要。然视其虚实，岂独辨其病之在何脏腑？凡上至巅顶，下及足踵，外而皮毛，内而筋骨，虚实寒热，莫不于寸口决之。乃此节只以脏腑立论，反觉挂一漏万矣。

经言以外知之曰圣，以内知之曰神，此之谓也。

【汇注】滑氏《本义》：以外知之，望闻；以内知之，问切也。神微妙，圣通明也。又总结之言神圣，则工巧在内矣。徐氏《经释》：发问以望问为神圣，今引经以望闻为圣，以问切为神，又失工巧两端，其引经语亦无考。又曰：自四十八难至此，皆论虚实邪正，传变生死之道。

【笺正】此节两句，不伦不类，无谓之至。

六十二难曰：脏井荥有五，腑独有六者，何谓也？然：腑者阳也，三焦行于诸阳，故置一俞，名曰原。腑有六者，亦与三焦共一气也。

【汇注】滑氏《本义》：脏之井荥有五，谓井、荥、俞、经、合也。腑之井荥有六，以三焦行于诸阳，故又置一俞，而名曰原。所以腑有六者，与三焦共一气

也。虞氏曰：此篇疑有缺误，当与六十难参考。徐氏《经释》：《灵·本俞篇》以所过之穴为原，盖三焦所行者远，其气所流聚之处，五穴不足以尽之，故别置一穴名曰原。

【笺正】六阳经有所谓原穴者，而六阴经无之，其义殊不可晓。意者阳经之隧道孔长，非阴经可比，则经气所流注而较为要重者，必视阴经为多，故古人更有此原穴之命名。观《灵枢·十二原篇》，所谓主治五脏六腑之有疾者，则原穴之大有关系可知。虽彼之十二原，皆指阴经之俞，然既连举五脏六腑言之，则六腑之疾自当别取阳经之原。知所过为原一说，自必有所用之，非支指骈拇可比。此节所谓三焦行于诸阳者，乃指人身上中下三部之阳气而言，非手少阳之三焦一经，故曰行于诸阳。否则三焦经亦诸阳之一，何可浑漠言之，竟谓三焦能行于诸阳？六十六难又谓三焦之所行，气之所留止。又谓三焦为原气之别使，主通行三气。则且明示以上中下三部之气，其非手少阳经之三焦，尤为不言可喻。所以此节谓腑有六，亦与三焦共一气，正以六腑皆属阳，而上中下三部之阳气，皆为脐下原阳之别使，故可称为共一，其旨宁不瞭然？伯仁《本义》似能识得此意，而说之不甚明白。若误以此节之三焦认作手少阳之三焦一经，则本节与后文六十六难之半节，皆将无一语之可晓。徐洄溪"三焦所行者远"一句，浑沦吞枣，尤其模糊。

六十三难曰：《十变》言五脏六腑荥合，皆以井为始者，何也？然：井者，东方春也，万物之始生，诸蚑①行喘息，蜎

----

① 蚑（qí）：虫行貌。《说文》："蚑，行也。"

飞蠕动①，当生之物，莫不以春生。故岁数始于春，日数始于甲，故以井为始也。

【汇注】滑氏《本义》：十二经所出之穴，皆谓之井，而以为荥俞之始者，以井主东方木。木主春也，万物发生之始。诸蚑者行，喘者息。息谓嘘吸气也。《公孙弘传》作"蚑行喙息"，义尤明白。蜎者飞，蠕者动，皆虫豸之属。凡当生之物，皆以春而生。是以岁之数则始于春，日之数则始于甲，人之荥合则始于井也。冯氏曰：井，谷井之井，泉源之所出也。四明陈氏曰：经穴之气所生，则自井始，而溜荥注俞，过经入合，故以万物及岁数日数之始为譬也。徐氏《经释》：《灵·本俞篇》脏之井皆属木，腑之井皆属金，即下节亦明言之。今总释五脏六腑之井皆属木，则背经语，且与下文亦相矛盾。若云惟脏之井属木，而腑不与焉。则腑之亦始于井，而又不属于木，义当何居？下语疏漏之甚。

【笺正】此节答语，只能说得六阴经井穴之所以属木，而六阳之经亦始于井，则并不属于木，又将何以说？灵胎讥其疏漏，是极。此等答语，竟是一孔之人妄为附会，知其一而不知其二，万万说不过去，若谓越人能为此论，寿颐不敏，终必为越人大声叫屈。

六十四难曰：《十变》又言阴井木，阳井金；阴荥火，阳荥水；阴俞土，阳俞木；阴经金，阳经火；阴合水，阳合土。

【汇注】滑氏《本义》：十二经起于井穴，阴井为木，故阴井木生阴荥火，阴荥火生阴俞土，阴俞土生阴经金，阴经金生阴合水，阳井为金，故阳井金生阳荥水，阳荥水生阳俞木，阳俞木生阳经火，阳经火生阳合土。徐氏《经释》：《灵·本俞篇》：脏井属木，腑井属金，各有明文。其余荥俞所属，俱无明文，不知

《难经》所本所书，抑推测而知之者耶？自此以后，针灸家遂相祖述矣。又曰：六腑又多一原穴，其五者属五行，原穴与俞相近，宜同属木。盖所注为俞，所过为原，义亦相似也。

【笺正】阴经井穴为木，阳经井穴为金，古人虽有明文，然欲求其所以为木为金之实在理由，终是百思而不得其解。即如上章所谓岁始于春，日始于甲，以井穴为经穴所自始，而谓其取义于万物始生，立论似亦有理，然只能合于脏井之木，而又何解于腑井之金，则又理之所必不通者。可见《本俞篇》阴木阳金之分本是无谓之至。《难经》此章则又因其是一木一金，而遂以五行相生，推及荥俞经合，盖亦理想云然，必无根据可说。洄溪谓其推测知之，差能窥见其隐。要之亦井、荥、俞、经、合有五者之名，而可以分属五行，则六阳经多一原穴，又将何以说之？洄溪遂谓原与俞近，宜同属木，以一时之臆见，而竟可呼牛呼马，惟吾所欲，尤其可笑。此土豪劣绅，武断乡曲之故智，著作家当无是理。寿颐窃谓经穴甚多，然古人于每一经中提出数穴，而有此井、荥、俞、原、经、合之名者，盖经脉循行，其道甚远，就中必有抑扬顿挫之处，因指此数者以为关节之所在，果何有五行可言？《本俞篇》阴井木，阳井金之"木金"二字已是疣赘，则《难经》又以五者分隶五行，更为多事。何如一并芟夷②，斩绝葛藤之为愈乎？近人颇有倡言废除医学中之五行者。颐固谓天生万物，

---

① 蜎（yuān）飞蠕动：虫豸之属飞翔或蠕蠕而行。《鬼谷子·揣》："故观蜎飞蠕动，无不有利害。"亦作"蠉飞蠕动"。蜎，形容虫子爬行的屈曲蠕动的样子。

② 芟（shān）夷：删除。

皆在此五者之中，惟人秉天地赋畀①以生，隐隐中自有此五条之条理，决不可一概废止，屏而不讲。独至于此类之无理分配，空言生克，反以陷后学于迷惘中者，则自有不可不废弃之必要。所谓除荆棘而辟康衢，固亦学者实事求是，当务之急也。

阴阳皆不同，其义何也？然：是刚柔之事也。阴井乙木，阳井庚金。阳井庚，庚者，乙之刚也；阴井乙，乙者，庚之柔也。乙为木，故言阴井木也；庚为金，故言阳井金也。余皆仿此。

【汇注】滑氏《本义》：刚柔者，即乙庚之相配也。十干所以自乙庚而言者，盖诸脏腑穴皆始于井。而阴脉之井始于乙木，阳脉之井始于庚金，故自乙庚而言刚柔之配，而其余五行之配皆仿此也。丁氏曰：刚柔者，谓阴井木，阳井金，庚金为刚，乙木为柔。阴荥火，阳荥水，壬水为刚，丁火为柔。阴俞土，阳俞木，甲木为刚，己土为柔。阴经金，阳经火，丙火为刚，辛金为柔。阴合水，阳合土，戊土为刚，癸水为柔。盖五行之道，相生者，母子之义；相克相制者，夫妇之类。故夫道皆刚，妇道皆柔，自然之理也。《易》曰：分阴分阳，迭用柔刚，其是之谓欤。徐氏《经释》：此段言阴阳配合之道，义颇精当。

【笺正】此以十干刚柔配合之义为上节注解，空论五行，说理何尝不是，其实终与井荥俞经合诸穴杳不相涉也。

六十五难曰：经言所出为井，所入为合，其法奈何？然：所出为井，井者，东方春也，万物之始生，故言所出为井也。所入为合，合者，北方冬也，阳气入脏，故言所入为合也。

【汇注】滑氏《本义》：此以经穴流注之始终言也。

【笺正】此以所出比春令之发生，所入比冬令之收藏，于"出入"二字之义不可谓其不是。然经又言所流为荥，所注为俞，所过为原，所行为经，则将何以说之？要知此等议论纯是凿空，无关于生理之真，必不可信。

六十六难曰：经言肺之原出于太渊，心之原出于太陵，肝之原出于太冲，脾之原出于太白，肾之原出于太溪，少阴之原出于兑骨，自注：神门穴也。胆之原出于丘墟，胃之原出于冲阳，三焦之原出于阳池，膀胱之原出于京骨，大肠之原出于合谷，小肠之原出于腕骨。

【汇注】滑氏《本义》：肺之原太渊至肾之原太溪，见《灵枢》第一篇。其第二篇曰：肺之俞太渊，心之俞太陵，肝之俞太冲，脾之俞太白，肾之俞太溪。膀胱之俞束骨，过于京骨为原；胆之俞临泣，过于丘墟为原；胃之俞陷谷，过于冲阳为原；三焦之俞中渚，过于阳池为原；小肠之俞后溪，过于腕骨为原；大肠之俞三间，过于合谷为原。盖五脏阴经只以俞为原，六腑阳经既有俞，仍别有原。或曰：《灵枢》以太陵为心之原，《难经》亦然，而又别以兑骨为少阴之原。诸家针灸书并以太陵为手厥阴心主之俞，以神门在掌后兑骨之端者，为心经所志之俞，似此不同者，何也？按《灵枢》七十一篇曰：少阴无输，心不病乎？岐伯曰：其外经病而脏不病，故独取其经于掌后兑骨之端也。其余脉出入屈折，其行之疾徐，皆如手少阴心主之脉行也。又第二篇曰：心出于中冲，溜于劳宫，注于大陵，行于间使，入于曲泽，手少阴也。伯仁自注：按中冲以下，并于心主经俞，《灵枢》直指为手少阴，而手少阴经俞不别叙。又《素问·缪刺篇》曰：刺

① 赋畀（bì）：给予。特指天赋的权利。

手心主少阴兑骨之端，各一痏①，立已。又《气穴篇》曰：脏俞五十穴。王氏注：五脏俞，惟有心包经井俞之穴，而亦无心经井俞穴。又七十九难曰：假令心病，泻手心主俞，补手心主井。详此前后各经文义，则知手少阴与心主同治也。徐氏《经释》：大陵，乃手厥阴心主之穴，而此以为心之原者，何也？《灵·九针十二原篇》云：阳中之太阳，心也。其原出于大陵。《灵·邪客篇》云：少阴独无俞，何也？曰：心者，五脏六腑之大主也，精神之所舍也。其脏坚固，邪弗能容。故诸邪之在于心者，皆在于心之包络，此大陵所以为心之原也。其取神门，则又有说。《邪客篇》云：少阴独无俞，不病乎？曰：其外经病而脏不病，故独取其经于掌后锐骨之端，即此说兑骨也。然此乃治病取穴之法，而兑骨并非少阴之原也。今仍以大陵为心之原，又以兑骨为少阴之原，心即少阴也。如此则少阴不但有俞，且有两俞矣。何弗深考也？又按：《灵·本俞篇》云：心出于中冲为井木，溜于劳宫为荥，注于大陵为俞，行于间使为经，入于曲泽为合。此皆手厥阴之穴，而经以为心所出入之处。若厥阴本经经文反不指明井荥等穴，则手少阴之俞，即手厥阴之俞可知。至《甲乙经》始以少阴本经之少冲为井，少府为荥，神门为俞，灵道为经，少海为合。至此而十二经之井荥乃备。然此乃推测而定，实两经之所无也。今以兑骨为少阴之原，此《甲乙经》之所本也。

【笺正】《灵枢·本俞篇》：六阳经各有原穴，即此节所谓六腑原是也。而《九针十二原篇》之所谓十二原，则五脏之五经，左右各一，又有膏之原、肓之原各一，故曰十二。其五脏之原十穴，即《本俞篇》之所注为俞。盖《本俞篇》阴经无原穴，故以俞为原。《难经》此节则比《本俞篇》多一少阴之兑骨。盖《本俞篇》心脏之井、荥、俞、经、合诸穴，皆以手厥阴经之穴当之，而反不及手少阴经穴。至《甲乙经》则亦有手少阴经之井、荥、俞、经、合，知皇甫氏所据之《九灵》，较今《灵枢》为完善。《难经》此节亦有兑骨一穴，又可知手少阴一经，古亦有井、荥、俞、经、合诸穴之明文，与皇甫士安所据者同。洄溪谓《甲乙》之少阴经、井、荥诸穴，为推测而定，非是。

十二经皆以俞为原者，何也？然：五脏俞者，三焦之所行，气之所留止也。三焦所行之俞为原者，何也？然：齐下肾间动气者，人之生命也，十二经之根本也，故名曰原。三焦者，原气之别使也，主通行三气，经历于五脏六腑。原者，三焦之尊号也，故所止辄为原。五脏六腑之有病者，皆取其原也。

【汇注】滑氏《本义》：十二经皆以俞为原者，以十二经之俞，皆系三焦所引，气所留止之处也。三焦所行之俞为原者，以齐下肾间动气，乃人之生命，十二经之根本。三焦则为原气之别使，主通行上中下之三气，经历于五脏六腑也。通行三气，即纪氏所谓下焦禀真元之气，即原气也，上达至于中焦，中焦受水谷精悍之气，化为荣卫，荣卫之气，与真元之气通行达于上焦也。所以原为三焦之尊号，而所止辄为原，犹警跸②所至，称行在所也。五脏六腑之有病者，皆于是而取之，宜哉。徐氏《难经经释》：十二经以俞为原，又错中之错。《灵·本俞篇》五脏只

---

① 痏（wěi）：针刺的次数。
② 警跸（bì）：古代帝王出入时，于所经路途侍卫警戒，清道止行。

有井、荥、俞、经、合，六腑则另有一原穴。然则五脏以俞为原，六腑则俞自俞而原自原，"皆"字何着？至以俞为原之说，则本《灵·九针十二原篇》云：五脏有疾，当取之十二原。阳中之少阴，肺也，其原出于太渊，太渊二。阳中之太阳，心也，其原出于大陵，大陵二。阴中之少阳，肝也，其原出于太冲，太冲二。阴中之至阴，脾也，其原出于太白，太白二。阴中之太阴，肾也，其原出于太溪，太溪二。膏之原出于鸠尾，鸠尾一。肓之原出于脖胦，脖胦一。凡此十二原者，主治五脏六腑之有疾者也，则十二原之名，指脏不指腑，共十二穴，非谓十二经之原也。但其所指太渊至太溪十穴，则即《灵·本俞篇》所谓俞穴。盖五脏有余无原，故曰以俞为原，岂可概之六腑乎？何其弗深考也。又曰：三焦为原气别使，则三焦气所在，即原气所在，故即以原名之，而病之深者当取乎此也。《灵·九针十二原篇》云：五脏有疾，当取之十二原。十二原者，五脏之所以禀三百六十五节气味也。说最明晓。又曰：《灵·本俞篇》五脏则以所注为俞，俞即原也，六腑则以所过为原，无以三焦之气为说。盖各经中之气留住深入之处即为原，故《九针篇》云：十二原出于四关，其穴皆在筋骨转接之地，故病亦常留于此。若云三焦主气，则井荥亦皆三焦之气，何独以所注名为原？况三焦自有本经道路，何必牵合。

【笺正】十二经皆以俞为原，确是语病，灵胎讥之宜也。三焦所行，盖言人上中下三部，脉气之流行，非手少阳之三焦经络，故曰齐下动气，人之生命，十二经之根本。又谓三焦为原气之别使，主通行三气，岂非指上中下三部运行之气而何？此必不可误以为三焦之手少阳经者，伯仁

《本义》颇能悟得此旨，而洄溪老人乃曰三焦自有本经道路，不亦傎[①]乎？

六十七难曰：五脏募皆在阴，而俞在阳者，何谓也？然：阴病行阳，阳病行阴，故令募在阴，俞在阳。

【汇注】滑氏《本义》：募与俞，五脏空穴之总名也。在腹为阴，则谓之募；在背为阳，则谓之俞。募，犹募结之募，言经气之聚于此也。俞，《史·扁鹊传》作"输"，犹委输之输，言经由此而输于彼也。五脏募在腹，肺之募中府二穴，在胸部云门下一寸，乳上二肋间动脉陷中；心之募巨阙一穴，在鸠尾下一寸；脾之募章门二穴，在季肋下直脐；肝之募期门二穴，在不容两旁各一寸五分；肾之募京门二穴，在腰中季肋本。五脏俞在背，行足太阳之经。肺俞在第三椎下，心俞在五椎下，肝俞在九椎下，脾俞在十一椎下，肾俞在十四椎下，皆侠脊两旁各一寸五分。阴病行阳，阳病行阴者，阴阳经络，气相交贯，脏腑腹背，气相通应，所以阴病有时而行阳，阳病有时而行阴也。针法曰从阳引阴、从阴引阳。徐氏《经释》：阴，腹也。肺募中府，属本经；心主募巨阙，属任脉；脾募章门，属肝经；肝募期门，属本经；肾募京门，属胆经；胃募中脘，属任脉；大肠募天枢，属胃经；小肠募关元，属任脉，胆募日月，属本经；膀胱募中极，属任脉；三焦募石门，属任脉，诸穴皆在腹也。阳，背也。《素·气府论》：五脏之俞各五，六腑之俞各六。《灵·背俞篇》云：肺俞在三焦之间，背侠脊相去三寸所。焦，即椎也。其心包俞在四椎下，大肠俞在十六椎下，小肠俞在十八椎下，胆俞在十椎下，胃俞在十二椎下，三焦俞在十三椎下，膀胱俞在十九椎下，诸

---

① 傎（diān）：颠倒错乱。

穴亦侠脊相去三寸，俱属足太阳脉，皆在背也。又六腑募也在阴，俞亦在阳，不特五脏为然。又下节阴阳并聚为言，疑五脏下当有六腑二字。又诸募俞经无全文，未知何本。《素·通评虚实论》：腹暴满按之不下，取太阳经络者，胃之募也。亦未明指何穴。

【笺正】曰募曰俞，皆经穴之一种名称。其所以谓之俞者，据许氏《说文》"俞"字说解曰：空中木为舟也。说者谓邃古之世未有舟时，即以空中之大木载物行水，此乃舟之始，知"俞"字本以中空为义。经穴名俞，即取中空，犹言孔穴，故"俞"字亦为三百六十余穴之总名。惟此节所谓募皆在阴，俞皆在阳，则指脏腑诸募诸俞而言，实有专指。伯仁《本义》乃谓募与俞五脏空穴之总名，非是。此所谓空穴，盖读空为孔，即古所谓孔穴也。且伯仁亦历举诸募诸俞之名，而各详其穴之所在，又何得以为孔穴之总名？至于募之名穴，盖取寻求之义。《说文》募字，训广求之也。今本《说文》皆作广求也。无之字，此从段注本，据光武本纪注所引补之字。俞穴称募，殆有审慎以求之意。洄溪谓募为气所结聚之处，乃以意逆之，训诂家不当有此武断也。诸募诸俞穴，详见《甲乙经》，徐灵胎所引者是也。此盖出于古之《明堂孔穴》《针灸治要》，皇甫氏《甲乙经》序固明言之。洄溪老人以其不见于今之《素》《灵》，遂谓经无全文，未知何本？其意盖以《甲乙经》为不足据，高视阔步，乃此老之怪僻性，独不知皇甫士安皆有所受之，《甲乙》非其杜撰之书，明明为魏晋以前相传之古本，而轻视若此，何其谬哉！

六十八难曰：五脏六腑，皆有井荥俞经合，皆何所主？然：经言所出为井，所流为荥，所注为俞，所行为经，所入为合。井主心下满，荥主身热，俞主体重节痛，经主喘咳寒热，合主逆气而泄。此五脏六腑井荥俞经合所主病也。

【汇注】滑氏《本义》：主，主治也。井，谷井之井，水源之所出也。荥，绝小水也，井之源本微，故所流尚小而为荥。俞，输也，注也，自荥而注，乃为俞也。由俞而经过于此，乃谓之经。由经而入于所合，谓之合。合者，会也。《灵枢》第一篇曰：五脏五俞，五五二十五俞；六腑六俞，六六三十六俞。伯仁自注：此俞字，空穴之总名。凡诸空穴，皆可以言俞。经络十二，脉络十五，凡二十七气所行，皆井、荥、俞、经、合之所系，而所主病各不同。井主心下满，肝木病也。足厥阴之支，从肝别贯膈上注肺，故井主心下满。荥主身热，心火病也；俞主体重节痛，脾土病也；经主喘咳寒热，肺金病也；合主逆气而泄，肾水病也。谢氏曰：此举五脏之病各一端为例，余病可以类推而互取也。不言六腑者，举脏足以该之。徐氏《经释》：出，始发源也；流，渐盛能流动也；注，流所向注也；行，通条达贯也；入，藏纳归宿也。五句本《灵·九针十二篇》，经文流作溜，义同。又曰：由六十四难五行所属推之，则心下满为肝木之病，身热为心火之病，体重节痛为脾土之病，喘咳寒热为肺金之病，逆气而泄为肾水之病。然此亦论其一端耳，两经辨病取穴之法，实不如此，不可执一说而不知变通也。

【笺正】井、荥、俞、经、合之义，皆取义于水流。井如泉之始出，荥如涓涓之小水，俞如水之灌注，经如水之常道，合如水之归并。伯仁、灵胎之说皆是。然则古人命名真旨，即此已可想见，更何有五行可分？而《难经》本节又以井荥五者所主各病分析言之，则又不可求其所以然之理。向来注家偏能以五脏五行为之分解，似乎与六十四难所言阴经井、荥、俞、经、合之五行未始不符。然于阳经之井荥等五行则又何如？而本节固明明以五脏六腑并合言之，岂可知其一不知其二？伯仁所解实是臆说，谢氏云云更属梦呓，灵胎讥其执一不通，信然。

六十九难曰：经言虚者补之，实者泻之，不虚不实，以经取之，何谓也？然：虚者补其母，实者泻其子，当先补之，然后泻之。不虚不实，以经取之者，是正经自生病，不中他邪也，当自取其经，故言以经取之。

【汇注】滑氏《本义》：《灵枢》第十篇载十二经，皆有盛则泻之，虚则补之，不盛不虚，以经取之。虚者补其母，实者泻其子，子能令母实，母能令子虚也。假令肝病虚，即补厥阴之合，曲泉是也；实则泻厥阴之荥，行间是也。先补后泻，即后篇阳气不足，阴气有余，当先补其阳，而后泻其阴之意。然于此义不属，非阙误，即羡文①也。不实不虚，以经取之者，即四十九难忧愁思虑则伤心，形寒饮冷则伤肺云云者，盖正经之自病者也。杨氏曰：不实不虚，是诸脏不相乘也，故云自取其经。徐氏《经释》：所引虚者补之四语，见《灵·经脉篇》，又《禁服篇》论关格亦有此四语。以经取之，言循其本经所宜刺之穴也。一句下，又有"名曰经刺"四字，及考所谓经刺之法，则《灵·官针篇》云：经刺者，刺大经之结络经分也，又与《难经》所解迥别。其虚补实泻二语，则经文言之不一，亦非如《难经》所解。又曰《内经》补泻之法，或取本经，或杂取他经，或先泻后补，或先补后泻，或专补不泻，或专泻不补，或取一经，或取三四经，其说俱在，不可胜举，则补母泻子之法，亦其中之一

端。若竟以为补泻之道尽如此，则不然也。

【笺正】补母泻子，本是通套话头，岂可以为一定不易之常法？先补后泻两句，上下文义不联属，必有讹误，伯仁所见甚是。

七十难曰：春夏刺浅，秋冬刺深者，何谓也？然：春夏者，阳气在上，人气亦在上，故当浅取之；秋冬者，阳气在下，人气亦在下，故当深取之。

【汇注】滑氏《本义》：春夏之时，阳气浮而上，人之气亦然，故刺之当浅，欲其无太过也；秋冬之时，阳气沉而下，人气亦然，故刺之当深，欲其无不及也。经曰必先岁气，无伐天和，此之谓也。四明陈氏曰：春气在毛，夏气在皮，秋气在分肉，冬气在骨髓，是浅深之应也。徐氏《经释》：《灵·终始篇》云：春气在毛，夏气在皮肤，秋气在分肉，冬气在筋骨。刺此病者，各以其时为齐。两经虽互有异同，此其大较也。又曰：阳气，谓天地之气；人气，谓荣卫之气。上谓皮肉之部，下谓筋骨之中，浅取深取，必中其病之所在，则易已也。

【笺正】人禀天地之气，与为嘘吸，生长收藏，固随时令以为运用，似古人所谓春夏刺浅，秋冬刺深，未尝非持之有故。然须知针法治病，诸俞穴深浅不同，各自有一定之分寸，《甲乙经》言之甚详，皆是伊古相承之旧说。应浅者必不可深针，应深者亦不当浅刺，岂可呆守四时之一端？寿颐于刺法，亦尝得专家讲授，知头面腹背诸穴，最多不可深针，深之必肇巨祸；而腹部四肢诸穴，则多不可浅刺，浅之亦复无效。如手之合谷，足之三里，凡应用针，皆必深入一寸以外，于病

---

① 羡文：衍文。

始有应验，此何得随时令为进退，而知其一不知其二者。乃知《难经》此说，大有胶柱鼓瑟之弊，必非上古针法之心传。且人气在上、在下云云，更有语病。盖人身之气，本是内外上下无所不到，乃谓春夏人气在上，则将身半以下无是气，秋冬人气在下，则将身半以上无是气，岂理也耶？

春夏各致一阴，秋冬各致一阳者，何谓也？然：春夏温，必致一阴者，初下针，沉之至肾肝之部，得气引持之，阴也；秋冬寒，必致一阳者，初内针，浅而浮之，至心肺之部，得气推内之，阳也。是谓春夏必致一阴，秋冬必致一阳。

【汇注】滑氏《本义》：致，取也。春夏气温，必致一阴者，春夏养阳之义也。初下针，即沉之至肝肾之部，俟其得气，乃引针而提之，以至于心肺之分，所谓致一阴也。秋冬气寒，必致一阳者，秋冬养阴之义也。初内针，浅而浮之，当心肺之部，俟其得气，推针而内之，以达于肾肝之分，所谓致一阳也。此篇致阴致阳之说，越人特推其理，有如是者尔。凡用针补泻，自有所宜，初不必以是相拘也。徐氏《经释》：温，时令温也，阳盛则阴不足，故取阴气以补阳也。沉之，谓深入其针，至肾肝筋骨之位。引，谓引其气而出之至于阳之分也。寒，时令寒也，阴盛则阳不足，故取阳气以补阴也。浮之，谓浅内其针，至心肺皮血之位。推，谓推其气而入之至于阴之分也。此即经文所谓"从阴引阳，从阳引阴"之义。又曰：致阴致阳之说，经无明文。但春夏刺浅，若先致肾肝之分，则仍刺深，于上文义亦难通，未知何据。

【笺正】上文既谓春夏刺浅，而此又谓春夏致阴，沉之至肾肝之部，则又必刺深矣。以子之矛，陷子之盾，而其义必不

可通。且春夏属阳，何以用针反曰致阴？秋冬属阴，何以用针反曰致阳？于理更不充足。伯仁《本义》最是笃信好古，而至此亦有微辞，宜也。

七十一难曰：经言刺荣无伤卫，刺卫无伤荣，何谓也？然：针阳者，卧针而刺之；刺阴者，先以左手摄按所针荣俞之处，气散乃内针，是谓刺荣无伤卫，刺卫无伤荣也。

【汇注】滑氏《本义》：荣为阴，卫为阳。荣行脉中，卫行脉外，各有所浅深也。用针之道亦然。针阳，必卧针而刺之者，以阳气轻浮，过之恐伤于荣也；刺阴者，先以左手按所刺之穴良久，令气散，乃内针，不然则伤卫气也。无、毋通，禁止辞。徐氏《经释》：荣主血，在内；卫主气，在外。荣卫有病，各中其所，不得诛伐无过也。此即《素·刺齐论》所云刺骨无伤筋，刺筋无伤肉，刺肉无伤脉，刺脉无伤皮，刺皮无伤肉，刺肉无伤筋，刺筋无伤骨之义。所谓刺阳，指卫而言，卫在外，欲其浅，故侧卧其针，则针锋横达，不及荣也；所谓刺阴，指荣而言，荣在内，针必过卫而至荣，然卫属气，可令得散，故摄按之，使卫气暂离其处，则针得直至荣而不犯卫。又曰：卧针之法，即《灵·官针篇》浮刺之法。摄按散气，即《素·离合真邪论》"扪而循之，切而散之"之法。然经文各别有义，此取之以为刺阴刺阳之道，义亦简当可师。

七十二难曰：经言能知迎随之气，可令调之；调气之方，必在阴阳。何谓也？然：所谓迎随者，知荣卫之流行，经脉之往来也，随其逆顺而取之，故曰迎随。

【汇注】滑氏《本义》：迎随之法，补泻之道也。迎者，迎而夺之；随者，随而济之。然必知荣卫之流行，经脉之往来。荣卫流行，经脉往来，其义一也。知

之而后可以视夫病之逆顺，随其所当而为补泻也。四明陈氏曰：迎者，逆其气之方来而未盛也，以泻之；随者，随其气之方往而未虚也，以补之。愚按：迎随有二，有虚实迎随，有子母迎随。陈氏之说，虚实迎随也，若七十九难所载，子母迎随也。徐氏《经释》：《灵·终始篇》云：阳受气于四末，阴受气于五脏。故泻者迎之，补者随之。知迎知随，气可令和。和气之方，必通阴阳。引经文本此。盖阳经主外，故从四末始；阴经主内，故从于五脏始。迎者，针锋迎其来①处而夺之，故曰泻；随者，针锋随其去处而济之，故曰补。通阴阳者，察其阴与阳之虚实，不得误施补泻也，详见七十九难中。知往来顺逆，正经文所谓迎随之义，越人之所本也。诸家论说纷纷，皆属误解，经学之不讲久矣。阳主外主表，阴主内主里，察其虚实而补之泻之，令调和也。

七十三难曰：诸井者，肌肉浅薄，气少不足使也，刺之奈何？然：诸井者，木也；荣者，火也。火者，木之子，当刺井者，以荣泻之。故经言：补者不可以为泻，泻者不可以为补，此之谓也。

【汇注】滑氏《本义》：诸经之井，皆在手足指梢，肌肉浅薄之处，气少不足使为补泻也。故设当刺井者，只泻其荣。以井为木，荣为火，火者，木之子也。详越人此说，专为泻井者言也。若当补井，则必补其合。故引经言补者不可以为泻，泻者不可以为补，各有攸当也。补泻反，则病益笃而有实实虚虚之患，可不谨欤？徐氏《经释》：诸井皆在手足指末，故云肌肉浅薄。气藏于肌肉之内，肌肉少则气亦微不足使者，谓补泻不能相应也。当刺井而泻荣者，泻子之法也。如用补，则当补其合，可以类推。然惟井穴为然，盖以其气少不足为补泻，泻子补母，则气自应

也。又曰：六十九难则以别经为子母，此则即以一经为子母，义各殊而理极精。又曰：故经言以上当有阙文，必有论补母之法一段，故以"补不可为泻，泻不可为补"二句总结之，否则不成文理矣。

【笺正】补母泻子，原是浮泛通套话头，治病者本应随机变化，因应咸宜，岂可呆守此执一不通之论？若论针法，在上古神而明之之时，必自有可补可泻之定理。然此科心法，实已久失真传。凡今之自号为针灸专家者，亦只各本其师门家学，口讲手授，略谙一二。寿颐廿年阅历，所见专治此科诸贤亦非少数，虽自谓无一不治，其实各道其道，彼此俱有数症擅长，俱不敢谬许为谁称巨擘。且不才亦曾得专科指导，间小有应手捷效之治验，然自问得心应手者究有几何？则授我之导师，实亦只有此数。以此敢谓世间针术已无全材，但各本其所得者以为治疗，则当犹是三千年前，古法留遗之未尽泯灭者耳。问尝谓针法所以运行血气，以治风寒湿痹，及血凝气滞，络脉不宣者最有捷效，而诸虚不足非其所宜。盖今之所谓针刺，确已有泻无补，此乃举世针师所不肯自言者，而颐以经验推之，确有所见而云然。虽不敢谓上古针学尽皆如此，然证以吾躬所见，万不敢谓今之针法尚能补虚。亦尝以补泻之理，请益于当世之持针名手，所谓右旋左旋，按针纳气，说来天衣乱坠，未始不娓娓可听。然细为寻绎其意味，皆是饰说欺人，毫无实证。故在今日而言针法补泻，不过纸上谈兵，已无研究之价值。窃谓《难经》及《灵枢》云云，盖亦未可尽信。此节所谓泻荣以泻井之子，仍是空谈，无甚精义。而注家且谓补

---

① 来：此字原无，据上科本及《难经经释》补。

井当补其合，更是涂附无理，独不思合之与井，隔绝最是辽远，胡可随意谭谭，竟谓能得古人不言之秘，亦何必师心自用，至于此极也耶！

七十四难曰：经言春刺井，夏刺荥，季夏刺俞，秋刺经，冬刺合者，何谓也？然：春刺井者，邪在肝；夏刺荥者，邪在心；季夏刺俞者，邪在脾；秋刺经者，邪在肺；冬刺合者，邪在肾。

【汇注】滑氏《本义》：荥俞之系四时者，以其邪各有所在也。徐氏《经释》：此亦以五脏所属为言也。井与春皆属木，荥与夏皆属火，俞与秋皆属金，合与冬皆属水，故四时有病，则脏气亦与之相应，故刺法亦从时也。又曰：按《灵·顺气一日分为四时篇》云：藏主冬，冬刺井；色主春，春刺荥；时主夏，夏刺俞；音主长夏，长夏刺经；味主秋，秋刺合。与此所引俱隔一穴。其《本俞篇》则云：春取络脉诸荥，大经分肉之间；夏取诸俞，脉络皮肤之上；秋取诸合；冬取诸井、诸俞之分。《四时气篇》云：春取血脉分肉之间，夏取盛经脉络，秋取经俞。邪在腑，取之合，冬取井荥，必深留之。俱与此处不合，越人之说，不知何所本也。

【笺正】井水荥火，以言阴经，则上文已有此说尚属相合。然阳经井金荥水，岂亦属肝属心耶？以此推之，则空言欺人，盖亦不辨自明。且以针治病，各随其病而择穴，更无如是拘执不通之理。

其肝、心、脾、肺、肾，而系于春夏秋冬者，何也？然：五脏一病，辄有五也。假令肝病，色青者肝也，臊臭者肝也，喜酸者肝也，喜呼者肝也，喜泣者肝也，其病众多，不可尽言也。四时有数，而并系于春夏秋冬者也。针之要妙，在于秋毫者也。

【汇注】滑氏《本义》：五脏一病，不止于五，其病尤众多也。虽其众多，而四时有数，而并系于春夏秋冬，及井荥俞经之属也，用针者必精察之。详此篇文义似有缺误，今且依此解之，以俟知者。徐氏《经释》：其病众多，言五者之变，不可胜穷。四时有数，言病虽万变，而四时实有定数。治之之法总不出此，其道简约易行。针之要妙，在于秋毫，又推言用针之道，其微妙之处乃在秋毫之间，又非四时之所得而尽，学者又不可因易而忘难也。又曰：按问意谓五脏之病何以与四时相应？则当发明所以感应之理，而答语乃只言病状如此，与问辞全不对准，甚属无谓。周澄之曰：此承上节而问，何以必春治肝，夏治心，季夏治脾，秋治肺，冬治肾也。答言五脏病各有五，澄之自注：详见四十九难。病变众多，治法不能尽言。澄之自注：如人所患邪在肝，虽秋时亦宜治肝；所患邪在心，虽冬时亦宜治心是也。四时则有定数，故系之以见大义耳。若用针之妙，且在于秋毫矣，岂可泥此哉？此与十六难皆切示治病以审证为准，不可拘于成说也。

【笺正】此节四时有数两句，文义费解，伯仁谓有缺误，是也。既谓病多不可胜言，又谓针之要妙在于秋毫，则用针之法原是随机应变，岂可执一不通？上文春刺井，夏刺荥之不可拘泥明矣。然犹必以五脏四时强相配合，亦只见窒碍而不适于用耳。

七十五难曰：经言东方实，西方虚，泻南方，补北方，何谓也？然：金木水火土，当更相平。东方木也，西方金也。木欲实，金当平之；火欲实，水当平之；土欲实，木当平之；金欲实，火当平之；水欲实，土当平之。东方肝也，则知肝实；西方肺也，则知肺虚。泻南方火，补北方水。南方火，火者，木之子也；北方水，水者，木之母也。水胜火，子能令母实，母能令母虚，故泻火补水，欲令金不平木也。经曰不能治其虚，何问其余。此之谓也。

【汇注】滑氏《本义》：金不得平木，"不"字疑衍。东方实，西方虚，泻南方，补北方者，木金火水欲更相平也。木火土金水之欲实，五行之贪胜而务权也。金木水火土之相平，以五行所胜而制其贪也。经曰：一脏不平，所胜平之。东方肝也，西方肺也，东方实则知西方虚矣。若西方不虚，则东方安得而过于实耶？或泻或补，要亦抑其甚而济其不足，损过就中之道也。水能胜火，子能令母实，母能令子虚。泻南方火者，夺子之气，使食母之有余；补北方水者，益子之气，使不食于母也。如此则过者退，而抑者进，金得平其木，而东西二方，无复偏胜偏亏之患矣。越人之意，大抵谓东方过于实，而西方之气不足，故泻火以抑其水，补水以济其金，是乃使金得与木相停，故曰欲令金得平木也。若曰欲令金不得平木，则前后文义窒碍，竟说不通。使肝木不过，肺不虚，复泻火补水，不几于实实虚虚耶？八十一难文义正与此互相发明。九峰蔡氏谓：水火金木土谷，惟修取相胜以泻其过，其意亦同。故结句云：不能治其虚，何问其余？盖为知常而不知变者之戒也。此篇大意，在肝实肺虚，泻火补水上。或问子能令母实，母能令子虚，当泻火补土为是。盖子有余则不食母之气，母不足则不能荫其子。泻南方火，乃夺子之气，使食母之有余；补中央土，则益母之气，使得以荫其子也。今乃泻火补水何欤？曰：此越人之妙，一举而两得之者也。且泻火一则以夺木之气，一则以去金之克；补水一则以益金之气，一则以制火之光。若补土则一于助金而已，不可施于两用，此所以不补土而补水也。或又问母能令子实，子能令母虚，五行之道也。今越人乃谓子能令母实，母能令子虚，何哉？曰：是各有其说也。母能令子实，子能令母虚者，五行之生化；子能令母实，母能令子虚者，针家之予夺，固不相侔也。四明陈氏曰：仲景云木行乘金名曰横。《内经》曰：气有余，则制己所胜，而侮所不胜。木实金虚，是木横而凌金，侮所不胜也。木实本以金平之，然以其气正强而横，金平之，则两不相伏而战，战则实者亦伤，虚者亦败。金虚本资气于土，然其时土亦受制，未足以资之，故取水为金之子，又为木之母，于是泻火补水，使水胜火，则火馁而取气于木，木乃减而不复实，水为木母，此母能令子虚也。木既不实，其气乃平，平则金免木凌而不复虚，水为金子，此子能令母实也。所谓金不得平木，不得径以金平其木，必泻火补水而旁治之，使木金之气自然两平耳。今按陈氏此说亦自有理。但为"不"之一字所缠，未免牵强费辞，不若直以"不"字为衍文尔。观八十一篇中，当知"金平木"一语可见矣。徐氏《经释》：此即六十九难泻子之法。南方为东方之子，北方为西方之子，东方之母。所谓水胜火者，木之母，胜木之子也。木之子火，为木之母水相克，则火能盖水之气，故曰子能令母实。水克火，能夺火之气，故曰母能令子虚。盖泻子则火势益衰，而水得以恣其克伐，补母则水势益壮，而火不敢留其有余，如此则火不能克金，而反仰食木之气以自给，使金气得伸，而木日就衰，则金自能平木也。"不"字，诸家皆以为衍文。又曰：按子母二字，诸家俱以木为火之母，水为金之子为言，义遂难晓。观木文以"水胜火"三字接下，明明即指上文木之子，木之母也，特为正之。又按：

六十九难云虚则补母，实则泻子。今实则泻子补母，虚则反补其子，义虽俱有可通，而法则前后互异，未详何故。

【笺正】此举木实金虚之宜于泻火补水，以助金气，使得平木者，以为之例，见得五行生克之真。盖亦只凭理想而推测之，非谓凡治百病者，皆当奉此为一定不易之法也。子母二者，据本文"火者……木之母"两句，确即指木之子母言之。昔人以水为金子作解，更嫌迁曲。灵胎以本文"水胜火"三字，而知为指上文木之子母，引证甚确。但其解"子令母实"一句，谓火为水克，则火能益水之气，语极不妥。寿颐窃谓泻木之子，而能令木之母实者，盖火虽畏水，然其焰太过，即足以消烁真水，则水固有时而反不能胜火者，此惟泻其火之太过，斯水无所畏，而其气乃实，是为本文子令母实之真义，若母令子虚，则直以水之胜火而言，从可知矣。颐又按：此节补泻，盖泛言治病之一理，似于刺法无涉，故全文亦未见一刺字，后人见其列在针刺诸节之间，遂竞以针法作解，似可不必。

七十六难曰：何谓补泻？当补之时，何所取气？当泻之时，何所置气？然：当补之时，从卫取气；当泻之时，从荣置气。其阳气不足，阴气有余，当先补其阳，而后泻其阴；阴气不足，阳气有余，当先补其阴，而后泻其阳。荣卫通行，此其要也。

【汇注】滑氏《本义》：《灵枢》五十二篇曰：浮气之不循经者为卫气，其精气之行于经者为荣气。盖补则取浮气之不循经者，以补虚处，泻则从荣置其气而不用也。置，犹弃置之置。然人之病，虚实不一，补泻之道亦非一也。是以阳气不足而阴气有余，则先补阳而后泻阴以和之；阴气不足而阳气有余，则先补阴而后泻阳

以和之，如此则荣卫自然通行矣。补泻法见下篇。徐氏《经释》：何所取气，言取何气以为补；何所置气，言所泻之气置之何地也。卫之气，故取气于卫。从荣置气，谓散其气于荣中也。后乃言补泻之法，尤当审其阴阳虚实。卫为阳，荣为阴，卫虚而荣实，则补阳泻阴；荣虚而卫实，则补阴泻阳，而其补泻之法则又有先后也。《灵·终始篇》云：阴盛而阳虚，先补其阳，后泻其阴而和之；阴虚而阳盛，先补其阴，后泻其阳而和之。此其说之所本也。盖阴阳得其平，则荣卫之气通畅流行矣。要，谓要法也。

七十七难曰：经言上工治未病，中工治已病者，何谓也？然：所谓治未病者，见肝之病，则知肝当传之于脾，故先实其脾气，无令得受肝之邪，故曰治未病焉。中工者，见肝之病，不晓相传，但一心治肝，故曰治已病也。

【汇注】滑氏《本义》：见肝之病，先实其脾，使邪无所入，治未病也，是为上工。见肝之病，一心治肝，治已病也，是为中工。《灵枢》五十五篇曰：上工刺其未生也，其次刺其未盛者也，其次刺其已衰者也。下工刺其方袭者也，与其形之盛者也，与其病之与脉相逆者也。故曰方其盛也，勿敢毁伤；刺其已衰，事必大昌。故曰上工治未病，不治已病，此之谓也。徐氏《经释》：《灵》五十五《逆顺篇》所云，不过就本经之病，须及其未生及方退之时，乃可用刺，不指传经之邪言。又曰：按《金匮要略》首篇云：上工治未病何也？师曰：夫治未病者，见肝之病，知肝传脾，当先实脾。中工不晓相传，见肝之病，不解实脾，惟治肝也。与此正合，想别有所本也。

【笺正】见肝有病，而即预防其传为侮土，是亦治病时容有此一种法则，本非

谓凡治百病，皆当以此为准。故《难经》既有此文，而《金匮要略》亦载之，可见本是古人相传之旧说。然所谓上工治未病者，只以言其有先知之明耳，何必以传变言？《难经》此节已不如《灵枢·逆顺篇》立说之圆到，然后知此等议论未必即是医学中之上乘禅。

七十八难曰：针有补泻，何谓也？然：补泻之法，非必呼吸出内针也。知为针者，信其左，不知为针者，信其右。当此之时，先以左手厌①按所针荣俞之处，弹而努②之，爪而下之，其气之来，如动脉之状，顺针而刺之，得气因推而内之是谓补，动而伸之是谓泻。不得气，乃与男外女内。不得气，是谓十死不治也。

【考异】徐灵胎曰：先以左手之上，一本有必字。

【汇注】滑氏《本义》：弹而努之，鼓勇之也。努，读若怒。爪而下之，掐之稍重。皆欲致其气之至也。气至指下，如动脉之状，乃乘其致而刺之。顺，犹循也，乘也。停针待气，气至针动是得气也。因推针而内之，是谓补；动针而伸之，是谓泻。此越人心法，非呼吸出内者也，是固然也。若停针候气，久而不至，乃与男子则浅其针而候之卫气之分，女子则深其针而候之荣气之分。如此而又不可得气，是谓其病终不可治也。篇中前后二气字不同，不可不辨。前言气之来如动脉状，未刺之前，左手所候之气也；后言得气不得气，针下所候之气也，此自两节。周仲立乃云：凡候气，左手宜略重之。候之不得，乃与男则少轻其手，于卫气之分以候之；女则重其手，于荣气之分以候之。如此则既无前后之分，又昧停针待气之道，尚何所据为补泻耶？

徐氏《经释》：《素·离合真邪论》云：吸则内针，无令气忤，候呼引针，呼尽乃去，大气皆出，故命曰泻。呼尽内针，静以久留，以气至为故，候吸引针，气不得出，各在其处，推阖其门，令神气存，大气留止，故命曰补。此呼吸出内之法，越人以为其道不尽于此，当如下文所云也。信其左，谓其法全在善用其左手，如下文所云是也。信其右，即上呼吸出内针也，持针以右手，故曰信其右。又曰动其血气，则气来聚，如脉口之动，此左手所候之气也。得气，谓气至针，此针下所候之气也？推入其针，气亦从之入也。动而伸之，谓摇动而引出其气。男外女内，谓男则候于卫之外，女则候于荣之内。若候气而不得气，则荣卫已脱，针必无功。十死，言无一生也。又曰：本文语气，得气以上似针法总诀，推而内之则为补，动而伸之则为泻。若《离合真邪论》则扪而循之，切而散之，推而按之，弹而努之，抓而下之，通而取之，皆为补法，与此亦微别。

【笺正】《素问·离合真邪论》谓候呼引针，呼尽乃去，大气皆出，故命曰泻。候吸引针，气不得出，大气留止，故命曰补。是候病者呼吸之时，以为针刺引出之法，其理易知，其呼吸亦尚易候。而《难经》于此，则谓候其肌肉中气来之时，推而内之则谓补，动而伸之则为泻，其理似不若《素问》之明白晓畅。且肌肉中气之来也，持针者且不自知其何时而来，但下针之后，指下旋转自如，其针甚易活动，则为未得气。若忽觉针下吸紧，旋转不利，则为得气，此则持针者之所能自知者。而《难经》于此，乃谓气来如动脉之状，则言之太过。寿颐持针已二十年，而百试不可得者，岂非古人之欺我

---

① 厌（yā）：通"压"。
② 努：向外突出。

耶？男外女内，亦所未喻，惟谓用针而始终不能得气，则气血已败，确乎有之。谓之十死不治，亦不为过。

七十九难曰：经言迎而夺之，安得无虚？随而济之，安得无实？虚之与实，若得若失；实之与虚，若有若无。何谓也？

【汇注】滑氏《本义》：出《灵枢》第一篇。得，求而获也。失，纵也，遗也。其第二篇曰：言实与虚，若有若无者，谓实者有气，虚者无气也。言虚与实，若得若失者，谓补者佖①然若有得也，泻者恍然若有失也。即第一篇之义。

然：迎而夺之者，泻其子也；随而济之者，补其母也。假令心病，泻手心主俞，是谓迎而夺之者也；补手心主井，是谓随而济之者也。

【汇注】滑氏《本义》：迎而夺之者，泻也；随而济之者，补也。假令心病，心，火也，土为火之子，手心主之俞，大陵也，实则泻之，是迎而夺之也；木者火之母，手心主之井，中冲也，虚者补之，是随而济之也。迎者迎于前，随者随其后。此假心为例，而补泻则云手心主，即《灵枢》所谓少阴无俞者也，当与六十六难并观。徐氏《经释》：心病属火，本当取荥，阴受气于五脏，其经气从俞及荥及井，泻俞则迎其来处而夺之。俞属土，心之子也，补井则随其去处而济之。井属木，心之母也，其说已详见七十二难中。又曰心病泻手心主穴者，《灵·邪客篇》云：诸邪之在心者，皆在心之包络。又云：少阴独无俞者，其外经病而脏不病，故独取其经于掌后锐骨之端。其余脉出入曲折，其行之徐疾，皆如手少阴心主之脉行也。六十六难亦以手厥阴心主之大陵穴为心之原，此其义也。又曰：经文迎随，是以经气之顺逆往来，而用针者，候其气之呼吸出入，及针锋之所向以为补泻，两

经之法甚备。今乃针本经来处之穴，为迎为泻；针去处之穴，为随为补。盖经文以一穴之顺逆为迎随，此以本穴之前后穴为迎随，义实相近，而法各殊也。

所谓实之与虚者，牢濡之意也。气实牢者为得，濡虚者为失。故曰若得若失也。

【汇注】滑氏《本义》：气来实牢濡虚，以随济迎夺而为得失也。前云虚之与实，若得若失，盖得失有无，义实相同，互举之，省文尔。徐氏《经释》：气，指针下之气也，其气而充实坚牢为得，濡弱虚微为失，言得失则有无在其中矣。又曰：《灵·小针解》云：言实与虚，若有若无者，言实者有气，虚者无气也。为虚与实，若得若失者，言补者，佖然若有得也，泻则恍然若有失也。有无句主气言，得失句指用针者言，确是二义。今引经与释经俱改经文，则语复杂而义难晓，此不精审之故也。

八十难曰：经言有见如入，有见如出者，何谓也？然：所谓有见如入者，谓左手见气来至，乃内针，针入见气，尽乃出针，是谓有见如入，有见如出者也。

【汇注】滑氏《本义》：所谓"有见如入"下，当欠"有见如出"四字。如，读若"而"。《孟子》：望道而未之见。而，读若"如"。盖通用也。有见而入出者，谓左手按穴，待气来至乃下针，针入候其气应，尽而出针也。

八十一难曰：经言无实实虚虚，损不足而益有余，是寸口脉耶？将病自有虚实耶？其损益奈何？然：是病非谓寸口脉也，谓病自有虚实也。假令肝实而肺虚，肝者木也，肺者金也，金木当更相平，当知金平木。假令肺实而肝虚，微少气，用

---

① 佖（bì）：满，充满。

针不补其肝，而反重实其肺，故曰实实虚虚，损不足而益有余。此者中工之所害也。

【汇注】滑氏《本义》曰：是病二字，非误即衍。肝实肺虚，金当平木，如七十五难之说。若肺实肝虚，则当抑金而扶木也。用针者，乃不补其肝，而反重实其肺，此所谓实其实而虚其虚，损不足而益有余，杀人必矣。中工，中常之工，犹云粗工也。按《难经》八十一篇，篇辞甚简，然而荣卫度数，尺寸位置，阴阳王相，脏腑内外，脉法病能，经络流注，针刺穴俞，莫不该尽。而此篇尤创艾①切切，盖不独为用针者之戒，凡为治者皆所当戒，又纳笔之微意也。于乎！越人当先秦战国时，与《内经》《灵枢》之出不远，必有得于口授面命，传闻哗哗者，故其见之明而言之详，不但如史家所载长桑君之

遇也。邵氏乃谓经之当难者，未必只此八十一条。噫！犹有望于后人欤！徐氏《经释》：自六十二难至此，皆言脏腑经穴及针刺治病之法。

【笺正】针刺之术，在吾国尤为极古。古人有所谓镵石②砭刺者，则且在未有针时已能用石砭病，其在邃古之世尤其明征。今读《素》《灵》《难》三经所言针法，不可谓不夥。然各道其道而不可解者，及肤浅涂附之说，盖已层出不穷。此三经之原始，虽不可误信为轩岐论道之真奥确已尽在此中。然泐③成定本之初，当必犹在周秦之世，而立言之恍惚杳冥已至于此，岂非针法已在若明若昧之域？可知自汉以前已失其传，更何论魏晋六朝而降，但全材虽不可得，而一鳞一爪所留贻，则至今犹未尽泯，此亦寿颐之所敢断言者矣。

---

① 创艾（yì）：亦作"创刈"。鉴戒；戒惧。《晋书·地理志》："汉兴，创艾亡秦孤立而败，于是割裂封疆，立爵二等，功臣侯者百有余邑。"

② 镵（chán）石：砭石。

③ 泐（lè）：铭刻，用刻刀书写。

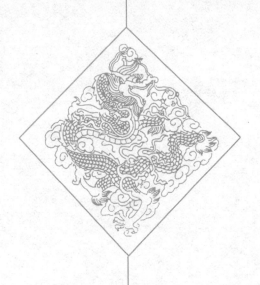

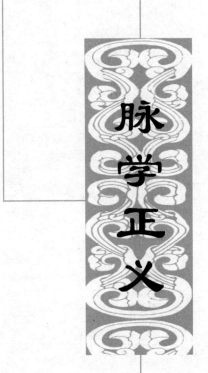

脉学正义

内容提要

　　《脉学正义》，又名《脉理学讲义》。张山雷编著，成书于 1911 年，为当时浙江兰溪中医专门学校的教材，是张山雷在诊断学，特别是脉学方面学术成就的集中体现。

　　本书共六卷，分四章，上自岐黄，下至明清，旁及日本，辑著名脉学专著和医籍六十余种，详加条理类编，博采众长，取舍有度，融会新说，结合自身临床经验阅历等，对脉学作了深入细致的论述，辨脉提纲挈领，论脉注重实践，是脉学著作中集大成者。全书先以纲领，继之诊法，次之诸脉形象，又次诸脉主病，一改前人论脉"好谈神理，过求精深，反令初学者兴望洋之叹"的陋习，使读者心领神会，易于自学，对后世研究脉学具有很高的参考价值。

脉学正义目录

第 一 卷

第一章　脉学纲领

第一节　绪　言

四诊之序，望问为先，切脉居后。非脉法之不足凭也。盖察脉以审病，只是参考病理之一端，万不能不论声色形证，仅据脉理以审定其为寒为热、属实属虚。何则？脉之条理，约言之则有浮沉迟数、长短滑涩、大小虚实之提纲，析言之复有二十八种名称之辨别。究之无论何病，凡此种种脉象，无不可以偶见，而亦无不可以兼见。苟非合之声色辨证，虽有高贤，不能下一断语。如谓精于脉法，但一下指，不问其他，而竟能洞见隔垣，则从古名家未闻有此高论。且即以切脉而言，亦必阅历日深，功夫纯熟，而后大彻大悟，指下神明，方为深造有得。仅仅以形迹求之，必非上乘。惟在学者入手之初，则不能离迹象而遽言神化。盖神化之境，必在学识俱到之后，可以意会，不可以言语形容，又安能手握秃管而毕宣其底蕴？此则古来脉学诸书，不得不求之于迹象者，非浅也，亦情也。近人皖南建德周学海澄之氏，著有《脉义简摩》，议论固多精奥，独是好谈神理，往往晦涩而莫名其妙，则与其失之高远，过求精深，反令初学兴望洋之叹，毋宁以浅近言之，而可由迹象以渐启灵明之为愈乎？用是博采先贤成说，撷其精义，录为一编，而疏通证明之。先之纲领以挈其要，继之诊法以立其成，而

诸脉之形象次之，诸脉之主病又次之。虽不敢谓脉学渊微包涵已尽，要亦此道之精金美玉矣。若夫各病所宜所忌、诸脉形态，昔人成作，每多条列胪陈，以决成败。寿颐窃谓失之繁碎，且必挂一漏万，何能详尽，苟明其理，奚必琐琐，故置弗录。至于妇女小儿之脉，固亦有时而独辟蹊径者，然其理亦已赅括于各篇之中，无庸多生枝节。惟疡病脉理，则颇有与内科殊途者，寿颐稿拙，别有《疡科纲要》一编在，亦不复赘于是集云。

第二节　脉　源

《素问·经脉别论》：食气入胃，浊气归心，淫精于脉，脉气流经，经气归于肺，肺朝百脉，输精于皮毛。

【正义】　此《素问》言经脉之原始也。经脉惟何？质言之，即周身之血管而已。其大者谓之经，小者谓之络，最细者则曰孙络，固皆发源于心房，而分布于肢体百骸者。血不自生，赖有胃中水谷之精液而生，故曰脾胃为后天之本。《素问》言食气入胃，浊气归心，淫精于脉，是即血脉资生之大源。胃中精液，由后天水谷而生，本非天一之真水，故谓之浊气。精液入心，变化而赤，乃由发血管布及全体，故谓之淫精于脉。淫者，淫溢、浸淫之义。西国学者谓食物入胃，消化融洽之后，递入小肠，小肠之内有吸收食物精液之管，百脉千支，运入肠后夹膜之间，译书亦谓之淋巴腺。至附近脊骨之处，合会为一，是为精液总管，译书亦谓之淋巴管。合信氏

《全体新论》谓在腰骨之第二节处。**附脊骨而上，至颈骨第七节，即屈转而下，向左以入于颈与手之回血会合管，直达于心。**又谓食物自胃下口，递到小肠，即与胆汁、甜肉汁①相合，渐渐运行，而渐渐化出食中精液，色白如乳，众管吸之，初甚稀淡，渐入渐浓，运至回血会管，即混为血。此西国人几经剖解，有极精之器具，以窥见生血之源，如是其确。然《素问》以"食气入胃，浊气归心，淫精于脉"一十二个字包括言之，岂非与彼中学说同符合撰？此三千年前之国粹，孰谓吾国人不识生理之真相乎？其若夫血脉回环，则自心而出，即回旋入肺，故曰脉气流经，经气归于肺。今西学家剖验所见，知血管由心发出，其近者，即由心入肺，由肺而回旋以归于心，谓之小循环；其远者，则遍及四肢百骸，复回归入肺，而更由肺归心，谓之大循环。可见肺之与心，相去最近，脉管相通，本是一气呵成，所以脉由心出，而即以肺之手太阴经脉，为诊察脉法之总汇，此肺朝百脉之原理也。

《素问·玉机真脏论》：五脏者，皆禀气于胃。胃者，五脏之本也。脏气者，不能自致于手太阴，必因于胃气，乃致于手太阴也。

【正义】此申言经脉之本于胃气也。后天食物精液，是为滋养五脏之源，故胃为五脏之本。手之太阴，脉之大会，可察五脏之气，然不得胃气之充溢，则脏气不能自致于手太阴，犹言胃之生血不及，则五脏之气皆不逮耳。《灵枢·经脉篇》所谓"谷入于胃，脉道以通，血气乃行"；成聊摄注《平脉篇》所谓"谷入于胃，脉道乃行，水入于经，其血乃成"，皆所以申言胃气为经脉大源之理。"水入于经"之"水"字，当以食物所化之精液而言，乃合生理真相，不可误认作即是所饮之水。盖水本清淡之质，不能化

为血液。西学家已实验得饮水入胃，别有去路，不入小肠。但吾国古人则确乎不知此理，往往以"水谷"二字，比附而言，实是误会。今之学者，不可不为古人纠正。**凡古人论脉，恒言有胃气则生，无胃气则死，皆当作如是观。**

卢子由曰：脉者，水谷之精气，分流经络，灌溉脏腑，横行四肢，贯注百体。资始于肾间动气，资生于胃中水谷者也。《难经》曰：脐下肾间动气者，生命之基也，十二经之根本也，故名曰原。三焦者，原气之别使也，主通行三气，经历于五脏六腑。

【正义】此言经脉之源，虽由胃家谷气而生，尤以肾气为生命之本。盖肾气是先天太极之真源，胃气是后天养育之基础。《难经》之所谓原，固以肾气为人身之原气也。三焦通行三气，滑氏《本义》引纪氏说，谓下焦禀真元之气，上达于中焦，中焦水谷精悍之气化为荣卫，荣卫之气与真元之气通行达于上焦。盖吾人呼吸之气，虽曰由肺出入，肺无下窍，似与中下二焦不相贯注，究之全体运用，内外上下，胥由一气之鼓荡，元气窟宅确在下焦，吾国旧说所谓纳气于丹田，而西国学说亦有所谓深呼吸者，无非此肾间动气为之主宰已。

张石顽《诊宗三昧》：脉本营气所主，为气血之源，出入脏腑，交通经络，彻内彻外，上下鼓动。其应于指下者，或清或浊，或大或小，或曰禀赋不同，实由性灵所发，非可迹象而求。纵古人曲为摹绘形状，以推究阴阳寒热之异同，然亦不过立之标准，粗示模型。苟有明眼之士，必须悟彻玄机，活泼泼地，乃能比类推寻，洞垣而见真相。盖脉之关系最巨，受气于太极未分之先，发源于怀胎初结之

---

① 甜肉汁：指胰液。

始。试观天地万物，靡不本乎气机，与为鼓荡。彼夫星辰斡旋，江海潮汐，亦天地脉络之常也；日月晦冥，山谷崩陷，亦天地脉络之病也；穷冬闪电，盛夏雹霜，亦天地气交之乱也；天愁雨血，地震生毛，亦天地气化之乖也。故夏暑冬寒，南暄北冽，造化气候，本有偏时，人在气交之中，能无感而有变？概且赋畀①本自不一，诊察安能同途？试观草本无情，而皮干茎叶，无不具有脉络，贯彻全体，以行津液，顽石不灵，亦中②怀脉理，以通山泽之气，而祁寒暑雨，亢旱阴霾，则木石亦为变色。况人为造物之骄子，钟灵毓秀，受气以生，宜乎气机感触，变化莫可端倪。即以脉之常度言之，始从中焦，循肺之手太阴经，出于腕后寸关尺三部，为全体动脉之总纲。古人虽以浮沉滑涩等法，辨别形象，究之此有形之象，乃水谷之精所布，禀乎后天；其鼓动之源，乃无形之气所激，禀乎先天，而能循环无端，运行不息，即天地气交，生生无已之理。故变动不居，周流六虚，原不能拘泥形骸，推敲迹象，亦如人之面目，虽五官部位，大都不异，而神情气色，则百千万亿，无一雷同，是以《经脉别论》谓诊脉之道，观人勇怯、骨肉、皮肤，能知其情，而僦贷季③必合色脉，乃能通于神明。诚以色乃神气之所发，而脉为血气之所凭，苟非融会贯通，奚能悉臻神化。《阴阳应象大论》亦言：善诊者，察色按脉，先别阴阳，审清浊而知部分；视喘息，听音声，而知所苦；观权衡规矩，而知病所主；按尺寸，观浮沉滑涩，而知病所生。以治无过，以诊则不失矣。所谓能合色脉而后万全者也。

【正义】石顽此论，亦以经脉源始本于先天肾气，故其周流鼓荡，无一非气化为之斡旋，则察脉者，必须以神气求之，不得仅仅拘泥于迹象之末，持论最是上乘。惜其原文推波助澜，反觉不甚轩豁，爱为润色而录之。所引《阴阳应象大论》"以治无过，以诊则不失矣"二句，本是对文，言能合色脉声音以为诊治，则无过失。"以治无过"四字，读为一逗一句，语极明白，若合为一句读之，即觉费解。王启玄不识句逗，误作"所生以治"四字为一句，且断为一节，又以"无过以诊"四字连作一句，于是经文之本极晓畅者，乃致不可索解。而所作注语，直同呓语，不独"以治""以诊"二句对偶，变作断鹤续凫之局，且将上文"知部分""知所苦""知病所主""知病所生"排比之句，皆不可读。启玄谫陋，大是可嗤。考《甲乙经》此节，作"以治则无过"，补一"则"字，更为清楚。然古人文辞似此省字之法甚多，未必王本《素问》脱一"则"字，奈何马玄台、张隐庵辈，犹依王氏作注，讲得费事，皆不可通，一盲群盲，殊可怪也。

第三节 寸 口

《素问·五脏别论》：气口何以独为五脏主？岐伯曰：胃者，水谷之海，六腑之大源也。五味入口，藏于胃以养五脏气。气口亦太阴也，是以五脏六腑之气味，皆出于胃，变见于气口。

《素问·经脉别论》：肺朝百脉，气口成寸，以决死生。

【正义】此经言寸口所以为百脉之总

---

① 赋畀（bì）：给予。特指天赋的权利。

② 中：原作"腹孕"，据《诊宗三昧》改。

③ 僦贷季：传说中上古医家。见《素问·移精变气论》："上古使僦贷季理色脉而通神明，合之金木水火土，四时八风六合。"

汇也。气口即寸口，以肺主气之出纳，故亦谓之气口。脉之大源，本于胃中谷气，而肺为主气之脏，故手太阴虽是肺之经脉，而五脏六腑之气，皆可见焉。此寸口所以为百脉之大会，诚非其他诸动脉之所可并论者矣。

《难经》一难：十二经皆有动脉，独取寸口以决五脏六腑死生吉凶之候者，何谓也？然寸口者，脉之大会，手太阴之动脉也。人一呼，脉行三寸；一吸，脉行三寸；呼吸定息，脉行六寸；人一日一夜，凡一万三千五百息。脉行五十度，周于身，漏水下百刻。荣卫行阳二十五度，行阴亦二十五度，为一周也，故五十度而复会于手太阴。太阴者，寸口也，五脏六腑之所终始，故取法于寸口也。

【考异】"候者"二字，今本《难经》作"法"；"故取法"三字，今本《难经》作"法取"，兹皆从《脉经》，取其文义较为明晓也。《甲乙经》一卷第九篇《灵枢·五十营篇》同与此相似，而文义更为涩滞，不甚可解，不录。

周澄之《脉义》：《内经》诊法，有专取寸口者，有兼取人迎者，有遍取身之上中下者，至仲景则跌阳、寸口并重，而又间称少阴。少阴者，太溪也。人迎、跌阳以候胃气，太溪以候肾气，不似寸口能决五脏六腑之吉凶。故《难经》发明诊脉之正法，则独取寸口。此寸口，统寸关尺三部言之，亦曰气口，亦曰脉口，亦有径称寸脉者，均与关前同名。

【正义】十二经中各有动脉俞穴，如手太阴经云门、天府等处，按之亦动应手。手足三阴三阳，无一经不有数穴，循之可得，是以《素问》诊法，有上中下、天地人三部之说。至张仲景《伤寒论》，犹以少阴、跌阳与寸口并重，且以握手不及足，三部不参，讥诮当世医家，可见自

汉以前，察脉之法皆不仅诊之于寸口六部。其独取寸口，以决五脏六腑死生吉凶之候者，是为《难经》一书专家之学，而亦《难经》独有之发明。盖寸关尺三部，方寸之间，虽曰肺手太阴一经所过，然确是表里腑脏，内外上下，前后左右，虚实逆从，真假寒热，无不悉见于三指之下。吾侪阅历经验，得于心而应于手者，凿凿有据，绝非随声附和，人云亦云可比，宜乎举国宗之，遂为百世不祧之大经大法。此最是开宗明义，特树一帜者，后人尊之为经，固亦义所当尔，以与《素》《灵》古籍，鼎足并峙，允无愧色。奈何徐洄溪氏，意欲偏重《素》《灵》，等《难经》于《内经》之义疏，遂谓首发一难，即与《灵》《素》不合，且谓独取寸口，是越人之学，自是而后，诊法精而不备云云。亦可谓妄肆雌黄，无理取闹者已。盖此老意中，似谓越人之书，终不当与《黄帝内经》并辔而驰。抑知《隋志》所载，亦称《黄帝八十一难》，何尝有越人之名，而徐氏自作《难经经释》序言，亦曰秦越人著始见于《新唐书·艺文志》，盖不可定，所见尚为明白。乃其书中注语，则又以越人之故而轩轾之，何其出尔反尔，自盾自矛，竟至于此？

寿颐又按：诊法之独取寸口，汉魏以来，久已笃信奉行，永无异议。而近世欧化东渐，治西学者，乃以彼中习惯，精于器械，不讲脉理，遂为祖国脉书，多属理想，竟欲一概抹煞，藉以伸张异国之旗帜。其所持之理，最为振振有词者，则曰寸关尺三部之脉，只是一条血管，仅仅许之长，血行脉搏，全体一律，何能有此寸许地位，分得寸部如何、关部如何、尺部如何，节节不同之理，岂非全是妄说？况又谓某部主心肺，某部主肾肝，一似胸腹中之脏腑，全露于两手掌后者，无一非

欺人之语。是说也，在局外人听之，未有不信为确当者。其亦知三部之脉，诚不过寸许地位，且确是一条血管所搏动，貌视之自必三部若一，左右不殊。岂知人身血管，原非平行于皮肤之间，其中有浅有深，则搏动形势，在脉管中，固无大小刚柔之异，然他人以指按之，即因以其脉管之深浅不同，而指下所得之形势，已是节节有别。且掌后诊脉之处，有骨垫之，则寸尺与关，惟关上独有高骨显然，而关前之寸部，已在高骨之旁，殊非关上可比，其关后之尺部，则更属空虚，不在骨上。三指所按之处，形势既如是其不等，纵使此中脉管，平置于皮肉之里，亦必因其皮下所垫骨骼之不同，而指下所得脉形之气势随之异相，况乎三指而下，脉管浅深亦复有异。盖尺部脉管，比之寸关较为深隐，是以吾侪指下，恒觉其形小力弱，必与寸关两部显有不同之态度，苟非其人下元相火猖狂，万无尺脉洪大之事。十九难谓女子尺脉恒盛，实非事理之当然。而后人因古有是说，竟更加附会，创为"女人之脉，尺大于寸"两句，且以编入《四字脉诀》，几于无人不读，最为谬戾。何不于临证之时，少少留意，几曾见有女子之脉，两尺恒大者耶？仲景所谓太阳病，脉阳浮而阴弱者，原是自然之脉状，而尺主下焦，肝肾之气，深藏于密，必不暴露于外，正合天然之情势。此寸许之地，脉搏应指，所以三部不同之实在理由，亦即其三部不同之实在形态。凡在治医之士，若于临证时细心体验，当皆能悟彻源委，彼局外人未尝有丝毫阅历，何从识得此中三昧？而乃山膏如豚[1]，妄逞簧鼓，适以自彰其陋，于吾道亦复何损。若夫左右两手，六部脉位，分主五脏六腑，原以气化枢应而言，虽不可过于拘执，然亦必不可以废弃，且某病当有某种脉象，

显见某部，固自有时而确乎可据者，但亦非心粗气浮，率尔操觚[2]之流所能明辨及此。彼俗子手到腕上，而即闭目凝眸，辄谓心肺如何、肝肾如何者，诚不免痴人说梦，未必可信。究竟铜山西崩，洛钟东应，无情金石，尚可彼此感孚，何况万类之中，惟人钟灵，有诸内必形诸外，则有是病而有是脉，本属事之所固有，而亦理之所必然。特非埋头十年，深造有得，亦正不易到此境地，启此灵明。所谓此中人语，不足为外人道者，门外汉其乌乎知之。英医合信氏《全体新论》，亦尝谓中国医学分寸关尺以属脏腑部位，三指齐下，竟作数样脉理之不确，则彼是外国学者，初未尝以中医脉学细心寻绎，而作此皮傅[3]之批评，亦何足怪。独是近日寻瘢索垢之流，则腼然人面，犹是中华种子，眼未尝碧，鼻未尝高，但穿得一身窄袖短衣，履声阁阁，即已自命为西方骄子，开口便说他国之物无一不良，祖国之事无一不坏，岂知人之所以为良者，渠亦未尝梦见，而己之所以不良者，渠又不识真情，借重他族之门楣，居然倚势作威福，斯为可诧者已！

【正讹】一呼脉行三寸，一吸脉行三寸，呼吸定息，脉行六寸，一日一夜，凡一万三千五百息，脉行五十度周于身之说，出于《甲乙经》及今本《灵枢》，而《太素》亦有之，其源甚古，久已定为不刊之典，似不当于二三千载之后，忽生异议。然试平心思之，据《经脉篇》十二

---

① 山膏如豚：语出东晋郭璞《山海经图赞·中山经》："山膏如豚，厥性好骂"。山膏，神话中兽名。

② 率尔操觚（gū）：原形容文思敏捷，后指没有慎重考虑，轻率地写。觚，方木，古人用来书写。操觚，指作文。

③ 皮傅：凭着肤浅的认识牵强附会。

经之循行，某处经直，某处迂曲，各有定位，抑且俞穴各有分野，则某经较长，某经较短，虽执三尺童孩而指示之，当亦能知其各各不同。而《脉度篇》竟谓手之六阳，从手至头，皆长五尺，手之六阴，从手至胸中，皆长三尺五寸；足之六阳，从足上头，皆长八尺，足之六阴，从足至胸中，皆长六尺五寸，比而同之，已觉怪不可识。又督任二脉，一自会阴上腹，而终于下唇之承浆；一自会阴上脊，环过顶颠，而终于上齿缝之龈交，则任短督长，尤其显著。而乃可谓督脉、任脉皆长四尺五寸，更不知作此说者，果从何处着想？且十二经者，经脉也，彼奇经八脉，独非经脉乎？何以脉度之数，于督任之外，止数蹻脉之所谓合一丈五尺，而二维冲带，偏又置之不问？彼此计算，遂谓都合一十六丈二尺。乃以一呼一吸合为一息，脉行六寸计之，于是一十六丈二尺之脉，当为二百七十息。而脉行一周于身，复以所谓行于阳二十五度，行于阴亦二十五度，五十度而复大会于手太阴者，作为一日一夜，荣卫周身之度数计之，则一日一夜，共为漏水百刻。而二百七十息之脉行一周，当为漏水二刻之时，于是定为一日一夜，凡一万三千五百息。而脉行周身，乃合五十之数，究之人之呼吸，一日一夜，奚止一万三千五百息？南海何西池已有此疑，桐乡陆定圃《冷庐医话》亦谓尝静坐数息，以时辰表验之，每刻约二百四十息，则一日一夜百刻，当有二万四千息。虽人之息长短不同，而相去必不甚远，必不止一万三千五百息。近之西学家言，则谓每分钟当得十八息。平人脉动，以七十至与七十五至为中数。英氏合信氏《全体新论》，亦言一分钟心跳七十五次，即脉动七十五至。又谓一分钟，常人之脉七十至或七十五至，孩提之年有一百三十五至

者，老人每有六十至或五十至者，妇女比男人约多十至。彼以时表分秒，屡经实验，所说尤其可信。寿颐亦尝静以数之，每分钟得十八呼吸，良确。西学谓脉动七十次及七十五次，正与古说一息四至或五至之数，彼此符合，则每漏水一刻，正当二百七十息，是《甲乙经》所谓一日一夜一万三千五百息者，仅得其半，必非事实无疑。今人吴涵有《脉学刍言》一篇，谓古书一日一夜凡一万三千五百息，当以"凡"字改作"各"字，则古今可无歧异。是说也，不可谓非读书之得间者。唯《脉度篇》之本意，决非一字之讹，算博士既认定周身脉度，共为一十六丈二尺，而以呼吸脉行六寸，及一日一夜营卫周身五十度合计，固止有一万三千五百息，不得勉强为古人护法也。吴氏此说，见十年前《上海神州医学报》第三十期。若夫血行于身，循环周转，一日一夜且更不止五十次。合信氏《全体新论》谓血之出纳，心房常有血一两六钱，血入上房，则下房缩闭，血落下房，则上房缩闭，互相舒缩，以轮递流行。每心跳一次，心房中出入过血一两六钱，每分钟心跳七十五次，共血经心者约计一百二十两。人身之血，重比全体五分之一，自注：如人重百斤则血重二十斤。以此计算，则三分钟之时，即全身之血，运行一周。以中国时辰计之，凡运行四十周为一时，此一日十二时之一时。则如合信氏所言，一日一夜，血液回环者凡四百八十周。乃知古人五十度周于身之说，相去太远，全不足证。向来各家经注，曲曲为古书涂附，乃愈说而愈不可通。惟《难经》止言漏水下百刻，荣卫行阳二十五度，行阴亦二十五度，浑融言之，不以阴阳分隶昼夜，犹为通论。而《甲乙经》及《灵枢》所言，卫气之行出入之会，则又曰卫气之行，一日一夜五十周于身，昼日行

于阳二十五度，夜行于阴亦二十五度，更以阴阳分属昼夜，乃竟以吾身中阴阳二气，判为两事，昼则气行于阳，而阴中无是气；夜则气行于阴，而阳中无是气，尤其理之不可通者。奈何各注家，更有说为日则气行于身，夜则气行于脏者，于是变为日中则身有气而脏无气，夜中则脏有气而身无气，何其可笑一至于此。总之，经文此说，实属讆言，种种凿空，无一是处。此必周秦之世，已不能知气血循行之实在情况，遂以凭空臆造之言，搀入古人旧籍。乃令二千余年学子，长受古人之愚，认作圣哲经言，莫敢更申一议。今者既已廉①得真情，则似此臆说，业已不攻自破，非寿颐好炫新奇，而强与古书作无端之争辩也。

张石顽《诊宗三昧》：两手三部之脉，非脏腑定位，不过假道以行诸经之气耳。十二经脉，虽各有起止，各有支别，而实一气相通。故特借手太阴一经之动脉，以候五脏六腑十二经之有余不足。其经虽属于肺，实为胃气所生，以脏腑诸气，皆本于胃也。《五脏别论》云：五味入口，藏于胃以养五脏气，是以五脏六腑之气，皆出于胃，变见于气口。《经脉别论》云：食气入胃，以传于肺，肺朝百脉，气口成寸，以决死生。《营卫生会》云：人受气于谷，谷入于胃，以传于肺，五脏六腑皆以受气，其清者为营，浊者为卫，营在脉中，卫在脉外。即此三段经文，可以默识其微。吴草庐曰：医者于寸关尺三部，辄名之曰此心脉、此肺脉、此肝脾肾脉者，非也。两手寸关尺，皆手太阴之一脉，分其部位，以候他脏之气耳。脉行始于肺，终于肝，而复会于肺，肺为出气之门户，故名气口，而为六脉之大会，以占一身焉。

【正义】晚近俗医，死认左右两手分诊脏腑定位，则呆说某部某脏某腑，病形病态，无不信口开河，藉以自命高明，惊世骇俗。识者闻之，安得不嗤之以鼻，其尤为鄙陋者，甚至令人闻而欲呕，遂未免致疑于古说之不可为训。不知气化相应，理固宜然，但当观其会通，胡可死于句下。试令细读石顽此节，当亦知某脏某腑，初非隐隐然附属于医生三指之下矣。

第四节　寸关尺三部定位

《难经》二难：脉有尺寸，何谓也？然：尺寸者，脉之大要会也。从关至尺，是尺内，阴之所治也；从关至鱼际，是寸口内，阳之所治也。故分寸为尺，分尺为寸。故阴得尺内一寸，阳得寸内九分，尺寸终始，一寸九分。故曰尺寸也。

【考异】要会，《脉经》作"会要"。寸口内，佚存丛书本无"口"字；《千金翼》亦作"寸内"；坊本或作"寸口"，无"内"字。阳得寸内九分，《脉经》"寸"作"尺"，道光癸卯嘉定黄氏刻本有校语曰"尺，居敬本作寸"，据明赵府居敬堂刻本也。尺寸终始，《正统道藏》本"尺"上有"故"字，羡文。

【正义】《素问·脉要精微论》尺内两旁一节，隐隐然有寸关尺三部之分。然经文只有尺内一句，明指尺部，而"寸关"二字，未有明文。至《难经》而始明示以寸关尺之三部定位，寸居于上，故谓之阳，尺位于下，故谓之阴。仲景《伤寒论》所谓太阳病之脉，阳浮则阴弱者，即以寸尺言之也。徐洄溪《难经经释》曰：关者尺寸分界之地，《脉诀》所谓高骨为关是也。关下为尺，主肾肝而沉，故属阴。鱼际，大指本节后内廉大白肉，名曰鱼；其间穴俞，名曰鱼际。关上

_____

① 廉：考察；查访。

为寸口，主心肺而浮，故属阳。治，理也。《内经》有寸口、脉口、尺寸，而无"关"字。盖寸口以下，通谓之尺内。若对人迎而言，又通谓之寸口、脉口也。关以上至鱼际为寸，则至尺之"尺"，当指尺泽言。尺泽穴，在肘中约纹上动脉。"分寸为尺"二句，释尺寸二字极明晓，言关上分去一寸，则余者为尺；关下分去一尺，则余者为寸，言尺寸之所以得名也。"阴得尺中一寸"二句，又于寸尺之中，分其长短之位，以合阴阳之数，一寸为偶数，九分为奇数也。盖关以下至尺泽，皆谓之尺，而诊脉则止候关下一寸；关以上至鱼际，皆谓之寸，而诊脉止候关上九分，故曰尺中一寸，寸内九分也。"尺寸终始"二句，又合尺寸之数而言。然得一寸，不名曰寸；得九分，不名曰分者，以其在尺之中、寸之中也。此分别精细，自是越人所独得，足以辅翼经文。

寿颐按：《八十一难》不可呆认作越人手笔，此节详辨寸关尺三部名义及分寸，自是《难经》特别发明之脉法。

《脉经》：从鱼际至高骨，却行一寸，其中名曰寸口；从寸至尺，名曰尺泽，故曰尺寸。寸后尺前，名曰关。阳出阴入，以关为界。寸主射上焦，头及皮毛，竟手；关主射中焦，腹及腰；尺主射下焦，少腹及足。

【正义】高骨在鱼际后一寸，因名曰寸口。却行，谓自鱼际退向后也。又自高骨至尺泽，约得一尺，因名曰尺。而高骨部位介于寸尺之间，即定名曰关。阳出阴入，当作阳入阴出，则阴阳乃有交会之义，关在其间，即以为阴阳交互之枢纽，否则阳之出者自出，阴之入者自入，彼此相背，阴阳离绝矣。王子亨《指迷方》谓阳降阴升，由关以出入，正可为《脉经》此句作确诂。今本《脉经》当为传

写之误无疑。射，读入声，犹言中也。《列子·说符》"博者射"，注："凡能取中皆曰射。"竟，止也。竟手，言寸脉所主，至手而止也。

《千金翼》：寸口位八分，关上位三分，尺中位八分，合三部一寸九分。寸口关上为阳，阳脉常浮而速；尺中为阴，阴脉常沉而迟。

【正义】寸关为阳，阳主动主升，故当浮而速；尺为阴，阴主静主降，故当沉而迟。以此推之，则十九难所谓女子尺脉常盛者，必无是理也。

王子亨《全生指迷方》寸关尺三部诊脉之法：腕内廉上侧有骨稍高，曰高骨。先以中指按定高骨，是谓之关，前指为一寸部，后指为尺部。寸尺以分阴阳，阳降阴升，由关以出入，故谓之关。

第五节　寸关尺三部分诊脏腑

《素问·脉要精微》：尺内两旁，则季胁也。尺外以候肾，尺里以候腹中。附上，左外以候肝，内以候膈；右外以候胃，内以候脾。上附上，右外以候肺，内以候胸中；左外以候心，内以候膻中。前以候前，后以候后。上竟上者，胸喉中事也；下竟下者，少腹腰股膝胫足中事也。

周澄之《脉义》：此《内经》以气分三部浮沉，而诊脏腑及前后上下之全法也。尺内两旁，即主腰膝以下之病，故以季胁统之。经文反以为先提者，盖古人诊脉，先定尺部，而再取关及寸，故曰中附上、上附上，不若后人有高骨为关之法，先定关部也。内外之义，有以浮沉为解者，有以前后半部解者，有以内外两侧解者，当以浮沉之说为适用。究之浮也、前也、外侧也，皆属阳，当以候腑；沉也、后也、内侧也，皆属阴，当以候脏，乃经文相反者。盖外者，候经络之行于外者

也，候气化之行于内者也。如尺外以候肾，是候肾之经气，尺里以候腹，则指腹内矣；左外以候肝，是候肝之经气，内以候膈，则指膈内矣；右外以候肺，是候肺之经气，内以候胸中，则无与躯壳矣；左外以候心，是以候心之经气，内以候膻中，则直指心脏矣。即右外以候胃，内以候脾，亦非以脏腑分也，候胃以候其经气之外行，候脾以候其气化之在内。前后，以身前之胸腹、身后之脊背言之；上下，以上之顶巅头项、下之股膝胫踹言之。是正侧前后，上下内外，气口诊法，备于是矣。膻中者，心脏之附近，在肺叶所护之内；胸中，则膈上廓大之位也。盖即以膻中指心，胸中指肺，而膈属于肝，腹属于肾，三焦之气化，亦赅于其中，可见经文之密。

【正义】此经文以寸口三部分诊脏腑内外前后上下之定法也。虽未明言寸关尺三字，而自尺以上，判然三部，已极明显。《难经》寸关尺之定位，当然即本于此。其以尺部为先者，盖以肾为先天之本，是乃一身之主宰，故诊法必先详审尺脉。后人谓尺脉为根，最不可忽，盖亦发源于此。所谓附上，即是关部。上附上，即是寸部。两手分诊，包涵一切，言简意赅，可见古人文字之精密。后人纵屡有申明，然其实皆不能超出此节之模范。尺里以候腹中，王注本以中字断句，与胸中、膻中二句一律，其义甚浅。周澄之乃以中附上、上附上，作为排比，未免好奇，殊不可训。此节四言外内，一言外里，各注家言人人殊，大都晦滞。周氏主浮沉二候而言，义颇明了。欲以脏气、经气分主浮沉两候，说理似无不妥，然候肾候肝候心，经文明是肾肝心三脏，而反以为此候在经之气；候膻中，明指胸中空旷部位，而反以为直指心脏，终是呼牛呼马，唯吾

所欲，但求己说之得申，而不顾本经字义之安否，终非确切之训诂。寿颐谓外字指轻按而言，内字指重按而言，分主浮沉两候，确可无疑。但轻候所主，必当在较浅之部；重候所主，必当在较深之部。即以"右外候胃，内以候脾"二句例之，胃为腑，故候之以轻按；脾为脏，故候之以重按。此理至显，所当共晓。窃谓经文"尺外以候肾，尺里以候腹中"二句之里、外二字，当互易之，则沉按以候肾脏真气，浮按以候腹中，浅显明白，尽人能知。而附上左外以候肝，内以候隔，上附上右外以候肺，内以候胸中，左外以候心，内以候膻中六句，内外二字，亦当互易，则腹中膈中膻中，皆属腑脏之外，空旷地位，自当候之于浮按；肾肝肺心，俱是内脏，自当候之于沉按，一转移间，而二字皆有确实理论，明白晓畅，一望可知，此必传写之时，无心讹误，亦何苦必依讹本勉强索解，彼此皆如梦中说梦也耶！所谓上竟上、下竟下者，则指寸部以上，尺部以下而言，即上溢入鱼之际，必主喉咽头面之病，下垂入尺之脉，必主二阴足部之病，皆显而可指，历验不爽者。其"前以候前，后以候后"二句，则指胸前背后之病耳。

《脉经》：《脉法赞》云：肝心出左，脾肺出右，肾与命门，俱出尺部。魂魄谷神，皆见寸口。

【正义】此王叔和左右六部分诊脏腑之大略也。《脉法赞》，盖是书名而王氏引之。左右分诊，大旨与《脉要精微论》不异，惟增益"命门"二字，乃《内经》所未有者。《灵枢·根结篇》命门者目也，非此义。一似五脏之外，别有所谓命门者，是本于《难经》左者为肾，右者为命门之说。盖以肾为水脏，而又含相火于其中，固有此左右分别之说。要之肾之体，属于天一真

水，而以相火用事，水火二气，浑融于一脏之中，必不能以左右作鸿沟之界限。《难经》始创右为命门之说，真是凭空臆造，叔和《脉经》附和之，亦以肾与命门，相为对待；后人遂有左尺诊肾水，右尺诊相火之谬，皆是胶柱刻舟之故智，非通人之所取信也。周澄之《脉义》曰：《脉经》谓肾与命门，俱出尺部，是两尺俱候肾，俱候命门。盖肾为元阳与真精所聚，水火同居，浑一太极，周氏此说，最为圆相。肾是先天之本，具有水火阴阳，洵是太极包涵之至理。所以水为其体，火为其用，一陶同冶，以遂其生长发育之机，奚能畛域显分，此疆彼界？而古今名贤，皆以左右两尺分诊水火，一若冰炭之必不可相容者，亦只见其凿矣。李濒湖已谓命门即肾，乃越人之误。肝藏魂，肺藏魄，《脉法赞》之所谓魂魄，即是肝肺。谷神，指脾胃，故意以新奇字面眩人耳目，所谓庾辞隐语耳，非荡平正直之道也。

《脉经》两手六脉所主五脏六腑：心部，在左手关前，寸口是也，即手少阴经也，与手太阳为表里，以小肠合为腑，合于上焦。肝部，在左手关上是也，足厥阴经也，与足少阳为表里，以胆合为腑，合于中焦。肾部，在左手关后，尺中是也，足少阴经也，与足太阳为表里，以膀胱合为腑，合于下焦。肺部，在右手关前，寸口是也，手太阴经也，与手阳明为表里，以大肠合为腑，合于上焦。脾部，在右手关上是也，足太阴经也，与足阳明为表里，以胃合为腑，合于中焦。肾部，在右手关后，尺中是也，足少阴经也，与足太阳为表里，以膀胱合为腑，合于下焦。

【正义】此叔和以左右六部分诊五脏之定位。后人每谓王氏以大小二肠诊于两寸，从之者，则曰二肠皆属手经，故宜隶

于寸；驳之者，则曰二肠皆居腹中，宜隶于尺。然试读《脉经》本文，止曰某阴经与某阳经为表里，以某合为腑，是叔和仅以五脏分配于二手之寸关尺三部，并未及于六腑，则后人之聚讼纷纭，殊为多事。且即以手阳明、太阳二经言之，若是在经之病，诊之于寸，原无不可，若是在腑之病，则明在下焦，叔和当不至有此颠倒阴阳之谬。其以肾脏分隶于两手尺部，则肾本有二，分而诊之，亦无不可。叔和此节，于右尺仍称曰肾，并未尝用《难经》之命门字样，则其意亦不以肾水相火，分诊两尺。近贤周氏澄之谓两尺脉以形之虚实候肾水，以势之盛衰候命火，自谓至精至确，诚笃论也。

又按：今本《脉经》，于此节"肾部在右手关后尺中"一条之末，缀以"左属肾右属子户名曰三焦"十一字，似乎有右肾为命门主相火之意，又欲以三焦之经，同是少阳相火，因而配之右尺。然所谓三焦者，本统胸腹全部言之，既已分属于寸关尺三部，又何以复出于右尺一部？既曰此是相火，通于肾之元阳，故宜诊之于尺，然又安得径以右尺谓之三焦？且"右属子户，名曰三焦"二句，尤其不伦不类，更不可通，叔和何致有此奇语，当是后世妄人掺入。考高阳生《脉诀》以命门配于右尺，戴同父《刊误》辨之极详。然戴氏谓《脉经》两尺并属肾与膀胱，今《脉诀》以命门列于右尺，通真子注又以三焦为命门，合并属右尺，是不可以不辨云云，则同父所见之《脉经》，尚无三焦列于右尺之明证。盖妄者即以《脉诀》中通真子之注语窜入《脉经》，而又以命门二字讹为子户，遂演成今本之怪状。读者不察，竟谓叔和《脉经》亦以命门三焦诊于右尺，是亦可谓厚诬叔和者矣。

滑伯仁《诊家枢要》左右手配脏腑部位：左手寸口，心、小肠脉所出；左关，肝、胆脉所出；左尺，肾、膀胱脉所出；右手寸口，肺、大肠脉所出；右关，脾、胃脉所出；右尺，命门、三焦脉所出。

【正义】滑氏以大小二肠候于两寸，则误会王叔和《脉经》之意而承其弊。又以右尺候命门三焦之脉，则又承《难经》右肾为命门之说，而兼用通真子《脉诀》注之谬说者也。滑氏之书，原出《脉经》。盖滑氏所见之《脉经》，其右尺一条，已掺入命门三焦二句，与今本相近，而与戴同父所见之本不同。因误信命门三焦诊在右尺之说亦出叔和真本，乃附和之，而以左右两尺，一诊肾与膀胱，一诊命门三焦，遂开后人左尺肾水右尺相火，强分阴阳之谬，且以上诬叔和，而不知《脉经》本文，原不若是。此沿讹袭伪之痕迹，固是凿凿有凭，所谓一犬吠影，百犬吠声，展转相承，几成铁案，真医学中之黑暗地狱矣。

李濒湖左右六部分配脏腑部位：左寸，心、膻中。左关，肝、胆。左尺，肾、膀胱。右寸，肺、胸中。右关，脾、胃。右尺，肾、大肠。

张景岳左右六部分配脏腑部位：左寸，心、膻中。左关，肝、胆。左尺，肾、膀胱、大肠。右寸，肺、胸中。右关，脾、胃。右尺，肾、小肠。

【正义】自滑伯仁误读《脉经》，而以大小二肠诊于两寸，世皆宗之。至濒湖、景岳，以其位在腹中，属于下焦，遂移之两尺。虽曰正《脉经》之误，实是正伯仁之误，固为至当。惟濒湖以大肠诊于右尺，而独无小肠，其意盖以小肠与膀胱同归前阴，膀胱之诊在左尺，则小肠亦必诊在左尺。要知小肠与膀胱不相联贯，

西学实有确据，至今日盖已尽人能知，万不可更以此等谬说，贻笑大方。惟心与小肠、肺与大肠，相为表里，则濒湖之左尺小肠，右尺大肠，自然允当。景岳必以小肠为火腑，而以附丽于右尺之相火，则大肠岂水腑，而可以附丽于左尺之肾水？乃更以阳明燥金，金水相生说之，穿凿之谈，最为陋习。近之治新学者，每诮古人五行生克之可鄙，皆是此类谬妄之见贻人口实，确是医学之魔。须知肾中水火，本是一家，《难经》右肾命门，已属蛇足，至高阳生《脉诀》创为左尺肾、右尺命之奇谈，而后人见有《难经》在前，遂相率盲从，皆以左水右火，擘分两橛，久已痴人说梦，妄不可听。不谓至是而又欲以二肠判分水火，从而附益之。是则一传再传，愈演愈幻，岂非邪说淫辞，支离至极！寿颐初非好为谩骂，智等山膏，止以举世滔滔，入于幽谷，邪说不灭，正义不昌，不得不大声疾呼，冀以发聋振聩。究竟察脉论病，务必观其会通，不当过于拘泥，显分畛域，虽上中下三部，不可紊乱，而左右两手，则气本相通，何分泾渭。陈修园论二肠之病，尚能通权达变，悟彻玄机。而景岳旧说，则胶执太甚，殊不可信。兹附录于上，合而观之，可见活泼与拘泥之优劣矣。

陈修园曰：经言尺里以候腹中，则二肠膀胱，俱在其内。濒湖以小肠配左尺，大肠配右尺，上下分属之义也；景岳以大肠配左尺，取金水相从之义，小肠配右尺，取火归火位，俱为近理，当以病证相参。如大肠秘结，右尺宜实，如右尺反虚，左尺反实，便知金水同病也；小便热淋，左尺宜数，如左尺如常，右尺反数，便知相火炽甚也；或两尺如常，而脉应两寸者，则心移热于小肠，肺移热于大肠也。一家之说，俱不可泥如此。

寿颐按：移热二句确有至理，诊脉之时，能知错综变化，自有权衡，庶几遇方成圭，遇圆成璧，无往而不活泼泼地矣。

张景岳曰：察脉之法，上者候上，下者候下，自然之理也。大小肠皆下部之腑，自当应于两尺，而脉之两尺，左为水位，乃真阴之舍，右为火位，乃元阳之本，小肠属火，当配于右，大肠属金，金水相从，当配于左。

寿颐按：景岳两肠分配左右两尺，太嫌拘泥于左水右火之说，非通论也。

张石顽《诊宗三昧》：《内经》脏腑部位，即因于五行之气。火旺于南，故心居左寸；木旺于东，故肝居左关；金旺于西，故肺居右寸；土旺于中，而寄位西南，故脾胃居右关；水旺于北，故肾居两尺。

《洄溪脉学》：脉合五行，粲若指掌，人试南面而立，以观两手之部位，则心属火，而脉居于寸，位在南也；肾属水，而脉居于尺，位在北也；肝属木，而脉居于左，位在东也；肺属金，而脉居于右，位在西也；脾属土，而脉居于关，位在中也。

【正义】近时坊本，有《洄溪脉学》一卷，多剿袭石顽《三昧》全文，无甚独得之处。徐氏性情高逸，必不肯为郭窃向注[①]之事。且旧刻徐氏十三种中亦无此书，其为坊肆假托无疑。此节亦即《三昧》之旧，但补出"南面而立"一句，则五方之位，较为明白，故两存之。此以两尺合论，而不分左水右火者，与叔和、濒湖之意合，非高阳生、滑伯仁、张景岳比也。

　　附：**分诊脏腑别说**

赵继宗《儒医精要》：《脉诀》言左心小肠肝胆肾，右肺大肠脾胃命者，非也。心肺居上，为阳为浮；肝肾居下，左

尺为肝，右尺为肾，为阴为沉；脾居中州，界于阴阳浮沉之间。当以左寸为心，右寸为肺，两关为脾。关者，阴阳之界限，前取阳三分，后取阴三分，所谓土居金木水火之中，寄旺于四时，不当专取之右关也。肝既为阴为沉，岂宜在关。命门即是肾，不宜于右尺独称为命门。

【正义】赵氏此论，于两寸右关三部仍用旧说，独以两关皆属之脾，而以肝肾分隶两尺，一变《脉经》以来相沿之习惯，持论独异，世亦未有宗之者。以脾为中土，而候之两关，肝肾在下，而候之两尺，亦自说得去，实即《难经》心肺俱浮，肾肝俱沉之旧说。赵氏止以脏腑部位，心肺居上，脾胃居中，肝肾居下之眼光观之，乃如此分配，未始非一条正直荡平之路，自可存之，以备参考。但以脏腑实在之部位而言，则肝脏居于右胁膈肉之下，确与胁左脾脏高下齐等，尚在中焦，并非极下之处，以其德性左升，适与脾之德性右降者，赋禀不同。故诊脉之法，候脾于右关，而候肝于左关，实是《内经·脉要精微论》之古法，万不可易。且肝气左升，以动为用，尤不当于尺脉取得肝脏真气，此赵说所以不可行之真理由也。赵又谓命门即肾，不当专属右尺，则洵有卓见，不为二千年之习俗所惑，非人云亦云之流可以同日语矣。

　　附：**分诊脏腑活法**

周澄之《脉义》：左诊心肝肾，右诊肺脾命，而各系以相为表里之腑，凡脉之独见于一手者以之；两寸主上焦，两关主中焦，两尺主下焦，凡脉之同见于两手者

---

①　郭窃向注：指训诂传写过程中的相沿抄袭，以讹传讹。郭，郭璞，东晋文学家、训诂学家。向，刘向，西汉经学家、目录学家、文学家。

以之，此相沿之定法也。然其中有活法焉。吾谓五脏惟心无候，何则？脉以候邪，有邪始有候，心不受邪，故无脉可候。心受邪，则死矣，故心脉至有可候，已无所用其候法。则吾以左寸候包络，关候肝胆；右寸候肺，关候脾胃；两尺以形体候肾水，以动势候命火，不分左右，此定位也。大小肠候于两寸，亦候于两尺；膀胱候于两尺，亦候于两寸，此则参之以证者也。盖两肠之无定候，陈修园之说已详。何西池亦谓诊于两寸者从其络，诊于两尺者从其位，位居于下，而经脉上行，故候经于寸，候腑于尺。二说相兼而不可废。其膀胱亦候两寸者，肾水凌心，膀胱之寒气凌之也，小溲赤涩，心火之盛而下郁也。故左寸沉迟，膀胱必寒；右寸细数，膀胱必热。水之行也，肺气运之也，故右寸上涌，小便不调也，右寸弱陷，小便不禁也。且肺气充者小便少而长，气足以摄之也；肺气虚者频而短，气不足以摄之也。右寸沉实而二便不通者，疏通肺气为先；右寸沉弦而二便不通者，清降肺气即应。《脉经》以膀胱候于寸，以脾候于尺，初未之识也，更事既久，乃悟之矣。脾候于尺，即经所谓中气不足，溲溺为之变也。如脾家燥热太甚，则伐肾水，而两尺必滑而缓矣，肾受脾热，阴精耗烁，水液渐涸，二便不调，则遗精、浊淫、强中，诸危证蜂起矣。《脉诀》以尺滑主食注①，为脾咎，戴氏斥之，不亦浅乎？又女子经水不利，专候心肺之脉，义见《评热论篇》。而《脉经》以膀胱肝肾之病候于两寸者甚多。至于三焦之气，伤于升降者，则脉来逐位间隔，圆疾如豆；伤于出入者，则脉弦细而数，跃跃于中沉之分而不扬。此又以脉之形势言，而不以部位言矣。吾于诊法，得力于滑氏之六字者深，而部位其浅焉者也。讲脉学者，能先

明部位之有定，而渐渐悟入无定，则庶几矣。自古名贤，未尝全泥定位，而亦未尝全弃定位也。

澄之自注：食入而即注下，《内经》谓之洞，仓公谓之洞风。

寿颐按：《史记·仓公传》作迵风。仓公谓迵风之状，饮食下嗌，辄后之，病得之饱食而疾走。盖饱食疾走，脾胃之气受伤，故每得食，辄欲大便，确是脾土清阳之气陷下，所以尺脉为之独滑。高阳生《脉诀》之说，固亦有时未可全非者，此亦其一，戴同父一概斥之，亦未之思耳。

【正义】周氏此论，虽曰活法，而推阐源委，发明其所以然，仍是不离乎定法，所以可取，洵能洞垣一方，大开后人觉悟之门。惟谓左寸候包络而不候心，则欲以尊重心君，而适成虚伪。岂不知心为血之总汇，凡是百脉流行，无非心血为之鼓荡。今西国医家，且谓候脉者，本以候心房震动之势力，与其他诸脏腑无关，虽此说必不可与中医理法相提并论，然亦决不能谓心之无脉可候。古人心伤神去，神去则死之说，亦是重视心君之意。究竟心主血脉，则凡血脉之病，无不可谓之心病，乃欲以心之包络代之，岂不轻重倒置。要知心君泰然不动，包络相火代君行事之说，在专制时代，视心为君，以为神圣不可侵犯，本非生理之真，且果如所言，是直以冥顽不灵，无用之废物视心君。吾知非特心脏所不肯承认，即为人君者，亦必有所不甘。盖君必无为，而权相用事，非秦二世、明熹宗之为君，乃赵高、魏阉之为相，决不至此，空谈理想，不近人情，何其一至于此。尚望今之学者，切勿堕此迷途，贻人口实。惟周谓以

---

① 食注：病名，九注之一，见《诸病源候论·食注候》。

两尺之形体候肾水，动势候命火，不分左右三句，则确能悟到真理，不为三十六难左肾右命之说所束缚。夫唯大雅，卓尔不群，可与谈生理之真矣。

第六节　分诊胸腹背膂

《脉要精微论》：前以候前，后以候后。

【正义】此《内经》分诊胸腹背膂之脉法。周澄之谓关前以候身前胸腹，关后以候身后脊背也。

周澄之《脉义》：身前身后之诊，古亦有以左右分者。《内经》谓左主阳，右主阴，又谓背为阳，腹为阴。盖人身之气，背升而腹降，太阳升而阳明降，故前人有左寸洪弦，肩背胀痛；右寸洪弦，背胁胀痛。而滑伯仁又谓左尺主小肠膀胱前阴之病，右尺主大肠后阴之病。如是其不同者，何也？盖左右者，阴阳之道路也，左寸洪弦，为升气之太过；右寸洪弦，为降气之不及。前阴之秘与泄，亦清升之为病；后阴之秘与泄，亦浊降之为病。其两尺分主之法，视两寸分主尤验，以前阴之病，多涉于肝；后阴之病，多涉于肺耳。

【正义】背之升，以督脉而言，固由会阴以上达于巅顶也；腹之降，则指胃肠而言，腑气主降，亦固其所。若以经脉言之，则冲任以及足少阴，皆在腹部，其气皆自下而上，不得仅据足阳明一经而概谓腹部之皆主降也。周又谓太阳升，阳明降，则六字亦大有语病。阳明以大肠、胃而言，腑气主降，诚是不错；而足太阳膀胱之脉，亦自上而下，胡得误谓为升？总之阴阳太少，取义各有不同，时令之阴阳与十二经脉之阴阳，名词虽同，所主之气化，大有区别，万不可空空然以为代字诀也。滑氏伯仁三部脉候分主脏腑，并未尝以小肠膀胱前阴与大肠后阴相提并论，而

周澄之偏能作此附会之谈，盖周氏意中，竟谓小肠则通小便，大肠则通大便，此金元间人理想之谬，在今日生理真相，早已尽情揭出，无人不知，而更欲以小肠、膀胱，联与一气，宁不虑妇人小儿胥皆窃笑于其后耶？

第七节　分诊上下左右表里

《脉要精微论》：上竟上者，胸喉中事也；下竟下者，少腹腰股膝胫足中事也。已见上文。

《难经》十八难：脉有三部九候，各何主之？然：三部者，寸关尺也；九候者，浮中沉也。上部法天，主胸以上至头之有疾也；中部法人，主膈以下至脐之有疾也；下部法地，主脐以下至足之有疾也。

【正义】滑氏《诊家枢要》曰：寸为阳，为上部，主头顶以下至心胸之分也；关为阴阳之界，为中部，主脐腹胠胁之分也；尺为阴，为下部，主腰足胫股之分也。凡此三部之中，每部各有浮中沉三候，三而三之，为九候也。浮主皮肤，候表及腑；中主肌肉，以候胃气；沉主筋骨，候里及脏。徐春甫《医统》曰：寸部候上，自胸中心肺，咽喉头目之有疾，皆在上也；关部候中，自胸腹膈以下至小腹之有疾，脾胃肝胆，皆在中也；尺部候下，自少腹腰肾膝胕足之有疾，大肠小肠膀胱，皆在下也。皆《内经》所谓上以候上，下以候下，理势之必然也。周澄之《脉义》曰：此越人发明诊脉之正法也。《内经》三部九候论，以人身分上中下三部，每部分天地人三候，以明针刺察病取穴之法，本非为诊脉言之。故人迎、趺阳、太溪，皆要脉之必诊者，而不列于其间，此则以寸关尺三部，每部有浮中沉三候，三而三之，故曰九候。戴同父

《脉诀刊误》浮以候腑，沉以候脏，中以候胃气；又有谓浮候经，中候腑，沉候脏者，皆不必拘。大概寸关尺候身之上中下，浮中沉候经络脏腑之表里，而上下去来候阴阳上下，血气之升降嘘吸者也。

《脉经》：上部主候从胸以上至头；中部主候从膈以下至气街；下部主候从气街以下至足。又：诸浮诸沉，诸滑诸涩，诸弦诸紧，若在寸口，膈以上病；若在关上，胃以下病；若在尺中，肾以下病。

仲景：浮为在表，沉为在里。

《脉经》：浮在皮肤，沉细在里。

【正义】此浮沉两候分主表里之说也，其义至显，夫人而能知之矣。

《脉经》：在上为表，在下为里。

【正义】此以尺寸分候表里，又是别有一理。表病发扬，故以寸部候之；里病沉着，故以尺部候之。其理确有可凭，合之病情，亦是实有可据。惟在临证时会而通之，自有得心应手之妙，固不可胶执成见，蹈刻舟求剑之故智者也。

滑伯仁《诊家枢要》：病脉之见，在上曰上病，在下曰下病，左曰左病，右曰右病。

第八节　脉合五脏

《素问·平人气象论》：平心脉来，累累如连珠，如循琅玕，曰心平，夏以胃气为本；病心脉来，喘喘连属，其中微曲，曰心病；死心脉来，前曲后居，如操带钩，曰心死。平肺脉来，厌厌聂聂，如落榆荚，曰肺平，秋以胃气为本；病肺脉来，不上不下，如循鸡羽，曰肺病；死肺脉来，如物之浮，如风吹毛，曰肺死。平肝脉来，软弱招招，如揭长竿末梢，曰肝平，春以胃气为本；病肝脉来，盈实而滑，如循长竿，曰肝病；死肝脉来，急益劲，如新张弓弦，曰肝死。平脾脉来，和柔相离，如鸡足践地，曰脾平，长夏以胃气为本；病脾脉来，实而盈数，如鸡举足，曰脾病；死脾脉来，锐坚如鸟之喙，如鸟之距，如屋之漏，如水之流，曰脾死。平肾脉来，喘喘累累如钩，按之而坚，曰肾平，冬以胃气为本；病肾脉来，如引葛，按之益坚，曰肾病；死肾脉来，发如夺索，辟辟如弹石，曰肾死。

【考异】喘喘连属，《甲乙》作"累累"，皆言其亟遽太过之象。前曲，《甲乙》作"前钩"。落榆荚，《甲乙》作"循榆叶"。不上不下，《病源候论》无二"不"字。如揭长竿，《脉经》无"长"字。急益劲，《甲乙》《脉经》俱作"急而益劲"。鸡足践地，今本《素问》无"足"字，兹从《甲乙》及《脉经》，文义较为畅遂。锐坚，《甲乙》及《脉经》俱作"坚兑"，兑、锐古今字。如水之流，《脉经》流作"溜"，同；又一本作"滔"，误。

【考证】前曲后居之"居"，今字当作"踞"。《说文》：居，蹲也。即踞之古文，有据守不动之意，是无柔和之胃气，故为死脉。软弱招招，《脉经》作"濡弱"，此即一字之变，汉人隶书，从软者多作需，而从需之字亦复无别，故《说文》蝡字训动，《史记·匈奴传》"跂行喙息，蝡动之类"，《索隐》竟作"蠕蠕动貌"。《说文》既有"偄"字，训弱也，而又有"愞"字，训驽弱者也，段氏茂堂谓"愞"即"偄"字，朱氏骏声亦谓"软"。需，偏旁，古多相乱，莫能定也。此"软"之为"濡"，实即一字，由作隶者变化为之，非濡湿、濡滞之濡也。招招读为迢迢，言其长也。和柔相离之离，当读为附丽之丽，去声，言其和柔而按之附着有神，故为平和无病之脉。若是分离之离，则与和柔之义不贯，且非平和脉象矣。夺，《说文》训手持隹失之，即今脱失之失字，此义古书中绝不复有，惟《素问》中犹数数见之，此节则言其如绳索之解脱涣散状也。

【正义】此经言五脏之脉象也。平脉者，无病之脉，皆不亢不卑，柔和而有神，是得胃气中和之正。若其坚强太过，即为病脉，而应指不挠，刚劲太过，或柔靡不振，指下无神，则皆为死脉。形容摹绘，其有神情，是当以意逆之，悟其大旨，而不可拘拘于字句间索解者也。

又《宣明五气篇》：五脉应象，肝脉弦，心脉钩，脾脉代，肺脉毛，肾脉石，是谓五脏之脉。

【正义】此言五脏之平脉。弦者端直以长，如按琴瑟之弦；钩者累累如珠，连绵应指，似有曲象如钩；毛者体轻在上，如毛之浮；石者厚重凝固，如石之沉；惟脾之平脉曰代，则必非歇止之代脉，诸家说解，多不可通，惟景岳谓胃气随四时而变更，有相代之义。颐谓脾胃居中而灌溉四旁，景岳之说，自有至理，此即胃气之平脉，如春脉微弦，夏脉微洪之例，随时令而禅代者也。

《难经》四难：心肺俱浮，何以别之？然：浮而大散者，心也；浮而短涩者，肺也。肾肝俱沉，何以别之？然：牢而长者肝；按之濡，举指来实者，肾也。脾者中州，故其脉在中，是阴阳之法也。

【考异】《脉经》濡作"软"，是古书之正字；法作"脉"。《千金翼》作"浮而大者心，浮而短者肺"，无"散"字、"涩"字；又曰迟缓而长者，脾也。

【正义】此《难经》言五脏之脉象，与《素问》辞句大异，而义则可通。心肺在上，故其脉俱浮。惟心气发皇，如夏令畅茂之象，合德于火，故脉大而散，言其飞扬腾举，如火焰之飚举，非涣散不收之散脉。肺气肃降，如秋令收敛之状，合德于金，故脉短而涩，言其抑降静穆，如金体之凝重，非涩滞不流之涩脉。肾肝在下，故其脉俱沉。惟肝禀春升之性，合德于木，故脉坚，而刚健扶疏，木之象也，且其势牢固，其形长直，牢以状其坚固不摇之本，非三部沉实之牢脉；长以状其挺秀端直之姿，亦非上鱼入尺之长脉。肾禀冬藏之性，合德于水，故脉软而外柔内刚，水之象也。且按之则软而举指实，软者言其态度之冲和，非软弱萎靡之软脉；实者言其体质之沉着，亦非实大坚强之实脉。凡古书形容脉象，皆有言外之味，全在性灵觉悟，契合玄机，既不可拘泥文辞，随题敷衍，更不容妄为附会，穿凿支离，此古书之所以不易读，而注家之言所以时有不可尽信者也。

《伤寒论·平脉法》：肝者，木也，名厥阴，其脉微弦，濡弱而长，是肝脉也。肝病自得濡弱者，愈也，假令得纯弦脉者死。何以知之？以其脉弦直，是肝脏伤，故知死也。心者，火也，名少阴，其脉洪大而长，是心脉也。心病自得洪大者，愈也。肺者，金也，名太阴，其脉毛浮也。肺病自得此脉，若得缓迟者，皆愈。

【存疑】《伤寒论》之《辨脉》《平脉》《伤寒例》三篇，尊之者必曰此仲景真本，不可忽视；轻之者则曰此叔和采集，不值一哂。久已纷如聚讼，各逞辞锋。颐谓此三篇之中，瑕瑜互见，良莠不齐，有明白精当，万无可疑者；亦有晦涩怪僻，必不可训者，必非出自一人之笔，且时有证以仲景本书而自相矛盾者，其非仲景原文，亦已有据，如紧脉、促脉两条，皆与仲景本书不符，而同与《脉经》，似出于叔和所集，犹为近是。详见第三卷紧脉促脉形象本条。即曰叔和所集，而篇中怪不可识，及上下文义，不相贯串之处，所在多有，恐叔和尚不至若是之陋。盖自晋及宋，几经传写，讹舛脱佚，及后人窜入之句，必已不少，而注家恒曲曲附会，或断断以争，得毋妄费精神，徒多闲话。如此即言五脏平脉，虽与《素问》辞句不同，而义亦可通，尚无不是，惟曰肝名厥阴，心名少阴，肺名太阴，则古人断无此直捷爽快之语。盖手足十二经之三阴三阳，本以经脉言之，不能移之于某脏某腑。仲景本论以六经分篇，在经之病多，而在脏在腑之病少，所谓太阳病、阳明病者，初非言膀胱、胃腑之病，何得通以肝名厥阴，心名少阴，况《藏象论》明言肝为少阳，心为太阳乎？据此可证《平脉法》此节，必非古人旧本。且五脏之中，举其三而遗其二，尤为残缺不完之确证。《医宗金鉴》乃为之补肾脏一条，亦可不必。

《脉经》：肝脉来濯濯如倚竿，如琴瑟之弦，再至曰平；心脉来累累如贯珠，滑利，再至曰平；脾脉苌苌而弱，来疏去数，再至曰平；肺脉来汎汎而轻，如微风吹鸟背上毛，再至曰平；肾脉沉细而紧，再至曰平。

【考异】苌苌，《千金》作长长，盖是。《脉经》从草下长字，当是讹误。

又：脉来浮大者，此为肺脉也；脉来沉滑，坚如石，肾脉也；脉来如弓弦者，肝脉也；脉来疾去迟，心脉也；脉来当见而不见为病。

【正义】此两节皆《脉经》所言五脏之平脉，义与《素问》合，惟肺脉浮大，似与《素问》不侔。然肺主气之出纳，其平脉本不当小，彼称涩短，以其体态言之；此称浮大，以其气势言之，其理亦自并行而不悖。善读古书者，必识得活法，方能悟到言外之意，如果执字句而读之，鲜不谓彼此大相刺谬矣。

又：肺脉之来也，如循榆叶曰平，如风吹毛曰病，状如连珠者死，期丙丁日，禺中、日中。心脉之来也，如反笋管曰平，如新张弓弦曰病，如鸡践地者死，期庚辛日，晡时、日入。脾脉之来也，阿阿如缓曰平，来如鸡举足曰病，如鸟之喙，如水之漏者死，期甲乙日，平旦、日出。肾脉之来也，微细以长曰平，来如弹石曰病，去如解索者死，期戊己日，食时、日昳、黄昏、鸡鸣。

【正义】此亦五脏之脉象，虽形容之辞不一，而大旨亦无甚出入。死之日时，皆以来克者言之。如肺为金脏，而丙丁火日，禺中、日中为巳午二时，火旺则肺绝矣。古无以十二地支纪一日之十二时者，夜半、鸡鸣等名，即古之十二时也。

滑伯仁《诊家枢要》：心脉浮大而散，肺脉浮涩而短，肝脉弦而长，脾脉缓而大，肾脉沉而软滑。

周澄之注：《素问》平心脉累累如连珠，如循琅玕，此长滑之象也。心为肝子，脉不离乎弦象，故仲景谓心脉弦大而长，肺脉短涩，是动力不盛，而形体宽也。

颐按：周氏之释肺脉如此，可为涩短浮大四字传神于阿堵之中。

又：心合血脉，心脉循血脉而行，持脉指法，如六菽之重，按至血脉而得者，为浮；稍稍加力，脉道粗者，为大；又稍加力，脉道阔软者，为散。肺合皮毛，肺脉循皮毛而行，持脉指法，如三菽之重，按至皮毛而得者，为浮；稍稍加力，脉道不利，为涩；又稍加力，不及本位，为短。

周澄之注：涩是来势不勇，短是宽软不挺。

颐按：伯仁以不及本位为短，于平脉一层，终觉不甚妥惬。周氏以宽软不挺释之，则虽短而不害其为平脉矣。肝合筋，肝脉循经而行，持脉指法如十二菽之重，按至筋而脉道如筝弦相似，为弦，次稍加力，脉道迢迢者为长。脾合肌肉，脾脉循肌肉而行，持脉指法如九菽之重，按至肌肉，如微风轻飐柳梢之状，为缓，次稍加力，脉大敦实者为大。肾合骨，肾脉循骨而行，持脉指法，按之至骨上而得者，为沉，次重而按之，脉道无力，为濡，举指而来疾流利者，为滑。

【正义】此释五脏平脉之形态，盖本《难经》而申言之，简约明晰，尚多中肯。惟肾脉之软，言其指下柔和，非谓其软弱萎靡。伯仁"脉道无力"四字，殊嫌未妥。

石顽《三昧》：肝得春生之令，其脉若草木初生，指一下软弱迢迢，故谓之弦，然必和滑而缓，是谓胃气，为肝之平脉。若弦实而滑，如循长竿，弦多胃少之脉也；若弦而急强，按之益劲，但弦无胃气也，加以发热，指下洪盛，则槁木炎而自焚矣。若脉弦见于人迎，肝气自旺也，设反见于气口，又为土败木贼之兆。颐按：此人迎、气口，以左右两手言之。或左关虽弦，而指下小弱不振，是土败木萎之象，法当培土荣木，若投伐肝，则脾土愈困矣。若弦见于一二部，或一手偏弦，犹为可治；若六脉皆弦，而少神气，为邪气混一不分之兆。凡脉得纯脏之气，左右六部皆然者，俱不治也。或肝病证剧，六部绝无弦脉，是脉不应病，亦不可治。举此以为诸脉之例，不独肝脏脉弦为然也。

又：心属丙丁而应乎夏，其脉若火之燃薪，指下累累，微曲而濡，故谓之钩。然必虚滑流利，是为胃气，为心之平脉。若喘喘连属，其中微曲，钩多胃少之脉也；若瞥瞥虚大。前曲后居，但钩而无胃气也。故钩脉见于左寸，心脏之火自旺也，或并见于右寸，则火乘金位矣，设关上脉见钩曲，则为中宫有物阻碍之兆矣。

【正义】关脉钩曲，为脾胃积滞，郁窒不通之象。此与心脉微钩，不相涉者也。

又：脾为己土，而应于四季，虽属中央湿土，常兼四气之化，而生长万物，故其脉最和缓。指下悠扬而不疾不迟，故谓之缓。然和缓之中，又当求其软滑，是为胃气，为脾之平脉。若缓弱无力，指下如烂棉，缓多胃少之脉也；若缓而不能自还，则无胃气矣；若脉虽徐缓，而按之盈实，是胃中宿滞蕴积；若缓而涩滞，指下模糊，是胃中寒食固结，气道阻塞矣。设或诸部皆缓，而关部独盛，是中宫湿热也；诸部皆缓，寸口独滑，膈上有痰气也；诸部皆缓，两尺独弦，则脾阳不振，而乙癸之水邪弥漫上侮矣。

【正义】脾胃之脉和缓，乃合坤土柔顺之德，且寄旺于四时，恒随四季气化而迁移，故协和于刚柔大小、浮沉迟数滑涩之间，而成其一种和缓之态度也。

又：肺本辛金，而应秋气，虽主收敛。而合于皮毛，是以不能沉实，但得浮弱之象于皮毛间，指下轻虚而重按不散，故谓之毛。然必浮弱而滑，是为胃气，为肺之平脉。若但浮不滑，指下涩涩然，如循鸡羽，毛多胃少之脉也。昔人以浮涩而短，谓为肺脏平脉，意谓多气少血，脉不能滑，不知肺受荣气之先，乃营行脉中之第一关隘。若肺不伤燥，必无短涩之理，即感秋燥而脉涩，是为肺之病脉，亦非肺气之本燥也。若浮而无力，按之如风吹毛，是但毛而无胃气也；加以关尺细数，喘嗽失血，阴虚阳扰，虽有神丹，不能图矣。

【正义】古人谓肺脏平脉，浮涩而短。盖以肺气合德于秋。承长夏之令，虽应乎收而犹未及敛藏之候，故脉仍见为浮。然禀气于金，其德凝重静肃，则脉象自有异于夏三月之滂沛舒泰。此"短涩"二字，止可活看，非真是偏促短缩之短，涩滞不前之涩，寿颐已言之矣。若呆读此"短涩"二字，则既短则涩，岂不太嫌枯瘠，何以为平人无病之本色，不几疑古人立言，大有语病乎？奈何石顽于此，竟拘泥此"短涩"二字，认作伤燥之脉，夫岂古人所谓平脉之本旨？于以知善读古书者，必须观其会通，庶乎能悟言外之意。若必死于句下，望文生义，亦焉往而不差以毫厘，谬以千里也耶！

又：肾主癸水，而应乎冬，脉得收藏之令，而见于筋骨之间，按之沉实，而举指无力，故谓之石。然必沉濡而滑，是为胃气，乃肾之平脉。若指下形如引葛，按之益坚，石多胃少之脉也；若弦细而劲，如循刀刃，按之搏指，但石而无胃气也。若诸脉不石，左寸独石者，水气凌心之象；右关独石者，沉寒伤于脾胃之象也。

又：五脉之中，必得缓滑之象，乃为胃气，方为平脉。则胃气之征验，亦不独取之于右关也。《内经》所言四时之脉，亦不出乎弦钩毛石，是五脏之气，不离乎五行，即四时之气，亦不离乎五行。故脉象总不能出此五者之外，但当明辨于此五者之中，何者为偏少冲和之气，即是病脉。或反见他脏之脉者，则本脏气衰，而他脏之气来乘之也。若拘守六部之绳墨，以求脏腑之虚实，是犹欲访其人，而未识其声音笑貌，但知于其居处之地以求之，则其人必不易得，若识其声音笑貌，虽遇之于殊方逆旅①，暗室隔垣，未尝错认以为非若人也。亦犹此经之脉见于他部，未尝错认以为他经之病耳。

周澄之《脉义》脏腑脉象之性情：腑阳，多含母精，脏阴，多见子气。故胆虽阳也，以含水气，故其脉力弱而微；肝虽阴也，以有火气，故其脉力强而大；小肠之脉，洪而兼长，有木气也；心包之脉，洪而兼缓，有土气也。胃脉缓而浮，脾脉缓而静，一含火热，一具金寒。大肠浮而长，有脾土之气也；肺脉浮而短，有肾水之气也；膀胱沉而宽薄，有肺金之气也；肾脉沉而坚实，有肝木之气也，杜光庭所谓严冬尺脉要沉弦者是也，此五脏六腑之本脉也。至于病变，亦以母子相乘者为多，以其气之相亲也。而直克反侮者，必重病、死病乃有之，以其气相逆也。故肾病有见肝脉，有见肺脉；肝病有见心脉，有见肾脉；心病有见脾脉，有见肝脉；脾病有见肺脉，有见心脉；肺病有见肾脉，有见脾脉。非必病气自彼脏传来也，亦非必彼之脏气来干也，本脏之中自具此气，病则气有所偏而发见耳。仲景有五行相乘，纵横逆顺之说，又有治未病之法。而吾为此说，欲以明治未病之法，必审察得实，而后可用。若五脏互见其气，而非病邪之相传，设如心病见肝脉，而病非肝邪来犯，则妄为泻肝，岂不诛伐无过？然何以决其相传与非相传耶？则两脏之脉，有相应不相应之辨也。相应者，其脉同见也，互见也，是相传之病也；不相应者，二脏自见其本气，然皆静而不旺，则非相传之病矣。同见者，如脾气干肺，而肺部、脾部同见脾脉，是为脾气太盛，治宜泻脾；互见者，则肺部见脾脉，而脾部转见肺脉，或见他脏之脉，而不自见其本脉，是为舍己宫室，适彼他邦，治宜泻其太过，扶其不及，此为相应之脉，相传之病。若肺部虽微见脾脉，而脾部自静，无所太盛，则为自见本气，是彼此两脏不相应之脉，乃本脏中自有此气，而非相传

---

① 殊方逆旅：异地他乡。逆旅，客舍。

之病矣。他脏皆然，此其大法也。

【正义】周氏此说，发明一脏中自有他脏之气，故病则兼见他脏之脉。有非他脏之气来干者，盖以五行相生言之，其气通则其形著也，是又五脏脉象之一活法。末段辨晰相传及不相传之脉象，心苦为分明，具有至理。唯原文辞旨不甚轩豁，乃少为润色之，以求其易解。

第九节　脉合四时

《素问·玉机真脏》：春脉如弦。何如而弦？曰春脉者肝也，东方木也，万物之所以始生也，故其气来软弱轻虚而滑，端直以长，故曰弦，反此者病。其气来实而强，此为太过，病在外；其气来不实而微，此为不及，病在中。太过则令人善忘，忽忽眩冒而巅疾；其不及则令人胸痛引背，下则两胁胠满。

【考证】善忘，宋校《素问》谓当作"善怒"，是也。巅，《脉经》《甲乙》作"癫"，则后出字矣。

【正义】人禀天地之气，故脉象恒随四时阴阳而变迁。自《四言脉诀》春弦、夏洪、秋毛、冬石八字，熟在人口，初学易诵易记，遂谓弦、洪、毛、石，已得时令之正。抑知但曰弦，则偏于刚劲；但曰洪，则偏于滑大；但曰毛，则偏于轻虚；但曰石，则偏于沉实，皆非中正和平之态。不如《素问》此篇，有一"如"字，说得圆到。在外、在中，张景岳谓指邪正而言，邪气来于外，皆有余，故太过则病在外；元气伤于中，皆不足，故不及则病在中。

寿颐谓此节以五脏本体立论，皆本脏之自病，与外感六淫之病毫不相涉。则太过者，脏气之太盛，故病见于外；不及者，脏气之不足，故病发于中。观本节五脏病情，甚是明瞭，景岳之说未允。善怒者，肝火之暴戾；眩冒者，肝阳之上浮。巅疾则顶巅之疾，轻者为头痛，为顶痛；其重者，则昏瞀暴仆之内风病。《素问》谓之血菀于上，气血并走于上，今西医谓之血冲脑经。固皆病之发见于外者，而胸痛引背，两胁胠满，则肝气凝滞，郁而不宣，病情不露，外不可见，故曰在中。下四脏准此。

又：夏脉如钩，何如而钩？曰夏脉者心也，南方火也，万物之所以盛长也，故其气来盛去衰，故曰钩，反此者病。其气来盛去亦盛，此谓太过，病在外；其气来不盛去反盛，此谓不及，病在中。太过则令人身热而肤痛，为浸淫；其不及则令人烦心，上为咳唾，下为气泄。

【正义】肤痛浸淫，盖即疮疡。《至真要大论》所谓诸痛痒疮，皆属于心是也。

又：秋脉如浮，何如而浮？曰秋脉者肺也，西方金也，万物之所以收成也，故其气来轻虚以浮，来急去散，故曰浮，反此者病。其气来毛而中央坚，两旁虚，此谓太过，病在外；其气来毛而微，此谓不及，病在中。太过则令人逆气而背痛愠愠然；其不及则令人喘，呼吸少气而咳，上气见血，下闻病音。

【考异】愠愠，《脉经》作"温温"。

【正义】秋令有阳盛之极，渐入阴分，脉象应之，当由浮而渐敛，方合秋收之象。而此节乃以为浮者，正以初秋之时，阳气尚盛故耳。南海何西池《医碥》曰：四时之升降动静，发敛伸缩，相为对待者也，极于二至，平于二分，故脉子月①极沉，午月极浮，至卯酉而平。经文

---

① 子月：以地支纪月，则一年中之一至十二月依次为寅月、卯月、辰月、巳月、午月、未月、申月、酉月、戌月、亥月、子月、丑月。

谓秋应中衡，又谓夏脉在肤，秋脉下肤，冬脉在骨，则秋之不当以浮脉言可知也。特以肺位至高，其脉浮，秋令配肺，故亦言浮耳。夫秋初之脉，仍带夏象，言浮犹可，若于酉戌之月，仍求浮脉，不亦惑乎？夫于春言长滑，则秋之短涩可知，于冬言沉实，则夏之浮虚可知，书不尽言，言不尽意，是在读者之领会耳。寿颐谓何氏此说，论四时之脉，能得古人言外之味，凡读古书，皆须具此神悟，必不可死于句下，而此节"轻虚以浮，来急去散"八字，尤当看得活泼，不然者，既浮且散，坏象毕呈，而反以为无病之脉可乎？中央坚，则太觉有力，故为太过；毛而微，太觉无力，故为不及。

经言秋病在肩背，故肺病有背痛。下闻病音，不可解，疑有误。

又：冬脉如营，如何而营？曰冬脉者肾也，北方水也，万物之所以合藏也，故其气沉以滑，故曰营，反此者病。其气来如弹石者，此为太过，病在外；其去如数者，此谓不及，病在中。太过则令人解㑊，脊脉痛，而少气不欲言；其不及，则令人心悬如病饥，眇中清，脊中痛，少腹满，小便变。

【考异】小便变，《脉经》作"小便赤黄"。

【正义】营以周密为义。《说文》："营，市居也。"《羽猎赋》"禁御所营"，《汉书》注："围守也。"冬日阳气敛藏，脉宜应之，故曰如营，言其退藏如密，沉而不露。即《脉要精微论》所谓冬日在骨，蛰虫周密，君子居室之意。沉以搏之"搏"字，当作"抟"，《甲乙经》则作"濡"，宋林亿等《素问》校语谓"濡，古软字"。濡，即"软"字之变体，不可误以为古字。然据此可知林等尚知软与濡之同为一字，而金元以后之书，则多认为两字矣。脉沉而濡，乃冬令

之平调脉，若搏击于手，则太过矣，是宋人已知"搏"字之可疑。颐谓搏击失之刚劲，诚非平脉之真相，然使竟如《甲乙》作"濡"，则又失之柔弱。盖冬脉如营，宜凝聚沉着，方合营守之义，若果濡弱，则为不及，又非平脉。然则其字当作抟结、抟聚之抟，乃有凝厚之意。《平人气象篇》亦云平肾脉来，按之而坚，是亦抟结之意。所以曰如营，曰冬脉石。今本《素问》作"搏"，盖以形近而误。《甲乙经》作"濡"，则必晋时已误从專，而皇甫士安不以为然，乃改作"濡"。考《甲乙》之于《素问》改字甚多，未必古本《素问》尽如《甲乙》。其去如数之"数"，当读作促，即促急之促，形容其去时之无力，故曰如促，非迟数之数，亦非促上寸口之促也。促脉无歇止之义，详第三卷。解㑊，病名。心悬，言心如悬而不宁，故曰如饥。

眇是侠脊两旁腰间空软处，正当两肾之部。清读为凊，瀞。《说文》："凊，寒也，从仌青声"；又"瀞，冷寒也，从水靓声"。《吕览·有度》"凊有余也"，注："寒也。"《素问》凊字作寒冷解者甚多。眇中冷，脊中痛，少腹满，小便变，皆肾阳之衰，故脉不及，《脉经》加"赤黄"二字，非是。

又：脾脉独何主？曰脾脉者，土也，孤脏以灌四旁者也，善者不可得见，恶者可见。其来如水之流者，此谓太过，病在外；如鸟之喙者，此谓不及，病在中。太过则令人四肢不举，其不及则令人九窍不通，名曰重强。

【考异】鸟，《甲乙》作"乌"，是也，前后诸节多作乌之喙。四肢下，《脉经》多"沉重"二字。九窍下，《脉经》多"壅塞"二字。

【正义】脾主消化，居中以滋养五

脏，故曰以灌四旁，四脏受脾之输化而各得其所，则四脏之善，皆脾之力，故脾之善反不可见。如水之流，则运输迅疾，故曰太过；如乌之喙，则止而不行，故曰不及。脾为湿土，湿行太盛，则四肢重着而不举。九窍为水注之气，脾不为胃行其津液，则九窍闭塞而不通。重强，与上文不及不相承接，疑有讹误。旧注皆牵强作解，吾未敢信。张景岳谓脾家有病，必有脉象可征，故恶者可见；若其无病，则阴为灌输，五脏攸赖而莫知其然，故其善者不可得见，是即所谓胃气也。

《素问·脉要精微论》：持脉有道，虚静为保。春日浮，如鱼之游在波；夏日在肤，泛泛乎万物有余；秋日下肤，蛰虫将去；冬日在骨，蛰虫周密，君子居室。

【正义】保，读为宝，此古之假借字，言持脉之道，以虚心凝神，静而察之为最要耳。王注"保，守"，殊是迂远。此言四时脉象之浮沉，本乎气化之升降，而脉乃随之变迁。春日万物发生，故脉恒浮，然方在萌芽之初，犹未暴露于外，故如鱼之在波中，虽已浮而可见，然尚非升浮在上也；至夏日则万物滋长，乃泛泛乎其有余矣；秋日则渐次收敛，故脉亦下于皮肤，而如蛰虫之将去者然，不复浮露于上也；至冬日则深藏固密，故脉亦沉而在骨，如蛰虫之密伏者然。此固四时之平脉，而反此者，病可知矣。

又：春应中规，夏应中矩，秋应中衡，冬应中权。

【正义】此又言四时之脉象，注家皆以春弦夏洪秋毛冬石为释，然衡如秋之平，权如冬之沉，固可说也，而春规夏矩，实难附会。此古书之必不可泥者。张隐庵注，终是牵强穿凿。

《素问·平人气象》：平人之常气察于胃，胃者平人之常气也。人无胃气曰

逆，逆者死。春胃微弦曰平，弦多胃少曰肝病，但弦无胃曰死；胃而有毛曰秋病，毛甚曰今病，脏真散于肝，肝藏筋膜之气也。夏胃微钩曰平，钩多胃少曰心病，但钩无胃曰死；胃而有石曰冬病，石甚曰今病，脏真通于心，心藏血脉之气也。长夏胃微软弱曰平，弱多胃少曰脾病，但代无胃曰死；软弱有石曰冬病，弱甚曰今病，脏真濡于脾，脾藏肌肉之气也。秋胃微毛曰平，毛多胃少曰肺病，但毛无胃曰死；毛而有弦曰春病，弦甚曰今病，脏真高于肺，以行营卫阴阳也。冬胃微石曰平，石多胃少曰肾病，但石无胃曰死；石而有钩曰夏病，钩甚曰今病，脏真下于肾，肾藏骨髓之气也。

【考异】胃而有毛，胃而有石，《脉经》作"有胃而毛，有胃而石"，是也，今本《素问》误。但代无胃曰死，《脉经》作"但弱无胃"，是，今本《素问》当是浅人妄改。软弱有石，《脉经》作"濡弱有石"，软、濡同。弱甚，《甲乙》作"软甚"，义通；《脉经》作"石甚"，非是。以行营卫阴阳之"以"字，《甲乙》作"肺"，以上下文肝心脾肾四句之例推之，《甲乙》是也。

【正义】四时之脉，虽曰春弦夏洪秋毛冬石，然必须有和缓之象，方是胃气有权，为应时之平脉。此节之所谓微弦微钩，即《玉机真脏论》所谓如弦如钩之意。微非微弱之微，微弦者，言春时之脉，当微含弦象，是为胃气之正，非谓既微而又弦也。若弦多胃少，即肝气太甚，其病可知。若但见弦象，而毫无和缓之胃气，即真肝脉至之死脉矣。如有胃气而含有秋令脉象，则肺气太过，故知其当秋令肺旺之时而必病。若又毛之已甚，则肺气更强，必来伐肝，而今时即受其病矣。四时五脏，皆准此推之。惟所言四时之死

脉，春曰但弦，夏曰但钩，秋曰但毛，冬曰但石，而独于长夏则曰但代无胃曰死，岂长夏之脉，苟有胃气，当得代脉耶？然上文不曰长夏胃微代曰平也。考《宣明五气篇》虽有"脾脉代"之明文，而歇止有定之代脉，断不能称之为脾脏平脉。景岳曾谓脾寄旺于四季，故其脉随四季为禅代①，如春微弦夏微钩之理。然于彼可通，而于此不可通。盖彼不言时令，则可因四时为转移，此则明言长夏，又安得复以禅代妄解？《脉经》作"但弱无胃"，于理为长，岂浅者即以《宣明五气篇》之"脾脉代"一句而妄改《素问》耶？是固未可知者也。

《素问·平人气象论》：脉得四时之顺，曰病无他；脉反四时，曰难已。

【考异】《甲乙经》"难已"作"死"，义亦可通。

又：脉有逆从，四时未有脏形，春夏而脉瘦，秋冬而脉浮大，命曰逆四时也。

【正义】"四时未有脏形"六字为句，言四时之中，其脉虽尚未有五脏之真脉，然春夏脉小，秋冬浮大，即为逆四时矣。郭元峰《脉如》谓脉与时违，无病得此，诚为可虑，若因病至，则如秋月病热，脉得浮洪，正属脉证相宜，岂可断为必死。颐谓经文本意，止言平常脉理，盖本脏气虚，而他脏来胜，宁非可危之候？郭氏以病言之，则外因之邪，但须与证相合，即是无害，却与平常脉理两不相蒙，是不妨各明一理，正不必执彼以诋此，亦不容执一而不通。读书必须识得活法，不可泥定一边，致有胶柱鼓瑟之弊，此又其一端矣。命，读为名，古通假之字。

《素问·玉机真脏》：脉从四时，谓之可治；脉逆四时，为不可治。所谓逆四时者，春得肺脉，夏得肾脉，秋得心脉，冬得脾脉，其至皆悬绝沉涩者，命曰逆。

四时未有脏形，于春夏而脉沉涩，秋冬而脉浮大，名曰逆四时也。

【正义】悬绝沉涩，既乏胃气和缓之态度，而复无神，其逆可知。"四时未有脏形"六字为句，说见上节。《甲乙经》此节"命曰逆"之下空一格，则"四时未有脏形"另为一节，显而易知。乃王启玄以"四时"二字连上为句，遂令"未有脏形"四字不能成句，而后之注家，皆能盲从王氏，模糊说去，最不可解。

《素问·宣明五气》：五邪所见，春得秋脉，夏得冬脉，长夏得春脉，秋得夏脉，冬得长夏脉，是谓五邪，皆同命死不治。

【正义】命，读为名，非性命之命，此当其时而得胜我之脉，则本脏之气已竭，故同归于死。

《素问·六节藏象》：未至而至，此为太过，则薄所不胜而乘所胜也，命曰气淫；至而不至，此为不及，则所胜妄行而所生受病，所不胜薄之也，命曰气迫。

【正义】此言四时之气，有不当至而先至者，有当至而不至者，虽有太过不及之辨，而五行之斡旋必从此而皆不得其平矣。《素问》虽以气候言之，然时令应有之脉象，亦有时而宜以活法审之者焉，如春脉当弦，然时未至于春而脉已先弦，谓非肝气之太过乎，则必逼其所不胜之肺金而乘其所胜之脾土矣，是亦肝木之气淫溢也。若时已至于春而脉仍不弦，谓非肝气之不及乎，则所胜之脾土以无所制而妄行，而生肝木之肾水必受土克之病，且木所不胜之肺金又将乘衰而来逼矣，是亦肝木之气受迫也。薄，读为逼迫之迫。《小雅》《广雅》皆云："薄，迫也。"经传借

---

① 禅代：交替。

用甚多。

又《至真要大论》：春不沉，夏不弦，秋不数，冬不涩，是为四塞。沉甚弦甚数甚涩甚，曰病，参见曰病，复见曰病，未去而去曰病，去而不去曰病，反者死。

【正义】此又四时脉象之活法，春弦夏洪秋毛冬石，但以四时当王之脉象言之。然方在春初，木气未旺，犹宜有肾水之沉脉；夏初火气未旺，犹宜有肝木之弦脉；秋初金气未旺，犹宜有心火之数脉；冬初水气未旺，犹宜有肺金之涩脉，则四时五脏之气，方为周流而和协。若春初即不沉，夏初即不弦，秋初即不数，冬初即不涩，是亦本脏独见，则五脏之气闭塞不通矣。周澄之谓入春即弦而不沉，入夏即洪而不弦，是前者气弱，后者气强，母为子夺矣。《六节藏象论》谓气之不袭，是谓非常，非常则变，此之谓也。

《甲乙经》四卷《经脉篇》：寸口主内，人迎主外，两者相应，俱往俱来，若引绳大小齐等。春夏人迎微大，秋冬寸口微大，如是者，名曰平人。

【备考】《灵枢·禁服篇》本此。

【正义】左为人迎，右为气口，此寸口、人迎，以左右两手言之。天地之气，左升而右降，左司阳之升，故主外，右司阴之降，故主内。春夏为阳，其气升发，其主在左，故春夏左手之脉宜微大；秋冬为阴，其气肃降，其主在右，故秋冬右手之脉宜微大。

寿颐按：今之言《内经》者，每谓《素问》九卷、《灵枢》九卷，即班史《艺文志》之《黄帝内经》十八卷。然今本《素问》已经王启玄重为编次，有宋校正可证，而《灵枢》之出尤晚，宋人已谓好事者于皇甫谧所集《内经》仓公论中抄出之，名为古书，而杭世骏道古堂集《灵枢》跋语，直谓其文义浅短，为王冰所伪托。颐按：是书自南宋绍兴乙亥史崧始传于世，并未经宋仁宗时林亿诸人之校，故讹舛错落，所在而是。考皇甫士安《甲乙经》自序，谓撰集《针经》《素问》《明堂孔穴针灸治要》等三部，除其重复为十二卷云云，则《甲乙经》中，固不仅《素问》《针经》二书。而细按今之《灵枢》，则凡《甲乙经》之全文，除十二经之俞穴外，苟非《素问》所已见者，皆在今本《灵枢》之内。且皇甫氏亦采《素问》，而今本《素问》固未尝全在《甲乙》之中，知士安之书本是删节三部而为之，初非全部录入，而今本《灵枢》则无一篇不见于《甲乙》之中，且未尝于《甲乙》之外更有异文，是明明全从《甲乙经》中抄录成帙，讹作古书，但颠倒其次序，增损其字句而已，抄胥伎俩，尤其谫陋可鄙。然其字句与《甲乙》偶有小异者，按其文义，多以《甲乙》为长，是以颐有所引，宁引《甲乙》而不引《灵枢》，诚以晋人旧本，固远在唐人伪本之先耳。

《甲乙经》五卷《针道终始》：所谓平人者，不病也。不病者，脉口、人迎应四时也，上下相应而俱往来也。

【备考】《灵枢·终始篇》本此。

【正义】此虽泛辞，而可见古人甚重应时之脉。

《难经》十五难：经言春脉弦，夏脉钩，秋脉毛，冬脉石，是五脉耶，将病脉也？然：弦钩毛石者，四时之脉也。春脉弦者，肝东方木也，万物始生，未有枝叶，故其脉之来，濡弱而长，故曰弦；夏脉钩者，心南方火也，万物之所盛，垂枝布叶，皆下曲如钩，故其脉之来，来疾去迟，故曰钩；秋脉毛者，肺西方金也，万物之所终，草木华叶，皆秋而落，其枝独在，若毫毛也，故其脉之来，轻虚以浮，故曰毛；冬脉石者，肾北方水也，万物之所藏也，盛冬之时，水凝如石，故其脉之来，沉濡而滑，故曰石。此四时之脉也。如有变奈何？然：春脉弦，反者为病。何谓反？然：其气来实强，是谓太过，病在外；气来虚微，是谓不及，病在内；气来厌厌聂聂，如循榆叶，曰平；益实而滑，如循长竿，曰病；急而劲，益强，如新张弓弦，曰死。春脉微弦曰平，弦多胃气少曰病，但弦无胃气曰死，春以胃气为本。夏脉钩，反者为病。何谓反？然：其气来实强，是谓太过，病在外；气来虚微，是谓不及，病在内；其脉来累累如环，如循琅玕，曰平；来而益数，如鸡举足者，曰病；前曲后居，如操带钩，曰死。夏脉微钩曰平，钩多胃气少曰病，但钩无胃气曰死，夏以胃气为本。秋脉毛，反者为病。何谓反？然：其气来实强，是为太过，病在外；气来虚微，是谓不及，病在内；其脉来蔼蔼如车盖，按之益大，曰平；不上不下，如循鸡羽，曰病；按之萧索，如风吹毛，曰死。秋脉微毛曰平，毛多胃气少曰病，但毛无胃气曰死，秋以胃气为本。冬脉石，反者为病。何谓反？然：其气来实强，是谓太过，病在外；气来虚微，是谓不及，病在内；脉来上大下兑，濡滑如雀之喙，曰平；喙喙连属，其中微曲，曰病；来如解索，去如弹石，曰死。冬脉微石曰平，石多胃气少为病，但石无胃气曰死，冬以胃气为本。胃者水谷之海也，主禀，四时皆以胃气为本，是谓四时之变病，死生之要会也。脾者，中州也，其平和不可得见，衰乃见耳，来如雀之喙，如水之下漏，是脾衰之见也。

【考异】万物之所盛，《正统道藏》李子埜本及佚存丛书王九思集注本皆同，滑氏《本义》本盛作"茂"，徐洄溪注本

同滑氏，岂即伯仁所谓纪齐卿本凡盛字多改作者耶？兹以子埜宋人，在伯仁之先，姑从李氏。

来疾去迟，《道藏》本、佚存丛书本、徐洄溪本皆无"来"字，则似连上为一句读，然文义极为不顺，且上下文春秋冬其脉之来下，皆四字句，不应此句独异，盖传写者误以为复上来字而妄删之。滑伯仁《本义》作"来疾去迟"，是也，兹从伯仁本。

萧索，《道藏》本、佚存丛书本皆作"消索"，兹从滑氏《本义》。

雀之喙，佚存丛书本、滑氏《本义》本、徐洄溪本，喙皆用"啄"，惟《正统道藏》李子埜注本作"喙"。

寿颐按：濡滑如雀之啄，义不可通，即作雀之喙，亦非濡滑之义。此上大下兑，濡滑如雀云云，文义皆不明白，当从阙疑，不可强解。

胃者水谷之海也，滑伯仁本、徐洄溪本皆无"也"字，兹从《正统道藏》本及佚存丛书本。四时下，《道藏》本、佚存丛书本皆有"故"字，兹从滑氏《本义》。是脾衰之见也，《道藏》本、佚存丛书本皆作"是脾之衰见也"，兹从滑氏《本义》。

【正义】《难经》此节，即《素问·平人气象》《玉机真脏论》两篇之文，而微有异。按其文义，自可两通，且皆是汉魏间相传之古书，或别有所受之，是当并存，以见古人之各明一义，且可彼此参观，得融会贯通之妙。必非自《素问》以外，断不容他人更申一说，徐洄溪必斥《难经》为谬误，似未免所见者小也。

兑，读为锐，《释名·释首饰》"帻，或曰兑，上小下大，兑兑然也"，是古之通假字。但《难经》此节作"上大下兑"，则义不可通耳。解索，即《平人气

象论》之"夺索"，解即脱也。

禀，滑伯仁《难经本义》谓供也、给也，是读为饩廪[①]之廪，故读"主禀四时"为句，然下文"皆"字之上割去四时二字，则"皆"字即无着落，此必以"主禀"二字为句，"四时皆以胃气为本"八字为句，则禀读为仓廪之廪，胃固人身之太仓也。

《伤寒论·平脉法》问曰：二月得毛浮脉，何以言至秋当死？师曰：二月之时肝用事，肝属木，脉应濡弱，反得毛浮者，是肺脉也。肺属金，金来克木，故知至秋死，他皆仿此。

【正义】非时之脉，不见当时应有之本气，而反得相克之脉象，则本脏当旺之时，而胜吾者已据而代之，本脏之衰甚矣，更至胜吾者当旺之时，则彼脏之气愈盛，而此脏久衰，其何能支，故至其时而死，所谓一岁之脉，不得再见者是也。

《素问·平人气象论》：太阳脉至，洪大以长；少阳脉至，乍数乍疏，乍短乍长；阳明脉至，浮大而短。

【正义】少阳当春初之令，阳气萌动，犹未畅茂，脉象应之，故乍数乍疏，乍短乍长，所以状其欲伸未伸之貌，非真疏数长短，错杂参差也。阳明当春季夏初，阳气渐舒，故其脉浮大，然究属尚未畅茂，则浮大之中，犹觉短而不长。至于太阳当旺，则五月、六月之交，阳气极盛，故脉必洪大而长，此上半年应有之脉象，随天气为生长者也。

【正误】三阳次序，当先少阳而阳明、太阳，《至真要大论》及《难经》七难可证。《平人气象论》此节反以太阳居先，必是传写之误。七难引经言少阳之至一节，三阳脉象与《素问》此节大同小异，是《难经》所引即本于此。但彼则三阳三阴皆备，而今本《素问》有三阳

无三阴，其有脱误可知。《脉经》引扁鹊阴阳脉法，虽字句亦有讹误，次序亦有错乱，而三阴三阳亦备。宋人校《素问》，已谓此无三阴，应是古文之阙，此当据七难及《脉经》以补之。

【考正】以一年四时分配太少阴阳，即易学家两仪生四象之义。春气由阴而出于阳，阳犹未盛，故曰少阳，亦曰阴中之少阳；至夏则阳气大盛，故曰太阳，亦曰阳中之太阳；秋气由阳而入于阴，阴犹未盛，故曰少阴，亦曰阳中之少阴；至冬则阴气大盛，故曰太阴，亦曰阴中之太阴。《素问·四气调神大论》及《六节藏象论》所言是也。

今本《四气调神大论篇》作"逆秋气则太阴不收，逆冬气则少阴不藏"，太、少二字互讹。而《六节藏象篇》中，惟"心为阳中之太阳"一句不误，其肺、肾、肝三句皆有讹字。宋林亿等校语，据全元起本及《甲乙经》，言之甚详，盖浅者止知肺为太阴经、肾为少阴经，而不知此之阴阳、太少别有一义，与十二经络之阴阳毫不相涉，否则何以云肝为少阳通于春气，心为太阳通于夏气乎？当正之曰：肺为阳中之少阴，肾为阴中之太阴，肝为阴中之少阳。又有一年十二月分配三阴三阳者，其次序则先少阳，次阳明、太阳，又次少阴、太阴、厥阴。以上半年为阳，阳气由渐而充，故由少阳而阳明以至太阳；下半年为阴，阴气亦由渐而盛，故由少阴至太阴而厥阴；以厥阴为阴之尽，而又为阳之初也。《素问·平人气象》此节及下条所引《至真要大论》《难经》七难、《脉经》所引扁鹊脉法，皆是也。此三阳三阴，亦与十二经脉之三阳三阴，各

_____

① 饩廪：古代月给的薪资。饩，赠送。廪，米粟。

有一义，两不相涉。抑且与四时之太少、阴阳各不相蒙。而今本《至真要大论》三阴之脉以肝、心、脾言之，已非此义。其七难及《脉经》，次序亦有讹误，盖皆为后人妄改，遂觉丛杂无纪，不堪卒读，然古书俱在，苟能融会而贯通之，自有条理可寻，则浅人改窜痕迹，亦复凿凿可据。兹为逐条正误如下，古人复作，当亦不易吾言。

《金匮要略》曰"冬至之后，甲子夜半少阳起，少阳之时，阳始生，天得温和"，亦是此义。《脉经》三卷心小肠条中，双行小字，亦曰"阳得春始生，名曰少阳，到夏洪盛，名曰太阳"，此虽是后人校语，必非叔和本文，然读是书者加此注校之语，极为明白，更可见今本《素问》《脉经》等书之皆有讹误矣。

《素问·至真要大论》：厥阴之至，其脉弦；少阴之至，其脉钩；太阴之至，其脉沉；少阳之至，大而浮；阳明之至，短而涩；太阳之至，大而长。至而和则平，至而甚则病，至而不至者病，未至而至者病，阴阳易者危。

【正义】此亦以一年十二月分为三阳三阴，而言其各有当然之脉象，必当其时而适如其分，方为和平，而太过不及，先至后至，皆失其时，无非病脉，若竟阴阳互易，则危殆可知矣。

【正误】一年之三阳三阴，当先三阳而后三阴。《素问》此节，三阳次序井然，但以三阴居先，已失本意，且三阴次序以厥少居先，亦非古人真本，而三阴之脉，复以肝之弦，心之钩为言，尤非此节应有之义。盖浅者止知有十二经络之三阳三阴，而不知有时令之三阳三阴，遂疑古书之误，妄以臆见改之，反致似是实非，不复可解，亦当据《难经》七难一节以正之。此节惟太阴脉沉及太阳大而长二

句，差为可信，其三阳之次序与七难同，尚是真本。而少阳当春之初，亦不当言其脉大而浮，阳明当春季夏初，亦不当脉大而涩，皆属浅人妄改，无可疑者，又当据上条所引之《平人气象论》及下条所引之《难经》七难以正之。

《难经》七难：经言少阳之至，乍大乍小，乍短乍长；阳明之至，浮大而短；太阳之至，洪大而长；太阴之至，紧大而长；少阴之至，紧细而微；厥阴之至，沉短而敦。此六者，是平脉耶？将病脉耶？然：皆王脉也。冬至之后得甲子，少阳王；复得甲子，阳明王；复得甲子，太阳王；复得甲子，太阴王；复得甲子，少阴王；复得甲子，厥阴王。王各六十日，六六三百六十日，以成一岁，此三阳三阴之王时日大要也。

【正义】此亦以十二月分配三阳三阴，而建始于冬至后之甲子，盖葭管灰飞[①]，一阳始生之初，固古人之所谓历元也。敦，厚也。厥阴为阴之尽，故其脉既沉且短，而复敦厚，言其深藏固密，不复流露于外也。

【正误】天地之气，上半年由阴而出之阳，下半年由阳而入之阴，则第四甲子一阴始生，是少阴而非太阴。其时当盛夏之后，阳气尚盛，故其脉仍是大而长。但一阴已生，则渐有静肃之意，故紧而不泛，此紧大而长，正合第四甲子少阴之象也。至第五甲子阴气渐盛，是为太阴，故其脉乃紧细，不复如少阴时令之大而长矣。《难经》此节，太阴、少阴互讹，亦浅者误认秋之肺金司令，属于手太阴经而

---

① 葭管灰飞：古人烧苇膜成灰，置于十二律管中，放密室内，以占气候。某一节候至，某律管中的葭灰即飞出，表示该节候已到。葭，葭萝，芦苇中的薄膜。管，十二律管。

妄改者也，当据下条《脉经》之三阴次序以正之。太阴之令，虽曰阴盛，然脉细而微，亦是可疑，下条《脉经》少阴之脉紧细，无微字，是也，当作太阴之脉紧细，则合于冬令深藏固密之义矣。

《脉经》五卷引扁鹊阴阳脉法：少阳之脉，乍小乍大，乍长乍短，正月二月甲子王；太阳之脉，洪大以长，其来浮于筋上，三月四月甲子王；阳明之脉，浮大以短，大前小后，状如科斗①，其至跳，五月六月甲子王；少阴之脉紧细，七月八月甲子王；太阴之脉，紧细以长，乘于筋上，九月十月甲子王；厥阴之脉，沉短以紧，十一月十二月甲子王。

【正义】此王叔和所引之扁鹊脉法，按其大旨，颇与《难经》七难相合，盖所本即是七难一节。而今之两本，字句互异不少，则皆为传写者错落点窜所误。寻绎今之两本，各有所得，各有所失，爰以拙见所及，别为正误如下。

【正误】三阳次序，《至真要大论》与七难相合，《脉经》此节太阳与阳明互讹，当据彼以正此。三阴次序，惟《脉经》此节最合。但七月八月，阴气未盛，脉不当紧细，七难第四甲子紧大而长是也；九月十月，阴气盛矣，脉之紧细宜也，而长字又当属之于七月八月，此皆传写之误，必订正之而后可读。厥阴之脉，沉短以紧，则与七难之沉短而敦同意。太阳之脉，阳气最旺之时，言浮可也，而曰浮于筋上，反不可解。若大前小后，状如科斗，及乘于筋上等句，皆不可解，且亦无谓，存而不论可也。

又：少阳之脉，乍短乍长，乍大乍小；阳明之脉，洪大以浮。

【正义】此两节《脉经》原文，即系于上节各条之后，盖同出于所谓扁鹊之阴阳脉法，当是叔和所见两本，小有异同，

因而并录之耳。少阳为阴之初生，乍短乍长，乍大乍小是也。阳明之令，阳气犹未甚盛，其脉不得洪②大以浮，盖传写者亦有讹字矣。

又：脉平旦曰太阳，日中曰阳明，日晡曰少阳，黄昏曰少阴，半夜曰太阴，鸡鸣曰厥阴。

【正义】此以昼夜分阴阳、太少，义与一年四季之分阴阳、太少同，则黄昏洵是少阴，而平旦当作少阳也。此亦浅人不知阴阳太少之取义，而传写致误者耳。

程观泉《医述》：弦脉与长脉，皆主春令，但弦为初春之象，阳中之阴，天气犹寒，故如琴弦之端直，而挺然稍带一分之紧急也；长为暮春之象，纯属于阳，绝无寒意，故如木干之迢直以长，纯乎发生之气象也。又曰：长脉与弦脉略同，但弦之木，为万物之始生，长为春生之正令，天地之气，至此发舒，故脉象应之为长也。周澄之曰：弦以脉形之挺直言，长以脉气之充足言。

【正讹】阳中之阴，亦当改作"阴中之阳"，程氏盖未知今本《素问·六节藏象论》之有讹字也。

周澄之《脉义》：四时之脉，惟弦之义最显，石与毛次之，钩最难解。石者，实也，沉而有力，往来不远，而有平静坚固之体也。人当盛暑，逐日泄汗，及秋而津液内虚矣，故脉体见薄，且新凉乍见，阳气乍衰，来势不能洪盛，故浮候其形应指轻如毛也。秋日下肤，稍按方能见大，非秋脉仅见浮毛也。岂有秋脉反更浮于夏耶？夏脉洪者也，而言钩者，所以形容来盛去衰之象也。盖冬脉之静固者，至此尽发，故其来之根深而长，如钩之柄也；其

---

① 科斗：即蝌蚪。
② 洪：原作"浮"，据文义改。

去不甚有力，不及来之深而长，如钩之曲也，阳盛而阴之吸力少也。《脉经》曰：万物洪盛，垂枝布叶，皆下垂如曲，故名曰钩。正以上盛极而下折也，是以钩之形，状脉之来去之势也，非以状脉之形也。故洪、钩虽俱为夏脉之名，而实不同，洪但言其来盛，钩并绘其去衰也。杜光庭曰：洪钩夏脉居寸口，堪笑世人多不晓。脉若俱洪不带钩，钩不应时血常走。可识洪、钩之为义矣。后人多以为握带钩释之。夫操带钩，死脉也。自尺而上聚寸口，头大尾空，按之顽梗，而无起伏之势也。以脉喻带，以钩喻寸口之死硬也，岂夏钩之义耶？四脉惟夏钩纯以势见，余脉皆形势并见。形，血也；势，气也。轻虚以滑，弦之势也；端直以长，弦之形也。来急去散，毛之势也；轻虚以浮，毛之形也。石沉而搏，沉形搏势也，钩则但云来盛去衰，以势为形也。后人概泥形而遗势，故言弦者，疑轻虚以滑之不真也；言毛者，恶来急去散之不切也；言石者，议搏之太甚；至于钩亦以形概之，室而难通，不得不以握钩含糊释之，无怪口中笔下，嗫嚅不清矣。

【正义】夏脉如钩，本难形容尽致，说透个中真理，周氏此条，虽欲曲为摹绘，亦未见其明白晓畅，此实不可拘执字义、食古不化者。冬脉之搏，终嫌太甚，自当作抟结之抟，寿颐创为是说，确有至理，澄之固未能悟到耳。

第十节　和平不病之脉

《脉经》五卷引扁鹊脉法：平和之气，不缓不急，不滑不涩，不存不亡，不长不短，不俯不仰，不刚不柔，不纵不横，此为平脉。

【正义】此言平和之脉，必无偏倚之象。"不存不亡"四字，殊不可解，似当作不浮不沉。俯仰亦费解。纵横，盖即《伤寒论·平脉法》之所谓脉有相乘，有纵有横之义。乘其所胜，其势尚顺，故谓之纵；若乘其所不胜，其势横逆，故谓之横。

《脉经》：寸口脉滑而迟，不沉不浮，不长不短，为无病。左右同法。

【正义】滑脉本非迟缓，乃此云滑而迟，则流利而初非躁疾，盖即以形容其和缓有神之意，所谓胃气中和之象，故知其无病。

滑伯仁《诊家枢要》：三部之内，大小浮沉迟数同等，尺寸阴阳，高下相符，男女左右，强弱相应，四时之脉不相戾，命曰平人。其或一部之内，独大独小，偏迟偏疾，左右强弱之相反，四时男女之相背，皆病脉也。

【正义】男女之脉本皆同等，十九难谓男子尺脉恒弱，女子尺脉恒盛，实无是事。滑氏有《难经本义》之作，视为古圣经文，不敢冒言《难经》之不是，故其意中，以为男女脉异。要之尺主下焦，宜藏而不宜露，无论男女，断无尺大于寸之理；如或有之，则相火之扰也，此征诸阅历而凿凿可据者，何尝见女人之脉尺部常盛，与男子异耶？孟子有言，尽信书则不如无书，其斯之谓乎？

丹波元简《脉学辑要》：平脉不一。所谓不缓不急，不涩不滑，不长不短，不低不昂，不纵不横，此形象之平也；一息五至，息数之平也；弦洪毛石，四时之平也；而人之禀赋不同，脉亦不一其形，此乃禀受之平也。

【正义】丹波氏，字廉夫，日本东都人，著《脉学辑要》一卷，于彼国宽政七年乙卯自序行世，即清高宗之乾隆六十年也。其书采集颇精，持论平正，且有能纠正古今沿误者，如谓促脉非歇止，紧脉非转索，皆独具见解，洵非人云亦云者可比。此节论平脉，补出禀赋不同，脉象当随人而异，亦是适得其平，尤能观其会通，正不必拘泥迹象，但知以不大不小，不疾不迟为平脉也。

第十一节　脉象主病生死

《素问·三部九候》：形盛脉细，少气不足以息者危。宋校正引全元起本及《甲乙经》，危皆作死。形瘦脉大，胸中多气者死，形气相得者生，参伍不调者病，三部九候皆相失者死。上下左右之脉，相应如参春①者病甚。上下左右，相失不可数者死。中部之候虽独调，与众脏相失者死，中部之候相减者死。察九候，独大者病，独小者病，独疾者病，独迟者病，独热者病，独寒者病，独陷下者病。脱肉身不去者死，中部乍疏乍数者死。九候之脉，皆沉细悬绝者为阴，主冬，故以夜半死；盛躁喘数者为阳，主夏，故以日中死。是故寒热病者，平旦死；热中及热病者，以日中死；病风者，以日夕死；病水者，以夜半死；其脉乍疏乍数乍迟乍疾者，日乘四季死；形肉已脱，九候虽调犹死。七诊虽见，九候皆从者，不死；若有七诊之病，其脉候亦败者，死矣。

【正义】此经言病脉生死之大要也。形盛脉细，形瘦脉大，即形气不相得也，故死。参伍不调，谓六部之脉不同等，是病形已著矣。若三部九候皆相失，则邪气大乱，不死何俟？上下左右相应如春，亦即参伍不调之意，但尤为强硬，故主病甚；中部独调，本为佳象，然与众脏皆相失，则亦犹是三部九候之相失耳。独大、独小、独疾、独迟等脉，谓九候之中，有一候独异，则其病可知。若形肉已消，而身不能动，及中部乍疏乍数，皆奄奄一息之候矣。数读如促，密也。忽疏忽促，来

去无定，非游魂之丕变②乎。九候沉细悬绝，谓三部之九候皆沉细而殊绝，悬异于平人，是阴脉之极也，死于冬之夜半者，阴气愈盛，则微阳灭矣；盛躁喘数者，阳脉之极也，死于夏之日中者，阳气大亢，则孤阴竭矣。大率病之死候，或死于病气之旺时，以助其病气而正不能支也；或死于五行来克之时，以脏气愈伤而速其绝也。此节所谓平旦、日中等时，皆不外乎此之二义。喘非脉状，而《素问》言脉喘则数见不鲜，疑即搏击之搏字，盖搏旁専字，写作行草，形与耑之行草绝似，乃有此讹，所谓书经三写，鲁为鱼而帝为虎者是矣。

寿颐按：诸脉主病生死，自《素问》以及《难经》《脉经》《甲乙经》《千金方》《千金翼》等书，言之最多，断不能一例录入，徒滋繁冗，其大旨皆不外乎脉证相合者可生，脉证相背者多死。诸家条文虽多，意义无甚出入，究竟病情万变，偶举一端，亦觉无谓。颐以其挂一漏万，概置弗道，兹姑录三部九候此节，以见一斑，余俱从略。

第十二节　真脏脉

《素问·玉机真脏》：真肝脉至，中外急，如循刀刃，责责然，如按琴瑟弦，色青白不泽，毛折乃死。真心脉至，坚而搏，如循薏苡子，累累然，色赤黑不泽，毛折乃死。真肺脉至，大而虚，如以毛羽中人肤，色白赤不泽，毛折乃死。真肾脉

① 参春（chōng）：脉象数大鼓指，如以春杵捣谷物上下不齐的样子。王冰注："如参春者，谓大数而鼓，如参春杵之上下也。"春，把东西放在石臼或乳钵里捣掉皮壳或捣碎。

② 丕变：大变。丕，《说文》："大也，从一，不声"。

至，搏而绝，如指弹石，辟辟然，色黑黄不泽，毛折乃死。真脾脉至，弱而乍数乍疏，色黄青不泽，毛折乃死。诸真脏脉见者，皆死不治也。

【正义】此五脏真脉之状态也。盖一脏必有本脏自然之脉象，如肝弦肺毛之类是也。然平人必有胃气平和之脉，与之俱见于手太阴，则肝不但弦，肺不但毛。若胃气已绝，不能俱至，则五脏真脉独见，皆无和缓之象，即所谓但弦、但钩、但毛、但石者是矣。毛折乃死，亦言其阴液消亡，故毛发不能润泽，而至于枯槁自折也。

【备考】坚而搏，《甲乙经》作"紧而搏"。此虽字形字义皆近，似即一字之讹，后世医书，只有紧脉而无坚脉，惟《素问》中则作脉坚者甚多，而脉紧反不数见。考《伤寒论》有紧脉多条，《千金翼方》之伤寒二卷，则凡紧字皆作"坚"，说者谓隋文帝名坚，《伤寒论》即以避隋讳改坚为紧，而后人仍之，《千金翼》则在初唐之世，不避隋讳，其说甚是。以此知紧脉即坚脉，不过言其形之坚实，而王叔和所谓如转索无常者，总属言之过甚，殊不可训。独不见《伤寒例》中，有"脉至如转索者，其日死"之一说乎？

《素问·平人气象》：肝见庚辛死，心见壬癸死，脾见甲乙死，肺见丙丁死，肾见戊己死，是谓真脏见，皆死。

【正义】此言真脏脉见，皆死于其所不胜之日。盖其脏之脉独见，则其脏之气已竭，而至其所不胜之日，则胜吾者其气益旺，而此脏必不能支。要之皆言其理之当然耳，亦不可太泥。

《素问·三部九候》：真脏脉见者，胜死。

【考异】《素问》此节，言至其胜我之日时而死也，义与上条同。惟《甲乙经》四卷《病形脉诊篇》胜字上有邪字，则其义乃与《素问》大异，言其邪独胜，而正气不能堪耳，理亦可通，姑附于此，以广异闻。

《素问·阴阳别论》：凡持真脉之脏脉者，肝至悬绝急，十八日死；心至悬绝，九日死；肺至悬绝，十二日死；肾至悬绝，七日死；脾至悬绝，四日死。

【正义】此言真脏脉见，可决其当死之日期也。悬绝，盖言其部独见，与其他各部悬异殊绝，非六部同见此真脏之脉，故尚能苟延数日而死。若六部俱见，则已全无和缓之胃气，恐并此数日之生存而亦不可得矣。其日数则各注家虽皆以五行生克为解，未免穿凿，存而不论可也。

仲景：肝死脏，浮之弱，按之如索不来，或曲如蛇行者，死；心死脏，浮之脉实如麻豆，按之益躁疾者，死；脾死脏，浮之大坚，按之如覆杯，洁洁状如摇者死；肺死脏，浮之虚，按之弱如葱叶，下无根者死；肾死脏，浮之坚，按之乱如转丸，益下入尺中者死。

【正义】仲景此条见《金匮要略·五脏风寒积聚篇》。所谓死脉，皆坚劲不和及柔靡无神之候，实即无胃气之真脏脉也。《脉经》三卷亦录之，字句小有不同。惟脾死脏浮之大坚，《脉经》作"大缓"，是脾气之败，故缓大而无神，似《脉经》为长。

《伤寒论·平脉法》：假令得纯弦脉者死，以其脉如弦直，此是肝脏伤，故知死也。

《脉经》五卷引扁鹊诊诸反逆死脉要诀：脉来如屋漏、雀啄者死。旧注：屋漏者，其来既绝而止，时时复起，而不相连属也。雀啄者，脉来甚数而疾，绝止复顿来也。脉来如弹石，去如解索者死。旧注：弹石者，辟辟急也。解索者，动数而随散乱，无次序也。**脉如虾之游，如鱼之翔者死。**旧注：虾游者，冉冉而起，寻复退没，不知所在，久乃复起，起辄迟而没去速者是也。鱼翔者，似鱼不行，而但掉神尾动头，身摇而久住者是也。**脉如悬薄卷索者死，脉如转豆者死，脉如偃刀者死，脉涌涌不去者死，脉忽去忽来，暂止复来者死，脉中侈者死，脉分绝者死。**旧注：上下分散也。

【备考】《脉经》无注本，间有校语，则自宋之林亿等以后，屡有重校，已不能定为何人手笔。独此节有注语，亦不知出于谁氏所注，《千金方》亦并录此注，《千金翼方》则并以此注文为正文，盖亦旧矣，因以"旧注"二字别之。薄，帘也。《礼记·曲礼》："帷薄之外不趋。"《庄子·达生篇》"门悬薄"，注："帘也。"

【正义】此叔和引扁鹊之所谓死脉也。唐、宋以后，相承谓之怪脉，实即《内经》之所谓真脏脉，无胃气和缓之态者耳。屋漏有二义，一则急溜直奔，倾泻不绝；一则一滴直落，移时复然。脉来似此，其怪可知。吴吕氏广曰：一息之间，或来一至，若屋漏之水，滴于地上，而四畔溅起之貌。主胃经已绝，谷气空虚，立死之候。汪石山所谓屋漏半日一点落者是也。雀啄者，有力急疾，三五不调。《诊脉要诀》谓脾元谷气已绝，胃气无所荣养，其脉来指下连连，数急殊甚，有进无退，顿绝自去，良久又来。汪石山所谓雀啄连来三五啄者是也。弹石者，坚实而沉滞不动。解索者，疏散而涣漫不收，盖来则坚强，去则散乱也。虾游者，吴吕广谓沉沉不动，倏然而逝。盖来则隐隐无形，去则跃然直逝，所谓静中一跃者是也。鱼翔者，谓身不动而但掉其尾，则神气涣散尽矣。悬薄者，如帘薄之高悬，而触之即动。卷索者，如绳索之卷转，紧而坚实不

挠。如转豆者，即经之所谓薏苡子也。此数条俱与《内经》所言真脉之状文异而义通，余亦不过形容其脉象之坚劲，或则虚大无神耳。中侈之侈，亦大之意也。

《难经》三难：脉有太过有不及，有阴阳相乘，有覆有溢，有关有格，何谓也？然：关之前者，阳之动也，脉当见九分而浮。过者法曰太过，减者法曰不及，遂上鱼为溢，为外关内格，此阴乘之脉也；关之后者，阴之动也，脉当见一寸而沉，过者法曰太过，减者法曰不及，遂入尺为覆，为内关外格，此阳乘之脉也，故曰覆溢，是其真脏之脉，人不病而死也。

【正义】此以阴阳相乘，上鱼入尺之脉，谓之真脏脉，与《内经》所言之真脏脉大异。然既或覆或溢，则上下不交，内外格拒，孤阳独阴，偏胜已极，彼此离异隔绝，其无胃气和缓之态明矣，故亦谓之真脏之脉而必死也。

【备考】关格之名见于《素问》《难经》《甲乙经》及《伤寒论·平脉篇》者，不一其说。《素问·六节藏象论》谓人迎与寸口俱盛，四倍以上为关格。详见人迎气口条。《甲乙》四卷《经脉篇》谓人迎大一倍于寸口，病在少阳，再倍病在太阳，三倍病在阳明，人迎四倍，名曰外格。外格者，且大且数，则死不治。今本《灵枢·禁服篇》此十九字作"人迎四倍者，且大且数，名曰溢阳，溢阳为外格，死不治"凡二十一字，似《灵枢》为长，今本《甲乙》盖有讹误。然下文"寸口四倍者"以下二十字，则《甲乙》与《灵枢》同，盖两本俱讹矣。寸口大一倍于人迎，病在厥阴，再倍病在少阴，三倍病在太阴，寸口四倍者，名曰内关，内关者，且大且数，则死不治。《灵枢·禁服篇》本此，而字句微有不同。《甲乙》五卷《针道终始篇》谓人迎四盛，且大且数，名曰溢阳，溢阳为外格；脉口四盛，且大且数，名曰溢阴，

溢阴为内关，不通者，死不治。人迎与太阴脉口俱盛四倍以上，名曰关格，关格者，与之短期。《灵枢·终始篇》本此。《甲乙》一卷《五脏六腑篇》谓五脏不和，则九窍不通；六腑不通，则留结为痈。故邪在腑则阳脉不和，阳脉不和则气留之，气留之则阳气盛矣；邪在脏则阴脉不和，阴脉不和则血留之，血留之则阴气盛矣。阴气太盛，则阳气不得相营也，故曰关；阳气太盛，则阴气不得相营也，故曰格。阴阳俱盛，不得自相营也，故曰关格。关格者，不得尽期而死矣。《灵枢·脉度篇》本此，而有讹误。《难经》三十七难则与《甲乙》此节大同小异，但以阴气太盛曰格，阳气太盛曰关为异。又《伤寒论·平脉篇》曰：寸口脉浮而大，浮为虚，大为实，在尺为关，在寸为格。关则不得小便，格则吐逆。又有关格不通，不得尿，头无汗者可治，有汗者死之一条。《平脉法》此节脉来微去大云云，不甚可解，盖传写有误字，故不录。考《内》《难》及《平脉法》数条，其义虽微有出入，然以脉之盛大为关格，皆无异辞。盖关者，闭也；格者，拒也。偏盛者必偏竭，故阴阳闭塞而格拒不通，多属死候。"关格"二字，止以言其阴阳离异之意，本无彼此偏属之理，所以《内》《难》《平脉篇》或分或合，倒之倾之，原无深义，而徐灵胎《难经经释》必谓关属于阴，格属于阳，一若以三十七难之文，不与《灵枢·脉度篇》文相合，为可骇者。要知阴盛之脉，何故而必名为关；阳盛之脉，何故而必名为格？恐灵胎亦无以说明其真义。盖关格二字之义，本以联属成文，所以形容其相格不入之态，古人分而言之，亦只交互错综，以申其意，并非关为一种之病名，而格又别为一种之病名。徐氏必龈龈以争，得毋不揣其本而齐其末？

又按：关格之义，本属于脉象。《平脉篇》所谓汗出及不得尿吐逆等证，不过偶举一端，要之其脉既偏于至极，其见证亦变迁不一，必不能指定一种病症，而曰此即古人所称之关格病也。虽《平脉篇》又有趺阳脉伏而涩，伏则吐逆，水谷不入，涩则食不得入，名曰关格一条，固明明以关格为吐逆不食之病名。然脉之伏涩，正与《素问》《甲乙》所谓四盛以上，及寸口脉浮而大诸条相反。要知一人之身上下动脉，贯注一气，大则俱大，小则俱小，必无人迎寸口及足趺之脉大小悬绝之理，则《平脉篇》所谓趺阳脉伏涩之关格，即胃津枯涸，食不下咽之病，今谓之膈气病，脾胃津液，耗竭已尽，其人迎、寸口之脉，又安能大至三倍四倍以上？则趺阳脉伏而涩之关格，与浮大四盛之关格，又是各成一种证候，正以中州隔塞，故亦谓之关格。二者之脉象，明明大小殊绝，各趋其极，又何能并作一义而混合言之？乃后之医者，则不问脉之孰盛孰涩，以二条之论，并作一谈，议论尤多，而尤令人莫名其妙。云岐子创制九方，燥烈攻逐，意亦欲通其拒格，而不顾津液之已亡，阴阳之偏竭。所谓知有己不知有人，最是无理取闹。景岳亦左归、右归，随心所欲，仍是黑雾弥漫，莫辨天日。即高明如喻嘉言，亦徒觉议论风生，不切实用，虽定为法律，制为进退黄连、资液救焚二方，并引用崔氏八味，自谓三方可治是证，其亦思阴盛格阳，阳盛格阴，本是各有一种脉象，必不能合而为一。则古之所谓吐逆及不得小便，亦各自一症，又何能以二脉并作一时之脉，二证并为一时之证？宜其说之甚详，而终无以令人索解也。

又按：人迎四倍，及寸口四倍者，《甲乙经》谓人迎大一倍于寸口，及寸口大于人迎一倍云云，盖即以左手人迎与右手寸口之脉彼此比较而得之也。若曰人迎与太阴脉口俱盛四倍，则将从何处比较而知其若干倍？然则人迎与寸口，必无同时俱盛者矣。颐谓关格二者之脉，必不能并合于一时而得之，于此可知所谓关格者，只以理想而言其脉象之偏盛者耳，恐未必果有四倍以上绝大之脉。特脉之偏盛造乎其极，则阳偏盛而阴偏竭，故以为必死之证。《难经》以为即是真脏，固亦以其全无和缓之态度故耳。

颐又按：上鱼入尺，或覆或溢，皆阳气偏盛，所以或则上陵，或则下迫，《难经》以上鱼之溢，谓为阴乘，必非病理之真，此是古人之误会处，颐于拙编之《难经汇注笺正》已备言之，兹不赘。

第十三节　胃神根

颐按：辨脉之形，古人言之详矣。挈其要者，有四字、六字、十字之纲领；析之详者，有二十四种、二十八种之辨别。要之形形色色，皆以迹象求之，不足以言神化也。欲于诊察之学，神而明之，其惟求之于胃、神、根乎。胃气者，固血液脉络之渊源；而脉神者，即胃气之所鼓舞者也。以言夫根，则木之有本，水之有源，又斯人生命之基础矣，世固未有拔其本而木茂，塞其源而流长者。然则持脉之道，能不于此三者加之意乎。明乎此，而凡百脉象，皆其绪余，爰刺取①古今之言胃、神、根者，具列于篇。

《素问·玉机真脏论》：见真脏曰死，何也？曰：五脏者，皆禀气于胃。胃者，五脏之本也。脏气者，不能自至于手太阴，必因于胃气，乃至于手太阴也，故五脏各以其时自为而至于手太阴。故邪气胜者，精气衰也，故病甚者，胃气不能与之俱至于手太阴，故真脏之气独见，独见者，病胜脏也，故曰死。

【正义】所谓病胜脏者，言病气独胜，而正气不能堪耳。

又《平人气象》：平人之常气禀于胃，胃者，平人之常气也。人无胃气曰逆，逆者死。

【考异】《甲乙》四卷：人常禀气于胃，脉以胃气为本，无胃气曰逆，逆者死。寿颐按：《甲乙》之文，较为轩爽。

又：人以水谷为本，故人绝水谷则死，脉无胃气亦死。所谓无胃气者，但得真脏脉，不得胃气也。所谓脉不得胃气者，肝不弦，肾不石也。

【正义】但得真脏脉而无胃气，是胃气已绝，不能与之俱至于手太阴，所以本脏之脉象独见。然使五脏本部竟无本脏脉之正象，则其脏气亦绝，不能与胃气俱至于手太阴，故皆是败象。于此可知胃气与五脏之正气，固不可偏胜而偏败也。景岳谓肝脉但弦，肾脉但石，名为真脏，以无胃气也。若肝当弦而不弦，肾当石而不石，则谷气不至，亦无胃气也。

周澄之《脉义》曰：但得真脏脉者，是但弦、但钩、但毛、但石也，统三部而言之。肝不弦肾不石者，就本脏之部而言之，以本脏之气见夺于他脏，他脏之气胜，而本脏之气败也。然肝但弦、心但钩、肺但毛、肾但石亦为逆，又未尝不分三部也；春不弦、夏不钩、秋不毛、冬不石亦为凶，又未尝不统三部也。所谓至而甚则病，至而反则死是也。

颐按：周氏所谓见夺于他脏之"夺"字，是后人训作强取之夺，惟《素问》中"夺"字，皆不作强取解。

又《阴阳别论》：脉有阴阳，所谓阴者，真脏也，见则为败，败必死也；所谓

---

① 刺取：采取，引用。

阳者，胃脘之阳也。别于阳者，知病处也；别于阴者，知生死之期。

【考异】知病处也，《素问》本篇一作"知病忌时"；《玉机真脏论》又作"知病从来"。

【正义】此章以胃气为阳，真脏为阴，见得胃家阳气，最为人身生命之本。别于阳，别于阴，犹言精细辨别于此阴阳之脉耳。《大戴记·小辨》"大夫学德别义"，注："别，犹辨也。"

又《玉机真脏论》：凡治病，脉弱以滑，是有胃气，命曰易治；脉实以坚，谓之益甚。

【正义】此言脉弱以滑为有胃气，是以有病之脉言之。弱为邪气不盛，滑为胃气未败，故曰易治。若脉实以坚则为病气盛矣，非谓平人胃气之脉皆弱以滑也。

《甲乙经》四卷《经脉》：病甚有胃气而和者，曰病无他。

【正义】此所谓胃气，亦以脉之和缓言之，非谓能食之有胃气也。其病虽甚，而脉有胃气之柔和，则可决其病之必无他变矣。《甲乙》此节，其文约有十行，自"寸口脉中手短者曰头痛"以下，至"按寸口得四时之顺曰病无他，反四时及不间脏曰死"，皆《素问·平人气象篇》文，字句虽有小异，而大旨无甚出入。独此句十二字，为今本《素问》所无，盖王注本之逸文，必非皇甫士安之窜入也。

《甲乙经》五卷《针道终始》：邪气之来也紧而疾，谷气之来也徐而和。

【考异】《灵枢·终始篇》本此，徐作"缓"。

滑伯仁《诊家枢要》：胃脉于中候得之，其脉和缓，而腑脏之脉皆平。胃脉和，又应时令，乃为无病。

郭元峰《脉如》：浮候腑，中候胃气，沉候脏。或疑中候胃气，设六脉俱沉，亦可断其无胃气耶？不知中固中也，然浮之中亦有中，沉之中亦有中，不当泥其形以求其神也。盖弦洪毛石，各得一偏，而胃气中和合德，有以化乎四者之偏，故四脏虽各乘时令以呈其象，而胃气即与之偕行，是胃之气多，而四脏之气少也，是为平脉。故无论脉之浮沉大小，皆足以征中气。

【正义】周澄之曰胃之气多，四脏气少，有语病。拟易之曰：是胃气之阳和，充周于四脏，而四脏之气因以各得其正也。又五脏言四脏，终嫌其偏，脾亦藉胃气以得其平者也。

附：胃之大络

《素问·平人气象》：胃之大络，名曰虚里，贯膈络肺，出于左乳下，其动应衣，脉宗气也。盛喘数绝者，则病在中；结而横，有积矣；绝不至，曰死。乳之下其动应衣，宗气泄也。

【存疑】据《素问》此节，似言胃脉虚实之主病，然十二经之动脉皆左右相偶，从未有一部无偶者，独此胃之大络虚里，则止动于左乳下，而右乳下无此动脉，是十二经络中绝无仅有之事，最是疑窦。考西医解剖生理，血液循环出于心之左房，为发血总汇之大动脉，其部位正在此处，而右部则为回血管，故静而不动，则《素问》所谓虚里者，实即心脏发血入于大动脉之部位也。血液自心而出，行于血管，即脉络也，其脉皆动，今之译西学者谓之发血管；其右部大血管之回归入肺者，则不动，译书谓之回血管。东瀛人则译之为动脉、静脉。《素问》明指之曰脉之宗气，可证古人已知此处动脉即为脉之大宗。但此是心之血管，不当系之于胃。《素问》"胃"字，似以传写之讹。所谓络肺，亦与西医生理学血液循环之说符合。"其动应衣，脉宗气也"二句，今本《甲乙经》作"其动应手，脉之宗气也"，于义为允。盖左乳下之动脉，虽是最大之脉管，然其动也，亦必以手按之而始可见，何尝至于跃动应衣之甚。盛喘数绝，喘当作"搏"，说详第四卷脉坚主病条中。绝字，疑当作"疾"，王氏乃以暂断绝为解，然亦知此处是最大之机缄[1]，安有可以暂时断绝之理？启玄作注，往往随文敷衍，而不顾其理之难通，极多可鄙可嗤之处。况本节下文明明有"绝不至曰死"一句，更可证古本此句，必非断绝之绝，若读作迅疾之疾字，则脉盛而搏，且数且疾，正是中虚脉数之本色。节末"乳之下其动应衣宗气泄也"十一字，宋校正据全元起本及《甲乙经》无此，定为衍文，甚是。盖此处之动脉，本是无时不动，何得以为宗气之泄？惟今本《甲乙经》，则无此三句，而有"诊得胃脉则能食虚则泄一也"十一字，字数与王本《素问》同，而文辞文义皆大异，然且两不可通，当从宋校删此十一字。若《甲乙经》之节末十一字，亦甚无谓，当是后人窜入，不足为据。

程观泉《医述》：中气调和，则百病不生。一切脉中，皆须挟缓，谓之胃气，非病脉也。

《素问·方盛衰论》：形气有余，脉气不足，死；脉气有余，形气不足，生。

【正义】此《素问》论脉之贵乎有神也。有余即有神，不足即无神。经以气言，可知不仅以脉形论。此当活看，非以搏大弦劲为有余，其意可知。

滑伯仁《诊家枢要》引东垣：不病之脉，不求其神，而神无不在也。有病之脉，则当求其神之有无。如六数七极，热也，脉中有力，即有神矣，为泄其热；三迟二败，寒也，脉中有力，即有神矣，为去其寒。若数极迟败，而中候不复有力，即为无神，将复何恃。苟不知此，而但治

其热、治其寒，亦将何所依以为命耶？故经曰：脉者，气血之先，气血者，人之神也。

【正义】此脉贵有神之说也。所谓神者，以应指冲和，往来清晰言之，本不可以言语形容。脉中之"中"，当以中候而言，然语尚未妥。而以有力为有神，则又大有语病。周澄之谓微弱之脉，以有力应指为神；弦实之脉，以指下柔和为神；《移精变气篇》曰得神者昌，失神者亡。盖所谓神者，本于肾间动气，而发于胃气者也，《内经》则注重谷气，《难经》则兼论原气，皆即脉之神也。郭元峰《脉如》亦曰弦搏之极，全无和气；微渺之极，全无神气，皆为真脏之脉也。

孙光裕《太初脉辨》：脉之有力，不足以状其神。夫所谓神者，滋生胃气之神也，于浮沉迟数之中，有一段冲和神气，不疾不徐，虽病无虞。

陈远公《辨证录》：看脉须看有神无神，实是秘诀。而有神无神，何以别之？无论浮沉迟数，涩滑大小之各脉，按指之下，若有条理，先后秩然不乱者，此有神也。

【正义】陈远公《石室秘录》一书，伪托神怪，学识最陋，其所论几于一无可取，惟此节数句，尚属近情，姑节录之，亦君子不以人废言之意。若此节下文又谓按之而散乱者，或有或无者，或来有力而去无力者，或轻按有而重按绝无者；或时而续时而断者，或欲续而不能，或欲接而不得；或沉细之中倏有依稀之状，或洪大之内忽有飘渺之形，皆是无神之脉。脉至无神，即为可畏，当用大补之剂急救之。倘因循等待，必变为死脉，而后救之晚矣云云，则又似通非通，不伦不类，以言无

---

① 机缄：机关开闭。

神，诚无神也。然似此脉象，已多在不可救药之例，而曰脉至无神，即为可畏，当用大补急救之，岂非庸陋已极。可见其脑经中全无理法，只记得大补二字，谬谓可作不死之药，而亦厚颜著书，欲以欺世，是医界中之怪物。且不知其所谓死脉者，其形状又将如何也？

李士材《诊家正眼》：脉之理精微，凡可以笔墨言语传者，皆迹象也。至于神理，非心领神会，不能悟其玄微。如古人形容胃气之脉，曰不浮不沉，此迹象也，可以中候求之；曰不疾不徐，此迹象也，可以至数求之。独所谓意思忻忻，悠悠扬扬，难以名状，则非古人秘而不言，欲名状之而不可得，乃引而不发，示其意于言语之外，以待能者之自从耳。东垣亦穷于词说，而但云脉贵有神，惟其神也，乃真不可以言语形容者矣。又如言滑脉而曰替替然如珠之转，言涩脉而曰如雨沾沙，言紧脉而曰如切绳，言散脉而曰杨花散漫，皆于迹象之外，别有神理，合其所言之状，正惟穷于言语，乃借形似以悬拟之耳。然悟理极微，而迹象未明，亦复从何处悟入？精神未通，亦复从何处悟出？则必于古人四言之诀、二十八字之法，诵之极熟，思之极精，然后灵明自启，神化能通。王启玄谓欲登泰岱，非径奚从；欲诣扶桑，非舟莫适。是之谓乎？

周澄之《脉义》：脉贵有神，其说旧矣，所以形容之者，或曰应指有力也，或曰来去从容也，或曰来去如一也，周氏自注亦曰阴阳俱停，阴阳同等。颐按：阴阳俱停，盖谓停匀，言其阴阳呼吸来去之势相等也。或曰形体柔和也，摹拟形容，殆难名状。然所谓有力者，谓其应指之际，充然有余，而无怯然不足之态也。若谓搏击坚实，失其旨矣。所谓从容者，谓其来去舒泰，而无一跃直上，一擘即逝，躁疾不安之象。若急缓之

脉，其来也涩滞如不欲前，其去也模糊如不可辨，非从容也。所谓如一者，呼吸出入，匀静安和，而无来盛去衰，与夫来不盛去反盛之嫌也。形体柔和者，真气既充，而又行徐不迫，不亢不卑，无暴烈刚躁之气也。独是四者之义，皆言平脉之神，不可以概病脉也。病者正气既虚，应指岂皆有力？若其邪势方盛，弦劲搏指，则有力岂足以言神。况乎阴阳盛衰，气血虚实，又岂能来去如一，而复从容柔和耶！然则将何以见其神也？经言微妙在脉，平脉之神，尚难摹绘，病脉之神，又孰能逐条而拟议之。神不可言，请言其意可乎？其来也，浩然而见，无怠缓模糊，亦无迫急不安之态；其去也，坦然而隐，非涣漫不收，亦无应指即散，不见其去之形，则指下即令无力，来去即不能从容如一，形体即不能柔和，而其神固跃然自在也。

【正义】脉神之说，本未易以言语形容，周氏此论，尚能说出难言之隐，但原文甚长，苦心刻划，而有时失之捕风捉影，亦未易示人以无形之色相。乃为删节而录之，间有与原本不同者，皆颐以意增损，求其浅显易解耳。原书具在，可覆按也。

以上论脉神。

《难经》八难：寸口脉平而死者，何谓也？然：诸十二经脉者，皆系于生气之原。所谓生气之原者，谓十二经之根本也，谓肾间动气也。此五脏六腑之本、十二经脉之根、呼吸之门、三焦之原。故气者，人之根本也，根绝则茎叶枯矣。寸口脉平而死者，生气独绝于内也。

【正义】此言肾气为经脉之根本也。胃气是人生后天之本，而肾气尤为先天之本，其重要何如，所以肾气独绝，虽寸口脉平，亦不免于死，此察脉者所以必于有

根无根三致意焉。特是生气之原既绝于内，何以寸口犹得平脉，古人立言，不无语病，徐洄溪讥之，确有所见。但作者本旨欲以表明肾气之可贵，读者不以辞害意为佳，拙编《难经汇注笺正》言之亦详，可互观也。

《难经》六十六难：齐下肾间动气者，人之生命也，十二经之根本也，故名曰原。三焦者，原气之别使也，主通行三气，经历于五脏六腑。

【考异】齐，今本作"脐"。《说文》则从上齐下肉。兹从日本人佚存丛书《难经集注》本。

【正义】此申言肾间动气为生命之根本，即八难之意。三焦输转气化，本乎肾间之原气，而通行于上中下三部，经历于五脏六腑，可知肾气之最堪宝贵矣。

《难经》十四难：上部有脉，下部无脉，其人当吐，不吐者死。上部无脉，下部有脉，虽困，无能为害。所以然者，譬如人之有尺，树之有根，枝叶虽枯槁，根本将自生。脉有根本，人有元气，故知不死。

【考异】虽困无能为害，《脉经》作"虽困无所苦"。滑伯仁谓"譬如"二字当在"人之有尺"下。颐按：伯仁之说是。此不可谓古人之倒句法，必是传写之误。

【正义】上部有脉，下部无脉，谓寸盛而尺衰，阳并于上，故其人当有呕吐之病。纪氏所谓邪实于上是也。若本不吐，则上无阳盛见证，而根本已蹶，何以自存？李东垣氏妄谓饮食填塞，春阳之令不得上行，木郁达之云云，意谓当用吐法，则真是枝叶未害，本实先拨[①]，而反以速其厥矣。古人著书，有徒骋其臆说，而不顾理之难通，甚且矛盾至于此极者，抑何可笑乃尔！若上无脉而下有脉，则寸虽虚而尺犹实，枝叶虽不荣，然本根甚固，所以病虽困而不为害，此古人以尺脉为根之说也。

石顽《三昧》：王氏谓神门决断，两在关后者，是指尺中肾脉而言，以两尺为六脉之根也。在五行则天一生水，而人在胎息之中，则两肾先生，故肾水为先天之根本。若肾脉独败，是无根矣。此与以六脉之重按有力为有根者，脉象迥异，而为肾气之所司则一。如虚浮无根，是有表无里，孤阳岂能独存？若尺内重按无根，不独先天肾水之竭，亦为后天不足之征，仲景所谓营气不足，血少故也。

李士材《诊家正眼》：脉之无根有两说，一以尺中为根，越人谓人之有尺，犹树之有根。叔和曰：寸关虽无，尺犹不绝，如此之流，何忧殒灭。若尺脉独败，是无根矣，安能发生乎？一以沉候为根，《脉经》曰：诸浮脉无根者，皆死，是谓有表无里，孤阳不生。盖造化之所以不息者，一阴一阳，互为其根也。若阴既绝矣，阳复何恋而能久存？二说虽是不同，而其理则一，且肾为尺部，而沉候之六脉，皆肾也，故两尺无根，及沉候无根，皆为肾水枯涸，绝其资始之源，宜乎不治。又王宗正曰：诊脉之法，当从心肺俱浮，肝肾俱沉，脾在中州之法。则与叔和之守寸关尺部位以候五脏六腑之脉大异。然宗正亦从经文"诸浮无根皆死"一句悟入，遂谓本乎天者亲上，本乎地者亲下，心肺居至高之分，故应乎寸，肾肝处至阴之位，故应乎尺，脾胃在中，故应乎关。然以叔和之法参之，亦自有相反而适相成之理也。

---

① 枝叶未有害，本实先拨：出自《诗经·大雅·荡》："枝叶未有害，本实先拨。"拨，断绝，折断。

【正义】此无根两说折衷之论也。盖沉候为根、尺部为根，立说虽似不同，部位亦且绝异，然其理则无二致，总之沉部为至阴之分，两尺亦至阴之位，造化阴阳之理，阳生而阴长，天生而地成，阳以阴为家，故万物莫不以至阴为窟宅。人之有生，所恃者此真阴耳，真阴已竭，复何依倚。所以两尺脉绝，及沉候不应者，断无可治之病。有之则暴病猝至，阴阳之气偶尔隔绝耳，然不久即恢复其常，方有希望。若果真阴绝灭，而见无根之脉，虽有孤阳，无不飞越，亦犹烟必有火，始能升腾，火必依薪，乃可着焰也。且此尺部之至阴、沉候之至阴，皆系于肾者，犹有说焉。水为天一始生之源，肾为先天生身之本。其在五行，则属之至阴，而位居北方；其在身体，则附丽于肾，而藏之至密。脉象之两尺，及六部之沉候，固深藏之地、北方之位也，以候肾水之至阴，均有至确之理。王宗正心肺俱浮，肝肾俱沉之说，虽不为医师所信用，然义本《难经》，亦非创论，其理甚正，不可没也。又按李氏此论，申明王宗正沉候属肾一说，煞有至理，由是而两尺为根、沉分为根之二说可以融会贯通之，岂非医林快事？惟寸关尺六部分候脏腑，义本《内经》，且《难经》亦有之，而王氏则竟谓为叔和之法，是知有叔和，而不知有《内》《难》，殊可异耳。

王汉皋《医存》：劳病吐血，脉浮，若重按无脉，乃无根将脱也。一切虚病、老病、久病、新产，均以重按有根为吉，惟浮沉皆得，脉力和缓，尤为佳兆。

【正义】周澄之曰：此补出"脉力平缓"四字最佳。盖禀赋素弱，及大病新瘥，其脉皆芤而濡，所谓芤而有胃气也。若浮按牢强，与沉按悬绝者，乃为无根欲脱之候，不仅老病、久病、虚病为然，而

卒厥霍乱等急证，尤以有根为贵也。

寿颐按：猝厥霍乱，徒然病作，一时阴阳二气不能承接，颇有脉绝不至，重按无根者，不能遽以脉状断为必不可治，澄之必皆责其有根，殊属不确。但猝然危证，必须治之合度，或其人本元未漓，而脉能渐渐回复者，始为佳朕，设竟久伏不起，厥逆不回，则亦必无可生之理矣。

周澄之《脉义》：脉之无根有两说。《三昧》曰：于沉脉之中，辨别阴阳，为第一关捩[①]，此沉为根之说也。《难经》十四难谓人之有尺，犹树之有根一节，此尺为根之义也。《脉经》曰：诸浮脉无根者皆死。又曰：寸口脉潎潎如羹上肥，阳气微；连连如蜘蛛丝，阴气衰。又曰：肺死脏，浮之虚，按之弱，如葱叶，下无根者死。此浮无根之说也。又曰：神门决断，两在关后，人无二脉，病死不愈。又曰：寸脉下不至关为阳绝，尺脉上不至关为阴绝，死不治。《灵枢·小针解》曰：所谓五脏之气已绝于内者，脉口气内绝不至；五脏之气已绝于外者，脉口气外绝不至。内绝不至，与下不至关，皆尺无根之说也。

【考异】连连，《伤寒论·辨脉篇》作"萦萦"，形容其柔细之状，于义为长。阴气衰，《辨脉篇》作"阳气衰"，则两者各有一义，而可两通矣。

第十四节　人迎气口

《难经》二十三难：经脉者，行血气，通阴阳，以荣于身者也。其始，从中焦注手太阴阳明，阳明注足阳明太阴，太阴注手少阴太阳，太阳注足太阳少阴，少阴注手心主少阳，少阳注足少阳厥阴，厥阴复还注手太阴，别络十五，皆因其原，

---

① 关捩（liè）：机关。捩，机纽。

如环无端，转相灌溉，朝于寸口人迎，以处百病而决死生也。

【正义】人迎寸口之说，自《素问》以下各书，往往两两对举。所谓寸口主中，人迎主外；人迎主表，气口主里；人迎以辨外因，气口以辨内因，人迎脉大于气口为外伤，气口脉大于人迎为内伤；人迎紧盛伤于风，气口紧盛伤于食等说，皆是也。考足阳明胃经有人迎穴，在结喉两旁，其处本有动脉应手，所以有谓人迎之脉，古人即以诊之于结喉两旁者。然古书每以人迎与气口相对成文，而气口非穴名，则所谓人迎者，亦未必果是胃经之穴。惟以左手为人迎，右手为气口，则《素问》亦无明文，《难经》此节即本于《素》，而亦无可证其部位果在何处。谢氏注谓寸口、人迎，古法以夹喉两旁动脉为人迎。至晋王叔和直以左手关前一分为人迎，右手关前一分为气口，后世宗之。愚谓昔人所以取人迎、气口者，盖人迎为足阳明胃经，受谷气而养五脏者也。气口为手太阴肺经，朝百脉而平权衡者也。寿颐按：谢氏之意，直以人迎之脉，必须诊之于结喉两旁。今按西人解剖之学，结喉两旁之动脉，实为发血管上行之总路，其脉道最大，故按其脉状，无不洪大有力，断不能辨五脏六腑之寒热虚实。中古以人迎为胃经穴之一说，犹疑是理想之辞，若欲据此以定病态吉凶，必不可辨。所以叔和《脉经》所据《脉法赞》，直谓关前一分，人命之主，左为人迎，右为气口，乃以人迎气口分系之于左右两手，虽似出于独断，未之前闻。窃意周、秦、汉、魏之间，古籍尚多，王氏敢为此语，当必有所受之，而后世因之，凡以人迎与气口相提并论者，皆主左右两手而言，则皆宗《脉经》之说也。惟《素》《灵》《难经》之所谓人迎气口，似皆合寸关尺三部而言，所以气口亦曰寸口，亦曰脉口。惟《脉法赞》独指定关前一分，则未必果是中古真旨，且"关前一分"四字，部位亦难明了，将以为专主两寸耶，亦是未之前闻。至李士材又创为关部三分，人迎气口，即以关上之前一分为定位一说，又是自吾作古，独出己见，好为新奇，无所取证，毋宁仍以寸关尺三部统之，较为稳惬。《难经》此节，浑浑然谓朝于寸口人迎，以处百病而决死生，盖亦合两手六部而言之也。

《甲乙》四卷《经脉》：寸口主内，人迎主外，两者相应，俱往俱来，若引绳大小齐等，春夏人迎微大，秋冬寸口微大，如是者名曰平人。

【备考】今本《灵枢·禁服篇》本此。

【正义】此节之所谓寸口人迎，虽未尝明言属于左右两手，然可决其必非以人迎候于颈间、寸口候于两手。盖结喉两旁人迎之脉，无不滑大异常，必不能与手太阴之脉大小相等，既曰两者相应，俱往俱来，若引绳大小齐等，则必以左右两手，比类得之，可无疑义。且以寸口主内、人迎主外两言绎之，而左为人迎、右为寸口之义，亦有确切不移者。以人身之气，左司升而右司降，升则其气布于外，故人迎主外；降则其气藏于内，故寸口主内。且惟左能升，合乎春夏生长之气，是以春夏之时，人迎之脉当微形其大；惟右能降，合乎秋冬收藏之气，是以秋冬之时，寸口之脉当微形其大。此按之天地自然之气化，参之吾身固有之性情，而凿凿可据者，从可知《脉经》"左为人迎，右为气口"之说，固非出于臆见也。

又：切其脉口滑小紧以沉者，病益甚，在中；人迎气大紧以浮者，病益甚，在外。其脉口浮而滑者，病日进；人迎沉而滑者，病日损。其脉口滑而沉者，病日进，在内；其人迎脉滑盛以浮者，病日进，在外。脉之浮沉及人迎与气口气大小齐等者，其病难已。病在脏，沉而大者，其病易已，以小为逆；病在腑，浮而大者，其病易已。人迎盛紧者伤于寒，脉口盛紧者伤于食。

【备考】今本《灵枢·五色篇》本此。字句小有不同，而大旨则亦不异。盛紧之二"紧"字，《灵》皆作"坚"。寿颐按：《素问》言脉坚者屡见，而脉紧反不多有，盖即一字而传写有不同耳。

【正义】此亦寸口主内、人迎主外之说也。脉口即寸口，主内者，主内伤之病，其脉小紧以沉，及滑而且沉，则在里之病，日以深痼，故为病进；人迎主外感之病，其脉气大紧以浮，或滑盛以浮，则在表之邪，其势方张，故为病甚。若脉沉以滑，则表解之征也，故为病减。所谓病日损者，言病势之日以退舍也；若脉之浮沉，及人迎与寸口大小齐等，似乎脉象平和，无甚病态，而古人乃以为其病难已，则为久病、虚病言之。盖凡有一病，必有一部独显之病脉，方可着手以施治疗。设人病而脉反六部匀调，不觉何者为病，则气血表里，几无一不病，而不易治矣。此其义惟慎柔和尚曾言之，见第三卷久病脉象条中。病在脏，脉沉而大，正气未愈；病在腑，脉浮而大，病未深入，故皆易已。人迎盛紧主伤寒，即人迎主外之义；气口盛紧主伤食，即气口主内之义，尤其明白了解矣。

《脉经·脉法赞》云：关前一分，人命之主，左为人迎，右为气口。

【正义】《脉法赞》当是古之书名，叔和引之。此以人迎气口分系两手之明文，虽不见于《内》《难》两经，而寻绎《内经》之意，确乎彼此合符，此必中古相传之旧法，决非一人之私言。惟"关前一分"四字，则部位既不明了，又与《内》《难》经文不能印合，止当存而不论，或传写有讹，是亦未可知也。

景岳《脉神》：人迎本足阳明之经脉，在结喉两旁；气口乃手太阴之经脉，在两手寸口。人迎为腑脉，所以候表；气口为脏脉，所以候里。故曰气口独为五脏主，此《内经》之旨也。后世但诊气口，不诊人迎，盖以脉气流经，经气归于肺，而肺朝百脉，故寸口为脉之大会，可决死生，而凡在表在里之病，皆可于寸口诸部察之焉。自王叔和误以左手为人迎，右手为气口，且云左以候表，右以候里，岂左无里而右无表乎？讹传至今，其误甚矣。

【正】景岳此说，竟以古书所谓人迎之脉必指结喉两旁而言，附会到人迎为阳明经脉属腑，气口为太阴经脉属脏上去，而又谓腑脉候表、脏脉候里，认作《内经》真旨。究竟经文止谓人迎主外、寸口主内，何尝有腑脉候表、脏脉候里之意。果如所说，则经言气口独为五脏主，将两手寸关尺六部，只可以候五脏，而不候六腑，有是理乎？错解经旨，巧于穿凿而犹自谓说经硁硁[1]，那不令人喷饭。嗟乎！通一字通其一而不能通其二，何以师心自用，竟至于此！须知经言人迎主外，寸口主内，两者相应，俱往俱来，若引绳大小齐等，是为平人。明谓人迎寸口两脉，必宜大小若一。惟结喉旁之脉道，其大逾恒，此乃发血上行之大管，与两手六部之血管，形态绝异，必不能大小齐等，则凡经文之人迎气口，必指左右两手而言，断无疑义。且《素问》《甲乙》，常

————————

① 硁（kēng）硁：浅见固执。出《论语·宪问》："鄙哉硁硁乎！莫己知也，斯已而已矣。"邢昺疏："硁硁，鄙贱貌。"

以人迎寸口，互较大小，而结喉两旁之脉，万无比之寸口为小者，可知古之所谓人迎，必非介宾氏之所谓人迎。要之，人迎气口之人迎，偶尔与胃经之人迎穴同名，遂以引起后人无数葛藤，当亦古人之所不及料。介宾此说，即本于谢氏[1]注二十三难而引申之，皆是食古不化，且敢斥叔和分隶左右两手为误，尤其顽绅劣矜，武断乡曲之故智矣。

寿颐又按：李士材《诊家正眼》解左为人迎，右为气口，别有左肝右脾一说，谓关前一分，仍在关上，不得误认关前为寸部。以左关属肝，肝为风木之脏，故外伤于风者，内应风脏，而脉紧盛；右关属脾，脾为仓廪之官，故内伤于食者，内应食脏，而脉紧盛。观其但曰伤于风，则弗泥外因，而概以六气所伤者俱取人迎；但曰伤于食，则弗泥内因，而概以七情所伤者俱取气口云云，其说颇辩。然以《脉经》之关前一分，谓仍是关部，已是武断，而又拘泥肝、脾两脏，执定风、食二字，忘却古人人迎以辨外因，气口以辨内因之说，尤其执一不通。又士材又有左手之寸为人迎，右手之关为气口一说，更为亘古所未闻。竟是随意谈谈，呼马呼牛，唯吾所欲，又与自己所说，彼此不符，好为新奇，欲以惊世骇俗，其实于医理病理，毫无实用。吾国医书，固最多创为奇僻，而无理无义者，皆孔氏所谓索隐行怪之类耳，学者胡可轻信。

王子亨《全生指迷方》：说脉之法，其要有三：一曰人迎，在结喉两旁取之，应指而动，此部法天地；二曰三部，谓寸关尺，此部法人；三曰趺阳，在足面系鞋之所，按之应指而动者，此部法地。三者皆气之出入要会，所以能决死生吉凶，故曰人迎趺阳，三部不参，动数发息，不满五十，未知生死。

【正义】三部之脉法天地人，其源出于《素问》，此以人迎及寸关尺趺阳为三部之诊法，则本于仲景《伤寒论》序文，所谓按寸不及尺，握手不及足，人迎趺阳，三部不参，动数发息，不满五十，短期未知决诊，九候曾无仿佛云云。则所谓人迎趺阳者，一候之于颈部，一候之于足部，盖参之上下，以验病者上行下行之气血，是否周流。今人诊病，于可危者，亦有时一握其足，固亦可资参考也。但古书之以人迎与气口相对为文，而比较其大小者，则必非颈间之人迎。南海何西池亦谓人迎脉恒大于两手寸口脉，从无寸口反大于人迎者。日本人丹波廉夫《脉学辑要》亦曰尝验人迎脉，恒大于两手寸口脉数倍，未见相应齐等者。颐谓此二人所见，皆高出于景岳上也。

周澄之《脉义》：人迎气口之说，聚讼纷纭，窃谓结喉两旁，穴名人迎，无人迎脉也；两手高骨，脉名气口，无气口穴也，不得相提并论。惟左主外，右主中者，盖即左升右降之义。经曰：左右者，阴阳之道路也。阳自左升，而外感遏其阳之出路，故左手之人迎紧盛矣；阴自右降，而内伤遏其阴之归路，故右手之气口紧盛矣。

【正义】澄之亦主左手为人迎，右手为气口者，所见甚是，辨亦足以达之。阳自左而升，外感在表则闭遏其阳气左升之路，故左手之脉紧盛，说理自确；而又谓阴自右降，内伤遏其阴之归路，则辞旨尚嫌晦涩，殊未了了。寿颐按：内伤多阴虚证，阴虚于下，阳必上浮，降少升多，则右之收令不及，肃降无权，脉乃紧盛，澄之意中，盖亦如是，但言之未尽透澈耳。

---

[1] 谢氏：谢复古。宋代医家，曾任翰林学士，撰《难经注》。

又《灵枢·寒热篇》曰：颈侧之动脉人迎。人迎，足阳明也，阳迎头痛，胸满不得息，取之人迎。又《本输篇》曰：缺盆之中，任脉也，名曰天突。任脉侧之动脉，足阳明也，名曰人迎。此皆谓颈侧动脉，其穴名人迎，非即人迎气口对举之人迎脉也。盖颈侧人迎穴之动脉，常大于气口数倍，而《灵枢·终始》《禁服》《素问·六节藏象》，俱有气口大于人迎一倍二倍三倍之文，则气口人迎互相比较之人迎，必非颈侧之动脉矣。且此颈侧之动脉，亦止以候足阳明胃气而已，又何以云一倍少阳、二倍太阳，三倍阳明乎？然则以左右两手，分为人迎气口者，盖亦本于轩岐之旧，必非创自叔和也。至仲景所讥人迎趺阳，三部不参，则以颈侧之脉与趺阳，以候胃气之盛衰，非与寸口互较其大小也。又《素问·病能篇》曰：有病胃脘痛者，当候胃脉，其脉当沉细，沉细者，气逆，气逆者，人迎甚盛，甚盛则热。人迎者，胃脉也。试绎辞意，其所谓人迎甚盛者，乃指颈侧之动脉，惟恐人误认与左手之人迎相混，故以人迎胃脉申言之，且亦所以别于沉细之胃脉。盖其所谓沉细之胃脉，即右外以候胃者也。乃又有人迎甚盛之胃脉，其非一处之脉可知，而申明之曰人迎者胃脉，即所以别于左手之人迎，则脉有两人迎，已可得之于言词之外。是以张石顽谓结喉两旁，岂能候诸经之盛衰。然则凡《素》《灵》之以人迎与气口两两并举者，非即左为人迎，右为气口之说耶？

【考异】澄之自注，谓阳迎头痛，当作阳逆头痛。寿颐按：阳逆头痛胸满不得息取人迎十二字，见《甲乙经》九卷《阳逆发头痛第一篇》。今本《灵枢》则阳逆讹作"阳迎"。澄之乃谓迎当作"逆"，岂止见《灵枢》，未见《甲乙》耶？

【正义】周氏此说，畅言人迎气口两相比较之人迎，在《素》《灵》中皆指两手寸口而言，非结喉旁之人迎大脉，其说甚是。又引《病能篇》有两胃脉，人迎则甚盛，而胃脉则沉细，以证脉之有两人迎，尤为明白晓畅。

又：人迎气口，聚讼纷纭。李东垣以挟喉两旁，左为人迎，右为气口。彭用光以鱼际背后，骨缝中动脉，左为人迎，右为气口，其说虽新，而皆无据，且手背后脉，仍与寸口相通，有何分别。

【正义】此又古人之倡为新奇，独树一帜者，然于古则无征，于今则不信，且于事实病情，皆无关系，最是吾国医学中之邪魔，周氏辟之，是也。

第十五节　趺阳太溪

《甲乙经》二卷《十二经脉络脉支别》：问曰：经脉十二，而手太阴之脉，独动不休，何也？曰：足阳明，胃脉也。胃者，五脏六腑之海，其清气上注于肺，肺气从太阴而行之。其行也，以息往来，故人脉一呼再动，一吸脉亦再动，呼吸不已，故动而不止。曰：足阳明因何而动？曰：胃气上注于肺，其悍气上冲头者，循喉，上走空窍，循眼系，入络脑，出额，下客主人，循牙车，合阳明，并下人迎，此胃气走于阳明者也。曰：足少阴因何而动？曰：冲脉者，十二经脉之海也，与少阴之络，起于肾，下出于气街，循阴股内廉，斜入腘中，循胫骨内廉，并少阴之经，下入内踝之后足下，其别者斜入踝内，出属跗上，入大趾之间，以注诸络，以温足跗，此脉之常动者也。

【备考】今本《灵枢·动输篇》本此而有小异。

【正义】诊脉之法，古人有以趺阳、

太溪并重者，以跌阳属胃，太溪属肾，可诊二经之盛衰也。《甲乙》此篇，以手太阴与足阳明少阴独动不休立论，即以发明胃脉、肾脉之流注，以肾为先天之本，胃为后天之本，其脉常动不休，亦犹手之太阴，脉之大会，可以诊察其人之强弱盛衰也。其第一节言手太阴之脉，已归重于胃气之上注。其第二节则言胃经之循行，但仅及头项，而未及足部。考中医学说之论胃经动脉者，以跌阳候胃之根本，以人迎候胃之经气，二穴并重。今按颈间人迎之脉，乃心脏发血管上行之大脉管，吾国医学以为胃脉，殊非生理之真。然此是新发明之学理，不可与古书相提并论，兹姑以旧说言之。乃此节止言人迎，而未及跌阳，似是阙文。其第三节言冲脉之循行，则肾经之太溪，与胃经之跌阳，皆在其中矣。《素问》《甲乙经》二书之以足少阴阳明两经与手太阴并列者，止于此篇见之，是即后世注重跌阳太溪之所本。今《灵枢·动输篇》与《甲乙》小有不同，似《灵枢》多误字，但《甲乙》本文亦未能明白贯串。盖古书几经传写，讹误已多，止须观其大意，见得古人于跌阳太溪亦尝有注重之时，几与手太阴鼎足而三，固不必逐字逐句而强求其真解也。

石顽《三昧》：冲阳太溪，皆足之动脉，时师求之于垂毙之时，即仲景之所谓跌阳少阴也。盖气口成寸，以决死生，经不言求之于别处。仲景以此本属胃与肾脉，虽变其名，仍当于气口尺中求之，《脉法》以寸口、跌阳、少阴三者并列。盖即寸关尺三部之别名，但未明言之耳。喻嘉言已有仲景之跌阳少阴俱指关尺之论，谓两寸主上焦，不能偏有轻重，故言寸口；两关主中焦，脾胃之所司，宜重在右，故言跌阳；两尺主下焦，肾之所司，宜重在左，故言少阴。盖冲阳太溪之动脉，仅可求其绝与不绝，断不能推源某脉主某病也。

【正义】石顽此论从喻氏之说，谓仲景书中之跌阳少阴，即为关部尺部之别名，而非诊察于冲阳太溪之位，持论颇似奇僻，然冲阳太溪之动脉，本属胃经、肾经一部之分野，止可以诊察本经之盛衰，必不能推究百病之夷险。《素问》言五运太过，只有冲阳绝者死不治、太溪绝者死不治之说，此外并无诊及二部之明文。即古今医籍，亦从未有论此二部之脉浮沉滑涩当主何病者。石顽所谓仅可求其绝与不绝，断不能推源某脉主某病者，其论极是。仲景则屡言跌阳少阴，又不专属于二经之病，似与其所称寸口脉状，同是一例。盖仲景之所称跌阳少阴诸脉，本无诊察足部之证据，所以嘉言老人创为此说，颇似从体验而来，不为无见。惟仲景固尝以时师握手不及足为诮者，则病情危殆之时，自应察此足部脉道之有无，以决其根本之存否，但不可误读仲圣书，而恒以握足为能事，则庶不为通人齿冷耳。

坊本《洄溪脉学》：经曰治病必求其本，本之为言根也，源也。世未有无源之流，无根之木，澄其源则流自清，灌其根而木自茂，自然之理也，故善为医者，必责之根本。而本有先天后天之辨，先天之本者，足少阴肾也。肾应北方之水，水为天一之源，故婴儿未成，胚胎先结，其象中空，而一茎透起，形如莲蕊，一茎即脐带，莲蕊即两肾也，而人之生命寓焉。水生木而后肝成，木生火而后心成，火生土而后脾成，土生金而后肺成，五脏既俱，六腑随之，四肢渐形，百骸乃备。道书曰：借问如何是玄牡，婴儿初生先两肾。故肾为脏腑之本，十二经脉之源，而人资之以为始者也，故曰先天之本在肾。其肾经之太溪一穴，在足内踝后五分跟骨上，动脉陷中，此足少阴经所注，为俞之位也。后天之本者,足阳明胃也。胃应中宫之土,土为万物之母,故人之有生,一日不再食则饥,七日不得食则肠胃涸竭而死。经曰:安谷则昌,绝谷则死。谷入于胃,而脾为之行其津液,洒陈于六腑而气充,和调于五脏而血行,此人资之以为生者也,故曰后天之本在脾。其胃经之冲阳一穴,在足跗上解溪穴前寸五分高骨间动脉,去陷谷穴二寸,此足阳明所过为原之位也。惟肾为先天之本,故于脉曰人之有尺如树之有根,枝叶虽枯槁,根本将自生;惟脾为后天之本,故于脉曰有胃气则生,无胃气则死。所以伤寒大病,必诊太溪,以察肾气之盛衰;必诊冲阳,以察胃气之有无,两脉尚在,则病犹可图也。而妇人又独重太冲者,以其为肝经之应,肝为血海,而妇女以血为主,此脉不败,生生之机未绝,其位在足大趾本节后一寸陷中。

【正义】此节论先后天根本之说,颇为明畅,惟胚胎一段,比附五行,凿空议论,非胎元结构真相,流于左道旁门一派,乃医家之魔,不可为训。余皆剀切详明,而词句又整齐可诵,非通人不办。考《泂溪脉学》一卷,出于近时坊本,是旧刻《徐灵胎医书》中所无者,读其全文,多是张石顽《诊宗三昧》原文,又杂以李士材之说二三节,明是坊贾伪托,藉以欺世,孰谓泂溪之力争上乘者,而肯剿袭雷同,卑鄙至于此极。惟此节全文,尚不知出于何处。按:此老晚年,旁涉道流,著有《老子注》及《参同契注》,而本节中杂以道家旁门之说,又颇似真出泂溪之手,疑莫能明,姑记所见,以俟考核。

周澄之《脉义》:足少阴之动脉,太溪也;足阳明之动脉,人迎趺阳也。《灵枢·动输篇》止言人迎,则趺阳似属之于足少阴矣。仲景《伤寒》《金匮》则以趺阳与寸口并称者,胃气为三阳宗主,趺阳在下,较之人迎,尤为根本也。其穴名冲阳,在胫骨下端,陷中前四寸,足背上。太溪穴在内踝后,所以候肾气,察真阴之根本也。昔人谓伤寒必诊太溪,盖以少阴一经,原气所系,为生死关头,故凡卒厥等症,两手无脉,但得趺阳太溪脉在,尚可有救,但二脉仅可察其绝与不绝,不能推测某脉主某病,石顽老人之说是已。

第十六节 阴阳虚实

《素问·阴阳别论》:所谓阴阳者,去者为阴,至者为阳;静者为阴,动者为阳;迟者为阴,数者为阳。

【正义】此《素问》言脉分阴阳之大略也。

《难经》三难:脉有太过,有不及,有阴阳相乘,有覆有溢,有关有格,何谓也?然:关之前者,阳之动也,脉当见九分而浮,过者法曰太过,减者法曰不及,遂上鱼为溢,为外关内格,此阴乘之脉也;关之后者,阴之动也,脉当见一寸而沉,过者法曰太过,减者法曰不及,遂入尺为覆,为内关外格,此阳乘之脉也,故曰覆溢,是其真脏之脉,人不病而死也。

【正义】此以关之前后分脉之阴阳,而并及于阴阳偏盛,各造其极者也。关前之寸部为阳,于法当浮,其可见之位,当得九分,则为阳脉之正;关后之尺部为阴,于法当沉,其可见之位,当得一寸,则为阴脉之正。而太过不及,皆病脉也。若阳部之脉,不止九分,而遂上鱼,则关后阴部之脉,并加之于阳部矣,故曰阴乘,而谓之溢;若阴部之脉,不止一寸,而遂入尺,则关前阳部之脉,并加之于阴部矣,故曰阳乘,而谓之覆。乘者,加也,累也。盖并阴部之脉加于阳部,则阳脉独盛，而阴脉已亡；并阳部之脉加于阴部，则阴脉独盛，而阳脉已亡，是阴阳二气，偏胜已极，故为阴阳关闭，上下格拒，两不交通，必死之证。然此关格之二种脉象，彼此悬殊，各造其极，必不能合为一时之证，一时之脉，而后人每以关格二字合而言之，认作一种病名，最不可解，辨已见前真脏脉条，又互详拙著《难经笺正》。

又四难：脉有阴阳之法，何谓也？然：呼出心与肺，吸入肾与肝，呼吸之间，脾受谷味也，其脉在中。浮者，阳也；沉者，阴也，故曰阴阳也。

【正义】此以脉之浮沉分阴阳也，其意以心肺在上，则脉当浮；肾肝在下，则脉当沉，已详五脏平脉条，亦互详拙著《难经笺正》。

又：脉有一阴一阳，一阴二阳，一阴三阳，有一阳一阴，一阳二阴，一阳三阴。如此之言，寸口有六脉俱动邪？然：此言者，非有六脉俱动也，谓浮沉长短滑涩也。浮者阳也，滑者阳也，长者阳也；沉者阴也，短者阴也，涩者阴也。所谓一阴一阳者，谓脉来沉而滑也，一阴二阳者，谓脉来沉滑而长也，一阴三阳者，谓脉来浮滑而长，时一沉也；所谓一阳一阴者，谓脉来浮而涩也，一阳二阴者，谓脉来长而沉涩也，一阳三阴者，谓脉来沉涩而短，时一浮也。各以其经所在名病逆顺也。

【考异】《脉经》此节，首有"经言"二字。如此之言，作"如此言之"。此言者，作"经言如此者"；名病逆顺也，作"名病之逆顺也"。按其文义，皆《脉经》为长，今本《难经》当是传写有脱误。

【正义】此又以脉之浮沉长短滑涩分属阴阳，后人以二十八种脉象，分为某脉属阳，某脉属阴者，盖本于此。

又六难：脉有阴盛阳虚，阳盛阴虚，何谓也？然：浮之损小，沉之实大，故曰阴盛阳虚；沉之损小，浮之实大，故曰阳盛阴虚，是阴阳虚实之意也。

【正义】此又以浮沉不同，而辨别其阴阳之气孰虚孰盛也。

又二十难：经言脉有伏匿，伏匿于何脏而言伏匿耶？然：谓阴阳更相乘，更相伏也。脉居阴部，而反阳脉见者，为阳乘阴也，脉虽时沉涩而短，此谓阳中伏阴也；脉居阳部，而反阴脉见者，为阴乘阳也，脉虽时浮滑而长，此谓阴中伏阳也。

【正义】此言阴阳伏匿之脉，乃阴阳互易其位者也，阳乘阴、阴乘阳之义，与前三难条不同。彼则一部之脉，独倍于常，而本部无脉，以部位言之，且但以尺寸定阴阳，是阴阳之偏盛而偏竭，故为必死之征。此则他部应有之脉，见于此部，而阴阳互易，以形势言之，以尺寸定阴阳，亦可以浮沉定阴阳，是阴阳错杂而淆乱，则亦病脉之常，虽同是加乘之意，而形态气势，迥乎不同，不得以同谓之乘，而误以为一例也。惟脉虽时沉，脉虽时浮之二"虽"字，甚属无谓，遂致二句，皆不可解。推详其意，盖谓本见阳脉，而有时或沉涩以短，则为阳中伏阴；若本见阴脉，而有时或浮滑以长，则为阴中伏阳。"虽"字之下，似有脱误，纵曰古人文字间或有脱接之处，然不当若是之晦涩不成文。《千金翼》则作"虽阳脉时沉涩而短，虽阴脉时浮滑而长"，何等清楚，可证今本《难经》之讹。

《难经》四十八难：人有三虚三实，何谓也？然：有脉之虚实，有病之虚实，有诊之虚实也。脉之虚实者，濡者为虚，紧牢者为实；病之虚实者，出者为虚，入者为实，言者为虚，不言者为实，缓者为虚，急者为实；诊之虚实者，痒者为虚，痛者为实，外痛内快，为外实内虚，内痛外快，为内实外虚。故曰虚实也。

【考证】濡，《脉经》作软，可证濡字即软字之误，古人止作软也。又《脉经》牢者为实，无紧字。又今本《难经》，诊之虚实下，复"濡者为虚，牢者为实"二句，盖即以上文而误衍。考"诊"字之义，《说文》曰"视也"；《广雅·释诂一》同；《后汉书·王乔传》注："诊，亦视也"。引申之，则为审察之义。唐释玄应《一切经音义》二引《三苍》①："诊，候也"；慧琳《一切经音义》二十五引《三苍》同。又玄应《一切经音义》二引《通俗文》："诊，验也"；慧琳《一切经音义》二十五及四十六两引《声类》同。《一切经音义》，玄应撰者为二十五卷，乾隆时孙渊如于江宁瓦官阁藏经中抄录付梓。近年无锡丁仲佑福保于东藏得慧琳《一切经音义》一百卷，缩印于上海。二书名同而实不同，唯体例不异耳。是以医学家望问闻切，谓之四诊，固皆以审慎考验为义，不仅专以辨脉谓之诊。《难经》此"诊"字，本是审察病情之通称，不得单以诊脉作解，古书文义，理当如是。然而后人之浅陋者读之，则止知诊字属于诊脉，遂疑痒者痛者等句不以脉言，乃妄增此二句，而不自知其叠床架屋，必不可通，抑且画蛇添足，支指骈拇。医家古籍时时有此点金成铁之谬，若无他书佐证，谁不为其所愚。此节犹幸《脉经》所引无此八字，始知叔和所见之时，犹是古人真本，兹从《脉经》删二句，庶几可复魏晋时之旧观云。

【正义】此略言辨别病情虚实之大要也。脉软二句但以脉状言，出入六句则以病理言，而诊之虚实则审察病情之要义矣。出者为虚，盖谓自内而出之病，内因诸病，是为内伤，固由于正气之不足；入者为实，则谓自外而入之病，六淫之感，饮食之伤，无一非邪气之有余。言者为虚，则正虚之候，未有不神志清明，言谈亹②者；不言者为实，则邪盛之病，固有神识瞀乱，昏愦无知者矣。缓者为虚，则内伤之病，其来以渐也；急者为实，则外感之病，其发以暴也。痒者为虚，则痒是血衰，固属于虚；痛者为实，则气血壅塞，是为实证矣。

《素问·通评虚实论》：问曰：何谓虚实？曰：邪气盛则实，精气夺则虚。曰：何谓重实？曰：所谓重实者，言大热病，气热脉满，是为重实。

【音义】夺，即今所谓脱失之脱字。《说文》："夺，手持佳失之也。""重，平声。"

【正义】《素问》此节，虽不专以脉言，然邪盛为实，精脱为虚，未始不可通之于脉理。大热病气热脉满，则证与脉俱实，故谓之重。

《伤寒论·辨脉法》：问曰：脉有阴阳，何谓也？答曰：凡脉大浮动数滑，此名阳也；脉沉涩弱弦微，此名阴也。凡阴病见阳脉者生，阳病见阴脉者死。

【正义】此辨脉阴阳之大法也。诸阳脉皆属热属实，主阳气之有余；诸阴脉皆属寒属虚，主阴血之不足。阴病，谓诸凡阴寒不足之病，苟得阳脉，则一阳复而葭管灰飞，黍谷春回，生机洋溢矣；阳病，谓诸凡阳热有余之病，反得阴脉，则邪方盛而正已衰，外强中干，生意索然矣。近贤陆九芝有《伤寒论脉法》一篇，谓脉无定而医则能转移之，阳病不可使见阴

---

① 三苍：同"三仓"。古字书名，为汉初合李斯《仓颉篇》、赵高《爰历篇》、胡母敬《博学篇》而成。

② 亹（wěi）亹：不绝貌。

脉，阴病必当使见阳脉，岂于阳病一见阴脉，即曰无可治，阴病一见阳脉，即曰不必治乎？勘进一步，具有回天手段，菩萨心肠，更觉饮吾上池，所见尤大。惟阴寒不足之病，亦时有真元已竭，而脉反搏击刚劲者，则为无胃气和缓之真脏脉，不可误认作阴病转阳，而妄许其可生；阳热有余之病，且多有窒塞结实，而脉乃涩小沉伏者，是为热深厥深之大实证，岂可谬以为阳病阴脉，而不为之开泄？是又别有一种病情脉理，所谓言岂一端，各有所当，读者亦不容执一不通，呆死于古人成言之下。

寿颐又按：弦脉为厥阴肝脏之现象，故古人系之于阴脉一类，然厥阴为阴之尽，而即为阳之初，相火用事，龙雷之性，易发难驯，肝阳最为肆扰，而脉象亦复刚劲不挠，似厕①于沉涩小之列者，尚是知其一不知其二。《千金翼》则作"凡脉浮滑长皆为阳，沉涩短皆为阴"，与《难经》四难同。《千金方》阴阳各列六脉，与《辨脉法》同，而阳则多一长脉，阴则多一短脉。

又《平脉篇》：师曰：呼吸者，脉之头也。初持脉，来疾去迟，此出疾入迟，名曰内虚外实也；初持脉，来迟去疾，此出迟入疾，名曰内实外虚也。

【正义】此以脉之出入，辨阴阳之虚实也。盖脉之来，为由阴而出于阳；脉之去，为由阳而入于阴。其来也，阳以引之；其去也，阴以吸之。若来疾而去迟，则阳之力能引之使出，而阴之力不能吸之使入，故曰外实而内虚；若来迟去疾，则阴之力足以吸之，而阳之力不能引之，故曰内实而外虚。若阴阳和同，则呼吸调匀，其出入亦无出入疾迟之不一致矣。

又《辨脉法》：问曰：病有洒渐恶寒，而复发热者何？答曰：阴脉不足，阳往从之；阳脉不足，阴往乘之。曰：何谓阳不足？答曰：假令寸口脉微，名曰阳不足，阴气上入阳中，则洒渐恶寒也。曰：何谓阴不足？曰：尺脉弱，名曰阴不足，阳气下陷于阴中，则发热也。

【正义】此叔和言阴乘阳、阳乘阴之脉症，即后世所谓内伤之病，畏寒发热者也，与《难经》三难、二十难之所谓阳乘、阴乘皆不同。彼所谓乘者，皆以脉言，必阳部有阴脉，阴部有阳脉者也，此则但以病证言之，其阴阳两部之脉，固但见其不足，而非阳位得阴脉，阴位得阳脉者也。惟其阳脉不足，则阳气既虚，而阴气得以上乘于阳分，是阳不能胜其阴，故为病洒渐而恶寒；惟其阴脉不足，则阴血亦虚，而阳气且已下陷于阴分，是阴不能胜其阳，故为病蒸蒸而发热。此则其人气血俱已耗伤，故阴阳二气互为消长，阴胜则寒，阳胜则热，阴阳相乘，迭为休止，故恶寒发热亦休作有时，或有定，或无定，与外感之大寒大热者不同，此则虚人之疟及虚劳病之寒热起伏者，其脉皆然，即其阴阳两虚之明证也。东垣李氏《内伤外感辨惑论》言之详矣。

《伤寒论·平脉法》：寸脉下不至关为阳绝，尺脉上不至关为阴绝，此皆不治决死也。若计其余命死生之期，以月节克之也。

【正义】成聊摄注：《脉经》曰：阳生于寸，动于尺；阴生于尺，动于寸。寸脉下不至关者，为阳绝不能下应于尺也；尺脉上不至关者，为阴绝不能上应于寸也。《内经》曰：阴阳离决，精气乃绝。此阴阳偏绝，故皆决死期以月节克之者，谓如阳绝死于春夏，阴绝死于秋冬也。

《脉经》一卷《辨脉阴阳大法》：凡

---

① 厕：夹杂。《玉篇》："厕，杂也。"

脉大为阳，浮为阳，动为阳，长为阳，滑为阳；沉为阴，涩为阴，弱为阴，弦为阴，短为阴，微为阴，是为三阴三阳也。阳病见阴脉者，反也，主死；阴病见阳脉者，顺也，主生。

【正义】《脉经》此条即本于《辨脉法》，而加以长微二条，亦无甚深意。说已见上《辨脉法》本条。

又：关前为阳，关后为阴。阳数则吐血，阴微则下利；阳弦则头痛，阴弦则腹痛；阳微则发汗，阴微则自下；阳数口生疮，阴数加微，必恶寒而烦扰不得眠也。阴附阳则狂，阳附阴则癫。得阳属腑，得阴属脏。无阳则厥，无阴则呕。阳微则不能呼，阴微则不能吸，呼吸不足，胸中短气。依此阴阳以察病也。

【正义】此以寸尺之部位定阴阳，而言其各种脉象主病之大略也。阳数是阳壅于上，故主吐血；阴微是阴夺于下，故主下利。弦主肝气横逆，又主寒积，故弦在关前之阳位，则头为之痛；弦在关后之阴位，则腹为之疼。阳位脉微，则上焦之卫阳不固，故知其自汗；阴部脉微，则下焦之真阴不摄，故知其自下。阳数是邪热在上，故主口疮；阴数是邪热入中，而兼微细，则卫外之气已衰，所以外恶寒，而内则烦不得眠。无阳则阴盛，故主厥逆；无阴则阳亢，故主呕逆。阳脉微则阳衰于上，故为无力以呼；阴脉微则阴弱于下，故为无力以吸。若呼吸俱不足，则中气大虚，故主短气。此皆凭其脉而可以直决其病者。惟阴附阳、阳附阴二句，以文义言之，已晦涩不可索解，实则误信《难经》重阳者狂，重阴者癫，而附会为之，乃杜撰"阴附阳，阳附阴"六字，以求依傍于古人，而不自知其立说之不可通。其亦知《内经》之论狂癫，本是一种病名，只有阳盛，万无阴盛，此可决之以病情病

理而毫无疑窦者。寿颐敢直以为《难经》之妄作，宁自蹈于荒经蔑古之讥，而不敢勉强涂附，寄托于古人篱下，已有专论详言之，见拙著《续研经言》第一卷，并撮其大旨，录入《难经汇注笺正》本条。阅者如欲细究其旨，请参观之，当亦以鄙言为不谬。

又：寸口脉浮大而疾者，名曰阳中之阳，病苦烦满，身热，头痛，腹中热；寸口脉沉细者，名曰阳中之阴，病苦悲伤不乐，恶闻人声，少气，时汗出，阴气不通，臂不能举；尺脉沉细者，名曰阴中之阴，病苦两胫痠疼，不能久立，阴气衰，小便余沥，阴下湿痒；尺脉滑而浮大者，名曰阴中之阳，病苦小腹痛满，不能溺，溺即阴中痛，大便亦然。

【正义】此又以寸尺二部之偏阳偏阴者，决其见症之大略也。盖寸口而见浮大滑疾之阳脉，皆阳热之有余，故应有烦满身热头痛等证；寸口而见沉细之阴脉，皆阳气之不及，故应有悲伤不乐，恶闻人声，少气自汗等症。若尺中而见沉细之阴脉，则阴霾之气太盛，故应有胫痠足软，小便余沥等症；若尺中而见浮大滑数之阳脉，则阳邪固结于下焦，故应有小腹痛满等证。惟阴下湿痒一候，皆湿热在下，相火不藏为病，脉当尺部滑数，不应沉细，此殆传写有误，且阴中之阳一条诸证，病理亦不甚清楚，存而不论可也。

又：尺脉牢而长，关上无有，此为阴干阳，其人苦两胫重，少腹引腰痛；寸口脉壮大，尺中无有，此为阳干阴，其人苦腰背痛，阴中伤，足胫寒。

【正义】此节阴干阳、阳干阴之脉，与《难经》三难所谓阴阳相乘，为覆为溢，关格之脉相近。盖尺脉牢长，而关以上无有，即《难经》所谓入尺之覆也。上焦之阳气衰微，而下焦之阴气坚凝甚

矣，故其人当病两胫苦重，少腹引腰皆痛也。寸脉壮大，而尺中无有，即《难经》所谓上鱼之溢也。阳浮于上，阴盛于下矣，故其人当苦腰背痛，而足胫寒也。但尺脉牢长，亦有下焦相火炽盛之病；寸口壮大，亦有上焦实热郁结为病，似不可一概而论。唯阴寒在下，亦当有尺脉坚牢，或尺中沉伏不见者，证情脉理，固自有此一种。《脉经》此节，病状若是，固以阴寒凝结于下而言无疑。"阴中伤"三字不成句，盖谓其下元阴分部位有内伤耳，或传写有讹，未可知也。周澄之《脉义》谓尺脉牢长，关上无有者，无有此牢长之形耳。尺中无有，其义亦同。盖恐以"无有"二字，作为无脉解之，即是上不至关，下不至关，阴阳竭绝之候，固不仅如《脉经》所言之病状矣。要之俱为阴阳偏盛偏衰之候，无可疑者，其说亦尚可通。

《中藏经》：诊其脉，举指而滑，按之而微，及按之沉小弱微短涩软濡，俱脏病。诊其脉，举按俱盛者，实也；又长浮数疾洪紧弦大，俱曰实也。诊其脉，浮而实大者，腑实也；诊其脉，轻手按之得滑，重手按之平，腑虚也。诊其脉，左右寸脉沉结实大者，上实也；其左右寸脉弱而微者，上虚也；其左右手尺中脉伏而涩者，下实也；左右尺中脉滑而涩者，下虚也。

【正义】《中藏经》一书，旧题为华元化所撰，考其目始见于郑氏《通志》，今有明吴勉学之《医统》刻本，及孙星衍之平津馆刻本，二本颇有不同。孙本有刘处中序，文极简陋，而又伪为怪诞，其为浅人假托无疑。惟所谈医理病理，尚时有中肯语，昔人有谓出于六朝人手笔者，今录数行，姑以置之于皇甫士安《脉经》之后，非真信以为汉魏旧本也。此节所指

腑病脏病，竟以脏阴腑阳立说，必非通人之论，而又以软与濡二者并列，是不知软之与濡，即是一字之变体，则伪作者犹在隋唐以后，岂不知六朝隋唐间诸医书，从未有以濡与软之二脉，并列为二条者乎。若是节末句，更以"滑而涩"三字联贯成文，则作伪者虽极鄙陋，当亦不致于如是之不堪，此或传写者误之，似未可信为旧本。果皆如是，寿颐寻绎其上句伏而涩为下实之意，盖以伏拟其结实，然则此句当作浮而涩，言其中空，故谓之虚，良由浮滑两字，偏旁既同，易于传误耳。

又：诊其脉候，数在上，则阳中之阳也；数在下，则阴中之阳也；迟在上，则阳中之阴也；迟在下，则阴中之阴也。数在中，则中热；迟在中，则中寒。

【正义】上下以寸尺言，亦可以浮沉言。数为阳，迟为阴，但据脉道之常而论，固无不是，若欲尽其变化，则有非可以一概观者矣。

滑氏《诊家枢要》：凡脉之至，在肌肉之上，出于皮肤之间者，阳也，腑也；行于肌肉之下者，阴也，脏也。若短小而见于皮肤之间者，阴乘阳也；洪大而见于肌肉之下者，阳乘阴也。尺寸皆然。

【正义】此又以浮分为阳，沉分为阴，所谓阴乘阳乘，虽似与《难经》旧说寸阳尺阴显相歧异，然按之脉理，浮主阳分，沉主阴分，亦自可说，固不妨并行而不悖。唯腑阳脏阴一说，终未免为《难经》所愚，盖亦静坐凝思，一研究其所以然之故乎。

又：察脉须识上下来去至止六字，不明此六字，则阴阳虚实不别。上者为阳，来者为阳，至者为阳；下者为阴，去者为阴，止者为阴也。上者，自尺部上于寸口，阳生于阴也；下者，自寸口下于尺部，阴生于阳也。来者，自骨肉之分，而

出于皮肤之际，气之升也；去者，自皮肤之际，而还于骨肉之分，气之降也。应曰至，息曰止也。

周澄之《脉义》：此以脉之动势分阴阳也。《辨脉》曰：寸脉下不至关为阳绝，尺脉上不至关为阴绝，此上下之义也。《阴阳别论》曰：去者为阴，至者为阳；静者为阴，动则为阳；迟者为阴，数者为阳。《脉要精微论》曰：来疾去徐，上实下虚；来徐去疾，上虚下实。《平脉》曰：初持脉来疾去迟，此出疾入迟，为内虚外实也；初持脉来迟去疾，此出迟入疾，为内实外虚也。《难经》曰：呼出心与肺，吸入肾与肝。凡脉来盛去衰者，心肺有余，肝肾不足也；来不盛，去反盛者，心肺不足，肝肾有余也，此去来之义也。成无己曰：正理论谓阳气先至，阴气后出，则脉前为阳气，脉后为阴气，脉来前大后细，为阳气有余，阴气不足。郭元峰《脉如》曰：动前脉盛，气有余，动前脉衰，气不足；应后脉盛，血有余，应后脉衰，血不足。此至止之义也。此数说者，皆阳呼阴吸之大义，脉学之上乘、诊家之慧业也。

李士材《诊家正眼》：阳动阴静，阳刚阴柔，阳升阴降，阳前阴后，阳上阴下，阳左阴右。数者为阳，迟者为阴；表者为阳，里者为阴；至者为阳，去者为阴；进者为阳，退者为阴。其恒经也。或阴盛之极，反得阳象，或阳亢之极，反得阴征；或阳穷而阴乘之，或阴穷而阳乘之，随症变迁，与时更易，此阴阳之不可不分别也。

【正义】此士材论脉阴阳之大法，而并及其变化不测之真理。凡察脉者，知其常，必不可不穷其变，须知证从脉反，亦自有其所以然之故，初学者皆不可不明此中真相。凡病本阴盛而反得阳脉者，即真

寒在里，而浮阳格拒于外也；凡病本阳盛而反得阴脉者，即实热窒塞，而脉道涩小沉伏也。其所谓阳穷而阴乘者，当作阳微阴盛解，惟其真阳式微，而阴气斯著，是宜辛温扶阳，则阴霾自退；所谓阴穷而阳乘者，当作阴虚阳旺解，惟其真阴不足，而孤阳愈亢，是宜甘寒毓阴，则阳焰潜藏。不可误认作阳盛极而忽变阴症，或阴盛极而忽变阳症。古人虽有寒极生热，热极生寒之明文，则以阴阳消长，循环往复而言，如春秋冬夏递嬗，非病理中竟有此大寒而忽然化热、大热而忽然化寒之证情也。

第十七节　表里左右

周澄之《脉义简摩》：《脉要精微论》以脉强太过为病在外，脉弱不及为病在中。寿颐按：《玉机真脏论》四时脉象有太过在外，不及在中之说，非《脉要精微篇》中语，周氏误记。此“在”字当作生字解，谓病生于外邪，病生于内虚也。故曰病在中脉实坚，病在外脉不实坚者难治。表言外感，里言内伤，此表里之一说也。《脉经》曰：沉而弦急者病在中，浮而洪大者病在外。脉实者病在中，脉虚者病在外。此病字统指外邪，谓外邪内侵，则脉沉实，邪浅未深，则按之犹虚也。故又曰病在中脉虚，病在外脉涩坚者难治。前以脉形之强弱言，此以脉位之浮沉言也，此表里之又一说也。《灵枢·经脉篇》：阴经盛，则气口大于人迎；阳经盛，则人迎大于气口。所谓寸口主中，人迎主外也。汪石山曰：左脉不和，为病在表，为阳，主四肢；右脉不和，为病在里，为阴，主腹脏，此表里之一说也。寿颐按：此说出滑伯仁《诊家枢要》，石山即引滑氏之言。王好古曰：伤寒以左为表，右为里；杂病以右为表，左为里。《慎柔五书》曰：尝观脾胃不足，及久病之人，

未有不左脉大过于右者，正东垣左脉克右脉之说，理势使然，况脾土一虚，肺金益衰，水涸木枯，枯木生火，焉得左脉不大于右，此表里之又一说也。其如是不同者何也？盖病有外感，有内伤，有气分，有血分；病机有内向，有外向，有上行，有下行。如表病侵里，邪内陷，则脉沉实；里病达表，邪涌盛，则脉浮洪。气口主中者，内之邪气盛则气口大，阴气衰则气口小；人迎主外者，外之邪气盛则人迎大，阳气衰则人迎小。又如阳盛者，有阴虚，有阴不虚；阴盛者，有阳虚，有阳不虚。变化万端，未可概论。惟《灵枢》曰阳病而阳脉小者为逆，阴病而阴脉大者为逆，二语最为周密，以脉测病，更以病证脉，斯推之而无不合矣。

【正义】左主表，右主里，是即左升右降之至理，本乎天地气化之自然。唯升在左，升则气达于外，故外感有余之病在表者，可以左脉征之；唯降在右，降则气聚于中，故内伤不足之病在里者，可以右脉征之。《内经》及叔和《脉经》数条，皆即此旨。唯《经脉篇》谓六阳经盛则人迎大于气口，虚则人迎反小于气口；六阴经盛则气口大于人迎，虚则气口反小于人迎。虽亦以阳升阴降，阳左阴右立论，然泛言经络虚盛，则诸般病态，无不有温凉寒热之不同，变迁万端，安得仅据其经之为阴为阳，而可决其左右偏小偏大之事。此按之病情实在而必不可通者，虽是上古经文，所当存而不论，断不可拘泥古一书，执一不化。《素问·玉机真脏论》四时脉状，所谓太过者病在外，不及者病在中，诚主外感内伤而言。唯外感为实邪，故脉强太过；内伤为虚症，故脉弱不及。若其病是内伤，而脉反实坚；病是外感，而脉反虚馁，则脉病相背，非细故矣。澄之之说甚是。若《脉经》所谓浮而洪大者病在外，又谓脉虚者病在外，则虽同是外感，而病情轻重，大有不侔。洪大以邪盛言，脉虚以邪浅言。澄之所解亦确。唯沉而弦急者病在中，脉实者病在中，则当以杂病之里证为断，不必认作外邪传里看，庶为圆相。至于病在中脉虚，病在外脉涩坚者难治一条，则确指外邪，无可疑者。唯其邪已传里，而脉反虚，则证实脉虚；唯其邪尚在表，而脉涩坚，则病虽外感而里脉亦不和，斯败证矣。汪引滑说，亦主外邪而言，左主表而右主里，外主阳而内主阴，可说也；而又谓左表为阳，主四肢，右里为阴，主腹脏，则殊为穿凿，大有语病。海藏谓伤寒左为表，右为里，虽曰伤寒，其实则四时外感，无不如是。邪尚在表，左脉实大；邪已传里，右脉搏实。皆以有余之脉势，征感邪之微盛，仍是人迎主表、气口主里之确征。若杂病之右为表，左为里，则右以肺胃言，左以肝肾言。肺胃在上，为病犹轻，故曰右为表；肝肾在下，为病多剧，故曰左为里。大凡内伤虚病，右脉微弱，尚犹可生，至左脉微细无神，而病乃必不可为，非以右脉诊皮肤之表，左脉诊脏腑之里也。慎柔和尚所谓脾胃不足，左大于右，即指阴虚阳旺，肝木侮土之虚证而言。阴虚于下，阳越于上，肝肾之气，不自摄纳，为内热，为骨蒸，其脉无不如是，非仅土虚木扰，肝来戕脾，又何必说到土虚金衰，水涸木枯，枯木生火，展转曲折，偻指而数五行，陈腐满纸，令人欲呕耶？且更有左反微弱无神，而右大于左者，其病又深一层，非独木乘土位，肝脾相贼，直是肝肾真阴垂绝之征。而浮游无根之阳，见于右手，虽似数大，实则空虚无神，不任重按，是微阳且欲飞越而去，此即王海藏所谓杂病右表左里之一说也。

又王海藏曰：伤寒以左脉为表，右为

里；杂病以右脉为表，左为里，予初诊不尽验，心以为此特一法耳，固不可拘也。近二年来，深察病情脉象，有可得而言者，凡外感风寒湿之邪，深者皆系左脉沉细于右，浅者但两手浮弦，或右关前浮弦而已；外感暑热之邪，深者皆系左脉弱散于右，浅者但两手浮滑，或右关前浮大而已。温病之由于伏气内发者，前人皆以右大于左为词，谓邪从中道，胃气郁浊之故。以吾历诊春温冬温、喉痧痆疹诸证，凡右大于左，而左脉不甚细弱者，真阴未损，治之易愈；若左脉沉细而数，断续而匀，真阴已竭，十难救一。是当以左小于右定正气之成败，不当专以右大于左定邪气之微盛也。又诊夏行秋令时疫，有所谓瘟螺痧者，其证先见头痛心嘈，四肢麻冷，螺纹陷下，或吐或泻，旋即昏厥，重者死，轻者醒后越一二日死。醒后心中烦闷，其苦难言，而神识清明，额汗不止。其脉两手沉细，短伏关后，而左手尤甚。此天行肃杀之气，伤其心肝生阳之气，亦由其人生阳之本虚也。又诊水肿之人，阴邪极盛，亦莫不左脉沉小于右。此外一切大病久病，邪气深入者，莫非左陷于右，元气亏甚者，亦莫非左弱于右。其将愈也，则又右脉先盛，左脉后复，必待复盛，乃为元根充固，其病可无虑反复矣。病气轻浅，左脉决不受伤，惟癥瘕积聚，其病虽深，必随其经络之部位而见于脉，不能拘于此例也。由此观之，左里右表者，百病之通诊，伤寒岂能独异耶？故吾以右脉察邪气之浅深，即以左脉察元气之虚实。其脉象须各因病而定，不得专以大小二字赅之。寒邪以细而急为甚，热邪以薄而散为甚；阴虚以浮散而短为甚，阳虚以沉细而短为甚。其败也，总归于躁疾散断，全无神力而已矣。海藏之劈分伤寒杂病者，彼盖以杂病为劳倦内伤也，由气分渐伤入血分，血伤而左脉败矣，故左为里也；寒为阴邪，先伤于阳，内得胃实，而右脉大矣，故右为里也。殊不知阳明证乃阳气之内郁而盛，有撑邪外出之机，不得谓之寒邪内陷。寒邪陷者，少阴厥阴之寒证是也，是仍当在左手矣，况左右又有未可板分者。大凡病之始生也，属阳虚与寒盛者，左脉常沉小于右；属阴虚与热盛者，右脉常浮大于左。若沉小之极，而右脉亦陷，则胃阳绝矣；浮大之极，而左脉亦散，则肾阴绝矣。故喉痧之死脉，皆右关与左脉同其短数；瘟螺痧之治脉，皆右关缓滑有力，左脉虽伏，而不见散断者也。左脉重尺，右脉重关。盛启东以新病之死生，主乎右手之关脉；久病之死生，主乎左手之关尺，义正如此。此皆取其偏重者言之也。若夫邪气之猝至，虽两手脉伏，尚不为凶；病久邪杂，阴阳脏腑俱困者，但一部脉坏，即为不吉，是又在于圆机应变者。

【正义】澄之此节，申言海藏左脉主里之旨，从经验上历历写出，多未经人道之语，而归重于左小于右，定正气之成败二句，谓不当仅以右大于左，定邪气之微甚，颇能深入显出，一一表明其实在之情势，亦即寿颐上节所谓左属肝肾，洵是人身之根柢，至不可忽者也。唯谓瘟螺痧为伤其心肝生阳之气，亦由其人生阳之本虚一节，尚是拘泥左寸心左关肝之两部。颐谓真寒霍乱，上吐下泄，肝肾真阴竭尽无存，是以左手之脉，尤坏而不可救，其稍轻者，左脉尚未大败，则即其人肝肾犹有一线生机者已。

第十八节　奇恒诸脉

奇恒者，脉象奇异而殊绝于恒常者也。各随其人之禀赋而不同，有六部偏大者、偏小者，且更有反关而见于臂后者。寿颐在沪时，尝诊得一老妪，六部竟无一丝之脉，询得一生如此，而其人年登大耋，亦禀赋之最奇者矣。兹集诸家所论，录之下方，以备博闻。

《素问·至真要大论》：诸不应者，反其诊，则见矣。

【正义】此节言凡脉正取之而不应者，则反其手诊之而脉可见，颇似即指反关脉言之。此说是断章取义而言，若《至真要大论》本条主旨，以南政北政而言其应与不应，本与反关之义无涉。然岁气之应与不应，殊不足征，不若节取此十字以论反关，颇觉明白浅显。盖反关之脉，正取之而寸口三部脉不可见，则反其手而于手阳明循行之偏历以下诊之，其脉必见，其意亦极明白。而王启玄注乃谓不应者皆为脉沉，脉沉下者，仰手而沉，覆其手，则沉为浮、细为大也云云，误会经义，真堪喷饭。盖仰手寸口之脉属手太阴，覆手臂外之脉属手阳明，各是一路，安有正取沉细而覆手即为浮大之理？启玄此注，岂独不识反关，直是臆说欺人，虽其意亦或指手阳明经言，然并不说明，教人何处索解？

《医学纲目》：开宝寺僧，常与孙兆往还。一日谓孙曰：某有一事，与翁约赏罚为戏，可否？孙曰：如何？僧曰：君诊吾脉，能知某病，赏三十千为一筵；若不中，罚十千归小僧。孙曰：诺。诊其左手无脉，右手有脉，遂寻左手之脉，乃转左臂上动摇如常。孙曰：此异脉也，医书不载，脉行常道，岂有移易之理。往昔少年，为惊扑震动心神，脉脱旧道，乍移臂外，复遇惊扑，不能再归，年岁长大，气血已定，不能复移，目下无病尔。僧曰：某襁褓而扑背几死，固宜脉失其所，某亦平生无病，亦不曾诊脉，闻公神医，试验之耳。

【正义】此言反关之脉，因于少时气血震动，而脉行失其常道。然太阴、阳明二经互为联络，自太阴列缺之次，别走阳

明，譬犹经渠沟渎，偶失常道，自可别寻径路，以资流通，此亦事所恒有。且反关之脉，多有本于有生之初者，固不必皆由跌扑惊恐而改变。孙谓此为异脉，医书不载，可知反关之脉，自宋以前尚未发明，孙氏虽知其异，亦未明言此名反关，则反关之名，实出于赵宋以后，此亦中国脉理学之新发明者。而局外人犹谓吾人医药止能循依二千年之旧，别无阐发，斯真门外汉之论调，全未知医药脉理之沿革者矣。

王子亨《全生指迷方》：人生所禀，气血有变，故脉亦异常，有偏大偏小者，或一部之位无脉者，或转移在他处者，其形或如蛇行雀啄乱丝，如旋转于指下者，或有受气自然者，或有因惊恐大病忧患，精神离散，遂致转移而不守也，此阴阳变化不测，不可以常理推，若不因是而得此脉者，非寿脉也。

【正义】此言反常之脉，乃因于一时感触，其人之气血乖牾，而脉象为之陡变，非其人一生之脉常如此者，以事理而言，固当有此一时之变动，但似此脉证，必不可多遘。寿颐按：此条脉理，虽未尝专指反关之脉，然所谓反关之理，实已赅于此中，而王氏犹未说明反关二字，则反关之名，尽始于金元间矣。

石顽《三昧》：凡脉之反关者，皆由脉道阻碍，故易位而见，自不能条畅。如平常之脉，其反关之因各有不同，而反关之状亦自不一。有胎息中惊恐颠仆而反关者；有襁褓中束缚致损而反关者；有幼时跌扑动经而反关者；有龋龃痞积，伐肝太过，目连札而左手偏小，有似反关者；有大惊失志，死绝复苏而反关者。有一手独反关者，亦有两手皆反关者。有从关斜走至寸者；有反于内侧近大陵而上者；有六部原有如丝，而阳溪、列缺，别有一脉大于正位者。有平时正取、侧取俱无脉，而

覆手取之乃得者；有因病而正取无脉，覆手诊之而得者。总之皆阴阳伏匿之象。有伤寒欲作战汗，脉伏而误以为反关者。大抵反关之脉，沉细不及，十常八九，坚强太过，十无二三，欲求适中之道，不易得也。亦有诸部皆细小不振，中有一粒如珠者，此经脉阻结于其处之状，故其脉较平人细小，亦为反关之常，较平人反大者绝少。不可以指下变异谓之怪脉。凡遇反关异常之脉须细问，其较之平时稍大，即为邪盛，比之平时愈小，即为气衰，而更以所见诸证参之为是。更有正取、反取俱无脉，而细寻之，其脉却在手臂鼠肉之上者，亦反关之类也。

寿颐按：手臂鼠肉，盖尺脉后一二寸许，臂内近上侧，大肉隆起如伏鼠者然。今吾乡俗谚，仍名之为肉老鼠。但此皆无常之脉，其形象大小涩滑浮沉，皆不可凭，必须察其病证如何，元气如何，以审吉凶而别轻重。

【正义】石顽此条，备言反关及奇异诸脉之形态，颇极详细，皆从阅历体验得来，多可征信。盖太阴、阳明，相为表里，其气交通，故正经偶有阻滞，其行气即从间道以行，迨行之日久，而本经尚未宣通，则歧径辟为康庄，习惯而忘其故道，此亦自然之理，无足异者。然究系交通之间道，其径狭窄，不如康衢之荡平，所以其脉必不能滑利正大如寸口本部，此则凡反关之脉多如此者，惟禀赋不同，间亦有寸口无脉而臂外阳明之经搏击滑大者，则十中二三，此其人必阳盛有余，不可以常理测。石顽又谓反常之脉，大小浮沉滑涩，皆不可凭，必以病证元气如何为断，则至理名言，非确有三十年临证工夫，必不能说出此中真谛，凡在学医之士，不可不三复此言，常书诸绅而铭诸座右也。

周澄之《脉义》：世谓正取无脉，覆手取之而得者，名曰反关脉。近时武进费伯雄又有斜飞脉之说。张石顽之所谓从关斜走至寸而反关者，即外斜脉也；所谓反于内侧近大陵而上者，即内斜脉也；所谓阳溪、列缺，别有一脉，大于正位者，似反关而非反关脉也，谓之臂外脉。盖诸处本有细络与手太阴脉通，而手太阴之正脉实由寸部透于腕外，出于阳溪，趋于合谷，正脉苟有阻塞，则其气不能直达，乃散溢诸络，迂道而行，非正脉之移于他处也。《灵枢·邪客》曰：手太阴之脉，出于大指之端，内屈，循白肉际，至本节之后太渊，留以澹，外屈，上于本节下，内屈，与阴诸络会于鱼际，数脉并注，其气滑利，伏行壅骨之下，外屈，出于寸口而行，上至于肘内廉，入于大筋之下，内屈，上行臑阴，入腋下，内走肺，此顺行逆数之屈折也。此言手太阴脉自大指外侧内屈，下鱼，抵太渊。太渊者，寸口，去本节甚远，但正直本节之后耳。复自太渊外屈，上于本节下，此即所谓外斜脉，大指本节下，合谷穴处也。自合谷内屈，会阴诸络于鱼际，伏行壅骨之下。壅骨，大陵穴处也。外屈出于寸口者，自伏而出，斜行与前抵太渊者会，此即所谓内斜脉也。此脉与外斜之脉，出于合谷者，双歧如叉。《脉经》曰：从寸口斜入上者，名曰解。王冰谓不合而歧出，如绳之解股，是矣。外斜脉常与三关平等，而内斜脉常细，曾见有人时而内斜脉盛，时而外斜脉盛。其外斜脉盛无苦，而内斜脉盛即苦气逆胸满。盖尝思之，其外斜脉盛无苦者，气行之正经也；内斜脉盛即有所苦者，此与手心主相会之络也，络不当盛，必木火横逆，壅遏肺气，不得畅也。又有三部别有一细脉，自尺至寸，与正脉并行者。此细脉或与正脉平排并行，指下如引二线也；或行于正脉之上，浮之只见细脉，沉之始见正脉也；或行于正脉之下，按之隐隐有一细脉，自动于正脉之内也，此等最宜留心。若正脉中自见细线，挺然指下者，为寒，为痰，为瘀，为癥瘕；若别具一脉，动而流连，则是禀赋矣。世谓双弦脉，指下如引二线者死，未足为据。盖虽引二线，而指下来往流连者，乃是本象，其挺然指下无来去者，即不二线，庸有济乎？

【正义】澄之此节，申明斜飞诸脉之状态，虽部位各别，总之皆正道已塞，趋于别径，无一非反关之类。又引《邪客篇》文以证太阴、阳明相通之理，则不仅列缺一穴可以旁通，又足征反关诸脉所以形形色色，各有不同之理，然其源则皆为两经之交通，亦别无异解也。

又：伏脉谓之六阴，有极沉细者，有并沉细而无之者，皆其人之常脉也。有但一手隐伏者，亦有两手隐伏者，有六部正位如此，而尺泽之下仍见脉者，更有关尺见脉，而寸部独伏者，此当退一步诊之，以关为寸，以尺为关，以尺后为尺也。又尝诊皮急肉坚者，两尺深藏不见，则须审其关之后半部是否深入肉里，然后于尺部单指重按，以意测之。

【正义】六阴之脉，有极细如丝，且极无力者，亦有六部杳然，重按轻按皆不应者，此亦其人之禀赋使然。此则临证时不能凭证论脉，但据见证以治之可耳。此又与反关不同，盖反关者，本位虽不可见，而于他部见之，此则并阳溪、合谷、尺后诸部，皆不可见者也。

汪石山曰：世有以太素脉言人之贵贱穷通者，本是妄说，巢氏已谓其人必善于相法，特借太素以神其术。惟人禀天地之气以生，不能无清浊纯驳之殊。血气清者，则脉形圆净，至数分明，其主富贵宜也，若曰何年登科，何年升授，何年招财，何年得子，则非理矣。血气浊者，脉形混乱，至数模糊，其主贫贱宜也，若曰某时招晦，某时破财，某时损妻，某时克子，则非理矣。又有形浊而脉清者，此谓浊中之清，质清而脉浊者，此谓清中之浊，亦有形不甚清，脉不甚浊，而浮沉各得其位，大小不失其常，则亦必无大得失也。

吴鹤皋曰：太素之说，固为不经，然其间亦可采者。如曰脉形圆净，至数分明，谓之清；脉形散涩，至数模糊，谓之浊。质清脉清，富贵而多喜；质浊脉浊，贫贱而多忧。质清脉浊，则为清中之浊，外富贵而内贫贱，失意处多，得意处少；质浊脉清，则为浊中之清，外贫贱而内富贵，得意处多，失意处少。若清不甚清，浊不甚浊，则得失相半，而无大得失。富贵而寿，脉清而长；贫贱而夭，脉浊而促。清而促者，富贵而夭；浊而长者，贫贱而寿。至其言之过甚者，则索隐行怪，无所不至，是又巫家之流矣。

彭用光曰：太素以脉之清浊论贵贱，以滑涩论穷通，以浮沉论寿夭，以衰旺论时运，以缓急论吉凶，亦自有至理。又谓两手清微如无脉者，为纯阴脉，主贵；两手俱洪大者，为纯阳脉，主富。

【正义】《太素脉法》以清浊长短滑涩，辨富贵贫贱，穷通寿夭，固不可谓其无理。盖人之生也，其气通于造化之自然，而脉乃气血之枢机，有诸内者，必形诸外，亦犹相人之术，以气色论休咎耳。然皆以其人平日之素禀言之，与病脉无涉，此不可与诊病之时脉状之清浊长短，一概而论。则凡医家治病，必不能参用太素之说，盖亦无待烦言。此非昌黎所谓道其所道，非吾之所谓道者也耶！至以纯阴为主贵，纯阳为主富，则穿凿之尤，无理取闹，不足征矣。

第 二 卷

第二章　诊法

第一节　平旦诊法

《素问·脉要精微》：诊法常以平旦，阴气未动，阳气未散，饮食未进，经脉未盛，络脉调匀，气血未乱，故乃可诊有过之脉。切脉动静而视精明，察五色，观五脏有余不足，六腑强弱，形之盛衰，以此参伍，决死生之分。

【考异】盛，《脉经》作动；有过之脉，《脉经》作过，此非也。

【正义】此医经示人以诊脉之恒法也。平旦之时，天气清宁，人事未扰，万虑俱静，最得气化之正，故以此时诊察，不独可得脉象之真，即望色辨证，皆无遁情矣。或谓经言如此，本是论其常理，医家万不能食古不化，拘守此说。汪石山《脉诀刊误》已谓平旦诊法，主无病者言之，若遇有病，则不拘昼夜，皆可以诊。然无宁诊察于日中以前，庶乎天地气化，阴阳停匀，必较诸日暮宵深，群阴用事之时，尚为可得脉状真相。彼夫近世之号为名医，远道宵征，察脉多在午夜，不独精力时虞不审，抑且灯火光中，望色辨舌，易于误会，此又医家之不可不慎重从事者也。精明，王启玄注谓即目内眦之精明穴，然仅察其一部，必不足以观其大。据《素问》本篇下文云"精明五色者，气之华也"；又曰"精明者，所以视万物，别白黑，审短长"，则明明以瞳神言之。盖

人之两目，以精华明朗为贵，故有精明之称。且瞳神之明晦，本可以测真液之盛衰，病情之深浅，亦犹子舆氏所谓存乎人者，莫良于眸子之义，是亦医者望色之一要矣。周澄之谓此节寥寥数语，而切脉望色，审形辨证，诊法已无不备。

第二节　诊脉宜在安静之时

《甲乙经》五卷：乘车来者，卧而休之，如食顷，乃刺之；出行来者，坐而休之，如行十里顷，乃刺之；大惊大怒，必定其气，乃刺之。

【备考】《灵枢·终始篇》本此。

【正义】此节本言针刺之法。凡遇其人劳动之时，血气扰攘，不可遽刺。必令其休息，以俟精神安静，气血调和，而后可刺。然则凡诊人之脉者，皆当准此例以推之。盖无论其病之轻重若何，苟其乍经震动，则气血循行必失常度，脉搏气势必有变迁，不足为据。即曰病，当轻浅之时，脉不应有陡变之事。然凡远行者其脉必躁，饱食者其脉必大，饮酒者其脉必洪，皆非其本然之正色，为医者何可不知此理。

第三节　诊脉宜平其臂

王汉皋《医存》：病者侧卧，则在下之臂受压而脉不能行；若其手下覆，则腕扭而脉行不利；若其手垂，则血下注而脉滞；若其手举，则气上行而脉弛。若身覆，则气压而脉困；若身动，则气扰而脉奔。是以凡病轻者，宜正坐伸腕仰掌；病

重者，宜正卧伸腕仰掌，乃可诊脉。

【正义】此言病人之臂，不正不平，则脉形必因而有变，不可得其真象也。虽手垂脉滞、手举脉驰等句，未免言之过甚。然气血运行，不得其平，则脉道必有失常之虑，此则理之有可信者。凡诊重病，尤不可不留心细察。

第四节　下指按脉之法

朱肱《伤寒类证活人书》：凡初下指，先以中指端按得关位，掌后高骨为关，乃齐下前后二指为三部脉。前指，寸口也；后指，尺部也。若人臂长，乃疏下指；臂短，则密下指。

汪石山《脉诀刊误·附录》：两手掌后，各有高骨，诊脉之法，先以中指揣得高骨，以定关上，乃于高骨之前取寸口，于高骨之后取尺中。

【正义】高骨之位，定为关部，其说始于《脉经·分别三关境界脉候篇》。而《千金》以后之言脉位者，无不宗之。盖寸口之脉，其动而应指者，本不仅此三指所按之地位，即在高骨之上二三寸，犹皆有动脉可按，但其脉象已不如寸口之活泼。故诊脉者，必以中指按定高骨，而以前后二指分按尺寸二部，虽臂长指疏，臂短指密，自宜随机因应，不可呆守不变，然总之不能脱离此三指之位。苟其下指参差，或前后无定者，即为缅规越矩矣。

卢子由《学古诊则》：人之三指，参差不齐，必使指头齐平，节节相对，方可按脉。但三指端之皮肉，食指最灵，中指最厚，无名指更厚木，故必用指端棱起如线者，名曰指目，以按脉之脊。盖脉必有脊，不独洪大劲强之脉有脊，即细小微弱亦有脊焉，不啻目之视物，大小咸能察焉。若惜其爪甲之长，留而不去，只以指面厚肉诊脉，则不灵矣。

王汉皋《医存》：医者三指之端亦有动脉，宜知所分别，不可误以己之动脉，作为病者之脉。

【正义】周澄之《脉义》谓卢氏所称之指目，正是人指内动脉所出之处，若此脉正与病者之脉相值，将疑病者之脉大而有力矣，不如以螺纹之略前者，正压脉上，乃为常法。但指在脉上，须有进退展转，巧为探索之法，心灵手敏，而不涉成见，乃为可贵。

寿颐按：卢子由之意，似将以指端之尖处按脉，则正是自己指端脉动之地，彼此相触，最易混淆，将何以审别病脉真相。且指目二字，出于杜撰，亦觉无谓，周氏辨之甚是。而改用螺纹略前之指面，以求他人脉状，则确乎知觉极灵，即平日所用以扪物者，习惯自然，往往于深夜幽室之中，扪得物象，识其形态，其感觉之力极富。今西国人言生理学者，恒谓人之指端，脑神经最多，即是此处，用以诊脉，所谓心手相应，自有不期然而然者。惟卢氏又谓医者以爪甲为美观，留而不去，以诊脉象，必致不灵，则切中俗医通病。试问长爪阻之，则欲重按而不能，且必抬起指头，或以螺纹贴脉，或并以螺纹之后，当指节处之木厚者贴脉，则自己之指已无感觉之灵，尚欲以辨他人之脉，殆无以异于盲人之扪烛矣。

第五节　下指当分轻重

《难经》五难：脉有轻重，何谓也？然：初持脉，如三菽之重，与皮毛相得者，肺部也；如六菽之重，与血脉相得者，心部也；如九菽之重，与肌肉相得者，脾部也；如十二菽之重，与筋平者，肝部也；按之至骨，举之来疾者，肾部也，故曰轻重也。

【正义】此言按脉宜有轻重之别也。

其法以心肺为浮，肾肝为沉，不与浮表沉里之义相同。然心肺在上，其脉当浮，肾肝在下，其脉当沉，亦自有至理，其说虽不为古今医家所通用，然亦必不可偏废。三菽六菽九菽十二菽，言医者下指轻重之分量，即以审察浮中沉三候之脉。盖指下用力，必有重轻，而浮沉部位，始有区别，但此中分量，本是以意逆之，必不能持权衡而较其确否，则所谓三菽六菽九菽十二菽者，只以分别其标准，而示之次序。乃说者必执而泥之曰如大豆、如小豆，亦只见其凿矣。若《脉经》旧注，误以医者下指之轻重，认作脉来应指力之大小，则按之至骨为肾部一句，不可通矣。《伤寒论·平脉法》曰："经说脉有三菽六菽之重者何谓？曰：脉者，人以指按之，如三菽之重者，肺气也；如六菽之重者，心气也；如九菽之重者，脾气也；如十二菽之重者，肝气也；按之至骨者，肾气也"，即本于《难经》。而曰肺气、心气、脾气，肝气、肾气，措辞较为圆到，可知以神气言之，不可拘拘于迹象之末。若《难经》直曰肺部、心部，一似此即肺脏、心脏者，未免失之呆板不灵。且申明之曰：人以指按之，如三菽六菽九菽十二菽之重云云，则更可知此是以指按脉用力轻重之分，即所谓浮为心肺，沉为肝肾之旨，而《难经》注家之误，亦无庸辨矣。

第六节　调　息

《素问·平人气象》：人一呼脉再动，一吸脉亦再动，呼吸定息，脉五动，闰以太息，命曰平人。平人者，不病也。常以不病调病人。医不病，故为病人平息以调之为法。人一呼脉一动，一吸脉一动，曰少气；人一呼脉三动，一吸脉三动而躁，尺热，曰病温；尺不热，脉滑，曰病风。

人一呼脉四动以上曰死；脉绝不至曰死；乍疏乍数曰死。

【考证】《甲乙经》四卷引《素问》此节"常以不病调病人"以下二十一字，作"常以不病之人调平人，故为病人平息以调之"。盖言为医者，是不病之人，其呼吸之息调匀，故辨脉可以为法，文义较顺。今本《素问》"脉滑曰病风"一句之下，衍"脉涩曰痹"四字，盖浅人误依《素问》本篇下文"脉滑曰风，脉涩曰痹"而妄增者也，宋校正本已有校语，则其妄增已久。盖痹为气血不利之病，脉涩宜也，惟本条明言一呼一吸，脉得六动，且申言之曰躁，则流利可知，虽数脉以往来而言，涩脉以形状而言，似乎两不相碍，究之脉涩必滞，安得六至而躁？苟以数与涩连属成文，岂非绝大语病！而注家犹多曲为之说，甚属费解。今之俗医，遂有数涩连属之脉，宁不令人捧腹？皆为此种曲说所误，不可不正。《甲乙经》无此一句，则皇甫士安所见之本尚未经浅人妄增，是其明证，兹从《甲乙》。盖《素问》本篇下文之"脉滑曰风，脉涩曰痹"本是对待成文。而此节则从呼吸六动而来，以病温、病风相为对待，语气不同，文法亦异，何得断鹤续凫，交受其病。盖浅者目光甚短，只见下文脉滑、脉涩对偶连属，遂谓此节脱落一句而妄补之，不知各有所主，必不能强彼以就此者也。

【正义】人之气息，以一呼一吸，合为一息。平人之脉，法当一呼再动，一吸再动，则一息之间，其脉当为四动。唯常人之息，固有时而较为舒长者，则当呼吸舒长之间，按脉或得五动，是因呼吸之定息偶长，亦犹历之有闰，故曰闰以太息，此乃在我之息长，非在彼之脉急，斯为平人无病之脉，不疾不迟者。若一呼一吸之间而仅得二动，则其人之气少可知；若一呼一吸之间而竟得六动，则为躁疾之脉，其为病又可知。惟脉数主病，厥有二端，一则热邪之在表，故其人必当发热，而尺肤亦热；一则风邪之入络，则其人不发热，而尺肤不热。此则同是一息六动之数脉而主病不同，乃以尺肤合参之要诀也。《玉机真脏论》言人一息脉来五六至，其形虽不脱，真脏虽不见，犹死也，宋校正谓一息当作一呼或一吸，义与此同。

又《脉要精微论》：持脉有道，虚静为保。

【正义】此经言持脉之道，必以安神定息，虚心静气为最要也。保，读为宝贵之宝，古书本多通用。《史记·周纪》"展九鼎保玉"；《李氏镜铭》"明如日月世之保"，皆读为宝。而王注《素问》则曰"保定盈虚"，望文生义，本直捷者，而反迂曲说之，盖未知古文假借之义者。要之六经诸子，同音之借字甚多，而班孟坚《汉书》尤其渊薮，不知六书通假，必不可以读周秦两汉之书。《素问》本是先秦古籍，是以假借之字不少，旧注每为之随文敷衍，不能引证申明，致令极明白之文字，反为注家向壁杜撰，说得屈曲难通，或且晦涩而不可索解，殊为可哂。考《甲乙经》四卷引此正作"虚静为宝"，宋校《素问》亦引之。

滑伯仁《诊家枢要》：诊脉之道，先须调平自己气息，先以中指定得关位，乃齐下前后二指。初轻按以消息之，然后自寸关至尺逐部寻究。一呼一吸之间要以脉行四至为率，闰以太息脉五至为平脉也。其有太过不及，则为病脉，看在何部，各以其脉断之。

汪石山《脉诀刊误·附录》：诊脉之时，以气息平定，方可下指，调和鼻息，专一念虑，然后徐徐诊候。若乖张失次，即非正法。又诊候之时，不宜正对病人，必随左右偏于两旁。

【正义】诊脉不可正对病人，所以避病者之秽气也，鼻息口气，皆宜慎之，弗令直冲，致有感触，热病疫病，尤宜加谨，而诊视咽喉疫毒，则必暂闭己之呼吸，更不可忽。世固有医生传染时疫，猝至危殆者，石山此条，非婆子气可比。

第七节　候脉五十至

《甲乙经》四卷《经脉篇》：持其脉口，数其至也。五十动而不一代者，五脏皆受气矣；四十动而一代者，一脏无气；三十动而一代者，二脏无气；二十动而一代者，三脏无气；十动而一代者，四脏无气；不满十动而一代者，五脏无气。与之短期，要在终始，所谓五十动而不一代者，以为常也。

【备考】《灵枢·根结篇》本此而字句小异。

【正义】此古人言候脉必以五十至为定法也，于五十至之间而脉无断续不匀，则可知其血气之未败。第必以五十为衡者，取其盈数而已，亦犹《易》言大衍之数五十，无他深义。盖其人而正气尚充，必无歇止之脉。若不及五十至而已断续不调，则血气已是不相联属，其凶可知。而古人所谓四十动一代，一脏无气，三十动一代，二脏无气云云，亦只是理想之说，必不能据此歇止，而断为某脏某腑之气不至，盖亦可想而知。惟《难经》十一难则本此条而衍为吸者随阴入，呼者因阳出，今吸不能至肾，至肝而还，故知一脏无气者，肾气先尽也云云，则竟断为一脏无气，即是肾脏。依此推之，则二脏无气，必是肝肾；三脏无气，必是脾肝肾；四脏无气，必是心脾肝肾。果如所言，其人脏气已绝，则凡得代脉，必无可生之望，又安有可以苟延岁月之理？而《脉经》则又以《难经》既有一脏无气，肾气先尽之说，再衍为四十动一代，后四岁死，肾气先绝；三十动一代，二脏无气，后三岁死，肝气不至云云，尤其随意谈谈，必不可泥者矣。要知既得歇止之脉，本是元气败坏，无可疑者，然暴病得之，不过血络流行，一时不能周转，纵是虚极欲脱，治之得宜，脉亦可复，则必非脏气之不至可知。如谓肾气已绝，而其人尚能延至四岁而后死，且二脏三脏之气已绝，而亦能延及三岁二岁而后死，宁非痴人说梦，妄不可听。但候脉之时，必候之五十动为准者，固古人之常例，仲景《伤寒论》序，亦尝以人迎跌阳，三部不参，动数发息，不满五十，为俗医针砭，又其明证也。

第八节　举按推寻

滑伯仁《诊家枢要》：持脉之要有三，曰举、曰按、曰寻。轻手循之曰举，重手取之曰按，不轻不重，委曲求之曰寻。初持脉，轻手候之，脉见于皮肤之间者，阳也，腑也，亦心肺之应也；重手得之，脉附于肉下者，阴也，脏也，亦肝肾之应也；不轻不重，中而取之，其脉应于血肉之间者，阴阳相适，中和之应，脾胃之候也。若浮中沉之不见，则委曲而求之，若隐若见，则阴阳伏匿之脉也，三部皆然。

【正义】举按推寻四字，自宋金元以来，言诊法者相承以为审察脉理之唯一要诀，一似此四字之中，包含无限妙奥者。然质直言之，不过轻候曰举，以诊浮部；重候曰按，以诊沉部；而脉义之不易辨别者，则推寻其理而已，本亦无甚深意，乃或者又引《素问·脉要精微论》推而外之、推而内之等语，郑重言之，则有意过求其深，未免穿凿附会矣。滑伯仁此节所谓轻手候之，脉见于皮肤之间者，即浮部之脉，轻取得之者是也，凡在表之证及皮肤之病，上部诸病皆主之；所谓重手得之，脉附于肉下者，即沉部之脉，重按得之者是也，凡在里之证及筋骨诸病，下部诸病皆主之；所谓不轻不重，中而取之，病应于血肉之间者，即中候之脉是也，凡中焦诸证及肌肉间病皆主之。五脏在内，谓当以重按诊之，可说也，而六腑则岂可以轻按取之，此古人之误会，不可不为正之。

陈修园《医学实在易》：轻下手于皮肤之上，曰举，以诊心肺之气也；略重按于肌肉之间，曰按，以诊脾胃之气也；重手推于筋骨之下，曰寻，以诊肝肾之气也。

【正义】陈氏解按字及推寻二字，颇与伯仁之意不合。然谓略重曰按，以诊脾胃之气，义固可通，至谓推寻于筋骨之下，以诊肝肾之气，则殊觉太过。盖寻脉于筋骨之下，其脉已伏，岂肝肾之本色，不如滑氏立言之平允。此有意作新奇议论，而不自知其不可通者也。

第九节　审察尺肤

《素问·平人气象论》：尺涩脉滑，谓之多汗；尺寒脉细，谓之后泄；脉尺粗常热者，谓之热中。

【正义】此言诊脉之际并宜审察其尺部之皮肤也。尺部肤涩，而其脉反滑，应主多汗，盖汗为阳盛，故脉必滑，然汗泄已多，则肌肉间之津液伤矣，故尺部之肌肤必糙而涩也；如尺部肤寒，而其脉又细，则中下之阳气必耗，故知其当为后泄；若脉既粗大，而尺肤又常热，则皆阳盛之征，故知其当为热中也。又汪石山谓既诊三部，而再探试其尺肤，可以得其身之冷暖，形之腴瘠，肤之疏密，则可知其浅深内外久近之病情。寿颐谓察脉所以审其内容之盛衰，望色所以视其外形之虚实，而肌理之疏密，热度之冷暖，医家有未便按视抚摩而得其详者，是以古人又立此审察尺肤一法，则于诊脉之际稍稍留意，即得其真，更不必别求考验之法，最为便捷。况此尺部一隅，本为十二经脉大会之部位，周身态度，无不流露于此间，故据此偏隅已可概见其周身之情状，尤为简捷而确实。不独表寒、表热之证，三指甫下，其象毕呈，而华色之晦明，肌肉之坚脆，腠理之疏密，津液之荣枯，无一不可与脉理病情互相参证，是又于望闻问切之外，附益一种诊法，尤其切近著明而浅显易见者。凡在学者，均宜究心，庶不负古人立言之意。

《素问·方盛衰论》：**按脉动静，循尺滑涩。**

【正义】此又《素问》诊察尺肤之明文，言既按其脉象之动静，而更循视其尺肤之滑涩也。虽今本《素问》此篇，文义断续，几于不相联属，颇似残缺之余，错落庞杂，不甚可读。而此两句之义，固自明白晓畅。其所谓尺之滑涩者，必非以尺脉言，明眼者必当自不致误解。张隐庵注能知此意。而马玄台竟谓按病人之脉动静滑涩云云，则大失古人立言之旨矣。

《脉经》四卷：问曰：余欲毋视色持脉，独调其尺，以言其病，从外知内，为之奈何？对曰：审其尺之缓急小大滑涩，肉之坚脆，而病形变定矣。曰：调之如何？对曰：脉急者，尺之皮肤亦急；脉缓者，尺之皮肤亦缓；脉小者，尺之皮肤减而小；脉大者，尺之皮肤亦大；脉滑者，尺之皮肤亦滑；脉涩者，尺之皮肤亦涩。凡此六变，有微有甚，故善调尺者，不待于寸，善调脉者，不待于色，能参合行之，可为上工。尺肤滑以淖泽者，风也；尺内弱，解㑊，安卧脱肉者，寒热也；尺肤涩者，风痹也；尺肤粗如枯鱼之鳞者，水淡饮也；尺肤热甚，脉盛躁者，病温也，其脉盛而滑者，汗且出也；尺肤寒甚，脉小者，泄少气；尺肤烜①然，先热后寒者，寒热也；尺肤先寒，久持之而热者，亦寒热也；尺烜然热，人迎大者，尝夺血；尺紧人迎脉小甚，则少气。

【考异】此节之文，出于《甲乙经》四卷《病形脉诊论》。今本《灵枢·邪气脏腑病形篇》及《论疾诊尺篇》即本于《甲乙》者也。《脉经》此条，盖亦本于《甲乙》，而以今本《甲乙》《灵枢》校之，文字又互有不同，多以《脉经》此节为长，故从《脉经》录入，而考订其异文如下。

审其尺之缓急，小大滑涩，今本《灵枢·论疾诊尺篇》同，是也。《甲乙》及《灵枢·邪气脏腑病形篇》，审其尺作"调其脉"。寿颐按：此节专论尺肤，则作脉者必误。

而病形变定矣，《甲乙》无"变"字；《灵枢·邪气脏腑病形篇》作"病变定矣"，《论疾诊尺篇》作"病形定矣"，其义两通。今本《脉经》"形变"二字并存，几不成句。寿颐按：此盖后人即以《灵枢》两篇之异文，记之于旁，而传写者遂并入正文，乃不可解，当从《甲乙》删"变"字。

脉小者尺之皮肤减而少，今本《甲乙》《灵枢》皆作"脉小者尺之皮肤亦减

---

①　烜（xuǎn）：热。《玉篇》："烜，火盛貌。"

而少气"。寿颐按：此彼衍一"气"字，只论皮肤，无所谓少气也。

脉大者尺之皮肤亦大，《甲乙经》同，今本《灵枢》则作"尺之皮肤亦贲而起"，按其文义，颇以《灵枢》为长。又此句之下，今本《甲乙经》衍"脉沉者尺之皮肤亦沉"九字，而《灵枢》无之，则今本《甲乙》之衍文，尚在宋金以后，盖脉有浮沉，而皮肤必不能以浮沉说也。

凡此六变，今本《甲乙》《灵枢》俱作"凡此变者"，而《脉经》独异其文。寿颐按：此当是叔和所改，但据此六变一句，益可知今本《甲乙》脉沉一句之误衍，盖上文审其尺之缓急小大滑涩，固止此六者，则今本《甲乙》添出脉沉一句，必不可通。

可为上工之下，《甲乙》《灵枢》更有中工下工云云，本是泛辞，《脉经》节之是也。

尺内弱，今本《甲乙》《灵枢》皆作"尺肉弱者"。寿颐按：尺肤而弱，诚不可解。然《甲乙》《灵枢》作"尺肉"，仍不可解。此"尺内弱者解㑊，安卧脱肉者寒热也"二句，义俱难通，恐传写有误，是当阙疑，不可强解。

安卧脱肉者寒热也下，今本《灵枢》衍"尺肤滑而泽脂者风也"九字，此盖传写者因上文"尺肤滑以淖泽者风也"一句而误复于后耳，《甲乙》亦不复此句，可与《脉经》互证，则今本《灵枢》讹矣。

水淡饮也，今本《甲乙》《灵枢》皆作"水泆饮也"。寿颐按：淡饮，即今之所谓痰饮，以病者有水及淡饮，积而不化，则饮食之精，不生津液，所以尺肤枯槁如枯鱼之鳞，而浅者读之，不知淡即痰之古字，遂妄改为泆，而不知反不可

通矣。

其脉盛而滑者，汗且出也，《甲乙经》同，惟《灵枢》则作"病且出也"，义不可通，明是讹字，而近人之论温病，每喜附会于伏气一层，见《灵枢》有"病且出"三字，遂据此以为古人温病由内达外之确证，一似未见《脉经》《甲乙》尝有此"汗且出"一句者，抑何简陋至此极！或亦明知之而故作不知，藉以自欺欺人，寿颐窃谓其终是掩耳盗铃伎俩。《千金翼》引此句亦作"汗且出"。

尺肤炬然，尺炬然热，二"炬"字，今本《甲乙》《灵枢》皆作"炬"，盖亦传写之误。炬字虽不见于《说文》，然《易》曰"日以炬之"，其出处固甚古也。

尝夺血，今本《甲乙》《灵枢》皆作"当夺血"，其义两通。

尺紧人迎脉小甚，今本《甲乙》《灵枢》，皆作"尺坚大脉小甚"，误。盖尺肤而可谓之坚大，其义已不可通，况此句与上句"人迎大者"相为对待，尤可证《甲乙》《灵枢》作"大"之讹。

【正义】此又古人详论审察尺肤之要诀也。脉急肤急，言其肤之坚实而紧密；脉缓肤缓，解其肤之宽懈而纵弛。丁氏《难经注》谓急者经络满实，缓者肌肉消是也。脉小者气血必衰，宜其肤之减而少；脉大者形气必旺，宜其肤之大而胖。脉滑属有余，其肤未有不滑润者；脉涩属不足，其肤安有不枯涩者。此六者是泛而言之，固不必专主何等病状。而"尺肤滑以淖泽者"以下，则专以主病言矣。风为阳邪，尚是有余之候，故尺肤亦滑而淖泽。《说文》："淖，泥也。"《左·成十六年传》有"淖于前"。《汉书·韦元成传》："天雨淖。"《管子·内业》"淖乎如在于海"，注："润也。"《广雅·释诂一》："淖，湿也。"若风邪而痹其络脉，

则气血不能流通，而尺肤亦涩矣。尺肤热甚而脉复盛躁，则其人之发热恶热可知，谓非温病而何？若脉盛而复滑利流动，则阳邪有泄化之机，故知其且将汗出而解。尺肤寒而脉小，则主虚寒为病，故曰泄而少气，二者皆虚寒也。此句正与上句尺肤热甚对待成文。惟寒热两句，其义不甚轩爽，姑付阙疑。若尺热而人迎脉大，病属气火之有余，脱血宜也；尺紧而人迎脉小，病在正气之不足，故曰少气。此节所言，虽某证当主某病，亦不可拘泥太甚，死于句下，然以大旨观之，义固了然，非无征也。

《甲乙》四卷《病形脉诊篇》：色脉与尺之皮肤相应，如桴鼓影响之相应，不得相失也，此亦本末根叶之出候也，故根死则叶枯矣。

【备考】《灵枢·邪气脏腑病形篇》本此而有小异。

《甲乙》五卷：持其尺，察其肉之坚脆大小滑涩，寒热燥湿。

【备考】《灵枢·邪客》本此，热作温。

第十节　七　诊

《素问·三部九候》：何以知病之所在？曰：察九候，独小者病，独大者病，独疾者病，独迟者病，独热者病，独寒者病，独陷下者病。形肉已脱，九候虽调犹死。七诊虽见，九候皆从者不死。若有七诊之病，其脉候亦败者，死矣。

【正义】此《素问》之所谓七诊，盖言脉象之偏而不合常法者，故为病脉。张石顽谓独大独小独疾独迟者，诸部皆然，非一部两部独见之病脉。独热者，尺肤炬然热；独寒者，尺肤寒冷；独陷下者，诸部皆陷伏不应也。盖真脏脉见，悉为死脉；七诊脉见，犹为病脉，其所重全在胃

气。胃主肌肉，故言形肉已脱，九候虽调犹死；七诊虽见，九候皆从者不死，以胃为脏腑根本也。郭元峰《脉如》亦谓若以一部之独大独小者为病，则设以寸关尺三部，有二部皆受热邪，脉皆洪盛，独有一部得其中和，较之二部独小，而徒知以小配大，不为清二部之热，反温此一部之寒，得无贻抱薪救火之害。寿颐谓合此二说参之，其理甚长，则经文"独"字，洵不可谓为一部之独异也。

寿颐又按：七诊之说，昔人又有以浮中沉及上下左右七字为解者，然于古无征，且上下左右四者未免牵合杂凑，不如宗《素问》此条"七诊"二字，较为有据。

第十一节　诸家诊法大要

滑伯仁《诊家枢要》：凡脉之来，必不单至，必曰浮而弦，浮而数，沉而紧，沉而细之类，形状不一，将何以别之？然：提纲之要，不外浮沉迟数滑涩六脉而已。浮沉者，轻手重手得之也；迟数者，以己之呼吸而定之也；滑涩者，则察夫往来之形也。浮为阳，以轻手而得之，则芤、洪、散、大、长、濡、弦，皆轻按得之之类也；沉为阴，以重手而得之，则伏、石、短、细、牢、实，皆重按得之之类也。迟者一息三至，而缓、微、弱，皆迟之类也；数者一息六至，而疾、促，皆数之类也。或曰滑类乎数，涩类乎迟，然脉象虽类似，而其理不同也。迟数，以呼吸察其至数之徐疾；滑涩，以往来察其形势之利钝也。数为热，迟为寒，滑为血多气少，涩为气多血少。此六者之脉，足以统夫表里阴阳，寒热虚实，风寒燥湿，脏腑血气也。浮为阳，为表，于病为风，为虚；沉为阴，为里，于病为湿，为实。迟为在脏，于病为寒，为冷；数为在腑，于

病为热，为燥。滑为血有余，涩为气独滞也。人之病情，大要不外乎此，能于是六脉之中以求之，则疾病之在人者，莫能逃焉。

【正义】脉状之有定名，而为医学中习用者，共二十八种，使初学入手之始基，必种种以辨之，字字而泥之，则亦猝难融会。甚且疑非疑是，势必眩于目而盲于心，是不可不挈领提纲，以清眉目，庶乎约而不漏，简而能赅，示人以简捷易守之楷模，方能登高自卑，行远自迩，渐以迎机启牖，触类旁通。尝考古来撮举诸脉之纲要者，厥有数家，虽各有所见，旨趣未必尽同，而大旨皆约略相近，爰为汇集一编，以备参考。在初学之时，固必以是为入手之始基，然学成致用，神而明之，亦终莫能外是也。

滑氏以浮沉迟数滑涩，为诸脉之纲，最易辨别，惟其所分隶于六类之中者，尚有可议之处。如洪也大也，长也弦也，皆以形为义，不能概谓其必浮。即短也细也弱也，也亦不能概谓其必沉。而微弱皆言其无力，又岂必皆迟乎？又《内经》明谓脉滑为血少气多，脉涩为血多气少，而滑氏之说，则本之《千金方》，正与《内经》相反。盖经意谓气盛而流动疾驰，则脉滑；血壅而循环迟钝，则脉涩，于理尚合。若《千金》之与伯仁，反以滑为气少，涩为气多，颇难索解。且本节又有"涩为气独滞"之句，正与上文"涩为气多"，自相矛盾。要之滑为气道流通，涩为血液枯耗，则无可疑者，且滑脉既能爽利往来，经言血少，已是可疑，而涩脉则断不滂沛有力，乃谓气多，其胡可信。此则两家之说，皆不可通，皆不可泥。总之气为血帅，血随气行，脉滑必气血皆多，脉涩必气血皆少，此理之常，无可疑者。而古人必以一少一多，互为比较，都是一

偏之见，无惑乎各持一说，而至于绝端相反也。迟之主脏，数之主腑，亦是误会，岂可为训。凡百学问，欲穷其理皆须自具灼见，勘透渊微，方能独有权衡，不受他人蒙蔽，若徒钻索于故纸堆中，掇拾唾余，作婴儿之人云亦云，咿哑学语，则终有面墙而立，一步不可行之日矣。

又：察脉须识表里虚实四字。表者，阳也，外也，凡六淫之邪，袭于经络之间，而未入胃腑及脏者，皆属于表；里者，阴也，内也，凡七情之气，郁于胸腹之中，不能疏泄，及饮食五味之伤，留于肠胃，不能消化者，皆属于里。虚者，元气之伤，精神耗散，气血亏损也；实者，邪气之实，亦由正气不充，而外邪乃得乘之，非元气自实也。故正虚则补之，邪实则泻之。经所谓邪气盛则实，精气夺则虚，此大法也。

【音注】夺，即今脱失之脱字，说已见前。

戴同父《脉诀刊误》分、合、偶、比、类五法。

分：有以脉之形为分者，谓脉各有形状，当先明辨而了然不疑，大小浮沉滑涩，可以指别，迥然各异，辨之于毫厘之间，使其形不相混，如举有按无为浮，按有举无为沉之类是也。又有以脉之证为分者，谓脉之一字独见为证，如寸浮中风头痛之类，不类他脉，则独为一证，今《脉诀》歌中，列于各脉之后者是也，或独见于一部，或通见于三部，或两手俱见一脉者皆是；又有一脉独见，而为证亦不一，如浮为风，又为虚，又为气，其所主之证，亦各不同，此又一脉中之见证当分者也。

合：有合众脉之形为一脉者，谓似沉似伏，实大弦长之合为牢脉，极软浮细之合为濡脉之类。

寿颐按：濡脉之濡，即古堧字之变体，宋本《素问》作堧，而后人之书多作濡，是其明证。戴氏谓极软浮细合为濡脉，是不知软与濡之为一字也，若然，则软脉、濡脉又当分为二种矣。然古今之论脉象者，尚多合而为一，则以此二脉之形象，万不能区而别之，分其界限耳。惟竟无一人明言其即为一字者。盖堧转为顿，俗体又变为软，而从堧之字，汉人作隶，往往与从需之字，混合无别，因而又误作濡。其实濡脉之濡，与濡滞、濡湿之濡，各为一字，两不相涉，此其辗转变迁，在小学中，已多曲折，不易知其源委，宜乎宋元以下，不复识其即为一字之递变矣。有合众脉之形为一证者，如浮缓为不仁，浮滑为痰饮，浮洪大而长，为风眩颠疾之类。有二脉合者，有三四脉合者，大抵独见一脉之证甚鲜，参合众脉之证甚多。

偶：脉合阴阳，必有偶对。经曰：善为脉者，必以比类奇恒从容知之。

浮沉者，脉之升降也。浮升在上，沉降在下，为诸脉之定体，为阴阳之定位，为表里之定象。浮者法天，轻清者必上腾；沉者法地，重浊者必下着。浮为风，为虚，性轻而高骞也；沉为中坚，为内实，质重而不移也。

迟数者，脉之疾徐也。脉以一息四五至为平，减一即迟，增一即数。《难经》曰：迟则为寒，数则为热。《中藏经》曰：数在上，阳中之阳，在下，阴中之阳；迟在上，阳中之阴，在下，阴中之阴。数在中，则中热；迟在中，则中寒。此亦阴阳之大别也。

虚实者，脉之刚柔也。浮中沉皆有力，为实；皆无力，或迟大而软，按之豁然空，为虚。虚实之应，皆以有余不足占之。经曰：其气来实强，为太过，病在外；气来虚微，为不及，病在中。

长短者，脉之赢缩也。脉赢过于本位曰长，脉缩不及本位曰短。长有见于尺寸，有通见于三部；短只见于尺寸。经曰：长则气治，短则气病。又曰：人长脉长，人短脉短，则因人体而别矣。

滑涩者，脉之通滞也。流利无碍曰滑，塞滞不爽曰涩。经曰：滑者阴气有余，涩者阳气有余。《难经》三阴三阳，滑涩对举，固偶言之也。

寿颐按：阴气以血言之，盖谓血之多故脉滑；阳气有余，盖谓气有余，而血不足，故脉涩。《千金方》直曰滑者多血少气，涩者多气少血。要之涩属少血，至理不易，若谓气多，则何至涩滞不灵，且以滑为少气，亦殊不然，其气果不足以运行，则脉道又安能流动不滞。况脉之滑者，不必尽见其大，谓为多血，亦岂允协？而涩脉总是不足，乃谓阳气有余，尤其费解。毋宁以滑脉为气血之流利，涩脉为气血之两衰，庶几较为切实。必以气血多少，两两相比，皆是穿凿附会，窒碍而两不可通耳。

洪微者，脉之盛衰也。血热而盛，气随以溢，满指洪大，冲涌有余，所谓来盛者也；气虚而寒，血随之涩，应指微弱，委靡无神，所谓来不盛也。

紧缓者，脉之急慢也。寒为阴凝，其性收束，故脉形拘急；风为阳和，其性宽舒，故脉形弛缓。所以风伤卫者脉浮缓，寒伤营者脉浮紧也。

寿颐按：紧脉之紧，《素问》亦谓之坚，《伤寒论》中诸紧字，《千金翼》多作坚，是紧之与坚，古本即是一字，说者谓隋文帝名坚，避隋讳者，因改为紧，凡今本作紧者，皆仍隋本之旧，而《千金》成于唐初，则不避隋讳，所以仍用坚字，其说确有可信。然则紧脉以指下坚凝而言，缓脉以指下懈怠而言，戴同父以之相偶，极其确切，其以急慢二字作解者，明谓一则拘急，而一则宽弛，非以至数之迟速论也。叔和编《伤寒论·辨脉法》，于紧脉形象添出"转索无常"四字，终是形容太过。

动伏者，脉之出处也。出见于外，故厥厥动摇；处藏于内，故蛰伏不露，亦一阴一阳之分驰也。

寿颐按：伏为深藏，其义尚确，而以动脉为出见，殊是不妥，凡浮弦滑数洪大等脉，何一非脉之出见于外者？愚谓动之与伏，本非对偶之象，戴氏此条，未免蛇足。

促结者，因歇止以别阴阳也。仲景谓数中一止，阳盛则促；缓中一止，阴盛则结。皆有时一止，而尚非一定之歇止，故非必死之脉。代则死矣，故促结可为偶，而代则无对。

寿颐按：《素问》中未言歇止之脉，《宣明五气篇》有"脾脉代"，《平人气象论》有"但代无胃曰死"之句，虽有代脉之名，然非后人所谓歇止之代脉，说已见前。至《甲乙经》而始有四十动一代、三十动一代之说，《难经》十一难因之，此代脉为歇止有常之确证。又《难经》十八难"结者，脉来去时一止无常数，名曰结也"，则结脉为歇止无常之确证。若促脉则《素问》有之，殊无歇止之义，即《甲乙》《难经》亦无此歇止之促脉，所以仲景《伤寒论》明言"脉按之来缓，而时至复来者，名曰结，脉来动而中止，不能自还，因而复动，名曰代"，其意亦以有定之止为代，无定之止为结，两相比附。又谓"伤寒脉结代心动悸者，炙甘草汤主之"，以结代对举，而不及促脉，则仲景意中，不以促为歇止之脉，又是一证。故本论中言促脉者凡四见，皆与歇止之义不甚相近。惟王叔和所编《伤寒论》之《辨脉法》，乃曰脉来缓

时一止复来者名曰结，脉来数时一止复来者名曰促；脉阳盛则促，阴盛则结云云，始以促脉、结脉分为数中一止、缓中一止，两两对举，而《脉经》承之，然证以《素问》《甲乙》《难经》皆不符合。后人因见《辨脉篇》中有此说，误认是仲景手笔，遂谓仲景、《脉经》二说既同，因而相沿成习，凡言脉歇止者，大半宗之，其实此是叔和一家之言，未可遽为定论。在乾隆时日本人丹波廉夫撰《脉学辑要》，辨之颇详，引证颇确。详见第三卷促脉条。戴氏此条，以促结为偶，亦本于叔和，而乃曰仲景谓数中一止，阳盛则促；缓中一止，阴盛则结，则亦以叔和所编之《伤寒论·辨脉法》误认作仲景语矣。岂知以仲景《伤寒论》言之，惟有结脉、代脉曾以歇止之有定无定，两相对偶，而促之与结各具条理，不可为偶乎？此则即以仲景正叔和，而叔和之说不足征，固已彰明皎著矣。此外之脉不可以偶言者，不敢凿也。《三因方》悉以各种之脉，尽为之偶，如弦弱、芤微、濡革、散代之类，则非一阴一阳矣，因而知脉象之不可悉称为偶也，必一阴一阳乃可谓之偶耳。

周澄之曰：惟其不可尽偶，故益以比类几法。

比：比者。因其形之相似而拟议之也。先比其类而合之，所以著其疑也；次比其类而晰之，所以决其疑也。《内经》曰脾脉虚浮似肺，肾脉小浮似脾，肝脉急沉似肾，此三者之相似也，然于相似之中而晰其似是实非，则亦于比类中得之。《难经》所谓心肺俱浮，肾肝俱沉，何以别之？则浮大而散者，心也；浮短而涩者，肺也；沉而牢者，肝也；按之软，举之来疾者，肾也。凡此皆于比类之中析之之法，今立比字为纲，使从容比例，先明

于未诊之前，免得致疑于持脉之际。《脉经》曰：浮与芤相类，一曰与洪相类。弦与紧相类，滑与数、沉与伏、微与涩、软与弱、缓与迟、革与实，皆相类。《千金》云：牢与实相类。今更详之：洪、散，俱大也，而散则无力；濡、弱，同软细也，有浮沉之异；微、细，俱小也，而微为无力。芤，类浮也，而按之则边有中无；濡，类芤也，而按之如无。沉、伏、牢，同在下也，按之有余曰沉，按之实大长弦曰牢，按之不见，脉行筋下曰伏。弦与细，同为直长之形，同以收敛为义，而亦有大小之别，弦则如弦之直，细则如线之细。迟、缓，同慢也，有三至、四至之分。洪、实，同有力而大也，洪则沉浮之间有异，实则浮沉皆有力也。他如濡弱与迟，如芤与虚，如微细濡弱涩等，已辨见于各条之下。

类：《易》曰：方以类聚。又曰：本乎天者亲上，本乎地者亲下，则各从其类。蔡西山之言曰：凡平脉不大不小，不长不短，不浮不沉，不滑不涩，应手中和，意思欣欣，难以名状者，为胃气。其太过为大为长，为实为坚，为弦为浮，为滑为洪，为急为促，皆阳之类也；其不及为细为短，为虚为软，为沉为结，为涩为微，皆阴之类也。若阳搏阴为弦，阴搏阳为紧，阴阳相搏为动，寒虚相搏为革，阴阳分离为散，阴阳不续为代，又以阴阳之相杂相离，自为一类者矣。

【正义】分、合、偶、比、类五法，原出戴氏《脉诀刊误》，精当处诚是不少，但偶沿古书之误，未能厘正者，亦颇有之，且时有晦涩费解语句，未为尽善，光绪中皖南建德周学海澄之《脉义简摩》尝为删润录入，兹参用周本，而间亦以拙见所及，稍为点窜，欲其一望易知，便于初学而已。所以字句间不与原本符合者不

少，附识涯略，以昭核实。

汪石山《脉诀刊误·附录》：脉象虽多，而浮沉迟数四者可以统之，但识四者，而其余可以类推。《难经》六难专言浮沉，九难专言迟数，即此旨也。如以浮为纲，则有力为洪为长为革，无力为芤为虚为微为软为散，皆其目也，皆浮脉之所统也；以沉为纲，则有力为弦为实为牢，无力为短为细为弱，沉极为伏，皆其目也，皆沉脉之所统也；以迟为纲，则有力为缓为结，无力为涩为代，皆条目之统于迟脉者也；以数为纲，则有力为滑为动为紧，无力为促，皆条目之统于数脉者也。

【正义】汪石山以浮沉迟数为纲，可以举其大，而不能括其全，虽大旨亦无甚谬戾，然长不能统于浮，弦与短细不能统于沉；缓之与结，涩之与代，不系乎有力无力；且代脉万不能统之于迟，动脉、紧脉又何能统之于数，皆其立言之不可无议者。盖所举之脉，凡得二十七种，而仅以四者括之，终嫌简略，欲求熨帖而无语病，尚可得乎！

卢子由辨脉部位至数形体浮沉往来十法：辨脉之法，不外乎以部位、至数、形体、浮沉、往来十则为纲。部位以度长短，至数以纪疾徐，形体以别大小，浮沉以定内外，往来以验滑涩，而阴阳虚实，俱在其中矣。盖脉象之浮大滑数长者，阳也；沉小涩迟短者，阴也。而临诊之际，则一阳一阴独见之脉少，而诸阳诸阴互见之脉多，必条条而辨之，恐茫然奚测其端倪，故必以十者为之纲，而脉状多端，皆可各以类从，而条分之为目矣。如以形体之大者为纲，则曰洪曰散，曰横曰弦，曰革，皆大中之目也；以形体之小者为纲，则曰弱曰瘦，曰细曰微，曰萦萦如蛛丝，皆小中之目也。以至数之数者为纲，则曰急曰疾，曰击曰搏，曰躁曰喘，曰动曰

促，曰奔越无伦，皆数中之目也；以至数之迟者为纲，则曰缓曰脱，曰少气，曰不前，曰止曰歇，曰停曰代，曰结，曰如泻漆之绝，皆迟中之目也。以往来之滑者为纲，则曰利曰营，曰啄曰翕，曰章，曰连珠，曰替替然，皆滑中之目也；以往来之涩者为纲，则曰紧曰滞，曰行迟，曰不应指，曰参伍不调，曰往来难且散，曰如雨沾沙，曰如轻刀刮竹，皆涩中之目也。以部位之长者为纲，则曰慄曰高，曰涌，曰端直，曰条达，曰上鱼，曰溢，皆长中之目也；以部位之短者为纲，则曰抑曰卑，曰退，曰不及指，曰入尺，曰覆，皆短中之目也。以举之浮者为纲，则曰盛曰毛，曰泛曰芤，曰如循榆荚，曰肉上行，曰时一浮，曰如水漂木，曰瞥瞥如羹上肥，皆浮中之目也；以按之沉者为纲，则曰潜曰坚，曰伏曰匿，曰遏曰减，曰按，曰独沉，曰时一沉，曰如棉裹砂，曰如石投水，皆沉中之目也。凡此种种，可以单见，可以并见，亦可相兼而来，亦可错综而至，苟能明此大纲，则其细目亦无不隐约于指端矣。

【正义】卢氏此条，不仅为二十四脉、二十八脉区分条目，并将《内》《难》仲景诸书所言之形形色色，胪举于十大纲之中，虽未必一一确当，而大旨亦罗罗清疏，自足为学者辨析门径之一助。但所谓迟数滑涩，在大纲可分，而在细目则颇难分别熨帖。盖数之与滑，迟之与涩，本相近似，则其彼此界限之不甚清楚，亦势之必不能免者；又散之与微，皆以势言，不得径谓其一大一小；横言其气之强，弦言其体之劲，均不能必其为大；击、搏言其有力，不必皆数；脱言其无根，不必果迟；紧言其坚，岂得为涩；不应指言其细少无神，又岂必涩；高章与涌盛言其气势之旺，岂可类之于滑长及浮；

卑退不及指言其气势之衰，岂得武断为短；坚也如棉裹砂也，皆言其中之实，又岂必果沉，此皆似是实非，不可不辨。又若停字，仲景本作停匀；代字古今皆为歇止，而皆误与迟为类；慄则本与卑字并称，而反与长为类；营则本以营守为义，而强与滑为类；《难经》之入尺为覆，明是尺部之垂长，乃反与短为类，则又误会之最大而显然者，更不可以不正也。

《洄溪脉学》：经曰：调其脉之缓急小大滑涩，而病变定矣。盖谓此六者，足以定诸脉之纲领也。《经》又有小大滑涩浮沉六者之说，《难经》则曰浮沉长短滑涩，仲景则以浮沉迟数滑涩六者为提纲，此诸说者，词虽微异，义实相通。愚谓诸象之定名虽多，不出表里寒热虚实六者之辨。如浮为在表，则散大而芤可类也；沉为在里，则细小而伏可类也；迟者为寒，则滞缓结涩之属可类也；数则为热，则洪滑疾促之属可类也；虚者为不足，则短软微弱之属可类也；实者为有余，则紧弦动革之属可类也，此其大要，人所易知。然即此六者之中，复有悬绝之处，则或不能猝辨，似是实非，其误非浅。如浮为表矣，而凡阴虚者，脉必浮而无力，因真阴衰于下，而孤阳浮于上，是浮不可概言表也，而可升散乎？沉为里矣，而凡表邪乍感之甚者，阴寒束于皮毛，阳气不能发达，则脉必先沉紧，是沉不可以概言里，而可攻下乎？迟为寒矣，而温病初退，余热未清，其脉多迟而滑，是迟不可以概言寒，而可温补脾肾乎？数为热矣，而虚劳之候，阴阳俱伤，气血耗散者，脉必急数，愈数则愈虚，愈虚亦愈数，是数不可以概言热，而可寒凉直折乎？微细类乎虚，而痛极壅闭者，脉多伏匿，是伏不可以概言虚，而可峻补乎？洪弦类实矣，而真阴失守者，必关格非常，是弦不可概言实，而可克伐乎？乃知诊法于纲领之中，又别有扼要之处，设不以四诊相参，而孟浪从事，未有不杀人于反掌之间者矣。

【正义】《泂溪脉学》出于坊肆，多袭石顽《三昧》旧文，必非徐老手笔。此节以浮沉迟数虚实六者为纲，而即以其余之二十二种分系于六纲之中，简而能赅，颇得要领，却非通人不办，且又以浮沉迟数虚实六脉之貌似神非者，一一勘透其病情源委，尤其言明且清，精凿确当，启迪后人智慧，真是不浅，笔锋爽利，辞旨轩豁，允推此道之老斫轮手。然细绎之，则源出于景岳，特稍为申言之耳，郭窃向注，终是坊贾伪托，灵胎傲骨，决不为此。惟脉大者不必浮，细小之脉不必沉，不无语病。

周澄之《脉义》：《灵枢·邪气脏腑病形篇》以缓急大小滑涩为提纲，而以微甚纬之，实开千古诊脉之奥。后世有仅以浮沉迟数分纲者，终嫌漏而不备，余拟合此二者之十字为一，而仍以微甚为纬，则但于十字之中错综离合，而于二十八脉之形状了然矣。然此特详析其形状，而犹不足以尽脉理之玄妙。滑伯仁所谓必须识得上下去来止至六字，则脉理之妙蕴也。辨脉之理，先讲位、数、形、势四字，则于百脉无所不赅，即无二十八脉之名，亦无不可。位者，浮沉长短也；数者，迟数也；形者，虚实滑涩也；势者，即滑氏所谓上下去来止至也。以此位、数、形、势四者为经，更纬之以微、甚、兼、独四字，则百病之寒热虚实，全从此八字中分合贯串，而无能遁形矣。指到脉上，即默识其孰沉孰浮，在寸在尺；继调其息，即辨别其或速或迟；继察其体，即了然于虚实长短滑涩。审此三者，而指下已有定象，乃复就此定象之中，再审其微耶甚耶，独见一脉耶，兼见何脉耶，更细玩其上下起伏之盛衰，动止之躁静，而真象无不显然矣，而尤必细察来去之势为最要，此阴阳嘘噏①之机也。

【正义】位数之数，如字读，即《内经》数其至也之数。以位、数、形、势四字，定脉之体，更纬之以微、甚、兼、独四字，尽脉之用，确已动静不居，周流六虚，合迹象神化，而尽融会贯通之妙矣。但所谓势者，已有微妙难言之蕴，所谓可以意会，而不可以语言形容者。伯仁氏上下去来至止六字，仍欲以迹象求之，犹嫌呆相，而澄之偏教人细察来去之势，道则高矣美矣，其如学者之不能几及何。

又：脉之行也，以息往来，其动者气也，其脉道则血之质也，气主煦之，血主濡之，二者固不能相离。惟气为无形，血为有形，气本动而血本静，然脉之流动，则血中有气，而无形者形矣，且静者之形亦因动而见矣。惟其本体，则气必动而始见，血必有形可稽。故候气分之病，察其脉动之势；候血分之病，察其脉动之形。且血病必累及于气，故候形者不可不兼审其势；气病必久而累血，则察势者初不必遽泥其形。气虚血实，脉势虽弱，而按之必有形；气盛血衰，脉形虽空，而其来必有势。凡血气盛衰，其分量各有轻重，苟以形势微甚辨之，可以按之即见。故气之升降不利，无论脉形虚实大小，其动也，必疏密不匀，强弱无定，或寸弱于尺，或尺弱于寸，或应指少力，或中道而还；若血之衰弱不足，无论脉来迟数浮沉，其应指必绵软不坚，或豁然虚大，中空无物，又如凝痰瘀血，则脉虽濡散，而按之必有劲线一痕，挺然不出，或有如珠粒，重按不散。且血盛者脉形必厚，血虚者脉形必薄，牢实与芤革可推也；气盛者来势必

---

① 嘘噏：（xī）：吐纳；呼吸。

盛，气衰者来势必衰，软弱与洪滑可例也。气周于外，血贯于中，故气寒而血为所束，脉即细紧，血虚而气无所归，脉即微散也。又气郁之脉与血结不同，血虚之脉与气弱不类，则可以分而见。血热亦见气旺之脉，气寒则见血滞之脉，又可以互相为征。若病在气分，虽曰未尝不累血分，究竟与血分之病不同。如气热者血亦热，脉即为之奔逸，然清理气分，而血即平，若热果在血，则肿腐矣，但清其气无益也；气寒者血亦寒，脉必为之凝涩，然温通其气，而血即利，若寒果在血，则顽块矣，但温其气无功也。譬如物近火炉，非不传热，究与入火之焚如者不同；物近水滨，非不浸润，究与入水之淹没者有间。此则察脉者于气血两途辨之，可无审乎？

周澄之《诊家直诀》：脉有四科，前条所谓位、数、形、势是已。位者，浮沉尺寸也；数者，迟数促结也；形者，长短广狭，厚薄粗细刚柔，犹算学家之有线面体也；势者，敛舒伸缩，进退起伏之有盛衰。势因形而显，敛舒成形于广狭，伸缩成形于长短，进退成形于先后，起伏成形于高下，而盛衰则贯于其中，以为之纲者也。至于指法，则见于经义者，曰举，曰按，曰寻，曰推，曰上下，曰初持，曰久按，曰单持，曰总按。举按以诊高深也，上下以诊长短也，寻推以诊广狭厚薄，舒敛伸缩，进退起伏也，初持久按以诊迟数止代也，单按总按以诊去来断续也。

又：浮沉，以诊气之升降也。阳不能降，则脉见于浮；阴不能升，则脉见于沉。迟数，以诊气之静躁也。迟有因寒，有因虚，有因郁；躁有因热，有因燥。强弱，以诊势之盛衰也。应指有力为强，应指无力为弱，前人每以脉体之软硬与脉势之盛衰相混。又《内经》凡言脉之大小，多以动势之盛衰为义。刚柔，以诊形之软硬也。脉之柔软，有因血虚，有因湿热；脉之刚硬，有因血实，有因风寒。此即《内经》之所谓缓急也。滑涩，以诊形之枯润也。血有余，则脉滑；气不足，则脉涩，然血由气而行，故滑涩，亦可以征气之盛衰也。断续，以诊气血之通塞盛衰也。有脉体之断续，长短是也；有脉动之断续，促结涩代是也，此则专以动之断续言之。应指有力有神，属于通塞；应指无力无神，关于盛衰。亦有无力而有神者，气血衰少而兼有窒滞也。来去停匀，五十动不一代，谓之续；参伍不调，有来有去，谓之断。其败也，鱼翔虾游，屋漏雀啄，谓之绝。塞者，血塞而气亦滞；衰者，气衰而血亦亏；败者，乃气血之两败也。长短，以诊气之舒郁也。气舒则虽弱而亦长，气郁则虽强而亦短。又凡风寒外束，气行不利，则脉来弦紧而长；痰饮中结，气行不利，则脉来厥厥如豆而短，则长短皆有因于气郁者矣。经谓长则气治，短则气病，亦言其大概而已。高深，以诊气之嘘噏也。此指来去之远近言之，所谓息之深深，达之亹亹者，气之操纵也。浮沉是阴阳嘘噏之已然，高深是阴阳嘘噏之将然，一言气之所在，一言气之所至。厚薄，以诊血之盈亏也。以形体言，非浮沉之谓也。有浮而厚者，亦有沉而薄者。浮中沉三候有神，按之不馁，谓之厚；若仅见于一候，而按之豁然，即脉之薄者矣。宽窄，以诊气血之寒热虚实也。气热则血液滂沛，气寒则血络敛束；血实者气必充，血虚者气必怯。敛散，以诊气之寒热也。以两旁之边际言，非宽窄之谓也。宽窄指脉体之大小，敛散指脉边之清浊。故气寒而血有余，脉道虽大，而亦指下清楚；气热则血不足，脉道虽窄，而亦畔岸模糊，亦非刚柔之谓也。刚柔，指脉体之软硬；敛散，指脉边之紧松。故血虚气寒，则脉虽软而边亦紧；血实气热，则脉虽硬而边亦松，盖脉中有脊，而两边浑浑不清也。粗细，以诊气血之寒热盈虚也。宽厚相搏谓之粗，窄薄相合谓之细。

【正义】周氏论脉，每喜高谈玄妙，脱尽前人辨别形状之旧说，而悉以气势神化为主，以审气血之盈虚消长。识见固属高超，论理亦最精细，不可不谓是脉学中之上乘禅，但凌空着想，终是列子御风，飘飘乎太虚，未易脚踏实地，欲其切合病情，断难句句熨帖。盖神游于寥廓之外，譬如神龙探首云中，虽有时一麟一爪，似有迹象可寻，究之变幻离奇，可望而不可即，殊非与人共喻之道。所著《脉学四种》，凡十有四卷，非不哀然巨帙，然时有过求其深，反致辞不达意，令人无从索解者，则蹑空而行，本不能切近着明，所谓道则高无美矣，宜若登天，而不可几及者也。寿颐谓脉法中之二十八字已有猝难融会之处，乃更为之增益许多名词，岂不目眩神迷，无从学步。而本节之高深厚薄宽窄敛散等条，以远近深浅边脊立说，其理极精，其心极细，然极难证验于迹象之间，是谓言之匪艰，行之维艰，何能为中人以下指示说法？但不可谓其必无是理，姑存之为好学深思者示以艰深之一境，若谓句句切实，字字金针，则难言之矣。且于浮沉之外，添出高深二字，终属玄之又玄，太嫌索隐；至宽窄二者，虽确有此种脉象，然质直言之，究与大小二者，何所轩轾；若敛散二字，无非视气血之盛衰为转移，气充血充，脉象必敛，气耗血耗，脉形乃散，而周氏偏以气之寒热为言，就敛字一边收束之义着想，谓为属寒，犹觉近是，然试就散字一边思之，究竟属热与否，亦当恍然。是盖一时兴之所至，纵笔直书，而不暇于实际上细心体验之过耳。

第十二节　脉之禀赋不同

《难经》九难：男子尺脉恒弱，女子尺脉恒强盛。

【正义】男尺恒弱，女尺恒盛之说，自《难经》创之，而后之论脉者无不采此一说。为之解者，则曰男子属阳，所以尺脉宜弱；女子属阴，所以尺脉恒盛。以理言之，似乎未可厚非，其实则尺主下焦，于位属阴，下焦肝肾宜藏而不宜露，如果尺盛于寸，即为龙相不潜，阴火沸腾之候，岂得曰此固女子应有之脉？即以临证时经历言之，平时无病之脉，男尺固无有不小者，即女尺又何独不然。盖以下元藏真之部，而应之于手太阴经，相去既远，势不能盛，亦固其所，且女子赋禀柔顺，退藏于密，又安有尺脉独盛之理？此是古人逞其一时之理想，而未尝求之于实在者，直是门外人侈腾口说，全未有诊察功夫之所为，是乃子书创作新奇之恒例，非可与语脉理之渊微者矣。

《脉经》：左大顺男，右大顺女。

【正义】此又古人理想之一蔽也。须知无病之脉，以左右六部平和齐等为则，岂有左右偏大之事，果其有偏，则病为之，非平脉矣。

《脉经》：凡诊脉，当视其人大小长短及性气缓急。脉之迟速大小长短，皆如其人形性者，则吉，反之者，则为逆也。脉三部大都欲等，如小人、妇人脉小软。小儿四五岁，脉呼吸八至，细数者吉。

【正义】此言常人之脉，各随其体质性情而有异，相得者吉，相反者凶，最是体会入微之论。然则察脉之时，固不可即以指下之或大或小，或急或迟，而遽武断其当得何病矣。此医者之于病者，所以利于相知有素，而素昧平生之人，更宜慎重求之，不可拘泥一端，忽略从事者也。小儿之脉，较成年为急，大约四五岁时，以呼吸六至为准，自《脉经》言八至，而《千金》以后各家多承之，亦与事实不符，近陈修园《医学实在易》改为六至，是也。但二三岁时，则吾人一呼一吸之间，确有八至。《脉经》此节亦谓小人、妇人脉小软，正以小儿血气未充，妇女禀性柔和，脉必无刚劲粗大之理。然则十九难之所谓女尺恒盛，及后人女脉右大于左之说，尤可知其必无是事矣。

《千金方》：凡人禀形气，有中适，有躁静，各各不同，气脉流动，亦各随其性情。

《千金翼》：人大而脉细，人细而脉大，人乐而脉实，人苦而脉虚，性急而脉缓，性缓而脉躁，人壮而脉细，人羸而脉大，此皆为逆，逆则难治，反此为顺，顺则易治。凡妇人脉常欲软弱于丈夫，小儿四五岁者，脉自驶疾，呼吸八至也。

【正义】人之处境安乐者，性旷神怡，故脉宜流利而不宜坚实；人之处境困苦者，情志郁结，故脉宜结实而不宜浮虚，此亦体贴人情，确有至理。至谓妇人脉常欲软弱于丈夫，是为阴道静顺，宛宛柔和之至德，更可知《难经》女尺恒盛之非矣。

《伤寒论·平脉法》：师曰：脉肥人责浮，瘦人责沉。肥人当沉，今反浮；瘦人当浮，今反沉，故责之。

【正义】肥人肌肉丰厚，故脉藏于里，其曰沉者，非真沉也；瘦人肌肉癯瘠，故脉显于表，其曰浮者，非真浮也。如肥人而浮，瘦人而沉，则反常矣。《千金翼》亦言肥人脉沉，瘦人脉浮，可知古人本无异议，独坊间伪本之李士材《医宗必读》则反是，当是误记此二语而曲为之说，必不可训，详见下文本条。

《中藏经》：脉者，气血之先也。气血盛则脉盛，气血衰则脉衰；气血热则脉数，气血寒则脉迟；气血微则脉弱，气血平则脉缓。滑氏《枢要》改作脉治。

又：长人脉长，短人脉短，性急则脉急，性缓则脉缓，反此者逆，顺此者从也。

【考证】此条滑伯仁《诊家枢要》亦载之。考《中藏经》一书，虽非汉魏真本，然郑氏《通志》、陈氏《书录解题》皆有之，则出于南宋以前。滑氏《枢要》之文，即以《中藏经》为蓝本也。

伪李士材《医宗必读》：逐脉审察者，一定之矩也；随机变通者，圆机之士也。肥盛之人，气居于表，六脉常带浮洪；瘦小之人，气敛于中，六脉常带沉数。性急之人，五至方为平脉；性缓之人，四至便作热医。身长之人，下指宜疏；身短之人，下指宜密。北方之人，每见实强；南方之人，恒多软弱。少壮之脉多大，老人之脉多虚；酒后之脉必数，饭饱之脉多洪；远行之脉必疾，饥馁之脉必空；室女尼姑多濡弱，小儿之脉恒七至。经曰：形气相得者生，参伍不调者病。可不察乎？

《洄溪脉学》：士材之说是矣，而更有说焉。肥盛之人，虽曰气居于表，浮洪其常，然肌肉过于坚厚，其势必不能直达于皮肤之上，必重按乃见，若以轻手取之，则模糊细小，必不能测其本然之脉象；瘦小之人，虽曰气敛于中，沉数其常，然肌肉本是浅薄，其势必流露于肌肤之表，必浮取而已得。性急者脉数其常，适当从容无事，亦必舒而徐；性缓者脉迟其常，偶值倥偬冗忙，亦必急而疾。北人脉强者其常，然累世膏粱，体质柔脆，未尝无柔弱之形；南人脉弱者其常，然先天禀厚，或习苦耐劳，亦必有坚强之象。少壮脉强者其常，而禀赋不充者，亦必虚弱；老弱脉虚者其常，然克享期颐之人，亦必沉实。师尼寡妇多郁，脉来涩滞者其常，然苟境遇优游，襟怀恬淡，脉来亦必冲和；婴儿体质纯阳，脉来急数者其常，然或骨小肉脆，禀赋虚寒，脉来亦必迟缓。以此类推，则一人有一人之形气，而形气又必随时随地而迁移，必能见机识窍，敏捷聪明，方能神而明之，有以洞澈此言外之妙也。

【正义】伪李之论，已是洞达权变，妙合机宜，示人以泛应曲当之模范。然自《洄溪脉学》引而申之，各就反面，更详一义，而后知伪李所说，尚是一定不移之矩矱①，非能活泼泼地，无往不宜也，则伪李仅如大匠之诲人以规矩，而洄溪更是能与人巧之手段，其心灵笔妙，尤为高出一筹。要知此等活法，本不能恃言语形容，胪举而陈之纸上，其所能言者，亦只其大略而已，化而裁之，神而明之，是在于善学者。

寿颐按：肥人责浮，瘦人责沉，仲景、《千金》，皆无异说。盖肥人丰肥，脉隐于内，故以浮为反常；瘦人癯瘠，脉露于外，故以沉为反常，此事理之极浅而易见者，必不能别创一说，矜奇眩异。乃伪李偏谓肥人气居于表，瘦人气敛于中，殊不知何所见而云然。且体腴者气多弱，岂独不能浮，亦必不能洪；又肥人多湿，脉常软弱，若瘦人则肌肉甚薄，试问脉将沉于何处？又瘦人多火，更不能沉者，伪书此论，大是骇人，不可不辨。《洄溪脉学》从而和之，亦必非灵胎本色。又室女尼姑，亦何故而脉多软弱，则虽起作者于九原②，亦必无以自解，此皆理之大不可信者。唯谓师尼寡居多郁，脉之涩滞其常，则确论耳。

石顽《三昧》：临病察脉，全在活法推求。富贵之脉，与贫贱者迥异。贵显之脉，常清虚流利；富厚之脉，常和滑有神；贱者之脉，常浊壅多滞；贫者之脉，常寒涩少神，加以劳动之后，则粗硬倍常矣。至若尝富贵而后贫贱者，则营卫枯槁，血气不调，脉不能流利和滑，而久按索然矣。

何西池《医碥》：浮沉有得之禀赋者，趾高气扬者脉多浮，镇静沉潜者脉多沉，又肥人脉沉，瘦人脉浮也；有变于时令者，春夏气升则脉浮，秋冬气降则脉沉也；有因病而致者，病在上在表，则脉浮，在下在里，则脉沉也。推之迟数滑涩，大小长短，虚实紧缓，莫不皆然，性急躁者脉多数，性宽缓者脉多迟，此得之禀赋也；晴燠则脉躁，阴寒则脉静，此变于时令也，至于应病，亦如是矣。富贵则脉流畅，贫贱则脉涩滞，此禀赋也；肝脉属春，则微滑，肺脉属秋，则微涩，此时令也，至于应病，则主乎血气之通塞也。筋现者脉长，筋隐者脉短，此禀赋也；春长秋短，此时令也；长则气治，短则气病，此病变也。六阴六阳，大小得之禀赋也，时当生长，则脉大，时当收敛，则脉小，此时令也；邪有余则脉大，正不足则脉小，此应病也。虚实亦有得于生成者，肉理坚实者脉多实，肌肉宽弛者脉多虚，此禀赋也；春夏发泄，虽大而有虚象，秋冬收敛，虽小而有实形，此时令也。若因病而异，则大而实，小而虚者，可验正邪之主病；大而虚，小而实者，可验阴阳之偏枯。至于紧缓得于禀赋者，皮肤绷急者脉多紧，宽纵者脉多缓也；变于时令者，天寒气凝，则筋脉收引，天气暴暖，则筋脉纵弛也。因病而见者，或外感风寒，或

---

① 矩矱（yuē）：规矩法度。
② 九原：九泉，黄泉。

内伤生冷，寒胜，故收引而紧急有力，或热或温，筋脉纵弛，则软弱无力矣。

王汉皋《医存》：素未识面，猝为诊病，脉证相合，而药不应，甚者又增剧焉，以其平日之脉，本不与他人同等，偶然按脉，据脉证用药，而不知其脉象之不可据也。如肥人六阴，当其无病，脉俱不见，若何部脉见，即为何经有病，若六脉皆见细数，即为热甚之证，医者不知其本是六阴，必致误治，彼焉知其无病之时，常常无脉，则今之六脉细数，已足当他人之洪数也。

【正义】周澄之《脉义》谓禀赋之脉虽各不同，至有病时，则异于常人者，不过浮沉大小耳，至于迟数虚实，不能有异也。何也？其所感之邪气固同也。颐谓平日之脉既异寻常，则有病之脉，迟数虚实，亦不可以常法论。譬如平日六阴则迟且不见，虚且不见，及至病作，而得虚小之迟脉，岂非比之常人已足当实大之洪数，而犹曰诊得虚小迟脉，非其病邪之胜，可乎？然则凡遇此等病家，只可论证治病，断不能再合脉象，反多窒碍。盖其脉本不可凭，不如以证为凭，犹为可据，况更有舌苔气色可以参考，亦不患其竟无门径可寻也。颐在沪曾治一张氏媪，年逾周甲，体质甚健，左右六部，全无一丝脉象，据云自幼如此。凡遇小有不适，即招颐诊，前后六七年，未尝诊得偶有迟细之脉，皆据其所患之证为之调治，亦无不效，此六阴脉之尤甚者。可知世间奇恒之脉，固自有之，但不可多遇耳。

董西园《医级》：瘦者肌肉薄，其脉轻手可得，应如浮状；肥者肉丰，其脉重按乃见，当如沉类，反者必病。浮大动数滑，阳也，人无疾病，六部见此，谓之六阳脉，非病脉也，其人禀气必厚，多阳少阴，病则多火；沉弱涩弦微，阴也，人无

所苦，六部皆然，谓之六阴脉，其人禀气清平，多阴少阳，病则多寒。但六阴六阳之脉不多见，偏见而不全者多有之。

【正义】六阳六阴，六部皆然，其人禀赋之偏也。若曰偏见于一部或数部而不全，则非平和无病之脉所宜有。董氏此说，殊未可信。

又：老者气血已衰，脉宜衰弱，过旺则病。若脉盛而不躁，健饭如常，此禀之厚，寿之征也，若强而躁疾，则为孤阳矣。少壮者，脉宜充实，弱则多病，谓其气血日盈之年，而得此不足故也。若脉体小而和缓，三部相等，此性之静，养之定也，惟细而劲急者，则为不吉。故执脉审证者，一成之矩也；随人变通者，圆机之义也。肥盛之人，气盛于外，而肌肉丰厚，其脉多洪而沉；瘦小之人，气敛于中，肌肉浅薄，其脉多数而浮。酒后之脉必数，食后之脉常洪，远行者之脉必疾，久饥之脉必空，孩提襁褓脉数为常也。

【正义】肥人肉厚，脉沉宜也。但其气不必皆旺，必谓多洪，不确，唯骨干坚壮者，脉乃大而实。"气盛于外、气敛于中"两句大有语病，此伪李《医宗必读》之谬说，不可为训。

叶文龄《医学统旨》：《脉经》云性急人脉躁，性缓人脉静。脉乃气血之运，而行于呼吸者也。血禀偏胜，必多缓，阴之静也；气禀偏胜，必多急，阳之躁也。只可论人之气血孰为不足，不可以性情而分躁静。

【正义】此以气血之偏盛论脉之躁静，而驳古人性急性缓之说，其说理似较有征，彼但以情性言者，颇觉凿空而不切实。然颐谓人之情性有静躁之殊，实即随其人之气血偏胜而来，则其说正可两通，亦何必偏执一见。

第十三节　脉有真假

《素问·至真要大论》：脉从而病反者，其诊何如？曰：脉至而从，按之不鼓，诸阳皆然。曰：诸阴之反，其脉何如？曰：脉至而从，按之鼓甚而盛也。

【正义】此经言脉之真假也。脉从者，谓脉已与证相从也。盖以阳证而得阳脉，则脉证既已相符，其为阳邪，可无疑义。然试为重按其脉，则浮候涌盛，而沉候不能鼓指有力，是浮候之阳脉为假象，而不鼓者乃真象也，是即非真阳之证矣。又如阴证而得阴脉，其脉证亦已相从，然重按其脉，而浮候①细软，沉候鼓指盛大，则浮候之阴脉为假象，而鼓甚者乃真象也，是又非真阴寒之证矣。于此可见脉之假者，必在浮候，若重按沉部，则其真必见。假于外者，必不能假于中，此察脉者所以必须注意于重按而至不可忽也。

《素问·调经论》：其脉盛大以涩，故中寒。

【正义】此经言假脉之一端也。脉来盛大，应主阳热有余之证，然形虽盛大，而其势则涩滞不前，是盛大非其真象，而涩滞为中寒之明证矣。

张景岳《脉神章》：据脉法所言，凡浮为在表，沉为在里，数为多热，迟为多寒，弦强为实，微细为虚，是固然矣。然疑似中尤有真辨，此其关系非小，不可不察也。如浮虽属表，而凡阴虚少血，中气亏损者，必浮而无力，是浮不可以概言表；沉虽属里，而凡表邪初感之深者，寒束皮毛，脉不能达，亦必沉紧，是沉不可以概言里；数为热，而真热者未必数，凡虚损之证，阴阳俱困，气血张皇，虚甚者数必甚，是数不可以概言热；迟虽为寒，凡伤寒初退，余热未清，脉多迟滑，是迟不可以概言寒；弦强类实，而真阴胃气大

亏，及阴阳关格等证，脉必豁大而弦健，是强不可以概言实；微细类虚，而凡痛极气闭，营卫壅滞不通者，脉必伏匿，是伏不可以概言虚。由此推之，则不止是也，凡诸脉中皆有疑似，皆有真辨，诊能及此，其必得鸢鱼之学者乎，不易言也。

又曰：治病之法，有当舍证从脉者，有当舍脉从证者，何也？盖证有真假，凡见脉证有不相合者，则必有一真一假，隐乎其中矣。故有以阳证见阴脉者，有以阴证见阳脉者，有以虚证见实脉者，有以实证见虚脉者，此阴彼阳，此虚彼实，将何从乎？病而遇此，最难下手，最易差错，不有真见，必致杀人。翔今人只知见在，不识隐微。凡遇证之实而脉之虚者，必直攻其证，而忘其脉之真虚也；或遇脉之弦大而证之虚者，亦必直攻其脉，而忘其证之无实也。此其故，正以似虚似实，疑本难明，当舍当从，孰知其要，医有迷途，莫此为甚。余尝熟察之矣。大都证实脉虚者，必其证为假实也；脉实证虚者，必其脉为假实也。何以见之？如外虽烦热，而脉见微弱者，必火虚也；腹虽胀满，而脉见微弱者，必胃虚也。虚火虚胀，其堪攻乎？此宜从脉之虚，不从证之实也。其有本无烦热，而脉见洪数者，非火邪也；本无胀滞，而脉见弦强者，非内实也。无热与胀，其堪泻乎？此宜从证之虚，不从脉之实也。凡此之类，但言假实，不言假虚。果何意也？盖实有假实，虚无假虚。假实者，病多变幻，此其所以有假也；假虚者，亏损既露，所以无假也。大凡脉证不合者，中必有奸，必先察其虚以求根本，庶乎无误，此诚不易之要法也。

又曰：真实假虚之候，非曰必无。如寒邪内伤，或食停气滞，而心腹急痛，以

---

① 候：原作"按"，据文义及体例改。

致脉道沉伏，或促或结一证，此以邪闭经络而然，脉虽若虚，而必有痛胀等证可据者，是诚假虚之脉，本非虚也；又四肢厥逆，或恶风怯寒，而脉见滑数一证，此由热极生寒，外虽若虚，而内有烦热便结等证可据者，此诚假虚之病，本非虚也。大抵假虚之证，只此二条，若有是实脉，而无是实证，即假实脉也；有是实证，而无是实脉，即假实证也。知假知真，即知所从舍矣。

又曰：又有从脉从证之法，乃以病有轻重为言也。如病本轻浅，别无危候者，因见在以治其标，自无不可，此从证也。若病关脏气，稍见疑难，则必须详辨虚实，凭脉下药，方为切当。所以轻者从证，十惟一二；重者从脉，十常八九，此脉之关系非浅也。虽曰脉有真假，而实由人见之不真耳，脉亦何从假哉？

【正义】景岳夙以温补为主，故立论偏重于假实二字，然外感内伤各证，有实无虚者亦甚多，是当随症细辨，未可执一虚字以概其余也。

郭元峰《脉如》：医不明脉理，固无以治病，而不明真假疑似之脉，亦不能审脉之真，其何以能别病情之虚实吉凶。东坡言脉，已谓大实有羸状，至虚有盛候，此处一差，死生反掌。治医之难，此其一也。

第十四节　脉有变迁

《素问·八正神明论》：天温日明，则人血淖液而卫气浮，血易写，气易行；天寒日阴，则人血凝泣而卫气沉。月始生，则血气始精，卫气始行；月郭满，则血气实，肌肉坚；月郭空，则肌肉减，经络虚，卫气去，形独居，是以因天时而调血气也。是以天寒无刺，天温无疑，月生无写，月满无补，月郭空无治，是谓得时而调之。

【音注】凝泣读为凝涩。泣之为涩，似以音近通假。唯周秦两汉诸书，通假最多，而以泣为涩，未有此例，独《素问》则不只一见。《六节藏象论》"凝于脉者为泣"，《调经论》"寒则泣不能流"，及《八正神明》此节，泣字皆当读为涩滞不利之涩，毫无可疑，似乎别开通假之一例。寿颐窃疑此即涩字断烂残缺之文。盖涩字汉隶亦书作澁，见《石门颂》。若涩字模糊残缺，则传抄者遂书为泣，是亦帝虎鲁鱼之恒例矣。无刺、无写、无补、无治，四"无"字皆读为毋，禁止之也。"天温无疑"一句，殊不可解，此盖有讹，当从阙疑。写，今字作泻。

【正义】此经言血液之流利凝涩，恒随天气之寒温为转移，而肌肉血气，且随月轮为消长也。虽人之体质，虚实寒热，万有不齐，断不必拘泥二气五行，以相束缚。然人之有生，水与天地之气化，相为鼓荡，则月魄盈虚，而气血与为消长，亦理之所必然，而血液之周流，更不能不随气候之温凉而递嬗矣。《素问》此节本是专论血气，初不为脉象而设，要之气血既有变迁，则脉象应指，亦必随之。经所谓四时六气，各有当旺之脉，本即此理，而于暴暖暴寒之时，尤必识得此旨，弗以今昨之不同，而误认作病情之陡变也。

寿颐按：月廓有时而盈虚，凡病人之脉，似不随月轮而与为变动，此非脉形之不依月魄为盈虚也。盖月之晦朔，其来以渐，不比暴热骤寒之变于俄顷，则脉象纵有变迁，亦必无猝然盛衰之态。而病情之消长，则多有视月影为推移者。常见虚损之候，必加重于晦朔，而较轻于中旬；又凡轻浅之病，至上旬而多自愈。若至月生而病加，月满而不减，月虚而益甚者，类多不起。盖二气流行，人自应之，固事理之大有可信者。此非痴人说梦，迷信阴阳者所可同日而语也。

《素问·经脉别论》：人之居处动静勇怯，脉亦为之变乎？曰：凡人之惊恐恚劳动静，皆为变也。是以夜行，喘出于肾，淫气病肺；有所堕恐，喘出于肝，淫气害脾；有所惊恐，喘出于肺，淫气伤心；度水跌仆，喘出于肾与骨，当是之时，勇者气行则已，怯者则着而为病也。故曰诊病之道，观人勇怯骨肉皮肤，能知其情，以为诊法也。故饮食饱甚，汗出于胃；惊而夺精，汗出于心；持重远行，汗出于肾；疾走恐惧，汗出于肝；摇体劳苦，汗出于脾。故春秋冬夏，四时阴阳，生病起于过用，此为常也。夲，即后世脱失之"脱"字。

【正义】此言人有劳动，而脉必为之变也，虽只言喘与汗，而不及脉，然脉象之必有变动可知。喘之于汗，出于脏腑，盖震动其脏腑之气，因而为喘为汗，非必汗之自脏腑溢出也。病皆起于过用一语，道破百病之隐，善养生者，起居有常，不妄有劳，意在斯乎。

景岳《脉神》：脉有常变，如其素大素小，素阴素阳，此则禀赋得之于先天，自成其一局者，常也。若病变之脉，有倏缓倏疾，乍进乍退者，此其病气之骤至，脉随病气而变化也。凡诊脉者，必先识平脉，而后可以察病脉，亦必先识其人之常脉，而后可以察其人之变脉。于常脉之中，可识其人之器局①寿夭；于变脉之中，可识其人之疾病凶吉。此诊家之大要也。

王汉皋《医存》：有是病必有是脉，言病证之常也。乃有昨日脉浮，今日脉沉，上午脉缓，下午脉数，早则脉细，晚则脉洪，或小病而见危脉，或大病而见平脉，或本无病，而今脉竟大异于昔脉，变态不常，颇难尽述。然既有变态，必有变

故，惟在用心推究其源流，详询其事实，而核对前后所得之脉证，则其变化之由来，及新近之病证，皆可晓然。苟不详辨其源委，而但据一时之脉证，鲜不误矣。

又：气血之行，等于天度，数为实热，迟为虚寒，病固然也。若饮食之五味五臭，伤于偏嗜，则脏腑阴阳之气，为其所扰，而脉度流行，亦为之变。故多食甘香，则扰脾胃之土气；多食膻酸，则扰肝胆之木气；多食焦苦，则扰心小肠之火气；多食咸腐，则扰肾膀胱之水气；多食辛辣，则扰肺大肠之金气。味入脏腑，其气熏溢，脉道流行，必失常度，皆饮食不节之咎也。然此特一时之震动，非病脉本色，比其过时，则不复然矣。若诊者适逢其时，不知其故，认为病象，其误不小。

沈朗仲《病机汇编》：久病调理之后，六脉俱和，偶尔一日诊得或数或细，或虚或弱，或变动异常，当询问起居之故，或因于劳力恼怒，或因于久坐失眠，或因风寒新感，各随其所感而治之。

【正义】病后元虚，虽已调治得宜，渐就康复，但正气未充，阴阳二气俱弱，全赖病人自知保摄。若偶然举动不慎，变幻最多，而房室饮食酒肉，尤足为患，正不仅沈氏所举三端。有诸内必形诸外，脉象未有不陡变者，医者非细问而得其情，何所措手。

董西园曰：脉因动静而变，此其常也，故安卧远行，脉形必异，无足怪者。若其顷刻之动静，不必远行劳力，即转身起坐，或行动数步，其脉必变数疾，安坐片时，随即平静，甚至一言一笑，无不变更，此则非五尸②祟气之相干，即真元内

---

① 器局：才识及度量。此处指体质。

② 五尸：指虫尸、遁尸、寒尸、丧尸、尸疰。

脱之明证。惟其真气无主，脏气不治，而后经脉之气失其根本，无所依倚，而一动一静，瞬息变迁也。

【正义】此言脉象之最善变者，则因于真元欲脱，大气无主，所以小小举动，脉象已为改变，此乃无根之脉证，已属不可救药，若根蒂未漓者，亦必无是候也。至谓五尸祟气相干，则立说似有未妥。盖阴阳二气，本属对峙，神鬼一说，原不可谓为必无，然果其有之，亦此疆彼界，杳不相接，鬼之与人不能交际，亦犹人之不能与鬼接谈也，则病自病耳，何至竟有鬼祟之能为人害？而古今医书，非独有尸疰祟祸之病，且以忽大忽小，乍数乍疏之脉，定为祟脉，久已悬之国门，谁敢以为不是？要之亦是真元脱离，中无所主，以致脉形倏忽，竟无一定真象，是固必死之候，不能挽回元气于无何有之乡者。而前贤知此种脉象之必不可救，然不能推究其所以然之故，无以名之，遂恍兮惚兮，以毫无证据之鬼祟为名，继而互相传述，一若圣经贤传之久经定论者，斯亦吾国医界中一则无稽之谈也。敢以质之明眼通人，其以鄙言为然耶否耶？

周澄之曰：脉之忽变，若因于元气之存亡，则形神亦必与之俱变。亦有中气虚乏之人，一遇小有劳逸，及饥饱寒暖，脉形亦即变动，然不过脉象之迟数强弱有异，而其精神气色、举动作为，固亦无以异也。

陆定圃《冷庐医话》：鬼祟之脉，忽大忽小，忽数忽迟，虫病之脉，乍大乍小，盖皆无一定之形也。至若气郁痰壅之症，每因脉道不利，迟数不调，最宜审察，虚人之脉，亦有至数不齐者。

《汪石山医案》：一人患泄精，脉或浮濡而驶，或沉弱而缓，。汪曰：脉之不常，虚之故也，用人参为君，加至五钱而病愈。

【正义】虫病忽动忽静，当其动也，其脉乃大而数，及其安静，则脉亦静，然见症必与虚症不同。

周澄之《脉义》：有是病即有是脉，脉在已病之后而见也。亦有病证未形，血气先动，则脉在病先，诊脉而可以预知将来必患某病，此则亦以已往之脉证，互相参合，而据理以定之也。然犹一脉主一病，病虽未形，而脉象已定，故可据脉以决病之将至。更有脉象未定，诊得今日之脉，而可以预决其明日之必变何脉，因而今日亦可预决明日之必变何证。此中机括，虽曰渊微，然其理有可得而言者。如今日脉沉，而来势盛，去势衰，可知其脉之将由沉而出于浮矣，浮者即其病机之外出也；如今日脉浮，而来势衰，去势盛，可知其脉之将由浮而入于沉矣，沉者即病机之内入也。如迟而有力，知将变数，数而少神，知将变迟，明乎此者，则脉之与病，有顺有逆，而可以预为防维，预知趋避矣。然仍不离乎阴阳五行升降生克之大旨。

又《诊家直诀》：虚损久病，脉象早晚不一，时数时迟，时大时小，甚至一起一坐亦有改变，此由元气不能自主。易思兰曰：久病气虚，早晚脉同，虽危可疗。韩飞霞曰：重大之病，一日三脉，多变难治。《脉经》曰：左手寸口，乍大乍小，朝来浮大，暮夜沉伏，往来无常，榆叶枯落而死。慎柔曰：劳瘵脉，酉戌时洪盛，寅卯时细弱者，阳气虚陷也，忌用苦寒，当助其清阳。此皆虚劳鬼注之类，此外则更见有两种。一则妇人初孕，一二月内，脉来忽大忽小，忽如病危，忽如无病，其证亦时而逼急欲死，时而舒泰如常也。一则血虚内燥之体，火灼于内，湿闭于外，阴阳升降，失其常度，腠理不司疏泄，心常愦愦，身常瘾疹，上下往来，游移无定，其脉或寸大尺小，或尺大寸小，或左右强弱，长短浮沉，逐日变易，连日诊之，无一定状，凡遇此脉，即宜细心审神察证，或是燥火内燔，或是尸气内伏，一当养阴宣阳，一当理气杀虫也。大抵脉象无定，在重病，为阴阳之气不相接续；在轻病，为血气之不和。

【正义】周氏所称二种忽大忽小之脉，在妊妇必其人阴血素弱，胎元初结，则气血归重于下元，而全体营卫之气，流行俱滞，故脉亦为之改常。此但当轻药调和，以复其流动之常度，则其脉即复，亦非重大病证。若其所谓血虚内燥一种，则所述见证纯属湿气弥漫，壅于经络，塞于腠理，以致脉道运行，濡滞不振，抑扬往复，进退靡常之候，谓为挟热，尚多有之，谓为内燥，似非真理，是当宣泄肌表之湿邪，疏通脉络之隧道，则气血自调，脉形自正，亦是夏秋间湿温病中恒有之象，夫岂危殆之候？血虚内燥四字，实非此证应有之义，甚至谓其尸气内伏，则亦承董西园五尸祟气之误矣。要之习医谈医，侃侃然畅论病机医理可耳，乃不征于人而征于鬼，终是道高一丈，魔高十丈，不悟己之识力未到，不能勘透此中症结，徒以杳渺无凭之事欺人，而藉以揜己之陋，苟有明眼之人闻之，能不嗤之以鼻。

第十五节　诊脉宜久候

石顽《三昧》：客邪暴病，其脉必浮，若虚羸久病，当以沉分有根为本。如下指浮大，按久索然者，正气大虚之象，无问暴病久病，虽有灼热烦扰见证，皆正衰不能自主，虚阳发露于外也；下指柔软，久按搏指者，里病表和之象，非脏气受伤，必坚积内伏，不可以为脉沉而误作虚寒也；下指微弦，按久和缓者，久病向

安之象，气血虽虚，而脏气未败也。然亦有证变多端，而脉渐小弱，指下微而和，似有可愈之机者，此元气与病气俱脱，反无病象可征，乃脉不应病之候，非小则病退可比。大率病者之脉，初下指虽见乏力，或弦细不和，按至十余至渐和者，必能收功；若下指似和，按久则微而涩，不能应指，或渐觉弦硬者，必难取效。设病虽缠绵，而饮食渐进，便溺自调，又为胃气渐复之兆。经曰安谷者昌，浆粥入胃，则虚者活，此其候也。

周澄之《脉义》：又有按久而医者指力渐倦，或下指无神，或指端渐失其觉力，反以为其脉之应指无力者，凡遇此象，即须振作精神，鼓动兴会，以审度之，乃得真象。如真不若初诊之有神，即为阳衰气竭之候，尤须久候以参考之，恐是《伤寒论》所谓渐渐小，更来渐渐大之厥脉，则误下而阳邪将内陷，内不受邪，而交争之象也。

第十六节　久病脉象

《素问·脉要精微论》：有故病，五脏发动，因伤脉色，各何以知其久暴至之病乎？曰：征其脉小，色不夺者，新病也；征其脉不夺，其色夺者，久病也。征其脉与五色俱夺者，久病也；征其脉与五色俱不夺者，新病也。夺，今字作脱。

《甲乙》四卷《经脉篇》：脉之浮沉及人迎与气口气大小齐等者，其病难已。

【备考】《灵枢》四十九《五色篇》及七十四《论疾诊尺篇》皆本此。

【正义】脉之浮沉与人迎气口大小齐等，似是平和之象，而乃谓其病难已者，盖以久病言之，其人之气血脏腑，无一不病，故脉象反无偏盛偏衰之处，病非一端，难治可知。《脉经》亦言人病其寸口之脉与人迎之脉大小及浮沉等者，病难

已，盖即本之于《甲乙》者也。

郭元峰《脉如》：《素问·平人气象》曰脉小弱以涩，谓之久病；滑浮而疾，谓之新病。故凡暴病，脉洪浮数实者顺；久病，脉微缓软弱者顺，反此为逆。久病忌数脉。外感之脉多有余，忌见阴脉；内伤之脉多不足，忌见阳脉。

【正义】久病不已，气血皆伤，故经谓脉当小弱以涩。元峰谓暴病以脉之洪浮数实为顺，以其气体坚实也；久病以脉之微缓软弱为顺，以其气血已亏也。若病久脉数，正以元气内虚使然。所谓脉数为虚，此与外感暴病发热之脉数，其理绝不相同。是以坚实弦数，恐为刚劲无胃之真脏脉；细数无神，又为真阴垂竭之败证矣。

周澄之《脉义》：慎柔和尚曰：凡久病人，脉大小洪细，浮沉弦滑，或寸浮尺沉，或寸沉尺浮，但有病脉，反属可治。如久病，浮中沉俱和缓，体倦者，必死。又谓久病脉反有神，法在不治，如残灯之焰，乍明即灭矣。按《慎柔五书》于虚劳脉证，言之最详，惟治法偏于温平补腻，而未明先后施治之次序，为可惜耳。又久病之脉，滑疾如电掣不直手，按之即空而无根，此元气将脱之兆也，新病见此，亦不可轻于用药。《中藏经》以滑为虚，即此意也。

【正义】此所谓但有病脉，反属可治，和缓体倦，断其必死，即以无神无根故耳。唯慎柔竟用和缓二字，不无语病。盖必怠缓不前，毫无精彩，决非胃气平脉，欣欣向荣之意。质而言之，即是元气脱漓，涣散不收之态，定为不治之候。此条可与《甲乙》大小齐等一节互参。

第十七节　老人脉象

《脉经》：老人脉微，阳赢阴强者生，脉焱大加息者死。阴弱阳强，脉至而代，奇月而死。

【考证】加息，《脉经》有校语云一作如急。寿颐按：以文意言之，当作加急。

【正义】此言老人气血既衰，其脉微弱者宜也，然必阳分弱而阴分较强，则真液未耗，根本犹荣；若反大且急，是为孤阳外浮，其中已竭，亦犹枯木自焚，顷刻烬矣。又谓阳强脉代，即是焱大加急之理。《千金翼》亦言老人脉欲微，阳赢于阴者，平也。所以老人阴津，尤为可宝，而世偏有喜用温补一流，专以刚燥之剂，助此残灯之焰，岂杀之惟恐其不速耶？惟李士材尝谓老人代脉不死，则又是一理，以其气血本是不充，则脉管中血液流行，必有怠缓不前之势，故脉搏容有偶歇者。寿颐虽未亲见此脉，但闻浦东镇高桥镇某老翁，年逾七十，脉代已二年，偶以微感，为某庸医误表而亡，则是实事，已见拙编《医案平议·误表篇》。

李士材《诊家正眼》：老弱之人，脉宜缓弱，过旺者病也；少壮之人，脉宜充实，过弱者病也。然老人脉旺而不燥，此禀之厚，亦寿之征，若其躁疾，有表无里，则孤阳外脱，天年近矣；壮年脉细而和缓，三部同等，则禀之静，涵养深也，若细而劲直，前后不等，其何能久。

周澄之《脉义》：李氏所谓有表无里，是来盛去衰，阴不能吸也。尝屡诊期颐之脉，皆弦强滑实，而步履饮啖犹胜常人，此其禀赋然也。若素小而忽大，以及弦长呆硬，或来盛去衰者，凶。若中年夭折之脉，必应指无力无神，其萧瑟气象已可于指下得之。

寿颐按：周氏谓期颐之脉，弦长滑实，说得太嫌刚劲，此笔下之失检处。须知赋禀素厚，脉必凝固，此理之常，若谓弦强且实，岂非《脉经》之所谓阴弱阳强也耶？

王汉皋《医存》：呼吸速，则脉至多；呼吸缓，则脉至少。小儿气盛身短，络脉近，呼吸又速，故脉至常数；老耄元气已衰，而络脉之运行又恒迟滞，故呼吸不匀，六脉多结。凡人六旬以后，六脉弦实而不数，其人又素来勤俭能食，亦是平脉，偶感外邪，如法施治，弗疑其太盛也。老人虚人，久病产后，最忌脉忽强盛，恐为汗出上脱；又忌便溏作泻，恐其下脱；又忌中宫嘈杂，中土欲败，而大气不司旋运也。

第十八节　问　证

问证乃四诊中之最切实者，盖辨脉论证，仅据目前之现状耳，而病情之如何情形、如何转变，医非神仙，而谓吾悉于脉理中识之，宁独事之所必无，抑亦理之所不有。凡自谓能凭脉以辨证者，皆自欺欺人之尤耳。但问证之法，亦当审择其关系之处，叩其因果，自可举一反三，迎刃而解。若泛泛然毛举细故，反覆重叠，且以令人生厌，而又无所折衷，则亦何贵有此牙牙学语为耶！景岳立有专条，至张心在改订之，有十问之目，既可以得其要略，而泛览前贤著述，时有东鳞西爪，堪为旁证之资者，爰采数则，以备临床准则。

《素问·三部九候论》：必审问其所始病，与今之所方病，而后各切循其脉，视其经络浮沉，以上下逆从循之。

【正义】此经言问证之一端也。始病者，受病之远因；方病者，今病之现状。盖当时之病势，或可据脉象以得之，而从前种种源由，渐渐变态，决不能据今日之脉证而想象于万一。读经文着一"必"字，谆谆告诫，何道郑重，何以今之时流，偏谓吾精脉理，竟有不许病家自述证

情者，岂今人学识，果能超轶远古耶？亦徒见其大言欺人耳。

《素问·征四失论》：诊病不问其始，忧患饮食之失节，起居之过度，或伤于毒。不先言此，卒持寸口，何病能中？妄言作名，为粗所穷。

【正义】此言不问病因，而猝然持其寸口之脉，必无中病之理，充极其量，亦只能妄言其病名耳。古人明言不问之弊，必至于此，可谓透彻，奈何今颇有大名鼎鼎者，偏以不问为高，自矜名手，是真所谓古今人之不相及者矣。

汪石山：《脉经》云浮为风，为虚，为呕，为胀满等类，所主不一，甚至有数十病。假使诊得浮脉，将断其为何病？苟不兼之以望闻问症，而欲确知其何病，岂不戛戛乎难之？古人以切脉居望闻问之后，则是望闻问之间已得其病情，不过再诊其脉，看病之应与不应。病与脉应，吉而易治；脉与病反，凶而难医。以证参病，其理如此，何尝以诊脉知病为贵哉？《脉经》一书，拳拳示人以诊法，而开卷即言观形察色，彼此参伍，以决死生，可见望闻问切四字，不可缺一。

李士材《诊家正眼》：古之神圣，以望闻问切四字，互相参考，审察病情。近世医者，既自谓长于诊脉，而病家亦欲试医，遂绝口不言，伸手就诊，而医者即强为揣摩，揣而偶合，则信为神手，揣而不合，则嗤为无能，此《经》所谓妄言作名，为粗所穷者，如是而望其拯危起殆，何异欲其入而闭之门耶？王海藏云：病人拱默，惟令切脉，试其知否。夫热则脉数，寒则脉迟，实则有力，虚则无力，可以脉知也，若得病之由，及所伤之物，岂能以脉知哉？故医者不可不问其由，病者不可不说其故。苏子瞻云：我有病状，必尽告医者，使其胸中晓然，然后诊脉，则

疑似不能惑也。我求愈疾而已，岂以窘医为事哉！二公之言，可以发愚蒙之聋聩矣。

【正义】热者脉数，寒者脉迟，实者有力，虚者无力，言其常也。若言其变，则热深者厥亦深，脉不必数；寒甚者阳外格，脉不必迟；大实者脉道不利，不能有力；大虚者真脏脉见，且必搏指。即以迟数虚实四脉言之，极浅极显，极其易知，犹有如是之大相矛盾者，况无论何病，二十八种脉象，何时不可独见，何时不可兼见，而可曰切其脉即知其病，岂非邪说淫辞、欺人伎俩？是以问症精明，虽是学识未到，亦有门径可寻，必不南辕北辙；问症模糊，纵然才智过人，不过师心自用，终是妄弄聪明。

又：凡诊病，必先问得病之日，受病之因，及饮食胃气如何，大小便如何，曾服何药，日间如何，夜寐如何，胸膈有无胀闷。若问之不答，必耳聋，须询其左右，平素如何，如病久，或汗下过伤，亦皆致聋。心腹胀痛，须问新久。

钱彦瞿《脉法须知》：《问法要略》云：问得病何日，受病何从，饮食便利，情怀劳逸，今昔何如，曾服何药，日夜起居，窹寐何若，有无痰嗽呕嗳胀闷，汗渴烦悸，头目耳鼻口舌咽喉有无变象，胸胁背脊腰腹有无胀疼，寒热喜恶何如，所嗜何味何物，或纵酒，或长斋，或伤房室，或病泄滑，问妇女月水，有孕果动否。

【正义】钱氏此书，今尚未见，此见桐乡陆定圃进士《冷庐医话》中，陆称钱氏秀水居士，名经纶，居王江泾，康熙时人，著《脉法须知》三卷，咸丰中同里计二田上舍为锓板以行云云。今按，此节本于李氏《诊家正眼》，全文大略相同，惟增加妇女有孕果动否一句，且据《医话》原文亦殊未条达，兹为润色而录之。

陆定圃《冷庐医话》：寇宗奭云：凡看妇人病，入门先问经期。张子和云：凡看妇病，当先问娠。又云：凡治妇病，不可轻用破气行血之药，恐有娠在疑似间也。彭用光云：凡看产后病，须问恶露多少有无，此妇科要诀也。

【正义】妇人有病，必问经期，多少先后，是否愆期，色泽正否，或浅或紫黑，或如污水，有瘀块否，而虚实寒热，有身无身，可得大略。子和所言，正以自己生平专尚攻破，不得不为此说，希冀末减[①]罪辜。要知不可轻用四字，尚是模棱之见，有识者不如此也。产后恶露多少，亦不可遽以为虚实之辨，有恶露已多，而尚有瘀停者，亦有恶露不多，而无瘀不可误攻者，皆当于脉证辨之，但不可不问，以为参考之资耳。

又：《伤寒论》六经提纲，大半是凭乎问者。至如少阳病口苦咽干目眩，及小柴胡汤证，往来寒热，胸胁苦满，默默不欲饮食，心烦喜呕等证，则皆因问而知。此孙真人所以未诊先问也。

【正义】《伤寒论》为辨证最古之书，而所载见证，大半非问不知，断不是临时诊脉即可以辨其源委者。然非陆氏说明，大率约略读过，彼此不悟，此读书之得间者也。推之一切医籍，辨别证情，亦何莫不然，于此知"问"之一字，真是最有关系。

张心在《十问歌》：一问寒热二问汗，三问头身四问便。五问饮食六问胸，

---

① 末减：从轻论罪；减等处刑。《左传·昭公十四年》："三数叔鱼之恶，不为末减。"杜预注："末，薄也；减，轻也。"苏辙《为兄轼下狱上书》："非敢望末减其罪，但得免下狱死为幸。"

七聋八渴俱当辨。九问旧病十问因，再观服药参机变。妇女尤必问经期，迟速闭崩皆可见。新产须知瘀有无，应攻应补随宜转。寿颐按：第五一联，今所新改。

【正义】此诗见陈修园《医学实在易》，诗中各条所赅甚广，修园注语犹嫌率略。今试衍之：寒热者，辨其病之属寒属热也，寒病热病各证，亦必问明而始可识，正不独畏寒发热，须辨明风寒暑湿，外感内伤也；有汗无汗，于外感可以识太阳、阳明之分途，亦可辨感邪之深浅，于杂病可以卜阴阳之衰旺，津液之荣枯；头之痛否、眩否，身之痛否、重否，皆有外感，有内伤；二便之通塞多少，饮食之喜恶多少，皆与病机有密切之关系，而虚实寒热，即从此分；胸膈之支撑胀痛合泰，大有轻重之判；聋有邪实，有正虚，渴有喜饮，有不喜饮，种种变迁，殊难枚举。问旧病则知其从前之体质何如，问新因则知其近今之感触何在。再问前昨所服何药，服药后之应验若何，此中玄机，皆吾参考必须之资料也。若妇女经期，产后瘀露，尤为不能不问之要务，苟不问明，无论何病，必不能用一方药，而俗医亦有漏而不问者，更为可怪。小儿各证，亦必细问，原与大人为病同一原理，不必另立一条，而旧本止言天花、麻疹，则当以见证论治，不待问而始知，故易之。

第十九节　望　色

望色固亦诊察之要务，然所谓五色者，不过隐隐然流露于肌肤之表，非如优伶演剧，粉墨登场，若者朱红，若者漆黑，显而可指，确而有凭。故所辨者，在乎神而不在乎形，苟非阅历功深，经验有素，而泛泛然侈谈色相，鲜不穿凿附会，惟意所指，可决其所得者少，而所失者必多。《素问》所言五色，精义不少，皆以神言，不以形言，然有时未免拘牵比附，晦不可通。至《甲乙经·五色》一篇，《灵枢·五色篇》本此。亦有醇有疵，未可尽信。而《甲乙》之《阴阳二十五人篇》，《灵》亦本此。则纯是架空，不可为训矣。《难经》《脉经》《千金》以降，间有精义，亦可以备参考。兹为之汇集一处，引而申之，以见古人辨色之大法。果能神而明之，会而通之，是即越人所谓饮上池之水，当亦可以洞垣一方矣。

《素问·阴阳应象大论》：善诊者，察色按脉，先别阴阳，审清浊而知部分。

【正义】此经言察色按脉之大要也。阴阳以脉言，清浊以色言。然言之不详，无可参证。

《素问·移精变气论》：色脉者，上帝之所贵，先师之所传也。上古使僦贷季理色脉而通神明，合之金木水火土，四时八风六合，不离其常，变化相移，以观其妙，以知其要。欲知其要，则色脉是矣，色以应日，脉以应月，当求其要，则其要也。夫色之变化，以应四时之脉，此上帝之所贵，以合于神明也，所以远死而近生。

【正义】此经言色与脉之宜并重也。僦贷季，人名。详其文义，纯是泛辞，无甚精警，且字句间亦甚卑陋，此必非周秦以前文字，盖后人附会为之，姑录之以存涯略。"色以应日，脉以应月"两句，只是空话，殊不知其意之何指。王注谓占候之期准，而不能说明其理，亦是强作解事。张隐庵谓色为阳，脉为阴，日月者，天地阴阳之精，故以色应日，脉应月云云，又属穿凿附会。实则经文此段本无义理，所以不能为之作注，存而不论可也。

《素问·五脏生成篇》：心之合脉也，其荣色也。

【正义】五色之见，虽各有主，然五

色之所以现于外者，无非随血液之盛衰而相与推移，心则为发血回血之大机关，故脉为心之合，而色为心之荣。所谓荣者，即言其发荣于外也。下文有五脏所生之外荣一句可证。

又：色见青如草兹者死，黄如枳实者死，黑如炲者死，赤如衃血者死，白如枯骨者死，此五色之见死也；青如翠羽者生，赤如鸡冠者生，黄如蟹腹者生，白如豕膏者生，黑如乌羽者生，此五色之见生也。

【正义】此言五色之见，欲其润泽，不欲其枯槁，盖即此以见其人气血津液之荣枯，而生死自然可决。兹从二玄，黑也，秽浊之色也。《左传》："何故使吾水兹。"污浊之义，显而易知。此言草兹，则草之陈腐而黑黯者矣。枳实之黄，亦色之晦滞而黝暗者。炲，《说文》曰："灰炱煤也"，此即吾吴俗谚之所谓灰尘，其晦黯可知。衃是瘀恶凝聚之血。枯骨之白，呆滞不洁。无一非形容其污秽浊垢，人色若是，气象何如，宜乎一望而知为将死之征。若夫翠鸟之羽、雄鸡之冠、乌鸦之羽、蟹腹中之黄、豕脂膏之白，则皆精华焕发，气象光昌，宜乎春意盎然，生机洋溢矣。

【考证】草兹之兹，今本皆作"兹"。按，《说文》："兹，草木多益也。从艸，丝省声。"音子之反。引申之转为干草制成之席。《尔雅·释器》"蓐谓之兹"，注："兹者，蓐席也。"玆，《说文》："黑也，从二玄。"是会意字。朱骏声《说文通训》曰："玄亦声。"许引《春秋传》"何故使吾水兹"，今本左氏《哀八年》皆作"滋"，惟旧本陆德明《释文》尚作"兹"，见阮文达校勘记。其音读则陆氏《释文》音玄，《广韵》《集韵》胡涓切中，皆有此字。盖兹、玆二字，真书近

似，实则形义音三者皆异，只以兹字习见，玆字少见，遂致汉唐以后，多混为子之切之一音。《玉篇》及徐鼎臣之《说文音切》、徐楚金之《说文韵谱》，皆以黑色之玆字，读如草丝省声之兹。小学名家犹有此误，复何论其他。是以《康熙字典》玄部玆字，亦先列子之切一音，且谓兹、玆二字音同义别，则即踵《玉篇》、二徐之误。试问字从二玄，何以有从丝省声之音读，六书之学，宁有是例。朱氏骏声为许叔重补出"玄亦声"三字，最为精当不易，且《左》哀八年《传》释文音玄，字典亦尝引之，此是唐人旧读，必有所受之。二徐之误，必不可从。《素问》此字，王注："兹，滋也，言如草初生之青色也。"启玄不识玆字，本无足怪，然谓如草初生，已非玆字草木多益之正解。杜撰训诂，必不足据。然果是草初生之青色，则芊芊①绵绵，柔嫩润泽，昔人所谓草色如油者，正是生意盎然，葱茏可爱，何以《素问》反以为将死之色，静以自思，宁非大谬？马玄台注读玆为滋，解作草之滋汁，真是启玄之绩，五十步与百步，可与王氏声应气求。张隐庵注则曰："玆，蓐席也。玆草者，死草之色，青而带白也"，虽用《尔雅》训诂，然亦自知蓐以干草为之，必无青色，乃不得不以"死草之色，青而带白"为之申明一句。是以古人之书，惟吾所欲，随意谈谈，可谓得心应手之能事，其亦知训诂体裁，无此法度否耶？

寿颐则谓是字明是从二玄之玆，凡从玄之字，皆有黑义，草色而玆，则青而兼黑，晦黯陈腐，滞而不泽，所以为将死之朕兆。《脉要精微论》又谓青欲如苍璧之

---

① 芊芊：草木茂盛貌。出《列子·力命》："美哉国乎，郁郁芊芊。"

泽，不欲如蓝，正以蓝是染色，即今之靛，深青黑黯，望之如墨，全无神采，与此节草兹同义，正可借作旁证。又《史记·仓公传》"齐丞相舍人奴病，望之杀然黄，<small>杀，去声，</small>察之如死青之兹"，今本《史记》虽已多误为"兹"，而毛子晋汲古阁刊《史记集解》本正作兹字，<small>同治时金陵书局重刊毛本亦然。</small>又一确证，非寿颐之敢好奇而妄为异说也。

又：生于心，如以缟裹朱；生于肺，如以缟裹红；生于肝，如以缟裹绀；生于脾，如以缟裹栝蒌实；生于肾，如以缟裹紫，此五脏所生之外荣也。

【正义】此言五脏所生之华色，必血液充于内，而后五色隐隐流露于外，方是脏气发荣之正色，盖以无病时言之，非五脏有病而外现之色相也。《禹贡》"厥篚玄纤缟"，《传》曰："缟，白缯。"《小尔雅·广诂》："缟，素也。"又《广服》："缯之精者曰缟。"《后汉书·顺帝纪》注："缟，皓也，缯之精白者曰缟。"朱者，赤色；红者，白与赤相间之色；绀者，深青扬赤色；栝蒌实者，黄赤色；紫者，黑与赤相间之色。此五行之色而俱兼赤者，盖惟兼有赤意，方为荣血之正色。凡五脏之本色必兼有荣血之赤而发现于外，庶是脏真之外荣。若不兼含赤色，则荣气不足，而脏气独见，岂非偏胜偏病之候？然犹必如有缟帛裹之，庶几藏象本真，若隐若现，藏而不露，见得包涵含蓄，所蕴者深。否则脏气尽泄，底蕴毕宣，直透在表，必非平人气象。此节言五脏外荣，形容摹绘，具有深心，断不可忽略读过，不悟古人精义，而注家咸未致意，略不一讲，等于买椟还珠，古人有知，亦当怅惜。惟张隐庵虽略言之，而又以缟裹认作气分，遂使显豁之文字，变为晦滞而不可晓，亦何贵有此点金成铁之注

家耶？

又：凡相五色之奇脉，面黄目青，面黄目赤，面黄目白，面黄目黑者，皆不死也；面青目赤，面赤目白，面青目黑，面黑目白，面赤目青，皆死也。

【正义】此节言五色之主生死，但以面目言之，殊无义理可寻。王注谓黄者有胃气，故不死，无黄色则无胃气，亦无深意。马玄台、张隐庵注，则皆牵强，不如存而不论为佳。且首句更不可解，《甲乙经》此条无"之奇脉"三字，则视今本《素问》为长，可从也。

《素问·玉版论要》：容色见上下左右，各在其要。其色见浅者，汤液主治，十日已；其见深者，必齐主治，二十一日已；其见大深者，醪酒主治，百日已；色夭面脱，不治。

【正义】此以色见之浅深，辨病之轻重，色浅者病亦浅，色深者病亦深，其理易知。汤液主治，言病本轻浅，汤饮已足疗之。齐，即药剂之剂，《汉书·郊祀志》"而事化丹砂诸药齐为黄金矣"，注："药之分齐"；《史记·仓公传》"药齐"二字最多；《素问·汤液醪醴论》"必齐毒药攻其中"，皆读为剂。其病已深，故服药必尽剂，犹后世所谓配药一料也。醪酒合药，可以久服，治久病宜之。但所谓十日、二十一日、百日，以示治疗难易之等差耳，必不可泥。夭，读为杳，言其晦滞无润泽。脱，《说文》："消肉臞也。"言大肉消瘦而臞瘠，病色至此，其危可知。容色，宋校本作"客色"，言邪气来客之病色，于义为长。王注《素问》误字不少，寿颐辑有《读素问校勘记》，言之颇详。

《素问·脉要精微论》：切脉动静而视精明，察五色，观五脏有余不足，六腑强弱，形之盛衰，以此参伍，决死生之

分。夫精明者，所以视万物，别白黑，审短长。以长为短，以白为黑，如是则精衰矣。

【正义】此节言审察病人之瞳神，而合之色脉以决死生也。精明，王注谓即目内眦之精明穴，非是。马玄台引《孟子》"存乎人者，莫良于眸子"为证，于理为允。且即以本节"视万物，别白黑，审短长"言之，其指瞳神固彰彰明矣。而启玄犹见不能及，此公目光，可谓短不及寸。

又：夫精明五色者，气之华也。赤欲如白裹朱，不欲如赭；白欲如鹅羽，不欲如盐；青欲如苍璧之泽，不欲如兰；黄欲如罗裹雄黄，不欲如黄土；黑欲如重漆色，不欲如地苍。五色精微象见矣，其寿不久也。

【正义】此言五色之见，宜润泽，不宜晦黯，宜隐藏，不宜显露，与《五脏生成篇》同意。但是节专论五色，与瞳神无涉，疑首句"精明"二字，因上文而误衍。白裹朱之白字，当作"帛"，庶与本节罗裹雄黄，及《五脏生成篇》如以缟裹朱等句语气一贯，若曰白裹朱，则神采何如，且文义亦不可解，是必传写之误可知。鹅羽，《甲乙经》作白璧之泽；盐，《甲乙》作堊；地苍，《甲乙》作炭，盖是皇甫士安所改。细绎《甲乙》全书，凡引《素问》，颇与王注本字句不同，可知皇甫氏必有改窜，非古本《素问》果皆如其所引。惟王注本"地苍"二字，殊不可解，不如士安为长。"五色精微象见矣，其寿不久"二语，盖言其人色泽透露，显而不藏，不能如帛裹罗裹之隐隐含蓄，则为脏真本色尽露于外，五脏精微，早已透泄，必非寿征。然此二句之上，未尝言其透露之象，必有脱佚，以文义读之，必不能与上文承接联贯者也。

《素问·玉机真脏论》：凡治病，察其形气色泽，脉之盛衰，病之新故。形气相得，谓之可治，色泽以浮，谓之易已；形气相失，谓之难治，色夭不泽，谓之难已。

【正义】此言形气形色，宜相合而不宜相背也。如病属实热，则宜形强气盛；如病是虚寒，则宜形瘠气少之类皆是。如形气与病，两不符合，则病多危殆，而察色之要，宜润泽不宜晦黯，亦与上文数条同一语意。

又《三部九候论》：五脏已败，其色必夭，夭必死矣。

【正义】此言五脏之气既败于中，则五脏之色发见于外，未有不深沓而晦黯者，故色黯不泽，无论何色，均有死征。

又《脉要精微论》：脉小色不夺者，新病也；脉不夺，色夺者，久病也；脉与五色俱夺者，久病也；脉与五色俱不夺者，新病也。

【正义】夺，即今脱字。脉小而色不脱，则正气未漓，邪气未甚，故知新病；脉不脱而色已脱，则内虽未败，外已瘠瘁，故知久病。然脉犹未败，此久病之可治者；若脉色两脱，则必久病中之难治者。反是以观，即可知脉色俱不脱者，又其新病之轻微者矣。

《举痛论》：五脏六腑，固皆有部。视其五色，黄赤为热，白为寒，青黑为痛，此所谓视而可见也。

【正义】五脏之部，当如下条《刺热论》，其理最确。余如《甲乙》《灵枢·五色篇》所论种种，则语多空泛，不尽可征，姑不备录。

又《刺热论》：肝热病者，左颊先赤；心热病者，颜先赤；脾热病者，鼻先赤；肺热病者，右颊先赤；肾热病者，颐先赤。

【正义】此所谓五脏之部位也。肝主左升，气行于左，故色应于左颊。肺主右降，气行于右，故色应于右颊。心位乎上，其应在上，故色见于上。《说文》曰："颜，眉目之间也。"《小尔雅》："颜，额也。"《方言》十："颜，颡也。"肾位乎下，其应在下，故色见于下。《说文》："颐，𩑶也。"《方言》十："颐，颔也。"《易》"颐"，郑注："口车辅之名也。"《释名·释形体》："颐，或曰辅车，或曰牙车，或曰颊车。"寿颐按：两颧之下，口之两旁谓之颐，古文作𦣝，是象形字。安丘王筠氏《说文释例》谓此字当横看，则口之两旁，其形如绘矣。脾为中土，其位在中，故色应于鼻，亦位乎中也。

《难经》十三难：经言见其色而不得其脉，反得相胜之脉者即死，得相生之脉者病即自已。色之与脉，当参相应，为之奈何？然：五脏有五色，皆见于面，亦当于寸口尺内相应。假令色青，其脉当弦而急；色赤，其脉浮大而散；色黄，其脉中缓而大；色白，其脉浮涩而短；色黑，其脉沉濡而滑，此所谓五色之与脉，当参相应也。假令色青，其脉浮涩而短，若大而缓，为相胜；浮大而散，若小而滑，为相生也。

【正义】此言五脏之色，既见于外，必当有本脏应得之脉，互相符合，方为脉色之应。若见某脏之色，而反见克贼之脉，则一脏气竭，必不能任，故有死征。若见相生之脉，则彼此各得其助，故病自已。若大而缓、若小而滑，二若字作及字解。《汉书·高帝纪》"若一郡降者，封万户"，注："若，及也。"又见《后汉·陈忠传》注。又《史记·丞相传》"若百工"，《集解》引晋灼曰："若，预及之辞。"

又二十四难：手少阴气绝，面色黑如黧。

【正义】此心气绝而面见黑色，著寒水来乘之义。《甲乙经》《脉经》亦曰足少阴病，面黑如炭。《灵枢》作如漆柴。

《脉经》：肝绝，面青；肾绝，面为正黑。

【正义】此本脏气绝于内，而本脏之色发见于外也。

《甲乙经·五色篇》：赤色出于两颧，大如拇指者，病虽少愈，必卒死；黑色出于颜，大如拇指，不病亦卒死矣。

【考异】颜，《甲乙》有校语曰《太素》作"庭"，按今本《灵枢》作"庭"。《千金翼》则作颜貌，有注语曰"颜当两目下也，貌当两目上眉下也"。

【正义】赤色独见于两颧，是残灯之浮焰，故有卒死之机；黑色独见于天庭，则气滞而血不上行，其卒死宜矣。

《伤寒论·平脉篇》：卫气衰，面色黄；荣气不足，面色青。

【正义】卫气是卫外之气，盖皮毛间阳气既衰，面少华采宜也。荣气乃血中之气，血气既馁，面色安得不青黯耶？

又：病人及健人，面色忽如马肝，望之如青，近之如黑，必卒死。

【正义】此晦黯尘墨之气忽见于面，其死宜矣。

第二十节　闻声

《素问·脉要精微论》：言而微，终日乃复言者，此夺气也；衣被不敛，言语善恶不避亲疏者，此神明之乱也。

【正义】此即仲景书郑声、谵语二者之大别也。言微而终日复言，正气之惫，故曰夺气。夺者，失也。若言语善恶不避亲疏，苟非邪热甚盛，气火上冲，脑神经失其常度，何致如此。仲景即用此意以定其名曰郑声、曰谵语。《伤寒论》序所谓撰用《素问》者如此。

仲景《伤寒论》：实则谵语，虚则郑声。郑声者，重语也。

【正义】谵语是多言不厌，气盛声高，非实热之邪，何得有此；郑声为重叠复累，必轻微无神，故为虚证。谵字一作谵。《说文》詹字，训多言也，后人亦作詀，亦作谵。《说文》又有谵字，训诞也。《广雅·释言》"谇，谦也"，《东观汉记》"虽谇谦犹令人热"；褚少孙补《史记·日者列传》"卜者多言谇严，以得人情"，则假严作谦。此后世谦字之所由。严之与敢，得声同也。

寿颐按：闻声之辨，以《素问》肝为怒，声为呼；心为喜，声为笑；脾为忧虑，声为歌；肺为悲，声为哭；肾为恐，声为呻之说，最为确切可信。此外则古籍所载，虽碎金零简，所在多有，然泛言其理，亦未必信而有征，汇而集之，且恐丛杂无纪，姑为约举数言。则气衰言微，多属正虚；气粗言厉，皆是邪实。语无伦次，先后不相呼应，则神志已乱；妄言呓言，骂詈不避亲疏，则为热痰蒙蔽。呼吸气粗，必挟邪热；鼻塞声重，必挟外寒。欲咳而声不扬，肺气必窒；微咳而声不达，中气必衰。齁[1]睡声高，皆有痰浊；喉间曳锯，证候必危。暴病音瘖，肺金窒塞；久病音瘖，肺气消亡。暴病呃逆，肺胃火炽；久病呃逆，胃气沦胥。凡病中声音言语不改其常度者，吉；病中情性忽变，笑貌音容迥异曩昔，其病必凶。

---

① 齁（yào）：仰鼻。

第 三 卷

第三章　诸脉形象

第一节　绪　言

诸脉形象，古书有二十八种之别，疑似颇多，辨析正非易易。遍考旧籍，言之颇繁，其果能摹绘形神，曲尽难言之隐者，则学者务必读之极熟，思之极精，渐以悟彻渊源，自能于指下显分区别。第苦其散见诸家著述之中，苟非裒集成编，恐初学能自得师，殊非易事。况诸家成作，亦多有沿讹袭谬之处，叔和《脉经》，已难尽信，何论其他。若不为之辨别瑕瑜，折衷至当，恐未免人云亦云，仍无真实见解，必不足为指南之针。爰就见闻所及，择其亲切有味，确实不疑者，分条辑录，间亦以意见所及，疏通而证明之，必求其透彻渊源，洞解症结，一洗浮光掠影之弊，凡于疑是非①之论，则一律删除净尽，不敢模糊隐约，贻误来兹。若夫古人偶尔失检之处，本可节去不录，免滋纠结，然颇有以误传讹，反为世俗所祖述者，则仍辑录之，而僭以己意纠正之。盖欲为后生示之正鹄，非妄议前哲之瑕疵也。是是非非，至理无难共喻，试为揭破此中意味，好学之士，当可深思而得之，是谓聚精存液，集腋成裘之用，较诸自寻门径，披沙拣金者，殆可有事半功倍之效乎？明达之彦，幸弗与抄书胥作一例观也。

第二节　脉浮形象

《难经》十八难：浮者，肉上行也。

【正义】浮脉下指即得，谓之肉上行者，盖言其在皮肤之间，肌肉之上也。

《脉经》：浮脉举之有余，按之不足。旧校云：浮于手下。

【考证】《脉经》本无注文，今本有双行细字，皆校语也。考宋仁宗时林亿等奉敕校定古医经方书，《脉经》亦其校正之一，后人刻本，皆从之出，似其校语当即林等之旧。然南宋嘉定己巳，侯官陈氏孔硕刻之于广西，元泰定丁卯，柳氏斌、谢氏缙翁又刻之于豫章，今本校语中有一曰某某，一作某某，及疑有阙误等句，按其语气，与林亿等校正《素问》体例不同，似出于陈刻及柳、谢诸本，然据陈氏重刻序文，只有略改误字之说，而柳序亦谓卷帙篇第悉用陈氏广西之旧，不敢辄加增损，谢序亦谓颇有疑字，不敢辄改，辨而正之，姑俟后贤。是陈刻有改字，而无校语，柳、谢本并无改字，亦无校语。至明万历三年，晋安袁氏表又重刻之，则谓古本漫漶，了不可识，为之订繁乱，删重复，正脱误，以所旧闻，间为补注。盖至是而《脉经》一书，乃大非林等校正之旧，而并非宋元刻本所可同日语矣。道光癸卯，吾嘉黄氏子仁又重刻之，则据元之泰定本及明赵氏居敬堂本、袁氏校本三种。其跋语亦谓注中一作某字，及疑有阙

---

①　疑是非：《脉理学讲义》作"疑似"。

误等，不尽林氏宋校原文，袁氏明谓以所旧闻，间为补注，而未有标识，乃据泰定本、居敬本所无者定为袁氏补注，而别之以袁校及袁氏云云，其言颇为明析。然则泰定本、居敬本所有之校语，既非林亿等之旧，又非袁氏所增入，果出何人手笔，盖亦不可考矣。黄刻又自加按语，凡注中案字以下者，皆黄氏所新校。光绪辛卯，安徽建德周学海澄之氏，即据黄本以刻入《周氏医学丛书》，并据金山钱熙祚守山阁丛书本，厘正黄刻之错误。今寿颐所引《脉经》正文，即依周本，于袁氏校语，则从黄本直称袁校，于黄氏按语，则称黄校，其余则概称旧校以别之。

【正义】浮脉者，浮露于皮毛之间，故轻手按之，颇似有余之状。然既浮于上，则沉候必不及，故曰按之不足。然浮脉必因病而始见，若常人平脉，必不当浮也。旧校谓浮于手下，则四字颇有语病，盖浅者为之，非叔和之旧。

《千金翼》：按之不足，举之有余，名曰浮。浮，阳也。

滑伯仁《诊家枢要》：浮，不沉也。按之不足，轻举有余，满指浮上曰浮。

【正义】《脉经》谓浮脉举之有余。"举之"二字，措辞殊未稳惬，伯仁改作轻举有余，语意较为明白。盖指下切脉，本只有按字可说，惟于按字之中分为轻按重按，以辨浮中沉之三部，究不能谓其可以举之也。

《四言脉诀》：浮脉法天，轻手可得，泛泛在上，如水漂木。

【考证】《四言脉诀》原出宋人崔氏，崔名嘉彦，字希范，别号紫虚，南康羽士，故诸家或称《紫虚脉法》，或称《崔真人脉诀》。明人李月池以后，多有改本。惟诸家之本，以视崔氏原文，亦复互有短长，未必后来居上。寿颐此编所录，

或依崔氏，或从别家，推择其善者取之，是以浑言之曰《四言脉诀》，不署崔名，以所引非专主一家，欲以省繁冗耳。若欲究其源出谁氏，则诸家之书具在，可覆按也。

《濒湖脉学》：浮脉法天，有轻清在上之象，又谓之毛。太过则中坚旁虚，如循鸡羽，病在外也；不及则气来毛微，病在中也。《脉诀》言寻之如太过，乃浮兼洪紧之象，非浮脉也。

【正义】中坚旁虚，如循鸡羽，乃濒湖合《素问》《难经》两节原文而并合为之。其实则中央果坚有力之象，两旁亦不应有虚状。《素问》本文，不可太泥，况乎但言浮脉，只说轻按即得可矣。有力无力，则浮部兼见之形势，各有主病，不能以一"浮"字概之也。

又浮脉体状歌：浮脉微从肉上行，如循榆荚似毛轻。三秋得令知无恙，久病逢之却可惊。

【正义】浮字之下，接一"微"字，颇有语病，然此非微细之微，读者须当观其会通，不可呆认字面，以辞害义。如循榆荚，言其轻灵而不甚坚实耳。浮为肺脏平脉，其旺在秋，故以为秋令见之，当旺而无恙，然此亦不可太拘，究竟无病之脉，必不甚浮，果是脉浮在表，无往而非病征，若病已久而脉且浮，则中无所主，其危何如。

张石顽《诊宗三昧》：浮脉者，下指即显见，按之则稍减而不空，举之则泛泛而流利，不似虚脉之按之不振，芤脉之寻之中空，濡脉之绵软无力也。

【正义】石顽此节，说浮脉形态，最为中肯。

程观泉《医述》：浮脉是轻手即得，非必中沉俱无。若崔氏云，有表无里，有上无下，则脱然无根，非浮脉之真象也。

【正义】脉之浮者轻按即见，且必有力，而中候、沉候俱不及轻按之大而有力。若重按之，觉脉力大减，是为虚芤之脉；若浮取力大，而重按即隐，是为革脉。此虽皆是轻按即见之浮脉，而脉形证治，判然不同，"非必中沉俱无"一句，洵为浮脉切要之语。崔氏旧说，有表无里八字，本是乱道，可谓不思之甚者也。

附录：浮脉中兼见诸脉

浮而盛大为洪脉，浮而软大为虚脉，浮而飘忽无常为散脉，浮而中空有底为芤脉，浮而外坚如数为革脉，浮而柔细为软脉。

【正义】虚以脉之气势而言，软以脉之力量而言。故虚者脉不必皆大，软者亦不必皆细，且又不必皆浮。然古书多作如是说者，则欲以虚字对实字，因谓实脉为重按之大而有力，乃即谓虚脉为浮按之大而无力；又欲以软字对弱字，因谓弱脉为重按之柔细，乃即谓软脉为浮按之柔细，究之皆失于武断，非虚实软弱之本字本义。学者须于气势力量上求其所以然之故，自能悟得虚实软弱诸脉之态度，不可人云亦云，反受古书之愚。

附录：《新订四言脉诀》

浮脉主表，于体为阳，轻按即得，形象彰彰。浮而有力，洪脉大长，浮而无力，虚脉正伤。浮而虚甚，散脉靡常，浮如葱管，芤脉血殃。浮如按鼓，革脉外强，浮而柔细，软脉湿妨。浮兼六脉，疑似当详。

【正讹】旧本《四言脉诀》皆作"浮脉主表，属腑属阳"，其意谓沉脉主脏病，则浮脉即当主腑病。然沉主里而浮主表，洵是一定不易之理，若以脏为里而腑为表，则惟脏腑两两对举，可以言之，苟以皮毛肌肉，与腑相较，则腑即属里亦是显而易见，又岂得谓腑病即是表病，而乃

可以谓之腑病脉浮，则皮毛肌肤之病，又当若何？况又忘却至浅至显之太阳表病脉浮一层，岂可谓感冒在表，即六腑之笼统病耶？此脉理学之最可笑者。然脉学诸书，则无不作此说，真一盲群盲之至堪骇诧者矣。兹特删之，以祛初学之大惑。

第三节　脉沉形象

《脉经》：沉脉举之不足，按之有余。

旧校云：一日重按之乃得。

【正义】沉脉深沉在里，则其浮部之脉状必形不及，故曰举之不足，按之有余。

《千金翼》：按之有余，举之不足，名曰沉。沉，阴也。

滑氏《诊家枢要》：沉，不浮也。轻手不见，重手乃得。

《脉诀刊误》：沉脉者，轻下指不可得，必按至中部，乃始应指，再重按之，乃有力。

《四言脉诀》：沉脉法地，近于筋骨。

《濒湖脉学》：沉脉法地，有渊泉在下之象，又谓之石，亦谓之营，如石投水，必极其底。

【正义】石者，言其沉重在下之象。营者，守也，周密之义，冬日万物潜藏，脉自应之，亦深沉不露，有周密固守之象，故曰冬脉如营。

又沉脉歌：水行润下脉宜沉，筋骨之间软滑匀。女子寸兮男子尺，四时如此号为平。

【正义】肾为水脏，其性润下，且真阴之体，宜静宜藏，故肾脉宜沉，而于时为冬，更宜潜藏，不宜显著，故冬脉宜沉。又沉候为根，木本水源之位，尤不当轩豁足露，此皆平脉当沉之理也。然亦必软滑调匀，乃为肾水沉潜之本色，若坚强太过，则阴气坚凝，或弱小不和，则真阴

浅薄矣。濒湖"筋骨之间软滑匀"七字，为和平之沉脉写照，真能传神于阿堵之中，若病脉之沉，则不一其例矣。

【正讹】女子寸脉常沉一说，宋元以下，相承习惯，多有是说，然《素问》《甲乙》《难经》、仲景诸书，皆未见似此之论调。要知寸部主上焦之位，于理本不当沉，即以生平阅历所得者言之，女子之寸，亦何尝见其皆沉。盖由女子禀性温柔，脉象恒视男子为静，此固阳刚阴柔，合于造化自然之赋畀，或古人恒见女脉多静，因而创为女寸常沉之议乎？此则误于理想，拘泥一偏之见，已未可据为定论矣。若谓男子之尺，既宜于沉，而男女阴阳对待，自当女沉于寸，则将谓女子之脉，寸沉尺浮乎？此岂独理之所必无，抑亦事之所不有，何以号为医学家者，竟有此大奇大怪之谬说，是必狂妄之徒，全不知脉理者，伪作淫辞，羼入医籍，而一犬吠影，百犬吠声，彼此剿说，误尽后学，亦是吾国医界之最不可问者。不意濒湖明者，亦承其陋，宁不可骇！寿颐窃谓欲伸正义，必不可不严匪种之锄，然而《难经》已有女尺恒盛一说，为之先导，且后人因之，更有女人之脉，尺大于寸云云，皆是乱苗之恶莠，向来认为医学经文，不敢轻为评骘，宜乎吾国医界，不易进步，洵可痛也。

石顽《三昧》：沉脉者，轻取不应，重按乃得，举指减小。不似实脉之举指逼逼，伏脉之匿于筋下也。

【正义】伏脉匿于筋下，语大不妥。究竟脉是血管，不在筋之下也。

李士材《诊家正眼》：沉脉法地，重浊在下之象。

附录：沉脉中兼见诸脉

沉之甚者，极重按之，着骨始见为伏脉，沉而坚硬有力为牢脉，沉而细软无力为弱脉。

沉脉主里，属脏属阴，重手寻按，始了于心。沉而着骨，伏脉邪深，沉而坚硬，牢脉寒侵。沉而细软，弱脉难寻，沉兼三脉，具有规箴。

第四节　脉迟形象

《脉经》：迟脉呼吸三至，来去极迟。

【正义】迟脉以至数言之，凡一息不满四至者皆是。《脉经》谓去来极迟，"极"字不妥。

《千金翼》：举之尽牢，按之无有，不前不却，但出不入，如鱼接食动中名曰迟。迟，阴也。

【正讹】迟脉一息三至，但言其来势之不速，最易辨认，一言可了。乃孙思邈《千金翼》此节，颇似惟恐人之不能骤解，而特为之反复申明，不惮其烦者，已是启人疑窦，乃所言又不合迟脉状态，试为详玩，一似为涩脉传神，然本书固自有涩脉一条，则又疑莫能明。且迟脉但以至数言之，所赅者广，或大或小，或沉或浮，无一不可兼见迟象，必谓按之尽牢，举之无有，乃谓之迟，则虽不知医者闻之，亦必发噱，而谓孙氏立言，乃如此刺谬乎？是必传写之者大有讹误，存而不论可也。

《诊家枢要》：迟，不及也。以至数言之，呼吸之间，脉仅三至，减于平脉也。为阴盛阳亏之候，为寒，为不足。

【正义】阴寒已甚，而脉至迟，言其常也。惟亦有实热闭于里而脉反涩滞者，是当以证参之。

《濒湖脉学》：迟脉一息三至，甚为易见，《脉诀》言重手乃得，是有沉迟无浮迟矣。且曰隐隐，曰伏，曰难，是皆非迟脉之本体也。

【正义】此李氏纠正高阳生《脉诀》之谬误，其说甚是，《脉诀》原文太不可解，兹不采录。

又迟脉歌：迟来一息至惟三，阳不胜阴气最寒。但认浮沉分表里，消阴须益火之原。

石顽《三昧》：迟脉者，呼吸定息不及四至，而举按皆迟，不似涩脉之三五不调，缓脉之来去徐缓也。

附录：迟脉中兼见诸脉

迟而有神，为缓脉，亦有气寒而急缓者，气热而纵缓者。迟而濡滞不前为涩脉，迟而偶然歇止为结脉，迟而歇止有定为代脉。

【正义】濡滞者，言其滞而不前之态，与濡脉之濡当读为软者不同，阅者不可误会。

附录：《新订四言脉诀》

迟脉属阴，一息三至，二损一败，病不可治。迟而不怨，缓脉最美，缓中三层，和缓胃气。急缓纵缓，阴阳之异，迟而不流，涩脉气滞。迟而偶停，结脉歇止，迟止定期，代脉多死。迟中四脉，各有条理。

【正讹】缓脉以和缓有神为主义，本不可列于迟类。惟既曰缓矣，则确有迟意在，姑隶于此。若结脉、代脉，则惟以歇止之有定无定为别，固不必其皆迟者。昔人以促为数中之止，结为迟中之止，实是误会，而代脉之歇止，更不能以迟数论。自来脉书，以代附入迟类者，盖以既有停止，则有似于迟耳，兹姑仍旧例，附入此中，欲初学之易于领悟。究竟结之与代，亦多有滑数不迟者，临证时自能知之，不可徒受古人之愚。

第五节　脉数形象

《脉经》：数脉去来促急。旧校云：一日一息六七至；一日数者进之名。

【正义】数脉以一息六至以上言之，有急速躁疾之义，而今读者皆读如朔。寿颐按：数字音朔，以频数为义。《左》文十六年《传》"无日不数于六卿之门"，注："不疏也。"《论语》："事君数。"《汉书·汲黯传》"上常赐告者数"，注："数者，非一也。"皆与急速之义微有不同。其以急速为义者，当读为速。《尔雅·释诂》："数，疾也。"《礼·祭义》"其行也趋，趋以数"，郑注："趋，读如促，数之言速也。"《乐记·卫音》"趋数烦志"，郑注："趋数，读为促速。"凡古人训诂之例，言某字读如某者，是但拟其音；若曰某字读为某，则不仅比拟字音，其字义亦随之而改，是即六书假借之例。郑注《乐记》所谓趋数读为促速，则明言趋即是促，数即是速，固古之假借通用字也。曾子问不知其已之迟数，以数与迟对举为文，是读数为速之明证。然则医家言脉之迟数，正当读为迟速，与曾子问同。《考工记》注："速，或书作数。"又是速、数同字之确据。《集韵》："苏谷切中有数字，其读为速。"则今人论脉皆读数如朔者，盖失之。王叔和谓数脉促急，固以疾速为义，而后世又有所谓疾脉者，欲以六至谓之数，七至谓之疾，未免过于拘泥，强分界限。究竟数、疾二字，其义不异，且六至七至之脉，其主病亦无甚差池，兹即以脉疾一条，附列此条之后。

《千金翼》：按之去来促急，名曰数。数，阳也。

《诊家枢要》：数，太过也。一息六至，过于平脉。

濒湖数脉诗：数脉息间常六至，阴微阳盛必狂烦，浮沉表里分虚实，惟有儿童作吉看。

【正义】三岁孩提，脉皆一息七八

至，是为常脉。

士材《正眼》：数脉属阳，象为太过，一息六至，往来越度。

石顽《三昧》：数脉者，呼吸定息，六至以上，而应指急速，不似滑脉之往来流利，动脉之厥厥动摇，疾脉之过于急疾也。

【正义】石顽欲以数疾分为二种，盖以应手至数，固稍有区别耳。

附录：数中兼见诸脉

数而流利为滑。数而指下坚劲如绳为紧；数而并居寸部，形势急遽为促；数而厥厥动摇，有如豆粒曰动。

【正义】紧脉以指下坚搏有力为义，寒气外束，聚而不散之象也。《素问》言脉之坚，屡见不一见。而《千金翼》之伤寒二卷，凡今本紧字，多作坚字。以此知紧之与坚，实即一字。《伤寒论·辨脉法》脉紧如转索无常一层，实非古人真义，《辨脉》必非仲景手笔。昔贤以紧脉列于数类，亦殊未允。兹姑依旧本润饰录之，详见脉紧本条。又脉促亦不以歇止为义，详见本条。

附录：《新订四言脉诀》

数脉属阳，一息六至，七至热极，八九则死。数而流利，滑脉可识，脉而坚劲，紧脉绳似。促脉急遽，数如欲止，数而动摇，与豆无异。数中四脉，请参与旨。

【正义】脉紧以坚劲紧张为义，故曰如切绳。绳者言其劲直不挠耳，不当认作牵转。脉促但有急遽之态，不当认作歇止。此二者与向来相仍之常解不同，各详下文本条。

附录：脉疾

滑氏《诊家枢要》：疾，甚也。快于数为疾，呼吸之间脉七至。

【正义】疾之与数，皆以急速为义，训诂之学，此二字无甚分别。《素问》谓阴不胜其阳，则脉流薄疾。薄，读为迫，言其迫急速之意。是为阳邪太过，阴不能涵所致，初非于数脉之外，别树一帜，所以叔和《脉经》无疾脉一则，即《千金》等书，下至高阳生之《脉诀》，亦无此一则。至樱宁生滑氏，乃始别立一条，以呼吸七至之脉，专谓一疾，借以表异于数之六至，而后之学者，间亦随声附和，似已在有举莫废之例。寿颐谓脉来七至，热炽之病，恒有是象，亦不过促速之较甚者耳。所主之病与治疗之法，皆与六至之脉无甚出入，则疾之为义，殊不足自成一格。近人周氏澄之，乃谓疾脉当以形势之急疾为主，不仅以至数为断，凡来势急遽，奔驰迅利者，当谓之疾，与数脉之呼吸六至者，情状不同云云。此则有意强为标异，然按之实在情事，数之取义，何尝非来势急遽，奔驰迅利之象，纵欲显为立异，而仍不能说得圆满，则亦何必侈谈新颖，炫异矜奇。试问杨子云之《太玄》，究何裨于实用？兹从叔和之例，不立专条，姑以附入数脉条中，藉可考见古人有此一说云尔。

石顽《三昧》：疾脉者，呼吸之间七八至，虽急疾而不实大，不似洪脉之既大且数也。

【正义】脉疾但以来去疾速为主，原不在乎虚实大小之分别，且疾速中必兼有虚实大小各种，石顽必以为不实不大，殊非疾字界限，其意盖以疾速而兼实大者即是洪脉，因而有此分别耳。

丹波廉夫《脉学辑要》：吴山甫曰：疾，即数也。所谓躁者，亦疾也；所谓駃者，亦疾也。然《千金方·论脚气》云：浮大而紧駃，是恶候也。或沉细而駃者，同是恶脉。今验之病者，脚气恶症，脉多数疾，而来去甚锐，是駃之象，与疾脉微异。

【正义】驶，本音决。驶骁，良马名，《广韵》《集韵》亦有读作快者，则以为借作快字，义与疾速之疾无别，吴氏说是。丹波据《千金方》，谓与疾脉微异，亦不必泥。

第六节　脉大形象

《诊家枢要》：大，不小也。浮取之若浮而洪，沉取之大而无力。

【正义】《脉经》提纲，无大之一种，是以后之言脉者，亦多依叔和之旧，缺此一种。然大以对小，为脉形之一大纲，《素问》言脉大者甚多，而仲景、叔和、孙真人诸家亦复屡见不一见，不知《脉经》首卷罗列二十四种脉象，何以缺此，滑氏补出此条，最是要着。惟脉之大小，皆以形体言，不以力量言，但当以二层分析观之，其气血充实者，则脉大而有神，庶几素禀健全，是为无病之本色。若邪气有余而脉大，则气血痰食，郁积凝结，皆有此候，自当随证论治，不可拘泥一端。若浮大无神，又为虚象，豁大空廓，且为败征，大之形同，而其所以大之气势力量，各有不同，故但言脉大，只宜从形象一面着想，不宜参入气势力量立论，反致界限不清。滑氏所谓若浮而洪，已非大字真相。又谓沉取之大而无力，皆说到气势力量一边去，非是大字之正义。语病太多，未可为训。

石顽《三昧》：大脉者，应指满溢，倍于寻常，不似长脉之但长不大，洪脉之既大且数也。

【正义】大以脉之形体为主，但言其指下不小可也。石顽应指满溢四字，已嫌其且大且长，亦非仅大之一义矣。

附录：大脉中兼见诸脉

大而气势雄伟为洪脉，大而坚硬不挠为实脉。

附录：《新订四言脉诀》

大主诸实，形巨易知，体魄素伟，无病亦宜。若是阳盛，邪实可思，大而汹涌，洪脉热司。大而坚硬，实脉邪持，大兼二脉，虚证忌之。

第七节　脉细脉小形象

【正义】细之与小，以形象言，字义已无甚区别。若论脉象，则更不能分而为二。《脉经》提纲，有细无小，孙思邈从之，亦不以细小并列。兹从《脉经》《千金》之意，以脉细、脉小并作一条，而各家或分或合，悉从原本录入，以存古籍之真。

《脉经》：细脉，小大于微，常有，但细耳。

【正义】细脉言其形之不大，而指下分明，尚不至无神无力，膏粱柔弱之人脉多如是，不为患也。叔和称其小大于微，盖言其形状甚小，比之微脉，稍觉其大耳。然细小之脉，其形虽不雄伟，而来去自如，形极清晰，且必浮中沉三候同之，迥非微脉之轻微无力，重按欲绝者可比。以脉神言之，亦不可与微脉同日语也。

《千金翼》：脉之迟小，名曰细。细，阴也。

【正义】细小之脉，以形体言，不以迟速言。有迟而细者，亦必有速而细者，孙氏必以迟小为细，殊是未妥。盖古人以细小列于阴脉一类，只以其形之不能滂沛，不得不谓之阴，不当与阴寒之阴症，脉来必缓者，作一例观也。

《诊家枢要》：小者，不大也。浮沉取之，悉皆损小。细者，微眇也，指下寻之，往来如线。

【正义】滑氏谓小脉浮沉皆小，又谓细脉往来如线，则指下清楚，三候同之，是矣。但必以细与小分作二条，而以微眇释细，似乎细字之形，且不及乎小者，故意两为区别，而实则反不分明，且与自己所说如线二字，亦不能相应。岂不知所谓线者，一线之形，清清楚楚，又何得再以微眇之不清不显者，强为比附耶？

士材《正眼》：细直而软，累累萦萦，状如丝线，较显于微。细之为义，小也，状如线也。微脉则模糊而难见，细脉则显明而易见，故细比于微，稍稍较大也。伪《诀》乃云极细，则是微脉而非细脉矣。

【正义】李氏此条说细小脉象，颇为清澈，但必以为软，则又不妥。盖细之与小，仅言其形，不问其力，是"累累萦萦"四字，形容亦未尽稳惬。

《四言脉诀》：细直而软如蛛丝然。

【正讹】此坊本《医宗必读》伪托于李士材所改之《四言脉诀》也。按：《正眼》已明言细脉状如丝线，何以于此竟以为如蛛丝，《正眼》则讥《脉诀》"极细"二字，谓为不是。若使此书果出李氏，试问"蛛丝"二字，与伪《诀》之所谓极细者，有何分别？以此知《必读》一书，定非士材手笔。读者请以此两条比较观之，可无疑义矣。

《濒湖脉学》：细脉小于微而常有，细直而软，若丝线之应指。《素问》谓之小，王启玄言如莠蓬，状其柔细也。《脉诀》言往来极微，是微反大于细矣，与《经》相背。

【正义】王氏莠蓬之拟，见《脉要精微论》注语，比拟不伦，等于微而且散。启玄笔下，固多不可为训，高阳生《脉诀》尤其谬戾，濒湖讥之是也。

又细脉歌：细来累累殆如丝，应指沉沉无绝期。春夏少年俱不利，秋冬老弱却相宜。

【正义】"如丝"二字不是。春夏之令，年少之人，正当发育时间，故脉不宜于细小。秋冬则天地闭藏，老弱者形气不足，故脉来细小，是其本色。

石顽《三昧》：小脉者，三部皆小，而指下显然，不似微脉之微弱依稀，细脉之微细如发，弱脉之柔弱不前，短脉之首尾不及也。

又：细脉者，往来如发而指下显然，不似微脉之微弱模糊也。

【正义】石顽依滑伯仁旧说，分细小为二种脉形，遂谓细脉如发，较之伪李蛛丝一说，似为差胜一筹。然以细字本义求之，正不如是，且常人脉象，各随其人之体质而定，赋禀不同，脉形自异，所谓若者脉大，若者脉细脉小，必不能范以模型，限定如何之形体，可知脉之大小，万不能有一定之准则，而确分其界限，又何必以如丝如发，武断乡曲，以为细小之分别。所争在是，不其颠耶？

吴山甫曰：小脉之形减于常脉，《脉经》首论脉形二十四种，有细无小。今之小，即古之细也。

何梦瑶曰：小与大相反，一名细，细甚无力则为微。大小有得于禀赋者，世所谓六阴也；有随时令变异者，时当生长则脉大，当收敛则脉小也；有因病而变异者，邪有余则脉大，正不足则脉小也。

【正义】山甫、西池二说，俱合细小为一，所见甚是。

丹波廉夫《脉学辑要》：《灵》《素》、仲景，细小互称，至滑氏始分为二。

附录：细脉中兼见诸脉

细而不显为微脉，细而小浮为软脉，细而小沉为弱脉。

【正义】软之与弱，以字义而言，皆为力量不及，原不问其小与不小，且更不可以浮沉分别。惟脉学家言，向作如是辨法，姑仍旧说，尚无大谬。

附录：《新订四言脉诀》

细主诸虚，丝线其象，脉理属阴，病情可想。细不显明，微脉气殃，细而小浮，软脉湿长。细而小沉，弱脉失养，细中三脉，辨之朗朗。

第八节　脉长形象

【正义】《脉经》提纲，无长短二脉，然《素问》固屡见之，此固脉象之大纲。形势主病，所关者巨，不可谓非叔和之缺典。高阳生《脉诀》虽未尽纯粹，而补此二者，不啻为叔和之功臣。滑伯仁《枢要》有之，则踵高阳者也。兹辑长短二脉，必以《脉诀》居首，是亦善善从长之义，固未可以高阳氏全书之陋略，而讳所自来也。

《脉诀》：长者，阳也。指下寻之，三关如持竿之状。举之有余曰长，过于本位亦曰长。

【正义】长脉指下迢迢，透达尺寸，是为元气充盈，滂沛有余之象。经所谓长则气治，固言正气之盎然也。而亦有气火四溢，下凌上僭，则脉乃上鱼入尺，坚刚不挠，是为邪盛之长脉。惟正气脉长，指下必有和缓之态；邪盛脉长，指下必有暴戾之形，情性既殊，气势自别。且气之治者，脉虽长而尺寸两部，必和调齐等，而邪之实者，则或溢于上，或垂于下，寸偏长者，尺必不及；尺偏长者，寸又不充，其大小刚柔之形势力量，上下必不一致，此则偏胜偏负之脉，古人谓之覆溢，不可与长则气治同日而语者也。

《诊家枢要》：长者，不短也，指下有余，而过于本位，气血皆有余也。

【正义】长脉有正旺及邪实二者之别，伯仁"气血有余"四字，亦包涵此

二层言之，不得但从气治一面观。

戴同父《脉诀刊误》：从尺至关连寸口，直过如竿，此三部之长脉也。又有过于本位者，谓或尺或关或寸，过一指之外，此各部之长脉也。

【正义】长短二脉，皆以寸尺言之，惟关部则与阳寸阴尺，联属一气，不能有长短之分。同父已谓关不诊短，正以与尺寸不能分析，所以关无短脉。然则关又安得有长脉可见，何以于此竟谓关上亦有过于一指之外者，盖浅者传写，误衍或关两字，致与《脉诀刊误》之言互相矛盾耳。

王子亨：长脉之状，指下有余，如操带物之长。

《濒湖脉学》：长脉不大不小，迢迢自若。朱氏：如循长竿末梢为平，如引绳，如循长竿，为病。《素问》：实牢弦紧，皆兼长脉。

【正义】东璧[①]所引《素问》，出《平人气象论》，已见前五脏脉象条。如循长竿末梢者，竿梢虽长，有柔软气象，故为平脉。如循长竿，则挺劲不挠，病可知矣。

士材《正眼》：长脉迢迢，首尾俱称，直上直下，如循长竿。

又：长之为义，首尾相称，往来端正也。长而和缓，即合春生之气，而为健旺之征；长而硬满，即属火亢之形，而为疾病之应。

【正义】长脉迢迢，首尾相称，是也。若谓直上直下，如循长竿，则正《素问》之所谓病脉，不可与平人脉象一例言矣。

石顽《三昧》：长脉者，指下迢迢而过于本位，三部举按皆然，不似大脉之举

---

① 东璧：李时珍，字东璧，晚号濒湖山人。明代著名医家，著有《本草纲目》等。

之盛大，按之少力也。

【正义】大脉不可谓按之少力，此句殊有语病。

何西池：长脉溢出三指之外，盖寸口之脉，由胸中行至大指之端，非有断截，本无长短可言。然脉体有现有不现，不现者按之只见其动于三指之内，现者见其长出于三指之外，则长短可分矣。长短有得于禀赋者，筋现者脉恒长，筋不现者脉恒短也；有随时令变异者，则春脉长而秋脉短也；有因病而变异者，则邪气盛而脉长，正气伤而脉短也。

【正义】寸口之部，乃手太阴经脉现于皮肤下之一部分，寸以上，尺以下，则渐以深藏不露矣。西池所谓筋现之筋，即此太阴之经，筋字当作"经"，不当作筋骨之"筋"，若是筋骨之筋，又安有发现于皮肤之表者？经脉外现之长短，固本于其人之赋畀，不必尽同，西池筋现脉长，不现脉短两句，真是前人未言之秘。若春脉长而秋脉短者，正以春司发泄，气达于表，脉自应之而长；秋生收涩，气渐入里，脉亦应之而短，亦与经现长，不现则短之理，无所歧异。此公论脉，确能说出其所以然之神髓，学者最宜体会。

高鼓峰：有形体之长，有往来之长。往来之长，谓来有余韵也。

【正义】往来之长，不论形体，而论气态。所谓积之深深，达之亹亹者，知其人之得天者厚，蕴蓄者丰，此气治脉长之最难能而可贵者。丹波廉夫谓高氏此说甚善，长短本言形体，而凡脉之以神气悠长为贵者，固可因此说而想见其状态矣。

程观泉《医述》：弦脉与长脉皆主春令，但弦为初春之象，阳中之阴，天气犹寒，故如琴弦之端直，而挺然稍带一分之紧急；长为暮春之象，纯属于阳，绝无寒意，故如木干之迢直以长，纯乎发生之气

象。周澄之注：弦以脉形之挺直言，长以脉气之充足言。

【正义】春初之气，由阴而初出于阳，阴气犹盛，阳气尚微，《素问》所谓阴中之阳是也。此节乃作阳中之阴，误会。周澄之为程氏此节作注，谓弦与长之所以异者，弦则夹阴，长则纯阳，弦以脉形之敛直劲急言，长以脉气之充满条畅言。寿颐谓弦脉于阳之中，尚含阴凝之气，故劲急而不甚舒畅，所以春初由阴而出于阳，阳气未盛，于脉应之，乃见弦象。周氏之所谓夹阴，其旨如此，所以古人有弦脉属阴之说，而长脉则沛然有余，绝无阴凝气象，程氏分属于初春及暮春，时令脉神，俱有妙义，非臆说也。

附：长脉中兼见之脉

长而刚劲紧急为弦脉。

附录：《新订四言脉诀》

长主素强，得之最罕，上鱼入尺，迢迢不短。正气之治，长而和缓，若是阳邪，指下涌沸。长而劲急，弦脉可味。

第九节　脉短形象

高阳生《脉诀》：短者，阴也。指下寻之，不及本位曰短。

《诊家枢要》：短，不长也。两头无，中间有，不及本位，气不足以导其血也。

【正义】短脉固是气血之不充，然不过寸尺二部，少少不及而已。滑氏竟以为两头无，中间有，一似只见关上一部之脉，而尺寸均无有，得无太过？气不足以导其血，貌视之亦若其确，然试思脉为血管，鱼之上，尺之下，俱是手太阴经脉所过，果是气不能导其血行，则必并此短脉而不可见矣，岂理也哉！要之，寸口一寸九分，是脉管之浅显而流露于外者，故气血旺，则流露之位较长；气血弱，则流露之位较短。气为血帅，血随气行，二者若

比目之鱼，比翼之鸟，如影随形，亦安得有两离之顷耶？

戴氏《脉诀刊误》：短者，寸口尺中之脉，皆退缩不前，以其阴阳不及，故不能充其本部也。若关上见短，则寸脉下不至关，尺脉上不至关，为阴阳两绝，不可治矣，故关部不诊短。

【正义】寸尺可短，关不能短。同父之言，胜于伯仁远矣。

士材《正眼》：短脉涩小，首尾俱俯，中间突起，不能满部。短之为象，两头沉下，而中间独浮也。

【正讹】短脉但言不能充畅，以部位言，不以势言，亦不以大小言。而士材必谓之涩小，武断已极，又以为首尾俯，中间突，两头沉下，中间独浮，全是隔膜，非短字应有之义，以此言脉，走入邪魔矣。

石顽《三昧》：短脉者，尺寸俱浮，而不及本位，不似小脉之三部皆小弱不振。

附录：短中兼见之脉

短而厥厥如豆之动摇为动脉。

附录：《新订四言脉诀》

短主素弱，不由病伤，上下相准，缩而不长。诸脉兼此，宜补阴阳，动脉属短，治法另商。

第十节 脉虚形象

《甲乙》五卷《针道终始》：虚者，脉大如其故而不坚也。

【备考】《灵枢·终始篇》本此。

【正义】大如其故者，言其人脉状之大小，仍如其人之故常，但较为不甚坚实，即谓之虚，所以形况虚字脉神，最是恰合分寸，于此可见古人持论之精。此"大"字非洪大之义，不可误认，且与脉大为虚之义，各有一种形态。然则《脉经》以后，多以迟大软大立论者，殆即误会此句之大字者欤？

《脉经》：虚脉，迟大而软，按之不足，隐指豁豁然空。

【订正】隐，疑当作应，若谓重按即隐，则不能以隐指二字联属成句。

【正义】虚脉应指无力，与软脉、微脉相近，而各有不同。软脉虽力量柔软，其浮中沉三候之脉形大小，不甚参差，但不能指下有力，故谓之软。而虚脉则浮部较为大而有力，重按之，必不及轻按之形体力量，是不独沉候不实，且有形势俱虚之象，则脉体脉势皆不如软脉之有神，但未至如散脉之轻浮欲绝，此则虚脉不及软脉，而较胜于微脉者也。其所以异于弱脉者，弱则沉部无力，虚则浮部无力，《脉经》谓其大而软，按之不足，虽未始非虚脉之一种神情，然试就虚字本义设想，则但当从气势体会，原不在脉体之大小，亦不在至数之迟速。叔和必以为大，必以为迟，终是未允，且所谓脉虚者，何尝无虚细及虚数之病证，则叔和又将何以处之？

《千金翼》：按之大迟，名曰虚。虚，阴也。

【正义】大迟为虚，孙氏即承叔和之旧，然竟以大迟两字，质直言之，语病更甚。

《诊家枢要》：虚，不实也。散大而软，举按豁然，不能自固，气血俱虚之诊也。

【正义】虚脉虽软，然尚不至于散。滑氏乃以散大为解，将何以别于散脉？又言其举按豁然，则不仅无根，抑且无表，几为气血耗竭之候，皆言之太甚，殊失虚字界限。试以虚字真义，静言思之，必不至于此极也。或谓伯仁以散大而软状此虚脉，盖欲以著明其为浮部之无力，所以别于沉部无力之弱脉。然散大豁然，岂不浮沉皆空，夫岂虚字之分量，名不正则言不顺，究是措辞未当。《濒湖脉学》已谓杨仁斋之言虚脉，似柳絮散漫，滑氏之言散大而软，皆是散脉而非虚脉，东璧其先得吾心者也。

崔氏《四言脉诀》浮脉条：无力虚大，迟而且柔。

又：形大力薄，其虚可知。

【正义】此仍承叔和之旧，而列之于脉浮条中，则殊不妥。盖虚者实之对，重按之必较为无力，故古人谓为浮之一类，非真浮也，且亦必有虚细虚数者，究不可武断其必大必迟。惟柔软一层，及力薄两字，乃真能为虚字本义传神耳。

《濒湖脉学》虚脉歌：举之迟大按之松，脉状无涯类谷空。莫认芤虚为一例，芤来浮大似慈葱。

【正讹】东璧氏迟大二层，亦沿前人之误，谷空句更言之太过。

士材《正眼》：虚合四形，浮大迟软。及乎寻按，几不可见。

【正讹】虚之属浮，尚非真浮，大而且迟，又皆未必，乃又谓之寻按几不可见，则纯是散脉矣。士材何至愦愦若此，岂《正眼》一书，亦未免为浅人点窜耶？

又：虚之异于濡者，虚则迟大而无力，濡则细小而无力也；虚之异于芤者，虚则愈按而愈软，芤则重按而仍见也。

【正义】虚之与软，其力量不及相似，但软则其力少弱，而虚则其力尤弱耳。昔人每谓虚脉大而濡脉细，则未知濡之即为软字，故谓濡甚于虚，甚非古人命名之本义。且软之与虚，皆以力量言，固不系乎脉形之大小也。

石顽《三昧》：虚脉指下虚大而软，如循鸡羽之状，中取重按，皆弱而少力，久之仍不脱根，不似芤脉之豁然中空，重按又显；濡脉之软弱无力，举指即来；散脉之散而无根，重按久按，均不可得也。

【正义】鸡羽有脊，其体坚劲，正与虚字相反，石顽以为比拟，其意云何，太不可解。

何西池：虚，不实也。虚甚则中空，名芤脉。亦有得于生成者，肉坚实者脉多实；肉虚软者脉多虚也。亦有因于时令者，春夏发泄，虽大而有虚象；秋冬敛藏，虽小而有实形。若因病而异，则大而实，小而虚者，可验正邪之主病；大而虚，小而实者，可验阴阳之偏枯。

【正义】此论颇精，所谓肉实脉实，肉虚脉虚，固随其人之体质而桴应者。惟春夏脉虚则不可泥，古人有伤暑脉虚一说，则以暑伤元气而言，是病脉，非平脉。

丹波廉夫《脉学辑要》：虚乃脉无力之统名，不必浮大无力之谓。

【正义】丹波此说，先得吾心，足以纠正叔和以下诸家之误会。

陈修园：虚者，不实者。应指无力，浮中沉三候皆有之。昔人谓豁然空大，而独见于浮部者，非也。

【正义】虚者，实之对。昔人每谓实脉浮中沉三候皆有之，不独见于沉部，则修园所谓虚脉，不独见于浮部，即其理也。然所谓虚者，必轻手诊之，觉其有力，而重手诊之，其力较减，然后虚象始见。此前人属之于浮类，正未尝不合至理，若必谓浮中沉三候，俱应手无力，则固自有软脉一条在也。

第十一节　脉实形象

《甲乙》五卷《针道终始》：实者，脉大如其故而益坚也。

【备考】《灵枢·终始篇》本此。

【正义】此古人形况脉实之最精者，

说见上文脉虚条中。

《脉经》：实脉大而长，微强，按之隐指愊愊然。旧校云：一曰沉浮皆得。

【正义】实脉，浮中沉三部皆指下有力，亦大亦长，故谓之实。《脉经》旧校谓沉浮皆得，是也。隐，似当作应。濒湖曰：愊愊，坚实貌。寿颐按：《汉书·刘向传》"发愤悃愊"，注："张晏曰：愊，致密也。"

《千金翼》：按之洪大牢强，隐指名曰实。实，阳也。

【正义】《脉经》谓实脉大长微强，言其微有坚强之意，颇得实字之神。而《千金翼》因之，一变而改作洪大牢强，则言之太过，等于有刚无柔，全无和缓之真脏脉，非也。

《诊家枢要》：实，不虚也。按举不绝，迢迢而长，劲而有力，不疾不徐。

【正义】伯仁劲而有力一句，亦未免言之太过，稍溢实字之分量。

《四言脉诀》：牢甚则实，愊愊而强。

【正义】此言实脉之象同于牢脉，而坚强之态，更过之也。盖牢脉实脉，皆兼长大弦强四者之状，惟牢则但见于沉部，而实则浮中沉三候皆有长大弦强之态耳。

士材《正眼》：实脉有力，长大而坚，应指愊愊，三候皆然。

石顽《三昧》：实脉者，重浊滑盛，相应为如参舂，而按之石坚，不似紧脉之迸急不和，滑脉之往来流利，洪脉之来盛去衰也。

【正义】石顽此条，拟脉实之状，亦嫌太过，又谓洪脉来盛去衰，亦非。洪以气势滂沛为主，不可说到衰字上也。

坊本《洄溪脉诀》：实脉之义，以邪气壅盛，脉来结满，而为有余之象，故至势有力，长大而坚。

程观泉《医述》：实脉为邪气盛满，坚劲有余之象，既大矣，而且长且坚，三候皆然，诸阳之脉象兼备，故但主实热，不主虚寒。

陈修园：实脉应指有力，浮中沉俱有之。古人以为牢甚则实，独附于沉者，非也。指下清楚而和缓，则为元气之实，指下坚硬不清，则为邪气之实。

吴山甫《脉语》：中取之，沉取之，脉来皆有力曰实。实而静，三部相得，曰气血有余；实而躁，三部不相得，曰里有邪也。

【正义】诸家所说实字形状，皆有形容过甚之弊，邻于无胃气之真脏脉。修园及山甫两家，辨别正气邪气两层，颇为惬当。

何西池：结实之谓实，如按诸筋，又如葱中水充实。

第十二节　脉洪形象

《脉经》：洪脉极大，在指下。旧校云：一曰浮而大。

【正义】洪乃大而有力之脉，其形既粗，而力又猛，有洪涛汹涌之象，则虽轻手按之，已得其澎湃震撼之势，故古人多谓洪脉兼浮。其实则形势洪大，而又滑数流利，乃浮中沉三候俱然，是为洪水喷溢之状，固不独见于浮部也。《脉经》仅谓其极大，尚未尽形容摹绘之妙，谓在指下，盖亦谓其兼浮，下指即见耳，似尚有阙文，所言殊未条畅。旧校谓浮而大，则何以别于虚浮之一层，亦非洪脉之真相也。

《千金翼》：按之浮大，在指下而满，名曰洪。洪，阳也。

《诊家枢要》：洪，大而实也，举之有余，来至大而去且长，腾上满指。

【正义】洪脉以形势之壮盛而言，其来也踊跃奋迅，有余于外，必不足于中，古人多谓浮大而洪者，正以气火上炎，发见于外也。虽其势甚盛，重按之未必豁然中空，然必不能尽如轻取之有势。如果浮中沉三候，皆实大坚强，是为实脉，而不能谓为洪脉。樱宁生乃谓洪脉大而实，又谓举按有余，岂非皆是实脉？且但以形体言，不知从气势上着想，终非洪脉正旨。又"来大去长"四字，出通真子《脉诀》注文，亦未可信，若景岳《脉神》，悉用伯仁旧说，更是依样之葫芦，亦不必论矣。

《濒湖脉学》：洪而有力为实，实而无力为洪。

【正义】洪大之脉，气势最盛，何得以为无力？其所以异于实脉者，不过沉候较不如浮中二候之气焰耳。濒湖此条，殊有语病，不可不正。

石顽《三昧》：洪脉者，既大且数，指下累累如连珠，如循琅玕，而按之少缓，不似实脉之举按逼逼，滑脉之软滑流利，大脉之大而且长也。

【正义】洪脉其势奋发，必轻按最盛，重按较逊。石顽按之少缓一句，宜细绎之。逼逼，当作"愊愊"。

严三点①《脉法微旨》：洪脉如春潮之初至。

吴山甫《脉语》：洪犹洪水之洪，脉大而鼓也。若不鼓，则脉形虽阔大，不足以言洪。如江河之大，若无波涛汹涌，即不得谓之洪矣。

【正义】洪脉正义，全在气势力量辨出。吴氏此条，释得极允。

程观象《医述》：洪脉是根脚阔大，而非坚硬，若大而坚硬，则为实脉。周澄之注：洪兼形势横宽，而起伏又大也。

【正义】程氏此条，立说甚是，周注亦中肯。

陈修园《脉象易知》：实而涌沸者，应指满溢，如水波涌起。主热极，亦主内虚。

【正义】脉洪必有力，总是邪实之征，不应说到内虚一层。若虚人脉大，而果能有力者则极少也。

董西园：洪，火象也，其形盛而且大，象夏之旺气，火脉也。若以浮大有力为洪脉，则沉而盛大者，将非洪脉乎？故脉见盛大，即当以洪论。

【正义】洪字本义，诚不在乎浮与不浮，然气势甚盛，于时为夏，多属火病，确有炎上之态。昔贤多兼以浮大为解，自有至理。若沉而盛大，亦谓之洪，于字义上殊难熨帖，况自有实脉一条，足以当沉而盛大之义乎。

丹波廉夫《脉学》：滑氏以来，以洪钩为一脉，予谓洪以广而言，钩以来去而言，虽俱属于夏脉，不能不异。张路玉尝有洪钩似同而实不类之说，然其言含糊不明。

【正义】石顽洪钩之辨，诚不可解。近人周澄之亦有此辨，亦未见其允，已录入时令平脉条矣。

第十三节　脉微形象

《伤寒论·辨脉法》：脉瞥瞥如羹上肥者，阳气微也；脉萦萦如蜘蛛丝者，阳气衰也；脉绵绵如泻漆之绝者，亡其血也。

【考异】瞥瞥，《千金》作潎潎。绵绵，《千金》作连连。

【正义】此皆叔和描摹微脉之形势。日本人丹波元简曰：肥谓羹面肥珠，瞥瞥然光彩不定者也。

----

① 严三点：南宋医家，江西人。其真名佚，因精于脉学，以三指诊脉即能诉受病之源，人称"严三点"。

《脉经》：微脉极细而软，或欲绝，若有若无。旧校云：一曰小也，一曰手下快，一曰浮而薄，一曰按之如欲尽。

【正义】微脉细软无力，重按几不应指，故叔和谓极细而软，若有若无欲绝，软微无力，其状可知。古人以其轻按可见，重按即隐，恒谓微脉常在浮候，实则细微已甚，几不可寻，气血两衰，必不可与浮字作一例看。旧本《脉经》校语，谓其浮而薄，按之如欲尽，俱为确论。又以为一曰小也，则非是，盖小脉之状，其形虽小，而浮中沉三候皆然，重按仍在。微则既小且弱，神气索然，是细者、小者尚属有神有根，而微则神根俱不足，几于不可为矣。旧校又以为一曰手下快，则太不可解，恐是妄人羼入，不足致辨。

《千金翼》：脉之短小不至，动摇若有若无，或复浮薄而细急，轻手乃得，重手不得，名曰微。微，阴也。

【正义】微脉形势不足，孙氏谓短小不至，盖言其既短且小，不能充畅，则微细无神，自在言外。又谓浮薄而细，则气势力量，俱已曲曲绘出，其言甚是精当。但又加一急字，则殊失真旨，画蛇添足，太觉无谓。

《诊家枢要》：微，不显也，依稀轻细，若有若无，为气血俱虚之候。

《脉诀刊误》：微脉若有若无，欲绝未绝，必轻诊之乃可见，重按之则无有矣。

《四言脉诀》：软甚则微，不任寻按。

【正义】此言微脉即软脉之最为小弱而无力者，既软且小，又加浮薄，盖已几于指下若无。不任寻按四字，真可为微脉传神于阿堵之中。

景岳《脉神》：微脉纤细无神，柔弱之极。

李濒湖微脉歌：微脉轻微瞥瞥乎，按之欲绝有如无。微为阳弱细阴弱，细比于微略较粗。

李士材《诊家正眼》：微脉极细，而又极软，古人以尘与微并称，自可想见。又算数者，以十微为一忽，十忽为一丝，十丝为一毫。

【正义】脉之微者，不过言其轻微无力耳，必以算数之十微一忽为言，似乎太泥，然其意固可通也。

石顽《三昧》：微脉者，似有若无，欲绝非绝，而按之稍有模糊之状，不似弱脉之小弱分明，细之纤细有力也。

何西池：古以微属浮分，细属沉分；微为阳衰，细为血少。本集各脉，皆直指本义，故以细甚无力为微。

【正义】微细二形，其义泂是不同，然不可以阳衰血少，强为指派也。

董西园：微为气血不足之象，以指按之，似有如无，衰败之况也。凡脉之不甚鼓指，脉体损小者，即是微脉。若至有无之间，模糊隐约，证已败矣，虚脉之极也。

程观泉《医述》：微之为言无也，其象极细软。仲景谓萦萦如蛛丝，状其细而难见也；瞥瞥如羹上肥，状其软而无力也。软取如无，故曰阳气衰；重按欲绝，故曰阴气竭。久病得之不可救，以其正气消亡也；卒病得之犹可生，以其邪气不甚也。

第十四节　脉滑形象

《伤寒论·平脉法》：问曰：翕、奄、沉，名曰滑，何谓也？曰：沉为纯阴，翕为正阳，阴阳和合，故令脉滑。

又：滑者，紧之浮名也。

【正义】翕、奄、沉，名曰滑，貌视之颇觉费解，惟以沉为纯阴，翕为正阳二句寻绎之，既以沉为纯阴，则翕为正阳，必以浮候而言，是翕合在表之意。金坛王氏肯堂，谓翕、奄、沉三字，状得滑字最好。翕者合也，奄者忽也，当脉气合聚正盛之时，奄忽之间，即已沉去，是名滑也。寿颐按：盖言其翕合在表之时，而奄急之间，又见其沉，其为滑利流动可知。张石顽亦谓忽浮忽沉，形容流利之状，无以过之。若夫紧之浮名一句，则殊不可索解，盖滑以去来流动为主，不在浮沉上着想。抑且紧之与滑，一则言其坚劲，一则状其活泼；一为指下重者，一为指下轻灵，态度形神，适得其反，又何能并作一气，引为佐证？惟叔和于紧脉曾有转索无常之说，本属误会，绝非紧之真相。说详下紧脉本条。若更以转索无常，而径谓之紧与滑相类，则真是讹以传讹，歧中之歧，此叔和之失，不得为贤者讳也。

《脉经》：滑脉，往来前却，流利展转，替替然，与数相似。旧校云：一曰浮中如有力，一曰漉漉如欲脱。

【正义】滑脉，只以往来流利言之，行驶必速，故曰与数相似。滑为阳脉，气势尚盛，故旧校谓浮中如有力。又曰漉漉如欲脱者，极言之，以状其滑利之态度，不可误以为近于脱根之脉也。

《千金翼》：按之如动珠子，名曰滑。滑，阳也。

【正义】此以珠子之流动，形容其滑利之意，不可与厥厥如豆动摇之动脉相混。

《诊家枢要》：滑，不涩也。往来流利，如盘走珠。

《脉诀刊误》：血多则脉滑，滑之本体也。若气血和顺，其动不涩，不急不缓，亦谓之和滑，为无病之脉，在妇人则为妊子。

《濒湖脉学》：滑脉漉漉如欲脱。

又歌：滑脉如珠替替然，往来流利却

还前。莫将滑数为同类，数脉惟看至数间。

【正义】滑之与数，其至也皆急速，但滑以形势言之，数以至数言之，取义判然不同，濒湖辨之，颇为切实。

石顽《三昧》：滑脉者，举之浮紧，按之滑爽，不似实脉之幅幅应指，紧脉之往来劲急，动脉之见于一部，疾脉之过于急疾也。

【正义】滑脉不以浮沉着想，亦不可与紧脉互为比较。石顽举之浮紧四字，即为王叔和《平脉篇》所误。

坊本《洄溪脉学》：滑脉应指替替然，往来之势，流利圆活，如盘中之走珠，如荷叶之承露。

陈修园：实而流利为滑，往来轩爽。

【正义】滑之本义，不在乎实，修园拟以实字，尚未贴切。

第十五节　涩脉形象

《脉经》：涩脉细而迟，往来难，且散或一止复来。旧校云：一曰浮而短，一曰短而止，或如散也。

【正义】涩脉言其来去涩滞，不能轩爽流利，有似于迟，故叔和径谓之迟，然惟指下枯涩不前，究竟与迟不类。以气势言，不以迟速言也，故又申之以"往来难"三字，方是涩之本色。然涩之取义，且仅以势之凝滞言，并不以形之大小言，其往来虽涩，亦有形体颇大而浑浊不清者，并不能认定在细小一边。叔和必谓之细，亦犹未确。其曰且散者，盖亦形容其指下模糊浑浊，畔岸不清之状。惟散脉专以涣散不收为主，亦与涩滞之脉皎然不同。又谓其一止复来，则以其格格不爽，有时颇似停顿，故以"或"字悬拟之，所以表明其并非必止，亦以别异于歇止之结代二脉。要知涩之真象，在乎似止非止之间，此皆当以意逆之，悟其态度，而不可拘拘于字面上求之者。若旧校之所谓浮而短，短而止，则措辞尤为呆笨，更不能为涩字形容摹绘矣。寿颐按：涩脉虽以形势之重滞不灵为主，不系乎至数之迟缓，究竟往来既滞，其至必迟，所以叔和直谓之迟，其旨可于言外得之，何意后世竟有以脉数而涩，联为一句者，相习成风，而不自知其谬戾。近世名贤，亦复时踵此误，是皆笔下失检，未尝深思而寻绎之耳。

《千金翼》：按之促数浮短，如刮竹皮，轻手乃得，重手不离其处，或多入而少出，名曰涩。涩，阴也。

【正义】涩脉与滑相为对待，状其形势不爽，格格不前，往来艰涩，是为涩之真象，或浮或沉，或大或小，皆兼有之。孙氏"促数浮短"四字，甚非涩字本义，抑且促之与数，皆言其速，而脉之涩者，其形已滞，则来去必不能流动自如，迟则有之，复何能速？《脉经》"迟"字及"往来难"三字，最堪细味，皆可为涩脉传神，何孙氏反以促数为辞，正与叔和彼此相反，宜乎后世俗医，遂有"涩数"二字连络成文之谬。惟细玩《千金翼》语意，盖以促数浮短形容不能条达之象，以为既短且促，则形势局蹐，涩滞之状，自在言外，初非以往来之速为重。惟既下一"数"字，则立言究属不正，又谓轻手乃得，重手不离其处，或多入而少出，皆不轩爽，未易醒目，姑存是说，不可尽信。且涩字取义，以形势重着，不能流利为主，虽不以至数之迟速论，然必有滞而不前之态，则往来应指，必近于迟，断不能速。《素问·平人气象论》"脉涩曰痹"一句，本与"脉滑曰风"对待成文，其旨极显。其上文"人一呼脉三动，一吸三动而躁，尺热曰病温，尺不热脉滑曰病

风"一节，本无"脉涩曰痹"一句杂厕其间，盖既一呼三动，一吸三动，而复加以躁字，则不独呼吸六至，其数已速，且形势躁疾，是阳邪主盛，故以尺肤之热与不热，审其无病风、病温之分别，何能杂以"脉涩曰痹"四字，与呼吸六至而躁之脉联属成文？《甲乙经》于此节无此一句，可证。宋林亿等校正《素问》亦言之，自浅者读之，误认下文"脉滑曰风，脉涩曰痹"既为对待，因谓此处亦当有此一句，而妄为增入。启玄不察，竟据误文作注，而不知续凫断鹤，理不可通，遂令后人有数涩连属之脉语，宁不可怪！

王启玄注《脉要精微论》：涩者，往来时寒涩而不利也。

《诊家枢要》：涩，不滑也。虚细而迟往来难，参伍不调，如雨沾沙，如轻刀刮竹然。

【正义】涩脉只有涩滞一义，状其来去之限，不系乎形体之大小虚实，故血少而脉涩则形细，湿阻而脉涩则形不细，且脉既涩滞，指下必有留恋之状，亦与虚者不同。

《濒湖脉学》：涩脉如病蚕食叶。

又涩脉歌：细迟短涩往来难，散只依稀应指间。如雨沾沙容易散，病蚕食叶慢而艰。

【正义】叔和谓涩为散，已非确论，孙氏《千金》又加一"短"字，盖状其迟滞留难，有似于短，此皆不能拘泥字面，认得太呆者。若曰如雨沾沙，则言细沙着雨，留滞不去，乃以状其稽留不行，非为散字作譬喻，而濒湖反以容易散释之，斯为愈说愈幻，并复支离矣。惟添出病蚕食叶一句，以形容其濡滞无力之状，颇足为涩字传神。

石顽《三昧》：涩脉者，指下涩滞不前，《内经》谓之参伍不调，叔和喻以轻

刀刮竹，通真子譬之如雨沾沙，长沙又有泻漆之绝，比拟虽殊，其义则一。不似迟脉之指下迟缓，缓脉之形势纡徐，濡脉之去来绵软也。

【正义】《辨脉法》之所谓绵绵如泻漆之绝，是言脉状之柔细无神，故为亡血之征，与涩滞之脉状无涉。石顽以彼证此，非是。

坊本《洄溪脉学》：涩脉艰滞迟细而短，盖脉势之往来，不能爽快，涩而不及中和，与至数之迟慢不同。

【正义】涩以气度讲，不系乎脉形之大小，固亦有脉大而涩者，此条有一"细"字，不是。但所谓不能爽快，与至数之迟慢不同，则确论也。

第十六节　缓脉形象

《伤寒论·辨脉法》：阳脉浮大而濡，阴脉浮大而濡，阴脉与阳脉同等者，名曰缓也。

【正义】缓脉有平脉，有病脉。平脉之缓，不柔不刚，不疾不徐，应指冲和，来去四至，所谓和缓胃气，脉象之最和平者，而亦平人无病时所不可须臾离之脉神也。若病脉之缓，亦有两种态度，一则湿热蒸灼，正气懈惰，脉象应之，必弛纵而缓软不振，是缓脉之属于实热者；一则气血不及，精力疲倦，脉象应之，亦怠倦而缓弱少神，是缓脉之属于虚馁者。其来去之缓相似，而和缓、弛缓、怠缓三者之精神气度，应指迥乎不同，然非从阅历经验，神而明之，则几微疑似之间，殆难得心应手，此所谓可以意会而难以言传者，更不能纸上谈兵，描摹尽致矣。叔和此条，注重于"阴阳同等"四字，以为平人和缓脉之标准，浮大而软，盖言其指下有神，从容不迫之意，借以形容其不亢不卑之状况，是为平人胃气之脉象。若竟泥

煞浮大柔软之字面，则浮部既大，而重按之即软弱不及，是又虚散之脉，非和缓之旨矣。

《脉经》：缓脉去来亦迟，小驶于迟。旧校云：一曰浮大而软，阴脉与阳脉同等。

【正义】缓脉为胃气之平脉，以气度雍容，纡徐不迫为主。此节但称其小驶于迟，则仅可形容怠缓之病脉，而平和无病之和缓脉状，究不可谓其去来必迟者也。

《千金翼》：按之依依，名曰缓。缓，阴也。

【正义】胃气和缓之缓，全在脉神上注意，本不能拘于迹象之间以求其形似。昔人谓不大不小，不疾不徐，意思欣欣，难以名状，不过于无可摹拟之中，稍稍摹其神气。孙氏"依依"二字，是用《诗》"杨柳依依"之义，盖亦于无可形容之中，仿佛其神气，固不可以迹象拘也。

王氏启玄《平人气象论》注：缓者，谓缓纵之状，非动之迟缓也。

【正义】此"缓而滑曰热中"一句之注文，是病脉而非和缓之平脉，以热在中而元气弛解，故脉为之纵缓，亦犹人之热伤元气而倦怠无神也。

《诊家枢要》：缓，不紧也。往来纡缓，呼吸徐徐。

【正义】滑氏此条，亦以病脉之怠缓言，故曰纡徐。然以缓与紧相对立论，就脉之形势着想，不以为迟，颇能切合平脉和缓之义。

《濒湖脉学》歌：缓脉阿阿四至通，柳梢袅袅飐①轻风。欲从脉象求神气，只在从容和缓中。

【正义】杨玄操言缓脉如初春杨柳舞风之象，即濒湖之蓝本也。又濒湖引滑伯仁亦有微风轻飐柳梢之句，而不见于今本

---

① 飐（zhǎn）：风吹物动。

《诊家枢要》。

士材《正眼》：缓脉以宽舒和缓为义，与紧正相反，阳寸阴尺，上下同等，无有偏胜者，和平之脉也。故曰缓而和匀，不浮不沉，不大不小，意气欣欣，悠悠扬扬，难以名状者，此真胃气脉也。

吴山甫《脉语》：缓脉状如琴弦，久失更张，纵而不整曰缓，与迟不同。盖迟则以至数言，缓则以形势言，其别自见。

【正义】缓之态度，最不易言，吴氏以琴弦久不更张，纵而不整为比，亦急缓、弛缓之病脉，非和缓之平脉。

丹波廉夫《脉学辑要》：缓者，弛也，不急也。仲景曰：寸口脉缓而迟，缓则阳气长。又曰：趺阳脉迟而缓，胃气如经也，乃知缓与迟，其别果远。

【正义】吴氏、丹波氏所言，缓脉皆以病脉立论，故一以为纵而不整，一以为弛而不急。若言平脉，则两家之言，失于疲弱，非胃气之正矣。丹波氏引仲景二条，出《平脉》《辨脉》篇，是叔和编次时所增，非仲景语，故此二篇中，时时与本论不相符合。

程观泉《医述》：缓脉以宽舒和缓为义，正与紧脉相反。阳寸阴尺，上下同等，无有偏胜，是为缓而和匀，乃胃气之正脉也。中土调和，百病不生。凡诸脉象，皆须兼此胃气之和缓。若兼浮迟虚软细涩诸象，则为病脉矣。周澄之注：指下之柔而匀，形之缓也；来去从容如一，气之缓也。若病脉之缓，皆属湿热。

【正义】澄之形气两层，说得极精，若谓病脉之缓，皆属湿热，则有不尽然者。凡正气不充，而脉来无力急缓，是其常态，此当以舌苔之浊与不浊，垢与不垢辨之，不可皆以为湿阻者也。

陈修园：平脉四至，从容不迫，病后得之，邪气退而胃气复，是和缓之脉，主

正气来复也。缓而不大，非指往来之迟缓也。《内经》以缓与大相对成文，其旨深矣。若怠缓，则病也。

第十七节　紧脉坚脉形象　急脉附见

【考证】《脉经》以下，罗列脉形之名，有紧脉，无坚脉。伯仁《枢要》且以缓与紧作对待之比较，盖缓是宽弛，紧是绷结，其形态气势，正得其反故也。考之《素问》，言紧脉者，只于《平人气象论》一见，曰盛而紧曰胀，而其他之言坚脉者，则不一而足。至《伤寒论》《甲乙》《脉经》《千金》以下，乃始多见紧字。迨乎宋金以降，又无有脉坚之名词。

寿颐按：紧之与坚，以字义言之，本不甚近，但以脉形拟议，则皆形容其团结凝聚，不同涣散之意，故字义有别，而脉状难别。且今本《伤寒论》，脉紧字样，数见不鲜，而证以《千金翼方》之伤寒二卷，则凡是紧字，彼皆作坚。《千金翼方》之伤寒二卷，即仲师本论。可见坚、紧二字，古所通用，又如《甲乙》《脉经》《千金》《千金翼》四种，其源多本于古书，而今所传本，亦多有脉紧、脉坚彼此互见，又是脉学书中坚、紧两字同为一义之确证。但考之字书，此坚、紧二字，确无通借之条例，且万不能强指为传写之讹误，几于疑窦难明。惟近贤陆九芝尝谓古本当是坚字，在隋时为文帝讳，改用紧字，今之《伤寒论》，盖即本于隋时所缮写，是以多用紧字，而后遂因之。至《千金翼》则孙在初唐，不避隋讳，于是从古而仍作坚。寿颐谓九芝先生此说极有条理，可为依据，则今本《素问》多作坚者，其本固是王启玄所注，宜乎不为隋文讳写。爰以紧脉、坚脉合为一条，虽非古书成例，然义理昭著，何妨自我作古，以符实事求是之旨。而《素问·平人气

象论》又有脉急者曰疝瘕少腹痛一条，《甲乙》亦有诸急者多寒一条，《脉经》也有洪大紧急、细少紧急两条，凡此数者，脉急主病，悉与脉紧主病同义，则非急数、急疾之急，当并入此。余详第四卷主病篇。

【正讹】紧脉形状，自王叔和编《伤寒论·辨脉法》谓如转索无常，而《脉经》又谓之数如切绳，后之学者，无不宗之。

寿颐按：脉之为紧，但以形况其凝固团结之状，故主病为寒为痛，为食滞，为积聚，正以实邪窒塞，则于脉应之，而形势如是。叔和所谓切绳，固言其指下有物，按之不挠，抑且畔岸分明，描摹形态，惟妙惟肖。若质直言之，则只是挺拔有力而已，是以《素问》谓之坚，亦即同此状况，何尝说到牵转绞动上去。惟《金匮》有脉紧如转索无常者一条，则明言其为宿食，于是始有转索无常之明文，是为紧脉之别一态度。盖以宿食积滞结实，故脉紧益甚，其非寻常之紧脉可知。《脉经》又谓脉如悬薄卷索者死，此说必有所受之，非叔和所自拟。悬薄者，如帝薄之垂空，触之即动，则言其不能稳固。薄，帘也。见《礼记·典礼》"帷薄之外"释文。又《庄子·达生》"高门悬薄，无不走也"，释文引司马注同。卷索者，如绳索之转戾，刚劲乖张，则言其不能柔和。"悬薄卷索"四字，必分作两种脉象观，盖唯《脉经》此条始于紧字中更益之以牵转之态，而乃直断定为必死之脉，又出之于叔和一人著作，此其坚强不屈，有乖戾而无和柔，是亦真脏脉及七怪脉之类，宜为死征，孰谓寻常紧脉，皆必如此？若果如《辨脉篇》之所云，不几乎凡是紧脉，胥为必死之候，岂不大骇物听？此即以叔和之书证之，而自矛自盾，必不可通者也。日本人丹波元简

《脉学辑要》述其乃父之言，以转索一说为谬，诚非过贬。今颐辑此编，即本此意，凡前贤承用转索旧说者，皆从删薙①，爰志所见，以祛俗学之惑。

《脉经》：紧脉数如切绳状。

【正义】紧脉主表有寒，为经络之壅塞，亦主里有积，有食，有痛，为腑脏气血之不通，故脉道皆凝结重滞，而不活泼，其状有类于弦，且搏击重着之势，殆又过之。叔和谓之切绳，盖亦状其劲直坚强，应指清晰之态。惟又谓之数，则主寒主痛，当无数疾之理。但形势拘急，迫促不舒，其来去也，必不能和缓自如，有似于数，实与滑数之滑，皎乎不同。《素问·平人气象论》所谓脉急者，疝瘕少腹痛，亦以状其急促不调，绝无从容宽舒之态度，故谓之急。叔和即本《素问》之意，因有数之一义，固不得与一息五六至之数疾者作一例观也。

《千金翼》：按之短实而数，有似切绳状，名曰紧。紧，阴也。

【正义】脉紧者，指下挺然，劲直坚凝，故有切绳之喻，则其形态且有类于长脉，何以孙真人反谓之短。粗心读之，似乎立说未允，然正惟其态迫急，则其神确有短促不舒之意，此短字、实字、数字三者，合而参之，所以描摹坚紧之状，颇有意味，是当以意逆之，而不可作呆相观。凡古人形容脉状，多有此言外之味，学者既不可忽略读过，亦正不可拘泥字面，执而不化。

《诊家枢要》：紧，有力而不缓也，其来劲急，按之长。

【正义】滑氏以紧为长，就字面言之，正与孙氏短字相反，然以气象言之，彼此固各有所见，各无不是，此谈脉理学

————————————

① 删薙（tì）：删除。薙，删削。

之所以贵有神悟，而不可拘拘于迹象之间。若仅就古人已往之成言而呆板读之，不能细心寻绎，不能观其会通，则无往而不望洋兴叹矣。

《脉诀刊误》：《内经》《难经》未言紧也。《内经》曰急，曰来而左右弹人手，有紧脉之状，未有紧脉名。

【正义】《素问》固绝少紧脉，然《平人气象论》有盛而紧曰胀，《示从容论》又有切脉浮大而紧，只此二见。《甲乙经》亦言紧为痛。又《素问》屡言脉坚，固即后人之所谓脉紧，同父尚未悟及。

景岳《脉神》：紧脉急疾有力，坚搏抗指。

【正义】谓紧为急，是承《素问》脉急而来，不可谓其不是，然竟以"急疾"二字连属成文，则竟以紧脉类于数脉，未免差以毫厘，失以千里，非古人真旨矣。

坊本《洄溪脉学》：紧者脉来绷急。

【正义】"绷急"二字，颇能为紧字传神于阿堵之中，读者须于"绷急"两字形态体会之，斯可知《内经》脉急之真义，非急速之急矣。

丹波廉夫《脉学辑要》：紧，不散也，谓其有界限，而脉与肉划然分明，以寒主收引，故脉道为之紧束，而无开散涣漫之象，不似弦脉之弦绲三关，端直挺长，与数脉之呼吸六七至全不相涉。《金匮》谓脉紧如转索无常者有宿食，《脉经》作左右无常。则谓其脉紧而且左右夭矫[1]，如转索无常者，是有宿食之候，非谓紧脉即如转索之无常。叔和误读此条，乃于《辨脉法》云脉紧者如转索无常，何其不思之甚。后世诸家，皆祖述叔和，故尽不可从。

【正义】此以紧脉与散脉两两对勘，盖即本之于滑氏，而以脉道之畔岸收束为

主，立言最为明白，于此始知长短数疾等说，皆未免有疑似之弊，而又辟去转索无常一层，真是独具只眼。寿颐谓欲读医书，随处皆当自有见解，方不受古人之愚。

第十八节　弦脉形象

《素问·玉机真脏》：春脉者，肝也，东方木也，万物之所以始生也，故其气来软弱轻虚而滑，端直以长，故曰弦。反此者病。

【正义】此经言春令无病之弦脉也。合德于木，故脉当端直以长，而兼有和缓之胃气，故当软弱轻虚而滑，不当刚劲搏指有力。凡后人脉书论及弦脉形状，无不言其应指坚强，则皆在病脉一边着想。须知弦为春令之本色，若其过于刚强，岂是平人所宜尔。《玉机真脏篇》独以软弱轻虚立论，固惟恐人只知有病脉之弦，而不知有无病之弦，此古医经之所以不同于流俗者。《平人气象论》亦谓平肝脉来软弱招招，如揭长竿末梢，曰肝平，正以竿之末梢，虽直而有和柔之态，故又谓病肝脉来盈实而滑，如循长竿，曰肝病；死肝脉来，急益劲，如新张弓弦，曰肝死。合而绎之，则弦脉之孰柔孰刚，孰吉孰凶，岂不历历如绘。招招，读为迢迢。

《伤寒论·辨脉法》：脉浮而紧者，名曰弦也。弦者，状如弓弦，按之不移也。

【正义】弦脉应指有力，聚而不散，畔岸清晰，谓之为紧，固无不可，但以形状言，并以气势言，不以指下之大小，及部位之浮沉而定，故有浮大，即有沉细，有浮弦，亦有沉弦，何能以"浮而紧"三字作为弦脉真象，岂不与《素问》"软

---

① 夭矫：屈伸自如貌。

弱轻虚"四字正相背谬？孰谓仲师本论撰用《素问》，而反为此语，即此可证《辨脉》等篇，必非仲师手笔。又谓状如弓弦，按之不移，则以病脉言之，固是刚劲不挠者也。

又：脉累累如循长竿者，名曰阴结也。

【正义】此即弦脉，刚而不柔，是为阴气凝聚之象，故曰阴结。《辨脉篇》之以弦脉列于阴类，其旨如是。若夫肝胆阳盛，脉应指下而搏击有力，亦谓之弦，则属于阳强一类。此古今脉学诸书，凡脉弦一层，或谓之阴，或谓之阳，义若相反，而理则相通。所谓言岂一端，各有所当，不可偏废者也。

《脉经》：弦脉举之无有，按之如弓弦状。

【考异】《千金》作"弦脉举之无力，按之如张弓弦状"。寿颐按：《千金》第二十八卷《诸脉形象》无一条不与《脉经》同，是即本之于叔和者。而此条独异二字，以文义言之，弦脉不可谓举之无有，此今本《脉经》传写之误。

【正义】弦脉本不以浮沉而定，而《脉经》竟谓其举之无有，按之如弦，则只知有沉弦，而遗浮弦一层，太落偏际，不可为训。即如今本《千金》"举之无力"四字，仍是有沉弦，无浮弦，叔和似不当若是之武断，且与《脉篇》之浮字反背，如《脉经》此条，果出叔和之手，则又疑《辨脉篇》亦非叔和所纂集矣。

《千金翼》：按之如琴瑟弦，三关通病梗梗，无有屈挠，名曰弦。弦，阳也。

【正义】《辨脉篇》以弦为阴脉，而孙氏《千金》则谓之阳脉，盖弦为肝脉，属厥阴之经，乃三阴之尽，故叔和谓之阴脉。然肝之体属阴，而木中有火，又以相火用事，则其用为阳，且其动也，脉必刚劲有力，究非纯阴可比。即以病情言之，弦脉之属于肝阳胆火者最多，而寒饮、阴结等病之弦脉，实是少数，此虽阴阳两说，各有所主，不可偏废，而孙氏之说较为显而易见。

滑氏《枢要》：弦脉按之不移，举之应手，端直如弓弦。

【正义】伯仁改《脉经》旧说为举之应手，是善于为古人补过者。

戴氏《脉诀刊误》：脉从前中后直过，挺然指下曰弦，经所谓端直以长者也。

【正义】前中后，盖以寸关尺三部而言，然语气太嫌刚劲，几于《平人气象论》之所谓新张弓弦，已失和平之态，此不可与言平人之弦脉也。

李士材《诊家正眼》：弦脉与长脉，皆主春令，但弦为初春之象，阳中之阴，天气犹寒，故如琴弦之端直，而挺然稍带一分之紧急；长为暮春之象，纯属于阳，绝无寒意，教如木干之迢直以长，纯是发生之景象也。

【正义】士材以此辨弦与长之微有不同，拟议确切，而分析其所以然之故，具有精思，是脉理学之上乘禅。但"阳中之阴"一句，尚有误会。春令由阴而初出于阳，阳气犹微，阴气尚盛，《内经》所谓阴中之少阳，此阴阳开阖，造化之枢机，倒转不得。

石顽《三昧》：弦脉者，端直以长，举之应指，按之不移。

陈修园：实而紧急为弦。

【正义】是说亦失之太刚。

高鼓峰《己任编》：弦如弓弦之弦，按之勒指，胃气将绝，即真脏脉，凡病脉见之即凶。

【正义】此即经之所谓新张弓弦也。

浅者察得此脉，方且误以为脉尚有力，病必不死，而抑知真阴已竭，和气全无，三五日内无不败也。

吴山甫《脉语》：双弦者，脉来加引二线也，为肝实，为痛，若单弦只一线耳。

徐忠可《金匮注》：有一手两条，脉亦曰双弦，此乃元气不壮之人，往往多见此脉，余投温补中气，兼以化痰，应手而愈。

【正义】此是弦脉之别有一种形象者，虽不多见，确有此状，盖痰饮阻滞，脉象多怪，是亦阴结之类，故宜温养化痰。

第十九节　软脉形象　濡脉附见

【考正】软脉、濡脉，二者自唐宋以降，说者各有形容，几至判为两事，故晚近俗医鲜不以为自有两种名义。然《素问·平人气象论》"软弱招招"，《玉机真脏论》"软弱轻虚以滑"，字皆作软，而今本《脉经》则皆作濡。又《难经》四难"牢而长者肝，按之濡"，《脉经》引之，濡字作软。据此可为软、濡一字之证。是以《玉机真脏论》"冬脉其气沉以搏"，《甲乙经》搏字作濡，宋林亿等校《甲乙经》竟谓"濡，古软字"。惟考之字义，濡为濡湿、濡滞，自有一字，必不可误以为软之古文。其软字之所以变为濡者，实由汉人作隶，软、濡二字混同无别之故，而唐以后人各为一说之误也。顾名思义，必以软字为主，爰以后人濡脉之说，附列此条，而各为辨正之如下。

《脉经》软脉极软而浮细。

【考正】软字古只作㬵，亦借用緛字。緛者，固帛之柔细者也，字又作輭，因又别作软。然古人字书皆未收入软字，《康熙字典》直以软为俗字是也。

【正义】㬵之为义，但言其重按不如轻按之有力，以力量之不及言，不以形状之不及言，故有细小而㬵者，亦有虚大而㬵者，《脉经》必谓其浮细，殊不尽然。且虚㬵之脉，虽沉部必不及浮部之应指有力，然如中按尚属有神，再重按之，其力不及，即为㬵脉，更不能谓为必浮。叔和"极软浮细"四字，说得太过，几与微脉之微细无神、散脉之不任重按者相等，大失古人㬵字真旨。或谓㬵脉与虚脉同是浮部中之无力者，惟以浮小无力谓之㬵，浮大无力谓之虚，二者之别在此。若谓二脉之义，仅以气势为主，不以形体为断，则既同此气势之无力，试问更以何者为㬵与虚之畛域？不知㬵之无力，但其力量稍觉薄弱耳，若果力量太薄，则不仅于㬵，故又别立虚脉之名，以状其脉力之薄弱，此虚、㬵二者，固皆浮中二候，力量不足之脉也。若更加无力，且小且㬵，重按之即已不见，则为微。合此三者观之，㬵脉为无力中之最佳者，其甚者则为虚脉，又其甚者则为微脉。而弱脉则沉而无力者耳。此软、虚、微、弱四脉之大别也。

《千金翼》：按之无有，举之有余，或如帛衣在水中，轻手与肌肉相得而輭，名曰濡。濡，阴也。

【正义】孙氏以软字为濡脉之注解，是未知濡即软字之变体。其意以为濡字从水，遂以帛衣浮水，形容其轻浮无力、触手无痕之象，乃不得不谓其按之无有，举之有余，无一字不在浮之一面着想。虽承叔和浮字之误，实即以濡字水旁而望文生义，全与古人㬵脉本旨无涉，宁非大谬。须知脉之所以㬵者，不过重按之下，力量气势稍有不逮，本非败坏之征，所以《平人气象论》明言"长夏胃微㬵弱曰平"，又谓"平肝脉来㬵弱招招"，而《玉机真脏论》亦谓春脉之弦"㬵弱轻虚以滑"，何得谬以为按之无有，等于坏脉之无根？且既已奭矣，则浮按得之，亦必指下安和，纡徐不迫，何孙氏又误认为举之有余，等于浮滑之洪大？此其两失，复何待言。而从此乃多出一濡脉之名义，竟与《素问》奭弱之旨分为两体，而又以帛在水中，轻手相得为解，一似奭脉为无力之通名，而濡脉即为浮大无力之专象，遂令后世不复知濡字之即是奭字，盖即由孙氏此条开其端。

《诊家枢要》：濡，无力也。虚软无力，应手散细，如绵絮之浮水中，轻手乍来，重手即去。

【正义】伯仁亦不知濡之即是软字，遂以虚软无力解濡字，再申之以绵絮浮水中，皆承《千金翼》之旧。然虚软无力，已嫌太过，而又继之以应手散细，较之《脉经》极软浮细，又添出一散字，不几与微脉、散脉漫无区别，然既散且细，亦与自己所说绵絮浮水之形不类，而又谓轻手乍来，重手即去，直是无根大败之象，皆其立言之大不妥者。总之不识濡字即是奭字之变，亦无怪其中无所主，说得庞杂异常，且者嗫濡字不清也。

戴同父《脉诀刊误》：极软而浮细，轻手乃得，不任寻按曰濡。

【正义】同父此条，亦承叔和之谬，而更以不任寻按微实之，岂不以濡脉等于微脉、散脉。然即承用《脉经》旧说，则《脉经》"极软浮细"四字，在软脉条中，似已知濡之即是软字，何不为软字本义，一思其形态之果当若何？然同父本书，于此条注中，又曰既浮而细曰软，浮而软细曰濡，似又欲以软、濡二者各为一种脉象。然曰既浮而细为软，又曰浮而细软为濡，则试问此二句，究竟有何分别？可知软、濡二脉，是一是二，戴氏尚在迷惘中，则立言不正，固其宜尔。

《四言脉诀》：浮小为濡，绵浮水面。

【正义】此亦承叔和《脉经》之误。

《濒湖脉学》：濡脉如水上浮沤①。

又歌曰：濡形浮细按须轻，水面浮绵力不禁。病后产中犹可药，平人若见是无根。

【正义】濒湖此条，亦承《脉经》《千金》之旧，而言之过甚者，绝非古人奭脉真旨。盖水上浮沤，触之即逝，几等于所谓瞥瞥如羹上肥者，微脉、散脉且或不至如是之甚。又谓平人若见是无根，则直以为无根之绝脉，此则又拘泥濡脉如水中浮绵一说，而误申其义者。然李氏本书，自注"濡，即奭字"，又似未尝不知古人本旨者，抑何言之太过，至于此极！

第二十节　弱脉形象

《脉经》：弱脉极软而沉细，按之欲绝指下。

【正义】弱之为义，不刚不强之谓，以言脉状，但觉其稍稍无力而已，盖与脉虚、脉奭二者大率相近，本不可与细软无神之脉同日而语。《素问·平人气象论》"长夏胃微奭弱曰平"，正以长夏之令，天地发泄之气，造乎极端，于脉应之，宜乎滑大有力，然必于滑大之中，不偏刚劲，而微有奭弱之态，方是平人无病之脉，否则脏真元气，尽泄于外，有流露而无含蓄，即非平人无病之所宜。《素问》此句，大有意味，极堪细玩，始知奭、弱二字，绝非柔细而了无精彩之坏脉可以混同立论。是以《玉机真脏论》亦谓"脉弱以滑，是有胃气"。据此两节，则脉弱神情，俱可想见，而叔和于此，竟开手即是"极软"二字，措辞已嫌不当，且弱之与奭，皆以脉之力量言，不以形体言，

---

① 浮沤：水中气泡。

有脉体不大而奭弱者，亦必有脉体不小而奭弱者，叔和必谓之细，亦未免偏见。寿颐以为脉有虚、软、弱三种，皆以形况其应指之稍为不及，俱在气势力量上研求，既不以大小为断，亦不能以浮中沉三候区别。叔和于此，更加以沉字。试以弱字字义求之，亦属未允。然自《脉经》如此立说，而后之言脉理学者，遂无不以虚、奭二字属于浮候之无力，而以弱字属于沉候之无力，究竟皆叔和创之，后人和之，不可谓是虚、奭、弱三字字义可有如此之辨别也。且《脉经》于极软沉细之下，又申之以"按之欲绝指下"一句，则既自以为沉矣，而又且按之欲绝，不几于浮候既无所得，而重按复奭细欲绝，是为无神无根，败坏已极之脉，全非脉弱之真相矣。

《千金翼》：按之乃得，举之无有，濡而细，名曰弱。弱，阴也。

【正义】孙氏此条，即依仿《脉经》而引申之者，语病亦多，不必论矣。

《诊家枢要》：弱，不盛也。极沉细而软，怏怏不前，按之欲绝未绝，举之即无。

【正义】弱之为义，不过气势力量，稍有不足耳，本非极虚极软，渺小无神之坏脉可比。伯仁注以"不盛"二字，于义已足，可谓言简能赅，只此二字，以外无余义矣。而其下又依照《脉经》申言之，则是画蛇添足，而又加以"怏怏不前"一句，亦是言之太过，非古人真旨。

《濒湖脉学》：沉细如绵曰弱。

【正义】李氏此说，亦属太甚。

戴同父《脉诀刊误》：极软而细，如绝指下，扶持不起，不能起伏，不任寻按。

【正义】戴氏此条，亦承《脉经》之误，而"扶持不起"以下三句，则形容更坏，若果如此，直是奄奄一息，静待属纩[①]之候。言之更详，失真更甚，是所谓差之毫厘，而谬以千里者，愈趋愈远，愈说愈歧，而古人真义，乃几几然不可复知矣。

第二十一节　芤脉形象

《脉经》：芤脉，浮大而软，按之中央空，两边实。旧校云：一曰手下无，两旁有。

【正义】芤脉如葱中空，专主失血之证，以其血暴脱，脉管空虚，故轻按之，则浮部虽大，而其力甚软；少重按之，则即豁然中空；而再重按之，得其脉管之底，则仍似大也。盖暴失血之病，多挟气火之升腾，是以必不细小，但不尽坚实有力，《脉经》言其大而空软，于病证病情最为切合。若失血已久，气火已衰，则脉必微弱，亦无所谓芤矣。古书多言芤脉浮沉俱有，中候独空，亦是此意。惟《脉经》则谓中央空，两边实。其词虽异，其意亦同，正宜参合两者之说，融会而贯通之，则于芤脉形象及其主病，大可悟彻其真理，不当因其立说不同，而误以为各有主见也。校语所谓手下无，两旁有，则辞不达意，大失真谛，不足征也。

《千金翼》：按之无，举之来，两旁实而中央空，名曰芤。芤，阴也。

《诊家枢要》：芤脉浮大而软，寻之中空旁实，旁有中无，诊在浮举重按之间。

《脉诀刊误》：芤，草名，其叶类葱，中心虚空，故以芤草之叶喻失血之脉。此脉之名不见《内经》，仲景有大则为芤，芤则为虚之说，附见于革脉一条，亦未以

----

① 属纩（kuàng）：原指人将死，在口鼻上放丝绵，以观察有无呼吸。后用以称病重将死。纩，新丝绵。

为定名，至王叔和始立芤脉之名。其脉象，轻按之浮大而软，重按之则中空。仲景谓脉浮而紧，按之反芤，其人本虚；若浮而数，按之不芤，此人本不虚。是皆以重按而推见为芤也。

石顽《三昧》：芤脉浮大弦软，按之中空，其中按虽不应指，而重按仍有根柢，不似虚脉之瞥瞥虚大，按之即豁然无力也。

第二十二节　脉促形象

高阳生《脉诀》：促者，阳也。指下寻之极数，并居寸口，曰促。渐加则死，渐远则生。戴同父《脉诀刊误》注曰：促脉尺微关细，寸口独实而滑数，并居于上。

又：促脉前来已上关，并居寸口血成斑。戴氏《刊误》改"血成斑"三字为"证危难"，注曰："血成斑，非促脉证。"

【正义】促之为言短也，速也。既短且速，是为急遽之象，故其至必数，属于阳脉。惟自叔和编《伤寒论·辨脉法》，明言促脉来数，时一止复来，而《脉经》承之，后之学者，多认《辨脉篇》为仲景原文，且以《脉经》之言合于仲景，遂无不以促脉归入歇止之例。特考之《素问·平人气象论》曰"寸口脉中手促上击者，曰肩背痛"，王启玄注："阳盛于上，故肩背痛。"是促为阳盛之脉，又有独盛于上，而不及下部之意，故病应于上而肩背为痛。《甲乙经》则击字作数，当读为"寸口脉中手促上（逗）数者（句）"。于上字作一逗，则其脉应手促上，实已明言短疾而独盛于上之寸部，更以数字申言其至之速，是促脉之义，固仅言其短而不长之意，经文明以"促上"二字连读，则其脉之独盛于寸，而下不及尺，已无疑义。是以所主为上部之病，但仅聚于寸部，亦未上溢入鱼，故主病不为

巅顶痛而仅为肩背痛，固显然不涉歇止之象。又证之以仲师本论，则论中促脉凡四见：曰太阳病下之后，脉促胸满者；曰太阳病桂枝证，医反下之，利遂不止，脉促者；表未解，喘而汗出者；钱天来《伤寒溯源集》曰：脉促者，非脉来数时一止复来之促也，即急促亦可谓之促。曰太阳病下之，其脉促不结胸者，此为欲解也。以促脉与胸满结胸，喘而汗出，相提并论，皆是邪结于上，故脉亦促上，短而不长，正与《平人气象篇》中手促上之义若合符节。唯《伤寒》"脉促手足厥逆者可灸之"一条，颇似因正气郁结之故，而脉来有歇止之意。然正惟其气郁结，而脉道短促，即不作歇止解，亦胡不可。是以高阳生《脉诀》定为并居寸口，宗《平人气象篇》立论，其说甚正。叔和因其急遽迫促或有一蹶复起之状，遂谓之时一止，于理亦未为无因。但后人俱宗叔和，只知有歇止之促，而不问其短疾迫急之意，并不知《素问》有中手促上之促，则数典忘祖，甚非古人立言本旨。且更以仲师"伤寒脉结代心动悸，炙甘草汤主之"一条，而寻绎其意，以止而复来者为结，止而不能自还者为代，两两对举，不及促字，则仲师意中，何尝有脉促歇止之例。直至叔和编《辨脉》，乃以数时一止，缓时一止，相对成文，显与仲师本论枘凿[①]不合。又《难经》十八难明言结者，脉来去时一止无常数，亦不及促脉之歇止，皆可为促脉无中止之旁证。清乾隆时，日本丹波元简《脉学辑要》以《脉诀》并居寸口为主，而详辨之，引证殊确，兹即从

[①] 枘（ruì）凿：榫头和卯眼，一方一圆。用以比喻互相抵触而不兼容。语本《楚辞·宋玉·九辩》："圜凿而方枘兮，吾固知其鉏铻而难入。"

之。盖《脉诀》一书，论其全体，诚不如叔和之纯粹少疵，然脉促一条则所见甚是，亦胡可以人废言，一概抹煞耶？

荀悦《申鉴》：气短者，其息稍升，其脉稍促，其神稍越。

【正义】此虽非医家之言，而形容气短者息高脉促，正与促脉独盛寸部之意，若合符节。然则东汉儒生皆知促为气升之脉象，是亦可为促脉无关歇止之旁证者也。

《脉经》：短而急者病在上。

【正义】此条虽未明言即是促脉，然既短且急，谓非促急迫促之义而何？此又叔和自著之书，断为主病在上，谓非独盛于寸部而何？然则短急之中，不尽歇止，固又叔和之所自言者矣。

杨仁斋：促者，阳也。贯珠而上，促于寸口，出于鱼际。

方龙潭《脉经直指》：促脉者，脉之疾促，并居寸口之谓也。

【正义】此两家所论促脉形势，俱言《脉诀》之意，但仁斋申之以"贯珠而上，出于鱼际"二句，则指上促之尤甚者耳。

周寅卿《医说会编》：罗谦甫治赤马刺音辣，蒙古人名食炙兔伤肉，其脉气口大二倍于人迎，关脉尤有力，用备急丸及无忧散，上吐下利而愈。出《卫生宝鉴》。项彦章治食马肉，服大黄、巴豆转剧，其脉促，宜引之上达，次复利之，以彻余垢而出。出《医史》。所谓上部有脉，下部无脉，其人当吐是也。夫伤物一也，而治之不同，药之有异，何哉？由乎脉之异而已。

【正义】此条明言促脉为上部有脉，下部无脉，所以当吐其食，则促之独盛于寸，而不以歇止为主，尤其明显。

《脉学辑要》：促无歇止之义，《脉诀》为得。

第二十三节　革脉形象

《金匮·虚劳篇》：脉弦而大，弦则为减，大则为芤，减则为寒，芤则为虚，寒虚相搏，此名为革。妇人则半产漏下，男子则亡血失精。

【正义】此论革脉形象及主病之最精当者，以弦大二者相合之脉，谓之为革。盖以气势绷急，故谓之弦；而脉形铺张，故谓之大。惟轻按之，虽弦劲且大，而重按之，却又不及。则既非坚劲搏指，按之不移之弦，因谓之减；且亦非洪实有力之大，因谓之芤。后人所谓革脉，如张鼓皮者，即以状其外强中空之象，譬犹革之绷鼓，外虽坚刚而中无所有。此节摹绘革脉形神，最堪细玩，源出《金匮》，盖是中古相承之旧，而仲师采之，尚非仲师之自有发明。后人编《伤寒论》中之《辨脉法》，亦仍此一条，而《脉经》开卷则首列脉形二十四种，独无革脉明文，今本《脉经》有革脉一条，则牢脉之误字。见下牢脉条。可见此条犹是古人所遗，尚非叔和编次之本，所以竟与《脉经》不能符合。其所主之病，则弦而不实，即为寒证；大而中空，即为虚证，外似有余而内已不足，故为崩漏及失精脱血之候。

滑氏《枢要》：沉伏实大如鼓皮曰革，气血虚寒。革，易常度也。

【正义】《脉经》误以牢脉为革脉，而滑氏因之，遂有沉伏实大之说，亦是牢脉之形象。惟既从革字本义着想，谓之如鼓皮，则鼓皮在外，何得谓为沉伏？此必不可通者也。

徐春甫《医统》：革为皮革，浮弦大虚，如按鼓皮，内空外急。

《濒湖脉学》：诸家脉书皆以革脉为牢脉，故或有革无牢，或有牢无革，混淆不辨，不知革浮牢沉、革虚牢实，形证皆异。

石顽《三昧》：革脉者弦大而数，浮取强直，重按中空如鼓皮之状，不似紧脉之按之劈劈，弦脉之按之不移，牢脉之按之益坚也。

【正讹】劈劈，当作愊愊，言指下之愊迫有势也。

何西池《医碥》：弦大迟而浮虚者曰革，如按鼓皮，内虚空而外绷急也。

【正义】革脉以浮候刚劲为主，以形之坚强不和而言，不在乎来去之迟速。石顽因其气势迫促，用一数字，而西池又因《辨脉篇》寒虚相搏之句，用一迟字，两家之言，固各有其义，然学者合而观之，必有吾谁适从之叹，实则熟思革字本义，于脉来之形势求之可矣。固不必问迟速之若何也。

陈修园：浮而搏指为革，中空外坚，似以指按鼓皮之象，现苋脉而外愈坚，主阴阳不交。盖孤阳越于上，即知真阴竭于下矣。

王子亨《指迷方》：革脉如涌泉，谓出而不返也。

【正义】王觇此说貌视之较诸家外强中空云云，颇似显相枘凿。然《脉要精微论》"浑浑革革，至如涌泉，所以状其来势汹涌，往而不返"，实与外强中虚之理未必矛盾。此修园所谓孤阳越于上，而真阴竭于下者，固不妨姑备一说，以为《素问》申其义。《素问》谓"浑浑革革，至如涌泉，病进而危；弊弊绰绰，其去如弦绝者死"，今本《素问》脱一革字、弊字，又，危字误作色，绰绰误作绵绵，进至句不可读，兹从《甲乙经》。则浑浑革革，言其来之急也；弊弊绰绰，言其坚劲不和，重按即绝也。有来无去，有浮无根，其意极显。但弊弊二字义不可通，盖尚是传写之误。李士材《诊家正眼》亦

谓"脉来浑浊革变，急如涌泉，出而不返也"，曰涌泉，则浮取之不只于弦，而且数且搏且滑矣；曰弦绝，则重按之不只于豁然，而且绝无根蒂矣，故主必死。

丹波元简《脉学辑要》：革者，浮坚无根之极；牢者，沉坚有根之极。

第二十四节　牢脉形象

《脉经》：革脉有似沉伏，实大而长，微弦。

【考正】《脉经》有革脉，无牢脉。然革取皮革之义，言其外之坚刚，而牢则有根深蒂固，不可猝拔之意，正与革脉之劲急于外者相反，是《脉经》所谓有似沉伏实大而长者，为牢脉言，非为革脉言也。虽《千金方》革脉亦承《脉经》之旧，然《千金翼》有"按之实强，其脉有似沉伏，名曰牢"一节，其意与《脉经》此条同，而其名则牢而非革。按《翼方·诊脉大意》一篇，列二十二脉形象，多与《脉经》近似，固亦《千金》之例，皆本于叔和者，决不于革脉一条独易其名，则今本《脉经》《千金》皆作革者，明是传写之误，而后人论脉诸书，多从《千金翼》，而不从《脉经》《千金》，尤其确据，此固讹字之显而有征者，不可不正。

《千金翼》：按之实强，其脉有似沉伏，名曰牢。牢，阳也。

杨玄操《难经注》：按之但觉坚极曰牢。

滑氏《枢要》：牢，坚牢也，沉而有力，动而不移。

《四言脉诀》沉脉条：有力为牢，实大弦长。

【正义】此言牢在沉候有力，而兼实大弦长四者之象也。

李士材《诊家正眼》：牢有二义，一

则坚牢固实，一则深居在内。故树木以根深为牢，深入于下者也；监狱以禁囚为牢，深藏于内者也。沈氏曰：似沉似伏，牢之位也；实大弦长，牢之体也。然伏脉虽重按之，亦不可见，必推筋至骨，乃始有形，而牢则实大弦长，才重按之，便觉满指有力矣。

石顽《三昧》：牢脉者，弦大而长，举之减小，按之实强，如弦缕之状，不似实脉之滑实流利、伏脉之匿伏、革脉之中空也。

第二十五节　脉动形象

《伤寒论·辨脉法》：阴阳相搏，名曰动，阳动则汗出，阴动则发热，形冷恶寒者，此三焦伤也。若数脉见于关上，厥厥无头尾，如豆大，厥厥动摇者，名曰动也。

【正义】以言动脉之状态，并及其主病也。阴阳之气，两不相和，则相搏击，而脉亦为之鼓动，乃有厥厥动摇之状。其至之状态，滑数流利，颇近于数脉滑脉，而一粒厥起，如豆如珠，摇摇活泼，是以形态为名，不以迟数论，亦不以势力言也。搏指有力，是阳气之盛，故动脉属于阳脉。阳动者，寸部之脉动也，阴乘阳位，故阳气外溢，而为汗出；阴动者，尺部之脉动也，阳陷阴位，故阴从阳化，而为发热，此皆阳盛有余之脉证。若脉动而形冷恶寒，则三焦阳气已伤，故不能外温肌肉，则其脉动，非为阳盛有余之状，而为阳虚扰乱之征矣。数脉见于关上，上下无头尾，厥厥动摇，乃言动脉之状态，然此三句之文义，与上文殊不贯串，盖有缺文，或讹误。而后人断章取义，只知有此三句，遂谓动脉只见于关上，而尺寸无之，则上文阳动汗出，阴动发热，又将何说以解之？盖此节必言动脉见于关上，则

其主病若何，而今本则绝不能联属，脱误可究。其所谓关上无头尾者，盖以形容其颗粒崛起之状，亦非上不至寸之阳绝，下不至尺之阴绝也。此脉状态，寻常本不多见，然时一遇之，竟有如珠子一丸，在指下动摇活泼者，见于妊妇为多，益信古人之不我欺也。

《脉经》：动脉见于关上，无头尾，大如豆，厥厥然动摇。

《千金翼》：脉见于关上，无头尾，大如豆，厥厥然动摇，名曰动。动，阳也。

【正义】《脉经》《千金翼》两条，其文大同，盖皆本之于《辨脉篇》。然但言见于关上，则动脉颇似仅诊于关，而尺寸内部，尤是脉象者，岂不与《辨脉篇》阴动阳动两层显相乖牾。惟细绎《辨脉篇》本文，若"数脉见于关上"以下四句，文义与上文不相联贯，其有脱误可知。而据叔和所引，已同今本，则讹脱盖已甚久，且《脉经》只引此三句，而不引"阳动汗出，阴动发热"二句，又可见《辨脉》等篇，亦非必出于叔和之手，所以与《脉经》亦不一律。然则《伤寒论》中《辨脉》《平脉》《伤寒例》三篇，万不能参定其果是何人编辑，当是仲景以后，读是书者随手摘录古人成言，以备考证，而记录者又不止一二人，所以良莠杂糅，文义殊不一致，再加之以传写者错落讹误，不知凡几，此三篇之所以不可卒读也欤。

《诊家枢要》：动脉其状如豆大，厥厥动，寻之有，举之无，不往来，不离其处，多于关部见之。

【正义】滑氏亦谓动脉多见关部，是承《脉经》之误，且动之为象，一粒圆丸，突然高起，轻按即得，而乃又承高阳生《脉诀》之误，竟谓寻之有，举之无，

则如豆大者何至如此？盖动脉真象，极不多遘，伯仁袭用是说，岂此公生平竟未尝一遇此脉耶？

石顽《三昧》：动脉者，厥厥动摇，指下滑数如珠，见于关上，不似滑脉之诸部皆滑数流利也。

【正义】《辨脉法》明言阳动汗出，阴动发热，岂非阳指寸部，故寸脉流动，则为阳气上浮，所以知其当有汗出；阴指尺部，故尺脉流动，则为阳气下陷，所以知其当有发热。其下文动脉见于关上云云，有脉象而无主病，显与上文不能一例，且不相承接。寿颐终疑其传写脱误，不谓自叔和《脉经》以后，皆以"见于关上"一节，牢牢认定，一似竟未见有"阳动""阴动"二句者，于是寸尺两部，遂绝不许有动脉出见，宁不可异。然如滑伯仁所谓多于关部见之，语气尚觉活泼，不似《脉经》《千金翼》之呆板，犹可说也。至石顽老人，则直谓但见关上，不似滑脉之诸部皆滑数流利貌，视之颇觉读书得间，辨得动、滑二者如掌上罗纹，条条清楚，然自有此说，而动之为动，乃必不容再在寸尺一诊，限定后学眼光，尤为武断之极。须知动是动摇，形短不长；滑是滑利，三部若一。谓动只见之于三部之一，滑则见之于三部之间，固无不可，而究非关部独滑之为动，三部俱滑之为滑也。

王子亨《指迷方》：动脉之状，鼓动而暴，指下不常，气血相乘，搏击而动也。

【正义】此于动脉形象，言之未详，而谓为气血相乘，搏击而动，说理极其明显。

王肯堂：阳升阴降，二者交通，上下往来于寸尺之内，方且冲和安静，焉得有所谓动者？惟夫阳欲降而阴逆之，阴欲升而阳逆之，两者相搏，不得上下，鼓击之势，陇然而起，而动之脉形著矣。

【正义】此细绎动脉突然耸起之理，而想到阴阳二气不相和同，彼此鼓击冲突，而成此形，实是气化推移必然之势，盖即王子亨旧说而更畅言之，最为亲切有味。寿颐谓妇人少阴脉动甚，谓之有子，正其阴阳二气，乍相凝结之时，其气尚未和谐，所以脉为之动，可与此意互相沟通。又气滞痰凝者，时亦有动脉可见，其理亦正如是。

何西池：数而跳突者名为动，乃跳动之意，大惊之时，多见此脉，盖惊则心胸跳突，故脉亦应之而跳突也。《辨脉法》曰：若数脉见于关，自注：观"若"字，则关是偶举，可见动脉非只见于关脉也。上下无头尾，自注：状其圆而突耳，非真上不至寸下不至尺也。如豆大，厥厥动摇者，名曰动。

黄韫分：《伤寒论·辨脉法》曰数脉见于关上，上下无头尾，如豆大，厥厥动摇者，名曰动。愚按：两上字，其一乃后人误添者，当是数脉见于关上下。经曰：女子手少阴动甚者，妊子也。手少阴属心，是寸有动脉矣。王叔和著《脉经》，不知两上字其一乃衍字，因曰动脉见于关上，遂令后之论脉者，皆曰动脉只见于关，与经不合矣。

丹波廉夫《脉学辑要》：《脉诀》之论动脉，含糊谬妄，濒湖已辨之，然犹言只见于关，尔后诸家，亦多依之。至何梦瑶、黄韫分，乃就若之一字，为之解释，极为明备，可谓千古卓见。

第二十六节　脉伏形象

《难经》十八难：伏者，脉行筋下也。

【正义】《素问》论脉，惟《脉要精微论》有按之至骨之文，而未见一伏字，至《难经》始明言伏者脉行筋下，是即沉脉之尤者，故主病亦较之沉脉更重一筹。但脉是血管，筋乃附骨而生，虽不可谓筋之下竟无血管，然脉动而可以指按得之者，必非筋下之血管，《难经》乃谓脉行筋下为伏，立说殊有未妥。

《脉经》：伏脉，极重指按之，着骨乃得。

【正义】伏即沉中之最甚者，非极重按之，不至筋骨之分，几不可见。然虽重按可见，而亦细小者为多，盖去"脉绝不见"四字只一间耳。

《诊家枢要》：伏，不见也。轻手取之，绝不可见，重按之，始附着于骨。

【正义】叔和、伯仁俱谓伏脉着骨，亦是形况其深藏于内，非极重按，必不可得之意，较之《难经》筋下一说，显明多矣。

《四言脉诀》：深深在下，沉极为伏。

戴同父《脉诀刊误》：伏脉，初下指，轻按不见，次寻之，中部又不见，重手极按，又无其象，直待以指推其筋于外，而诊乃见，盖脉行筋下也，若如常诊，不推筋以求，则无所见，昧者将以为脉绝矣。

【正义】同父此说，极言伏脉之伏藏深处，是为《难经》"脉行筋下"句作注，其意虽无不是，然筋是附骨之筋，脉是经脉之脉，世固未有筋反在脉之上，而脉乃行于筋之下者。且筋丽于骨，亦必不能推之使动，《难经》有"脉行筋下"四字，只以形容其深伏之意，断不能拘泥字面，看得呆板。自经戴氏为之竭力描摹，尤觉十八难之原文大是不妥，固不如叔和"重指按之着骨乃得"八字，说得浑溶无迹之为妙。宋南康崔氏《四言脉诀》"沉极为伏，推筋着骨"，亦是形容之辞，何图同父必以"推其筋于外"五字申言之，

而筋反不附着于骨，尤其可怪。此则同父读书，失于笃信之过，何如约略言之，申其义而不泥其文之为愈乎？

石顽《三昧》：伏脉者，隐于筋下，轻取不得，必委曲求之，乃附着于骨，有三部皆伏、一部独伏之异，不似沉脉之三部皆沉，而按之即可得也。

【正义】石顽"筋下"二字，亦不免与同父同病，然"委曲求之，附着于骨"二句，则措辞之圆到多矣。

第二十七节　散脉形象

《脉经》：散脉大而散，散者气实血虚，有表无里。

【正义】散脉应指模糊，是为气血涣散之象，虽曰其形或不甚细，然畔岸皆不清楚，究不能谓之为大。《脉经》拟之以大，已不甚允，且血虚之甚，其气亦虚，所以于脉应之，遂至散漫无垠，不能齐整。王叔和谓为气实，正不知于意云何。此恐传写者或有讹误，古人立言，当不至刺谬至此。

《诊家枢要》：散，不聚也。有阳无阴，按之满指，散而不聚，来去不明，漫无根柢。为气血耗散，腑脏气绝，主虚阳不敛。

【正义】散脉为虚甚之象，岂仅阴血无依，亦是阳微欲绝，故脉亦涣散而不能自收，伯仁谓为有阳无阴，尚未确切。须知虚阳上浮者，脉来尚有气势，犹不致飘忽无根，荡摇莫定，至于散乱也，且既知为腑脏气绝，则更不仅是虚阳不藏矣。

《四言脉诀》：虚甚则散，涣漫不收。

又：散脉无根，形损难医。

戴氏《脉诀刊误》：心脉浮大而散，肺脉短涩而散，平脉也。

【正义】《难经》谓心脉之浮，浮而大散，盖以心脏之气，比德于火，其气上

升，又位居膈上，故于脉象当浮。其所谓大而且散者，第以比于火焰之飚举，其势廓张，不甚凝聚耳，非真散乱无纪之脉，可为无病之真象。此读古人书，不可不观其会通，而呆死于字句之下。若《玉机真脏论》谓秋脉来急去散，又欲借以形容毛浮之意，岂真气血皆竭之散乱可比，而同父竟以浮大而散，短涩而散，谓之平脉，抑亦过矣。

李濒湖引柳氏：散者，脉无统纪，无拘束，至数不齐，或来多去少，涣散不收，如杨花散漫之象。

《濒湖脉学》：散似杨花散漫飞，去来无定至难齐。产为生兆胎为堕，久病逢之不必医。

【正义】杨花散漫之喻飘忽无根，真可为散脉传神。

石顽《三昧》：散脉者，举之浮散，按之则无，来去不明，漫无根蒂，不似虚脉之重按虽虚，而尚不至于散漫无着也。

何西池《医碥》：大而盛于浮分，名洪；大而散漫渗开，与肉无界限，则为散。脉形本圆敛，今散漫不收，盖虚甚而四散者也。

程观泉《医述》：散脉有二义，一为自有渐无之象，一为散乱不整之象，比如杨花散漫，或至数不齐，或多寡不一，为危殆之候。周澄之注：乍大乍小，乍数乍疏，至之散也；乱如麻子，形之散也，皆主死。若寻常病脉之散，是形势宽泛，畔岸不敛，浑浑不清耳。

【正义】麻子之喻，殊不可解。凡草木之子，无不坚实，正与散字本义相反，此必刊刻之误，似当作麻絮，斯为散而且乱之证。

陈修园：浮而不聚为散，盖按之即散，来去不明，故主正气耗散之征。

莫枚士《研经言》：脉有左右相低昂者，谓之散，如树叶之动，榆荚之落。自

注：《玉函》"聂聂如落榆荚者，名曰散也"，《八十一难》作厌厌聂聂，依字当作櫯櫯槀槀，《广韵》：櫯，叶动貌。槀，树叶动貌。

【正义】树叶自动，左右低昂，无力之状著矣。《说文》：槀，木叶摇白也。盖木叶本青，而动摇无常，则远望之，时见为白。枚士据字学以证散脉之象，解释经文，最合训诂之真，脉形散乱，其状固有如此者。

第二十八节　结脉形象

《难经》十八难：结者，脉来去时一止，无常数，名曰结也。

【正义】此但以歇止无定之脉，名之为结，正以气血偶有结滞，而脉象亦因而乖其运行之常，此并未言及来去之迟速。盖结之为结，固仅仅以偶然歇止得名，正与仲景《伤寒论》结代对举之义符合，但以其之有定无定为断，固不问其为迟为速，惟《太阳篇》一条，则明言其缓而时止矣。

《伤寒论·太阳篇》：脉按之来缓，而时止复来者，名曰结。又脉来动而中止，更来小数，中有还者，反动，名曰结，阴也。

【正义】此始以来缓中时止，名之为结，视十八难添出缓之一层，然并未与促脉两两对举也。盖脉之往来，本当流利，其气血不调，而甚至偶有结涩，则其搏动之气势，必不能流利自如。谓其来去之间，必有怠缓，固亦理之有可信者，则此缓字，必不可呆读。然《伤寒论》之《辨脉篇》则因此节言缓，而遂添出数中一止之促，以为之对，且以印定后人之目光，认作仲师旧说。寿颐以为仲师之意固不如是也。又"脉来动而中止"以下共二十二字，义不联贯，不可强解，《医宗

《金鉴》谓文义不顺，当是衍文，其说甚是。

《伤寒论·辨脉篇》：脉来缓，时一止复来者，名曰结；脉来数，时一止复来者，名曰促。阳盛则促，阴盛则结，此皆病脉。

【正义】此节始以缓中一止，名为结脉，与数中一止之促脉，对待成文。又以阳盛则促，阴盛则结，申言其义，而结之与促，遂为脉象之对偶，后世言脉理学者，率多宗之。然结脉并不皆是阴寒之证，凡气滞血凝，癥瘕痞积，结涩诸病，其脉或止，数见不鲜，何尝尽属寒证。此节"阴盛则结"四字，大有不妥，且《难经》有结脉歇止之明文，而绝不言及促字，仲景《太阳篇》又以结代对举，以辨歇止之有定与无定，而亦不与促脉并列，可知仲师意中，必不若是。《辨脉》《平脉》等篇，文义甚杂，瑕瑜多不自掩，必非仲景手笔，可无疑义。

《脉经》：结脉往来缓，时一止复来。

【正义】叔和此说，即从《伤寒论·太阳篇》来。然寿颐则谓仲师意中，但以歇止之有定与无定，分别结脉代脉之形态，代脉并不以迟速而有异义，则结之为结，亦只认其来去之中，偶有一止，而不问迟速可也。

《千金翼》：脉来动而中止，不能自还，按之小数，中能还者，举指则动，名曰结。结，阴也。不死。

【正义】孙氏此条，即本于《伤寒论》之《太阳篇》。然《太阳篇》本文，文义已不条达，必不可解，《金鉴》以为衍文，可删，最是斩绝葛藤，免滋纠缠之妙法。而孙氏此节，亦复若断若续，殊未了了，仍不可解，此宜存而不论，付之阙疑可也。

《滑氏枢要》：结，阴脉之极也。脉来缓，时一止复来也，名曰结。

【正义】伯仁此条，全从《辨脉篇》，画依样之葫芦，而直断为阴脉之极，语病更深，万不可信。

王子亨《指迷方》：结脉之状，大小不定，往来不拘，数至时一止。

方龙潭《脉经直指》：结者，气血之结滞也。至来不匀，随气有阻，连续而止，忽然而歇，故曰结。又或三动一止，或五七动一止，或十动二十动一止，亦曰歇。此歇者，不匀之歇至也。其病不死，但清理痰气自可。

【正义】此条但言结为歇止，而不拘泥古人缓中一止，及阴脉两层，是为能见其大，高于王叔和、孙思邈、滑伯仁矣。

钱天来《伤寒溯源集》：结者，脉来停止暂歇之名，犹绳之有结也。凡物之贯于绳上者，遇结必碍，虽流走之甚者，亦必少有逗留，乃得过也。此因气虚血涩，邪气间隔于经脉之间耳。虚衰则气力短浅，间隔则经络阻碍，故不得畅其流行而阻碍也。

【正义】钱氏此节，专就结字本义剀切说解，立论尤其圆到，此为脉结所以然之真理论，可谓揭出神髓者矣。

张景岳《脉神》：脉来忽止，止而复起，总谓之结。旧以数来一止为促，促者为热，为阳极；缓来一止为结，结者为寒，为阴极。然以予验之，则促类数也，未必热；结类缓也，未必寒，但见中止者，总是结脉。多由血气渐衰，精力不继，所以断而复续，续而复断，常见久病者多有之，虚劳者多有之，或误用攻击消伐者亦有之。但缓而结为阳虚，数而结者为阴虚，缓者犹可，数者更剧，此可以结之微甚察元气之消长，最显最切者也。至如留滞郁结等病，本亦此脉之应有，然必其形强气盛，而举按有力，此多因郁滞者也。又有无病而一生脉结者，此其素禀之异，无足怪也。舍此之外，凡病有不退而渐见脉结者，此必气血衰残，首尾不断之候，速宜培本，不宜妄认为留滞。

【正义】景岳此说，以但见脉中一止者，总谓之结，是真能读《难经》而信其所可信者。盖结字本义，自有结滞停顿正解，固不必问其迟速之如何，惟末段谓渐见结脉，速宜培本，则未可一概论耳。

石顽《三昧》：结脉者，迟缓中见歇止，而少顷复来，不似代脉之动而不能自还也。

坊本《洄溪脉学》：结脉以结而不散为义，迟滞中时见一止。古人譬之徐行而怠，偶羁一步，可为结脉传神。

【正义】此两条又拘定迟缓一边立说，皆未免食古不化。

丹波元简《脉学辑要》：结脉始见于《灵枢·终始篇》"六经之脉，不结代也"，《甲乙经》五卷《针道终始篇》同。及十八难而辨止法以缓来一止为结，数来一止为促，乃与仲景本论之旨相左。详促脉条。张景岳以结脉为歇止之总称，盖有见于此。

第二十九节　代脉形象

《伤寒论·太阳篇》：脉来动而中止，不能自还，因而复动，名曰代，阴也。得此脉者必难治。

【正义】脉来中止，而又不能偶止即续，必少缓须臾，然后复动，有如替代、禅代者，因名曰代。此与结脉之偶然一止，而即相续者不同，故仲师谓之难治。且其止也，亦复约略有定，如《难经》所谓四十动一代，三十动一代者，亦不似脉结之止无时，是其人气血运行而不能联贯，已有确证。故脉之歇也，亦有常数，此固非偶尔乖违者之可以同日而语者也。

《脉经》：代脉来数中止，不能自还，因而复动。脉结者生，代者死。

又：脉五来一止，不复增减者死。经名曰代。

【正义】代脉中止，既有一定之晷刻①，已足征五脏之气，不能嘘吸无间。故《难经》直谓四十动一代，一脏无气，三十动一代，二脏无气，然犹未至三五动而即止也。如仅五来一止，不复增减，则气机短促，尤有明征，其死宜矣。盖如老年人气血已衰，固有脉代而其人无恙者，然其歇也，必相去数十动之间，尚可勉延岁月，如果五动一止，则短期至矣。

《千金翼》：脉动而止，不能自还，因而复动，名曰代。代，阴也。代者死。

滑氏《枢要》：代，更代也。动而中止，不能自还，因而复动，由是复止，寻之良久，乃复强起为代。

杨仁斋：代者，阴也。动而中止，不能自还，因而复动，由是复止，寻之良久复来，如更代之代。

《脉诀刊误》：代者，此脉已绝，而他脉代之之义。盖一脏之气不至，而他脏之气代之也，故其中止，必久而再来。

【正义】代取禅代之义，不过言其停歇有定，如相禅代耳，非真别有他物以来为之更代。《难经》一脏无气，二脏无气云云，亦是意逆之，推想其理，殆必脏气之不相联属，故亦不能明言一脏二脏，果是何脏，《脉经》谓一脏无气，肾气先绝；二脏无气，肝气不至，则以《难经》之言而强为证实之，究属臆说，辨已见前。何以后人竟谓一脏之气已绝，而他脏之气代之。须知果是脏气已竭，其人又安有可以苟延岁月之理？认得太泥，反觉窒碍难通。

士材《正眼》：代者，禅代之义，如

————————
① 晷刻：时刻。

四时之禅代，不愆其期也。结脉之止，一止即来；代脉之止，良久方来。

【正义】此更于歇止有定以外，补出良久方来一层，亦代脉中应有之义。

钱天来《伤寒溯源集》：代，替代也。气血虚惫，正气衰微，力不支给，如欲求代也。止而未几复动，若有不复动之状，故谓之不能自还。又略久则又动矣，故曰因而复动。

【正义】此钱氏为《伤寒论·太阳篇》代脉一节作注，立言颇为清晰。

【备考】脉之有代，见于《素问》，其名最古，《宣明五气篇》谓脾脉代，是脾之平脉，当非歇止之象。景岳尝谓土寄旺于四季，脾脉当随四时而转移，如春应微弦，夏应微洪之类，以其与四时相为禅代，故谓之代，此解最合脉理之正。盖后人所谓歇止之代脉，且是五脏气衰，不相贯通，安可误认为脾脏无病之本色，是脾脉代之必不当以歇止论者也。然《平人气象论》谓长夏胃微软弱曰平，弱多胃少曰脾病，但代无胃曰死，则又明言长夏时之脉代既不能以四时禅代之义为解，又不能谓代脉即是软脉，又不可强作歇止解，且上文不谓长夏胃微代为平，真是莫名其妙，启玄注竟谓动而中止，殊不可通。此与《宣明五气篇》之脾脉代一句，王注直以为软弱，皆是望文生义，随心所欲，而不顾事理之安否，胡可为训。考《脉经》引《平人气象篇》此节，本作但弱无胃曰死，与上文长夏胃微软弱曰平，弱多胃少曰脾病，原是一气贯注，亦与春夏秋冬四时脉象，句法一律，则《素问》但代无胃一句，明是浅者即以《宣明五气篇》脾脉代一句而妄为改窜，不知脾随四时而递为禅代，于彼可通，于此必不可通，证之《脉经》，痕迹已露，此《素问》代脉之不以歇止论者也。惟《脉要精微论》谓代则气衰，又谓数动一代者，病在阳之脉也，泄及便脓血，此二"代"字，即指歇止而言，文义显然。又《甲乙》四卷《经脉篇》五十动而不一代者，五脏皆受气矣一节，今《灵枢·根结篇》本此。则以歇止有定之脉，名之为代，又是凿凿有据，后之言歇止者，无不宗之，盖至是而代脉之名义，遂专属于动而中止一层，更不知代脉尚复有何别解，且更不复问《素问》"脾脉代"三字当作何解。知其一不知其二，晚近医家，目光之短，大率如是。惟考之《史记·仓公传》，则曰"不平而代"，又曰"代者，时三五不调，乍疏乍大也"，张守节《正义》"滑动不定曰代"，是不仅以脉至之疏密无定者谓之代，即脉形之大小不常，脉势之盛衰不一，在古人亦无不谓之代。所以景岳亦谓代以更代为义，谓于平脉之中，而忽见软弱，或乍数乍疏，或断而复起，皆名曰代。又谓五十动而不一代者，乃至数之代，即《根结篇》之代也；若脉本平匀，而忽强忽弱者，乃形体之代，即《平人气象论》之代是也；又若脾主四季而随时更代者，乃气候之代，即《宣明五气篇》之脾脉代是也，但当各因其变而察其情云云。

寿颐按：景岳是说，即本《仓公传》之正义注，而申言之，以证歇止之代，四时之代，各明一义，最是独得真解。惟《平人气象篇》"但代无胃"一句，认作脉本平匀而忽强忽弱，仍是望文生义。要知长夏之脉本宜软弱，必不应以软弱径谓之代，此是后人妄改之字，不必深论。惟代脉取义，固不独为歇止专称，则证以古书，自有确据，爰附论之，以为脉学旁证，亦足为晚近医家旷其见闻。

第三十节　附录：清浊脉象

石顽《三昧》：清脉者，轻清缓滑，流利有神，似小弱而非微细之形，不似虚脉之不胜寻按，微脉之软弱依稀，缓脉之阿阿迟纵，弱脉之沉细软弱也。清为血气平调之候，经云受气者清。平人脉清虚和缓，一生无险阻之虞。如左手清虚和缓，定主清贵仁慈；若清虚流利者，有刚决权变也；清虚中有一种弦小坚实，其人必机械峻刻。右手脉清虚和缓，定然富厚安闲；若清虚流利，则富而好礼；清虚中有枯涩少神，其人虽平，目下必不适意。寸口清虚，洵为名裔，又主聪慧；尺脉清虚，端获良嗣，亦为寿征。若寸关俱清，而尺中蹇涩，或偏小偏大，皆主晚景不丰，及艰子嗣；似清虚而按之滑盛者，此清中带浊，外廉内贪之应也。若有病而脉清楚，虽剧无害，清虚少神，即宜温补以助真元；若其人脉素清虚，虽有客邪壮热，脉亦不能鼓盛，不可以为证实脉虚，而失于攻发也。

又：浊脉者，重浊洪盛，腾涌满指，浮沉滑实有力，不似洪脉之按之软阔、实脉之举之减小、滑脉之往来流利也。浊为禀赋昏浊之象，经云受谷者浊。平人脉重浊洪盛，垂老不能安闲。如左手重浊，定属污下；右手重浊，可卜庸愚；寸口重浊，家世卑微；尺脉重浊，子性卤莽。若重浊中有滑利之象，家道富饶；浊而兼得蹇涩之状，或偏盛偏衰，不享安康，又主天柱；似重浊而按之和缓，此浊中兼清，外圆内方之应也。大约力役劳勚[1]之人，劳其筋骨，脉之重浊，势所必然；至于市井之徒，拱手曳裾，脉之重浊者，此非天性使然欤？若平素不甚重浊，因病鼓盛者，急宜攻发，以开泄其邪；若平昔重浊，因病而得蹇涩之脉，此气血凝滞，痰涎胶固之兆也。

【正义】清浊二脉，自来言脉理学者，多不注意，惟太素脉象，假记察脉以定其人之富贵贫贱，穷通寿夭，此是星命支流，决非医林正轨。甚且谓如何如何而利达，如何如何而困究，言之愈神，则失之愈远，鄙陋之尤，何足污吾笔墨。第人禀阴阳气化以有生，赋畀本各不同，则骨干之刚直媚谄，性情之慈祥暴戾，品格之高下，气度之隆污，观人者自必有至诚前知之理。惟脉道之循行，是即斯人气血流露之真相，诚于中者形于外，明者察之，见微知著，亦犹础润而雨，月晕而风，固亦理之所当然，而事之所必至。此即太素脉学之所由昉[2]，而亦智者烛照万物之所以无遁情也。石顽老人本此意以解清浊二脉，说理平易近情，不同术数家谬妄穿凿，持论尚多可采。寿颐则谓脉之清者，言其形势之清晰，来往之分明，气象从容，安和流利，其人必天姿伉爽，心地光明，亦且才智过人，学识远到。若谓得此脉者，必当处境高华，遇合顺适，则人生遭际，万有不齐，天爵斯尊，亦何必以俗眼相加，视尘世之蒸蒸利禄为可宝耶？若脉之浊者，言其形态之浑浊，至数之模糊，畔岸不明，界限不别，其人必性情椎鲁[3]，蠢愚冥顽，亦且朴质昏庸，随人役使。若谓得此脉者，不当境遇安恬，席丰履厚，则南阳近戚，岂尽贤能，钟鸣鼎食之家，何尝无没字丰碑，而蠢同木石者乎？石顽谓清脉轻清缓滑，流利有神，所见甚是，然谓浊脉洪盛满指，浮沉有力，则犹泥其迹而遗其神。须知浊之为浊，只言其浑浑不清，并不问其形之大小，力之

---

[1] 劳勚（yì）：劳苦。
[2] 昉：天方明。引申为开始。
[3] 椎鲁：愚钝。

强弱，如其洪盛有方，而形势分明，即非浊脉。凡昏庸愚鲁之人，按其脉象，自有一种浑浑噩噩，莫辨畔岸之态，正不在乎盛与不盛，实与不实也。石顽又以寸脉之清浊，辨其家世之高下；尺脉之清浊，卜其子性之贤愚。虽曰承先启后，未尝无是理，然已邻于星相家言，越出医学绳墨之外，殊非吾侪分内职务。但就脉论脉，以别智愚，自有可以隐操人伦之鉴者，姑书所见，以备一解，亦未始非知人论世之一助。若以病脉清浊言之，则清者气血皆醇，必无意外变卦，而浊者痰湿内蒙，应与泄化，又是一定不易之法理矣。

第 四 卷

第四章　诸脉主病

第一节　绪　言

脉之应病，所以征气血之虚实盛衰，病机之温凉寒热，有是证，当存是脉。浅言之，将谓脉随病势为变迁，故脉证相合，如影随形，必先有是症而后有是脉。抑知脉乃气血之先机，气血偶乖，脉必先现，惟脉已变迁，而后有病状以应之，非病先发动，而后有脉象以彰之也。但在医者察病之时，固已病状昭著，而后为之按脉动静，以辨别其吉凶，一若因病而后脉乃显者。岂知病机萌动之初，其人脉道固已早有端倪，预为呈露，此智者所以能料吉凶于未病之先也。或谓脉之名称，止此二十八种，而病情瞬变，则虽演之千百，亦有未尽。以有限之脉形，应无方之病态，谈脉理学者，岂不终有穷无复之之时。不知无论何病，进退始末，为状万殊，凡此二十八种脉象，无不可以随时发见，亦无不可以有时兼见。且即就一种脉象以言所主何病，亦复情势不同，虚实互异。考古书自《内》《难》以下，各申一义，亦复各主一说，虽言人人殊，而无不具有精蕴，学者苟不细为体验，未有不讹其大相悬绝者。爰辑专条，为疏通而证明之，可知持论虽殊，咸有真谛，引而申之，触类而长之，乃可以有定之脉形，辨无穷之见证，是亦姫公指南之车也。若夫宋金以降，诸家议论，则恒有不尽纯粹者，毋宁概从删弃，不欲以碔砆①乱玉，或亦斩绝葛藤之一道欤。

第二节　脉浮主病

《素问·脉要精微论》：浮而散者为眴仆。

【正义】眴，读为眩，乃虚阳上浮为病。气血俱升，上有余而下不足，故脉必应之而浮。至眩而颠仆，则升浮太过，激动脑经，失其知觉运动，即《调经论》所谓血之与气并走于上，则为大厥，厥则暴死者，是金元以后之所谓类中风也。气血冲脑，至于暴仆而不自知，脉为之散，不亦宜乎？王启玄注但谓脉浮为虚，散为不足，气虚而血不足，故为头眩而仆倒，尚是肤浅之空话，非经旨也。

又：推而内之。外而不内，身有热也。

【正义】脉敛于内，是为中候言之；脉显于外，即为浮候言之。身热为表证，故按其脉，必在外而不在内。经意未尝不浅显明白，但"推而内之"四字，不甚可解耳。乃王启玄注则曰脉远臂筋，推之令近，远而不近，是阳气有余，故身有热也云云。添出远、近两字，究不知其意当作何解？竟令人莫明其妙。似此注家，真是点金成铁。

又：诸浮不躁者，皆在阳，则为热。

【正义】浮主在表，病在阳分，亦为

① 碔砆（wǔfū）：亦作"武夫"。似玉的美石。

阳脉，有是脉当有是病，故虽不躁，亦主有热。

又《平人气象论》：寸口脉浮而盛者，曰病在外。

【正义】《素问》此节连称寸口，盖合寸关尺三部言之。既浮且盛，则搏指有力，又且形势盛大，主有余之病，是为外感之六淫，当有发热等证，故曰在外。

又：寸口脉浮而喘者，曰寒热。

【正义】今本《素问》，浮字作沉。启玄注：喘为阳吸，沉为阴争，争吸相薄，故寒热也。其义甚不可晓。考《甲乙经》则作脉浮而喘。按《素问》此节，自"欲知寸口太过与不及"以下凡八句，皆言寸口脉如何者其病如何，则此句喘字固亦以脉形言之，必非喘嗽之喘。虽喘之脉形，他书绝未一见，而《素问》则屡有之。《五脏生成篇》谓"赤，脉之至也，喘而坚"，"白，脉之至也，喘而浮"，又曰"喘而虚"，皆以喘字形容脉状，可无疑义。考之《脉要精微论》"心脉搏坚而长"等五句，《太素》十五卷《五脏脉诊篇》皆作揣坚而长，杨上善训揣为动。又《素问·玉机真脏论》"真心脉至坚而搏，真肾脉至搏而绝"，《太素》十四卷《真脏脉形篇》二搏字亦皆作揣，杨亦以动释揣，是上善意中固皆作搏动之解，可证揣即搏字之讹。盖彼既误搏作揣，而此又误揣作喘，一误再误，歧中有歧。凡此数条喘字，寿颐窃谓皆当作搏字解。既浮且搏，感邪在表，信有可征，故知为寒热。《甲乙经》盖本作浮而搏，固视《素问》为长，王注望文生义，殊不可通。互详后文脉紧脉弦主病本条。

又：脉滑浮而疾者，谓之新病。

【正义】脉浮为病未深入，滑疾为脉有气势，是邪犹浅而正未伤者，故曰新病。滑，《太素》作涩，盖传写之讹。

又：阳明脉至，浮大而短。

又《经脉别论》：太阳藏何象？曰象三阳而浮也。阳明藏何象？曰象大浮也。

【正义】此之太阳、阳明以春夏时令言之，非十二经络之太阳、阳明。春初地气萌动，由阴而初出于阳，阳犹未盛，故曰少阳。至春尽夏初，则阳已渐盛，故曰阳明。气泄于外，所以阳明之脉当大浮，然犹未及长夏时之大盛，所以阳明脉至，虽浮且大，而犹见其短，若至盛夏炎热，则阳气最旺，故曰太阳，是三阳极盛之候，脉皆浮现于皮毛之间，不亦宜乎？此脉象之应乎时令而变迁者，亦是平时无病之脉，不当误认病脉。启玄注《平人气象篇》阳明脉至，为谷气盛，是误认为阳明胃经，不可不正。三阳三阴，分主四时十二月，俱已详前节一卷时令脉象条。

又：春夏而脉瘦，秋冬而脉浮大，命曰逆四时也。

又《玉机真脏论》：于春夏而脉沉涩，秋冬而脉浮大，命曰逆四时也。

【正义】此以无病之脉言之，则春夏生长之令，脉宜发皇而不宜瘦小沉涩；秋冬收藏之令，脉宜敛藏而不宜浮大。如果其人无病，而脉与时违，甚非平和气象。若病者，则有是病即应有是脉，如其脉病相合，亦非败征。譬如冬月表病身热，其脉无不且浮且大，是不得以其不合时宜，而诧为坏脉者也。

又：春胃微弦曰平，胃而有毛曰秋病，毛甚曰今病。

【正义】春为肝脏当旺之时令，弦为肝脏应时之平脉，毛者轻而浮滑之脉，是秋令平脉之本色。若春时而已兼有秋令应时之毛浮脉，则肺气已盛，驾乎肝气之上，将有乘胜而来侮肝之势，故知其至秋之时肺气当旺，肝气退舍之令，而必为病。若春令而毛浮之脉甚盛，则肺气太旺，肝德已衰，虽在春三月肝脏自旺之时，而肝气太馁，应有之脉状不可得见，故知其今已为病。凡四时不见应有之脉，而反见他时之脉者，义皆如此。所谓一岁之脉不得再见，春得秋脉，死在金日者是也。

寿颐按：此以五行克贼而言。虽不可太泥，然天生五材，民并用之，本是古人之常语。天地间自然气化，生克胜复，事有必至，理有固然，而人在气交之中，一嘘一吸，何莫非造化氤氲，相与鼓荡，岂可谓元气溟濛[1]，目所不见，耳所不闻，而遂以为必无是事。惟宋金元明之世，谈医者恒以五行脏腑作为口头禅，勉强涂附，空谈满纸，或有非病理之真者，则未免令人望而生厌，遂致今之号为时流者，肆口雌黄，借此以为攻讦资料，究竟楚则失矣，而齐亦未为得也。寿颐纂集医药各种，盖已埋头二十年，雅不欲死认五行，偻指而数休囚旺相。但天地间万物生化之源流，实莫能外此五材之作用，固自有不能屏除净尽之理，故间一存之，以昭理化之真。

又：秋胃微毛曰平，毛多胃少曰肺病，但毛无胃曰死，毛而有弦曰春病。

【正义】毛浮为肺脏平脉，于时为秋。秋虽肃降之令，而承盛夏发泄之后，万无骤然改变之理，故脉象仍见为浮，惟已渐趋于肃降，则浮而不甚涌盛，不若盛夏之脉，浮大有力，此秋脉之所以不曰浮而曰毛也。既有和缓之胃气而微含毛浮，是为秋时之平脉。若胃气少而毛浮太过，则为肺家之自病。若但见毛浮而无冲和之胃气，则肺之真脉见矣，故为死征。若毛浮而隐隐然含有春令富旺之弦脉，则肝气太盛，于肺气当旺之令，而肝气甚盛，肝病已露端倪，一届三春之令，肝气益旺，其势愈猖，为病必矣。

又：平肺脉来，厌厌聂聂，如落榆荚，曰肺平，秋以胃气为本。病肺脉来，不上不下，如循鸡羽，曰肺病。死肺脉来，如物之浮，如风吹毛，曰肺死。

【正义】此秋令肺气当旺之毛浮脉象，为平、为病、为肺脏绝之分别也。厌厌，读为橛橛，《广韵》橛：叶动貌。聂聂，读为粟粟。《广韵》粟：树叶动貌。如落榆荚之"落"，当从《甲乙》及《十五难》作"循"。言脉之轻而滑利，如树叶之动摇，俯仰自得，正合肺气轻而在上之情性，又合乎秋令毛浮之气化，故为肺家无病之平脉。若毛浮之中不能滑利流动，则已非轻清之义，如鸡羽者，毛中含有刚劲之态，则肺家有病，而失其轻灵之常矣。故曰不上不下，如循鸡羽曰肺病。若轻浮太甚，不任寻按，则肺气绝矣。故曰如物之浮，如风吹毛，曰肺死。

【考异】《难经》十五难以"厌厌聂聂如循榆叶"为春令肝脉之平，又以"蔼蔼如车盖，按之益大"为秋令肺脉之平。宋林亿等校正《素问·平人气象论篇》引之，谓恐是越人之误。

寿颐按：春时阳气萌动，脉象应之，而如树叶之悠扬活泼；秋时承长夏之后，气不遽敛，脉象应之，而如车盖之广大高张，亦是各有至理。此古人各有所受之，是可两通。所谓言岂一端，义各有当，不可执《素问》而竟疑《难经》之误也。

又《宣明五气篇》：肺脉毛。

又《玉机真脏论》：秋脉如浮。何如而浮？曰：秋脉者，肺也，西方金也，万物之所以收成也，故其气来轻虚以浮，来急去散，故曰浮，反此者病。曰：何如而反？曰：其气来毛而中央坚，两旁虚，此谓太过，病在外；其气来毛而微，此谓不

---

① 溟（míng）濛：模糊不清。

及，病在中。曰：秋脉太过与不及，其病皆何如？曰：太过，则令人逆气而背痛愠愠然；其不及，则令人喘，呼吸少气而咳，上气见血，下闻病音。

【正义】秋脉轻虚以浮，本以秋承盛夏之后，尚在发扬极盛之时，虽已当肃降，然必无一交秋令，即归敛藏之理，故脉犹见为浮，然已不如长夏时之浮大洪盛，故曰轻虚以浮。是秋虽收成，而脉犹不能径收之象，此秋令脉浮之真旨也。若脉中太坚，则非轻虚之正，肺气壅塞，是为太过之实症，即《平人气象论》所谓如循鸡羽曰肺病者是也。若脉来微细，则轻虚太甚，肺家气伤，是为不及之虚证。太过为病，逆气背痛，即气之逆上而肺主肩背也。不及为病，喘咳少气，肺之不足也。上气见血，气既逆上，或至失血，犹可说也，闻病音，则义不可通，必有讹误。然肺气逆而不下，以致见血，亦未必皆属不足之症，似不当系之于不及条中。若"下闻病音"四字，则万无可解之理。启玄注虽以喘息则肺中有声，随文解去，然于下字如何说得过去，此当阙疑，何如存而不论为佳。

又《示从容论》：浮而弦者，是肾不足也。

【正义】肾为水脏，真阴充牣①，则盖藏蕴蓄，而脉必不浮，且能涵养肝木，则肝气不扰，而脉必不弦。既浮且弦，是肾不藏而肝不静，谓非肾之不足而何？启玄注但谓脉浮为虚，弦为肝气，尚嫌肤浅，不能说出其所以然之理。

《难经》十五难：秋脉毛者，肺西方金也，万物之所终。草木花叶，皆秋而落，其枝独在，若毫毛也。故其脉之来轻虚以浮，故曰毛。

【正义】秋脉毛浮，以承长夏之后，阳犹在表，故脉当浮。然已感秋令肃降之

气，则虽浮而不当仍如长夏之浮大有力，故谓之毛。《难经》但言轻虚以浮，不用《玉机真脏论》之"来急去散"四字，颇觉简净明白。惟谓万物之所终，则太不可解。又谓草木花叶皆秋而落，其枝独在若毫毛，形容又不正确。盖所谓毛者，本以状其柔和软弱之意，而反谓花叶皆落，其枝独在，岂不有枝无叶，刚劲有余，是乃与毛浮之意，正得其反。且秋收冬藏，古有明训，而乃可谓秋为万物之所终，则冬三月又将何以说之？随意谈谈而不知理有难安，此必浅者妄为之，孰谓越人手笔而谫陋乃至于此。

又：秋脉毛，反者为病。何谓反？然：其气来实强，是谓太过，病在外；气来虚微，是谓不及，病在内。其脉来蔼蔼如车盖，按之益大，曰平。不上不下，如循鸡羽，曰病。按之萧索，如风吹毛，曰死。

【正义】十五难此节与《玉机真脏论》大同小异。蔼蔼如车盖，按之益大，亦以状其轻虚浮大之象，虽与《素问》不同，而意正可通。盖古人亦各有所受之，自当两存，以备参考。宋校疑越人之误，似可不必。按之萧索，如风吹毛，则轻浮太甚，澌散②无神，其死宜矣。此两句较《平人气象论》说得剀切。

又四难：心肺俱浮，何以别之？然：浮而大散者，心也；浮而短涩者，肺也。

【正义】心肺位居膈上至高之部，故于脉当浮。惟心脏合德于火，其气发扬，则浮中当有且大且散之意；肺脏合德于金，其气静穆，则浮中应有且短且涩之意。非真涣散不收之散，及枯涩无神之涩。是当以意会之，不可泥煞字面。

---

① 牣（rèn）：充满。
② 澌散：竭尽散乱。

《甲乙》四卷《经脉篇》：脉来悬钩浮者为热。《脉经》同。

【正义】钩者，洪大而实之象。既钩且浮，热症著矣。王注本《素问·大奇论》作"悬钩浮者为常脉"，义不可通，当是传写之误，是宜以《甲乙》及《脉经》正之。

《素·脉解篇》：所谓浮为聋者，皆在气也。

【正义】此浮字盖以脉言耳。不闻声，无非气火上炎，鸣声震耳，故不能闻外来之声，脉浮宜矣。谓之在气，宁非气上不下之明征？按此节经文，病状多条，皆由篇首"太阳"二字贯注而下。其第一节明言正月太阳寅。寅，太阳也。则篇中三阳三阴，皆当以时令言，不以十二经脉言。乃王氏注本篇名曰《脉解》，已有疑窦，且四时之阴阳太少，当先少阳而阳明、太阳，乃次以少阴而太阳、厥阴。《素问·至真要大论》所谓少阳之至大而浮，阳明之至短而涩，太阳之至大而长，及《难经》七难"冬至之后得甲子少阳王"一节，次序皆可证。然则太阳乃阳气之最旺，于时为五月六月，而《脉解篇》乃明言"正月太阳寅"已不可通。《金匮要略》亦言"冬至之后，甲子夜半，少阳起"，则正月必非太阳。正惟太阳为三阳之最旺，故《脉解》本篇，一则曰阳气大上，再则曰阳气万物盛上而跃，三则曰阳尽在上，下虚上实，则脉为之浮，而耳为之聋，其理皆合。启玄于此篇，皆以太阳经脉之循行为注，则王氏固惯于望文生义者，不足征也。

《素·平人气象》：阳明脉至，浮大而短。

《至真要大论》：少阳之至，大而浮。

《难经》七难：阳明之至，浮大而短。

《脉经》五卷引《扁鹊阴阳脉法》：太阳之脉洪大以长，其来浮于筋上，三月四月甲子王。阳明之脉浮大以短，五月六月甲子王。三月四月及五月六月互讹，必传写之误。说已见前。

【正义】此言时令应有之脉象也，已详一卷时令脉象节。惟《至真要大论》少阳之至，时当春初，不应且大且浮，是必传写有误，说亦详第一卷中。

《素·阴阳类论》：三阳脉至，手太阳弦浮而不沉。

【正义】三阳脉者，太阳也。太阳乃阳之极盛，故手太阳脉当弦浮而不沉，此亦以五月六月言之也。

《素·五脏生成》：白脉之至也，喘而浮，上虚下实，惊，有积气在胸中，喘而虚，名曰肺痹，寒热，得之醉而使内也。

【正义】白以色言，当以一字为一句，白为肺之色，白见于面，则肺病矣。喘而浮，皆以脉言，喘字当为搏字之误，说已见前。上虚下实，当依《脉解篇》作上实下虚。惟其上实，以所气壅于肺，故曰积在胸中。且脉则搏指而浮，证则肺痹而胸中积气，其为上实明矣。惊字不可解，疑衍。启玄以心虚说，终是附会。《脉经》六卷，浮下有"大"字。

《素·示从容论》：浮而弦者，是肾不足也。

【正义】浮为上实，弦则劲急，有余于上，则不足于下明矣。

《素·大奇论》：肾肝并沉为石水，并浮为风水。

【正义】风水者，风在皮毛，而湿流肌表，脉浮宜也。《金匮·水气篇》亦言风水其脉自外浮，证骨节疼痛、恶风。皮水其脉亦浮，此皆水气之在表者，于法当发其汗。但《大奇论》之"并浮"二字，乃从上句"肾肝"二字贯注而来，则以浮脉属之肾肝，是不以为在表之水，而以为肾家泛滥之水矣。夫在表之水，汗之可也，而谓肾水泛溢，亦可以汗解耶，且肾肝脉浮，而尚可发汗以拔其本耶，颇滋疑窦。其下文又曰并虚为死，并弦小欲惊，义皆不甚明白，恐传写者或失其真矣。

《太素》十四卷《人迎脉口诊》：人迎气大紧以浮者，其病益甚，在外；其脉口滑而浮者，病日损。

又：其人迎脉滑盛以浮者，其病日进，在外。《灵·五色篇》同，但日损作日进，盖传写之误。《甲乙》四卷《经脉上》与《灵》同，亦讹。

【正义】左为人迎，右为气口。人迎主外，人迎脉大而且紧且浮，或滑盛者，皆外感之邪甚盛，故曰在外，曰病益甚，曰病日进。脉口即气口，气口主里，气口脉滑而浮，则在里之邪未结，故曰日损。知今本《甲乙》《灵枢》皆作日进之讹。或谓气口主里，其脉本不当浮，如其浮且滑，则为外邪传入于里，故曰日进，似今本《甲乙》《灵枢》不误。然果是外邪入里，其脉亦不当浮，毋宁从《太素》，较为脉证符合。

又：病之在腑，浮而大者，病易已。《灵·五色》同。

【正义】病在腑，而脉浮大，腑犹未实，病犹未深也，故曰易已。

《伤寒论·太阳篇》：太阳之为病，其脉浮。

【正义】太阳为表，病由外感，故脉必浮，此表病之脉浮也。

又：太阳中风，阳浮而阴弱。阳浮者，热自发；阴弱者，汗自出。啬啬恶风，淅淅恶寒，翕翕发热，鼻鸣干呕者，桂枝汤主之。

又：太阳病，外证未解，脉浮弱者，当以汗解，宜桂枝汤。

【正义】太阳病脉浮，非寸关尺三部皆浮也。病仅在表在上，故关前之阳脉浮，而关后之阴脉弱。正以病不在里在下，故阴脉不盛而弱，此阴弱亦非阴虚，但以里未受邪，故阴脉不与阳脉同浮，则以桂枝祛在表之风寒，而使得微汗以解表，即以芍药和阴气而调营卫。仲师固谓自汗出者，荣气和而外不谐，复发其汗则愈，宜桂枝汤。所谓外证未解，而脉浮弱，即指阳浮阴弱而言，亦非既浮且弱，有类于表虚，故当以汗解。然即以得汗为宜，亦必以微似有汗为佳，不可取大汗，故止宜桂枝汤，而不可误与麻黄、青龙也。

又：脉浮者，病在表，可发汗，宜麻黄汤。脉浮而数者，可发汗，宜麻黄汤。

【正义】此但以脉浮及脉浮而数谓可发汗，宜用麻黄汤。盖必有麻黄汤证，然后可用，非仅凭脉而不问证可知。且此之脉浮，亦必浮而且紧，故曰可发汗，与上条脉浮弱者，当以汗解，语气亦自有别。

又：桂枝本为解肌，若其人脉浮紧，发热，汗不出者，不可与也。当须识此，勿令误也。

【正义】脉浮弱而发热有汗，则宜解肌，是为桂枝汤证。若脉浮紧而发热汗不出，则宜发汗，是为麻黄汤证。此太阳病之两大纲。如本是桂枝证，而妄与麻黄汤，则药重病轻，必有误表之变，如漏汗及亡阳皆是。如果是麻黄证，而误与桂枝汤，则药轻病重，病必不除。此必以脉为断，虽同是在表，同是脉浮，而浮缓浮紧之别，不可不审之又审者。

又：太阳中风，脉浮紧，发热恶寒，身疼痛，不汗出而烦躁者，大青龙汤主之。若脉微弱，汗出恶风者，不可服，服之则厥逆，身惕肉瞤，此为逆也。

【正义】此寒伤于表，闭塞肌腠已甚，故脉浮且紧。汗不自出，身疼痛者，络脉受寒，而不能流利也。烦躁者，表气遏抑，郁为里热，故主以大青龙汤。麻黄最重，且有桂枝，开皮毛，发肌腠，并能宣展肺气，而泄郁热。用石膏者，正为里已郁热而设。是以服此汤者，无不得汗之理。譬之云行雨施，有如神龙夭矫，其力最猛，故即继之以慎重叮咛，不可误用。仲师立法，何等周密。向来注家，谓是荣卫俱病、风寒两伤、中风见寒脉等说，不知从病情上细心体会，而徒托空言，故弄玄虚，何能餍心切理。

又：伤寒脉浮缓，身不疼，但重，乍有轻时，无少阴证者，大青龙汤发之。

【正义】大青龙汤，发汗猛剂，必脉浮紧，发热恶寒，身疼痛，不汗出而烦躁者，乃为对证，故仲师于本方条中，即曰若脉微弱，汗出恶风者，不可服，服之则厥逆，筋惕肉𣊓为逆。何以此条脉缓不紧，身不疼，虽曰伤寒，尚不如麻黄汤证之甚，而乃谓可以大青龙汤发之，岂不虑厥逆亡阳之变？此必传写有误，仲师真本当不如是，而各注家犹能随文敷衍，闭目乱道，殊为可怪。

又：太阳病十日以去，脉浮细而嗜卧者，外已解也。

【正义】太阳表病发热，为日已多，若渐传里，脉必转大，热必更甚，卧必不安，如已旬日而脉细安卧，则必热势已减，故脉乃静细。此非初得病时之脉细可比，亦非阳症阴脉，故曰外已解。去，当作"上"，犹言已在十日之外耳。

又：风温为病，脉阴阳俱浮。

【正义】此仲景所言风温病之脉状也。风温非自然之病，乃紧接上文"若发汗已，身灼热者，名曰风温"三句而来，是温病误汗之坏症。仲景明言太阳病，发热而渴，不恶寒者，为温病，正以明辨温病与伤寒病之大别。惟伤寒则发热恶寒而不渴，故当微发其汗，以解散肌表之风寒。惟温病则发热而渴不恶寒，即不当误发其汗，以引动在里之大热。若医者不知此两者之不同，而误以温病之发热认作伤寒发热，一例与以发汗之法，则汗出之后，在里热邪已为表药提出于表，所以非独热不能解，抑且更加燔灼，是为风药引起风阳，而体温益甚。名曰风温者，乃煽动之内风，非外感风热可以等视。所以太阳病之脉，阳浮阴弱者，至此乃一变而为阴阳俱浮，是向者表有热而里无热，所以阳脉浮，阴脉不浮。惟其误汗扰动里热，尽达于表，于是阳寸阴尺之脉，无一不浮，宁非发汗之害？下文种种变证，无一非大汗伤阴，津液耗竭之坏病。可知阴阳俱浮之脉，实为温病误汗而来，初非太阳病中应有之脉状。然则《伤寒例》中所谓尺寸俱浮，太阳受病，明明与仲景意旨显相悖谬。奈何一孔之徒，犹有谓《伤寒例》一节即是仲师手定者，何其不思之甚耶。

又：按之痛，寸脉浮，关脉沉，名曰结胸。结胸症，其脉浮大者，不可下，下之则死。

【正义】结胸者，邪结心胸之间，故按之必痛。寸脉浮者，其结在上之征；关脉沉者，里热实结之应，此宜陷胸汤丸以攻其实结者。若虽有结痛，而脉犹浮大，是里尚未实，故不可下，若误下之，攻其无故，宁不为祸？《辨脉篇》亦言寸口脉浮大而医反下之，此为大逆。

又：小结胸病，正在心下，按之则痛，脉浮滑者，小陷胸汤主之。

【正义】胸有结痛，内已实也，脉亦当应之，而关脉沉实，方是大结胸证。若虽结痛，而脉尚浮滑，则结犹未甚，故名曰小结胸。此痰热互结之轻症，则不须硝、黄等之大陷胸法，而止宜蒌、连、半夏以开泄其痰热足矣。

又：心下痞，按之濡，其脉关上浮者，大黄黄连泻心汤主之。濡，当作"耎"。

【正义】心下则痞，而按之且耎，并不觉痛，此虽亦是痰热互阻之征，但比之小结胸，尤为轻矣，故脉关上亦浮，则宜是汤。惟见症仅一痞字，何以反用大黄，得毋病轻药重？观其只以沸汤浸渍须臾而不煮，则但取其气，不用其质，轻清方能治上，知古人立法之精。叶天士治案，每谓浊药轻投，伪托河间有饮子煎法，杜撰以厚诬古人，自欺之尤，终是师心妄作，何不引仲师此方渍法，则"浊药轻投"四字，庶几近之。

又：伤寒脉浮滑，此表有热，里有寒，白虎汤主之。

【正义】详后脉滑主病本条。

又：伤寒八九日，风湿相搏，身体疼烦，不能自转侧，不呕不渴，脉浮虚而涩者，桂枝附子汤主之。

【正义】此伤寒在表，而兼寒湿者。身体疼，寒也；不能自转侧，湿也。故脉不浮紧而浮涩，是湿在表之证。附子不独胜寒，亦以燥皮毛之湿。

又：伤寒差已后，更发热，脉浮者以汗解之。

【正义】伤寒差后而更发热，本有食复劳复之别，皆其热之自里发者，脉必不浮，如其脉浮，则又有新感在表矣。故曰以汗解之，然非可大发汗也。读者当以意逆之，不可太泥。

《伤寒论·辨脉法》：脉大浮数动滑，此名阳也。阴病见阳脉者生。

【正义】详一卷阴阳虚实节。

又：问曰：脉有阳结阴结者，何以别之？答曰：其脉浮而数，能食不大便者，此为实，名曰阳结也。其脉沉而迟，不能食，身体重，大便反硬，名曰阴结也。

【正义】此章之旨，盖以大便不通者，有热结寒结两般见症，设为问答，欲以判明同中之异，昭示后来，不可谓无深意。然答辞不于见证中说明病情病理，仅以脉之浮沉迟数及能食不能食，认为阴阳之别，已是不必尽然，况乎热结于里者，其脉亦不当浮。此止知脉浮为阳，脉沉为阴，而不悟其所以或浮或沉者，各有实在之至理，非所谓知其一不知其二者耶？大有语病，断不可误认是仲圣手笔。

又：阳脉浮，阴脉弱者，则血虚。

【正义】此言杂病之阳浮阴弱脉症。阳指寸脉，阴指尺脉，惟其血虚，则阴不能涵阳，故阳不藏而寸脉浮，血本虚而尺脉弱，此与太阳病之阳浮阴弱，脉象同而证情不同。明以告人曰血虚，知血虚者虽亦有发热之一候，而究其所以发热之故，则与太阳病大相悬绝，不可不辨者也。

又：其脉浮而汗出如流珠者，卫气衰也。

【正义】脉浮者，阳气外浮也。虚阳浮露于表，而汗出如流如珠，则卫外之阳大衰，将有亡阳之变矣。

又：脉蔼蔼如车盖者，名曰阳结也。

【正义】脉蔼蔼如车盖之高张，即浮于上，而复形势滂沛，覆盖有余，是阳邪郁结之征也。

又问曰：病有战而汗出因得解者，何也？答曰：脉浮而紧，按之反芤，此为本虚，故当战而汗出也。其人本虚，是以发战，以脉浮，故当汗出解也。若脉浮而数，按之不芤，此人本不虚，若欲自解，但汗出耳，不发战也。问曰：病有不战而汗出解者何也？答曰：脉大而浮数，故知不战汗出而解也。

【正义】此言表症汗解之时，有或战

或不战之别，可先凭脉以决之。盖战汗为阴阳之相争，亦为邪正之胜负，须以其人体质之虚与不虚，卜其能胜病邪与否。盖脉浮且紧，本是寒邪在表之脉，法应得汗而表乃解。若轻按浮紧，重按则芤。是其人营血不旺，虽欲作汗，正邪相持，不能无形制胜，所以正与邪争，必发战而后汗出乃解。若脉本浮数，重按亦复有神，而不空芤，或且大而浮数，则皆正气自盛，邪不能与争，故自然作汗，必不发战。此战汗之先所以必有脉伏肢清，神情倦怠等可骇之状，即是邪正互争，胜负未决之态，谓之为战，确有彼此角逐之情，不独形容其战栗瑟缩已也。迨战而得汗，则正已胜而邪自退，其病必解。若战而仍不得汗，则邪得胜而正气更馁，吉少凶多矣。

又：伤寒三日，脉浮数而微，病人身凉和者，何也？答曰：此为欲解也。脉浮而解者，濈然汗出也。

【正义】脉浮而数，表有热也。伤寒三日，正当传变之时，如传入里，脉必更大，身必更热。今虽仍是浮数，而不大且微，如病人身热尚炽，则为阳症阴脉，诚非吉兆，今身已凉和，岂非表邪已退之征？脉微即为欲解之明证，但其脉犹浮，邪犹在表而未化，故知其当得濈濈然之微汗而解也。

又：寸口脉浮为在表。

【正义】此以外感言，非以杂病言，《平脉篇》又谓表有病者，脉当浮大是也。若杂病脉浮，其症不一，不可概谓是表症。

又：趺阳脉浮，浮脉为虚，浮虚相搏，故令气饀，言胃气虚竭也。

【正义】此以杂病言，则中气不足，故脉不坚实而浮。此脉浮而无恶风恶寒发热者，非太阳病之脉浮可以概论。本篇又言浮则为虚，《平脉篇》又言浮为虚，

《脉经》曰浮为风为虚，皆是此意。

饀，《说文》作噎，曰"饭窒也"。《通俗文》："塞喉曰噎。"《汉书·贾山传》"祝哽在前，祝饀在后"，注："食不下也。"则此所谓气饀者，言胃气不降而上逆，非必食之不下，盖即哕逆之哕。趺阳以胃阳明言，说者多谓诊察于足跗之冲阳，然仲景本论，最多趺阳之主病，皆以胃言，似不必常以握足为能事。此节所谓气噎，明是胃气上逆，病在中上，脉且上浮，于法不当应于下部之足跗，当仍诊于右关脾胃之部为允。近人已有谓仲景之所谓太溪、趺阳，犹言肾脉、胃脉，未必诊之足部者，颇能观其会通。杂病脉浮，本主中虚，况浮独在于胃部，则胃气不降明矣，故主气噎，而曰胃气虚。

又：脉浮，鼻中燥者，必衄也。

【正义】脉浮多主气火之不藏，加以鼻中干燥，则肺胃之火炽矣，故知其当为衄血。

又：寸口脉浮大，而医反下之，此为大逆。浮则无血。

【正义】脉浮而大，病非里实，而反下之，医误明矣。无血，犹言营气不足，即所谓浮为虚也，须当活看，不可泥死于字句之下。

又：脉浮而大，心中反硬，有热，属脏者攻之，不令发汗。

【正义】脉浮者，本不当下，然果有里实之证，亦必有从证不从脉者，圆机活泼，固不可执一不通。此必脉大有力，里症已急，则虽仍兼浮，未始不可急攻其里。然实热蕴结，病在腑而不在脏，攻下亦只以通腑，不可谓之攻脏，而古人乃谓属脏者攻之，此中自有语病。

又：脉浮而迟，面热赤而战惕者，六七日当汗出而解，反发热者差迟，迟为无阳，不能作汗，其身必痒也。

【正义】此表症之脉浮也。浮而且数，则为实症，即以汗解，亦不发战。如浮而迟，则其人阳气不足，即战汗条中所谓本虚者也，故当以战而得汗，其表乃解。面热色赤，阳气怫郁于表之征。无阳犹言阳之不充，故不能一鼓作气，驱邪外出。身痒者，亦即邪正互争于肌腠之间，与面热色赤及战而作汗者，证状虽异而其理则同。

又：脉浮而洪，身汗如油，喘而不休，水浆不下，体形不仁，乍静乍乱，此为命绝也。

【正义】此有表无里，有出无入之浮脉。浮而且洪，本非必死之脉，惟证势至此，虽路人亦知其必亡矣。本篇又曰：脉浮而滑，浮为阳，滑为实，阳实相搏，其脉数疾，卫气失度。浮滑之脉数疾，发热汗出者，此为不治。亦非浮滑皆不治之脉，必数疾无常，而又大热大汗，乃为不治，皆无根无神之最甚者耳。

又《平脉篇》：脉有弦紧浮滑沉涩，此六者，名曰残贼，能为诸脉作病也。

【正义】此亦以杂病言。脉浮者，必中气不守，故为残害之脉。成聊摄以风寒暑湿等分解，甚非正旨。其本文"能为诸脉作病"一句，太不可晓，疑有误字。

又：寸口脉浮而大，浮为虚，大为实，在尺为关，在寸为格，关则不得小便，格则吐逆。

【正义】此亦脉浮之不主表症者。真阴虚于里，故脉为之浮；孤阳亢于外，则脉为之大。在尺主下焦，则相火鸱张，而灼烁津液，故知其不得小便；在寸主上焦，则格阳于上，而食不得入，故知其吐逆。此有阳无阴，有表无里之浮脉，故《难经》谓关格者不得尽期而死。虽立言轻重，彼此不尽相符，要之邪盛正衰，脉为之变，其理亦未尝不可通也。富阳徐倬

安甫氏曰：此有阳无阴之关格也。然同此浮大之脉，同此有表无里，有阳亢阴亏者，亦有阴盛阳虚者。寸脉浮大，则为阴乘阳位；尺脉浮大，则为虚阳外浮。即已阴乘阳位，则中焦阴寒上冲，食入吐逆而为格矣；既为虚阳外浮，则太阳寒水不化，不得小便而为关矣。此阴盛格阳之关格也。凡食之以有所格而不得入，小便之以有所关而不得出。则有阳无阴及阴盛格阳者，皆当有此症而其脉之浮大固同也。必合此两义以论关格，而关格之证情乃备。

又：趺阳脉浮而芤，浮者，卫气衰，芤者，荣气伤，其身体瘦，肌肉甲错。浮芤相搏，宗气衰微，四属断绝。

【正义】此脉浮亦主在表为病，而又非外邪之表症。以肌表卫外之阳气不足，而脉乃浮；以经隧运行之血液虚耗，而脉乃芤。则内失荣养，而身体为之消癯，外无润泽，而肌肉因之干涩，是乃事有必至，理有固然者，故曰浮者卫气衰，芤者荣气伤。如此审脉论症，其义不可谓不精。然又申言之以浮芤相搏，宗气衰微，四属断绝，重言以申明之，反觉晦滞不可索解。此既以为皮肤血液之病，又何以说到宗气上去？而所谓四属者，又将何所指耶？成聊摄注乃谓宗气者，三焦归气也；四属者，皮肉脂髓也。东拉西扯，终是牵强难通。富阳徐安甫曰：宗气即胸中之大气，趺阳是胃脉，既浮且芤，荣卫俱伤之证，则其人宗气亦必衰微。盖胸中大气，资始于肾中先天元阳之气，资生于后天胃中五谷之气。《素·平人气象论》所谓胃之大络，名曰虚里，出于左乳下，其动应衣，脉宗气也。此处实即心左下房发血总管，乃血脉自心发行之第一步，谓为脉之宗气，可知此是气血循行之大宗，《内经》属之胃络，固即脉之大源，资生于

胃之正义。《灵枢·营卫生会篇》谷气入于脏腑，清者为营，浊者为卫，营行脉中，卫行脉外。然则营卫有赖乎胃中之谷气，可见宗气亦非谷气之精微不化也，如其人胃气已惫，趺阳脉浮芤，卫气即衰，营气即伤，即可知其宗气亦必式微。四属，即四肢，与所谓四维、四末者近似。盖四肢营养，无不禀气于胃，胃既不充，斯四肢即因之而不振，其义固自有息息相通者。成聊摄注，未免杜撰。《金匮·中风篇》亦言营卫俱微，三焦无所御，四属断绝，可与此节互证。但《金匮》更以三焦与四属对举，其义尤备。可见内而腑脏，外而肢体，无一不仰承于胃气以资生长者。此本条所以"趺阳"二字冠之意欤。寿颐按：徐氏安甫先生，年与鄙人相若，壬戌、癸丑，曾在本校共事两年，学识大有见地，但笔记留存绝少。此两节解关格及胃气、宗气、四属，理极充足，亟为存之，以志鸿雪。

又：诸阳浮数为乘腑。

【正义】腑为阳而脏为阴，本以脏之与腑两相比较而言，犹言内外表里耳。非腑属阳则有热而无寒，脏为阴则有寒而无热。若就脏腑本体论之，本各自有其阴阳，阴是血液，阳是气化，而病情之为阴为阳，则更传变万殊，胡可执一而论。乃《平脉篇》竟谓诸阳浮数为乘腑，诸阴迟涩为乘脏，岂有如此直捷了当，认脉分证之法，而谓仲景能为是不辨菽麦之语？至明人李月池之删订《四言脉诀》，乃竟曰迟脉主脏，数脉主腑；此两句尚非宋人崔紫虚原本所有。而坊间伪托之李士材《医宗必读》仍之，则又曰浮脉主表，腑病所居，皆说脉之最可嗤者，而可以自命为仲师旧说，此脉理学之至不可问者也。

《伤寒例》：尺寸俱浮者，太阳受病也。当一二日发，以其脉上连风府，故头项痛，腰脊强。

【正义】仲景只言太阳之为病，其脉浮，未尝言尺寸俱浮，盖感邪在表，脉固当浮，然头项强痛，病只在上，则脉浮亦当只在上部，故桂枝汤主治条明言太阳中风，阳浮而阴弱，阳即寸部，阴即尺部。则尺脉必不俱浮可知。即伤寒一条亦曰脉阴阳俱紧，不曰阴阳俱浮紧，以尺主下焦，病仅在表，肝肾之气必不以表症而发露，尺脉又安得有外浮之理？惟风温一条，以温病不当发汗而妄发其汗，鼓动风火，身乃灼热，阳邪得升散而益炽，遂以吸引下焦，扰动肝肾之阳，一齐暴露方外，于是始有阴阳俱浮之脉，此乃误汗之坏病，岂寻常太阳为病所可一例论者？仲景本文，分析何等清楚，何以《伤寒例》中竟有此太阳受病，尺寸俱浮之谬说，宁非无知妄作，大失仲师本旨。即《素问·热病论》亦何尝有此一句，奈何耳食者流，犹有认《伤寒例》一篇为仲师手泽者，无乃厚诬仲师耶？成聊摄注谓太阳为三阳之长，气浮于外，故尺寸俱浮云云，更谬。盖六经之太阳病，以表寒为主症，此以太阳寒水之经络言，本与阳盛之所谓太阳各有一义，万不能以三阳阳气之长，妄与太阳经病强为比附，弄得仲师本论六经宗旨淆乱不清。且太阳病之脉浮，是为寒盛于表之证，正与阳气外浮之脉理，两得其反，又何能随手牵合，长堕五里雾中。成老此注，可谓歧中又歧，一误再误矣。

又：凡得病，厥脉动数，服汤药更迟，脉浮大减小，初躁后静，此皆愈症也。

【正义】此以伤寒言，身有大热，故其脉动数，或浮大而躁，既服汤药，数脉转迟，浮者减，大者小，则表解热退之征，故为欲愈之症。

又：谵言妄语，身微热，脉浮大，手

足温者生，逆冷脉沉细者不过一日死矣。

【正义】伤寒温热，而妄言妄语，本是阳明热结，胃府大实之证，故宜身热脉浮大而四肢温。若四肢冷，而脉沉细，则为阳证阴脉，证脉相反，最为凶候。然亦有热深厥深，肢体反冷，脉来沉小，甚且伏不可见者，则闷塞太甚，法当急下以开之，是必以唇舌、口齿、二便为辨，未必皆不可治。若果唇白舌润，神色萎靡，无里热诸证，则阴阳俱绝，必不可救。

《金匮·经络脏腑篇》：病人脉浮者在前，其病在表；浮者在后，其病在里。

【正义】此以尺寸浮脉分别在表在里之大纲也。前者关前阳分，脉浮是为表实，故曰其病在表；后者关后阴分，脉浮则为里虚，故曰其病在里。此固以泛常言之，不能即以浮之一字，而专指其当得何等病证者。且在前在后，明是分晰两种，不是同时见此前后俱浮之脉。《金匮》本节，此四句之下，有"腰痛肾强不能行，必短气而极也"十三字，义不相属，必不能联为一气，当是错简，而说者必欲勉强索解，无怪其嗫嚅而不可通也。

又《中风历节病篇》：寸口脉浮而紧，紧则为寒，浮则为虚，寒虚相搏，邪在皮肤。浮者，血虚。络脉空虚，贼邪不泻。

【正义】古之所谓中风，皆以风邪外袭而言，且必是凛冽之寒风。以肃杀之气，最为贼害，《素》《灵》《甲乙》诸中风条，已可概见。此与金元以后之所谓类中风，皆由气火升浮，自内而动者，绝不相同。《金匮》是篇，固亦以外受之寒风立论，曰寸口脉浮而紧，紧则为寒，浮则为虚，此虚字明以表气不固而言，惟其表虚不固，所以外风中之，与仲景之所谓太阳病中风证近似，明其异于伤寒表实之麻黄汤证，故曰寒虚相搏，邪在皮肤，其

为外受寒风，侵袭肌肤之义，盖亦了然可知。又谓浮者血虚，络脉空虚，贼邪不泻，亦谓其人血本不充，络脉空虚，故外邪得以乘之，则脉浮主风，亦主血虚，其义固可两通。自《素》《灵》以逮汉唐，论中风者，无不如是。所以治法，皆以麻桂羌防之类散其风，乌附姜辛之属胜其寒，而又必杂参术甘枣诸药补其虚，《千金》《外台》中风方药，重叠复累，殆以千计，无不如是，此古人论中风一证之大要也。然《素问》所谓中风，皆以邪袭皮毛立论，即言其传变入里，亦必由渐而深，循次加剧，抑且皆不言及猝倒暴仆，昏不识人诸症。《素问》之猝倒昏仆诸症，曰大厥、薄厥，不曰中风。拙辑《中风斠诠》已备论之。景岳谓风邪中人，本皆表症，《内经》诸风，皆指外邪，故无神魂昏愦，直视僵仆，口眼歪斜，牙关紧急，语言謇涩，失音烦乱，摇头吐沫，痰涎壅盛，半身不遂，瘫痪软弱，筋脉拘挛，抽搐瘛疭，遗溺不禁等说。可见此等证候，原非外感风邪，最是读书之得间者。盖景岳有《类经》之作，于《内经》用力甚深，此说确有神悟，独不解《金匮》此节，即曰脉浮而紧，明明以外受寒风而言，而下文所叙诸证，则㖞僻不遂，肌肤不仁，昏不识人，口吐涎沫，皆后世之所谓类中风症，本是阴虚阳浮，气血上冲，脑神经猝暴之变，何尝有外来之风。此在《素问》绝不以为中风者，而乃一概归之于中风一条，是乱《素问》之例，而开后人内风外风不分之滥觞，以为出于仲景之手，寿颐窃以为有绝大疑窦，说已备详于拙辑《中风斠诠》中，兹姑不赘。所以《医宗金鉴》订正《金匮》，于此节改之又改，固亦明知浮紧为寒风之脉，于下文所载㖞僻不遂、不识不言等症，不能符合。兹姑以浮紧脉形，有合于风寒见症，而节

录之。

又：趺阳脉浮而滑，滑则谷气实，浮则汗自出。

【正义】趺阳胃脉，滑为有力，故主胃中气实。滑而且浮，则胃热外达，故主自汗。

又《血痹虚劳篇》：劳之为病，其脉浮大。

【正义】劳者血虚，中无所守，故脉浮且大，此非外感之脉浮，所谓浮则为虚，大则为虚也。

又：男子脉浮弱而涩，为无子，精气清冷。

【正义】此又脉浮主虚之一症。浮而且弱且涩，是为精气交亏之候。

又《咳嗽上气篇》：上气，面浮肿，肩息，其脉浮大，不治。

【正义】上气而面浮肿，又加喘息抬肩，有升无降，症情已亟。而脉又浮大，是根本脱离之象，故曰不治。然此必浮大而重按豁然空虚者，有表无里，始可断之。若浮大有力，重按不空，则肺气窒塞，痰实作喘者，其脉症亦何独不然，开肺降逆，何必不可治。此古人有为而言之，善读古书者，当静以思之，不可呆死于字句之上。

又：咳而脉浮者，厚朴麻黄汤主之。

【正义】此但据咳而脉浮，一脉一症，即出药方，正以脉浮为在表之脉，咳为寒饮在肺之症，厚朴麻黄汤方与小青龙大同小异，此外感寒饮之咳，表症显著，则专治其表，散之于外已耳。

又：咳而上气，此为肺胀，其人喘，目如脱状，脉浮大者，越婢加半夏汤主之。

【正义】此外邪内饮，填塞肺中，为咳为喘，为胀为上气，而脉浮大，脉症俱实，是宜散外邪，涤内饮。越婢所以散

邪，加半夏所以蠲饮。不用小青龙者，脉浮且大，阳热已炽，故宜辛寒不宜辛热。此浮大为实脉，可与上之浮大不治一条，参互解之，则彼为无根之浮大，此为有根之浮大，尤为隐隐然指示于不言之中矣。

又：肺胀，咳而上气，烦躁而喘，脉浮者，心下有水，小青龙加石膏汤主之。

【正义】此亦外邪内饮，交结于肺之症。喘而上气，窒塞已甚，自宜以小青龙汤开之，而兼烦躁，则又郁而为热，自然必用石膏。然脉但浮，而不如上条之浮大，则烦躁虽热，而热未大著，故虽加石膏，而分量止及上条四分之一。且水在心下，则寒饮尚宜辛热，故不用上条越婢之例，而用是方之姜、辛，可见仲景心法，于进退出入损益之间，精细之至。

又《宿食病篇》：寸口脉浮而大，按之反涩，尺中亦微而涩，故知有宿食，大承气汤主之。《伤寒论·可下篇》同。

【正义】脉浮且大，有余之象，为谷气之实，故本节又曰：脉数而滑者，实也，此有宿食，下之愈，宜大承气汤。其按之反涩者，正以宿食凝结于中，窒滞不化，故重按之，脉亦涩滞不能流利，此固利于荡涤滓秽，以宣通其淤塞者。脉滑脉涩，皆主宿食，证同而脉适相反，然各有其所以然之故。审脉者，可以深长思矣。

又《黄疸病篇》：诸病黄家，但利其小便。假令脉浮，当以汗解之，宜桂枝加黄芪汤主之。

【正义】诸黄皆蕴热在里，故宜专利小便。然里有热者，脉不当浮。如其脉浮，则近于表矣。发其微汗，亦就表解表，因其势而利导之也。

又《吐衄篇》：尺脉浮，目睛晕黄，衄未止。

【正义】尺脉浮者，下焦游行之火上扰，加以目睛晕黄，皆肝肾湿热之征。衄

病得此，浮火尚盛，何能遽止？

又《疮痈篇》：诸浮数脉，应当发热，而反洒淅恶寒，若有痛处，当发其痛。

【正义】浮数本主表热恶寒，若身痛骨节痛，即是太阳之伤寒，而温热病亦多有之。如其痛着一处，则荣卫之气，壅于经络之间，而为痛痹。凡外疡之大症，固恒有寒热先作，而坚肿随之者，寒热与外感同，惟痛在一处或数处，则与感邪之一身骨节俱疼者不同。盖彼为经络受邪，而不结聚，此亦经络受邪，而结聚为异，气滞血凝，亦是病在荣卫，故恶寒发热，亦与伤寒温热病同。痛痹为患，无非气血之留着。盖痛者，壅也；痹者，止也。其义亦无大别。《伤寒论·辨脉篇》亦曰诸脉浮数，当发热而洒淅恶寒，若有痛处，饮食如常者，蓄积有脓也，其义亦同。《金匮》此节，"洒淅恶寒"句多一"反"字，似亦无甚深意。

《脉经》一卷《杂脉法》：脉滑浮而疾者，谓之新病。

【正义】脉滑且浮，其来爽利，则正气犹旺，病未胶固，故知其新病，而非痼疾。互详脉滑主病本条。

又：脉浮滑，其人外热风走刺。

【正义】风热在络，流走不定，于脉应之，浮滑宜也。

《脉经》二卷：寸口脉浮，中风发热头痛；关脉浮，腹满不欲食，浮为虚满；尺脉浮，下热，小便难。

【正义】此叔和分别寸关尺三部脉浮之主病也。寸口以寸脉言，主上焦，浮为在表，故主中风发热头痛。盖新邪乍感，皮毛受之，此是表症，病未传里。脉虽当浮，必不三部俱浮，故独言寸口，正与仲景太阳中风脉阳浮阴弱之旨同符合撰。然则《伤寒例》之所谓尺寸俱浮，太阳受病者，岂特不合仲师大法，抑亦必非叔和之言明矣。关主中焦，脉浮则中气不守，胃家消化力薄，故主腹满，此腹字以胃脘言，胃气中虚，故满而不欲食。然但浮而不实，则非胃有积滞之实证，故又曰浮为虚满。尺主下焦，脉当沉静而不当浮。尺脉反浮，下焦肝肾之火，发露于外矣，故曰下热。此风字，当以肝肾火炽，内热生风而言，非外风可比。小便难者，气浮于上，降少升多，而溲便为之不利矣。《脉经》四卷亦云：尺脉浮者，客阳在下焦。虽浮①字似言外感之阳邪，然浮独在尺，终是下焦真阳不藏也。

又四卷《三部九候脉证》：关上浮脉而大，风在胃中，张口息肩，心下澹澹然，欲呕。关上脉微浮，积热在胃中，呕吐蛔虫。

【正义】右关主脾胃，左关主肝胆。关上脉浮，则胃气不降，肝气升腾，肝焰偾张，则脾胃首当其冲，自然胃府应受其病。若且浮且大，则有升无降，阳浮已甚，故主喘息呕吐诸症，岂非皆是胃热所致。曰风在胃中，不可泥煞外风一层。

又《杂病脉》：浮而大者风。脉浮而大者，中风，头重鼻塞。

【正义】风性升腾，故于脉为浮；又风为阳邪，故于脉为大。此亦外感之风，而曰中风，仍是《素问》所谓中风之正旨。风中于上，故头为之重；风闭于肺，故鼻为之塞，皆以风邪在表言之，可知叔和之所谓中风，尚与《素问》同条共贯，非金元以后之所谓类中风也。

又：浮而缓，皮肤不仁，风寒入肌肉。

【正义】此亦外感之风，但已在肌肉之间，较之初感在皮毛者为深一层。然尚

---

① 浮：此字原脱，据上文补。

在表症，故脉仍浮，但已入肌肉，而皮肤不仁，则为风邪痹着，留而不去，故脉亦为之缓而不驶。此风邪传变之候，亦与《素问》言中风传变之症相似，则此之皮肤不仁，尚不可与类中之四肢不遂，并作一例观。

又：滑而浮散者，摊缓风。

【正义】摊缓即后世之所谓瘫痪，此乃类中风恒有之症。其病猝发，而手足即为之不遂，非独不能运动，甚且顽木，而不知其为己有。后世有左瘫右痪之分，古人止谓之摊缓。摊者言其废弛而无用，缓者言其纵缓而不收，浑而言之，必无左右分症之义。此属于内风暴动，即《素问·调经论》所谓气血并走于上，名为大厥之一症，西学家谓之血冲脑经。正以血与气并，交走于上，冲激入脑，震扰神经，而知觉运动顿然失其功用，故其病极暴，譬如迅雷骤雨，顷刻而来，遽令地转天旋，山鸣谷应，虽谓之风，却非外邪之袭入经络。外风中人，渐以传变，必无如此捷速之事，况病此者，多有安居宴坐，全未感受外风者乎。寿颐于《中风斠诠》论之极详。以其气血并走，故于脉皆滑，以其气血上冲，故于脉必浮。此与邪在皮毛者脉浮同，而所以浮之理则不同。若浮而且散，则上冲之势愈烈，而精气神皆不能守，孤阳无根，行将破壁飞去，乃气血冲脑之最重症。《素问》固谓大厥者，气复反则生，不反则死，气且不反，脉为之散，亦固其所。叔和此条，凭症论脉，最有精义，若误与风邪在表之脉浮同观，则散字必无着落矣。

又：浮洪大长者，风眩癫疾。

【正义】此亦内风上扬，气血冲脑之脉症。癫即颠字之孳生者。颠即顶颠之颠，以其病在顶颠，故曰颠疾。后人以颠疾为一种病名，乃加疒旁，而为癫字。可知古人定此病名，固无不知其病在颠顶者。凡所谓颠狂、颠痴、颠痫诸症，无一不以顶颠为义，固与《素问》所谓气血交并于上同符合撰，亦何待西医有"血冲脑经"四字而始知其病在于脑。惟其气血壅于上，故脉必浮；惟其浮阳甚盛，故脉且洪大而长，类中风之肝阳偏炽者，恒有是脉。叔和谓之风眩癫疾，亦必不可与风邪在表之脉浮同日而语也。

又：浮短者，其人肺伤，诸气微少，不过一年死，法当嗽也。

【正义】此脉浮以中气大虚而言，必浮而重按空虚者。且浮且短，其愈何如？且两寸口本是手太阴肺气本部，故主病如此。

又：浮滑疾紧者，以合百病，久自愈。

【正义】此浮滑当以不沉实而言，乃邪气之未盛；此疾紧当以流利圆整言，乃正气之未衰，故曰合之百病，皆虽久而易愈。此最当活看者。否则浮滑皆有余为病，疾紧且为邪盛之象，可知古人为此说，必自有其故。

又：阳邪来见浮洪。

【正义】此则邪势正盛之脉，浮而有力，形势俱大，乃谓之洪，非阳热实邪，何得有此。

滑伯仁《诊家枢要》：浮为风虚之候，为胀，为风，为疝[①]，为满，不食，为表热，为喘。浮大，伤风鼻塞；浮滑疾，为宿食；浮滑，为饮。左寸浮，主伤风发热，头痛目眩，及风痰；浮而虚迟，心气不足，心神不安；浮散，心气耗，虚烦；浮而洪数，心经热。关浮，腹胀；浮而数，风热入肝经；浮而促，怒气伤肝，心胸逆满。尺浮，膀胱风热，小便赤涩；浮而芤，男子小便血，妇人崩带；浮而

---

① 疝（shān）：疝疾。

迟，冷疝，脐下痛。右寸浮，肺感寒风，咳喘清涕，自汗体倦；浮而洪，肺热而咳；浮而迟，肺寒喘嗽。关浮，脾虚中满，不食；浮大而涩，为宿食；浮而迟，脾胃虚。尺浮，风邪客下焦，大便秘；浮而虚，元气不足；浮而数，下焦风热，大便秘。周澄之曰：诸脉指下真形，与其主病，俱少所发明，读者当以意测之，推见其本，乃为有得。

【正义】伯仁谓浮脉为风虚动者，盖以阴虚阳浮，风自内动而言，故曰风虚。其下又曰为风为表，热则外感在表之风，邪也。胀满乃中气之上逆，故脉亦应之而浮，有升无降，故当为不能食。痁疟初起，病亦在表，故脉亦浮。喘则气升，脉固未有不浮者，但有实喘虚喘之异，则即以有力无力辨之。浮大即表病外感之脉，故主伤风鼻塞。宿食是有余，故脉当浮大，而有新伤及积久之别。浮滑而疾，犹未大实，浮大而涩，则积已久而凝滞之征也。饮邪在肺，上焦实症，故脉浮且滑。左为人迎，人迎主外，寸主上焦，故左寸独浮者主感邪在表，伤风发热，头痛目眩风痰，皆新感在上之病也。而左寸又为心气之本部，故浮虚为心气之不足，浮散为心气之耗散，则又内伤之症，所谓浮则为虚者也。浮而洪数，心经内热，亦以杂病言，如在外感，则发热正炽之脉证矣。关主中焦，故曰浮为腹胀，此以中脘满而言。又左关为肝胆气之本部，浮数则肝胆热而气火俱升，是为热在肝胆之明证。伯仁必谓风热入肝经者，仍主外风脉浮而言，然肝胆阳邪不静，风火自动者，脉亦必浮于外，固不必专以外风侵入论也。若浮而促，则肝火上炎，势焰更急，故曰怒气伤肝，心胸逆满：尺浮为下焦阳浮，升而不降，故曰膀胱有热，小溲赤涩；浮而且芤，则血脱中空可矣，故曰男为溺血，

女为崩带；惟疝痛冷痛，皆气滞之证，于脉当涩滞沉着，伯仁乃谓浮迟，恐是失检。右寸是肺气本部，故浮主肺有外感，浮洪肺热，浮迟肺寒，皆是定理。右关主脾胃之气，浮则中气不固，故主中满，兼涩则有宿食不化，兼迟则中土气虚。尺浮亦下元之阳浮，主病当与左尺相等，但当以所兼诸脉，分虚实言之，庶为餍心切理，而伯仁乃以左尺专属前阴为病，右尺专属后阴为病，隐隐然以大小二肠分隶前后二阴，则殊乖生理之真，此金元以后，误认小溲从小肠分水之大谬，所当为纠正者也。

《濒湖脉学》浮脉主病诗曰：浮脉为阳表病居，迟风数热紧寒拘，浮而有力多风热，无力而浮是血虚。寸浮头痛眩生风，或有风痰聚在胸，关上土衰兼木旺，尺中溲便不流通。又曰：浮脉主表，有力表实，无力表虚，浮迟中风，浮数风热，浮紧风寒，浮缓风湿，浮虚伤暑，浮芤失血，浮洪虚热，浮微劳极。

【正义】濒湖此诗明白易解，言简而赅，最为精当。其以浮迟为中风者，乃古之所谓中风，皆外感凛冽之寒风，猝乘于表，故脉浮且迟。古方温升表散诸法，皆为是证而设，固不可与内风类中作一例论。若气火升浮，内风猝动之中风，则脉必浮洪浮数，或且弦劲搏指矣。浮洪是热盛于表，实证为多，李谓虚热，以洪为有余于外，不足于里，然不可概论也。

景岳《脉神》：浮为中气虚，为阴不足，为风，为暑，为胀满，为不食，为表热，为喘急。浮大为伤风，浮紧为伤寒，浮滑为宿食，浮缓为湿滞，浮芤为失血，浮数为风热，浮洪为狂躁。虽曰浮为在表，然亦有风寒外感，脉反不浮者。紧数而略兼浮，便是表邪，其证必发热无汗，或身有痠痛，是其候也。若浮而兼缓，则

非表邪矣，大都浮而有力有神者，为阳有余，阳有余则火必随之，或痰见于中，或气壅于上，可类推也；若浮而无力空豁者，为阴不足，阴不足则水亏之候，或血不营心，或精不化气，中虚可知也。若以此等为表症，则害莫大矣。其有浮大弦硬之极甚至四倍以上者，《内经》谓之关格，此非有神之谓，乃真阴虚极，而阳亢无根，大凶之兆。

【正义】景岳此说亦甚精当，惟以有力与有神并说，似乎有力即是有神，景岳书中，最多此病，而此节且以有神属之阳有余，更有毫厘千里之弊矣。

李士材《诊家正眼》：浮脉为阳，其病在表，寸脉伤风，头疼鼻塞。左关浮者，风在中焦，右关浮者，风痰在膈。尺部得之，下焦风热，小便不利，大便秘塞。

石顽《诊宗三昧》：浮脉在暴疾得之，皆为合脉，然必人迎浮盛，乃为确候，若气口反盛，又为痰气逆满之征，否则其人平素右手偏旺之故。有始病不浮，病久而脉反浮者，此中气亏乏，不能内守，反见虚痞之兆。若浮而按之渐衰，不能无假象发见之虞。凡浮脉主病，皆属于表，但须指下有力，即属有余客邪。其太阳本经风寒营卫之辨，全以浮缓浮紧，分别而为处治。其有寸关俱浮，尺中迟弱者，南阳谓之阳浮阴弱，营气不足，血少之故。亦有六脉浮迟，而表热里寒，下利清谷者，虽始病有热，可验太阳，其治与少阴之虚阳发露不异。又有下后仍浮，或兼促兼弦，兼紧兼数之类，总由表邪未出，乃有结胸咽痛，胁急头疼之变端。详结胸、脏结及痞之证，皆为下早表邪内陷所致，究其脉虽变异，必有一部见浮，死生虚实之机，在关上沉细紧小之甚与不甚耳。惟阳明腑热，脉虽浮大，心下反硬者，急需下之，所谓从证不从脉也。其在三阴，都无浮脉，惟阴尽复阳，厥愈足温而脉浮者，皆为愈证，故太阴例有手足温，身体重而脉浮者，少阴例有阳微阴浮者，厥阴例有脉浮为欲愈，不浮为未愈者。须知阳病浮迟，兼见里证，合从阴治；阴病脉浮，证显阳回，合从阳治，几微消息，当不越于圣度也。近世陶尚文云：不论脉之浮沉迟数，但以按之无力，重按全无者便是阴证。曷知按之无力者，乃虚散之脉，与浮何预哉？逮夫杂证之脉浮者，皆为风象，如类中、风痹之脉浮，喘咳、痞满之脉浮，烦瞑、衄血之脉浮，风水、皮水之脉浮，消瘅、便血之脉浮，泄泻、脓血之脉浮，如上种种，或与证相符，或与证乖互，咸可治疗。虽《内经》有肠澼下白沫，脉沉则生，脉浮则死之例，然风木乘脾之证，初起多有浮脉，可用升散而愈者。当知阴病见阳脉者生，非若沉细虚微之反见狂妄躁渴，难于图治也。

郭元峰《脉如》：浮为中气虚，为阴不足，为风，为暑，为胀满，为不食，为表热，为喘急，此脉随病见也。又云：寸浮伤风，头痛鼻塞。左关浮者，风在中焦；右关浮者，风痰在膈。尺部得浮，下焦风客，小便不利，大便秘涩。此按部位，以测病情也，昔人论之详矣。浮紧伤寒，浮缓伤风，浮数伤热，浮洪热极，浮洪为实，热结经络，浮迟风湿，浮弦头痛，浮滑风痰，浮虚伤暑，浮濡汗泄，浮微气虚，浮散劳极，此大概主以浮脉，而各有兼诊之殊也。至若浮芤失血，浮革亡血，内伤感冒而见虚浮无力，痨瘵阳虚而见浮大兼疾，火衰阴虚而见浮缓不鼓，久病将倾而见浑浑革革，浮大有力，皆如浮脉也。叔和云：脉浮而无根者死。其亦可以浮诊而用治表之剂乎？夫曰浮，多主表证；曰如浮，悉属里病。表里不明，生死系之矣。

【正义】郭氏《脉如》乃裒集诸新旧说而为之者，故多前人成说，但稍有润饰则极精赅，兹节而录之。

第三节　脉沉主病

《素·脉要精微论》：推而外之，内而不外，有心腹积也。

【正义】此外内即以浮沉言。虽"推而外之"四字不甚可解，然所谓内而不外者，明言其沉而不浮。惟脉沉于里，故知其心腹有积，此病理之至易明了者，而启玄注文所谓推筋令远云云，最不可解，说亦详前脉浮条。

又：按之至骨，脉气少者，腰脊痛而身有痹。

【正义】按至骨而脉气少，是既沉且细，其为肾病骨病可知，故曰腰脊痛而身有痹。《难经》谓肾肝俱沉，在《素》《灵》中殊为少见，惟此条正可为沉脉属肾之证。

又：诸细而沉者，皆在阴，则为骨痛。

【正义】此脉又沉主肾之一证。细而且沉，肾之不足明矣，故为骨痛。在阴者，以尺脉言之。尺主下焦，肾主骨，两尺沉细，肾虚明证，骨病宜矣。

又《平人气象论》：寸口脉沉而坚者，曰病在中。

【正义】此寸口，合左右两手寸关尺言之，本篇连言寸口，义皆如是，非止言寸脉。既沉且坚，则病不在表可知。《太素》十五卷《尺寸诊篇》作"寸口脉中手沉而紧者，曰病在中"。可证脉紧脉坚，古人通用。

又：寸口脉沉而横，曰胁下有积，腹中有横积痛。

【正义】横当读去声，言其刚劲不和也。沉而刚劲，里实之象，故主有积。《太素》作"寸口之脉，沉而横坚，曰胠下有积，腹中有横积痛"。

又：寸口脉沉而弱，曰寒热，及疝瘕少腹痛。

【正义】脉沉且弱，里有病也。然曰寒热，义已晦滞，不甚可解。且疝瘕乃有形之病，少腹痛又气滞为多，于脉当沉是也，然当紧而有力，不当为弱。考宋人校语，据《甲乙经》无此十五字，谓下文已有寸口脉沉而喘曰寒热，脉急者曰疝瘕少腹痛，则此文为衍，当删。寿颐谓义即不属，则删之为是。惟《太素》亦有此文，可知衍文已久，启玄自有所本。杨上善注：沉，阴气盛也；弱，阳气虚也。阴盛阳虚，故有寒热，疝瘕病少腹痛也云云，仍属望文生笺，未足为据。启玄注则曰沉为寒，弱为热，故曰寒热也。又沉为阴盛，弱为阳余，余盛相搏，正当寒热，不当为疝瘕而少腹痛，应古之错简尔。则王氏亦不以沉弱为疝瘕腹痛之脉，但谓沉为寒，是矣。而弱则为热，从古无此脉理。又曰弱为阳余，更不知如何说法。启玄注文竟有如是之怪不可识者，岂独勉强附会，几于一窍不通，存而不论可也。《脉经》四卷亦有此句，则寒热之下，有校语云：一作气，一作中。寿颐按：寒气寒中，其义为长。

又：寸口脉沉而喘，曰寒热。

【正义】沉，《甲乙经》作浮，于义为长。寿颐已据以录入浮脉主病条矣。启玄本作沉，其义难通，注亦强解，殊不可信。惟《太素》亦有是句，杨注：沉，阴气也。脉动如人喘者，是为阳也，即知寒热也。则亦是望文生义，而说得仍晦不可言，胡可为训。

又《三部九候论》：九候之脉，皆沉

细悬绝者为阴，主冬，故以夜半死。

【正义】阴盛已极，脉至沉细悬绝。悬绝者，言与平人大相悬殊也，故当死于阴盛之时。

又《通评虚实论》：肠澼下白沫何如？曰：脉沉则生，浮则死。

【正义】肠澼，肠有实滞，其病在里，脉沉为宜，故主生；脉浮则里有病而脉无根，证实脉虚，岂非败象。启玄止谓阴病而见阳脉，与病相反，尚嫌不切。且白沫虽似虚寒，然既曰肠澼，终当作辟积解，胡可概谓之阴证。

又《病能论》：人病胃脘痈，胃脉当沉细。

【正义】胃脘生痈，其病在里，脉沉宜也。但此是实证，且由温热，脉何以细？殊是可疑。宋校《素问》引《甲乙经》作沉涩，庶为近之。《太素》亦作细，则与王氏所据者同，盖隋唐之本不如皇甫氏所见者为长。

又《大奇论》：肾肝并沉为石水。

【正义】沉脉属里，此里水也，故曰石水。

又：肺脉沉搏为肺疝。

【正义】此肺气窒滞为病，故曰肺疝。《太素》搏作揣，杨注："肺脉应虚浮，今更沉，寒多为肺疝。"

又：肾脉大急沉，肝脉大急沉，皆为疝。

【正义】疝本肝肾为病，故肝肾之脉应之。杨注《太素》：大为多气少血，急沉皆寒，是为寒气内盛，故为疝病。王注：疝者寒气结聚之所为，脉沉为实，脉急为痛，气实寒薄聚，故为绞痛、为疝。

又：肾脉小搏沉，为肠澼下血。

又：其脉小沉涩，为肠澼。

【正义】肠澼是下焦实滞，故于脉应之，当为小为搏，为沉涩。《素问》此

节，肠澼凡四见，又曰心肝澼亦下血，其字皆从水。《太素》十五卷独无"脉小沉涩为肠澼"一句，其四句，则皆作辟，皆无水旁，知辟积之辟，古本不从水也。

又：脾脉外鼓沉，为肠澼。

【正义】肠有辟积，由于脾令健运使然，故脾脉应之，为鼓为沉，鼓亦言其应指搏击耳。但外鼓之义，殊不可通。杨注《太素》、王注《素问》，皆嫌曲说，必不可从，原书具在，不足采也。

又《示从容论》：沉而石者，是肾气内着也。

【正义】石者，沉之甚也。肾主下焦，故当为肾着之病。着，读入声。

《素·阴阳类论》：所谓二阳者，阳明也。至手太阴，弦而沉急，不鼓，炅至以病，皆死。

【正义】阳明以时令之阳而言，于时为三月四月，《难经》七难所谓复得甲子阳明王者是也。其时阳气已盛，脉当应之，渐浮渐大，如其手太阴脉沉而弦急，不能鼓指，是与时令相反，故为死脉。盖沉为阴脉，弦急亦有阴无阳之脉，此何可误认为手足阳明两经者，惟"炅至以病"四字，义不可晓，所当阙疑。启玄注文多是曲为之解，不足征也。

《甲乙》四卷《经脉篇》：切其脉口滑小紧以沉者，病益甚，在中。人迎沉而滑者，病日损。其脉口滑而沉者，病日进，在内。《太素》十四卷、《灵枢·五色篇》同。

【正义】脉口即气口，人迎主外，气口主内。脉口滑小，且紧且沉，则中气既衰，而邪气凝结，其势方张，故曰日进，曰在中。其但滑以沉者，亦病气入里，渐盛渐结之象，故亦为病进在里之征。若人迎沉滑，则既无外邪，故脉沉而不浮，滑则正气尚盛，故主病退。

又：病在脏，沉而大者，其病易已，

以小为逆。《太素》《灵枢》同。

【正义】在脏犹言在里，病不在表，脉自当沉，大则正气未衰，故知易已，小则愈矣，故以为逆。

《伤寒论·痉湿暍篇》：太阳病发热，脉沉而细者，名曰痉。

【考正】痓，《金匮》作"痉"。寿颐按：作痉者是。《说文》：痉，强急也。《素问》诸痉项强，字皆作痉。汉人作隶，巠、至无别，乃变为痓。《玉篇》始有痓字，训恶也，可证其字后出。《广雅·释诂》亦曰痓，恶也。皆不以为强急，虽似别有一字，此痓既作痉，而后强为分别，乃作此训诂，未必可据。《康熙字典》谓俗作痓，其说最是。今《素问·气厥论》传为柔痓，亦痉字之讹。

【存疑】太阳病发热，脉不当沉细，虽本论《金匮》皆有此文，然按之病理，殊属未妥。盖痉之为病，本以颈项强直为义，故字从巠。此证有气升冲脑，神经猝变者，如小儿之惊风发痉是；有津液枯耗，络脉不和者，如《金匮》所谓太阳病发汗太多因致痉；风病下之则痉，复发汗必拘急；疮家虽身疼痛，不可发汗，汗出则痉，是也。若外感风寒湿邪，袭于经络，而为痉者，其证本不多有，如其有之，寒湿相搏，脉沉而细宜矣。然脉既沉细，必不当有太阳病发热之症，况本文止言脉沉而细，即名曰痉，又不言强直之症，一似太阳病发热而脉得沉细者，不问其强与不强，即名曰痉，尤其不可通者，恐传写有脱佚舛讹，注家虽以风湿阴寒作解，寿颐则期期以为未可。痉，《素问》诸暴强直，皆属于风，以肝阳不戢，内风猝动而言，即《调经论》之气血交并于上，则为大厥，西学之所谓血冲脑经，是后世之所谓类中风，非外感之风，不当有太阳病之发热，且脉更不当沉细。

又：太阳病，关节疼痛而烦，脉沉而细者，此名湿痹。湿痹之候，其人小便不利，大便反快，但当利其小便。痉，《金匮》此名下有"中湿亦名"四字。

【正义】此又太阳病之脉沉细者。既曰太阳病，则必有头痛恶寒发热可知。湿痹于表，故亦可谓之太阳病。湿为阴邪，故脉沉且细。此节无"发热"二字，盖表湿为病，虽亦有头痛恶寒发热诸症，但脉象如是，必无大热可知，故不言发热，以视上节，固大有间矣。

又《太阳篇》：下之后复发汗，昼日烦燥不得眠，夜而安静，不呕不渴，无表证，脉沉微，身无大热者，干姜附子汤主之。

【正义】既下复汗，伤阴而又亡阳，脉沉且微，既无表症，又无大热，阳歌竭[①]矣。故以回阳为急，此阳亡而脉沉，又是沉脉之别一主病。

又：发汗后身疼痛，脉沉迟者，桂枝加芍药生姜各一两人参三两新加汤主之。

【正义】发汗之后，身仍疼痛，表证未罢，而脉反沉迟，大汗伤其荣血矣，正所谓荣气微者，其脉沉也，故仍以桂枝汤治未尽之表，而加芍药、人参以益其阴。此脉沉非里，脉迟非寒，身痛为表未罢而血已虚，斯仲圣主用此方之正旨也。

又：伤寒若吐若下后，心下逆满，气上冲胸，起则头眩，脉沉紧，发汗则动经，身为振振摇者，茯苓桂枝白术甘草汤主之。

【正义】既吐复下，里气大伤，而肾气上逆，故为气上冲胸，心下逆满，此下焦动气，冲激上行之逆满，非实邪在胸膈之满。头眩亦水气之上凌，脉沉且紧，乃肾气动而见肾脉本色。若更误发其汗，则

———————————

① 歌竭：疑应作"孤竭"。

心液大耗，肾水上奔，根本已拨，而身不能自主，振振而摇。动经者，扰动肾之经气，几与真武汤证之筋惕肉瞤，振振欲辟地者相近，但比真武证稍轻一筹，故不用真武而用苓桂术甘。桂、苓镇肾家寒水之邪，与真武汤之附子、茯苓同意。术、甘扶土，所以实脾而堤水。仲景于肾气上泛诸条皆用茯苓，如苓桂甘枣汤、茯苓甘草汤、茯苓四逆汤、真武汤等数方皆是。盖茯苓乃松根余气所结，吸松树之精华凝结于下，故能镇摄肾气，御泛滥淫溢之水，使之反归于下焦窟宅，非仅取其淡渗利水。其名曰伏，可见古人取义，大有深意，此惟徐洄溪《伤寒类方》曾一言之，而古今之《伤寒论》注家皆未之知也。

又：病发热头痛，脉反沉，若不差，身体疼痛，当救其里，宜四逆汤。

【正义】发热头痛，病在表也。表有病者脉当浮，今乃不浮而沉，如其表已和，则病当差。《平脉法》所谓病人发热身体疼，诊其脉沉而迟者，知其差也。如仍不差，则表症里脉，里病为急，且其身之疼痛，亦真寒而非仅表寒矣，故宜与四逆汤。

又：太阳病六七日，表症仍在，脉微而沉，反不结胸，其人发狂者，以热在下焦，少腹当硬满。小便自利者，下血乃愈。所以然者，以太阳随经，瘀热在里故也，抵当汤主之。太阳病，身黄，脉沉结，少腹硬，小便不利者，为无血也。小便自利，其人如狂者，血证谛也，抵当汤主之。

【正义】表证仍在，脉不当沉，今乃脉微且沉，则证必在里。然结胸者，脉亦沉，故蓄血之脉沉，必以少腹硬满，及其人如狂，小便自利诸证为据。盖少腹硬满，而小便不利者，亦太阳随经入腑之蓄水症，此蓄水、蓄血辨证之要诀也。

又：问曰：病有结胸，有脏结，其状何如？答曰：按之痛，寸脉浮，关脉沉，名曰结胸也。何谓脏结？答曰：如结胸状，饮食如故，时时下利，寸脉浮，关脉小细沉紧，名曰脏结。舌上白苔，滑者难治。伤寒六七日，结胸热实，脉沉而紧，心下痛，按之石硬者，大陷胸汤主之。

【正义】结胸脏结，皆结塞于里之实症，故脉皆沉，但结胸为阳结，则脉不细小，脏结为阴结，故脉当细小，此辨别结胸与脏结之大法也。

又：太阳病下之，脉沉滑者，协热利。

【正义】太阳病本无可下之理，其误下者，多令表邪内陷，如脉沉且滑，则阳热陷入下焦，故当为协热自利。

又《少阴篇》：少阴病，脉细沉数，病为在里，不可发汗。

【正义】少阴脉沉，如有发热，其病在经，仲景本有麻黄附子细辛汤之发汗一法。如脉细沉数而不发热，则病不在经，故曰病为在里，不可发汗。

又：少阴病，脉微细沉，但欲卧，汗出不烦，自欲吐，至五六日自利，复烦躁不得卧寐者，死。

【正义】少阴病脉微细沉，尚是本色，嗜卧自汗不烦，皆是阴证，治之得法，未必不起。但至五六日后，尚无起色，而又加自利，反烦躁不得卧，则阴已竭，而孤阳外浮，正气尽矣。

又：少阴病始得之，反发热，脉沉者，麻黄附子细辛汤主之。

【正义】少阴病无热恶寒，本不当发热，而有热者，虽有里而亦有表也，故以麻黄附子细辛兼治表里。

又：少阴病得之一二日，口中和，其背恶寒者，当灸之，附子汤主之。

【正义】此少阴有阴无阳之症，故治

法如此。附子汤,即真武汤方,但以人参易生姜,镇摄寒水而御阴霾,均是少阴主剂。

又:少阴病,身体痛,手足寒,骨节痛,脉沉者,附子汤主之。

【正义】此亦有阴无阳,故主是方。身疼骨痛,证与太阳同,而彼则身热脉浮,此则肢寒脉沉,脉症皆有天渊之别,斯用药各有所主,此古先圣哲凭脉辨证之精微也。

又:少阴病脉沉者,急温之,宜四逆汤。

【正义】少阴病者,少阴阴寒之症悉具也,故当亟温其里。

又《厥阴篇》:下利脉沉弦者,下重也。

【正义】此厥阴里寒之自利。脉沉主在里,亦主在下。脉弦主阴寒凝滞。既沉且弦,是为阴凝于里之确据。寒结气滞,虽有自利,亦必不爽,故知其下重。

又:下利脉沉而迟,其人面少赤,身有微热,下利清谷者,必郁冒汗出而解,病人必微厥,所以然者,其面戴阳,下虚故也。

【正义】面赤身热,本是阳症,然下利清谷,而脉沉迟,里寒甚盛,其为阴证已著,故曰戴阳。真寒在里而浮阳外越,面白少赤,身曰微热,岂非虚阳浮动之候?此非急温其里不可者,何以尚曰郁冒汗出而解?如果戴阳而复汗出,恐无根之阳飞越散亡而不可救矣。郁冒句必是错简,虽注家皆能勉强解说,然无一不嗫嚅难通者。读古人书,胡可泥死本文,不知逐句推敲,细心体验。

又《劳复篇》:伤寒差已后更发热者,小柴胡汤主之。脉浮者,以汗解之;脉沉实者,以下解之。

【正义】病后复热,脉沉且实,里实

明矣,故曰以下解之,然此特说其大概耳。究其所以复热之故,亦当见症治症,非可守此三句,谬谓无施不可。

《伤寒论·辨脉法》:沉涩弱弦微,此名阴也。阳病见阴脉者,死。

【正义】详一卷阴阳虚实节。

又:脉浮而数,能食不大便者,此为实,名曰阳结;脉沉而迟,不能食,身体重,大便反硬者,名曰阴结。

【正义】详前脉浮主病本条。

又:寸口脉,浮为在表,沉为在里。

【正义】此以大要言之。浮主表,沉主里,最为浅显明了。若至病机变幻之时,则有不可一概论者。

又:其脉沉者,荣气微也。

【正义】荣为阴血,血不能荣,则脉自不鼓,有似乎沉,此沉字要看得活相,非里证脉沉之通例,然其意自堪思也。成聊摄曰:脉者血之府也,脉实血实,脉虚血虚,此其常也。故脉沉者,知荣血之微,说来殊未了了。

又:脉有弦紧浮滑沉涩,此六者,名为残贼。

【正义】此言脉沉之害,盖里果无病,脉不当沉,故为残贼,详浮脉本条。

又:沉潜水蓄。

【正义】水蓄在里,故脉沉潜而不显,此《金匮》之所谓里水也,可与《金匮·水气病脉证篇》诸条参看。

又:趺阳脉沉而数,沉为实,数消谷。

【正义】趺阳胃脉,沉主在里,故知胃实。沉而且数,则胃家当有蕴热,故能消谷。

《伤寒例》:尺寸俱沉细者,太阴受病也。尺寸俱沉者,少阴受病也。

【正义】伤寒太少二阴之病多寒证,且病已在里,故脉沉。

《金匮·痉湿暍病篇》：太阳病，其证备，身体强几几然，脉反沉迟，此为痉，栝蒌桂枝汤主之。

【正义】此太阳病寒入经隧之证。太阳证备，则头痛恶寒发热，无一不具，而又加以项背不舒之体强几几然，如短羽之鸟，欲飞而不得飞，是太阳经络，牵掣不和，故脉沉迟而不浮，则仍以桂枝汤宣太阳之阳，加蒌根者，滋润以利络脉耳。

又《积聚病篇》：诸积大法，脉来细而附骨者，乃积也。

【正义】积聚乃坚着不移之病，故脉必应之而沉着附骨。

又《水气病篇》：正水其脉沉迟，石水其脉自沉，黄汗其脉沉迟。寸口脉沉滑者，中有水气。里水者，一身面目黄肿，其脉沉，小便不利，故令病水。少阴脉紧而沉，紧则为痛，沉则为水，小便即难。脉得诸沉，当责有水，身体肿重。水病脉出者，死。寸口脉沉而迟，则为水。寸口脉沉而紧，沉为水，紧为寒。水之为病，其脉沉小，属少阴。

【正义】此皆水之在里者，故其脉皆沉，《辨脉法》所谓沉潜水蓄者是也。水属少阴者，少阴水脏，阳衰阴盛，则水停不行。经谓肾为胃关，关门不利，故聚水。是少阴阴霾泛滥，而水道不行，则为水肿。西学家知肾有输尿之管，而上古经文已谓关门不利，可知古人何尝不识生理之真。惟水病属肾，所以于脉应之，或为沉紧，或为沉小，此属里病，脉不当浮。尤氏《金匮翼》曰：脉出与脉浮迥异，浮者盛于上而弱于下，出则上有而下绝无也。

又《黄瘅病篇》：脉沉，渴欲饮水，小便不利者，皆发黄。

【正义】黄瘅本是里热，热郁于里，不得外泄，故脉沉。加以口渴能饮，而小溲不利，则水积不去，湿与热蒸，发为黄瘅，此阳黄之病源。今泰西学者，谓胆汁溢入血管则发黄，恐是理想，窃谓胆汁不当有如是之多。

又《下利篇》：下利，脉沉弦者，下重。

【正义】古之所谓下利，多以泄泻言之。若脉沉而弦，则里气郁结，而利必不爽，故为下重，此著指滞下言之，非泄泻滑利之下利矣。

《脉经》一卷：沉细滑疾者，热。

【正义】脉沉且细，貌视之，方且认为虚寒，然苟其滑疾，则里热可知。当分别两种看，一则热盛于里，窒塞太过而脉不发扬者，是为实热；一则热炽津枯，血液干涸而脉不滂沛者，是为虚热。叔和盖据阅历所得而言其大略耳。

又二卷：寸口脉沉，胸中引胁痛，胸中有水气；关脉沉，心下有冷气，苦满吞酸；尺脉沉，腰背痛。

【正义】此叔和分别寸关尺三部脉沉之主病也。寸主上焦，沉则胸中气滞，而清阳式微，故知其当有结痛，或为水气；关主中焦，则应在心下冷气；尺主下焦，则为肾病，故腰背痛。

又四卷：寸口脉沉而紧，苦心下有寒，时痛，有积聚。

【正义】寸口脉沉，已是胸中阳微之象，更加以紧，为痛为积，昭昭矣。

又：寸口脉沉，胸中短气。

【正义】此亦胸中清阳式微，不能敷布，故脉见为沉，而气为之短。

又：沉为水为实，又为鬼疰。

【正义】水积于里，其脉必沉，即《金匮》之所谓里水也。而实邪郁滞，则脉亦沉而不扬，此当以见症为辨别。又沉为阴寒凝滞之征，曰鬼疰者，盖言其人阳气之不布，然拟之于鬼，终是古人迷信。

又：沉而弦者，悬饮内痛。

【正义】沉为阴脉，弦亦属阴，悬饮内痛，阴霾凝滞之征也。

又：沉而迟，腹脏有冷病。

【正义】既沉且迟，阴凝在里之征，故曰腹脏有冷病。

又：沉而滑为下重，亦为背脊痛。

【正义】沉主下焦，沉而滑者，下焦之气有余，故曰下重。背脊痛者，肾脏之病亦在下也。

又：阴邪来见沉细。

【正义】沉为阴脉，细亦属阴，既沉且细，非阴寒而何？

滑伯仁《诊家枢要》：沉为阴逆阳郁之候，为实，为寒，为气，为水，为停饮，为癥瘕，为胁胀，为厥逆，为洞泄。沉细为少气，沉迟为痼冷，沉滑为宿食，沉伏为霍乱。沉而数内热，沉而迟内寒，沉而弦心腹冷痛。左寸沉，心内寒邪为痛，胸中寒饮胁疼。关沉，伏寒在经，两胁利痛；沉弦，癖内痛。尺沉，肾脏感寒，腰背冷痛，小便浊而频，男为精冷，女为血结；沉而细，胫酸，阴痒，溺有余沥。右寸沉，肺冷，寒痰停蓄，虚喘少气；沉而紧滑，咳嗽；沉细而滑，骨蒸寒热，皮毛焦干。关沉，胃中寒积，中满吞酸；沉紧，悬饮。尺沉，病水，腰脚疼；沉细，下利，又为小便滑，脐下冷痛。

【正义】沉为阴逆，犹言阴寒为病，非阴气逆上也。伯仁用一逆字，未尽妥惬。

《濒湖脉学》沉脉主病诗：沉潜水蓄阴经病，数热迟寒滑有痰，无力而沉虚与气，沉而有力积并寒。寸沉痰郁水停胸，关正中寒痛不通，尺部浊遗并泻痢，肾虚腰及下元痌①。沉脉主里，有力里实，无力里虚。沉则为气，又主水蓄。沉迟痼冷，沉速内热，沉滑痰食，沉涩气郁，沉

弱寒热，沉缓寒涩，沉紧冷痛，沉牢冷积。

景岳《脉神》：沉脉为阴，凡细小隐伏反关之属，皆其类也。为阳郁之候，为寒，为水，为气，为郁，为停饮，为癥瘕，为胀实，为厥逆，为洞泄。沉细为少气，为寒饮，为胃中冷，为腰脚痛，为疝瘕。沉迟为痼冷，为积寒。沉滑为宿食，为伏痰。沉伏为霍乱，为胸腹痛。沉数为内热。沉弦沉紧，为心腹小肠疼痛。沉虽属里，然必察其有力无力，以辨虚实。沉而实者，多滞多气，故曰下手脉沉便知是气，气停积滞者，宜消宜攻。沉而虚者，因阳不透，因气不舒，阳虚气陷者，宜温宜补。其有寒邪外感，阳为阴蔽，脉见沉紧而数，及有头疼身热等症者，正属邪之在表，不得以沉为里也。

【正义】景岳此节，大半皆从滑氏旧说，惟以反关为沉，非是。景岳当时，反关脉之真情未勘透，故有此误。寿颐已有专条详言之矣，兹姑不赘。末谓表邪，亦有沉紧而数者，此在大寒乍感之初，身热犹未大发者，偶一有之，然苟已发热，脉即不沉，如其有之，或与少阴证并见者，则即仲景之麻黄附子细辛汤证矣。

李士材《诊家正眼·沉脉主病》：沉脉为阴，其病在里。寸沉，短气胸痛引胁，或为痰饮，或水与血；关主中寒，因而痛结，或为满闷，吞酸筋急；尺主背痛，亦主腰膝，阴下湿痒，淋浊痌泄。

又：兼脉无力里虚，有力里实。沉迟痼冷，沉数内热；沉滑痰饮，沉涩血结；沉弱虚衰，沉牢坚积；沉紧冷疼，沉缓寒湿。

又曰：肾之为脏，配于坎者应乎冬，万物蛰藏，阳气下陷，烈为雪霜，故其脉

---

① 痌（tōng）：痛。

主沉阴而属里。若误与之汗，则如蛰虫出而见霜；误与之下，则如飞蛾入而见汤。此叔和入理之微言，后世之指南也。

【正义】此节泛泛然以冬令脉沉立论，语病太多，不可为训。原夫冬时之脉，所以当沉者，本是天地闭藏，应有之义，以无病人常脉言之，岂可以概一切病脉。乃曰阳气下陷，已不知其是何见解，其实隆冬三月，止可谓之阳气伏藏，胡得强比之下陷。须知潜藏是天地自然之化育，下陷则为病机变化之作用，此岂可以同日语者，而乃拟不于伦，初不意士材明达而竟至于此。若曰汗之下之，则惟有是证而后有是法，本不执无病之人而强为之发汗，为之攻下。如果有当汗之证，则脉必不沉，而果有当下之证，则病是里结，脉又何必不沉，乃有概以为冬时必不可汗下，危言耸听，何以荒谬竟至以此，且谓此是叔和之言，吾不知其所据何在。

石顽《三昧》：沉为脏腑筋骨之应。盖缘阳气式微，不能统运营气于表，脉显阴象而沉者，则按久愈微；若阳气郁伏，不能桴应卫气于外，脉反伏匿而沉者，则按久不衰。阴阳寒热之机，在乎纤微之辨。伤寒以尺寸俱沉为少阴受病，故于沉脉之中辨别阴阳，为第一关捩。若始病不发热，无头痛，而手足厥冷，脉沉者，此直中阴经之寒证也。若先曾发热头痛，烦扰不宁，至五七日后，而变足手厥冷，躁不得寐，而脉沉者，此厥深热深，阳邪陷阴之热证也。亦有始本阳邪，因汗下太过，而脉变沉迟，此热去寒起之虚证也。有太阳证下早，胸膈痞硬，而关上小细沉紧者，此表邪内陷阳分之结胸也。若能食自利，乃阳邪下陷，阴分之脏结矣。有少阴病自利清水，口干腹胀，不大便而脉沉者，此热邪陷于少阴也。有少阴病始得之，反发热，脉沉者，麻黄附子细辛汤温

之，是少阴而兼太阳，即所谓两感也，此与病发热头痛，脉反沉，身体痛，当温之，宜四逆汤之法，似是而实不同也。有寸关俱浮，而尺中沉迟者，此阳证夹阴之脉也。若沉而实大数盛，动滑有力，皆为阳邪内伏；沉而迟细微弱，弦涩少力，皆属阴寒无疑。有冬时伏邪发于春夏，烦热燥渴，而反脉沉足冷，此少阴无气，毒邪不能发出阳分，下虚死证也。凡伤寒温热，时疫感冒，得汗后脉沉，皆为愈证，非阳病阴脉之比。有内外有热，而脉伏，不数不洪，指下涩小急疾，无论伤寒杂病，发于何时，皆为伏热，不可以其脉之沉伏，而误认阴寒也。至如肠澼自利而脉沉，寒疝积瘕而脉沉，历节痛痹而脉沉，伏痰留饮而脉沉，石水正水而脉沉，胸腹结痛而脉沉，霍乱呕吐而脉沉，郁结气滞而脉沉，咸为应病之脉。若反浮大虚涩，或虽沉而弦细紧疾，为胃气告匮，未可轻许以治也。

·【正义】石顽此条辨别极细，但亦有语病，不可不知。如谓阳气式微而脉沉，当按久愈微，似也。然设或阴寒凝结于里，则脉且沉紧，是亦阳气之式微，而脉未必沉微矣。又谓阳气郁伏，脉匿而沉者，当按久不衰，亦似也。然有里热实结已甚，而脉伏不见者，又将何以处之？总之为虚为实，为寒为热，最多脉证不符之处，而各自有其故，皆当于其他之见症决之，始能确凿有据，本不能但凭脉状以反复详说者也。至谓冬时伏邪，发于春夏，既经烦热燥渴，明是实热见症，何以脉沉足冷，此最不多有之坏病，所谓阳症阴脉，不治宜也。然亦何尝无热深厥深者，此亦必以其他见证及舌色为据，脉之真假，自有其故，不可凭脉以断。又谓时病得汗脉沉是愈证，则亦言之太过，盖表证既解，脉宜不浮，但"不浮"二字，非

即是沉，何可如此着想，淆乱后学见地。

黎民寿《脉诀精要》：沉者，阴气厥逆，阳气不舒之候。沉与浮对，浮以阳邪所胜，血气发越而在外，故为阳，主表；沉以阴邪所胜，血气困滞不振，故为阴，主里。

【正义】"阴气厥逆"四字，殊嫌未妥，拟改之曰阴盛于里。

吴绶《伤寒蕴要》：沉微、沉细、沉迟、沉伏，皆无力，为无神，为阴盛而阳微，急宜生脉以回阳；若沉疾、沉滑、沉实，皆有力，为热实，为有神，为阳盛而阴微，急宜养阴以退阳。大抵沉诊之法，最为紧要之关，以决阴阳冷热用药，生死在毫发之间，不可不仔细而谨察之。

【正义】此条语病更重，以脉之有力即为有神，无力即为无神，景岳之续，最易误人。而论阴盛阳盛之治法，尤其似是实非，更不可以不辨。夫阴既盛而阳式微，治以破阴回阳为急，固也，而谓宜以生脉则不切，此生脉诚非生脉散之参、麦二味。其意以沉而无力为无神，则宜补养以复其脉，岂不知滋补之药何以能破阴霾之痼结，是安得与"回阳"两字联为一气？又若阳实之症，非得苦寒荡涤，何能存阴？亦非养阴之药所可同日而语。差以毫厘，谬以千里，试读陆九芝阴阳虚实邪正之辨，自当知所区别矣。

萧万舆《轩岐救正论》：每见表邪初感之际，风寒外来，经络壅塞，脉必先见沉紧，或伏或止，是不得以阳证阴脉为惑，惟亟投以清表之剂，则应手汗泄而解矣。此沉脉之疑似不可不辨也。

【正义】表寒乍感，皮毛之气窒塞，其人尚未发热，其脉诚不必浮，然必谓竟有沉紧伏止之脉，未免言之太过。感冒风寒，原非重证，似不当有此怪异之象，如果有之，当属直中三阴之真寒，非阳证矣。既无表热，何得投以清表？如果阳症而已发热，则脉当无沉紧伏止之理，设或竟有此怪异之脉，必非细故，清表一法，殆难概施。此当是萧氏尝偶一遇之，故特记之以告后世，寿颐则谓此必不常有之脉症，未可以为恒例者也。

郭元峰《脉如》：沉脉为里，动乎筋骨之间，如石投水，必极其底，外柔内刚，按之愈实，体同地，属阴，脏司肾，时属冬，运主水也。两尺若得沉实有神，此为根深蒂固，修龄广嗣[①]之征。如病则为阳郁之候，为寒为水，为气为郁，为停饮，为癥瘕，为胀实，为厥逆，为洞泄，昔人论之详矣。沉紧内寒，沉数内热，沉弦内痛，沉缓为湿，沉牢冷痛，沉滑痰食，沉濡气弱兼汗，沉伏闭痛，此则大概主于沉脉，而各有兼诊之殊也。至于沉而散，沉而绝，沉而代，沉而短，沉不鼓，久病与阳病得此，垂亡之候也。若沉而芤，沉而弱，沉而涩，沉而结，主亡血伤精，六极之脉。诸如此类者，不得概以沉属寒属痛，而混投温散之剂也。更有如沉之脉，每见表邪初感之际，风寒外束，经络壅盛，脉必先见沉紧，或伏或止，是又不得以阳证阴脉为惑，惟亟投以疏表之剂，则应手汗泄而解矣。此沉脉之疑似不可不辨也。通一子云：沉虽属寒，然必察其有力无力，以辨虚实矣。沉而实者，多滞多气，故曰下手脉沉，便知是气，气停积滞者，宜消宜攻；沉而虚者，因阳不达，因气不舒，阳虚气陷者，宜温宜补，不得一概而混治也。

【正义】节中如沉一段，已见上条萧氏说，但彼作清表，此作疏表为异。然寿颐则谓果以表证而见里脉，必非寻常之病，"疏表"二字，亦正难言。

---

① 修龄广嗣：身健长寿，多子多孙之意。

第四节　脉迟主病

《素·平人气象论》：人一呼脉一动，一吸脉一动，曰少气。

【正义】平人之脉，一呼脉再动，一吸脉再动，呼吸窒息，脉五动，无病之常也。如其一呼而只得一动，一吸而只得一动，则较之平人，已迟过其强半，则气血循行之不及甚矣。《素问》言脉之迟，已无更甚于此者，如其更迟，病必不起。而《难经》十四难之损脉，竟有再呼一至，三呼一至，甚且有四呼一至者，岂非言之太过，大失其真。然《伤寒例》且更有所谓平人五息，病人脉一至，名曰五损。平人六息，病人脉一至，名曰六损者，愈衍愈奇，极尽牛鬼蛇神之能事，孰谓仲景而能为此语？不意成聊摄尚能为之注曰：五脏气绝者，脉五损。五脏六腑俱绝者，脉六损。言之有物，一似实有其事者，但知向壁虚构而不顾其理之难安。医学怪诞，竟至于此，魔高十丈，甚可骇也。

又《阴阳别论》：迟者为阴，数者为阳。

【正义】此言脉有阴阳之略耳。若以病情变化言之，则有不可一概论者。

又《三部九候论》：其脉疾者不病，其脉迟者病。

【正义】此亦言其大略耳。脉疾为气血之流利，故曰不病。迟为运行不及，故曰病。然以病情而论，则不可泥。

《伤寒论·痓湿暍篇》：太阳中暍者，发热恶寒，身重而疼痛，其脉弦细芤迟。

【正义】中暍乃热伤元气，津液受灼，故脉不洪大，而为弦细芤迟，此迟脉之不属于寒者。其恶寒而身重疼痛，亦气虚液耗，络脉不利使然，非外寒也。

又《太阳篇》：脉浮紧者，法当身疼痛，宜以汗解之。假令尺中迟者，不可发汗，何以知之？然：以荣气不足，血少故也。

【正义】太阳病而脉浮紧，身疼痛，麻黄汤证备矣，发汗为宜。然脉虽浮紧，而尺中偏迟，则其人血液本虚，故阴分之脉，不能流利，此脉迟与脉涩相似，亦不因于外寒，而因于血少者，故不可发其汗。然字一字作一句，是答辞，与八十一难同例。此必摹仿《难经》为之，训诂之奇，他书未之有也。

又：发汗后身疼痛，脉沉迟者，桂枝加芍药生姜各一两人参三两新加汤主之。

【正义】此以大汗伤阴，而脉为之沉迟，亦迟脉之不属于寒者。表犹未罢，血液已伤，故用药如此。详沉脉主病本条。

又《少阴篇》：少阴病饮食入口则吐，心中温温，欲吐复不得吐。始得之，手足寒，脉弦迟者，此胸中实，不可下也，当吐之。若膈上有寒饮，干呕者，不可吐也，急温之，宜四逆汤。

【正义】温温，《医宗金鉴》订正本谓当作愠愠，是也。潘岳笙赋："先愠而理气"，注曰："咽中先愠而理气。"一曰愠哕，吐饮之貌。是愠与哕相近，即气逆泛恶，欲吐不吐之象也。病属少阴而胸中寒实，故脉弦且迟。既自欲吐，则可因其势而利导之。若膈上寒饮，而但作干呕，不能吐者，则温其中而寒饮自化。寿颐窃谓愠愠欲吐者，亦是寒饮之在膈上，惟一则气已上行，自有欲吐之势，则因而吐之；一则止有干呕，不能自吐，则先温之，随其病机而与为消息，事半功倍，收效必捷。所谓禹之行水，行其所无事者，此也。若不明此理，而矫揉造作以佛逆之，则亦子舆氏所谓智者之凿矣。

又《可下篇》：下利脉迟而滑者，内实也。利未欲止，当下之，宜大承气汤。

【正义】本已自利，初无复下之理。

但苟是里实，则实邪不去，利何由止？脉迟似是里寒，然虽迟而滑，则里有实之明证。本论所谓脉滑而数者，有宿食；《金匮》所谓滑则谷气实，又谓脉滑而数者实也，有宿食，其理正自可通。则此之迟而滑者，正以实结于里，故脉反不数，虽有下利，亦是热结旁流，脉迟以实结而然，与里寒不同，所以宜用承气。然脉既滑矣，当必应指爽利，何至于迟。寿颐终谓脉涩者必近于迟，脉滑者必近于数，若谓滑迟涩数，终是语病，此可与不可与等篇，非仲景手笔，得此亦可为一证。

《伤寒论·辨脉篇》：其脉沉而迟，不能食，身体重，大便反硬，名曰阴结也。

【正义】此言阴结阳结之异，当以脉之浮沉迟数为据。然阳结之大实者，脉结于里，亦有沉迟涩小之一候，此当以其他之兼证参之，未可仅以辨脉为能事。在阅历多经验富者，当自知之，此条终是知其一不知其二，前已备论之矣。

又：寸口脉浮为在表，沉为在里，数为在腑，迟为在脏。假令脉迟，此为在脏也。

【正义】此以大概言之。浮表沉里，亦言其常耳。而数为在腑迟为在脏，则胡可一概论者，岂腑病不当有寒证，脏病不当有热证耶？此其理之必不可通者。奈何注家犹谓《辨脉》《平脉》诸篇，皆出仲景，何以厚诬仲圣，一至于此！寿颐谓即以王叔和为之，亦万不致如此不堪，此必叔和之后，更有妄人窜入，亦不可竟以责之叔和。《平脉法》又有诸阳浮数为乘腑，诸阴迟涩为乘脏一条，不通之无，正与此节如出一手。

又：脉浮而大，心下反硬，有热，属脏者攻之，不令发汗，属腑者不令溲数则大便难，汗多则热愈，汗少则便难，脉迟尚未可攻。

【正义】此节大旨，言脉浮大者，病虽在表，然使里有热结，则亦可攻里。盖里热盛者，脉洪而大，亦有似于浮，不必执定浮为在表之证，此说颇似有见，然曰属脏者攻之，岂不大谬。攻以通腑，非以治脏，则为此说者，必非通品，即此已见一斑。又谓热在腑者不令溲数，则以小溲数者，伤其津液，必致大便为难，此说颇为中肯。乃又继之曰，汗多则热愈，此则乡曲妇女，望得大汗以为退热之意，岂不知仲师治热，何尝有取汗之法，即表证之宜于汗者，亦何尝以汗多为贵，即此一句，可知作者直是呓语，全未悟得《伤寒论》中大旨。又曰汗少则便难，更不知其何以作此梦诂？末谓脉迟尚未可攻，又似里无大热，故脉不数而不可攻。然热结之盛者，其脉亦必迟涩，甚且沉细，此则病势之变迁，固非此等妄人所能悟到，亦正不足为若辈告。总之此等语气，似通非通，瑕瑜互见，其非仲师手笔，万无可疑，且亦未必叔和头脑冬烘如此。然为《伤寒论》作注者，亦能随声附和，勉强敷衍，医学之陋，古今同概①，那得不为门外人看得一钱不值。

又：脉浮而迟，面热赤而战惕者，六七日当汗出而解，反发热者差迟，迟为无阳不能作汗，其身必痒也。

【正义】详脉浮主病本条。

《平脉法》：卫气和，名曰缓，荣气和，名曰迟，迟缓相搏，名曰沉。寸口脉缓而迟，缓则阳气长，其色鲜，其颜光，其声商，毛发长；迟则阴气盛，骨髓生，血满，肌肉紧薄鲜硬。阴阳相抱，荣卫俱行，刚柔相搏，名曰强也。

【正义】此以脉缓脉迟为中正和平之

---

① 概：用以刮平斗、斛的小木板。

义，与其他之缓脉迟脉为病者不同，故曰阳气长，阴气盛，阴阳相抱，荣卫俱行，盖言阴阳两得其平，无偏盛偏衰之义，故又曰刚柔相搏，犹言刚柔相得，名曰强者，亦言其康强逢吉耳。然字句间亦正不甚明了，此当会之以意，而不必泥煞字面者。惟成聊摄于名曰后、名曰缓、名曰迟、名曰沉之三节注文，皆说得奇僻已极，而皆非本文应有之义，最不可解，兹亦不赘。

《金匮·痉湿暍病篇》：太阳病，其证备，身体强几几然，脉反沉迟，此为痉，栝蒌桂枝汤主之。

【正义】详沉脉主病本条。

《脉经》二卷：寸口脉迟，上焦有寒，心痛咽酸，吐酸水。关脉迟，胃中寒。尺脉迟，下焦有寒。

【正义】此叔和分别寸关尺三部脉迟之主病也。寸迟则寒在上焦，咽酸即口泛酸涎，已是胃寒为病，但以其泛而上溢，故属于上焦。

又四卷：迟而缓者有寒。

【正义】脉迟主寒，然亦有热伏甚深，而脉反不数者，则虽迟而亦必坚强有力，但言迟，恐未必定属中寒，惟来去既迟，而复怠缓无神，则非虚寒，何以致此。此缓字以懈怠不前之形态言，非以至数之不及四至言，须当分别观之。

又：沉而迟，腹脏有冷病。

【正义】迟已属阴，沉则主里，故曰腹脏冷病。然亦有热伏而沉且迟者，此当以脉之形势及见证参合之，亦不可执而不化。

又：迟而涩，中寒，有癥结。迟而滑者胀。

【正义】迟以至数言，涩与滑以气势形态言，既迟且涩，则结滞可知，故主中寒，且主癥结。若至数虽迟，而形态犹为

流利，则非坚结，而为臌胀。盖胀则散而不聚，故其脉亦不凝滞而滑，此以脉之态度，而可决病情者，用意不可为不周。然寿颐终谓脉迟必不能滑，试以两字本意细心体会，识者必以余言为不妄。

又：弦迟者宜温药。

【正义】弦脉属阴迟而且弦，阴凝之象，苟非温药，何以除阴霾而复乾健。

滑伯仁《诊家枢要》：迟为阴胜阳亏之候，为寒，为不足。浮而迟表有寒，沉而迟里有寒。居寸为气不足，居尺为血不足。气寒则缩，血寒则凝也。左寸迟，心上寒，精神多惨；关迟，筋寒急，手足冷，胁下痛；尺迟，肾虚便浊，女人不月。右寸迟，肺感寒，冷痰气短；关迟，中焦寒，及脾胃伤冷物不食，沉迟为积；尺迟为脏寒泄泻，小腹冷痛，腰脚重。

【正义】气寒则缩，血寒则凝，颇能为迟脉传神，但何以气血二层分主寸尺两部，岂气病必在于上，血病必在于下乎？此当以见证为参，不可据脉而一概论也。心气不足，精神惨淡，亦入微之论。左关以肝言，故曰筋寒急，胁下痛，右关以脾胃言，故曰伤冷不食，但沉迟为积，五脏皆然，不当专以右关论，而伯仁之意，则仅指饮食积滞一端。便浊多湿热症，此不当属之迟脉为病，虚寒之浊，百不得一，女人不月，亦不可概以虚寒论。且以便浊诊之左尺，泄泻诊之右尺，又以前后两阴分以左右，说得太呆，终欠圆相。

《濒湖脉学》迟脉主病诗：迟司脏腑或多痰，沉痼癥瘕仔细看，有力而迟为冷痛，迟而无力定虚寒。寸迟必是上焦寒，关主中寒痛不堪，尺是肾虚腰脚重，溲便不禁痛牵丸。

【正义】阴丸胀痛，亦有肝火下注，湿热炽甚之症。外疡中之子痈，脉必弦搏滑大者，不可概以脉迟括之，惟寒疝之

痛，脉当迟耳。

又：有力冷痛，无力虚寒。浮迟表寒，沉迟里寒。

景岳《脉神》：迟为寒为虚。浮而迟者内气虚，沉而迟者表气虚。气寒则不行，血寒则凝结。若迟兼滑大者，多风痰顽痹之候；迟兼细小者，必真阳亏弱而然。或阴寒留蓄于中，则为泄为痛；或元气不荣于表，则寒栗拘挛。大都脉来迟慢者，总由元气不充，不可妄施攻击。

【正义】景岳以浮迟为里虚，则中气不守而脉反虚浮是也，而又以沉迟为表虚，则难言之矣。迟而滑大痰流经隧，迟而细小真阳无权，皆中肯语。然亦有气滞痰凝闭塞隧道，而脉迟且涩且小者，此非行气化痰，疏通痰塞，则脉何由利？且更有大积大聚，重重痼结者，脉亦迟涩不利，此必皆有见证可据。而景岳欲以元气不充一概言之，贻祸不小。读此公书者，不可不窥破此一层，否则动手人参、熟地，安得不为陈修园肆口大骂。

士材《诊家正眼》：迟脉主脏，其病为寒。寸迟上寒，心痛停凝，关迟中寒，癥结挛筋。尺迟火衰，泄便不禁，或病腰足，疝痛牵阴。

【正义】迟脉主脏，大谬不然。

石顽《诊宗三昧》：迟为阳气不显，营气自和之象，故昔人皆以隶之虚寒。而人迎主寒湿外袭，气口主积冷内滞，又以浮迟为表寒，沉迟为里寒，迟涩为血病，迟滑为气病，此论固是。然多有热邪内结，寒气外郁，而见气口迟滑作胀者，讵可以脉迟概谓之寒，而不究其滑涩之象、虚实之异哉？详仲景有阳明病脉迟，微恶寒而汗多出者，为表未解，脉迟头眩腹满者，不可下；有阳明病脉迟有力，汗出不恶寒，身重喘满，潮热便硬，手足濈然汗出者，为外欲解，可攻其里。又太阳病脉

浮，因误下而变迟，膈内拒痛者，为结胸，若此皆热邪内结之明验也。当知迟脉虽现表证，亦属脏气不充，不能统摄百骸，所以邪气留连不解，即有腹满而头眩，脉迟，阳分之患未除，禁不可下，直待里证悉具，然后下之。圣法昭然，岂不详审慎重乎？迟为阳气失职，胸中大气不能敷布之候，详迟为在脏一语，可不顾虑脏气之病乎？

【正义】谓脉迟为营气自和，太不可晓。迟滑一层，终有可议，惟申明热邪内结而脉迟一证，反复言之，较诸景岳只知有元气不充者，自不可同日而语。但末后一结，牵到迟脉主脏上去，反觉蛇足，可删。

丹波《脉学辑要》：程郊倩《伤寒论·阳明篇》注，谓迟脉亦有邪聚热结，肠满胃实，阻住经隧而然者，今验有癥瘕痃癖，壅遏隧道，而见迟脉者，是杂病亦不可概以为寒也。

【正义】今验以下，是丹波语，此即寿颐之所谓气滞痰凝者。总之，气凝则滞，血结则涩，其脉皆迟，而是寒非寒，则当以证为据。

郭元峰《脉如》：迟脉多属虚寒，浮迟表寒，沉迟里寒，迟涩为血病，迟滑为气病，有力冷痛，无力虚寒，或主不月，或见阴疝，或血脉凝泣，或癥瘕沉痼。气寒则不行，血寒则凝滞。迟兼滑大，风痰顽痹，迟兼细小，真阳亏损也。或阴寒留于中，为泄为痛，元气不营于表，寒栗拘挛，皆主阳虚阴盛之病也。而独有如迟之脉，凡人伤寒初解，遗热未清，经脉未充，胃气未复，必脉见迟滑，或见迟缓，亦可投以温中而益助余邪乎？高鼓峰云：迟而汗出者死。此虚实之不容不辨也。

【正义】此又于诸家已言之外，补出大病后脉迟一层，不可温补，正以余热未

尽，而元气未复，故脉似迟缓，只宜清养，此亦大病善后之要诀，临证者不可不知。惟迟滑两字连举，终觉不妥。若脉迟而汗出，则柔弱之体，自汗盗汗者，类皆有之，何遽必死？高氏理想，不知何所据而云然。盖或偶一见此坏病，然非理之常，不可为训。

第五节　脉数主病 疾急躁驶同见

寿颐按：浮沉迟数，脉理大纲，近千百年无不以数脉为纲领之一。然自唐以上，论脉至之速者，不专言数也，《素》《灵》多言疾急躁，故数字所见最少，即下至《伤寒》《金匮》《脉经》《千金》诸书，犹多有称为疾急者。字面虽异，而脉理皆同，搜辑古义，必不能意存歧视，屏而不录，反失古书之真，且亦不能别标一纲，有似乎同中之异。此虽宋金以来，脉学中未有之例，而平心论之，必不能不合为一条者也。且以数字字义言之，其作频仍之意者，古人亦如字读，不读如朔。《左·文六年传》："无日不数于六卿之门"，注："不疏也。"《论语》："事君数"，亦烦密不疏之义。《汉书·汲黯传》："上常赐告者数"，注："数者，非一也。"实即算数一义之引申，又引申之而转一义，则为短与密。《孟子》："数罟[1]不入洿池[2]。"此皆与脉至频教之义相近。然数罟之数，已可谓是借作促字，非数字应有之义，又引申之而转一义，则为急疾。《尔雅·释诂》："数，疾也。"《礼记》曾子问不知其已之迟数，此即速字之假借，则脉急而名之为数，亦速之借字，不必谓是频仍短密之义。盖脉理学中，本有促之一条，以短促取义，就训诂之学言之，几与此数急之数相混，似不如适从古籍，竟用急疾之名，较为轩爽，惟为医界习惯计，则数脉之名，相承已久，

不得不以数字为提纲，而即以古籍中之疾急躁驶诸条并录为一，虽似开脉学之创例，而按之事实，必当如是，始为完密。并于脉洪条中附以盛字，大脉条中附以粗字，小脉条中附以细字，紧脉条中附以坚劲搏击诸字，缓脉条中附以静字，皆此例也。

《素·生气通天论》：阴不胜其阳，则脉流薄疾，并乃狂。

【正义】薄，迫也。诸经训诂此义最多。脉流薄疾者，言为阳气所逼迫而应指急疾也。此言阴不涵阳，元阳飞越，故脉行迫急而躁疾无度，则狂惑之神经病至矣。并者，即《调经论》所谓血之与气，并走于上。西学家所以谓癫狂为脑神经病，亦即气血上冲，激乱脑神经而失其知觉运动之常度也。中西两家医理即此可以沟通，岂不大快？然自来注家，何能知此窾要[3]。王启玄且解薄疾为极虚而急数，则明明阳实为病，而可谓之极虚，望文生义，妄作聪明，而于病理适得其反，殊可诧矣。

又《阴阳别论》：迟者为阴，数者为阳。

【正义】此言辨别阴阳之大法，然病证变迁，则不可泥。

《素·脉要精微论》：数则烦心。

【正义】脉乃血络循行之轨道，而心为血之枢机，脉行数疾，心气盛矣。此从脉之原始而言，故曰烦心。盖脉虽急数，而无其他病状可证者，是当为心家之热烦，若其他因病而得数脉，则仍以见症为

---

① 数罟（gǔ）：密网。数，细密；罟，网的通称。

② 洿（wū）池：池塘。洿，池塘。

③ 窾（kuǎn）要：要害或问题的关键。窾，空处；要，要害。

断,有非可一概论者矣。

又:诊得心脉而急,此为何病?病形何如?曰:病名心疝,少腹当有形也。曰:何以言之?曰:心为牡脏,小肠为之使,故曰少腹当有形也。

【正义】经言脉急,非特以往来之急速而言,必有搏击坚劲之态,是为气血结实之脉,而心部得之,则心气郁结,有明征矣,故曰心疝。牡者,阳也。心为阳中之阳,故曰心为牡脏。

《素·平人气象论》:人一呼脉三动,一吸脉三动而躁。尺热曰病温;尺不热,脉滑曰病风。人一呼脉四动以上曰死。

【正义】一呼三动,一吸三动,脉来疾矣。病温病风,皆是阳邪,故脉皆躁疾,此必以尺肤之热与不热辨之,盖病温未有不发热者,而病风则身不热。若一呼而脉至四动以上,则一息得有九至十至,其速于平人者多至一倍,气血之行度大反其常,安得不死?此可知十四难一呼五至,一吸五至,一呼六至,一吸六至之说,言之太过,病理脉理,不当有此。

又:脉滑浮而疾者,谓之新病。

【正义】此言邪未盛而正未衰,故曰新病。

又:脉急者,曰疝瘕少腹痛。

【正义】此可与《脉要精微论》"心脉急者,病名心疝,少腹当有形"一条参观。经言脉急,固不仅来去疾速之谓也。

又《玉机真脏论》:其脉绝不来,若人一息五六至,其形肉不脱,真脏虽不见,犹死也。

【正义】宋校正谓人一息脉五六至,何得为死?必息字误。息,当作呼乃是。此言脉之绝不至,及其至太速者,皆反常之甚,故虽形肉不脱,真脏脉不见,亦皆不免于死。若,及也。《汉书·高帝纪》:

"以万人若一郡降者,封万户",颜氏注:"若者,豫及之辞。"寿颐按:事本无定,而豫为设此或然之想,故曰豫及。《周礼》:"稍人①若有会同",疏:"不定之辞也。"滑伯仁《难经本义》十三难注:"若之为言或也。"盖即或然之意,正所谓不定之辞也。

又:真肝脉至,中外急,如循刀刃,责责然如按琴瑟弦。

【正义】此但弦无胃之真肝脉。中外急者,犹言浮中沉三候皆然。此急字已包含坚劲搏击在内,寿颐所以谓经文之脉急,不仅以疾速言也。

又《三部九候论》:盛躁喘数者为阳,主夏,故以日中死。

【正义】阳盛已极,故当死于阳盛之时,偏盛则偏绝也。《太素》十四卷盛躁下有而字,则似以喘数指病状言。故杨氏注曰:其气洪大曰盛,去来动疾曰躁,因喘数而疾,故曰喘数。寿颐则谓此喘字即是搏字之讹。盛躁搏数,皆以脉言,皆为阳证阳脉。上善此注仍是望文生义,非经旨也。

又:其脉疾者不病,其脉迟者病。

【正义】此以大略言之。脉来疾者,正气犹盛,故言不病。若以病状参合,则必有不可一概论者。

又《通评虚实论》:其形尽满者,脉急大坚,尺涩而不应也。

【正义】此大实之证,故脉急大坚。

又:乳子中风热,喘鸣肩息者,脉何如?曰:喘鸣肩息者,脉实大也,缓则生,急则死。

【正义】乳子,犹言产子。《说文》人及鸟生子曰乳。《广雅·释诂一》:

——————————

① 稍人:周朝时的官名,专掌修治沟涂之事。

"乳，生也。"《文选·东征赋注》引《尸子》："胎生曰乳。"盖新产之时而患风热之病，气喘有声，耸肩呼吸，气窒甚矣，故脉当实大。若更急疾，则有升无降，宁不可危？脉缓则势犹缓，故可生。鸣，《甲乙经》作渴。

又：癫疾何如？曰：脉搏大滑久自已，脉小坚急死不治。

【正义】癫疾者，上巅之疾。《调经论》所谓血之与气，并走于上，今西学家所谓血冲之脑神经病也。病因于气升火升，阳亢上乘，有升无降，故脉宜以搏大滑利，病实脉实，脉与症合，犹为可治。若脉小坚急，则刚劲有余，正气不足，闭塞太甚，气将不能自反，与《调经论》之所谓气反则生，不反则死者，可以互证。巢元方《病源》亦谓癫疾脉沉小急实，死不治，小牢急亦不可治，皆此理也。

又《评热病论》：有病温者，汗出辄复热，而脉躁疾，不为汗衰，狂言能食，病名为何？曰：病名阴阳交，交者，死也。

又《热论》：汗出而脉尚躁盛者死。

【正义】经言脉躁，与脉急相似。躁者，盖包含动疾搏击之义，不仅以躁疾而言。病温而发热甚者，其脉躁疾，固所恒有。若汗既出，则其热当解，其脉当静，庶为欲愈之征，乃汗出复热，而脉仍躁疾不衰，则阳邪益甚，而其阴益伤，故曰当死。阴阳交者，言阴分阳分，交受其病，热邪已入阴中，而阳分之热仍盛，有不灼成灰炉者乎？王启玄注：交，谓交合，阴阳之气不分别也。说得模糊，殊非本旨。《甲乙经》七卷《伤寒热病篇》亦云热病已得汗而脉尚躁，喘且复热，勿庸刺。喘盛者必死。《太素》二十五卷同。《灵枢·热病篇》本此，而有误字。《甲乙》又曰：热病已得汗，而尚脉躁盛者，

此阴阳之极也，死。其得汗而脉静者生。热病脉常躁盛，而不得汗者，此阳脉之极也，死。其脉躁盛，得汗而脉静者生。其义亦同，但所谓阴脉之极，殊不可解。究竟既躁且盛，脉义属阳，显而易知。《太素》二十五卷、《灵·热病篇》旨本此，而微有异字。又《甲乙》四卷《经脉篇》言热病脉静，汗已出，脉盛躁为一逆，义同。《灵枢·五禁篇》同。

又《大奇论》：肝脉小急，痫瘈筋挛。肾脉小急，肝脉小急，心脉小急不鼓，皆为瘕。肾脉大急沉，肝脉大急沉，皆为疝。心脉搏滑急为心疝。三阳急为瘕，三阴急为疝。二阴急为痫厥，二阳急为惊。《太素》十五卷心脉小急不鼓句，无小急二字。心脉搏滑急句，搏作揣。注曰：揣，动也。三阳以下四句，《太素》在二十六卷中，但止有三句，无三阴急为疝句，余同此。《甲乙》四卷多与《太素》同，搏亦作揣，亦为三阴一句，但心脉小急不鼓句，与今本《素问》同。

【正义】经言脉急，皆有刚劲不和之义，故其所主之病，为痫瘈，为挛急，为疝瘕，为惊厥，无一非气滞血凝，痰壅窒塞之候。搏滑之搏，《太素》《甲乙》皆作揣，此可证揣字即是搏字之讹。且今本《素问》更有所谓脉喘者，亦当作脉搏。盖搏字一误为揣，再误又为喘耳。

又：脉至如数，使人暴惊。

【正义】《甲乙经》如作而。心主血脉，心猝受惊，则气血震动，而脉为数疾，亦固其所。

又：脉至浮合，浮合如数，一息十至以上，是经气予不足也，微见九十日死。

【正义】如，《甲乙》亦作而。浮合二字，殊不可解。但曰数、曰一息十至以上，则中气无主，而脉动飘忽无常，其为经气不足明矣。是所谓脉数为虚也。其速至此，安得不死？

又《阴阳类论》：所谓二阳者，阳明

也。至乎太阴，弦而沉急不鼓，灵至以病，皆死。

【正义】详沉脉主病本条。

《甲乙》四卷《病形脉诊篇》：心脉急甚，为瘛疭；微急为心痛引背，食不下。肺脉急甚为癫疾；微急为肺寒热，怠惰，咳唾血，引腰背，胸若鼻息，内不通。肝脉急甚，为恶言；微急为肥气在胁下，若覆杯。脾脉急甚为瘛疭；微急为膈中，食饮入而还出后沃沫。肾脉急甚为骨痿，癫疾；微急为奔豚沉厥，足不收，不得前后。诸急者多寒。《灵枢·邪气脏腑病形篇》同，但骨痿句无痿字，殊不可解。《太素》十五卷亦作骨癫疾，杨上善注："且谓寒气乘肾，阳气走骨而上，上实下虚，故骨癫也。"则附会牵强，太不可通矣。

【正义】此节病情，不尽可解，但脉急之义，心有坚实劲强之意味，故主病多为结塞之症。是宜观其大略，而不可拘拘于字句间者。若必字字而求其真解，则恐古人不作，屡经传写，误字已多，纵使笔下详明，亦是附会穿凿，徒多枝节而已。寿颐不敢妄作聪明也。

又：尺肤热甚，脉盛躁者，病温也。其脉盛而滑者，汗且出也。《脉经》四卷同。今本《灵枢·论疾诊尺篇》本此，汗且出作病且出，则传写之误。

【正义】温病发热必盛。故尺肤热盛，脉亦盛躁。若盛躁而复流利滑爽，则腠理疏通，可知其自将得汗而解。此汗字，《甲乙》与《脉经》同，惟《灵枢》乃作病，则病且出三字，必不可解，其为传写之误甚明。然近百余年来之附会伏气为病者，则据此误本，认为伏气自内达外之确证，借以肆其饰说，而不复知古本皆不如此，目光之短，抑何可笑乃尔。

《甲乙》四卷《经脉篇》：咳，脱形，身热，脉小而疾者，是五逆也。《灵·玉版篇》本此。

又：呕血，胸满引背，脉小而疾，是四逆也。《灵·玉版篇》同。

【正义】咳而脱形，呕血，皆内伤虚证，脉小宜也。然小以疾，则真阴欲竭，中气不守，不可救矣。凡虚劳病，脉见细数者，不治，同此一理。此虽非证虚脉实之逆，而阴液耗绝，脉失常度，必无斡旋之法，故曰五逆，非必脉与病反，始为逆也。

又七卷《伤寒热病论》：热病三日，气口静，人迎躁者，取之诸阳五十九刺，以泻其热而出其汗，实其阴以补其不足。《灵·热病篇》同，《太素》同。

【正义】人迎主外，气口主里。热尚在表，故人迎躁；热未入里，故气口静。杨上善《太素》注谓未入于阴，故气口静，三阳已病，故人迎躁。以三阴三阳言，似不如以表里言，尤为轩豁。

《伤寒论·太阳篇》：伤寒一日，太阳受之，脉若静者，为不传。颇欲吐，若躁烦，脉数急者，为传也。

【正义】病在太阳虽有发热，其脉浮缓，或浮紧而已。表寒未化热传里，则必无数急之脉，故曰静者，为不传，若其脉已数急，则为传里化热之征，此以伤寒而言，传里不传里之分症如是。则温热病一有发热，而脉数急者，其为阳明少阳之热有知，故温热为病，罕见太阳症也。欲吐，则阳明已受邪；躁烦，皆里热证。有是证，有是脉，则太阳病已传阳明矣。若躁烦之若字，亦豫及之辞，未定之辞，与脉若静者之若字大有不同。

又：脉浮数者，法当汗出而愈。脉浮而数者，可发汗，宜麻黄汤。

【正义】此以伤寒而言，病在表则脉浮，发热则脉数，是太阳之伤寒，故宜麻黄汤发汗。若温病热病之发热而脉浮数者，必不可误引是条为据。仲景于太阳病发热而渴而不恶寒者为温病条下，已明言发汗已，身灼热之种种变证矣。奈何后人之治温热，犹习用发汗一法，而酿成千变万化耶！

又：微数之脉，慎不可灸。因火为邪，则为烦逆，追虚逐实，血散脉中，火气虽微，内攻有力，焦骨伤筋，血难复也。

【正义】脉微而数，其人血液不充，已可概见，故虽有可灸之病，亦不可妄用灸法，因灸成疱，重耗其血，为祸胡堪设想。仲圣悬为厉禁，是亦针灸家座右之铭。

又：衄家不可发汗，汗出，必额上陷，脉急紧，直视不能眴，不得眠。

【正义】亡血而更发其汗，真液已竭，故脉证如是。眴，《说文》曰："目摇也。"与瞚、瞬略同，字亦作眴。《通俗文》："目动也。"《大戴礼·本命》注："睛转貌。"不能眴者，即直视而目睛不能动也。

又：病人脉数，数为热，当消谷引食，而反吐者，此以发汗，令阳气微，膈气虚，脉乃数也。数为客热，不能消谷，以胃中虚冷，故吐也。

【正义】此数脉为虚之一证也。似热而实非热，此当以见证参之，是为凭证审脉一定之法。凡脉与证，皆当参互考求，庶能明辨不误。

又：太阳病脉浮而动数，浮则为风，数则为热，动则为痛，数则为虚。头痛发热，微盗汗出，而反恶寒者，表未解也，医反下之，动数变迟，膈内拒痛，胃中空虚，客气动膈，短气躁烦，心中懊恼，阳气内陷，心下因硬，则为结胸，大陷胸汤主之。

【正义】此又脉数为虚之一证。本非里热，原不当下，而反下之，则脉之数

者，且变为迟，邪陷胸中，而结胸之证具矣。

又《阳明病篇》：阳明病，谵语，发潮热，脉滑而疾者，小承气汤主之。

【正义】阳明谵语潮热，本为里有实热之症，然里实者脉当实，若脉滑而疾，则犹未大实，虽有可下之证，而必不可大下，故只宜小承气汤。

《伤寒论·辨脉法》：脉大浮数动滑，此名阳也。阴病见阳脉者，生。

【正义】详一卷阴阳虚实节。

又：数为在腑，迟为在脏。《平脉法》诸脉浮数为乘腑。

【正义】此二条大有语病，已详脉迟主病本条。

《平脉篇》：数则热烦。

【正义】此以大要言之。脉数当主热烦，若病情变化，则不可一概论矣。

《辨脉法》：数脉不时，则为恶疮。

【正义】脉数而不合于时令，又无发热见症，则当有疮疡结于经络之间，故脉象应之。《伤寒论》本篇又谓诸脉浮数，当发热而洒淅恶寒，若有痛处，饮食如常者，蓄积有脓也。《金匮》亦谓诸脉浮数，应当发热，而反洒淅恶寒，若有痛处，当发其痈。盖痈疽乃气血壅于经隧，故脉多弦紧而数。详浮脉主病本条。

《金匮要略》第一篇：风令脉浮，寒令脉急。

【正义】脉急有坚紧凝结之意，故主病为寒。此脉急之态度，显然与脉疾不同者，是当分别以观，而细为体会，不可拘拘于急之本字本义者也。

又《肺痿肺痈病篇》：问曰：热在上焦者，因咳为肺痿。肺痿之痿，从何得之？师曰：或从汗出；或从呕吐；或从消渴，小便利数；或从便难，又被快药下利，重亡津液，故得之。曰：寸口脉数，

其人咳，口中反有浊唾涎沫者何？师曰：为肺痿之病。若口中辟辟燥，咳则胸中隐隐痛，脉反滑数，此为肺痈，咳唾脓血。脉数虚者，为肺痿；数实者，为肺痈。

【正义】肺痿、肺痈皆属肺热，而有虚实之异，故脉亦应之。尤在泾《金匮心典》注曰：此设为问答以辨肺痿、肺痈之异。热在上焦之句，见《五脏风寒积聚篇》，盖师有是语而因之以为问也。汗出、呕吐、消渴、二便下多，皆足以亡津液而生燥热，肺虚且热，则为痿矣。口中反有浊唾涎沫者，肺中津液，为热所迫而上行也。或云肺既痿而不用，则饮食游溢之精气，不能分布诸经，而但上溢于口，亦通。口中辟辟燥者，魏氏以为肺痈之痰涎脓血，俱蕴蓄结聚于肺脏之内，故口中反干燥，而但辟辟作空响燥咳而已。然按下肺痈条亦云，其人咳，咽燥不渴，多唾浊沫，则肺痿、肺痈二证多同，惟胸中痛，脉滑数，唾脓血，则肺痈所独也。比而论之，痿者，萎也，如草木之萎而不荣，为津燥而肺焦也；痈者，壅也，如土之壅而不通，为热聚而肺溃也，故其脉有虚实不同，而其数则一也。

《脉经》一卷：阳数则吐血，阳数口生疮。

【正义】关前为阳，故阳部脉数，为热壅于上，主吐血，主口疮。《千金翼》亦谓阳数则吐，阴数则下，皆以寸尺分主上焦、下焦。阴数则下，以热邪下利而言，亦非泛指各种利下可知。

《脉经》二卷：寸口脉数，即为吐，以有热在胃脘，熏胸中。关脉数，胃中有客热。尺脉数，恶寒，脐下热痛，小便赤黄。

【正义】此叔和分别寸关尺三部脉数之主病也。寸主上焦，故为胃热上冲，而病当呕吐。关主中焦，故为胃中内热。尺主下焦，故热在脐下，小溲赤黄。其曰恶寒者，盖以热聚于下，故外反无阳，此以阳气下陷入阴而言，然正不可泥也。

又四卷：数为虚为热。

【正义】此言数脉主病之大要，非热即虚。盖热则气血之行迅疾，而虚则气血循行无以自持，失其常度，故至数皆迅于常。此但以至数言，则数疾固同，然以病情虚实参之，则脉形之大小虚实，必有迥不相同者，是在临证时于脉神求之，非仅凭一数字，而可浑仑无别者也。

又同卷：紧数者可发其汗。

【正义】此以伤寒太阳病言之。外为寒束，故脉必紧；身热已盛，故脉必数。此则宜于发汗解表者，非谓凡百杂病，一得紧数之脉，皆可不问证情，概以麻黄、青龙等方为能事也。

又同卷：尺脉滑而疾为血虚。

【正义】此即上文之所谓脉数为虚者，以真阴不能自守，故脉且滑且疾。若于尺部得之，肝肾之阴液不涵，虽似流利，而其为阴虚内热可知。然亦有下焦相火之炽，而脉亦两尺滑疾者，此则当以形势态度辨之，而虚火实火之分，当自有可以了然于指下者。是在阅历多，则辨之审，固不可呆执字面，而按图以索骥也。

又同卷：尺脉细而急者，筋挛痹不能行。

【正义】此肝肾阴虚，而筋挛痿痹，真液欲竭，脉道枯涩，尺细且急，不亦宜乎？

又同卷：尺脉偏滑疾，面赤如醉，外热为病。

【正义】此阴虚于里，阳浮于外，下焦真阳不藏，故尺脉独偏滑疾。曰面赤如醉，几与戴阳格阳相似，虽曰外热，必非有余之阳邪可知，读者不可误会。虽不可径援格阳例浪投温药，然宜于养阴以涵阳，而不能误认在外实热，妄授寒凉直折，当亦可于言外得之。

又同卷：大坚疾者癫病。

【正义】癫病者，病在巅顶。《素问》所谓气之与血并走于上，西学家所谓血冲脑也。肝阳气火，迸而上扬，阳盛之尤，有升无降，故脉应之，而且大且紧且疾，其形容一上不下之情，固已历历如绘。

又同卷：浮滑疾紧者，以合百病，久自愈。

【正义】此疾紧当以脉象之流利圆整而言，是为大用外腓，真体内充①，故曰百病皆愈。若邪盛而脉疾紧者，岂可一概而论？然浑浑言之，终有语病。参观浮脉主病本条。

滑伯仁《诊家枢要》：数为烦满，上为头痛上热，中为脾热口臭，胃烦呕逆。左为肝热目赤，右下为小便黄赤，大便秘涩。浮数表有热，沉数里有热也。

又：疾，盛也。快于数而疾，呼吸之间，脉七至，热极之脉也。在阳犹可，在阴为逆。周澄之曰：疾言其至止之躁也，不必七至，病主津虚气悍，非热也。

【正义】疾为躁急，其速可知。周谓津虚，仍是数脉为虚之一义，伯仁旧说，未为不是。澄之必以为不必七至，必以为非热，言之太僻，是有意求其玄奥，而实非正直荡平之道也。《濒湖脉学·数脉主病诗》：数脉为阳热可知，只将君相火来医，实宜凉泻虚温补，肺病秋深却畏之。寸数咽喉口舌疮，吐红咳嗽肺生疮，当关胃火并肝火，尺属滋阴降火汤。数脉主腑，有力实火，无力虚火。浮数表热，沉数里热。气口数实肺痈，数虚肺痿。

景岳《脉神》：数为寒热，为虚劳，为外邪，为痈疡。滑数洪数者多热，涩数细数者多寒。暴数者多外邪，久数者必虚损。数脉有阴有阳，今后世相传，皆以数

为热脉。及详考《内经》，则但曰诸急者多寒，缓者多热，滑者阳气盛，微有热。曰粗大者，阴不足，阳有余，为热中也；曰缓而滑者，曰热中。舍此之外，则并无以数言热者。而迟冷数热之说，乃始自《难经》，云数则为热，迟则为寒，今举世所宗，皆此说也。不知数热之说，大有谬误。何以见之？盖自余历验以来，凡见内热伏火等证，脉反不数，而惟洪滑有力，如经文所言者是也。至如数脉之辨，大约有七，此义失真，以至相传遗害者，勿胜纪矣。兹列其要者如下，诸所未尽，可以类推。一，外邪有数脉。凡寒邪外感，脉必暴见紧数，然初感便数者，原未传经，热自何来，所以只宜温散。即或传经日久，但其数而滑实，方可言热。若数而无力者，到底仍是阴证，只宜温中，此外感之数，不可不尽以为热也。若概用寒凉，无不杀人。一，虚损有数脉。凡患阳虚而数者，脉必数而无力，或兼细小，而证见虚寒，此则温之且不暇，尚堪作热治乎？又有阴虚之数者，脉不数而弦滑，虽有烦热诸证，亦宜慎用寒凉，若但清火，必至脾泄而败。且凡患虚损者，脉无不数，数脉之病，惟损最多，愈虚则愈数，愈数则愈危，岂数皆热病乎？若以虚数作热数，则万无不败者矣。一，疟疾有数脉。凡疟作之时，脉必紧数，疟止之时，脉必和缓，岂作即有火，而止则无火乎？且火在人身，无则无矣，有则无止时也，能作能止者，惟寒邪之进退耳。真火真

① 大用外腓真体内充：出自《二十四诗品·雄浑》。原指因真实自然之体充满于内，因而浩大之用改变于外。此处比喻人体元气充沛。腓，原指胫后肌肉突出之处，俗称小腿肚，引申为善于屈伸变化。真体，指得道之体，即合乎自然之道之体。

热，则不然也。此疟疾之数，故不可尽以为热。一，痢疾有数脉。凡痢疾之作，率由寒温内伤，脾肾俱损，所以脉数。但兼弦涩细弱者，总皆虚数，非热数也。悉宜温补命门，百不失一。其有形证多火，年力强壮者，方可以热数论治，然必见洪滑实数之脉，方是其证。一，痈疡有数脉。凡脉数身无热而反恶寒，饮食如常者，或身有热而得汗不解者，即痈疽之候也。然疮疡之发，有阴有阳，可攻可补，亦不得尽以脉数者为热证。一，痘疹有数脉。以邪毒未达也，达则不数矣。此当以虚实大小分阴阳，亦不得以数为实脉。一，癥癖有数脉。凡胁腹之下有块如盘者，以积滞不行，脉必见数。若积久成痃，阳明壅滞而致口臭牙疳发热等症者，乃宜清胃清火。如无火证，而脉见细数者，亦不得认为热。一，妊孕有数脉。以冲任气阻，所以脉数，本非火也。此当以强弱分寒热，不可因其脉数，而执以黄芩为圣药。按以上数脉诸证，凡邪盛者多数脉，虚盛者尤多数脉，则其是热非热，从可知矣。

【正义】景岳言数脉辨之最详，精当处自不可没，而荒谬处亦造其极，不可不正。如引经文诸急为寒，则急字中含有弦紧搏击之义，故外寒里寒，脉皆紧急，此本不以至数之速言者。而景岳生平，沉溺于温补之中，一见经文诸急多寒四字，乃竟据以为数脉多寒之确证，但知急字之字面，而不复细味其精神，援儒入墨，借经文作护身符，而畅发其数脉当用温中之狂瞽①，此是其取经之最误处。然平心论之，《难经》迟寒数热之说，必不可诬。即曰虚病多数，究竟因虚生热，非虚寒也。若谓内热伏火等症，脉反不数，则闭塞太甚者，偶有脉形窒滞之候，如其大气宣通，亦安有不数者。渠亦谓内热伏火之脉为洪滑有力，则既知其滑，试问与数脉

六至何所区别？谓外寒之脉紧数，宜以温散，此惟伤寒太阳病为然。若温热病热甚脉数者，而亦可妄投温散乎？然景岳时之治温热，固不可与近今之理法精密者作一例观。温散二字原是明人恶习，姑不必为景岳求全责备，而谓传经之病，数而无力即为阴症，只宜温中，则天昏地暗，自病阳明热甚，不复知有人事之狂惑谵语矣。岂知传经为病，无非热症，由三阳而结阴证者，陆九芝已谓千万人中无一。此理最精，虽非景岳所能知，然数而无力，即为阴症二句，可见景岳于伤寒病终是门外汉。谓疟病作止，惟寒邪之进退，则荒谬最甚。凡大热之疟，其凛寒必重，此所谓入与阴争则恶寒，出与阳争则发热者。故凡百疟病，辨其症情，固寒热虚实，万有不齐，惟寒热往来，则无不有此一证，盖所以名之为疟者，本以往来之寒热而言，果无恶寒，何以为疟。而景岳乃借一寒字，竟谓病之作止，即是寒之进退，则治疟者，惟有自始至终，一律温散温补而已，又安往而不败？

痢为滞下，古称肠辟。辟者积也，妇人小子，无不知是积滞为病，于今谚语，尚是尽人能知。此惟湿热食滞，积而不化，愈结则愈热，无不知以苦寒荡涤为宜，当用三黄者，十人而九。乃可以概认为寒湿内伤，脾肾俱损，谓宜温补命门，则虚痢中三千不得一者，胡可舍其常而言其变？即曰脉兼弦涩细弱，或多虚证，要之积滞结塞者，脉道不利，凡是实热，亦何遽无弦涩细弱之脉？此但当以见证论治，必不可仅仅凭之于脉者。古称四诊，切字只居其一，抑且望问为先，切脉居

① 狂瞽（gǔ）：愚妄无知。多用作自谦之辞。《晋书·琅邪悼王焕传》："臣至愚至贱，忽求革前之非，可谓狂瞽不知忌讳。"

后，自有深意。而乃偏举弦涩细弱四字，遽定为虚，教人概投温补，真是罪该万死。在昔喻嘉言论温三篇，认定少阴方用白通四逆，陆九芝已谓其有可杀可剐之罪，乃不谓更有通一子之论痫，只知寒湿，只有温补命门，北其辙而南其辕，实与病情绝端相反，无独有偶，何处来此一对魑魅魍魉，现形于光天化日之下，侈口谈医，日以魅人为能事，且敢笔之于书，误尽天下后世，究不知此二人者，果是何等心肝？

士林《诊家正眼》：数脉主腑，其病为热。寸数喘咳，口疮肺痈；关数胃热，邪火上攻；尺数相火，遗浊淋癃。

【正义】数脉主腑，终是大误，说已见前。

又：兼脉有力实火，无力虚火；浮数表热，沉数里热；阳数君火，阴数相火；右数火亢，左数阴戕。

【正义】士材亦谓数脉主腑，终是以讹传讹之陋习。又谓阳数君火，阴数相火，亦殊不然。愚谓君相二火之名词，实是古人最谬之譬喻。将谓君火为正当之火，相火为不正当之火耶？则火既发现，已是病征，尚安有正当之可言？如谓心火为君火，肝肾火为相火，则上焦有火，正不止心脏一部分，下焦有火，亦不必限定于肾肝两脏，请问此阴阳两字，以寸尺讲，抑以浮沉讲乎？寸尺分主上下，浮沉分主表里，皆可说也。而可以空空洞洞，无凭无据之君相两字立说，则何往而不陷后学于迷惘之中。且以右数火亢，左数阴戕，两相对峙，亦大不妥。须知火之亢，皆是阴之虚，不能以左右两手，分断其一虚一实也。

又：疾脉主病：疾为阳极，阴气欲竭，脉虽离经，虚魂将绝，渐进渐疾，旦夕陨灭。左寸居疾，勿戢自焚；右寸居

疾，金被火乘。左关疾也，肝阴已绝；右关疾也，脾阴消竭。左尺疾兮，涸辙难濡；右尺疾兮，赫曦过极。

【正义】此亦以左尺疾为水枯，右尺疾为火极，仍不脱上条之见解，终是知其一未知其二。赫曦，见《五常政大论》，以为火运太过之代名词。

又：六至以上，脉有两称，或名曰疾，或名曰极，总是急速之形，数之甚者也。是惟伤寒热极，方见此脉，非他病所恒有。若劳瘵虚惫之人亦或见之，则阴髓下竭，阳光上亢，有日无月，可与之决短期矣。阴阳易病者，脉常七八至，号为离经，是已登鬼录者也。至夫孕妇将产，亦得离经之脉，此又非以七八至得名，为昨浮今沉，昨大今小，昨迟今数，昨滑今涩，但离于平素经常之脉，即名为离经矣。大都一息四至为人身经脉流行之常度，若一呼四至，一吸四至，必至喘促声嘶，仅呼吸于胸中数寸之间，而不能达于根蒂，真阴竭于下，孤阳亢于上，其气之短已极矣。气已欲脱，而犹冀以草木生之，何怪乎不相及也。

【正义】士材谓阴阳易病，脉常七八至，殊为不确。凡百病证，脉变无常，岂有讲一笼统病名，而可决定其脉必如何之理，此当是士材临证，偶遇是证是脉耳。果有此脉，名以离经，可误也。其实离经[1]之义，明言其不同于经常，亦不能泥定一息七八至一层。但士材又谓孕妇临产，脉虽离经者，反不在乎七八至，则又非事实。凡妊妇当达生之顷，脉至极数，无不如是，此以震动已极，而脉应之，固不佞之历验不爽者，唯不过在临盆时俄顷间耳，非有半日或一二时之如此震撼也，在家庭间宜自知之。向来中国医家，固未

---

① 经：原作"证"，据文义改。

常有产褥坐草之时诊脉者，又何从而知之。然古人能为此言，可知其确有征验而云然。乃士材竟凭一时臆见，遽欲翻倒从前征实之成说，不亦怪哉！

石顽《三昧》：数为阳盛阴亏，热邪流薄于经络之象，所以脉道数盛。火性善动而躁急，故伤寒以烦躁脉数者为传，脉静者为不传，有火无火之分也。即经尽欲解，而脉浮数，按之不芤，其人不虚，不战汗出而解，则知数而按之芤者，皆为虚矣。又《阳明例》云：病人脉数，数为热，当消谷引食，而反吐者，以发汗令阳气微，膈内虚，脉乃数也。数为客热，不能消谷，胃中虚冷，故吐也，又胃反而寸口脉微数者，为胸中冷。又脉阳紧阴数为欲吐，阳浮阴数为吐，胃反脉数，中气太虚，而见假数之象也。人见脉数，悉以为热，不知亦有胃虚及阴盛拒阳者。若数而浮大，按之无力者，虚也。经曰：脉至而从，按之不鼓，诸阳皆然。病热而脉数，按之不鼓甚者，乃阴盛拒阳于外而致病，非热也；形证似寒，按之鼓击于指下者，乃阳盛拒阴而生病，非寒也。丹溪云：脉数盛大，按之而涩，外有热证者，名曰中寒。盖寒留血脉，外证热而脉亦数也。凡乍病脉数，而按之缓者，为邪退。久病脉数，为阴虚之象。瘦人多火，其阴本虚。若形充色泽之人脉数，皆痰湿郁滞，经络不畅而蕴热，其可责之于阴乎？若无故脉数，必生痈疽。如数实而吐臭痰者，为肺痈；数虚而咳涎沫者，为肺痿。又历考数脉诸例，有云数则烦心者，有云滑数心下结热者，皆包络火旺，而乘君主之位也。有云细数阴虚者，水不制火，真阴亏损也。大抵虚劳失血，喘嗽上气，多有数脉，但以数大软弱者为阳虚，细小弦数者为阴虚，非若伤寒衄血之脉浮大，为邪扰于经，合用发汗之比。诸凡失血，脉见细

小微数无力者为顺，脉数有热，及实大弦劲急疾者为逆。若乍疏乍数，无问何病，皆不治也。

【正义】石顽此节，精义甚多，唯语病亦所难免。开手阳盛阴亏四字并列，已觉不妥。盖数脉主热，固有阳盛而阴亏一候，但普通热病，其阴未必皆亏，如就题面立论，止言阳盛足矣，不可误认阴亏，而教人滋阴以助邪也。乃必与阴亏对举，是为蛇足。况自谓热邪流于经络，火性善动而躁急，原与阴亏一层无涉，何如不说为佳。经尽欲解亦不确，仲景本论，虽有行其经尽一句，寿颐已窃疑其未是。盖病在经络，有一二日自解者，亦有淹留多日，不易解者。感病不如行路，定有实在之途程，又安得以为行之尽与不尽，似不如改作邪尽欲解，较为稳妥。阴盛拒阳，即内真寒而外假热；阳盛拒阴，即内真热而外假寒，此两条最为精要。唯格阳在外之症，其脉当外有余而里不足，以理而言，自应如此。然临证时曾见有脉搏刚劲，重按不挠，但唇舌面色，皆淡白无华，必服理中法，而脉始敛。盖格拒已极，脉乃鼓指，然后知古人按之不鼓云云，尚未必皆确。凡事须以事实为据，仅凭理论，终有知其一不知其二之时，此医事之所以贵有阅历经验也。数则烦心，及滑数心下结热二条，但以上中两焦有火说之可矣，何以见得必是包络之火乘君主，此过求其分明而反以失真者，读者慎不可拘守不化。若伤寒衄血，合用发汗两句，则其误甚大，究竟已见衄血，万无再投麻黄汤之理。今本《伤寒论》，必系传写者倒乱，妄不可听。如误读古书而错信之，则杀人甚于刀刃，寿颐有《读伤寒论随笔》，已详言之。

又：疾脉呼吸之间七八至，有阴阳寒热真假之异。如疾而按之益坚，乃亡阳无

制，真阴垂绝之候；若疾而按之不鼓，又为阴邪暴虐，虚阳发露之征。尝考先辈治案，有伤寒面赤目赤，烦渴引饮而不能咽，东垣以姜、附、人参汗之而愈；又伤寒蓄热内盛，阳厥极深，脉疾至七八至以上，人皆误认阴毒，守真以黄连解毒汤治之而安，斯皆证治之明验也。凡温病大热燥渴，初时脉小，至五六日后，脉来躁疾，大颧发赤者死，谓其阴绝也。阴毒身如被杖，六脉沉细而疾，灸之不温者死，谓其阳绝也。然亦有热毒入于阴分，而为阴毒者，脉必疾盛有力，不似阴寒之毒，虽疾而弦细乏力也。虚劳喘促声嘶，脉来数疾无伦，名曰行尸，《金匮》谓之厥阳独行，此真阴竭于下，孤阳亢于上也。惟疾而不躁，按之稍缓，方为热证之正脉。脉法所谓疾而洪大，苦烦满；疾而沉细，腹中痛；疾而不大不小，虽困可治，其有大小者难治也。至若脉至如喘，脉至如数，得之暴厥惊者，待其气复自平。迨夫脉至浮合，浮合如数，一息十至以上，较之六数七疾八极更甚，得非虚阳外鹜之兆乎？

【正义】自樱宁生《诊家枢要》特立疾脉一条，认定为一息七至，而士材、石顽两家皆宗其说，以呼吸七八至立论，虽自可备一说，其实病情脉理，亦在脉数之中，未必大有歧异，特较之呼吸六至为甚耳。究之脉来数疾，阳症为多，果属阴寒，百无一二。此条中所谓阴毒沉细而疾，灸之不温者死，愚谓既沉且细，而里外无阳，则脉之流行，已必无疾速之理。若谓脉疾而按之不鼓，为里寒外热，虚阳发露，则即阴盛格阳之候，唯其阳格于外，所以脉反数疾，洵是至理名言。但尝见有重按不挠者，则按之不鼓一层，亦正难泥，此则当以唇舌之色泽及其他见证，参互以得其实，不可仅以脉状定断者。寿

颐在上条已备言之矣。石顽阴邪暴虐一句，讲得太不明白，几令人无从索解。若东垣之姜、附、人参治案，及河间之黄连解毒治案，亦必以舌色及见证为据，断不是仅凭之于脉。特其时察舌之法，尚未大昌，所以立案多不详备。若在今日，则欲存治验以告后人，必不当如是之浑浑漠漠矣。又谓热入阴分，则明明阳盛已极，灼烁津液，谁人不知，而乃可谓之阴毒，真是匪夷所思。古今医书从未有此奇语，不知石顽老人何竟悖谬至此。又谓疾而不躁，按之稍缓，亦大不妥，周澄之已谓其躁疾分看无理矣。若夫经文脉至如喘，脉至如数，则喘是搏字之讹，两如字皆读为而，石顽浑仑引来，全未能知古人真意。脉至浮合，义不可晓，此则传写有误，存而不论可矣。

徐春甫《医统》：沉数有力，实火内烁，沉数无力，虚劳为恶。离病初逢，多宜补药，病退数存，未足为乐。数退证危，真元已脱，数按不鼓，虚寒相搏。微数禁灸，洪数为火，数候多凶，匀健犹可。

【正义】此以杂病脉数为可补。盖据脉数为虚之一义，凡百杂病而得数脉，不足之证，洵属不少，然亦何必无实滞热结之候，此必以见证互参，终不可执一不通，遽操成见。病退而脉仍数，固是中气不能自持，补此一说甚精，再补出数象已退，而证状反危一层，是为虚脱其说亦确。若数而按之不鼓，是乃里寒格阳，说已详前。末谓数候多凶，则仍是虚数无神者，故又曰匀健犹可，盖脉数而调匀神健，则非虚象明矣。

薛慎斋《伤寒后条辨》：人知数为热，不知沉细中见数为寒甚。真阴寒证，脉常有一息七八至者，但按之无力而数耳，宜深察之。

【正义】阴寒而脉沉细无力，固也，然脉状至此，而反能一息七八至，则败坏已极之候矣。

汪石山《医案》：大凡病见数脉，多难治疗，病久脉数，尤非所宜。

【正义】此亦以虚证言之，然必是虚数无神，或细数无度者耳，非寻常数脉，皆是坏病，必不可但据数之一字，而泛泛立论也。

萧万舆《轩岐救正论》：数按不鼓，则为虚寒相搏之脉；数大而虚，则为精血消竭之脉。细疾如数，阴躁似阳之候也；沉弦细数，虚劳垂死之期也。盖数本属热，而真阴亏损之脉亦必急数，然愈数则愈虚，愈虚则愈数，此而一差，死生反掌。

【正义】此谓阴躁似阳之候，其脉细疾如数，立说较为圆到，较诸前人之直称阴寒证，脉常一息七八至者，大有径庭矣。

丹波元简《脉学辑要》：疾者乃数之甚也，故《脉经》《脉诀》并不别举之。吴山甫云：疾即数也。所谓躁者，亦疾也，所谓駃者，亦疾也。考《伤寒论》脉若静者为不传，脉数急者为传。躁乃静之反，云躁亦疾也者，固是也。《千金方》论脚气云：浮大而紧駃，最恶脉也，或沉细而駃者，同是恶脉。今验之病者，脚气恶证，脉多数疾，而来去甚锐，盖是駃之象，则似不可直以駃为疾也。

【正义】駃，疾之义，字本作驶。《广雅·释诂一》："驶，疾也"，徐鼎臣《说文新附》因之，其音则读去声，在四寘韵，字亦作駛。唐释慧苑《华严经音义上》引《苍颉篇》："驶，速疾也。字从马史声。"今胡书在上声四纸。又见《诗·晨风》释文，亦曰"驶，疾也"。若从马从夬之字，则读如决。駃騠，古之良马，见《史记·邹阳传》《索隐》引《字林》。又《淮南·齐俗训》注、《后汉·杜笃传》注皆同。原无疾速之义，惟其形相似，故或误用駃字作驶。至元遗山诗"駃雨东南来"，乃自注"駃与快同"，则不独形义皆非，而音又转别，此实大误，不可为训。元简谓脉駃与疾有别，亦非字义所本有，此有意故求其深，无谓之至。

程观泉《医述》：疾，一名极，是急速之形势，数之甚者也。惟伤寒热极，乃见此脉，非他病所恒有。若劳瘵之病得之，则阴竭阳亢，短期至矣。

郭元峰《脉如》：数主阳盛燔灼，侵剥真阴之病，为寒热，为虚劳，为外邪，为痈疽，此脉随病见也。寸数喘咳，口疮肺痈，关数胃热，邪火上攻，尺为相火，遗浊淋癃。浮数表热，沉数里热，阳数君火，阴数相火，右数火亢，左数阴戕，此按部位以测病情也，昔人论之详矣。又云数大烦躁，狂斑胀满，数虚虚损，数实实邪，数滑热疾，数涩为损，热灼血干，此大概主乎数脉，而各有兼诊之殊也。夫《脉经》首重数脉，以阴阳疑似虚实表里之间，最易混淆也。但数则为热，人皆知之，而如数之脉，人多不察，此生死关头，不可不细心体认也。夫数按不鼓，则为寒虚相搏之脉；数而大虚，则为精血销竭之脉。细疾若数，阴躁似阳之候也；沉弦细数，虚劳垂死之期也。又有駃脉，即如数脉，非真数也。若假热之病，误服凉剂，亦见数也。世医诊得脉息急疾，竟不知新病久病，有力无力，鼓与不鼓之异，一概混投苦寒，遽绝胃气，安得不速人于死乎？徐东皋云：数候多凶，匀健略可，惟宜伤寒、妊、疟、小儿。《濒湖脉学》云：数脉为阳热可知，只将君相火来医，实宜凉泻虚温补，肺病秋深却畏之。据此亦当有温补者矣。若仅言君相火来医，则犹见之未广也。夫独不有阳虚阴盛之重恙，反得紧数有力之实脉，急温桂、附，旋即瘥可者乎？谨再引《内经》，为时师下一痛针。《玉机真脏论》言冬脉曰：其气来如弹石者，为太过，病在外；其去如数者，为不及，病在中。释云：来如弹石者，其至坚强，营之太过也；去如数者，动止疾促，营之不及也。盖数本属热，而此真阴亏损之脉，亦必急数，然愈数则愈虚，愈虚则愈数，而非阳强实热之数，故不曰数，而曰如数，则辨析之意深矣。自注：如数者，阴虚而吸力少也，脉去至中途，即散而无踪，如去之甚速也。此而一差，生死反掌。何独数脉有相似者，即浮沉迟缓滑涩洪实弦紧诸脉，亦皆有相似也，又非惟数脉然也。即证如疟、如痿、如喘、如风、如淋等病，设非素娴审辨，临事最撼心目，故庸浅者只知现在，精妙者疑似独明，为医之难，故此关头矣。通一子云：滑数洪数者多热，涩数细数者多寒，暴数者多外邪，久数者必虚损。读此数语，则数脉与如数之脉了然矣。

【正义】郭氏此书，本是集古人已有诸论而为之，精当处自不可磨灭，然故为高深论调，走入僻路者，亦复不免。如谓阳虚阴盛，反得紧数有力之实脉，急温桂、附，旋即瘥可者，此即寿颐上文屡屡表明之阴盛于内，格阳于外一候，然必以其他确证，及唇舌本色为据，脉不可凭。所谓真寒假热，要之脉之所以紧数有力而实者，正其格拒在外之阳热使然，不当浑之沌沌，舍其舌色而不详，则适以陷后学于黑暗地狱矣。若引《玉机真脏论》冬脉其去如数，则不过稍稍形容其吸力不足，谓为不及，亦止谓不如弹石之刚坚，何必真阴大损，愈数愈虚。乃更细细剖析之曰：脉去至中途，即散而无踪，一似描摹精确，俄出真情者。然独不思脉之一来一去，仅仅弹指俄顷之时，古人分出来去两层，已是指上不易辨此情状，而乃更可申言之去有中途，岂非徒弄玄虚，捉影捕风之臆说。试令为是说者，清夜扪心，寻其去到何处，中途复在何处，当亦恍然大悟，自能知此不可捉摸之情状矣。

南海何梦瑶《医碥》：虚热者，脉必虚数无力，固矣。然有过服凉剂，寒热搏击，或肝邪克土，脉反弦大有力者，投以温补之剂，则数者静，弦者缓，大者敛矣，此最当知。又有虚寒而逼火浮越者，真阳欲脱者，脉皆数甚，亦强大有力，皆当以证参之，勿误也。《脉经》曰：三部脉如釜中汤沸，旦得夕死，夕得旦死。

第 五 卷

第六节　脉大主病

《素·脉要精微论》：大则病进。

【正义】大为有余之象，无病而脉大，必其人体伟肉坚者，方为合宜。《甲乙经》所谓形充而脉坚大者，顺也，《灵枢·寿夭刚柔篇》同。若有病脉大，则邪实矣，故为病进。

又：粗大者，阴不足，阳有余，为热中。

【正义】粗大之脉，阴邪有余，若在伤寒，则为阳明大热。此节则指杂病，外无发热见症，则为阴不敌阳，其热在中，正可与《伤寒论》之阳明脉大交互参观，而知平脉辨证之要。

《素·平人气象论》：脉尺粗，常热者，谓之热中。

【存疑】尺脉偏粗，热当在下，而《素》乃谓之热中，殊不相称。据《脉经》四卷《平三部九候脉证篇》载此节，热中之下，尚有"腰脽疼，小便赤热"二句，则热在下焦，而尺脉应之，宜也。似叔和所见，当是《素问》旧文，而今本佚之，则义不可通矣。

《素·五脏生成篇》：黄，脉之至也，大而虚，有积气在腹中，有厥气，名曰厥疝。

又：黑，脉之至也，上坚而大，有积气在小腹与阴，名曰肾痹。

【正义】此节以色脉合诊，而言其所主之病。黄也，黑也，皆其所见之色，以一字为一句。黄为脾之本色，既见是色，当主脾脏有病，合之脉大且虚，则知其脾之不运而当有积矣。然大而不实，则其积未坚，尚在气分，故曰有积气在腹中，有厥气，病仅在气，犹不至如癥结瘕聚之为甚也。黑为肾之本色，既见是色，当主肾脏有病，合之脉坚而大，则如其肾之痹着，故曰有积气在小腹与阴，名曰肾痹。惟病本在肾，积气在小腹与阴，则于脉应之，亦当在下而不在上。《素问》乃谓上坚而大，殊不相合，疑上字有讹。王启玄注乃曰上谓肾口，肾主下焦云云。肾乃有口，可嗤孰甚！惯于望文生义，而不顾其理之难安，师心自用，有如此者。即使肾果有口，亦何得谓之为上？信笔杜撰，而可呼牛呼马，无不如志，启玄之能事极矣。似此解经，真是暗无天日。

《素·玉机真脏论》：真肺脉至，大而虚，如以毛羽中人肤。

【正义】肺之平脉曰毛，然必和缓有神，非轻浮涣散而如毛也。若且大且虚，竟如毛羽着肤，似有似无，则为肺之真脉。五脏真脉，肝、心、肾三者，皆坚强太过，而肺、脾二者，则柔靡不及。

又：泄而脉大难治。

【正义】此以泄利已甚之虚症而言。脉大则与症反，故为难治。若寻常之泄利，不可泥也。

《素·三部九候论》：形瘦脉大，胸中多气者，死。

【正义】此所谓形气不足，脉气有余，形与脉反，故曰死。然亦非正气之有余，或为外强而中干，则脉必豁大而无力，或为病邪之方盛，则脉且充大而廓张，所谓胸中多气者，正其病气之独多耳。

《素·通评虚实论》：肠澼下脓血，脉悬绝则死，滑大则生。曰：肠澼之属，身不热，脉不悬绝，如何？曰：滑大者曰生，悬涩者曰死。

【正义】澼积而下脓血，皆湿热凝聚为病，是为实证，于脉应之，滑大宜也。若悬绝且涩，则阴液耗竭，而积滞犹存，安得不死。

又：癫疾，脉搏大滑，久自已；脉小坚急，死不治。

【正义】癫疾乃气升火升上颠之疾，阳盛有余，故脉多搏大且滑，气火升浮者，固应尔也。若小且坚急，则阳气有余，而阴液已匮，其死宜矣。

又：消瘅，虚实何如？曰：脉实大，病久可治；悬小坚，病久不可治。

【正义】消瘅是阳热有余，故脉宜实大，若小而且坚，亦阴液欲竭之候，故不可治。王注谓久病血气衰，脉不当实大，故不可治，其误与经文相反，则王所据之本，上句作不可治也。宋校正引《甲乙经》《太素》全元起本皆作可治，于义为长。又引巢元方云：脉数大者死，细小浮者死。又云沉者生，实大牢者死。则以大为邪气之太甚，沉小为正气之未败，亦别有至理。所谓此亦一是非，彼亦一是非，论脉理学者，固必与见证合参，而后可知吉凶成败，必不能仅据一种脉象而拘泥不化。凡经言某病某脉，孰吉孰凶者，皆当作如是观。

《素·病能论》：肺气盛则脉大，脉大则不得偃卧。

【正义】此肺脏邪实之脉症。所谓气盛者，非正气之有余，肺已胀满，故脉为之大，而喘不得卧也。

《素·大奇论》：心脉满大，痫瘛筋挛；肝脉小急，痫瘛筋挛。

【正义】癫痫瘛疭，筋挛抽搐，皆木火上乘，冲激脑经为病，故脉亦当于心肝两部征之。满大者，是其气焰之嚣张；小急者，是其势力之峻峭，皆在病情正盛，有加无已之时。可见古人虽未明言此病属于脑之神经，而脉状病机，亦未始不同条共贯，孰谓中西两家医理，必不可沟而通之哉。

又：肾脉大急沉，肝脉大急沉，皆为疝。

【正义】疝属肝肾气结为病，故脉必于肝肾两部应之。古人所言脉急，皆有坚固凝结之意，不仅在速疾一层。沉则病在下焦，大则其势正盛也。

《素·调经论》：血气与邪，并客于分腠之间，其脉坚大，故曰实。

【正义】此以外感之邪而言。客于皮肤腠理之间，其气方盛，故脉坚且大，是为实邪。

又：阴盛生内寒，奈何？曰：厥气上逆，寒气积于胸中而不泻。不泻则温气去寒独留，则血凝泣，凝则脉不通，其脉盛大以涩，故中寒。

【正义】此内寒之脉症。惟其寒气甚盛，血脉凝涩而不通，故脉形乃盛大而涩滞，盛大且即其凝结不通之征。然疝是内寒，则尤重在一涩字。脉不通，《甲乙》作腠理不通。寿颐按：寒独留句下似脱一留字，观下句重一凝字，其句法同也。凝泣之泣，以文义言之，当读为涩，然遍考古书，泣字无有通借作涩字读者，惟《素问》《甲乙经》则屡见之，盖汉人作隶，涩省作澁，而传抄者又误写为泣耳。

《素·平人气象论》：太阳脉至，洪大以长；阳明脉至，浮大而短。《至真要大论》：少阳之至，大而浮；太阳之至，大而长。《难经》七难：少阳之至，乍大乍小，乍短乍长；阳明之至，浮大而短；太阳之至，洪大而长；太阴之至，紧大而长。《脉经》五卷引《扁鹊阴阳脉法》：少阳之脉，乍小乍大，乍长乍短；太阳之脉，洪大以长；阳明之脉，浮大以短。

【正义】此合于时令之脉象。太少阴阳，皆以时令言，非手足六经之三阴三阳。此数节各本多有误字，已详前时令脉象节中。

《甲乙》四卷《经脉篇》：人迎气大紧以浮者，其病益甚，在外。《灵·五色篇》同。

【正义】此以外感病言之。人迎主外，脉大而且紧且浮，表实之征，故曰其病益甚。

又：病之在脏，沉而大者易已，小为逆；病在腑，浮而大者，其病易已。《灵·五色篇》同。

【正义】脏病较深，故沉脉应之；腑病较浅，故浮脉应之。大则脏腑之正气未愈，故曰易已。如其脉小，则正气已衰，病不易愈，固其宜也。

又：其脉滑大以代而长者，病从外来。

【正义】此言外来六淫为病，是为实邪，故脉滑大而长。此代脉与脾脉代之代同义，所谓随四时为禅代，如春脉弦、夏脉洪之类。脉合四时，而且大且滑且长，邪盛于表，于脉应之，固当如是，故曰病从外来，此非歇止之代明甚。

又：腹胀身热，脉大，是一逆也；腹鸣而满，四肢清，泄，其脉大，是二逆也；衄而不止，脉大，是三逆也。

又：腹胀便血，其脉大，时绝，是二逆也。

又：病泄脉洪大，是二逆也。《灵·玉版》《五禁篇》内同。

【正义】此篇五逆三节，义与《素问·玉机真脏论》同，皆脉与病反者。腹胀多是中寒，脾肾阳衰，不能敷布大气，法当温养脾肾以运化气滞者，故身不当热，脉不当大，所以身热脉大为逆。然亦有湿热里结之腹胀，则亦当有身热脉[1]大之候，所当活看，不能拘执。且更有阴盛于里，格阳于外之证，内有胀满，外亦身热脉大者，则急与温中化滞，其效立见，亦不必为逆。腹鸣且满，四肢清冷，加以泄泻，而脉反大，亦是里寒而格阳之证。衄血不止，其阴已耗，则脉不当大，故大为逆。此条当注重不止二字，非暴衄可比。若衄血暴作，则气火皆盛，必不以脉大为逆。腹胀便血，阴阳两伤，其脉更不当大，大则里虚无主，洵是危候，况又时时欲绝，更无可以设法矣。泄泻多属于虚，故脉不应洪大，症虚而脉反实，所以为逆。

《甲乙》二卷《十二经络脉支别》：阳病而阳脉小者为逆，阴病而阴脉大者为逆。《灵·动输篇》同。

【正义】此以脉与病合为顺，脉与病反为逆。阳病脉小，与《伤寒论·辨脉篇》所谓阳病见阴脉同意。阴病脉大，则与《辨脉篇》阴病见阳脉之义不同。彼是阴病而阴退阳回，故有可生之机，以伤寒言之；此则病属阴寒，而脉乃相反，以杂病言之。

又四卷《病形脉诊篇》：大者多气少血。

【正义】脉大主有余，气之盛也。然脉为血管，血随气行，气果多则血亦何致

① 脉：原作"病"，据文义改。

于少，而古人乃能谓之多气少血，岂就豁大空虚者言之耶？则非脉大之真相矣。

又五卷《针道外揣纵舍》：大以涩者为痛痹。

【备考】《灵枢·邪客篇》同。

【正义】痛痹总是风寒湿三气之外淫。凡外淫为病，皆有余之邪，故应之于脉，其大固宜，所谓大为邪实者是。然痛则气血不通，故脉应之，虽大而必涩，不能流利。

又六卷《寿夭形诊》：形充而脉坚大者顺也。

【备考】《灵枢·寿夭刚柔》同。

【正义】其形充实，是体质强健有余，于脉应之，自当坚固且大。坚以脉体言，大以脉势言，所谓气实脉实若是也。

《伤寒论·太阳篇》：服桂枝汤大汗出后，大烦渴不解，脉洪大者，白虎加人参汤主之。

【正义】桂枝汤本非发汗之剂，服之如法，必不致大汗大烦渴，乃得此剂而竟大汗出，大烦渴不解者，此或本系太阳发热而渴，不恶寒之温病，抑或服汤不如法，温覆太过，而得汗如水淋漓，正犯仲景本方服法之禁。盖温病本在阳明，误服桂枝，自然应有阳明大渴大汗之症。即或本系太阳桂枝症，而取汗太过，重伤其阴，亦当热盛，而转为阳明症。大汗大烦渴不解，而脉洪大，阳明脉症悉俱，是为白虎汤症，是病是药，固在必用之例。其加人参者，以得汗太多，阴液已伤，仲景用参，固专为养液存津计也。

寿颐按：此条汗多脉大，仲景即用是方，固为不易之圣法。然《伤寒论》本篇又有服桂枝汤大汗出脉洪大者，与桂枝汤如前法一条，则不似仲景原文，虽彼条无大烦渴一句，然汗出多而脉洪且大，即已显然是阳明里热，仲师成例，决不更与

桂枝，盖传写者不无讹误矣。

又《太阳篇》阳旦证节：寸口脉浮大，浮则为风，大则为虚。

【正义】此大而不实之脉，故曰大则为虚，与阳明热盛而脉洪大之大不同。

又：结胸证，其脉浮大者，不可下，下之则死。

【正义】详见脉浮主病本条。

又《阳明篇》：伤寒三日，阳明脉大。

【正义】阳明热炽，故脉为之大。《脉经》四卷亦曰洪大者，伤寒热病。

《辨脉篇》：脉大浮数动滑，此名阳也，阴病见阳脉者，生。

【正义】详见一卷阴阳虚实节。

又：脉弦而大，弦则为减，大则为芤，减则为寒，芤则为虚，寒虚相搏，此名为革。妇人则半产漏下，男子则亡血失精。

【正义】详见后脉革形象本条。

又：寸口脉浮大，而医反下之，此为大逆。浮则无血，大则为寒。

【正义】此正气虚馁，而脉乃浮大，以杂病言，非伤寒太阳阳明之浮大也。无血犹言阴虚，中无所守而脉为之浮。寒亦非寒凉之寒，犹言心寒胆寒之寒，皆空虚之意，室如悬罄，故脉为之空大，此当活看，不可泥死于字面上者。余详脉浮主病本条。

《平脉篇》：寸口脉浮而大，浮为虚，大为实。在尺为关，在寸为格，关则不得小便，格则吐逆。

【正义】浮为正虚，大为邪实，此亦以杂病言，非太阳阳明之脉大也。详见脉浮主病本条。

《伤寒例》：凡得病，厥脉动数，服汤药更迟，脉浮大减小，初躁后静，此皆愈症也。

【正义】详见脉浮主病本条。此与《平脉篇》所谓"病人发热，师到诊其脉，沉而迟者，知其差也。何以言之？表有病者，脉当浮大，今脉反沉迟，故知愈也"一节同意。

又：谵言妄语，身微热，脉浮大，手足温者生；逆冷，脉沉细者，不过一日死矣。

【正义】详见脉浮主病本条。

《金匮·虚劳病篇》：男子平人，脉大为劳。

【正义】此中气不守，而脉反大，非正气充沛之脉大也。《金匮》本篇又谓劳之为病，其脉浮大，更补出浮字，则外强中干，晓然可见矣。

又《咳嗽上气篇》：上气面浮肿，肩息，其脉浮大不治。

【正义】详脉浮主病本条。

又：咳而上气，此为肺胀。其人喘，目如脱状，脉浮大者，越婢加半夏汤主之。

【正义】详脉浮主病本条。

又《宿食病篇》：寸口脉浮而大，按之反涩，尺中亦微而涩，故知有宿食，大承气汤主之。

【正义】详脉浮主病本条。

《脉经》一卷《杂脉法》：脉洪大紧急，病速进，在外。苦头发热，痈肿。

【正义】洪大紧急之脉，皆主邪实，其势焰正锐，故知其病必速进，此皆外感有余之证，故曰在外。苦头发热者，即外感之发热也。寿颐窃疑头字下脱一痛字。苦头痛者，即热盛气火升浮而头痛，若无痛字，则苦头发热，几不成句，此盖传写者失之。痈疡发肿，亦有余之证，其脉固多洪大或紧急者，此则外感大发热之外，别是一证。叔和连类及之，所以广学者凭脉审证之门径也。

又：脉大者血气俱多。又云脉来大而坚者，血气俱实。

【正义】此正气有余而脉大，以无病者言之。若有病而脉大，不可一例论矣。

又：脉前大后小，即头痛目眩；脉前小后大，即胸满短气。

【正义】前后者，当以关部之前后而言，经文例皆如是。前大后小，阴虚于下，而阳浮于上，故当有头痛目眩之证。前小后大，则上焦不通，而中气窒塞，故当有胸满短气之痾。唯此节主旨，盖止在前大前小上着想，不注重于后大后小两层，故不及下焦病状，否则关后之脉，当主腹以下事，不得如是说也。

又二卷：寸口脉洪大，胸胁满。

【正义】胸胁在上焦之位，故脉见洪大，当主胸胁烦满，此以杂病言，脉洪大之实证也。

又四卷：关上脉浮而大，风在胃中，张口肩息，心下澹澹，食欲呕。

【正义】关上脉浮大，主病在肺胃俱实，故当为张口肩息，肺胃之气逆也。澹澹，动貌，心下澹荡，即拂逆泛溢之象。纳食欲呕，胃气不降而反上升，于脉应之，在关上且浮且大，无非气火有余，有升无降之明征矣。

又：浮洪长大者，风眩癫疾。大坚疾者，癫病。

【正义】癫疾，是指顶巅之疾，乃气火发扬上攻巅顶，故于脉应之，或为浮洪长大，或为且坚且疾。古人虽不知此是气血上冲，脑之神经为病，而据脉论证，其理亦复隐隐符合。此固病理脉情之真实确谛，岂必待于西学东渐，而遂可谓吾中古医家，竟毫未知有此类之病情脉理也耶？

滑伯仁《诊家枢要》：大，不小也，浮取之若浮而洪，沉取之大而无力，为血虚，气不能相入也，经曰大为病进。

【正义】伯仁此节专以虚大空言之，而竟忘了实证一边，是其失检。岂不知阳明脉大，及实结于里之脉大且实者乎？其意盖以大而实者属之洪脉，遂以大之一义，专属虚大。要知大以形象言，洪以气势言，各有主义，不能相混，必明辨及此，而可知所谓洪者，亦未必大而皆实，则但言脉大，又岂可专以虚大立论，伯仁盖两失之矣。

张石顽《诊宗三昧》：大脉有阴阳虚实之异。经云大则病进，是指实大而言。仲景以大则为虚者，乃盛大少力之谓。然又有下利脉大者为未止，是又以积滞未尽而言，非大则为虚之谓也。有六脉俱大者，阴不足阳有余也；有偏大于左者，邪盛于经也；偏大于右者，热盛于内也。亦有诸脉皆小，中有一部独大者；诸脉皆大，中有一部独小者，便以其部断其病之虚实。且有素禀六阳，或一手偏旺偏衰者，又不当以病论也。凡大而数盛有力，皆为实热，如人迎气口大紧以浮者，其病益甚，在外。气口微大，名曰平人。其脉大坚以涩者，胀。乳子中风热，喘鸣肩息者，脉实大而缓则生，急则死。乳子是指产后，以乳哺其子而言，非婴儿也。产后脉宜悬小，最忌实大，今证见喘鸣肩息，为邪气暴逆，又须实大而缓，方与证合，若实大急强，为邪胜正衰，去生远矣。此与乳子而病热，脉悬小[①]，手足温则生，似乎相左，而实互相发明也。伤寒热病，谵语烦渴，脉来实大，虽剧可治。得汗后热不止，脉反实大躁疾者，死；温病大热不得汗，脉大数急强者，死；细小虚涩者，亦死。厥阴病下利脉大者，虚也，以其强下之也。阴证反大发热，脉虚大无力，乃脉证之变，内证元气不足，发热脉大而虚，为脉证之常。虚劳脉大，为血虚气盛。《金匮》云：男子平人脉大为劳。

气有余，便是火也。所以瘦人胸中多气而脉大，病久气衰而脉大，总为阴阳离绝之候。孰谓大属有余，而可恣行攻伐哉？若脉见乍大乍小，为元神无主，随邪气之鼓动，可不慎而漫投汤液耶？

【正义】石顽此节，辨析虚实，顿觉详尽，惟尚有小误数端，兹为正之。乳子是指产子。古人乳字，本作生产解。《广雅·释诂》："乳，生也。"产子胎生曰乳，是其本义。《说文》谓人及鸟生子曰乳，兽曰产，则且以乳与产字，分人畜之称矣。究之产之与乳，其义一也。石顽谓乳子指产后，意固不谬，然谓以乳哺子，则望文生义，实非乳字真解，石顽尚未多读古书，殊有毫厘千里之失。虚劳脉大，乃是正气不固，脉不紧束，有涣散之象。男子平人脉大为劳，皆其气血散漫，不能摄纳使然，而石顽反以气盛及气有余释之，岂仲师之本旨？抑知古之虚劳，多属虚寒，故有小建中汤等治法，正与今人虚劳之阴虚火旺者相反，而乃强以气有余便是火证之，则以今病解古书，而不自知其拟于不伦也。

第七节　脉小脉细主病

《素·脉要精微论》：细则气少。

【正义】脉细是正气已衰，故曰气少。宋校正谓《太素》细作滑。

按：今袁刻《太素》未见，盖在缺佚之第十四卷首。古人每以脉滑为血多气少，脉涩为血少气多，理终难安，寿颐已辨之屡矣。说已见前，固不如从王本，细则气少为允。

又：脉小色不夺者，新病也。

【正义】但言脉小，似气血已惫，然

---

① 脉悬小：原作"胀悬小"，《诊宗三昧》作"脉弦小"，据《素问·通评虚实论》改。

其人之色泽未改，则病必未久，此脉小盖以病势未甚而言，故于脉应之，亦不应有实大坚凝之象。夺，即今脱失之脱字。

又：诸细而沉者，皆在阴，则为骨痛。

【正义】细而沉皆阴脉。沉又主下焦为病，故曰在阴。曰骨痛，以肾属至阴而主骨也。

又《平人气象论》：脉小实而坚者，病在内。

【正义】脉实且坚，皆在里之征，固非在外之表病可比。所谓小者，亦以形容其凝聚而不涣散，是为里有病，故曰病在内。

又：脉小弱以涩，谓之久病。

【正义】脉小且弱，皆血气之不及，涩又血液枯涩之征，三者俱备，非久病何以致此。

又：尺寒脉细，谓之后泄。

【正义】尺指尺肤，尺肤不温，虚寒之象，其脉又细，则脾胃之阳惫矣，故主虚寒泄利。

又《玉机真脏论》：脉细，皮寒，气少，泄利前后，饮食不入，此谓五虚。

【正义】脉之细小者，多属虚症，故为五虚之一。

又《三部九候论》：形盛脉细，少气不足以息者，危。

【正义】形盛之人，而脉细小，已是脉不能称其形，本非佳象，况又少气不足以息，则呼吸几不相续，即非形盛，恐亦朝不保暮，其危何如？宋校引全元起注本及《甲乙经》《脉经》，危皆作死，以症情言之，似王注本之误。盖危与死字，形极相近，此传抄者之讹也。

又：九候之脉，皆沉细悬绝者为阴，主冬，故以夜半死。

【正义】沉细悬绝，言其且沉且细，

悬异于平人脉象也。主冬者，冬令宜藏，得此脉者，尚属相宜，否则当死于夜半矣。以重阴之脉，遇至阴之时，阴凝已甚，而无阳以调剂之故耳。

又《通评虚实论》：乳子而病热，脉悬小者何如？曰：手足温则生，寒则死。

【正义】乳子即产子。悬，异也。悬小，言其极小而大异于平常也。热病之脉，本不当小，惟产后血液既伤，脉以静小为吉，洪大为凶，故设言此脉证之相反者，以求其理，自有深意。答言手足温，则虽有热而脉犹安静，证无败证，故为可生；若手足回逆，则坏证见矣。宋校引《太素》无手字。杨上善注曰：足温气下，敝生；足寒气不下者，逆而致死。寿颐谓杨氏本较为明白。总之病热以四肢温者为顺，寒者多为逆证，古人命名，谓之四逆，良有以也。

又：肠澼下脓血何如？曰：脉悬绝则死，滑大则生。

【正义】悬绝，言其绝异于平人。此节以悬绝与滑大对举，则言其脉之绝小绝细者耳。肠有澼积而下脓血，多是里之菀热，故以脉小为逆，滑大为顺，此则临证时凿凿可据者，始知经义之精。

又：癫疾之脉，虚实何如？曰：脉搏大滑，久自已；脉小坚急，死不治。

又：消瘅虚实何如？曰：脉实大，病久可治；脉悬小坚，病久不可治。

【正义】此二节俱详前脉大主病本条。

又《病能论》：人病胃脘痈者，诊当何如？曰：诊此者，当候胃脉，其脉当沉细，沉细者气逆。

【正义】胃脘生痈，胃气郁窒而不通，故其脉当沉细，此必以痈之初起未成脓时而言。若已成脓，则里热方炽，亦当有洪数滑疾者。读古人书，胡可拘执不化。

又《大奇论》：肝脉小急，痫瘛
筋挛。

【正义】癫痫瘛疭，甚而筋掣挛痹，此今之所谓血冲脑经为病。然在中古，亦知是肝气横逆，有以致之，故肝脉当有小而急者，是乃肝经气血窒塞郁结之明征也。

又：肾脉小急，肝脉小急，心脉小急，不鼓，皆为瘕。

【正义】瘕为血络瘀滞之病，气窒不通，故于脉应之，小而且急。其所以应之于肾肝及心三脏部位者，瘕本肝肾两经，气血凝滞之病最多，而心则血脉之总汇，络已瘀结，而心脉应之，亦固其所。

又：肾脉小搏沉，为肠澼下血。

【正义】肾主下焦，肠澼下血，其积在下，故肾脉应之，当沉小而搏击有力也。

又：其脉小沉涩为肠澼。

【正义】此亦积滞在里，窒塞不通之征，故脉沉而且小且涩。《大奇论》本篇此句其字，直接上句心肝澼而言，正以心为生血之源，肝乃藏血之脏，肠澼之候，肠有辟积，气病而血亦病，正是心肝二经窒滞不通，于脉应之，自当如是。

《甲乙》四卷《病形脉诊篇》：小者气血皆少。《灵》第四篇同。

【正义】小主不及，故曰血气皆少。本篇又曰诸小者，阴阳形气俱不足，勿取以针而调以甘药。《脉经》一卷亦曰脉小者，血气俱少。

又六卷《寿夭形诊篇》：形充而脉小以弱者，气衰。《灵·寿夭刚柔篇》同。

【正义】此外有余而中不及，故曰气衰。

又二卷《十二经络脉支别》：阳病而阳脉小者为逆。《灵·动输篇》同。

【正义】阳病之脉当大，而反见小，且在阳之部，其逆可知。

又五卷《针道外揣纵舍篇》：其脉滑而盛者病日进，虚而细者久以持。

【正义】脉虚且细，正气大衰，难以恢复，故知其病必持久。《灵·邪客篇》同。

又七卷《热病篇》：热病七日八日，脉微小，病者溲血，口中干，一日半而死；脉代者，一日死。《灵·热病篇》同。

【正义】热病七日八日，正其热邪入里甚盛之时，脉之宜大不宜小明矣。乃热势方张，而脉乃且微且小，脉症相反，是为正不胜邪，又加溲血口干，则热陷入阴，而津液已竭，复何所恃。若复中止不能自还，则气机已绝，故其败愈速。

又四卷《经脉篇》：切其脉口，滑小紧以沉者，病益甚，在中。《灵·五色篇》同。

【正义】脉口即气口。气口主里，其脉滑小紧沉，皆坚凝有力之象，病势之根深蒂固，信而有征，故知其病在中而益甚。《脉经》一卷《杂脉法篇》亦曰脉细小紧急，病速进。在中，寒，为疝瘕积聚，腹中刺痛。

又：病在脏，沉而大者，其病易已，以小为逆。《太素》十四卷、《灵·五色篇》同。

【正义】详脉沉主病本条。

又：咳且溲血，脱形，脉小而劲者，是四逆也。咳，脱形，身热，脉小而疾者，是五逆也。呕血，胸满引背，脉小而疾，是四逆也。《灵·玉版篇》同。

【正义】溲血，脱形，及脱形，身热，呕血，胸满，皆为虚惫之候，脉小不大，是其所宜。然虽小而且劲且疾，则坚强太过，无和缓之象，真阳垂竭，而脉无胃气，其逆可知。脱，《说文》本训消肉臞也，是为消瘦之义。此节之所谓脱形者，乃肌肉消臞已甚，无复人形，是脱字本义，与脱失之脱，古作夺字者不同。

《灵枢·论疾诊尺篇》：尺肤寒，其脉小者，泄，少气。

【正义】尺肤寒者，当主下焦有寒，而脉又小，则下寒宜矣，故主有泄泻利下之证。《甲乙》四卷《病形脉诊篇》其字作甚，属上句读，义固两通；小字作急，盖古言脉急，兼有坚小紧急之义，亦可两通。《太素》十五卷《尺诊篇》其字亦作甚。脉小，与今本《灵枢》同。

《伤寒论·痉湿暍篇》：太阳病发热，脉沉而细者，名曰痉。

【正义】《说文》无痉字，惟有痓字，训为强急，即背强而拘急，今之所谓角弓反张也。小儿尤多此症，其候卒然而发，乃急惊风之一证，原是气火升浮，血冲脑经之病，多有身热见证，故仲景谓之太阳病。然气升火升，脉当浮大弦劲，不当沉细，其或至沉而且细者，乃气血凝结，郁窒不通，病情尤亟，是以《金匮·痉湿暍篇》此条有为难治三字，其义尤为显著。自成聊摄注本论此节，误与下文湿痹一条，混作同一之病，乃谓太阳中风重感于湿而为痉，遂以沉细之脉，附会湿在经络，乃令血冲脑经之背反张病，百无一治，而自宋金以后之论痉病者，无一不在五里雾中矣。

寿颐又按：《伤寒论》及《金匮》所论痉病诸条，误会甚多，此则仲景当时未知有脊髓神经为病强直之理，而附会太阳之经，行于身背，遂以属之于太阳病中，已别为专论，其说颇详，编入拙稿《谈医考证集》中，可参互观之。

又：太阳病关节疼痛而烦，脉沉而细者，此名湿痹。

【正义】此节是论湿在经络之病，本与上条绝不相蒙，虽仲景以痉湿暍三证并作一篇，究竟痉是痉，湿是湿，各有各

病，不可牵混。此条必有恶寒发热，与伤寒之太阳症同，故亦冠以太阳病三字。关节疼痛，则湿邪痹络，脉道不通，亦与伤寒之寒邪痹络而为骨节疼痛者同，但寒邪在络，脉当浮紧，此则沉而且细，以湿为阴邪，痹其络脉，病不在于肤腠，故脉不浮而沉，是为湿邪痹着之湿痹矣。着，入声，音如掷。

又：太阳中暍者，发热恶寒，身重而疼痛，其脉弦细芤迟，小便已，洒洒然毛耸，手足逆冷，小有劳身即热，口开，前板齿燥。若发汗，则恶寒甚；加温针，则发热甚；数下之，则淋甚。

【正义】中暍即中暑。暑热亦六淫之外感，故先中于皮毛，亦为太阳病之发热恶寒。其身重而疼痛者，暑最伤气，热邪伤血，气液两伤，故为身重疼痛。此身重与阳明证之身重同，而疼痛与太阳伤寒之疼痛大异，不可认作一例，故虽有发热，而营阴已耗，脉不浮大，而反弦细芤迟，皆气液两耗之征。小溲已而洒洒恶寒，毛发耸动，手足逆冷者，暑伤气而阳不振也；小有劳而身即发热，暑热耗气，不耐劳也；口开齿燥，无非津液已耗之候。故误发其汗，则阳愈伤而恶寒愈甚；误加温针，则火逆助阳邪之亢，故发热愈甚；误下则津液大耗，故小水欲竭而为淋。质直言之，种种脉证，无一非津液受灼而已。

又《太阳篇》：太阳病，十日以去，脉浮细而嗜卧者，外已解也。

【正义】详脉浮主病本条。

又：下之后，复发汗，必振寒，脉微细。

【正义】既下又汗，津液大耗，阳气又伤，皮毛之卫气不固，自然当有振振之恶寒；脉中之营血太耗，自然微弱且细。此病情脉理之确有可必者矣。

又：如结胸状，饮食如故，时时下

利，寸脉浮，关脉小细沉紧，名曰脏结。舌上白苔滑者，难治。

【正义】脏结为阴寒结于里，故当下利。关部主中焦，故其脉小细沉紧。舌有白苔，亦阴凝于里之征。若白而滑，则中气不振，舌苔亦不能厚腻。既虚且寒，凝结难开，故曰难治。

又《少阴篇》：少阴之为病，脉微细，但欲寐。

【正义】此少阴阴寒之证，故脉必微细，而倦怠嗜卧。

又：少阴病，脉细沉数，病为在里，不可发汗。

【正义】少阴发热，病在于经，仲景谓脉沉者，用麻附细辛汤，是少阴本有可以发汗之例。若脉沉而且细且数，亦无发热之表证，则脉病相合，皆为里证，其热在里，已足以灼烁阴液，又何可妄援麻附细辛之例，而强责少阴汗以速之危耶！

又《厥阴篇》：手足厥寒，脉细欲绝者，当归四逆汤主之。

【正义】此肢厥脉细，乃阳气式微，不能敷布于四肢，尚与其里真寒之四逆物证不同，故主是汤以通阳而宣络，不能用四逆汤之姜、附以温中。四逆之汤名虽同，而证情药理大是不同，初学不可含浑。

《辨脉篇》：脉绵绵如泻漆之绝者，亡其血也。

【正义】泻漆至欲绝之时，言其极细而无力，故曰绵绵，脉状如此，血耗甚矣。成聊摄注乃谓前大后细，殊非古人真义。且又谓前大为阳气有余，则尤非本节应有之旨，是为画蛇添足。互见脉微主病。

《伤寒例》：脉浮大减小，初躁后静，此皆愈证也。

【正义】此以伤寒热病言。阳邪方盛，脉必浮大而躁，迨其热邪已解，则浮

者减，大者小，躁者静矣。邪势退舍，其为渐愈之证，彰彰明矣。

又：尺寸俱沉细者，太阴受病也。

【正义】《伤寒论·太阴篇》寥寥数条，多为太阴之虚寒证，故编《伤寒例》者，竟以脉沉细概之。然要知太阴脾病，固未尝无实热证，惟仲师本论，凡是脾胃实热，皆已在《阳明篇》中，如脾约胃家实等证皆是，而后之人乃可以脉之沉细，概括太阴受病，此其误会，所不待言，是以不佞之见，终谓《伤寒例》诸篇，岂特不类仲师手笔，且亦未必果是王叔和之笔墨也。

又：谵言妄语，身微热，脉浮大，手足温者生。逆冷，脉沉细者，不过一日死矣。

【正义】详前脉浮主病本条。

《金匮·虚劳病篇》：男子平人脉虚弱细微者，喜盗汗也。

【正义】汗出既多，血液必耗，故脉至虚弱细微者，知其当多盗汗。但古之所谓虚劳，皆属阳虚，则盗汗者，属于阳气之耗散，脉之虚弱细微，亦固其所。若至近今阴虚内热之盗汗，则脉又有虚大浮洪者，固不可以一概论也。

《脉经》一卷《杂脉法》：脉小血少，病在心。

【正义】心为发血之来源，脉是血液之道路，如其脉状偏小，血少何疑，故曰病在心。《脉经》本篇又曰：脉来细而微者，血气俱虚，亦即此理。

又：脉细小紧急，病速进，在中，寒，为疝瘕积聚，腹中刺痛。

【正义】细小紧急，皆主里寒为病，既紧且急，有固结不解之势，故曰速进。曰在中，曰寒，其病为疝瘕积聚，腹中痛，固皆阴寒凝聚之所致也。

又：沉细滑疾者热。

【正义】详前脉沉主病本条。

又：脉沉而细，下焦有寒，小便数，时苦绞痛，下利后重。

【正义】脉沉主里，亦主下焦，沉而且细，里寒下寒之征。小便数者，气虚不固而频数也。绞痛多里寒之证，下利而后重者，气滞不化，阳和不运，故虽自利而后重不爽。

又：脉前大后小，即头痛目弦；脉前小后大，即胸满短气。

【正义】详前脉大主病本条。

又二卷《三关病候篇》：寸口脉细，发热呕吐；关脉细，脾胃虚，腹满。

【正义】寸口脉细，胸中阳衰，故当有胃寒之呕吐，然呕吐二字，大是费解。且发热亦脉证不符，盖传写有误。关脉细，则脾阳不振，故曰脾胃虚而腹满。

又四卷《三部九候脉证篇》：关上脉襜襜大，而尺寸细者，其人必心腹冷积，癥瘕结聚，欲热饮食。

【正义】襜襜，空大之象。《释名·释衣服》：荆州谓禅衣曰布裙，亦曰襜褕，言其襜之宏裕也。寿颐按：据此则襜襜为空大之确证。关上之脉，豁大而空，已是中寒为病，而尺寸皆细，其为寒症明甚，故主病如此。

又：尺脉细微，溏泄下冷利。

【正义】脉细且微，虚寒之证，而又独在尺部，是主下焦，故为病如此。

又：尺脉虚小者，足胫寒，痿痹脚疼。

【正义】尺虚且小，下焦虚寒，故当主胫寒，痿痹不仁脚疼，皆肾脏虚冷之证。

又《杂病脉法》：弦小者寒澼。

【正义】弦小皆阴脉，故主病为寒澼。澼当读为襞积之襞，乃有积滞之义，若后世医家者言，字又作癖，亦即积聚之义。其字本不从水，《集韵》训澼为肠间水，即以通行本《内经》之肠澼一证而附会为之，实非此字应有之训诂。此从水旁之澼字，本与《庄子》洴澼絖①之澼训为漂者，绝不相涉。且肠澼之澼，今新刻东人旧抄本《太素》固皆作辟，无从水旁者。

又：阴邪来见沉细。

【正义】此言阴寒之邪。

又：小弱而涩，胃反。

【正义】胃中无火，则食入反出，是为胃反。脉小弱且涩，皆中气虚寒之确据也。

滑伯仁《诊家枢要》：小，不大也，浮沉取之，悉皆损小。在阳为阳不足，在阴为阴不足。

又：细，微眇也。指下寻之，往来如线，盖血冷气虚，不足以充故也。为元气不足，乏力无精，内外俱冷，萎弱洞泄，为忧劳过度，为积为痛，在内及在下。

【正义】伯仁以脉小与细分作二条，实为骈拇支指②，且又以细为微眇，未免言之太甚。须知细小之脉，在指下固自清晰可辨，不如微之甚也。伯仁亦自谓往来如线，则明明与微字之形势不甚分明者，大有区别。忧劳过度之脉细，亦精液之不足耳。

《濒湖脉学》脉细主病诗：细脉萦萦血气衰，诸虚劳损七情乖，若非湿气侵腰肾，即是伤精汗泄来。寸细应知呕吐频，入关腹胀胃虚形，尺中定是丹田冷，泄利遗精号脱阴。

【正义】湿侵腰肾之脉细，即仲景之所谓湿痹，解已见前。寸细呕吐，即反胃

---

① 洴澼絖：出《庄子·逍遥游》："宋人有善为不龟手之药者，世世以洴澼絖为事。"成玄英疏："洴，浮；澼，漂也；絖，絮也。"

② 骈拇支指：喻多余无用之物。

也。余俱见前。

士材《正眼》：细主气衰，诸虚劳损。细居左寸，怔忡不寐；细在右寸，呕吐气怯。细在左关，肝阴枯竭；细在右关，胃虚胀满。左尺若细，泄利遗精；右尺若细，下元冷惫。

【正义】经言脉细，多主寒冷而言，尚未及于虚劳一证，至伯仁、濒湖、士材乃皆主虚劳。然经言血少气少，其理固已一以贯之。左寸细主怔忡，即心血大虚之候，宜乎不能成寐；右寸细主呕吐气怯，以肺胃阳衰言也。左关细为肝阴枯，体贴极是；右关细为胃胀满，则不可执而不化矣。盖胀满证亦有属实而脉大者，何如止言胃虚，已足包括无遗？遗精亦有相火偏盛者，则其脉不必皆细，惟大虚之体而遗泄，则尺脉无不细微少神，此已是极坏之候。若其左右两尺，分析而言，则终是拘泥不化，不足征也。

石顽《诊宗三昧》：脉之小弱，虽为元气不足，若小而按之不衰，久按有力，又为实热固结之象，总由正气不充，不能鼓搏热势于外，所以隐隐略见滑热之状于内也。设脉小而证见热邪亢盛，则为证脉相反之兆。亦有平人六脉皆阴，或一手偏小者，若因病而脉损小，又当随所见部分而为调适。假令小弱见于人迎，卫气衰也；见于气口，肺胃弱也；见于寸口，阳不足也；见于尺内，阴不足也。凡病后脉见小弱，正气虽虚，邪气亦退，故为向愈。设小而兼之以滑实伏匿，得非实热内蕴之征乎？经云：切其脉口，滑小紧以沉者，病益甚，在中。又云：温病大热，而脉反细小，手足逆者死。乳子而病热，脉悬小，手足温则生，寒则死。此条与乳子中风热互发。言脉虽实大，不至急强，脉虽悬小，四肢不逆，可卜胃气之未艾，若脉失冲和，阳竭四末，神丹奚济。非特主产后而言，即妊娠亦不出于是也。腹

痛，脉细小而迟者易治，坚大而急者难治。洞泄食不化，脉微小流连者生，坚急者死。谛观诸义，则病脉之逆从，可默悟矣。

又：《内经》细脉诸条，如细则少气，脉来细而附骨者积也；尺寒脉细，谓之后泄；头痛脉细而缓为中湿，种种皆阴邪之证验。所以胃虚少食，冷涎泛逆，便泄腹痛，湿痹脚软，自汗失精，皆有细脉，但以兼浮兼沉，在尺在寸，分别而为裁决。如平人脉来细弱，皆忧思过度，内戕真元所致。若形盛脉细，少气不足以息，及病热脉细，神昏不能自持，皆脉不应病之候，不可以寻常虚细论也。

郭元峰《脉如》：细脉细直而软，若丝线之应指，宜于秋冬老弱，为血气两衰之象，或伤精泄汗，或湿气下侵，或泄利脱阴，或丹田虚冷，或胃虚腹胀，或目眩筋痿。《脉经》云：细为血气衰，有此证则顺，否则逆。故吐衄脉沉细者生，忧劳过度者脉亦细，治须温补。春夏少壮，俱忌细脉，谓其与时不合，与形不合也。至有如细之脉，或因暴受寒冷极痛，壅塞经络，致脉沉细，不得宣达，是细不得概言虚，而误施温补，固结邪气也。又有劳怯困殆，脉见弦细而数，盖弦主气衰，细主血少，数主虚火煎熬，奄奄将毙，医于此时，尚欲清之平之，良可概矣。高鼓峰曰：细脉必沉，但得见滑，即是正脉，平人多有之，若见弦数，即是枯脉不治。

第八节　脉长主病

《素·脉要精微论》：长则气治。

【正义】此以无病言。惟其气盛，故脉乃应之而长。谓为气治者，平和不病之为治也。

又：心脉搏坚而长，当病舌卷不能言。

【正义】搏击坚劲，而又迢迢以长，皆气势之太过。心脉得此，而为舌卷不能言者，心阳亢盛，壅菀于上使然，明是有升无降，其为实证，显然易知。而王启玄注此节，于心肺脾胃四节，皆以虚言，真不可解。

又：肺脉搏坚而长，当病唾血。

【正义】肺脉如此，肺气之壅遏窒塞极矣，故当病唾血。脉实证实，夫复何疑？何以启玄作注，反谓肺虚极则络逆，络逆则血泄，不知如何联贯得下，妄作聪明，洵是可骇。

又：肝脉搏坚而长，色不青，当病坠若搏，因血在胁下，令人喘逆。

【正义】肝主藏血，古之恒言。益肝经之络，必与脉管循行，大有关系，所以内有血瘀，而肝脉应之，且长且搏，坚劲有力。启玄于此，亦知为实证，则何以所注心肺脾胃四条，皆以是脉为虚者，将如何而可自圆其说？色不青者，启玄谓诸脉见本经之气而色不应，皆非病从内生云云，则以为此非本脏之自病，故当主颠坠搏击伤瘀之证，说理尚是不谬。

又：胃脉搏坚而长，其色赤，当病折髀。

【正义】胃脉搏坚而长，是胃有实证可知。而曰当病折髀，义不相属，殊不可晓，盖传写容有讹误。合观下文，曰其软而散，当病食痹，则胃脉虚而主食不能化，更可知胃脉实者，必主胃病，折髀二字，毫不相干。然王启玄注乃曰胃虚故病则髀如折，虽欲勉强附会，而全无义理可求，尤其可哂。

又：脾脉搏坚而长，其色黄，当病少气。

【正义】脾脉如是，脾之大气，壅塞甚矣。所谓少气者，盖言气滞于中，而运行不利也。启玄之注，乃曰脾虚则肺无所养，肺主气故少气，迂曲已极，仍不可通。

又：肾脉搏坚而长，其色黄而赤者，当病折腰。

【正义】肾脉太过，是亦肾气郁室不通之证。而谓当病折腰者，盖亦气化不行，而运动不利，有如拗折。腰者肾之腑，肾脏为病，其应在腰也。

《素·平人气象论》：太阳脉至，洪大以长。少阳脉至，乍数乍疏，乍短乍长。

又《至真要大论》：太阳之至，大而长。

《难经》七难：少阳之至，乍大乍小，乍短乍长。太阳之至，洪大而长。太阴之至，紧大而长。

【正义】此言时令阳气之旺，则脉必大而且长。详第一卷时令脉象各条。

《素·五脏生成篇》：青脉之至也，长而左右弹。有积气在心下，支肤，名曰肝痹。

【正义】青为肝色，肝脏之本色已现，是为肝病无疑，而其脉又长而左右搏指，则肝气之郁室已甚，故知其有积气在肝，是为肝气痹着不通之病。支，读为榰撑之榰，字亦作搘。两胠之间，榰撑窒塞，确是肝络循行之分野，色脉如是，固当有是见证矣。

《素·平人气象论》：寸口脉中手长者，曰足胫痛。

【正义】此所谓长，盖即尺部重长之脉，故主下焦为病，而知其足胫之痛。《脉经》一卷《杂脉法》谓长而缓者病在下，义亦同此。或曰长亦指寸脉言，惟其阳尽在上，而下乃阴寒，故足胫为痛，此张石顽之说，亦可两存。

《甲乙经》四卷《经脉篇》：其脉滑大以代而长者，病从外来。《灵·五色篇》同。

【正义】已详上文第六节脉大主病本条。

《伤寒例》：尺寸俱长者，阳明受病也。

【正义】热在阳明，里热甚盛，是气火有余，故脉当长。然所谓长者，仅以形势言，不能包举阳明病之情态，何如仲景本论"伤寒三日，阳明脉大"二句，病情脉理，显然明了。读古人书，能于此同中有异之处，识得毫厘千里之辨，然后知仲圣心传，毕竟不容浅人妄易一字。

《脉经》一卷《杂脉法》：脉长而弦，病在肝。

【正义】长而且弦，肝气太过之脉也。

又四卷《杂病脉》：浮洪大长者，风眩癫疾。

【正义】详脉浮主病本条。

又六卷《肝足厥阴经病证》：肝病其色青，手足拘急，胁下苦满，或时眩冒，其脉弦长，此为可治。

【正义】此皆肝气横逆之证，故脉当弦长，有是证而得是脉，脉证相符，故曰可治。但此是肝气有余，治宜柔肝镇摄，而叔和此节，乃曰宜服防风竹沥汤、秦艽散云云，则误认外风，而治以疏散，宁不为虎傅翼，助之发扬？此是古人之大误，必不可勉强效颦者。

滑伯仁《诊家枢要》：长脉指下有余，为阳毒内蕴，三焦烦郁，为壮热。

《濒湖》长脉主病诗：长脉迢迢大小匀，反常为病似牵绳，若非阳毒癫痫病，即是阳明热势深。

【正义】《濒湖》以脉长主癫痫病，正以此病为气火之有余，故当得此脉，与《素问》气上不下，气血并走于上之义甚合。此吾国旧学家阅历有得之真传，固不

待外国人血冲脑经四字，而早已悟彻是病是脉之源理矣。

士材《诊家正眼》：长脉主病，长主有余，气逆火盛。左寸见长，君火为病；右寸见长，满逆为定。左关见长，木实之殃；右关见长，土郁胀满。左尺见长，奔豚冲竞；右尺见长，相火专令。又曰长而和缓，即合春生之气，而为健旺之征。长而硬满，即属火亢之形，而为疾病之应。旧说过于本位，名为长脉，久久审度而知其必不然也。寸而上过，则为溢脉；寸而下过，则为关脉。关而上过，即属寸脉；关而下过，即属尺脉。尺而上过，即属关脉；尺而下过，即属覆脉。由是察之，然则过于本位，理之所必无，而义之所不合也。惟其状如长竿，则直上直下，首尾相应，非若他脉之上下参差，首尾不匀者也。凡实牢弦紧，皆兼长脉，故古人称长主有余之疾，非无本之说也。

【正义】士材之意，谓长脉上下一贯，其势首尾皆匀，不以过于本位为然，说亦有理，确是细心体验阅历有得之言。但气势既旺，上下皆有超轶①之态，则过于本位一句，确已简而能赅，可使初学易于领会，此宜两存而不悖，又何必执一而不通，竟谓理之必无，义之不合，得毋言之太甚？

石顽《三昧》：伤寒以尺寸俱长，为阳明受病。《内经》又以长则气治，为胃家之平脉。胃为水谷之海，其经多气多血，故显有余之象，然必长而和缓，方为无病之脉。若长而浮盛，又为经邪方盛之兆。亦有病邪向愈而脉长者，仲景云太阴中风，四肢烦疼，阳脉微，阴脉涩而长者为欲愈。盖风本阳邪，因土虚木乘，陷于太阴之经，而长脉见于微涩之中，疼热发

_____

① 超轶：超越；胜过。

于诸阳之本，洵为欲愈之征，殊非病进之谓。且有阴气不充，而脉反上盛者，经言寸口脉中手长者，曰足胫痛是也。此与秦越人遂上急为溢，遂入尺为覆，及上部有脉，下部无脉，关格吐逆，不得小便，同脉异证，不可与尺寸俱长之脉比例而推也。

【正义】石顽解太阴一条，颇有心思，以太阴之气尚盛，故脉尚能长，可以胜邪也。其解足胫痛一条，谓阴气不充，脉反上盛，是以寸口脉三字，只认作寸之一部，上盛而下必不及，虽亦有理，然未免迂曲，似不如以寸口认作寸口三部，解为下部垂长，较为直捷，此亦可两存，以俟临证时之细心体验者。

王子亨《全生指迷方》：长者禀赋气强，胜血而气拥，其人寿。若加大而数，为阳盛内热，当利三焦。

【正义】王氏胜血气拥一句，太嫌费解，当利三焦四字，亦太糊涂。

第九节　脉短主病

《素·脉要精微论》：短则气病。

【正义】脉短属正气之不足，故曰气病。

《素·平人气象论》：寸口脉中手短者，曰头痛。

【正义】此清阳之气，不能上达于诸阳之会，故头为之痛，而脉为之短。其所谓短者，乃是寸部之不及。若阳盛而为头痛，则寸部之脉，又当应之而长，是可举一以反三者。由此推之，则《素问》本节又曰寸口脉中手长者，曰足胫痛，可知为尺脉之垂长，所谓阳气下陷，入于阴中，此足胫所以应之而病也。

《素·平人气象论》：少阳脉至，乍数乍疏，乍短乍长；阳明脉至，浮大而短。

又《至真要大论》：阳明之至，短而涩。

《难经》七难：少阳之至，乍大乍小，乍短乍长；阳明之至，浮大而短；厥阴之至，沉短而敦。

《脉经》五卷引《扁鹊阴阳脉法》：少阳之脉，乍小乍大，乍长乍短；阳明之脉，浮大以短；厥阴之脉，沉短以紧。

【正义】此应时令阴阳之脉象。详第一卷时令脉象本条。

《伤寒论·阳明篇》：发汗多，若重发汗者，亡其阳。谵语，脉短者，死；脉自和者，不死。

【正义】此是汗多亡阳，神昏谵语之证，据脉以为生死之诊。脉和则阴液未竭，故可不死；脉短则营血涸矣，又何恃而不恐？

《脉经》四卷《杂病脉》：浮短者，其人肺伤，诸气微少，不过一年死。法当嗽也。

【正义】脉之短者，其人血气皆少，又加以浮而不实，枝叶虽未有害，而本实先拔，盖吸气不能入于下焦，故脉应之，缩而不长，其败宜矣。互见浮脉主病本条。

又：短而数，心痛心烦。

【正义】脉生于心，故脉短即以诊心脏之病。

伯仁《诊家枢要》：短者，为阴中伏阳，为三焦气壅，为宿食不消。

【正义】脉短而滑是阴中伏阳，其义颇不可解，惟三焦气壅，及宿食不消二者，皆以气滞于里，而脉道不得条达，是亦脉短者应有之义。此虽脉状不及，但是实证非虚证。伯仁之所谓阴中伏阳者，盖即指此，然竟忘却不足之体，应当脉短一层，何其疏略竟至于此。

《濒湖脉学》短脉主病诗：短脉惟于

尺寸寻，短而滑数酒伤神，浮为血涩沉为痞，寸主头疼尺腹疼。

【正义】短为伤酒之诊，其义未详。浮部见短，血涩不利，沉部见短，气结成痞，皆以实证言。寸短头疼，清阳之气，不可布濩也。尺短腹疼，阴凝在下，气滞不宣也。是皆以气不条达立论，于是脉象应之，乃见其短，颇有至理。

李士材《诊家正眼》：短脉在时为秋，在人为肺，肺应秋金，天地之气，至是而收敛，于人应之，故有蓄缩之象而脉短。经云短则气病，盖气属阳而充于肺，故短脉独见，为气衰之兆。惟肺为主气之脏，而脉应短，《素问》所谓肺之平脉，厌厌聂聂，如循榆荚，则短之中自有和缓之象，气仍治也。若短而沉且涩，则气病矣。高阳生谓短脉两头无、中间有，为不及本位，其说不能无弊。盖脉以贯通为义，一息不运，则机缄①穷，一毫不续，则生意绝，岂有断绝不通之理？假使上不通则阳绝，下不通则阴绝，俱为必死之脉矣。

【正义】肺脉短涩，止以形容金体凝肃之意。短涩二字，必不可拘泥字面，执而不化。即曰秋令肃降，于脉当短，亦止较诸长夏之令，发泄有余者，稍形其静穆耳。又何可执定短之一字，不一寻绎其主旨何在耶？高阳生所说两头无六字，确有不妥，士材讥之是矣。

石顽《诊宗三昧》：经云短则气病，良由胃气阻塞，不能条畅百脉；或因痰气食积，阻碍气道，所以脉见短涩促结之状。亦有阳气不充而脉短者，经谓寸口脉中手短者，曰头痛也。仲景亦云汗多重发汗，三阳谵语，脉短者死，脉自和者不死。戴同父云：短脉只当求之于尺寸，关部从无见短之理。昔人有以六部分隶而言者，殊失短脉之义。

【正义】经文短则气病一句，士材以肺气讲，石顽以胃气讲，言虽殊而义则一。惟李主虚者一边说，张主实者一边说，取义亦复各别。要之虚实两层，皆气分必有之病，亦不可偏废。石顽此节，以短与促并论，可知脉促之真义，自有短促不舒一层，此亦不可以歇止看者，可与日本人丹波元简之说促脉彼此参证。

《千金方》论脚气曰：心下急，气喘不停，或自汗数出，或乍寒乍热，其脉促短而数，呕吐不止者，死。日本人丹波廉夫曰：促短而数者，其脉之来去，如催促之短缩而数疾，此毒气冲心，脉道窘迫之所致，乃为死证，是短脉之最可怖者。

【正义】脚气上冲，其人稍觉心下有如舂杵之状，已是毒气上攻，急不可治之候，或为呕吐，或为气喘，有升无降，其候更危。斯时脉状，乃短促急遽，有来无去，皆是绝症。《千金》之论甚确，丹波解之亦精，然医者之阅历未深者不知也，亟录之以备临证时一助。

第十节　脉虚主病

《素·脉要精微论》：胃脉实则胀，虚则泄。

【正义】王启玄曰：脉实者，气有余，故胀满；脉虚者，气不足，故泄利。

又：来疾去徐，上实下虚，为厥巅疾。

【正义】巅疾乃气火上升顶巅之疾，今西国学者谓之血冲脑经，即《素问·调经论》之所谓血与气并，则为实焉。血之与气，并走于上，则为大厥。《脉解篇》又曰阳尽在上，《方盛衰论》又曰气上不下，盖惟阳盛在上，则上独实，故脉

---

①　机缄：古代道家所谓主宰并制约事物的力量。

之来也，阳升之气有余，则其势恒疾速而迫急；亦以阴衰于下，则下已虚，故脉之去也，阴吸之力不足，则其势恒急缓而纡徐，描摹阴阳翕合之理，可谓尽态极妍。

《素·五脏生成篇》：黄，脉之至也，大而虚，有积气在腹中，有厥气，名曰厥疝。

【正义】黄为脾脏本色，其色见黄，则脾病已显，而脉大且虚，则中州大气斡旋，已失其乾健之职，故知其有积气。互见前脉大主病本条。

《素·平人气象论》：病在中，脉虚；病在外，脉涩坚者，皆难治。

【正义】病果在里，而脉反空虚，是为中无所守；病仅在外，而脉乃涩坚，则为里气已窒，有是病而不得是病当有之脉，且适得是病相反之脉，故为难治。《玉机真脏论》又作病在中，脉实坚；病在外，脉不实坚者，皆难治。则以里证脉实，蒂固根深；表证脉虚，真气已馁者言之。句法相似，而其取义攸殊，似相反而未尝不相成。参互观之，具有至理。是在善读古书者心领神会，洞瞩渊微，始能遇方为圭，遇圆成璧，随机觉悟，有触皆通。若必拘拘于字句之间，而疑为理论之彼此歧异则自画之道矣。画，限也。言自为限止而不得贯通也。《论语》：今女画。

《素·玉机真脏论》：真肺脉至，大而虚，如以毛羽中人肤。

【正义】详脉大主病本条。

《素·通评虚实论》：癫疾之脉，虚实何如？曰：虚则可治，实则死。

【正义】癫疾乃血之与气，并走于上为病，气火俱浮，其势汹涌。《生气通天论》所谓血菀于上，使人薄厥。薄，读为迫，逼也。言气血上涌，逼之使厥。苟其脉犹虚而不甚坚实，则冲激之势犹可稍缓须臾，投药尚能中病，故曰可治，即《调经论》

之所谓气反则生也。如其脉来坚实，绝无和缓之气，则冲激之力，有加无已，变幻孔急，药不能反，故不可治，即《调经论》之所谓不反则死也。今西国学家名此证曰血冲脑经，亦曰脑溢血、脑血管爆裂。盖其势稍缓，则为血之冲脑，犹为可治，若其气势甚张，则不仅冲激以震动其脑之神经，直令脑中血管骤然迸裂，而血溢于脉管之外，安得不死？此解剖家所以见死者脑中恒有死血之真病理也。而证以《素问》所言脉理，又皆一以贯之，此上古神圣，洞见隔垣，昭示后学，何等明白，而惜乎后之读者皆不能悟，遂令此病之讹以传讹者，垂二千年，竟无一人能发明此中真义，宁不可叹！此则新学家得其实在证据，而轩岐之学，乃得重光于宇宙，其亦丰城剑气①，自有永久不可埋没之理欤？《素问》本篇又曰：癫疾脉搏大滑，久自已；脉小坚急，死不治。其所谓搏者，盖亦几近于实，惟其大而且滑，犹未坚凝太甚，故尚有可已之望。若脉小而且坚且急，则无一非实结不通之义。又与此条之虚实生死，互为发明，文虽异而理亦在在相符，后之学者，其亦可以读此而得绝大觉悟已。

《素·大奇论》：肾肝并虚为死。

【正义】肾肝是下焦根本之位，生生之基，二脉并虚，是无根矣，安得不死？

《素·刺志论》：脉实血实，脉虚血

① 丰城剑气：《晋书·张华传》谓吴灭晋兴之际，天空斗牛之间常有紫气。张华闻雷焕妙达纬象，乃邀与共观天文。焕曰："斗牛之间颇有异气"，是"宝剑之精，上彻于天耳"，并谓剑在豫章丰城。华即补焕为丰城令，"焕到县，掘狱屋基，入地四丈余，得一石函，光气非常，中有双剑，并刻题，一曰龙泉，一曰太阿。其夕斗牛间气不复见焉。"后用"丰城剑"赞美杰出人才，或谓杰出人才有待识者发现。

虚，此其常也。

【正义】脉是血之隧道，脉之虚实，即是血之虚实，最为质直剀切。

《太素》十五卷《色脉诊篇》：脉孤为消，虚为泄，为夺血。

【正义】脉孤为消，义颇费解。泄利失血，则阴液大伤，于脉应之，其虚宜也。按此节亦见王注《素问·玉版论要篇》，但王本则作"脉孤为消气，虚泄为夺血"，几于不可句读，其有讹误甚明，今以新刻《太素》证之，则王本之讹自可共见，而启玄为是节作注云云，真是梦中呓语。

《甲乙》一卷《津液血脉篇》：血脱者，色白，夭然不泽；脉脱者，其脉空虚。

【正义】《甲乙》此节，以血脱、脉脱各明一义，两两相形，病情显著。今《灵枢·决气篇》无脉脱者三字，则以空虚之脉附属之于血脱条中，虽其理未始不可相通，然与《甲乙》本文终是各道其道，岂后人之有意点窜欤，抑传写者之偶然脱佚三字，盖已不可知矣。夭，读为杳，言其晦滞无华，故曰不泽。凡《素问》言色夭者，义皆如是。

又四卷《经脉篇》：盛则为热，虚则为寒。

【正义】此以脉之常理言之。盛者洪大有力，故主有热；虚者柔靡不振，故主有寒。但就此二句而论，岂不明白了解。然《甲乙经》本节，上文则曰人迎大一倍于寸口，病在少阳，再倍病在太阳，三倍病在阳明，而即以此二句继之，似此之脉盛脉虚，皆以人迎立论，则既一倍、再倍、三倍于寸口，自必为阳盛之象，何以复有虚寒之症，已是难通。而《灵枢·禁服篇》于上文且云一倍而躁，二倍而躁，则既大且躁，而犹有虚寒主病，益不

可道，此古籍残缺之余，文义不属，必不可穿凿附会，而勉强以为之解说者。杨上善注《太素》，谓气内盛为热，故人迎脉盛。其言固顺然又曰阳气内虚，阴乘为寒，故人迎脉盛则仍是望文生义，而几忘其上文之一倍再倍三倍于寸口之义。惟《太素》于上文本不言躁，犹可曰脉大而虚，故主中寒，若如《灵枢》，则且大且躁，而虚则为寒，终难一以贯之矣。

又：盛则胀满寒中，食不化；虚则热中，出糜少气，溺色变。

【正义】此脉盛反主中寒，而脉虚反主中热者，盖盛以坚紧为义，故主寒实于里；虚以滑数为义，故主虚热于中。本节上文言寸口大于人迎三倍，病在太阴，故杨注《太素》云：寸口阴气大于人迎三倍，病在太阴。太阴之病，自有虚实。是以寸口阴盛，则腹中寒气胀满，有寒中食不化；而阴虚阳气来乘，肠胃中热，故大便必糜；少阴气虚，故少气，溺色黄也。

《甲乙》五卷《针道外揣纵舍篇》：其脉滑而盛者，病日进；虚而细者，久以持。

【备考】《灵枢·邪客篇》同。

【正义】见后洪脉主病本条。

《伤寒论·平脉法》：风则浮虚。

【正义】此以外感风邪言之，病尚在表，故脉浮；病未入里，故脉不坚实而虚。此非空虚之虚，不可误会。

《伤寒例》：脉虚身热，得之伤暑。

【正义】暑热伤气，大气已虚，故伤暑者脉虚。

又：阴阳俱虚，热不止者，死。

【正义】津液大耗，表里两竭，故脉阴阳俱虚，而邪热犹炽，阴不敌阳，其何恃而不恐。

《金匮·虚劳篇》：男子平人脉大为

劳，脉虚极①亦为劳。

【正义】劳则气血俱散，故脉空大；劳则气血俱耗，故脉极虚。尤在泾谓大者，劳脉之外著者也；极虚者，劳脉之内衰者也。

又：男子平人脉虚弱细微者，善盗汗也。

【正义】此以汗出已多，津血大耗，故于脉应之，当为虚弱细微。

《脉经》二卷《三关病候篇》：寸口脉实即生热，在脾肺，呕逆气塞；虚即生寒，在脾胃，食不消化。

【正义】此以虚实分诊寒热，乃偶举一端，必不可泥。独不思寒实积滞之症，脉亦坚大；中虚内热之症，脉亦虚大乎？叔和正未之思耳。《濒湖脉学》、士材《正眼》，于虚脉皆有食不消一条，固皆本此，其实不可执一不通也。

《脉经》四卷《辨三部九候脉证》：尺脉虚小者，足胫寒，痿痹脚疼。

【正义】详前脉小主病本条。

滑氏《诊家枢要》：虚为气血俱虚之诊，为暑，为虚烦多汗，为恍惚多惊，为小儿惊风。

【正义】恍惚多惊，心气不足，实即心脏生血之不及，于脉当虚宜也。若小儿惊风。惊为病，多由火盛生风，上冲激脑，其脉正多洪大数疾，安得有虚脉？伯仁盖以惊悸之心气馁怯者而言，慢脾风症有之，断不可以概急惊实热。伯仁虽未知小儿惊痫皆属脑神经病，然岂不知急惊之多热盛耶？

《濒湖脉学》虚脉主病诗：脉虚身热为伤暑，自汗怔忡惊悸多，发热阴虚须早治，养营益气莫蹉跎。血不荣心寸口虚，关中腹胀食难舒，骨蒸痿痹伤精血，却在神门两部居。

【正义】脉虚血虚，固多潮热暮热，

李谓宜于养营是也。又谓益气则滋养肝脾肾之脏真阴，未尝非补益大气之法。若使薛立斋、赵养葵处此，未免误以益气二字，而袭用东垣成方，斯杀之惟恐其不速矣。寸虚属心血不足，即上文所指怔忡惊悸诸证。关虚属脾运无权，故曰䐜胀食入不舒。若骨蒸痿痹，则病在肾家，故以神门之脉应之，此用王叔和神门属肾之说，即是两尺，非掌后锐骨之端手少阴经穴也。

士材《诊家正眼》：虚主血虚，又主伤暑。左寸心亏，惊悸怔忡；右寸肺亏，自汗气怯。左关肝伤，血不营筋；右关脾寒，食不消化。左尺水衰，腰膝痿痹；右尺火衰，寒证蜂起。

【正义】士材此节，皆从濒湖旧说，敷衍为之，无甚精义。以两尺分别水火，虽曰古人多为此说，然拘执不化，终是刻舟求剑，圆机之士慎勿蹈此习气。

景岳《脉神》：虚为无力无神，有阴有阳。浮而无力为血虚，沉而无力为气虚；数而无力为阴虚，迟而无力为阳虚。虽曰微濡迟涩之属，皆为虚类，然而无论诸脉，但见指下无神者，总是虚脉。《内经》曰：按之不鼓，诸阳皆然，即此谓也。故凡洪大无神者，即阴虚也；细小无神者，即阳虚也。阴虚则金水亏残，龙雷易炽，而五液神魂之病生焉，或盗汗遗精，或上下失血，或惊忡不宁，或咳喘劳热；阳虚则火土受伤，真气日损，而君相化源之病生焉，头目昏眩，或膈塞胀满，或呕恶亡阳，或泻痛疼痛。救阴者壮水之主，救阳者益火之源，渐长则生，渐消则死。虚而不补，元气将何以复？此实死生之关也。

---

① 脉虚极：《金匮·血痹虚劳篇》作"极虚"。

【正义】景岳说脉，动辄谓有力即是有神，无力即是无神，语病极多，最不可训。惟以无力无神说此虚脉，则题目恰好，尚为针对。此公最喜用补，亦惟此节颇能相合。然膈塞胀满，泻痢疼痛诸病，纵是真虚，亦未可一例蛮补也。

石顽《三昧》：虚为营血不调之候。叔和以迟大而软为虚，每见气虚喘乏，往往有虚大而数者，故仲景谓脉虚身热，得之伤暑。东垣谓气口脉大而虚，内伤于气，若虚大而时显一涩，为内伤于血。凡血虚之病，非显涩弱则弦细芤迟，如伤暑脉虚为气虚，弦细芤迟为血虚；虚劳脉极虚芤迟，或尺中微细小者，为亡血失精；男子平人脉虚弱微细者，善盗汗出。慎斋有云：脉洪大而虚者防作泻。可知虚脉多脾家气分之病，大则气虚不敛之故。经云脉气上虚尺虚，是谓重虚，病在中，脉虚难治。仲景有脉虚者不可吐；腹满脉虚，复厥者不可下；脉阴阳俱虚，热不止者，死。可见病实脉虚，皆不易治。盖虚即是毛，毛为肺之平脉，若极虚而微，如风吹毛之状，极虚而数，瞥瞥如羹上肥者，皆为肺绝之兆也。惟癫疾之脉虚为可治者，以其神出舍空，可行峻补。若实大，为顽痰固结，搜涤不应，所以为难耳。

【正义】《脉经》以迟大而软为虚，本有语病，石顽以虚大而数一层，为之针对，则叔和之误，更得确证。惟癫疾一条，谓为神出舍空，终是杜撰。然当时脑神经病之理尚未发明，本不可遽以为石顽病，寿颐于上文《素问》本条，已详言之矣。周澄之《脉义》亦曰石顽神出舍空二句大谬。乃又谓脉虚为邪未深痼之义，须知此是内伤，阴虚阳浮为病，非可以外邪说。澄之一生，亦未知癫疾之真相，所以误认是外邪。

第十一节　脉实主病

《素·脉要精微论》：胃脉实则胀，虚则泄。

又：来疾去徐，上实下虚，为厥巅疾。

【正义】二条并见上文脉虚主病本条。

《素·平人气象论》：脉小实而坚者，曰病在内。

【正义】脉实且坚，皆主里病，故曰在内。

《素·平人气象论》：泄而脱血，脉实难治。

《素·玉机真脏论》：脱血而脉实，难治。

【正义】泄利失血，皆为虚证，而脉来反实，则病势方甚而正气已衰，故曰难治。且恐有真脏脉之如张弓弦，或辟辟如弹石者，是无和缓气之绝脉，又岂独难治而已耶。

《素·玉机真脏论》：脉实以坚，谓之益甚。

又：病在中，脉实坚，难治。

【正义】脉实且坚，病根深固，故曰益甚，曰难治。

《素·通评虚实论》：巅疾之脉，虚则可治，实则死。

【正义】详上虚脉主病本条。宋人校语引巢元方《病源》，亦云沉小急实，死不治。

又：消瘅脉实大，病久可治；悬小坚，病久不可治。

【正义】详见脉大主病本条。

《素·刺志论》：脉实血实。

【正义】脉是血管，脉实血实，此以平时之脉实而言。然果有血分实滞之症，而脉应之，则必为实大坚牢诸象，亦此理耳。

《伤寒论·阳明篇》：脉实者，宜下之。

【正义】阳明里实，故脉应之而亦实，则当用下法，亦复何疑。

又《劳复篇》：伤寒差后，脉沉实者，以下解之。

【正义】详沉脉主病本条。

《脉经》二卷《三关病候篇》：寸口脉实，即生热，在脾肺，呕逆气塞；关脉实，胃中痛；尺脉实，小腹痛，小便不禁。

【正义】此叔和分寸口三关以诊脉实之主病也。然仅举一端，却不可谓脉状坚实之主病止有此数，且尺实何以主小便不禁，其理殊不可解，或传写有错误乎？考《濒湖脉学》实脉条有自注，谓《脉诀》言小便不禁，《脉经》言尺实小便难，似李所见之《脉经》独异，按之病理，当从李说为长。详见后《濒湖脉学》条。

《脉经》四卷《杂病》：脉水谷来见坚实。

【正义】此以水积食滞，而脉坚且实，亦脉实主病之一端耳。

滑伯仁《诊家枢要》：实脉为三焦气满之候，为呕，为痛，为气寒，为气聚，为食积，为利，为伏阳在内。左寸实，心中积热，口舌疮，咽疼痛；实大，头面热风烦燥，体痛面赤。关实，腹胁痛满；实而浮大，肝盛，目暗赤痛。尺实，小腹痛，小便涩；实而滑，淋沥茎痛，溺赤；实大，膀胱热，溺难；实而紧，腰痛。右寸实，胸中热，痰嗽烦满；实而浮，肺热，咽燥痛，喘咳气壅。关实，伏阳蒸内，脾虚食少，胃气滞；实而浮，脾热，消中善饥，口干劳倦。尺实，脐下痛，便难，或时下痢。

《濒湖脉学》实脉主病诗：实脉为阳火郁成，发狂谵语吐频频，或为阳毒或伤食，大便不通或气疼。寸实应知面热风，咽疼舌强气填胸，当关脾热中宫满，尺实

腰肠痛不通。

【正义】濒湖自注曰：《脉诀》言小便不禁，与《脉经》尺实小腹痛小便难之说何相反，洁古不知其谬，决为虚寒，药用姜、附，误矣。

颐按：据东璧氏说，则所见《脉经》作尺实小便难，于理为近，然今本《脉经》皆作小便不禁，且其下更有针关元补之止小便等句，其非讹误又甚明，岂东璧所见之本不同耶？戴同父《脉诀刊误》亦云《脉经》小便不禁，必传写之误，不应濒湖所见独异。高阳生《脉诀》亦作小便不禁，则仍《脉经》之误耳。

士材《诊家正眼》：实之为义，邪气盛满，坚劲有余，见此脉者，必有大邪大热，大积大聚。

景岳《脉神》：实脉，邪气实也，有阴有阳，为三焦壅滞之候。表邪实者，浮大有力，以风寒暑湿外盛于经，为伤寒瘴疟，为发热头痛，鼻塞头肿，为筋骨肢体痠疼痛，痈毒等证。里邪实者，沉实有力，因饮食七情，内伤于脏，为胀满，为闭结，为癥瘕，为痰饮，为腹痛，为喘呕咳逆等证。火邪实者，洪滑有力，为诸实热等证。寒邪实者，沉弦有力，为诸痛滞等证。凡其在气在血，脉有兼见者，当以类求。然实脉有真假，真实者易知，假实者易误，故必问其所因，而兼察形证，必得其神，方是高手。

【正义】脉之实者，浮中沉皆搏指有力，必为邪盛之象，论者皆无异议，独景岳说到真假之辨，而言之太嫌空论，未能说出其所以假实之理。盖即所谓主虚有盛候者，坚劲不挠，全无冲和之气，邪气实而正已消，真脏脉见，如新张弓弦，辟辟如弹石，皆为必败之候。

石顽《诊宗三昧》：实为中外壅满之象，经云邪气盛则实。非正气本充之谓，

即此一语，可为实脉之总归。夫脉既实矣，纯虚证之必无也；证既实矣，纯假象之必无也，但以热邪亢极而暴绝者有之。其为病也，实在表则头痛身热，实在里则䐜胀腹满。大而实者热由中发，细而实者积自内生。在伤寒阳明病，不大便而脉实，则宜下，下后脉实大，或暴微欲绝，热不止者死。厥阴病下利脉实者，下之死。病脉之逆，从可见矣。盖实即是石，石为肾之平脉，若石坚太过，辟辟如弹石状，为肾绝之兆矣。其消瘅、鼓胀、坚积等病，皆以脉实为可治。若泄而脱血，及新产骤虚，久病虚羸，而得实大之脉，良不易治也。

【正义】石顽热邪亢极一句，仅就伤寒温热病一边着想，若杂病脉实，颇有寒结在里，窒塞不通之症，必不可概以热论，此当据见证以参详，不得但凭于指下也。其所谓阳明脉实宜下，下后而脉实大一证，亦有积滞未净者，如其已无积滞，而脉实大，则亦真脏脉见，所以必死。又谓厥阴下利脉实，下之死，则厥阴之虚利，脉实是相反，故不可下。又谓泄而脱血及新产虚羸，而得实大之脉，皆不易治，因无一非真脏脉之绝证也。

吴山甫《脉语》：实而静，三部相得，曰气血有余；实而躁，三部不相得，曰里有邪。

【正义】实为坚实之象，故曰里有邪。吴谓相得不相得，犹言三部若一不若一耳，然语气殊未了了。

郭元峰《脉如》：实主火热有余之证。或发狂谵语，或阳毒便结，或咽肿舌强，或脾热中满，或腰腹壅痛。或平人实大，主有痼疾，宜先下之；或痈疽脉实，急下之，以邪气在里故也。又有如实之脉，久病得此，孤阳外脱，脉必先见弦数滑实，故书云久病脉实者凶，其可疗以消伐之剂乎？更有沉寒内痼，脉道壅滞，而

坚牢如实，不得概用凉剂，但温以姜、桂之属可也。又有真阴大亏，燎原日炽，脉见关格，洪弦若实，法几穷矣，尚可清凉乎？以上三证，皆假实脉，非正实脉也。

【正义】平人实大四字，殊不可解，必有讹误。

周澄之《脉义简摩》：《内经》言邪气盛则实，此实字所赅甚广，必有兼脉，非正实脉也。凡实热者脉必洪，但洪脉按之或芤；实寒者脉必牢，但牢脉专主于沉。正实者，浮沉和缓，则寒不甚寒，热不甚热，此正盛邪微之实脉也。若夫虚寒者细而实，即紧脉也；积聚者弦而实，或涩而实；孤阳外脱而实者，即《脉经》所谓三部脉如汤沸者也。皆兼他脉，此邪盛正败之实脉也。大抵实脉主有余之病，必须来去有力有神，若但形体坚硬，而来往急缓，则是纯阴之死气矣。

【正义】脉如汤沸乃形容其洪大无根之状态，何得妄以为实象。

第十二节　脉洪主病　脉盛附见

寿颐按：脉大而有力为洪，不仅在形质之粗大，而重在气势之贲张。今之医者，无不知有洪大之脉形，然考其原始，则仲景书中，偶一见之，其后叔和《脉经》乃为习见，而上稽《素》《灵》，《素问》中竟未见一洪字，《灵枢》则《五禁篇》中一见之，是即本于《甲乙》四卷《经脉篇》，皇甫士安所撰集，亦在典午[①]之世，正与叔和同时，此可知洪脉

---

① 典午：①语出《三国志·蜀志·谯周传》："周语次因书版示立曰：'典午忽兮，月酉没兮。'典午者，谓司马也。月酉者，谓八月也。至八月而文王果崩。"按：典、司都有掌管之意；午，生肖为马。"典午"隐指"司马"。晋帝姓司马，后因用"典午"为晋朝的代称。

之名，尚非中古所固有。而所谓盛、所谓躁者，则《素问》《甲乙》屡屡言之，是不可仅知后世之名称，而贻数典忘祖之讥者。兹仍以洪字标题，所以从宜从俗，而即以古书之脉盛主病，并为一条，藉以证明其名虽异而实则同，庶乎考古证今，一以贯之矣。

《素问·脉要精微论》：上盛则气高，下盛则气胀。

【正义】上下以关前关后言，亦可以浮沉言。盛者气势皆盛，即后世之所谓洪也。盛于关前，或盛于浮部，其主病皆在上，故知其气高而冲激于上；盛在关后，或盛在沉分，其主病皆在于里，故知其气塞而胀满于中。宋校谓全元起本高作鬲，则以鬲中言之，主病固亦在上焦也。

又：夏日在肤，泛泛乎万物有余。

【正义】此夏令当旺之脉象。泛泛有余者，以阳盛在外而脉乃应之，是其宜也。后世每谓夏日洪脉大者，其义本此。详第一卷时令脉象中。

《素·平人气象论》：寸口脉浮而盛者，曰病在外。

又：脉盛滑坚者，曰病在外。

【正义】浮而且盛，主病在表，故曰在外，言外感之表症也。又曰盛而滑坚，则虽坚劲有力，而犹往来流利，尚与里症之脉，坚着沉实者不同，故亦曰在外。《甲乙经》四卷《经脉篇》亦曰人迎脉滑盛以浮者，病曰进，在外。《伤寒例》亦曰脉盛身寒，得之伤寒，皆与此同意。

又：盛而紧曰胀。

【正义】脉盛有力，而又坚紧，皆里气窒滞不通之象，故知其病之为胀满。《脉经》四卷《杂病脉篇》亦曰盛而紧者胀。《甲乙》四卷《经脉篇》亦曰盛则胀满，寒中，食不消化。

又：安卧脉盛，谓之脱血。

【正义】脉盛而主脱血，盖以气火方张，而血行不循其常道，故当有血溢暴涌之病。惟《素问》经文乃曰安卧脉盛，义不可通。考《太素》十五卷《尺寸诊篇》则以安卧二字属上句解衍连文，于义为顺，而此句则脉上有尺字，是专以尺部言之。尺脉盛而主失血，则相火不藏，而血暴注也。

又《玉机真脏论》：脉盛，皮热，腹胀，前后不通，闷瞀，此谓五实。

【正义】盛者，浮中沉俱大而有力，故为五实之一。

又《三部九候论》：盛躁喘数者，为阳，主夏，故以日中死。

【正义】详数脉主病本条。喘字当为搏字之讹，说已见前。

又《评热病论》：汗出而脉尚躁盛者死。

【正义】此以热病而言。阳邪方盛，脉躁而盛，亦固其所。若已得汗，则表里已和，津液已通，热当解，而脉当静，方为佳象。若汗虽出而脉仍躁盛，则津液外越，而内热犹炽，阴不敌阳，邪气胜而正气衰矣。《甲乙》七卷《热病篇》亦曰热病已得汗，而脉尚躁盛者，此阴脉之极也，死；其得汗而脉静者，生。热病脉常躁盛而不得汗者，此阳脉之极也，死；其脉躁盛，得汗而脉静者，生。《太素》二十五卷《热病说篇》《灵枢·热病篇》大同小异。

寿颐按：阴脉之极，义不可解。杨注《太素》曰阴极无阳，更不可通。总之躁盛是阳脉，热病是阳症，安得说到阴字一边去。《甲乙》四卷《经脉篇》亦曰热病脉静，汗已出脉盛躁，是一逆。《灵·五禁》同。《伤寒例》亦曰脉阴阳俱盛，大汗出不解者死。其义皆同。

又《病能篇》：人迎甚盛，甚盛者

热。人迎者，胃脉也，逆而盛，则热聚于胃口而不行，故胃脘为痈也。

【正义】此之人迎，说者皆以颈结喉两旁之人迎穴言。《经脉篇》人迎之穴，属胃之经，固是信而有征。胃热生痈，而人迎脉盛，其理亦何尝不确。然苟以实在生理征之，则颈旁大脉，即是心脏发血管上行之两大支，其管甚巨，按其脉形，无不大三四倍于寸口，必不足以辨病情之虚实，此盖古人理想之辞，殊未可信。寿颐谓凡《内经》所称人迎脉者，皆是左为人迎之人迎，惟本节上文又曰当候胃脉，胃脉当沉细，义不可通，且与人迎甚盛一句适得其反，而乃并见于一节文中，上下何能贯串。王启玄注妄谓沉细为寒，寒气格阳，故人迎脉盛，望文生义，曲为之说，似乎左右咸宜。然则胃脘生痈者，究属是寒是热，骑墙之论，适以误人，那得有此病理，启玄亦太愦愦矣。

又《调经论》：阴盛生内寒，奈何？曰：厥气上逆，寒气积于胸中而不泻。不泻，则温气去，寒独留，则血凝泣，凝则脉不通，其脉盛大以涩，故中寒。

【正义】详脉大主病本条。

《甲乙》四卷《经脉篇》：人迎盛紧者伤于寒，脉口盛紧者伤于食。《太素》十四卷《人迎脉口诊》同。《灵·五色》则紧皆作坚，脉口作气口。

【正义】脉紧且坚，皆主实邪为病。人迎见之，外伤于寒邪；气口见之，内伤食积。所谓左为人迎，右为气口，人迎主外，气口主内也。

《甲乙》四卷《病形脉诊篇》：尺肤热甚，脉盛躁者，病温也，其脉盛而滑者，汗且出也。汗，今本《灵枢》作病，误；《脉经》《太素》皆作汗，与《甲乙》同。

【正义】详脉数主病本条。

《甲乙》四卷《经脉篇》：盛则为热，虚则为寒。《灵·禁服篇》同。

【正义】详脉虚主病本条。

《甲乙》五卷《针道外揣纵舍篇》：其脉滑而盛者，病日进；虚而细者，久以持。《灵·邪客》同。

【正义】脉盛且滑，其势方张，故为日进；若其虚细，则邪虽不实，而正气已馁，调复亦岂易易，故为持久之象。《太素》二十三卷《杂刺篇》曰：视其脉坚且盛且滑者，病日进；脉濡者病持下。语虽不尽同，然意义与此无别，当即从此而出。濡，当读为耎。

又四卷《经脉篇》：病泄脉洪大，为五逆之一。《灵枢·五禁篇》同。

【正义】泄利多虚寒之证，脉当小弱，而反洪大，苟非阳盛格阳，何以有此？或为中气欲脱，豁大无根，或为胃气已绝，搏指刚劲，是即真脏脉见，故为逆候。

《伤寒论》：桂枝汤，大汗出后，脉洪大者，白虎加人参汤主之。

【正义】详脉大主病本条。

《辨脉法》：脉浮而洪，身汗如油，喘而不休，水浆不下，体形不仁，乍静乍乱，此为命绝也。

【正义】详脉浮主病本条。

《金匮·蛔虫篇》：问曰：病腹痛有虫，其脉何以别之？师曰：腹中痛，其脉当沉若弦，反洪大，故有蛔虫。

【正义】腹痛属寒者多，气凝于里，故其脉多沉而弦。弦即紧而有力，故主凝滞于里，窒塞不通之痛，若者及也。惟有蛔扰动而痛，则非气之滞，而为虫之动，故脉不沉弦而反洪大，是为动而不静之明征。尤在泾曰：必有吐涎及发作有时之证，乃可无疑。

寿颐按：腹中有虫者，唇内多有白点，亦可为辨证之一助。

《脉经》一卷《杂脉法》：脉盛滑紧者，病在外。

【正义】详脉滑主病本条。

又：脉洪大紧急，病速进，在外，苦头发热痈肿。

【正义】详脉大主病。

《脉经》二卷《三关病候篇》：寸口脉洪大，胸胁满；关脉洪，胃中热，必烦满。

【正义】洪大于寸，气盛在上，故主胸胁满闷；洪大于关，气盛在中，故主胃热烦满。叔和此节，独不言尺中洪大，盖已有脱佚。

又四卷《杂病脉篇》：洪则为气。气，一本作热。

【正义】脉洪为气势之贲张，叔和谓洪则为气，自有至理。一本作热，则肤浅矣。

又：浮洪大长者，风眩癫疾。

【正义】详脉浮主病本条。

又：洪大者，伤寒热病。

【正义】详脉大主病本条。

又：阳邪来见浮洪。

【正望】详脉浮主病本条。

又五卷引《张仲景论脉》：数洪热烦。

【正义】数而且洪，皆主里热。其热在里，则必烦心，故曰热烦。今本《伤寒论·平脉篇》作数则热烦，当以叔和所见之本为是，今本《伤寒论》已为传写讹误。盖仅言脉数，亦有不尽属于热证者，惟数而洪大，则气火俱盛，是为内热无疑，应以《脉经》为长。

滑伯仁《诊家枢要》：洪为荣络大热，血气燔灼之候，为表里皆热，为烦，为咽干，为大小便不通。左寸洪，心经积热，眼赤口疮，头痛内烦。关洪，肝热及身痛，四肢浮热。尺洪，膀胱热，小便赤涩。右寸洪，肺热毛焦，唾黏咽干；洪而紧，喘急。关洪，胃热，反胃呕吐，口干；洪而紧，为胀。尺洪，腹满，大便难或下血。

李濒湖《脉学》脉洪主病诗：脉洪阳盛血应虚，相火炎炎热病居，胀满胃翻须早治，阴虚泄痢可踌躇。寸洪心火上焦炎，肺脉洪时金不堪，肝火胃虚关内察，肾虚阴火尺中看。

又：洪主阳盛，阴虚之病，泄痢失血久嗽者忌之。

【正义】洪主阳盛，最易灼烁阴液，故谓之血虚阴虚。然其气势滂沛，有力搏指者，仍当从实热一边着想。惟洪大无力，不任重按，则为阴虚于内，浮阳外露，甚非佳象。谓之相火者，濒湖意中，以为此非正当之火，似亦未可厚非。然得此脉者，有外因六淫传经之热，亦有阴虚火旺之热，一概谓之相火，亦不甚妥。其所谓泄痢者，则似指泄泻言，泄而脉洪，脾肾内伤，而脉乃见洪大，脉与病及中气不守，洵是坏症。若滞下之痢，则凡湿热炽盛之证，其脉颇有洪大搏指者，急与清泄，尚易应手，惟久痢内伤，而脉反洪大，则为可虑。失血久嗽，皆是虚证，故脉不宜洪。若热血上涌，其焰方张之时，脉亦多洪大有力，只须清降，亦属易治。凡病皆有始传末传，虚实之异，不可笼统论也。

李士材《诊家正眼》脉洪主病：洪为盛满，气壅火亢。左寸洪大，心烦舌破；右寸洪大，胸满气逆。左关见洪，肝木太过；右关见洪，脾土胀热。左尺洪大，水枯便难；右尺洪大，龙火燔灼。

张景岳《脉神》：洪为血气燔灼大热之候。浮洪为表热；沉洪为里热，为胀满，为烦渴，为狂躁，为斑疹，为头疼面热，为咽干喉痛，为口疮痈肿，为大小便不通,为动血。此阳实阴虚,气实血虚之候。若洪大至极,甚至四倍以上者,是即阴阳离绝,关格之脉也,不可治。

石顽《诊宗三昧》:洪为火气燔灼之候。仲景有服桂枝汤,大汗出,大烦渴不解,脉洪为温病。温病乃冬时伏气所发,发于春者为温病,发于夏者为热病,其邪伏藏于内,而发出于表,脉多浮洪,而混混不清,每多盛于右手[1],当此不行内夺,反与解表,不至热交营度不已也。若温热时行,证显烦渴昏热,脉反沉细小弱者,阳病阴脉也。有阳热亢极而足冷尺弱者,为下虚之证,皆不可治。又屡下而热势不解,脉洪不减,谓之坏病,多不可救。洪为阳气满溢,阴气垂绝之脉,故蔼蔼如车盖者,为阳结。脉浮而洪,身汗如油,为肺绝。即杂病脉洪,皆火气亢甚之兆。若病后久虚,虚劳失血,泄泻脱元,而见洪盛之脉,又非所宜。惟惛浊下贱,脉多洪实,又不当以实热论也。

【正义】石顽此节,乖谬颇多。仲景本论,只有太阳病发热而渴不恶寒者为温病一节。成聊摄注谓发热而渴不恶寒者,阳明也,此太阳受邪,知为温病,非伤寒。盖仲景之冠以太阳病三字,以初起发热言之。然伤寒必当恶寒,此只发热而不恶寒,则非伤寒,而为温病,明明以外感言,何等清楚,聊摄且以阳明释之,亦谓太阳必当恶寒,既不恶寒,即非太阳,然又言太阳受邪云云者,正以外感第一步言之耳。此可证长沙、聊摄两家,皆不附会到伏气一层。若石顽所引服桂枝汤大汗出一节,仲师本文固有服桂枝汤大汗出后,大烦渴不解,脉洪大者,白虎加人参汤主之一节,是由太阳传入阳明之证,何尝有脉洪为温病一句,石顽纵然误记,亦何以不加考察,一至于此,而乃附会伏气,大不可训。寿颐虽不可谓世间无伏气为病,

然伏寒于内,迟久而后发病者,终是极少,温热各证,究是新感者多,只有喻嘉言自弄聪明,大讲其伏气空话,使得有清一代医书,无一人不从伏气着想。自谓能读《内经》冬伤于寒几句,要之阳明病而脉洪大,传经热病,无不如是,为医者但见证治证,已是能事,何必故弄玄虚,走入魔道,作茧自缚。其论时行证两层,曰脉沉细小弱,曰足冷尺弱,则与本节专言脉洪之义何涉。又谓洪为阳气满溢,阴气垂绝之脉,则又似忘却实热脉洪之一层,病果在实火亢盛之时,未必皆其阴液之垂绝者,此在稍有阅历之人,当皆能言之,何以危辞耸听,一至于此。总之全节文义,瑕多瑜少,本可不录,只以《三昧》全书,颇多精粹,久为学子所崇,惟此节太觉怪诞,殊是不伦,惟恐初学误信,故著于录而辨正之。末后谓惛浊下贱之人,脉多洪实,则指苦力粗笨苦工,其蠢如牛者,平常脉象,固有如此,亦非病脉也。

郭元峰《脉如》:泄利失血久嗽,及痞满反胃见洪脉,增剧难瘥。或沉兼弦涩,主痰红火炽之症。又如洪之脉,乃阴虚假热。阳虚暴症,脉虽洪大,按而无力,此又不得投以凉剂,致败胃气。又人临死从阳散而绝者,脉必先见洪大滑盛,乃真气尽脱于外也,不可不察。

【正义】泄泻久嗽皆是虚证,脉反洪大,浮阳外脱,诚是非宜。惟失血者,颇有气火正盛,血随上涌之一候,洪脉是其相应,清之降之,柔肝镇摄,尚多应手,但所失既多,证无热状,而脉见洪大,则为阴脱于里,孤阳外越,其势可危。痞满

---

[1] 右手:《诊宗三昧》此下有"亦有动滑不常者,越人所谓行在诸经,不知何经之动也"22字。

是塞滞之病，其脉本不能洪大。反胃是中寒不能消谷，脉多细弱，而反洪大者，则里寒格阳于外也，亟与温中，脉乃安静。惟脉之洪者，本以气势汹涌，且大且滑而言，乃郭氏反有沉兼涩之一说，太不可晓，且又自谓是痰红火炽，则更不当脉沉兼涩，殊不知郭氏意中作何见解矣。其论如洪之脉，不任重按，即不得用凉药，此层最有精义，诊察时须当细审。又谓阳气外脱者，脉先洪滑盛大，亦是确论，但此时之洪大，亦必按之无根，斯为脱绝之朕兆也。

周澄之《脉义简摩》：洪以来势之盛言，有实热，有虚热，有内热外寒，内寒外热，有湿热，有风热，大致偏主于热。郁者宣之，炽者泄之，虚者补之，实者攻之。

【正义】内寒外热，脉反洪大，即阴盛于里，格阳于外，惟内热外寒，则顿觉非是。伤寒三日，阳明脉大，究为传里之热病，其人已无表寒矣。宣之泄之，补之攻之，诸法皆是。山雷诸为之补一句，曰内寒外热者，必须温之。

第十三节　脉微主病

《甲乙》七卷《热病篇》：热病七日八日，脉微小，病者溲血，口中干，一日半而死；脉代者一日死。《灵枢·热病篇》同。

【正义】详脉小主病本条。

《伤寒论》：太阳病，得之八九日，如疟状，发热恶寒，热多寒少，其人不呕，清便欲自可，一日二三度发，脉微缓者，为欲愈也；脉微而恶寒者，此阴阳俱虚，不可更发汗，更下更吐也；面色反有热色者，未欲解也，以其不能得小汗出，身必痒，宜桂枝麻黄各半汤。

【音注】清，读为圊，厕所也。《急就篇》：屏厕清溷粪土壤。《说文》：厕，清也。字皆作清。

【正义】太阳病至八九日，而仍发热恶寒，是尚未传里，热多寒少。太阳之症，轻而未罢，其人不呕，是无少阳症，圊便自可，是无阳明症，则虽一日二三度发，寒热往来如疟，不可误认为已传之少阳症。脉微且缓，则不紧不浮，无太阳邪盛之脉象，是为病机退舍，将欲自愈之佳象。设或脉状虽微，而恶寒犹盛，则为表邪尚在，而血液不充之明征。曰阴阳俱虚者，言表之阳气，里之阴液，俱形不足，是不可误为实邪，而妄行汗吐下以重其虚者；如或而有赤色，是为阳气怫郁于表，欲达而不能自达，此非实热之面赤，及下虚戴阳之面赤可比。惟其不能自得小汗，所以皮肤发痒，正其邪郁在表，不得发泄之状态，以桂枝麻黄各半汤之轻剂解表，顺其机而透达之，则欲解未解之轻邪自然泄化，此邪轻而正亦不甚充实之脉证治法也。

又：太阳病，发热恶寒，热多寒少，脉微弱者，此无阳也。不可发汗，宜桂枝二越婢一汤。

【正义】此条脉证，与上条皆约略相似，故方虽不同，而药味分量亦约略相同，惟彼多一味杏仁，此多一味石膏耳。然上条之证，病邪已有达表之机，但尚不能自泄，意在用药轻轻疏泄之，助其小汗而邪自可解；此条之症，邪未欲解，而真阳不充，不任发表，意在只用轻剂，防其亡阳之变，则用方之旨，却截然不同。盖此原是大青龙汤之症，惟寒不多，则邪甚轻，又见微弱之脉，则正亦馁，故止用大青龙之小剂，以寒少而少用桂、麻，以热多而亦用石膏，以脉微弱而并用甘草、芍药，陆九芝谓仲景以芍草为补药者，即是此旨。独越婢二字，义不可解，《外台》虽有一名越脾之明文，为之说者谓发汗是发越脾阳之义，然终是附会，此盖上古留贻；传抄失实，不可定矣。

又：太阳中风，脉浮紧，发热恶寒，身疼痛，不汗出而烦躁者，大青龙汤主之。若脉微弱，汗出恶风者不可服，服之则厥逆筋惕肉瞤，此为逆也。

【正义】大青龙证，为表寒极重，而里已郁热，故发汗之麻黄最重，以其烦躁，里热亦盛，故兼用石膏，体重气轻，能清里热而亦疏表气。然发汗猛剂，惟血液充足之人方能胜任。若其人脉微且弱，则虽有是证，而亦不能用是药，厥逆筋惕肉瞤，皆汗出太多，亡阳之变也。

山雷按：此条微弱之脉与上条同，何以上条可用麻、桂，此条慎重叮咛，岂麻黄轻投，可无亡阳之虑耶？要之上条必有当用之症，亦必其人尚能任此轻汗之药，而后可投，非谓微弱之脉，果皆宜于麻黄也。读古人书，皆不可死于句下。许叔微《本事方》有麻黄证，尺脉迟弱，只用建中之法。余辑伤寒温热《古今医案平议》，有虚人感冒一门，论之甚详，诚以误汗之害，自古已然，而于今为烈，读仲景书者，尚其于此加之意焉。

又：脉浮数者，法当汗出而愈。若下之，身重心悸者，不可发汗，当自汗出乃解。所以然者，尺中脉微，此里虚，须表里实，津液自和，便自汗出愈。

【正义】浮数之脉，当以得汗而愈，此指太阳证之恶寒发热者言。若误与下之而身为之重，心为之悸，则津液已伤，中气已馁，虽仍有太阳证，而亦不可仍用汗法。盖其脉已虚，脉必不复浮数，而尺中微弱，不独麻黄、青龙不得妄投，即桂、麻各半等法，亦非所宜。可见仲圣立发汗之法，原是慎之又慎，不仅凭证，惟必以脉为据，奈何麻知几辈编张子和书，浪言三法，而漫无辨别，致令俗子习医，动辄发表，为祸不可胜言。且此节虽谓当自汗出而解，究之其里已虚，汗从何来？苟非和其营血，亦无以张作汗之本，所谓须表里实，津液自和，便自汗出者，必非任其自然，竟不用药，为之医者，岂可不知斡旋之法，虽仲景书中尚未明言，或者书缺有间，容有脱佚，则许学士所以补仲师之未备者，又学子之所不可不知者矣。许学士治案见《本事方》，山雷已录入《医案平议》虚人感冒类。

又：下之后，复发汗，必振寒，脉微细，所以然者，以内外俱虚故也。

【正义】既下之后，中阳伤矣，而又发汗以虚其表，亡阳尤为易易，证则振寒，而脉则微细，岂非亡阳之候？仲景虽只曰内外俱虚，然治法已非温补不可，试观下条，但云身无大热而脉沉微，已必用姜、附回阳之法，则此条又有振寒者，当用之药，盖亦可想而知。

又：下之后，复发汗，昼日烦躁不得眠，夜而安静，不呕不渴，无表证，脉沉微，身无大热者，干姜附子汤主之。

【正义】此下后复汗，已为亡阳之候。昼日阳气当旺，故虚阳外浮而为烦躁不眠；夜则阴旺而虚阳自戢，故能安静，不呕不渴，是里无热；身无大热，则表无热；脉沉且微，岂非纯阴无阳之候？此姜、附回阳之所以不容稍缓者矣。

又：滑数之脉，慎不可灸，因火为邪，则为烦热，追虚逐实，血散脉中，火气虽微，内攻有力，焦骨伤筋，血难复也。

【正义】脉微皆是气血之不足，若加火灸，阴液更伤，是直加体弱者以炮烙之酷刑矣，仲景悬为厉禁，被刺灸家宜书此以为座右之铭。寿颐在沪，尝见一壮实少年，误灸成疮，大溃大乱而成瘵者，虽滋养多时，终于不起，况在柔脆，其奚以堪。

又：太阳病六七日，表证仍在，脉微而沉，反不结胸，其人发狂者，以热在下焦。少腹当硬满，小便自利者，下血乃愈。所以然者，以太阳随经，瘀热在里故也，抵当汤主之。

【正义】详脉沉主病本条。

又《少阴篇》：少阴之为病，脉微细，但欲寐。

【正义】此少阴阴寒在经之脉证，与麻黄附子细辛汤证之发热者不同。

又：少阴病脉微，不可发汗，亡阳故也。

【正义】少阴病苟有发热，仲景亦有脉沉者，用麻、附、细辛发汗之法，然必其人津液尚充，有以作汗，乃可汗之而无虑变幻。则所谓脉沉者，当以沉实有神为主，如其脉微，则阴证而得阴脉，宁非有阴无阳？如再误发其汗，为祸奚复待言。

又：少阴病下利脉微者，与白通汤。利不止，厥逆无脉，干呕烦者，白通加猪胆汁汤主之。服汤脉暴出者死，微续者生。

【正义】少阴病本属阴寒之症，又加泄利而脉微，内外俱寒，阴盛灭阳矣，故主以白通汤。姜、附急温其里，葱白兼通其阳，表里两顾，白通之名义如是。若服此汤而利仍不止，且复肢逆脉伏，则阴寒之盛又进一步，而反干呕发烦，是阴盛于下，格阳于上，真寒假热，故以本方加人尿之下降，胆汁之苦寒，以通其格拒。

寿颐窃谓大苦大寒，和入辛热剂中，终是缚贲育①之手而使临大敌，恐格拒者未必可通，或且偾事而有条，药味入胃，必不能使苦寒之性独行于上，而不减其他诸药之温补下元功力，虽是古法，拙见殊不谓然。后世有热药冷服，及治上热下寒之紫雪包理中丸法者，其理实在仲圣此法

之上。盖古人理想质直，而后人心思灵敏，世固有青出于蓝者，勿谓仲师圣法，必无可以訾议之处。若服汤而脉暴出，则如灯尽油干，浮焰忽发，必不可久；而微续者，则剥复②机械，阴之尽而阳之初，固当由微而至著者也。

又：少阴病下利清谷，里寒外热，手足厥逆，脉微欲绝，身反不恶寒，其人面赤色，或腹痛，或干呕，或咽痛，或利止，脉不出者，通脉四逆汤主之。

【正义】此里寒外热，阴盛于内，格阳于外，与上条白通汤证相近，故所用药物亦大同。

又：少阴病脉紧，至七八日，自下利，脉暴微，手足反温，脉紧反去者，为欲解也。

【正义】此节脉暴微，非微弱无神之微。盖少阴病脉紧，是为寒邪正盛之候，乃既七八日矣，病不加剧，则虽仍下利，而脉之紧者渐和，反见为微，正以少阴病阴霾之气自能退舍，而手足亦温。则所谓微者，即是脉紧反去之佳兆，固不可误认作做细微眇解。亦互详脉紧主病本条。

又《霍乱病篇》：既吐且利，小便复利，而大汗出，下利清谷，内寒外热，脉微欲绝者，四逆汤主之。

又：吐已下断，汗出而厥，四肢拘急不解，脉微欲绝者，通脉四逆加猪胆汁汤主之。

【正义】此阴寒极盛之霍乱证。上吐下利，而小便亦利，自汗又多，关闸尽撤，玄府不收，虽曰内寒外热，其实大汗已是亡阳，更何有热证可言，此非急与回

---

① 贲育：战国时勇士孟贲和夏育的并称。

② 剥复：《易》二卦名。坤下艮上为剥，表示阴盛阳衰。震下坤上为复，表示阴极而阳复。后用以谓盛衰、消长。

阳，尚有何术？若至吐已下断，则此非病渐欲差，而不吐不下，实已吐泻净绝，中无所有，其证更重，故汗出厥逆，四肢且复拘挛，阴霾滔天，真阳已脱绝无余，故四逆汤犹恐不逮，而用加倍之干姜，欲其守而不走，以救此垂绝之微阳。惟此条证是纯阴无阳，而乃反加以胆汁苦寒，其义实不可解，成聊摄虽以补肝和阴强为说法，尚是望文生义，迂曲回护，殊不可训。即曰阴液欲竭，不可不补，则仲景家法，本有汗吐下后加人参之成例在，何忽用此无谓之胆汁，此或传写已有讹误，亦正难言。

《辨脉法》：沉涩弱弦微，此名阴也。阳病见阴脉者死。

【正义】详脉沉主病本条。

又：假令寸口脉微，名曰阳不足，阴气上入阳中，则洒淅恶寒也。

【正义】此阳虚之恶寒，非伤寒之太阳病，惟其人真阳之气不足，故时为之洒淅恶寒。其寒也，必不如太阳病之甚，而脉则无力而微，此表阳虚之证，正与太阳证表实之恶寒，两相对待，而必以脉辨之。其微也，必与脉紧绝端相反矣。

寿颐按：《辨脉法》此节之所谓阳不足、阴不足者，原指其人乏阳气阴血而言，一为阳虚，一为阴虚，是两种病，不是恶寒而复发热之太阳病。乃《辨脉篇》竟以洒淅恶寒而复发热作设问，是又明明太阳病之恶寒发热，而乃可以谓之阳不足，牛其头而马其嘴，宁非大怪？惜乎古今读者，竟无一人能悟及此，曾作专论以畅辨之，所见似尚不谬，附录于下以质明哲。论伤寒辨脉法第三节阳不足阴不足两层之一误再误、歧中又歧。阳虚则外寒，阴虚生内热，语出《素问·调经论》，古今谈医之士，无不知之。唯其所以外寒内热之理，则今本《素问》虽有其说，然立言未免颟顸，

甚非病理之真相，此则当是秦汉以后书缺有间，而浅者补之，乃致空廓无味，一至于此。窃谓上古医经，不当若是之隔膜。寿颐不敏，请以己意，粗浅解之：正唯其人阳气不旺，则阳不胜其阴，热度恒不及他人，故外每畏寒；正唯其人阴液不充，则阴不胜其阳，孤阳每致偏旺，故内乃生热，此其原理，岂不一言而决。然以杂病言之，本是两种病理、两个病情，非谓恶寒发热，同时并作之病，而古人所以连类及之者，原以教人见其病而探其原，乃是辨证之一大要诀，断无有一人之身，而同时具此寒热两证者。此其理盖亦极浅极显，苟其稍具医学知识，当亦人人而能悟之矣。若以此两者之一寒一热，较诸仲景《伤寒论·太阳病篇》之所谓洒淅恶寒而复发热者，真是马牛其风，远不相及。乃《辨脉法》既以恶寒而复发热，联为一气，则明明是太阳病之恶寒发热，而可妄以为阳不足、阴不足，岂非牛头不对马嘴？其大谬者一如可谓外感之恶寒为阳不足，则凡是治太阳病之恶寒，直须必用四逆、姜、附为大壮元阳之唯一要诀，岂不成为绝大笑话？如可谓外感之发热为阴不足，则凡治太阳病之发热，且须以地黄、知、柏为峻补真阴之无上妙药，无怪乎大名鼎鼎之叶氏《临证指南·温热门》治席姓一案，竟以右脉缓弱，认作阴液渐涸，而开手必用熟地、生地、五味、麦冬，竭力以送入鬼门关也。此案陆九芝《世补斋》文已有专论，山雷又申而言之，畅发其谬，极为详尽，已编入拙著《医论稿》中。且阳不足而恶寒，是指阳气；阴不足而发热，是指阴液，皆以病理言，不以脉状言，《辨脉法》又能糊里糊涂说到脉理上去，则凡阳虚之外寒，阴虚之内热，即可据脉以为断，而不必参考诸其他之见证，势必教人以囫囵吞枣，鲁莽灭裂，无往而不败。后

之读者，见其指寸口脉微，名曰阳不足，尺脉弱，名曰阴不足两句，似乎有是脉，当有是证，未尝不脉证相合。其亦知此脉此证，杂病固有之，却是两种病态，必不能合为一人同时之病，而乃硬柏到太阳病之恶寒发热上去，独不知仲景固谓太阳病脉缓者，名为中风，太阳病脉阴阳俱紧者，名曰伤寒，以此知寻常太阳病之恶寒，何尝寸口脉微？若太阳病之脉微无阳而不应发汗者，乃其特殊之证，岂可质直言之，竟曰阳不足则为洒淅恶寒，是必未知有仲圣本论者为之，宁有号为医家者言，而乃东牵西扯，向壁虚构，随意杜撰，至于此极。或者谓其人卫阳不固，所以感寒而恶寒，似乎伤寒者未尝不可谓之阳不足，究竟伤寒脉紧，明是有余之证，有力之脉，胡可瞎说阳脉不足。且仲圣之所谓太阳病阳浮而阴弱者，正以太阳发热，热在皮毛，故阳分之寸脉独浮，而里未传热，下焦无病，散阴分之尺脉犹弱。此弱字非软弱内虚之弱，唯其里尚无病所以脉不强劲，陆九芝谓无病为虚，有病为实，义与此同。而本论又谓阴弱者汗自出，一似阴液虚而不能自守者，则不佞心窃疑之，以为亦非仲景笔墨。又《伤寒例篇》竟谓尺寸俱浮，太阳受病，则明明与仲景之旨大相矛盾，此必浅人抄《素问·热病篇》而妄增者，皆别为一论，以申明之。此太阳受病之尺脉弱，万万不可误疑为阴不足者。而又质直言之曰阴脉不足则发热，则又牵合外感内伤两证为一，是仍仲景书之绝大蟊贼，罪不容诛者也。非特此也，阴气上入，阳气下陷两层，尤其歧中有歧，错中更错，更不知为是说者，作何感想，是何肺肝？盖所谓阴气上入阳中，是为阴寒上逆，下焦寒水泛滥之病，当用真武汤、黑锡丹之类，以镇摄阴霾者。其证或有恶寒，而其脉且外有余而中不足，何尝是寸口脉微？如果寸脉独微，而证有外寒，是乃仲景之所谓其人荣血不足，而表阳不固者，斯当养阴以先益其血，何可误认作下寒上逆，而妄投

纯阳刚燥之药，以劫烁阴津者，此寸微恶寒之别有一证，而非下焦阴霾之上逆明矣。若其所谓阳气下陷入阴，是为东垣所论脾胃内伤，清阳下陷之证，当用参、芪、升、柴以补中升气者，其脉必寸关软而两尺滑盛，重按有神，乃可提出中焦陷下之阳，而无虑下焦根本之拨动，何尝是尺脉独弱。如果两尺脉弱，而为发热，是为肝肾阴虚之潮热，亟亟滋填下焦真阴，方可冀其津液旺而热自已，然犹恐其或鞭长莫及也。若或误以下元阴虚之病，而认作阳陷，妄投升举，则木已摇而复振撼拨动之，是为揠苗手段，杀之惟恐其不速矣。不佞细按此节全文，恰如大雾漫天，莫辨南朔，一误再误，怪不可言，是不知何等妄人，作此呓语，而乃历代注家，尚能依样葫芦，喃喃点缀，此则医学之所以难言也，可不惧哉！

又：脉瞥瞥如羹上肥者，阳气微也。

【正义】羹上之肥，轻浮飘忽，脉状如此，无力虚浮极矣。苟非真阳式微，何以至此。《脉经》四卷瞥瞥作潎潎。凡形容之词，古人书中本无一定，可不拘也。

又：脉萦萦如蜘蛛丝者，阳气衰也。

【正义】萦萦所以状其柔软无力之态，蜘蛛之丝，极细而软，是脉微之最甚者。《脉经》作连连如蜘蛛丝者，阴气衰，虽字面不同，然阳以气言，阴以血言，脉状至此，无非气血俱惫之候而已。

又：脉绵绵如泻漆之绝者，亡其血也。

【正义】见前脉细主治本条。

又：问曰：病有不战不汗出而解者，何也？答曰：其脉自微，此以曾经发汗，若吐若下，若亡血，以内无津液，此阴阳自和，必自愈，故不战不汗出而解也。

【正义】伤寒之所以战汗者，皆正气不旺，邪势方盛，几有正不胜邪之态，故

必出于一战，而后得汗，则正自胜而邪自解。若正不馁者，则自能得汗，必不发战。然亦有既不发战，亦不得汗，而自能解者，则必邪不甚盛，已自退舍，而正亦不甚旺，此必在已经发汗，或曾吐曾下之后，津液已伤，故脉亦微，然尚非极软无神之微脉，止以汗吐下后，津液不甚充足，所以脉不盛大，是为邪已减而正气稍馁，故能不战不汗而病亦解。慎勿以此节之脉微，作正气大虚一路着想，否则几乎正不敌邪，尚安能不战不汗而解耶？亡血内无津液二句，只可作已汗或吐或下后，血液不甚旺看。三若字皆作及字解，犹或然之或字。

又：问曰：伤寒三日，脉浮数而微，病人身凉和者，何也？答曰：此为欲解也，解以夜半。脉浮而解者，濈然汗出也；脉数而解者，必能食也；脉微而解者，必大汗出也。

【正义】伤寒三日，当为邪盛内传之期，果已传里，则脉必大而热必壮。如其脉虽浮数，而尚不盛大有力，身又凉和是病邪渐退，不至内传，故知欲解。此微字亦只以不甚洪大而言，不可作微弱无神看，正与上条同意。解以夜半者，盖阴静阳生之时，一阳来复，正气得助，而邪自退舍耳。脉浮者主表有邪，故当濈然得汗而解。脉数为胃气盛，故主能食。惟脉微者，必不与邪作战，何以反大汗出？上条既谓不战不汗出而解，其义极为透彻，而此条乃更作如是说实不可晓，疑是传写有讹，或者大字为不字之讹，则与上条一以贯之矣。成聊摄注：乃曰脉微主大汗出而解者，邪气微也。全是望文生义，而不顾其理之难安，果如所言，邪气已微，何故反得大汗，试为反诘，其将何以说之。

又：脉微而涩者，此为医所病也。大发其汗，又复大下之，其人亡血，病当恶寒，后乃发热，无休止时。夏月盛热，欲着覆衣；冬月盛寒，欲裸其身。所以然者，阳微则恶寒，阴弱则发热，此医发其汗，令阳气微，又大下之，令阴气弱。五月之时，阳气在表，胃中虚冷，以阳气内微，不能胜冷，故欲着覆衣。十一月之时，阳气在里，胃中烦热，以阴气内弱，不能胜热，故欲裸其身。又阴脉迟涩，故知血亡也。

【正义】此言既汗复下，阴液重伤，以致脉微且涩。微为过下伤其阳气，故脉乃微弱少神；涩为过下伤其阴津，故脉乃涩滞不利。阳虚则恶寒，阴虚则发热，此寒热皆正气不足为病，与外感之寒热不同。王肯堂谓非必遇夏乃寒，遇冬乃热，此但立其例，论其理耳。

《平脉法》：寸口脉微而泄，微者卫气不行，涩者荣血不足。

【正义】脉微而涩，总是气血不足之征。微以轻按得之，故知卫外之气不行；涩以重按得之，故知荣中之血不足。《平脉篇》又曰微者卫气衰，微者卫气疏；又曰趺阳脉微而紧，紧则为寒，微则为虚；又曰寸口诸微亡阳，其义皆同，可以隅反。

《伤寒例》：尺寸俱微缓者，厥阴受病也。

【正义】厥阴为阴之尽，邪传厥阴，受病已深，何以脉微且缓，此义殊不可解。盖本篇文义，瑕瑜互见，极不纯粹，岂独证以仲师率论，多不可通，恐以叔和为之，犹不至错杂如是，只可存而不论，决不当更为涂附，自陷于五里雾中。

《金匮要略·血痹虚劳病脉证篇》：问曰：血痹之病，从何得之？师曰：夫尊荣人，骨弱肌肤盛，重因疲劳汗出，卧不时动摇，加被微风，遂得之。但以脉自微涩在寸口，关上小紧，宜针引阳气，令脉和紧去则愈。又血痹阴阳俱微，寸口关上微，尺中小紧，外证身体不仁，如风痹状，黄芪桂枝五物汤主之。

【正义】古之虚劳多虚寒证，本与今之所谓虚劳多属虚火者，绝端相反，故曰血痹之脉，微涩小紧，皆虚寒之本色，针引阳气，所以导引阳和，黄芪桂枝五物汤亦以和营卫而助其流行，其义一也。惟今之《金匮要略》不可解者，十居其七，则陈振孙《书录解题》明谓王洙于秘阁蠹简中得之，实已断烂残缺，不复可辨，必不可认是仲师旧本，妄为涂附。即如此节骨弱肌肤盛，重疲劳汗出，卧时动摇，因被微风云云，皆无意义可求，何如存而不论为佳。汗家迂曲说之，尽是扣槃扪烛之谈，无一可信。

又：男子平人，脉虚弱细微者，喜盗汗也。

【正义】此亦阳虚之盗汗，于脉应之虚弱细微，亦固其所。

又《疮痈肠证篇》：问曰：寸口脉浮微而涩，法当亡血，若汗出。设不汗者云何？曰：若身有疮，被刀斧所伤，亡血故也。

【正义】微涩之脉，血液必伤，故主病当有失血及汗出之证。设无吐衄自汗之病，则金疮失血之故耳。若汗出之若字，作及字解。

《脉经》一卷《辨脉阴阳大法》：阳微则发汗，阴微则自下。

【正义】阳脉微者，阳气不充，不能固护于表，故主汗自出；阴脉微者，阴液不守，不能主持于里，故主利自下。《脉经》本节，又曰阴微则下利。又四卷《辨三部九候脉证篇》曰：尺脉细微，溏泄下冷利，其义一也。

又同卷《迟疾短长杂脉法》：脉来细而微者，血气俱虚。

【正义】细微皆不足之脉，故主血气俱虚。

又二卷《平三关病候篇》：寸口脉微，苦寒为衄，关脉微，胃中冷，心下拘急；尺脉微，厥逆，小腹中拘急，有寒气。

【正义】脉微主真阳式微，故主病如是。惟苦寒为衄一句，义不可通，盖传写有讹误矣。

又四卷《平杂病脉篇》：微而紧者，有寒。

又：微弱者，有寒少气。

滑伯仁《诊家枢要》：微为虚弱，为泄，为虚汗，为崩漏败血不止，为少气；浮而微者，阳不足，必身恶寒；沉而微者，阴不足，主脏寒下利。左寸微，心虚忧惕，荣血不足，头痛胸痞，虚劳盗汗；关微，胸满气乏，四肢恶寒拘急；尺微，败血不止，男为伤精尿血，女为血崩带下。右寸微，上焦寒痞，冷痰不化，中寒少气；关微，胃寒气胀，食不化，脾虚噫气，心腹冷痛；尺微，脏寒泄泻，脐下冷痛。

《濒湖脉学》脉微主病诗：气血微兮脉亦微，恶寒发热汗淋漓，男为劳极诸虚候，女作崩中带下医。寸微气促或心惊，关脉微时胀满形，尺部见之精血弱，恶寒消瘅痛呻吟。

【正义】《濒湖》此节，惟消瘅脉微，殊似无谓。消是热中，瘅是热病，脉不当微，虽间或有日久正虚，而脉象不足者，然不可舍其常而独言其变，况又言之不详耶。

李士材《诊家正眼》：脉微轻按之似有如无，故曰阳气衰；重按之而欲绝，故曰阳气竭。长病得之，多不可救者，谓正气将至灭绝也；卒病得之，犹或可生者，谓邪气不至深重也。李时珍曰：微主久虚血弱之病，阳微则恶寒，阴微则发热，自非峻补，难可回春。高阳生曰：虚中日久为崩带，漏下多时骨髓枯。尚未足以该微之主病也。

景岳《脉神章》：脉微乃血气俱虚之候，为畏寒，为恐惧，为怯弱，为少气，为中寒，为胀满，为呕哕，为泄泻，为虚汗，为食不化，为腰腹疼痛，为伤精失血，为眩运厥逆，此虽气血俱虚，而尤为元阳亏损，最是阴寒之候。

张石顽《诊宗三昧》：微为阳气衰微之脉，经言寸口诸微亡阳。言诸微者，则轻取之微，重按之微，气口之微，尺中之微，皆属气虚，故其所见诸证，在上则为恶寒多汗少气之患，在下则有失精脱泻少食之虞，总之与血无预，所以萦萦如蜘蛛丝者，仲景谓阳气之衰。尝见中风卒倒而脉微，暑风卒倒而脉微，皆为虚风之象，其脉多兼沉缓。若中寒卒倒而脉微，为阴邪暴逆，所以微细欲绝也。而伤寒尺寸俱微缓，为厥阴受病，病邪传至此经，不特正气之虚，邪亦向衰之际，是以俱虚，不似少阴之脉微细，但欲寐耳。详二经之脉，同一微也，而有阴尽复阳，阳去入阴之异，即太阳经病之脉微，而有发热恶寒，热多寒少，脉微为无阳者；有面有热色，邪未欲解而脉微者；有阴阳俱停，邪气不传，而脉反微者。若以微为虚象，不行攻发，何以通邪气之滞耶？必热除身安而脉微，方可为欲愈之机。若太阳证具，而见足冷尺微，又为下焦虚寒之验，可不建其中气，而行正发汗之例乎？

【正义】脉微总是血气俱虚，石顽独以气言，竟谓与血无预，持论殊不可训，古之人皆不如是说也。其引《伤寒例》之厥阴微缓一条，立说更为模糊，须知邪入厥阴，病势孔急，何得反以邪亦向衰，为《伤寒例》之厥阴微缓勉强涂附，独

未读仲景《厥阴篇》，许多吃重证情，那得概以邪衰二字，信笔涂鸦，且即以厥阴阴尽阳生言之，脉亦必不当微。《伤寒例》中云云，决非仲师手笔，且亦非叔和之言，乱道之尤，胡可不正。又引《太阳篇》脉微两条，谓为宜于攻发，亦失仲景本旨，须知本论亦止用小剂，非发汗之正将，颐于上文已详言之。阴阳俱停，邪气不传二句，尤不可解。周澄之《脉义简摩》四卷，评石顽此节，亦曰诸引《伤寒论》，多非微脉正解，读者详之，可谓先得吾心。

郭元峰《脉如》：脉微：左寸惊怯；右寸气促。左关寒挛；右关胃冷。左尺得微，髓竭精枯；右尺见微，阳衰命绝。

第十四节　脉滑主病

《素·脉要精微论》：涩者阳气有余也，滑者阴气有余也。

【正义】王注：阳有余，则血少，故脉涩；阴有余，则气多，故脉滑。宋人新校正曰：王谓气多，盖误，当是血多。

寿颐按：阳气有余，盖言阳热太过，消烁阴液，则血少而脉为之涩滞不爽；阴气有余，则言阴液充足，即是血多故脉为之滑利。王注气多，确是误字，宋校甚允。《素问》此节之所谓阳气阴气，本非以气血对待立论，故其下即曰阳气有余，为身热无汗，其为阳邪烁阴之义，岂不昭然若揭。迨王氏《脉经》，乃谓滑者多血多气，涩者少血多气，始以气血两字，互较盈虚，盖叔和误认此节阳气为气，阴气为血，而作是说，于理殊嫌未允。盖脉涩洵属血少，然气亦安能独多，果是气盛，脉亦何至涩滞不流。脉滑可谓血多，然气亦决不独少。果是气馁，脉又何能圆滑流利，独不悟《甲乙经·病形脉诊篇》所谓滑者阳气盛微有热一语，岂非滑为气多

之明证。总之，涩者气血皆少，滑者气血皆充，此理至浅，无事深求，何苦以一盈一虚，两两牵合，反致左支右绌，说不过去。惟《病形脉诊篇》亦有大者多气少血，涩者多血少气两语，已在叔和之先同一语病，寿颐终不谓然，且所谓涩者多血少气，正与《脉经》相反，学者更将何所适从，岂非古书之不可尽信者乎！

《素·平人气象论》：人一呼脉三动，一吸脉三动而躁，尺热曰病温；尺不热，脉滑曰病风。

【正义】呼吸之间，脉得六至，热象著矣。而形势又躁而不静，岂非阳邪太过之征，乃又以尺肤之热与不热以辨病温与病风之不同。盖病温者，必发热，则尺肤无不热者，而风亦阳邪，身不发热，则尺肤不热，下指而辨别病态，极其简易矣。《素问》此节病风之下，更有脉涩曰痹一句，《甲乙经》则无之。

寿颐按：此启玄本之衍文，盖脉已呼吸六至，而又加之以躁，名之曰滑可也，安得更有涩之一义？《甲乙经》无此一句是也。《素问》是篇，其下文本有脉滑曰风，脉涩曰痹二句，《甲乙经》亦有之，则以滑涩对待而言，其旨与上文不同。自浅者读之，遂疑上节亦当如是，而妄补此句，初不悟六动而躁之脉，必不能更系之以涩字也。浅人目光之短，固属可嗤，而王氏不知参考，并为作注，望文生义，最足以贻误后学。乃金元以降之医家者言，遂何所谓数而且涩之脉，盖已屡见不鲜，积非成是，皆不悟数涩二义之必不可以并列，斯其陋之尤陋者矣。

又：脉盛滑坚者，病在外。

【正义】详脉洪主病本条。

又：脉滑浮而疾者，谓之新病。

【正义】详脉浮主病本条。滑，今袁刻《太素》作涩，颇觉费解，盖传写

之误。

又：缓而滑曰热中。

【正义】阳热有余，则脉来滑利，然既形势流利，必不可更谓之缓。缓字盖误。王启玄注滑是纵缓之状，非动之迟缓，曲为之说，而义仍不显，徒觉其诘屈聱牙，支离牵强而已。

又：尺涩脉滑谓之多汗。

【正义】汗是阳热达表，故脉为之滑；而尺肤枯涩，则血液耗伤，故知其汗之已多。

《素·玉机真脏论》：脉弱以滑，是有胃气。

【正义】人以胃气为本，脉来滑利，气机活泼之明征也。此所谓弱，非柔弱萎靡之弱，止以其和缓有神，不失之刚劲太过耳。

《素·通评虚实论》：滑则从，涩则逆。

【正义】脉贵有神，故以滑利为顺，涩滞为逆。

又：脉虚气虚尺虚，是谓重虚。所谓气虚者，言无常也；尺虚者，行走恇[①]然；脉虚者，不象阴也。如此者，滑则生，涩则死也，

【考正】脉虚气虚，王注本作脉气上虚，误。宋校正已言之，兹从《甲乙经》订正。

【正义】气虚以在上言，尺虚以在下言，脉虚乃言脉耳。王注云寸虚则脉动无常，以气字训作寸字，大谬。杨注《太素》云：气虚者，膻中气不定也。宋校亦以王注为非，此言其人三者俱虚，而脉犹滑利有神，尚是本实未拔，犹为可治。若脉又枯涩，则阴液已竭，复何所恃。

又：脉满而实何如？曰：实而滑则

---

① 恇（kuāng）：害怕，惊恐，恐惧。

生，实而逆则死。

【正义】上节以虚证言，此节以实证言。盖病无论虚实，而脉固无不以流动活泼为佳也。启玄注即以逆字解作涩字，非训诂之体。宋校云古文简略，辞多亘文，上言滑而下言逆，举滑则从可知，言逆则涩可见，非谓逆之涩也。

寿颐按：后人之论滑脉，多认作坚实有力，刚劲太过，所称各病，每在实热及结滞一边，虽《素问》中亦间有之，如下条所引《大奇论》《四时刺逆从论》，未尝不含有坚劲之意。然滑氏本义，必以柔滑流利为主，若竟认作坚劲结实，其始固仅毫厘之差，然推而广之，终是千里之谬，古人意中滑脉之真，决不如是。细味此节，已是脉满而实，犹曰滑则生，逆则死。是所谓滑者，岂可与坚实之脉，混作一例看耶？然后知滑伯仁《枢要》所举滑脉诸病，殊多误会。

又：肠澼下脓血何如？曰：脉悬绝则死，滑大则生。曰：肠澼之居，身不热，脉不悬绝如何？曰：滑大者曰生，悬涩者曰死。

又：癫疾脉搏大滑，久自已；脉小坚急，死不治，

【正义】俱详大脉主病本条。

《素·大奇论》：心脉搏滑急为心疝。

【正义】疝为气结之病，故于脉应之，搏击而滑急，此滑字以刚劲有力为义，非柔滑之滑。

《素·四时刺逆从论》：厥阴滑则病狐疝风，涩则病少腹积气；少阴滑则病肺风疝，涩则病积溲血；太阳滑则病脾风疝，涩则病积，心腹时满；阳明滑则病心风疝，涩则病积，时善惊；太阳滑则病肾风疝，涩则病积，时善癫疾；少阳滑则病肝风疝，涩则病积，时筋急目痛。

【正义】此诸滑字，皆有坚结及刚劲

之义，与上节同意。涩则凝滞不流，故主病是。

《甲乙》四卷《病形脉诊篇》：心脉滑甚为善渴；微滑为心疝，引脐少腹鸣。肺脉滑甚为息贲，上气；微滑为上下出血。肝脉滑甚为癫疝，微滑为遗溺。脾脉滑甚为㿉癃，微滑为虫毒蚘蝎，腹热。肾脉滑甚为痈癃，微滑为骨痿，坐不能起，起则目无见。《灵枢·邪气脏腑病形篇》同。

【考异】癫疝，《灵枢》作㿉疝。

寿颐按：癫、㿉同字。痈癃，《灵枢》作癃癃，则涉上脾脉之误。

【正义】此诸滑脉，皆有阳盛及坚劲两义，故为病如此。息贲读为息奔，气急而喘息上奔，即上气之甚耳。其中亦有不甚可解者，如上下出血，遗溺及蚘蝎之蝎字，其义未闻，则存而不论。

又：滑者阳气盛，微有热。

【正义】脉滑终是气血和调，所以往来流利。此节明言阳气盛而微有热，则所谓阳气者，专指气血之气而言，非谓阳邪太盛，其旨甚明。此为正气滂沛，而脉行滑爽，是为无病之佳象，与其他主病之滑，态度亦微有不同，然则叔和所谓滑为多血少气者，究竟自有语病，余详见前。

《太素》十四卷《人迎脉口诊》：切其脉口，滑小紧以沉者，病益甚，在中；其脉口滑而浮者，病日损；人迎沉而滑者，病日损；其脉口滑以沉者，其病日进，在内；其人迎脉滑盛以浮者，其病日进，在外。《甲乙》四卷《经脉篇》及《灵枢·五色篇》大同小异。

【正义】详脉浮主病，脉沉主病，脉小主病各条。

《甲乙经》四卷：其脉滑大以代而长者，病从外来。《灵·五色篇》同。

【正义】详脉长主病本条。

又五卷：其脉滑而盛者病日进。《灵·

邪客篇》同。

【正义】详脉洪主病本条。《太素》二十三卷《杂刺篇》视其脉坚，且盛且滑者，病日进，盖亦本此。

又四卷《病形脉诊篇》：尺肤热甚，脉盛躁者，病温也，其脉盛而滑者，汗且出也。

【正义】详脉数主病本条。

《伤寒论》：小结胸病，正在心下，按之则痛，脉浮滑者，小陷胸汤主之。

【正义】详脉浮主病本条。

又：太阳病下之，脉沉滑者，协热利。

【正义】详脉沉主病本条。

又：伤寒脉浮滑，此表有热，里有寒，白虎汤主之。

【正义】此热入阳明，阳邪甚盛，而脉乃浮滑。盖洪大有力之脉，未有不轻按即得者，故谓之浮，其实以滑大为重，与太阳乍病之脉浮不同。

里有寒之寒字，必传写之误，注家多有曲为之说者，皆迂远而非事实，《医宗金鉴》订正作里有热，快刀斩乱丝，芟除无数菖蒲，最为显豁。

又：阳明病谵语，发潮热，脉滑而疾者，小承气汤主之。

【正义】详脉数主病本条。

又《少阳篇》：脉滑而数者，有宿食也。当下之，宜大承气汤。

【正义】宿食不消，则生内热，故脉滑数，而治法宜下。《金匮》亦谓脉数而滑者，实也，此有宿食，下之愈。《金匮》又谓脉紧如转索无常者，宿食也。尤氏《金匮心典》曰：如转索无常者，紧中兼有滑象，不似风寒外感之紧。《脉经》一卷《杂脉法》亦谓脉来滑者为病食。又四卷亦谓浮而滑者宿食。又谓浮滑而疾者，食不消，脾不磨，皆是此意。然

此虽宿食未消，亦未坚结太甚，故脉来数疾，或为浮滑。若其积滞日久，坚实不化，则于脉应之，又当沉涩紧实，而必不浮滑数疾。《伤寒论·可下篇》所谓人病有宿食者，寸口脉浮而大，按之反涩，尺中亦微而涩，故知有宿食。正以积滞不行，脉道亦不流利，此证情有缓急轻重，始传未传之不同，而脉必随之以为变迁，言非一端，义各有当，善读古人书者，当不致胶柱鼓瑟，拘执不化。

又《可下病脉证篇》：下利脉迟而滑者，内实也，利未欲止，当下之，宜大承气汤。

【正义】下利虽似虚象，然脉来滑利，则内有热征，此所谓热结旁流之利，非虚寒症，故宜下之以通其结。成聊摄注引《金匮》，谓滑则谷气实，是即《少阳篇》所谓脉滑宿食之义。

寿颐谓滑乃流利之象，宜以数疾，而必不能迟。此条迟而兼滑，终有语病，正与脉数而涩，同一不妥，读者慎不可尽信古书，刻舟求剑。

又《可下篇》：下利脉反滑者，当有所去，下之乃愈，宜大承气汤。

【正义】此与上条同意，然只言滑而不言迟，于理为长，通因通用，此其是矣。究之仍是热结之不通者耳。若果虚寒之利，脉又何能滑疾耶？

又《辨脉法》：脉大浮数动滑，此名阳也。阴病见阳脉者生。

【正义】详第一卷阴阳虚实节。

又《平脉篇》：脉有弦紧浮滑沉涩，此六者，名曰残贼，能为诸脉作病也。

【正义】此滑脉以阳邪太过而言，故为残贼。

又：趺阳脉滑而紧，滑者胃气实，紧者脾气强，持实击强，痛还自伤，以手把刃，坐作疮也。

【正义】此滑紧之脉，以刚劲太过而言，独见于脾胃之部，是以知其胃实脾强。然是邪实之有余，大失胃气冲和之正，故以把刀作疮为喻，于以知脉贵有神，不得以搏击太过为佳象也。

又《辨脉法》：脉浮而滑，浮为阳，滑为实，阳实相搏，其脉数疾，卫气失度。浮滑之脉数疾，发热汗出者，此为不治。

【正义】此浮滑亦以阳邪太过言之，更加数疾而发热汗出，是为有阳无阴，故曰不治。然则此节之所谓浮滑者，必有风发水涌，往而不复，及豁然无根之势，是以主病如此，非寻常浮滑之脉，可以一例观者，以此知古人所言脉状虽同用一字，而其实皆有刚柔缓急之殊，读者不可不识此言外之意。《脉要精微论》所谓浑浑革革，至如涌泉，病进而危，弊弊绰绰，其去如弦绝者死，殆与此节所谓浮滑之状约略相似。正唯刚劲已甚，一往无前，孤阳独行，真阴已竭，所谓无胃气之真脏脉也。王注今本《素问》作浑浑革至如涌泉，病进而色弊，讹舛至不可读。兹从《甲乙经》《脉经》《太素》诸本订正。

《金匮·妇人杂病篇》：少阴脉滑而数者，阴中即生疮。

【正义】少阴之脉，主在下焦，故少阴脉滑数，当主阴中生疮，此湿热聚于肝肾之经者也。

《脉经》一卷《杂脉法》：脉滑而微浮，病在肺。

【正义】肺位至高，其气在上，故脉当浮，合德于秋，阳中之阴，阳气尚盛，故脉当滑。一本滑作涩，则即《难经》所谓浮而短涩之意，亦燥金静肃之义也，此可两道。

又：脉滑者多血少气，脉涩者少血多气。

【正义】脉滑多血，脉涩少血，固是万无可疑者。然谓滑为少气，涩为多气，必说不去。详见第一条正义。

又：沉细滑疾者热。

【正义】此以滑疾为主，故虽沉细而知其有热，乃热之结于里者。详脉沉主病本条。

又：脉盛滑紧者，病在外。

【正义】此以外感言之，邪在于表，其势方张，故紧而且盛且滑，此即仲师本论伤寒脉紧之义。

又：脉滑浮而疾者，谓之新病。

【正义】病来淹久，正气未伤，故脉滑疾；曰浮者，亦病之轻浅而未入于里也。此疾字不必作疾速太过看，只与滑利同意。

又：脉浮滑，其人外热风走刺。

【正义】风热外袭，其病在表，故脉必浮；风为阳邪，故脉必滑；既浮且滑，大有流利活泼之态，故知其风热之流走而为刺痛。

又：脉来滑躁者，病有热也。

【正义】滑利躁急，皆阳邪太过之征，是以知其有热。

又二卷《寸口三关病候》：寸口脉滑，阳实，胸中壅满，吐逆；关脉滑，胃中有热，滑为热实，以气满，故不敢食，食即吐逆；尺脉滑，血气实，妇人经脉不利，男子溺血。

【正义】脉滑主阳盛，故三关脉滑，主病如是。又第四卷亦曰紧而滑者吐，然特举其一端耳，非谓脉滑之病仅止于此。其尺滑者为妇人经事不利，盖以热壅血结而言；男子溺血，亦龙火太亢，而血行之失其常度者也。

又四卷《辨三部九候脉证》：寸口脉滑而迟，不沉不浮，不长不短，为无病，左右同法。

【正义】此即所谓胃气和缓之脉。滑以流利言，迟以和柔言，非至数之果迟也，亦犹和缓之缓，非急缓之缓，可作一例看，否则既已滑利，势不能与迟滞并作一谈。

又：关上脉滑而小大不匀，是为病方欲进。

【正义】关主中焦，脉滑利，则其气方盛，而反小大不匀，是为中气已失其冲和，故知其病之且将日进。

又：关上脉紧而滑者蛔动。

【正义】关主脾胃，紧者气滞不行；滑主有热，蛔乃湿热不化而生。胃家积湿生热，气滞不调，蛔动宜矣。

又：尺脉滑而疾，为血虚。

【正义】血虚者，阴虚于下也。阴虚则生内热，故尺脉滑疾，有走而不守之势，岂非阴血已虚，不能固摄，而阳浮不守之明征乎？

又：尺脉沉而滑者寸白虫。

【正义】寸白虫，乃虫之蠕动于大肠中者，故于脉应之，尺部沉而且滑，是为下焦湿热不化之明证矣。

又《杂病脉》：滑为实，为下，为阳气衰。

【正义】滑主有热。所谓实者，盖以实热言之也；为下则不可解，必有脱误。又以为阳气衰者，则仍沿用多血少气之例，抑知脉既流利，岂是阳不足之状态，独不思《甲乙·病形脉诊篇》，固已明言滑为阳气盛微有热乎？

又：滑而浮散者摊缓风。

【正义】详脉浮主病本条。

又：滑者鬼疰。

【正义】此滑字之义，盖以脉形不定，飘忽无常言之，实是精气消亡，中无所主之态，固脉家之恶候。古人神道设教，无以名之，遂以属之鬼祟，亦犹乍大乍小，乍长乍短，顷刻变迁之脉，《脉经》亦谓之祟脉，其理固与此节彼此符合者也。

又：短疾而滑，酒病。

【正义】酒客伤脾，中气必馁，故脉为之短；曲蘖积湿，必生内热，故脉必短疾而滑。

又：迟而滑者胀。

【正义】迟为气滞，滑为内实，故当为胀。然滑以流利为义，不当兼迟，惟自叔和以后，言脉象者，恒有以迟滑及数涩二字连属成文，寿颐不敏，终以为不妥。

又：滑疾胃中有热。

又：滑数心中结，热盛。

【正义】滑疾皆主内热。

又：缓而滑曰热中。

【正义】滑主内热。缓者，热伤气而怠缓不前也，尚与前条迟字微有区别，似犹可说。

又：沉而滑者，为下重，亦为背脊痛。

【正义】便脓血者，大都皆里急后重，本是湿热蕴于下焦之病，故脉必沉；证属里热，故脉当滑；背脊属肾，固亦同是下焦为病耳。

又：浮滑疾紧者，以合百病，久自愈。

【正义】浮滑乃病未深入于里之征，故百病得之，可为自愈之兆。疾之与紧，盖亦以来去流利言之。脉既滑爽，正气未馁，病自有可愈之机，此止就一面着想，若以疾紧二字本义思之，则必有不可一例论者，终觉大有语病。

又六卷《脾足太阴经病证篇》：寸口脉弦而滑，弦则为痛，滑则为实，痛即为急，实即为踊，痛踊相搏，即胸胁抢急。

【正义】脉弦且滑，凝固有力，实结在里，故知其为痛为实，所谓急者踊者，亦以状其指下搏击之势耳。苟非气滞不宣，何以脉之偏于刚劲若是？胸胁抢急，固肝络不疏，气机郁结之为患也。

滑氏《诊家枢要》：滑为血实气壅之候。盖气不胜于血也，为呕吐，为痰逆，为宿食，为经闭。上为吐逆，下为气结。滑数为结热。左寸滑，心热。滑而实大，心惊舌强。关滑肝热，头目为患。尺滑，小便淋涩，尿赤，茎中痛。右寸滑，痰饮呕逆。滑而实，肺热，毛发焦，膈壅，咽干，头晕目昏，涕唾黏。关滑，脾热，口臭，及宿食不化，吐逆。滑实，胃热。尺滑，因相火炎而引饮多，脐冷腹鸣，或时下利，妇人主血实气壅，月事不通，若和滑，为孕。

【正义】滑以往来流利为义，指下有神，古人虽有主热主痛主食数条，乃以有力太过者言之。若但见和滑，不甚搏指，必不可概以为闭塞结实之候。《玉机真脏论》脉弱以滑，是有胃气一节，胡可数典忘祖。伯仁此条，皆主热甚及结实一边讲，未免偏见，大失和滑之本旨，盖误于血多气少一语，遂专就气滞着想，乃致所说多不可训，且开口即说血实气壅，气不胜血，尤其根本之误。

《濒湖脉学》滑脉主病诗：滑脉为阳元气衰，痰生百病食生灾。上为吐逆下蓄血，女脉调时定有胎。

又：寸滑膈痰生呕吐，吞酸舌强或咳嗽。当关宿食肝脾热，渴痢癫淋看尺部。

又曰：滑主痰饮，浮滑风痰，沉滑食痰，滑数痰火，滑短宿食。

【正义】李氏元气衰三字，亦为《脉经》多血少气所误，而与滑脉为阳四字联为一句，更是大奇，即所称诸病，瑕瑜参半，亦与伯仁同出一辙。

李士材《诊家正眼》滑脉主病：滑脉为阳，多主痰液。寸滑咳嗽，胸满吐逆。关滑胃热，壅气伤食。尺滑病淋，或为痢积，男子溺血，妇人经郁。

【正义】此条亦多语病，而痰液二字相连，尤其不成文字。

景岳《脉神》：滑为痰逆，为实滞，为呕吐，为满闷。滑大滑数为内热，上为心肺头目咽喉之热，下为小肠膀胱二便之热。妇人脉滑数而经断者，为有孕。若平人脉滑而和缓，此自营卫充实之佳兆。若过于滑大，则为邪热之病。又凡病虚损者，多有弦滑之脉，此阴虚然也。泻痢者亦多弦滑之脉，此脾肾受伤也，不得通以火论。

【正义】景岳此节，语多中肯，所谓虚损泄痢而脉弦滑，皆是阴液大耗，脉不和柔之坏象，若更刚劲太过即真脏脉见矣。

石顽《三昧》：昔人以滑大无力，为内伤元气，曷知滑脉虽有浮沉之分，却无无力之象，盖血由气生，若果气虚，则鼓动之力先微，脉何由而滑耶？惟是气虚不能统摄阴火，而血热脉滑者有之。尝考诸《内经》，有脉滑曰病风，缓而滑曰热中，脉浮而滑曰新病，脉盛滑坚者曰病在外，脉弱以滑是有胃气。滑者阴气有余也，则知滑脉之病，无虚寒之理。他如伤寒温热时行等病，总以浮滑而濡者为可治。故先师论脉，首言大浮数动滑为阳，而杂病以人迎浮滑为风痰，缓滑为中风；气口缓滑为中热，滑数者为宿食；尺中弦滑为下焦蓄血。又呕吐而寸口迟滑为胸中实，下利而关上迟滑为下未尽，厥逆而脉滑为里有实。详此则滑脉之主病可知。平人肢体丰盛，而按之绵软，六脉软滑，此痰湿渐渍于中，而终日劳役，不知倦怠，若安息则重着痿疼矣。夫脉之滑而不甚有力者，皆浮滑、缓滑、濡滑、微滑之类，终非无力之比。滑为血实气壅之脉，悉属有余。妇人身有病而脉和滑者为孕，临产脉滑疾者曰离经。若滑而急强，擘擘如弹石，谓之肾绝。滑不直手，按之不可得，为大肠气予不足，以其绝无和缓之胃气也，故经曰予之短期。

【正义】滑非气虚一层，所见甚是，然又自谓气虚不能统摄阴火，又谓滑为血实气壅之脉，则皆走入魔道，试问与上文如何贯注得下？自矛自盾，此之谓矣。

丹波元简《脉学辑要》：《伤寒论》以滑为热实之脉，曰脉反滑，当有所去，下之乃愈；曰脉滑而疾者，小承气汤主之；曰脉浮滑，此表有热，里有寒，白虎汤主之；曰脉滑而厥者，里有热也；曰脉滑而数者，有宿食也。此皆为阳盛热实之候，然虚家有反见滑脉者，乃是元气外泄之候，学者不可不细心体认。

【正义】脉滑非独流动不滞，抑必含有强盛态度，其主病多为刚盛热实，宜也。丹波此节，说滑字最得真相，引仲景本论，亦皆允当。至谓虚证脉滑，元气外泄，尤为一语破的，要言不烦。

郭元峰《脉如》：滑脉为阳中之阴，往来流利，如珠走盘，若滑而匀平，乃得胃气之脉也，故经云：脉弱以滑，是有胃气；又云：滑者阳气盛，微有热，按之指下鼓击，有力有神，如珠圆活，替替不绝，男得此无病，女得此有胎，乃真滑脉也。若病则属痰饮，浮滑风痰，沉滑食痰。寸滑呕吐，关滑蓄血，尺滑癃淋遗泄。滑大滑数为内热，上为心肺头目咽喉之热，下为小肠膀胱二便之热，亦脉证相应之征也。而特有如滑之脉，骤诊亦似平和，不大不小，不见歇止，不见克胜，息数如常，只觉平动不鼓，𥗨之①而去，稍按即无，此为元气已脱，仅存余气，留连脏腑经络之间，未尽断耳。先于死期旬日内，便见此脉，乃绝脉也，虽卢扁亦难复

起。每见医者，尚于此际，执以为痰，化气消痞，攻剂任投，只速其死耳。至于虚损多弦滑之脉，阴虚而然也；泻利多弦滑之脉，脾肾津液受伤也，此又不得通以火论矣。

【正义】脉之滑者，惟以流利有神取义，总是阳胜之确征。《千金翼》明言滑为阳脉，洵是定评，而郭氏于此乃偏谓为阳中之阴，颇不可解。盖拘泥古人多血少气一说，以为气既少矣，当是阳之不及，遂有此似是实非之谬，此为古人所累者也。而鼓击有力四字，言之亦嫌太过，甚非滑字之真相。其余多是昔人成言，得失参见，未尽精审，寿颐已于前数条备论之。中段如滑一节，则平动不鼓，稍按即无云云，本是大坏之候，何以反谓之如滑，殊属非是。且𥗨之而去一句，更不知其意何若？此形容之大不妥者。又以元气已脱，仅存余气两句相联，亦复不成文字。

第十五节　脉涩主病

《素·脉要精微论》：涩则心痛。

【正义】启玄注曰：涩者往来时不利而蹇涩。

寿颐按：脉乃血液，发源心房，而周流不息，如其涩滞偃蹇，则血液不足，心房无鼓动之力矣。病本于心，故当为心痛，此旧说之最合于生理学者。

又：涩者阳气有余也。阳气有余，为身热无汗。

【正义】阳气以阳邪言，阳邪太过，则灼烁阴液，而脉为之涩，其理极明，非少血多气，多血少气之谓，故继之曰阳气有余，为身热无汗，是其灼热已甚，津液不行之意，尤为彰明较著。余详滑脉主病

———————————

① 𥗨之：《脉如》作𥗨𥗨。

第一节。

又《平人气象论》：脉小弱以涩，谓之久病。

【正义】详脉小主病本条。

又：脉涩曰痹。

【正义】痹为风寒湿三气痹着之邪，久留不去，为痛，为牵引，为顽木不仁，无非脉络受邪，血行蹇涩，而脉来不利，亦固其所。《甲乙经·针道外揣纵舍论》亦曰大以涩者为痛痹。《灵枢·邪客篇》同。《脉经》四卷亦曰涩而紧痹病。

又：尺脉缓涩，谓之解㑊，安卧。

【正义】王注谓寒不寒，热不热，弱不弱，壮不壮，㑊不可名，谓之解㑊。所说病状，不甚可解，而于解㑊二字之义，毫不相涉，甚非诂训之例。且㑊字为字书所无，是以更不可晓。近人莫枚士著有《研经言》四卷，谓解读为懈，㑊当作亦，古亦字通于射，而射有厌义。《诗》：矧可射思。射字作厌怠之意，则所谓解㑊者，其人懈怠而厌倦于事也。诠释字义，申明通假，最是解经上乘，小学正宗。然则王注云云，于病态未尝不是，盖亦有所受之。古之医学，专家授受，自有师承，能言其然，而不能言其所以然者，大都如此。然王氏所谓弱不弱壮不壮，得毋鄙俚可笑？是症似病非病，莫名所苦，颇与《金匮》之所谓百合病者相近。似寒无寒，似热无热，终是气血两衰，精神萎顿，索索无兴，岂非所谓百脉一宗，悉致其病者？则脉之缓涩无神，不亦宜乎？杨注《太素》以解㑊安卧四字为句，则懈怠厌倦之状，尤为明白，古人见解，大抵相同，益可知隋唐时代，相承师说，本是如此，莫枚士所解，确乎不可复易。然则王启玄注本以安卧二字属下句读者，亦甚不妥，是以寿颐恒谓玄学识远在杨上善之下，非奇论也。

又：病在外，脉涩坚者难治。

【正义】病尚在外，则里未受病，而脉反涩坚，是既不流利，又不和柔，已有外强中干之势，是以难治。《玉机真脏论》又曰病在外，脉不实坚者难治。则谓病犹在外，而脉已中虚，是为病在支叶，而本实先拨，又各有当，言非一端，固不害其彼此之两异。况此曰涩坚，则有枯涩无神之象；彼曰不实，则有中空无物之虞，即以字义句法言之，固亦显然有别者耶。

又《通评虚实论》：滑则从，涩则逆，脉气上虚尺虚，是谓重虚。所谓气虚者，言无常也；尺虚者，行步恇然；脉虚者，不象阴也。如此者，滑则生，涩则死也。脉满而实何如？曰：实而滑则生，实而逆则死。

【正义】俱详脉滑主病条中。

又：肠澼下脓血何如？曰：脉悬绝则死，滑大则生。曰：肠澼之属，身不热，脉不悬绝如何？曰：滑大者生，悬涩者曰死。

【正义】详脉大主病本条。

《素·大奇论》：其脉小沉涩，为肠澼。

【正义】肠澼者，言肠有辟积，滞而不行，故脉为之小而沉涩。王启玄注本，此句其字，乃承上句心肝澼亦下血而来，说者必谓此之肠澼，即是心肝二脏之积滞，惟颐窃谓脏者藏而不泻，如谓心肝辟积而为下血，似属难通，或者此二脏中之络脉，有所积滞，则尚可言，然不如径以肠中积滞，质直解之，尤为爽心豁目。

《素·调经论》：阴盛生内寒，奈何？曰：厥气上逆，寒气积于胸中而不泻。不泻则温气去，寒独留，留则血凝泣，凝泣则脉不通，其脉盛大以涩，故中寒。

【正义】脉盛且大，浅者见之，方且

以为阳症阳脉，然惟其寒积不泻，血凝而脉不通，则积寒成实，脉盛而大亦固其所，况更有脉涩之可征乎？此节论内寒，其吃重处，固在于脉之涩，然寿颐则谓盛大二者之脉，皆主郁结实滞，则亦未始非寒实之明征也。

凝泣之泣，说者皆读为涩，是也。然参考古书，泣、涩二字，未见有通假者，盖即涩字之讹，汉人作隶，嗇每作啬，脱去其回，即近于立矣。

《素·四时刺逆从论》：厥阴涩，则病少腹积气。少阴涩，则病积，溲血。太阴涩，则病积，心腹时满。阳明涩，则病积，时善惊。太阳涩，则病积，时善巅疾。少阳涩，则病积，时筋急目痛。

【正义】脉涩为气凝血滞之征，故六经脉涩，皆主有积。其阳明之善惊，太阳之巅疾，少阳之目痛，皆以血气凝滞，升多降少而言，不当以经脉所过作解。王启玄必以经脉附会，则阳明善惊，又将何以说之。

《素·至真要大论》：阳明之至，短而涩。

【正义】此节之三阴三阳，本以时令之阴阳太少而言，则阳明之至，当从《平人气象论》及《难经》七难作浮大而短方合。今本作短而涩者，盖浅人以为阳明燥金，而妄引肺脉之短涩以改之也。要之阳明当王之时，在第二甲子，脉必不当短涩。说详第一卷时令脉象各条。

《甲乙经》十一卷：有病胃脘痛者，诊当何如？曰：诊此者当候胃脉，其脉当沉涩，沉涩者气逆。

【正义】胃脘生痛，乃脘中气血凝结不通之候，故胃脉必当沉而且涩，是为气壅血结之明征。《素问·病能论》涩作细，似不如涩字之确当。《甲乙》

作涩，或是古本之旧，宋校《素问》亦言之，则宋人所见亦是涩字，兹从《甲乙》。

《甲乙》四卷《病形脉诊篇》：心脉涩甚为喑；微涩为血溢，维①厥，耳鸣，癫疾。肺脉涩甚为呕血；微涩为鼠瘘，在颈支腋之间。肝脉涩甚为溢饮；微涩为瘈疭挛筋。脾脉涩甚为肠㿉；微涩为内溃，多下脓血。肾脉涩甚为大痛；微涩为不月②沉痔。《灵·邪气脏腑病形》大同小异。

【正义】脉之涩滞，所应皆气血窒塞为病，此节所叙各症，虽间有不可解者，然大旨约略可见，若必字字求其确凿可信，则古人不作，难言之矣。

《伤寒论》：伤寒阳脉涩，阴脉弦，法当腹中急痛者，先与小建中汤。不差者，与小柴胡汤主之。

【正义】涩生气血之窒滞，弦亦主郁结而不通，阳涩为表有所滞，阴弦为里有所结，故知其腹中当有急痛。且涩之与弦，皆是阴脉，故宜敷布阳和，以通阴霾之郁结。小建中汤，虽以建立中州阳气为主，而桂枝轻扬，未尝不兼以达表，洵是安内攘外，一举两得之妙用。前贤为仲景书作注者，无不以建中二字之故，辄谓桂枝汤一倍芍药，再加胶饴，则专温中，而不达表，一似忘乎桂枝汤之本色者。独不思本条冠以伤寒二字，固仍为太阳病而言，非专治杂病之腹痛，抑且阳脉涩之谓何？若无表证，阳部之脉，胡为涩滞？假令此腹中之急痛，果专属里寒而无表症，小建中固专主温中，则既有是证而投是药，药病针对，又何为而不差？顾仲师乃又立一建中之后，复主小柴之法，一似胸

---

① 维：指阳维、阴维。
② 不月：《脉经》卷三第五、《千金要方》卷十九第一均作"不月水"。

中本无成竹，姑设此两方，试探以异弋获①者，仲师又何以若是之陋？盖此症既阴阳两部，俱见阴脉，则表里皆有阴邪，凡既有表复有里者，治必以里证为急，故先用小建中以安其里。试细味本文有一先字，已明言此方只能治得一半，其所以不差者，正以阳脉涩滞，表之阳气，遏抑已甚，尚非一剂建中，可以遽收全绩，则必以小柴胡升举清阳，始可驱此半在表半在里之阴邪，而收扫穴犁庭②之绩。诚以此是伤寒之邪，由表而渐欲传里之时，必得柴胡春升之气，而表里赖以两解。本节以伤寒两字冠首，原非闲文，读者胡可忽略不讲。若果中寒腹痛，亦安有小柴胡治腹痛之法耶？

又：伤寒八九日，风湿相搏，身体疼烦，不能自转侧，不呕不渴，脉浮虚而涩者，桂枝附子汤主之。

【正义】此伤寒在表，而兼寒湿之症治，故非桂枝汤所能独任。其脉涩者，即是寒湿在表之征，涩字最当注意。余详脉浮主治本条。

又：伤寒若吐若下后，不解，不大便五六日，上至十余日，日晡所发潮热，不恶寒，独语如见鬼状；若剧者，发则不识人，循衣摸床，惕而不安，微喘直视，脉弦者生，涩者死。微者但发热谵语者，大承气汤主之。若一服利，止后服。

【正义】既吐若下，中气已伤，津液已耗，而热犹不解，所以胃肠干燥，不大便五六日以至十余者；日晡时潮热，且不恶寒，阳明热盛，具有确证；独语如见鬼状，是其阴液受灼，神志模糊，已为坏症；尤其剧者，则非仅独语，必循衣摸床，筋脉动惕，微喘直视，斯为阴液耗竭，危状毕臻。病势至此，生死已不可必，则必以脉证之，弦犹有余，尚属实象，故犹可生，涩则无神，已呈败状，安

得不死？然所谓可生者，亦非不药有喜，必也大剂清养，保此一线生机，冀得援登彼岸。此则仲师言外之旨，后学亦当想像得之，勿仅知阳明燥热，大便不行，而径投承气以速之绝。惟脉涩者中无所有，即使仲景复生，亦无以挽回造化耳。若其病势尚未至剧，但有发热谵语，犹无循衣摸床，动惕直视诸恶候，则阴犹未绝，脉必不涩，犹可援急下之列，以存此垂绝之阴。惟在既吐若下之候，即使可用承气者，亦必得当而止，大便利者，即止后服，仲师立法，何其缜密至此。

又：阳明病，谵语，发潮热，脉滑而疾者，小承气汤主之。因与承气汤一升，腹中转矢气者，更服一升，若不转矢气，勿更与之。明日不大便，脉反微涩者，里虚也，为难治，不可更与承气汤也。

【正义】此本阳明热结于里，当用承气之证，然必以脉为断。滑而疾者，阴液未耗，自当急下；若授是汤而未得大便，脉反变涩，则中气之虚已可概见。此条脉涩，与上条同。然彼为必死，此只难治。以上条在既吐若下之后，里已大伤；而此无吐下明文，则犹非坏病。然正以其未经吐下，而脉亦微且涩，可知其人本是里虚，此其所以亦为难治也。伤寒本是实证，而竟得微涩之脉，脉证相反，宁不可危？

又《少阴篇》：少阴病，阳已虚，尺脉弱涩者，复不可下之。

【正义】少阴病亦有里实证，仲师本有急下之例，然若尺脉弱涩，则真阳大虚，何可浪投下剂？此亦具有下证而不可

---

① 以异弋获：以不同的方法获得疗效。弋获，获得。

② 扫穴犁庭：扫荡其居处，犁平其庭院。比喻彻底摧毁敌方。

下者，正与上两条同意。

又：少阴病下利，脉微涩，呕而汗出，必数更衣，反少者，当温其上，灸之。

【正义】少阴病本是有阴无阳，脉微且涩，又皆无阳之征。呕者，胃阳之衰也。汗出者，表阳虚也。既曰下利，而又言更衣反少，则虽自下利，而所下不多，故先温其上，盖即温养胃气，以培中土生生之本耳。

又《厥阴篇》：下利，寸脉反浮数，尺中自涩者，必清脓血。

【正义】厥阴下利，本多虚寒之泄利，然果属寒泄，脉不当浮数，故曰反。成聊摄注：所谓下利者，脉当沉而迟，反浮数者，里有热也。寿颐谓下利而尺脉涩者，本亦可谓下焦虚寒，液伤血耗之候，乃与寸部之浮数同见，则内热可征，而涩乃其血滞不行之明证矣。故知其必清脓血，此即后泄之所谓滞下，而今俗之所谓血痢也。

清，读为圊，厕也。

又五卷：趺阳脉浮而涩，浮则胃气强，涩则小便数，浮涩相搏，大便则难，其脾为约，麻仁丸主之。

【正义】趺阳胃经所过之脉，浮为阳，故曰胃气强；涩则有气血凝滞之征，里热而滞，大便之难可知。约者束也，言受其约束而不行也。此与前潮热谵语二条，同是脉涩，而此独可与大黄、枳、朴者，彼在阳明热盛之时，阴液已伤，而此非热盛伤津，所以有别。然不与承气而与麻仁丸者，亦以脾约之便难，非一朝一夕之故，则不必急下荡涤，而丸以缓治可耳。

又《可下脉证》：问曰：人病有宿食，何以别之？师曰：寸口脉浮而大，按之反涩，尺中亦微而涩，故知有宿食，当

下之，宜大承气汤。《金匮·宿食病篇》同。

【正义】此条浮大而涩之脉，与上条同，大便不行，故宜承气。然尺脉涩者，最多血虚之候，此必别有证状可据，而后可下，非仅凭脉而不问证，即可率尔操觚者也。

《辨脉法》：沉涩弱弦微，此名阴也，阳病见阴脉者死。

【正义】详第一卷阴阳虚实节。

又：脉有弦紧浮滑沉涩，此六者名为残贼。

【正义】涩脉滞而不流，终是气血之不逮，故曰残贼，犹言足以为人之害耳。详脉浮主病本条。

又：脉微而涩，此为医所病也，大发其汗，又复大下之，其人亡血。又阴脉迟涩，故知血亡也。

【正义】过汗伤阳，故脉微；过下伤阴，故脉涩。详脉微主病本条。

《平脉法》：趺阳脉伏而涩，伏则吐逆，水谷不化，涩则食不得入，名曰关格。

【正义】趺阳胃脉，伏而且涩，胃中津液枯矣。故食入而不能化，此之关格，即《金匮》之所谓胃反，后世之所谓噎膈也。

又：寸口脉微而涩，微者卫气不行，涩者荣气不足。

【正义】微以轻得之，故知卫外之气不行；涩以重按得之，故知荣中之血不足。

又：诸阳浮数为乘腑，诸阴迟涩为乘脏。

【正义】说详脉浮主病本条。

《金匮要略·血痹虚劳病证篇》：血痹之病，以脉自微，涩在寸口。

【正义】详脉微主病本条。

又：男子脉浮弱而涩，为无子，精气

清冷。

【正义】浮则无根，弱则无神，涩则无血，故为病如此。

又《呕吐脉证篇》：趺阳脉浮而涩，浮则为虚，涩则伤脾，脾伤则不磨，朝食暮吐，暮食朝吐，宿谷不化，名曰胃反。脉紧而涩，其病难治。

【正义】此即《平脉篇》之关格。浮为中气无主，涩乃脾阴枯涸，谷食不化，则不得下，仍自泛溢而出。尤在泾谓土德本缓，而脉反紧，则肝有余，土气本和，而脉反涩，则血不足，脏真不足，而贼邪有余，故曰难治。《脉经》四卷又曰小弱而涩胃反，则脾胃阴阳两惫而谷不化也。

又《疮痈脉证篇》：问曰：寸口脉浮微而涩，法当亡血，若汗出，设不汗出云何？曰：若身有疮，被刀斧所伤，亡血故也。

【正义】详脉微主病本条。

《脉经》一卷《杂脉法》：脉来涩者，为病寒湿。

【正义】寒湿阴邪，故脉道不利而蹇涩。经言涩为中雾露，盖脉道为阴寒所凝也。

又：脉涩者少血多气。

【正义】详脉滑主病第一条。

又二卷《三关病候》：寸口脉涩，是胃气不足。关脉涩，血气逆冷；脉涩为血虚，以中焦有微热。尺脉涩，足胫冷，小便赤。

【正义】寸主上脘，故曰胃不足。关主中焦，故曰血虚。尺涩则下焦阳衰，故曰胫冷；其又主小便赤者，则津液不充，而溲乃短赤也。

又四卷《三部九候论》：关上脉，涩而坚，大而实，按之不减有力，为中焦实，有伏结在脾肺气塞，实热在胃中。

【正义】脉涩有凝滞不流之态，故亦

主结气实热。明万历时袁氏刻本有校语，谓涩脉与有力相反，今并言者，浮之涩大，按之坚石，故言有力。寿颐窃谓袁说未允。涩者指下之涩滞，以气势言，不在乎应指之有力无力。若气滞血凝，或有实积而脉涩者，何尝不应指有力乎？

又：尺脉涩，下血下利多汗。

【正义】尺主下焦，涩为津伤血耗，故主下血下利。若汗多者，固亦伤液，脉之为涩亦宜，然不当独涩以尺，汗岂下焦所主？是盖误解《素问》尺涩脉滑，谓之多汗二句而附会为之，恐非叔和手笔，及《脉经》此节校语，竟引尺涩脉滑二句为证，尤其一盲群盲矣。《素》之所谓尺涩者，以尺肤言，不以脉言，否则涩与滑二字连类成文，尚复成何文理耶？

又《杂病脉》：涩则少血。

【正义】此只言少血，不曰多气，则是至理名言，确乎不可复易。

又：迟而涩，中寒有癥结。

【正义】既迟而又蹇涩不前，气滞血凝，确乎有据，故主中寒癥结。

滑伯仁《诊家枢要》：涩为少血，为无汗，为血痹痛，为伤精，女人有孕为胎痛，为孕，为败血病。左寸涩，心神虚耗不安，及冷气心痛。关涩，肝虚血散，胁胀胁满，身痛。尺涩，男子伤精及疝，女人月事虚败，若有孕，主胎漏不安。右寸涩，脾弱不食，胃冷而呕。尺涩，大便涩，津液不足，小腹寒，足胫逆冷。

【正义】涩主无汗，盖言津液已耗，而不能作汗，然义亦太晦，殊有语病，且无汗不可以为病名。右寸当作右关，脾胃为病，当诊于关，不诊于寸，《平脉法》之关格，《金匮》之胃反，皆言趺阳脉涩，亦未必不诊于右关也。

《濒湖脉学》主病诗：涩缘血少或伤精，反胃亡阳汗雨淋。寒湿入营为血痹，女人非孕即无经。寸涩心虚痛对胸，胃虚胁胀察关中。尺为精血俱伤候，肠结溲淋或下红。

士材《正眼》：涩为血少，亦主精伤。寸涩心痛，或为怔忡。关涩阴虚，因而中热，右关土虚，左关胁胀。尺涩遗淋，血利可决，孕为胎病，无孕血竭。

又：不问男妇，凡尺中沉涩者，必艰生嗣，正血少精伤之证也。如怀子而得涩脉，则血不足以养胎；如无孕，而得涩脉，将有阴衰髓竭之忧。大抵一切世间之物，濡润则必滑，枯槁则必涩，故滑为痰饮，涩主阴衰，理有固然，无足疑者。

景岳《脉神》：涩为阴脉，为血气俱虚之候，为少气，为忧烦，为痹痛，为拘挛，为麻木，为无汗，为脾寒少食，为胃寒多呕，为二便违和，为四肢厥冷，男子为伤精，女子为失血，为不孕，为经脉不调。凡脉见涩滞者，多由七情不遂，营卫耗伤，血无以充，气无以畅，其在上则有上焦之不舒，在下则有下焦之不运，在表则有精神之短少。凡此总属阳虚，诸家言气多血少，岂以脉之不利，犹有气多者乎？

【正义】涩脉多气少血，自来言脉者，无一不如涂涂附，惟景岳独以为不然，可谓先得吾心。惟阳虚二字则大谬，津伤血耗，明是阴虚，景岳盖误以涩脉属阴，而有此说，然景岳之意，自有温补二字隐隐在不言之中，此公医理，未尝不自有见地，有明一代，确可称为作者，学识远在薛立斋之上，独沉溺于温补一偏，致遭后人物议，是其毕生之大误，寿颐窃为惜之。

石顽《三昧》：涩脉由于津亏血少，不能濡润经络，所以涩涩不调。故经有脉涩曰痹，寸口诸涩亡血，涩则心痛。尺热脉涩为解㑊，种种皆阴血消亡，阳气有余，而为身热无汗之病。亦有痰食胶固，脉道阻滞，而见涩数模糊者，阴受水谷之害也。《金匮》云：寸口脉浮大，按之反涩，尺中亦微而涩，知有宿食。有发热头痛，而见浮涩数盛者，阳中雾露之气也。雾伤皮腠，湿流关节，总皆脉涩，但见浮数沉细之不同也。有伤寒阳明腑实，不大便而脉涩；湿病大热而脉涩；吐下微喘而脉涩；水肿腹大而脉涩，消瘅大渴而脉涩；痰证喘满而脉涩；病在外而脉涩；妇人怀孕而脉涩，皆证脉相反之候。间有因胎病而脉涩者，然在二三月时有之，若四月胎息成形之后，必无虚涩之理。平人无故脉涩，为贫窘之兆；尺中塞涩，则艰于嗣。《金匮》云：男子脉浮弱而涩，则无子，精气清冷。其有脉塞而鼓如省客，左右旁至如交漆，按之不得如颓土，皆乖戾不和，殊异寻常之脉，故《素问》列之大奇。

【正义】涩数二字连属为文，终是不妥。又末段引经文三句，皆非涩脉，且经文本在可解不可解之间，或有讹误，殊未可知，而乃强作解事，自欺欺人，适足以形其头脑之冬烘耳，亦何苦耶！

周正偏《医圣阶梯》：滑为气有余，涩为气独滞。

丹波元简《脉学辑要》：涩脉不仅痰食胶固，又的七情郁结，及痃癖癥气，滞碍隧道而脉涩者，宜甄别脉力之有无，以定其虚实。

【正义】所谓虚者，即津亏血少之涩脉。

吴又可《温疫论》：张崑源之室年六旬，得滞下，后重窘急，日三四十度，脉常歇止，诸医以为雀啄脉，必死之候，咸不用药。延予诊视，其脉参伍不调，或二动一止，或三动一止，而复来，此涩结脉也。年高血弱，下利脓血，六脉结涩，固非所能任。询其饮食不减，形色不变，声音烈烈，言语如常，非危证也。遂用芍药汤加大黄三钱，大下纯脓成块者两碗许，自觉舒快，脉气渐续，而利亦止。数年后又得伤风咳嗽，痰涎涌甚，诊之，又得前脉，与杏桔汤一剂，嗽止脉即调，乃知此妪凡病善变此脉。大凡治病，务决形色，脉证相参，庶不失误，乃可定其吉凶。

【正义】此是歇止无定之脉，实是结脉，而又可乃以涩结二字联属言之，盖涩之甚者，其势自必至此，此叔和《脉经》所以谓涩脉为或一止复来者也。吴氏此案，两次为病，皆属窒塞太过，其脉涩甚而竟至歇止，固其所宜，但后之学者若拘泥此案，而必以时有歇止者始谓之涩，则亦非涩字之正旨。是以刘松峰《瘟疫论类编》，谓涩脉不过不流利，非有歇止，吴氏此说欠妥。又谓如此说来，是结脉近于代脉之象，岂可以涩脉当之？涩脉原无歇止，与滑字相对云云。寿颐谓松峰此条，据涩字本义侃侃而谈，说亦未可厚非，盖惟恐不善读吴又可书者，必以歇止谓之涩脉，亦是差以毫厘，谬以千里。乃日本人丹波氏之《脉学辑要》，又谓松峰不读《脉经》，故曰涩脉无歇止，则又以《脉经》之言，解得太呆，岂独非叔和之意，且亦非吴又可之真旨矣。

郭元峰《脉如》：涩脉主伤精亡血之病，为血痹，为寒湿入营，为心痛，为胁痛，为解㑊，为反胃，为亡阳，为肠结，为忧烦，为拘挛，为麻木，为无汗，为脾寒食少，为二便不调，为四肢厥冷，男子伤精，女子失血，又为不月，为胎病，为溲淋，亦为气滞。经曰：脉弱以涩，是谓久病。然亦有不同者，或人禀赋经脉不利，或七情伤怀莫解，或过服补剂，以致血气壅滞；或饮食过度，不即运化，或痰多而见独涩，或久坐久卧，体拘不运，此又非主于伤精亡血之病也。至于虚劳细数而涩，或兼结代，死期可卜，凡诊此脉，须察病机，庶无谬治。《脉法》云：涩为血少，亦主伤精。寸涩心痛，或为怔忡。关涩阴虚，因而中热。右关土虚，左关胁胀。尺涩遗淋，血利可决，孕为胎病，无孕血竭。

【正义】此节说到过服补药，阻塞气机者，其脉为涩一层，虽似新奇，要亦不诡于正。

第 六 卷

第十六节　脉缓主病 脉静附见

寿颐按：脉缓有和缓、怠缓之分。和缓者，为胃气冲和，不论浮沉迟数，长短大小诸脉，皆当有气度雍容，优游不迫之态，是为平和无病之佳象。详见胃神根。惟怠缓、弛缓，则懈而不前，方为病脉。兹篇诸脉主病，皆以病言，则必怠缓之脉，始入于录，而和缓不与焉。又《内经》及仲景本论，皆有脉静一说，虽后世之人言二十八种脉象者，无此一条，然其源甚古，不可数典忘祖。寻绎静字本义，当与动字相为对待，惟动脉之义，则取象于如珠替替，别有一说，与动静之动，微有不同。而脉之静者，则以形势镇静取义，当与躁字相为对待，则躁有疾急刚暴之态，自类于数，已附入数脉条中，而静有宁戢安潜之状，乃类于缓，故以古书静脉诸条，附见此缓脉条中，或尚不悖于分别部居，不相杂厕之理欤！

《素·平人气象论》：缓而滑曰热中。

【正义】见脉滑主病本条。

又：尺脉缓涩，谓之解㑊安卧。

【正义】见脉涩主病本条。

《甲乙》四卷《病形脉诊篇》：心脉缓甚为狂笑；微缓为伏梁，在心下，上下行，有时唾血。肺脉缓甚为多汗；微缓为痿瘘偏风，头以下汗出不止。肝脉缓甚为善呕；微缓为水瘕痹。脾脉缓甚为痿厥；微缓为风痿，四肢不用，心慧然若无病。肾脉缓甚为折脊；微缓为洞，洞者食不化，下嗌还出。《灵枢·邪气脏腑病形篇》大同小异。《太素》十五卷《五脏脉诊篇》偏风作漏风，善呕作善欧。

【正义】《甲乙》此节所述脉状，以合诸证，本多不甚明了，未尽可解，而尤以脉缓数段，尤其晦涩，更难索解，若必勉强附会而敷衍说之，终是自欺欺人，寿颐必不敢蹈此陋习，姑且存而不论。二洞字下，今本《甲乙经》皆有泄字，《太素》及《灵枢》皆无之。

寿颐按：此以食不能化，下咽还出者，名之为洞，则洞乃呕吐之病，非泄泻也。《甲乙》二卷《经脉根结篇》亦曰仓廪无所输，膈洞，正与此同。《灵·根结篇》同，则《甲乙经》二泄字为衍文，盖因本节下文有小甚为洞泄，而浅人妄增者也。《太素》《灵枢》无泄字者，是兹据以订正。

又：缓者多热。

【正义】此热盛气耗，而脉乃为之怠缓不前，所谓壮火食气者是矣。然以见证参之，更必有据，非仅以脉之怠缓为断可知。

《素·阴阳别论》：所谓阴阳者，静者为阴，动者为阳。

【正义】此以脉来之气势分阴阳也，静是安静而不躁急，动是流利而不涩滞，为阴为阳，其义最易辨识。此静字有和缓安舒之态度，动字非厥厥动摇之动脉也。

《素·平人气象论》：风热而脉静，难治。

【正义】风为阳邪，热为阳证，于脉应之，浮躁粗大，是其宜也。而反静者，脉证不合，变幻必多，故曰难治。所谓静者，不仅以至数之迟缓言，其脉形必兼细小，其气势亦必软弱，故古人以与盛躁相为对待，是静字之正义也。《玉机真脏论》风热作病热。《太素》十四卷《四时脉诊篇》作病热脉清静。

寿颐按：清者，寒也。病有寒热，尺肤有寒热，而脉则可以察病机之寒热，非脉之本体，亦可随之而见为寒见为热也。今《太素》乃曰脉清，古人论脉者未有此例，《太素》此清字当是衍文。杨氏注：乃谓热病脉须热而躁，今反寒而静。则说得脉之本体为寒为热，大有语病，此望文生义，不可为训。《甲乙》四卷《经脉篇》亦言热病脉静为一逆。《灵·五禁篇》同。《甲乙》七卷《伤寒热病篇》又曰身热甚，阴阳皆静者勿刺之，有死征也，《灵·热病篇》同，其义皆与此同。

《素·脉要精微论》：诸细沉者皆在阴，则为骨痛，其有静者在足。

【正义】脉细且沉，病在阴分，谓为骨痛，于理尚合，然又谓静者在足，则必不可解。启玄注乃谓细沉而躁，则病生于手阴脉之中，静者病生于足阴脉之中，强作解事，其理安在？古医经中似此者颇多，皆当以传写失真视之，止可存而不论。苟欲妄加注释，终是附会穿凿，胡可为训。

《甲乙经》七卷《伤寒热病篇》：热病三日，气口静，人迎躁者，取之诸阳五十九刺，以泻其热而出其汗，实其阴以补其不足。《灵·热病篇》同。

【正义】气口主里，病尚在表，未传于里，气口脉静，里未受病之征。详见脉数主病本条。

又：热病已得汗而脉尚躁盛者，此阴脉之极也，死；其得汗而脉静者，生。热病脉常躁盛而不得汗者，此阳脉之极也，

死；其脉躁盛，得汗而脉静者，生。《太素》二十五卷《热病说篇》《灵·热病篇》皆同而微有异字。

【正义】热病得汗，其热当解，即其脉宜静而不复躁盛，若仍见躁盛之脉，是所谓热不为汗衰者，阳邪益炽，阴液不保，其凶可知。其热盛脉躁而汗不可得，则阴液已耗，阳热日亢，故亦为死征。但阴脉之阴字不可解，躁盛之脉，安有为阴之理？杨注《太素》乃曰阴极无阴，尤不可通。盖阴极当作阳极，或为传写之误，然果是阳极无阴，则仍是阳脉矣。而经文且以阴极阳极，相为对待，断不可晓。

《伤寒论》：太阳病，发热汗出恶风，脉缓者，名为中风。

【正义】太阳之病，本是皮毛乍感，非大病也，而中风尤比伤寒为轻，亦犹今时之所谓伤风，故仲景所言中风之证，一则曰发热汗出恶风，再则曰啬啬恶寒，淅淅恶风，翕翕发热。而所言中风之脉，一则曰脉缓，再则曰阳浮阴弱，诚以感邪止在表分，则阳分之脉，虽偏见为浮，而邪未入里，故阴分之脉，犹弱而不旺，且所感尚轻，则虽浮并不躁疾坚紧，故曰中风脉缓，正以别于伤寒之脉紧。所以主治之剂，不过调和荣卫之桂枝汤，亦是轻淡和平之药，并无事乎发表之麻黄。成聊摄注谓风性懈缓，岂是仲师本旨。

又：太阳病，得之八九日，如疟状，发热恶寒，热多寒少，其人不呕，清便欲自可，一日二三度发，脉微缓者，为欲愈也。

【正义】详脉微主病本条。

又：伤寒脉浮缓，身不疼，但重，乍有轻时，无少阴证者，大青龙汤发之。

【正义】此虽冠以伤寒二字，然脉则浮缓而不紧，身且不疼，但重而有轻时，

亦非寒邪甚盛之证，何以而可用大发汗之大青龙汤？病轻药重，是必传写有讹。备注家如涂涂附，都在梦中，误人不小。互详脉浮主病本条。

又：伤寒一日，太阳受之，脉若静者为不传；颇欲吐，若躁烦，脉数急者，为传也。

【正义】详脉数主病本条。

《伤寒论·辨脉法》：趺阳脉迟而缓，胃气如经也。

【正义】此言和缓胃气之脉象。趺阳属胃，而得和缓中正之脉，故曰如经。经者常也，言平人常有之胃气，皆当如是。惟和缓之缓，以神气态度言，不以至数言，乃用一迟字，已失和缓平正之意，此《辨脉》《平脉》两篇，终是魏晋间人附益为之之证，所以措辞多有语病。

《伤寒论·平脉法》：卫气和，名曰缓；荣气和，名曰迟。迟缓相搏，名曰沉。

【正义】此亦言和缓有神之平脉，故曰卫气和，荣气和，然仍以迟与缓并言，则终非和缓之本旨。成聊摄注乃说得去题万里，离奇已极，不知何所见而怪诞不经，直令人毫不可解，兹亦不与之辨，以省繁冗。张卿子注谓迟缓之脉多属平和，又以荣卫内外分贴，故缓贴阳，沉贴阴。又以迟缓二字与浮躁反，故曰迟缓相搏名曰沉，乃所谓沉静之意，善读者会其意可也。

寿颐按：张氏此解甚是，说沉是沉静，非重按始得之沉脉，尤其切中肯綮，所见远在聊摄之上。

又：寸口脉缓而迟，缓则阳气长，其色鲜，其颜光，其声商，毛发长；迟则阴气盛，骨髓生，血满，肌肉紧薄鲜硬。阴阳相抱，荣卫俱行，刚柔相搏，名曰强也。

【正义】此亦和缓有神之缓，故曰气长色鲜，颜光发长也。商之声轻以清，即所谓气盛言宜之意。阴气盛者，以阴液阴血而言，皆正气，非邪气也，故曰髓生血满。惟血满肌肉紧薄鲜硬八字，太觉晦涩，不成文理，盖传写有误，且上皆三字为句，则血满以下八字，必有讹误，不可考矣。惟和缓之缓，必不当与迟相混，而《辨脉》《平脉》二节，处处与迟字纠缠不清，甚非和缓之真，此魏晋时之医理，诚不可与古书作一例读矣。

《伤寒例》：尺寸俱微缓者，厥阴受病也。

【正义】此条甚不可通。说见脉微主病本条。

《金匮要略·黄疸病证治篇》：寸口脉浮而缓，浮则为风，缓则为痹，痹非中风，四肢苦烦，脾色必黄，瘀热以行。

【正义】此脉缓主病之一候也。痹者，痹着不行，此为湿热阻其血络，络瘀不利，而脉乃缓滞，故曰缓则为痹。此虽有热，而湿盛则滞，所以脉反怠缓不前。凡湿盛于里者，脉必缓滞不滑，是其证也。

《脉经》二卷《三关病候》：寸口脉缓，皮肤不仁，风寒在肌肉。关脉缓，其人不欲食，此胃气不调，脾气不足。尺脉缓，脚弱，下肿，小便难，有余沥。

【正义】此叔和辨析三部脉缓所主之病候也。寸缓主风寒，即仲景太阳中风脉缓之义。风仅在表，皮毛受之，未入于里，故脉独见于寸部，亦与关尺不涉。关主中焦，缓则涩滞不前，中焦之大气滞矣，故知其不欲食。而又申之曰胃气不调，脾气不足。盖缓脉主湿，湿困清阳，惟脾胃先承其弊，固无不胃纳锐呆，食不知味者。尺主下焦，尺缓则湿淫于下，故曰脚弱下肿，小便难，皆下焦水湿不化之证。又《脉经》四卷《杂病脉篇》亦曰浮而缓，皮肤不仁，风寒入肌肉。俱以外感而言。已详脉浮主病本条。

又四卷《杂病脉》：缓则为虚。

【正义】此气血不及而脉来迟缓，必兼细小软弱，故曰缓则为虚。

又：迟而缓者有寒。

【正义】此专以迟缓之至数而言，即迟寒数热之义。

《中藏经》：缓而大者起于风。

【正义】此即仲景太阳中风脉缓之义。外感之邪属实，故脉不细小。《中藏经》本是伪书，精义甚少，此条尚属不谬，姑存之。

滑伯仁《诊家枢要》：脉缓为风为虚，为痹为弱为疼，在上为项强，在下为脚弱。浮缓沉缓，血气俱弱。左寸缓，心气不足，怔忡多忘，亦主项背急痛。关缓，风虚眩晕，腹胁气结。尺缓，肾虚冷，小便数，女人月事多。右寸缓，肺气浮，言语短气。关缓，胃气虚弱；浮缓，脾气虚弱；不沉不浮，从容和缓，乃脾家本脉也。尺缓，下寒脚弱，风气秘滞；浮缓，肠风泄泻；沉缓，小腹感冷。

【正义】伯仁此节脉缓主病，兼外感及正气不足两者而言，亦有迟缓之属于寒证者，读者当分别观之，不可混为一例。

《濒湖脉学》：缓脉营衰卫有余，或风或湿或脾虚。上为项强下痿痹，分别浮沉大小区。寸缓风邪项背拘，关为风眩胃家虚。神门濡泄或风秘，或是蹒跚足力迂。

【正义】"营衰卫有余"五字，殊不可解，不知濒湖从何处悟来，然终无此理，不可说也。

又：浮缓为风，沉缓为湿，缓大风虚，缓细湿痹，缓涩脾虚，缓弱气虚。《脉诀》言缓主脾热口臭，反胃齿痛，梦

鬼之病，出自杜撰，与缓无关。

【正义】《脉诀》谓缓主脾热口臭，反胃齿痛，盖以里热郁结，而脉反滞缓者言之，即所谓热则脉来弛缓之意。凡脉缓而大者，自有内热湿热一候，《脉诀》之言，尚未可厚非，但惜其言之不详，则猝不可解耳。惟又谓缓主梦鬼，则真东坡之说鬼矣。

士材《诊家正眼》：浮缓风伤，沉缓寒湿，缓大风虚，缓细湿痹，缓涩痹着，缓弱气虚。右寸浮缓，风邪所居；左寸涩缓，少阴血虚，左关浮缓，肝风内鼓；右关沉缓，土弱湿浸。左尺缓涩，精宫不及；右尺缓细，真阳衰极。

【正义】士材此条，亦合外感正虚，及湿与寒而言，皆当分别体认。

石顽《三昧》：太阳病，发热头痛，自汗脉浮缓者，为风伤卫证。以其自汗体疏，脉自不能紧盛也。缓为脾家之本脉，然必和缓有神，为脾气之充。若缓甚为弱，为脾气不足；缓而滑利，则胃气冲和。昔人以浮缓为伤风，沉缓为寒湿，缓大为风虚，缓细为湿痹，又以浮缓为风中于阳，沉缓为湿中于阴。盖湿脉自缓，得风以播之，则兼浮缓；寒以束之，则兼沉缓，若中于阴，则沉细微缓。

【正义】此节说风湿浮缓，寒湿沉缓之义颇精。惟湿困清阳，脾胃不醒者，其病属里，脉亦不浮，当与石顽所谓沉缓之义分别而观，不可概认作寒湿，而与温燥。

景岳《脉神》：缓脉有阴有阳，其义有三：凡从容和缓，浮沉得中者，此自平人之正脉；若缓而滑大者多实热，如《内经》所言者是也；缓而迟细者多虚寒，即诸家所言者是也。然实热者必缓大有力，多为烦热，为口臭，为腹满，为痛疡，为二便不利，或伤寒温疟初愈，而余

热未清者，多有此脉。若虚寒者，必缓而迟细，为阳虚，为畏寒，为气怯，为疼痛，为眩晕，为痹弱，为痿厥，为怔忡健忘，为饮食不化，为鹜溏飧泄，为精寒肾冷，为小便频数，女人为经迟血少，为失血下血。凡诸疮毒外证，及中风产后，但得脉缓者，皆易愈。

【正义】疮疡外证，而脉缓易愈，其意盖谓大毒已泄，邪势已衰，则为易治。然在肿甚坚凝之际，脉道不利，亦当有脉来缓涩不前者，此必须就证体察，不可作此笼统治。中风产后，证情亦万有不齐，总之不论见证，空谈脉状，决不能下一断语，此等论调必不可听。

吴山甫《脉语》：浮而缓，卫气伤；沉而缓，营气弱。诸部见缓脉，皆曰不足，以其不鼓也。

【正义】浮缓卫伤，盖以卫气不旺而言，即太阳病中风脉缓之义，惟其卫气不充，故风邪得以侵袭，说亦有理。沉缓营弱，即气血之不及者，故曰不足。不鼓，言其不能应指鼓击，此其所以谓之缓也。

郭元峰《脉如》：脉缓主病，有迟缓之缓，缓纵之缓，缓弱之缓。缓迟者，伤湿也；缓纵者，风热也；缓弱者，气虚也；缓而兼涩者，血虚也。浮缓者风伤经络，沉缓者湿伤脏腑。洪缓者湿热，细缓者寒湿。尚有阴虚浮洪无力而缓，阳虚沉细无力而缓。若弦居土位，缓临水宫，盖克脉也。看此缓脉，要察胃气多少，鼓击高下，去来迟速，便得真确，悟从心解，未可一诊了事也。《脉法》云右寸浮缓，风邪所居；左寸涩缓，少阴血虚。左关浮缓，肝风内鼓；右关沉缓，土弱湿侵。左尺缓涩，精宫不及；右尺缓细，真阳衰极。

【正义】弦居土位，以右关脉弦劲搏指而言。古人泛泛然谓之木乘土，空以五行克贼立论，未免通套，最不可训。惟以病情察之，肝气太盛，肝络不疏，脾胃必承其弊，如胃脘结痛，呕吐不食之候，其状最多，此不可以其泛讲五行而以为不确者，惟缓临水宫一句，则真是土能克水之谵言耳。

第十七节　脉紧脉坚主病

《素·脉要精微论》：浑浑革至如涌泉，病进而色弊，绵绵其去如弦绝，死。

【考正】今本王注《素问》如此，按启玄注曰：革至者，谓脉来弦而大，实而长也。绵绵言微微似有而不甚应手也。又谓病候日进而色弊恶，如此之脉，皆必死也。是王所据之本，确是如此。马玄台、张隐庵等注家，无不从王本随文敷衍，而按之文义，终是晦涩。考宋林亿等新校正云，《甲乙经》及《脉经》作"浑浑革革，至如涌泉，病进而色弊弊绰绰，其去如弦绝者死"。浙局本如此，宋人校语亦是色字。考今本《甲乙经》四卷固同浙局本之宋人校语，亦是色字，然义仍不可通，且不可断句。迨又考之《脉经》一卷第十三节则色字乃是危字，余如浙局本之宋校语，乃始恍然。王本之误，一至于此，而启玄氏亦能望文生义，如此作注，可鄙孰甚。则王注本宋人校语中之色字，乃今本《甲乙》，亦是讹误明矣。虽弊弊二字，尚不可解，然浑浑革革者，言其浑浊刚劲，有阳无阴，貌似有余，而已失胃气冲和之本色，故为病进而可危。若至绰绰而去如弦绝，则搏击太过，真脏脉见也，故可断其必死。设如王本，皆不可通矣。然马氏、吴氏辈，无一不从王本，即号为博通之张隐庵，亦不复参考他书，而只知依傍启玄注文，如涂涂附，一盲群盲，绝不顾其理之难安，医界眼光，何其固陋至此，而谓诸家注文，尚有可信之价值耶！

《素·脉要精微》：心脉搏坚而长，当病舌卷不能言。肺脉搏坚而长，当病唾血。肝脉搏坚而长，色不青，当病坠若搏，因血在胁下，令人喘逆。胃脉搏坚而长，其色赤，当病折髀。脾脉搏坚而长，其色黄，当病少气。肾脉搏坚而长，其色黄而赤者，当病折腰。唾，《脉经》作吐。

【正义】脉搏是应指之搏击有力，而按之又坚，其形且迢迢以长，气势部位，俱是有余，此皆脏气之窒塞已甚，为病必属实证。心脉得之，为舌卷不能言者，心气太亢，壅菀于上，有升无降，即手少阴脉之上挟咽者，气滞不通也。肺脉得之为唾血者，肺热郁遏，震扰血络也。肝脉得之为坠搏血瘀者，络脉积壅，证实脉实也。脾脉得之为少气者，气滞于中，窒塞不利也。惟胃脉得之为折髀，肾脉得之为折腰，不甚可解。然髀乃足阳明经循行之部，腰固肾之腑，惟其脏腑之气机，壅塞不通，则经脉流行，因之而滞，即运动为之不利，有如折坏之动摇不得，是亦理之所必至者。凡此诸证，固无一非闭塞已甚，故脉象应之，亦必刚劲不和，其理浅而易知。不意王注于此，多以虚极作解，岂有搏击不挠，坚强太过之虚脉，启玄何其不思之甚。互见前脉长主病本条。

《素·五脏生成篇》：赤，脉之至也，喘而坚。诊曰：有积气在中，时害于食，名曰心痹。

【正义】脉喘而坚，喘字太不可解，王注谓脉至如卒喘状，说来仍不可晓。启玄固惯于望文生义，强作解事者。然曰脉如卒喘，试问果是何状？岂不徒滋疑窦，胡可为训。

寿颐按：今本《素问》言脉之喘，不止一见，而义皆难言，惟《脉要精微论》心脉搏坚而长等五句，今袁刻、萧刻两《太素》十五卷《五脏脉诊篇》皆

作揣坚而长。杨上善注：揣，动也。又《玉机真脏论》真心脉至坚而搏，真肾脉至搏而绝。《太素》十四卷《真脏脉形篇》二搏字亦皆作揣，杨注动也，盖亦以搏动为训。虽脉形之揣，必不可解，然以搏作揣，已有明征。盖草书搏字、揣字，颇是相近，所以有此传写之讹，则《素问》脉喘之喘字，当亦即为搏字之讹。此节之所谓喘而坚，仍是搏击有力，而按之坚强，与《脉要精微论》之所谓搏坚同意。惟其指下搏击，而又坚实，是为窒塞不通之应，故知有积气在中，盖气积不行，其壅已甚，而于脉应之，搏击坚强，不亦宜乎？

又：黑，脉之至也，上坚而大。有积气在小腹与阴，名曰肾痹。

【正义】黑为肾之色，故知为肾病，而脉坚大，则肾气之痹者，故知有积气，在小腹与阴，皆肾足少阴经之分野也。上坚而大，疑上当作下，小腹与阴，皆是下部，不当应于脉之关以上。余详脉大主病本条。

《素·平人气象》：寸口脉沉而坚者，曰病在中。

【正义】脉沉主里，坚则为实，病在中者，里实也。

又：脉盛滑坚者，曰病在外；脉小实而坚者，曰病在内。

【正义】脉坚属实，主病本当在里，然盛大而滑，犹未牢痼，故曰在外。若小实而坚，则有根深蒂固之象，故曰在内。王启玄注谓盛滑为阳，是也。又谓小实为阴，已不尽然。乃又曰阳病在外，阴病在内，则大有语病。须知内外以分证之表里，及病之浅深则可，若欲以阴阳寒热，分别内外，则大不可。盖表病何尝无阴症？里病又何尝无阳症？惟《脉经》一卷《杂脉法篇》引《素问》此节，已作

脉盛滑紧者，病在外，热。脉小实而紧者，病在内，冷。知启玄此注所本，乃出于叔和，究竟叔和所录之经文，多一热字、冷字，已是大有误会。独不思盛滑且紧，阴寒骤束其外者，何必无是脉，而小实且紧，阳热痼结于中者，又何必无是脉。可知《素问》原文不以寒热分析，自有深意，而叔和为之添出一层冷热，竟是画蛇为足，此则中古经言，诚非后人之所能更替一辞者矣。

又：盛而紧曰胀。

【正义】盛者，脉之气势有余。紧又言其力量之坚劲，故于病应之，当为气滞而膜胀。

又：病在外，脉涩坚者难治。

【正义】病尚在外，里犹未病，则脉当流动滑利，方为脉病相应。如其涩滞坚凝，则表有病而反得里脉，是其人之气血，已凝涩而不活泼矣，故曰难治。

《素问·玉机真脏》：病在中，脉实坚；病在外，脉不实坚者，皆难治。

【正义】病既在里，脉固当实，然苟其过于坚凝，则为病根深固而不可猝拔。病犹在外，脉本不宜牢实，然果是浮泛空虚，则为中无所主，而又将何恃，故皆曰难治。古人立说，义各有当，虽同此实坚二字，而其所以实，所以坚者，形势态度，绝不相同，是当以意逆之，而不可呆死于字句间者矣。

又：脉实以坚，谓之益甚。

【正义】脉实且坚，病情深固，将有不可动摇之势，故曰益甚。《太素》二十三卷《杂刺篇》曰：视其脉坚，且盛且滑者，病日进，即此意也。

又：真心脉至，坚而搏，如循薏苡子，累累然。

【正义】此刚劲太过，而无胃气冲和之脉，故曰真脏脉。详第一卷真脏脉本条。

又《通评虚实论》：癫疾之脉，虚实何如？曰：脉搏大滑，久自已；脉小坚急，死不治。

【正义】详脉大主病本条。

又：消瘅虚实何如？曰：脉实大，病久可治；脉悬小坚，病久不可治。

【正义】详脉大主病本条。

《素·调经论》：血气与邪，并客于分腠之间，其脉坚大，故曰实。

【正义】详脉大主病本条。

《甲乙经》四卷《经脉篇上》：紧则为痛痹。《灵·禁服篇》同。

【正义】紧即坚劲有力之状，非其气血凝滞，脉不当如是之郁结不和，故于病应之，苟非不通之痛，即为风寒湿三气之痹着也。《脉经》四卷亦曰涩而紧，痹病。《伤寒论·平脉法》亦曰紧为绞痛。

又：切其脉口滑小紧以沉者，病益甚，在中；人迎气大紧以浮者，其病益甚，在外。《灵·五色篇》同。

【正义】脉口即气口。左为人迎，右为气口，人迎主外，气口主里。脉滑已为病气之有余，且小紧以沉，气势坚凝，聚而不散，颇有牢固不可猝拔之态，于气口见之，故知其病益甚而在里。脉大亦为邪势之方张，而且紧且浮，气焰亦盛，于左手之人迎见之，故知其病益甚而在外。

《甲乙》四卷《经脉篇下》：寒热夺形，脉坚搏，是五逆也。《灵·五禁篇》同。

【正义】夺，古脱失之脱字。其形已脱，消瘦极矣，而脉反坚劲搏指，是邪实有余，而正不能胜，故为五逆之一。

《甲乙经》六卷《寿夭形诊篇》：形充而脉坚大者，顺也。《灵枢·寿夭刚柔篇》同。

【正义】此以无病之脉而言，其人形体本属充实，则于脉应之，自当坚韧而大，此气体与脉形相应者，故曰顺。

四十八难：紧牢者为实。

【正义】紧为有力，牢为沉痼，脉实证实，是其应也。

《伤寒论》：太阳病，或已发热，或未发热，必恶寒，体痛，呕逆，脉阴阳俱紧者，名曰伤寒。

【正义】此太阳之伤寒，脉证皆与中风不同。风为阳邪，发热最易，则乍感风邪，无不即热。惟寒为阴邪，初感之时，容或但有恶寒，而未必即发身热，恶寒亦比恶风为重，彼惟见风而始恶之，此则虽在密室之中，绝无外风，而亦恶寒。寒入营分，脉络不利，则为体痛；寒入肺胃，气郁不降，则为呕逆。脉必阴阳俱紧者，正以寒邪束之，隧道不和，来去不能自如，故应指坚劲，而搏击有力，是实邪在表之脉证也。

又：太阳中风，脉浮紧，发热恶寒，身疼痛，不汗出而烦躁者，大青龙汤主之。若脉微弱，汗出恶风者，不可服。服之则厥逆，筋惕肉瞤，此为逆也。

【正义】此条虽冠以中风之名，其实乃伤寒之较深一层者。遏抑益甚，故外则无汗恶寒，与伤寒证同，而内则寒郁化热，多一烦躁见症，故必用大青龙汤，发汗力量比之麻黄为重，观于麻之分量可知。而即并用石膏，已为郁热之烦躁设法，非仅为解散肌表之寒邪计。故脉之浮紧，证之身疼无汗，发热恶寒，皆与麻黄汤证同，惟烦躁非麻黄证中所有，则石膏亦非麻黄汤所有。古圣经方，因证选药，精密如此，则是证之与太阳伤寒，大同小异可知，而前之注家，皆谓此为中风兼寒者，殊非仲师真旨。且复申言之曰：脉微弱，汗出恶风者，不可服。止以麻黄重量，发汗力猛，非中风阳浮阴弱之脉，汗出恶风之证，所可妄试。益可知此条证

情，谓为荣卫两病则可，而必不可谓为风寒两伤也。

又：脉浮紧者，法当身疼痛，宜以汗解之。假令尺中迟者，不可发汗，何以知然？以荣气不足，血少故也。

【正义】脉既浮紧，而身又疼痛，寒邪在表，脉证两符，汗之何疑？然设使寸关之脉，虽是浮紧，而独尺中偏迟，则其人根柢不充，荣血必不足，既使与以发汗之药，而亦恐不能作汗，反滋变幻。此仲圣于太阳伤寒条中，所以必曰脉阴阳俱紧，见得关前之阳脉虽紧，而关后之阴脉不能一律者，即不可不慎之又慎也。

又：太阳病，脉浮紧，发热，身无汗，自衄者愈。

【正义】此即伤寒大青龙汤证之变爻。惟其寒邪郁热，扰入荣血，正与大青龙证之烦躁同一病理，故不得汗泄，则变为衄血。而既衄之后，血络疏通，亦与得汗之宣泄肌表者同一开闭之理，所以既得汗者，热当自解，则既得衄者，热亦当解，故曰自衄者愈。然设或既衄而热仍不解，则阴液已泄，阳邪益张，亦与汗后之热不为汗衰者，同一坏病。是以伤寒症中，衄后热解者病多愈，而衄后热不解者病多凶。

又：太阳病，脉浮紧，无汗，发热，身疼痛，八九日不解，表证仍在，此当发其汗。服药已微除，其人发烦，目瞑，剧者必衄，衄乃解，所以然者，阳气重故也，麻黄汤主之。

【正义】此本太阳伤寒之脉证，虽已八九日不解，而脉证未变，即用药必无二理，所谓当发其汗者，即谓当用发汗之麻黄汤也。节末麻黄汤主之五字，必在此当发其汗一句之下，故即继之曰服药已，即指发汗之麻黄汤药而言可知。服药微解而又发烦目瞑，则以此证阳邪甚盛，得此轻

扬宣发之药，虽能解表，亦足以扰动阳邪，助之升浮，故其病势之较剧者，必致荣血不守，上窜清道，而为流衄。然既衄之后，阳邪已泄，亦当自解，仲景以阳气重三字，为服药后流衄之诠解，阐发病理，窥透源始，非谓服麻黄药之不得其当也。但既衄之后，必无更服麻黄汤之理法，今本乃以麻黄汤主之一句缀在节末，此则传写者误脱之而补于下，以致未及移正之过，而后之为仲景书作注者，犹复以讹传讹，皆谓衄血后可用此汤，岂不误尽天下后世？惟《医宗金鉴》用张兼善说，订而正之，最为仲景之莫大功臣。

又：衄家不可发汗，汗出必额上陷，脉急紧，直视，不能眴，不得眠。

【正义】衄家其血已泄，阴液已伤，即有可以发汗之证，亦小可复发其汗，以液耗于中，虽发之而亦无汗出，徒多坏病，此谚所谓黄豆榨得油，砻糠榨不得油者也。即使强榨津液，复得汗出，而其人阴血固已尽矣。脉急且紧，刚戾不柔，此紧字神气，亦与伤寒脉紧之状较有不同。目定直视，不瞬不眠，皆阴液枯竭之坏病。读此一节，可悟上条所谓麻黄汤主之者，仲景意中必不谓已衄之后，教人妄用此汤矣。奈何后之解仲景书者，犹谓此条衄家，以此人素有衄血，非伤寒后如前条之衄云云，其义且以上条之麻黄汤，作为用于既衄之后，是仲景苦心，慎重叮咛，而后人必欲故违圣训以误病家，居心不良，何其敢与仲师异趣，乖谬至此，注者之罪，那不上通于天耶！

又：伤寒脉浮紧，不发汗，因致衄者，麻黄汤主之。

【正义】此条既已致衄，而曰麻黄汤主之，终有语病，必非仲景本文。盖当用麻黄者，必在未衄之先，况既以得衄，阳气已通，脉亦不当仍是浮紧，此则浮紧之脉，已非衄后所应有，即无更投麻黄汤之法。此中大有可疑，岂容浑仑吞吐。诸注家此节旧注，尚欲拘泥本文，勉强敷衍，宜其无一不嗫嚅不清，胡可轻信。

又：伤寒若吐若下后，心下逆满，气上冲胸，起则头眩，脉沉紧，发汗则动经，身为振振摇者，茯苓桂枝白术甘草汤主之。

【正义】此伤寒既吐若下之后，中阳已伤，肾阴上泛，故心下逆满，气上冲胸，起则头眩，皆阴气上冲，所谓动气者是也。其病已不在表而在里，故脉不浮紧而沉紧，病情脉理，即此已了如指掌。乃或者不察，犹误以里证认作表证，而复发其汗，则阴液更伤，肾气愈动所以身为振振动摇，盖亦与真武汤证之振振欲擗地相近，但尚不若真武证之厥逆筋惕肉𥆧耳。故所用之苓桂术甘一方，亦与真武汤相去一间。茯苓、白术即以镇摄肾水，桂枝以定肾阴之气冲，非以治表，自来注家皆未悟到此旨，惟徐洄溪《伤寒类方》以此汤与真武为类，说之最得肯綮，徐老之胜人处在此，学者不可不深思而熟玩之。

又：问曰：病有结胸，有脏结，其状何如？答曰：按之痛，寸脉浮，关脉沉，名曰结胸也。何谓脏结？答曰：如结胸状，饮食如故，时时下利，寸脉浮，关脉小细沉紧，名曰脏结，舌上白苔，滑者难治。

又：伤寒六七日，结胸热实，脉沉而紧，心下痛，按之石硬者，大陷胸汤主之。

【正义】结胸脏结，皆实结于里，故脉皆沉紧，但结胸属阳，则脉不必小，脏结属阴，则小细耳。亦详前脉小主病本条。

又《少阴病篇》：病人脉阴阳俱紧，反汗出者，亡阳也。此属少阴，法当咽痛而复吐利。

【正义】此专以少阴病言。脉阴阳俱紧，虽与太阳伤寒同，然病证则大是不同，故太阳伤寒必无汗，而此则反有汗出，正以阴寒在里，逼其无根之阳，发越于外，故曰亡阳。此乃亡逃之亡，非有无之无。上吐下利，皆真寒确据。其咽痛者，亦其无根之上火浮，与寻常肺胃实热绝端相反，故仲景于少阴咽痛治法，不用一味清解之药。

又：少阴病，脉紧，至七八日，自下利，脉暴微，手足反温，脉紧反去者，为欲解也。虽烦，下利，必自愈。

【正义】少阴脉紧，是其痼阴寒冱①之征，能至七八日，则正气犹足以相持，病邪亦当退舍。自下利者，成聊摄谓寒气得泄，其说是也。然则脉之暴微，非微细无神之微，正以坚紧之势转和，而反见为微，故曰脉紧反去为欲解。聊摄又谓若阴寒胜，正阳虚而泄者，则手足厥而脉紧不去，今手足反温，脉紧反去，知阳气复，寒气去，故为欲解。下利烦躁者逆，此正胜邪微，虽烦下利，必自止。

《伤寒论·辨脉法》：问曰：病有战而汗出，因得解者，何也？答曰：脉浮而紧，按之反芤，此为本虚，故当战而汗出也。其人本虚，是以发战，以脉浮，故当汗出而解也。

【正义】详脉浮主病本条。

又：寸口脉浮而紧，浮则为风，紧则为寒。风则伤卫，寒则伤荣。荣卫俱病，骨节烦疼，当发其汗也。

【正义】此即太阳伤寒之脉证。以其病尚在表，故脉必浮；紧者，则寒邪敛缩之气势也。浮则为风一句，于此节殊不切合，何则？风为阳邪，脉当浮大，不当浮紧矣。

又：寸口脉阴阳俱紧者，法当清邪中于上焦，浊邪中于下焦。清邪中上，名曰洁也，浊邪中下，名曰浑也。阴中于邪，必内栗也。表气微虚，里气不守，故使邪中于阴也。阳中于邪，必发热，头痛，项强，颈挛，腰痛，胫痠，所谓阳中雾露之气，故曰清邪中上，浊邪中下。阴气为栗，足膝逆冷，便溺妄出，表气微虚，里气微急，三焦相混，内外不通，上焦怫郁，脏气相熏，口烂食龈也。中焦不治，胃气上冲，脾气不转，胃中为浊，荣卫不通，血凝不流。若卫气前通者，小便赤黄，与热相搏，因热作使，游于经络，出入脏腑，热气所过，则为痈脓。若阴气前通者，阳气厥微，阴无所使，客气内入，嚏而出之，声嗢咽塞，寒厥相逐，为热所壅，血凝自下，状如豚肝。阴阳俱厥，脾气孤弱，五液注下，下焦不阖，清便下重，令便数难，脐筑湫痛，命将难全。

【正义】此时邪疠气侵袭之脉证，近人以为即疫疠恶毒者，庶为近之。清邪中上，盖即雾露阴寒之气；浊邪中下，盖即湿浊污秽之气。以其皆属阴邪，中人脉络，故脉亦阴阳俱紧，此非可与太阳伤寒阴阳俱紧之脉作一例看者。迨其后变幻而为热毒，亦是阴湿污浊之邪郁久不通，化热熏灼，自当有种种恶候接踵而起。虽本节文义颇有不甚晓畅之处，不能望文生义，拘泥字句之末，惟以意逆之，则大要尚易领悟耳。食，当作蚀，腐也。

又：脉阴阳俱紧者，口中出气，唇口干燥，踡卧足冷，鼻中涕出，舌上苔滑，弗妄治也。到七日以来，其人微发热，手足温者，此为欲解，或八日以上，反大发热者，此为难治。设使恶寒者，必欲呕也，腹内痛者，必欲利也。

【正义】此即少阴病之脉证，可与本

① 冱（hù）：冻结。

论《少阴篇》脉紧两节参观，义皆可通。踡卧足冷，鼻中涕出，舌上苔滑，皆中寒确证。舌苔滑者，即㿠白滑润，无红绛之质，焦黄之苔。独唇口干燥，乃真寒在里，过其虚阳上浮，正与少阴咽痛同一病理，非热病也。到七日而微发热，手足温，乃阴退阳回之朕兆，为故欲解，亦与少阴病七八日手足反温欲解同。至八日以上，反发大热为难治者，变迁太剧，病情终是可怪。成聊摄注谓阴极变热，邪气胜正，亦尚可说。成又谓阳脉紧者，寒邪发于上焦，上焦主外也。阴脉紧者，寒邪发于下焦，下焦主内也。设使恶寒者，上焦寒气胜，是必欲呕；腹内痛者，下焦寒气胜，是必欲利。《医宗金鉴》谓此节承上条互详其证，未免附会。

又：脉阴阳俱紧，至于吐利，其脉独不解，紧去人安，此为欲解。

【正义】此亦少阴病之脉证。脉阴阳俱紧，其人必上下俱寒，故为吐利，当其吐利俱作之时，阴邪甚盛，其紧脉必不能和，故曰脉独不解。迨脉紧渐和，则人即渐安，故为欲解，亦与本论脉紧反去为欲解之旨符合。

又《平脉法》：脉有弦紧浮滑沉涩，此六者，名曰残贼。

【正义】此紧脉以坚劲太过而言，故为贼害之脉。

又：寒则牢坚。

【正义】寒为阴邪，凝而不化，结而不宣，故于脉应之，必为牢为坚，而无活泼流动之势。《脉经》一卷《杂脉法》亦曰迟紧者寒。

又：问曰：紧脉从何而来？曰：假令亡汗若吐，以肺里寒，故令脉紧也。假令咳者，坐饮冷水，故令脉紧也。假令下利，胃中虚冷，故令脉紧也。

【正义】此以脉紧里寒之症，分上下而言之也。饮冷作咳，是在上之寒证，下利是中下之寒证，惟多汗亡阳，吐多无火，固亦里寒，然必不可专以肺言。此或传写已有讹误，必不可泥。《脉经》四卷《杂病脉篇》有一条曰：凡亡汗，肺中寒。饮冷水，咳嗽下利，胃中虚冷。此等其脉并紧，与此节同一条理，可证《辨脉》《平脉》二篇最与叔和旨趣相合，后人以此二篇为出于王氏手笔，有自来矣。亡汗二字义不可通，盖亦传写有误。

又：趺阳脉滑而紧，滑者胃气实，紧者脾气强，持实击强，痛还自伤，以手把刃，坐作疮也。

【正义】此之脉滑脉紧，皆以坚强有力而言，故亦强实为病，非紧为寒邪之脉紧矣。持实击强，犹言以刚遇刚，两强相击，必有一伤，故以把刃作疮为喻，互见脉滑主病本条。

又：趺阳脉大而紧者，当即下利，为难治。

【正义】大为邪实有余，紧则寒凝已甚，于趺阳之脉见之，知脾胃之寒实甚矣，故当即下利。谓之难治者，盖以坚劲有余，大失胃气冲和之正，殊非吉兆。成注以大为虚，则虚寒下利，尚是脉证相合，不可概以为难治矣。

又：趺阳脉紧而浮，浮为气，紧为寒，浮为腹满，紧为绞痛，浮紧相搏，肠鸣而转，转即气动，膈气乃下。

【正义】此以趺阳之浮紧而知其中寒满痛，必为肠鸣转气，以脉之浮，而知其腹之满，可谓别有会心。盖浮亦气盛使然，故曰浮为气，为腹满，不可谓其不确，此是脉理学中创见之语，与浮为在表一义，脉形同而病理截然不同，从此可悟古人所论各脉主病，固尚有理想所不易到者。转即气转，气能转动下泄，则满可减而痛可瘳矣。

又：趺阳脉微而紧，紧则为寒，微则为虚，微紧相搏，则为短气。

【正义】此脾胃清阳之气不行，故知其短气。

又：寸口脉微，尺脉紧，其人虚损多汗，知阴常在，绝不见阳也。

【正义】寸口脉微，是阳气之衰于上；尺脉紧，乃阴气之凝于下。于病为虚损者，古人之所谓虚症，多主阳虚内寒立论，正与今之虚劳多属阴虚内热者彼此相反。多汗亦以亡阳之汗而言，非阳盛之汗可比，故曰阴常在，绝不见阳。

《金匮·痉湿暍篇》：痉脉按之紧，如弦，直上下行。

【正义】痉之为病，腰背强直，劲而不柔，故其脉亦劲急强直，按之紧者，坚强有力之象，如弦之直，按之不挠。《脉经》亦曰：痉家其脉伏坚，直上下，亦以状其刚劲不柔之形态。然此之脉紧，非寒束于外而紧，观于儿科急惊之病，木火横逆，多有此征；而产后阴虚阳浮，气火贲张，亦间有之。及温热病热盛昏蒙，痉急强直，又其数见不鲜，是皆为实热蕴结，肝火鸱张，徒生此变，皆即西学家之所谓血冲脑经，亦即《调经论》之所谓气血并走于上，则为大厥之候。脉之所以紧而有力者，既已形体劲急，脉自不能柔和，抑且木焰陡升，气火俱盛，于脉应之，本是刚强太过，搏指不挠，脉象病情彼此符合，治宜泄降柔肝，乃有效力。而古人书中，辄认痉为风寒者，则不知脑神经之原理，误谓太阳行身之背，因附会于太阳寒水之经。《伤寒》《金匮》成法，实与此病真情两得其反，此是古人千虑之失，今既别有发明，自当实事求是，申明其所以然之故，方可为古人补过，亦以见此道之固自有真，正不必以仲师圣人，更为涂附，愈堕于五里雾中，万劫不复。即

如产后发痉，古法皆用独活紫汤，及豆淋酒法，亦无往而非阴虚阳升之矛戟。

寿颐窃谓古人所论是证，既一误于太阳之经，错认风寒外邪，又以脉之紧急，错认寒邪确据，是以一误再误，铸定错中之错。敢申此义以告读者，冀欲为此道求实在之价值，非敢故眩新奇，轻翻二千年之成案，好学深思之士，尚其三复斯言。

又《腹满寒疝篇》：胁下偏痛，发热，其脉紧弦，此寒也。以温药下之，宜大黄附子汤。

【正义】此阴寒实结之脉证，所谓紧主寒，又主痛者是也。紧则坚硬搏指，弦又条直挺长，是为寒实而非中虚之寒。虽有发热，确非表证，所以可下。大黄虽是寒药，然得附子、细辛以调济之，既可温运其寒凝之结滞，且以监制苦寒，而收一鼓荡平之效，似相反而适相成，此古人制方之玄妙也。

又：腹满，脉弦而紧，弦则卫气不行，即恶寒；紧则不欲食。邪正相搏，即为寒疝。寒疝绕脐痛，若发则白汗出，手足厥冷，其脉沉紧者，大乌头煎主之。

【正义】弦之与紧，皆是阴脉，皆主阴寒内结，况又兼沉者乎。寒疝绕脐痛，此非急温其中下不可者，故主以大乌头一味，欲其任重而力专。然如参以活法，则宜与气药相辅而行，读古书者，亦不必食古不化。白汗二字太不可解，《医宗金鉴》谓当作自汗，于义为顺。盖寒疝痛甚而自汗者最多，是可从也。乃尤在泾《金匮心典》本又作白津，更奇。尤氏为之说曰：白津，汗之淡而不咸者，为虚汗。至陈修园《金匮浅注》，则更以为自下而出，陈氏之贤郎元犀，又为之造出种种病情，无一非师心自用，向壁杜撰。诸公用心，不可谓不苦，无如舍浅近正大之路而不由，偏喜索隐行怪，走入邪魔，寿

颐终期期以为不可。

又：脉紧大而迟者，必心下坚，当下其寒；脉大而紧者，阳中有阴，可下之。

【正义】此节《金匮》原文，尚有十九字在脉紧大而迟之前，文义费解，兹从《金匮》订正如此，于义为顺。脉紧大且迟，而有心下坚硬之证，是为寒实之结，故当下。脉大而紧，大虽为阳，而紧则为阴，是大亦内结之证，故曰阳中有阴，可下。

《脉经》一卷《杂脉法》：脉来大而坚者，血气俱实。

【正义】脉大而坚，形势有余，若以平人无病而得此脉，血气强固，洵是佳象。若病脉得此，则主实证，又复可疑。

又：下坚上虚，病在脾胃；脉大而坚，病在肾。

【正义】此以五脏病脉，分而言之。下坚当作中坚，则中焦脾胃，气滞不宣可知。若肾病而脉大坚，盖以沉分言之，然此是古人偶有意会，举其一端，必不可拘泥不化。

又：脉沉而紧，上焦有热。下寒，得冷即便下。

【正义】脉沉且紧，下寒宜矣。而曰上焦有热，殊难索解，疑有讹误，未敢附会。

又：脉浮紧且滑直者，外热内冷，不得大小便。

【正义】浮紧滑直，皆外有余之脉，故曰外热。然外热有余者，内不当冷，如曰内真寒而外格阳，则格阳之脉，容有浮部滑紧，似乎热盛者，然重按必有不足之态，此当从兼证求之，不能仅凭于脉。又曰不得大小便，盖以脉盛于浮分，升发太过，则降令不及，故知其然耳。

又：脉洪大紧急，病速进，在外，苦头发热，痈肿；脉细小紧急，病速进，在

中，寒，为疝瘕积聚，腹中刺痛。

【正义】洪大紧急，形盛而气势亦盛，其来汹涌，谓为病势速进是矣。又曰发热，亦尚可信，然必曰头发热，得毋呆相。而又曰痈肿，则惟阳邪甚盛，痈疡已成大脓之时，始有此洪大劲急之脉，但曰痈肿，何必皆至于此。若其细小而紧急，则病势固结，谓为速进在中，尚是有理可凭。又谓当为中寒疝瘕，积聚腹痛，理亦宜然。然必以洪大与细小，分别在外在中，已未必尽然，又必以细小为寒，则更有未可概论者。不观夫实热窒塞之证，愈闭愈结，则脉且沉伏不起，细小不扬，此讵可因其细小沉伏，而遽断以为寒病也耶！

又二卷《三关病候篇》：寸口脉紧，苦头痛，骨肉疼，是伤寒。关脉紧，心下苦满急痛。脉紧者为实。尺脉紧，脐下痛。

【正义】此以寸关尺三部脉紧分别而言。寸紧伤寒，即仲景本论太阳伤寒脉紧之义。关脉紧为心下满痛，则中州阳气不宣，痹塞结痛之病也。尺主下焦，当有脐以下之结痛，是皆紧脉之属于寒邪实结[1]者，故曰脉紧为实。

又四卷《三部九候脉证论篇》：寸口脉沉而紧，苦心下有寒，时痛，有积聚。

【正义】沉而且紧，里有寒实之征，故主病如是。此与前条关脉紧者同一意味，又四卷《杂病脉篇》亦曰驶而紧，积聚有积痛。

又：寸口脉紧或浮，膈上有寒，肺下有水气。

【正义】紧主里寒，浮主在上，故知寒在膈上。水气即水饮，饮邪属寒也。

又：脉紧上寸口者，中风，风头痛亦

---

[1] 结：原作"终"，据文义改。

如之。

【正义】脉紧而上过寸口，其为颠顶之病明矣。风头痛者，风邪中上也。然紧乃刚劲有余之象，此风头痛，不仅以风寒言，亦不仅以外风言，凡肝木太盛，上窜而头痛者，其脉象亦当如是。叔和又以此脉主中风，实即近时发明，所谓血冲脑之中风，非外感之中风，《调经论》所谓气与血并，则为实焉，气血交并于上，则为大厥，其势甚盛，故脉必刚劲有余，而上溢过寸，《脉经》此条最合脉理病理之真。《千金翼》又谓紧上寸口，为伤寒头痛，则专以外寒论，与此条实在不同，不可浑作一例看。

又：关上脉紧而滑者蛔动。

【正义】关主中焦，紧为有余，滑为攻动，故曰有蛔，此亦脉紧之不属于寒者。

又：关上脉涩而坚，大而实，按之不减，有力，为中焦实，有伏结在脾，肺气塞，实热在胃中。

【正义】此皆沉着坚劲，有余之脉，故主病如是。则脉紧且属实热，虽与寒邪之紧，脉状同而病理适得其反。然惟其劲而有力，理亦未始不可相通。明万历三年晋安袁氏刊本，于此节有校语曰涩脉与有力相反云云。不知涩惟滞而不爽，正以其沉着重坠，乃为涩滞，何以见得必不当有力，袁说大误。

又《杂病脉》：大坚疾者，癫病。

【正义】癫即颠字之孳生，《素问》谓之颠疾，言病之上于颠顶，即气血之上冲激脑者也。惟其气火有余，故于脉应之，且大且坚，而又往来疾速。在古人虽未知有气血冲脑之病，然所言脉状病情，亦时时暗中符合。盖脉理病理，情实如斯，古人但据患此病者之脉象直书之，则自无遁情，古今中外，固无往而不一以贯

之矣。

又：盛而紧者胀。

【正义】胀乃气滞不行，亦窒塞郁结为病，故于脉应之，必盛大而坚紧有力。凡膜胀者，虽有寒热之不同，而脉之为紧，则无论寒热，无不皆然。此又紧脉之可以兼寒热二证而俱有者，更不得呆执紧必为寒之一说矣。

又：微而紧者有寒。

【正义】微乃细小之脉，此虽专以形言，不以气势言，然亦不能细小搏指，但于细微之中，而兼有紧急强直之态，则必为虚寒，而无实热。此则脉紧之专属于寒者，且不可与实大刚劲之紧脉同日而语矣。

又：紧而滑者吐逆。

【正义】紧以力量之坚劲言，有壅塞不通之意。滑以气势之汹涌言，有泛溢奋迅之形。知为之吐逆，脉状病机，大有意味可寻，古人立言，殊非率尔。

又：实紧，胃中有寒，苦不能食。时时利者难治。

【正义】脉紧且实，当主中寒实积，故曰胃中有寒，寒实积滞，不能食者宜也。然寒实未通，不当自利，而反时时下利，则脉实证虚，两不相应，故曰难治。

又：弦而紧，胁痛，脏伤，有瘀血。

【正义】弦为肝气不和之本脉，紧为积滞，故知病之在胁，两胁固肝络循行之分野也。知有瘀血者，瘀为积滞之征，肝络窒塞，脏亦受伤矣。

又：水谷来见坚实。

【正义】此以食积言之，脉坚且实，是其征也。

又：浮滑疾紧者，以合百病，久易愈。

【正义】此言病虽久而脉有可愈之理。盖浮滑则往来活泼，血液未衰，疾紧

则奋迅流通，气机未滞，故曰以合百病，久自愈。此节之所应注意者，在一久字，如在暴病之时，则浮滑疾紧四字，皆含坚强太盛之义，病焰方张，胡可遽以为易愈？所谓言非一端，义各有当，是在善读书者，能融会而贯通之，自有妙语，否则刻舟胶柱，又何往而不毫厘千里耶！

又六卷《脾足太阴经病症篇》：寸口脉双紧，即为入，其气不出，无表有里，心下痞坚。

【正义】此节中间三句，文义殊不顺遂，然大意则谓脾胃消化之力不及，能食而不能运行，故胃脘之部，痞硬坚满。寸口脉双紧者，谓左右两手之脉，皆坚劲有力。紧主里实，故当为心下痞坚，所以谓之无表有里，盖脾胃失其消化之能力矣。心之下，即胃之上中下三脘也。

又同篇：趺阳脉滑而紧，滑即胃气实，紧即脾气伤。得食而不消者，此脾不治也；能食而腹不满，此为胃气有余；腹满而不能食，心下如饥，此为胃气不行，心气虚也；得食而满者，此为脾家不治。

【正义】滑而且紧，气势力量，皆属有余。趺阳属胃，于此见之，其为脾胃实结，气不能行之证明矣。此与《伤寒论·辨脉篇》趺阳脉滑而紧一条同意。脾不治者，脾主为胃助消化之职，如能食而不能消，是为脾不能治其职。脾胃二者相依为用，故既谓脾不治，又谓胃不行，交互言之，更为明了。惟心气虚一句，于上下文义皆不相属，盖有讹误。

寿颐按：脾主为胃行其津液，乃吾国医学家之旧说，是以古今之言食物消化功能，辄谓胃主容纳，脾主消磨，良以脾在胃旁，紧贴其外，于位最近，遂谓消食之功，惟脾独司其职。迨至西国生理学说，则谓脾在胃左，当第九至十一肋骨之内，形如竖掌，外边丰圆向胁，内边深窝向

胃，其功用据近时西学之言生理者，谓为血轮之所自生，故以之列于血液循环系统之内，并不在消化器能之中。其能为食物消化者，则胆汁之外，厥惟甜肉之汁，而甜肉一物，则为吾国脏腑学说中未有之名词，位于胃下，形如犬舌，向右者丰而阔，向左者锐而狭，油膜萦之，似肉非肉，似油非油，其色微赤而黄，其味极甜，故名甜肉。此物豕亦有之，其名曰脤，《广韵》谓之豕息肉，《正字通》谓之豕。息肉，今字作胰，可涤垢腻。知豕之有此，亦以助消化机能也。吾吴土语谓之胰脂油。正中有一汁液之管，斜入小肠上口之旁，与胆汁之管入小肠处同为一路，仅据西人学说，必谓脾[1]与甜肉，各具一体，各有能力，故彼人之言，恒谓吾国医家绝不知有此甜肉，似为生埋学中一大缺典。实则甜肉中汁液之管，其左即系于脾。脾与甜肉，虽似各别，实为一系，吾国旧学凡言脾之体用，皆合甜肉言之。今人高氏思潜，有《说脾》《说膵》两章，以古证今，言之最为精当。膵字字书所无，乃东瀛人译西书者所新制，即西学家之所谓甜肉也。高氏说载太原中医改进研究会《医学杂志》第十五期纂述门。其大旨谓古之所谓脾，即合今之所谓脾、膵二者皆在其中，故今之生理家言，谓脾之体为平扁暗赤色之无管腺，于食物消化无甚关系，而有生白血轮之功；谓膵之体，为扁长柔软黄赤色之叶状腺，以输送膵液于十二指肠，助消化食物为用。十二指肠，亦东人译书之名称，即小肠之头，承接胃下口处，胆汁甜肉汁，皆于此间有管以输入小肠者。而以旧说证之，脾于五行属土，于味为甘，于色为黄。惟膵[2]名甜肉，其味正甘，若脾则不甘也。惟膵之

---

①　脾：此字及以下"脾与甜肉"与"脾之体用"之"脾"字原均无，据文义补。

②　膵：此处及下文六处膵字原脱，据文义补。

色，正黄而枯赤；若脾则暗赤而不黄也。《素问·灵兰秘典》谓脾胃为仓廪之官，后人皆从脾能消化食物，其实则脾无消化能力，惟膵则能之。再以病理证之，如脾约，由于脾之不能分泌膵液，以致不运而为秘结。如脾瘅，由于膵之甘味上溢，是皆膵之为病，而古人皆谓之脾病，皆脾即是膵之明证。若《灵枢·本神篇》谓脾藏营，则与脾生血球之理相合，此则今之所谓脾者。《素问·六节藏象论》：脾者，仓廪之本，营之居也。上一句言膵，下一句言脾。《难经》四十二难言脾广三寸，长五寸，有散膏半斤，其所谓散膏者，盖以膵之本质，柔软如膏，而能散出膵液，助消食物为用耳。

寿颐按：脾不中虚，本无所谓散膏者在其中，盖即以甜肉言之，中有液管，流通甜肉之汁，四十二难之散膏，即是甜肉汁无疑。质而言之，凡论脾之形状，曰脾如覆釜者，脾也；曰脾如镰刀者，膵也。凡论脾之功用，曰脾主统血者，脾也。曰脾主健运者，膵也。以此分别，庶不致误。

寿颐按：高氏此论，切中肯綮，合中西两家学理，而融会贯通之，始知古人言脾主健运，脾能消化，原未尝误，但并以甜肉亦谓之脾，不若今之学者，析而为二之尤为细密耳。又薛氏复初，谓脾分左右两条，其意亦从甜肉与脾，同谓之脾，其左之一条，固今之所谓脾在胃左者，其右之一条，则即胃下横陈之甜肉也。寿颐按：薛氏此说亦见太原《医学杂志》十五期纂述门，皆可参考。由是言之，古人所谓脾司消化之职，而运行中州大气者，确合生理之真诠，特不可呆执新学家言，以读古人书耳。必以参互观之，得其会通，而后中外古今，乃始同条共贯，似此慧眼，正不易得。今乃知笃信好古之真

儒，与彼醉心欧化之时彦，各趋一端，反唇相讥者，盖未免两失之矣。

滑伯仁《诊家枢要》：脉紧为邪风激搏，伏于荣卫之间，为痛为寒。浮紧为伤寒身痛；沉紧为腹中有寒，为风痛。左寸紧，头热目痛，舌强；紧而沉，心中气逆冷痛。关紧，心腹满痛，胁痛肋急；紧而盛，伤寒浑身痛；紧而实，痃癖。尺紧，腰脚脐下痛，小便难。右寸紧，鼻塞膈壅；紧而沉滑，肺实咳嗽。关紧，脾寒腹痛吐逆；紧益，腹胀伤食。尺紧，下焦筑痛。

【正义】搏，当作薄，迫也，逼也。伯仁之所谓邪风，即是寒风袭于荣卫，故脉应之，紧而有力，仍是太阳伤寒脉紧之义。若曰风伤，则风为阳邪，脉不当紧矣。风痛为痰病，为神经起伏变化之病，脉不当沉紧，滑氏为此说，盖误以痫病作痛阴冱寒论也。

《濒湖脉学》脉紧主病诗：紧为诸痛主于寒，喘咳风痛吐冷痰。浮紧表寒须发越，紧沉温散自然安。寸紧人迎气口分，当关心腹痛沉沉。尺中有紧为阴冷，定是奔豚与疝疼。

【正义】濒湖谓喘咳脉紧，以风寒外袭，约束肺气而言，不可谓其不是，然喘咳之源不一，亦不可一概而论。若风痛则多非寒证，胡可断其脉之必紧？乃濒湖仅据其呕吐冷涩以观之，遂以为寒饮窒塞使然，此知其一不知其二者。若夫奔豚之病，仲景止以寒水上泛，肾气攻冲而言，确指肾家寒水立论，然气已上逆，奔涌有余，脉必不沉不紧，濒湖于此尚认作肾寒本部之病，岂非大误。且今之阴虚于下，肾气不自摄纳者，犹有肝肾虚火升腾，而亦气从少腹上冲者，是为虚火，其动气证状，正与仲景之所谓奔豚者同，而一属于寒，一属于热，病情且与仲景之论，绝端

对峙，亦何尝不可谓是奔豚，则其脉更必虚数。濒湖但凭理想，竟谓奔豚之脉，尺中必紧，又何足以知此？

《濒湖脉学》：诸紧为寒为痛，人迎紧盛为伤于寒，气口紧盛为伤于食，尺紧，痛居其腹。中恶浮紧，咳嗽沉紧，皆主死。

士材《诊家正眼》：中恶祟乘之脉而得浮紧，谓邪方炽而脉无根也；咳嗽虚损之脉而得沉紧，谓正已虚而邪已痼也。咸在不治之例。

【正义】李氏此条，即为上条濒湖中恶二句作注。然所谓中恶祟乘，岂真是鬼之能为人祟，盖本若无病而猝然昏仆，即是《素问》所谓气血并走于上，则为大厥，厥则暴死，实即气血陡冲，激动脑神经之类中风耳。故类中风诸证中，自宋以来皆有中恶之一种，实缘古人不知此病原理，无以名之，乃名之以鬼祟，宋征于鬼，大是可嗤。其脉之所以浮紧者，气血既并走于上，其脉安得不浮而不紧？如其气火甚盛者，于脉应之，方且洪大无伦，搏击弹指，气势有余，苟其镇摄得宜，病亦何必不治。惟浮而无根者，则孤阳飞越，根本脱离，邻于《素问》之所谓不反则死耳。士材所谓浮紧不治者，其病理之真旨盖如此，然似此病机，诚非五十年前之谈医者所能梦见，以致彼此说鬼，皆作东坡，竟如郑人之相惊以伯有①，确是无可奈何之极思。而今而后，断不可再以此种謷言自污笔墨矣。士材所解咳嗽虚损，得沉紧脉不治之理，则言简意赅，洵有至理。

景岳《脉神》：紧脉阴多阳少，乃阴邪激搏之候，为痛为寒。紧数在表，为伤寒发热，为浑身筋骨疼痛，为头痛项强，为咳嗽鼻塞，为瘴为疟。沉紧在里，为心胁疼痛，为胸腹胀满，为中寒逆冷，为吐逆出食，为风痫反张，为瘕癖，为泻痢，为阴疝。在妇人为气逆经滞，在小儿为惊风抽搐。

【正义】脉之为紧，多缘寒气约束，气血不舒，故于脉应之，亦紧而不散。紧字本义，原与宽字相为对待，在《内经》则亦曰坚，其义本同，是以主病为寒为痛，皆有坚凝之意。疟病多痰多积，脉多紧弦，亦以痰积皆实在之坚凝也。惟瘴属山岚毒气，必在地气发泄之时始有此毒，似乎感其气者，其脉不宜紧束。要知既受其毒，气血亦凝滞以成病，是以于脉亦显紧象。其主吐逆者，亦气之窒塞也。惟风痫反张，惊风抽搐，于脉为紧，则以气血上冲，其势孔急，故脉来搏指有力，古人认作寒邪一类，非徒指鹿为马，且是以炭作冰，实属大有误会。说详前《金匮·痉病》脉紧如弦条。

石顽《三昧》：紧为诸寒收引之象，亦有热因寒束，而烦热拘急疼痛者，如太阳寒伤营证是也。然必人迎浮紧，乃为表证之确候；若气口紧坚，又为内伤饮食之兆，《金匮》所谓胃脉紧，头痛风寒，腹中有宿食也。仲景又云：紧脉从何而来？假令亡汗若吐，以肺里寒，故令脉紧也。假令咳者坐饮冷水，故令脉紧也。假令下利，以胃中寒冷，故令脉紧也。详此三语，可谓曲尽紧脉为病之变端。而少阴经中，又有病人脉阴阳俱紧，反汗出者，亡阳也。此属少阴，法当咽痛而复吐利，是谓紧反入里之征验。又少阴病脉紧，至七八日下利，脉暴微，手足反温，脉紧反去，为欲解也。虽烦下利，必自愈。此即紧去人安之互辞。《辨不可下脉证》中，

① 相惊以伯有：形容无缘无故自相惊扰。伯有，春秋时郑国大夫良霄，相传死后其鬼魂作祟。

则有脉来阴阳俱紧，恶寒发热，则脉欲厥，厥者脉初来大，渐渐小，更来渐渐大，是其候也。此亦紧反入里之互辞。因误下而阳邪内陷，欲出不出，有似厥逆进退之象，故言欲厥，脉虽变而紧状依然，非营卫离散，乍大乍小之比。而脉法中复有寸口脉微，尺脉紧，其人虚损多汗，知阴常在绝不见阳之例，可见紧之所在，皆阳气不到之处，故有是象。夫脉按之紧如弦，直上下行者痉，若伏坚者阴痓，总皆经脉拘急，故有此象。若脉至如转索而强急不和，是但紧无胃气也，岂堪尚引日乎？

【正义】紧为诸寒收引之象，于一句中，将脉形病情，曲曲绘尽，最得脉理之真。

郭元峰《脉如》：紧脉暴病见之，为腹痛身疼，寒客太阳，或主风痓痛证。在尺阴冷腹疝；在关心腹沉痛。在左紧盛伤寒；在右紧盛伤食。急而紧者是遁尸；数而紧者主鬼击。紧数在表，为伤寒发热，为浑身筋骨疼痛，头痛项强，为咳嗽鼻塞，为瘴疟；沉紧在里，为心腹疼，为胸腹胀满，为中寒逆冷，吐逆出食，为风痫反张，为疝癖，为泻利，为阴疝，女子为气逆经滞，小儿为惊风抽搐。又有如紧之脉，乃伤寒阴证绝阳，七日九日之间得此脉，仲景曰脉见转索者即日死。盖紧本属病状脉，而非死脉，但有新久之异，便有生死之分，不可不察。

【正义】脉紧如转索即日死，正以坚强太过，全无胃气冲和之态度，是即绝脉，与寻常之脉紧，字面同而脉理截然不同。郭谓新久之异，死生之分，殊非其义，读古人书，必须悟彻此中真味，岂可呆死于字句之下。然因此紧如转索，定属坏脉，更可知平常之紧脉必不如转索无常，叔和之言竟与仲景背道而驰，是何可

以不正。丹波廉夫之辨，已见前脉紧形象条中，读者至不可忽。

第十八节　脉弦主病　脉搏 脉劲脉喘主病并见

隋唐以前，恒以弦为阴脉，诚以弦为指下有力，重按不挠，而又劲直，是为阴凝已甚，乃有此状，故以属之厥阴肝脏。厥阴固为阴之尽也，细绎其所主诸病，盖与坚紧之脉同条共贯。坚也紧也，皆主阴凝为病，而指下分明，挺然有力，岂非与弦直弦劲之义无甚区别？惟推而衍之，既劲且直，亦属形势之有余。阴凝已甚者，当有此脉，而阳刚太过者，亦必有此脉，故《素问·阴阳类论》谓三阳脉至手太阴，弦浮而不沉。又谓二阳者，阳明也，至手太阴弦。又曰一阳者，少阳也，至手太阴，上连人迎，弦急悬不绝，此少阳之病也。可知弦脉主病，有阴亦有阳，正未可仅据弦脉属阴一句，而食古不化。且即以厥阴脉弦推之，厥阴为阴之尽而即为阳之初，故凡肝胆横逆，木火鸱张之时，其脉未有不弦劲搏击者。今人肝阳之病最多，弦脉之属阳证者，所在多有，惟弦细弦小而兼涩滞者，乃多阴证耳。又古书中多有脉搏之句，亦或曰劲曰揣曰喘，其义皆为应指有力，实皆弦急之类，未可从后人二十八脉中无是名而从盖阙，致贻数典忘祖之讥。兹并录入此，以从其类，庶乎读古人书，自有举一反三之悟耳。

《素问·至真要大论》：厥阴之至，其脉弦。

【正义】此以时令言之，非足厥阴肝之厥阴也。厥阴主时，当大寒以后，风木萌动之令，于脉应之，劲直而长，状如弓弦，木之象也。详见第一卷时令脉象节。

又《大奇论》：并小弦欲惊。

【正义】此专论肾肝之脉，自上文肾

肝并沉为风水一句，直贯而下。启玄注谓脉小弦，为肝肾俱不足故尔。

寿颐按：宋林亿等校语，谓肾肝并沉至并小弦欲惊。全元起本在《厥论》中，王氏移于此，则古本此节，专论厥逆为病，非泛言肝肾为病。盖肝肾之气，上逆为厥，是乃阴虚于下，阳浮于上为病，故肝肾之脉皆小，明是真阴薄弱，而反弦劲者，则为阴不涵阳，龙相肆动之明证，所以病发厥逆，实与《调经论》之所谓气血并走于上，则为大厥之理，同条共贯。惊者，固厥逆病中时有之证，亦即阳不安潜，无端鼓动而然，所以《太素》此节亦在二十六卷《经脉厥篇》中，分别部居，颇与全元起本同符合撰，以此知王启玄移于《大奇论》中，甚非古人之意，且使病理晦黯，不可索解。此王氏编次《素问》已是纷乱失真，其注语亦随文敷衍，非独不能发明，且反以堕入五里雾中矣。欲惊，《太素》本作亦惊，似较《素问》为长，盖古人旧本矣。

《素·脉要精微论》：心脉搏坚而长，当病舌卷不能言。肺脉搏坚而长，当病唾血。肝脉搏坚而长，色不青，当病坠若搏，因血在胁下，令人喘逆。胃脉搏坚而长，其色赤，当病折髀。脾脉搏坚而长，其色黄，当病少气。肾脉搏坚而长，其色黄而赤者，当病折腰。

【正义】详见脉长主病脉坚主病本条。

《素·五脏生成篇》：青，脉之至也，长而左右弹，有积气在心下支胠，名曰肝痹，得之寒湿，与疝同法，腰痛足清，头痛。

【正义】色青为肝病之色，发见于外，而脉状且长，又左右弹击，搏指有力，是肝脉弦劲之太过者，其为肝木之气，郁结不通明矣。故知有积气在心下，必支柱于两胠之间，是肝络循行之部位。

名曰肝痹者，肝之气血痹着不通。得之寒湿者，寒湿之邪，痹其肝络，而又曰与疝同法者，厥阴之络气滞不宣，固与诸疝为病同一理法也。

又：赤，脉之至也，喘而坚，诊曰有积气在中，时害于食，名曰心痹。得之外疾，思虑而心虚，故邪从之。白，脉之至也，喘而浮，上虚下实，惊，有积气在胸中，喘而虚，名曰肺痹，寒热，得以醉而使内也。

【正义】喘而坚，喘而浮，以脉状言之。喘字之义，殊难索解，考《脉要精微论》，心脉搏坚而长五句，今本《太素》俱作揣坚而长，是揣之与搏，同为一字。寿颐窃谓作草书者，搏字揣字，形颇近似，盖传写者误搏为揣，而今本《素问》又误揣作喘，乃不可通耳。互详脉坚主病，赤脉之至也喘而坚条下。惟其心脉搏而坚，故曰心痹，肺脉搏而浮，故曰肺痹。其所谓搏，固即《脉要精微论》搏坚之搏，而亦即本节所谓肝痹之脉，长而左右弹也。浮亦肺之候，故诊为肺病。曰有积气在胸中，胸中固即肺部也，脉状如此，主病在肺宜矣。上虚下实，疑当作上实下虚，积气乍在肺，其为上实明甚。

《素·玉机真脏论》：真心脉至，坚而搏，如循薏苡子，累累然。真肾脉至，搏而绝，如指弹石，辟辟然。

【正义】详第一卷真脏脉本条。二搏字，《太素》十四卷《真脏脉形篇》皆作揣，亦即搏字之讹。

《素·通评虚实论》：巅疾之脉，虚实何如？曰：脉搏大滑，久自已；脉小坚急，死不治，

【正义】详脉大主病本条。

《素·阴阳别论》：阴搏阳别，谓之有子。

【正义】此言胎孕初成时之脉，真阴

凝聚，故阴分之脉独见搏指有力，与诸阳之脉迥别，是为有子之征。此搏字以指下鼓动有神，霭需充溢为义，亦非刚劲太过，后人每谓妊身之脉滑利，即此意也。

又：阴虚阳搏谓之崩。

【正义】阴脉既虚，则阴无摄纳之权，而阳又搏击太过，有扰动震撼之势，则血不能守，而崩漏之病成矣。

又：三阴俱搏，二十日夜半死。二阴俱搏，十三日夕时死。一阴俱搏，十日死。三阳俱搏，且鼓，三日死。三阴三阳俱搏，心腹满，发尽不得隐曲，五日死。二阳俱搏，其病温，死不治，不过十日死。

【正义】此俱以搏击太过为义。盖与真脏脉之有刚无柔同意，故皆主死。其所谓死于某日，则不可尽泥，注家虽喜曲为附会，寿颐不敢如涂涂附，自欺欺人。《太素》三卷《阴阳杂说篇》亦有此节，字句小有不同：二十日作三十日；十三日作十五日；十日死作十日平旦死；其病温作募病温。可证古本旧有异同，原非一律，其理既不可知，正不必拘执字句，而多所穿凿矣。

《素·三部九候论》：盛躁喘数者为阳，主夏，故以日中死。

【正义】此喘字当亦搏字之误。脉既盛大躁疾，而又搏击促数，刚劲太过，几于纯阳无阴，夏令得之，犹为相应，故曰主夏，则以平时无病而言也。若病脉得之，阳邪太盛，偏盛者必偏绝，日中当死，正其阳旺之时也。

《素·平人气象论》：寸口脉沉而喘，曰寒热。

【正义】此喘字亦当作搏字读。脉沉搏指，病势正盛，寒热为病，固邪势之有余也。

《素·大奇论》：脉至而搏，血衄身热者死。

【正义】脉大搏指，阳邪甚盛，而有血衄身热之证，则阳刚太过，宁不可危。

又：心脉搏滑急为心疝，肺脉沉搏为肺疝。

【正义】疝为气结之病，搏急沉皆结滞之脉，故有是脉者，当有是症。

又：肾脉小搏沉，为肠澼下血。

【正义】搏而且小且沉，脉之结涩甚矣。肾部得之，其病在下，故当为肠澼下血。澼，当作辟，积也。今本《素问》多作肠澼，其作肠辟者，浙局重刻明顾氏影宋嘉祐本尚一见之，而袁刻《太素》，则肠辟之辟多不从水，最是古本，乃知《集韵》之训澼字为肠间水者，殊为臆说。

《素·生气通天论》：脉流薄疾，并乃狂。

【正义】此薄疾之薄字，亦当读为搏击之搏。搏则指下有力，疾则气势皆盛，阳邪有余，故为狂易。此病狂皆气血冲脑之神经病也。东瀛医书亦谓之精神病，不如名为神经病之确当。

《素·玉机真脏论》：冬脉者，肾也，北方水也，万物之所以合藏也，故其气来沉以搏，故曰营。

【正义】沉以搏，当作沉以抟，此是抟结、抟聚之抟。说详第一卷时令脉象本条。

《素·示从容论》：浮而弦者，是肾不足也。

【正义】肾主守藏，脉不宜浮，且弦为肝气之横逆，是乃肾阴不能涵阳，而肝木升腾太过，苟非肾之不足，何以致此。

《素·阴阳类论》：三阳脉至手太阴，弦浮而不沉。

【正义】三阳者，太阳也。太阳为阳气之最盛，于时为夏，于脉应之，则弦浮而不沉。此弦乃指下劲直有力，故为阳盛之象，非弦细弦涩之阴脉也。

又：二阳者，阳明也，至手太阴，弦而沉急不鼓，炅至以病，皆死。

【正义】二阳之阳气亦盛，于脉应之，弦劲有力，亦固其所，然阳脉不当沉急不鼓，而乃相反，已非顺候。炅者，热也，热病而得此脉，岂其所宜。

又：一阳者，少阳也，至手太阴，上连人迎，弦急悬不绝，此少阳之病也。

【正义】少阳乃阳之初，由阴而乍出于阳，故谓之少，合乎春生草木之萌动，其脉当如弦之端直以长，亦合德于木之象也。凡少阳肝胆两经之病，皆当有此弦急不绝之脉。其曰至手太阴，上连人迎，是亦所以形况其端直以长耳。然手太阴是寸口脉，人迎是颈结喉旁大脉，相去太远，何以竟云上连？盖几经传写，容有讹误，不可望文生义，强为之说矣。

《素·脉要精微论》：浑浑革革，至如涌泉，病进而危；弊弊绰绰，其去如弦绝者死。

【正义】此节经文，今本《素问》有误，兹据《脉经》订正。详见脉紧主病本条。

《甲乙》四卷《经脉篇下》：寒热夺形，脉坚搏，是五逆也。《灵枢·五禁篇》同。

【正义】详脉紧主病本条。

又：咳，且溲血，脱形，脉小而劲者，是四逆也。《灵枢·玉版》同。

【正义】详脉小主病本条。劲亦坚强有力之谓，与弦脉近似。

《灵枢·玉版》：咳，溲血，形内脱，脉搏，是三逆也。

【正义】此亦《甲乙》四卷《经脉篇下》原文。但今本《甲乙经》作形肉脱喘，而无脉搏二字，则《灵枢》内字即肉字之讹。而今本《甲乙》，乃误搏为喘，又脱一脉字耳，此又搏字误作喘字之一证矣。

《伤寒论·暍病》：太阳中暍者，其脉弦细芤迟。

【正义】详脉细主病本条。

又《太阳篇》：伤寒阳脉涩，阴脉弦，法当腹中急痛者，先与小建中汤。不差者，与小柴胡汤主之。

【正义】详脉涩主病本条。

又：太阳病下之，脉弦者，必两胁拘急。

【正义】太阳表病，本非当下之病，误下之则表邪多有陷入于里之变。脉弦属少阳见证，太阳病下后得此，邪入少阳可知，且以脉之坚劲不和，又可知在里之阴邪凝结。既有少阳之脉，必有少阳之证，故当主两胁拘急，此太阳误下，邪陷少阳之脉证也。

又《阳明篇》：伤寒若吐若下后，不解，不大便五六日，上至十余日，日晡所发潮热，不恶寒，独语，如见鬼状。若剧者，发则不识人，循衣摸床，惕而不安，微喘直视，脉弦者生，涩者死。

【正义】详脉涩主病篇本条。

又《少阴篇》：少阴病，饮食入口则吐，心中温温，欲吐复不得吐，始得之，手足寒，脉弦迟者，此胸中实，不可下也，当吐之。若膈上有寒饮，干呕者，不可吐也，急温之，宜四逆汤。

【正义】详脉迟主病篇本条。

又《厥阴篇》：下利脉沉弦者，后重也。

【正义】详脉沉主病篇本条。

《辨脉法》：沉涩弱弦微，此名阴也。阳病见阴脉者死。

【正义】详第一卷阴阳虚实篇本条。

又：脉有弦紧浮滑沉涩，此六者，名曰残贼，能为诸脉作病也。

【正义】弦乃强直有力之状，诸病得此，或为实邪之尚盛，或为脏气之不和，无一非病进之候，故曰脉之残贼。余详各脉主病本条。

《平脉法》：支饮急弦。

【正义】寒饮阴邪，弦亦阴脉，故脉弦为寒饮之征。然弦象弓弦，已是劲长挺直，形属有余，再合以急，则搏击坚强，势又甚盛，俱主实邪，固非轻浅之水饮，所当有此脉状。古人独以属之支饮一证，自与流饮、悬饮、溢饮三者不同。《金匮》四饮，今本皆作痰饮、悬饮、溢饮、支饮，归安莫枚士《研经言》，据巢氏《病源》四饮之名，有流饮，无痰饮，其所述流饮证状，即《金匮》痰饮一条，谓巢书皆本《金匮》，知今本《金匮》痰饮乃流饮之误，其说甚确，兹从莫氏订正。惟支饮之义，从前各家都无正解，寿颐谓此即楮撑之楮，与《伤寒论》之胸胁支满同义。古书凡楮柱、楮撑之义，多借用支字。《周语》：天之所支，不可坏也。即楮柱之意。《西周策》：魏不能支。注：拒也。即楮撑之意。惟其饮邪积滞，楮柱于胸膈之间，窒塞不通，大实大满，与寻常寒饮，皎然不侔，故于脉应之，弦劲坚急，较为结实，证情脉象，两相符合。观《金匮》言支饮病状，咳逆倚息，短气不得卧，其形如肿，描摹楮撑闭塞之状态，历历如绘，且又谓膈间支饮，其人喘满，心下痞坚，面色黧黑，其脉沉紧，得之数十日，医吐下之，不愈，木防己汤主之，虚者即愈。此"虚"字盖言其病状之稍轻者，非空虚之虚，喘满痞坚，而脉沉紧，其非虚证可知。实者三日复发，复与不愈者，木防己去石膏加茯苓芒硝汤主之。又谓支饮胸满者，厚朴大黄汤主之。又谓支饮不得息，葶苈大枣泻肺汤主之。凡叙支饮之状，无非大满大实，且所用之药，厚朴、大黄、芒硝、葶苈，又无一而非猛将，其为填塞胸臆，楮撑两胁之义尤为显见。各注家每含糊略过，究嫌疏

忽，而尤氏《金匮心典》解作树之有枝，更是望文生义，陈修园、唐容川皆和之，则因不识古书文字之假借耳。

《平脉法》：肝者木也，其脉微弦，濡直而长，是肝脉也。肝病自得濡弱者愈也。假令得纯弦脉者死。何以知之？以其脉如弦直，是肝脏伤，故知死也。

【正义】濡，读为耎。肝脉如弦，亦必含有和缓之胃气，方为和平之脉，故肝病之脉，当耎直而长，是为可愈之兆。如其纯得刚劲之弦象，而全无和缓之态，则真脉见而脏气竭矣，安得不死？

《伤寒例》：尺寸俱弦者，少阳受病也。

【正义】少阳禀春初生阳之气，合德于木，其脉之弦，固也。然伤寒之所谓少阳病，只是在经在腑之证，寿颐窃谓尺部之脉，必不当与之俱弦，如其俱弦，则肝肾相火，浮露于外，岂独少阳受病？而《伤寒例》篇能为此说，终是浅人皮傅为之，正与太阳病尺寸俱浮，同一语病。寿颐以此而知必非仲景手笔，且即使王叔和为之，亦决不至如是之颠顸草率也。

《金匮·痓病篇》：痓脉按之紧，如弦，直上下行。

【正义】痓即痉字之隶变。汉人作隶，从巠者多变为至。痓为项背强急之病，即后世之所谓角弓反张。《说文》痉训强急，而无痓字。《玉篇》痓字读充至切，而训为恶。寿颐窃疑孙强辈之增加，非顾氏旧本所有，形声义三者皆不足征。近人《金匮》注本，颇有改痓为痉者，于义为允。痉是强急之证，于脉应之，弦直而长，脉证自相符合。《金匮》又谓痉病发其汗已，其发如蛇。又谓伏弦者痉。《脉经》亦曰痉家其脉伏坚，直上下。其义皆近，所谓有是证当有是脉也。

寿颐按：脉如蛇，亦无非形容其一线

弦长之意，乃注家解作屈曲，唐容川又申言之曰如蛇而不直弦者为欲解，皆所谓自我作古者也，余详脉紧主病本条。

又《疟病篇》：疟脉自弦，弦数者多热，弦迟者多寒。弦小紧者下之差，弦迟者可温之，弦紧者可发汗针灸也，浮大者可吐之，弦数者风发也，以饮食消息止之。

【正义】疟必有寒热往来，证属少阳，故其脉自有少阳之弦象。且疟之所以寒热往来者，必以里有暑湿痰浊，盘结不化，故寒热起伏，乘时复发。脉弦又属饮家当有之象，即所谓无痰不成疟，无积不成疟也，故不论多热多寒，风邪寒邪，苟是疟症，无不以弦脉为必然之脉。可下、可温、可吐，亦可发汗针灸，皆随见证以祛除其积饮而已。

又《胸痹心痛篇》：夫脉当取太过不及，阳微阴弦，即胸痹而痛。又：所以胸痹心痛者，以其阴弦故也。

【正义】胸之所以痹而为痛者，无非寒邪饮邪，踞于胸臆之间，阻遏清阳，失其宣化之职。故于脉应之，阳分恒见为微细，即是阳气之不宣；阴分恒见为弦劲，即为阴气之凝结。所以开宣胸痹之法，必以运行清阳，破除浊阴为治。

又《腹满寒疝篇》：趺阳脉微弦，法当腹满。不满者必便难，两胠疼痛，此虚寒从下上也，当以温药服之。

【正义】趺阳为胃脉，微而且弦，是为阳气不行，郁遏在里，故知其当为腹满。其不满者，则为便难，及两胠疼痛，亦属气滞不化，阴寒凝滞之证。唐容川谓趺阳属胃，弦则肝脉，木来乘土，故有便难，乃气欲上冲。寿颐谓阴寒之气，蔽抑清阳，不得条达，故脉见弦象而微小。腹满乃土气之闭塞，胠痛为木郁而不宣。所谓虚寒从下上者，正是木不得伸，上行侮

土，故下则大便为难，上则两胠结痛。当以温药者，祛其阴寒，以舒木土之郁也。

又：寸口脉弦者，即胁下拘急而痛，其人啬啬恶寒也。

【正义】此寸口脉弦，亦阴气凝滞，阳不得宣之证，故有啬啬之恶寒。胁下拘急而痛，亦与上条两胠疼痛无异。总之清阳不布，外有恶寒，亦固其所。陈修园以为与上条有内寒外寒之分，诚属不确。即唐容川谓此是肝木侮肺，故皮毛恶寒，亦是附会，失之迂远。独不思肺金本能克木，如果木能乘金，则必势焰甚旺，又何有啬啬恶寒之见证？好谈五行胜复，而不从病情上细细体验，终是如涂涂附，无一是处，此向来医学家凿空之积习，而不自知其大言欺人，至今所以为新学家诟病者，皆此等议论，有以授之口实。唐容川书，未尝不自命不凡，以今观之，尚觉未能免俗，此不可不一扫而空之，以求得病理中自然之真相者也。

又：胁下偏痛，发热，其脉紧弦，此寒也，以温药下之，宜大黄附子汤。

【正义】胁下正是少阳循行之部位，此处偏痛，而脉弦紧有力，是为少阳之阳气不舒，而阴寒凝结之实证也，故宜温药下之。互详紧脉主病本条。

又：腹满脉弦而紧，弦则卫气不行，即恶寒，紧则不欲食，邪正相搏，即为寒疝。

【正义】详脉紧主病篇本条。

又：其脉数而紧，乃弦状如弓弦，按之不移。脉弦数者，当下其寒。

【正义】此以脉数而紧为弦字描摹形态，总之是刚劲搏击，寒实之脉耳，故当下其寒。此脉数之不属于热证者，正以搏指有力，故谓之数，乃言其指下促急之意，非五至为数之热甚明，是以云弦数者当下其寒。唐容川注《金匮》，谓脉数而

紧为一句，乃弦状为一句，言脉数与紧相合，乃弦状也，此虽似紧，而实则弦脉云云，所见甚是。然其下乃谓弦数并见，火中伏寒，是为假热真寒，则又误认此数字当主热证矣。火中伏寒四字，不知他如何写得出？岂不弄成炉炭中藏有冰雪，可谓奇语。

又《痰饮篇》：脉弦数，有寒饮，冬夏难治。

【正义】此弦数之脉，亦以搏指促急为义，乃寒饮实邪，壅塞不通之应，亦非脉数为热之数，盖与《伤寒论·平脉篇》支饮急弦同义，皆为群阴凝结，不易宣通之证。所以申言之曰冬夏难治者，则以夏为纯阳之令，而乃有阴邪蟠踞之病，是天之阳和，犹不能胜此阴霾厉气，岂尚可乞灵草木，而易于祛除？若冬则本是锢阴冱寒，至阴得令，其势尤甚，谓之难治，谁曰不然？

又：脉沉而弦者，悬饮内痛。

【正义】沉为在里，弦属饮邪，故主悬饮内痛。此视支饮，尚觉稍轻，以但弦而不致于劲急太甚也。

又：脉双弦者寒也，脉偏弦者饮也。

【正义】此亦以寒饮属于弦脉之主病，皆与以上诸条同义。

又：咳家其脉弦，为有水，十枣汤主之。

【正义】水即寒饮，凡仲景所谓有水气者，皆寒饮之证。总之脉弦为阴邪结聚已甚之应，所主寒饮各症，非仅风寒新感之轻病，所以主治之药，如是猛厉，正与《平脉篇》支饮急弦之义同条共贯。仲景之意，尤其彰明皎著矣。

又：肺饮不弦，但苦喘短气。

【正义】同一饮邪，而脉不弦，则其证不过喘而短气，此则风寒新感，饮证之轻者。

又《转筋篇》：转筋之为病，其人臂脚直，脉上下行，微弦。

【正义】转筋乃经脉强急之病，故脉亦上下直行，虽微细而必弦长，与痉病之脉同一形象，盖转筋固即痉病之一端也。

《脉经》一卷《辨脉阴阳大法》：阳弦则头痛，阴弦则腹痛。

【正义】《脉经》本节明言关前为阳，关后为阴，则所谓阳弦阴弦，亦以关前后分阴阳之位也。关前之应在上，弦则其气升浮，故当为头痛；关后之应在下，弦则其气内结，故当为腹痛。

又二卷《三关病候》：寸口脉弦，心下愊愊，微头痛，心下有水气。关脉弦，胃中有寒，心下厥逆，此以胃气虚故尔。尺脉弦，小腹疼，小腹及脚中拘急。

【正义】此节脉弦，皆以阴凝于里而言。弦有搏击坚强之势，苟非气滞痰凝，脉状何为至此？其寸关尺三部，皆主寒水立论者，以阴气内凝，则脉道不利，而挺直坚劲之态乃见，所谓弦为阴脉者是也。寸主上焦，故其应在心下。水气即寒饮，《伤寒论》中凡言胸中饮邪，皆曰心下水气，是其先例。惟其寒饮蟠结不去，故心中愊愊不舒。其微有头痛者，则阴气上乘，而清阳受其蒙蔽，所以头额之间闷窒而痛。其微而不甚者，阴邪所蒙，势力不厚，故不比肝胆阳升之头痛为盛。关主中焦，故其应在胃，寒则其气不行，故为心下厥逆。谓之虚者，阳气不布，即正气馁矣。尺主下焦，故其应在少腹及两足，疼痛拘急，固皆气滞寒凝之所致也。

又二卷《奇经八脉病》：尺寸俱浮，直上直下，此为督脉。腰膝强痛，不得俯仰，大人癫病，小儿风痫疾。脉来中央浮，直上下，痛者，督脉也。动苦腰背膝寒，大人癫，小儿痫也，灸顶上三丸。

【正义】此三节皆言脉直上直下，固

即劲直而长，偏于刚劲之弦象。其主病则一为腰脊强痛，不得俯仰，苟以寻常病理言之，则腰脊强痛，是为脉络不和，经输之病，其人既已经隧不利，关节俱强，于脉应之，挺直不挠，亦固其所，此即《金匮》之所谓痉脉按之紧，如弦，直上下行者，是矣。然叔和又以大人癫病，小儿风痫二句，联为一节，不知者几疑癫痫为病与腰脊强痛，证情绝然不同，何以同得此直上直下之脉？其实大人之癫，小儿之痫，固皆有痉直强厥之候，实即《素问·调经论篇》所谓血之与气，并走于上，则为大厥一条。今西国医家之所谓脑充血证，亦谓之血冲脑经，只以阴不涵阳，肝胆龙相之火陡然上炎，冲激脑之神经，失其运动之常度，惟其气血上升，势极猛厉，所以脉亦挺直坚强，脉证病情，无不吻合。叔和于此，以腰脊强痛，不得俯仰，与大人之癫、小儿风痫，并走一炉，深合《内经》真旨，且亦与彼西学家新发明之病理合撰同符，此所谓一病只有一理，无论古今中外，果得其真，那不异苔同岑，心心相印。叔和次节，又以为动苦腰背膝寒，则适与上节一热一寒，两得其反，粗心读之，几疑血冲脑经证中，必不当有阴寒一候。抑知大人厥病，本是热厥寒厥，各极一端，即昏瞀猝仆者之瘛疭强直，牵制震动，亦自有实热虚寒两途。而小儿之风痫痉直，则急惊多实热，慢惊多虚寒，尤其易识，在稍知医理者，当亦夫人而能言之。寿颐尝谓虚寒之极，冷气上冲，亦足使脑之神经改变常度，故幼科虚寒之慢惊风证，其牵动强直之状态，亦与急惊风证约略相似，但实热之牵挚较为有力，虚寒之震动较为无神，究竟脑之神经，失其知觉运动之本性，则无二理。今西学家既有所谓脑充血之实热证，亦有所谓脑贫血之虚寒证，明是两两相

形，绝端相反，然为病之状，又何尝不约略相似。此可知叔和以腰背膝寒四字，亦与大人之癫、小儿之痫，并为一条者，乃指昏瞀强直中之虚寒，及小儿之慢惊风而言，与上节之所谓癫痫，病名虽同，而病理固离然大别。其脉之所以亦为直上下者，则体已牵强，脉象应之而为弦直，又所宜然。此所以古今之论弦脉主病者，即以为肝胆火炎之应，而又谓弦为阴脉，几如冰炭之各极其偏，似乎彼此相反者，而不知自有此两种病情，皆当有此脉象。独惜上古医书所传无几，遂未有显言其一寒一热，两两不同之理，而后之读者几乎莫名其妙，此则古医学书之所以最不易读，而不知隐隐之中，藏有神化不测之病理，正不可不于无字中求之，以探索古人未言之奥者也。且叔和于次节，更有灸顶上三丸一句，尤可见此专为阴寒之气上冲而言，故宜灼艾以宣其阳气，则阴霾开而清阳上升，脑经亦复其常，岂非慢脾风虚寒证回阳之一助，而大人癫病之因于虚寒者，从可知矣。此其病理医理，亦与西学家脑贫血之证治暗合。若脑充血病之气血冲上，则为肝胆浮阳，上乘颠顶，抑之降之，犹虞不及，更何可灸火以肆炮烙之虐，而叔和两节书之同中有异，又当研究此五字之有无，以辨淄渑之滋味矣。<small>寒气上冲，亦令脑经扰乱之理，寿颐所辑《中风斠诠》亦备论之，可以互参，见《斠诠》一卷第十四节。</small>

寿颐又按：古人皆以直上直下，弦劲坚强之脉，谓之督脉，《内经》已有明文，其理实不可晓。窃以私意逆之，此盖附会之说，正以痉厥强直，角弓反张之病多得是脉，遂疑背属于督，乃勉强为之牵合，此乃古人未知有脑神经病之理，有此误会，而今则神经为病，实已昭明皎著，则从前理想家言，固已不攻自破。虽以病状言之，背反张者，亦未始不可属之督脉

为病，究竟于治疗之法，绝无关系，则必不可涂附古书，反觉多所窒碍，所谓古之大辂椎轮，今已不适于用者是矣。

又同卷：尺寸脉俱牢，直上直下，此为冲脉，胸中有寒疝也。

【正义】牢乃重按坚实有力之脉，本当为寒凝于里之病，而又尺寸皆然，且加之以直上直下，挺然搏指，则在里在下阴寒之气，固已直冲犯上，故知下焦阴寒之疝，上凌阳位，直犯胸中为病。盖胸中本以清阳用事，不当有寒疝之病，而乃尺寸之脉如是，宁非阴中寒气，已是凌驾乎群阳之上？此又弦脉主阴，极盛极急之脉证。所谓冲脉者，以冲脉之源起于下极，本夹足少阴经，两两上行。如其肾气不藏，水寒上溢，则少阴之气必从冲脉并道上升，泛溢奔腾，几有怀山襄陵①之势，较之肾气上凌，奔豚之候，尤为猛厉。

又同卷《杂病脉》：疟脉自弦，弦数多热，弦迟多寒，微则为虚，代散则死。

【正义】此与《金匮·疟病篇》同而有异。所谓微则为虚者，盖亦兼以弦言，惟其虽弦而细微无力，故知是虚。若虽弦而且代若散，则邪犹盛而正大衰，危机兆矣。

又同上：弦为痛痹。

【正义】痹者，气血之痹着不行，不通而痛，是实证也，故于脉应之，亦必弦劲有力。

又同上：偏弦为饮，双弦则胁下拘急而痛，其人濇濇恶寒。

【正义】此即《金匮》原文，但字句小有不同，已详见前。

又同上：弦急，疝瘕，小腹痛，又为癖病。旧校：癖，一作痹。

【正义】弦之与急，皆阴寒凝滞之征，故主病如是。校语痹字，从元泰定本及明袁氏校本如此，通行本作痹，大误。

又同上：弦小者寒澼。

【正义】此澼字，盖即辟积之辟，其从水旁，则与肠辟之今作肠澼同。其实辟积之义，加水无谓，且与《庄子》澼洸之澼字相浑，而真义几不可晓矣。

又同上：弦而紧，胁痛，脏伤，有瘀血。

【正义】弦紧皆主坚实之证，故为病如此。

又五卷《张仲景论脉》：动弦为痛。

【正义】《脉经》此节即《伤寒论·平脉法》之第一节，而叔和直以《张仲景论脉》标目，知叔和当日固以《辨脉》《平脉》二篇，认为仲景原文，然则近人竟以此为出于王氏手笔者，固不尽然。惟动弦为痛一句，以脉弦脉动，皆有凝滞闭塞之意求之，谓为当主有痛，理亦可信。而今本《伤寒论》作动则为痛，乃无弦字，以下句洪数热烦之例而言，似洪数为两种名义，取以对上句之动弦二字，亦属两种名义。寿颐窃疑《脉经》为长，盖今本《伤寒论》又有传写之误。

又同上：寒则紧弦。

【正义】脉紧主寒，而弦亦阴脉，谓为寒病之征，亦是有理。惟今本《伤寒论》作寒则牢坚，乃与《脉经》不同。

寿颐按：本节更有支饮急弦一句，《伤寒论》《脉经》两本皆同。考此节全文，本为四言韵语，若如《脉经》，则弦字韵两见，殊嫌复叠，当以《伤寒论》之作牢坚者为长。

又六卷《肝足厥阴经病证》：肝病其色青，手足拘急，胁下苦满，或时眩冒，其脉弦长。

---

① 怀山襄陵：指洪水汹涌奔腾，溢上山陵。语见《尚书·尧典》："汤汤洪水方割，荡荡怀山襄陵，浩浩滔天。"

【正义】详脉长主病本条。

又六卷《脾足太阴经病证》：寸口脉弦而滑，弦则为痛，滑则为实，痛即为急，实即为踊，踊痛相搏，即胸胁抢急。

【正义】详脉滑主病本条。

滑伯仁《诊家枢要》：弦为血气收敛，为阳中伏阴，或经络间为寒所滞，为痛，为疟，为拘急，为寒热，为血虚，为盗汗，为寒凝气结，为冷痹，为疝，为饮，为劳倦。弦数为劳疟，双弦胁急痛，弦长为积。左寸弦，头痛心惕，劳伤盗汗，乏力。关弦，胁肋痛，痃癖；弦紧为疝瘕，为瘀血；弦小，寒癖；尺弦，少腹痛；弦滑，脚痛。右寸弦，肺受寒，咳嗽，胸中有寒痰。关弦，脾胃伤冷，宿食不化，心腹冷痛，又为饮。尺弦，脐下急痛不安，下焦停水。

【正义】弦为坚强不散之象，故曰血气收敛。又形虽充畅，而势则拘束，故曰阳中伏阴。伯仁此八字颇堪为弦脉揭明奥义，所主各病，皆不能离此八字之神理，著此二句，而脉弦为病，虽有多端，竟能一概包涵，而无遗义，可谓传神于阿堵之中者矣。

戴同父《脉诀刊误》：弦而软，其病轻；而弦硬，其病重。

【正义】脉之弦者，已有坚强劲直之势，乃曰弦而软者，盖形势虽已强其直，而尚有柔和之态，不甚坚刚，是为胃气犹存，病尚不甚。若一味强硬，按之不挠，则真脏脉见矣。同父此辨，确不可少。

又：弦数浮大，四者皆劳也。大者易治，脉气未衰，可敛而正也；弦者难治，血气已耗而难补；双弦则贼邪侵脾，尤为难治；加数则殆矣。

【正义】弦数浮大四者，皆外有余而中不足，故为虚劳之候。究竟形大，尚属气势之盛，此非以豁大空大而言，故曰脉气未衰，尚可以养阴摄纳之法求其恬静。而弦则失之柔和，终是阴液欲耗，恢复洵是不易。双弦者，不仅肝木自病，而并乘脾胃之位，克制已深，是为两脏同病，故曰难治。

《濒湖脉学》弦脉主病诗：弦应东方肝胆经，饮痰寒热疟缠身。浮沉迟数须分别，大小单双有重轻。寸弦头痛膈多痰，寒热癥瘕察左关。关右胃寒心腹痛，尺中阴疝脚拘挛。

【正义】濒湖以左关脉弦，主有癥瘕，盖以肝为藏血之脏，癥瘕血病，结而不行，故以为脉当应于左关，其实结聚脉弦，洵有至理，但结在何部，则何部之脉应之，必不可概系之于左关，李氏此说，殊不可泥。又谓右关当主胃寒，则寒饮脉弦，古人论之已详，但肝胆木火侵凌中土，其脉亦弦，不当只知有胃寒一层，反嫌挂漏。其余诸病，则上文皆详言之矣。

李士材《诊家正眼》：弦为肝风，主痛主疟。弦在左寸，心中必痛；弦在右寸，胸及头疼。左关弦见，痰疟癥瘕；右关弦见，胃寒膈痛。左尺逢弦，饮在下焦；右尺逢弦，足挛疝痛。

【正义】此与李濒湖说大略相同，盖即本之于东璧氏者。胃寒，今铅印本有作胃塞者，其义虽似两通，然必非李氏本意，不可从。

又：两关俱弦，谓之双弦，若不能食，为木来克土，土已负矣，必不可治。

【正义】此可与上文戴同父说参观。

景岳《脉神章》：弦为阳中伏阴，为血气不和，为气逆，为邪胜，为肝强，为脾弱，为寒热，为痰饮，为宿食，为积聚，为胀满，为虚满，为虚劳，为疼痛，为拘急，为疟痢，为疝痹，为胸胁痛。《疮疽论》曰：弦洪相搏，外紧内热，欲发疮疽也。弦从木化，气运乎肝，可以阴，亦可以阳，但其弦大兼滑者，便是阳邪，弦紧兼细者，便是阴邪。凡脏腑间胃气所及，则五脏俱安；肝邪所侵，则五脏俱病，何也？盖木之滋生在水，培养在土，若木气过强，则水因食耗，土为克伤，水耗则肾亏，土伤则胃损。肾为精血之本，胃为水谷之本，根本受伤，生气败矣，所以木不宜强也。夫人无胃气曰死，故脉见和缓者吉，指下弦强者凶。盖肝邪与胃气不和，缓与弦强相左，弦甚者土必败，诸病见此，总非佳兆。

【正义】凡此主病，义俱见前。景岳畅论弦脉五脏俱病之理，虽敷衍五行，不免陈腐，然肾是先天之本，脾胃是后天之本，正惟肾阴不充，不能涵肝，故肝以恣肆，肝气既旺，脾胃必承其弊，此则肝脾肾三阴为病，正是相因而至。脉弦既见，三阴皆伤，固必然之势，万无可疑，先天后天，交受其病，夫岂细故？总之阴液既伤之后，而脉见细弦劲急者，必无可治之望。

石顽《诊宗三昧》：弦为风木主令之脉，故凡病脉弦，皆阳中伏阴之象。虚证误用寒凉，两尺脉必变弦。胃虚冷食停滞，气口多见弦脉。伤寒以尺寸俱弦，为少阳受病。少阳为枢，为阴阳之交界，如弦而兼浮兼细，为少阳之本脉；弦而兼数兼缓，即有入腑传阴之两途；若弦而兼之以沉涩微弱，得不谓之阴乎？经言寸口脉弦者，胁下拘急而痛，令人啬啬恶寒。又伤寒脉弦细，头疼发热者属少阳，此阳弦头痛也，痛必见于太阳。阳脉涩，阴脉弦，法当腹中急痛，此阴弦腹痛也，痛必见于少腹，皆少阳部分耳。少阴病欲吐不吐，始得之，手足寒，脉弦迟者，此胸中实，当吐之；若膈上有寒饮干呕者，不可吐，急温之。详此又不当以兼沉兼涩，概谓之阴。弦迟为胸中实也，审证合脉，活

法在人，贵在心手之灵活耳。历诊诸病之脉，属邪盛而见弦者，十常二三，属正虚而见弦者，十常六七，其余他脉之中，兼见弦象者，尤复不少。在伤寒表邪全盛之时，中有一部见弦，或兼迟兼涩，便是夹阴之候，客邪虽盛，急需温散，汗下猛剂，咸非所宜，即非时感冒，亦宜体此。至于素有动气怔忡，寒疝脚气，种种宿病，而挟外感之邪，于浮紧数大之中，委曲搜求，弦象必隐于内，多有表邪脉紧，于紧脉之中，按之渐渐减小，纵之不甚鼓指，便当以弦脉例治；于浮脉之中，按之敛直，滑脉之中，按之搏指，并当从弦脉类看。迨夫伤寒坏病，弦脉居多，虚劳内伤，弦常过半，所以南阳谓为六残贼之首也。他如病疟寒饮，一切杂病，皆有弦脉。按《金匮》云：疟脉自弦，弦数多热，弦迟多寒。弦小坚者下之差，弦迟者可温之，弦紧者可发汗针灸也。浮大者可吐之，弦数者风发也，以饮食消息主之。饮脉皆弦，双弦者寒也，偏弦者饮也，弦数者有寒饮，沉弦者悬饮内痛。他如腹痛鼓胀，胃反胸痹，癥瘕蓄血，中暍伤风，霍乱滞下，中气郁结，寒热痞满等病，种种皆有弦脉，总由中气少权，土败木贼所致。但以弦多弦少，以证胃气之强弱；弦实弦虚，以证邪气之虚实；浮弦沉弦，以证表里之阴阳；寸弦尺弦，以证病气之升沉。无论所患何证，兼见何脉，但以和缓有神，不乏胃气，咸为可治。若弦而劲细，如循刀刃，弦而强直，如新张弓弦，如循长竿，如按横格，皆但弦无胃气也。所以虚劳之脉，多寸口数大，尺中弦细搏指者，皆为损脉，卢扁复生奚益哉！

高鼓峰《己任编》：弦如弓弦，按之勒指，胃气将绝，五脏无土，木气太甚，即真脏脉，凡病脉见之即凶。

【正义】此即《内经》所谓肝死状

之脉。

吴山甫《脉语》：双弦者，脉来如引二线也，为肝实，为痛。若单弦，只一线耳。

【正义】此双弦之别解。不以两手俱弦为双弦，虽非习见之脉状，而确是偶一有之，总属气机窒塞所致，故曰为痛。

徐忠可《金匮注》：有一手两条脉，亦曰双弦。此乃元气不壮之人，往往多见此脉，亦属虚，愚概以温补中气兼化痰，应手而愈。

【正义】此与《脉语》之所谓双弦同。乃又以为虚者，亦以气滞痰凝，脉道为之不利；曰温补，则元气不及，故谓之虚；又曰化痰，讵非络脉窒滞使然耶，总之非纯虚脉证。

黄韫兮《脉确》：《脉经》谓弦脉举之无有，然疟脉有浮弦者，未尝举之无有也。经曰疟生于风，惟其风邪，故脉浮弦，且头痛如破，且《脉经》伤寒条中亦有阳明中风、脉浮弦之语，则所谓弦脉举之无有，疑其误也。

【正义】《脉经》此说，本是误字。《千金》作无力。寿颐于第三卷弦脉形象本条已言之矣。

丹波廉夫《脉学辑要》：弦脉大要有三：有邪在少阳者，疟邪亦在少阳，故《金匮》曰疟脉自弦；有血气收敛，筋脉拘急者，故腹痛胁痛，疝瘕疟痕多兼弦脉；有胃气衰败，木邪乘土者，故虚劳多见弦细数。《辨脉》弦为阴，《脉诀》弦为阳，并非也。

【正义】脉弦自有阴阳两途，古人或以为阴，或以为阳，只就一边言之，而忘其一边耳。此是古人之失检处，原非立言上乘。盖《辨脉篇》终非仲景原书，而高阳生之程度又是不高，昔人皆有定论，丹波氏必以为非，亦不尽然，所举三者，

其一宁非阳证阳脉，其二又何尝非阴证阴脉耶？

郭元峰《脉如》：弦从肝化，可阴可阳，其状端直以长，若筝弓弦，从中直过，挺然指下，体为阳中阴，脏司肝，时属春，运主木也。经云：轻虚以滑者平；实滑如循长竿者病；急劲如新张弓弦者死。戴同父云：弦而软者其病轻，弦而硬者其病重。纯弦为负，死脉也。弦缓，平脉也。弦临土位，克脉也。弦见秋，反克脉也。春病无弦，失主脉也，其病主诸疟，支饮悬饮，头痛膈痰，寒热癥瘕，尺中阴疝，两手拘挛。又有如弦之脉，本非真弦，而或兼见。弦兼洪，为火炽；弦兼滑，为内热；弦兼迟，为痼冷；弦不鼓，为脏寒；弦兼涩，秋逢为老疟；弦兼细数，主阴火煎熬，精髓血液日竭，痨瘵重亡之候也。若诸失血而见弦大为病进；见弦小为阴消。痰清见弦，为脾土已败，真津上溢，非痰也。又有似疟，阴阳两亏，寒热往来，脉亦见弦，急扶真元，亦有生者，若误作疟治，必枉死于见病治病之舛剂也。大要弦脉而病属经者易治，属腑者难治，属脏者不治。通一子云：诸病见此总非吉，六脉皆弦必是凶。《脉法》云：弦为肝风，主痛主疟，主痰主饮。弦居左寸，心中必痛；弦居右寸，胸及头痛。左关弦兮，痰疟癥瘕；右关弦兮，胃气疼痛。左尺逢弦，饮在下焦；右尺得弦，足挛疝痛。又云：浮弦支饮，沉弦悬饮。弦数多热，弦迟多寒。弦大主虚，弦细拘急。阳弦头痛，阴弦腹痛。单弦饮癖，双弦寒痼。亦初学察病之一端也。

【正义】郭氏论脉，皆集古人成言，汇之一处，使人便于浏览，精当处俱已见前，但就中亦有不可太泥者，如弦见于秋为克脉，春病无弦失主脉，究属太呆，病情活泼，胡可刻舟求剑。又谓左尺逢弦，

饮在下焦，则太不可解矣。

第十九节　脉奥主病　脉濡并见

《素问·脉要精微论》：心脉奥而散者，当消环自已。肺脉奥而散者，当病灌汗，至今不复散发也。肝脉奥而散，色泽者，当病溢饮。溢饮者，渴暴多饮，而易入肌皮肠胃之外也。胃脉奥而散者，当病食痹。脾脉奥而散，色不泽者，当病足胻肿若水状也。肾脉奥而散者，当病少血，至今不复也。

【考异】此节与《甲乙经》四卷《经脉篇》同，而字有小异。环，《甲乙》作渴。有校语曰：《素问》作烦。如今本《素问》之作环字者，更是讹误。二今字，《甲乙》皆作令。易，《甲乙》作溢。

【正义】《素问》此节，奥散诸条所主之病多不可解，证以《甲乙》，字句且有不同，则王氏注本不无讹误可知，而说者犹欲望文生义，终是自道其道，胡可为据，宜付阙如，存而不论。

《太素》二十三卷《杂刺篇》：视其脉坚且盛且滑者，病日进；脉濡者，病持下。

【正义】此二句在《甲乙经》五卷《针道行揣纵舍篇》作其脉滑而盛者，病日进，虚而细者久以持。《灵枢·邪客篇》同。以此知《太素》与今本《甲乙》《灵枢》同异不少。惟谓脉濡病持，亦自有理。惟其脉来柔奥，则可知邪势尚未坚实，而正气亦不充足，则邪正相持，两不相下，缠久何疑。但持下两字联属成文，句法终是不妥，此则必有讹误矣。

《伤寒论·平脉法》：肝病自得濡弱者愈。

【正义】肝之平脉曰弦，本以挺直[①]而长，有如弓弦状，其合德于本之茂条达，则肝既受病，脉必端直而长，乃是本

然之象。如其气势有余，即邪盛太过之候，惟于挺直之中，含有柔和奥弱之态度，则即所谓和缓之胃气者是也，可卜其肝病有欲愈之机矣。

又：诸奥亡血。

【正义】此柔奥已甚，必为血脉空虚之候，故其必有失血血虚之病。

《脉经》二卷《三关病候篇》：寸口脉濡，阳气弱，自汗出，是虚损病。关脉濡，苦虚冷，脾气弱。尺脉濡，苦小便难。旧校曰：《千金方》云，脚不收，风痹。

【正义】寸口脉奥，是清阳之气不司敷布；自汗者，卫外之阳不固也。关主中焦脾胃，奥则中州大气不司旋转，故曰虚冷。曰脾气弱，即脾胃清阳之气失其职也。尺主下焦，奥则下元无阳，故为小便难，为脚弱不收诸证。

滑伯仁《诊家枢要》：濡为血气俱不足之候，为少血，为无血，为疲损，为自汗，为下冷，为痹。左寸濡，心虚，易惊，盗汗，短气；关濡，荣卫不和，精神离散，体虚少力；尺濡，男为伤精，女为脱血，小便数，自汗，多痹。右寸濡，发热憎寒，气乏体虚；关濡，脾软不化饮食；尺濡，下元冷惫，肠虚泄泻。

《濒湖脉学》奥脉主病诗：奥为亡血阴虚病，髓海丹田暗已亏。汗雨夜来蒸入骨，血山崩倒湿侵脾。寸奥阳微自汗多，关中其奈气虚何。尺伤精血虚寒用，温补真阴可起疴。又：奥主血虚之病，又主伤湿。

【正义】湿淫于里，脾胃清阳之气不司健运，脉来奥弱，亦固其宜。濒湖谓主伤湿，乃前人所未经道及者。但《脉经》所谓关脉奥，脾气弱，伯仁谓脾软不化饮食，已是此义特未尝明言脾为湿困之理

---

① 直：原作"长"，据文义改。

耳。李谓耎主阴虚是也，但阴虚者未必皆属虚寒，温补真阴四字，殊觉说不过去，惟此是温养之意，非指温燥刚烈之温，否则宁不重伤其阴耶？

李士材《诊家正眼》：濡主阴虚，髓绝精伤。左寸见濡，健忘惊悸；右寸见濡，腠虚自汗。左关逢之，血不营筋；右关逢之，脾虚湿侵。左尺得之，精血枯损；右尺得之，火败命垂。自注：濡之为名，即软之义也。必在浮候，见其细软，若中候沉候，不可得而见也。王叔和比之帛浮水面。

【正义】髓绝二字，言之太过。

又：濡脉之浮软与虚脉相类，但虚脉形大，而濡脉形小也。濡脉之细小与弱脉相类，但弱在沉分，而濡在浮分也。濡脉之无根，与散脉相类，但散脉从浮大，而渐至于沉绝，濡脉从浮小而渐至于不见也。从大而至无者，为全凶之象；从小而之无者，为吉凶相半也。浮主气分，浮举之而可得，气犹未败；沉主血分，沉按之而全无，血已伤残。在久病老年之人见之尚未至于速绝，为其脉与证合也。若平人及少壮及暴病见之，名为无根之脉，去死不远矣。

【正义】濡即耎字变体，止言其力量之不及，盖与弱脉相近，原不专以浮部而言，乃叔和以后言脉学者，每以帛水中绵浮水面等说，为脉濡作注，实因不识濡、耎同字，谬从濡字水旁着想，遂失古人真义。士材既知濡即软义，而犹从浮字诠解，已是一误，乃又因浮字而说到无根，尤其一误再误，无惑乎前条之谬认为髓绝矣。

石顽《诊宗三昧》：濡为胃气不充之象，故内伤虚劳，泄泻少食，自汗喘乏，精伤痿弱之人，脉虽濡软乏力，犹勘峻补，不似阴虚脱血，纯见细数弦。欲求濡弱，绝不可得也。

【正义】石顽亦不知脉濡脉软，同是一字，故以濡、软二字联属言之，宁不可笑！

郭元峰《脉如》：濡为中湿，为自汗，为冷，为痹。寸濡曰阳虚；关濡曰中虚；尺濡曰湿，为泄泻。

第二十节　脉弱主病

《素问·阴阳别论》：淖则刚柔不和，经气乃绝。

【正义】淖为柔靡之义，《字林》所谓濡甚曰淖者是也。

寿颐按：《内经》此节盖以脉言，惟其柔靡已甚，故曰刚柔不和，经气乃绝，是即软弱已甚之脉证可知。王氏《素问》注：血淖者，阳常胜云云，竟无一句可解，最是奇语。杨注《太素》曰：淖，乱也，音浊。亦不可解。皆非古人真义。

又《平人气象论》：脉小弱以涩，谓之久病。

【正义】详脉小主病本条。

又《玉机真脏论》：真脾脉至，弱而乍数乍疏，色青黄不泽，毛折乃死。

【正义】此脾败之真脏脉，中无王气，故脉弱之甚。

又：脉弱以滑，是有胃气。

【正义】详脉滑主病本条。

《甲乙》六卷《寿夭形诊病候篇》：形充而脉小以弱者气衰。《灵·寿夭刚柔》同。

【正义】详脉小主病本条。

《伤寒论·太阳篇》：太阳中风，阳浮而阴弱。阳浮者热自发，阴弱者汗自出。

又：太阳病外证未解，脉浮弱者，当以汗解，宜桂枝汤。

【正义】两条俱详脉浮主病本条。

又：太阳病发热恶寒，热多寒少，脉

微弱者，此无阳也，不可发汗，宜桂枝二越婢一汤。

【正义】详脉微主病本条。

又：太阳中风，脉浮紧，发热恶寒，身疼痛，不汗出而烦躁者，大青龙汤主之。若脉微弱，汗出恶风者，不可服，服之则厥逆，筋惕肉瞤，此为逆也。

【正义】详脉微主病本条。

又《少阴篇》：少阴病，阳已虚，尺脉弱涩者，复不可下之。

【正义】详脉涩主病本条。

《辨脉法》：沉涩弱弦微，此名阴也，阳病见阴脉者死。

【正义】详一卷阴阳虚实节本条。

又：假令尺脉弱，名曰阴不足，阳气下陷入阴中，则发热也。

【正义】此非太阳病阳浮阴弱之发热，虽尺弱与太阳之阴弱同，而其所以弱者，则绝然不同。彼以感邪在表，里未受病，故阳部脉浮，主表有热；而阴部脉弱，主里无病，弱即不盛之义，陆九芝所谓无病为虚者也。此则真阴不足而脉见为弱，确是虚弱、软弱之弱。其发热也，即《内经》所谓阴虚生内热，岂非与太阳病之发热大异？然其所以发热者，乃是阴不胜其阳，不可谓阳陷入阴，如其果是阳陷于下，即当以升阳为惟一之治法，然试问阴虚于下者，可以升阳否乎？明明肝肾不足，而或妄为举陷，宁不拔其根而速其厥？立言不慎，岂精于医理者能为此说。昔人每谓《平脉》《辨脉》两篇非皆仲景手笔，此其是矣。

又：阳脉浮，阴脉弱者，则血虚。

【正义】此盖以杂病言，则阳浮亦属血虚，阴气不充，故脉亦不足，而弱之主虚，更不待言矣。

《平脉篇》：肝病自得软弱者愈。

【正义】详见脉软主病本条。

又：诸弱发热。

【正义】此即《辨脉篇》尺脉弱，阴不足，发热之义。

又：弱者阳气不足。

《金匮·虚劳病篇》：男子脉浮弱而涩为无子，精气清冷。

【正义】详脉浮主病本条。

又：男子平人，脉虚弱细微者，喜盗汗也。

【正义】虚弱细微，皆血液不足之候，故谓是盗汗出多所致。喜，当作善，盖传写之误。

《脉经》二卷《三关病候篇》：寸口脉弱，阳虚，自汗出而短气。关脉弱，胃气虚，胃中有客热，脉弱为虚热作病。其说云：有热不可大攻之，热去则寒起。尺脉弱，阳气少，发热骨烦。

【正义】脉弱为气血不足，故为阳虚，为自汗。肺气馁则气短，故以寸部征之。关主中焦，故曰胃虚，而又曰客热者，即热则气伤之理。尺弱主阴虚，故曰发热；尺主肾，肾主骨，内热则生烦，故曰骨烦；而又以为阳气少者，盖指肾阳不足，又是一种原由。然同为脉弱者，彼此各有至理，是当以见证参之，然后可决，故必四诊具备，而后乃有定断，岂仅仅以指下辨之耶。

又四卷《杂脉》：弱为虚为悸。

【正义】脉弱者血不足，而血为心之液，血少者，心气心衰，故曰为虚为悸。

又：小弱而涩，胃反。

【正义】此必以关部得之，故主胃病，互详脉小主病本条。

滑伯仁《诊家枢要》：脉弱由精气不足，故萎弱而不振，为元气虚耗，为痼冷，为内热，为泄精，为虚汗，老得之顺，壮得之逆。左寸弱，阳虚，心悸自汗；关弱，筋痿无力；尺弱，小便数，肾虚耳聋，骨肉痿痛。右寸弱，身冷多寒，胸中短气；关弱，脾胃虚，食不化；尺弱，下焦冷痛，大便滑。

【正义】弱主痼冷，阳气衰也，又主内热伤气，故脉亦弱，弱同而所以弱者不同，所谓言岂一端，各有所当者也。然不明言其理，而竟以痼冷内热两句联贯直下，终是未妥。内热之内字，周澄之刻本作关字，误。

《李濒湖》弱脉主病诗：弱脉阴虚阳气衰，恶寒发热骨筋委。多惊多汗精神减，益气调营急早医。寸弱阳虚证可知，关为胃弱与脾衰。欲求阳陷阴虚病，须把神门两部推。自注：仲景曰：阳陷入阴，恶寒发热。

【正义】阴虚发热，乃肝肾真液不足，不能敛阳，以致阳无可依，而浮露于外。谓为尺脉当弱，似于阴虚之理，未尝不合。其实热已发矣，其脉必数，亦正未必皆弱。《辨脉法》不知是何妄人手笔，竟以阴不涵阳之热，谬认阳陷入阴，千里毫厘，何可不辨？果是阳气陷入阴中，则两尺之脉当现阳脉，更何为而弱？寿颐于上文本条已言之矣。濒湖于此，不知纠正，更尤而效之，且直指为仲景语，何其厚诬仲圣一至于此。

柳氏曰：气虚则脉弱，寸弱阳虚，关弱胃虚。

李士材《诊家正眼》：弱为阳虚，真气衰微。左寸心虚，惊悸健忘；右寸肺虚，自汗短气。左关木枯，必苦挛急；右关土寒，水谷之病。左尺弱见，涸流可征；右尺弱见，阳陷可验。

张石顽《诊宗三昧》：弱为阳气衰微之候。夫浮以候阳，今浮取如无，阳衰之明验也。故《伤寒》首言弱为阴脉，即阳经见之，亦属阳气之衰。经言寸口脉弱而迟，虚满不能食；寸口脉弱而缓，食卒

不下，气填膈上。此二条，一属胃寒，一属脾虚，故皆主饮食。又形作伤寒，其脉不弦紧而弱。太阳中暍，身热疼重而脉微弱。可见脉弱无阳，必无实热之理，只宜辨析真阳之虚与胃气之虚，及夏月伤冷水，水行皮中所致耳。在阴经见之，虽为合脉，然阳气衰微已极，非峻温峻补，良难春回黍谷也。惟血痹虚劳，久嗽失血，新产及老人久虚，脉宜微弱，然必弱而和滑，可卜胃气之未艾。若少壮暴病而见脉弱，咸非所宜。即血证虚证，脉弱而兼之以涩，为气血交败。

丹波廉夫《脉学辑要》：脉弱，病后及老人见之顺，平人及少年见之逆。

第二十一节　脉芤主病

《伤寒论》：太阳中暍者，其脉弦细芤迟。

【正义】详脉细主病本条。

《平脉篇》：趺阳脉浮而芤，浮者卫气衰，芤者荣气伤。

【正义】详脉浮主病本条。

《辨脉法》：问曰：病有战而汗出，因得解者，何也？答曰：脉浮而紧，按之反芤，此为本虚，故当战而汗出也。其人本虚，是以发战，以脉浮，故当汗出解也。若脉浮而数，按之不芤，此人本不虚，若欲自解，但汗出耳，不发战也。

【正义】详脉浮主病本条。

《金匮·虚劳病篇》：夫失精家，少腹弦急，阴头寒，目眩发落，脉极虚芤迟，为清谷，亡血失精。脉得诸芤动微紧，男子失精，女子梦交，桂枝龙骨牡蛎汤主之。

【正义】清，读为圊。圊中有谷，泄泻完谷也。古之虚劳，皆属虚寒，良由其时地旷人稀，凝寒甚盛，固与今之大江以南人烟稠密者迥乎不同。故虽失精梦交，

亦属阳虚气陷，清阳无权，所以有少腹弦急，阴头寒，及大便完谷诸证，无一非阴寒见象。而脉又于虚芤之中，或迟或紧，痼阴沍寒，确乎有据，此桂枝通阳，所以为必需要药，而后人且以天雄散方附入《金匮》，汉唐心传，皆为是脉是证而设。此与今人之阴虚火扰，淫梦失精者，相去奚啻霄埌①，善读古书者，当须辨得斯旨。

又：脉弦而大，弦则为减，大则为芤，减则为寒，芤则为虚，虚寒相搏，此名为革，妇人则半产漏下，男子则亡血失精。

【正义】此又以弦大空虚之脉，而知为半产漏下、亡血失精之病，揭出寒、虚两字，以明斯脉斯证之真谛，所以与上条互相发明。详见脉革主病本条。

《脉经》二卷《三关病候篇》：寸口脉芤，吐血，微芤者衄血。空虚，血去故也。关脉芤，大便去血数升者，以膈俞伤故也。尺脉芤，下焦虚，小便去血。

【正义】寸芤主吐血，以血溢上涌，故以为当于寸脉征之。然气火奔涌之时，其脉方且洪大有力，不必中空，惟血去气衰，乃见芤耳。又谓微芤当主衄血，盖谓鼻血当不如吐血之甚，故以为微有芤象，实则鼻血之多者，亦何尝不如吐血之盈盆，此等以理想为分别，殊嫌粗浅。关芤而曰主大便去血，膈俞伤，岂以膈主中焦，遂谓芤脉当见于上耶？亦正未必然也。

滑伯仁《诊家枢要》：芤主失血之候，大抵气有余，血不足，血不能通气，故虚而大，若芤之状也。左寸芤，主心血妄行，为吐，为衄；关芤，主胁间血气痛，或腹中瘀血，亦为吐血目暗；尺芤，小便血，女人月事为病。右寸芤，胸中积血，为衄，为呕；关芤，肠痈，瘀血，及

呕血不食；尺芤，大便血。又云前大后细，脱血也，非芤而何？

【正义】伯仁谓脉芤属气有余而血不足，故其形虚大，以其有大而中空之义，立说未尝无理。惟其大也，遂以气有余为之附会，其实血溢于上，方其来势孔张之时，信是气火之太盛。然在盛时，脉必不芤，惟其血已去，气已平，乃现虚象，而脉为之空。芤之取义，重在中空，并不重在虚大，伯仁此说，殊不可泥。若胁有血气及腹有瘀血，则为实滞，脉当结涩，必不中空。肠痈亦是实证，伯仁乃以同是血病而连类及之，虽曰仍《脉诀》之误，然亦不思之甚矣。

《濒湖脉学》芤脉主病诗：寸芤积血在于胸，关内逢之肠胃痈。尺部见之多下血，赤淋红痢漏崩中。

【正义】濒湖此说，本之高阳生《脉诀》。然积血乃积瘀未去，脉当坚实，反谓中空，正与病情背道而驰，高阳之谬，不问可知，濒湖明者，胡亦尤而效之，殊不可解。次句高阳本文作关内逢芤肠里痈。夫肠痈亦是实症，脉何缘而反虚芤？此盖肠痈已溃之后，脓血已去，乃或有此现象，此则病理之宜然者，而高阳生糊糊涂涂不能说出真谛，其陋何如？其以肠痈系于关脉者，则病在小肠，尚未极下，于关应之，不为无理。濒湖补一胃字，较诸《脉诀》原文诚为周密，然不为说明脓泄则芤之理，一似痈成实证，其脉已必如此，宁不误尽后学？而近人之论《脉诀》者，且谓肠痈为病，其脉诚芤，并伪撰实验以证之，欲为高阳生护法。寿颐窃谓此亦必在内痈内溃之后，则高阳生之说容或不诬，而为此说者，并非尝明言其故，须

---

① 霄埌：即霄壤。天和地，天地之间。比喻相去极远，差别很大。

知始传未传，脉证虚实，判如霄埌，而乃可以浑漠言之，终是所见未到。

张景岳《脉神章》：芤为阳脉，为孤阳脱阴之候，为失血脱血，为气无所归，为阳无所附，为阴虚发热，为头晕目眩，为惊悸怔忡，为喘急盗汗。芤虽阳脉，而阳实无根，总属大虚之候。

【正义】《景岳全书》最喜讲无根之脉，无非欲贯彻自己主张，必用大补地位，持论动辄失实，遂大招陈修园之吐骂，景岳诚有自取之道。论此芤脉，则确是中空，似乎重按豁然，无根两字到此可无语病，且主失血，则谓之大虚，亦非无据。岂知芤之为义，仅属中虚，果重按之，尚有一层底面，无根之说，仍是不确，则洵乎通一子之议论，终是通其一而不能通其二者矣。

李士材《诊家正眼》：芤脉中空，故主失血。左寸呈芤，心主丧血；右寸呈芤，相傅阴伤。芤入左关，肝血不藏；芤现右关，脾血不摄。左尺如芤，便红为咎；右尺见芤，火炎精漏。

【正义】心主丧血四字，不成文理；相傅阴伤一句，亦是可笑。

张石顽《诊宗三昧》：暑病有弦细芤迟，血分受伤者。芤为失血之本脉，经云脉至如搏，血温身热者死。详如搏二字，即是弦大而按之则减也。又云脉来悬钩浮为常脉，言浮而中空，按之旁至，似乎微曲之状，虽有瘀积阻滞，而指下柔和，是知尚有胃气，故为失血之常脉。若弦强搏指而血温身热，为真阴槁竭，必死何疑。凡血脱脉芤，而有一部独弦，或带结促涩滞者，此为阳气不到，中挟阴邪之兆，是即瘀血所结处也。所以芤脉须辨一部两部，或一手两手，而与攻补，方为合法。

第二十二节　脉促主病

《素问·平人气象论》：寸口脉中手促上击者，曰肩背痛。

【正义】脉促言其独盛于寸，有短促迫急之态。细绎古书意义，初不以歇止而始谓之促，叔和因其气势迫促，有似歇止，遂以为数中一止之名，其意盖亦有在，尚不可谓之大谬。然自《脉经》以数中一止为促，与缓中一止为结，两两对举，且以羼入《伤寒论》中之《辨脉篇》，遂令后人认为此是仲景手笔，由是只知有歇止之促，不知有寸口迫急之促，未始非叔和铸此大错。须知仲圣论中，明明以脉结脉代并提，辨歇止之有定无定，何尝以脉促与脉结互为比较，即据仲圣以正叔和，则叔和之说固难免于师心自用，妄作聪明之咎。《素问》此节，但据王氏注本，曰寸口脉中手促上击，其为独盛于寸，指下短促搏击之态，已是明白晓畅，何尝有歇止之意。而《甲乙经》则击字作数，亦无非迫急促数之义，正以其脉独盛于上，短促迫疾，有上无下，故于病应之，必为在上之络脉不舒，当主肩背有痛，有是脉应有是病，已与歇止之义，渺不相涉。再证之以《太素》十五卷《尺寸诊篇》，则作寸口脉中手如从物上击者，曰肩背痛，并无促字，而脉盛于上，寸口迫促搏击之态度，亦与王本及《甲乙》之义无甚差池，从可知启玄所据之本，虽有此促字，尚非古本《素问》之所同，更与叔和所谓歇止之促不可同日而语。奈何一孔之儒，犹只知有王氏歇止为促一说，且仅据启玄注本之《素问》，群以歇止作解，宜乎脉理之真，愈衍愈幻而不可问矣。互详第三卷脉促形象条中。

又《大奇论》：脉至而数，使人暴惊。

【正义】脉数之数，今皆读如朔音，谓为一息六至以上之总名。要知数训频数，已有短促急密之象，如《孟子》所谓数罟，数字训密，即读如促是也。而《大奇论》脉至而数之数，则以形势之迫急而言，不在乎往来之五至六至，正合寸口短促，迫急不舒之状，故主有气火陡升，暴迫惊骇为病。此数字即当读为促，只以形况其短缩急遽之态，而亦非叔和所谓数中一止之促也。

《伤寒论·太阳篇》：太阳病下之后，脉促胸满者，桂枝去芍药汤主之。

【正义】太阳病下之后，辄使表邪里陷，则里证为急，表证无存，仲景成法，即当治里，必不仍用表证之桂枝汤。而此节误下胸满，何尝非邪之内陷，然仲师则仍主以桂枝汤者，其必表证未罢可知。乃又不明言表证未罢，而仅有脉促胸满一句，既曰胸满，则表邪传里又可知，然则仲师之意，岂不即以脉促两字明著其为表证未罢之脉？良由脉之所以促者，即为寸口独盛之脉。寸为阳而属于表，脉盛在此，即为表证确据。更可知此节促字，万万不能以歇止之义妄为附和，如果歇止，即非表证，仲师圣法，又何尝有证不在表而仍用桂枝汤者？此即以《伤寒论》此条之义寻绎之，而可悟脉促之不当作歇止观者也。惟其脉促于寸，定为表证应有之脉，而后仍当用桂枝之原方，但兼胸满，则误下苦寒之药，已伤其胸中阳气，于是桂枝汤中之芍药阴药，即不可混投，是为桂枝去芍之真旨。且仲师本节之下，又有微恶寒者，直加附子，更可知脉促之不必六至。设如叔和所说数中一止，其名为促，其病属于阳盛，而仲师乃用桂枝、附子之阳药，且去芍药而不和其阴，讵以阳盛之病为不足，更助以阳药而速其亢阳耶？此叔和阳盛则促四字，有以知其必不

可为仲景此节作解者。夫立一说而有时可通，有时不可通，则其说必不能无弊，此叔和数中歇止为促之窒碍难通者，一也。

又《太阳篇》：太阳病桂枝证，医反下之，利遂不止。脉促者，表未解也，喘而汗出者，葛根黄连黄芩汤主之。

【正义】太阳病误下，而其人利遂不止，是邪已陷入于里，其为里证，尤较明了，而仲景乃郑重申明之曰表未解，则脉促明为表证之脉可知。惟其脉犹独盛于上，尚未显见内陷脉象，故曰表未解，此促之必不为歇止，其旨更显。如果脉得歇止，而证又利下不止，宁非误下里虚，脉证俱合，仲景又何所据而直断其为表犹未解。再合之以喘及汗出二者，是为阳邪被遏，闭塞于上之脉证，纵有利下，不可谬认为寒药误下之里寒，而当以热陷于里主治。此仲景用葛根以升举脾胃清阳，而又以芩、连清里热下利之大法。否则误下之后，脉且歇止，而汗出利下，又岂可更用芩、连之寒药？此叔和数中一止为促之必不可通者，又其一也。

又《太阳篇》：太阳病下之，其脉促，不结胸者，此为欲解也。

【正义】太阳误下，邪陷于里，其变证当为结胸，本论言其证治详矣。如不结胸，则虽经误下，而邪不内陷，其证未坏，故曰此为欲解。然何以欲解之脉，乃名以促，则仲师意中之脉促，必不以歇止而言可知。若使促为歇止，则证虽不为结胸，而脉为之止，又安得有欲解之可言。然则此节之促，仍是独盛于上之义，正以邪未内陷，犹在阳分，故于脉应之，亦独盛于寸部之阳位，此其脉病皆不内传，所以知其欲解。此脉促之必不可认作歇止者，又其一也。

又《厥阴篇》：伤寒脉促，手足厥逆者，可灸之。

【正义】此厥阴阴盛之脉证。手足厥冷，而当用灸法以回其阳，则脉促不舒，颇与厥逆之证情相合，似可以叔和之所谓歇止者说矣。然此节证属阴盛，又与叔和阳盛则促之义大相矛盾，世岂有得阳盛之脉，而犹可火灸者，则仲景意中，又不以数中一止为促可知。盖脉只见于上之寸部，短促不申，是为肢厥应有之脉，故宜于灸法以冀回阳，仍是《脉诀》寸口独盛之旨。学者试以此节阴证脉促之理反复思之，更可知叔和数中一止，阳盛则促之说，为不足训矣。

荀悦《申鉴》：气短者，其息稍升，其脉稍促，其神稍越。

【正义】此言气短息升之人，其脉为促，宁非气结于上，升而不降，故脉亦应之，独盛于上。此促字合促数、短促两义而言，固不论其止与不止。荀氏并非医家，而所论促脉，颇与《脉诀》同符合撰，此可知汉代经书，皆知脉促之真义。高阳生自有师承，非杜撰者可比，奈何今之号为知医者，胥为王叔和之应声虫，而不复详考古说以参证之，非所谓一孔之见，知其一而不知其二耶。

《脉经》：短而急者病在上。

【正义】此脉之短急，盖以寸口言之。脉显于上部，故主病在上，此即《脉诀》寸口独盛之促脉也。

滑伯仁《诊家枢要》：脉促，阳独盛而阴不能相和也。或怒气逆上，亦令脉促。为气粗，为狂闷，为瘀血发狂，又为气为血，为饮为食，为痰。盖先以气热脉数，而五者或一有留滞乎其间，则因之而为促，非恶脉也。虽然，加即死，退则生，亦可畏哉！

【正义】伯仁固从叔和之说，以促为数中一止之脉，故所言如此。然脉独盛于寸口，迫促不舒，谓为阳独盛而阴不能

和，理亦不悖。所列各证，皆以阳盛实病取义，病理亦尚相合，姑存之。

《濒湖脉学》促脉主病诗：促脉惟将火病医，其因有五细推之。时时喘咳皆痰积，或发狂斑与毒疽。

【正义】濒湖亦宗叔和歇止之说，以促为阳盛者，故立言如是。然苟以仲景论厥阴病脉促厥逆可灸一条细绎之，岂不大相矛盾耶？惟喘咳痰积，其病在上，脉独盛于寸口，尚为可通耳。

颐按：李氏《诊家正眼》及石顽《诊宗三昧》所言促脉，皆主歇止，如涂涂附，谬戾已甚，适足以乱学子耳目，太不可训，辨之徒滋辞费，兹概屏除不录，以省葛藤。

第二十三节　脉革主病

《素问·脉要精微论》：浑浑革革，至如涌泉，病进而危。弊弊绰绰，其去如弦绝者，死。

【正义】《素问》此节所谓浑浑革革，虽与诸家论脉者之言革脉不甚吻合，然脉形之取义于革者，无非言其外之坚强有余，而内之精神不逮，外强中干之势，说脉者无一不符，则《素问》之所谓浑浑革革，至如涌泉，宁非邪气有余，病势正盛，故为病进而可危。若再进一步，搏指绰绰，有刚无柔，即为真脏脉之不得胃气和缓者矣，故可以必死断之。此与《金匮》之论革脉，情势未必尽同，而其理固一贯之。余详前脉紧主病本条。

《金匮·虚劳病脉证篇》：脉弦而大，弦则为减，大则为芤，减则为寒，芤则为虚，虚寒相搏，此名为革，妇人则半产漏下，男子则亡血失精。

【正义】详见脉芤形象本条。

滑伯仁《诊家枢要》：脉革者，气血虚寒，革易常度也。

【正义】伯仁以变革之义为脉革说解，语近肤浅，不可为训。

《李濒湖》革脉主病诗：革脉形如按鼓皮，芤弦相合属寒虚。女人半产并崩漏，男子营虚或梦遗。

【正义】革如鼓皮，外似有余，内实不足，故言其形状，则曰芤弦合看，而所生之证，为失血失精，半产崩漏，即脉芤之主失血意也。

李士材《诊家正眼》：革主表寒，亦属中虚。左寸之革，心血虚痛；右寸之革，金衰气壅。左关遇革，疝瘕为祟；右关遇革，土虚为疼。左尺诊革，精空可必；右尺诊革，殒命为忧。女人得革，半产漏下。

张石顽《诊宗三昧》：樱宁生曰：革乃变革之象，虽失常度，而按之中空，未为真脏，故仲景厥阴例中，有下利肠鸣脉浮革者，主以当归四逆汤，得非风行木末，扰动根株之候乎？又云妇人则半产漏下，男子则亡血失精。《金匮》半产漏下，主以旋覆花汤，得非血室伤惫，中有瘀结未尽之治乎？其男子亡血失精，独无主治，云岐子补出十全大补一方，得非极劳伤精，填补其空之谓乎？是以长沙直以寒虚相搏例之，惟其寒，故柔和之气失焉；惟其虚，故中空之象见焉，岂以革浮属寒，不顾肾气之内惫耶！

【正义】樱宁生乃滑伯仁之别号。

寿颐按：伯仁论脉，只有《诊家枢要》一书，而此条石顽所引，乃不见《枢要》中，且仲景厥阴例中，亦无脉浮革主以当归四逆之条，石顽云云，殊不可解。

第二十四节　脉牢主病

《伤寒论·平脉法》：寒则牢坚。

【正义】牢以沉实取义，故于病属寒，与脉坚主寒之义本同，故此节以牢坚并列，可知牢脉即坚实之意，似不必别为专条，等于骈指。

《脉经》二卷《三关病候篇》：关脉牢，脾胃气塞。尺脉牢，腹满，阴中急。

【正义】牢即坚实，故主病如此。

又二卷《奇经八脉病》：凡尺寸脉俱牢，直上直下，此为冲脉，胸中有寒疝也。

【正义】此即弦直之强有力者，故谓之牢。详见脉弦主病本条。

滑伯仁《诊家枢要》：牢脉沉而有力，劲而不移，为里实表虚，为胸中气促，为劳伤。大抵脉之近乎无胃气者，故诸家皆以为危殆之脉。亦主骨间疼痛。

李濒湖《脉学》牢脉主病诗：寒则牢坚里有余，腹心寒痛木乘脾。疝㿗癥瘕何愁也，失血阴虚却忌之。自注：失血者脉宜沉细，反浮大而牢者死，虚病见实脉也。

士材《诊家正眼》：牢主坚积，病在乎内。左寸之牢，伏梁为病；右寸之牢，息贲可定。左关见牢，肝家血积；右关见牢，阴寒痞癖。左尺牢形，奔豚为患；右尺牢形，疝瘕痛甚。

又曰：牢脉所主之证，以其在沉分也，故悉属阴寒；以其形弦实也，故咸为坚积。

张石顽《诊宗三昧》：叔微云牢则病气牢固，在虚证绝无此脉，惟湿痉拘急，寒疝暴逆，坚积内伏，乃有是脉。历考诸方，不出辛热开结，甘温助阳之治，庶有克敌之功。虽然固垒在前，攻守非细，设更加之以食填中土，大气不得流转，变故在于须臾，可不为之密察乎？若以牢为内实，不问所以，而妄行迅扫，能无实实虚虚之咎哉！大抵牢为坚积内着，胃气竭绝，故诸家以为危殆之象云。

郭元峰《脉如》：牢为心腹疼痛，为癥结癥瘕，为气短息促。

第二十五节　脉动主病

《素问·平人气象论》：妇人手少阴脉动甚者，妊子也。

【正义】妊娠之脉，恒见滑利，盖阴阳和合之初，气血匀调，脉道当无不流利之理。视气滞血凝，经闭不通之脉多涩滞者，自当有此区别。而脉之所以号为动者，只以滑疾爽利而得此名，原与滑字本义同此景象，即曰指下如豆，厥厥动摇，亦仍是形容其圆替如珠，绝无迟滞之意。妊脉病脉之辨，只此一语，实已尽抉奥旨。惟妊娠之脉，何以独显于手少阴经脉，其理颇难索解。考宋校谓隋全元起注本作足少阴，始知胎元乍结之时，本当以肾脉为据。《阴阳别论》言：阴搏阳别，谓之有子。亦指阴部之脉，搏疾动滑，显然与阳部之脉有别，则必以尺脉为主可知，岂可以手少阴脉之诊于左寸者同日而语？然后知启玄所据之《素问》作手少阴者，明是传写之误，而偏能望文生义，随手涂附，王氏之言，讵可为训？奈何后之作者，如马玄台、张隐庵等皆从王本，愈说而愈不可通，扣盘扪烛之谈，诸注家其何以自解耶？《甲乙》十二卷《妇人篇》及今本《灵枢·论疾诊尺篇》《太素》十五卷《尺寸诊篇》皆作手少阴，盖诸本之传讹多矣。

《素问·阴阳别论》：静者为阴，动者为阳。

【正义】此以动静相对成文，盖言缓急静躁之不同，非厥厥如豆之动脉。

《伤寒论·太阳篇》：太阳病，脉浮而动数。

【正义】此亦以流利滑疾为动，病属阳邪，故太阳病脉浮而动数，亦非厥厥动摇之动。此节下文有动则为痛一句。

寿颐按：下文言医反下之，动数变迟，膈内拒痛，则为结胸，大陷胸汤主之。是误下之后，脉之动数者变迟，而后有膈痛结胸之证，则未误下、未变迟之时，动数之脉不为痛也。盖浅人据《脉经》动则为痛之文，妄以窜入仲景书中，而不自知其理不可通，真所谓断鹤续凫者矣。然历来为《伤寒论》作注者，皆不能悟此妄窜之迹，知医学家之古书殊不易读。说详拙编《读伤寒论随笔》。

《金匮·虚劳篇》：脉得诸芤动微紧，男子失精，女子梦交，桂枝龙骨牡蛎汤主之。

【正义】详脉芤主病本条。

又《惊悸篇》：寸口脉动而弱，动即为惊，弱即为悸。

【正义】脉动有飘摇不宁，中无所主之态，脉生于心，可以知其心之不宁，既动且弱，惊悸宜也。

《伤寒论·辨脉法》：脉大浮数动滑，此名阳也，阴病见阳脉者生。

【正义】详脉有阴阳节本条。

又：阴阳相搏名曰动，阳动则汗出，阴动则发热。

【正义】脉动则流利太过，非恬静安和之本色，是阴阳两气不能和谐，必有搏击争战之事。阳脉动者，阳不能潜藏，故知其当汗出；阴脉动者，阴不能涵阳，故知其当有发热。此阳动阴动之阴阳两字，当指尺寸言。寸脉主外，寸部搏动，是为阳越于外，则汗出固宜。尺脉主里，尺部搏动，是为阴不内守，则虚热发矣。惟《辨脉篇》此节原文，下有形冷恶寒者三焦伤也二句，非特文义不属，抑且无谓，必有讹误，不可强解。

又《平脉篇》：动则为痛。

【正义】脉动虽曰流利，然有迫促不

安之势，知其气血必有乖牾之处，故主有痛。此与妊子脉动之义，别是一理，而各有精义。学者能于此中同异，深长思之，然后指下推求，庶有得心应手之妙悟。

《脉经》五卷引《张仲景论脉》：作动弦为痛，以弦之挺直刚劲，亦必主气血之不和尔。

《伤寒例》：凡得病，厥脉动数，服汤药更迟，脉浮大减小，初躁后静，此皆愈证也。

【正义】此以表邪言。阳邪在表，则脉动数浮大。服药而动数变迟，浮大减小，是邪已解之征，故为愈证。

《脉经》四卷《杂病脉》：动为痛为惊。

【正义】解见上。

滑伯仁《诊家枢要》：动为虚劳体痛，为崩脱，为泄利。

《濒湖脉学》动脉主病诗：动脉专司痛与惊，汗因阳动热因阴。或为泄利拘挛病，男子亡精女子崩。

【正义】拘挛之义费解，岂以筋脉不舒之拘挛痛痹言耶？

李士材《诊家正眼》：动脉主痛，亦主于惊。左寸得动，惊悸可断；右寸得动，自汗无疑。左关若动，惊及拘挛；右关若动，心脾疼痛。左尺见动，亡精为病；右尺见动，龙火奋迅。

石顽《诊宗三昧》：动为阴阳相搏之候，阳动则汗出，阴动则发热，是指人迎气口而言。然多有阴虚发热之脉动于尺内，阳虚自汗之脉动于寸口者，所谓虚者则动，邪之所凑，其气必虚。《金匮》有云脉动而弱，动则为惊，弱则为悸，因其虚而旺气乘之，惟伤寒以大浮数动滑为阳，是专主邪热相搏而言，非虚劳体痛，便溺崩淋脉动之比。而妇人尺脉动甚，为有子之象，经云阴搏阳别，谓之有子。又

云妇人手少阴动甚者，妊子也。以肾藏精，心主血，故二处脉动，皆为有子。辨之之法，昔人皆以左大顺男，右大顺女为言。然妊娠之脉，往往有素禀一手偏大偏小者，莫若以寸动为男，尺动为女，最为有据。

【正义】阳动阴动，以尺寸言，拙说已见上文本节，石顽谓指人迎气口，非是。此两虚字，皆以正气言，乃引邪之所凑两句，更有误会。又谓虚而旺气乘之，太不可解。虚劳体痛，便弱崩淋等证，何以脉动，盖亦因虚因痛耳。妇人尺脉动甚，谓之有子，正以二气氤氲，乍相结合，故尺脉搏动有力。《素问》手少阴脉动甚一句，原是王启玄注本之误，石顽乃以肾藏精、心主血作骑墙两可附会之说，反为不确。左大顺男，右大顺女，皆当以尺脉辨之，所见已多，颇堪自信，但体质不齐，不能执一端以论定千万人耳。寸动为男，尺动为女两句，无理可喻，不足征也。

周澄之《脉义简摩》第四卷：脉法云：右寸得动，自汗无疑；左寸得动，惊悸可断。左关拘挛，右关脾痛，左尺亡精，右尺火迅。是可按部位以察病也。后世谓动脉独诊关部者，是泥于仲景脉见关上之文，殊不知仲景云阳动则汗出，明指左寸属心，汗为心液；右寸属肺，肺司皮毛，故主汗出也。阴动则发热，明指左尺见动，真水不足；右尺见动，相火虚炎，故发热也。大抵动脉在诸脉中，最为搏击有力，是阴欲伏阳而阳不肯伏，故为百病之善脉也。乃有如动之脉，指下散断圆坚，有形无力，此真阳已熄，阴气凝结，而大气不能接续。如心脉之如循薏苡，如麻豆击手，按之益躁疾，非心阳散歇而不返者乎？

【正义】周氏论脉，有时过求其深，

反不可解，谓动脉最为搏击有力，未免言之太过。阴欲伏阳而阳不肯伏，故为百病之善脉两句，太不可解。

又：凡阳气乍为阴寒所伏，阳气尚强不受其制者，与阴寒之病久服温补，阳气内复，欲透重阴者。又风寒湿热杂处膻中，以及气寒血热，阴阳易位而相激者，脉皆见动，故主病为湿热成痰，为血盛有热，及忧郁膈噎，关格吐逆，大小便不利诸证，拙著《仲景辨脉章句》①中一条录下。夫动者气郁于血分，而迫欲发之象也。既曰阴阳相搏矣，何以又分阴动阳动也？盖相搏之阴阳，指阴阳之气见于脉之浮沉者也。其气来倏浮倏沉，鼓指有力，如人之相斗而搏者。阳动阴动之阴阳，指动脉之见于寸见于尺者也。二气不畅，则必相争，阳负而阴欲胜之，则僭迫阳位而动于寸；阴负而阳欲胜之，则侵入阴位而动于尺。

何西池《医碥》：数而跳突名动，乃跳动之意。大惊多见此脉，盖惊则心胸跳突，故脉亦应之而跳突也。

第二十六节　脉伏主病

《脉经》二卷《三关病候》：寸口脉伏，胸中逆气，噎塞不通，是胃中冷气，上冲心胸。关脉伏，中焦有水气，溏泄。尺脉伏，小腹痛，癥瘕，水谷不化。

【正义】此皆以阴寒凝滞而言，是为脉伏中之一种见证，然亦有热盛于里，气窒不通，及其他种种而脉伏不显者。此当细求其故，并以其余之兼证参之，有不可一概论者矣。溏泄虽是下焦病，然正惟中阳无权，所以水谷不分，走入肠间，认作中焦水气，极有卓见，若浅者说之，必谓是下寒矣。以此层眼光读之，则水谷不化四字，当在水气下，或为传写者乱之。

又四卷《杂病脉》：伏者霍乱。

【正义】霍乱乃气乱于中，故脉多伏而不见，此固合湿热结滞，及真寒直中之寒热两者，而一以贯之也。

滑伯仁《诊家枢要》：脉伏为阴阳潜伏，关隔闭塞之候。为积聚，为瘕疝，为食不消，为霍乱，为水气，为荣卫气闭而厥逆。关前得之，为阳伏；关后得之，为阴伏。左寸伏，心气不足，神不守常，沉忧抑郁；关伏，血冷，腰脚痛，及胁下有寒气；尺伏，肾寒精虚，疝瘕寒痛。右寸伏，胸中气滞，寒痰冷积；关伏，中脘积块作痛，及脾胃停滞；尺伏，脐下冷痛，下焦虚寒，腹中痼冷。

《濒湖脉学》伏脉主病诗：伏为霍乱吐频频，腹痛多缘宿食停。蓄饮老痰咸积聚，散寒温里莫因循。食郁胸中双寸伏，欲吐不吐常兀兀。当关腹痛困沉沉，关后疝疼还破腹。

【正义】以协韵之故，而甚至以破腹二字，形况其作痛之势，得毋骇人听闻耶？

又：伤寒一手脉伏曰单伏，两手脉伏曰双伏，不可以阳证见阴为诊，乃火邪内郁，不得发越，阳极似阴，故脉伏必有大汗而解，正如久旱将雨，六合阴晦，雨后庶物皆苏之义。又有夹阴伤寒，先有伏阴在内，重复感寒，阴盛阳衰，四肢厥逆，六脉沉伏，须投姜、附及灸关元，脉乃复出也。若太溪、冲阳皆无脉者必死。

【正义】热郁于里，而脉伏不见，阳明热实闭塞之证，时或见之，亟与荡涤疏通，大便一行，脉转滑大，岂是阳证阴脉之比？亦岂可谓之阳极似阴？若战汗之时，脉固有片时不应者，则邪正交争，几几乎正不胜邪，乃有此偶然之怪状，其人

---

① 仲景辨脉章句：即《辨脉平脉章句》，二卷，周学海著。

亦必神气索然。如其正气能胜，乃得微汗以解，此必其人体质薄弱者，感邪亦不甚盛，《辨脉法》所论极是。若正气不能胜邪，则不得汗，病即不解，最不易治，此症何尝是阳极，又何必为大汗，空中楼阁，此例大谬。若夫真寒霍乱之脉伏，是直中三阴之寒症，其发急暴，全是寒症，何所谓夹阴？陆九芝尝谓阴而曰夹，不通已极，濒湖此条，似是实非，不可不辨。

李士材《诊家正眼》：伏脉为阴。伏犯左寸，血郁之症；伏居右寸，气郁之病。左关值伏，肝血在腹；右关值伏，寒凝水谷。左尺伏见，疝瘕可验；右尺伏藏，少火消亡。

又：脉伏主病，多在沉阴之分，隐深之处，非轻浅之剂所能破其藩垣。

张景岳《脉神章》：如有如无，附骨乃见，此阴阳潜伏，阻膈闭塞之候。或火闭而伏，或寒闭而伏，或气闭而伏，为痛极，为霍乱，为疝瘕，为闭结，为气逆，为食滞，为忿怒，为厥逆，为水气。凡伏脉之见，虽与沉微细脱者相类，而实有不同也。盖脉之伏者，以其本有如无，而一时隐蔽不见耳。此有胸腹痛极而伏者，有气逆于经，脉道不通而伏者，有偶因气脱，不相接续而伏者，然此必暴病暴逆者乃有之，调其气而脉自复矣。若此数者之外，其有积困绵延，脉本微细，而渐至隐伏者，此自残烬将绝之兆，安得尚有所伏？常有病人见此，无论久暂虚实，动称伏脉，而破气通痰等剂，犹然任意，此恐其就道稽迟，而复行催牒耳，闻见略具，谅不至此。脉法云伏脉为阴，受病入深。左寸血郁，右寸气郁。左关肝滞而痛，右关寒凝水谷。左尺气疝，右尺火郁。各应部位，学者消息。

吴又可《瘟疫论》：瘟疫得里证，神色不败，言动自如，别无怪证，忽然六脉如丝，微细而软，甚至于无，或两手俱无，或一手先伏，察其人不应有此脉，今有此脉者，缘因下失下，内结壅闭，营气逆于内，不能达于四末，此脉厥也。亦多有过用黄连、石膏诸寒之剂，强过其热，致邪愈结，脉愈不得。医见脉微欲绝，以为阳证得阴脉，为不治，委而弃之，以此误人甚众。若更用人参生脉散辈，祸不旋踵，宜承气缓缓下之，六脉自复。

【正义】此阳明里实，热结闭塞而脉道不通，时病中多有之，临证者只须据兼见之证，辨之甚易，所谓从证不从脉者如此。然实结不通，其理亦浅而易知，非脉之果有怪异也。

张石顽《诊宗三昧》：伏脉之病，最为叵测。长沙有趺阳脉不出，脾不上下，身冷肤硬，少阴脉不至，令身不仁，此为尸厥等例。详伏为阴阳潜伏之候，有邪伏幽隐而脉伏不出者，虽与短脉之象有别，而气血涩滞之义则一，故关格吐逆，不得小便之脉，非偏大倍常，即偏小隐伏，越人所谓上部有脉，下部无脉是也。凡气郁血结久痛，及疝瘕留饮，水气宿食，霍乱吐利等脉，每多沉伏，皆经脉阻滞，营卫不通之故。所以妊娠恶阻，常有伏匿之脉，此又脉证之变耳。在伤寒失于表散，邪气不得发越，而六脉俱伏者，急宜发汗，而脉自复。刘元宾曰：伏脉不可发汗，谓其非表脉也。而洁古又言，当以麻黄附子细辛汤发之。临病适宜，各有权度，不可执一。若六七日烦扰不宁，邪正交并而脉伏者，又为战汗之兆，如久旱将雨，六合隐晦，雨过庶物皆苏也，不可以伏为阴脉，误投辛热，顷刻昆仑飞焰矣。

郭元峰《脉如》：脉伏主寒凝经络脏腑，或霍乱吐泻，腹疼沉困，或宿食沉蓄，或老痰胶固，或厥逆重阴，宣阳温里，急宜着力，此皆正伏脉也。又有如伏之脉，乃病久阴阳两亏，脉见断续沉陷，或见或隐，真气随亡，岂初病可用消散之比乎？此乃脱脉，非伏脉也。至有暴惊暴怒暴厥，亦见沉伏，少待经尽气复，不治当自愈。若人年过四十以上，元气素虚，忽然昏愦，不省人事，此为类中风，而非真中风，喉声曳锯，六脉沉伏，惟急治以三生饮，加人参一两，亦有得生者，如遗尿汗泄，口开目合，便不救矣。

【正义】类中脉伏，乃虚脱重病，此西学之所谓脑贫血症也，大补之中，宜兼摄纳，三生饮尚是通套方法，未必中肯，寿颐《中风斠诠》一编言之甚详，兹不备赘。

第二十七节　脉散主病

《素问·脉要精微论》：浮而散者为眩仆。

【正义】详脉浮主病本条。

《素问·大奇论》：脉至如火薪燃，是心精之予夺也，草干而死。脉至如散叶，是肝气予虚也，木叶落而死。

【正义】脉如火薪，言其大而空豁，是即浮散之意。夫脉生于心，而乃豁大空虚如此，则心液愈甚之象，故曰心精之夺。夺即今脱失之脱字，义见许氏《说文》。草干而死，言其无以为收藏之本，故至秋深之时而不能支也。散叶，《甲乙》作丛棘，义俱费解，盖传写者已失其真，宜付阙如，不当望文生义，强为之说。

《伤寒论·辨脉法》：伤寒咳逆上气，其脉散者死。

【正义】伤寒为外感之病，若有咳逆上气，当为肺有寒饮，是为实证。证实者脉亦当实，必不至散。如其脉散，则咳逆上气，属于下虚之真气不摄，外似有余，中则无主，病情脉理，本是可危，而又合

以伤寒之感邪，是为证实脉虚，脉证相反，复何所恃乎！

《脉经》四卷《杂病脉》：滑而浮散者摊缓风。

【正义】详脉浮主病本条。

滑伯仁《诊家枢要》：散脉有阳无阴，散而不聚，来去不明，漫无根柢，为气血耗散，腑脏气绝。在病脉，主阴阳不敛，又主心气不足，非佳脉也。

戴同父《脉诀刊误》：心脉浮大而散，肺脉短涩而散，平脉也。心脉软散，为怔忡；肺脉软散，为汗出；肝脉软散，为溢饮；脾脉软散，为胻肿，病脉也。肾脉软散，诸病脉代散，死脉也。

【正义】心脉浮大而散，肺脉来急去散，皆非散漫不收之真散脉，同父竟以散为平脉，误矣。详见脉散形象本条。

《濒湖脉学》散脉主病诗：左寸怔忡右寸汗，溢饮左关应软散。右关软散胻胕肿，散居两尺魂应断。

又引柳氏说：散为气血俱虚，根本脱离之脉，产妇得之生，孕妇得之堕。

【正义】产妇脉散，谓正当临盆之顷，百脉散乱，故至数无定，大而无神，即所谓将产之脉离经，言其异乎经常也，然只此片刻间为然，如产后仍散，则不可为矣。

李士材《诊家正眼》：散为本伤，见则危殆。左寸见散，怔忡不寐；右寸见散，自汗淋漓。左关见散，当有溢饮；右关见散，胀满蛊疾。左尺见散，阳消命绝。

张石顽《诊宗三昧》：散为元气离散之象，故伤寒咳逆上气，其脉散者死，谓其形损故也。可知散脉为必死之候。然形象不一，或如吹毛，或如散叶，或如悬雍，或如羹上肥，或如火薪燃，皆真散脉，见之必死，非虚大之比。经曰：代散

则死，若病后大邪去而热退身安，泄利止而浆粥入胃，或有可生者，又不当一概论也。古人以代散为必死者，盖散为肾败之应，代为脾绝之兆。肾脉本沉，而散脉按之不可得见，是先天资始之根本绝也；脾脉主信，而代脉去来必愆其期，是后天资生之根本绝也，故二脉独见，均为危亡之候，而二脉交见，尤为必死之征。

【正义】周澄之曰：如吹毛，如散叶，如悬雍，如羹上肥，如火薪燃，皆浮薄糊模之义。

寿颐按：经言悬雍，必不可解，《太素》十五卷《五脏脉诊篇》作悬离，已可证古本传写不一，何可强解？杨氏注亦浑浑言之，终是欺人。

第二十八节　脉结主病

《伤寒论·太阳篇》：太阳病，身黄，脉沉结，少腹硬，小便不利者，为无血也；小便自利，其人如狂者，血证谛也，抵当汤主之。

【正义】此瘀热在处，蓄血之证。证实者脉必实，故且沉且结。此结字只作结实及凝结之意，言其应指牢实，不必一定歇止，不可以叔和之所谓迟中一止，阴盛则结者妄为比附。须知热瘀蓄血，原是阳盛，万不能指鹿为马者也。

又：伤寒脉结代，心动悸者，炙甘草汤主之。

【正义】此则歇止之脉。仲景以结代并论，正以二者之脉皆有歇止，良由心液式微，脉来断续，所以心有动悸。血耗气衰，脉证皆显，故主以炙甘草汤之温润益血，庶几气血通调，而脉亦来复耳。

又：脉按之来缓，而时一止复来者，名曰结。又脉来动而中止，更来小数，中有还者，反动，名曰结，阴也。脉来动而中止，不能自还，因而复动，名曰代，阴也，得此脉者必难治。

【正义】此又以结代对举，而申言其结为一止复来，代则一时不能自还，是以歇止之久暂，为代结之明辨。仲景书中明言歇止之脉，仅见于此，而后人因之，遂以歇止之有定无定，分为结代两种，似尚与仲景之意微有不同。但以阅历所得言之，凡脉之仅仅一止而即来者，其止恒属无定；而歇止之稍久者，其止恒属有定。则古人以有定之止为代，无定之止为结，尚无不确，惟仲景本文只以结代对举，而不及脉促，则其意并不以脉促为歇止，盖亦可见。何以叔和编次《伤寒论》之《辨脉篇》，竟以促为数中一止，结为缓中一止，大背仲师本旨，盖即误读此节来缓而时一止复来名曰结之一句，遂谓结为来缓一止，而又添出来数一止之促，以为之对待，岂非向壁虚构，纯属杜撰。且叔和又添出阴盛则结，阳盛则促两句，亦非仲景所固有。寿颐窃谓此节名曰结阴也一句，结阴两字，当连读，不当读作两句。此阴字，即指阴血阴液而言，惟其阴血有所结涩结滞，故脉道为之中止，非阴寒之阴。而叔和误以来缓与结阴两者，认作阴寒为病，乃因而生出对面之数中一止，属于阳盛之促脉，一误再误，歧中又歧，此其辗转孳生之源委，盖自有线索之可寻。于是而六朝以后之所谓歇止脉，乃与仲景以上之所谓歇止脉绝然不同，而其误即由叔和一笔造成，几如铁案，此脉理学中之一件大黑暗事。寿颐欲求仲景以上之真脉理，不得不太息痛恨于王氏之节外生枝，聪明自用，爰为详绎经旨，逐条申言其原理，敢质诸好学深思之士，或不以鄙言为刺谬乎？知我罪我，请以俟之来哲。

又按：仲景原文，"更来小数中有还者反动"十字，大是费解，盖有讹误。

又《可吐篇》：病人手足厥冷，脉乍

结，以客气在胸中，心中满而烦，欲食不能食者，病在胸中，当吐之。

【正义】此痰饮实结上脘，而阳气不通之脉证。详绎病理，以中有所滞而脉道不利，因为结塞，歇止宜矣，亦不定其必缓中之一止也。

《伤寒论·辨脉篇》：脉来缓时一止复来者，名曰结。阴盛则结。

【正义】此叔和之说也，不可尽信，说已详前。且所谓阴盛则结，何不细绎仲景抵当汤主治之脉证乎？如果阴盛，则仲景又安有径用大黄之理。

《脉经》四卷《三部九候脉证》：中部脉结者，腹中积聚。

【正义】腹有积聚，而脉道应之，结而中止，亦固其所。惟积聚之病，寒热俱有，亦不可徒执叔和阴盛则结之一说者也。

滑伯仁《诊家枢要》：结者阴独盛而阳不能相入也。为癥结，为七情所郁。浮结为寒邪滞经，沉结为结气在内。

又：为气为血，为饮为食，为痰。盖先以气寒脉缓，而五者或一留滞于其间，则因而为结。故张长沙谓结、促皆病脉。

【正义】伯仁宗叔和阴盛则结之说，故曰阴独盛，曰气寒，然必不可训。即如所列诸证，七情所郁，气血痰食，岂皆阴寒而无郁热耶？自盾自矛，其将何以自解？

《濒湖脉学》结脉主病诗：结脉皆因气血凝，老痰结滞苦沉吟。内生积聚外痈肿，疝瘕为殃病属阴。

【正义】濒湖亦宗叔和之说，故曰属阴。然老痰积聚，痈肿疝瘕之中，属阳热者亦正不少，而昔贤竟能一概抹煞，不假思索，摇笔即来，袭一人之臆说，而不复推求其至理，盲从于弊，竟至于此，良足怪矣。

又引越人曰：结甚则积甚，结微则气微。浮结外有痛积，伏结内有积聚。

【正义】此所引越人之说，未知何本。

张景岳《脉神章》：脉来忽止，止而复起，总谓之结。旧以数来一止为促，促者为热，为阳极；缓来一止为结，结者为寒，为阴极。通谓其为血为气，为食为痰，为积，为癥瘕，为七情郁结。浮结为寒邪在经，沉积为积聚在内，此固促结之旧说矣。然以予验之，促类数也，未必热；结类迟也，未必寒。但见中止者，总是结脉，多由血气渐衰，精力不继，所以断而复续，续而复断，常见久病者多有之，虚劳者多有之，或误用攻击克伐者，亦有之。但缓而结者为阳虚，数而结者为阴虚，缓则犹可，数者更剧，此可以结之微甚，察元气之消长，最显最切者也。至于留滞郁结等病，本亦此脉之证应，然必其形强气实，举按有力，此多因郁结者也。又有无病而一生脉结者，此其素禀异常，无足怪也。舍此之外，凡病有不退而渐见脉结者，此必气血衰残，首尾不继之候，速宜培本，不得妄认为留滞。

【正义】景岳此说，能识得结之歇止，包涵阴阳两证在内，一洗六朝以后阳促阴结之陋习，识力最真，极是中肯。盖景岳有《类经》之作，于经文用力甚深，故能有此神悟，超出叔和之上多矣。

李士材《诊家正眼》：结属阴寒，亦因凝积。左寸心寒，疼痛可决；右寸肺虚，气寒凝结。左关结见，疝瘕必现；右关结形，痰滞食停。左尺结见，痿躄之病；右尺结见，阴寒为楚。

【正义】士材亦承叔和之弊，以阴寒立说，究属大谬。《正眼》谓何，寿颐终以为盲从耳。又曰结之为义，结而不散，迟滞中时见一止也。古人譬之徐行而怠，偶羁一步，可为结脉传神。大凡热则流行，寒则停滞，理势然也。夫阴寒之中，且挟凝结，喻如隆冬，天气严肃，流水冰坚也。少火衰弱，中气虚寒，失其乾健之运，则气血痰食，互相纠缠，运行之机械不利，故脉应之而成结。越人云：结甚则积甚，结微则气微。浮结者，外有痛积；伏结者，内有积聚。故知结而有力者，方为积聚；结而无力者，是真气衰弱，违其运化之常，惟一味温补为正治也。仲景云：累累如循长竿，曰阴结；蔼蔼如车盖，曰阳结。王叔和云：如麻子动摇，旋引旋收，聚散不常，曰结，主死。夫是三者，虽同名为结，而义实两别。浮分得之为阳结，沉分得之为阴结。止数频多，参伍不调，为不治之证。由斯测之，则结之主义，未可以一端尽也。

此段全从阴寒着笔，虽有此一种病情，然终属半面文字，不可以概结脉之全局，中亦自引仲景阳结一说，而不能悟到自己全从阴寒立论之不妥，终是眼光未正耳。

张石顽《诊宗三昧》：结为固结之象。越人云：结甚则积甚，结微则气微。言结而少力，为正气本衰，虽有积聚，脉结亦不甚也。而仲景有伤寒汗下不解，脉结代，心动悸者；有太阳病身黄，脉沉结，少腹硬满，小便不利，为无血者。一为津衰力结，一为热结膀胱，皆虚中夹邪之候。凡寒饮死血，吐利腹痛，癌痫盅积等，气郁不调之病，多有结脉暴见，即宜辛温扶正，略兼散结开痰，脉结自退。尝见二三十至内，有一至接续不上，每次皆然，而指下虚微，不似结促之状，此元气骤脱之故，峻用温补自复。如补益不应，终见危殆，若久病见此，尤非所宜。夫脉之歇止无常，须详指下之有力无力，结之频与不频，若十余至或二三十至一歇，而

纵指续续，重按频见，前后至数不齐者，皆经脉窒塞，阴阳偏阻所致。

王子亨《指迷方》：结主气结不流行，腹中癥瘕气块成形。或因大病后亡津液、亡血，或惊恐神散而精不收，或梦漏亡精，又多虑而心气耗也。若无是因，则其人寿不过一二年。方龙潭曰：结者，气血之结滞也，至来不匀，随气有阻，连续而止，暂忽而歇，故曰结。又谓三动一止，或五七动一止，或十动二十动一止，亦曰歇。此歇者，不匀之歇至也。其病不死，但清痰理气自可。

钱天来《伤寒溯源集》：结者，邪结也，脉来停止暂歇之名，犹绳之有结也。凡物之贯于绳上者，遇结必碍，虽流走之甚者，亦必少有逗留，乃得过也，此因气虚血涩，邪气间隔于经脉之间耳。虚衰则气力短浅，间隔则经络阻碍，故不得快于流行而止歇也。

日本人丹波廉夫《脉学辑要》：结脉始出于《灵枢·终始篇》及十八难，而《辨脉法》以缓来一止为结，以数来一止为促，乃与仲景本论之旨左矣。详见促脉。况缓数对言，此乃以缓为迟者，尤属谬误。张景岳单以结脉为歇止之总称，盖有所见于此也。予前年治一贯人瘟疫，其脉时止，其子寻病，亦脉结，因试连诊其三子，并与父兄一般，此类尽有之。景岳素禀之说，亦不诬也。

【正义】丹波氏大发明促脉非歇止之脉，故亦能知结脉之不属阴寒。

第二十九节　脉代主病

《素·脉要精微论》：代则气衰。

【正义】脉得歇止，气血愈矣。仅谓气衰，犹嫌未允。

又：数动一代者，病在阳之脉也。泄及便脓血。

【正义】泄利或便脓血，皆阴不能守之病，疑阳字乃阴字之误。《甲乙经》四卷《经脉篇》此节无泄及便脓血五字。

《素问·三部九候论》：其脉代而钩者，病在络脉。

【正义】此句脉代而钩，义不可晓。《甲乙经》四卷作代脉而钩者，病在络脉。王注《素问》谓钩为夏脉，夏气在络，络脉受邪，则经脉滞否，故代止云云。不过望文生义，不足听也。

《甲乙经》四卷《经脉篇》：其脉滑大以代而长者，病从外来。《灵枢》此句在《五色篇》。

【正义】景岳论代脉，谓有四时禅代之代，如春弦夏洪，各当其时之例。寿颐谓《素问》脾脉代之代字，当如景岳所解。盖脾土寄旺于四季，则四时本有随时当旺之脉象，所以脾土脉象，必随四时之弦洪毛石而与为推移，相为禅代，其非歇止之代可知。否则岂有歇止有定之代脉，而可谓是脾脏无病当有之脉象？《甲乙经》谓其脉滑大以代而长者，病从外来，列在《经脉篇》中，可知此为经常习见之脉，则必非歇止有定之脉代。盖滑大且长，皆属有余之象，谓病从外来者，言以外感得之，所谓证实脉实，此岂可与歇止作一例观者。则此代字正当作禅代解，惟其滑大且长，又得四时弦洪毛石之正，则为有余之脉，其为外来邪实之病明矣。

《甲乙经》四卷《经脉篇》：代则乍甚乍间，代则乍寒乍热，上热下寒。

【正义】《甲乙》此节，与《灵枢·禁服篇》及《太素》十四卷《人迎脉口诊篇》二节文字大略相同，但《太素》《灵枢》于节首问答多几句空泛话，而《甲乙》则无之，此当是皇甫士安以其无甚意义而删去之。惟代则乍寒乍热，上热下寒十字，彼两书皆作代则乍痛乍止。

寿颐按：脉代而病为乍甚乍间，乍寒乍热，或乍痛乍止，殊无义理可求，既三本字各不同，则古人真本，已不可知，当从阙疑，不可强解。《太素》于此二句，杨上善虽皆为之注，不过望文生义，勉强敷衍而已，殊非精确，兹姑从略。

《甲乙》七卷《热病篇》：热病脉代者，一日死。《灵枢·热病篇》同。

【正义】热病而脉得歇止之代，盖阴液之灼烁殆尽，故脉络干涩，无以为继，其死宜也。

《伤寒论·太阳篇》：伤寒脉结代，心动悸者，炙甘草汤主之。

【正义】见上脉结主病本条。

又：脉来动而中止，不能自还，因而复动，名曰代，阴也。得此脉者必难治。

【正义】见上脉结主病本条。

滑伯仁《诊家枢要》：脉代主形容羸瘦，口不能言。若不因病而人羸瘦，其脉止代，是一脏无气，他脏代之，真危亡之兆也。若因病而气血骤损，以致元气不续，或风家痛家，脉见止代，只为病脉，故伤寒家亦有心悸而脉代者，心痛亦有结涩止代不匀者。盖凡痛之脉，不可准也。又妊娠亦有脉代者，此必二月余之胎也。

【正义】诸痛之甚者，脉多歇止，以气结已甚，故脉道亦为之涩而不行，此非死脉，痛止则脉自续。妊娠脉代，亦真阴凝结于下，元气不流利之故，然见此脉者，惟初妊一月之间为然，以后则气血流通，而脉亦调和矣。

《濒湖脉学》脉代主病诗：代脉原因脏气衰，腹疼泄痢下元亏。或为吐泻中宫病，女子怀胎三月分。

又：两动一止三四日，三四动止应六七；五六一止七八朝，次第推次自无失。

李士材《诊家正眼》：代主脏衰，危恶之候，脾土败坏，吐利为咎，中寒不食，腹疼难救。两动一止，三四日死；四动一止，六七日死。次第推求，不失经旨。

又：《内经》以代脉为脏气衰微，惟伤寒心悸，怀胎三月，或七情太过，或跌打重伤，不忌代脉，不可断其必死。

滑伯仁曰：无病而羸瘦，脉代者，危候也。有病而气血作损，只为病脉，此伯仁为暴病者言也。若久病得代脉，而冀其回春者，万不得一。

又：善化令黄桂岩心疼夺食，脉三动一止，良久不能自还。施笠泽云：五脏之气不至，法当旦夕死。余曰：古人谓痛甚脉多代。周梅屋云：少得代脉者死，老得代脉者生。今桂岩春秋高矣，而胸腹负痛，虽有代脉，不足虚也。果越两旬而桂岩起矣。故医非博览，未易穷脉之变耳。

张石顽《诊宗三昧》：代为元气不续之象，经云代则气衰，在病后见之，未为死脉。若气血骤损，元神不续，或七情太过，或颠仆重伤，或风家痛家，脉见止代，只为病脉。伤寒家有心悸脉代者，腹痛心疼，有结涩止代不匀者。凡有痛之脉止歇，乃气血阻滞而然，不可以为准则也。若不因病而脉见止代，是一脏无气，他脏代之，真危亡之兆也。即因病脉代，亦须至数不匀者，犹或可生，若不满数至一代，每次皆如数而止，此必难治。经谓五十动不一代者，以为常也。以知五脏之期，予之短期者，乍疏乍数也。又云：数动一代者，病在阳之脉也，此则阳气竭尽无余之脉耳。所以或如雀啄，或如屋漏，或如弦绝，皆真代脉，见之生理绝矣。惟妊娠恶阻，呕逆最剧者，恒见代脉。谷入既少，气血尽并于胎息，是以脉气不能接续。然在二三月时有之，若至四月，胎已成形，当无歇止之脉矣。

第三十节　脉上鱼入尺主病

诸脉主病，自二十八种脉象之外，其显而可见，确而有据者，莫如上鱼入尺两种。凡阳焰太甚，火升巅顶者，其脉必上溢入鱼，而肝肾之火不藏，龙相发露者，其脉多下垂入尺，指下彰彰，不可诬也。考之古籍，《内经》已有明文，至叔和《脉经》言之尤备，而浅学之士多不之识，反以为怪，爰为纂集旧说，汇为一章，而备论之，亦殊有寻绎之意味焉。

《素问·脉要精微论》：上而不下，腰足清也。下而不上，头项痛也。

【正义】上下以寸尺言，上而不下，即寸脉上溢，而尺脉不及，脉溢于上，则气火上炎，而下元无阳，故知其腰足之清冷。清，读为凊，寒也，古多通用。《甲乙》四卷《经脉篇》作下而不上，义不可解，乃是传写之讹。下而不上，则尺脉垂长，而寸脉不及，脉盛于下，则阳聚于下而上反无阳，故头项为痛。《甲乙》作上而不下，则上乃阳焰之盛，而头项之病，为肝肾火升之病，义可两通。

《素问·平人气象论》：寸口脉中手长者，曰足胫痛。

【正义】此非寸关尺三部俱长之长。盖惟尺部垂长知其阴火发露，足部当有痛处。凡病足心痛，及胫骨痿弱少力等症，大率皆三阴亏损，阴火不藏，脉垂入尺，固时有之。启玄旧注，谓长为阴气太过，故病于足，语不分明，且无此病理，不可为训。

《伤寒论·少阳篇》：三阳合病，脉浮大，上关上，但欲眠睡，目合则汗。

【正义】此证虽曰三阳合病，其实皆阳明、少阳气火外浮，有升无降，有阳无阴，故脉浮且大。上过关上，则气溢入鱼，而尺部几于无脉可知。但欲眠者，壮火食气，精神无主也。目合则汗，阴随阳越，无固摄之权也。此阳焰极盛之脉证，与太阳表病何涉？而仲师顾以三阳立论者，盖以阳重而浑举之耳。聊摄旧注以脉浮附会太阳，脉大附会阳明，且谓关脉以候少阳之气，支支节节而说之，反觉呆相。

《脉经》一卷《迟疾短长杂脉法》：上部有脉，下部无脉，其人当吐，不吐者死。

【正义】此脉上鱼际，而尺部不能应指者也。盖人之气血，只有此数，太过于上，必不足于下，既已脉独上溢，则其人当有气上不降之病，故知其当吐。若无气升呕吐之病，则尺中无脉，为脱根之象，非佳兆矣。此当吐两字，言其当有吐之为病云尔。古人辞旨本极明白，不意东垣说作当用吐法，岂以脉之上溢为未足，而又欲升提之以速其厥乎？可鄙可嗤，不值一笑。金元人读书，识力之陋，大率类是。

又四卷《三部九候脉证》：脉弦上寸口者宿食，降者头痛。

【正义】食滞于胃，则地道不降，而气火上升，故脉弦而上于寸口。若脉降则清气不升，而上无阳矣，故头为之痛，此与气火上炎之头痛相反，即西学家脑充血、脑贫血之例也。《素问·平人气象论》脉寸口中手短者曰头痛，亦即此理，皆以寸部之脉不及而言，非寸口三部皆短之脉。

又：脉紧上寸口者中风，风头痛亦如之。

【正义】此所谓中风，非古人寒风外感之中风，即金元人之所谓类中风。肝胆火炎，上升巅顶，其势极炽，故脉紧有力，而上过寸口。《素问·调经论》所谓血之与气，并走于上，今西国学家之所谓血冲脑经者也。而又曰风头痛，则以风邪之外感者而言，其病在上，故脉亦上于寸口。头痛同，脉状同，而病理则有绝然不同者。此中至理，大可寻求，而魏晋以前，已有此郑重分明之论，此吾国旧学之精蕴，学者切不可浑仑读过。

又：脉来过寸入鱼际者遗尿。

【正义】此气升太过，而下无固摄之脉证也。

又：脉出鱼际，逆气喘息。

【正义】脉出鱼际，上溢甚矣。气升有余，病当如是。

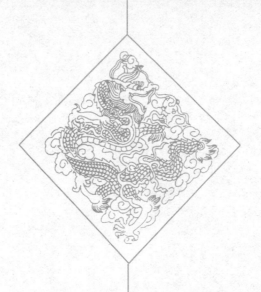

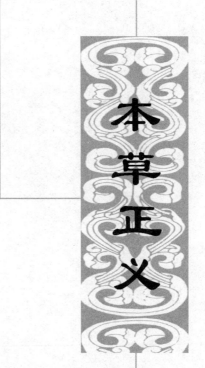

本草正义

内容提要

　　《本草正义》，七卷，是张山雷在兰溪中医专门学校任教时所编教材，初成于 1914 年，后几经修订，于 1932 年由兰溪中医专门学校刊行。全书分为山草、湿草、芳草、蔓草、毒草、水草、石草七类，收载药物二百余种。每种药下先述《神农本草经》和《名医别录》之论，继述正义、考正、广义、发明、正讹、纠谬等各项，博采诸家，对各药的性味、功用、主治、炮制、用法及宜忌等详加考订，又旁通己见，融入个人临床经验，是一部具有较高学术价值的中药学专著。

绪　言

　　本草编次之例，自陶贞白①集成《神农本经》《名医别录》两种，各分上下中三品，三品之中，各以玉石为首。而唐宋以后诸家本草，则皆以玉石、草木、鸟兽、虫鱼等，各自为类。盖《本经》及《别录》所收药物，各止三百六十味，分类自可从简。而后人采集渐多，不得不分别部居，不相杂厕②，欲其易于检索也。唯各家编次尤多以玉石为冠，则循《本经》旧例，是遵守古训，不忘其本之意。寿颐窃考本草命名之义，古人已谓药有玉石、草木、禽兽等类，而云本草者，以诸药中唯草为最多之故。是以近人著述，亦间有以草类居首者，义即本此。寿颐谓今世所用药物，草木最为多数，而玉石之应用者，寥寥无几，兹为适用计，爰以草部为各药之冠，而木果蔬谷次之，金石又次之，鸟兽虫鱼又次之，终之以人类为殿③，仍用唐宋以来之旧例云。是稿也，肇始于甲寅之秋，襄助吾师同邑朱阆仙先生，创立黄墙中医学校于家塾，编纂以作讲堂课本。越六载而游浙之兰溪，忝任医校讲席，重订旧稿，印刷讲授，今又一星终④矣。再为润饰，付之手民。盖距属稿⑤之初，历十八寒暑，回想当年，恍如梦景。吾师已久赴道山⑥，而寿颐亦齿豁头童⑦，年周甲子矣。成之之难如此，能不感喟系之。

　　　　　　　时在壬申仲秋嘉定张寿颐山雷甫三订旧稿于兰江寓次

---

① 陶贞白：陶弘景（456—536），字通明，自号华阳隐居，谥贞白先生，丹阳秣陵（今江苏南京）人。南朝齐梁时道教学者、炼丹家、医药学家。

② 杂厕：杂乱，纷乱。

③ 殿：在最后。

④ 一星终：指十二年。古天文学认为岁星绕地球一周约十二年，故称。

⑤ 属（zhǔ）稿：起草文稿。属，缀也。

⑥ 赴道山：死的讳称。道山，仙山。

⑦ 齿豁头童：齿缺发秃。指老态。

本草正义目录

卷 之 一

草部山草类上

甘 草

《本经》味甘平，主五脏六腑寒热邪气，坚筋骨，长肌肉，倍力，金创肿，解毒。（创，今作疮。）

《别录》：温中，下气，烦满，短气，伤脏咳嗽，止渴，解百药毒。

【正义】甘草色黄而味大甘，乃脾家主药。其味最厚，故专为补益之品。《本经》主五脏六腑寒热邪气。盖脾土为中州后天之本，脾得其益则五脏六腑皆以受气，而寒热邪气自然消除，乃补正而邪自却，非甘草能通治五脏六腑寒热邪气百病也。坚筋骨，长肌肉，倍力，无一非脾土受补，百骸滋长之意。主金创肿者，亦以脾主肌肉，补脾则肌肉丰满，可愈金创而消肿矣。解毒者，甘为土之正味，凡毒得土则化，故大甘之味可以解毒。《别录》谓九土之精，解百药毒者是也。《本经》原文更有"久服轻身延年"一句，则极言其补养之功效，虽自有至理，嫌其近于方士丹灶家习气，删之。且《本经》上品诸药，不饥不老轻身延年等说，数见不鲜。而于太乙余粮，则曰久服飞行十里；泽泻则曰久服能行水上，皆方士附会之谬说，抑且于医学本无关系。寿颐编纂是集，于《本经》正文例不更改一字，而独节去此等字句者，非荒经也，去其可疑，正欲以坚其可信，请与博雅通才共商

之，或不以为师心自用乎。《别录》主温中、下气、烦满、短气者，甘能补中，中气旺，则自然燠然温和，非甘草之果为温药也。中气健运，而虚烦虚满自愈，故曰主烦满、下气，非能治痰饮湿热积滞等病之烦满上气也。中气虚怯则气短，甘草能补中气，故主之。伤脏咳嗽则脾虚而肺气亦馁，故曰伤脏。甘草补脾，自能止咳。凡咳之因于气虚而无风寒外邪者，非补中不为功，如保元、四君、六君等方，皆是主剂，则甘草洵虚咳之要药。止渴者，甘以养胃，自能生津也。

【广义】《千金方》中乌头、巴豆毒，甘草入腹即定。东垣：甘草生用气平，补脾胃不足，泻心火。炙之则气温，补元气而散表寒，除邪热，润肺。寿颐按：甘草之能泻心火，亦甘以缓之之意，非寒以胜之也。仲师三泻心汤皆有甘草，皆和中甘缓之法。至谓炙之则气温，能补元气而散寒除热，是指内伤之畏寒发热，即建中汤之证治，非外感表邪之寒热可比，故曰补元气。然竟谓之散表寒，除邪热，则立言已自不妥，而薛立斋之《本草发挥》竟以为去寒邪，吴遵程之《本草从新》竟以为入汗剂则解肌，是以补中之品，误作发散之药。即东垣有以教之，可谓失之毫厘，差之千里矣。洁古谓甘草梢治胸中积热，去茎中痛。寿颐按：梢是最细之尾，其性下达故也。

【发明】甘草大甘，其功止有补土，《本经》所叙皆是也。又甘能缓急，故麻黄之开泄，必得甘草以监之；附子之燥

烈，必得甘草以制之。走窜者得之而少敛其锋，攻下者得之而不伤于峻，皆缓之作用也。然若病势已亟，利在猛进直追，如承气急下之剂，则又不可加入甘草，以缚贲育之手足，而驱之战阵，庶乎奏功迅捷，覆杯得效。

【正讹】中满者忌甘，呕家忌甘，酒家亦忌甘，此诸证之不宜甘草，夫人而知之矣。然外感未清以及湿热痰饮诸证皆不能进甘腻，误得甘草，便为满闷，甚且入咽即呕，唯其浊腻太甚故耳。或谓仲景之麻桂诸方，以及后人之冲和汤等，无一不用甘草，即无一非外感之主方，则有何说？且《素问》明言辛甘发散为阳，是甘能散邪，尤为经训。而近人之辑本草者，又有甘草能散表寒之说。抑知甘草之散表寒，乃属气虚之畏寒，故得补中而凛寒自解，非治外感之寒邪。凡草木诸药，以气胜者迅而善行；以味胜者滞而善守。国老味厚无气，以坚守中州之质，而谓其有透泄肌表之能，用非所长，适得其反。似此论药，最是误人。须知经言辛甘发散，是指辛中之甘而言。如桂枝之类，决不用此甜腻浊滞之味，认作轻扬表散之剂。若古人解表方中每用甘草，则以古者体质坚强，外感六淫已非轻恙，故必得此补中之品，先扶中气，而后可以托邪外达，亦非径以此为解表之主将。仲景桂枝、麻黄、葛根、大青龙等方，多用甘、枣，小柴胡且用参、枣，皆为体质坚实强盛者设法。后人之参苏饮、败毒散等方，参、甘并用，亦是此意。寿颐闻今湘省人，无论何病，苟写药方，无不用党参、甘草各三钱开首，然后再以应用对证之药继之，本即此例。而吾侪江浙人体多羸弱，实非所宜。凡在学者，不可误读古书，轻率援用，以贻中满而引人呕恶也。

又按：甘草治疮疡，王海藏始有此说，盖是甘能解毒之意。李氏《纲目》亦曰甘草头主痈肿，至张路玉等诸家乃言甘草节治痈疽肿毒。然痈疡之发多由于湿热内炽，即阴寒之证，亦必寒湿凝滞为患，甘草甘腻，实在所忌。若泥古而投之，多致中满不食，则又未见其利，先见其害。至谓甘草之节专主外疡，则此物之节何在，颇不可解。尝以询之药肆中，有老者告曰：此草用根，本无枝节，唯未出土时，有为虫蚀处斑剥不平者，乃谓之节，盖像人体之疮疡，故能治之，仍是想当然之臆说耳。

人 参

【考证】寿颐按：古称人参，今有辽参、高丽参、党参之别，形色性情功效各有不同。而古今医药诸书，则皆以人参两字统言之，不独古之本草，未闻辨析也。考辽东、高丽，在上古虽未通中国，而秦汉之际皆已交通。许叔重《说文》则云人薓，药草，出上党（薓即古之参字），似东汉时犹止有党参也。《本草经》则云生上党及辽东。此句虽未必为周秦古本所固有，然纵出于后人增益，亦是陶贞白所手定。《千金翼方》亦有此句，则又似彼时党参、辽参同为一种。再考其气味主治，则《本经》称其寒而补五脏安精神云云，皆似指辽参而言。《别录》则曰微温，而疗肠胃中冷，心腹鼓痛云云，皆似指高丽参而言。若云皆即今之党参，则实不能具此力量。又证以《太平御览》引《吴普本草》，则曰《神农》甘小寒。又曰根有头足手面目如人，则今之人参，固有具头项手足，略似人形之一种。《范子计然》亦云人参出上党，状类人者善。刘敬叔《异苑》亦云人参生上党者佳。人形皆具，此皆非今之党参所能近似。更详稽唐宋以后本草及方药，则皆曰人参，而孰为辽参，孰为高丽参，在有识者，或可以心领神悟而分别之。然究竟是一是二，始难确定。或谓古书之人参，皆即今之党参，则仅读《说文》而未读《本草经》者。但《本经》气味功用，则明是今之辽参，而《别录》之气味功用，又明是今之高丽参，不独微寒微温显有区别，即所载主治亦是显分畛域①。只因微寒微温四字自李氏《本草纲目》并为一气，而《本经》之与《别录》，昔人又每合而读之，遂致或寒或温，纷如聚讼，补气补血，更仆难终。此则古今本草，以辽东、高丽所产混为一词，不加区别之过也。但上党之所产，岂古时本与辽参无别，而今之所谓潞党参者，别有一种乎？抑古今地气攸殊，古则同于辽参，而今则遂成潞党乎？考濒湖《纲目》引陶弘景说，已有上党来者，形长而黄，状如防风，则颇似今之党参。张路玉《本经逢原》别出上党人参一条，但曰甘平清肺，又不似今之党参。唯吴遵程《本草从新》别出防风、党参一条，则今所通用之党参也。盖辽参、高丽参，其力皆厚，唯一则甘而能清，一则甘而兼温，功用自别。若党参则为补脾和缓之药，而力量较为薄弱。三者之性情功用，迥乎不侔，万不能一陶同冶而无区别，爰为各立一条，以前贤之成说，近今之功效，分着于篇，庶乎门径既清，而后来者亦得有所依据。寿颐为此创论，明知于古无征，独辟蹊径，笃信好古之士必有讥其师心自用，妄作聪明者。要知医药以切合实用为主，不在泥古为高，似乎逐条分析，则临证定方各得其所。抑且证之古籍，无不可通，验之民病，久收捷效，尚非穿凿附会，强作解人，爰贡愚忱，就商明达。

辽 参

《本经》：人参，味甘微寒。主补五脏，安精神，定魂魄，止惊悸，除邪气，明目，开心，益智。

【正义】辽参产于辽沈，即奉天、吉林等处，地属北方阴寒之域，且其秉性背阳而向阴。气味皆清，色淡黄或白，故禀阴凝之气而微寒。功能养阴而清虚火，今用之于阴虚有火，及吐衄失血后之宜于清养，或汗家、失精家阴液耗损，虚阳偏炽者，甚有经验。证以《本草经》之所谓人参味甘微寒者，气味甚合。故以《本经》之人参主治全文系之于此。主补五脏者，五脏属阴，辽参禀性属阴，得地气最厚，而气味中和，无所偏倚，故能兼补五脏之阴，而不专主一脏。安精神，定魂魄，止惊悸者，皆藏阴充牣②之功也。除邪气者，则真阴既足而邪气自除。明目、开心、益智，又皆阴液充盈，精神贯注之明证。寻绎《本经》主治，皆滋养阴液，生津补血之功，陈修园所谓无一字言及温补回阳，所以仲景恒用于汗吐下后阴伤之证，以救津液。而于回阳方中，不用此阴柔之品，以缓姜、附之功者，洵读书之得间者也。此则《本经》之人参，固明谓其只能养阴，而非补气回阳之药，是皆辽参之功用，而非高丽参之兼有温性者可比。是当明为分析，而不可混熔于一炉之中者也。

【广义】甄权主五劳七伤虚损，治肺萎。寿颐按：此皆真阴不充之证。如其虚火尚炎，阳气未匮，辽参主之。若阴液既耗，而脾肾之阳亦弱，则又宜用高丽参矣。洁古止渴、生津液。寿颐按：此是胃阴不充之候，所当柔润滋养，固宜于辽参，而不宜于高丽参之含有阳刚气象也。徐灵胎曰：凡补气之药皆属阳，唯人参能补气而体质属阴，故无刚燥之弊，而又能

---

① 畛域：界限，范围。
② 充牣（rèn）：充满。

入于阴分，所以可贵。寿颐按：人参能补气而不刚燥，唯辽参可以当之，而高丽参已不能免矣。陈修园：仲景《伤寒论》用人参者十七方，皆因汗吐下之后，亡其阴液，取以救阴，唯理中汤、吴茱萸汤，则以刚燥剂中，阳药已多，故以人参养阴济阳，以臻于中和耳。寿颐按：陈氏谓仲景于汗吐下之后，用参以救阴液，洵足勘透仲景制方之玄奥，而发明人参之功能。若理中汤、吴茱萸汤二方，本主脾肾阴寒之证，愚谓当以今之高丽参配之，正合温中之用。修园尚未免偏执己见也。

【发明】辽参禀性向阴，味甘而微苦，确含清凉性质，多见风日则易生蛀，喜阴恶阳，尤其明证。故富有养液，而为补阴之最。脱血、脱汗、失精家宜之，固也。而肺燥干咳，胃枯燥渴，或干呕呃逆者，皆赖以滋液生津，而无寒降戕伐，黏腻浊滞之弊。功在沙参、玉竹、二冬、二地之上，奚啻倍蓰①此其禀中和之气，不升不降，不倚不偏，所以可贵。或有以为阳药而补阳者，固非，即以为补气而能挽回元气者，亦妄也。

【正讹】人参气味微寒微温四字，原是二家之言，一出《本经》，一出《别录》，自当分别观之，方不致淆惑视听。乃自唐以后之辑本草者，或有将四字并作一句，而纷纭扰攘，互相攻讦之议起矣。遂令后人偏读各家之言，更觉纠结缭绕，莫知所从。乃有李月池者，创为生用气凉，熟用气温，味甘补阳，微苦补阴之说，意欲以调和其间而解其纷乱，不知骑墙之见已属可嗤，抑且盲瞽之谈，反成笑话。陈修园以药入煎剂，生者亦熟驳之，最是爽快。何如以《本经》《别录》二书各还其旧之为得乎？人形之说，古书诧为奇遇，谶纬家且有摇光星散而为人参之说，似乎参之能成人形者，必神妙不可思

议矣。然寿颐见吾友朱君照衢（朱君乃吾邑闻人朱右曾之孙，右曾尝着《逸周书注》行世）自奉省携归一种，大类人状，有头有颈，躯干独大，亦有四肢，部位清晰，唯无面目肢节及手指耳。据云彼地之参，皆以人力培植，颇如圃中之蔬，随在多有，而人形者亦其种类之一，在当地出售不过千余大钱一斤，唯一入京华价已百倍，何况南省则关税本巨，而加以市侩之居奇耳。若野生者，则数年不得一支，即此数言，人参之真相已可得其涯略，且古人命名之意亦已大白，而人形之说又何足为宝耶！人参能滋阴液，而无却病之功，灵胎之说最确。其言曰：人参长于补虚，短于攻疾，乃医者于病久体弱，或富贵之人，不论病之已去未去，皆必用参，一则昭其谨慎，一则借以塞责，而病家亦以用参为尽慈孝之道，不知病未去而用之，病根亦固，且力大而峻，为害亦甚。徐氏此言，曲尽庸医丑态。彼夫无故妄用，以浪费病家之资财，反借此藏拙，以迎合富贵之心理者，其亦可以废然返乎！仲景小柴胡汤，于咳者去人参加干姜、五味，盖为寒饮之咳嗽言之。陈修园谓形寒饮冷之伤，非人参阴寒之品所宜，则凡属外邪未清者，固不可轻用此滋补之品。可与灵胎之论互相发明者也。

高丽参

《别录》：人参，味甘微温。疗肠胃中冷，心腹鼓痛，胸胁逆满，霍乱吐逆，调中，止消渴，通血脉，破坚积，令人不忘。

【备考】疗即治病之义，唐人讳治，唐世医书，皆以疗字代治字用。《外台秘

---

① 倍蓰（xǐ）：数倍。倍，一倍。蓰，五倍。

要》皆用疗字，无一治字，是其例也。《别录》一书辑于陶弘景之手，今诸书所引皆作疗字，疑亦唐人所改，今仍唐本之旧耳。

【正义】高丽参产于朝鲜，古之高丽、百济、新罗皆是也。地当东海之滨，禀东方发生之气，故其气味浓厚，色亦重浊，具有温养生发之性。今用之于脾肾虚寒，真阳衰弱及中气不振，阴寒用事诸证，功效甚捷。较之辽参偏于养阴，含有清凉气味者，性质迥异。证以《名医别录》之人参味甘微温，气味甚合，故以《别录》之人参主治全文系之于此。肠胃中冷，心腹鼓痛者，皆中气虚寒，真阳不宜之候也。胸胁逆满，亦阳衰阴盛之病，故皆以人参温养其中气，此非痰湿凝滞之逆满，所以宜于温补。若霍乱吐逆，则阴霾凝结之病，故亦以温中为宜。唯霍乱为患，迅疾暴戾，虽有寒有热，而以阴盛灭阳为最多，宜大剂姜、附，而以人参之大力者驭之，方足以回垂绝之真阳，非一味所能治也。调中者，则中气虚弱而和调之；止消渴者，则滋养津液之效也。参本养液，而又有温和之气以流利之，故能通行血脉；参本补脾，而又有燠煦之气以健运之，故能消磨坚积。令人不忘者，心为牡脏，参能益血，更能温养而振刷之，则心阳舒展，而记忆力自富。此皆惟高丽参之微温，禀春生发育之性者，方能臻此刚健婀娜之候，而非辽参之仅能滋阴者所可同日语矣。

【广义】甄权主冷气逆上。寿颐按：此指中气虚寒，而肾水上凌之证自宜用高丽参，则温脾而兼摄肾，非辽参之所能治者。其甚者，且宜辅以大温之品而摄纳之。洁古主肺胃阳气不足，肺气虚促，短气少气。寿颐按：此脾土虚寒，中气不振，故脾阳不宜，气促少气，惟高丽参之

温补中州而益元气者宜之。东垣曰：人参甘温，能补肺中元气，肺元旺则诸脏皆旺，肺主诸气故也。仲景于汗后身热亡血脉沉迟者，下利身凉脉微血虚者并加人参，所谓血脱益气，阳生而阴自长也。寿颐按：人参气薄味厚，力能滋阴养血，仲景用之于汗后吐后，本是取其补阴，而东垣乃以补肺气。韩飞霞亦谓病后气虚及肺虚作嗽者并宜之，是皆以为气药。盖缘参能滋养五脏之阴，阴既充而气亦自旺，究非补气之效。至东垣所引仲景二条，则脉微脉沉迟，愚谓所用人参当以高丽产之含有温养性质者为佳，斯则具有春升之气，谓为益气，或犹近是。徐灵胎谓其升提元气，盖亦指此。而昧者甚至谓为能回元气于无何有之乡，而救阳亡于垂绝之顷者，殆欲以《战国策》之所谓不死之药视人参，则过于推崇，而不自知其立言之不可为训矣。李月池曰：凡人之面白面青，或黄或黧悴者，皆肺脾肾气之不足，皆可用人参。而面赤气壮神强者，不可用矣。脉之浮而芤濡虚大，迟缓无力，沉而迟涩细弱，结代无力者，皆虚而不足，可用人参，而弦长紧实，滑数有力者，则火郁内实，不可用矣。洁古谓喘嗽弗用者，痰饮气壅之喘也。若肾虚气短喘促者，必用矣。仲景之咳嗽弗用者，寒邪壅郁之咳也。若自汗虚寒而咳者，必用矣。东垣谓肺有郁热弗用者，宜发不宜补也。若肺虚无火，气短自汗者，必用矣。丹溪谓诸痛不可骤用者，邪气凝结，宜散不宜补也。若虚寒气弱，痛而喜热喜按者，必用矣。节斋谓阴虚火旺弗用者，火邪炽盛不可补也。若虚火无根，自汗气短，肢寒脉细者，必用矣。寿颐按：李氏此言，辨别脉证，甚是明晰，唯所条举者尽属虚寒证治，则李氏固专指高丽参之温补者言之。缪仲醇曰：凡虚赢尫怯，劳役饥饱所伤，

清阳之气陷入阴分，发热倦怠，四肢无力，或中暑伤气，无气以动，或呕吐泄泻，霍乱转筋，胃弱不食，脾虚不磨，或真阳式微，肾气匮乏，阳事痿绝，完谷不化，下利清水，及小儿慢惊，痘后气虚，溃疡虚弱等症苟投人参，靡不立效。寿颐按：缪氏所谓亦是高丽参之功用，而张石顽宗之，且伸之曰痘疹不宜轻用人参者，干紫黑陷，血热毒盛也。若气虚顶陷，色白皮薄，泄泻浆清，则必用矣。亦以丽参之甘温言之。是以张氏之《本经逢原》明言人参甘苦微温，产高丽者良。

【发明】高丽参之功用本与辽参无甚差池，皆以养津滋液见长，补正固有奇功，去病亦鲜实效。洄溪"长于补虚，短于攻疾"八字，可为定论。但辽参禀性淳和，绝无刚烈气象，是以滋养阴津尤其独步，而高丽参则已有刚健姿态，温升之性时时流露，所以兼能振作阳气，战胜阴霾。二者所主之病，虽同为阴枯血耗之候，唯阴虚之体，相火易升，则宜于辽参而不宜于丽参。若阴液既耗，而真阳亦衰，则宜用丽参而不宜用辽参。一则养阴而兼理虚热。一则补阴而即以扶阳。各有专主，不容或紊。若治虚热而误用丽参，无异抱薪救火，则欲苏涸辙之鲋，而灼其垂竭之脂膏。若治虚寒而误投辽参，几于落井下石，则欲回黍谷之春，而适以陷绝于冰窖。同是虚也，在当用之时而一字之争，已如水火冰炭之各异。彼夫风寒湿邪，痰饮食积，气血郁结之不得妄投是味者，更无庸言矣。

【正讹】王好古海藏氏曰：人参甘温，补肺之阳，泄肺之阴，肺受寒邪宜此补之，肺受火邪则反伤肺。王纶节斋氏曰：人参入手太阴，能补火，肺受火邪者忌之。故凡酒色过度，损伤肺肾真阴，阴虚火动，劳嗽吐血、咳血等证勿用。寿颐

按：好古、节斋谓人参能补肺火，创为肺热伤肺之说，几以此物为肺家禁药，大受后人攻击。实则二家之说均为高丽参言之，本含温热之性，故肺热忌之，不独实火应在禁例，即虚火亦有烁金之虑，二氏固未可厚非也。读者不察，误认其所指之人参即是辽参，则辽参甘寒，肺虚有火，阴虚火动者，正是要药，何至竟为大禁。恐海藏、节斋不至若是之谬。况海藏明谓人参甘温，其旨可见。但其所称补肺之阳，泄肺之阴等句，亦大有语病，不可不辨。试为改之曰：人参产于高丽，气味甘温。能补肺阳，能伤肺阴，肺气虚寒，宜此补之，肺有郁热，则反伤肺。更易数字，而其意了然。盖其所谓寒者，意在虚寒，故宜于甘温之高丽参，必非谓外感之寒邪。而其所谓火者，则虽是虚火，固亦非高丽参之甘温所宜。缪仲淳《经疏》亦谓不利于肺家有热，咳嗽、吐血、衄血，内热，骨蒸劳瘵，阴虚火动之候，即海藏、节斋之同调也。喻嘉言谓伤寒有宜用人参者，发汗时元气大旺，则外邪乘势而出。若元气素弱之人，药虽外行，气从中馁，轻者半出不出，留连致困，重者随元气缩入，发热无休，所以虚弱者必用人参入表药中，使其得力，一涌而出，非补养之意。古今诸方，表汗有参苏饮、败毒散；和解有小柴胡汤；解热有白虎加人参汤、竹叶石膏汤；攻下有黄龙汤，皆以人参领药力深入驱邪，即热退神清云云。辨而且博，谁敢谓其不是。但寿颐谓此皆为身躯强壮者言之，病邪本深，体力又伟，非得人参之大力者驾驭其间，则药力不及病所，即能胜病而亦不能驱邪使出。古人治病方多用参、草，原欲藉其大力负之而趋，则收一鼓荡平之效。而三吴之人，体质本薄，外邪所感亦不待深入而病已作。昔人每谓江南无真伤寒病，亦是此旨。所

以吾吴医药悉趋轻清一路，本非仅为人之柔脆者立法，亦以邪之中人，未尝深入故也。是则嘉言之论，诚有未可以轻试于吾吴者。而吾邦之外感方中，初无待于人参、甘草，以为扶正托邪计者，亦未始非持之有故矣。

参　须

【发明】参须之名，古所未闻，而张氏《逢原》、吴氏《从新》皆载之，即辽参、高丽参之细枝。盖参价渐贵，遂令细微之物亦供世用。《从新》又有太子参之名，则即参中之细小者，具体而微，亦与参须同类。论其质地，本与人参无所同异，但辽产、高丽产，一清一温，亦当分别主治，方不贻误。其为参之余体，力量薄弱，初不待言。其较巨者，形如北沙参，如怀牛膝，犹有功用可言。若其末尾，则如丝如发，几于气味俱无，何能呈效，唯生津止渴，微有养液之用耳。吴氏谓参条能横行手臂，指臂无力者，服之有效，则本是旁枝，宜其力能旁达。张氏谓参须治胃虚呕逆，咳嗽失血等证亦效，唯久利滑泄，崩中下血等证，每至增剧，则以须是末尾，性专下达，故上逆之病，得其下行而顺。若下泄之病，则中气下陷而增困矣。今人每以参值綦巨，常用细枝及须代之，务须识得此意，方不贻实实虚虚之诮。若阴虚火升，肝胆之阳上炽，用此潜阳降火，尤为相宜。

参　芦

【发明】芦是参之蒂，部位在上，力能上行，古人以为虚人涌吐膈上痰饮之用。张石顽亦谓其性升，而于补中寓泻，屡有效验。又谓能治泻利脓血，崩带精滑等证。唯气虚火炎，喘呕嗽血者忌之，则上逆之病恶其升腾耳。寿颐按：凡泄泻日久，阳气下陷，用参芦加入应用药中，颇有功效。若滞下脓血，而湿热未清，则不可升也。

参　叶

【发明】参叶本不入药，唯吴氏《从新》收之，乃谓大苦大寒，损气败血，其性与参相反，太不近理。而赵恕轩《本草纲目拾遗》则谓其清香微甘，清肺生津，止渴，力能行于皮毛，性带表散，养胃阴，祛暑气，降虚火，以代茶用，为醉后解醒第一。以理推之，赵氏之说为是。

潞党参

【发明】党参之名，初不见于古书，仅于张氏之《逢原》、吴氏之《从新》，及赵氏之《拾遗》见之。今则南北通行，凡医药中应用人参者，几于无不用此，则以价值尚廉，而功用堪信耳。唯市肆中亦有数种，以西党参为最佳。枝不必其巨，但以近芦处横纹缜密者为真；皮肉不必其白，但取其柔润不枯，生嚼之甘味极浓而多脂膏，无渣滓者为上。其他称潞党者，尚有数种，皆远不逮也。力能补脾养胃，润肺生津，健运中气，本与人参不甚相远，其尤可贵者，则健脾运而不燥，滋胃阴而不滞，润肺而不犯寒凉，养血而不偏滋腻，鼓舞清阳，振动中气，而无刚燥之弊。是禀坤土中正之气，柔顺之德，而无偏无害者。且较诸辽参之力量厚重，而少偏于阴柔，高丽参之气味雄壮，而微嫌于刚烈者，尤为得中和之正。宜乎五脏交受其养，而无往不宜也。特力量较为薄弱，不能持久。凡病后元虚，每服二三钱，止足振动其一日之神气，则信乎和平中正之规模。亦有不耐悠久者，然补助中州而润泽四隅，与坤土合德，亦可谓至德也已。

故凡古今成方之所用人参，无不可以潞党参当之。即凡百证治之应用人参者，亦无不可以潞党参投之，不仅取其惠而不费，可以节用而隐为斯民造福，即论其功德及人，亦较彼辽参之价值连城者，又何尝多让。不谓张氏《逢原》、吴氏《从新》既取之，而所用不足以尽其所长，殆犹未免皮相之见耶。

西洋参

【发明】西洋参产于美洲，本非中土所有，是以古书无此，唯吴氏《从新》、赵氏《拾遗》收之，均称其有补肺之功。然其味甚苦，其性必寒。闻彼中并不视为药品，唯吾国人震于参之美名，竞相争购，价值日贵，而赝鼎亦日多。然其真者，亦不过苦寒泄火之品，唯肺胃有火，口燥咽干者颇有捷效，虽似有生津止渴之功，其实仍以泄热见长，而清养肺胃，尚是因其降火而加之美名。是以胃弱津枯而不因于实热者，已嫌其伐生生之气，所谓补肺亦可想见。吾国所产清热润燥之药甚多，又何必侈谈域外之奇。然耳食者犹必以服食贵价自夸，甚至畏其苦寒，则用龙眼肉拌蒸，以为制胜之术，斯又矫揉造作，自诩神奇，亦殊觉其多此一举也。

东洋参

【发明】东洋参之名，赵氏《拾遗》有之，然所言形色与今不类。今之所谓东洋参者，其形与高丽参甚似，唯色较淡，质较松，味亦较薄。盖东瀛之人因吾国人颇嗜辽参，因取其种子，移植彼土，故价值较廉。然土宜既殊，性质遂异，已含有东方温升气象，是以形质松浮，而苦味亦淡，说者谓其寒性变为温和，故遇有肺胃虚寒而津液枯槁者，以此代辽参之用。然气味薄弱，更不如潞党参之有力也。

沙参

《本经》：味苦微寒。主血积，惊气，除寒热，补中，益肺气。

《别录》：疗胸痹，心腹痛，结热邪气，头痛，皮间邪热，安五脏。

【正义】沙参禀秋收之气，色白而坚实，味苦而性寒。《本经》主血积者，盖指肺胃郁热而血瘀之积，沙参清其热，则血自调，非能宣通积滞之血也。主惊气者，则心阳偏炽，而神不安宅，苦能清心，寒能胜热之效也。除寒热者，指肺胃郁热，而营卫不和之寒热言之，非外感之寒热。胸中有热，则中气不和，能清其热，则曰补中，泻其邪即所以培其本。益肺气者，肺喜清肃，最畏热邪，苦寒除热，即是益肺之气，况沙参色白而坚，气味轻清，本是肺家正将耶。《别录》疗胸痹心腹痛，是指热气郁结之痹痛，正与痰饮寒气之胸痹心腹痛相反，故申言之曰结热邪气。头痛则气火上升之痛。皮间邪热，则清肺即是清皮肤之热。安五脏者，邪热清而五脏自安。盖沙参之功，纯以清热见长，唯气清而轻，虽曰苦寒，尚无泄降伤中之弊，斯其所以可贵，而《本经》列之于上品也。

【广义】景岳主清肺凉肝，滋养血脉，散风热痒癖，头面肿痛。时珍主肺火，久咳肺痿。石顽谓泄肺气之热，喘嗽气壅，小便赤涩不利。寿颐按：石顽此条须作一气读。盖喘壅而溲赤涩，为肺热郁窒之候。沙参清其肺，则上窍开而下窍亦利，非泛指痰饮之喘嗽气壅。千里毫厘，最宜明辨。《卫生方》治肺热咳嗽，沙参一味煎服。《肘后方》治卒然疝气，腹痛如绞，自汗欲死，沙参为末，酒服立瘥。《证治要诀》治妇人白带，沙参为末，米饮服之。石顽谓肺气清则木邪散，故疝可解而带可止。徐洄溪谓沙参为肺家气分中理血之药，疏通而不燥，润泽而不滞，血阻于肺者，非此不能清云云。则凡肺气燥结，干咳失血者宜之。凡盛夏时阴虚之体，及小儿阴液未充，外受炎暑，热伤元气之证（俗谓之注夏），唯沙参清而不腻，滋养肺胃，生津润燥，最为无弊。

【正讹】沙参之味，《本经》谓之苦，王海藏以为微苦，至景岳则改作微甘，石顽则作甘淡。其实虽不甚苦，而寒性独着。体质轻清，气味俱薄，具有轻扬上浮之性，故专主上焦，而色白属肺，则专走肺家。《本经》称其益肺气者，去其邪热，即所以益其正气，本非补益之正义，而后人竟误认为补肺专药。以洁古、海藏之贤明，而犹自代人参补五脏之阴之说，则吴遵程之所谓专补肺阴，洵非倡议。不知肺有余热，清之固宜，而肺气不足，清之已谬。乃晚近庸夫每遇虚人咳嗽，不问有邪无邪，有痰无痰，率以沙参、麦冬、玉竹、知母等寒凉腻滞之品，庞杂乱投，自谓可以补肺，以致胶结浊垢，泄化无门，遂以制造痨瘵之根蒂，而不可救药。叶氏之《医案》、费氏之《医醇》，鼎鼎大名，犹犯此禁，无惑乎庸耳俗目，日操杀人之笔而毫不觉悟。虽曰沙参轻清，尚不至如蒌、麦、知母之腻滞。然寒性颇盛，肺无热邪，亦足以暗戕生机而酿寒变，缪仲醇仅禁用于肺寒咳嗽，犹嫌其疏而未密耳。李濒湖《纲目》以沙参主肺痿，亦取其补肺也。若申言之，则肺痈、肺痿，证情近似，而一实一虚，大相反背。痈者壅塞，本是实热，急须清泄，不嫌寒凉。痿者萎败，已是虚怯，所宜扶持，岂容寒苦。惟肺痿之候，固多咳呛浓痰，虚火犹炽，则沙参清热而不腻，犹为相宜。缪氏《经疏》沙参、天冬、麦冬、百部、五味子、桑白皮治肺痿肺热；又沙参、贝母、枇杷叶、瓜蒌、甘草、桑白皮、百部、天冬、款冬花治久嗽。寿颐按：肺痿一方，补肺清热，于虚热之肺痿甚宜。然若咳吐痰多，则二冬、五味皆在禁例，非可浪用。若久嗽一方，则唯虚热肺燥者可用，而痰浊未清者，已为大戒。设或更挟外邪，则阴柔滋腻，降气恋邪，又酿造痨瘵之不二法门矣。

南沙参

【发明】沙参古无南北之别，石顽《逢原》始言沙参有南北二种。北者质坚性寒；南者质松力薄。赵氏《纲目拾遗》引《药性考》谓南沙参形粗似党参而硬，味苦性凉，清胃，泻火解毒，止嗽宁肺。寿颐按：今市肆中北沙参坚实而瘦，南沙参空松而肥，皆微甘微苦，气味轻清，而富脂液，故专主上焦，清肺胃之热，养肺胃之阴，性情功用，无甚区别。必谓北产性寒，南产不寒，似亦拘执成见。赵氏所引止嗽宁肺，亦主肺热作嗽而言，非泛治痰饮之寒嗽。吴氏《从新》谓南沙参形稍瘦小，则非今日市廛①中物矣。

荠苨

《别录》：味甘寒，无毒，解百药毒。

【正义】《本经》以荠苨为桔梗之别名，李濒湖以为一类二种。桔梗苦而荠苨甘，故《纲目》于荠苨条中竟谓之甜桔梗。古人以为解毒神品。《肘后方》谓荠苨汁浓饮一升，一药而兼解众毒。《千金》以治强中消渴。《大明》称其杀蛊毒，治蛇虫咬，热狂温病。濒湖又谓荠苨寒而利肺，甘而解毒，良品也。而世不知用，惜哉！

---

① 市廛（chán）：指店辅集中的市区。

桔 梗

《本经》：味辛微温，主胸胁痛如刀刺，腹满肠鸣幽幽，惊恐悸气。

《别录》：利五脏肠胃，补血气，除寒热、风痹，温中消谷，疗咽喉痛，下蛊毒。

【正义】桔梗气味，《本经》只作味辛微温。《别录》乃加苦字，而曰有小毒。各本多作味辛苦微温，有小毒者，《本经》《别录》久已合而不分也。味辛而气温，故所主皆宣泄散寒之用。胸胁痛如刀刺者，即气滞寒凝，或饮邪阻塞之胸痹证。桔梗辛温宣通阳气，故能通痹止痛。腹满肠鸣，皆寒滞中下，脾阳不振；惊恐悸气，则寒凌于上，心阳不宣；而桔梗皆能治之，则固振动阳气，疏通郁窒，合上中下三焦而统治之要药也。《别录》利五脏肠胃，即是宣通之功。补血气者，辛温之性，能活血行气，通行百脉，即补血补气之义。除寒热者，鼓舞阳气，而邪自消除也。风痹皆气血凝滞之候，通而行之，痹痛亦已，则桔梗温通之功，又不独内行于五脏六腑，而并能外达于孔窍肌肤。试合《本经》《别录》而研究其功用，可知辛温通利之效甚大也。温中消谷，又宣通阳气之余义。疗咽喉痛者，盖即仲景治少阴咽痛之意，辛温能通少阴之结气，非泛指温热上扰之咽痛。下蛊毒者，则取其宣泄之力耳。

【广义】仲景三物白散，治寒热结胸。寿颐按：此不独以巴豆温中祛寒而破坚积，亦以桔梗助其辛温开泄也。又甘草桔梗汤，治肺痈吐脓。寿颐按：此亦以桔梗之辛温，开泄排脓也。又甘草桔梗汤，治少阴症二三日咽痛。寿颐按：此方本以桔梗之辛温，开少阴之结气。乃后人竟以通治咽喉口舌诸病，则只知仲景之治咽痛，而略过少阴二字，殆非仲景本意。至宋时又以甘、桔加荆芥、防风、连翘，而易名为如圣汤，治风热咽痛，则荆、防疏其风，连翘泄其热，而以桔梗开其结，意亦犹是。但火邪若盛，则辛散之品究非所宜。甄权治下痢，破血积，消痰涎，去肺热气促咳逆，除腹中冷痛。《日华》主心腹胀痛，破癥瘕肺痈。洁古除胸膈间滞气，通鼻塞。成无己谓其辛散而苦泄，用以下气。东垣谓其利胸膈咽喉气壅及痛，破气滞积块，治寒呕。张石顽谓其能开发腠理，与羌、独、柴胡、芎、苏等同为解表药。丹溪谓痢疾腹痛，乃肺金之气，郁在大肠，宜以苦桔梗开提之，使血气疏通，然后乃用痢药。寿颐按：桔梗宣通，以主痢疾腹痛，其效颇捷。但所谓肺气郁于大肠，立论迂远，是乃为洁古上升之说所愚，何不曰肝脾之气，窒塞不通，先宜宣利其气机之为直截爽快乎。

【正讹】桔梗功用，诸家所述，皆温通宣泄，无论上焦、下焦结滞之病，一例通治。独张洁古谓其为诸药之舟楫，载以上行，至胸中最高之分，诸药中有此一物，则不能下沉云云。缪仲淳和之，谓其性阳而上升，凡病气逆上升者弗用，及下焦药中弗入此味。张景岳之《本草正》，又大畅其旨，谓专用降剂，此物不宜同用。寿颐按：此说不知易老[1]从何处悟入，《本经》《别录》皆无此意，殆误认仲景、《千金》甘桔诸方，或治咽痛喉痹，或治肺痈喘咳，皆主上焦之病而云然。然试观《本草经》主腹满肠鸣，《别录》下蛊毒，岂无下行之用。张隐庵辨之，谓桔梗气分之药，上中下皆可治，斥洁古为杜

---

[1] 易老：张元素，字洁古，金代易州（河北省易县军士村，今水口村）人。中医易水学派创始人，后人尊称为易老。

撰。然洁古、景岳之说，今尚盛行于时，遂令通达三焦，宣阳行气之功，不复信用于世。易老误人，正是不浅。丹溪之言曰：干咳嗽乃痰火之邪郁在肺中，宜苦桔梗以开提之。寿颐按：桔梗辛温，以治火郁，未能熨帖。但轻用之以为向导，尚无大弊。石顽谓痘疹下部不能起发，大忌桔梗。阴虚久嗽不宜用，皆以其疏泄阳气也。仲景甘桔汤本治少阴咽痛，而后人乃以此方统治一切风热实火咽痛，多未见其效者，则抹却少阴一层之过也。且自易老独创桔梗上升之议，仲淳、景岳、石顽诸子，靡然宗之，而犹认定其为咽痛专药，就使桔梗果属升提，则凡风热实火诸喉咽病，正是火势上壅之候，更与温升，宁不抱薪救火，而益张其炎。奈何庸俗之流，犹昧然盲从，而执定甘桔为咽痛之普通药剂耶。

白　术

《本经》：术味苦温。主风寒湿痹，死肌，痉，疸，止汗，除热，消食，作煎饵。

《别录》：味苦甘，主大风，风眩头痛，目泪出，消痰水，逐皮间风水结肿，除心下结满，及霍乱吐下不止，利腰脐间血，益津液，暖胃，消谷，嗜食。

【考正】《本草经》及《别录》皆称术而无苍、白之分。陶氏弘景及宋之苏颂皆言术以茅山为胜，似今之所谓茅山苍术，亦即古之所谓术也。然弘景又别有赤术之名，谓其苦而多膏，又似梁时已有苍术一种。今按《本经》主治，详其功用，颇似今之茅术。唯白术健脾化湿，其力亦同。至《名医别录》又言味苦甘，增一甘字，则明是白术。李濒湖以《本经》《别录》之文两系于白术、苍术二条，而隐庵因之，真骈拇矣。

【正义】白术气味芳香，苦甘而温，禀坤土中和之性，故专主脾胃，以补土胜湿见长。温能胜寒，燥能驱湿，而芳香之气能通脉络，走肌肉，故专风寒湿痹，而治死肌。风湿着于关节，则痉而强直；脾家湿热郁蒸，则发为黄疸。术能胜湿而芳香宣络，故主痉疸。自汗亦脾家之湿热，术燥其湿，则汗自止。除热者，除脾虚之发热也；消食者，湿除而脾运自健也。特提出作煎饵一层，则以其丰于脂膏，故宜于煎剂。陈修园谓后人土拌炒燥，大失经旨者是也。《别录》主大风，盖亦指风湿言之。芳香善走，而主肌肉，故大风可除。风眩、头痛、目泪，有湿盛而浊气上蒙者，亦有中虚而清阳不布者。术能除痰胜湿，补中升清，斯眩痛可止，目泪可除，非肝火上浮之目眩头痛流泪也。消痰逐水，退痛除满，皆胜湿健脾之效。霍乱吐利，亦指脾有寒湿之证，乃宜于术。利腰脐间血，亦芳香之气，可以流利气血之运行，即《本经》主死肌之意。益津液者，术本富于脂膏也。暖胃消谷嗜食，无一非芳香醒脾，温养健运之功耳。

【广义】甄权主心腹胀满，腹中冷痛。《日华》治冷气痃癖，妇人冷癥瘕。海藏治脘痛，皆温养脾胃，芳香行气之功，此理中汤所以为不祧之祖也。甄权止呕逆，《日华》主反胃，皆胃气虚寒为病，正与湿热痰饮之呕吐相反。术温而燥，醒脾安胃，故能定呕。洁古主四肢困倦，嗜卧不思食，消足胫湿肿；王海藏主身体重，皆燥湿健脾，宜用苍术。石顽谓生用则除湿益燥，消痰利水，治湿痹死肌；制熟则和中补气，止渴生津，止汗，除热进食。得参、苓大补中气；得枳、橘健运饮食。张隐庵谓脾喜燥而恶湿，喜温而恶寒，然土必有湿气始能灌溉四旁，过燥则不能运化，为脾约之病。白术多脂，性虽燥而能润，温而能和。灵胎谓白术气香而性温，味苦而甘，皆属于土，故宜补脾土，而其气甚烈，芳香四达，故又能达于经脉肌肤，不专于补中。

【发明】术之功用，自唐宋以前，止言其燥湿逐水，所谓暖胃消食，亦燥能健脾醒胃也。盖其气甚烈，故能振动脾阳，而又疏通经络。然又最富脂膏，故虽苦温能燥，而亦滋津液。且以气胜者，流行迅利，本能致津液通气也。唐宋以后，皆以为补益脾胃，其旨即从此出。寿颐谓白术、苍术在古不分，而今已各别。则凡古人所称燥湿逐水之用，今必以茅山苍术当之；其补益脾胃，则宜用白术。盖今之所谓冬白术者，质润而气香，健运脾阳，滋胃阴之力不小。且其气既盛，不致呆守满中，尤为健脾益胃之专剂矣。

【禁忌】仲景理中丸，脐上筑筑①，肾气动也，欲作奔豚，去白术而加桂四两。寿颐按：此以肾气上奔，而术以气胜，恐增其升也。又吐多去术，亦即此意。

【正讹】东垣谓白术主安胎。盖为妊娠养胎，依赖脾土，术能健脾故耳。乃后人竟一例盲从，不论何种医书皆止言白术安胎，而不详其理，颇似安胎一事，但用白术一味，可竟全功。而于体质之虚实，病情之寒热，不妨一概不问，有是理乎？丹溪谓白术无汗能发，有汗能止。寿颐按：白术补中，虽以气胜，不可谓之发汗，唯苍术则辛烈开腠，能发湿家之汗耳。缪仲淳引刘涓子《痈疽论》，谓溃疡忌白术，以其燥肾闭气，故能生脓作痛，张石顽亦采其说。不知术能补益，溃疡毒盛，诚非所宜。若溃巨元虚，非补脾胃，何以收效。参、地、术、芪，皆补虚要药，岂可不问虚实，而一概抹煞之耶。缪氏又谓术以气胜，除邪之功巨，补阴之效

亏。凡阴虚血少燥渴，及精不足，便闭滞下者，忌之。缪氏之意，盖谓其气味燥烈，故有耗阴烁精等弊。愚谓术本多脂，万无伤阴之虑，仲淳臆说，妄不可听。

於潜术

【发明】术之种类不一，古今以於潜产者为上品。然真是野生者，不可多得。今市肆之所谓於术，皆江西萍乡产也。人力培植，较之寻常白术，气稍和平，质稍柔润，以补脾胃，颇合冲和之性。

徽歙术

【发明】今安徽有野术一种，非市肆所有，乃上人四出寻觅而得者。气味芳香异常，而不燥烈，中有朱砂点甚多。虽藏之极燥而剖之，则朱点皆是朱色之油，最是上品。以入煎剂，清芬之气缭绕一室，令人馋涎欲滴，补脾醒胃，大有奇功，非寻常之冬白术、萍乡术所能望见项背者也。

苍术

【广义】陶弘景除恶气，弭灾诊。《日华》主痃癖气块，冷气癥痕，山岚瘴气。东垣除湿发汗，健脾安胃，为治痿要药。丹溪总解诸郁。濒湖主湿痰留饮，或为窠囊，及脾湿下流，浊淋带下。

【发明】苍术气味雄厚，较白术愈猛，为彻上彻下，燥湿而宣化痰饮，芳香辟秽，胜四时不正之气，故时疫之病多用之。最能驱除秽浊恶气，阴霾之域，久旷之屋，宜焚此物而后居人，亦此意也。凡湿困脾阳，倦怠嗜卧，肢体酸软，胸膈满闷，甚至膜胀而舌浊厚腻者，非茅术芳香猛烈，不能开泄。而痰饮弥漫，亦非此

---

① 筑筑：脉跳动急速貌。

不化。夏秋之交，暑湿交蒸，湿温病寒热头胀如裹，或胸痞呕恶，皆须茅术、藿香、佩兰叶等香燥醒脾，其应如响。而脾家郁湿，或为膜胀，或为肿满，或为泻泄疟利，或下流而足重胕肿，或积滞而二便不利，及湿热郁蒸，发为疮疡流注，或寒湿互结，发为阴疽酸痛，但有舌苔白垢浊腻见证，茅术一味，最为必需之品。是合内外各病，皆有大用者。而庸俗每畏其燥烈而不敢用，亦只见其识证不清耳。苍术本以产茅山者为佳，故有茅术之名。气味浓厚，其力尤弘，今所通用皆茅术也。

黄 芪

《本经》：味甘，微温。主痈疽久败创，排脓止痛，大风癞疾，五痔鼠瘘，补虚，小儿百病。（创，今作疮。）

《别录》：妇人子脏风邪气，逐五脏间恶血，补丈夫虚损，五劳羸瘦，止渴，腹痛泄利，益气，利阴气，其茎叶疗渴及筋挛，痈肿疽疮。

【正义】黄芪甘温补气，禀升发之性，专走表分而固皮毛。《本草经》所主，多皮肤肌肉之病。痈疽久败则表虚而肌肉败坏，芪能固表，则补其久败之虚，而排脓止痛。大风癞疾，亦皮肤肌肉久败之病，培养其在表之气血，则正气旺而邪自可除。五痔者，中气之下陷也。芪有升发之力，则举其陷而有余。然湿火盛者，弗误与也。鼠瘘即瘰疬，亦绵延久败之疮疡。虚则补之，芪之用也。若暴病痰火凝结，则亦非其治矣。陈修园谓瘰疬乃少阳胆经、三焦经之郁结。芪禀少阳之气化，能使少阳生气条达，故能解散其郁。修园又谓《本经》补虚二字，乃总结上文诸证之久而致虚者，芪能补之，非泛言其为补益之品。然寿颐则谓芪固补虚之品，即以为泛指诸虚，亦无不可。其主小儿百病者，温和滋长之性，固最宜于儿童之发育生长也。《别录》主妇人子脏风邪气者，乃中气之不振，补益中气，则邪气自除。且气行则血行，温养而运行之，斯五脏间之恶血自去，补虚损五劳羸瘦，皆益气温养之功。且甘能益津液，温和则润泽，而芪禀升举之性，助其脾胃津液，斯口渴自止。腹痛泄利，皆中气不举，清阳下陷之候，甘温益气，则痛利自已。利阴气者，阳气运而阴血自充也。茎叶疗渴，亦升清滋液之功。治筋挛者，亦唯禀温和之性者，斯能有宣通脉络之力也。其治痈肿疽疮，则茎叶自有外行旁达之性，乃能疏通气血而消肿化壅，与根之偏于补益者，固自有别耳。

【广义】《日华》主肠风下血，带下崩中，皆中气下陷之候，故宜升而举之。又主赤白痢，则必久痢之气虚者，方可用之，而湿热未清，不可妄试也。洁古治虚劳自汗盗汗，则温养元气，固护肤表之功。又称其补肺气，亦肺虚补母之义，实脾土而且能升清气也。又谓其退肌热，则脾虚之发热，甘以补脾而助元气，斯肌热可除，所谓甘温退大热者是矣。景岳谓黄芪气味俱轻，专于气分而达表。徐洄溪谓芪之皮最厚，故补益皮肉，为外科生肌长肉之圣药。寿颐谓此唯溃久元虚者宜之，毒未清肿未消者弗用。陈修园谓当归六黄汤寒以除热，热除则汗止；芪附汤温以回阳，阳回则汗止；玉屏风散散以驱风，风散则汗止。诸方皆藉黄芪走表之力，领诸药达于表分而止汗，非黄芪之自能止汗也。诸家有生用发汗，炒用止汗之说，皆误。

【发明】黄芪具春令升发之性，味甘气温，色黄，皆得中和之正，故能补益中土，温养脾胃。凡中气不振，脾土虚弱，清气下陷者最宜。其皮味浓质厚，力量皆在皮中，故能直达人之肤表肌肉，固护卫阳，充实表分，是其专长，所以表虚诸病，最为神剂。但升举有余，偏于阳分，气虚阳虚者宜升宜提，而阴虚火扰者宜禁。若肝肾不足，不可误与升阳，伐其根本。故凡饥饱劳役，脾阳下陷，气怯神疲者，及疟久脾虚，清气不升，寒热不止者，授以东垣之补中益气汤，无不捷效。正以黄芪为参、术之佐，而又得升、柴以升举之，则脾阳复辟，而中州之大气斡旋矣。

【正讹】黄芪为固表主药，甘温之性，专走肌肉皮肤。《本草经》主痈疽久败疮，排脓止痛，明谓其专治痈疽之久败者，则排脓止痛。盖久败之溃疡，肌肉久坏，脓水频仍，表气大虚。黄芪益气固表，以疗其虚，斯能排脓止痛耳。张隐庵亦谓痈疽日久，正气衰微，故为久败。乃后人习焉不察，误认为通治痈疽，置久败二字于不问。张洁古则称其内托阴疽，为疮家圣药。缪仲淳则称其治小儿胎毒疮疖。张景岳则称其生者可治痈疽。张石顽则称其托已溃疮疡。余子碌碌，无不节取《本经》排脓止痛四字，泛指为疮家必用之药。所以庸俗之书，治疡各方，类皆不问虚实，插入黄芪一味，自谓能读《本草经》。而富贵家亦喜其堂皇冠冕，信之不疑。不知毒势方张而用实表之药，为虎傅翼，适以愈张其炎，则肿疡难消，溃疡毒炽，排脓适以生脓，止痛乃以增痛，皆误读《本经》之咎矣。洁古所谓内托阴疽，注重阴证，犹可说也，然坚肿而实其表，亦以助邪，终属非法。且疮家圣药四字，即为后人沿讹袭谬之根。而缪氏《经疏》，竟谓其治小儿胎毒疮疖，则皆热毒湿火之病，而投甘温固表，直是抱薪救火。误读古书，抑何至于此极。景岳、石顽皆高明之士，所论药物皆有经验，而

犹仍斯伪谬。又何怪庸耳俗目之人云亦云，葫芦依样耶。寿颐于疡科一门，具有师承。凡在肿疡及溃疡之毒势未清者，概不浪投补剂，以取悦富贵之家。唯溃久元虚，或虚寒之体，始以四君、六君、保元、归脾等方，随宜择用，非矫异于庸俗也，亦证情之不容不尔者耳。敢揭而出之，为世之治疡者告。俾知《本草经》固未尝不可信，特不可为误读古书者所惑，庶几令病人少受痛楚，亦治医者之阴德也。白术条中，昔人曾有溃疡忌用之说，以其能生脓作痛耳，张石顽亦信之。试问同是补益肌肉之品，何以一忌一宜，大相刺谬如此。岂有术之补脾，必生脓作痛，而芪之固表，反有消脓止痛之理，则后先虚实，不知辨别，而混为一例之过也。须知药之治病，全在用之得当。同此一病，而前后之虚实不同，斯攻补即当异治。若但执一病名，而不问虚实，不问寒热，泛泛然号于众曰，某药为宜，某药为忌，岂理也哉！甄权主虚喘肾衰，盖误认其补气之过也。要之升举之品，正与喘证之气逆上壅相反，且肾衰作喘，本是气虚不摄，阴火上冲，摄纳归元，犹恐不及，乃复举而升之，则根本既摇，而速之蹶矣。此东垣之补中益气汤所以最不宜于肝肾之虚也。张洁古谓其泻肺火，盖指气虚发热言之。虚阳不藏，面赤发热，有似肺家之火，则芪之补脾益气，能退大热。若火热刑金，而妄投补益，则谬矣。东垣谓防风能制黄芪，而芪得防风，其功愈大云云。寿颐谓既以制之，而反能张大其功，自盾自矛，最为可笑。盖既惑于昔人相制之谬说，而又无解于许胤宗之以黄芪防风汤熏愈柳太后中风口噤之病，乃欲申一说以解其纷，而不悟适以造成怪诞支离之弊。盖防风、黄芪，均是行表之药，道合志同，何云相制。胤宗之法，自有巧思。

不意东垣倡此奇谈，殊为可骇。要知徒逞臆见，毫不足征，后学万弗泥此，庶不汩没性灵，窒塞智慧。且中风而口噤不语，最多气升痰升，内因之病，防风表药，直是鸩毒，古人多作外风治疗，皆是误认。所以古之治案多难尽信。许氏此案见《旧唐书》本传，治法新颖，独辟蹊径，如谓果能取效，恐亦未必。盖史乘中所载医家治验，大都意想之辞，试为细核医药理法，多难符合。良由秉笔者传闻得之，而文人又皆不知医理，则人云亦云。但知其新奇可喜，又安能辨得病理之确当与否。子长之《扁鹊仓公传》，尚多不可索解，更何论范晔、陈寿以下。（如《华陀传》等皆是。）况乎中风一证，卒仆昏迷，本非外受之风，《素问》谓是血菀于上，名以薄厥。又谓气血交并于上，名以大厥。今西医谓之血冲脑经，皆不可妄用风药。寿颐编有《中风斠诠》三卷，专论此病，以实验为主，一洗古书辛散温药之弊。胤宗此案，果是外风，则不服而熏，已觉有意矜奇，效否亦殊难必。若是内因，则为害必甚。虽入正史，寿颐终不敢深信，而东垣黄芪之说更是匪夷所思，出乎情理之外。洁古有黄芪无汗发之，有汗止之一说，而后人之编本草者，多循例照录无汗能发，有汗能止二句，几以此物为发汗止汗专药，亦知二者之功用，一散一收，正如冰炭之相反而不相合，天下安有一物而具有水火两性之理。黄芪之效力如此，宁非绝大怪异。抑知芪能达表，而补益卫阳，明系固表之药，何以能发汗奏绩。唯其卫分充溢，而阳气流通，固亦有时而微汗津津者。洁古意中，固自有说，然约而举之，则非立言之体矣。

玉　竹

《本经》：女萎味甘平。主中风暴热，不能动摇，跌筋结肉，诸不足。

《别录》：萎蕤主心腹结气，虚热，湿毒腰痛，茎中寒，及目痛眦烂泪出。一名玉竹。

【考正】玉竹，古者作葳蕤。《尔雅》作委萎。唯《本草经》则作女萎。《太平御览》引《吴普本草》女萎一名葳蕤，一名玉竹。李濒湖谓女萎，即《尔雅》委萎之讹。

【正义】玉竹味甘多脂，为清热滋润之品。《本经》主中风暴热，不能动摇，是甘寒清热，柔润息风之功效。《千金》葳蕤汤，主风温自汗，即本斯旨。跌筋结肉，盖灼热伤阴，而筋肉拘挛之证，寒胜热，润除燥，所以主之。然跌筋二字甚不可解，则古人传写，容有讹误，读古书者。以意逆之，自能得其会通，正不必拘泥字面，反多窒碍。诸不足三字，张隐庵谓申明以上诸证，皆属津液不足，最是确论。盖玉竹阴柔腻滞，必非能治诸虚不足之药，而浅者泥之过矣。《别录》主心腹结气，亦指燥热之证，非痰湿凝结所宜。主虚热，则阴柔养液之功；主目痛眦烂泪出，则息风退热之力。其治腰痛者，盖指肾经燥热，阴液不充之病，非虚寒腰痛可比。唯湿毒及茎中寒二条，显与玉竹之柔润不合，疑有误字，不敢强作解人，自欺欺世。濒湖《纲目》引《别录》委蛇一条，附入萎蕤之下，云味甘平，主消渴少气。濒湖谓亦似萎蕤。颐按：委蛇、萎蕤，古音本近，而主消渴少气，则润以益津，正是葳蕤之功，姑附于此。

【广义】甄权主时疾寒热，《日华》主天行热狂，濒湖主风温灼热，即《本经》主中风暴热之意。但火炽盛者宜之，而表寒未已，或挟痰涎及胸膈窒塞者，均在禁例。《日华》除烦闷，止消渴，润心肺，皆甘寒滋液之用也。烦闷者，烦热之闷，与痰壅气窒之闷，证情近似，而治法天渊，学者须于此等同病异源之处，详细辨明，方不贻人殃祸。弘景谓服诸石人不调和者，煮汁饮之。《圣惠方》治乳石发热，则古人喜服燥热石药，以为补品，故古书多有解石药毒之方，而玉竹能解此毒，其寒可知。

【发明】玉竹味甘多脂，柔润之品，本草虽不言其寒，然所治皆燥热之病，其寒何如？古人以治风热，盖柔润能息风耳。阴寒之质，非能治外来之风邪，凡热邪燔灼，火盛生风之病最宜。今唯以治肺胃燥热，津液枯涸，口渴嗌干等证，而胃火炽盛，燥渴消谷，多食易饥者尤有捷效。《千金》及朱肱以为治风温主药，正以风温之病，内热蒸腾，由热生风，本非外感，而热势最盛，津液易伤，故以玉竹为之主药。甄权谓头不安者，加用此物，亦指肝火猖狂，风阳上扰之头痛，甘寒柔润，正为息风清火之妙用，岂谓其能通治一切头痛耶？

【正讹】《本经》诸不足三字，是总结上文暴热诸句，隐庵之言甚是。乃昔人误以为泛指诸虚不足而言，故甄权则曰内补不足；萧炳则曰补中益气；《日华》则曰补五劳七伤虚损；濒湖则曰补脾胃虚乏，男子小便频数失精，一切虚损。且谓治虚劳寒热，及一切不足之证，用代参、芪，不寒不燥，大有奇功。几以此为劳瘵起死回生之神剂。亦知柔润之性，纯阴用事，已足以戕生生之机，况虚劳之病，阴阳并亏，纵使虚火鸱张[1]，亦无寒凉直折之法，又岂有阴寒腻滞之质而能补中益气之理。诸家之说，皆误读《本草经》诸不足三字之咎。而李濒湖创作邪说，尤其荒谬。迩来以麦冬、玉竹、知母、花粉等品，制造劳瘵之良工，遍地多有，其近因固误于《临证指南》《医醇賸义》二种，

其远因实发源于濒湖之《纲目》。张隐庵《本草注》已谓玉竹阴柔之质，岂堪重任，古人于风热以外，绝不采用。自李氏有不寒不燥之论，而时医信为补剂，虚证得此，百无一生。陈氏修园亦详辨之。乃近人犹不觉悟，竟于虚热咳嗽等病，恣用阴柔腻滞之品，恋邪助痰，暗戕脾土。明明将轻微之病，一力送入鬼门关者，比比而是。大率皆误于此，可胜长叹。张石顽谓玉竹虽润，而不伤脾泄泻，寿颐则谓阴寒之品，无不碍中。石顽此说，必不可信。又仲淳《经疏》极赞此物，则濒湖之流亚也。且谓其滋长阳气，更属无征。

天 麻

《本经》：赤箭味辛温。杀鬼精物，蛊毒，恶气。

《别录》：消痈肿，下支满，寒疝，下血。

【存疑】古书止有赤箭之名，宋人乃用天麻。诸家考证，以赤箭为苗，天麻为根，议论甚详，似无疑义。但《本经》《别录》所称赤箭之主治，与后人天麻之功用大是不类。经言杀鬼物蛊毒恶气，而味辛温，是祛邪辟恶之品。且赤箭之名，以象形取义，而属之于苗。然今之辟恶，亦无复用赤箭者，姑略之而不复深考，亦阙其所不知之义也。《别录》所称主治，亦与今之天麻不符，不可强解。兹录自宋以来诸家所说于广义条下，并考订其功用如下。

【广义】《开宝本草》始有天麻之名，主诸风湿痹，四肢拘挛，利腰膝强筋力。甄权治冷气㾑[2]痹，瘫缓不随。《日华》

---

① 鸱（chī）张：像鸱鸟张翼一样。比喻嚣张，凶暴。

② 㾑（qún）：同"瘑"。《字汇·疒部》："瘑，手足麻痹也。"

谓其通血脉。东垣主诸风麻痹不仁。此皆以为祛风胜湿，疏通脉络之品也。又《开宝》治小儿风痫惊气。甄权主语多慌惚，善惊失志。洁古治风虚眩晕头痛。东垣主风热语言不遂。罗天益谓眼黑头旋，风虚内作，非天麻不治，则又息风平肝，宁神镇静之功矣。二者之病，一属邪实，一属正虚，实者宜攻，虚者宜补，大是相反。其以天麻为治风湿拘挛者，固以为散风驱邪之用，乃或以为治风虚眩晕，则又明着其潜阳养正之功，一散一收，一走一守，处于北辙南辕之地，万不能合而为一。读者将信其一面之言乎？抑将如随风杨柳，到处逢迎乎？此理之所必不可通者也。然试研究前贤之成说，而以临证时之效力，相合而参之，平情而审之，当知此中自有区别，断不容存骑墙之见，模棱而认为两可。因书所见于发明条中，愿与明达之士共正之。然后知古书固不可轻信，而谈医者尤不可不于临证之时，细心体察，以求其实在之治验也。

【发明】天麻气味，古皆称其辛温，盖即因于《本草经》之赤箭。而《开宝》、甄权诸家称其主诸风湿痹，冷风瘫痪等证，皆因辛温二字而来，故视为驱风胜湿，温通行痹之品。然洁古诸家又谓其主虚风眩晕头痛，则平肝息风，适与祛风行痹宣散之法相背。使其果属辛温宣散，则用以治虚风之眩晕头痛，宁不助其升腾而益张其炎，何以罗天益且谓眼黑头旋，风虚内作，非天麻不能治？以此知果是风寒湿邪之痹着瘫痪等证，非天麻之所能奏效也。盖天麻之质，厚重坚实，而明净光润，富于脂液，故能平静镇定，养液以息内风。古有定风草之名，能治虚风，岂同诳语。今恒以治血虚眩晕，及儿童热痰风惊，皆有捷效。故甄权以治语多慌惚，善惊失志。东垣以治风热，语言不遂。皆取

其养阴滋液，而息内风。盖气味辛温之说，本沿赤箭之旧，实则辛于何有，而温亦虚言，是以张景岳改作辛平，张石顽亦作辛平微温，诚恐以辛温之味而治虚风，或以启人之疑窦耳。且石顽之《逢原》不采湿痹拘挛一节，尤有卓见。其意亦知平肝息风之品，断无驱湿通痹之理。然则俗医犹信其宣通络脉，疏散外风，亦未免为《开宝》所愚矣。或谓既多脂液，而能养血平肝，又何必不可以补益经络，而治风痹。然柔润之物，终无驱湿而治冷气瘫痹之理。盖通经宣络，泄散外感之风，必不能与潜降摄纳，镇定内动之风，并为一气。要知痹痛拘挛，不仁不遂，瘫痪麻木诸证，本多肝阳上升，扰动脑经之病，必以潜阳镇摄为治，乃有捷效。天麻重坠定风，正是专药。古人固知此物之能治此病，《开宝》所谓利腰膝，强筋力者，亦是此旨。然古人之治麻痹瘫痪诸证，又无不误内风为外风者。既知天麻能愈是病，遂并误认为疏风逐湿之品。斯其所以一误再误，而纠结缭绕，令人不可索解者也。

【正讹】石顽又谓天麻虽曰不燥，终属风药。若血虚无风，火炎头痛，不可妄用。是犹误认其升散，而故为叮咛。其亦知阴虚头痛，虽曰虚火上炎，实皆内风煽动，固未有火盛而不生风者。而天麻之治风，则柔润以息风阳，殊非升散疏泄之比。景岳且有性懦力缓，必须倍用之说。则善用之者，尤须重其任，而后乃能专其效。石顽固未达此一间者也。

肉苁蓉

《本经》：味甘微温，主五劳七伤，补中，除茎中寒热痛，养五脏，强阴，益精气，妇人癥瘕。

《别录》：味甘酸咸，微温，除膀胱邪气，腰痛，止利。

【正义】肉苁蓉甘温浓厚之味，为补阴益精之品。《本经》主治，皆以藏阴言之，主劳伤补中，养五脏，强阴，皆补阴之功也。茎中寒热痛，则肾脏虚空之病，苁蓉厚重下降，直入肾家，温而能润，无燥烈之害。能温养精血，而通阳气，故曰益精气。主癥瘕者，咸能软坚，而入血分，且补益阴精，温养阳气，斯气血流利，而否塞通矣。《别录》除膀胱邪气，亦温养而水府之寒邪自除。腰者肾之府，肾虚则腰痛。苁蓉益肾，是以治之。利，今本皆作痢，是积滞不快之滞下，非泄泻之自利。苁蓉滑肠，痢为积滞，宜疏达而不宜固涩。滑以去其着，又能养五脏而不专于攻逐，则为久痢之中气已虚，而积滞未尽者言之，非通治暑湿热结滞之痢疾也。

【广义】《日华》主男子绝阳不兴，妇人绝阴不产。暖腰膝，主泄精遗沥及带下阴痛。景岳谓性滑而味重，能动大便，凡闭结不通，而虚不可攻，洗淡用三四钱，一服即效。石顽谓老人燥结，宜煮粥食之。

【发明】苁蓉为极润之品，市肆皆以盐渍，乃能久藏。古书皆称其微温，而今则为盐味久渍，温性已化除净绝，纵使漂洗极淡，而本性亦将消灭无余。故古人所称补阴兴阳，种种功效，俱极薄弱。盖已习与俱化，不复可以本来之质一例论矣。但盐能下降，滑能通肠，以主大便不爽，颇得捷效。且性本温润，益阴通阳，故通腑而不伤津液，尤其独步耳。

【禁忌】缪氏《经疏》谓泄泻禁用，及肾中有热，强阳易兴而精不固者忌之。石顽谓胃气虚者，服之令人呕吐。

【正讹】自宋以来，皆以苁蓉主遗泄带下，甚且以主血崩溺血。盖以其补阴助阳，谓为有收摄固阴之效。补要滑利之品，通导有余，奚能固涩。《本经》除茎中寒热痛，正以补阴通阳，通则不痛耳。乃后人引申其义，误认大补，反欲以通利治滑脱，谬矣。

锁　阳

【发明】锁阳载于朱丹溪《本草补遗》，称其甘温，大补阴气，益精血，利大便，虚人燥结宜之。陶宗仪《辍耕录》亦谓野马遗精所生，则形色功用本与苁蓉同类，古方虎潜丸用之，即苁蓉补肾起萎之义也。

巴戟天

《本经》：味辛微温。主大风邪气，阴萎不起，强筋骨，安五脏，补中增志，益气。

《别录》：味辛甘微温，疗头面游风，小腹及阴中相引痛，下气，补五劳，益精，利男子。

【正义】巴戟隆冬不凋，味辛气温，专入肾家，为鼓舞阳气之用。《本经》主大风邪气，《别录》疗头面游风，盖以外来之寒风而言之，温养元阳，则邪气自除。起阴萎，强筋骨，益精，治小腹阴中相引痛，皆温肾胜寒之效。安五脏，补五劳，补中，增志，益气，皆元阳布濩之功也。《别录》又谓其下气，盖肾阳不摄，寒水上凌，致有气逆喘满之证。巴戟温肾以摄纳其下，而上逆之气自平，非热痰上涌之气逆也。

【广义】甄权以治风癫，濒湖谓去风疾，盖即《本经》主大风之意。然辛温之品，唯寒郁在表者宜之，而风燥血热，胡可妄试。景岳治腰膝疼痛，亦肾家之虚证，然亦唯阳虚者为宜，阴虚有火，不可泛投。

【发明】巴戟味辛，其温性虽不甚

烈，而实为肾脏益阳之品。虽曰温和之气，足以助五脏之长育。古人每以主虚损不足之病。然温肾助阳，唯阳虚气衰者为宜，而阴虚血弱者弗用。不独畏其扶阳耗阴，亦以扰动相火，更令魂梦不安，易致强阳失精之祸。凡巴戟、仙茅、仙灵脾等物温肾兴阳，古人恒以为补肾主药，而亦最易为戕生之利器。今人体质柔脆，嗜欲少节，阴虚火旺者多，不可以古书称其补益，而信手拈来，误人生命也。

【正讹】《本经》谓巴戟主大风，后人以治风病，其意正同。盖古人之所谓风者，皆以西北寒风言之，故祛风多用温药。而今之风病，则多血耗生风，血热血燥之病，恰与古之寒风，绝端相反，岂可更用温辛，助其刚燥。此巴戟之必不可以治今之风病者也。仲醇《经疏》谓巴戟助元阳而兼散邪，已是曲为之解。陈修园乃为大风邪气四字，添出和风、疾风等许多空议论，直梦话耳。甄权《药性本草》谓其主夜梦鬼交精泄。景岳并谓治浊，则因巴戟之强阴益精，而欲以补助其虚弱也。不知淫梦失精，皆至阴不摄，相火肆扰为害，滋阴摄阳最为正治，而反用辛温兴阳之品，则火愈炽而魂愈不安，抱薪救火，反以助其嚣张，为祸更烈，胡可为训。近人颇有以温肾之品治肾阴不充者，岂不曰此皆补肾之主药。然扰动龙雷，而长其欲炎，未有不速其毙者。冤鬼夜嗥，医者不悟，大可痛也。

远　志

《本经》：味苦温。主咳逆伤中，补不足，除邪气，利九窍，益智慧，耳目聪明，不忘，强志，倍力。

《别录》：定心气，止惊悸，益精，去心下膈气，皮肤中热，面目黄。

【正义】远志性温，味苦而辛。补益心气而通调营血，故为心家主药。咳逆者，寒饮上凌之证，辛苦而温，能散寒涤饮，则咳逆自平，非火升痰升之咳嗽气逆也。主伤中而补不足，则温和之性，能使气血通调耳。除邪气者，温养元气，则邪气自却。利九窍而耳目聪明，益智慧而不忘强志，皆以其通调心气，充牣心血之力，而推阐以极言之耳。《别录》定心气，止惊悸益精，皆补心之义。去心下膈气，亦即治咳逆除邪气之旨。其除皮肤中热，疗面目之黄者，无非温养宣通，气血和调之功用。总之辛温芳香，专入血分，补养心血，斯百骸从令，而邪气不干耳。

【广义】甄权治健忘，安魂魄，即补心养血之功。《日华》长肌肉，助筋骨，又其补血之力也。海藏以治肾积奔豚，则心阳既振，斯肾邪不留耳，与《别录》去心下膈气之义相似。陈无择《三因方》以治一切痈疽，则辛温行血，而痈疽可消，用意固甚巧也。

【发明】远志味苦入心，气温行血，而芳香清冽，又能通行气分。其专主心经者，心本血之总汇，辛温以通利之，宜其振作心阳，而益人智慧矣。古今主治，无一非补助心阳之功效。而李濒湖独谓其专入肾家，未免故为矫异。张石顽和之，非笃论也。《本经》主咳逆，则苦泄温通辛散，斯寒饮之咳逆自平，此远志又有消痰饮止咳嗽之功。《别录》去心下膈气，亦即此意。今东瀛医者专用以化痰止嗽，颇有奇功。而中医多未之知，可谓数典忘祖，能不令人齿冷。唯《外台》载《古今录验》胸痹心痛一方中有远志，颇合此旨。而张石顽反疑《本经》咳逆为误字，盖亦未达其苦能泄化，温能涤饮之旨。《三因方》治一切痈疽，最合温通行血之义。而今之疡科亦皆不知，辜负好方，大是可惜。寿颐恒用于寒凝气滞，痰湿入络，发为痈肿等证，其效最捷。唯血热湿热之毒，亦不必一例乱投，无分彼此耳。

【正讹】远志辛温，能利血之运行，而以为心家补益之品者，振动而流利之，斯心阳敷布而不窒滞，此补心之真旨也。然温升之品，必不宜于实热。如误用于热痰蒙蔽之证，得毋益张其炎？又所谓安魂魄定惊悸者，亦谓补助心阳，则心气充而魂梦自宁，惊悸自定，非养液宁神以安宅之者可比。如因热生惊，及相火扰攘而亦与以温升，其弊亦与热痰相等。又古有远志能交通心肾之说，则心阳不振，清气下陷，及肾气虚寒不能上升者，以远志之温升，举其下陷，而引起肾阳，本是正治。然俗人不察，每遇肾阳不藏，淫梦失精等证，亦曰此属坎离①之不交，须以远志引之，使其水火交接，则相火愈浮，肾愈不摄。利九窍者，适以滑精窍，益精者，将反以失精矣。此不辨寒温虚实，而徒读古书之咎也。岂古人之欺吾哉！

丹　参

《本经》：味苦微寒。主心腹邪气，肠鸣幽幽如走水，寒热积聚，破癥除瘕，止烦满，益气。

《别录》：养血，去心腹痼疾结气，腰脊强，脚痹，除风邪留热。

【正义】丹参色赤，专主血分。味苦而微辛，《本经》谓之微寒，陶弘景已疑其误，缪仲淳亦疑之，至张石顽，乃改作微温。详审《本经》《别录》所载主治，石顽是也。心腹邪气，肠鸣幽幽，及心腹痼疾结气，皆清阳不宣，虚寒气滞之病。丹参通调血滞，温养气机，所以主之。寒热积聚癥瘕，又皆气凝血瘀之证，非温通气血，何能消散。止烦满者，气运血随，自可除烦泄满。况味之苦者，本以泄降为

专职者乎。《别录》主腰脊强，脚痹，亦以温通气血，故能宣络蠲痹。除风邪留热者，则风乘于表，郁而为热，故以温和之气散之。且古人治风，多用温药，非如今时东南之地，风热之病，宜于辛凉者可比也。

【广义】弘景丹参渍酒饮，疗风痹足软。萧炳丹参治风软脚，可逐奔马，故一名奔马草。《日华》通利关节，主骨节疼痛，四肢不遂，皆即《别录》主腰脊强脚痹之义。甄权主腹痛，气作声音鸣吼。《圣惠方》治寒疝，小腹阴中相引痛，自汗欲死，即《本经》治心腹邪气，《别录》去心腹痼疾之意也。《日华》又谓调妇人经事，则亦通调血气之义耳。

【发明】丹参专入血分，其功在于活血行血，内之达脏腑而化瘀滞，故积聚消而癥瘕破；外之利关节而通脉络，则腰膝健而痹着行。详核古人主治，无一非宣通运行之效，而其所以能运行者，则必有温和之气，方能鼓荡之，振动之。所说主心腹邪气，肠鸣痼疾，其义已隐隐可见。然走窜有余，必非补养之品，即《本经》所谓益气，《别录》所谓养血，皆言其积滞既去，而正气自伸之意，亦以通为补耳。惟苦味泄降，故所主各病，皆有下行为顺之意。此则于行气行血之中，又必含有下达性质，而世俗以为补血之用，及以之止崩中带下，皆非古人之真旨矣。

【正讹】丹参气味，《本经》《别录》皆谓微寒，而所主心腹邪气，肠鸣幽幽，痼疾结气，无一非寒邪为病，当无用寒药主治之理。而积聚癥瘕，又非温运不通，可疑已极。昔陶隐居已谓其久服眼赤，其性应热。今按色赤行血，断非微寒之物，

---

① 坎离：本为《周易》的两卦，后多用于指代水火、阴阳。

则石顽《逢原》改作微温，固非武断。即征之《别录》之主腰脊强脚痹，弘景之治风痹足软，《圣惠方》之主寒疝，验之临证功用，无不灼然可信，则寒字之误，无可疑者。而张隐庵、叶天士等，尤专主《本经》，曲曲附会，虽曰尊经之旨宜尔，然反使主治全文，皆迷重雾，则拘迂太过，非真能阐发奥旨者也。《日华本草》丹参主治所录最详，而亦最杂。惟骨节疼痛，四肢不遂八字，合于《别录》脊强脚痹证治。甚至谓其主头痛赤眼，正与陶弘景久服眼赤之语，背道而驰。又有治冷热劳，热温狂闷，破宿血生新血，安生胎，落死胎，止血崩带下，调妇人经脉不匀，恶疮疥癣，瘿赘丹毒，排脓止痛，生肌长肉等语，杂乱无章，全是凭空虚构。虽此等无稽之言，本不足辨，止以近日俗书多采此种呓语，贻误学者，实属不少。而景岳、士材、石顽诸家，尤一例采录，不加辨正，又何怪乎汪切庵、吴仪洛辈之附和盲从耶！考《日华》是书，全由采集而成，并非有真知灼见可以阐扬医理，盖亦汪氏《集解》、吴氏《从新》之类，原不足道。独惜李濒湖最称渊博，当非抄书胥可比，乃《本草纲目》亦贪多务得，不知节取，反以贻误后生，同入暗室。而明季以后之本草，又多祖述李氏，随意节录几句，便成一家，则真一盲引众盲，相将入火坑矣。濒湖又引《明理论》，有一味丹参散，功同四物汤之说，云治妇人经脉不调，或前或后，或多或少，产前不安，产后恶血不下，兼治冷热劳云云，则直是《日华子》之应声。要之四物一方，通治妇女，已属盲人打烛之谈，乃更出一物之方，岂非绝大笑话。世又安有不问寒热虚实，而用一药一方，可以统治万病之理？其书不知出于何人手笔，而乃锡以嘉名，称之《明理》，真是

名实相反。自李氏采之，而后人皆抄袭之，庸夫俗子，更喜其简便易行，而牢记之，乱用之，此医之所以不可复问，而作俑之咎，吾不能不责濒湖之不知删汰也。今人恒以丹参治咳血、咯血之病，盖取其降气。又专主血分，谁敢谓其不是。究之百无一效者，以苦降必伤中气，温通又非止血，每至愈咳愈甚，而苦泄碍中，且有败脾之变，是又在滋腻恋邪之外，制造瘵病之别一法门矣。《圣惠方》治寒疝，小腹阴中相引痛，自汗出欲死，一味为末，热酒下二钱。叶天士《本草注》亦载之，而改之曰治湿热疝气，则误信《本经》丹参之寒也，然与《圣惠》本旨，大相背谬矣。妇人《明理论》丹参散，即是此方，而欲以通治妇人寒热虚实百病，可谓荒谬已极，则医界之蟊贼[①]也。

黄　精

《别录》：味甘平无毒。主补中益气，除风湿，安五脏。

【广义】《日华》：补五劳七伤，助筋骨，益脾胃，润心肺。

石顽：补中州之品，使五脏调和，肌肉充盛，皆补阴之功。但阳衰者，易致泄泻痞满。

【发明】黄精不载于《本经》，今产于徽州，徽人常以为馈赠之品。蒸之极熟，随时可食。味甘而厚腻，颇类熟地黄，古今医方极少用此。盖平居服食之品，非去病之药物也。按其功力，亦大类熟地。补血补阴而养脾胃，是其专长。但腻滞之物，有湿痰者弗服。而胃纳不旺者，亦必避之。

---

① 蟊贼：本指吃禾苗的两种害虫，后喻危害人民或国家的人。

淫羊藿

《本经》：味辛寒。主阴痿绝伤，茎中痛，利小便，益气力，强志。

《别录》：坚筋骨，消瘰疬赤痈，下部有疮，洗出虫。

【正义】淫羊藿禀性辛温，专壮肾阳，故主阴痿。曰绝伤者，即阳事之绝伤也。茎中痛，亦肾脏之虚寒。利小便者，指老人及虚寒人之阳事不振，小便滴沥者言之，得其补助肾阳而小便自利，非湿热蕴结，水道赤涩者可比。读者慎弗误会。益气力，强志，坚筋骨，皆元阳振作之功，然虚寒者固其所宜。而阴精不充，真阳不固者，万不可为揠苗助长也。消瘰疬赤痈，盖亦因其温通气血，故能消化凝结。然疬疡之病，由于阴血不充，肝阳燔灼，而煎熬津液，凝结痰浊者为多，幸勿误读古书，反以助其烈焰，陷人于炮烙之酷刑。洗下部之疮，则辛燥能除湿热，亦尤蛇床子之洗疮杀虫耳。

【广义】《日华》主丈夫绝阳，女人绝阴，一切冷风劳气，筋骨挛结，四肢不仁，补腰膝，则辛温之品固不独益肾壮阳，并能通行经络，祛除风寒湿痹。但《日华》又谓治老人昏耄[①]，中年健忘，则未免举之太过。而景岳且谓男子阳衰、女子阴衰之艰于子嗣者，皆宜服之，则偏信温补，其弊滋多，更非中正之道矣。石顽谓一味仙灵脾酒，为偏风不遂要药。寿颐按：不遂之病有二因，一为气血俱虚，不能荣养经络，或风寒湿热痹着之病，古之所谓痹证是也，其来也缓；一为气血上冲，扰乱脑神经而忽失其运动之病，今之所谓类中风，西医之所谓血冲脑是也，其病也暴。仙灵脾酒止可以治风寒湿痹之不遂，并不能治气血两虚之不遂，而血冲脑经之不遂，更万万不可误用。

【发明】淫羊藿之得名，陶弘景谓西川北部有羊，喜食此藿，一日百合，故服之使人好为阴阳，其扰动肾阳，已可概见。后人恶其名之不雅，因易名为仙灵脾。惟肾气虚寒者或可暂用，以求阴平阳秘，而好谈温补者称之不去口，则偏于助阳，反以伤阴，吾无取焉。

【正讹】淫羊藿助阳温肾，《本经》乃作辛寒，必无是理，韩保昇改作辛温是也。强阳之过，未免戕贼真阴，其甚者反以多欲诲淫，夺人寿算，皆温补二字误之。昔人仅禁用于阳虚易举，阴虚不固，及强阳不萎等证，尤非正本清源之道也。

仙　茅

【发明】仙茅见于宋之《开宝本草》，云辛温有毒。主心腹冷气，腰脚风冷，挛痹不能行，老人失溺，益阳道。李珣《海药本草》谓其治一切风气，补暖腰脚。《日华》直称其益房事不倦。明是补阳温肾之专药，故亦兼能祛除寒痹，与巴戟天、仙灵脾相类，而猛烈又过之。惟禀性阴寒者，可以为回阳之用，而必不可以为补益之品。《开宝》又称其主丈夫虚劳，则古人之所谓虚劳，本属虚寒之病。《金匮》用建中等方，而《千金》《外台》皆用温药，其旨可见，正与今人阴虚火扰之虚劳病相反。而又谓其助筋骨，长精神云云。李珣又称其明耳目，填骨髓，皆因其助阳而故甚言之，不可为训也。

【正讹】仙茅乃兴阳助火之烈药，比之乌头、附子，殆又甚焉。而李濒湖、张景岳辈，乃引许真君书，侈言其功用，则方士乱道之言，断不可信。惟濒湖又谓仙茅性热，阳弱精寒，禀赋素怯者宜之，而体壮相火炽盛者，服之反能动火，尚属持

---

① 昏耄：昏愦；糊涂。

平之语。观沈存中《梦溪笔谈》称夏文庄睡则身冷如逝，故服仙茅、钟乳、硫黄。张季《明医说》称中仙茅毒者，舌胀出口，以刀剺①之，百数始得见血，煮大黄、朴硝服之，而后消缩。其热毒何如，宜乎张弼咏仙茅诗有"使君昨日才持去，今日人来乞墓铭"之句矣。世有妄谈温补，盛称仙灵脾、仙茅等物之功效者，皆惑于方士之谬说。如唐人喜服乳石、磐石，自戕生命之类，宜援左道惑众之例，诛之无赦可也。

知　母

《本经》：味苦寒。主消渴，热中，除邪气，肢体浮肿，下水，补不足，益气。

《别录》：疗伤寒，久疟，烦热，胁下邪气，膈中恶气及风汗，内疸，多服令人泄。

【正义】知母苦寒，皆主实火有余之病。《本经》主消渴热中，性寒而质润也。除邪气者，即指燥热之邪气。《本草经》文邪气二字颇多，而所赅者亦甚广。凡寒热风湿诸邪，内干脏腑，外侵肢体者，皆是。盖六淫之病，本非正气之所固有，则统而称之曰邪气，原无不可。然读者必须看得活泼，分得寒热，方能辨别虚实，而无差忒。其主肢体浮肿者，以肺热郁窒，气不下降，而水道不通，溢于肌表者言之。知母清热而苦寒泄降，则水道通而肿自消，非脾阳不振，肾水泛溢之肿病，故急以下水二字申明之，宜联作一气读。然浮肿之病，实热证殊不多见，慎勿误读古书，不知区别，以铸大错。补不足益气者，则邪热既除，即是补益之意。张石顽谓相火有余，灼烁精气以此清之，邪热去而正气自复，说得最是清澈。而张隐庵竟谓补肾水之不足，益肺气之内虚。叶

天士且谓苦寒益五脏阴气，是直以阴寒为补养之上品。试问恃霜雪为雨露，松柏或可忍，而蒲柳将奈何？《别录》疗伤寒，则时病中之热病也。主久疟者，疟病久缠，阴津必耗。且疟之寒热，汗出必多，故必以知母滋润苦寒，驱其燔灼津液之邪。而热少寒多，无汗不渴者，非其治也。其主烦热者，苦以清心，寒能胜火，斯热邪退而烦自除。胁下乃肝胆循行之络，水火不疏，是为邪气。膈中乃心肺安宅之乡，邪热郁蒸，是为恶气。知母静肃，清肺泄肝，而除膈热，固其长也。风汗者，风热袭于肌表，而自汗灼热，本是白虎汤主治。内疸，盖即胃热之黄疸。缪仲淳以内字作接内解，谓即女劳之色疸，未免故作奇异。究竟相火炽盛者，或可智投，若其人阴阳两伤，岂非鸩毒。要之实热成疸，则知母苦寒胜热，是其专职，故结之以多服令人泄五字，可知寒凉滑润，无不戕贼脾胃，而伐生机。世有治丹溪之学者，宜书此五字，以作座右之铭。

【广义】甄权主心烦燥闷。《日华》润心肺，安心，止惊悸。洁古凉心去热，主阳明大热，泻膀胱肾经火热，热厥头痛。海藏泻肺火，治相火有余。景岳谓在上则清肺止渴，吐血衄血，去喉中腥臭；在中则退胃火，止消；在下，则利小便，润大便，解热淋崩浊。寿颐按：此皆苦寒伐有余之火也。

【发明】知母寒润，止治实火，泻肺以泄壅热，肺痈燥咳宜之，而虚热咳嗽大忌。清胃以救津液，消中瘅热宜之，而脾气不旺亦忌。通膀胱水道，疗淋浊初起之结热，伐相火之邪，主强阳不痿之标剂。热病之在阳明，烦渴大汗，脉洪里热，佐石膏以扫炎燇。疟证之在太阴，湿浊熏

---

① 剺（lí）：割，划开。

蒸，汗多热甚，佐草果以泄脾热。统详主治，不外实热有余四字之范围，而正气不充，或脾土不振，视之当如鸩毒。

【正讹】知母苦寒，气味俱厚，沉重下降，而又多脂，最易损及脾阳，令人溏泄，惟利于实火有余之证，而虚损病皆在所忌。然甄权则曰主骨热劳，产后褥劳，肾气劳等证。《日华》则曰主热劳，传尸疰痛。景岳则曰治劳瘵内热。一似竟为劳损之专药，不知劳损之火，皆是虚火，补中摄纳，以冀潜藏，尤恐不逮，宁有阴寒直折，速其绝灭之理？而更有以滋阴降火为说者，谓知母能滋肾水，则虚火自潜，不知以阴寒为滋养，已非春生夏长之理，况苦寒戕伐生机，肾水未滋而脾阳先败。洁古、东垣、丹溪诸家，利用知、柏，本治实火之有余，非可补真水之不足。景岳已谓沉寒之性，本无生气，清火则可，补阴则谬。石顽亦谓脾胃虚热，误服则作泻减食，为虚损之大忌。近世误以为滋阴上剂，劳瘵神丹，而夭枉者多矣。《日华》又有消痰止嗽润心肺之说，在火炽铄金者，或尤可用。然痰浊弥漫，已非柔润滋腻所宜。而世俗又用之于劳怯咳嗽，彼亦曰肺为火灼而燥，吾以知母清以润之，且可化痰，其意岂不甚善？然阴柔黏腻，肺未受其润泽，而痰更得所凭依，嗽愈甚而痰愈多，甚者且伤脾而作泻矣。近世劳病最多，皆滋阴降火、消痰止嗽等说有以误之。而其源皆本于古书，则读书而不能明理，亦谁不为古人所愚耶？东垣谓知母泻无根之肾火，其说大谬。火既无根，又安可泻。当作泻有余之相火，或尚可说。景岳谓治膀胱肝肾湿热，腰脚肿痛，盖指肾热痿躄①之病而言。然湿热而主苦寒，宜黄柏不宜知母，以其润泽，非治湿之品。且肿痛之软脚病，寒湿之证，亦颇不少，不可以《本经》主肢体浮肿而一例混用

也。缪氏《经疏》有一方，用知母、贝母、天冬、麦冬、沙参、甘草、桑白皮、枇杷叶、五味、百部，而曰治阴虚咳嗽，则必阴虚火浮之病，而聚集许多寒凉滋润黏腻之物，更加以桑皮、杷叶之降气，五味之敛邪，将痰浊阴火一并收入肺家，永无发泄，真是制造劳瘵之第一法门，一用一死，百用百死。而失音泄泻等弊，尤其细故。寿颐频年阅历，所见甚多，初不知今世何以有此专造劳瘵之捷诀，乃读此而始恍然于渊源之有所自，则仲淳乃其始作之俑，而叶氏《指南》、费氏《医醇》，不过奉行此催命灵符而充作勾魂使者耳。嘻！孽海茫茫，于今为烈，能不太息痛恨于祸魁罪首耶！

玄　参

《本经》：味苦微寒，主腹中寒热积聚，女子产乳余疾，补肾气，令人目明。

《别录》：味苦咸，主暴中风，伤寒身热，支满，狂邪，忽忽不知人，温疟洒洒，血瘕，除胸中气，下水，止烦渴，散颈下核，痈肿，心腹痛，坚癥，定五脏，补虚明目，强阴益精。（支读为搘。）

【正义】玄参禀寒水性质，所主皆邪热之病。《本经》主腹中寒热积聚，盖言其寒热不和，因而气血积聚，然终以治热病为是，非能治寒也。主产乳余疾者，则新产血耗，虚阳易炽，玄参清热凉润，是其所宜。观于此可知产后浪用温药，非古人正旨。补肾气，能令目明，则色黑入肾之效也。《别录》主暴中风伤寒身热，狂不知人，温疟烦渴，皆邪热为患也。主支满，除胸中气，亦气升火升之证也。血瘕坚癥，则血热瘀结之病，气寒清热，色黑

---

① 痿躄：病名。为手足痿弱，无力运动的疾患。

入血，而味苦又能泄降，故可治癥瘕而除心腹痛。若虚寒凝滞之癥瘕腹痛，则非其治。下水者，亦清热泄降之效也。颈下结核，皆肝胆之火，灼痰凝络，玄参能清木火之郁，故为治瘰疬结核之主药。痈肿者，皆热邪之壅于肌肉也。定五脏而补虚明目，强阴益精，则极言其驱除邪热，奠定真阴之功效耳。《别录》本有下寒血三字，则义不可通，必有讹误，删之。

【广义】甄权散瘤瘰疬。《日华》治心经烦躁。朱肱治伤寒阳毒，心下懊侬，烦不得眠。濒湖解斑毒，利咽喉，通小便血滞。

【发明】玄参禀至阴之性，专主热病。味苦则泄降下行，故能治脏腑热结等证。色黑入血，味又腥而微咸，故直走血分而通血瘀。亦能外行于经隧，而消散热结之痈肿。又色黑入肾，味苦归心，故上之则疗胸膈心肺之热邪，下之则清膀胱肝肾之热结。能制君相浮溢之火，疗风热之咽痛，泄肝阳之目赤，止自汗盗汗，治吐血衄血。寒而不峻，润而不腻，性情与知、柏、生地近似，而较为和缓，流弊差轻。

【正讹】玄参禀赋阴寒，能退邪热，而究非滋益之品。《别录》所称补虚益精等辞，已觉言之过甚。乃《日华》竟称为补劳损，而景岳直谓其甘能滋阴，濒湖且谓与地黄同功，俗医遂用之于阴虚劳怯，则无根之火，岂宜迎头直折，速其息灭。且当时并不显见其害，甚且浮游之火，受其遏抑，而咳呛等证，亦或少少见瘥。昧者方且归功于滋阴降火，而不知一线生阳，已渐消灭，从此不可救疗矣。此阴柔之害，杀人于无形之中，其罪亦与肆用知、柏者相等，则滋阴二字误之也。仲淳、石顽仅禁用之于脾虚泄泻，尤其显而易见，抑亦未矣。

地　榆

《本经》：味苦微寒。主妇人乳痓痛，七伤，带下病，止痛，除恶肉，止汗，疗金疮。

《别录》：甘酸。止脓血，诸瘘恶疮、热疮，消酒，除消渴，补绝伤，可作金疮膏。

【正义】地榆苦寒，为凉血之专剂，妇人乳痛带下，多由于肝经郁火不疏，苦寒以清泄之，则肝气疏达，斯痛可已，而带可止。然气滞痰凝之乳痛，及气虚不摄之带下，非其治也。止痛除恶肉，皆以外疡言之。血热火盛，则痛而多恶肉。地榆清热凉血，故止疡患作痛，而能除恶肉。《本经》又疗金疮，《别录》谓止脓血，恶疮热疮，可作金疮膏，皆即此清火凉血之功用。且所谓主七伤，补绝伤，亦皆指外疡言之，非谓地榆苦寒，能治虚损之劳伤也。止汗而除消渴，皆寒以胜热之效。消渴者，即苦寒以胜湿退热也。《本经》乳痓痛之痓字，殊不经见。《玉篇》《博雅》痓皆训恶，当即此义。带下病三字，别本作带下五漏，一作带下十二病，今从孙渊如问经堂本。又《别录》有产后内塞一句，甚不可解，删之。

【广义】《开宝》止冷热痢，疳痢。《日华》主吐血，鼻衄，肠风，月经不止，血崩。濒湖除下焦热，主大小便血证，止血，取上截炒用，其稍则能行血。杨士瀛谓诸疮痛者用之。景岳治带浊痔漏，亦敛盗汗。

【发明】地榆凉血，故专主血热而治疮疡，能止汗。又苦寒之性，沉坠直降，故多主下焦血证，如溲血便血，血淋肠风，血痔血痢，崩中带下等皆是。然亦惟血热者宜之，而虚寒之体，不能摄血者，切不可妄用。

【正讹】地榆苦寒，能胜湿热。古人以治痢下脓血，凉血以疏导其湿热也。而《日华子》乃曰并治水泻。则水泻之证，虽亦间有湿热，而脾阳不振者居多，何亦可以苦寒统治之，谬矣。盖《日华》于水泄滞下二病，尚未尽辨别清楚，此《大明本草》之所以多呓语也。地榆主下血血痢等证，止以苦寒清其血热，非能和调血分也。而《日华》更以为治产前后诸血疾，则又不问虚实寒热，而但以一句包括之，抑何颟顸至于此极。

【禁忌】仲淳谓虚寒之泄及痢久胃弱者，皆不可用。石顽谓气虚下陷之崩带及久痢脓血而瘀晦不鲜者，皆为切禁。又谓苦寒伤胃，误用之者多致噤口不食。

紫　参

《本经》味苦辛寒。主心腹积聚，寒热邪气，通九窍，利大小便。

《别录》：疗肠胃大热，吐血衄血，肠中聚血，痈肿诸疮，止渴益精。

【正义】紫参，味苦性寒，色紫，故清热而入血分。主心腹积聚，寒热邪气者，盖血热而瘀结之积聚，与玄参之主腹中寒热积聚同意，非能治气滞寒凝之积聚也。《别录》主肠中聚血，亦即此意。通九窍，利二便者，清热凉血，则九窍自通，二便自利。《别录》疗肠胃大热，吐血衄血，痈肿诸疮，皆苦寒能清血热之功用。止渴者，热清而渴自止。益精者，则因其清火而甚言之，邪热既去而真阴斯充，究竟阴寒之质，非补益之品也。

【广义】甄权治心腹坚胀，散瘀血，即《本经》主积聚之意；又治妇人血闭不通，亦血热瘀结之证。海藏主狂疟、温疟，皆热病也；又治汗出衄血衄血。苏恭治金疮，生肌肉止痛。无一而非清热凉血

之功耳。

【发明】紫参苦寒，故专主血热。而味则微辛，故能散瘀，又能破逐血积。凡血中郁热而成瘀结，如痞块癥瘕之属，皆可治之。惟气滞寒凝之瘀血，必非其治。

【禁忌】仲淳谓血枯经闭者禁用，及劳伤吐血，阳气虚，脾胃弱者忌之。

紫　草

《本经》：味苦寒。主心腹邪气，五疸，补中益气，利九窍，通水道。

《别录》：疗腹肿胀满痛，以合膏，疗小儿疮。

【正义】紫草，亦苦寒凉血之品。《本经》主治与紫参大同小异。主五疸者，疸病多由脾胃积热而来，寒以清热也。但亦有清阳不振，脾虚不运，而湿阻发黄者，必须分别疗治，不可误与清利之品。补中益气，则言其邪热消而正气自充耳。《别录》疗腹肿胀满痛，亦以湿热之肿胀满痛而言，非通治虚寒之胀满。合膏疗小儿疮，则专指痘疮。古人称痘，止谓之疮，非泛言一切之疮疡。痘本先天之热毒，故宜用凉血之品，以作敷药。然惟体壮毒盛者宜之，而瘦弱柔脆之儿，浆薄不充者，非可概投也。

【广义】苏颂治伤寒时疾，发疮疹不出者。韦雷治豌豆疮，皆时之痘疮也。杨仁斋《直指》谓紫草治痘，能导大便，使出发亦轻。曾世荣《活幼新书》谓古方惟用其茸，专主发生之义。李濒湖谓治斑疹痘毒，活血凉血，利大肠。濒湖又谓痘疹之紫黑而血热毒盛者，凉其血则能发出。俗以紫草为宣发之品者，非也。

【发明】紫草气味苦寒，而色紫入血，故清理血分之热。古以治脏腑之热结，后人则专治痘疡，而兼疗斑疹，皆凉

血清热之正旨。杨仁斋以治痈疡之便闭。则凡外疡家血分实热者，皆可用之。且一切血热妄行之实火病，及血痢、血痔、溲血、淋血之气壮邪实者，皆在应用之列。而今人仅以为痘家专药，其治血热者及治疡者，皆不知有此，疏矣。

【禁忌】仲淳谓紫草苦寒，而通利九窍，凡痘疮之气虚脾弱，小便清利者禁用。

卷 之 二

草部山草类下

黄 连

《本经》：味苦寒。主热气，目痛眦伤泣出，明目，肠澼，腹痛下利，妇人阴中肿痛。

《别录》：微寒。主五脏冷热，久下泄澼脓血，止消渴，大惊，除水，利骨，调胃厚肠，益胆，疗口疮。

【正义】黄连苦寒，所主皆湿积热郁之证。目痛眦伤泣出，湿热之郁于上者也。目为肝之窍，肝有郁热，目为之病。苦寒清肝，则目自明。肠澼腹痛，乃脓血交黏之滞下病。澼，古止作辟，即帷裳襞①积之襞，故辟字有积聚之义。肠澼者，谓肠间积聚之湿热也。燥湿清热，故黄连为治疗滞下之主药。下利，则泄泻也。惟泄泻之病，有因于暑热，亦有因于脾虚。暑热者，宜苦以坚之，而脾虚则非其治矣。妇人阴中肿痛，亦湿滞热郁证也。《别录》主五脏冷热，久下泄澼脓血，即《本经》之肠澼也。消渴为胃肠之热证，大惊为心肝之热证，苦寒清热，是以主之。除水者，以热结之水道不通言之，非通治脾胃虚寒之水病也。利骨者，苦以坚之耳。调胃厚肠，谓泄化湿热，而肠胃调和。益胆者，清肝热，即所以祛胆邪，亦即上文主大惊之意。疗口疮者，亦清脾胃之热邪也。

【备考】肠澼之澼字，今皆作澼，惟浙江书局重刊仿宋本《素问·阴阳别论》"阴阳虚，肠澼死"，其字作辟。宋校正曰：全元起本辟作澼，则宋人所见旧本作辟，而全元起注本已加水旁。惟肠澼之义，实难索解。幸古本《素问》尚存一不加水旁之辟字，犹可知其为辟积之义。盖此病实由肠中积滞使然，古人命名之义乃始大白。而后人加以水旁，反不可解。而《集韵》澼字，乃训为肠间水，且因肠澼而附会为之，非古义也。然以肠澼之病，解作肠间水，亦殊未当。此古书之所以不易读，而旧刻本之所以大可宝贵也。近时杨守敬从东瀛转抄之《太素》不全本，桐庐袁忠节爽秋刻之于芜湖道署，黄陂萧耀南又刻之于武昌，此两本凡是肠澼，皆无水旁，可知宋人旧本，固皆作辟。

【广义】《日华》治惊悸，烦躁，清心火而泄肝胆也。主天行热疾，寒胜热也。主小儿疳病杀虫，则苦燥以除湿热也。洁古治郁热在中，烦躁，恶心，兀兀欲吐，心下痞满，苦燥泄降而平肝逆也。又治诸疮，则泄火而清血热耳。丹溪治下痢，胃口下热，噤口呕吐，则苦能泄降而定上冲之逆也。但宜徐徐咽之，使不作吐，若骤服一杯，则寒热相争，必拒格而不纳。海藏谓黄连名为泻心，其实泻脾，盖实则泻其子也。刘河间谓黄连治痢，必兼辛散方能开通郁结，而苦能燥湿，寒能胜热，其气乃平。其余苦寒之药多泄，惟

---

① 襞：衣服上的褶子。

连、柏能降火去湿而止泻利。景岳谓平肝凉血，肃胃清肠，凉胆，治惊痫，泻心，除痞满，上以治吐血衄血，下以治肠澼便红。除小儿热疳，杀虫积，消痈肿，疗火热眼赤，消痔漏，解乌、附、巴豆之毒。寿颐按：痞满以热邪郁结而言，即仲景泻心汤证。

【发明】黄连大苦大寒，苦燥湿，寒胜热，能泄降一切有余之湿火，而心脾肝肾之热，胆胃大小肠之火，无不治之。上以清风火之目病，中以平肝胃之呕吐，下以通腹痛之滞下，皆燥湿清热之效也。又苦先入心，清涤血热，故血家诸病，如吐、衄、溲血、便血、淋浊、痔漏、崩带等证，及痈疡、斑疹、丹毒，并皆仰给于此。但目疾须合泄风行血，滞下须兼行气导浊，呕吐须兼镇坠化痰，方有捷效。仅恃苦寒，亦不能操必胜之券。且连之苦寒，尤以苦胜，故燥湿之功独显。凡诸证必需于连者，类皆湿热郁蒸，特以为苦燥泄降之资，不仅以清热见长。凡非舌厚苔黄，腻浊满布者，亦不任此大苦大燥之品。即疮疡一科，世人几视为阳证通用之药，实则惟疗毒一证，发于实火，需连最多。余惟湿热交结，亦所恒用。此外血热血毒之不挟湿邪者，自有清血解毒之剂，亦非专恃黄连可以通治也。

【正讹】杨仁斋谓黄连能去心窍恶血。李氏《纲目》采之，此妄说也。心之有窍，即是发血回血之管，此乃血液循行之道路，周流不息，岂容阻留恶血而不行。果其有之，则瘀血凝滞，血已不行，其心已死，而其人又安有生理。且黄连苦寒，亦无驱除败血之能力。盖黄连之清心者，寒以清其火，而所谓凉血者，亦清血中之热耳。乃合而言之，竟谓心窍可有恶血，真是盲人扪烛，不复知有天下事矣。吾国医书，止逞一时臆说，而不顾其理

者，所在多有。偶举一隅，为学者告，俾知欲读医书。须明真理，必不可人云亦云而自堕于五里雾中也。景岳谓过服芩、连，必致败脾，其说甚是。但其全书中痛诋黄连，几于湿热滞下亦将不得轻用。缘此公偏喜温补之恶习，遂视苦寒之药如蛇蝎。亦由此辈名望太重，所见皆膏粱富贵之徒，多虚病而少实证，遂谓尽天下之人皆宜温补。抑知藜藿[①]之人，多于富贵者百千万倍，此等本少七情六欲之扰，所病皆六气之外感、劳役饥饱之内伤而已。药以治病，若仅株守一隅，知有彼而不知有此，终属一偏之见。惟寇宗奭谓黄连治痢，不顾寒热多少，多致危困。若虚而冷者，慎勿轻用。仲淳谓血虚烦热忌用，则皆扼要之论也。泄泻、滞下，本是二病。一则清泄水谷，多属脾阳无权；一则秽垢黏腻，多是肠胃积滞。一则属虚，病多里寒；一则属实，病多湿热。正是背道分驰，万不能混为一例。古书一名下利，言其直下而滑利也；一名滞下，言其欲下而涩滞也。病状、病名，显然可别，本不虑其含混，乃后人造一痢字，而泄下亦痢，滞下亦痢，名之不正，最足以淆乱后学。俗医无识，甚至并此显见之病而不能分别，皆一痢字有以误之。黄连治痢，本专指湿热之滞下言之，与脾虚之泄泻无涉。然夏秋之交，暑湿相杂，清浊不分，亦令人暴注洞泄，病状固是泄泻，而证情实是湿热，黄连燥湿，而苦以坚之，又是针对必用之药。《本经》主治，于肠澼腹痛之外，更出下利二字，即为湿热之自利者言之，本非通治虚寒泄泻。然《本经》不为分别辨析者，盖古书简括，其例如此。为中人以上立法，本不虑其误认，亦非有

---

①　藜藿：本指粗劣的饭菜，后代指贫穷的人。

意故为含混，欲陷后人于迷惘之中。然后世之习医者，或有不明此理，误读古书，则黄连之主热邪自利者，或竟误以为虚寒泄泻之药，所以缪仲淳遂谓阳虚作泄，脾胃虚寒泄泻，及阴虚人天明溏泄，法皆大忌。石顽亦复云然。其所以谆谆而不惮烦言者，可见热泄寒泄之病，俗人已多不能分别，似此言医，可胜慨叹。石顽又有虚冷白痢，及先泻后痢之虚寒证，误用黄连致死之说。寿颐则谓虚寒下痢不可妄用，固也。惟先泻后痢，若有暴病，亦湿热为多，不可拘泥。惟病久元虚，则非实邪可比耳。至白痢二字，昔人有认作寒证者，其说亦谬，须以舌苔脉证参之。要知湿热蕴积，未及血分，其滞下不必红色。脉实、舌腻、腹痛及舌心黄腻，尖边红者，芩、连均是要药，非白痢之必为虚冷。

胡黄连

【发明】胡连，本非黄连同类，皮色虽黄，而剖之色黑，以其味苦性寒，与黄连差近。其种又来于异域，因得胡黄连之名，始见于《唐本草》。苏恭谓味苦大寒，治三消，五心烦热，泄利，五痔，厚肠胃，浸人乳汁点目赤，其功用与川连皆同。又谓其补肝胆明目，治骨蒸劳热，则因其清热而过甚言之，非笃论矣。《开宝》称其治小儿惊痫疳热，霍乱下痢，温疟，理腰肾，去阴汗，亦皆清热燥湿之力。丹溪独称其除果子积，以苦能泄降，而亦燥湿也。石顽谓苦寒直降，能伐脏腑骨髓邪热，为小儿疳热积气之峻药。同猪胰治杨梅疮，酒水煎服，二剂辄效，以其直达下焦，善搜淫火之毒也。寿颐按：胡连情性悉与川连同功，惟质重色黑，沉降之性尤速，故清导下焦湿热，其力愈专，其效较川连为捷。凡热痢、脱肛、痔漏、疮疡、血痢、血淋、溲血、浊血及梅毒、

疳疮等证，湿火结聚，非此不能直达病所。而小儿疳积腹膨之实证，亦可用之。盖苦降直坠，导热下趋，最为迅疾。且不致久留中州，妨碍脾胃冲和之气耳。

【正讹】胡连大苦大寒，纯阴用事，且较川连尤为峻烈。自苏恭有主妇人胎热之说，而后之本草，皆仍其旧。须知胎前实火，止是百病中之一端。抑知妊身养胎，最重脾胃，苦寒峻药，胡可轻投。苏恭又以治骨蒸劳瘵，则热入骨髓，精血已枯。虽曰火炎，实由阴竭，大寒大苦，戕伐生机，火纵可息，而大命何如？适以速之毙耳。缪氏《经疏》又谓主久痢成疳，似以小儿疳劳言之。然久痢之余，岂可峻用苦寒，再戕脾气。喻西昌已谓小儿五疳，犹之大人五劳，实热而用苦寒，必初起之时，乃可得效。若胃虚得之，有死而已。胆草、芦荟、川连、胡连，极苦大寒，岂虚劳所能堪此。设妄谓虚劳之外，又有实劳，而恣用苦寒，则医杀之也。张石顽亦谓儿童肾实，故实热可用苦寒。若脾胃肾阴不足者，服此夺人寿算，为害不浅。凡用苦寒峻厉之品，皆当识此，弗恣意也。仲淳又谓治伤寒咳嗽，则寒邪在表为咳，而可用此，大是骇人。自注谓邪热在太阴、阳明，则冠以伤寒二字，更有不合。其实即是脾胃热咳，亦万万用不到胡连也。

黄芩

《本经》：味苦平。主诸热，黄疸，肠澼，泄利，逐水，下血闭，恶疮疽蚀，火疡。

《别录》：大寒。疗痰热，胃中热，小腹绞痛，消谷，利小肠，女子血闭，淋露下血，小儿腹痛。子，主肠澼脓血。

【正义】黄芩苦寒，亦通治湿热之品，故《本经》先以主诸热为提纲。黄

疸者，胃中之湿热也。肠澼泄利，肠中之湿热也。逐水者，泄热结之水道不通。血闭者，亦血热之瘀结。恶疮疽蚀，亦以湿热之溃疡而言。火疡，则外伤之属于火邪者也，黄芩凉血胜热，故为实热痈疡通用之药。《别录》疗痰热，胃中热，消谷，皆苦寒清热之主治。小腹绞痛，则肝络不疏，郁热闭塞之痛，非虚寒之腹痛也。利小肠，即《本经》逐水之意。女子血闭，淋露下血，亦为湿热郁结之病而言，小儿腹痛，亦惟实热窒滞之腹痛为宜，皆非可一概统治。其子专治肠澼脓血，则苦寒泄降，而子又坚实，直达下焦故也。消谷，即善食易饥之中消病。

【广义】甄权治热毒。《日华》主天行热疾，治疗疮乳痈。洁古凉心，治肺火上逆，清上焦及皮肤风热，疗目赤肿痛，除脾胃湿热。濒湖治风热，湿热，头痛，火咳。皆清热燥湿之正治也。东垣谓黄芩之中空而轻者，泻肺火，利气消痰，除风热，清肌表之热，细实而坚者，泻大肠之火，高下之分，与枳实、枳壳同例。寿颐按：李氏之说甚是。凡质之轻者，多上行横行；质之重者，多沉降直下，即本乎天者亲上，本乎地者亲下之义。凡物皆然，可以类推。景岳枯者清上焦之火，定肺热之喘嗽，止火炎之失血，清咽喉。治肺痿、肺痈，亦主斑疹，实者泄下焦之热，治赤痢淋浊，大肠热结，便血漏血。石顽谓黄芩专主阳明蒸热，阳明居中，非此不能开泄其蕴结之湿热。

【发明】黄芩亦大苦大寒之品，通治一切湿热，性质与黄连最近，故主治亦与黄连相辅而行。且味苦直降，而气亦轻清，故能彻上彻下，内而五脏六腑，外而肌肉皮毛，凡气血痰郁之实火，内外女幼诸科之湿聚热结病证，无不治之，为寒凉剂中必备之物。然苦降碍胃，必伐生气，

且大苦大燥，苟非湿漫，亦弗浪用。所宜所忌，无不与黄连同归。缪仲淳《经疏》胪列许多虚寒病证，而戒其不得妄投，则学医之谓何，并寒热之证而尤不知，千古安得有此笨伯，复何必为此无谓之叮咛耶。

【正讹】甄权治骨蒸，盖谓苦寒之药，必能退热。然骨蒸之热，热在骨髓，非养血滋阴，热何由退？苦寒直折，纵令蒸热得解，而生气难支，况热又未必能退乎。又谓主寒热往来，则有虚有实，实者湿热，黄芩清之，尚矣。若血虚气虚之寒热往来，而亦以苦寒治之，可乎？《日华本草》谓黄芩治发背，则古人此病，多由膏粱药石而发，故有丹石发之名。本属邪热，唐宋成方皆主以大剂凉解。《日华》之说，本是正治。然今之背疽，则皆寒入督脉太阳之络，非温经升散不为功。古今证治正是相反，误与寒凉，即致内陷不治，慎不可误信古人，而不辨寒热，夭人天年也。自张洁古有黄芩安胎之说，丹溪遂以黄芩、白术为安胎圣药。谓胎孕宜清热凉血，血不妄行，乃能养胎，其意未尝不是。乃后人误认为妊身必用之药，竟至俗子凡治胎孕，无不用此，则体质万有不齐，安得一概可通用。石顽谓胎热而升动不宁者宜之，如胎寒下坠，及食少便溏，不可混用者是也。

【禁忌】缪仲淳谓芩、连苦寒清肃之品，能损胃气而伤脾阳，故虚热忌之。石顽亦谓阴虚伏热，虚阳发露者不可轻试。

龙　胆

《本经》：味苦涩。主骨间寒热，惊痫邪气，续绝伤，定五脏，杀蛊毒。

《别录》：大寒。除胃中伏热，时气温热，热泄，下痢，去肠中小虫，益肝胆气，止惊惕。

【正义】龙胆草亦大苦大寒之品，纯以清热见长。主骨间热者，大寒能清骨热也。主惊痫，止惊惕，皆清热宁心之效。邪气者，即邪热之气也。续绝伤，定五脏，则因其却热除邪而甚言之耳。蛊毒是南方湿毒之厉气，肠中之虫皆湿热蕴隆所生也。大苦大寒，燥湿胜热，自能辟蛊杀虫。《别录》主胃中伏热，时气温热，皆苦寒之用。主热泄下利，亦苦燥湿，寒胜热，与芩、连之治湿热泄泻，而并治积滞热痢者同义。益肝胆气者，清其邪热，即所以益其正气，非谓苦寒之品能补肝胆也。

【广义】甄权治小儿壮热，时疾热黄，痈肿。《日华》治热狂，止烦，疗疮疥。洁古去目中黄，治睛赤肿胀，瘀肉高起，痛不可忍。东垣退肝胆邪热，除下焦湿热之肿，泻膀胱火。濒湖疗烦热，黄疸，小肠热结淋闭，痈疡痛甚，妇女血热崩淋，通治肝肾有余之火。石顽主酒瘅黄肿。

【发明】龙胆草大苦大寒，亦与连、芩同功。但《本经》称其味涩，则其性能守，而行之于内，故独以治骨热着，余则清泄肝胆有余之火，疏通下焦湿热之结，足以尽其能事。而梅疮之毒，疳疮之疡，皆属淫火猖狂，非此等大苦大寒，不足以泻其烈焰，是又疏泄下焦之余义矣。

【禁忌】濒湖谓大苦大寒，过用必伤胃中生发之气。石顽谓胃气虚者服之必呕，脾气虚者服之必泻。

苦　参

《本经》：味苦寒。主心腹结气，癥瘕积聚，黄疸，溺有余沥，逐水，除痈肿，补中，明目，止泪。

《别录》：养肝胆气，安五脏，定志益精，利九窍，除伏热肠澼，止渴，醒酒，小便黄赤，疗恶疮，下部䘌疮，平胃气，令人嗜食。

【正义】苦参亦苦寒燥湿之品。主心腹结气，癥瘕积聚，皆瘀热蕴积之证也。黄疸为胃中之湿热；溺有余沥，小溲黄赤，则膀胱之湿热也。逐水者，以蕴热而水道不利，非通治虚寒之蓄水。痈肿则湿热凝结之肿疡也。目泪乃肝经湿热之病，泄湿退热，则目自明而泪自止。其所谓补中，养肝胆气，安五脏，定志益精，利九窍，除伏热，平胃气，令人嗜食，种种功用，皆湿热既清而正气自旺耳。《别录》治肠澼者，清理其湿热之积滞也。止渴、醒酒，皆清热之效。疗恶疮及下部䘌疮，则燥湿清热，又能杀虫耳。

【广义】陶弘景渍酒饮，治疥杀虫。苏恭治恶虫胫酸。甄权治热毒恶风，赤癞眉脱。苏颂治风热疮疹。濒湖杀疳虫。皆苦寒除热燥湿杀虫也。甄权又除大热嗜睡，则湿热伤其中气，而为倦怠嗜卧也。又治中恶腹痛，则山岚瘴疠蛊毒一类，皆挟湿热之毒，燥湿清热，治之固宜，犹龙胆之杀蛊毒耳。景岳止梦遗带浊，皆清泄肝肾之湿热，而伐相火之有余也。徐洄溪谓苦入心，寒清火，故苦参专治心经之火，与黄连功用相近。但黄连则清心脏之火为多，苦参则清心腑小肠之火为多，以黄连之气味清，而苦参之气味浊也。

【发明】苦参大苦大寒，退热泄降，荡涤湿火，其功效与芩、连、龙胆皆相近。而苦参之苦愈甚，其燥尤烈，故能杀湿热所生之虫，较之芩、连，力量益烈，近人乃不敢以入煎剂。盖不特畏其苦味难服，似嫌其峻厉而避之也。然毒风恶癞，非此不除。申韩[①]刑名之学，亦治世之所

───────────

① 申韩：战国时法家申不害和韩非主张循名责实，慎赏明罚。后世以之代表法家，亦称申韩之学。

不可废，而今人但以为洗疮之用，恐未免因噎而废食耳。

【禁忌】大苦大寒之物，其性又必大燥，过用无不伤脾胃损肾。沈存中《笔谈》谓病齿数年，常以苦参擦齿，乃苦腰重不能行。后有舒昭亮，亦用苦参而亦同病，及至屏除不用而后皆愈，则苦寒伤肾之明证也。

苦参子

【发明】苦参子仅见于赵氏《本草纲目拾遗》，一名鸦胆子。其形如小豆，与《纲目》苦参条中所载甚合。其味极苦，专主诸痔及滞下，大有神效。其功用亦与苦参相类。其仁多油而气味甚烈，入胃易致引呕，故皆去油作丸，或囫囵吞之。虽古书所未载，而功用必不可没。凡滞下赤白腹痛，里急后重者，用鸦胆子轻轻敲去壳，勿令肉破，择洁白明净之仁，以豆腐衣一小块方寸许温汤洗软，每七粒作一包，整包吞服。湿热盛者，每次吞三包，一日三次，夜二次，极效。湿热稍轻则减之。（此是单方，吾吴多知用之，但旧用龙眼肉包吞。寿颐谓湿热之病不宜龙眼温补，改用豆腐衣包，更妙。或用西法之胶壳装贮，连壳吞服亦佳。）虽似大苦大寒，非可恒用，而在应用之时所服无多，止见其利，未见其弊，爰为补之。

白头翁

《本经》：味苦温。主温疟狂易，寒热癥瘕积聚，瘿气，逐血止痛，疗金疮。

《别录》：主鼻衄。

【正义】白头翁之气味，《本经》以为苦温，吴绶改作苦辛寒；石顽改作微寒。详《本经》主温疟狂易等证。仲景以治热痢下重，决非温性，改者是也。温疟狂易，皆属热病。惟苦能泄降，寒能胜热，是以主之。寒热癥瘕、积聚、瘿气，有由于血热瘀滞者，苦辛泄散而入血分，则癥瘕、积聚、瘿气可消，故并能逐血止痛疗金疮也。鼻衄，皆血热上涌之证，苦能泄降，而寒以胜热，证治皆合。《本经》之温字，必传写之误矣。狂易者，发狂而变易其常度之谓古书多有之，不为奇僻，乃濒湖、仲淳、石顽皆改之，反致怪不可识，异矣。

【广义】陶弘景止毒痢。甄权主赤痢，腹痛，齿痛，项下瘤疬。吴绶主热毒下痢，紫血、鲜血者。

【发明】白头翁苦寒之品，亦专入血分，而味又辛，故清热凉血，而亦破瘀导滞。其功用颇与紫草、紫参、地榆相似，故主治亦复相近。近见绍兴何廉臣氏有《新编药物学》谓白头翁有白毛茸茸，其性轻扬，颇能升清，以治滞下，非特苦泄，而有升举下陷之意，所以特有奇功。寿颐每遇久痢之脾肾已虚者，亦恒与参、芪、术、草、山药同用，收效亦捷。此则从物质上体验得之，确非臆说。但总以有热者为宜，非虚寒之泻利可一例论耳。

【纠谬】白头翁能清血热，《本经》苦温，当是误字。乃《日华本草》竟以为暖腰膝，显与各家不符，殆因《本经》温字而附会之。考濒湖《纲目》所引诸家旧文，多可信从，惟《日华本草》最为丛杂，甚至南辕北辙，背道而驰，大率皆此条暖腰膝之例也，读者万勿为其所误。

【禁忌】仲淳谓白头翁苦寒，凡滞下之胃虚，及虚寒泄泻者忌之。石顽亦谓苦寒泄降，久痢之淡血水者，弗服。

白鲜

《本经》：味苦寒。主头风，黄疸，咳逆，淋沥，女子阴中肿痛，湿痹死肌，不可屈伸起止行步。

《别录》：咸，疗四肢不安，时行腹中大热，饮水欲走，大呼，小儿惊痫。

【正义】白鲜乃苦寒胜湿之药，又能通行经隧脉络。《本经》主头风者，风湿热之在上者也；黄疸、咳逆，湿热之在中者也；湿痹、死肌，不可屈伸起止行步，湿热之痹于关节，着于肌肉者也。白鲜气味甚烈，故能彻上彻下，通利关节，胜湿除热，无微不至也。《别录》疗四肢不安者，即痹着之病也。时行腹中大热，饮水欲走大呼者，则天行热病狂易之类也。小儿惊痫，亦多内热病耳。《别录》又有主妇人产后余痛一语，则有血虚血瘀之辨，且皆不宜于苦寒之品，虽容有血热一证，然白鲜亦非主要之药。仲淳已有血虚而热，非其所宜之说，今删之。

【广义】甄权治一切热毒风，恶风，风疮，疥癣赤烂，眉发脱，解热黄、酒黄、急黄、劳黄。《日华》通关节，利九窍，通血脉，主天行头痛眼赤。景岳谓白鲜虽治疮疡，而实为诸黄风痹之要药。

【发明】白鲜味苦气寒，为胜湿除热之品，而其根蔓衍入土深远，故又能宣通肢节经络，内达脏腑骨节，外行肌肉皮肤，上清头目之风热，中泄脾胃之湿热。又能通利机关，宣化痹着。而燥湿清热，外治皮毛肌肉湿热之毒，特其余事。惟诸痛痒疮，服之亦大有捷效。乃合清火解毒，祛风胜湿，宣络利窍，蠲痹杀虫诸功，萃集为一，以成其全体大用。而后世俗医，但以为主治皮毛湿毒疮疡之用，岂足以尽白鲜之功用耶？

【正讹】白鲜，今俗皆作白藓皮。按：藓为苔藓之藓，古书之白鲜，无从草者。且此药用根，亦不应称之为皮。考旧本皆止作白鲜，而濒湖《纲目》已有鲜皮之称，则沿误亦久。今人但用以治皮毛

之病，而忘其通痹宣络，许多大功，未始不因其多一皮字，而误会者也。

白　薇

《本经》：味苦平。主暴中风身热，支满，忽忽不知人，狂惑邪气，寒热酸疼，温疟洗洗，发作有时。

《别录》：咸，大寒。疗伤中淋露，下水气，利阴气，益精。

【正义】白薇味苦，《本经》虽谓其平，然详其主治，皆属清热之功用，是以《别录》竟作咸寒。主暴中风身热者，苦寒能除风热也。支满之支，读如揭拄①，揭撑之揭，古书本多通用，言邪热之气，揭拄于胸中而气逆满闷，苦寒以泄降之，则揭撑可解，而满闷开矣。自旧本多误作肢满，而张隐庵《本草注》竟谓风邪淫于四末，则认作四肢之肢。试问满字将作何解？此既不知古书假借之理，而又依据俗本，遂成话柄。医家不通小学，亦是一大憾事。忽忽不知人，及狂惑邪气，皆热盛火升，震扰脑神经，而变易常度也。寒热酸疼，则热邪之留于脉络也。温疟发作有时，则热邪之伤及营卫也。白薇清热，是其治矣。《别录》主伤中淋露，下水气，皆指热郁而言。苦寒清之，斯中气安而淋露自通，水道自利。所谓利阴气益精者，则言其邪热既除，而阴精得所耳。

【广义】陶弘景治惊邪风狂痓病，百邪鬼魅。海藏谓古方多用以治妇人，以本草主治伤中淋露故也。痓，《说文》无此字，《玉篇》《广韵》皆训恶也，其实即痉字之隶变。

【发明】白薇之性，《本经》谓之平，而主治皆温热之邪，则平当作寒。《别录》乃作大寒，当有所本。考《金匮》

――――――――――

① 揭拄：支撑，支持。

竹皮大丸，云有热者倍白薇，则白薇为寒，是其确证。凡苦寒之药多偏于燥，惟白薇则虽寒而不伤阴液精血，故其主治各病多属血分之热邪，而不及湿热诸证。盖于清热之中，已隐隐含有养阴性质，所以古方多用于妇女，而《别录》有利阴气益精之文，盖实有滋阴益精之效力，初非因其能清热而推广言之也。陶隐居称其治惊邪风狂，百邪鬼魅，则邪热去而阴精充，斯正气自旺，鬼魅自远，亦实有其理，非荒唐之空言可比，此则白薇之寒凉，既不嫌其伤津，又不偏于浊腻，诚清热队中不可多得之品。凡阴虚有热者，自汗、盗汗者，久疟伤津者，病后阴液未复，余热未清者，皆为必不可少之药，而妇女血热又为恒用之品矣。

【正讹】白薇虽亦苦寒之物，而不燥不泄，其弊最少。缪仲淳《经疏》乃谓天行热病不可服，吾不知须菩提于意云何？

白　前

《别录》：味甘微温。主胸胁逆气，咳嗽上气，呼吸欲绝。

【发明】白前专主肺家，为治嗽降气之要药。《别录》谓其微温，以其主治寒嗽，则能疏散寒邪，其性质必含温养之气也。然白前治嗽，亦不专于寒嗽一面，即痰火气壅，上逆咳嗽亦能定之，则又有似乎寒降，是以苏恭竟作微寒。然其所以能止嗽者，则在于平逆顺气，使膈下之浊气不上陵[①]而犯肺，斯肺气得顺其清肃之性，而咳自除。此以静肃为用，必不可遽谓其温。且古今主治，恒用之于火逆气升之证，无不应手，自当以苏恭微寒之说为长。凡寒邪寒饮之咳，辛温开肺，别有专司，固非白前之长技，特微寒顺气，非如沙参、知母之寒凉直折，亦非如桑根皮、

枇杷叶之清降遏抑，故为定咳止嗽之主药，而绝无流弊。虽不见于《本经》，而《别录》主胸胁逆气，咳嗽上气，甚至称其治呼吸欲绝，可见其清肃肺家，功效卓绝。《日华》谓其主肺气烦闷。宗奭称其能保定肺气。濒湖谓其降气下痰，肺气壅实而有痰者宜之。皆足以表暴白前之功用，无余蕴矣。程钟龄《医学心悟》止嗽散，治新久咳嗽皆效，方用荆芥、紫菀、白前、百部、桔梗、甘草、陈皮为末，新感生姜汤下，久嗽米饮下，皆每晚临卧服三四钱。立方极有深意，实即本于《外台秘要》引《近效》之白前、桔梗、桑皮、甘草治久咳唾血，及深师方之白前、紫菀、半夏治久咳逆上气，体肿短气胀满，昼夜不得卧，喉中常作水鸡鸣之白前汤两方。而程氏不用桑皮等之抑降，又加荆芥、陈皮之辛散，再合紫菀、百部之温润，意理周密，宜其投之辄效。然非为散而临卧服，亦必不应，其故何耶？盖欲其药渍胃中，迟迟消化，借呼吸之气，熏蒸入肺，收效乃捷。制方选药，已极淳粹，而服药之法更别有巧思，出人意表，而确有实在，并非故弄玄虚，此中至理，习医者能体验深思而得之，方可许其共谈此道也。

【正讹】白前顺气，清肃肺金，是其全体大用，此外别无效力。而《日华本草》且称其治奔豚肾气，殆因其能降肺逆而推广言之。然白前性质甚轻，所以主治上焦，而不能下坠直降肾气之治，失其旨矣。白前之与前胡，功用颇近，皆有下气止嗽之效。然前胡兼能散结，白前止以顺肺，乃俗医以前胡色白，或则混称白前胡，或则竟误认白前、前胡为同用无别，亦可怪也。

---

① 陵：超越；高出。

白茅根

《本经》：茅根，味甘寒。主劳伤虚羸，补中益气，除瘀血，血闭，寒热，利小便。其苗主下水。

《别录》：下五淋，除客热在肠胃，止渴，坚筋，妇人崩中。

【正义】白茅根甘寒，清热凉血。《本经》称其主劳伤虚羸，补中益气，以寒能清热，甘能益阴，邪热不扰，而津液敷布也。除瘀血，血闭，寒热者，则血热瘀结而营卫不通，因发寒热，茅根凉血，而能通导下行，斯瘀者行，闭者通，而寒热止矣。小便不利，亦以热结言之。其苗主下水，亦清热导水之效。别本皆以此为《名医别录》之文，兹从孙氏问经堂本，系之《本经》。《别录》主五淋崩中，除肠胃客热，皆言其清热凉血之功效。止渴，则甘寒能生津也。坚筋者，筋为热灼，则软短而拘挛，清热滋液，斯筋骨坚强，且茅根极长，而其心又极坚韧，故自有坚筋之能力。《别录》一名地筋，古人命名之意，必有取义。固非仅以其清凉而为此无谓之过誉也。

【广义】《日华》主妇人月经不匀，血脉淋沥。寿颐按：此亦就血热者言之，非统治虚寒之愆期及血枯之淋沥也。但《日华》每称月事为经脉、血脉，立言殊不妥当。盖经脉、血脉包举人身全体，岂可作为妇女月事之别名。而《日华本草》于丹参则曰调妇人经脉不匀，于此又曰血脉淋沥。此等名词，最是笑话，其书之陋劣，即此可见一斑。或谓此特字句间小小龃龉耳，苟于医理无甚妨碍，亦何必吹毛求疵，好以攻击前人为能事。然名不正则言不顺，此乃全体大用，万万不可含混，如学者粗心读过，则眼熟手熟，或且于无意之中强作东施之效颦，恐通人见之，必

作三日恶矣。濒湖止吐血诸血，肺热气喘，水肿黄疸，胃热哕逆，解酒毒。石顽除伏热，主吐衄便溺诸血，胃反上气，五淋气痛及痘疮实热，干紫不起。

【发明】白茅根寒凉而味甚甘，能清血分之热而不伤于燥，又不黏腻，故凉血而不虑其积瘀，以主吐衄呕血。泄降火逆，其效甚捷，故又主胃火哕逆呕吐，肺热气逆喘满。且甘寒而多脂液，虽降逆而异于苦燥，则又止渴生津而清涤肺胃肠间之伏热，能疗消谷燥渴。根长数尺，一茎直达，入土甚深，故又能直趋下焦，通淋闭而治溲血下血，并主妇血热妄行，崩中淋带。又通利小水，泄热结之水肿，导瘀热之黄疸，皆甘寒通泄之实效。然其甘寒之力，清泄肺胃，尤有专长。凡齿痛龈肿，牙疳口舌诸疮，及肺热郁窒之咽痛腐烂诸证，用以佐使，功效最著而无流弊，乃随处可得，微贱品中纯良之物。李濒湖谓世人因其易得而忽之，乃从事于苦寒之剂，致伤中和之气，皆未知茅根之真相者也。

【禁忌】石顽谓《本经》主劳伤虚羸，以甘寒能滋虚热，而无伤胃之虞。言补中益气，则胃热去而中气复，皆以邪热伤中，渐成虚羸而言，非治虚劳之本病也。寿颐按：虚劳之病，本无寒凉主治之理，此以中州热邪言之，以其灼铄津液，即为虚羸之源，乃治之于劳热发轫之初，非治之于虚劳既成之后，此中分寸次第，自宜明辨。否则中气大虚，再投寒剂，未有不剿绝微阳，速其陨灭者矣。又按茅根治哕逆呕吐，专为胃火主剂，若胃气虚寒，亦作呃逆，则丁香、柿蒂之主治，证同而情异，有识之士，亦万万不致误用。俗医治呃，皆以丁香、柿蒂一法，熟在人口，误人最多，几不知有胃热之呃。惟濒湖能言之，知此公自有经验，而世俗竟不

能用，是亦读书不多之陋。近吾吴陆九芝封公《世补斋》文，已备论之，不佞辑入《国医针育》，详书其后，读者可互参之。

茅针

《本经》主下水。

甄权治消渴。藏器通小肠，治鼻衄及暴下，血疮血节，有脓未溃，酒煮服。一针一孔，二针二孔。

茅花

《日华》：止吐血衄血。

柴胡

《本经》：柴胡味苦平。主心腹，去肠胃中结气，饮食积聚，寒热邪气。

《别录》：微寒。除伤寒心下烦热，诸痰热结实，胸中邪逆，五脏间游气，大肠停积水胀，及湿痹拘挛。

【正义】柴胡古本作茈胡，今则通用柴字。虽味苦而气寒，然性质轻清，以升腾为用。故凡寒热之气，积滞不宣，及痰食水停之不得疏通者，得其升举宣发，则清阳敷布而积者化，滞者行矣。此《本经》所以主心腹肠胃中结气，并治饮食积聚，寒热邪气，而《别录》所以除伤寒心下烦热，并及痰热结实，胸中邪逆，五脏间游气，而又能治大肠停积水胀也。皆就气机窒滞，而痰食水气因以阻结者言之，故以柴胡之轻清者，鼓动其气机，则寒热饮食痰结水停俱可治疗，此与破积导滞之义截然两途，非柴胡之能攻破积聚，消痰逐水也。其主湿痹拘挛者，则阳气宣布，而络脉通调，斯痹着者行，而拘挛者伸矣。《本经》更有推陈致新及久服轻身、明目、益精之句，亦谓其振动清阳之气，则气血调和，陈垄去而自能生新，且

清气上升，亦与明目益精之义，本不相背，然皆推广言之，而极意以形容其功效，非用药治病之本旨，且升清之药，过服则为害亦烈，故删之。

【广义】洁古散肌热、潮热、寒热往来、胆瘅，皆以为散热之用，然只可少少佐使，通达腠理，暂为乡导[①]，必非主任之才。东垣谓能引清气上行于阳分，又能引胃气升腾，则芳香宣举之功也。又谓治疟以柴胡为君，则因其升发而能散寒热耳。又谓疮疡用柴胡以散血结气聚，亦取其轻清散结之意。濒湖谓主治阳气下陷，即东垣升清之义也。石顽谓脾胃有热，阳气下陷，柴胡能引清气，亦退热，故东垣补中益气汤用之，以引肝胆清阳之气上行，兼以升达参芪之力。寿颐则谓柴胡能升清气，是升举脾胃之气，而肝胆之气，必不可升。教猱登木[②]，为害最厉。石顽此说，大不可训。

【发明】柴胡味苦，而专主寒热。《名医别录》称其微寒。然春初即生，香气馥郁，而体质轻清，气味俱薄，则禀受升发之性，与其他之苦寒泄降者，性情功用，大是不同。《本经》《别录》主治多属肠胃中食饮痰水停滞积聚之证，则诸般积聚，皆由于中气无权，不能宣布使然。柴胡禀春生之气，能振举其清阳，则大气斡旋，而积滞自化。徐洄溪谓其能于顽土中疏理滞气，盖合于东方生发之木德[③]，故能使土气宣化，而扶助肝木，遂其畅茂条达之性，正是木能疏土之本旨。昔人每以柴胡为少阳药者，亦以其既具春生性质，

---

①　乡导：即向导。乡，通"向"。

②　教猱登木：原指教猴子爬树，引申为指使坏人干坏事。

③　木德：谓上天生育草木之德。亦特指春天之德，谓其能化育万物。

而又疏土达木，最合少阳生发之气也。其治外邪寒热之病，则必寒热往来，邪气已渐入于里，不在肌表，非仅散表诸药所能透达，则以柴胡之气味轻清，芳香疏泄者，引而举之以祛出邪气，仍自表分而散，故柴胡亦为解表之药，而与麻、桂、荆、防诸物专主肌表者有别。此则所谓柴胡为少阳专药，而少阳之证，属于半表半里者是也。仲景小柴胡一方，主治不一，而必以寒热往来，胸胁苦满，心烦喜呕，或胁下痞硬而痛，或干呕，或往来寒热，休息有时，如疟等证为柴胡证。盖诸证皆属少阳，亦皆肝胆之气郁而不宣之证，则邪已不复在表，而亦未尝及里，既非表证，又非里证，无以名之，乃名之为半表半里。盖言病势如此，乃寒气郁结于半表半里之间，非一半在表，又一半在里之谓。正此而柴胡疏达肝胆之郁，又能芳香透泄，可以驱邪达表而散，是为正当主治。然昧者又因其可以达表，而遽认为发表之品，一见发热，动辄乱投，是又大谬不然矣。且柴胡之呕逆及胸胁痞痛诸证，固皆肝胆木邪横逆为患，乃以柴胡之升腾疏泄者治之，既非镇摄之品，何以能制刚木之横，则以病由外来之寒邪所乘，肝胆之阳遏抑不得宣布，失其条达之本性，因而攻扰恣肆。柴胡能疏泄外邪，则寒郁解而肝胆之气亦舒，木既畅茂，斯诸证自已。乃或又因此而谓柴胡能平肝胆之横，凡遇木火上凌，如头痛耳胀，眩晕呕逆，胁肋痛等证，不辨是郁非郁，概投柴胡，愈以助其鸱张，是乃为虎傅翼，则又毫厘之差，千里之谬矣。且柴胡之治寒热往来，本主外感之病也。故伤寒、温热、湿温诸病，始则大寒大热，已而寒热间断，发作有时，胸胁不舒，舌苔浊腻者，斯为邪在半表半里。柴胡泄满透表，固是专司。若乍病之时，忽寒忽热，一日数作，则邪在气分，尚是表病，柴胡亦非其治。若至病久气虚，亦复寒热往来，而脉见虚软，舌色光滑，是谓虚热，又非邪盛之寒可比，则柴胡升举，亦非所宜。惟必审知其为脾阳不振，中气下陷，则东垣补中益气之方乃堪采用。然升、柴升清，特其少少之辅佐品耳。至如疟病之寒热往来，既有不移时刻，又似仲景小柴胡成法，正为此证一定不易之主方。然在寒热方盛之初，或多寒，或多热，亦当分别见证，各为治疗，并非用得一味柴胡便可自谓通治疟病之秘钥。惟必至寒热发作，虽有定时，而日至日晏，则邪入渐深，乃为正气不足，清阳下陷之候，所谓阳病渐入于阴，非柴胡升举其清气，不能提出阴分，还归于表而病解，则柴胡乃是必不可少之药。又疟缠既久，邪势已衰而正气亦惫，是又所谓脾阳不振之候，亦必以柴胡升举中气，使其清阳敷布，而后寒热可止，则须与补脾之药并用，东垣之补中益气汤方最为合拍，是乃虚疟之宜用柴胡者。此外则虽是往来之寒热，而柴胡亦非必用之药矣。乃历观古今议论，信之者必谓柴胡为疗疟之主药，而畏之者且谓疟病必不当用柴胡，是皆一偏之见，徒以逞其词锋，肆其攻击而已，吾未见其有当也。若专论脾气不振，清阳下陷一证，是为脾虚之候，其原因于饥饱劳役，伤其脾胃之阳，因而气息奄奄，精神疲惫，或能食而无气以动，或不能食而倦软异常，而又绝无别种见证，但面色萎黄，形神委顿，脉来濡弱而已。此惟藜藿之体操劳耐苦，乃服田力穑[①]，任劳任饿，或受风雨寒冷，伤其脾气者，乃有是证，则宜补养脾土，而少少升举其下陷之清阳，投之辄效，东垣之升阳益气等方，皆为此病而设。盖东垣当时

―――――

① 服田力穑：努力从事农业生产。

值金之末世，大兵大疫，其人民流离颠沛，皆受饥饱劳役，寒风凄雨之伤，最多此种病证。所以一生事业，习用升麻、柴胡，几如朝饔夕飧①之不可一日而缺，而脾胃之论尤其生平绝大著作，专为此证而设，是又应用柴胡之一端。而膏粱之体及大邑通都之中，此证有百不得一，则虽有此升清举陷之妙法，又将苦于无所用之。乃或者又谓东垣佳方，无施不可，开口益气，动手升、柴，如薛立斋、赵养葵辈，吾究不知其从何处觅得此许多对药发病之人也。若夫富贵之家，晏安之辈，恒多虚证，则又嗜欲之害，下元之伤。同是虚也，而病证绝异，方且阴薄于下，阳浮于上，滋填潜镇之不遑，又安得漫与升清，致令木已摇而速之立蹶。乃或者又谓柴胡能通治虚劳发热，不又荒谬之尤者乎？约而言之，柴胡主治止有二层，一为邪实，则外寒之在半表半里者，引而出之，使还于表，而寒邪自散；一为正虚，则清气之陷于阴分者，举而升之，使返其宅，而中气自振。此外则有肝络不疏一证，在上为胁肋掎撑，在下为脐腹膜胀，实皆阳气不宣，木失条达所致，于应用药中加入少许柴胡，以为佐使而作向导，奏效甚捷。此则柴胡之真实功用，以外别无奥义。凡古今各家之论，苟有不合此三层作用者，皆其立说之不无可议者也。

【正讹】柴胡禀春升之性而以气胜，故能宣通阳气，祛散寒邪，是去病之药，非补虚之药。在脾虚之病用之者，乃少许引导作用，藉其升发之气，振动清阳，提其下陷，以助脾土之转输，所以必与补脾之参、芪、术并用，非即以柴胡补脾也。甄权《药性论》谓治热劳骨节烦疼，虚乏羸瘦。盖亦指脾气不振，清阳陷入阴分者言之。故下文更有宣畅气血四字，明谓此是气血不畅，用柴胡以振举其清气，则

气血自能宣畅，且可透泄其热，斯为热劳羸瘦之正治。初非谓劳瘵既成之后，血液耗竭，灼热将枯，而亦以柴胡升散之也。乃后人不知辨别，竟误以为劳瘵通治之良方。《日华本草》竟有补五劳七伤之句，以升阳散寒之药，而妄称为补，大错铸成，实源于此。洁古因之，亦直以除虚劳三字为言，盖至此而柴胡遂为虚劳之专主矣。亦知劳有五脏之分，虚亦有中下之异，而无不发内热者，心脾之劳，阳气郁结而为灼热，以柴胡升举而泄散其热，宜也。若肝肾之劳，阴精耗烁而为蒸热，亦以柴胡拔本而发扬其热，可乎？中虚之热，为阳入于阴，以柴胡提出阴分，是使之返归本位，如人坠深渊，挈之登岸是也。若下虚之热，为阴出之阳，亦以柴胡举之上升，是使之脱离根柢，如百谷丽土②，拔之石上，可乎？况东南之人，体质多薄，阴液本虚，而在膏粱之家，又复多逸少劳，嗜欲不节，肝肾阴虚，十恒八九，而脾胃阳虚，十不一二，则治虚热而不辨阴阳，浪用柴胡者，真杀人惟恐其不速矣。寇宗奭已谓柴胡治劳，误世甚多，若无实热，不死何待。张景岳亦谓柴胡善泄善散，大能走汗，大能泄气，凡病阴虚水亏而孤阳劳热者，不可再损营气。固未有散而不泄气者，亦未有汗而不伤血者。阴既虚矣，又何可再损其阴云云。皆是剀切详明之论。若王海藏之所谓产后血热必用柴胡；李濒湖之以治小儿五疳羸热，则皆含浑言之，其流弊固不浅也。仲景少阳病，以胸胁满痛，心烦喜呕，胁下痞满等为柴胡证，本为外感之寒遏抑正气，肝胆刚木不得条达，故以柴胡疏散其寒，使肝胆之气条畅而诸证自安，前已明言之矣。

———————————

① 朝饔夕飧：早饭晚饭。
② 丽土：依附于土地。

乃浅者尤因此而误认柴胡统治肝病，遂于肝火凌厉之头痛眩晕，耳鸣耳胀，目痛耳聋，胁痛膜胀等证，亦复以柴胡为必需之品，不知其非外寒遏抑，是为木火自旺，法宜潜阳泄降为亟，而亦妄与宣散，适以张其烈焰，不至痛彻顶巅、胀塞胸膈不止，是又藉寇兵而赍盗粮，治病反以增病，皆粗心读书，知其一不知其二之弊，千里毫厘，误人最捷。然洁古亦止谓柴胡治心下痞，胸胁满。濒湖《纲目》且谓平肝胆、三焦、包络相火，及头痛眩晕，目昏赤痛障翳，耳聋耳鸣。景岳亦谓治肝胆火炎，胸胁结痛，少阳头痛，又皆囫囵吞枣，最易有抱薪救火之祸。俗医之不知辨别，实即诸先辈有以教之也。惟遇诸般肝胆实火之证，能于潜摄抑降队中，少加柴胡二三分，以疏肝气，藉作向导，或亦有效（近人用醋炒柴胡，即为此等证治而设），固不可漫不加察，而误认肝家主将，无施不可也。仲景本论热入血室证凡三条，而以小柴胡汤主治者，独系于经水适断之一条，此之适断，盖谓月事已净而自然停止，非以热盛灼烁成瘀而半途中止，是其血室空虚而邪热因以陷入，故宜以柴胡提其下陷之热邪，而大枣、参、甘补虚诸品，恰合分寸。（本论此节其血必结四字，必是经水适来两条中之错简，不然岂有其血已结而不为攻破，反投以参、枣补住其瘀之理？古今注家望文生义，皆不可解。）观其经水适来两条，一则曰胸胁下满，如结胸状，谵语者，此为热入血室，当刺期门，随其实而泻之；一则曰昼日明了，暮则谵语，如见鬼状，此为热入血室，无犯胃气及上二焦，必自愈。岂非以发热之时，适值月事，与夫既热之后，月事本未及期，而热逼经行者，皆为血室热盛之候？热邪深入其血为瘀，故宜刺肝之募穴期门，以泻肝经实热，并宜破血攻瘀，直疏下焦，因以无犯胃气及上二焦为戒。寻绎此经水适来两条，皆为实证，则经水适断，明是虚证，两两对勘，极为晓畅。而适断者之主以柴胡、参、枣等药，其旨尤显。然则适来两条之万万不能视同一例，而主以小柴胡汤者，亦可于言外得之。今人治热入血室之昼日明了，暮则谵语，如见鬼状者，恒用桃仁承气等逐瘀之品，其效最捷，皆是热逼经行，经水适来之证治，而如仲圣所谓适断之热入血室，宜于小柴胡之证，殊不多有。即有热盛而经水适断者，亦是热邪蒸灼，瘀而不行之适断，亦宜逐瘀，必不可徒读父书，谬引小柴胡汤一法，助纣为虐。陆九芝《世补斋前集》阳明病释第二卷，于经水适来，暮则谵语如见鬼状一条，释之曰：此言谵语之来路有不同，热入血室，亦能谵语，而病则不在胃，即非承气之证，故曰无犯胃气。仲景于热在血室，必曰无犯胃气，则仲景于热在胃气，必曰无犯血室可知，可证九芝意中于经水适来两条，亦知为血瘀之实证，宜逐瘀而不宜于小柴胡汤。奈何王海藏竟谓经水适来适断，易老俱用小柴胡汤，加以四物汤及秦艽、丹皮等为调经之剂。易老此法，非惟不辨虚实，且合用四物，尤其庸陋，更不可训。李氏《纲目》亦谓柴胡治热入血室；石顽《逢原》亦谓必用柴胡；而徐灵胎之《伤寒类方》竟于如见鬼状一条，补出治以小柴胡汤之说，尤为可骇，夫以徐氏之高明，而犹有此不辨虚实之谬，宜乎今人读书，大非易事。寿颐谓果以柴胡治经事适来之实热证，势必瘀热更炽，阳气上浮，不仅助其昏愦，可使发狂而逾垣上屋，亦可使其逆经倒行，变为吐衄。嘉善沈尧封氏《女科辑要》所载热入血室治案数条，皆以误服柴胡加剧，寿颐曾为沈氏书作笺正二卷，论之甚详，可互证也。

银柴胡

【发明】柴胡，古以银州产者为胜，宋之苏颂已有是说，陈承亦谓银夏者最良，然虽有其说，而尚未分用，故濒湖《纲目》仍未显为区别。仲淳《经疏》则已称俗有两种：色白黄而大者，为银柴胡，以治劳热骨蒸；色微黑而细软者，为北柴胡，以解表发散，然缪氏又谓其优于升散，而非治虚热之药。至张石顽《逢原》，乃特出银柴胡一种，称其甘而微寒，清热而能凉血，谓《和剂局方》治上下诸血，龙脑鸡苏丸中用之。凡入虚劳方中，惟银州者为宜，而北柴胡则升动虚阳，发热喘嗽，愈无宁时，不可混用。且又谓《本经》推陈致新，明目益精，皆指银夏产者而言，其推崇银柴胡可谓极至。今之二种分用者，盖即石顽提倡之力。而以今之功用言之，治虚热骨蒸，自有实效，断非北柴胡之升阳泄肝可比，然则古人谓柴胡为虚劳之药者，亦指银柴胡言之也。赵恕轩《纲目拾遗》谓热在骨髓，非银柴胡莫疗。则以治虚劳，肌热骨蒸热，劳疟热从髓出，及小儿五疳羸热，盖退热而不苦泄，理阴而不升腾，固虚热之良药。苟劳怯而未至血液枯绝，以此清理虚火之燥灼，再合之育阴补脾，尚可徐图挽救，非北柴胡之发泄者，所可同日语也。

前　胡

《别录》：味苦微寒。主疗痰满，胸胁中痞，心腹结气，风头痛，去痰实，下气，治伤寒寒热。

【正义】前胡之味，《别录》谓之苦，甄权则曰甘、辛，乃降气消痰散结，而亦能解表散热疏风，甄权称其辛平，盖即因此。主疗痰满，胸胁痞，心腹结气，去痰实，下气，皆降气消痰散结也。治风头痛，则疏风之效。治寒热，则解表而亦清热矣。

【广义】甄权去痰实，治时气内外俱热。《日华》治一切气，破癥结，开胃下食，主反胃呕逆，气喘咳嗽。濒湖清肺热，化痰热，散风邪。景岳治火痰，开气逆结滞。仲淳谓能散有余之邪热实痰。

【发明】前胡，微苦而降，以下气消痰为长，故能散结而泄痞满。又寒能胜热，辛能散邪，故又治伤寒时行之寒热，主风邪头痛，亦感冒表证之药也。陶弘景谓似柴胡而柔软，治疗殆同，《本经》无此，而近来用之，则古时似与柴胡无别。石顽谓柴胡、前胡，同为风药，但柴则主升，前则主降耳。濒湖谓下气，治痰热喘嗽呕逆，以气降而火降痰亦降也。

【禁忌】仲淳谓前胡治实邪热痰，凡真气虚之逆满，及阴虚之寒热不用。石顽亦谓治气实之风痰，而阴虚火动之痰禁用。

防　风

《本经》：味甘温。主大风，头眩痛，恶风，风邪目盲无所见，风行周身，骨节疼痹。（痹，《太平御览》引作痛。）

《别录》：辛。烦满胁痛、胁风，头面去来，四肢挛急，字乳、金疮内痉。叶，主中风热汗出。

【正义】防风，通治一切风邪，故《本经》以"主大风"三字为提纲。头痛恶风，及风邪而目盲无所见，其外感风邪之盛可知。风行周身，而骨节为之疼痹，亦风邪之深且重者，而防风皆治之，诚风药中之首屈一指者矣。《别录》主烦满胁痛，亦风淫于外，而遏抑其清阳之气不得宣布也。胁风二字太不经见，而下文接以头面去来一句，则所谓风者，盖即指头面去来之风邪。胁字疑误，濒湖《纲目》引此无胁字，亦疑而删之也。四肢挛急，即《本经》风行周身，骨节疼痹之证。字乳者，产育乳子之时；金疮，则破伤也。内痉二字直接字乳、金疮作一句读，即新产之中风及破伤风二证，皆有发痉一候，是血虚而内风煽动，非外来之风邪，故曰内痉，而防风亦能通治，颇似合外风、内风而一以贯之。然古人于中风一证，无不从外来风邪治疗，是以产后发痉、角弓反张，《千金》《外台》均用豆淋酒后方，纯以发表祛风为主。究竟产后痉厥、金疮破伤两者，虽自有猝为寒风所来，宜于解表之一证，要知二者皆在血脱之后，阴不涵阳，肝风内煽，发为痉瘈，尤其多数，此则宜于潜阳息风、镇定为亟，万不可再用风药，助其暴戾，古人板法，直同鸩毒。《别录》内痉二字，必非防风之辛温发散者所可妄试。凡读古书，不可不窥破此中疑窦者也。

【广义】《日华》治三十六般风。洁古治上焦风邪，泻肺实，散头目中滞气，经络中留湿。东垣治脊痛项强，不可回顾，又治疮疡在胸膈以上，能散结去风。

【发明】防风，为风病之主药。《本经》所主皆风门重证，故首以主大风一句表扬其功用，则驱除外风，兼能通痹起废，其效最弘。《本经》列于上品，正以其足当大任而推重之，非无故也，后人但以为感冒风寒、轻疏发散之用，未免视之太浅，而东垣且谓之为卒伍卑贱之职，抑何薄之至于此极？

【禁忌】防风，为泄风上剂，然以走窜宣散成功，必其人气血充足，体重坚实，猝为外邪所乘，乃能任此辛温宣泄，而无流弊。凡古人治风诸方，皆不能轻用于今时东南之人者，以质脆阴薄，不能胜此燥烈之性也。防风虽不至如乌、附、

姜、辛之刚烈，然温燥之气，臭而可知，确是温辛一类。故治吾乡柔脆之人，常须识得此中消息，方不至徒读父书，误人生命。所以温热之风邪外受，凡柴、葛、羌、防皆当审慎，而肝阳之动风，血虚之风痉，又必柔润息风，方为正治。散风诸剂，非徒无益，而又害之，缪仲淳已谓南方中风，血虚痉急、阴虚盗汗、阳虚自汗，皆忌防风。石顽亦谓妇人产后血虚发风、婴儿泻后脾虚发搐，皆为切禁，洵是见到之语。

独 活

《本经》：味苦平。主风寒所击，金疮止痛，贲豚痫痓，女子疝瘕。

《别录》：微温。疗诸贼风，百节痛风，无久新者。

【正义】独活，为祛风通络之主药。《本经》主风寒所击，祛风之正治也。主金疮止痛，盖指风邪外袭之破伤风，则能祛风而止其痛，非能止血脱、发热之疮痛也。贲豚，本属肾水之邪上涌，温辛下达，故亦治之。痫痓，亦因风动而发，然寒风固宜于独活，而痰火生风，非其治矣。《别录》疗贼风，及百节痛风，无问久新，则芳香走窜，固无微不至，亦防风之流亚也。

【广义】甄权治诸中风湿冷，奔喘逆气，皮肤苦痒，手足挛痛不遂，口面㖞斜，遍身瘰痹血癞。《日华》治一切风气，筋骨挛拳，关节疼痛。东垣治风寒湿痹，酸痛不仁，颈项难伸。海藏去肾间风邪，治项强，腰脊痛。洁古治两足湿痹，不能动，散痈疽败血。

【发明】独活，气味雄烈，芳香四溢，故能宣通百脉，调和经络，通筋骨而利机关。凡风寒湿邪之痹于肌肉，着于关节者，非利用此气雄味烈之品不能直达于

经脉骨节之间，故为风、痹、痿、软诸大证必不可少之药。惟古时羌活、独活未尝分别，故古书以独活通治内外上下诸证，凡头面肢体，无一不在独活范围之内。自宋以来，则羌活别为一条，而芳香之气尤为浓郁，则彻上旁行，合让羌活占其优胜，而独活之味较厚，则以专治腰膝足胫等证。虽古人尚未明言，而海藏已谓羌活气雄、独活气细，石顽亦称其升中有降，皆隐然有上下之别。寿颐业师朱氏家法，恒以独活治下，凡自腰及小腹以下，通用独活，不仅风寒湿气，痿痹酸痛，可以立已。即疡证之发于阴分者，未溃易消，已溃易敛，功绩显然，确乎可信，此古人未尝明言之奥旨也。互详下文羌活条。

【正讹】羌、独活皆辛温之质，主治风邪，以外来之寒风言之，故所治皆寒湿之证。古恒以羌活治伤寒表病，并及四时不正之表邪，固皆指寒邪而言也。若大江以南，地气温暖，寒风恒少，昔人久称南方无真伤寒病，而四时外感，又皆风热，虽有表邪，亦非羌活等之辛散温升所宜，此荆防败毒散、九味羌活汤、柴葛解肌汤等方，古书皆称四时感冒之神剂，而江浙所不任用者，亦病情病证之使然也。且辛温之不宜于东南，又非仅时病已也，即如羌、独本属风寒湿邪、痹着痿躄之良药，而在此邦之人，阴血素薄，即有是证，亦半由于血虚而来，果属风寒，亦系血虚生风，气虚主寒，与西北之风痹悉因于贼风大寒者，证情亦复大异，而一味辛温刚燥之药，又须随时留意，不容信笔涂鸦，无所顾忌矣。而东垣竟谓独活治诸风掉眩，洁古亦谓与细辛同用治少阴头痛眩运，海藏又谓搜肝风、泻肝气，则所述诸病皆属阴不涵阳、肝肾不摄之证，明是内虚生风，非外来贼邪可比，潜藏镇定之为宜，何乃以温升之药，助其狂肆，抱薪救火之

祸，捷于影响，最宜慎用。然如着痹痿躄诸候，又多气血虚寒，不得流利，苟非羌、独辛散，亦难速效，则病本虽属血虚，又宜于养血滋液之中，参入宣络温运，徐图奏绩。而石顽《逢原》又谓气血虚者之痹痿肢节痛禁用羌、独，又未免一偏之见，非通论矣。盖羌、独治风，本治外邪侵入之寒风，非能治血虚内发之热风，所以肝阳眩晕，必非辛温升泄所能妄治，若犯斯禁，则烈焰愈腾，燎原可畏。然气血虚寒，而痿躄不仁，非吹以和煦之气，亦不能振作有为，春回黍谷，所以滋调血液之剂，亦必以宣通温养之药，相辅而行，但佐使之功，止可少少参加，用作引导，不得喧宾夺主耳。石顽乃欲一例禁绝之，何耶？

寿颐按：洁古所谓独活[①]与细辛同用，治少阴头痛眩晕一证，盖指肾脏真寒，水邪上溢，汩没阳气之真头痛言之。其证大寒大痛，手足厥冷，指爪青黑，朝发夕死，无药可救，惟用参附大剂，合羌、独、细辛等温养真阳，庶几希冀什一。立说未尝不是，固非指肝肾虚阳上凌之头痛眩运也。但措辞太嫌笼统，不为辨别，则一是真寒，一是浮火，病情大异，治法殆若天渊，学者误认，贻祸不小，爰为申而明之。

羌　活

【发明】羌、独二活，古皆不分，《本经》且谓独活一名羌活，所以《本经》《别录》止有独活而无羌活，李氏《纲目》尚沿其旧。然二者形色既异，气味亦有浓淡之殊，虽皆以气胜，以疏导血气为用，通利机关，宣行脉络，其功若一。而羌活之气尤胜，则能直上顶颠，横

---

① 独活：原作"羌活"，据文义改。

行支臂，以尽其搜风通痹之职，而独活止能通行胸腹腰膝耳。考甄权《药性本草》，已分羌、独各为一条，而所言治疗，尚无甚区别。唯张洁古谓羌活与川芎同用，治太阳、少阴头痛，透利关节，治督脉为病，脊强而厥。王海藏亦谓羌活气雄，治足太阴风湿相搏，头痛、肢节痛、一身尽痛者，非此不能除。二家之言，深识羌活雄烈之真相。寿颐师门，恒以羌活专主上部之风寒湿邪，显与独活之专主身半以下者截然分用，其功尤捷。而外疡之一切风湿寒邪，着于肌肉筋骨者，亦分别身半以上，身半以下，而以羌、独各为主治，若在腰脊背膂之部，或肢节牵掣，手足上下交痛，则竟合而用之，宣通络脉，更为神应，固不仅内科着痹，应手辄效，而外科之风寒湿邪，亦莫不投剂立验。考景岳、石顽等诸家本草，皆以羌、独各立条目，犹未分晰羌活主上、独活主下之治，但自洁古以来，亦已隐隐微露其端倪，兹特揭而出之，为学者明示以准则，而发明从古未伸之义蕴。盖二活之宣通关节，既有同功，而唐宋以后，必为区而别之者，其微义正在于此。庶乎各有专主，而是物之长技亦显矣。

寿颐又按：羌活本含辛温之质，其治疗宜于风寒、风湿，而独不宜于湿热，以湿邪化热，即为温病，似无再用辛温之理，然此惟内科证治为然，若外疡之属于湿热者，苟肿势延蔓，引及骨节筋肉，伸缩不利，非以羌、独之善走宣通为治，则效力必缓，故虽热病，亦不避用。但仅以为向导，而任佐使之职，则分量甚轻，其主任之君药，固犹是理湿清热之正剂，此亦发表不远热之大旨，非抱薪救火者所得以为藉口也。

秦艽

《本经》秦艽，味苦平。主寒热邪气，寒湿风痹，肢节痛，下水，利小便。

《别录》：辛，微温。疗风，无问久新，通身挛急。

【正义】秦艽，能通达关节，流行脉络，亦治风寒湿痹之要药。《本经》主寒热邪气，盖即指寒热之邪，客于肌肉筋络骨节间者，秦艽善行百脉，故以为主。《本经》之所谓肢节痛，《别录》之所谓通身挛急，皆风寒湿三气之邪，留于肌腠，着于骨节者。又能下水，利小便，亦通达百脉，故能驱湿下行耳。

【广义】甄权利大小便，疗酒黄，黄疸，解酒毒，去头风。洁古除阳明风湿，及手足不遂，口噤，牙痛，口疮，疗肠风泻血。海藏泄热。濒湖治胃气。景岳谓为手足阳明清火之药，解温疫热毒，除烦渴，及妇人胎热，小儿疳热瘦弱。石顽治妇人带疾。

【发明】秦艽之艽，本从草下丩，取纠结之意。《玉篇》本作艽，孙氏问经堂所刻《本草经》从之。今皆作艽或作𦵔者，皆其变体，非从草下九及几也。其根入土甚深，互相纠结，故以为名，而能通行经络，流利骨节，名义功用，皆从此出。其气味则《本经》谓之苦平，而《别录》加以辛及微温，以其主治风寒湿痹，必有温通性质也。然其味本苦，其功用亦治风热而能通利二便，已非温药本色，后人且以治胃热、黄疸、烦渴等症，其非温性，更是彰明较着。考《本经》《别录》主治，功在舒筋通络，流利骨节，惟治痹痛挛结之证，盖与防风、羌、独同类之品。甄权之治头风，即祛风也。惟又称其利大小便，亦与《本经》下水、利小便之旨相合。盖秦艽之根，曲折通达，既能外行于关节，亦能内达于下焦，故宣通诸府，引导湿热，直走二阴而出。昔人每谓秦艽为风家润药，其意指此，因之而并及肠风下血，张石顽且谓其治带，皆以湿热有余，宣泄积滞言之，非统治诸虚不摄之下血、带下也。又就其导湿去热而引伸之，则治胃热，泄内热，而黄疸、酒毒、牙痛、口疮、温疫、热毒，及妇人怀胎蕴热、小儿疳热烦渴等证，皆胃家湿热，而秦艽又能通治之矣。约而言之，外通经隧，内导二便，是其真宰，而通络之功又在理湿之上，要之，皆从湿阻热结一面着想，而气虚血弱之证，皆非其治，仍与川断、络石等味异曲同工耳。

【正讹】秦艽之根，以互相纠结得名，故陶弘景谓相交而长大者佳，无所谓左右也。乃刘宋时之雷敩妄为区别，竟谓左文为秦，右文为艽，杜撰可笑。秦是地名，艽是物理，而可分以为二，不通孰甚。乃后人偏能为应声之虫，皆以左者为佳，不知草之根荄，随便纠结，孰为左而孰为右，将从何处分辨决断，亦犹牡蛎本无头足定形，而可谓左顾者佳，均是无中生有，指鹿为马。考雷氏之《炮炙论》，词句鄙俚，本无足取，因其书竟称为《雷公炮炙论》，而无识者流甚至误认为黄帝时之雷公，转相援引，李濒湖亦悉收入《本草纲目》，徒乱人意，是亦吾国药物学之怪现象也。秦艽治热，本因其能通利二便，遂以胃热、湿热诸证，一概归其主治，然皆治实热，非虚热也。自《日华本草》插入主传尸骨蒸一语，而俗医又以为劳瘵身热之要药，于是阴虚烦热，率以秦艽、柴胡错综相间，自谓已握治劳之秘钥，不知苦能伤胃，寒能伤脾，宁不轻者致重，重者致死？而病者、医者，皆不觉悟，则《日华》其作俑者也。李东璧谓黄疸、烦渴之用秦艽，取其去阳明之

湿热也。阳明有湿，则身体酸疼而烦热，阳明有热，则日晡潮热而骨蒸，其说甚是清澈。盖其能治潮热骨蒸，亦皆胃有实热之证，而谬者遂以移之于虚热，其相去不太远耶？若小儿疳热，亦惟实证为宜，挟虚者审之。石顽亦谓肢体疼痛，或浮肿，挟有客邪者，用以祛风利湿，方为合剂。若久痛虚羸，血气不能养而痛，及下体虚寒，酸疼枯瘦而小便清利者，咸非所宜。

狗脊

《本经》：味苦平。主腰背强，关机缓急，周痹寒湿膝痛，颇利老人。

《别录》：甘，微温。疗失溺不节，男子脚弱腰痛，风邪淋露，少气目暗，坚脊，利俯仰，女子伤中，关节重。（关机，似当作机关，以旧本皆如此，仍之。）

【正义】狗脊，温养肝肾，能驱除风寒湿三气，为健腰膝、利关节、通经脉之药。腰背强，膝痛，脚弱，腰痛及失溺不节，淋露，皆肝肾不摄之病也。机关缓急，周痹寒湿，关节重，则风寒湿三气之病也。老人肝肾已衰，机关窒滞，温养而流利之，则为养老之要药矣。《别录》主风邪者，亦指痹着之风邪言之，目暗，亦肝肾阴虚之证也，坚脊，利俯仰，主女子伤中，皆伸言其效力耳。

【广义】甄权主毒风软脚，肾气虚弱，续筋骨。濒湖强肝肾，治风虚。赵恕轩《纲目拾遗》金毛狗脊治顽痹。（皆《本经》《别录》之绪余也。）

【发明】狗脊本有二种：一种似狗之脊骨，古之所用也；一种有金毛而极似狗形，今谓之为金毛狗脊，濒湖《纲目》已备载之。赵氏《拾遗》据《职方典》，谓出于粤西之南宁府，即蕨根也。按此物虽藏之多年，拔尽其毛，尚能自生，不多

时而茸茸如故，可见其生机洋溢，虽枯槁而余气盎然。今之所用皆即此种，故能温养肝肾，通调百脉，强腰膝，坚脊骨，利关节，而驱痹着，起痿废，又能固摄冲带，坚强督任，疗治女子经带淋露，功效甚宏，诚虚弱衰老恒用之品，且温而不燥，走而不泄，尤为有利无弊，颇有温和中正气象，而人多忽之，不以为重，殊可惜也。

【正讹】缪氏《经疏》谓肾虚有热，小便不利，或短涩赤黄，口苦舌干者忌用。盖以其性温而示之禁例也。然狗脊性温，乃温和温养之意，非温热温燥之例，如果肝肾之虚，阴不涵阳，以此固摄下元，引经向导，亦无不可。

千年健

【发明】千年健，仅于赵氏《本草纲目拾遗》见之，引朱氏《柑园小识》谓产于交趾及广西，气极香烈，可入药酒，治风气痛，壮筋骨。今恒用之于宣通经络，祛风逐痹，颇有应验。盖气味皆厚，亦辛温走窜之作用也。

象贝母

《本经》贝母味辛平。主伤寒烦热，淋沥，邪气，疝瘕，喉痹，乳难，金疮，风痉。

《别录》：苦，微寒。疗腹中结实，心下满，洗洗恶风寒，目眩，项直，咳嗽上气，止烦热，渴，出汗。

【考正】贝母今有两种：川产者，形小而气甚淡，谓之川贝；浙产者，形大味苦，谓之象贝，又称浙贝，亦曰大贝母，以其颗粒较大。然产地颇多，不独生于浙宁之象山，但寻常之土贝母味尤苦劣，不如浙产为佳。今之医家仅以贝母为清肺化痰之用，但知川产者为佳，则因其气味平

和，遂谓为味甘补肺，实则市肆之川贝淡泊无味，绝少功力，而风热痰壅，气逆胸满等证，非象山贝母不为功。考《诗》之"言采其蝱"，《管子·地员篇》之"其山之旁，有彼黄蝱"，皆即《尔雅》之"莔①，贝母"，亦即今之贝母。可见齐卫之间本多此物，且其时蜀道未通，必非川产，且诸家本草详载贝母出产之处，并未及于川蜀，颇不知今人崇尚川贝何所缘起？考贝母命名之义，以其形似贝子也。贝子种类良多，其最小者即今之所谓贝齿，大如人指，亦惟象贝之椭圆者可以比拟，而川贝则大如豆粒，小如苡米，又颇不类。再以气味言之，则《本经》称其辛，《别录》谓之苦，又惟象贝苦而有气，犹近于辛，若川贝则绝淡，强名之苦，已大不然，而辛于何有？更以《本经》《别录》所言主治证之，则伤寒烦热，腹中结实，心下满，咳嗽上气，皆惟象贝苦寒泄降，是其正治，断非川贝轻微淡远，所能胜任。此则少知医理，粗有经验者当皆能知之而共信之，亦不特智者而后能辨也。石顽《逢原》，已谓浙产治疝瘕、喉痹、乳难、金疮、风痉，则昔人已有明见及此者，实则古方所用之贝母，无一非此近道之土产，博考古书，隐隐可以识别，特未有人显为揭出耳。而川贝入药，且不知昉于谁氏，无如庸俗之辈，耳食者多，方且以道远价贵为奇珍，而象贝等之功在生民者，则以近而易得，敝屣视之，犹幸习用久沿，功力卓著，尚堪与前贤著述互相印证，不致淹没失传。须知药以治病，生命所寄，疑是疑非，所关甚巨，不得以耳为目，附和盲从，竟以远来之物为可贵，而鄙夷目前所易有者，不为剖晰其功能也，爰以古来主治之属于象贝

---

① 莔：贝母。

者悉系于此，而别以川贝附录于后，虽似故为翻案，未免骇人听闻，实则平情论之，理固如此，效力昭昭，不可诬也。好学之士试就古书之记述，而合以主治之功能，细为研究，或不以此言为刺谬乎？

【正义】象贝母，苦寒泄降而能散结。《本经》主伤寒烦热，淋沥邪气；《别录》止烦热，渴，出汗，皆泄降除热也。疝瘕，以热结而言，泄热散结，故能治之。喉痹，热之结于上者也。乳难之乳，即挛乳之乳，指产难也。贝母滑降，且能散结，故催生而治产难。甄权《药性论》谓贝母作末酒服，治产难及胞衣不出。近人保生无忧散一方，为催生保产灵药，内有贝母。程钟龄释之，谓贝母滑润，义皆本此，而注《本经》者仅以为下乳汁，恐非真旨。主金疮者，苦降清热之功也，不仅可以内服，亦可外作掺药。后人以象贝通治阳症痈疡，消肿退热，殊有捷效，亦本于此。主风痉者，苦寒清热，泄降定风之功也。《别录》疗腹中结实，心下满，皆指邪热窒塞之证，苦泄散结，故皆主之。洗洗恶风寒者，则风寒外袭于皮毛，内合于肺，象贝清泄肺气而辛能疏散，其效可知。目眩，为肝阳之上乘；项直，为风邪之外感，苦降息风，辛泄疏散，治之宜也。咳嗽上气，又痰热之侵肺，苦泄清金，而又降逆之功用也。详绎《本经》《别录》所主各证，皆惟象贝母之苦泄辛散，足以当之，非必川贝之淡泊而无味者，所可混同施治者也。

【广义】《日华》消痰止嗽。甄权主胸满逆气，时疾黄疸，散项下瘿瘤。成无己谓辛散苦泄，用以下气。苏颂治恶疮。陈承谓能散心胸郁结之气，故《诗》称言“采其虻”，本以不得志而云然。今用以治心中不快，气结闷郁者，殊有功效，诗人之言信矣。景岳谓解肝家郁结，散心

下逆气，肺痿肺痈，脓痰喘嗽，主热实结胸，乳痈，流痰，结核，瘰疬，降痰逆，消胀满，清肝火，明耳目，解热毒，吐血衄血，血淋便血溺血，主一切痈疡肿毒，湿热恶疮，痔漏，金疮出血，火疡疼痛，为末可敷，煎汤可服，性味俱厚，较之川贝，清降之功，不啻数倍。石顽谓肺受火束，因而生痰，或为邪热所干，喘嗽烦闷，非此莫治。浙产者，治疝瘕、喉痹、乳难、金疮、风痉，一切痈疡。仲景之当归贝母苦参丸治妊娠小便难，合连翘治颈项结核，皆其开郁散结，化痰解毒之功也。赵恕轩《本草纲目拾遗》引叶暗齐云：象贝，苦，寒。解毒，利痰，开宣肺气，治肺家风火痰嗽为宜。若虚人咳嗽，则宜川贝。又引《百草镜》云：土贝母各处皆产，形大如钱，安徽六安、江南宜兴、浙江象山皆有之。味苦，微寒，能散痈毒，化脓行滞，解广疮结毒，除风湿，利痰，敷恶疮，敛疮口。又引茅昆来笔记：味大苦，消痈疽毒痰，杨梅结毒非此不除。

【发明】象贝母，味苦而性寒，然含有辛散之气，故能除热，能泄降，又能散结。《本经》治伤寒烦热，《别录》主洗洗恶风寒，今人乃以通治风热、湿热、时气热邪，则寒能胜热，辛能散邪也。《本经》治淋沥、疝瘕；《别录》疗腹中结实，心下满，咳嗽上气；仲景则治寒实结胸；而后人主郁气痰核等证，则辛散苦泄，开结散郁也。《本经》治乳难，后人以之催生、下乳，又其泄降之余义。至于治疸，治疡，清喉咽，主吐衄，疗痰嗽，通二便，种种功用，无非清热泄降四字足以赅之。要之，皆象贝之功用，而市肆通行之川贝则淡泊异常，断不足以语此。乃或者犹复误认川贝价高十倍，恒欲以本草所述贝母之大功，悉以归之于川产，张石

顽且有川产者味甘最佳之说，又何论乎庸庸之俗子，盖亦于临证之时潜心体察，而一较其功绩之优劣耶！

【正讹】贝母之于半夏，俗医恒以为通用之药，一见咳嗽有痰，往往互相更换，庞杂乱投，实则一燥一润，一以健脾，一以清肺，各有专长，岂容相混？汪石山已谓俗以半夏有毒，代以贝母，不知贝母主肺家之火，半夏主脾胃之湿，何可相代？若虚劳咳嗽、吐血咯血、肺痿肺痈、妇人乳痈，及痈疽诸郁之证，半夏嫌燥，以贝母为向导可也，若脾胃湿热生痰，因而气逆上凌，岂贝母所能代乎？张景岳亦谓半夏、贝母俱治痰嗽，但半夏兼治脾肺，贝母独善清金；半夏用其辛，贝母用其苦；半夏用其温，贝母用其凉；半夏散寒，贝母清热，性味阴阳，大有不同，俗以代用，其谬孰甚。缪仲淳亦谓寒痰湿痰，非贝母可治；李士材又谓肾虚水泛成痰，非其所司；而石顽亦谓其寒润，治肺家燥痰，半夏性燥，治脾胃湿痰，两者天渊，何可混用。诸说皆最明晰，辨之极细。惟虚劳咳嗽一证，如其邪热甚炽，消烁肺金，贝母清降，固犹可用。若其阴虚火动，象贝苦寒，已宜相度其火焰之盛衰，而与为消息进退，不得恣肆过剂，以戕生气。如至虚甚，则不独象贝苦降，非所宜投，即以川贝之淡，亦含寒润之性，伤中败脾，当知顾虑，弗谓川贝甘能补肺，一往无前，死而后已也。彼未专以二母、二冬之类加减出入，以治劳损咳嗽者，则专以杀人为天职，前已论之，兹勿重赘。考贝母之名，自濒湖《纲目》以前，尚无川、象之分。景岳之《本草正》则已于贝母之外，别出土贝母一条。至石顽《逢原》则曰川者味甘最佳，西者味薄次之，象山者味苦又次之，一种大而苦者，仅能解毒，象山贝之名，始见于此。然据其所言，以一种大者特提，即景岳之所谓土贝母也，颇似石顽之所称川者、西者、象山者，皆不如土贝母之大，然今则市肆通行象贝、土贝，其形皆大，绝不与川贝相类矣。赵氏《拾遗》又引《百草镜》曰：出川者曰川贝，有一种出巴东者独大，出陕西省名西贝，又号大贝，且川中更有大者一种，捣粉作浆，不入药用，则皆土贝之类矣。然则川产之小者为一种，而各处及象山所产者为一种，不必于象贝之外，更别立一土贝母之名矣，兹故不复以象贝、土贝分晰云。象贝之用，世恒以为消痰止咳辅佐之品，司空见惯，往往视为无足轻重，不知降气化痰，且能除热解结，其力颇猛，抑且破坚、消核，治痈肿疬疡，痰核，其效甚速，则其性之峻利，尤可想见，故用之得当，其功奇捷，而用之过剂，为害亦巨，且苦寒泄降，无不伤脾败胃，而人多忽之，亦不可不察者也。

川贝母

【发明】川产之贝母，今人恒视为贵重之品，每以为功用必在象山贝之上，然考古书，竟无川产之说，则古人本不以川贝为珍品。且贝母之为用虽多，约言之，仅苦寒泄降而已，川产不苦而淡，已失贝母之作用，后人强以甘字加之，乃市肆所售之物，其甘又复何在。惟赵氏《拾遗》引《用药识微》，有龙安所产一种（龙安，四川旧府属），称其皮细白而带黄斑，其味甘，谓为川贝中之第一，不可多得。则虽有此甘味之一种，而非普通之品，但以今时临证所得之川贝功力言之，其效力固远在象贝之下。虽曰虚人痰咳，不宜象贝之苦寒，然用川贝，其功效亦不可见，而世俗珍之者，徒以价值渐昂，以耳为目，作坡公想当然之意见耳。石顽虽谓川产味甘最佳，而今则甘者既未得见，即佳处自不可知，岂从前有此味甘之佳品，而市肆所售之非其真耶？抑石顽亦不过人云亦云，非其真知灼见耶？果其所谓佳者，即是今日通行之品，则前人虽有补肺一说，亦不过徒付之想象而已。惟婴儿肺热痰嗽，不肯饮味苦气烈之药者，则以川贝研末，拌冰糖粉饲之，取其无气无味，不为婴儿所拒绝，此则无法之法，不药之药，亦尚觉其差有效力，然较之用象贝者，奏效之迟，亦自凿凿有据，此景岳所以有功力颇缓，用须加倍之说，则何如投以象贝，而价廉物美，一举两得之为愈乎。

升　麻

《本经》：味甘辛。主解百毒，杀百老物，殃鬼，辟温疾，障邪，毒蛊。（温，今作瘟。障，今作瘴。）

《别录》：苦、平，微寒。主中恶腹痛，时气毒疠，头痛寒热，风肿诸毒，喉痛，口疮。

【考正】大观本及诸本皆作味甘平，主解百毒，杀百老物，殃鬼，辟瘟疫、瘴气，邪气蛊毒，入口皆吐出。

寿颐按：升麻升散，本有辛味，洁古已称其性温微辛，孙氏问经堂本从《御览》所引作甘辛可据也。主解百毒已下，《御览》所引，与今本仅字句小异，意亦无别。温疾，今本作瘟疫；障，今作瘴，皆古今字。详其文义，《御览》本较为高古，当是旧本，故孙氏本从之，今皆仍孙氏，而附记通行本于此。

【正义】升麻，体质轻清，气味皆薄，禀纯阳之气，故《本经》以为辟恶杀魅之用，而解百毒。温疾，即时邪之瘟疫；障邪，即山岚之障气；毒蛊，亦精魅之类，升麻辟恶，故皆主之。《别录》所载主治各病，皆四时不正之气，即《本经》瘟疫瘴疠之类，此其所以为解百毒之上剂也。

【广义】《日华》主游风肿毒。甄权疗痈肿、豌豆疮，水煎棉沾，拭疮上（豌豆疮，即小儿之痘疮）。洁古治阳明头痛，乃手足阳明引经之药，散颠顶至高之风邪，及皮肤间风邪，解肌肉间风热，能发汗，补脾胃药，非此为引，不易得效。东垣发散阳明风邪，止阳明齿痛，升胃中清气，元气不足者，用此于阴中升阳。濒湖治胸胁虚痛，久泄久痢，后重，遗浊，带下，崩中，虚淋，下血。又谓升麻引阳明清气上行，柴胡引少阳清气上行，此乃禀赋素弱，元气虚馁，及劳役饥饱，生冷内伤脾胃，引经最要之药。故升麻葛根汤，本为发散阳明风寒之剂，而以治阳气郁遏，及元气下陷，殊效。《本经》以升麻为解毒吐蛊毒要药，以其为阳明之药而上升也。

【发明】升麻，体质甚轻，空松透澈，气味又淡，轻清上升，盖得天地纯阳之气。《本经》《别录》所主，皆四时不正之疠气，而以为解百毒者，纯阳之气，能辟除疫疠，而轻清之品能疏散外邪也。是以上之则能散巅顶头面之风邪，中之则能通脾胃郁遏之滞气，下之又可升举脾虚下陷之清阳，外之则祛逐皮肤之风寒，解散阳明之经热，皆其轻举升浮之功用，而透泄斑疹，宣发痘疮，又其疏表清胃之真旨。其性质颇与柴胡相近，金元以来，亦恒与柴胡相辅并行，但柴胡宣发寒邪郁窒之少阳，而疏达肝胆之抑遏；升麻宣发肌肉腠理之阳明，而升举脾胃之滞气，其用甚近，而其主不同，最宜注意。故脾胃虚馁，清气下陷诸证，如久泄久痢，遗浊崩带，肠风淋露，久痔脱肛之类，苟非湿热阻结，即当提举清阳，非升麻不可，而柴胡犹为升麻之辅佐，东垣益气升阳诸方亦即此旨，并非以升柴并辔而驰也。至于肝肾之虚，阴薄于下，阳浮于上，则不可妄与升举，以贻拔本之祸，亦与柴胡同耳。

【禁忌】升麻，能发散阳明肌腠之风邪，透表发汗，其力颇大，惟表邪之郁遏者宜之，而阴虚之热自内发者不可妄试。又上升之性，能除巅顶风寒之头痛，然亦惟风寒外邪宜之，而肝阳上凌之头痛，又为大忌。濒湖谓升麻治阳陷眩运，则头目眩运，肝阳最多，所谓阳陷，甚不可解，殊非升提之药所宜也。东垣谓止阳明齿痛。盖用以引清胃之药，入于阳明经耳，非升麻之能止齿痛也。仲淳谓阴虚火动，肾经不足者忌之。景岳谓诸火炎上者禁用。石顽谓升麻能解痘毒，惟初发热时可用，见点后即忌用升麻、葛根，以其气升发动，蒸毒于上，为害莫测。又谓麻疹尤为切禁，误投则喘满立至，盖麻疹本属肺经虚热，或者且挟湿痰，初非应用升散之病，若误以为表邪宜散，而更为升发，则肺气已虚，而复扬之，宁非大谬。又古有升麻透斑之说，盖为胃热郁窒，欲其疏泄透达耳，然热郁已极，清解且虞不及，乃复拨而散之，譬如火起室中，已有燎原之势，不为扑灭于内，而反大启门户，引风以煽之，挑拨以扬之，是助其烈焰飞腾矣，亦大误也。

玄 胡 索

【发明】玄胡索，其初产于异域，故以胡字为名，宋人讳玄，因改为延。味苦辛而温，温能行血，辛亦行气，故为血中气药。《开宝本草》主破血，治妇女月经不调，腹中结块，崩中淋露，产后诸血病，血运，暴血冲上，损伤下血，煮酒或酒磨服。《日华》破癥瘕，下胎。海藏治气痛、小腹痛。李珣散气，通经络，破产

后恶露，血枕痛。濒湖专治上下诸痛，行血中气滞，气中血滞。石顽谓独行多功，杂于他药中则力缓。按：延胡虽为破滞行血之品，然性情尚属和缓，不甚猛烈，古人必以酒为导引，助其运行，其本性之不同于峻厉，亦可想见，而又兼能行气，不专以破瘀见长，故能治内外上下气血不宣之病，通滞散结，主一切肝胃胸腹诸痛，盖攻破通导中之冲和品也。但走而不守，能治有余之实证，不能治不足之虚证，景岳谓产后之血虚及血枯之经少不利、气虚作痛者非宜。石顽亦谓宜于瘀滞，而不宜于虚人。然温和运动之品，本非猛力攻破，亦是以振动虚人之气血，而助其流行，凡补血滋养队中轻用少许，以为燠然之计，亦无不可。

贯 众

《本经》：味苦微寒。主心腹邪热气，诸毒，杀三虫。

《别录》：去寸白，破癥瘕，除头风，止金疮。花，疗恶疮，令人泄。

【正义】贯众苦寒，故主邪热气，诸毒。杀三虫及寸白虫者，除湿热之功也。又苦能泄散，且性虽苦寒，而亦以气胜，则固有行气行血之功用，故又主癥瘕。除头风者，苦寒以除风热也。止金疮，则苦能泄降，寒能胜热之功耳。其花治恶疮，令人泄者，即以攻逐其毒也。

【发明】贯众，苦寒沉降之质，故主邪热而能止血，并治血痢下血，甚有捷效，皆苦以燥湿，寒以泄热之功也。然气亦浓厚，故能解时邪热结之毒。《别录》除头风，专指风热言之，凡大头疫，肿连耳目，用泄散而不遽应者，但加入贯众一味，即邪势透泄，而热解神清，不独苦寒泄降，亦气之足以散邪也。故时疫盛行，宜浸入水缸中，常饮则不传染，而井中沉

一枚，不犯百毒，则解毒之功尤其独著，不得以轻贱而忽之。

【禁忌】苦寒之品，非实热者不用。

白芨

《本经》：白及，味苦平。主痈肿恶疮败疽，伤阴死肌，胃中邪气，贼风鬼击，痱缓不收。

《别录》：辛，微寒。除白癣疥虫。

【正义】白芨，古本皆作及，惟《太平御览》引《本经》，则作芨，今皆从草，盖即本此。《本经》主痈肿恶疮败疽、伤阴死肌，《别录》除白癣疥虫，皆以痈疡外敷，及掺药言之。味苦辛而气寒，故能消散血热之痈肿，性黏而多脂，则能疗败疽之死肌。苦辛之品，又能杀虫，则除白癣疥虫，外疡消肿生肌之要药也。主胃中邪气者，则苦寒之品，能除胃热耳。惟贼风鬼击、痱缓不收，其义未详，不敢强解。

【广义】甄权主结热不消。盖即《本经》主死肌之义。又治扑损刀箭疮、汤火疮。（皆寒能疗热，黏腻能生肌也。）东垣以止肺血，亦补伤而兼能清火也。

【发明】白芨，味苦气寒，能内清肺胃邪热，而外以凉血止痛，且黏腻之质，脂液富有，既可敷痈疡之未成，而消热退肿，亦可掺既溃，而去腐生肌，兼治金疮、汤火灼伤，皆《本经》之义也。后人以其清热补伤，而治肺痈，颇有捷效。惟邪势方炽之时，烈焰嚣张，咳呛脓血，则宜大剂清降化痰，而白芨黏腻，犹嫌力薄，不胜重任。迨火焰少杀，即可与清泄化痰之品相辅成功。惟犹有称其治跌打骨折，则未免誉之过甚，恐非实在也。

【正讹】白芨治肺痈，世毋畏其腻滞而不敢用，然苦寒本清肺胃，又能补伤，苟非火焰极盛之时，而臭痰腥秽之气已渐退舍，即可用以兼补兼清，不致助痰留患，与二冬、玉竹等比也。

三七

【发明】三七，一作山漆，言其止血合疮，如漆之能黏合也。始见于濒湖《纲目》，已言其有二种：一种生于广西番洞中，用其根，味微甘而苦，颇似人参，则今之所谓人参三七也；又云一种苗高三五尺，叶似菊艾而厚，有歧尖，茎有赤棱，甚易蕃衍，则今人种植之者甚多，根、茎、叶皆可用，止血甚效。濒湖称其气味甘、微苦而涩，止血，散血，定痛，主金刃伤，跌仆杖疮，血出不止，捣烂涂，或干为末掺之，止血立效。亦主吐血、衄血、下血、血痢、崩中、经水不止、产后恶血不下、血晕血痛，赤目，痈肿，虎咬蛇伤。按：三七以止血见称，而濒湖又谓其治产后恶血不下、血晕血痛，则不独止血，而又能破血，一守一走，正自相反，今皆用以止血，而破血则未之验也。

山慈姑

【发明】山慈姑之名始见于《嘉祐本草》，然陈藏器《拾遗》已有之，则名金灯，即其花也。味甘、微辛，能散坚消结，化痰解毒，其力颇峻，故诸家以为有小毒。藏器治痈肿疮瘘，瘰疬结核，皆醋磨涂之，并不以为内服之药。至王璆《百一选方》乃有太乙紫金丹，亦名玉枢丹，即今通行之紫金锭也。能解百毒，通治恶疮，坚肿痈疡，杨梅毒厉，瘟疫时气，瘴疬蛊毒，中恶，胸腹攻痛，窒塞不通诸证，及毒蛇虫犬等伤。外证可敷，内证可服，其效最捷，则以合大戟、千金子霜、麝香，皆通利迅疾之品，所以行驶极速，取效眉睫。而病重者连服之，则必利下，是以攻逐恶物为专职，药力之猛烈可知。此皆用以荡涤肠胃，驱除积垢，以减邪毒凭凌之势，亦非能通百脉，消除皮里膜外之坚积也。且气味俱淡，以质为用，所以古来未入煎剂，乃近人不知古意，辄欲自诩新奇，别开生面。遂有用入煎方，以为消积攻坚之法，如瘰疬痞积之类，皆喜用之，而不能取效者，则以此物体质坚重，独颗无枝，止能直下，而不能旁行，其力虽峻，而无宁络通经之性，何能行于肢体脉络。且瘰疬结核，病在上部，而此物又专于下趋，更无气味熏蒸及上，又属背道而驰，何能中病。彼徒知矜奇炫异，而于此中理法，全未体认，亦何怪乎徒费心思，攻伐无过，而于病情之百无一当也。所以肠胃之病，如食积气滞、胸脘不舒，服玉枢丹少许，则顷刻即效，此中微义，亦可深长思矣。用药者，能于此等处用心而融会贯通之，然后可读古人之书，而治今人之病，窃愿好学深思之士，有以三复斯言①。

冬虫夏草

【发明】冬虫夏草，始见于吴仪洛《本草从新》，称其甘平保肺，益肾，补精髓，止血化痰，已劳嗽。近人恒喜用之，以治阴虚劳怯，咳嗽失血之证，皆从吴氏说也。考赵恕轩《本草纲目拾遗》载之极详：产于四川、滇黔，及西域雪山中，夏则为草，冬则为虫，入药用虫而不用草。其感冬至阳生之气，而积雪之中蠕蠕行动，性不畏寒，是其特长，《四川通志》谓为温暖，其说可信。又称其补精益髓，则阳生阴长，既是动物，亦等于血肉之有情也。赵氏又引潘友新说，入房中药用；周兼士亦谓其性温，治蛊胀，近日种子丹用之云云。则此物补肾，必是温暖作用，宜于虚寒，当然不宜于虚热。能治

蛊胀者，盖脾肾虚寒，真阳不能布濩之证。赵氏又引《文房肆考》，称孔裕堂之弟，患怯而汗大泄，盛暑密室犹畏风寒，以此和作肴馔食之而愈。此人虚怯，洵是阳虚之候，汗多近于亡阳，且常畏寒，则色泽惨白，唇苦无华，已可想见，本是当用参、附者，而冬虫夏草能愈之，其为温补，可无疑义。此种虚劳，本与阴虚劳怯、嗽嗽痰红、相火肆扰者相反，《本草从新》但以止血化痰已劳嗽，浑而言之，似嫌空泛，未能辨明泾渭。山雷尝于物理上体会求之，此物入冬化虫，于至阴之令，独能黍谷春回，盎然生意，则可治肾阳不充，效果必巨，但既能温养肝肾，则摄纳下焦元气，未始不可治阴虚于下，冲气上升之虚嗽，吴氏谓已劳嗽，盖即此意。不佞从前用此以治虚人气冲干咳，面色惨白，脉小不劲，唇舌淡白滑润者，颇能得效，盖亦与蛤蚧之治虚嗽虚喘，异苔同岑。唯唇舌鲜赤，虚火上炎者，颇不敢用，恐其助阳，扰动阴中之火，反以滋害。此为不才曩日②之主见。继而寻绎王孟英《潜斋医案》，则此公恒用是药，数见不鲜，汇而参之，并不为补肾助阳作用，而专治阴虚气冲之久嗽。董哲卿二尹令正一条，胎前作嗽，娩后不瘥，渐至寝汗减餐，头疼口燥，脉则虚弦软数，舌则光赤无苔。孟英以冬虫草。合苁蓉、石英、龟板、牡蛎、茯苓、稆豆衣、甘草、小麦、红枣、藕，用之数帖，即嗽减餐加，头亦不痛，再加熟地而痊愈。见王案续编第七卷。又王杞亭姊一条，陡患咳嗽，目不交睫，而脉上溢，左兼弦细，口渴无苔，断为真阴久虚，风阳上僭，冲嗽

①　三复斯言：反复朗读这句话。形容极为重视。

②　曩日：以前。

不已。孟英以冬虫草合牡蛎、龟板、鳖甲、石英、苁蓉、茯苓、熟地、归身、牛膝、胡桃肉，连授四剂，而眠食皆安（见续编第八卷）。又钱氏妇，咳已数月，废寝忘餐，形削经停，凛寒乍热，心悸耳鸣，滋补填阴，反加便泄，脉虚弦缓大，气粗懒言，动则自汗。孟英予参、芪、龙、牡、桂、苓、甘、芍，冬虫草、饴糖大剂，旬日而安，继去龙、牡，加归、杞二十剂，泛至而康。见三编第二卷。此皆阴不涵阳，肝肾气火不藏，上冲作咳，而以冬虫草合于大剂填阴和阳收摄队中，即可归纳元气，返其窟宅，绝无扰动肾阳之弊。然后知此虫虽属温补，确有沉潜镇定之功，断非躁动兴奋可比，是以孟英治陈舜廷痰嗽条中，明谓以冬虫草、石英、牡蛎息风阳（见三编第三卷）。而《归砚录》四卷，姚欧亭大令夫人，忧思谋虑，扰动心肝之阳，不寝悸汗，脉且左寸关弦大以数，舌尖独红，孟英亦以冬虫夏草合参、连、柏子仁、莲子心、小麦、红枣核、鳖甲为善后之方也。合此诸案观之，则吴氏益肾补精之说，盖亦未可厚非。唯孟英于失血诸案未见此药，不佞亦尝汇而参之，则《潜斋》失血诸条，皆在气火甚盛，宜于清泄肃降之候，是以选不到此。而不佞近年，凡治久咳缠绵，阴虚气冲之证，即使痰红未净，只须舌苔不甚浊厚，而脉来小数虚弦，胃纳犹可者，频用是物合之滋填纳气方中，效果颇多，沉疴屡起，皆孟英成案，有以诏我。饮水思源，《潜斋》之启迪后人，功诚不小，敢抒拙见，贡之同侪，盖亦三致意焉。

卷 之 三

草部湿草类上

牛 膝

《本经》：味苦酸。（《太平御览》引作辛。）主寒湿痿痹，四肢拘挛，膝痛不可屈伸，逐血气，伤热，火烂，堕胎。

《别录》：平无毒。疗伤中少气，男子阴消，老人失溺，补中，续绝，填骨髓，除脑中痛，及腰脊痛，妇人月水不通，血结，益精，利阴气。

【考正】《本经》主寒湿，《太平御览》引作主伤寒。寿颐按：牛膝，味苦而性滑利，本非治寒之品，《御览》谓主伤寒者，盖古之所谓伤寒，本合热病言之。热结于内者，牛膝能疏导而泄降其热邪也，似当以《御览》本为正。

【正义】牛膝，疏利泄降，所主皆气血壅滞之病。《本经》谓主寒湿，当以《御览》所引作伤寒。其治湿流关节之痿痹，四肢拘挛，膝痛不可屈伸，固疏通壅滞之专职，要非气血枯竭之拘急不遂，可以并论。然凡属痿痹，本有湿阻血衰两层：湿阻者，惟在驱邪而使之流通；血衰者，亦必滋养而助其营运。则牛膝曲而能达，无微不至，逐邪者固倚以为君，养正者亦赖以辅佐，所以痿弱痹着，骨痛筋挛诸证，皆不可一日无此也。逐血气者，即所以通其壅滞；治伤热火烂，亦所以助其流通。且即此可知牛膝之性偏于寒凉，故能主热伤、火伤，则寒湿为病，必非其

任，上文之误，更显然矣。能堕胎者，滑利下行之力也。《别录》疗伤中少气，亦以湿热壅窒，中气不宣者言之，非正气不充、清阳下陷者所宜。其主男子阴消，亦主热盛伤阴而言，非能补肝肾之真阴也。老人失溺，盖地道不通而为癃闭之病，必非下元不固，遗尿溺床之候。其所谓补中续绝、填骨髓、益精、利阴气诸说，皆壅滞既疏，正气自旺，万不可误认牛膝为填补之品。脑中痛者，多阳邪之上升，牛膝下行为顺，则气火自潜。腰脊痛，亦经隧之壅滞，牛膝宣通脉络，则关节自利，又主月水不通、血结等证，则固破瘀导滞之真谛，此皆当就疏通一层着想，则牛膝之真实功用昭昭矣。《别录》又谓其止发白，然通利之品，非养血益阴者可比，必无是理，删之。

【广义】甄权治阴痿，《日华》治腰膝软弱。（皆其导湿清热之功。后人每谓牛膝能起腰膝痿弱，坚强筋骨，皆当以此意参之，不可拘泥。）《外台》以生牛膝一味浓煎，治劳疟积久不止。《肘后》以二斤渍酒，治卒暴癥疾，腹中如石刺痛。（其破积消瘀之效明矣。）甄权又谓其逐恶血；《日华》又谓其排脓止痛，主产后血晕，心腹痛；濒湖称其治五淋，尿血，茎中痛，痈肿恶疮；石顽称其治金疮折伤，妇女经闭不通（又皆破瘀通利之余义）。濒湖又谓其主治喉痹，口疮，齿痛（则又导热下泄之功效也）。

【发明】牛膝之根，一茎直达，入土最深，长者至二三尺，性又柔润多脂，故

滑利下行，是其专职。又味苦性降，清热降火以外，已无余义。古今主治利腰膝，通经络，破瘀活血，消积导滞，滑利二便，皆在此范围之内。张景岳谓其走十二经络，亦即通经活络之意。近又用以治咽喉口舌诸疮及胃火齿痛，皆有捷效，则皆实热壅塞，气火上升，取其开泄宣通，导之下达耳。但其性直下，虽能通经络而利机关，亦惟股膝足胫诸证，最为捷应，而手臂肩背之病，亦非怀庆牛膝所能呈功，则以根茎下达，固不能横行而上升也。

【正讹】牛膝乃流利疏通之品，古人称其治痹痛，起痿弱，盖指湿热壅积者言之。疏通而宣导之，则湿热去而痿废起，且下降滑泄之质，气味必偏于寒凉，苟非湿火郁滞，岂宜妄用。《本经》主寒湿，据《太平御览》所引，本是误字。《别录》补中续绝，填骨髓等句，未免言过其实，乃后人因此而变本加厉，甄权谓之补肾，海藏称其强筋补肝，寇宗奭亦谓同苁蓉浸酒服益肾，是皆以疏泄通利之物，误认其有滋填补益之功，宁有是理？乃景岳和之，更称其助一身元气，补髓精，益阴活血，治腰膝酸疼，滋须发枯白，种种功用，更是可骇。其误皆本于《别录》之补中续绝等说。虽曰以通为补，湿热除则真阴长，其意亦无甚背谬，究竟祛邪之品与养正之功，必不可浑而为一。试即以景岳书证之，于补髓填精数句之下，即继之曰其性下走如奔，故能通经闭，破血癥。忽而大补，忽而大攻，自盾自矛，岂不令人捧腹，抑何信手拈来，而不顾其理，至于此极耶？景岳又谓脏寒便滑，下元不固者禁用。石顽亦谓性滑利窍，凡气虚下陷，大便易泄，梦遗精滑，妊娠崩漏，俱当禁用。又谓此物专司疏泄，世俗妄谓益肾，而于培养下元药中用之，则与延盗入室何异？吴仪洛《本草从新》亦

谓气虚下陷，因而足跗浮肿者大忌牛膝。

寿颐按：李濒湖修治法，谓欲其下行则生用，滋补则酒拌蒸过用，盖即畏其滑泄，而借酒之上行以监制之。然此物本非补益之品，亦何必多此一番矫揉造作。考李氏《纲目》又谓牛膝得酒则补肝肾，且谓其治腰膝骨痛，足痿阴消，失溺久疟，伤中少气诸病，皆补肝肾之功，是濒湖亦误以为补剂。此手头极熟之药，最易误用，不可不正。《外台》以牛膝治疟，本文明谓治劳疟积久不止，盖疟病既久，必有痰湿互结，如疟母之类，非得消坚破积之品不可，而一味牛膝能治之，则其消导之力甚猛，正与破癥堕胎，通血结诸条同其功用，何濒湖反谓其补肝肾，亦不思之甚矣。

川牛膝

【发明】川牛膝之名不见于古书，惟张石顽《本经逢原》谓怀产者长而无旁须，水道涩滞者宜之；川产者细而微黑，精气不固者宜之。又谓川产气味形质与续断仿佛，用之无精滑之虞。是牛膝之川产者，不专以滑泄见功，而宣通关节之力则一，颇为有利无弊，肝肾阴虚而机关不利者宜之。但今时市肆中之所谓川膝，则其形甚大而性质空松，又与石顽之说不类。然用之于肩背手臂，疏通脉络，流利骨节，其效颇著。盖其质空疏，则其力能旁行上达，以视怀膝之坚实直下者，功用自有区别。而世俗恒以川牛膝、怀牛膝视如一类二种，随笔写来，含浑用之，不知分辨，误矣。

天名精

《本经》：味甘寒。主瘀血，血瘕欲死，下血止血，利小便。

《别录》：除小虫，去痹，除胸中结

热，止烦渴，逐水，大吐下。

【正义】天名精禀寒凉直降之性，而能通结、破血、利水，故所主皆血瘀、热结、水停之证。《本经》又称其止血，则气火上炎之失血、吐衄等证，得此寒降，血可自止，《别录》称其去痹，则热邪壅于经络，而为关节不利之热痹，非并能疗寒湿之痹着也。小虫者，皆湿热之所生，利水以去湿，寒凉以胜热，则虫自可除。大吐下者，于以见其性之猛烈也。

【广义】《唐本草》破血生肌，止鼻衄，杀三虫，除诸毒肿，疗疮瘘痔，金疮身痒，瘾疹不止者，捼①之立已。《开宝》谓地松解蛇虫螫毒，捼①以敷之。朱端章《集验方》谓皱面地菘草，治牙痛，以草一捻，汤泡少时，蘸挹痛处，即定。孙天仁《集效方》，凡乳蛾喉咙肿痛，以鹤虱草（一名皱面草，一名杜牛膝）取根洗净捣烂，入好酒，绞汁灌之。张石顽谓土牛膝解毒利窍，专治血臌②，一味浓煎，恣意服之。又锁喉风，以土牛膝捣绞灌之，以鸡羽探吐稠痰，不过二三次，神验。又谓天名精功专散血，有破宿生新之能力，又能涌吐风痰，凡咽喉肿塞，痰涎壅滞，捣汁饮之，继以鹅翎扫入，搅去稠痰立效。濒湖谓天名精并根苗而言之，地菘言其苗叶，鹤虱言其子。其功只在吐痰止血，杀虫解毒，擂汁服之，能止痰疟喉痹，漱之止牙疼，捼之敷毒螫。

【发明】天名精之草，吾乡野生极多，茎细丛生，其叶甚细，有臭味，故俗称为臭花娘子草，茎节曲折，每节间突出如踝，俗名为鸡踝子草。结子大如谷，老则有刺螫人衣，即鹤虱也。其性寒凉，能滑利下行。据古籍则破血利水之力极大，《本经》《别录》所载主治是也。后人则惟用以解毒降火，《唐本草》以下诸书所载主治是也。今则以治喉风肿塞，甚至腐烂

危险之候，取茎叶捣汁灌之，其效甚捷。冬令草枯，无从取汁，则于夏秋之间，预收茎叶，捣汁澄定，俟其将干凝结之时，作为丸子，阴干密贮，临用以清水化开，灌之亦效。甚者屡进之，探吐稠痰，大可转危为安。微贱药中之极有灵验者。盖消痰解毒，清热降火，开结利窍，合数者之功用兼而有之，宜其投之辄效，其余诸证之应用此物者，大旨亦不外此十二字之作用矣。

【备考】天名精，子名鹤虱，根名土牛膝，今所恒有。以治喉肿，其应如响，与自明以来诸书所称治疗亦合。但其叶甚细，而《本经》则有虾蟆蓝之名，《别录》亦一名蟾蜍兰，《纲目》则一名皱面草，又有蔓精、地菘等别名，则必其叶甚大，故有蔓菁、菘菜之称。且其叶必皱，因有虾蟆、蟾蜍、皱面等号。试推测其形色，及证以李氏《纲目》所载之状，则与今之所用，大是不类。且今亦未有用以治血瘀、血结者。惟热结肿毒等证，则义亦可通，借用亦验。实则今所用者，必非古来相承之一物矣。但《本经》又别有豕首之名，《别录》亦谓之彘颅，说者谓其气如豕，故得此名。而今所用之土牛膝，则亦有臭味。独陶弘景则谓天名精即今之豨莶，然今所常用之豨莶草，固别自一物，人人皆知，亦非今所常用之鹤虱草。窃谓豨莶之叶大而皱，亦有臭味，似古人所谓虾蟆蓝、皱面草等名目，皆即豨莶草之别名。然豨莶清凉解毒，其性虽亦相近，而不能治喉风痰塞，则又是疑窦，不能武断。缪氏《经疏》又谓天蔓精，南人呼为地菘，非鹤虱，亦非豨莶，乃荔

---

① 捼：揉搓。

② 血臌：病名。由瘀血内停，因循日久所致的鼓胀证。

枝草也，为消痔之圣药。则缪氏之意，亦非今日所用之土牛膝矣。此中疑是疑非，势不能融合古今诸说，贯而通之。兹姑以今日所习用者为主，而附志所疑，以留待异日之再为考订焉。

鹤虱

【发明】即今之土牛膝所结之实，形小而长，有刺螫人衣，有似于虱，故得此名。《唐本草》称其气味苦、辛，有小毒。治蛔虫，为散，以肥肉汁服方寸匕，亦入丸散用。《开宝本草》称其治虫心痛，以淡醋和半匕服，立瘥。苏颂《图经》称其为杀虫方中要药。《古今录验》疗蛔厥心痛，一味捣丸，蜜汤空腹服。

豨莶

【发明】豨莶之草，微有臭味，故得豨名。豨者，豕也，言此草之气，其臭如豕。古人有猪膏母之别名，其义一也。《唐本草》始载之，言其气味苦寒，治热䘌，烦满不能食，生捣汁饮三合，多则令人吐。又谓猪膏母，气辛苦平，主金疮止痛，除诸恶疮，消浮肿，捣封之，散敷，并良。藏器谓久疟、痰疟，捣汁服，取吐。又捣敷虎伤、狗咬、蜘蛛咬、蚕咬、蠷螋溺疮。苏颂谓蜀人单服豨莶，以五月五日、六月六日、九月九日，采叶净洗，入甑中，层层洒酒与蜜，蒸之又曝，凡九次，气味极香，捣末蜜丸，服之。云甚益元气，治肝肾风气，四肢痹，骨间冷，腰膝无力者。亦能行大肠气，安五脏，生毛发，兼主风湿疮，肌肉顽痹，妇人久冷尤宜。又江陵节度成讷，及知益州张詠，皆有《进豨莶丸表》，极言其治中风大效。

寿颐按：此物生时，气臭味涩，多服引吐。盖性本寒凉，而气猛烈，长于走窜开泄，故能治热烦痈毒，而吐痰疟。及其九次蜜酒蒸晒，和蜜为丸，则气味已驯，而通利机关，和调血脉，尤为纯粹，凡风寒湿热诸痹，多服均获其效，洵是微贱药中之良品也。

续断

《本经》：味苦微温。主伤寒，补不足，金疮，痈疡，折跌，续筋骨，妇人乳难。

《别录》：味苦辛。主崩中漏血，止痛，生肌肉，及踠伤恶血，腰痛，关节缓急。（踠，曲也。踠伤，犹言折伤也。）

【正义】续断通行百脉，能续绝伤而调气血。《本经》谓其主伤寒，补不足，极言其通调经脉之功。惟伤寒之寒字殊不可解，疑当作中。然旧本皆作伤寒，惟石顽《逢原》则竟作伤中，盖亦石顽改之，未必其所见旧本之果作伤中也。其治金疮痈疡，止痛生肌肉，及折跌踠伤恶血，续筋骨，主腰痛，关节缓急等证，无一非活血通络之功效。妇人乳难，则以乳子之时言之，即产后诸病，续断行血而能和血，故通治产后及崩漏也。

【广义】甄权称其宣通血脉。《日华子》称其治妇人胎前产后一切病，缩小便，止泄精尿血。景岳称其入血分，调血脉，消肿毒。又谓味涩，能止吐血、衄血、崩淋、胎漏、便血，调血痢，止带浊，宜佐之以甘，如甘草、地黄之类尤佳。石顽谓续断入肝经。主续筋骨，为妇科胎产崩漏之主药。又主带脉为病，疗腰痛，利关节，暖子宫，治金疮折伤，散痈肿瘀血。

【发明】续断，蔓延甚远，味苦、辛而微甘，其气温和，气味俱厚。故兼入气血，能宣行百脉，通利关节，凡经络、筋骨、血脉诸病无不主之，而通痹起痿，尤有特长。又其味苦而涩，能行能止，则疗崩漏带下，血痢，淋浊，而女科胎产经带，奇经八脉诸病，及伤科闪跌诸证，外疡痈肿溃腐，支节酸痛，屈伸不利等病，类皆赖以成功。其效甚宏，其用颇广，加以呈功颇捷，而性又柔和，无燥烈刚暴之弊，是真名将风流，雍容揄扬，以奏肤功①而歼大敌，洵非猛将之偏锋陷阵者所可同日而语矣。

蓝

《本经》：蓝实味苦寒。主解诸毒，杀蛊蚑、注鬼、螫毒。

《别录》：蓝叶汁，杀百药毒，解狼毒、射罔毒。

【音义】蚑，音岐，虫行蠕动之貌。蛊蚑者，言蛊毒之中人，如虫之蚑蚑②而善动也。濒湖、石顽皆读为魅，似嫌不征于人而征于鬼。注鬼，盖即古所谓鬼注之病。古人神道设教，故有鬼注之病名。今本字多作疰，考古本则皆作注。

【考正】蓝为草名，《诗》称菜蓝，《月令》称刈蓝，其名最古，可以为染，故古今莳艺③之者甚多。今吴下俗谚称为青秧者是也。自唐宋以降，即以蓝草所染之色名之曰蓝，几令俗人知有蓝之色，而不知有蓝之草。惟此草种类不一，大小巨细，各有不同，其名称亦因此而异。李氏《本草纲目》所载蓼蓝、菘蓝、马蓝、吴蓝、水蓝五种，茎叶花实，颇为详尽。又有所谓冬蓝、板蓝者，濒湖以为即马蓝之别名。然此数种本是同类，形色虽异，而气味性质皆同，入药亦不必强为区别。特《本草经》止有蓝实，则古人入药仅用其实。至《名医别录》乃有叶汁之名，似即蓝淀，今谓之靛。但蓝淀必和以石灰，性质微异。古方既用叶汁，当以鲜叶捣取自然汁，尤为纯净。今之蓝淀已为陈腐之物，不如鲜叶也。《别录》又有大青，

《肘后》《千金》皆用之。据李濒湖说，亦别以为一种。然其气味性情以及治疗之功用，亦与诸蓝无异，盖亦同是一类，特所产之地不同，而形状遂有小异耳。苏颂《图经本草》又有小青，盖亦其类。浸之成汁，和以石灰，则为蓝淀；复干之成末，则为青黛。其功用亦大同小异，兹各从本条，分系于后。

【正义】蓝草，苦、寒，专解百毒。根、叶及实性质皆同。蛊，本毒虫之类。狼毒、射罔，皆毒草也。

【广义】陶弘景谓蓝汁涂五心，止烦闷，疗蜜蜂螫毒。《日华》谓吴蓝主寒热头痛、赤眼、天行热狂、疔疮、游风、热毒、风疹，除烦止渴，解毒药、毒箭、金石药毒，疗鼻衄、吐血，小儿热疳、丹毒。苏颂谓蓝汁治虫豸伤。景岳谓解诸热毒、虫毒，及时行温热疫毒、小儿诸热惊痫，皆宜捣汁用之。石顽谓专于清解温邪，为阳毒发斑咽痛必用之药。

【发明】蓝草，味苦气寒，清热解毒之上品，专主温邪热病，实热蕴结，及痈疡肿毒诸证。可以服食，可以外敷，其用甚广。又能杀虫，疗诸虫螫者，盖百虫之毒，皆由湿热凝结而生，故凡清热之品，即为解毒杀虫之品。并能杀蛊者，蛊亦南方湿热之毒，本为毒虫之类。又凡苦寒之物，其性多燥，苟有热盛津枯之病，苦寒在所顾忌，而蓝之鲜者，大寒胜热而不燥，尤为清火队中驯良品也。

蓝 淀

【发明】蓝淀，以蓝叶浸水，和石灰搅澄，而去其清水，故谓之淀。淀者，淬

---

① 肤功：大功。

② 蚑蚑：徐行貌。

③ 莳（shì）艺：移栽，种植。

垽之下沉者也，今字则作靛。苦寒之性，解毒清热，亦同蓝草。但加之石灰，则止血、消肿、杀虫之力尤胜。陈藏器谓其解诸毒，敷热疮、秃疮、热肿。濒湖谓能治噎膈，即石灰重坠，故能破坚积，消瘀血，且能杀虫也（噎膈有湿热生虫一证）。凡外疡热毒，疔疮痈肿，及湿疮奇痒者，用作敷药，皆佳。

青　黛

【发明】青黛，古时产于波斯，后人以蓝淀之浮沫为之，故李濒湖谓之靛花，其功用亦与蓝淀同。但靛之浮沫，干之则所存无多，今市肆之物，乃以靛之凝结下澄者为之，纯是石灰本质，与靛花之质，清浊绝异。考古方多用青黛为内服之药，必非今时重浊之物。若今之青黛，则止宜外敷，以为燥湿杀虫及金疮止血之用。李濒湖已谓货者多以干淀充之，中有石灰，服饵宜慎。而今之俗医，尚不知辨别，犹复以为内服之药，是呆读古书，不辨药理之咎矣。

【广义】《开宝》味咸寒，解诸药毒，小儿诸热，惊痫发热，天行头痛寒热，敷热疮恶肿，金疮蛇犬等毒。甄权解小儿疳热，杀虫。藏器治小儿疳热。丹溪谓其泻肝火，散五脏郁火，解热，消食积。濒湖谓去热烦，主吐血，斑疮，阴疮，杀恶虫。

【正义】古人所用青黛，必非今市肆中重浊之青石灰。凡内服者，宁用大青叶、板蓝根，万勿沿用此恶浊之青黛。又咽喉口舌诸方，古今方药，多用此物，惟今则物质已非，寿颐修合咽喉口疮诸末药，已屏绝不复用矣。

甘　蓝

【发明】甘蓝，载于陈藏器《本草拾遗》，谓产于西土，叶阔可食，治黄毒。盖亦清利热结之品，故治发黄。亦蓝之别一种。濒湖《纲目》，亦称其叶长大而厚，煮食甘美。

大青　小青

【发明】大青、小青之气味性质，皆与蓝草近似，故功用亦相等。张石顽竟以大青、小青并于蓝实一条，未为无见。特古书皆不谓大青、小青可以为染，则亦自有区别。

【广义】《别录》谓大青味苦，大寒，主时气头痛，大热口疮。陶弘景谓除时行热毒。甄权治温疫寒热。《日华》主热毒，烦渴，风疹，金石药毒，肿毒。濒湖谓大青主热毒痢，黄疸，喉痹，丹毒。小青治血痢腹痛，研汁服，解蛇毒。苏颂《图经》谓小青捣敷痈肿疮疖。张石顽谓宋朱肱治发斑咽痛，有犀角大青汤、大青四物汤，皆以治温热毒盛之病，非正伤寒病。大青能泻肝胆之实火，正以祛心胃之邪热，所以小儿疳热，丹毒，皆为要药。小青杀百药毒，解狼毒、射罔、斑蝥、砒石等毒。

马　兰

【发明】马兰，为卑湿地恒有之草，今吴人恒嗜之，俗呼为马兰头，吾嘉又名为红梗菜。考马兰之名，始见于《日华本草》，前人皆列于芳草类中，与兰草、泽兰并列。李濒湖谓似兰而大，故有马兰之名。考《尔雅·释草》，凡草之大者，固多以牛马命名。然以今之马兰比较肆中泽兰，则枝叶皆小，且无香气，乃古本列之芳草一类，则因其兰字之一字而以类及之也。考其气辛、性凉，甘而微苦，治疗血热诸毒甚效。盖其形色气味，性质功用，皆与蓝靛相近，或亦蓝草类中之一种，因而亦名为蓝。后人不察，遂以兰、蓝音近，而误列于香草队中也。兹移于隰草中以存其真。马兰甘寒，最解热毒，能专入血分，止血凉血，尤其特长。盖其茎深赤，干而煮之，其汁深紫，故能从其类而清利血热。凡温热之邪深入营血，及痈疡血热腐溃等证，尤为专药。内服外敷，其用甚广，亦清热解毒要品也。

【广义】《日华》主鼻衄吐血，治金疮、血痢，解酒疸、诸菌毒，捣涂蛇咬。石顽谓其入阳明血分，与泽兰功用相近，能破宿生新，治淋浊痔漏。捣汁治喉痹肿痛。细嚼咽汁，治绞肠痧腹痛，皆取其散血解毒也。寿颐按寒凉之品，清热则有余。又其汁色赤，则入血分而祛血热。若谓其破宿血而能生新血，则未免言之过甚。王孟英《随息居饮食谱》谓马兰甘、辛，凉。清血热，解醒化毒，疗痔，杀虫。嫩者可茹，蔬中佳品，诸病可餐。

麦门冬

《本经》：味甘平。主心腹结气，伤中伤饱，胃络脉绝，羸瘦短气。

《别录》：味微寒。疗身重目黄，心下支满，虚劳客热，口干燥渴，止呕吐，愈痿蹶，强阴益精，消谷，调中，保神，定肺气，安五脏，令人肥健，美颜色。

【正义】麦冬富有脂液，清润甘凉，得土之正味，故为养胃生津之专品。《本经》主心腹结气，乃燥热津枯而气结不利之病。麦冬甘润，滋燥清热，是其专职，若痰湿郁窒之结气，非其治矣。伤中伤饱，胃络脉绝，羸瘦短气，皆指胃液不充，食少中虚之证，故宜于滋养阴液；非食积之伤饱，痰壅之短气，亦可以麦冬作消食化痰用也，石顽已谓非开豁痰气，消克食积，其说甚是。

《别录》疗心下支满，盖亦属于燥热

津枯，而心胸不舒之证，方合麦冬之寒润。然本文则谓身重目黄，明是湿热蕴积为病，而即继之以心下支满，又是痰湿互相结合，麦冬黏腻，大非所宜，虽曰古书，奚堪尽信？其治虚劳客热，口干燥渴，则滋虚退热，解渴生津，固是正治。止呕吐者，以清胃热而降气火，然非舌质干红之燥火为病，即宜审慎，或挟痰浊，则柔润之品，夫岂所宜？愈痿蹶者，足痿多由阳明燥热，灼烁津液，以致筋枯骨萎，所以古人有治痿独取阳明之说，则麦冬柔润，以解燥热而滋脉络，正其专长，魏玉璜氏一贯煎，为治燥热痿弱主方，正合此意，倘是寒湿，即为大禁。若所谓强阴益精，消谷调中，保神定肺，安五脏诸功效，则无非养胃生津，育阴滋液之余义而已。寿颐谓消谷二字，当指中消之善食易饥而言，凡消谷能食，无非胃火极旺，必以甘寒大剂清胃解渴，麦冬固在必需之列者也。

【广义】藏器去心热，止烦热。《日华》治五劳七伤，安魂定魄。（皆滋阴清热之意也。）《日华》又谓主时疾热狂。甄权治热毒。（则惟燥热炽盛，耗烁胃津者宜之。若挟湿挟痰，纵有热证，亦必先以开泄，凡滋腻之品，皆非所宜）。洁古治肺中伏火，补心气不足。（皆以燥热伤血言之。）又主血之妄行。（则邪火上炎，甘寒凉降之力也。）又主经水枯乱不下。（亦燥热烁阴之证治。）寇宗奭谓治心肺虚热及虚劳，与地黄、阿胶、麻仁、五味子、枸杞子同为润经益血，复脉通心之剂。景岳谓补上焦之津液，清胸膈之渴烦，定火炎之呕吐，退血燥之虚热，益精滋阴，泽肌润结。

【发明】麦冬产于西北土脉深厚之地，入土深远。其味大甘，得坤土之正，而膏脂浓郁，故专补胃阴，滋津液，本是甘药补益之上品。凡胃火偏盛，阴液渐枯，及热病伤阴，病后虚羸，津液未复，或炎暑烁津，短气倦怠，秋燥逼人，肺胃液耗等证，麦冬寒润，补阴解渴，皆为必要之药。但禀西北严肃之气，偏于阴寒，则惟热炽液枯者，最为恰当。而脾胃虚寒，清阳不振者，亦非阴柔之品所能助其发育生长，况复膏泽厚腻，如其脾运不旺，反以碍转输而有余，而湿阻痰凝，寒饮停滞者，固无论矣。《本经》《别录》主治，多就养胃一层立论，必当识得此旨，方能洞彻此中利弊，不然者，拘执伤饱支满，身重目黄等说，一概乱投，自谓此亦古人精义所在，岂不益增其困？《别录》又以麦冬主痿蹷者，正是《内经》治痿独取阳明之意。胃主肌肉，而阳明之经又自足而上，阳明经热则经脉弛缓而不收，胃液干枯则络脉失润而不利，补胃之津，而养阳明之液，是为治痿起废之本。但亦有湿流关节而足废不用者，则宜先理其湿，又与滋润一法，遥遥相对，不知辨别，其误尤大。《别录》又谓其定肺气，而后人遂以麦冬为补肺主药。盖以肺家有火，燥烁津液，洵是正鹄[①]。参麦散一方，固为养胃保肺无上妙品，然肺为贮痰之器，干燥者少，湿浊者多，倘使痰垢未清而即投黏腻，其害已不可胜言，而麦冬又滋腻队中之上将，或更以玉竹、二母等柔润甘寒之物辅之，则盘踞不行，辟为窟宅，而清肃之肺金，遂为痰饮之渊薮矣。

【正讹】麦冬本为补益胃津之专品，乃今人多以为补肺之药，虽曰滋液和阴，无甚悖谬，究其所以专主者，固在胃而不在肺。寇宗奭谓治肺热，亦就肺家有火者言之，柔润滋液，以疗肺热叶焦，本无不可；《日华》谓主肺痿，固亦以肺火炽盛者言之也。然又继之曰吐脓，则系肺痈矣，究之肺痿、肺痈，一虚一实，虚者干痿，实者痰火。麦冬润而且腻，可以治火烁之痿，不可治痰塞之痈，景岳和之，遂以肺痈、肺痿，并作一气，则虚实之不分，岂非大谬？且肺痈为痰浊与气火交结，咯吐臭秽，或多脓血，宜清宜降，万无投以滋腻之理，即使如法清理，火息痰清，咳吐大减，肺气已呈虚弱之象，犹必以清润为治，误与腻补，痰咳即盛，余焰复张，又临证以来之历历可据者。而肺痿为肺热叶焦之病，但言理法，自必以补肺为先务，然气虚必咳，咳必迫火上升，而胃中水谷之液，即因而亦化为痰浊，故肺虽萎矣，亦必痰咳频仍，咯吐不已，惟所吐者，多涎沫而非秽浊之浓痰。是亦止宜清养肺气，渐理其烁金之火，使但知为虚而即与黏腻滋补，则虚者未必得其补益，而痰火既得所凭依，反致愈咳愈盛，必至碎金不鸣，不复可救，此玉竹、二冬、知母等味固不独脓痰肺痈所大忌，即稀痰之肺痿，亦必有不可误与者，皆俗医之所不知者也。又麦冬本非治咳嗽之药，《本经》《别录》凿凿可据。自《日华》有止嗽一说，而景岳亦谓其治肺干咳嗽，推其用意，亦谓干咳无痰，则为气火刑金，麦冬滋润退热，夫岂不可？特咳嗽一证，虽有虚实寒热之分，而挟痰湿者十恒八九，干咳无痰者十不一二，即使本是无痰，而误投滋腻，则气火交结，痰浊遂滋，适以助其黏腻，而邪无从泄。凡属咳病，必肺气郁塞，不能宣通，因而作声，以求开泄，止宜顺其机以导之，用轻扬疏达之品，如白蒺藜、兜铃、木蝴蝶之类，助其开展，则咳声畅遂，痰吐滑利，其势即解。误与滋腻，则痰涎为其闭塞，昔贤比之如油入面，不可复出，最是确论。张石顽亦谓阴虚羸瘦，喘嗽上气，失音，失血

---

① 正鹄：正确的目标。

及风寒暴嗽，大非所宜，正是此旨。盖痰浊得其滋填，则无论为风、为寒、为外来之邪、为内蕴之热，皆胶黏固结，牢不可破，永永闭锢于肺络，后虽欲开泄而不可得，遂致酿成蟠结之根，时时震撼，试问肺叶娇嫩，而能堪此日常之激动乎？劳瘵之由，强半在此。石顽又谓麻疹咳嗽亦不可用此，以其性寒助阴，适以固敛阳邪，不能发越，尤为剀切。且咳病苟服麦冬，多致音哑，是其阴寒敛邪入肺之明证，所以凡有咳证，麦冬等味真是鸩毒。徐灵胎尝大声疾呼，而人多不觉，近世名贤如叶天士、费伯雄皆犯此禁，未始不误于《日华》止嗽之一说。而陈藏器且以此物为下痰饮，景岳亦有消痰一说，尤为杀人之利刃今之俗医又误于叶氏《指南》、费氏《医醇》等书，恒以制造劳瘵为事，所见治咳之方，踵此弊者，比比而是，医学之不昌，虽曰自昔已然，未免于今为烈，曷禁感慨系之。《日华》又谓麦冬治五劳七伤，盖亦《本经》主伤中之意。养胃滋阴，生津益血，夫孰非调和五脏之正治？然以为服食之品，调养于未病之先则可，若曰劳伤已成，而以阴柔之药治之，又非阳生阴长之旨。且劳损之病，虽曰内热，然亦是阴虚而阳无所附，补脾之气，助其健运，尚能击其中坚而首尾皆应，徒事滋润养阴，则阴寒用事，而脾阳必败，不食、泄泻等证必可操券以俟，越人所谓过中不治之病，又皆阴柔之药，有以酿成之矣。再按近人之用麦冬，皆去其心，盖此物以滋腻为用，其心乃干燥之筋，既无脂液，留之无益，且剖之则入煎剂而易得全味。又其说最古，始于陶弘景，甚谓不去其心，令人心烦，几有必不可用之意。然此物入土甚长，一茎数枚，连绵不绝，一线贯通，屈曲而达，《本经》谓主心腹结气，治胃络脉绝，即取

此义，所以能贯通脉络，开达结气，凡通达脉络之药，如竹茹、丝瓜络等皆是此意。而麦冬去心，则仅存黏腻之质，更何有通结宣络之力，此又物理之不可不知者。

充蔚 今名益母

《本经》：充蔚子，味辛微温。主明目益精，除水气。茎，主瘾疹痒，可作浴汤。

《别录》：味辛甘微寒。疗血逆大热，头痛心烦。

【正义】充蔚，古人止用其子。《本经》之明目益精，则温和养血，而又沉重，直达下焦，故为补益肾阴之用。除水气者，辛温下降，故能通络而逐水。其茎可浴疹痒，则活血疏风之功也。

《别录》加以"微寒"二字，则亦温亦寒，大是不妥，盖当时以治热证，因而羼入此说。疗血逆者，温和行血，又子能重坠下降，故能平逆。惟主大热头痛心烦，则与温养之性不符，疑有传讹，存而不论可也。

【广义】苏恭谓茎叶主产后血闷，及子死腹中。捣汁服，主浮肿下水，消恶肿，疔毒，乳痈，丹毒，并以敷之，又敷蛇虺百虫毒螫；滴汁入耳，主聤耳。李濒湖谓子治风解热，顺气，活血，养肝益心，安神调经，崩中带下，产后胎前诸病。茎叶，活血破血，调经，解毒，治胎漏，产难，胞衣不下，血运，血风痛，崩中漏下，尿血，泻血，血痢，痔疾，打扑内损瘀血，大便小便不通。又谓治血分风热，明目，调经，宜用子；治肿毒，疮疡，消水行血，胎产诸病，宜用茎叶，以茎叶善于行，而子则行中有补也。

景岳谓其性滑利，善调胎产，故以益母为名，去死胎，下生胎，活血行血。

石顽谓专行血分，活血行滞。古以为补阴者，是散其瘀而新生之血自清，非充蔚能补养之也。治痧胀腹痛呕逆，一味浓煎，恣饮有效，是其能散恶血之证。其子性温，能明目益精，水亏而瞳神缩小者宜之，火盛而瞳神散大者弗用，以辛散能助火邪也。

【发明】充蔚，古用其子，今用茎叶。气烈味浓，功专活血行血，今三吴之俗，以为产后惟一之要药，无人不服。又主经行不利，腹痛及胀，皆有捷验，其禀温和之性，亦可概见。而又能治痈肿疮疡，内饮其汁，外敷其滓，颇似凉血解毒。不知生捣取汁，其性已与煎服微有不同，而辛温之气宣通血络，自然散毒消肿。其子、其茎皆具温通之性，但子则沉重下降，守而不走，故能补肾益精，明目；茎叶则扶疏旁达，走而不守，故能活血流气，通调经络。凡草木之枝叶花实，性质各有不同，皆即此义。若白花、红花之异，则一类二种，形式臭味皆无二致，其用亦同，或谓红者主血分，白者主气分，则皮相之见也。

【正讹】充蔚性温，观其治产后行瘀，调经前痛闭，其义昭昭，无可疑者，《别录》加以寒字，盖必当时有以治热病者，故有主大热头痛一说，然于今无征，姑勿深辨。《本经》以浴瘾疹，后人以敷痈疡，则皆辛以散之，非取凉解之义。且瘾疹为风热在表，固宜温和疏泄，不宜寒凉遏抑也。景岳亦以为寒甚，且谓其凉血，最易贻误后学。又充蔚枝叶扶疏，生长极易，故其性迅速，为活血捷利之品，经前导滞，产后通瘀，皆其明验，然走而不守，有攻无补，血滞、血瘀者宜之，而血虚、血脱大忌。乃俗医以为破瘀生新，而妇孺又谓女科必服之药，三吴习俗，尤为酷嗜，凡属经病产后，不问虚实，无不

恒服，医者信手涂鸦，服者志心皈命，须知导滞之药，岂是一例可用？景岳已谓血滞及产难者宜之，而虚滑者不用；石顽亦谓功专于行，崩漏及大便不固者咸忌。然则凡血虚气滞，经前腹痛，及产后血脱，已无瘀积者，亦何可泥定益母二字，为朝饕夕飧之品？所见过于宣导，遂成虚怯者，亦所时有，安得家喻户晓，为吾邦一洗其恶俗耶？又益母虽非大温大热之药，而气烈味苦，究是温燥队中之物，观于产后连服二三日，必口燥咽干，尤其确据，故宜于寒令寒体，而不宜于暑令热体。乃吾乡视为产后必用之物，虽酷暑炎天，亦必常备，加以畏其苦燥，恒以砂糖浓调，若在三伏时令，新产虚体，多服此浊腻苦燥之药，耗血恋邪，变生不测，更有可虞。孟英医案恒谓暑天新产，不宜赤砂糖汤，而不及益母，盖杭人已不多用此矣。

车前子

《本经》：味甘寒。主气癃，止痛，利水道小便，除湿痹。

《别录》：甘咸寒。主淋沥，不欲食，养肺，强阴益精，明目，疗赤痛。叶及根，主金疮，止血衄，瘀血，血瘕，下血，小便赤，止烦下气，除小虫。

【正义】车前，甘寒滑利，专通水道，利小便，而亦入下焦气分。《本经》主气癃止痛，即利窍而通泄膀胱之气也。除湿痹者，水去湿化而痹通矣。《别录》治淋沥，即导湿清热利窍之效。湿阻于中，则纳谷不旺，湿热清而胃纳自增。养肺，强阴益精，亦湿热下泄，而肺金清肃，真阴自强耳，非滑利之品，遂能补益肺肾。明目，疗赤痛，亦泄化湿热之功用也。根叶之止血、破血者，寒降则血热自止，通利则瘀结可去。止烦下气，亦即寒凉顺降之理。杀虫者，湿去热清，斯虫不

能生矣。

【广义】陆玑《毛诗疏》谓治妇人产难（即滑利之效也）。甄权谓子主眼赤痛，障翳，脑痛，泪出，压丹石毒，去心胸烦热。濒湖谓导小肠热，止暑湿泻利。（皆清降之功也。）甄权又谓叶治尿血，利小便，通五淋。张景岳谓其催生（即陆氏《诗疏》之旨也）。

【发明】车前之子，光滑流利，而气味寒凉，淡而能渗，故专清热而通利水道。湿热郁滞，在上者泄之使下。在下者导之使行，滑利有余，苟非小便黄赤，涩而不利，不宜多服，古人以之催生下乳，则利窍行水之力可知。石顽谓阳气下陷，肾气虚脱者弗用，若以其平淡而忽之，亦足耗伤津液于无形之中。又此物淡而无味，似非气分之药，然湿热壅塞，下焦气化不通，或胀或痛，或膀胱蕴湿，小肠疝气，用为辅佐，其应甚捷。《本经》谓主气癃，盖湿阻则气滞，湿化则气通，淡渗之味，皆能疏泄气分，昔人谓利水而不涉气分，亦止就一面言之耳。

因陈蒿

《本经》：因陈味苦平。主风湿寒热邪气，热结黄疸。

《别录》：微寒。主通身发黄，小便不利。

【考正】陈藏器谓因陈经冬不死，因旧苗而生，故名因陈。据此，其字皆不当从草，盖从草之字，古为茵褥，而茵字始见于《集韵》，其为俗字明矣。孙氏问经堂刻《本经》作因陈是也。且旧本皆不从草，今从之。

【正义】因陈为利湿清热专品，乃湿热发黄之主药。《本经》主风湿寒热，邪气热者，亦以湿热之邪蕴结者言之也。

【广义】陈藏器谓通关节，去滞热。

《日华》谓石因陈主天行时疾，热狂瘴疟。张石顽谓叶细如青蒿者，为绵因陈，专于利水，为湿热黄疸要药，凡湿热伏于阳明之病，皆其专主。仲景因陈蒿汤治湿热发黄，栀子柏皮汤治燥热发黄，麻黄连翘赤小豆汤治瘀热在里而身黄，以三方分治阳黄；其治阴黄，则有因陈附子汤。盖因陈专走气分而利湿热，故畜血之发黄，非此能治。又有一种子如铃者，名山因陈，又名角蒿，则味苦辛而专杀虫，治千金疮、口齿蚀，烧灰涂之。而杀虫方中一味煎汤，内服外洗，亦逐湿化热之功也。

【发明】因陈，味淡利水，乃治脾胃二家湿热之专药。湿疸、酒疸、身黄溲赤如酱，皆胃土蕴湿积热之证，古今皆以此物为主，其应甚速。荡涤肠胃，外达皮毛，非此不可，盖行水最捷，故凡下焦湿热痒搔，及足胫蹠肿，湿疮流水，并皆治之。其阴黄一证，虽曰虚寒，然其始亦内有蕴热，故能发见黄色，则以入于温经队中而扫荡之，仲景因陈、附子之法是也。惟女劳疸一证，则瘀滞痹着，非仅通利所可奏功，故必以硝石、矾石之峻利者，为刮垢磨光之用，而无取于因陈也。

瞿麦

《本经》：味苦寒。主关格诸癃结，小便不通，出刺，决痈肿，明目去翳，破胎堕子，下闭血。

《别录》：味苦，性寒。养肾气，逐膀胱邪热，止霍乱。

【发明】瞿麦，即今人恒莳之所谓洛阳花。花色红紫斑斓，其性阴寒，泄降利水，除导湿退热外无他用。《本经》谓明目去翳，《别录》谓其养肾，则邪热清而真阴复，非通利之品果能养阴也。出刺，决痈，堕胎，其力猛矣。《别录》又称其主霍乱，则湿热内阻，清浊不分者，以为分泄逐湿之用，非主阴寒之霍乱也。

【广义】《日华》谓其主五淋，月经不通。景岳谓合凉药，亦消眼目肿痛；合血药，则通经破血，下胎，宣导下焦湿热。石顽谓利小便之君药。《日华》又谓其叶主痔漏泻血，解丹石药发，捣敷肿毒浸淫疮。（无一非清热利导之用，然必实有湿热壅滞者为宜。）

【禁忌】石顽谓妊娠产后小水不利，及脾虚水肿者禁用。

寿颐按：又有老人、虚人，气化不利，而为癃闭溲少等证，亦非湿热蕴结，治宜宣化气分，五苓、八正，徒耗津液，皆为禁药。

萹蓄

《本经》：味辛，平。主浸淫，疥搔，疽痔，杀三虫。

《别录》：疗女子阴蚀。

【发明】萹蓄味辛，为燥湿杀虫之品，今本皆作苦，惟孙本作辛。搔，今本作瘙。《本经》《别录》皆以祛除湿热为治，浸淫、疥疮、疽痔、阴蚀、三虫，皆湿热为病也。后人以其泄化湿热，故并治溲涩淋浊。濒湖以治黄疸、霍乱，皆即清热利湿之功用。然亦惟湿阻热结为宜，而气虚之病皆非其治。若湿热疮疡，浸淫痛痒，红肿四溢，脓水淋漓等证，尤其专职。

海金沙

【发明】此草本自然生成之细沙也。市肆中多以黄沙土杂之，用时须用水淘过，取其浮者干之，以指拈之不黏者为真。专于利水通淋，男子淫浊，女子带下，皆必用之品。但性寒而力亦不弱，虚人弗过用。

【广义】《嘉祐本草》称其甘寒，通利小肠。濒湖谓治湿热肿满，热淋，膏淋，血淋，石淋，小溲茎中痛，解热毒气。

景岳谓治郁热湿热。

淡竹叶

【发明】此非竹类也。生下湿地，细茎绿叶，有似于竹，故有此名。四五月间开花如蛾，两瓣舒展作翅，栩栩欲飞，深碧可玩，古书谓之鸭跖草（按，淡竹叶、鸭跖草并非一物）。

【广义】陈藏器谓味苦大寒，治寒热，瘴疟，痰饮疔肿，小儿丹毒，发热狂痫，大腹痞满，身面气肿，热痢，蛇犬咬，痈肿等毒。《日华》谓治湿痹，利小便。濒湖以消喉痹。（亦清热解毒，泄水利水之良品也。）

蓼实水荭花子

【发明】蓼之种类不一，有宜于高燥之地，有产于下湿之旁。高者枝叶扶疏，迷离帘隙；小者茎条柔细，掩映水滨。然茎叶虽有巨细之分，而形色花穗约略近似。虽有马蓼、水蓼、荭草、水荭花等名，要皆一类数种，无甚区别。其味皆辛，生长极易，故皆善于走窜，为利水消痈之猛药。又茎叶紫赤，花穗殷红，则又入血分而破瘀逐血，磨积消瘀。《本经》止有蓼实，《别录》乃增以荭草，至濒湖《纲目》则罗列四五种。其气味，《本经》谓之辛温，所以后世有蓼辣草之名；《别录》以荭草为味咸微寒，似不可据。《本经》蓼实称其下水气，治面浮肿，痈疡。

【广义】甄权谓其治痃癖，止霍乱。弘景谓蓼叶干之，酿酒，主风冷。藏器谓蓼叶治霍乱转筋；煮汁日饮，治痃癖。《日华》谓赤蓼烧灰淋汁浸足，治暴软。《唐本草》谓水蓼叶捣敷蛇伤；绞汁服之，解蛇毒，入腹心闷；又治脚气肿痛成疮，水煎渍之。濒湖谓水荭花散血、消积、止痛。（凡此主治皆是通泄宣导，利水破血之用。）石顽谓妇人月事来时，不可食蓼及蒜，易为血淋、带下（亦以辛泄过度，破气伤血故也）。又谓蓼实、水荭花子，破瘀消积，力量甚峻，最易堕胎，妊娠必不可犯，亦有血气素虚而月事涩少，非因于瘀滞者，亦不可误与也。

麻 黄

《本经》：味苦温。主中风伤寒头痛，温疟，发表出汗，去邪热气，止咳逆上气，除寒热，破癥坚积聚。

《别录》：微温。主五脏邪气，缓急风胁痛，字乳余疾，止好睡，通腠理，疏伤寒头痛，解肌，泄邪恶气，消赤黑斑毒，不可多服，令人虚。

【正义】麻黄，质轻而清，专泄气分，而性微温，故为疏散风寒外感之主药。《本经》主中风伤寒头痛，发表出汗；《别录》通腠理，疏伤寒头疼解肌；仲景《伤寒论》方麻黄、葛根、大小青龙等汤皆是也。然其性微温，非大温大热之比，但专以轻疏见长，则不独泄散风寒，而亦可泄散风热。《本经》又主温热，去邪热气，除寒热；《别录》谓主五脏邪气，泄邪恶气，盖轻清之质，专行于肌表，凡寒热之邪，尚在表分者，麻黄能疏以达之。主咳逆上气者，疏通肺气之功也；主风胁痛者，疏泄风邪而宣达肝胆经络之郁滞也；破癥结积聚，消赤黑斑毒，则宣通其气机而瘀积亦得渐通，血热亦从而泄化矣。不可多服者，疏泄太过，则正气耗散于无形耳。惟《别录》谓主字乳余疾，则指新产乳子之时，然气血既虚，殊不宜于泄散，恐有讹误，不敢望文生义，强作解人。

【广义】甄权治毒风疹痹，皮肉不仁，及壮热温疟，山岚瘴气。洁古谓祛营中寒邪，泄卫中风热。濒湖谓散赤目肿痛，水肿风肿。景岳谓轻扬之性，善达肌表，治风寒温疫，岚瘴表实之证。兼温药以助阳，则逐阴凝之寒结；兼凉药以助阴，则解炎热之温邪。手太阴之风寒咳嗽，手少阴之风热斑疹，足少阴之风水肿胀，足厥阴之风痛目痛，苟宜疏散，惟此为最。

寿颐按：风水肿胀，法宜轻疏发汗者，是肺为风壅而皮毛郁遏不宣，故可用麻黄之类。若曰足少阴病而为肿胀，则肾水上泛，岂有麻黄泄表之理，介宾此语，大有误会。

【发明】麻黄，质轻而空疏，气味俱薄，虽曰性温，然淡泊殊甚，故轻浮上升，专泄肌腠，凡风寒温热之邪，自外感而来，初在肌腠者，无不治之。虽古今皆以为发表之药，仲景列之于《太阳篇》中，然表即皮毛之部，而皮毛即合于肺。总之外来之邪，皆自外入，伤于皮毛，则曰表病，触于口鼻，则为气病，而皮毛合于肺，口鼻通于肺，肺又专主气之出纳，故外感之第一步，皆气分先受其病，无论风寒温热之邪，肺家首当其冲，表病即气病，气病即肺病。寒邪则鼻塞身重，凛寒发热；温邪则鼻燥气浊，肌肤灼热，且必多兼咳嗽。寒邪则咳声不扬，温邪则咳痰不滑，又皆感邪犯肺伤气之明证，是以治外感之病，第一要着即在轻泄肺邪，疏达气分，无不立解，惟麻黄轻清上浮，专疏肺郁，宣泄气机，是为治感第一要药，虽曰解表，实为开肺，虽曰散寒，实为泄邪，风寒固得之而外散，即温热亦无不赖之以宣通。观于《本草经》主中风伤寒，去邪热气，除寒热之说，及后人并治风热斑疹，热痹不仁，温疟岚瘴，其旨可见，而俗人犹以为专主表寒之猛剂者，误矣。且仲景麻黄汤之专主太阳病寒伤营者，以麻黄与桂枝并行，乃为散寒之用，若不与桂枝同行，即不专主散寒发汗矣。抑麻黄之泄肺，亦不独疏散外来之邪也，苟为肺气郁窒，治节无权，即当藉其轻扬，以开痹着，如仲景甘草麻黄汤之治里水黄肿，《千金》麻黄醇酒汤之治表热黄疸，后人以麻黄治水肿气喘、小便不利诸法，虽曰皆取解表，然以开在内之闭塞，非以逐在外之感邪也。又凡寒邪郁肺，而为鼻塞音哑；热邪窒肺，而为浊涕鼻渊；水饮渍肺，而为面浮喘促；火气灼肺，而为气热息粗，以及燥火内燔，新凉外束，干咳嗌燥等证，无不恃以为疏达肺金，保全清肃之要务。较之杏、贝苦降，桑皮、杷叶等之遏抑闭塞者，功罪大是不侔，而庸俗畏之，几如蛇蝎，岂真古今人之不相及耶？盖皆耳食之误，而未尝体验之耳。李濒湖《本草纲目》麻黄发明一条，极言其为肺经专药，申明仲景麻黄汤之功用，本不专为散寒发汗而设，谓伤寒无汗之用麻黄汤，虽治太阳，实即治肺。盖汗为津液所化，汗即血也，其在营则为血，在卫则为汗，寒邪伤营，则营血内涩，而气不能外通于卫，卫气闭塞，津液不行，故无汗发热而憎寒。风邪伤卫，则卫气外泄，而不能内护其营，营气虚弱，津液不固，故有汗发热而恶风，然风寒之邪，皆由皮毛而入，皮毛者，肺之合也，肺主卫气，包罗一身，是其证虽属太阳，而肺实受其病。其证必兼面赤怫郁[1]，咳嗽有痰，喘而胸满，非皆肺病之明验乎？盖皮毛外闭，而邪热内攻，则肺气膹郁，故以麻黄、甘草同桂枝引出营分之邪，达之肌表，佐以杏仁泄肺而利其气。汗后无大热而喘者，则加石膏；朱肱《活人书》夏至后加以石膏、知母，是皆泄肺火之药。则麻黄汤虽曰太阳发汗重剂，而实为发散肺金火郁之药，其说极是，于此可见麻黄汤之发汗更重在桂枝，而麻黄之治，则其主在肺而不在表，尤彰彰明矣。

【正讹】麻黄性质最轻，气味又淡，本草虽曰苦温，亦因其功用而悬拟之，不过言其温和升发之义耳。乃流俗畏之，几以为大温大热药，则李濒湖《纲目》性热一言误之也。甚且谓其出产之地冬不积雪，而缪氏《经疏》更为过甚之词，竟有味大辛、气大热之说，又谓自春深以至初秋，法所同禁。今试取麻黄而细嚼之，辛味何在？考古今各家本草，《别录》谓微温，则轻浮体质，必禀春升温和之气，最为有据，惟张洁古称其性温，味苦、甘、辛，然亦谓其气味俱薄，不知缪氏何忽一变而为大辛，且加以大热二字，似此危词耸听，最足骇人，实属荒谬已极，而俗人闻声却步，大率为此谬说所累。不知麻黄发汗，必热服温覆，乃始得汗，不加温覆，并不作汗，此则治验以来凿凿可据者。且亦惟寒邪在表，乃宜少少取汗，以解表邪之寒热，若用以泄肺开喑，亦且无取乎得汗，而奏效甚捷。何况轻扬之性一过无余，亦必不能大汗频仍，留恋药力，酿为巨患。景岳已谓今人畏为毒药而不敢用，又有谓夏月不宜用麻黄者，皆可哂也。濒湖又谓凡服麻黄药，须避风一日，不则病恐复作，亦是臆说，皆不足征。但性质甚轻，不可重用耳。

麻黄根

【发明】麻黄发汗，而其根专于止汗。昔人每谓为物理之奇异，不知麻黄轻扬，故走表而发汗，其根则深入土中，自不能同其升发之性。况苗则轻扬，根则重

---

[1] 怫（fú）郁：忧郁，心情不舒畅。

坠，一升一降，理有固然。然正惟其同是一本，则轻扬走表之性犹存，所以能从表分而收其散越，敛其轻浮，以还归于里，是固根荄收束之本性，则不特不能发汗，而并能使外发之汗敛而不出，此则麻黄根所以有止汗之功力，投之辄效者也。凡止汗如糯稻根、瘪桃干、小麦、枣仁之类，皆取其坚凝定静之意，以收散失之气，其旨皆同。夫岂麻黄与根，同出一本，而其性顾乃背道相驰耶？防风发汗，其根止汗，亦是此义。

紫菀

《本经》：味苦温。主咳逆上气，胸中寒热结气，去蛊毒，痿蹶，安五脏。

《别录》：味苦辛温。疗咳唾脓血，止喘悸，五劳，体虚，补不足，小儿惊痫。

【正义】紫菀，苦温而润，能通肺气，开泄郁结，故主咳逆上气，而治胸中寒热结气。去蛊毒者，殆亦散结降逆，泄化留着之意。疗痿蹶者，肺主一身之治节，肺气窒塞，则肺热叶焦，而治节不行，经络弛纵，因为痿蹶，肺气利，斯大气足以举之，而积热泄化，关节流利，痿蹶起矣。安五脏者，肺主五脏之气，肺气顺而脏气安也。《别录》主咳吐脓血，止喘悸，皆肺气壅塞之病。主五劳体虚，补不足，即《本经》安五脏之意。小儿惊痫，亦气火挟痰上升之证，降气开结，泄化痰浊，固惊痫之正治也。

【广义】甄权谓其下气，治劳气虚热。《日华》谓其调中，消痰止渴，润肌肤。好古谓其益肺气，主息贲。皆开泄降逆、温润疏通之功效也。石顽谓肺经血分之药，疏利肺家血气。《金匮》泽漆汤用以治咳而脉沉者，咳为肺病，而脉沉则血分之病也。辛而不燥，润而不寒，能止咳定喘，通调水道，溺涩便血者，单服即效。

【发明】紫菀，柔润有余，虽曰苦辛而温，非燥烈可比，专能开泄肺郁，定咳降逆，宣通窒滞。其味微辛，则入气分，其色殷紫，则入血分，故能兼疏肺家气血。凡风寒外束，肺气壅塞，咳呛不爽，喘促哮吼，及气火燔灼，郁为肺痈，咳吐脓血，痰臭腥秽诸证，无不治之。而寒饮蟠踞，浊涎胶固，喉中如水鸡声者，尤相为宜。惟其温而不热，润而不燥，所以寒热皆宜，无所避忌。景岳谓水亏金燥，咳嗽失血者，非其所宜；石顽谓阴虚肺热干咳者忌之，盖恐开泄太过，重伤肺金，又恐辛温之性，或至助火。要之虚劳作嗽，亦必有浊痰阻塞肺窍，故频频作咳以求其通，不为开之，咳亦不止，以此温润之品，泄化垢腻，顺调气机，而不伤于正，不偏于燥，又不犯寒凉遏抑，滋腻恋邪等弊，岂非正治。且柔润之质，必不偏热，较之二冬二母，名为滋阴，而群阴腻滞，阻塞隧道者，相去犹远。惟实火作咳，及肺痈成脓者，似紫菀虽能泄降，微嫌其近于辛温，不可重任，然藉为向导，以捣穴犁庭，亦无不可。总之，肺金窒塞，无论为寒为火，皆有非此不开之势，而俗子多不知之，但以从事于苏子之辛温、桑皮之抑降，此肺劳之人，所以项背相望，而不可救药也。缪氏《经疏》反谓其辛散之功甚烈，且谓咳逆喘嗽，皆是阴虚肺热之证，欲用紫菀，须与二冬、桑皮同用，则不独没煞肺寒喘嗽一层，且紫菀之功力，惟在开泄，乃以二冬腻之，且以桑皮之大寒苦降者遏抑之，是惟恐其肺家痰涎浊腻，或有透泄之路，而必欲闭之塞之，乃至于绝也。如此谈医，直以杀人为能事。然则今之治嗽，而只知有二冬、桑皮者，皆缪仲淳作俑之孽矣，立言不慎，贻祸无穷，不可不辨。又凡小便不利之候，多有由于气化不宣者，古人谓之气癃，不调其气，但与渗利，亦必不效。惟紫菀疏泄肺气，则上窍开而下窍亦泄，石顽谓其通调水道，其用在是，非仅以其温润也。

白菀

【发明】白菀，古人皆谓即紫菀之白者，《本经》谓之女菀。其味辛温，主风寒洗洗，霍乱泄利，肠鸣上下无常处，惊痫寒热。《别录》疗肺伤咳逆，支满。考其功力，盖亦宣泄疏达之品，与紫菀似无甚区别。且今亦未有用之者，但一类二种，草木中似此者甚多，姑附录之，以俟知者。

亭历

《本经》：味辛寒。主癥瘕积聚结气，饮食寒热，破坚。

《别录》：苦大寒。逐邪，通利水道，下膀胱水，伏留热气，皮间邪水上出，面目浮肿，身暴中风热，痱痒，利小腹，久服令人虚。

【考异】亭历，旧本皆作葶苈，惟《御览》引作亭历，不从草。《说文》：蕈，亭历也，亦不从草。孙氏问经堂刻《本草经》从之，今从孙氏。

【发明】亭历子，苦降辛散，而性寒凉，故能破滞开结，定逆止喘，利水消肿。《本经》主治皆以破泄为义，至《别录》则专通水道矣。甄权谓疗肺壅上气咳嗽，止喘促，除胸中痰饮；濒湖谓通月经；景岳谓泄气闭，善逐水，乃气行而水自行也，故肺中水气膹满胀急者非此不除。石顽谓其专泄肺气，而能通膀胱之气化。盖惟上窍闭塞，下窍不通，因而积水泛滥溢，为喘满、为肿胀、为积聚。辛以散之，苦以泄之，大寒以沉降之，则下行

逐水，既泄肺气，即通膀胱，为其体轻而性降也。惟寒泄之品，能通利邪气之有余，不能补益正气之不足，苟非实热郁窒，自当知所顾忌。《别录》久服令人虚，本是至理，然肺家痰火壅塞，及寒饮弥漫，喘急气促，或为肿胀等证，亦必赖此披坚执锐之才，以成捣穴犁庭之绩。自徐氏之才论十剂之泄以去闭，偶以大黄、亭历二物并举；而东垣遂谓亭历气味俱厚，不减大黄；景岳从而和之；石顽且谓苦寒不减硝、黄；丹溪亦有亭历性急，病涉虚者，杀人甚捷之说，遂令俗人不辨是否，畏如蛇蝎，即寻常肺气喘满痰饮窒塞之证，亦几有不敢轻试之意。其亦知实在性质，不过开泄二字，且体质本轻，故能上行入肺，而味又甚淡，何至猛烈乃尔。临证以来，所用甚夥，开肺之效，久已共见，而伤肺之弊，尚是无闻。抑且通调水道，固有其功，而伤脾作泻，未见其罪，乃古书多与大黄并论者，则皆因徐氏偶举其例，而听者不察，和而唱之，竞为应声之虫，无识盲从，可为浩叹！盍亦试以两物分煮而尝之，当可恍然于其气味厚薄之何似矣。又按吴下医者，每谓有甜苦二种，且谓苦者力峻，甜者较和，然肆中未闻有分为二种者，盖亦徒有此甘苦之名耳。缘今之医者，不复自任采药之职，但据纸上空谈，终鲜实验，又安得好事之人，罗致囊中，而实地一研究之。

恒山 即常山

《本经》：味苦寒。主伤寒寒热，热发温疟，鬼毒，胸中痰结，吐逆。

《别录》：辛，微寒。疗鬼蛊往来，水胀，洒洒恶寒，鼠瘘。

【考证】恒山，旧本皆作常山，盖汉人避文帝讳而改之，相沿未之正耳。《御览》引《本草经》作恒山，当是最古之

本，孙氏问经堂本从之，是也。

蜀　漆

《本经》：味辛平。主疟及咳逆寒热，腹中癥坚痞结，积聚邪气，蛊毒，鬼注。

《别录》：微温。疗胸中邪结气，吐出之。常山苗也。

【发明】恒山、蜀漆，本是一物，气味皆辛苦而寒，泄热破结，降逆下气，开痰逐水，其用皆同。观《本经》《别录》所载主治，其旨可见。《别录》乃谓蜀漆微温，恐不可信，虽《本经》以治癥坚痞结积聚，似非苦寒之品所能胜任。然此物之能开结破积，皆主痰热而言，本非治凝寒积聚之痞，故所主伤寒寒热，痰结水胀，咳逆，鼠瘘，邪气吐逆诸证，皆属于热痰蕴积一途，不能谓其兼疗寒证。且所谓蛊毒者，本属南方湿热之毒，疠气所钟，尤其明证。惟鬼注一层，则终是古人神道设教之旨，无稽之言，未堪全信。其专主温疟一证，则凡属疟邪往来寒热，休作有时，皆是凝痰积湿，留于经隧，古人每谓无痰不成疟，无积不成疟，若不先泄化其痰湿积滞，则病根蟠结，寒热终无休止之时。恒山之用，本为开痰逐水，涤湿化积而设，是以《本经》《别录》均以为治疟主要之药。后人泥于仲景小柴胡汤一法，知柴胡主疟者多，而知恒山主疟者少。岂知柴胡治疟，仅主邪在经络之一部，而于痰湿积滞，不能顾及，且惟渐发渐晏者为宜，而早用迟用，皆不切当。恒山治疟，能疏通在内之蕴结，抉其根株，则寒热之邪；无所凭藉，而疟自不作，是柴胡尚治其标，而恒山乃治其本也。《仁斋直指》谓疟家多有痰涎黄水，或停潴心下，或辟积胸胁之间，乃生寒热，常山能破其积而下其水，功力不薄，或再以行血之药佐之，如桃仁、蓬术、穿山甲之

类，其功尤捷。其有纯热发疟，或蕴热内实之证，更佐以大黄泄利数行，然后获愈。杨氏此论，发明恒山主疟之真旨，最是洞彻底蕴，勘透渊微。古人又有谓其专主瘴疟者，亦以南方瘴疠之恶毒，无非温热郁蒸，积于经隧，有以酿成此痰浊耳。李㕆谓岭南瘴气感人，其邪多在营卫皮肉之间，欲去皮肤毛孔中瘴邪之根本，非恒山不可。寿颐则谓温疠之毒多由口鼻吸入，集于肺胃，与凝痰积湿相合，遂生厉阶。恒山治瘴，亦治其在内之湿痰，非祛其在外之邪气。李氏之论尚属似是而非，景岳并谓其治狂痫癫厥，亦取其开泄痰结，藉以镇定其火逆之上冲。惟恒山在《本草经》固明言其治吐逆，而《别录》于蜀漆条中乃有吐出之一句，后人遂谓其为吐剂中之猛药，几有谈虎色变，望而生畏之意。虽曰蜀漆为苗，恒山为根，草木之性，每有根荄下行，茎苗上行之理，二者性质，容有不同，然《本经》于蜀漆条中，亦自有治咳逆一句，既能治咳逆，则犹是泄降之品，而反谓其吐，得毋《本经》《别录》背道而驰？惟蜀漆固自有腥涎，所以古有鸡尿草、鸭尿草之别名，其在肺胃不肃、痰饮壅积之人，触此腥涎，亦易扰动其浊气，引之作呕，而其实则能降逆开结，并不以上涌见长。抑且痰在上焦，引而越之，亦是正法，藉以祛除蕴积，夫岂不可，又安有爱而不去，养痈贻患之理。然苟洗净其涎，则止以下泄奏功，自无虑其上泛。洁古谓洗去其腥，与苦酸同用，能导胆邪，即是此旨。石顽谓醋炒不吐，亦可参也。濒湖谓常山、蜀漆有消痰截疟之功，须在既散表邪，提出阳分之后，用之得宜，神效立见，持论极为中肯。盖常山之功，专于开泄痰浊，若邪在表分，本非其力之所及，且降逆散结，又以下行见长，若疟邪已入阴分，则苦寒

遏之，愈增抑郁之困，而更无外出之路矣。濒湖又谓生用、多用则上行为吐，炒熟、少用亦不致吐，正以生用则腥涩未去，易于引呕，炒之则沉降之力愈专，自不上逆。又谓得甘草则吐，得大黄则利，得乌梅、鲮鲤甲则入肝经，得小麦、竹叶则入心经，得麻黄则入肺经，得龙骨、附子则入肾经，得草果、槟榔则入脾经，分途论治，自有至理。惟破降开泄，其力亦峻，宜于实证，不宜于虚人，如久疟气虚，而无痰积者，不可妄试，丹溪已谓其性暴悍，善于驱逐，伤真气，虚怯不可用也。

款冬花

《本经》：味辛温。主咳逆上气善喘；喉痹，诸惊痫，寒热邪气。

《别录》：味甘。主喘息。

【正义】款冬花，辛，温。泄肺降逆，性情功用，颇与紫菀近似。《本经》主治亦与紫菀大同。

【广义】甄权疗肺气促急，咳连连不绝。《日华》润心肺，除烦，消痰。苏颂谓温肺，治咳之最。石顽谓味辛则入气分，色紫则入血分，其性虽温，而不燥血，轻扬上达，治气升火炎之病，润肺消痰，止咳定喘，喉痹音暗，并皆主之。

【发明】款冬，严寒着花，其性微辛，是以性温。而花本轻扬，故主肺病，能开泄郁结，定逆止喘，专主咳嗽，性情功用，皆与紫菀绝似，所以《本经》主治，亦复多同，于寒束肺金之饮邪喘嗽最宜。然气味虽温，而生于水中，亦润而不燥，则温热之邪，郁于肺经而不得疏泄者，亦能治之。又如紫菀开肺，寒热皆宜之例，特比之紫菀，究是温辛一筹，则火邪郁结，如肺痈成脓，痰红臭秽之候，自当有所顾忌。甄权竟谓其主肺痿、肺痈，

而景岳、石顽从而和之，殊是未妥。且石顽亦谓阴虚劳嗽忌之，以其性温也，何独于肺痈而不畏其温？是知有二五，而不知有一十矣。要之，其功用大纲多似紫菀，上文紫菀条中论之已详，兹亦不赘，试参观之，亦可触类而旁通也。

【正讹】缪氏《经疏》有一方，用款冬花、贝母、桑根白皮、紫菀、枇杷叶、天花粉、百部、天冬、麦冬、杏仁，谓治喘逆咳嗽。则喘逆咳嗽四字之中，有寒有热，有实有虚，证情病态，万有不齐，岂有罗列几味治肺之药，而谓可以通治寒热虚实之理？且所集诸药，寒者、温者，开者、腻者，疏通者、闭塞者，浑熔于一炉之中，纵有几味对证，亦已多所牵制，何由奏效？此类成方，貌视之颇似亲切病情，无甚悖谬，实则庞杂已极，必无偶尔幸中之理，且开泄与遏抑并用，则紫菀、款冬、百部之最能疏化肺郁者，已为二冬之黏滞束缚不灵，况再加以桑皮苦寒抑降，闭而塞之，更是落井下石手段，惟恐其肺家郁窒，少得疏通，而必腻之塞之，以速其毙，制方之意，是何居心？不图今日医师，竟以此法为正宗，即近时鼎鼎大名如某氏者，数世家传，一门济济，声名物望，震耀三吴，每见其所定咳嗽之方，无一不蹈斯弊，而俗医尤而效之，遂成习惯。所以吾吴庸医，治咳治喘，几有一病一死，百病百死之叹。虽病有重轻，死有迟速，然一尝此等方药，无不轻者致重，重者速殒，纵使体强年壮，幸而残喘苟延，卒亦莫起沉疴，同归于尽。试为研究其病态之变迁，类皆此方中之五六味铸成大错，以所见所闻言之，辗转哀号而莫能援手者，已不可震耀三吴，偻指而数，谬种相承，伊于胡底，而其真传之衣钵，何莫非缪氏此方阶之厉而作之俑，盖止此寥寥数物，而可以通治寒热虚实诸证，孰不

以为简便易行，深印脑经，谨守弗替，其亦知为祸之烈至于此极乎？嗟嗟！孽海茫茫，方兴未艾，故备论之以揭破其谬，冀为斯道开发一线之光明，止欲为令人导引迷津，非好与古人寻瘢索垢①也。又缪氏更有一方，以款冬、麻黄、杏仁、桑白皮、甘草治风寒郁实作喘，则寒邪外束开肺宜也。但桑白皮遏抑肺气，虽曰泻肺，而寒能抑塞，惟肺家燥热为宜，断非外有寒邪者所可妄试。若去桑皮而易以紫菀，则近于道矣。

百　合

《本经》：味甘，平。主邪气腹张，心痛，利大小便，补中益气。

《别录》：除浮肿，胪胀，痞满，寒热，通身疼痛，乳难，喉痹。

【考正】腹张，今本皆作腹胀，兹从孙氏问经堂本。按胀字见于《玉篇》，由来已旧，非晚出之俗字可比，然《玉篇》引《左传》"将食胀如厕"之文为胀字作注，而今之《左传》固作张，陆氏释文亦作张也，此张为正字，胀为孳生字之明证。盖腹胀之胀，本以张大为义，后人从肉为胀，殊属无谓。惟其音则自古皆读去声，陆德明《左传》释文中亮反，《广韵》知亮切。

【发明】百合乃甘寒兼苦、滑润之品，《本经》虽曰甘平，然古今主治，皆以清热泄降为义，其性可见。《本经》主邪气，《别录》主寒热，皆以蕴结之热邪言之。主腹胀心痛，利大小便，除浮肿胪胀，痞满疼痛，乳难，喉痹，皆滑润开结，通利泄导之功用。《本经》又以为补中益气，《日华》又有安心益志等说，皆谓邪热去而正气自旺，非径以甘寒之品为补益也。仲景《金匮》以主伤寒后之百合病，《外台秘要》中更多此法。则百合

病者，本为伤寒病后，余热未清之证，所以神志恍惚，莫名所苦，故谓之百脉一宗，悉致其病。百合能清泄肺胃之热，而通调水道，导泄郁热，是以治之。然则凡膜胀浮肿等证，必系热阻气郁，百合方为正治，而寒湿交滞，脾肾阳衰者，皆当忌之。甄权谓其除心下急满，治脚气，亦必以有热者为宜。甄权又主热咳，洁古谓为止嗽，又必以肺热炽甚，气火烁金之证，乃为合法，而风寒外束，肺气不宣之咳，尤为禁品。古方以百合、款冬花同熬成膏，名曰百花膏，治久咳痰血之病，亦以阴虚火旺，上灼燥金，故以百合之清润降火，合之款冬之微温开泄者，宣散气火，滋益肺虚，是为正治。而世俗或以百合通治外感之嗽者，又未免寒降遏抑，反令肺气窒塞，外邪无从宣泄矣。又按百合之花，夜合朝开，以治肝火上浮，夜不成寐，甚有捷效，不仅取其夜合之义，盖甘凉泄降，固有以靖浮阳而清虚火也。孙思邈以百合子酒炒研末，汤服，治肠风下血，亦取其甘苦下降，能清血热。且子尤重坠，固能直达大肠者也。又考李氏《纲目》，必以白花者为真百合，其红花者则为山丹，又一种红花带黄，花有黑斑而其子先结于叶间者，则为卷丹。此一类三种，本是大同小异，今则白花者甚少，通行之品皆是红花，但其味较苦，不及白花之甘美，其性则苦者尤清，肺无热象及寒饮咳喘，尤必避之。石顽谓红花者活血，治妇人崩中。

寿颐按：花红者其根亦有红色，且茎色亦紫，故能入血分而治血热。濒湖谓山丹花蕊，捣敷疗肿恶疮。石顽又引《中吴纪闻》谓古称百合，乃蚯蚓所化，此洵有之，余亲见山土罅中，有变化未全

---

① 寻瘢索垢：指仅从表面现象追查过失。

者，盖野生之物，虫化者间或有之。野百合之能清热解毒，散积消瘀，固尚有蚓之本性云云。寿颐谓野生百合，形小质坚，苦味甚烈，盖得地气尤厚，其性尤寒，以治肺火更佳，而寒邪作咳尤忌，以治痈肿疡毒，固以寒凉为治。蚓化一说，殊不可信，纵曰有之，亦必不恒有也。

萱草

【发明】萱草为凉降之品，专于清热利水。陈藏器称其根主沙淋，下水气，酒疸，遍身黄者，捣汁服；寇宗奭称其主大热衄血，研捣和生姜汁细呷之；景岳称其并治带浊；丹溪谓其善于下走，皆导热利湿之用也。其花今为恒食之品，亦禀凉降之性。《日华》谓治小便赤涩，身体烦热；苏颂谓利胸膈，安五脏；濒湖谓消食，利湿热，其旨皆同。又今人恒以治气火上升，夜少安寐，其效颇着。盖其花亦朝开夜合，能顺阴阳嘘吸之性，而又能凉降泄火，以疗阴火上浮，暮不归舍之证，固其宜也。

【正讹】萱草，古人有作艸下谖者，同音假借，固汉以前之通例，借用其音，本无别义，乃以谖字有忘义，因而谓之忘忧草。所谓合欢蠲忿，萱草忘忧者，词赋家就字面而点缀之，是文人之结习，非物理之本然，与医学家研究物性，未必相符，亦犹《风土记》所谓妊娠佩之宜男者，夫岂得引为实验？奈何苏颂、景岳犹谓令人欢乐、和悦无忧耶！

射干

《本经》：味苦平。主咳逆上气，喉痹咽痛，不得消息，散结气，腹中邪逆，食饮大热。

《别录》：微温，有毒。疗老血在心脾间，咳唾言语气臭，散胸中热气。

【存疑】不得消息，当作不得息，言其喘逆气急，不得呼吸之常度也。古医书言喘逆不得息甚多，《本草经》此条作不得消息，义不可解，恐系衍文，虽旧本皆有消字，甚觉无谓。

【发明】射干苦降，而能开泄顽痰瘀血，散结定逆，其功颇多，故《别录》谓为微温，石顽加以辛字，然热痰寒饮，喘逆上气，皆能治之，则皆以苦降为主，不合辛温之旨。且射干之主治虽似不一，实则降逆开痰，破结泄热二语足以概之。所以韩保昇谓之微寒，而濒湖、景岳又径以为寒，究之下气通滞，亦不系乎寒凉，《本经》苦平，最是至当不易，其所列之主治，则开泄定逆而已。至《名医别录》则增益破瘀一层，其主咳唾言语气臭，亦肺胃蕴热之病也。甄权称其消瘀血，通妇女月闭；《日华》谓其消痰，破癥结疬癖，胸膈满，腹胀；张洁古谓其去胃中痈疮；丹溪称其利积痰疝毒，消结核；濒湖称其降实火，利大肠，治疟母；陶弘景谓苦酒磨涂，可消肿毒；石顽谓散结降气，为咽喉肿痛要药，能降相火，火息则血散肿消，而痰结自解。质而言之，开通泄降四字尽之矣。

牛蒡子

《别录》：恶实味辛平。主明目，补中，除风伤。根茎，疗伤寒寒热，汗出中风，面肿，消渴，热中，逐水。

【发明】牛蒡子始见《别录》，本名恶实，一名鼠粘子，李氏《纲目》一名大力子。其味则《别录》称其辛平，藏器称其苦，洁古谓之辛温。今按牛蒡之用，能疏散风热，起发痘疹，而善通大便，苟非热盛或脾气不坚实者，投之辄有泄泻，则辛泄苦降下行之力为多。洁古作温，景岳又谓其降中有升，皆非真谛。其所以能散风热，透达斑疹，起发痘疮者，因其实满体芒刺，如栗如芡，而其子又两端尖锐，故能宣散四达，通行经络，此亦物理自然之性质，本不系乎温而能升也。《别录》称其明目，则风热散而目自明；补中者，亦邪热去而正自安；除风伤者，以风热言之也。其根茎则濒湖《纲目》谓之苦寒，《别录》主治皆除热通利之意，盖其功力本与子相近，而寒凉疏通之性过之，固皆以清热宣导为治，凡非实火未可轻投。藏器谓子主风毒肿诸瘘；根浸酒服，去风及恶疮；和叶捣敷杖疮金疮，永不畏风。甄权谓子研末，浸酒服，除诸风，去丹石毒，利腰膝，又散诸结，去筋骨间烦热毒；根茎主面目烦闷，四肢不健，通十二经脉。孟诜谓子炒研煎饮，通利小便；根消肿胀；叶作浴汤，去皮间风热，习习如虫行；入盐花捣敷一切毒肿。洁古谓子润肺散气，利咽膈，去皮肤风，通十二经。濒湖谓子消斑疹毒。景岳谓散疮疡肿毒喉痹。凡此功用，无一非清热泄降消导之力。然凡肺邪之宜于透达而不宜于抑降者，如麻疹初起犹未发透，早投清降则恒有遏抑气机，反致内陷之虞，惟牛蒡则清泄之中自能透发，且温热之病，大便自通，亦可少杀其势，故牛蒡最为麻疹之专药。余如血热发斑，湿热发疮，皆以此物外透其毒，内泄其热，表里兼顾，亦无疑忌，非其他之寒凉清降者可比，慎不可谓。牛蒡清降宜于斑疹，而与芩、地、知、膏、玄参等物一例视之。若此外痈肿、水肿等证，则苟非热结，慎勿轻用。《局方》已有大便利者弗服之禁；石顽亦谓气虚色白，大便利者，不宜用此；缪仲淳亦谓惟宜于血热便闭之证。俗医止以为时病发散之通用，则此中之疑似辨别，皆未之知矣。

苍耳子

《本经》：枲耳实味甘温。主风，头寒痛，风湿周痹，四肢拘挛痛，恶肉死肌。

《别录》：枲耳实味苦甘温。叶，苦、辛，微寒。主膝痛，溪毒。

【正义】苍耳，《本经》谓之枲耳，即《毛诗》之卷耳，吾乡俗称为野茄树，以其茎叶之有似于茄也。为疏风散寒，驱湿逐痹，疏利关节，通调脉络之良药，古今皆以主治风寒湿痹。《别录》又主溪毒，亦除湿解毒之旨。

【广义】甄权治肝热，明目。（即疏风而目自明之意，非以之清理肝热也。）《日华》治一切风气，疮疥瘙痒。

濒湖谓炒香，浸酒服，去风。其茎叶孟诜谓治中风，伤寒头痛。苏恭谓治大风，头风湿痹，毒在骨髓腰膝。以夏月采曝为末，酒服，久则病出如痫疥，或汁出，或斑驳甲错，迨皮落则肌如凝脂。除诸毒螫，杀疳虫，湿蚀。石顽谓子治头风脑痛，脚膝寒痛；其叶久服，去风湿有效。

【发明】苍耳子，温和疏达，流利关节，宣通脉络，遍及孔窍肌膏，而不偏于燥烈，乃主治风寒湿三气痹着之最有力而驯良者。又独能上达颠顶，疏通脑户之风寒，为头风病之要药。而无辛香走窜，升泄过度，耗散正气之虑。以视细辛、羌活等味，功用近似，而儒将风流，迥与须髯翁张，戟手怒目者异其态度，即例以川芎、白芷等物之以气为胜者，犹难同日而语。但和缓有余，恐未易克日奏功耳。

【正讹】《斗门方》谓妇人血风攻脑，头旋猝倒，不省人事者，用苍耳草嫩心，阴干为末，酒服甚效。此味善通顶门，达脑，能走督脉也。

寿颐按：头旋猝倒，不省人事，确是气血上升，激动脑经之病。《斗门方》能知是血风攻脑，其善悟诚不可及。但此是内动之风，正惟风阳陡动，所以猝然眩晕，便能倾仆。治法止有潜阳息风，抑之下降，则气火平而风自息，脑神经不受震动，而其病可愈，断不可杂以一味动风之药，助其升腾，为虎傅翼。苍耳治风，亦是疏散外风，非安静镇定之质，对于此病，亦在禁例，况又助之以酒，为害复当如何？则论病是而用药非，仍是古人续命汤之谬见，须知所谓通顶门、达脑、善走督脉，皆升腾以散外来寒风之法，真是毫厘千里，其误甚大，虽然，二千年来治内风病者，几于无一不误，于《斗门》何尤？寿颐极佩其"血风攻脑"四字，颇似识得内风上攻为病，乃数百年中国医家未知之奥义，故备论之，亦《春秋》责备贤者之意也。

鼠耳

【发明】此草叶厚而卷，白毛茸茸，故有鼠耳之名。古亦谓之佛耳草，又有茸母之名，皆以其有毛也。宋徽宗诗："茸母初生认禁烟"，则以古人寒食节采此为食品也。《别录》谓鼠耳味酸，主寒热，止咳。《日华》谓其除痰，治热嗽。东垣谓佛耳治寒嗽及痰，除肺中寒，升肺气。丹溪亦谓除寒痰，则正与《日华》相左。濒湖谓寒嗽多是火郁于内，而寒束于外。《日华》谓热，言其本也；东垣谓寒，言其标也。寿颐谓此草味酸，究非寒邪作嗽所宜。

青葙鸡冠附

《本经》：味苦微寒。主邪气，皮肤中热，风瘙身痒，杀三虫。子名草决明，疗唇口青。

《别录》：主恶疮疥虫，痔蚀，下部䘌疮。

【发明】青葙，即鸡冠花之同类，古书虽分两条，但以花穗扁阔成片者为鸡冠，花穗分歧如麰[①]者为青葙。其茎、叶、子形色性情功用皆同，故古人有以青葙子为即鸡冠花子者，非误也。且本是苋之同类，茎、叶、花穗及子亦皆近似，但花色不一。苋实本治目疾，其功用又合，亦即一类中之数种耳。古人用其茎叶以为燥湿、清热、杀虫之用，盖苦寒滑利之品，最善理湿清热，而疏泄厥阴，是以专清血分。《本经》主邪气，亦即以湿热之邪言之。其子专疗目疾，《本经》虽未明言，然治唇口青，即厥阴肝经郁热气滞之证，非肝肾虚寒之唇口变色也。苦寒滑利，善涤郁热，故目科风热，肝火诸证，统以治之。《日华》谓其镇肝明目；甄权谓其治肝脏热毒冲眼，赤障青盲、翳肿；虽寇宗奭谓青葙明目始于《药性论》及《日华子》，与经意不合，然疗治目疾往往有验，未可诬也。其鸡冠花之茎叶，濒湖称其治疮痔及血病；鸡冠花则称其主痔漏下血，赤白下痢，崩中，赤白带下；其子则藏器称其止肠风泻血，赤白痢，《日华》称其主崩中带下。盖鸡冠花红，其茎叶亦多赤色，则专走血分而性寒凉，故为止血之用。然其义仍与青葙无甚区别也。

旋覆花

《本经》：味咸温。主结气，胁下满，惊悸，除水，去五脏间寒热，补中，下气。

《别录》：甘微温。消胸上痰结，唾中胶漆，心胁痰水，膀胱留饮，风气湿

---

① 麰（móu）：大麦。

痹，皮间死肉，目中眵曖①，利大肠，通血脉，益色泽。其根主风湿。

【正义】旋覆花，轻扬之性，而《本经》主治皆降逆破结之功用。盖轻疏者必能泄化，专以疏通见长。且味咸性温，咸能润下软坚，温能宣通散结也。又消痰逐水，泄降之力颇佳，故能破结气，而除胁下之满。惊悸，亦痰饮凌心之证。去五脏间寒热，即停痰积饮之寒热气结也。补中者，谓结气散而中气自安，非以破泄为补益之用也。《别录》主膀胱留饮，利大肠，即《本经》逐水之意。其治风气湿痹，皮间死肉，通血脉者，则轻扬之性，必能外通脉络，行于肌表也。治目中眵曖者，亦疏散结热，宣化湿浊之用耳。

【广义】甄权主水肿，逐大腹，止呕逆。宗奭行痰水，去头目风。海藏消坚软痞，治噫气。景岳谓降痰涎，通水道，消肿满，凡气壅湿热者宜之，惟性善走散，凡大肠不实及气虚阳衰之人皆忌。

【发明】旋覆花，体质甚轻，飞扬疏散，其主治当以泄散风寒，疏通脉络为专主。《别录》治风气湿痹，皮间死肉，通血脉，宗奭去头目风，皆其轻疏泄散之功也，以治风寒喘嗽，寒饮渍肺，最是正法。或谓旋覆花降气，寒邪在肺者不宜早用，则止知疏泄之力，足以下降，而不知其飞扬之性，本能上升，且《本经》明谓其温，寇宗奭又以为辛，则疏散寒邪正其专职。若其开结泄水，下气降逆等治，则类皆沉重下达之义，颇嫌其与轻扬飞腾之本性不甚符合。按《本经》旋覆花一名金沸草，《局方》有金沸草散一方，疑古人本有用其茎叶，而未必皆用其花者。考草木花叶之功用，不同者甚多，或升或降，各有取义，亦其禀赋使然，不容混合。且茎则质重，花则质轻，亦物理自然之性，况旋覆花之尤为轻而上扬者乎？乃

今人恒用其花，而并不用其茎叶，竟以重坠之功，责之轻扬之质，恐亦非古人辨别物性之真旨也。且其花专主温散，疏泄之力亦猛，宜于寒饮而不宜于热痰，石顽已谓阴虚劳嗽，风热燥咳误用之，嗽必愈甚，是亦以其轻扬升散太过，正与降气之理相反。惟其轻灵之性，流动不滞，自能疏通气化，而宣窒塞，固非专以升散见长。若但以逐水导湿为治，似不如兼用其茎叶，较为近理。《别录》称其根主风湿，其意可晓然也。

谷精草

【发明】谷精草，生于稻田中，刈稻之后，得谷之余气，故名谷精。其质轻清，故专行上焦，直达巅顶，能疏散头部风热，治目疾头风。并疗风气痹痛者，亦以轻清之性，善于外达也。又生于秋季，禾苗秀实之后，能开花结实，不畏秋凉，是以古人谓之性温味辛，能上升外散，非其他明目之药以凉降为功之比，则散风火而无寒凉遏抑之虞，尤为良剂。《开宝本草》称其辛温，主喉痹，齿风痛，诸疮疥；濒湖谓主头风痛，目盲翳膜，皆辛以散之之意。今人仅以治风热目赤，尚未足尽其功用也。

夏枯草

《本经》：味苦辛。主寒热，瘰疬，鼠瘘，头疮，破癥，散瘿结气，脚肿，湿痹，轻身。

【发明】夏枯草之性，《本经》本言苦辛，并无寒字，孙氏问经堂本可证。而自《千金》以后皆加一寒字于辛字之下，然此草夏至自枯，故得此名。丹溪谓其禀纯阳之气，得阴气而即死。观其主瘰疬，

---

① 曖（miè）：眼角红肿。

破癥散结，脚肿湿痹，皆以宣通泄化见长，必具有温和之气，方能消释坚凝，疏通室滞，不当有寒凉之作用，石顽《逢原》改为苦辛温，自有至理。苦能泄降，辛能疏化，温能流通，善于宣散肝胆火之郁室，而顺利气血之运行，凡凝痰结气，风寒痹着，皆其专职。丹溪谓治瘰疬，散结气，大有补养厥阴血脉之功。楼全善谓治目珠痛夜甚，点以苦寒药尤甚者，神效。盖目珠系于厥阴，夜甚而遇寒药反甚，是厥阴阴火郁室不疏，自不宜直折以寒凉，反至遏抑愈剧，夏枯草能疏通肝胆之气，木郁达之，亦以禀纯阳之气，而散阴中结滞之热耳。石顽谓《本经》言轻身者，能除脚肿湿痹而无重着之患也，又能解内热，缓肝火，治肝热目赤，皆疏通厥阴气滞之功用。久服亦伤肾，以善于宣泄，反助厥阴肝木之气也。

卷 之 四

草部湿草类下

地 黄

《本经》：干地黄味甘寒。主折跌绝筋，伤中，逐血痹，填骨髓，长肌肉。作汤，除寒热积聚，除痹。生者尤良。

《别录》：主男子五劳七伤，女子伤中，胞漏下血，利大小肠，去胃中宿食，补五脏内伤不足，通血脉，益气力，利耳目。

生 地 黄

《别录》：大寒。主妇人崩中血不止，及产后血上薄心闷绝，伤身胎动下血，胎不落，堕坠踠折，瘀血，留血，鼻衄吐血，皆捣饮之。（音义：薄，读为迫，逼也。踠，与蹴同，《类篇》：足跌也。）

【正义】地黄，味甘色黄，最合土德，故能补养中土，为滋养之上品。《本经》主折跌绝筋者，即补血补伤之义也；主伤中者，即其补阴补血之功。气味和平，凡脏腑之不足，无不可得其滋养。《别录》主男子五劳七伤，女子伤中，胞漏下血，补五脏内伤不足，皆即此旨。逐血痹者，则血不足而痹着不行，补养充足，自然流动洋溢，而痹者行矣。填骨髓，长肌肉，则充其补益之意而极言之，《别录》之所称通血脉，益气力，利耳目，又即此义之引申耳。作汤除寒热积聚，除痹，则言其入煎剂尤为流动活泼，

所以积聚、痹着皆除，此以补养为磨积之计，乃正气旺而病自退，非谓地黄滋补之药，竟能消积通痹也。盖气血不充，津液不布，则似此坚顽固结之病，必无可愈之理，所以积聚、癥瘕、痞结等证，均宜且补且行，斟酌进退，缓以图之，自可徐收效果。若仅读张子和书，止知攻破为长，不顾正气，日事峻削，甚至愈攻愈坚，纠结不解，以速其危者，其亦有昧于此而少知自反乎？生者尤良，则采取鲜新，其力尤足耳。

《别录》又谓去胃中宿食，亦养其正而消化力充，可以运行宿滞，必非谓滋润厚腻之质，竟有消克之功，此宜看得灵活，不可泥煞字面。其治溺血，利大小肠者，甘寒清热，又能养阴，固通利二府热结之正治也。惟破恶血一层，似乎寒凉黏滞性质，必无破瘀导滞之功，然凡跌仆敲扑，肌肉血瘀发肿青紫者，以鲜生地捣烂厚敷，自能去瘀消肿，活血定痛，乃知地黄去瘀，自有天然作用，不可误认其腻滞物质，而遂疑古人之言。惟唐宋以降，破血逐瘀诸方，已无复采用及此者，盖亦嫌其厚腻有余，终非攻坚陷阵之将，此读古书者所以不可执而不化也。《别录》又有饱力断绝四字，义不可通，疑有讹误，删之。

《别录》又出生地黄一条，云大寒，则以新采者而言，即今之所谓鲜生地，故结以皆捣饮之四字，谓捣饮其自然汁也。盖鲜者得土气至阴之性，尤为纯粹未漓，故其气大寒，较之干者，已经日曝，自有

不同。其治鼻衄吐血者，指气火升腾，挟血上逆，妄行汹涌而言，如大吐大衄之属于气火有余者，是宜以大寒直折其逆上之势，而下血溺血之实证、火证，亦同此例。若去血已多，火焰已减，即非所宜，而所失太多，气营两急者，更无恣用大寒之理。又谓主妇人崩中冲血不止，则血崩一证，多属冲任无权，下元失其固摄之力，虚证极多，实火绝少，必无纯事寒凉，可以止崩之法。盖诸失血之宜于清火者，惟阳热炽盛，邪焰鸱张，而正气未衰，脉洪神旺之时，可以寒凉灌溉，先去其凭依之势。一至所失不少，虽余火未熄，形神未馁，而脉象已虚，即非一味清凉所可奏绩。若更形消色夺，气怯神疲，则虚惫之余，固摄扶元，犹惧不逮，安可寒凉无忌，更戕其正？况乎大寒止血，更必有血凝积瘀之害，虽曰地黄散瘀是其特长，或尚不至积寒生瘀，然大寒之性，必非通治诸般失血无往不宜，《别录》所言，似嫌呆板。乃更以主治产后血上薄心闷绝，则气逆上冲，法宜降逆逐瘀，亦非甘寒所宜，纵曰此物果能破瘀，产后未必皆宜温药，然大寒二字，终非新产通用之品，亦当存疑，未敢轻信。又主胎动下血，则症与崩中近是，亦难泛用，又接以胎不落三字，则指胎元已坏，欲堕未堕者言之，以为破血下胎之用，盖古人固以鲜地为逐瘀破导品也。又主堕坠跌折①，瘀血留血之说，寿颐窃谓伤瘀发肿发热，用以外治，清热定痛散血之功固不可没，若内伤有瘀，则必非大寒之性所能破导者矣。

【广义】干地黄：《日华》谓助心胆气，定魂定魄，治惊悸（皆益阴养血之功也）。洁古谓凉血生血，补肾水真阴，皮肤燥热。海藏主阴虚，五心烦热，肾虚痿厥，足下热而痛，益肾水，凉心血，脉洪实者宜之。戴原礼谓阴微阳盛，相火渐炽者，是为虚火，宜以此滋阴退热。虞花溪谓生地清血，而胃弱者妨食，宜用酒炒。景岳谓凉心血，除烦热，治骨蒸，妇女血热经枯，止燥热口渴。

熟地黄：洁古谓补血气，滋肾水，益真阴，去脐腹急痛，病后胫股酸痛。石顽谓脐下痛，属肾脏精伤，胫股酸，系下元不足。寿颐按：此脐腹急痛及胫股酸痛，皆以肝肾真阴久伤，下元欲竭之症而言，故宜于滋填，颇有捷效。缪仲淳《广笔记》之集灵膏、魏柳州之一贯煎，皆治此等之最有验者，非泛治诸般之腹痛、股胫痛，不可不知区别。寇宗奭谓血虚劳热，产后虚热，老人中虚燥热，若与生地，当虑其寒，故蒸熟曝之，则其功自别。海藏治肾水不足，目晾晾无所见。濒湖谓填骨髓，长肌肉，益精血，补五脏内伤不足，黑须发，女子伤中胞漏，经候不调。虞抟谓熟地补血，而痰饮之人恐其泥膈，宜用姜汁炒。治目昏昏如无所见，谓水亏不能鉴物，是肾所主之病，非熟地不效。又谓地黄本心家血药，久经蒸曝，得水火既济之功，变黄紫为深黑，可直入肾脏，填补真阴，兼培中州脾土，则土厚载物，诸脏皆受其荫。

【发明】地黄产于中原土脉最厚之地，色黄而味甘，禀土之正气，质又厚重，味最浓郁，而多脂膏，故为补中补血良剂。古恒用其生而干者，故曰干地黄，即今之所谓原生地也。然《本经》独于此味用一干字，而又曰生者尤良，则指鲜者言之，可知干地、鲜地，六朝以前本已分为两类，但辨别主治犹未甚严。至《名医别录》则更出生地黄一条，显与干地黄区别，其主治则干者补血益阴，鲜者

---

① 跌折（wōshé）：骨折。

凉血清火，功力治疗，不复相混，然究属寒凉之品，惟虚而有热者为宜。若真阴不充，而无热证，则用干地犹嫌阴柔性质，不利于虚弱之脾胃，于是唐宋以来，有制为熟地黄之法，以砂仁和酒拌之，蒸晒多次，至中心纯黑极熟为度。则借太阳之真阳以变化其阴柔性质，俾中虚者服之，不患其凝滞难化，所以熟地黄且有微温之称，乃能补益真阴，并不虞其寒凉滑泄。是以清心胃之火者，一变而为滋养肝脾肾之血，性情功效已非昔比，而质愈厚重，力愈充足，故能直达下焦，滋津液，益精血。昔人但谓色黑入肾，犹是皮相之见。凡津枯血少，脱汗失精及大脱血后，产后血虚未复等证，大剂频投，其功甚伟。然黏腻浊滞，如大虚之体服之，亦碍运化，故必胃纳尚佳，形神未萎者，方能任受，不然则窒碍中州，必致胀闷，虽有砂仁拌蒸，亦属无济，则中气太弱，运动无权之弊也。近世遂有再用砂仁末拌炒成炭，专为此种虚证设法者，则真是无可奈何之作为，虽曰费尽心机，亦属矫揉造作，其亦思其功力之果何如耶？

【正讹】地黄之得名，以色黄味甘，补益中土，合于坤土中之和德也。《本经》一名地髓，郭注《尔雅》亦引之，则言其丰腴润泽，譬犹地中之精髓耳。罗愿《尔雅翼》妄谓浸水验之，以浮者为天黄，半沉半浮者为人黄，沉者为地黄云云，亦知此物质量，断无入水能浮之理，无知妄作，惑世欺人，最是无理取闹。考罗氏之书，本多鄙俚可笑，而此说则出于《日华本草》，殊不足征。张石顽之《本经逢原》亦有枯槁质轻为天黄之说，皆为《大明》杜撰之说所误，不可听也。又《本经》地黄一名芐，《尔雅》亦载之；罗愿遂谓字从下者，有趋下之义；张隐庵乃谓地黄性惟下行，故字从下。要知

地黄滋补血液，岂仅下行为功，何可拘泥古字，妄为附会，致令药性医理，牵强不通，须知欲谈医学，必以实有治验为主，何必学王荆公之字说，反生许多窒碍耶？熟地之补阴补血，功效固不可诬，然亦惟病后元虚及真阴稍弱者可以为服食补养之用，今人多以入之滋补膏方中，正是恰到好处。苟其人胃纳素薄及虚弱成瘵者，得此必中满妨食，甚且作胀，其为害亦颇不浅，而痰饮弥漫，或兼挟外感者，固无论矣。考古今之推崇熟地者，莫逾于景岳，几欲以人参、熟地为朝饔夕飧之品，所著全书中，触处皆然，大是可厌。实则此公出入富贵之家，无病之病，不得不以此种药品敷衍塞责，本非专为治病而设。景岳新方，半皆如此，所以平庸肤浅，多无深意。惟其喜于夸张，满口自诩，则真以臭腐为神奇，大言欺人，未免可笑。而陈修园专与此公作难，极力诋讦，嬉笑怒骂，无奇不有，每借熟地以为集矢之鹄，虽未免言之太甚，要亦景岳之夸诞有以取之，实则修园之深恶痛绝于熟地一物，亦殊不必也。

【存疑】鲜生地能止吐血衄血，是治气火升腾，血热上涌之症，以甘寒逆折其妄行之邪火，则气降火降而泛溢之势以平。又治便血、溺血、血淋等症，皆惟相火鸱张，脉大洪实之时，藉其大寒清热，以减炎炎之势，苟其邪焰少衰，即当应变随宜，改弦易辙，断不能专恃鲜地一物，以为诸见血家始终必用之要药。《本经》干地黄主折跌绝伤，盖亦谓其能补益血液，则折绝自可渐愈。《本经》又逐血痹，《别录》又破恶血，皆血气旺而痹着自通，恶血自行之意，决非谓甘寒黏腻性质，竟能宣通痹着而逐去恶血也。至《别录》又谓生者捣汁饮之，治堕坠踠折，瘀血留止。徐之才且谓鲜地为散血之

专药，则竟以破逐瘀血为鲜地之惟一功能，考跌仆打扑，瘀在肌肉，而发肿发热者，鲜地捣敷，确有成绩，是藉其寒凉以散蕴热，则痛自可止，而行血一层，尚在其次，若竟以大寒内服，信为亦能逐瘀，揆之药理，终属可疑。而《别录》且以鲜地捣饮，治产后之血上薄心闷绝，则三冲症中之最可危者，急剂抑降以通恶血，惟恐不及，而谓甘缓大寒之物，能奏奇功，终非情理之正。且使鲜地一物，果能破血逐瘀，如是猛烈，且能治胎动下血而胎不落者，则《别录》本文又治妇人崩中血不止，试问崩血不止之时，尚宜破血逐瘀耶？抑欲其止血否也？合二者以观之，似乎崩中则以为止血之主将，而瘀血又以为攻逐之先锋，自盾自矛，万难一贯。意者古人误认《本经》治折跌绝伤四字，以为有通络行血之意，因而附会为之，乃有此蔽。若缪仲淳之《经疏》，竟称其行血而治产后恶露作痛，石顽《本经逢原》于散血消生四字，尤为推波助澜。徐灵胎、陈修园亦称其滑利流通，无一非踵《别录》而推广言之。要知古人鲜地散血一说，未必不在外敷一层，但言之不详，易滋误会，若竟以外治有功，而谓内服此药，功亦相等，则未敢信也。

【禁忌】仲淳谓脾胃薄弱，大便不实及胸膈痰多，气不利者，俱禁用。

大　黄

《本经》：味苦，寒。主下瘀血，血闭寒热，破癥瘕积聚，留饮宿食，荡涤肠胃，推陈致新，通利水谷道，调中化食，安和五脏。

《别录》：大寒，无毒。平胃下气，除痰实，肠间结热，心腹胀满，女子寒血闭胀，小腹痛，诸老血留结。

【考证】通利水谷句，今本皆无道字，惟《太平御览》所引有之，于义为长，今从《御览》补道字。大黄，《别录》明言无毒，而近世本草，竟以人毒草类中，裒然居首，此是李氏《纲目》之误，最启初学之疑，兹为移入隰草，以存其真。

【正义】大黄，气味俱厚，沉降纯阴，故直入血分而导瘀滞，通利胃肠，而逐宿垢。《本经》主下瘀血，血闭，破癥瘕积聚宿食，荡涤肠胃，通利水谷道，是其主治之大纲。推陈致新，调中化食，安和五脏十二字，于大黄功用尤其推崇备至。盖肠胃之消化，血脉之周流，在于以通为补，苟有宿垢留滞，则秽浊不去，即新生之血，亦易瘀积，而徒为陈陈相因之恶腐。譬如川流，不舍昼夜，自然源流皆洁，如其一有停蓄，纵使来源常清，而流到此间，即成恶浊，其理最为浅显。惟能推荡陈腐，然后可以致新，庶几中气和调，食不碍化，而五脏皆赖以安和。大黄涤除宿食，疏通血瘀，则胃肠与血络源流俱清，裨益夫岂浅鲜，此非上古圣贤，悟彻玄理，不能有此深造之语。与其他久服轻身延年、神仙不老等说，类皆出于方士之附会依托者不同，奈何近世本草皆列入毒草门中第一，令人望而生畏，遂致有大黄救人无功之俗谚，何其背谬竟至于此？近时西国医家亦谓此物是补胃妙品，其旨正同，而吾国俗医多有畏其攻克，当用不用者，宜乎吾道之日以退步也欤？痰饮二字，唐宋以后显有分别，每以有火而浓稠者为痰，有寒而清稀者为饮。大黄能治实热之老痰，不能治中寒之留饮，此在粗知医理者，皆能言之，颇似《本经》留饮二字，未免不妥。然要知汉魏以上尚未有此分析，仲景书中初未见一痰字，更何论乎《素问》？直至《甲乙经》而始有"水，淡饮也"一句，其字作淡而不作痰,(《甲乙》此文,见第四卷《病形脉诊篇》,今本《灵枢》因之。然今本《甲乙》《灵枢》皆作"水洗饮也",义不可解。乃浅人不知淡即古之痰字而妄改者,惟《脉经》所引尚作淡,可证。)则《本经》此条留饮二字,古人未必竟以为寒饮之病,读古书者不可不知古义。惟《别录》以大黄治女子寒血闭胀,则竟以寒证而用大苦大寒之药,必不可通,当有讹误,阙疑可也。

【广义】甄权通女子经候,利水肿。寿颐按:大黄本能逐瘀,以治经闭之因于积瘀结热者,固即《本经》下瘀血血闭之义。但孱弱之体,非可一概论耳。水肿为病,本于脾肾,纵有实水可导,止宜通利小水,似无荡涤肠胃之法。甄氏大黄利水肿,盖为实证而言,决非通用之法。每见俗医治此,恒用商陆、大戟、甘遂之类,幸图一快,杀人无算,溯其源始,殆皆本此。以此知后人本草,诚不可与《本经》《别录》同年语也。元素泻诸实热不通,除下焦湿热。濒湖治下痢赤白,里急腹痛,小便淋沥,实热燥结。

【发明】大黄,其色正黄,得天地至阴之气独厚,故其性大寒,气味重浊。故迅速善走,直达下焦,深入血分,无坚不破,荡涤积垢,有犁庭扫穴、攘除奸凶之功,因有将军之称。生用者,其力全,迅如走丸,一过不留,除邪而不伤正气,此大将军救民水火,而不扰闾阎①者也;制过者,其力已缓,颇难速效,正犹缚贲育而使临大敌,亦无以展其所长。东垣谓治在上者,非酒不至,必用酒浸,引上至高之分,驱热而下,未免矫揉造作,用违其长,读仲景泻心法,可悟古人无此制度,而俗人见识不真,藉口和平两字,以为尝试之计,谬矣!但久制者,可从小便以导湿热,惟清宁丸能有此功,而寻常之酒制

大黄,非其伦比。近人亦有谓生者走后阴,熟者走前阴,殊是不确。《金匮》泻心汤治吐血、衄血,明是阳亢上逆,迫血妄行,故以大黄、芩、连直折其炎上之势,而乃云心气不足,必是传写有误,致令古今注家为此节作说解者皆嗫嚅而不可解,不如《医宗金鉴》径改为心气有余,何等直截爽快。承气之法,得枳实则其行尤速,得芒硝则软坚,可化燥矢为溏粪。但其味大苦,最伤胃气,胃弱者得之,无不减食,且不知味,苟非实热蕴结,诚不可轻用。凡老年气弱、瘦人阴虚,即有大便燥结、欲解不解见症,今法恒用玄明粉七八分,合枳实四五分,槟榔六七分,奏功甚捷,可无碍胃腹痛之弊,且亦一过无余,力亦不亚于生军,较为轻微淡远,不动声色。亦犹幺魔小丑,尚非据险负隅,则一偏裨之职,亦足以荡平之,正不烦名将亲征,小题大做云尔。

【禁忌】缪仲淳谓血闭由于血枯,便闭由于血少肠燥,胸腹胀满由于中气不运,女子腹痛由于厥阴血虚等证,皆不可妄为推荡。

连　翘

《本经》:味苦平。主寒热,鼠瘘,瘰疬,痈肿,恶创,瘿瘤,结热,蛊毒。(创,今本作疮。)

《别录》:去白虫。

【发明】连翘味苦,苦能清热。形圆而尖,中空有房,状似心脏,故专清心家之热,此物理自然之情性,非勉强附会之言也。又凡质轻而空松者,必有开泄宣通之作用,故亦能散结而泄化络脉之热。《本经》治瘰疬痈肿,疮疡瘿瘤,结热蛊毒,固以诸痛痒疮,皆属于热,而疏通之

---

① 闾阎:里巷内外的门。借指平民。

质，非特清热，亦以散其结滞也。六朝以降，皆以古说心与小肠为表里，谓清心之品，能通小肠，则即可开泄膀胱，导小水，祛下焦之湿热，是以甄权谓通利五淋，小便不通，除心家客热，实则附会之说，必不可信。

【广义】《日华》谓其治疮疖，排脓止痛。东垣谓其散诸经血结气聚，消肿。丹溪谓其泻心火，除脾胃湿热。石顽谓其轻清而浮，主治诸疮，为结者散之之义。缪仲淳谓主瘰疬瘿瘤，皆足少阳胆经气郁有热。海藏以主耳聋（亦气火上壅之证耳）。

【正讹】仲景麻黄连轺赤小豆汤，治瘀热在里发黄。注家谓连轺即连翘之根，且谓无根则以实代之。考《尔雅·释草》：连，异翘。郭注一名连苕。盖翘之与轺、苕，即一声之转，古书极多同音通用之例，则连翘、连苕、连轺，明是一物。既能清湿热而通利小水，自然可治瘀热之发黄，何必强以根实妄为区别？然注《伤寒论》之为是说者，固亦别有所本，以《本草经》别有翘根一条。然《本经》翘根，虽称其主下热气，而无利水治黄之明证。且于连翘则曰生山谷，于翘根则曰生平泽；《别录》谓连翘生太山，翘根生嵩高，皆大有分别，其非一物甚明。是以弘景已谓翘根方药不用，人无识者，而《唐本草》列于有名未用类中，乃海藏强作解事，竟谓即连翘之根，而李濒湖从之，非也。

连翘心

【发明】近人有专用连翘心者，即其房中之实也。细而质轻，故性浮而专清上焦心肺之热，较之其壳在外，亦能通行经络，其用固自有别。然虽是心，而亦不坚实，若竟谓能清心家实火，亦殊未必。

决明子　即草决明，亦名马蹄决明

《本经》：决明子主青盲目淫，肤赤白膜，眼赤痛，泪出。

《别录》：味咸苦甘平微寒。疗唇口青。

【发明】决明子，其形如豆，其色青绿，味咸，故专于入肾。古人主治皆以为眼目要药，似乎疏风清热，实则补肾益精，所以能治青盲等肝肾阴虚之证，然必久久服食，方能取效。而肝热、风热等证，亦非切要之品。《日华》谓其助肝益精，作枕治头风明目，甚于黑豆；丹溪谓其益肾；甄权谓叶作菜食，利五脏，明目，其义皆同。《别录》谓其咸苦甘平，似嫌丛杂，其能疗唇口青，盖亦肝气之病。缪氏《经疏》以决明子合沙苑蒺藜、甘菊、杞子、生地、女贞、槐实、谷精草，补肝、明目、益精，能疗肝家虚热。又方合生地、甘菊、荆芥、黄连、甘草、玄参、连翘、木通，主暴风热眼痛，眵泪赤肿。

颐按：缪氏治目二方，已近于俗医通套方剂，然一治肝肾之本虚，一治风热之标实，理法秩然，犹有可取。

【正讹】决明子明目，乃滋益肝肾，以镇潜补阴为义，是培本之正治，非如温辛散风、寒凉降热之止为标病立法者可比，最为有利无弊。乃王旻《山居录》竟谓其多食患风，必有误会，濒湖已明辨之。而张石顽又谓久服则伐肝搜风太过，反致虚风内扰，是误认为祛风泻肝之用，其亦思质坚下坠，色青而绿，能入肝肾，滋养真阴，夫岂升散疏泄之品，所可等类齐观者耶？

地肤子

《本经》：味苦寒。主旁光热，利小

便，补中，益精气。（旁光，今本作膀胱。）

《别录》：去皮肤中热气，散恶疮，疝瘕，强阴。

【发明】地肤子苦寒泄热，止有清导湿热，通利小便之用。《本经》又谓其补中，益精气，《别录》称其强阴者，乃湿热不扰，而阴精自安之意，断不可拘泥字面，认为补益之品。陈藏器乃谓众病皆起于虚，虚而多热者，加地肤、甘草，可谓颠顸已极，张石顽从而和之，大不可解。《别录》又主疝瘕，甄权谓治阴癞，皆惟湿热内蕴者可用，若虚寒气滞，大非所宜。

王不留行

《本经》：味苦平。主金创，止血，逐痛，出刺，除风痹，内寒。（创，今本作疮。）

《别录》：味苦甘平。止心烦鼻衄，痈疽，恶疮，瘘乳，妇人难产。

【发明】王不留行，通利迅疾，故得此名。言虽有王命而不能留其行，则流利之性峻矣。其味又苦，则泄降下行，惟热结者为宜。《本经》主金疮止血，逐痛刺，《别录》止心烦鼻衄，痈疽恶疮，皆清火活血之用。除风痹者，风热壅于经络也，而风寒、寒湿，非其治矣。惟《本经》内寒二字，殊不可解，李氏《纲目》引作内塞，当即濒湖所改，似非讹字，然别本皆作寒，是当存疑，不必强解。又治产难，通乳汁；甄权谓治风毒，通血脉；《日华》谓主游风风疹，妇女月事不匀；濒湖谓利小便；景岳谓滑利阳明冲任血海，通经滞不调；石顽谓走而不守，长于利窍，皆以破结宣导为功，苟属虚体，慎弗轻投，而妊娠尤为大禁。

漏芦

《本经》：味苦咸寒。主皮肤热，恶创，疽痔，湿痹，下乳汁。（创，今作疮。）

《别录》：大寒。主热气，疮痒如麻豆，可作浴汤。

【发明】漏芦，滑利泄热，与王不留行功用最近，而寒苦直泄，尤其过之，苟非实热，不可轻用，不独耗阴，尤损正气。《日华》谓通小肠，治泄精，溺血，肠风，乳痈，排脓止痛，通经脉。皆惟实热之证，可以暂用。石顽谓苦寒解毒，利窍杀虫，排脓消肿。古治痈疡以漏芦汤为主药，盖咸能软坚，苦寒清热解毒之功。然服之必泻，则热从下出，故气虚者非其所宜，而妊妇尤为切禁。

附漏芦汤方：漏芦、连翘、生草、大黄、生芪，治痈疽热证。

寿颐按：此汤惟实热壅结者宜之。其用黄芪，盖欲以监制其迅利，然补气之药，以治痈肿，究属非宜，若曰彼此牵制，欲其虚实二家，无投不利，则模棱两可，必无桴应之理，此成方之所以不可混用也。惟在临证时审其虚实寒热，而知所损益，然后可以恰当病机耳。

甘蕉　襄荷

【发明】甘蕉、襄荷，诸家本草皆分为二。考《说文》：襄荷，一名菖蒩；《广雅》：襄荷，蒪苴也。菖蒩、蒪苴，其音甚近。《楚辞》王注又作蒪菹；《古今注》又作菖苴；《史记·司马相如传》又作猼且；《汉书》则又作巴且，文颖注："一名巴蕉"。转展变迁，此后世芭蕉之名所由来也，此皆巴蕉、襄荷本为一物之明证。《古今注》谓菖苴色紫，襄荷似菖苴而白；苏颂谓红蕉如火炬，是又以花之色为分别。《广韵》则云蓴苴，大襄荷名。是又以大小分也。今按：蕉花虽曰有白、有绿、有紫，而性质皆同，无所用其区别，最为喜阴而恶阳，莳之墙隅则茂，移植高旷则萎，阴寒之性，已可概见。惟南方闽粤温暖之地，结实最繁，大江以南，最不易见其一花，此为阴寒性质，一遇霜霰，即已黄落，不胜天气之寒凉也。是以其果味虽甘美，气则大寒，能清肺胃热邪，通大肠燥结，凡燥火之人，生津止渴颇佳，而非阳气有余者，不堪数啖。孟诜谓生食止渴润肺；吴瑞谓解酒毒，止肌热烦渴；濒湖谓压丹石毒，其义皆同。《别录》谓甘蕉根大寒，主痈肿结热；苏恭谓捣敷热肿；孟诜谓治黄疸；《日华》谓治天行热狂，烦闷消渴，解金石毒发，并捣汁服之。其蕉油（以竹管插甘蕉茎取之）即自然汁，《日华》谓治头风，止烦渴，疗汤火伤。襄荷根则《别录》虽称其辛温，然谓其治中蛊及疟，捣汁服，则仍是清热解毒之功用，必非性温。弘景以主溪毒、沙虫、蛇毒、中蛊毒，皆治湿热蕴结之患，则其性可知。然《别录》既言其辛温，而孙思邈亦以为微温者，盖以古人恒以襄荷与姜并言，如《司马相如传》有苴姜、襄荷之句，而襄荷之躯干又细，茎叶有似乎姜，因亦误会其性之辛温耳。实则大寒之品，凡非实热，皆不可用。即如甘蕉，今亦为常嗜之品，然非胃火有余之人，下咽必凝滞不适，甚者且致腹痛泄泻，尤其确据。石顽误谓襄荷治喉舌口疮糜烂，妇人月闭，及伤时气、壮热头痛等证，皆取其辛散，实则皆以大寒解其蕴结之热邪，苟非实热，胡可轻试。若肠胃不坚，脾阳不健者，得此作痛作泻，又可操券而待。热毒痈肿，小儿赤游风疹，巴蕉根捣涂，捷效，见《肘后方》。

箬叶

【发明】箬，始见于濒湖《纲目》，即衬笠之箬叶。古字亦作篛。其茎似竹而细小，其叶甚大。濒湖谓气味甘寒，治吐血、衄血、咯血、呕血、下血、溲血，并烧存性，温汤服一钱匕。又通小便，利肺气，喉痹，消痈肿。张德恭谓治痘疮倒靥，以箬叶灰一钱匕，入麝香少许，酒调服。石顽谓干箬蒂煎汤，治胃热呃逆，性较柿蒂为平。又取灰以香油调敷汤火伤，甚良。盖清芬之品，具有清热利窍之功也。

灯心草 石龙刍

【发明】《本经》止有石龙刍，云一名龙须，即今织席之草也。宋《开宝本草》乃有灯心草，其形较之织席者为粗，其质较松，今剖其穰为灯心，而以其壳为篾衣，二草虽非一种，然是同类，皆生于下隰之地。味淡质轻，故专于通利，能泄湿热而清导小水，亦降心肺之火。《本经》谓石龙刍，味苦微寒，主心腹邪气，小便不利，淋闭，风湿鬼注，恶毒。其所谓邪气恶毒者，即以湿热之邪言者也。治风湿者，亦取其利湿之意。《别录》谓治痞满，除茎中热痛，仍是泄热利水之意。陈藏器谓败席治淋及小便卒不通；《开宝本草》谓灯心草主五淋，败席更良；洁古谓泻肺，通溺涩癃闭，行水治肿；丹溪谓治急喉痹，烧灰吹之，以灰饲小儿，止夜啼；濒湖谓降心火[1]，止血[2]，通气消肿，又无一非泄热利水之用。又灯心之质，尤为轻虚，故开肺泄水，尤其专长，

---

[1] 火：原作"血"，据《纲目》改。

[2] 止血：此下原有"热"字，据《纲目》删。

以开喉痹，其义在此。但研末烧灰，其法甚难，以米粉浆之，则可研，塞紧于竹节中，糠火煨之，则成炭。要之质贱而味淡，除利水以外无用。《韩氏医通》有天一丸，以灯心为末，合滑石、二苓、猪苓、泽泻，再用人参膏为丸，其功用亦不过通利小水而已，可谓矫揉造作，是亦医界之魔矣。

木贼草

【发明】木贼，以磨擦木器得名。虽有坚木，擦之则粉屑错落，而草不损，其伐木之性甚强，故以治疗肝胆木邪横逆诸病。能消目翳，破积滞，皆消磨有余之用也。质轻中空，故丹溪谓其发汗至易，濒湖谓与麻黄同形同性，亦能发汗解肌，升散火郁，故能治眼目诸血之病。然则为目科要药者，固不仅取其克木，能磨擦障翳，亦含有疏风行血，泄化湿热，升散郁火诸义。其治喉痹、血痢、泻血、血痔、血崩、月事淋漓、疝气等证，固皆气滞血瘀，肝郁不疏为病，疏泄窒滞，升散郁热，兼以伐肝木之横，而顺其条达之性，木贼之用尽于此矣。《嘉祐本草》谓主目疾，退翳障，消积块，疗肠风，止痢，及月事不断，崩中赤白。濒湖谓解肌，止目泪，止血，去风湿疝痛，大肠脱肛。石顽谓主目病风热暴翳，取其发散肝肺风邪，久翳及血虚者非宜。且谓多服则令目肿，盖疏散太过，反伤正气矣。要知克削之力甚强，即治下血、血痢、血崩、血痔诸证，皆惟有余之体为宜。苟其气虚，皆当审慎。而血痢、便血、崩中，及月事淋沥诸症，则气虚不能摄血者为多，尤不可不知所顾忌也。

蛇床子

《本经》：味苦，平。主妇人阴中肿痛，男子阴痿湿痒，除痹气，利关节，癫痫，恶创。（创，今作疮。）

《别录》：辛、甘，无毒。温中下气，令妇人子脏热，男子阴强，令人有子。

【发明】蛇床子，温燥刚烈之品，《本经》虽称其苦平，然主治妇人阴中肿痛，男子阴痿湿痒，则皆以寒湿言之，必也肾阳不振，寒水弥漫，始可以为内服之品。甄权已谓其有毒，濒湖且谓蛇虺喜卧其下，食其子，盖产卑湿污下之地，本系湿热之气所钟，其含毒质可知。观雷敩制法，以浓蓝汁同浸，再以生地黄汁拌蒸，无非监制其燥烈之性。其反能治湿热病者，同气相求，以从其类也。故近今医籍，绝少用为内服之药，况市肆中以为贱品，皆不炮制，而可妄用以入煎剂乎？《本经》又谓除痹气，利关节，癫痫，则刚烈之性，本能通行经络，疏通关节，然非寒湿及未经法制者，慎勿轻投。《本经》又主恶疮，则外治之药也。

《别录》又谓辛甘，能温中下气，令妇人子脏热，男子阴强，令人有子，则专温肾阳，更属彰明较着。甄权谓治虚实湿痹，毒风瘤痛，起腰痛，去风冷，益阳事；《日华》谓治腰胯酸痛，四肢顽痹，缩小便，去阴汗湿癣，赤带下；景岳谓逐寒疝，起阳痿，主阴衰无子，皆是强阳主治。石顽谓辛香性温，助男子壮火，肾火易动，强阳不固者，弗用，甚是正论。李濒湖竟泛泛然谓其补男子，有益妇人，则以《本经》列于上品而过于推崇，遂有左道旁门，专于兴阳而戕人生命者，皆此类补阳助欲，不顾其本之说，有以误之，是不可以不慎也。惟治外疡湿热痛痒，浸淫诸疮，可作汤洗，可为末敷，收效甚捷，不得以贱品而忽之。

葵

即锦葵，古亦称荆葵，即《诗》东门之枌，及《尔雅》之薅也。其子即冬葵子。

冬葵子

《本经》：味甘，寒。主五脏六腑寒热羸瘦，五癃，利小便，久服坚骨长肌肉。

《别录》：疗妇人乳内闭肿痛。

【考正】花卉之中以葵为名者最多，其实则种种不一。古人以葵为常食之品，如《诗》之烹葵，《礼》之夏用葵，最是习见之物，然今人皆不识为何物。考《尔雅·释草》："薅，菟葵"，郭注："似葵而小，啖之滑。"是菟葵固可啖，而曰似葵，则非葵矣。《尔雅》又有"芹，楚葵"，即今之水芹。《毛诗传》又有"茆，凫葵"；《说文》有"蘽，凫葵"；《广雅》有"蘽茆，凫葵"，即今之莼菜，则皆可食，然各为一种，虽同以葵名，而非即葵也。《尔雅》又有终葵繁露，郭注谓大茎小叶，近人以为似今之西番莲，则非葵之同类。李濒湖谓即《别录》之落葵，以落字为即终字之误，其说甚是。则即今之胭脂菜，性亦寒滑，与葵相近，因得葵名，此又别为一种。许叔重《说文解字》则曰"葵，菜也"，又有希菟葵、芹楚葵、蘽凫葵，似许氏所称之葵菜，即此三者之总称。然古人既以一字为名，苏恭亦谓常食之品，则固专有一种，必不能如苏颂《图经》之例，竟以蜀葵、锦葵、黄葵、终葵、兔葵等物，浑合言之，而曰皆有功用也。考《尔雅》"薅，蚍衃"，郭注："今荆葵也，似葵，紫色"。《说文》：薅，蚍衃也。《诗》"东门之枌"。《毛传》：薅，芘芣也。《正义》引舍人注：薅，一名蚍衃。陆机疏：芘芣，一名荆葵。《广雅》：荆葵，葵也。罗愿《尔雅翼》：荆葵，花似五铢钱大，色粉红，有紫纹缕之，一名锦葵。郝懿行[1]《尔雅义疏》谓荆、锦、薅，俱一声之转。阮文达谓薅即经典之葵，今人不识，惟扬州人以为常蔬，清油淡煮，味极甘滑。阮氏籍录仪征，博通今古，其说堪信，且与古人所谓葵性甘滑者，自然符合。然则葵之专名，自当属之荆葵，非菟葵、楚葵、凫葵之别为一物者可比。寇宗奭谓绿叶如黄蜀葵，其花至小，如初开单叶蜀葵，有檀心，色如牡丹姚黄者，即锦葵也。虽郭氏《尔雅注》谓荆葵似葵，则荆葵与葵，明非一物，然细玩郭氏注文，既谓菟葵似葵而小，又谓荆葵似葵，则菟葵、荆葵，又皆非葵，试思其所谓葵者，果是何物，岂欲以终葵繁露当之乎？然郭注又以为承露大茎小叶，花紫黄色，则又与荆葵、菟葵皆不类，何得称其似？此郝懿行《尔雅义疏》所以谓郭氏亦不识葵也。今推景纯[2]之意，未必果不识葵，其谓荆葵似葵，紫色者，盖谓荆葵之花似蜀葵而色紫耳，似今本《尔雅》注文脱一蜀字，是则蜀葵乃葵之大者，而荆葵则为古人烹葵、葵菹之葵，其花紫色，洵是确凿可据。再以阮氏芸台之意合之，乃知古人以葵为菜，即今之锦葵，于古则亦谓之荆葵，其菟葵则为葵类之较小者。而蜀葵则似葵而大，一茎直上，高者至八九尺，花似木槿而大，五色俱备，又有单瓣、千瓣之不同，古人谓其疏茎密叶，翠萼艳花，金粉檀心，颇堪写照。《尔雅》则谓之戎葵，《名医别录》则谓之吴葵，《尔雅翼》

----

[1] 郝懿行：清代经学家、训诂学家。

[2] 景纯：郭璞，字景纯，东晋文学家和训诂学家。

则作胡葵。郝懿行谓戎、蜀、吴、胡，皆谓其大，非是戎、蜀、吴、胡得来，其说甚是。今京人呼为秫稭花，登、莱间呼为秫齐花，吴人又呼为淑其花，皆蜀葵之转音也。又别有一种黄蜀葵，叶如鸡爪，花则色黄而大，与蜀葵又大异，今谓之秋葵花，而亦非一茎直上，其大如臂，其高盈丈，顶巅一花，大如盘，四周单瓣，中簇细蕊之向日葵也。《广雅》又有"地葵，地肤也"，则即地肤子。《广雅》又曰"蘠，葵也"，王氏引之，《广雅疏证》则又以向日之葵，与《诗》之烹葵，合而为一。其实向日秋葵，不堪作蔬，而蔬之荆葵，花不向日，且向日之葵高大，迥非为蔬之葵可比，亦万不能合而为一。至近世更有所谓紫背天葵者，又别是一种。凡此数者，又同以葵名，然皆以二字连缀为名，在一类数种之例，且皆不可以为蔬。其可以为蔬者，惟莃之为兔葵，芹之为楚葵，药茹之为凫葵三种，而亦皆以二字连缀为名。惟荆葵则后人又作锦葵，而古人止名为葵，是当分析言之，各还其本真，必不可因其同有葵名，而互相援引，更增纷扰。历考诸书，虽《尔雅》《说文》等注，已不免有沿误之处，以致诸家本草，更多彼此歧出，益令后人不易识别。孙氏星衍问经堂辑刻《本草经》，犹以冬葵子与《尔雅》之终葵繁露为一物，以冬之与终，古书本通用也，实则终葵之合音为推，乃形容之词，言其上锐下大，其形如椎。繁露之叶及子，皆形圆而锐，故有终葵之名。其子色紫可染，今俗谓之胭脂子，虽其叶亦可为蔬，而非入药之冬葵子。又粤地所产葵扇之葵，更别有一种。总之草类中以葵为名者太多，惟向日之秋葵，不入药剂，其余皆有滑润寒凉之性，意者古人命名之义，即因于此。所以其体各殊，而其用相似，然正惟其性之相近，

尤足令谈医者淆乱见闻而莫衷一是，实则各有本真，不可诬也。兹特详析考之，分系各条之下。

【发明】葵性甘寒而滑，茎苗根实，情性俱同，功用相等。泄热通淋，滑利二便，皆湿热蕴结者为宜，而虚寒之人，脾阳不振者弗用。其茎苗孙氏思邈谓利胃气，滑大肠；苏颂谓宣导积滞，妊妇食之滑胎易产；甄权谓煮汁服利小肠，治时行黄病；汪颖谓除客热，治恶疮，女人带下，小儿热毒，下痢丹毒；孟诜谓润燥利窍，解丹石热毒。其根则《别录》谓主恶疮，疗淋，利小便，解蜀椒毒；濒湖谓利窍滑胎，止渴。冬葵子《本经》主五脏六腑寒热羸瘦者，滑利以宣通热结也；《别录》疗妇人乳内闭肿痛，即寒以胜热，滑以导滞之用；弘景谓下丹石毒；濒湖谓通大便，消水气，滑胎治痢。《外台》葵菜叶治天行斑疮，遍身戴白浆者；《圣惠方》葵菜叶绞汁服，治小儿发斑，李濒湖谓此即痘疮。今之治者，惟恐二便频数，泄其元气，则痘不起发。葵菜滑利，似非所宜，盖古今运气不同，治法有异云云。

颐谓古人痘疮皆天行疠气，毒势甚盛，所以宜于凉解。后人多系种痘，则惟恐其不发，证情不同，治法自别。然元虚者固宜温宜托，毒盛者亦胡可不用清凉。自明以来，治痘名家或主凉解，或主温补，皆有对证之效，所谓言岂一端，各有所当者也。夏子益《奇疾方》：葵菜，治肉生长刺如锥，痛不可忍，明是火热郁结之怪疾，故宜凉解。姚僧垣《集验方》：葵根汁，治瘰疬、热毒。其证肉中忽生一黚[①]子，大如豆粟，或如梅李，或青白，或赤黑，有深根，其痛应心，能腐筋骨，

---

① 黚：深黑色。

毒入脏腑即杀人。此亦怪症，总是热盛之毒，故治法如此。然更宜以清心凉血，大剂清解之药辅之，盖亦夏氏《奇疾方》之所谓肉锥类也。

菟葵

【发明】菟葵，见于《尔雅》《说文》，其名最古。郭氏《尔雅注》谓其颇似葵而小，叶状如藜，有毛，汋啖之滑，则必与锦葵相似，但茎叶较小耳，当即是一类二种。《御览》引《广志》云，菟葵，瀹①之可食；《唐本草》云，菟葵，苗如石龙芮，而叶光泽，花白似梅，其茎叶紫黑，煮啖极滑，所在下泽田间皆有，人多识之，称其气味甘寒，下诸石五淋，止虎蛇毒诸疮，捣汁饮之，涂疮能解毒止痛。则清热利湿，解毒通淋，功用亦与锦葵相似，其为同类无疑。

【存疑】菟葵之名，由来最古，然其为物，似久已不识。考郭景纯《尔雅注》及苏恭《唐本草》，一言其叶有毛，一言其叶光泽，已大相刺谬。寇宗奭谓绿叶如黄蜀葵，花形至小，如初开单叶蜀葵，有檀心，色如牡丹姚黄，其叶则蜀葵也云云。是即锦葵之形状，而苏氏反以为菟葵，尤觉不似。至濒湖《纲目》，则并列三家之说，而无所折衷，又加以天葵、雷丸草之名，以为即是紫背天葵，赵恕轩《纲目拾遗》又辨之，则紫背天葵确又别有一物。然则菟葵果是何物，聚古今诸家之说而皆不得其真，何如存而不论，阙疑为是。颐愚以为古人于草之大者多有马牛之名，则菟葵或本作兔葵，固指葵之小者言之，合于《尔雅》郭注之说，而于《唐本草》所载主治功用亦不相背。读书但求有用，而医药尤以切用为主，不如并入锦葵条中，较为切实，若徒多分别，无裨实用，于故纸堆中推敲搜索，未免枉费可宝之光阴。寇氏以锦葵释之，或知其本无区别，而欲合之为一乎？

紫背天葵

【发明】紫背天葵，近人用以治瘰疬，颇有应验。濒湖《纲目》引《本草图经》及郑氏《通志》，以为即是菟葵。赵恕轩《本草纲目拾遗》谓郑氏《通志》言天葵状如葵菜，叶大如钱而厚，面青背紫，生于崖石者，即是紫背天葵，叶分三歧，如三叶酸草而大，有根，根下有子，年深者其子大如指，俗呼千年老鼠屎，以其形黑皮粗，如鼠屎状也。《外丹本草》名曰雷丸草，以其根下之子如雷丸耳。此则全非葵类，不过有葵之名而已。又谓紫背大葵之功用全在根，出金华、诸暨深山石罅间者，根大而佳，春生夏枯，秋冬罕有。又引《百草镜》云，二月发苗，叶如三角酸草，向阴者紫背为佳，其根如鼠屎，外黑内白，三月开花细白，结角亦细，四月枯，性惊，清热，治痈疽肿毒，疔疮疬串，跌扑，风犬伤，七种疝气，痔疮，劳伤。盖其根坚实，年久愈大，故能通达经络，消除凝结之痰滞也。《纲目拾遗》引《医宗汇编》，紫背天葵子同鲫鱼捣敷疬串，立消。又引《救生苦海》，治瘰疬，千年老鼠屎捣碎，同好酒隔汤煮一炷香，随意饮醉，盖被取汗，数次自效。又引黄宾江天葵丸，专治瘰疬，紫背天葵一两五钱，海藻、海带、贝母、昆布、桔梗各一两，海螵蛸五钱，为末，酒糊丸如梧子大，每服五七十丸，食后温酒下。盖以桔梗开泄气分郁结，贝母消毒化痰，海藻、昆布等以软坚也。又引《经验集》，荔枝核十四枚，小茴香二钱，紫背天葵四两，蒸白酒频服，治诸疝初起，寒热疼

---

① 瀹（yuè）：煮。

痛，欲成囊痈者。寿颐谓囊痈、子痈，多属厥阴湿热，不比寒疝之宜于温药，此方以荔茴之温，宣通气滞，而以天葵之凉，泄化湿热，立法颇良，惟用酒服，则仍以寒疝为宜，而厥阴湿热之壅，非其治也。

终葵 即燕脂子草

【发明】《本草经》无终葵，而《别录》有落葵。陶弘景谓落葵又名承露，人多种之，叶惟可茹，鲜食冷滑，其子紫色，女人以渍粉敷面，少入药用；马志谓落藤葵俗呼谓胡燕脂；濒湖谓落葵叶，冷滑如葵，故得葵名；《尔雅》曰蔠葵繁露，郭注谓即承露，以其叶最能承露，而其子垂垂，亦如缀露，故得此名。而终、落二字相似，疑落字乃蔠字之讹。

寿颐按：《考工记》郑注，齐人谓椎曰终葵，盖急言之则曰椎，缓言之则曰终葵，本以形容其体圆上锐之词。此草叶圆剢[1]，上有似于椎，因名终葵，字不从草。《考工记》及马融《广成颂》皆作终葵，《尔雅》从草，已是俗字，《本草》之落葵，则以形近而误，固无疑义。《别录》"落葵，一名繁露"，即本《尔雅》，尤其明证。盖冕旒之垂，名曰繁露，而此草之实，累累下垂，又为近似。韩保昇谓蔓生，叶圆厚如杏叶，子似五味子，生青熟黑；濒湖谓其似杏叶而肥厚软滑，八九月开细紫花，累累结实，大如五味子，熟则紫黑色，揉取汁红如燕脂，女子饰面点唇，亦可染物，谓之胡燕脂，亦曰染绛子，但久则变色耳。今按：其叶作蔬，甘滑鲜美，但微有青草气，其清热滑润之功，可见一斑。《别录》称其气味酸寒，而滑中散热；濒湖称其利大小肠，固亦锦葵之流亚[2]也。又按：此草蔓生，宜入蔓草部，旧本皆在菜部，以其可以为蔬也。今列于此，以葵之名而类之耳。

蜀葵

【发明】蜀葵，虽大于葵，而气味甘寒，性亦滑利，与葵不异。其苗则孙思邈称其除客热，利肠胃；藏器治丹石发热，热毒下痢；《日华》谓捣涂火伤；濒湖谓滑窍治淋，润燥，易产。其花则《别录》谓理心气不足；洁古谓治带下，赤治血燥，白治气燥，皆取其寒滑润利也；濒湖谓和血润燥，利大小肠。其子则《日华》谓主淋沥，通小肠，催生堕胎，疗水肿，治疮疥。皆以寒滑见长，惟宜于燥热之证，而虚者忌之。

黄蜀葵

【发明】此又别是一种，非即蜀葵之黄花者。叶似鸡爪，秋深开花，今之所谓秋葵花也。性亦寒凉滑利，因之亦以葵名。《嘉祐本草》谓其花主小便淋，催生，治恶疮浓水不差，作末敷之；濒湖谓其花消痈肿，其子亦消痈肿，治五淋水肿，通乳汁，为催生利小便要药。濒湖引《经验方》，黄蜀葵花麻油浸密收，治汤火灼伤，今多有预制以备缓急者，最能止痛定腐，甚有效也。

龙葵 即老鸦眼睛草

【发明】此草性质亦寒凉滑利，故亦名葵。茎柔而嫩，似蔓非蔓，延引甚长，故以龙为名，言其蜿蜒不已也。吾吴土俗亦呼为老鸦眼睛藤，结子浑圆，一簇数颗，生青熟黄，故有老鸦眼睛之名。亦有生青熟红者，其茎叶花蕊皆同。苏颂《图经》谓之赤珠；陈藏器《本草拾遗》谓之龙珠，实即一类二种。《唐本草》谓

---

① 剢：尖，锐利。
② 流亚：同一类人或物。

龙葵去热退肿；苏颂谓治妇人败血；濒湖谓消热散血，压丹石毒，疗痈疽肿毒，跌打损伤；孟诜谓捣敷疗肿火丹。盖可敷可服，以清热通利为用，故并治跌仆血瘀，尤为外科退热消肿之良品也。

酸浆 即金灯笼草

【发明】酸浆之苗叶形色，颇与老鸦眼睛草近似，李濒湖谓本是一类二种。但龙葵茎光无毛，五月以后开小白花，五出黄蕊，结子无壳，累累然数颗同枝，子有蒂盖，生青熟紫黑；而酸浆则同时开小花，黄白花，紫心白蕊，其花如杯，无瓣，而有五尖，结一五棱之铃壳，一枝一颗，悬如灯笼，壳中一子，生青熟红。《庚辛玉册》谓灯笼草，严于川陕者最大，叶似龙葵，结实有四叶盛之，如灯笼，河北呼为酸浆。陶弘景谓酸浆之子作房，房中有子大如梅李，黄赤色，盖土宜不同，所产微异。《嘉祐本草》作苦耽，以其苗之味也。《本经》言其味酸辛平，主热烦满，定志益气，利水道，难产吞其实立产。则亦寒凉泄热、滑利之功用。弘景谓捣汁服治黄病；《唐本草》谓灯笼草治上气咳嗽，风热，明目，根茎花实并宜；《嘉祐本草》谓苦耽苗子治鬼疰邪气，热结目黄，大小便涩，骨热劳乏，呕逆痰壅，痃癖痞满，小儿无辜疳，瘰疬，大腹，杀虫，落胎，去蛊毒，并煮汁饮，亦生捣汁服；丹溪谓苦能除湿热，轻能治上焦，主热咳咽痛，故此草治热痰之咳嗽，佛耳草治寒痰之咳嗽；濒湖谓寒能除热，故清肺除咳，滑能利湿，故降气化痰；苏颂谓其子除热治黄；《嘉祐》谓其治骨蒸劳热，尸疰疳瘦，痰癖热结，与茎苗同功。然寒降滑泄，皆实热者为宜，中气虚寒弗用。丹灶家以伏丹砂汞毒，亦清凉以制其刚烈也。

败浆

【发明】此草有陈腐气，故以败浆得名。能清热泄结，利水消肿，破瘀排脓，惟宜于实热之体。《本经》称其味苦，平。主暴热，火创，赤气疥搔，疽痔，马鞍热气。（创，今作疮。搔，今作瘙。"马鞍热气"四字颇不经见，盖阴胯间热气蒸腾，亦阴分之湿热也。）《别录》称其味咸，微寒，除痈肿浮肿，结热风痹，产后痛；甄权称其辛苦，微寒，治毒风瘑痹，破凝血，能化脓为水，止烦渴，疗腹痛，产后诸病；《日华》治血气心腹痛，破癥结，催生下胞，定血运，吐血衄血，赤白带下，赤眼障膜，胬肉①，聤耳②，疮疖，疥癣，丹毒。无一非实热瘀滞之证，惟产后诸痛，当以瘀露作痛者为宜。而濒湖所引《别录》，竟作产后疾痛，《大明本草》又以产后诸病浑言之，则流弊良多，不可不知所辨别者也。

苎麻根

【发明】苎根见于《别录》，称其气寒，主小儿赤丹，又言渍苎汁疗渴。古今所引《别录》之文止此，惟濒湖《纲目》引《别录》则有安胎一说，不知何据。按：白苎性寒，古方多言其主治小便不通，五淋热结等症，则有泄热通利之力，是以《日华本草》谓其甘寒而滑，乃近人偏以为妊娠安胎之用。盖以苎麻之质坚韧，取其坚固胎元之意，实则既寒且滑，必非胎动者所宜。且根主下行，尤为妊娠禁品。考古今医药诸书，惟《梅师方》

---

① 胬肉：因眼球结膜增生而突出的肉状物。

② 聤耳：中医病证名。以耳道流脓、听力障碍为主要表现。

用以治胎动，忽下黄汁，此外殊不多见。丹溪且言其行滞血，则更与胎动大相刺谬，濒湖所引未见古本，恐不可训。虽《大明》亦有治胎漏下血一条，则《日华本草》本多不经之论，且与其所言性滑之文自相矛盾，更不足据。《日华》又谓治心膈热，天行热病，大渴大狂，解金石药热，心烦，则皆其凉降之力也；石顽谓治产后血晕腹痛，专行滞血，又谓麻茎苦温，专散陈久瘀血，则皆以破血逐瘀为用矣。苏恭《唐本草》又谓苎麻子治赤白痢，又是消积导滞之用；皆足为滑泄一层证佐。然则苎麻之根，似未可视为安胎套药。

胡芦巴

【发明】胡芦巴，始见《嘉祐本草》，言其味苦大温，主治元脏虚冷气，腹胁胀满，面色青黑。得茴香子，治膀胱气甚效，乃温养下焦，疏泄寒气之药。后人以治疝瘕、脚气等证，必系真阳式微，水寒气滞者为宜，苟挟温邪，即为大忌。石顽谓元阳不足，冷气潜伏者宜之。又谓奔豚偏坠及小腹有形，上下走痛者，用胡芦巴丸，肾气不摄，上热下寒，厥热呕吐者，用黑锡丹，皆与金铃子一寒一热同用，其导火归元之功可知。张子和《儒门事亲》谓病目不睹，服胡芦巴频频不缺，不周岁而目中微痛，恍如虫行入眦渐愈。

寿颐按：此惟治肾气真寒，因而目盲者。然目病之此证极少，即曰有之，亦非一物所能奏效，而子和过甚言之，殊不足信。《直指方》胡芦巴一味炒研末，茴香汤下，治小肠气痛，此亦肾气虚寒者为宜，辨之不可不审。

红花 古名红蓝花

【发明】红花，其叶如蓝，而其花色红，故古有红蓝之名。始见于《开宝本草》，已名红花，称其辛温，主治产后血晕，口噤，恶瘀不尽，绞痛，胎死腹中。盖以其色殷红，体质又轻扬疏达，故专入血分，为疏通经络，活血行滞之品。海藏谓辛、甘、苦，温，肝经血分之药，得酒尤良；丹溪谓多用则破瘀，少用则养血；濒湖谓活血润燥，止痛散肿，通经；景岳谓达痘疮血热之难出，散斑疹血滞之不消者；石顽谓其解痘毒，散赤肿，治产后血晕，瘀痛，宜和童便用之。过用亦使血行不止，且兼能上行，不可不知。要之，性本温和，气兼辛散，凡瘀滞内积，及经络不利诸证，皆其专主，但走而不守，迅利四达，不宜大剂独任，苟仅以为疏达和血之用，小剂亦无流弊。若《养疴漫笔》所谓产闷已绝，以红花数十斤煮汤熏之，半日乃苏之说，则小说家无稽之言，不足取信。李濒湖虽以许胤宗熏柳太后中风一法相比，然试以医药之实在功用言之，许案治病在腠理，药气熏蒸，以通皮毛之气，犹可说也，若产后闷绝，则是里病，岂熏蒸之气所能达到，且病在血分，又非仅通其气分可以有功。况红花又能气分之药，寿颐每谓文学家不明医理，所载医家治案异想天开，不合医药之原理者，所在而是。《二十四史》方术传中，已多怪怪奇奇之事，更何论乎邑志①家乘②，传记卮言③。寿颐辑录《古今医案平议》，拟以怪诞不经诸案，编为附录一种。颇觉牛鬼蛇神，无其不有，而考其原本，多出正史，多出志乘，若小说谰言犹不在其列。学者必须辨得真是非，而后医药之真相乃不为邪说淫辞所蔽，则此道其庶乎有昌明

---

① 邑志：县志，地方志。
② 家乘：私家笔记或记载家事的笔录。
③ 卮言：亦作"厄言"。自然随意之言。

之一日也。（许治柳太后一条，寿颐尚疑其文人附会，果未必有是事，说详细拙编《古今医案平议》第二种内风脑神经病门真中风一类。）《图经本草》：红花一大两，分为四分，以酒一大升煮，顿服，治血气痛。

寿颐按：斤两升斗，皆古小而今大，大约唐以前仅及今三分之一，至隋唐之间，则通行之权量，已与今相近。惟量药则犹沿用古法，所以其时有大称小称、（称，今作秤。）大斗小斗之名。大者即当时所通行，小者即旧时之权量也。唐人医书，时有大两、大斗、大升字样，则即以当时通用之权量为计，所以别于古法，可见其时著书者之精细。此方所谓一大升、一大两，即其例也。寿颐别有《古今权量考》，言之颇详，已编入《谈医考证集》中。

藏红花番红花

【发明】西藏红花产于藏地，赵恕轩《本草纲目拾遗》载之，称其形如菊，干之入沸汤中，水色如血，可绞汁四次者真。治各种痞结，每服一朵，冲汤服，忌油腻、盐。又引王士瑶谓治吐血不论虚实，用花一朵，以无灰酒一盏，隔汤炖汁服，入口即止，屡试皆效。盖亦降逆顺气，开结消瘀，仍与川红花相近，而力量雄峻过之。今人仅以为活血行滞之用，殊未足尽其功用。按濒湖《纲目》已有番红花，称其产西番、回回及天方国，似亦即今之所谓藏红花，称其主心气忧郁，结闷不散，能活血，治惊悸，则散结行血，功力亦同。又引《医林集要》用撒法即（即番红花之别名，盖彼中之土语。）二分，水一盏，浸服，治伤寒发狂，惊悸恍惚，亦仍是消痰泄滞之意，但加以清热通导一层，功力亦尚相近。惟称其气味甘平，则与藏红花之腻涩浓厚者不类。要之土宜，各有微异，疑皆川红花之一类数种也。但藏红花价值甚贵，其功力只较之川产峻烈一筹，凡有贫病，苟非必不得已，可弗轻投。

燕脂

【发明】即红蓝花汁制成，闺中以为面脂润色之用，制法不止一种，濒湖《纲目》载之甚详，皆以红汁染成，以活血为用，仍与红花同意。惟自海舶交通，西人所造各种颜料盛行之时，艳丽绝胜土产，而皆含毒质。今之燕脂锦、燕脂棉已纯是洋色制成，断不可入药笼，不如仍用红花，犹为稳妥。

大蓟 小蓟

【发明】大蓟、小蓟，茎叶有大小之殊，其形色花蕊，颇与红花相近。但花色青紫而不红，盖亦红花之类，止血破瘀功用亦甚相近。《别录》称其气味俱甘温，《日华》则俱以为凉。其大蓟根，《别录》谓主治女子赤白沃，止吐血鼻衄，安胎；甄权谓捣汁服半升，主下血立瘥。《日华》又谓其叶主肠痈，腹中瘀血及跌扑损伤，生研和酒、童便服。

寿颐按：二蓟主治皆以下行导瘀为主。《别录》以大蓟根止吐血鼻衄者，正以下行为顺，而上逆之吐血可止。又谓安胎，则破瘀泄导之性，适得其反，恐不可从。甄权谓主下血，亦殊未允。

藏器谓小蓟根破宿血，生新血，主暴下血血崩。寿颐按：此以有瘀者言之，非虚脱症，宜注重一暴字。又谓主金疮出血、呕血等。

苏恭谓大小蓟叶虽似而功不同，大蓟出山谷，根疗痈肿；小蓟生平泽，不能消肿，而破血则同。

石顽谓大小蓟花俱甘温，根俱微凉，但小蓟力微，可以止血退热，不似大蓟之能破瘀散毒。近医止用其花，则专于散血，然皆下行，脾胃虚弱，泄泻少食者禁用。

刘寄奴

【发明】此草以刘裕小字得名，《南史》所谓捣药治伤者也。其性苦，温，善于破瘀宣通，专为逐血攻胀之用，并以外敷，止血定痛，治伤。亦治产后瘀未净诸疾及大小便血，心腹结痛，癥瘕经闭。然专于攻破，非实证不可妄用。

鳢肠即旱莲草

【发明】鳢肠草，折其茎，汁出须臾而黑，故得此名，言如鳢鱼之肠也。产于下隰地，结实如小莲房，因有旱莲之名。古谓之金陵草，亦称墨菜。汁黑而黏，故入肾补阴，而生长毛发；又能入血，为凉血止血之品；又消热病痈肿。但黑色之药，纯阴用事，非阳盛之体，不应多用，脾虚泄泻尤忌。凡劳怯诸证，阴虚火旺者，不可以此等阴药，专治其标，须与补中健脾之剂，相辅成功，乃为万全无弊之策。若止知为热，徒事寒凉，则虚火未必安潜，而脾胃之阳先败，必有过中泄泻、不食之虞。且虚火纵以逆折得息，而反为纯阴无阳之候，又将何以善其后耶？《唐本草》谓气味甘酸而平，主血痢，及针灸疮发，血不可止者，敷之立止。汁涂眉发，生速而繁。《日华》谓通小肠，治疮疡。濒湖谓乌髭发，益肾阴。

棉　花

【考证】棉花，种出异域，宋季始入中土。吾乡自松江黄道婆携来，遂为土产之一大宗，衣被苍生六百余年，遍地都是，童稚皆能识之，固不烦再详其形色。考《代醉编》，此物始为番使黄氏所传，虽一本丛生，有似灌木，然年年播种，宿根不能再生，确是草类。李氏《纲目》名以木棉，而列于灌木类中，究非真相。濒湖亦谓棉有草木两种，木棉产于交广，树高数丈，而江南、淮北所艺者，皆似草之木棉，则李氏亦知其非木本。今复推广益远，美洲大陆亦为恒产之一宗。而木本之棉，则出产无多，不足供制纱织布之用。然则元明时代所称蕴絮织布之棉，皆即此棉花也。兹径以棉花为名，即以别于木本之棉。虽棉花之称未见于古书，而农家习惯，久为定名，不仅一隅之方物，妇孺咸知，抑亦国产之大宗，全球指目，固中外通行之唯一名称也。

【发明】棉花能御严寒，其性温暖，理有固然，濒湖所谓气甘温是也。然于主治，止称白棉治血崩金疮，烧灰用之；子烧油涂恶疮疥癣，似未足以尽其功用。赵氏《纲目拾遗》引《百草镜》，花可止血，壳可治膈。又引《药性考》，亦谓草棉甘温，烧灰止血，敷冻瘃[①]；其子温热，补虚治损，暖腰膝。盖御寒之品，能助阳气，而其子又凝固之体，则补中益下，温养脾肾真阳，尤其可信。又其中有紫花一种，绵色殷紫，则深入血分，调和经络，以活血见长。且更有黑核一种，子浓如墨，则直达肾家，滋益真水，以养阴奏绩。旧方每以棉花子仁为和血止血之品，如治便血、淋血、崩、带、痔漏等证，则皆和血之义，而无寒凉积瘀之患。又为补肾起痿，养老扶弱等用，则又温养之法，而无刚暴燥烈之虞，温和滋润，颇为纯粹，能滋阴液，助阳气，泽毛发，润肌肤。质本多脂，终与桂、附等之辛燥者

---

① 冻瘃（zhuó）：冻疮。

有间，惟此子一得土气，即易萌芽，生长之机最迅，则不无兴阳作用，必肾气虚寒者为宜。苟其虚阳不固，相火不潜，恐有扰动之弊，又纯属油质，更有滑泄之累。其壳可以疗膈者，取其自然绽裂，即有疏通之义，又性温能行，可泄痰瘀也。其子榨油，濒湖称其有毒，且有燃灯损目一说。然今人几为恒嗜之品，市廛中久已普行，甚且搀杂豆油之中，令人无从分别，虽其性偏温，不无流弊，然油则滑润，亦不致留有积热，贻人大害。惟必须澄之极清，则油中杂质无存，方无戟喉之患。又宜以鲜子榨油，则清芬可口，其陈年之花核，核中子仁久已霉变，其油本不可用，昔人称其有毒，当即指此。若鲜棉核之清油，今多食之，亦未见其毒也。又采其茎叶、花实，连根全枝捣烂，水煎浓成膏，和酒温服，可戒鸦片烟瘾。盖鸦片纯以涩敛为用，而此以阳和之气，疏通而温润之，颇著灵效。又鸦片来自印度，而棉花亦由彼方传来，或者土宜物质，自有克制之理欤。犹忆前人笔记中，称棉花初入江南之时，有一老僧见而蹙额曰，是物到此，果然数百年衣被苍生，然五百年后，必更有一毒物相继而来，索还巨债，则今人食其果而后人受其报，宁不可叹云云。乃道光中和议既成，鸦片之毒蔓延全国，岁溢金钱，何止巨万，则老僧之言验矣。今虽禁令綦严，颇似六百年棉花宿债，渐次清偿，实则暗室一灯，所在多有，正不知巨款宿逋，何日方了，聊记此言，以为黑籍中人提斯警觉之一助云尔。赵氏《纲目拾遗》引《回生集》，棉子煮汤入瓮，坐而熏之，治肾子偏坠。

寿颐按：阴丸偏大，木而不痛，多属寒气，治宜温散。尝见有一儿患之，偶乘船，船中适装花核榨油之饼，热气未散，儿坐其上，至家即愈。此法最佳，得气尤厚，较之煮汤熏洗，力量百倍，而并不嫌其猛，虽极寻常之事，实即医家之良导师也。

芍 药

《本经》味苦平。主邪气腹痛，除血痹，破坚积，寒热疝瘕，止痛，利小便，益气。

《别录》：酸微寒。通顺血脉，缓中，散恶血，逐贼血，去水气，利膀光、大小肠，消痈肿，时行寒热，中恶腹痛，腰痛。

【正义】芍药，古无赤、白之分，而功用自别。白者，苦而微酸，能益太阴之脾阴，而收涣散之大气，亦补益肝阴，而柔驯肝气之横逆。《本经》主邪气腹痛，寒热疝瘕，止痛益气。《别录》所谓缓中者，无一非养毓肝脾两脏之真阴，而收摄两脏之逆气，斯邪气退藏，正气裨益，腹痛及心胃之痛皆除，中气和调，寒热自已，疝瘕自定，皆白芍药养脾柔肝之功用也。赤者，行滞破血，直达下焦，《本经》所谓除血痹，破坚积，《别录》所谓通顺血脉，散恶血，逐贼血，消痈肿，中恶腹痛，皆惟赤芍药行滞逐瘀，足以当之，利小便，去水气，利膀胱大小肠，亦赤芍药泄导之功。石顽以《本经》之"利小便"三字系于赤芍药之下，良有以也。（白芍非专利小便之药，真武汤别有用意，见下。）

【广义】甄权谓强五脏，补肾气，治时疾骨热，是指白者言之。又治脏腑壅气，妇人血闭不通，则指赤者言之。洁古谓泻肝，安脾肺，收胃气，止泻利，固腠理，和血脉，收阴气，敛逆气，皆白芍之功。故又谓白芍入脾，补中焦，乃下利必用之药。盖泻利者，皆太阴病，故不可缺此。海藏谓理中气，治脾虚中满，心下痞，胁下痛，善噫，肺急胀逆喘咳，目涩，肝血不足，阳维病苦寒热，带脉病苦腹痛满，腰溶溶如在水中。亦皆白芍之主治。濒湖止下痢腹痛后重。石顽《逢原》谓白芍酸寒，敛津液而护营血，收阴气而散邪热，泻肝之邪热，所以补脾之阴，寿颐按：白芍酸寒，亦养肝阴而柔驯肝气之恣横，与龙胆、木贼之伐肝者不同，不可谓泻肝之邪热。即《本经》主邪气腹痛、益气之谓，故仲景以为补营上药。入肝脾血分，治阳维寒热，带脉腹痛，补中下二焦，能于土中泻木，为血痢必用之药，然须兼桂用之，方得敛中寓散之意。建中汤之妙用，人所不知。盖泻痢皆太阴之病，建中专主太阴腹痛也。

寿颐按：泄泻与滞下，固皆是太阴脾病，故皆有腹痛一候。芍药能收脾气之散漫，而养脾阴，故为太阴腹痛主药，而并治泄泻、滞下之腹痛。仲景于腹痛例加芍药，此是上古相传之圣法，《本经》主治特提"腹痛"二字，即是此旨，可见仲圣用药，固与《本经》若合符节。惟泄泻之腹痛，多由太阴之虚寒，芍药虽能补益太阴，而酸寒与脾寒不合，是以小建中汤专治中虚腹痛，重用芍药，而以桂枝温养，建立中州元气，且能泄散阴寒。此经方之妙用，固泄泻腹痛之神丹也。若滞下之腹痛，则多湿热积滞，虽亦是太阴失职，乏健运之力，而证是实热，宜清宜通，且宜破滞导浊。而血痢腹痛，里急后重，欲下不下，更是一团毒火，深入血分，蕴结于大肠回转之间，非苦寒急下、荡涤邪秽不可，仅用芍药，犹虞不及，朴、枳、硝、黄、芩、连、槟、柏，皆所宜选，何以石顽既知芍为血痢必用，而反谓必须兼桂用之，岂有大实大热之病，而可杂以桂者，是误以建中治虚寒之例治湿热矣。洁古老人芍药汤主治滞下，最是实

热证之无上良方，惟杂一肉桂，大不可训，盖亦误认建中法可治滞下肠澼，今得石顽此论，可与洁古携手同归，此均是贤者之过，不可不辨。

石顽又曰：凡人阳气虚衰，阴气散漫，患腹胀满急，于补中益气药中，加白芍一味以收阴，则阳虚不受阴制，胀得阳药便消。又曰小便不利者禁用，以膀胱得酸收而愈秘也。而真武汤中又用以利小便者，则本治少阴精伤而证见虚寒，非太阳膀胱癃闭之候，以其能益阴滋血，培养津液，小便自行，非通利也。

寿颐按：真武汤治少阴虚寒，是少阴寒水泛溢，阴盛漫天，横逆无制，上凌心脾，汗多心悸，四肢沉重，腹痛下利，小便不利，皆阴水汩没真阳，逆流奔腾，怀山襄陵之候。故以附子镇摄水逆，譬犹北方真武之神；生姜温中气；白术实脾以堤水；茯苓禀松根余气，久伏深藏，顾名思义，亦是镇伏功用；且又必藉芍药之阴，同气相求，以收摄迷漫涣散之阴气，复归于下，庶几水归于壑，复其润下之常，而导之流通，乃不为害，斯为真武治水，芍药通利小便之真旨。真武之少阴证，必非精伤之少阴，石顽滋血及培养津液云云，太觉肤浅，殊不足征。而东垣且谓芍药能益阴滋湿而停津液，故小便自行，非因通利云云。试问当用真武之时，阴霾之气充塞宇宙，而顾可用其益阴滋湿，以停津液乎？似此解经，岂非魔道。石顽盖亦承东垣之谬，读古人书，又安得不自具只眼。

【发明】《本经》芍药，虽未分别赤、白，二者各有所主，然寻绎其主治诸病，一为补益肝脾真阴，而收摄脾气之散乱，肝气之恣横，则白芍也；一为逐血导瘀，破积泄降，则赤芍也。苏颂《图经本草》始有金芍药（白）、木芍药（赤）之名，成无己谓白补而赤泻，白收而赤散。故益

阴养血，滋润肝脾，皆用白芍药；活血行滞，宣化疡毒，皆用赤芍药。芍药专治腹痛，仲圣之法，实即秦汉以前历圣相传之法，说者每谓腹痛是肝木凌脾，芍能助脾土而克肝木，故为腹痛之主药。要之，肝秉刚强之性，非藉阴液以涵濡之，则暴戾恣睢，一发而不可制，当其冲者，厥惟脾胃，先蒙其害，凡心胃痛、腹满痛、胸胁刺痛、支撑胀闷，无一非刚木凌脾之病。宋元以来治此者多尚香燥气药，以刚济刚，气行而通则不痛，非不暂图目前之效，然愈燥而阴愈耗，肝愈横，频发加剧，卒至肝脾之阴两竭，而燥药且不可复施。仲圣以芍药治腹痛，一以益脾阴而收摄至阴耗散之气，一以养肝阴而和柔刚木桀骜之威，与行气之药直折肝家悍气者，截然两途，此泻肝与柔肝之辨。而芍药所以能治腹痛胀满，心胃刺痛，胸胁胀满者，其全体大用，即是此旨，必不可与伐肝之剂作一例观。

【禁忌】仲景云：太阴为病，脉弱，其人续自便利，设当行大黄、芍药者，当减之，以其人胃气弱，易动故也。是指太阴虚证而言。可见凡腹痛之当用芍药者，皆太阴气滞，肝络郁窒不舒为病，非属于虚寒一边。而中气虚寒，则又有建中法在，非芍药一味之所能治，此寇宗奭所以有气虚寒人禁用之说也。

【正讹】丹溪谓产后不可用芍药，以其酸寒伐生发之气故也。

寿颐谓产后二字，所赅者广博而无涯矣。芍是酸寒，虚寒者固不可用，然尚有小建中之成例在，若是实热当下，硝、黄、芩、连且皆不避，又安有独禁芍药一味，而乃曰产后不可用芍？则凡是娩身之后，独忌此一味，其理安在？此必非丹溪之言。而《大明本草》且谓治女人一切痛，胎前产后诸疾，则又是不问寒热虚实

而概言之，适与丹溪相反，究之有为而言。两者之说，是是非非，各有所当，非可执死法以困活人者也。

荆 芥

《本经》：假苏，味辛温。主寒热鼠瘘，瘰疬，生创，破结聚气，下瘀血，除湿痹。"（创，今作疮。）

【正义】《本经》无荆芥而有假苏，《吴普》谓一名荆芥，然陶弘景竟谓假苏方药不复用，故《别录》亦无荆芥主治，至苏恭则谓即荆芥，濒湖从《吴普》之说，遂以假苏标题，而主治皆荆芥，以后诸家本，皆从濒湖者也。荆芥气味，《本经》虽曰辛温，而主治多风热结气为病，故今人以为辛凉之药。石顽《逢原》则作微温。辛能散风热，宣结滞，又入血分，故能破结聚气，下瘀除痹。鼠瘘、瘰疬、疮疡皆风热入络，凝痰挟瘀之病，而瘰疬又挟少阳相火，郁蒸内热。荆芥能治之，则所谓温者未必然，而近人以为辛凉者，是矣。

【广义】藏器谓捣烂敷疔毒肿毒。（即《本经》治疮疡之旨也）。甄权谓单用治恶风贼风，口面㖞斜，遍身瘰痹。寿颐按：古人以㖞斜、痹痛等症，均认为外感恶风，故治疗皆用风药。然凡病起猝暴，而不出户庭，未遇贼风者，皆是气火上升，血冲脑经之病，风药必不可误投。

士良治伤寒头痛，头旋目眩。寿颐按：此风热上乘之病，荆芥辛凉，泄风散热，是以治之。

苏颂治妇人血风及疮疥为要药。（亦入血疏风清热之功也。）孟诜治产后中风，身强直，研末酒服。寿颐按：产后风痉，角弓反张，古人亦无不谓是风寒外乘，直犯太阳。《肘后》《千金》《外台》，皆用独活豆淋酒方，后人乃有华佗愈风

散，一味荆芥炒末，豆淋酒调服，甚且隐其名曰举卿古拜散，即荆芥二字之反切。以为无上妙品。实则新产血虚，孤阳上冒，亦是脑神经病，荆芥辛凉，炒黑能导血下行，尚无不可，而酒是升散之性，万万不可误与。且不独产后为然，即大人小儿一切痉直强急卒暴之病，无一非神经激扰使然，《伤寒论》《金匮》痉病二篇，以及《病源》《千金》诸书，论证用药，无一不误，非徒无益，必有大害，如果食古不化，效颦西家，无不顷刻变生，速之立蹶，固已屡见之矣。

濒湖谓散风热，清头目，利咽喉，消疮肿，皆辛凉泄热之功。又谓治吐血、衄血、下血、血痢、崩中、痔漏，则皆宜炒黑用之。辛凉泄热，又入血分，能导血下行而散瘀结也。石顽谓长于祛经络之中之风热。观《本经》主治，皆搜经络中风热痰血之病，又能清头目，去瘀血，破结气，消疮毒，故风病、血病、疮疡、产后为要药。产后血晕，荆芥为末，热童便调服。寿颐按：此亦炒黑用之，入血导瘀，而以童便速其下行，则瘀可通而晕可止，以视治痉之用酒者，彼升此降，性情天渊。学者能于此辨别，而知其所以异，然后可与谈医。

【发明】荆芥，味微辛而气芳香，臭味清芬，质又轻扬，故治风热在表、在上诸证，能泄肺热而达皮毛，风热咳嗽宜之，风热外感头痛寒热，亦是主药。又入血分，清血热，能治咽喉口舌、发颐、大头诸证，亦治疮疡、风疹、瘰疬、吐衄、下血、崩漏，能彻上彻下，散结导瘀，厥功甚多，而亦甚捷，诚风热血热之一大法门，不可以其微贱易得而忽视之。

香薷

《别录》：味辛微温。主霍乱腹痛吐下，散水肿。

【发明】香薷，辛而微温，气味清冽，质又轻扬，上之能开肺气，泄腠理，达皮毛，以解在表之新寒，下之能通三焦，疏膀胱，利小便，以导在里之水气。《别录》主霍乱腹痛吐下者，是夏月形寒饮冷，伤其中阳，以致大气紊乱，上吐下泻，腹痛如绞，香薷能通阳气，所以可治，然此特伤寒霍乱之轻者耳。如果肢厥脉伏，目陷面青，唇舌淡白如纸，则是真寒直中之阴证，非大剂姜、附、连、萸，不能挽救于什一者，亦非香薷轻清所能胜任。散水肿者，水溢于肤表，本宜发表以通腠理，且肺气开，则清肃之令顺其下降之常，而小溲自畅，水肿自消。香薷达表通阳，又能利水，故治肿甚捷，此与麻黄解表，亦能消肿之理无二。《别录》用一散字，则所以退肿之由，重在散表，不重在利导，其旨更显。昔人每谓此物为治暑要药者，亦指暑月受凉，外寒闭其内热，有发热、恶寒、头痛等症，则香薷通阳解表，是其专职，而又能导水利湿，更与暑月湿热郁蒸，膀胱不利者相合，非谓暑天百病，香薷一物能通治之也。然乡曲俗医，凡是暑天发热，无不用此，则热邪为病者，亦如柴、葛、羌、防助桀肆虐，此其误实由俗本医书每录局方香薷饮，辄曰通治一切暑病，则不学者流自然奉为夏天至宝，而气虚者得之，已受累不浅。

【广义】李濒湖曰：世医治暑病，以香薷饮为首药，然惟乘凉饮冷，阳气为阴邪所遏，而有头痛发热，烦躁口渴，或吐或泻霍乱者，宜此以发越阳气，散水和脾。若劳役斫丧之人，（斫丧，指房劳言。而《本草纲目》及石顽《逢原》引此全节，皆作丧，是误字也，今改之。）伤暑大热大渴，汗泄如雨，烦躁喘促者，乃劳倦内伤之证，必用东垣清暑益气汤、

（寿颐按：此证是暑伤元气，阴虚阳浮，下虚上实，治宜清暑热而益元气，理法洵是不差。但东垣之所谓清暑益气汤者，药味丛杂，最无法度，升麻、葛根、黄芪、当归，升提辛温，岂汗多喘促者所可妄试？宁不拔其根株，使之立蹶。昔人已谓东垣此方，有清暑益气汤之名，无清暑益气之实。近费伯雄方论亦尝言之，濒湖此句，不思之甚矣。）人参白虎汤之类，以泻火益元可也。若用香薷，是重虚其表，而济之以热矣。盖香薷乃夏月解表之药，如冬月之用麻黄，气虚者尤不可多服。今人不知暑伤元气，不问有病无病，概用代茶，谓能辟暑，真是痴人说梦。且其性温，不可热饮，反致吐逆，惟宜冷服，则无拒格之患。其治水之功，果有奇效。

缪仲淳《本草经疏》：香薷，辛散温通，故能解寒郁之暑气。

石顽《本经逢原》：香薷，辛温，先升后降，故热服能发散暑邪，冷饮则解热，利小便，治水甚捷。霍乱有汗出如雨，吐泻脱元，四肢清冷，脉微欲脱者，则宜大顺散、浆水散等方救之，若用香薷重虚其表，顷刻脱矣。深师香薷丸治通身水肿，以香薷熬膏，丸白术末，米饮下之，效。

蒲公英

【发明】蒲公英，茎叶皆似莴苣，吾乡甚多，折其茎叶，有白汁溢出如乳汁，故吴俗呼为羊奶奶草，濒湖谓关中谓之狗乳草，亦此意也。其性清凉，治一切疔疮痈疡，红肿热毒诸症，可服可敷，颇有应验，而治乳痈乳疖，红肿坚块，尤为捷效。鲜者捣汁温服，干者煎服，一味亦可治之，而煎药方中，亦必不可缺此。苏恭《唐本草》谓甘平无毒，治妇人乳痈，水肿，煮汁饮及封之，立消，洵不诬也。丹溪亦谓解食毒，散滞气，化热毒，消恶肿，结核疔肿。石顽谓治乳痈，必鲜者取汁和酒服，服后欲睡，是其功验，微汗而愈。

寿颐按：乳痈、乳核单方，古法多用酒服，盖欲其迅行及于患处。然此惟坚块初起，其形未大，肌肤亦未变色时，间或可施，而乳证多兼肝胆阳邪，酒能助火，未可概投，若形势渐巨，本欲酿脓者，适以速其成溃耳！自来著内科书者，多不习疡科，所以不知其弊。实则内外两科，理本相通，且内外病之联属者，尤非少数，不知内科，固万不能治疡，即不知疡科，则治内亦每有养痈贻害之弊。无如长于治内者，辄谓吾是大方专家，彼污秽龌龊之疮疡，又岂肯降格从事，然一遇内外相兼之证，势必束手无措，敷衍了事，扪心清夜，已昧天良。须知治疡虽似小技，要知非精于治内者，亦不可与语此中神化也。

马齿苋

【发明】此草叶似苜蓿，而肥厚异常，其茎亦最肥硕，曝于烈日之中，不易干燥，其禀性阴寒，已可概见，故善解痈肿热毒，亦可作敷药。《蜀本草》称其酸寒，寇宗奭谓其寒滑，陈藏器治诸肿，破痃癖，止消渴，皆寒凉解热之正治。苏恭亦谓饮汁治反胃，金疮流血，诸淋，破血癥瘕痕，则不独治痈肿，兼能消痞，盖此草之叶，面青而背红紫，茎亦作紫色，故入血分而破血滞诸证。苏颂治女人赤白带下，则此证多由湿热凝滞，寒滑以利导之，而湿热可泄，又兼能入血破瘀，故亦治赤带。濒湖谓散血消肿，利肠滑胎，解毒通淋，又无一非寒滑二字之成绩也。

地　丁

【发明】地丁，专为痈肿丁毒通用之

药。濒湖《纲目》称其苦、辛、寒，治一切痈疽发背，疔疮瘰疬，无名肿毒。然辛凉散肿，长于退热，惟血热壅滞，红肿焮发之外疡宜之，若谓通治阴疽发背寒凝之证，殊是不妥。盖脑疽、发背，古人多作火毒治者，以六朝隋唐之世，人多好服金石燥烈之药，故《病源》《千金》《外台》皆有金石丹毒发一门，古之脑疽、发背，皆是丹药热毒，治宜寒凉，亦固其所。而自宋金以降，金丹一派渐以消沉，盖亦久无丹石发之一候，而凡患有脑背之疽者，纯是太阳经寒水为病，虽外形亦有红肿焮热，颇似实火，然项背必拘急不仁，且皆畏寒畏风，舌苔必白润垢腻，误投凉剂，内陷随之，即平塌顽木，不可复救，此其病确与古时热毒正相对峙，而外疡诸书，犹沿用大寒大凉之法，皆是此证之戈戟。石顽已谓地丁性寒，不利阴证，漫肿无头，不赤不高者禁用。地丁之名，以花蕊一茎直上，有似于丁，故蒲公英亦有黄花地丁之称。而此草又有紫花、白花二种，向来用者，以紫花为主，盖取其色紫能入血分，亦无所用其区别。又有以治黄疸者，亦清热利湿之功用也。

蚤休 即草河车

《本经》：味苦微寒。主惊痫，摇头弄舌，热气在腹中，瘨疾，痈肿，阴蚀，下三虫，去蛇毒。

【考正】瘨，今本作癫。按许氏《说文》曰：瘨，病也；《声类》曰风病也。则瘨疾者，犹上文所谓惊痫及摇头弄舌之内风猝动也。若癫字，则《广韵》《集韵》始有之，乃后出之字，《广韵》明言与瘨同字，非后人所谓癫狂之义，兹从孙氏平津馆本。癫疾以下十二字，濒湖引作《别录》，而孙本辑入《本经》，姑从孙本。

【发明】蚤休，乃苦泄解毒之品，濒湖谓足厥阴经之药，盖清解肝胆之郁热，息风降气，亦能退肿消痰，利水去湿。《本经》治惊痫摇头弄舌，皆肝阳肆虐，木火生风之症。又谓之癫疾者，癫即巅顶之巅，字亦作颠，皆气火上凌，直上顶巅之病，今西学家所谓血冲脑经者，颇似吾国旧学，向所未闻。然气上不下，头痛巅疾，见于《素问·方盛衰论》；掉眩巅疾，见于《五常政大论》，字皆作巅，岂非明言其病在巅顶？《声类》谓癫为风病，岂非风动上肆，直到顶巅，则其病在脑，亦可于言外得之？可证此种内风猝动之变，吾国旧籍早已明知其为气血上冲，正不待西学家自矜创获。蚤休能治此证，正以苦寒泄降，能息风阳而清气火，则气血不冲，脑经不扰，而癫疾惊痫，摇头弄舌诸病可已。《本经》之旨，直与《素问》诸条息息相通，此皆古医经之无上精义，惜乎汉魏六朝以降，误以巅顶之巅，认作颠狂之颠，而惊痫昏仆等症之真旨遂晦，是病乃不复可治。此是后世医学之陋，固不可与《素问》《本草经》同日而语，然即此可知《本草经》及《素问》论病探源，竟有非汉魏以下医家所能悟者，则信乎古书之真非易读矣！若其专治痈肿，则苦寒清热，亦能解毒。治阴蚀，下三虫，亦苦寒胜湿，自能杀虫，其功用皆浅显易知，不烦多赘。濒湖引谚语有"七叶一枝花，深山是我家，痈疽如遇着，一似手拈拿"云云，知此草专治痈疡，古今无不推重。然此类寒凉诸品，惟阳发红肿大痛者为宜，而坚块顽木之阴证大忌，非谓凡是外科，无不统治也。

蓖麻子

【发明】气味甘平。濒湖以为甘辛平，其实全无辛味。石顽以为温，寿颐且恒用以消散外疡红肿焮热各症，则可证其性必是清凉，石顽之说亦非是。其性善走善散，丹溪以为能追脓取毒，拔邪外出，甚是不确。寿颐业师朱氏，世以兼治外疡名，凡拔毒提脓药中，从不用此，惟退消疡毒红肿及发颐、瘰疬、乳痈等症，有家制千捶膏一方，专用蓖麻子仁杵细，和乳香、胶香、银朱、麝香成膏，即有红赤肿高，势且酿脓者，亦可十消八九，则明是消散之功，何可误认提毒外出？濒湖以治偏风不举，口目㖞斜，盖亦用其走窜入络，可以通痹，非能拔出血络经脉之风邪。且偏风㖞斜等症，本是脑经为病，何尝有外风入络。认证先错，而用药又是隔膜，一误再误，窃谓此法亦必无效。据《纲目》所载，一人偏风，手足不举，濒湖以此油同麝香、鲮鲤甲等作膏，摩之而愈，则真是风寒湿三气杂至之痹着关节者，所以有验，此辨证之不可模糊隐约者也。丹溪又以为能出有形之滞物，故取胎产胞衣，剩骨脓血者用之，则亦因其善走而速之使动耳。濒湖又谓一人病手臂一块肿痛，以此捣膏贴之，一夜而愈，则即走窜消散之功耳。又谓一妇产后子肠不收，捣仁贴其丹田，一夜而上。寿颐则谓此药性情止能流动而使之行，不能收摄而使之敛，古书谓产后肠出，子宫不上，用蓖麻仁捣涂顶心百会穴，立刻收上云云，却已陈陈相因，数见不一，均是空中楼阁，濒湖此说亦是依托古书，欺人之语。盖蓖麻散肿之功极验，如果子宫、子肠不收而亦用之，岂不使其正气愈散，理当益复下坠，万无可愈之道。此征之实验而凿凿有据者，何得比附古人空谈，而害病家于实祸。吾国医籍最多此等荒唐之说，苟非确有至理，已觉不可轻信，况似此走散之品，而反谓之能收，正是大相矛盾者耶！石顽谓研涂瘰疬、痘毒、痈肿，即消，则

是实验，此散之力而非收之功。且濒湖《纲目》于主治正文中连缀治女人胎不下，子肠挺出，开通关窍经络三句，则不下者必使之下，挺出者必使之收，此物既能下胎衣而开通关窍、经络，又何以能收子肠，一行之中，出尔反尔，更是可骇，似此信手拈来，实是误人不小。又主治中以消肿、追脓、拔毒六字并作一气，则消者欲其内消，追者拔者欲其外出，凡能内消之药，必不能拔毒，而拔毒之药，以敷未溃之疡，适以提之成脓，必不能消肿，亦是两相矛盾，万不可通。盖濒湖本不谙外疡之原理，以致措辞乖谬如是。究竟蓖麻治疡，内消最有奇功，拔毒实无能力，此寿颐所以恒谓内科分科之不足恃也。又古书皆谓蓖麻有毒，不可内服，濒湖且谓服蓖麻者一生不得食炒豆，犯之必胀死，一似此物必是大毒之品，所以《纲目》列于毒草门中。然寿颐幼时家圃中种此数年，当时并不知其即是蓖麻子，但见人家炒熟食之，如落花生者然。全家食之殆七八年，若计其数，奚啻百斤，未有一人遇有胀病，且亦何尝不食炒豆。迨逾冠之后，阅医家者言，乃见是说，始知宋元以后医书，苟非亲验，多是妄谈。呜呼！安得更有神农氏作，而再一一亲尝之耶。

凤仙子

【发明】金凤花子成熟时，其壳一动，即自分裂，其性最急，故有急性子之名。其气味则濒湖《纲目》谓之微苦，温，有小毒。主治产难催生，积块噎膈，下哽透骨，取齿牙，皆取其迅速直达为义。寿颐治外疡坚块，酸痛麻木，阴发大证，研沫捣膏贴患处，极能软坚消肿如神。根汁捣敷跌扑伤，红肿、紫瘀、溃烂皆效，亦急性走窜、消散瘀滞之功用。

玉　簪

【发明】玉簪根性质，据濒湖《纲目》谓下骨鲠，涂痈肿，取齿牙，颇与急性子约略相近。寿颐尝采鲜根捣自然汁，日晒成膏，作小丸，治牙痛欲落者，以一丸嵌痛处，听其自化。一丸不落，再嵌一次，无不自落，而无痛苦，确验。又吾乡有齿痛甚剧者，闻人言玉簪根汁点牙自落，乃捣汁漱口，不一月而全口之齿无一存者，此是实事，可证此物透骨之猛，且其人年仅三十余也。

卷 之 五

草部芳草类

昌 蒲

《本经》：味辛温。主风寒湿痹，咳逆上气，开心孔，补五脏，通九窍，明耳目，出声音。（主耳聋，痈疮，温肠胃，止小便利。）

《别录》：四肢湿痹，不得屈伸，小儿温疟，身积热不解，可作浴汤。

【考异】主耳聋痈疮，温肠胃，止小便利十二字，濒湖《纲目》以为出于《本经》，而问经堂辑本无之。《御览》引《本经》有"生石上，一寸九节者，久服轻身"云云，《大观》本则无"生石上"三字，有"一寸九节者，良"七字，（注：当为六字。）作黑字，则《大观》本以此七字（注：同上。）为出于《名医别录》者也。

昌，今本作菖。考《左氏传》"昌歜"，杜注："昌蒲菹"；《周礼·醢人》："昌本"，郑注："昌本，昌蒲根，切之三四寸为菹"；《说文》："茚，昌蒲也"；《广雅》："邛，昌阳、昌蒲也"；《吕氏春秋》："冬至后五旬七日，昌始生"；《淮南·说山训》："昌羊"，字皆作昌，则从草之菖，孳生后矣。

【正义】《本经》之菖蒲，即今之石昌蒲根也。《御览》引《经》有生石上及一寸九节云云，是其明证。且《本经》上品别有香蒲，云生池泽，是石昌蒲与池沼之香蒲，截然不同，则吾吴土语亦名池沼中之香蒲为昌蒲者非是。昌蒲芳香清冽，得天地之正，故能振动清阳，而辟除四时秽浊不正之气。但香蒲之气味情性殊与昌蒲相近，故《本经》必以生石上及一寸九节别之。味辛，气温，则主风寒湿邪之痹着。治咳逆上气者，以寒饮湿痰之壅塞膈上，气窒不通者言之。辛能开泄，温胜湿寒，凡停痰积饮，湿浊蒙蔽，胸膈气滞，舌苔白腻，或黄厚者，非此芬芳利窍，不能疏通，非肺胃燥咳及肾虚之咳逆上气可比。开心孔，补五脏者，亦以痰浊壅塞而言，荡涤邪秽，则关窍通灵，而脏气自得其补益，非温燥之物能补五脏真阴也。而俗人谬谓昌蒲能开心窍，反以导引痰涎深入心包，比之开门迎贼者，过矣。且清芬之气能助人振刷精神，故使耳目聪明，九窍通利。凡寒饮闭塞，肺气不宣，令人音暗，昌蒲能逐饮宣窍，则声自开，视以虚劳金破之不鸣，显然有别。主耳聋以下十九字，其义殊与上文不类，《大观》本不在白字之中，恐是后人羼入，是当存而不论。其止小便利一说，盖指清气下陷，收摄无权之证，辛温能升举下陷之气，或可治之。《别录》主肢痹不得屈伸，则即《经》之主风寒湿痹，复叠无别，殊是蛇足。温疟亦时行之气，而兼有湿痰蒙蔽，昌蒲涤痰化湿，辟除秽浊，裨助正气，故能治之。然疟之虚实寒热，各各不同，偏举小儿，似嫌泛滥，且作浴汤外治，其效亦鲜。《别录》此条皆非精要，大是可疑，或后人有所点窜欤？

【广义】甄权治耳鸣；（则湿热蒙其清气，而甲木少阳之气，郁而不伸者，即开通九窍之功效也。若肝肾阴虚，浮阳之上扰之耳鸣，则非辛温所宜矣。）甄权又治头风泪下；（亦惟寒风外束者为宜，若肝阳自扰之头风，又不可一例论治。）甄氏又谓治鬼气，濒湖谓治中恶卒死客忤。（则是阴湿秽浊时行不正之气，固芳香辟秽正治也。）

《大明》谓除烦闷，止心腹痛，霍乱转筋。（皆指寒湿交互，汩没真阳者，昌蒲秉芳洌正气，自能胜寒湿而行气定痛，后人藿香正气等方，以及脑麝辟疫丸散，皆即此例。然昌蒲虽温，辟恶可言，而温中尚嫌不足，其直中三阴之大痛吐泻，转筋冷汗，脉伏色青等证，宜于大剂姜、附、连、萸者，亦非此和平淡泊之药所能独当大任。）

香 蒲

《本经》：味甘平。主五脏心下邪气，口中烂臭，坚齿，明目，聪耳。

【正义】香蒲，即今池沼之蒲，濒湖谓丛生水际，叶有脊而柔者是也。江南下湿之地，处处有之，叶长四五尺，根巨如拇指，芬芳之气颇与石昌蒲近似，但形之巨细长短，殆十倍之而有余。古人午日有艾虎蒲剑之制，即是此物，不解弘景何以谓南海人亦不复识。惟其气味性情皆近石昌蒲，故《本经》主治亦与昌蒲大同小异，主五脏心下邪气，盖亦以开泄痰浊言之。治口中臭烂，则清芬能辟除秽恶也。坚齿、明目、聪耳，又即昌蒲利窍聪明之效力耳。寿颐窃谓古人昌蒲为菹，殆即用此，则柔嫩时自可作蔬，彼石昌蒲之细小而坚硬者，必不可作蔬菜食也。但今人亦不嗜此，姑不备考。濒湖以为气寒，盖以其生长水滨而云然，然气味辛香甚烈，未

免温燥，《纲目》此说，殆难尽信。

蒲 黄

《本经》：味甘平。主心腹膀胱寒热，利小便，止血，消瘀血。

【正义】蒲黄，乃蒲荂中之黄粉，即其花蕊，故能走心家而治血证。秉清芬之气，直捣中坚，力能泄满决壅，故治心腹结滞等病。入膀胱利小便者，生长水中，故能利水。止血消瘀者，即后人生用破血，炒黑止血之义。石顽谓《经》言主心腹膀胱寒热者，以血结其处，营卫不和，盖芳香开展，固足以散血结，行气滞者也。

【广义】甄权：治痢血、鼻衄、吐血、尿血、泻血，利水道，通经，止女子崩中。（盖蒲黄生用则行，炒黑则止，所以能通经而亦止崩漏。）《大明》谓治妇人月候不匀，血气心腹痛，血运，血癥，儿枕急痛。濒湖谓凉血活血，止心腹诸痛。

【发明】蒲黄，专入血分，以清香之气，兼行气分，故能导瘀结而治气血凝滞之痛。东璧李氏虽言其凉血活血，亦以其水产之品，因以为凉。寿颐则谓蒲本清香，亦有辛味，以《本经》昌蒲辛温例之，必不可以为寒凉。蒲黄又为精华所聚，既能逐瘀，则辛散之力可知。况心腹结滞之痛，新产瘀露之凝，失笑散一方，捷于影响，虽曰灵脂导浊，是其专职，然使蒲黄果是寒凉，必非新产有瘀可用。若舌疮、口疮、皮肤湿痒诸病，敷以生蒲黄细粉可愈，则以细腻黏凝，自有生肌之力，非仅取其清凉也。

菊 花

《本经》：鞠华，味苦平。主风头眩肿痛，目欲脱，泪出，皮肤死肌，恶风

湿痹。

《别录》：疗腰痛，去来陶陶，除胸中烦热，安肠胃，利五脉，调四肢。

【正义】菊花，秋深而始着花，不畏霜露，秉秋令肃降之气，故凡花皆主宣扬疏泄，独菊则摄纳下降，能平肝火，息内风，抑木气之横逆。《本经》主风头眩者，以阴虚阳浮，气火升腾，肝风上扰之眩晕言之，非外来风邪能令人眩也。肿痛连上风头眩三字读，肝火直上顶巅而为眩、为肿、为痛，阳炎直升，其势最暴，凡是头风作痛，无非内火内风震撼不息，而菊花能治之，非肃降静镇迥异寻常者，殆难有此力量。昔人但谓其秉秋金之气，乃能平木，其说太嫌肤浅，而昧者且误以为疏散外感之风，则失之毫厘，谬以千里矣。目如欲脱，乃肝阳内风之尤甚者，世固有头风痛甚，至于丧明，其甚者且至目珠突出，形如雀卵，泪出，亦阴虚于下，肝火上扬，真阴无摄纳之权，而风阳以疏泄为用，则迎风而泪下，此皆肝肾阴亏而浮阳上亢为虐，惟菊之清苦泄降，能收摄虚阳而归纳于下，故为目科要药。而浅者治此，甚有专持芎、芷、羌、防等疏散为主者，其害复何可胜言。又治皮肤死肌，恶风湿痹者，则皆血热而络脉不洁，渐以积秽成腐，菊之苦辛宣络，能理血中热毒，则污浊去，而痹着之死肌可愈。石顽谓清利血脉，而痹着湿邪得以开泄，持论甚正，惟此是冲和纯粹之品，以清经隧积瘀之浊血，断非旦夕可以速效，弗以王道无近功而遽疑《经》言之不可信也。《别录》谓治腰痛去来陶陶，盖言其悠久不已之状，《楚辞》冬夜兮陶陶，注：长儿；《礼记·祭文》陶陶遂遂，注：相随行之儿；濒湖《纲目》注：纵缓貌，则是杜撰训诂，不足为征。是亦肾阴不足而湿邪痹着为病，故其痛续续不息，菊花滋

肾阴而清湿热，是以主之。又治胸中烦热而安肠胃，固无一非清肃泄热之功用也。

【广义】甄权治头目风热，风旋倒地，脑骨疼痛；（则肝阳之头风痛，固有直上顶巅，几如劈破者，若风旋倒地，则血冲脑经，而失其知觉运动矣。）又治身上一切游风，令消散，利血脉。（则是血热生风之病，苦泄清理而风自息，何昧者犹以羌、防、芎、芷为必需品耶。）《大明》谓作枕明目，叶亦明目；洁古谓养目血，去翳膜；海藏谓主肝气不足。（盖亦养肝阴，滋肝血之意，虽其气味清芬，然终非肝家气药。）缪仲淳谓生捣最治疔疮，血线疔尤为要药。

寿颐按：疔是火毒，非急服大剂清解，不能消此燎原之势，外敷诸药，如忍冬藤、马齿苋、蒲公英、草河车、芙蓉叶等，不过外治辅佐之品，非可认作主任要药。亦有以此类诸物作煎剂者，皆是俗手，断不足恃。缪所称之血线疔，盖即红丝疔，有一痕红晕，自疮口上窜，直过肘、膝者，（红丝疔，惟手指、手腕最多，而足指、足跗间有之，故言上过肘膝。）治皆以内服大剂清解为主，但知外治，断不可恃，仲淳治疡，非其所习，似此泛辞，不足征也。

【发明】菊在古时止有黄华一种，而近则园林之莳艺，千红万紫，色相最多，可谓百卉中绝无仅有之奇品。盖自经骚人韵士，矜赏孤芳，而扦接之法最多，遂觉变化离奇，不可方物，其实则花色虽殊，而气味性情亦尚无甚大别，（吾嘉艺菊，自明季以来颇有研究，流风遗韵，至今犹存，其以极大花朵，养之极老，经冬不剪，听其自干。明年即以此枯花播种，亦发新芽，是为子种。两三年后，方能着花，则形色必与老花不同，以此知菊之花色最多，殆古人即以此法造成也。）惟正

名定分，仍当属之黄花。而近今药物恒用之品，则以杭产黄花小华为正；而杭产白色之小花，其气味醇静，味最甘缓，清香幽韵，尤为过之。若白色大花之产于古亳者，气味殊觉辛烈，则功力亦未免不纯，是在用之者量能器使，必不可作一例观。此外，更有野菊一种，随处多有，花叶皆细，蕊小如豆，色亦正黄，气则悍烈，其味尤苦，叶瘦而老，亦可作疡科敷药。自桧以下，殊不足道，虽亦是晚节之附庸，然婢学夫人，不脱小家伎俩矣。

白滁菊

【发明】此菊为滁邑特产，色白而气味不烈，清芬微甘，能和肝阴，润肝燥，近世医家甚重之，但性较柔驯，肝火炽盛者，非其所能胜任耳。

菊 米

【发明】此浙江遂昌县石练山中之特产，虽亦是野菊之类，而颗粒尤小，其大仅等于绿豆之细小者。土人采之，视如珍品，芬香清冽，最耐久藏，味不甚苦，瀹茗颇佳。兰校同学遂昌吴子鹤亭，持赠一器，尝之可口，亹亹长味，亟为志之。

艾

《别录》：艾，苦，微温，无毒。主灸百病，可作煎。止吐血，下痢，下部䘌疮，妇人下血，利阴气，生肌肉，辟风寒，使人有子。

【正义】艾性纯阳，可以取太阳真火，可以回垂绝元阳。入药以蕲州产者为上。古人灸法，本无一病不可治，艾之大用，惟此最多，故《别录》以灸字冠主治之首，其作煎以下，则汤液之治疗也。止吐血者，宜生用，取其辛开，以疏经络之壅。然温升之性，必与上溢之证不合，

古人有四生丸之制，以柏叶、荷叶、生地之清肃下降者为主，而反佐以艾叶之辛温，欲其同气相求，易于桴应，非艾之物可以止上升之吐衄也。其治下利，则以里寒泄泻而言，辛温升举，固其所宜。下部䘌疮，湿热生虫之恙，苦温燥湿，艾能杀虫，是其专职。妇人下血，则中气虚寒，下焦无摄纳之权，以致血行失道，无故妄下，金匮胶艾汤温经升举，固阴和阳，是其正治，非治血热妄行之下血也。生肌肉者，虚弱之人，血少消瘦，得此温养之，则血气旺而肌自丰。亦有溃疡，气血两虚，阳不运则新肌不长，艾能温煦以利脉络，而肌肉易长，若热多液耗者，非其治也。辟风寒者，固温和燠煦之所长，使人有子，则即芎归胶艾汤之专功，盖古者最多虚寒之体，观《千金》求嗣门中，多主温养，其义可知。然在今日，则又血虚内热，瘰疬消瘦者比比而是，若误读《本经》生肌、有子之说，而不分泾渭，谬附古书，其害亦不可胜数矣。

【广义】弘景谓捣汁服，止伤血。（盖即四生丸之主治。）又称其杀蛔虫。（亦《本经》治䘌疮之义也。）苏恭谓主衄，下血，脓血痢。（亦惟气虚多寒，血失故道者可用，而一切血热、血滞、衄血、下血之痢，宁非鸩毒）？甄权谓苦酒作煎，治癣甚良。（是外治杀虫燥湿之法。又谓捣汁饮，治心腹一切冷气。则纯阳胜寒之明证矣。）海藏治带脉为病，腰溶溶如坐水中。（是肾气虚寒，浊阴泛溢之病，艾叶温肾，且逐水气也。）石顽谓走肝脾肾三经，而逐一切寒湿，转肃杀之气为融和，凡素有虚寒痼冷及妇人湿郁带漏之病，宜以艾叶和归、附诸药治之；艾附丸调经而温子宫，兼主心腹诸痛；胶艾汤治虚痢，又妊娠产后下血；雷火针同丁香、麝脐熨寒痹挛痛，老人脐腹畏冷，及

寒湿脚气，以熟艾入布兜之。惟阴虚火旺，血燥生热及宿有失血病者为禁。有人患风瘙瘾疹，不时燉发，以绢裹擦之即消。（亦取其温散开发之力。）

细　辛

《本经》：味辛温。主咳逆，头痛脑动，百节拘挛，风湿痹痛，死肌，久服明目，利九窍。

《别录》：温中下气，破痰，利水道，开胸中滞结，除喉痹，齆鼻不闻香臭，风痫癫疾，下乳结，汗不出，血不行，安五脏，益肝胆，通精气。

【考异】《本经》主咳逆之下，濒湖《纲目》有上气两字，孙星衍问经堂辑本无之。脑，《说文》："头髓也。"今本皆作脑，后出字。

【正义】细辛，味辛气温，禀阳升之性，辟除风寒湿邪，而芳香最烈，其气直升，故善开结气，宣泄郁滞，而能上达巅顶，通利耳目。又根茎盈百，极细且长，则旁达百骸，无微不至，内之宣络脉而疏通百节，外之行孔窍而直透肌肤。《本经》主咳逆者，以寒饮作咳而言，非痰热气冲之咳，可以并治。头痛脑动，则真寒犯脑之痛，所谓真头痛者，手足清冷至节，朝发夕死，是寒水暴溢，泪没微阳，非得此大辛大温之品，无以御阴霾而回阳气，正与肝胆阳邪上攻扰脑之头痛，冰炭殊途，遥遥对峙。百节拘挛，即风寒痹着之症；死肌者，亦为寒湿所痹而顽麻不仁，此皆辛温宣络之正治，固不可与血虚热痹作一例观。所谓明目、利九窍者，以能振动清阳之气，而过甚言之，须知温升开窍之品，通阳有余，伤阴亦捷，断无久服之理，《本经》中似此弊窦，殊是不少，盖皆方术之士附会为之，必非上古医学正轨。

《别录》温中下气、破痰，即《本经》主寒饮咳逆之正治。利水道者，阳气无权，而肾与膀胱不司宣泄，温肾通阳则水道自利，非湿热蕴结，及津液枯涸之癃闭可知。开胸中滞结者，中阳不宣，则胸脘痞窒，凡当心结痛，胁肋支撑，心痛彻背，背痛彻心等证，属于饮邪凝聚，大气不司旋运者，非温和燠煦不为功，细辛禀阳和之气，助其乾运，譬如旭日当天，而群阴退舍，滞结安有不开之理。除喉痹者，亦是寒痰凝塞之痹，非阴虚火炎之喉痹所可妄试。鼻齆，亦以肺受外寒言之，正与风热痰火上壅而燥金失其清肃者相反。若风痫癫疾，则古人无不共认为风寒外受，决当温散，岂知肝阳痰热，气升火升，最多此病，误与温散，适藉寇兵，此古人之疏，似亦不必强为讳饰。而其余下乳、发汗、行血等诸般功用，无非温通二字足以尽之矣。

【广义】甄权谓治嗽，去皮风湿痹。（亦仍《本经》之旧。）又治风眼泪下。（则清阳不升之迎风流泪也。）弘景谓含之去口臭。（则芬香固可以辟秽，然口臭多由胃火，不揣其本而齐其末，扬汤止沸，何如釜底抽薪之为愈乎？）海藏谓润肝燥，治督脉为病，脊强反折。寿颐按：督脉为病，纯由精血大衰，络脉失养，以致脊强反折，谓为肝燥，未可厚非。然先天肾阴几于耗竭，大补肝肾真阴，恐亦难臻速效。细辛之温，稍稍引经，以通阳气，虽无不可，然竟以辛之一字，谓润肝肾，而视为此证主药，其弊何如，学者当自知之。石顽谓辛温能散，凡风寒风湿，头痛、口疮，喉痹、䘌齿诸病用之，取其能散浮热，亦火郁发之之义。

寿颐按：所谓火郁者，有火郁结于内，而外寒束之不能透泄，则升阳所以散火，其郁得泄，而表邪自解。若本自气火上浮，而亦误投温散，则教猱升木，为祸尤烈。

【正讹】自陈承《本草别说》谓细辛单用末，不可过一钱，多则气闷塞不通者死，后人无不宗之。窃谓细辛芳烈之品，本以气胜，自无重用之理。然开泄之性，走窜有余，若谓耗散正气，谁曰不然，而反谓气闷不通，岂不令人捧腹。仲淳谓气味过烈，不可过用，石顽谓辛之极者，不可过用，庶几近之。

【禁忌】仲淳谓内热火炎，上盛下虚，血虚头痛，阴虚咳嗽者禁用；石顽谓火郁头痛，发热咳嗽者戒之，以辛烈耗散正气也。

寿颐按：大辛大升，岂独耗气，甚且动血，凡是阴虚，直同鸩毒。

当　归

《本经》：味甘温，主咳逆上气，温疟寒热，洗洗在皮肤中，妇女漏下、绝子，诸恶创疡金疮，煮饮之。

《别录》：辛大温。温中止痛，除客血内塞，中风痉，汗不出，湿痹，中恶客气，虚冷，补五脏，生肌肉。

【正义】当归，味辛而甘，其气温，故能胜寒，气味俱厚，故专入血分，而亦为血家气药。《本经》主咳逆上气，温散寒饮之法也。主温疟寒热，则温润以疏外感之邪也。洗洗读为洒洒，即洒淅恶寒之意；《大观》本洗音癣，亦拟其音；孙氏问经堂本洗字不重，而以《大观》音癣分注之，恐是脱一洗字。妇人漏下、绝子，则为血虚不足者言，当归温经益血，固其专职，《金匮》芎归胶艾汤，本是妇科血虚气寒之主药，《局方》四物汤之所自出也。疮疡、金疮，皆伤耗血液之病，温养补血，溃疡虚证，是其所宜。而肿疡初起，气滞血凝，温通活血，亦能散肿，

惟血热实邪所宜斟酌，弗重任以助温升可耳。

《别录》温中止痛，以中气虚寒，络脉结滞者言之，辛温补虚，宣通血气，固其所宜，除客血者，则血行失道，瘀滞未通者耳。归尾辛温善行，辅以行瘀之品，即为疏逐恶血主将。内塞二字虽似为瘀滞而言，然文字似嫌不典，或塞为寒字之误，则当归建中一法，固是正宗。中风痉者，即角弓反张之风痉。（痉是古字，痓即痉之隶变。《玉篇》虽有痓字，训恶，然汉隶至痊不别，数见不鲜，实即一字，凿凿可据。）古人不知有气血冲脑之病源，凡治此证，多主温升以驱外风，势必利少害多，助桀为虐。当归治痉，虽能活络，必与血冲脑经之理背道而驰，不可不更弦改张，庶几为二千年医学补此缺陷。补五脏者，脏本属阴，以血为体，当归补血，于理最纯。生肌肉者，气血和煦，自然丰肌泽肉耳。

【广义】甄权止呕逆。是胃寒食入反出之呕吐，辛温以振动清阳，温养胃气，斯呕可止。若胃火上冲，食不得入者，非其治也。又主虚劳寒热。则养血和血，固是虚人主宰，然阴虚生热，劳瘵骨蒸者，辛温升动，不可重任。又主下痢腹痛。则滞下脓血者，病入营分，归能和血，兼行气滞，未始非引导良药。初起实证，以助导滞诸药，宜用归尾，为效最捷，即滞下无血者，用以行气，亦有专长。但湿热盛时，须知斟酌，不可过剂，而久痢元虚，清气下陷，可用归身以调和气血，温升清阳，亦是要药。又治女人沥血腰痛。则补血宣络之功。又治崩中。亦举陷升清之主，但暴崩火旺之时，宜用归头炒黑，升而止之，生用辛温，助其鼓荡，反为大害。

《大明》主癥瘕，肠胃冷。固温中兼

补兼通之妙用。又谓一切风，一切气，补一切劳。则太嫌泛滥，失之肤浅矣。

海藏主痿癖。癖，当作躄，以除虚痿废而言，补阴和阳，诚不可少。又治足下热而痛。则肾阴亏损，龙火游溢，宜大剂滋填为佳，辛温非其主也。又谓主带脉为病，腹痛，腰溶溶如坐水中。则虚寒之人，肾水阴寒，泛滥为病，温养是其所宜。又谓主冲脉为病，逆气里急。则虽奇经是动，无非虚象，然气逆上冲，非一味温辛所能独任者也。

濒湖谓治头痛，心腹诸痛。若以虚寒诸痛而言，养血温升，并和气滞，当归本是专长，而风阳升腾之头痛，凡属升提，皆其所禁，是又不可不知变通者矣。

石顽谓血受病及诸病夜甚，必须用之。盖病在阴分，用以入阴血而升举之，以还归于阳，归之温升，确是主药。又谓产后恶血上冲，则归尾下达，固逐瘀必需之品。又谓血壅而不流则痛，当归甘温，能和营血，辛温能散内寒，使气血各有所归。

寿颐谓和血而行血中气滞，止痛固宜，惟温煦是其专长，中虚中寒，尤其独胜。惟木火横逆，肝气揽撑之为胀为痛，适与背道而驰。又谓仲景治阳邪陷阴，手足厥寒，脉细欲绝，用当归四逆汤，于桂枝汤中加当归、细辛、通草以通血脉。

寿颐按：此是阳气陷入阴中，外真寒而内蕴热，非四逆汤之专于回阳所宜。惟宜通其阳气，还之于表，而安内即以攘外。当归四逆是举内陷之阳而提出之，与四逆汤之温药彻内彻外者，截然不同。

【发明】当归是血家气药，以辛升运行为用，以温和煦煦为功，气血虚寒者得之，则血随气行而归其所归，此当归命名之取义也。昔人每谓身能补血，头能止血，尾能行血，全能和血，彻上彻下，可补可攻。头尾之情性不同，斯攻守之取效自别，吾国药物学之精细，所以异乎西人之专论物质，而无投不利者，其精髓在是。寿颐谓归身主守，补固有功；归尾主通，逐瘀自验。而归头秉上行之性，便血溺血，崩中淋带等之阴随阳陷者，升之固宜，若吐血、衄血之气火升浮者，助之温升，岂不为虎傅翼，是止血二字之所当因证而施，固不可拘守其止之一字而无投不利矣。且凡失血之证，气火冲激，扰动血络而循行不守故道者，实居多数，归之气味俱厚，行则有余，守则不足，此不可过信归所当归一语，而有循名失实之咎，即如《局方》四物一汤，举国医家，孰不知是血家圣药，且自海藏种种加味而六合诸方，可谓五花八门，无美不备，极尽医林能事。究竟即以四物言之，已是走者太走，守者太守，各有专主，未必水乳交融，更何论信手拈来者之合宜与否，此则泥于迹象，太嫌呆板，去神化二字瞠乎远矣。

川　芎

《本经》：芎䓖味辛温。主中风入脑头痛，寒痹筋挛缓急，金创，妇人血闭无子。

《别录》：除脑中冷动，面上游风去来，目风泪出，多涕唾，忽忽如醉，诸寒冷气心腹坚痛，中恶，卒急肿痛，胁风痛，温中内寒。

【正义】芎䓖，味辛气温，气颇芬烈，而味不甚厚，以气用事，升发之力殊猛，能上达头目，直透顶巅。又质不坚凝，甚多空窍，故旁行肢节，贯通脉络，透达腠理，开泄肌肤。《本经》主中风入脑头痛，则风寒疠气，伤于诸阳之会也。主寒痹筋挛缓急，则阴寒肃杀，袭入筋肉血络也。治妇人血闭无子，则虚寒之体，阳和不司运用也。主金疮，则破伤失血之后，卫阳亦复不足，是皆以温和敷布，助其宣化，而诸恙可疗。反是以思，凡风热、肝阳上攻之头痛等证，均非温升辛散所可妄试，东垣有头痛必用川芎一说，其义固专为风寒着想，然语意太不分明，而俗本《药性赋》竟以头痛用川芎一句，概治百般头痛，其弊当复何如？《别录》除脑中冷动，缪氏《经疏》谓动当则痛，其说甚是，盖传写之误，即《本经》风入脑之头痛也。面上游风，目风泪出，皆以寒风外侵者言之，温升辛散，而外风自泄。多涕唾者，即风寒袭肺，鼻塞流涕之伤风证，辛以散之，温以通之，固其所宜。忽忽如醉，盖即承鼻塞涕多而言，肺为寒束，其气不宣，则胸中郁抑，神情昏昏之意，若气火升浮，神昏如醉，则非所宜。诸寒冷气心腹坚痛八字作一句读，则诸般心胃腹痛之由于寒冷气滞者，芎之温和行气，本有特长，而肝胆火炎之痛，非所宜矣。中恶卒急肿痛，盖亦以猝受寒气而言。若胁痛则属于少阳部位，木郁不舒，最多是证，芎疏气滞，虽是专司，惟升泄有余，恐有助长之虑，是不可与心腹痛之多由中阳无权者，作一例观也。

【广义】甄权治腰脚软弱，半身不遂。是营阴虚而经络失其荣养者，芎秉温和之气，以助滋养诸药，起痿起废，其效固可操券。又主胞衣不下。则芎、归入血行气，运动之力，尤其特长，且能活血通滞，故亦为催生及下胎衣死胎之要药，加味芎归汤，已是信而有征。《千金方》治子死腹中，用芎䓖末调酒方寸匕，须臾二三服，谓能立出，保产无忧散亦为催生良方，中有川芎。程钟龄《医学心悟》谓活动流利是为撑法，其力量及功用可知，彼夫安胎剂中，亦有重此类，以扰动其气血者，则不可不深长思也。

海藏谓搜肝气。则气滞不利者，用此以宣通疏达之，洵无不宜。若肝横而暴戾不驯，亦复助其升动，则谬矣。又谓补肝血，润肝燥，补风虚。则凡诸火证，宜柔润滋填为主，而辅之少许川芎，温煦行滞，助其机械，方是化雨春风，养育万物，要非温升之性，独往独来之所可专任也。

濒湖谓燥湿，止泻痢。则风行地上，本是燥剂，脾为湿困，以升举清阳者，助其乾运，斯脾家大气转旋，而湿邪气自化，以止泄泻利下，固亦升清之正治。惟赤白滞下，湿浊蕴热，阻结下焦，非宣通导滞，不能荡涤滓秽，最忌升举，激动恶浊上犯，必有蒸胃禁口、呕吐不食之变，芎虽气药，而性喜上升，非枳、朴、木香、青皮、乌药之顺降者，所可同日语也。

《大明》谓破癥结宿血。则以行气之用，为消坚散结之佐，固无不可，然已非独当方面之才。又谓治溺血。则气陷之时，借以升清，亦止可备佐使之选，而湿热蕴结者，断为大禁。又谓治吐血、鼻血。则气逆上涌，降之抑之，犹虞不违，而反以辛升助其激越，其谬妄不待言矣。又谓主脑痈、发背。则病在太阳寒水之经，以能焮发高耸成脓为顺，而平塌下陷板滞不痛为逆，芎能温经升发，确是脑背疽漫肿无脓时之万金圣药，助其气血，聚而不散，必无不起内陷之变，此近世脑背疽寒凝经络者一定治法，非唐代金石发之宜于清凉解毒者可比，而俗医不知，误认红肿等于热毒，辄授清化，无不应手败坏，《日华》此说，最堪细味，以此推之。则凡气滞血凝，呆板蔓肿之虚寒流痰、流注等证，亦非助其温煦不能消散，此疡科家一味神效宣通要药也。惟《日华》又谓主瘰疬、痔瘘，则病疡皆少阳之郁热，误与升发，成溃易而收敛难，痔疮又多阳明之湿火，宜于清泄，胡可温升？而《大明》竟与脑背二疽视同一例，斯又不辨菽麦之尤甚者。《日华本草》语多复杂，瑕瑜互见，读者不可不知审择。

【发明】川芎，有纹如雀脑，虽似坚结，其实空松，气雄味薄，功用专在气分，善于疏通，上升头顶，旁达肌肤，一往直前，走而不守，譬犹勇敢之士，冲锋陷阵，锐不可当，须赖为之将者，慎选良材，相与并进，方能擒集扫穴，直捣虏廷，若听其一意孤行，后援莫继，则虽勇敢之气，亦可以拔戟自成一队，而偏锋制胜，终非专阃长材。考仲景方中用芎䓖，唯《金匮》妇人篇独多，其当归芍药散，则曰治怀妊腹中疞痛，疞义同绞；其当归散，则曰妊娠宜常服；其白术散，则曰妊娠养胎。皆不论寒热虚实，而浑浑然一方可以统治，仲景当不若是之颠顸，此或是传写有所脱佚。惟胶艾汤、温经汤二方，归、芎并重，则以阿胶厚腻有余，恐其迟滞，因以血中行气者为之疏通，庶几守者走者，互相调剂。胶艾汤有阿胶，又有地、芍；温经汤有阿胶，又有麦冬、芍药，腻滞已多，非归、芎则呆笨不灵矣。古方之于川芎，其用意自可想见。后人四物汤，虽本于胶艾，而仅取芎、归、芍、地四者，谓为妇科调血主剂，终嫌笼统不切，古人必无此浑沌治法。近贤论四物，已谓守者太守，走者太走，其说甚是，而晚近俗手，且更有仅取归、芎两物，认为妇女必需之品者，则犹乱有余，每况愈下矣。戴九灵《丹溪传》，已谓血虚发热，非芎、归辛温所宜；吴鞠通论产后，即以申明丹溪之旨。

张氏石顽《本经逢原》，则引用《日华子》川芎治一切风气之说，而申之以上行头目，下行血海，且谓四物汤用之者，所以搜肝经之风云云。抑知肝阳不扰，风从何来？肝家之风，唯气火旺盛者，乃习习生风，涵敛以求其潜息，犹虑不及，岂可更用升腾，助其飚举。果以芎之辛升，搜剔肝阳自动之风，那不僭越飞扬，天旋地转，此误以泄散外风之药，作为疏通内风之用，其害何可胜言。胶艾汤中之芎、归，其意何若，不可不统观全方而深长思之也。石顽又谓芎治少阳、厥阴头痛，及血虚头痛之圣药；又谓助清阳之气，去湿气在头，头痛必用之药。须知少阳、厥阴，肝胆木火上陵，头痛之证固多，此是升腾太过，火盛生风，非镇摄滋潜，其焰不息。即血虚之头痛，亦是阴虚于下，而阳越于上，此岂可与风寒外束，清阳不升者，混作一例论治。而谓芎能升清阳之气者，即可治肝胆气升之病，是抱薪救火，而更煽风以扬之，岂不烈焰熊熊，燎原不救！此误认东垣头痛用川芎之旨，盲人无识，信手乱投，为祸已烈，不谓石顽高明，更昌言其为厥少头痛，血虚头痛之圣药，是惟恐患者之肝火不旺，而速其焦头烂额矣。石顽又谓血痢已通，而痛不止，乃阴亏气郁，药中加芎䓖，则气行血调，其痛立止。

寿颐按：热痢乍起，大忌升举，惟积滞已化，而痛犹不止，则气结于下，固有脾阳不振，清气下陷之一候，木香、芎䓖少许为佐，藉以升清行气，洵是良法。

又引《灵苑方》验胎法：生芎䓖末，艾汤服一钱匕，腹中微动者为胎。

寿颐按：归、芎试胎，以验其动与不动，古书虽有此法，然无故而扰动之，体质柔弱者，且因之而不安矣，为害不小，不可妄试。请观下胎衣及子死腹中二者，皆用芎䓖，皆有捷验，其力可知。寿颐尝见安胎者，每持芎、归为养血良药，频服之，则胎已堕而莫明其妙，总受读书不明之累。

疡科脑疽、发背，平塌不高，漫肿无垠，根围不束，毒势欲陷者，必须温经活血，再加川芎钱许，以升清气，一二服后，即脚跟收束，顶高脓成，其应甚捷。寻常疡患，多以退肿消毒为主，冀其消散无形，事半功倍。惟脑背之疽，必以脓成高耸，根脚分明，斯不毒陷，生命可保。若平塌散漫，脓不能流，最为危险。此证颇有特殊之作用，与其他痈肿，截然不同。俗医误认阳证，妄投清凉消毒之药，害人最多，此寿颐业师阆仙朱先生对证发明之精义，而世间疡医家所未知者，救苦救难，一片婆心，不可不志。又凡虚体流注，顽硬木肿，不痛不发，亦不易消散者，须于活血行气或补养队中，佐以川芎，能使顽肿木强渐以柔软消化，免于溃脓，较之俗医乱投穿山甲、皂角刺速其成脓者，功罪不可以道里计。

【禁忌】仲淳谓凡病上盛下虚，虚火炎上，咳嗽呕吐，自汗盗汗，咽干燥渴，烦热者忌之。虞花溪谓骨蒸多汗及气弱之人，不可久服，令阴气走泄而阴愈虚。

寿颐按：凡是阴虚火动诸病，川芎走窜升散，直是鸩毒，一毫不可误与，花溪但知不可久服，岂能勘透症结。

抚芎

【发明】芎藭，古书皆谓川产者良，然近今则赣产甚多。石顽《逢原》特立抚芎一条，谓辛温，无毒，产江左抚州，中心有孔者是。其功用则谓升散，专于开郁宽胸，通行经络，郁在中焦，则胸膈痞满作痛，须抚芎开提其气以升之，气升则郁自降，故抚芎总解诸郁，直达三焦，为通阴阳气血之使。然久服耗气，令人暴亡云云。

寿颐按：今时赣产芎藭，出品颇夥，

大约江浙间药肆所备，大都取于赣。其大者，形色与古书之所谓川产无所区别，其小者，则质较空松，而发泄升散，力且过于川产，盖其气不厚，自当流动更迅。盖今之药物，多由人力播种培植，与古之天然野生者不同，移种别栽，只须土宜相似，本非迁地而不能为良。闻赣人种此，亦非一年即采，则多年宿根，得气者厚，自然形巨而质坚；若其小者，历时未久，则物质空松，亦固其所，则石顽所谓抚芎形小中虚者，固即指此。然正惟其质未坚，宜乎升腾开泄之力，尤为迅速，是亦物理自然之情性，定痛宽痞，无非解结化滞，宣通郁塞之旨，仍与古之所谓川产者，同此一理。但石顽所称气升郁降四字，则理不可通，大有语病。若谓久服耗气，令人暴亡，虽言之未免太甚，然与过服细辛令人猝毙之说，同一理论，即其味辛气升，耗泄真元之害。凡温升辛散，动而不静之药，本无可以久服之理，故丹溪治阴虚发热不用辛温，而虞花溪、缪仲淳诸家于川芎条中，皆有禁约也。

藁本

《本经》：味辛温。主妇人疝瘕，阴中寒，肿痛，腹中急，除风头痛，长肌肤，说颜色。

《别录》：辟雾露，润泽，疗风邪軃曳，金疮，可作沐药面脂。

【考异】藁，今本皆作藁；说，今本作悦，兹从孙本。

【正义】藁本，味辛气温，上行升散，专主太阳太阴之寒风寒湿，而能疏达厥阴郁滞，功用与细辛、川芎、羌活近似。《本经》主妇人疝瘕，阴中寒，肿痛，腹中急，皆清阳不振，厥阴之气郁窒不伸为病，温以和之，升以举之，解结除寒，斯急痛可已，疝瘕可除。而阴虚内热，肝络结滞之疝瘕急痛，非其治也。除风头痛者，升阳以散太阳之寒，正与细辛、芎䓖之专主头痛同例，而肝胆阳邪，化风上升之头痛，正是背道而驰。长肌肤者，亦寒湿除而阳和敷布，气血乃调，若血虚多火，而肌肉消瘦者，宁非鸩毒。说颜色者，作为外治敷药，亦所以搜肌表之寒湿，《别录》所谓沐药面脂，即是长肌肤之意，若多火而面色皯黵①者，又岂所宜。《别录》谓辟雾露、润泽者，温升助阳，能胜寒湿，此即仲景所谓清邪中上之病，亦即《经》言阳中雾露之气也。又谓疗风邪亸曳②，则风寒袭络，而经掣不仁，步履无力之证，庶几近之。亦有阴虚无力，痿躄不用而肢体亸曳者，则更非风药所可妄试。此皆读古书之不可死于字句间者，若不分虚实，不辨病因，而昧然从事，亦何往而不为古人所误耶。

【广义】甄权谓治风鬼疰。即辛温驱外风外邪之意。治腰痛冷。则温养肾气以壮元阳也。又谓能化小便。则肾气式微，阳和不布，膀胱气化不行，而溲为之涩，温养通阳，小水自利，正与湿热之溲癃相为对待，非能治热结癃闭可知。《大明》谓治皮肤疵皯。即《本经》之说颜色，然非可以治肌肤郁热之汗斑焦黑，而又以为可治酒齄粉刺，则《素问》虽有寒薄为齄之明文，然即继之曰郁乃痤，可见痤疿皆为郁热，况所谓酒齄赤鼻者，又纯乎肺热之外露，而乃可以辛温为治？《日华子》之颠顶，真是不辨菽麦。

洁古谓治太阳头痛，巅顶痛。大寒犯脑，痛连齿颊，皆以真寒言之，而阴虚有火者弗用。海藏谓治督脉为病，脊强而厥。亦阴盛无阳之真寒厥逆也。

邵氏《闻见录》谓夏英公病泄，太医以虚治不效，霍翁曰：风客于胃也，饮以藁本汤而止，盖藁本能去风湿故耳。寿颐谓此必寒湿伤中，阳气下陷，故宜温升。藁本、苍术气味俱雄，升阳最捷，藁本汤止此二物，治法极是。乃谓风客于胃，则所见尚是膈膜，文人谈医，原不谙病理，原不足怪，然既出于医家之口，亦多有似是却非者。宋金元明诸书，似此隔靴搔痒议论，所在而是，亦缘其时国医程度肤浅之故，非得明眼人细心纠正，必不能昭医理之真。

【禁忌】仲淳谓阳证头痛，火炎头痛，皆不可用。刘云密《本草述》谓治风头痛者，乃阳虚而风邪乘之，非阴虚者所可投，其治风湿，亦本阳虚。

白　芷

《本经》：白茝，味辛温，主妇人漏下赤白，血闭阴肿，寒热风头侵目泪出，长肌肤，润泽颜色，可作面脂。

《别录》：疗风邪久渴，呕吐，两胁满，风痛头眩，目痒。

【考正】茝，今作芷，古今字。风头侵目，当作头风，或头下脱痛字，李氏《纲目》、石顽《逢原》，皆改作头风侵目，于义固长，然嫌有擅改古书之弊，兹姑仍旧。润泽下旧无"颜色"二字，惟濒湖《纲目》有之，故仲淳《经疏》及孙氏问经堂辑《本经》皆无，但语气颇未充足，姑从李氏。

【正义】白芷辛温，芳香燥烈，疏风散寒，上行头目清窍，亦能燥湿升阳，外达肌肤，内提清阳之气，功用正与川芎、藁本近似。《本经》治女人漏下赤白，血闭阴肿，皆其清阳下陷，寒湿伤于中下之

---

① 皯黵：皮肤黵黑枯槁。
② 风邪亸（duǒ）曳：病证名，又称风亸曳，指肢体不能收摄。亸则偏而不举，曳则泄而不随。

证，故宜温升燥湿。头风目泪，亦惟阳气素虚而风寒风热乘之者，庶能合辙。如阳盛而袭风热，已难概用，亦有阴虚而肝木上乘，疏泄太过，迎风泪流者，更非所宜。长肌肤，作面脂，义皆与藁本同。《别录》疗风邪，即以风寒外侵言之。久渴，仲淳谓当作久泻，甚是。燥湿升清，振动阳明之气，固治久泻之良剂，必非渴证所宜，且古今各家，皆未闻以此疗渴也。其治呕吐者，胃阳不振，食入反出者宜之，而胃火炽盛，冲激逆上者，不可误用。胁满，乃木郁土中，遏抑少阳之气，不得条达者宜之，而肝胆火炎，揗撑横逆者，又在所禁。治风痛头眩，亦惟阳和之气不司布濩，而外风袭之者，始为合辙。《百一选方》谓都梁丸因王定国病风头痛，至都梁求治，杨介以白芷一味为末，蜜丸弹子大，每嚼一丸，以茶清或荆芥汤化下，三服而病如失，遂以都梁名丸，是为阳虚风眩之实验，若阴虚气火上浮而为风眩，则又不可同日语矣。

【正讹】白芷，气味辛温，芳香特甚，最能燥湿。《本经》所谓长肌肤而润泽颜色者，以温养为义，初非谓通治外疡，可以生肌长肉，乃《大明本草》竟以治乳痈发背，瘰疬痔瘘，疮痍疥癣，谓为破宿血，生新血，排脓止痛云云。洁古亦谓治头面皮肤风痹燥痒；濒湖且谓色白味辛，性温气厚，阳明主药，痈疽为阳明湿热，湿热者温以除之，故排脓生肌止痛。寿颐谓辛温上升之品，可治寒湿，必不可治湿热，而溃疡为病，湿热者十之九而有余，寒湿者十之一而不及，胡可以统治痈疡，抱薪救火。《日华子》排脓止痛一句，实是无中生有，大乖医药原理。且洁古所谓皮肤燥痒者，明是火燥血热，又安得投此辛燥之药。濒湖所谓湿热者，温以除之一句，如何讲得过去。总之诸公于

疡科理法未能体会，人云亦云，皆是耳食之学。

寇宗奭《衍义》谓治带下，肠有败脓，淋露不已，腥秽殊甚，脐腹冷痛，皆由败脓血所致，须此排脓。白芷一两，单叶红蜀葵根二两，白芍药、白枯矾各半两，为末，以蜡为丸，梧子大，每空心米饮下十丸或十五丸，俟脓尽乃补之云云。

寿颐按：此证是带下之一，寒湿瘀垢互结不通，脐腹冷痛四字，是其寒结确据，故宜温升而兼泄瘀固涩为治，虽曰败脓，决非溃疡排泄之脓可以等视，何得妄为比附，竟认作排脓要药，则实热诸疡，必益张其焰而害不可言。寿颐治疡三十年，煎剂中惟湿盛无火之证间或用之，余则不敢妄试，若消肿敷药之如意金黄散中有此，则取其辛以散结耳。

《大明》又谓去面𪒠疵瘢，固即《本经》面脂之义，然又以为治目赤胬肉，则风火升腾之炽甚者，而亦以温辛升散之，《日华子》之巅顶，最是亘古无匹。

濒湖谓治鼻渊，盖鼻渊一证本有风寒、风热及肺热郁蒸三者之别，风寒郁其肺气，而鼻塞多涕，则白芷升阳可也，若风热之鼻渊浊涕，及肺热而黄脓腥臭之鼻渊，胡可一概而论。又谓治鼻衄齿痛，眉棱骨痛，则皆阳明热炽上攻为病，古方偶用白芷，本以加于清泄剂中作引经之义，而乃列为专条，等于主要之君药，岂非大误。

木　香

《本经》：味辛。主邪气，辟毒疫温鬼，强志，主淋露，久服不梦寤魇寐。

《别录》：消毒，杀鬼精物，温疟，蛊毒，气劣，气不足，肌中偏寒，行药之精。

【考异】行药，李氏《纲目》作引

药，兹从缪氏《经疏》本。

【正义】木香芳香，气清而味厚，广产清芬芳冽，别有川产，淡而无用。《本经》止言味辛，《别录》则谓之温。以气用事，彻上彻下，能升能降，非温和燠然，何以致此？虽洁古谓气味俱厚，当主沉降，然其气浓郁，药中有此一味，则煎之香闻满屋，必不可概以为降。王海藏谓辛、苦，热，味厚于气，阴中之阳，立说颇允。《本经》主邪气，辟毒疫温鬼，芳香得以辟除秽恶，疫疠为害，无非阴霾恶臭，足以病人，木香芳烈，自可消除秽浊之气。强志者，芳香正气，足以振刷精神也，淋露，有因于清阳下陷者，木香温升，故可治之，若热结于下者，必非所宜。能除梦魇，亦以心神既振，而魂梦常酣耳。《别录》消毒除蛊，杀鬼精物，与《本经》同意。治温疟者，亦即燥湿辟恶之义。治气劣、气不足，则升动清阳而助正气也。行药者，气为血帅，自能为百药导引耳。濒湖本作引药，其旨正同。

【广义】甄权治九种心痛，积年冷气，痃癖癥块，胀痛壅气。寇宗奭谓专泄决胸腹间滞塞冷气。《大明》谓主心腹一切气，膀胱冷痛，霍乱泄泻，痢疾，健脾消食。

【发明】木香虽以木名，实为草类，以气用事，故专治气滞诸痛，于寒冷结痛，尤其所宜。然虽曰辛苦气温，究与大辛大热不同，则气火郁结者，亦得用之以散郁开结，但不可太多，且味苦者必燥，阴虚不足之人，最宜斟酌，过用则耗液伤阴，其气将愈以纷乱，而痛不可解矣。近人更用之于滋补药中，则恐滋腻重滞，窒而不灵，加此以疏通其气，庶其运气捷而消化健，是亦善于佐使之良法。疝瘕积聚，滞下肠澼，此为必须之药。

【正讹】气烈之药多升少降，惟木香大苦，则亦能降，而质本空松，气尤雄烈，究以升阳为主。《日华本草》谓治呕逆反胃，在胃寒无火食入反出者，颇为相宜，若胃火盛者，必不可用。海藏谓治冲脉为病，逆气里急，则肾气不摄，冲激逆上为患，必非所宜。丹溪谓调气用木香，其味辛，气能上升，气郁不达者宜之，若阴火冲上者，则反助火邪，当用黄柏、知母，而少以木香佐之，持论平允，胜于王氏多矣。

香附子

《别录》：莎草，味甘微寒，无毒。除胸中热，充皮毛，久服令人益气，长须眉。

【正义】香附子，《别录》止称莎草，濒湖谓其不言用苗、用根，后世皆用其根，名香附子，以其根相附连续而生，可以合香，故名。

寿颐按：此物外有紫皮，茸茸生毛，带皮含之，辛而且苦，味亦带涩，如刮尽皴皮，其肉色褐，则淡而微甘，无复苦辛二味。中又有心，圆径全体之少半，其色较黑，则又辛而苦涩矣。是《别录》虽不言用根，而甘即其根之味，既云味甘，则非苗矣。然虽微甘，而究以辛苦为多，故寇宗奭谓之苦，苏颂引《天宝单方》谓之性涩，濒湖则曰辛甘。

宗奭又谓虽生于莎草根，然根上或有或无，有薄皴皮紫黑色，若便以根为之，误矣。寿颐谓惟其附生于莎草之根，而非即草根，故有附子之名，是物产处颇多，以浙之金华府属为最夥，巨者如指。即吾吴亦间有之，但形小味薄，不堪入药。前者承山东诸城王肖舫君邮赠一器，据云彼地特产，形色气味皆与兰溪所产无别，则可见出处之广。考陶隐居尝谓莎草人无识者，方药不复用，濒湖谓此乃近时日用要药，而陶氏不识，乃知古方药物，兴废不同。

寿颐按：此物味辛甚烈，功用以行气为主，何以《别录》谓之微寒，此古说之不可泥者。所谓疗胸中热气，即中脘气滞不宣之病，辛香能开，初非寒以胜热，即有寒气痰饮阻塞痹着者，香附亦何必不能通之，则所谓寒以治热云者，寒热二字，皆当活看。充皮毛、长须眉者，此物质坚而皮有茸毛，亦颇坚韧，故能外达肌肤，长养毛发，况乎辛香走窜，充肤泽肉，固有专长者耶？久服益气者，气药治气，自然之功用耳。

【广义】苏颂谓治心腹中客热。亦以气滞不通而言，非必专治热气。又谓膀胱间连胁下气妨，亦是肝气郁塞之疴，膀胱间乃小腹部位，实即诸疝病耳。又谓治常日忧愁不乐。则是气结不舒为病，辛能散结，苦以泄之，香附功效，尽于此矣。东垣谓治一切气，霍乱吐泻，腹痛。无一非行气宣通之力。又谓主肾气膀胱冷气。则辛散皆能胜寒，可悟《别录》微寒二字，必不允协。濒湖且谓散时气寒疫，则其味甚辛，固当有温通散寒之功。又谓利三焦，解六郁，消饮食积聚，痰饮痞满。亦行气二字足以尽之。又谓治痈疽疮疡。则外疡诸证，虽寒热虚实，各各不同，而终不离乎气滞血凝四字，香附行血中之气，辛开而不失于温燥，故寒热两家，无往不宜，确是散肿软坚必需之品。又谓治妇女崩漏带下，月候不调，胎前产后百病。亦以经带胎产百病总不离乎血气不调，此药行气而不致耗气，和血活血，自能统以调之，世俗遂谓此是女科要药，虽立言失之笼统，要亦未可厚非。

【发明】香附，辛味甚烈，香气颇浓，皆以气用事，故专治气结为病；而其色带紫，中心较黑，质又坚实重坠，则虽

以气胜，而与轻举升腾之辛温诸药不同，故能直入血分，下达肾肝，王海藏所谓阳中之阴，血中气药，深得物理自然之妙。又凡辛温气药，飙举有余，最易耗散元气，引动肝肾之阳，且多燥烈，则又伤阴，惟此物虽含温和流动作用，而物质既坚，则虽善走而亦能守，不燥不散，皆其特殊之性，故可频用而无流弊。未尝不外达皮毛，而与风药之解表绝异，未尝不疏泄解结，又非上行之辛散可比。好古谓本草不言治崩漏，是益气而止血也。寿颐谓虽不可直认为益气，而确有举陷之力。丹溪谓须用童便浸过，盖嫌其辛味太浓，以下行为监制之义。寿颐谓调肝肾者，此法甚是。或有以醋炒、以青盐炒者，其理盖亦如此。时珍谓其气平而不寒，香而能窜，其味多辛能散，微苦能降，微甘能和，为足厥阴肝、手少阳三焦气分主药，而兼通十二经气分。寿颐谓气结诸病，固肝胆横逆肆虐为多，此药最能调气，故濒湖谓之专入足厥阴，其实胸胁痹结，腹笥膜胀，少腹结痛，以及诸疝，无非肝络不疏，所谓三焦气分者，合上中下而一以贯之，固无论其何经何络也。李又谓生用则上行胸膈，外达皮肤，熟则下走肝肾，外彻腰足。盖生者轻清，其气上行，熟则重浊，其力下降，然此物在土，茸毛丰厚，且粘连草根，坚韧不解，故采药者必以火燎之，而后粒粒可择，盖皆已煨而熟之矣，且药肆中又皆制之色黑，尚何得有生者可用？然胸膈气滞，亦皆投之辄应，可知本性使然，固不在乎制药之严为区别者也。《韩氏医通》或称黄鹤丹、青囊丸二方之妙，黄鹤丹用香附一斤，川连半斤二味，盖治肝火炽盛之气结不通者；青囊丸用香附一斤，乌药五两二味，则皆行气之不失于温燥者，自可以泛应一切气痛而有余，石顽谓气病之总司，女科之主帅，

惟经水先期而淡，及失气无声无臭者弗用，盖血气本虚，更与利气，则血愈伤而气愈耗矣。

兰　草

《本经》：味辛平。主利水道，杀蛊毒，辟不祥，久服益气，轻身不老，通神明。

《别录》：除胸中痰癖。

【考正】此非今兰蕙、建兰之兰，濒湖《纲目》辨之极详。《说文》谓之香草。陆玑《草木疏》谓兰为王者之香，其茎叶皆似泽兰，广而长节，节中赤，高四五尺，藏之书中辟蠹。据此则兰草、泽兰，相似而非一物，故《本经》上品既有兰草，而中品又有泽兰。然《别录》谓兰草生太吴池泽，《本经》亦曰一名水香，《水经》：零陵郡都梁县西小山，上有渟水，其中悉生兰草。则本是水产，实与泽兰大同小异，故《汉书·司马相如传》"衡兰芷若"，颜注谓即今之泽兰；《江赋》"櫻以兰红"，颜注亦以为泽兰。盖二物之相混久矣，濒湖亦谓一物二种。

【正义】兰草芳香，故能解毒辟秽，而生于水中，则能利水，功用亦于泽兰无甚大别。

【广义】东垣谓其气清香，生津止渴，治消渴脾瘅。（盖消渴皆脾胃热室，气愈郁则热愈炽，清芳可以导浊，则热气疏通，《内经》谓肥美所发，令人口甘，治之以兰，除陈气也。）石顽《逢原》亦谓呃呕脾瘅，口中时时溢出甜水者，非此不除。芳香辛温，调肝和脾，功倍藿香，善散积久陈郁之气。

【附识】《本经》兰草，及汉魏注疏考证家，备详形色，决非宋以后草兰、蕙兰及建兰，确有可信。但《本经》列为上品，而后世药笼乃无此物，最易启后学之疑。

民国十二三年间，兰溪医校曾延富阳徐安甫先生（名倬）襄赞教务，其时寿颐编纂《本草正义》此册，安甫书有《读〈本草纲目〉兰草、泽兰感言》一篇，颇有寓意，附录于此：近来谈兰草者，佥以省头草当之，今之所谓兰草，已非神农氏之所谓兰草矣。按李氏《本草纲目》依据汉吴普、五代李当之[①]及陶弘景诸家之书，兰草条下系以水香、都梁香、孩儿菊等别名，泽兰条下亦缀以水香、都梁香、孩儿菊等别名，可见今之兰草已与泽兰混而为一。而兰草条下，又注明一名大泽兰，冠一大字，似乎兰草与泽兰为同类，不过比较泽兰为大耳。乃查阅各处药肆中之兰草，其长大反不如泽兰远甚，则大泽兰之谓何？又李氏谓兰草、泽兰一类二种，俱生下隰，以茎圆节长，叶光有歧者为兰草；茎微方，节短，叶有毛者为泽兰。泽兰走血分，兰草走气分。由是观之，即不辨其走气分不走气分，当辨其叶之歧与不歧，乃起视药肆中泽兰之叶片，椭圆而端微尖，并不有歧。李氏《本草》图，叶分三叉，如枫叶形。惟气味微觉辛香，似可收为气分药品，然而茎叶之形状，已与时珍之《纲目》不符，将谓时珍之说是乎？则今之所谓兰草，又失其本来面目矣，遑论古之兰草哉！古之兰草，经李氏妄矜赅博，裒集古文人及经生家诸芳草考据及论疏，强作兰草讲解，力辟从前以山兰为兰草之非，谓药中所用之兰草，并非与蕙并称之兰草。而古之兰草，乃益屈抑而不得伸，所谓今之兰草也者，既君子道消，自然小人道长矣。然钱塘赵恕轩著《本草拾遗》，独具卓识，谓

---

① 五代李当之：此说有误，李当之为三国时期医家。

李氏于兰草释名下，概以省头草、孩儿菊为泽兰，而附方中则又认省头草为兰草，皆误也云云，竟将东璧之说完全推翻。而八十一叟王秉衡氏《重庆堂随笔》，收采赵说而推崇之，夫岂好为赵氏之应声虫乎？可知恕轩意中之兰草，虽未必即是神农氏所收之兰草，其不为近人一名省头草之兰草也审矣。如果神农氏所收之兰草，即近今称为省头草之兰草，则高明如宋之寇宗奭、元之朱丹溪、明之李士材，何以不一齿及，而必以孔子称为王者香，生于空谷，不以无人而不芳之山兰当之耶。近来省头草一味，医界中之能读《本经》而辨识药草者，群以为即是《本经》中之兰草矣。然而一举笔一启口之间，绝不有兰草之名称，不称为省头草，即称为佩兰，隐然借《楚辞》"纫秋兰以为佩"之佩字作根据，至问其来历，则云不知始是何人，是又数典而忘其祖矣。总之，省头草一物，其种类与泽兰为一家，其功用与藿香相仿佛，其辛香之气味亦未尝不可以解秽浊而快脾胃，若即以此草而直认为我孔子所赞赏之兰，则吾未之敢信也。何也？盖孔子所称之兰，即孔子《琴操》中幽兰之兰。幽兰生于山谷，是山草；佩兰生于水中或泽边，是水草，亦是隰草。幽兰，贵品也；佩兰，贱草也。而谓区区一省头草，格卑而品下，足以当孔子王者香之称乎？而谓多识于鸟兽草木之孔子，竟不知省头草生于池泽，而谓其生于山谷乎？呜呼！空谷幽兰，见弃于习岐黄者久矣，虽经负大名如寇宗奭、朱丹溪、李士材诸贤达之识别，以及赵恕轩、王安化老人之论辨，（寇、朱、李三先生皆谓《本经》兰草，即今兰蕙之兰。赵谓东璧（时珍字）以省头草、孩儿菊等气香而不清者当兰草，是直认阳货为孔子矣。王谓孔子称兰为王者之香，则兰之于草，亦犹麒麟之于走兽，凤凰之于飞鸟。后之修本草者，苟折衷于圣人，自当以兰为冠。盖兰草能舒思虑之郁结，镯蕴伏之浊邪，稀痘催生，清神养液，禀天地至清之气以生，故昔人有吹气如兰之喻，奈何竟以省头草当之云云。）兰仍埋没于山谷，屈伏于泥涂，或徒供赏玩于明窗净几，终不获采入药笼，俾得一伸其去莸陈荎之怀抱，岂非兰之不幸欤？虽然，《内经》有云饮食肥甘，传为消渴，治之以兰，除陈气也。兰之功用已发明于四千年以前，兰亦何不幸之有？窃以为世风不古，医道晦盲，置四千年以前发明之兰草而不用，非兰草之不幸，直病者之不幸耳！噫！我欲无言。

寿颐又按：古兰、今兰之辨，本册后有草兰、蕙兰一条，言之颇详，兹不多赘。

泽 兰

《本经》：味苦，微温。主乳妇内衄，中风余疾，大腹水肿，身面四肢浮肿，骨节中水，金疮，痈肿，创脓。

《别录》：甘。产后金疮内塞。

【考异】内衄，《御览》作衄血。濒湖《纲目》引《本经》止有"金创、痈肿、疮脓"六字，盖有脱佚，李氏所引《本经》，例无删节如此之甚者。

【正义】泽兰，产下隰大泽之旁，本与兰草相似，故主治亦颇相近。《本经》大腹水肿，身面四肢浮肿，骨节中水，皆苦温胜湿之功效，亦即兰草利水道之意。其治金疮、痈肿、疮脓者，专入血分，而行瘀、排脓、消肿也。惟《本经》所谓乳妇内衄，颇不可解，盖即后世新产通瘀之意。《别录》内塞，当亦以瘀露不通言之。

【广义】甄权谓治产后腹痛，（固苦温行瘀之功。）又谓治频产血气衰冷，成劳瘦羸，妇人沥血腰痛。（则以温和能利血脉言之，然通利之品，能走未必能守，此当以意逆之，而可知其非虚证久服之药矣。）濒湖谓泽兰气香而温，味辛而散，阴中之阳。脾喜芳香，肝宜辛散，脾气舒则三焦通利，肝郁散则营卫流行。兰草走气道，故能利水道，除痰癖，杀虫辟恶，而为消渴良药；泽兰走血分，故能治水肿，涂痈毒，破瘀血，消癥瘕，而为妇人要药，虽是一类，而功用稍殊。石顽谓入肝脾二经血分，专治产后血败，流于腰股，拘挛疼痛，破宿血，消癥瘕，皆散血之功，为产科要药。

藿香

《别录》：辛微温。主治风水毒肿，去恶风，止霍乱，心腹痛。

【正义】藿香，清芬微温，善理中州湿浊痰涎，为醒脾快胃，振动清阳妙品。《别录》治风水肿毒者，祛除湿浊，自能清理水道也。去恶气者，湿漫中宫之浊气也。霍乱、心腹痛者，湿浊阻滞，伤及脾土清阳之气，则猝然撩乱，而吐泻绞痛，芳香能助中州清气，胜湿辟秽，故为暑湿时令要药。然性极和平，力量亦缓，止可以治霍乱轻证。而猝然大痛，吐泻并作，肢冷脉绝者，非大剂四逆汤不为功，断非此淡泊和平所能独当大任。

【广义】苏颂谓脾胃吐逆要药，（即《别录》止霍乱之意。）胃寒呕酸，口有冷涎者最宜。洁古谓助胃气，开胃口，进饮食。海藏谓温中快气。石顽谓治山岚瘴疟。（皆振动脾阳，辟除秽浊之功效也。）

【发明】藿香，芳香而不嫌其猛烈，温煦而不偏于燥热，能祛除阴霾湿邪而助脾胃正气，为湿困脾阳，怠倦无力，饮食不甘，舌苔浊垢者最捷之药。亦辟秽恶，解时行疫气，盖疠疫以气染人，无非湿浊秽腐之熏蒸，感之者，由口鼻吸入，胃先受之，芳香得清气之正，而藿香气味和平，不嫌辛燥，故助脾胃而无流弊。但必以广产为佳，入药用梗不用叶，简称广藿梗，虽以气胜，而冲和可爱；今则江浙间遍地皆有土产，味苦涩而气亦恶劣。石顽谓伐胃消食，且能耗气，而世俗以为能解暑气，瀹茶多饮，未尽善也。

【禁忌】仲淳谓阴虚火旺，胃弱欲呕，及胃逆作呕者弗用。

寿颐按：藿香虽不燥烈，然究是以气用事，惟舌有浊垢，而漾漾欲泛者最佳，若舌燥光滑，津液不布者，咸非所宜。凡芳香行气，醒脾胜湿诸芳草，皆有同情，不仅藿香、木香一类为然也。

高良姜

《别录》：辛大温。主暴冷，胃中冷逆，霍乱腹痛。

【正义】良姜大辛大温。洁古谓辛热纯阳，故专主中宫真寒重证。《别录》独以治胃冷气逆，霍乱腹痛者，正以霍乱多中气大寒，忽然暴作，俄顷之间，胸腹绞痛，上吐下泻，即四肢冰冷，面唇舌色淡白如纸，脉伏不见，冷汗如油，大肉陡削，良由盛暑之时，乘凉饮冷，汩没真阳，致中气暴绝，见证如是之剧，甚者一二时即已告毙，此非大剂温燥，万不能挽回垂绝之元阳。三十年来，时疫频行，无年不有，所见无不如是，姜、附、吴萸、良姜、荜茇之属，均为此病必须要药。惟近贤王孟英、陆九芝两家所论霍乱，皆主湿热而言，且谓肢冷脉伏，即是热深厥深之候，万万不可误用四逆法者，此则当时见证之不同，盖亦天时人事之变迁，固自有不可一概论者，此当以舌苔之淡白与黄腻辨之，而所泻所吐之物，一则清澈如水，一则秽气恶臭，亦必确乎有凭，固不患临证时之无所适从者也。

【广义】陈藏器谓止痢。是必以虚寒滑利言之，非湿热积滞之肠澼可知。甄权谓治腹内久冷气痛。《大明》谓治转筋泻痢。则即真寒之霍乱转筋也。又谓治反胃。则胃中无火，食入反出之，朝食暮吐，完谷清澈者也。苏颂谓含块咽津，治忽然恶心呕清水。亦胃寒之证。濒湖谓健脾胃，宽噎膈，破冷癖，除瘴疟。皆以阴霾填塞者言，而胃燥津枯之噎膈，湿热秽浊之瘴疟，非可一概论矣。石顽谓脾胃为客寒所犯，则逆冷霍乱，辛温暖脾胃而逐寒邪，故能治之。甄权、《大明》之主治，皆暖胃温中散寒之功，如寒疝小腹痛，须同茴香治之，产后下焦虚寒，瘀血不行，小腹结痛者，亦用之。若胃火作呕，伤暑霍乱，禁用。

寿颐按：此所谓伤暑，以暑热言，即孟英、九芝之所谓热霍乱。若暑月贪凉饮冷而发为真寒霍乱，则虽在盛夏，亦非暑热之病，不可误会。

红豆蔻

【发明】红豆蔻，始见于甄权之《药性本草》。濒湖谓是高良姜之子，气味辛温；藏器谓主肠虚水泻，心腹绞痛，霍乱，呕吐酸水；甄权谓治冷气腹痛，消瘴雾毒气，去宿食，温肠胃；濒湖谓治噎膈反胃，虚疟寒胀，燥湿散寒；石顽谓大补命门相火，故正元丹中用之。

寿颐按：诸家主治皆与良姜同一条理，是以今人方中，此药不甚著名，盖应用各证，俱以良姜之类当之足矣。

草果亦即草豆蔻

《别录》：豆蔻辛温。温中，心腹痛，呕吐、去口臭气。

【考证】草果，今之通称。《开宝本草》有草豆蔻，《别录》止称豆蔻，濒湖《纲目》从之，亦以豆蔻标目，而以草豆蔻、草果并列于下，以为释名，与今之所谓白豆蔻或称蔻仁者不同。寇宗奭谓豆蔻，草豆蔻也，此是对肉豆蔻而言。惟石顽《逢原》则以草豆蔻与草果分为两条。寿颐谓此数者，气味功用大略相似，故同豆蔻之名，兹径称草果，从俗从宜，欲人之一望而皆知也。

【正义】草果，辛温燥烈，善除寒湿而温燥中宫，故为脾胃寒湿之主药，《别录》"温中"二字，足以尽之。心腹痛，呕吐，皆以寒湿而言。去口臭者，芳香之气，足以辟除恶臭，然口气皆胃中湿热污浊，蕴积不行，熏蒸为臭，此等辛温药物，虽能胜湿而除陈气，究与蕴热者不能符合，盖止取芳香以治其标，多用之必且助热滋甚，决非厌心切理之药。仲淳《经疏》明知脾有积滞，瘀而为热，则非导滞去瘀，何以清其热，竟谓用此以醒脾导滞，口气不臭，得毋言过其实耶？

【广义】《开宝本草》谓其下气。盖以寒湿郁窒，气滞不行者而言，则温燥以破寒气、泄湿郁，而芳香助其宣通，斯中州之郁气舒矣。又谓治霍乱冷气。则即《别录》温中之义也。又谓其消酒毒。则酒秉湿浊之性，脾胃素寒者得之，则助其阴霾，而清阳之气更惫，治宜温燥以除湿寒，古人解酲，多用葛花、砂、蔻之类，皆胃寒者之主药，故《日华本草》亦谓高良姜能解酒毒。然酒为曲蘖所酿，走而不守，升而助阳，阴虚火旺者得之，则又偏燥伤阴，治此者须当清泄以解其热，而温燥之物皆在所禁，此嗜酒者所以有面赤面白，生热生寒之异，即沉醉者亦必有喜动喜静，或歌或哭之殊。此东垣葛花解酲一方，苟为寒湿弥漫，果是万全良剂，而燥渴多火者得之，亦何往而非毒药耶！东垣谓调中补胃，健脾消食，（皆为中气虚寒、清阳不振者而言。）又谓去客寒心胃痛。宗奭谓虚弱不能食者，宜此与木瓜、乌梅、缩砂、益智、曲蘖、甘草、生姜同用。（亦以脾胃阳虚，而食不甘味，故宜温燥，苦胃阴虚而不嗜食者，又当柔润养阴而刚燥皆在禁例矣。）丹溪谓能散滞气，消膈上湿痰，若热郁者不可用。濒湖谓南地卑下，山岚烟瘴，饮啖酸咸，脾胃常多寒湿，故食料必用，与之相宜。治瘴疟寒热，与知母同用，取其一阴一阳，无偏胜之害。草果治太阴独胜之寒，知母治阳明独胜之热。

寿颐按：岚瘴，多雾露阴湿之邪，最伤清阳之气，故辟瘴多用温燥芳香，以胜阴霾湿浊之潜秽，草果之治瘴疟，意亦犹是。然凡是疟疾，又多湿痰蒙蔽为患，故寒热往来，纠缠不已，治宜开泄为先，草果善涤湿痰，而振脾阳，更以知母辅之，酌量其分量，随时损益，治疟颇有妙义，固不独专为岚瘴立法。惟石顽所谓实邪不盛者，当在所禁耳。

肉豆蔻　即肉果

【发明】肉豆蔻，始见于《唐本草》，气味辛温。《开宝本草》谓消食止泄，治积冷心腹胀痛，霍乱，呕沫冷气，皆温煦脾土，专治寒中之意。而其味又涩，则能止虚寒之泄泻。盖其除寒燥湿，解结行气，专理脾胃，颇与草果相近，则辛温之功效本同，惟涩味较甚，并能固及大肠之滑脱，四神丸中有之。温脾即以温肾，是为中下[①]二焦之药，与草果之专主中焦者微别。《开宝》又谓治中恶、鬼气、冷痎，则亦辟除阴霾之意，不可拘泥到鬼物上去。《大明》谓温中下气，开胃，解酒毒；甄权谓治宿食痰饮，止小儿吐逆不下乳，腹痛；李珣谓主心腹虫痛，皆专就寒湿一边着想者。若湿热郁滞而为此诸证，则必不可一例论治，故李珣又谓主脾胃虚冷虚泄；濒湖谓暖脾胃，固大肠，要言不烦，最为确切。惟珣又谓治赤白痢，则湿热者多，虚寒者少，不当泛泛言之耳。石顽谓温中补脾，宽膨胀，固大肠，为小儿伤乳、吐逆、泄泻之要药；又谓脾土性善芳香，故肉果与脾胃最为相宜。能下气者，脾得补则健运，而易于消谷下气，非若厚朴、枳实之峻削，惟热郁暴注禁用，以其辛温滞涩之故。寿颐谓脾喜温而恶寒，喜燥而恶湿，温和则敷布有权，刚燥则清阳乾运，若中阳既衰，湿邪困之，即萎靡倦怠，而索索无生气矣。惟香、砂、蔻仁之类，温煦芳香，足以振动阳气，故醒脾助运，最有近功，则所谓消食下气，已胀泄满者，皆其助消化之力，固不可与克削破气作一例观。

白豆蔻

【发明】白豆蔻，《开宝本草》谓辛而温，治冷积气，止吐逆反胃，消食下气。盖温胃醒脾，固亦与草豆蔻、肉豆蔻异曲同工，其同得豆蔻之名，固亦以此。惟白豆蔻其气清芬，辛烈视彼为尤，而无涩口之味，则芳香之气，尤善上行，开泄上焦气滞，已与草果、肉果之专治中下者不同。东垣谓散肺中滞气，海藏谓补肺气，皆以其气独胜，辛升作用，功效必在上部，所以宽胸利膈，尤其独擅胜场，而苏恭竟谓气味俱薄，专入肺经，得毋误会？况乎此物气味，皆极浓厚，必不可妄谓其薄，而咀嚼久之，又有一种清澈冷冽之气，隐隐然沁入心脾，则先升后降，所以又能下气，亦与其他辛升者，绝不相

---

① 下：原作"上"，据上文"温脾即以温肾"改。

同。濒湖《纲目》谓之大温，颇嫌未允，此固蔻仁、砂仁二者之特异性情，升降阴阳，各臻其妙，所以通治肺、脾、肝、肾诸气，而为吹嘘鼓动之无上妙品，寒热虚实无往不宜。杨仁斋谓治脾虚疟疾，呕吐寒热，仍不外燥湿开痰，温煦以助脾家健运之义。

缩砂蔤俗称砂仁

【发明】缩砂蔤，始见甄权《药性》。《开宝》称其辛温涩，治虚劳冷泻，宿食不消，腹中虚满，下气。盖气味功力皆与豆蔻相类，故《大明》谓治一切气，霍乱转筋；杨仁斋谓和中行气，止痛；洁古谓治脾胃气结滞不散；濒湖谓醒脾养胃，理元气，通滞气，散寒饮胀痞，噎膈呕吐，亦皆与白豆蔻同一主治。惟此物虽为草实，而开花结穗成实，皆在根下，是其特异之情性，故虽辛温能升，未尝不治中上二焦之气，而本乎地者亲下，尤以专治肝肾为特长。甄权谓温暖肝肾；藏器谓治上气奔豚，盖皆有见于此。又如肠澼滞下一证，腹痛皆由气滞，必以调气为要务，然须疏通开泄，宜降而不宜升，故芳香辛温升阳之药，皆在禁例，惟砂仁既能治虚寒之泄泻，似乎亦在辛温升清一边，而《开宝》竟以主治赤白痢疾，则此证惟湿热积滞为独多，温升之品，宁非大忌？不知砂仁气辛，虽似温升，而开泄下降，是其本色，且能破滞解结，则虽湿热实积，亦不妨藉为引导，直入下焦而通瘀滞，不患其升举秽浊，上逆为虐，故甄权又以为止休息气痢。濒湖引《药性论》谓治冷滑下痢不禁，则温涩之中，尚有行气消积之作用在，固不可与肉蔻、益智之一味温涩者同日而语。石顽谓今人治血痢亦多用之，若积欲尽时，良非所宜。岂不以消滞导瘀是其所长，故适宜于积滞之证。又谓新产忌之，恐其气骤行而辛燥动血，于以知砂仁泄降下气，力量颇专，与其他辛温芳香之药，以气用事，能升而不能降者，显然有别。考芙蕖之本，其名曰蔤；蒲本亦曰蔤，皆有深藏于密之义。此药得名，其义盖亦如是，所以主治肝肾诸气，尤其特长，盖有涵藏收摄之意，尚不可与其他温散药物专于破气消耗者，作一例观。濒湖引陶隐居方，谓缩砂和皮炒黑，研末，米饮下二钱，治子痫昏冒，安胎止痛皆效，此是胎气上逼，气升神昏之证，与子悬同一病理，而此能治之，尤可见其沉降功用。其温升芳香，开通气郁之例，退藏于密，于此更得一确证，顾其名而思其义，亦治药物学家所当三致意者。

益智子

【发明】益智，始见于陈藏器《本草拾遗》，谓之辛温，不言其涩。但诸家所述主治，无一非温涩功用。藏器谓主遗精虚漏，小便余沥，夜多小便者，以二十四枚碎之，入盐同煎服，有奇效；东垣谓治客寒犯胃，和中益气，及人多唾；石顽谓胃虚多唾，盖胃气虚寒而廉泉不摄，涎唾自流，此药温胃而涩，最有捷效；海藏谓益脾胃，理元气，补肾虚滑沥，皆温补脾肾，而尤以固涩为主。濒湖谓其大辛，行阳退阴，三焦命门气弱者宜之，此气弱以元阳之气而言。李氏《集验方》缩泉丸，（益智子盐炒，乌药等分，酒煎山药粉为丸。）治脬气不足，小便频数，及老年阳虚遗溺者皆效；杨仁斋《直指方》云心者，脾之母，进食不止于和脾，火能生土，当使心药入脾胃药中，庶几相得，古人进食药中，多用益智，土中益火也。

寿颐按：此为脾阳虚馁，而不思食者立法。脾土喜温而恶寒，喜燥而恶湿，寒湿困之，则健运力乏而不思纳谷，且食亦无味，此惟温煦以助阳和，而斡旋大气，则能进食，益智醒脾益胃，固亦与砂仁、豆蔻等一以贯之。仁斋说到益火生土上去，附会心经之药，尚是舍近求远，故意深言之，亦殊不必。濒湖又谓治心气不足，梦泄赤浊，则以肾阳无权，滑泄不禁者立论，故可用此温涩一法，然遗浊之果属虚寒者绝少，石顽谓因于热者，色黄干结，不可误用，极是。濒湖又谓治热伤心系，吐血、血崩诸证，则既是热伤，而反用此辛热之药，何其背谬一至于此。要知洪氏《夷坚志》所载，吐血不止，惊颤狂躁一条，用益智等药而愈者，本是小说家言，何可征信，按之病理，宁不矛盾？东璧失检，采入《纲目》，且因之而创为专治热伤之吐血，亦可谓好奇太过矣。

补骨脂

【发明】补骨脂，始见于甄权《药性论》，名婆固脂，濒湖谓是胡语，盖本是波斯国产，《开宝本草》遂称破故纸，李氏《纲目》则曰补骨脂，亦因旧音近似而言其功用耳。味辛气温而燥，肾家阳药。甄权谓治男子腰疼膝冷，逐诸冷痹顽，止小便，腹中冷，皆以胜寒温肾而言。又谓治囊湿，则肾膀之湿外溢，此物温燥，故能治之，然亦惟偏寒者宜之，而湿火外溢者又当别论。《开宝》谓治风虚冷，骨髓伤冷，肾冷精流，皆是温涩之用。又谓治五劳七伤，则过甚言之，且古之所谓虚劳，固专以虚寒言也。又谓治妇人血气堕胎，则太嫌浑漠，几不可解，盖言血气虚寒之不能固护者耳。《大明》谓兴阳事；濒湖谓治肾泄，通命门，暖丹田，其旨皆同。若《大明》又谓明耳目，濒湖又谓敛精神，则因其固涩而充分以言之矣。

苏颂曰：今人多以破故纸与胡桃合服，其法出于唐郑相国，其自叙曰"予为南海节度，年七十五，越地卑湿，众疾俱作，阳气衰绝，服乳石补药不应。元和七年，诃陵国舶主李摩诃传此方并药，服之经七八日而觉应验，自尔常服，其功神效。十年二月罢郡归京，录方传之，破故纸十两，净择去皮，洗曝捣细，胡桃瓤二十两，汤浸去皮，细研如泥，好蜜和如饴，日以暖酒二合，调药一匙服之"。李濒湖引韩飞霞曰：破故纸收敛神明，能使心包之火与命门之火相通，故元阳坚固，骨髓充实，涩以治脱也。胡桃润燥养血，血恶燥，故油以润之。

寿颐按：二者一润一燥，俱固涩元阳，而能滋长筋骨，洵是佳方。但据郑氏本受阴湿为病，则此方终以治虚寒湿阻者为宜，亦非老人燥火之体可以通用。

许叔微《本事方》谓有人全不进食，服补脾药不效，予授以二神丸，顿然能食。方即补骨四两，肉蔻二两，为末，以生姜四两，煎肥大枣四十九枚，取枣肉和丸。此病不可全作脾虚，盖肾气怯弱，元阳衰劣，不能熏蒸脾胃，譬如釜中米谷而釜底无火，则终日不熟，何能消化。石顽谓二神丸治脾肾虚寒泄泻，用补骨补肾，肉蔻补脾，加吴茱萸以平其肝，加木香以顺其气，使之斡旋。若精伤溺涩赤痛者，去木香，易五味子，腰膝酸疼，肾冷精流者用之屡效。此即四神丸。惟阴虚有火，梦泄溺血，大便闭结者弗用。

荜茇

【发明】荜茇，亦作荜拨，原出波斯，盖亦彼中方言，故无正字。气味辛温，固亦脾肾虚寒之主药。藏器谓温中下气，补腰脚，消食，除胃冷，阴疝癖，则功用可知。（藏器别有荜勃没一条，亦言辛温，治冷气呕逆，心腹胀满，食不消化，阴汗，寒疝核肿，妇人内冷无子，除腰肾冷云云。药名主治皆同，盖本是复出之，未及删除者。而濒湖亦引之，附入荜茇之后，当即一物。）李珣谓治水泻虚痢，呕逆醋心，脏腑虚冷，肠鸣；《大明》谓治霍乱冷气心痛，其旨皆同。惟濒湖谓是头痛、鼻渊、牙痛要药，取其温热能入阳明而散浮热。

寿颐按：头痛固有真寒一证，宜用大辛大温者，但鼻渊、牙痛类多火证，古人偶用温散之药，盖亦反佐之义，用作向导，濒湖竟以为散浮热，得毋误会，石顽和之，非也。

姜　黄

【发明】姜黄，始见《唐本草》，称其辛苦大寒。藏器已辨其非，谓辛少苦多，性热不冷，则《唐本》寒字，盖亦传写之误。石顽谓有二种：川蜀生者，色黄质嫩，有须，折之中空有眼，切之分为两片者，为片子姜黄；江广生者，质粗形扁，如干姜，仅可染色，不入汤药，药肆混市误人，徒有耗气之患，而无治疗之功。

寿颐按：今市肆姜黄确有二种，名片姜黄者，是已切为厚片而后晒干，形如干姜，色不黄，质亦不坚，治风寒湿者即此。又一种则坚实光亮，其色深黄，乃如郁金，是为染色之用，不入药剂者。《唐本》谓治心腹结积，疰忤，下气破血。盖辛能散，温能通，故可破结辟恶，消瘀下气，是物功用，即在此数者之中。然又谓除风热，消痈肿，功力烈于郁金，则正以入血泄散，故痈疡之坚肿可消，疡科普通敷药之如意金黄散用之，即是此意。固非疏风清热之作用，而乃竟以为除风热，宜乎有辛苦大寒之误矣。《大明》谓治癥瘕血块，扑损瘀血，通月经，止暴风痛冷

气，下食；苏颂谓治气胀，产后败血攻心；戴原礼谓片子姜黄入手臂，治痛；石顽谓血虚臂痛者，服之必增剧。盖辛温本以祛寒湿，而血虚者更得此迅利流动以耗其气，则非徒无益而害之矣。

郁　金

【发明】郁金，始见于《唐本草》，称其辛苦而寒。石顽《逢原》已改作辛平，谓安有辛香而寒之理。又谓蜀产者体圆尾锐，如蝉腹状，发苗处有小孔，皮黄而带黑，通身粗皱，如梧桐子纹，每枚约重半钱，折开质坚色黄，中带紫黑，嗅之微香，不烈者真；如大小不等，折之中空质柔，内外皆黄，其气烈者，即片子姜黄也。

寿颐按：今市肆郁金有两种，川产、广产，形颇相近。但川产者形扁，切片亦深黄褐色，中心则紫；广产形圆，切片则作淡黄色，中心略深，亦黄而不紫。时尚多用广产，实则质坚而光洁，其性沉重，其色更微，嗅之亦无甚香味，两者皆然；若色深香烈而形较大，则姜黄也。惟其质坚性平，色黄赤如血，故专入血分，能行血中之气，下气行血，开结止痛，是其专长，古称解郁，义亦如是。《唐本草》谓治血积下气，破恶血，血淋，尿血。甄权谓治宿血气心痛，冷气结；濒湖谓治血气心腹痛，产后败血冲心欲死；丹溪谓治吐血、衄血、唾血，及经事逆行，并以郁金末加韭汁、姜汁、童尿同服，其血自清，痰中带血者，加竹沥。固无一非开泄沉降之功用。惟寿颐则谓血逆上行，姜、韭之辛，必非所宜。

【正讹】丹溪谓郁金之性轻扬上行，古人以治郁遏不能升者，命名因此。

寿颐按：此药是根，质坚沉重，洁古谓其气味俱厚，故纯以下行为用。惟入血行气，亦能破坚散结。所谓开郁者，本以

宣通解散为义，郁不能升一层，大是误会。况丹溪亦自谓其治吐血、衄血及逆经诸证，则专以下行为顺，当亦可于言外得之，反谓上行，宁不自矛自盾？范石湖且谓一味为末，治蛊毒，服之即泻出恶物，尤为明白了解。丹溪是说，殆出依托，而石顽和之，亦谓先升后降，不思之甚矣。

甘　松

【发明】甘松，李氏《纲目》作甘松香。始见于陈氏《本草拾遗》，称其甘温，治黑皮䵟𪒠。盖亦芳香温升，能助阳和之气，通血脉而润泽颜色，犹白芷、藁本之长肌肤、悦颜色，可作面脂之意，此是外治之药。又谓治风疳齿蚀。则辛香醒胃，入阳明而行滞气。《圣济》以合腻粉、芦荟，专治风疳虫牙，明以甘松引经，而腻粉、芦荟杀虫清热，非一味辛温能治齿蚀可知。《开宝本草》谓治恶气，卒心腹痛满，下气。则芳香者固入气分，善舒郁滞，而以此草之根，最为繁密，长于下行，故海藏亦谓其理元气，去气郁；濒湖谓能开脾郁，加入脾胃药中，甚醒脾气，又谓脚气膝浮，煎汤淋洗，亦取其下行除湿之意。近东瀛医家谓此药善通经络，专治转筋，为霍乱转筋必需之要。寿颐自定霍乱药酒方，用伊打和酒精，浸取浓汁，合姜、附、萸、连诸味，治真寒霍乱、转筋入腹危急重症，极有捷效，知此物温运，活络通经，无出其右，此固向来治药物学者之所未知者也。

山　奈

【发明】山奈，始见李氏《纲目》，称其辛温，谓暖中，辟瘴疠恶气，治心腹冷气痛，寒湿霍乱。盖味辛温而气芳香，辟寒行气，固亦与砂仁、蔻仁诸物相近，故治疗约略似之。又谓治风虫牙痛。则亦专行阳明，可作引经药用，与甘松同，必非辛温之物可以独治阳明风火者也。

蓬莪茂

【发明】今作蓬术，亦作蓬莪术。茂字从草从戍，而读如术，义不可晓，字书唯一见于《字汇补》，亦不详其义。此物生于根下，质极坚硬，味苦辛温，故为下气除寒，消食逐饮，破积攻坚，通瘀行血，亦除癥瘕之药。《开宝本草》谓治小腹痛，霍乱冷气，吐酸水，解毒，食饮不消，妇人血气，结积，丈夫奔豚；甄权谓破痃癖冷气；海藏谓通肝经聚血；《大明》谓治一切气，开胃消食，通月经，消瘀血，止扑损痛下血及内损恶血。无一非温通攻克作用，惟实病为宜。故石顽谓虚人得之，积不去而真已竭，殊为可虑，须得参、术健运，补中寓泻，乃为得力。

荆三棱

【发明】三棱亦下气行血破积消癖猛将，故恒与蓬术并辔而行。但产于湿地，温性较减，则与蓬术互为调济，可见古方兼用二物，自有至理。《开宝》谓治老癖癥瘕，积聚结块，产后恶血，通月水，堕胎，止痛，利气；洁古谓治心膈痛，饮食不消；《大明》谓治气胀，破积气，消扑损瘀血，心腹痛，产后腹痛，血运；海藏谓通肝经积血，治疮肿坚硬；石顽谓东垣破积诸方，皆与人参赞助，如专用克削，脾胃愈虚，不能运行其积，则亢逆更甚矣。

紫苏

《本经》：水苏，味辛，微温。主下气，辟口臭，去毒，辟恶。

《别录》：主吐血，衄血，血崩。《别录》：苏，味辛，温。主下气，除寒中。

其子尤良。

【考正】《尔雅·释草》："苏，桂荏"，郭注："苏，荏类"。许氏《说文》，即用《尔雅》训诂。小徐《说文系传》则曰荏，白；桂荏，紫苏。考《方言》云苏，亦荏也，关之东西或谓之苏，或谓之荏。《本经》则曰水苏，一名芥蒩，生九真池泽。张氏《广雅》亦曰芥蒩，水苏。《名医别录》亦云水苏，一名鸡苏，一名劳蒩，一名芥苴。《唐本草》注云，此苏生下湿水侧，苗似旋覆，两叶相当，大香馥，青齐河间人名为水苏，江左名为荠苧，吴会之间谓之鸡苏。陈氏《本草拾遗》云水苏，叶有雁齿，香而气辛。《蜀本草》云花生叶间，紫白色。陶注《本草》云，苏，叶下紫而气甚香。其无紫色不香似荏者，名野苏；生池中者为水苏，一名鸡苏，皆荏类也。

寿颐按：苏之与荏，古为一物二名，至后世则以叶紫者为苏，叶青者为荏，其《本经》之水苏，则以生于泽旁，因有此名，实非产于水中。而《名医别录》则以水苏与苏别为二物，然主治皆同，歧而二之，徒乱人意。濒湖仍《别录》之旧，分为二条，观其释名，各自不同，颇似离而为二。然其言水苏之形色，则云三月生苗，方茎中虚，似苏而微长，密齿面皱色青，对节生，气甚辛烈，六七月开花成穗，如苏，水红色，穗中有细子，状如荆芥子，可种易生，宿根亦自生，沃地者苗高四五尺。其言荠苧之形状，则云紫苏、白苏，皆以二三月下种，或宿子在地自生，其茎方，其叶圆而有尖，四围有锯齿，肥地者面背皆紫，瘠地者面青背紫，其面背皆白者即白苏，乃荏也。八月开细紫花，成穗作房，如荆芥穗，九月收子，子细如芥子。则二者之茎、叶、子，形状皆同，但以叶色之一青一紫为异。盖草木之属，一类数种者最多，或其种自有微别，而气味性情皆同，或土宜不一，则各地所产形色遂异。至古今别名更多，不可枚举，水苏、紫苏，实是一物，必不能因《本经》有一水字而生异义。盖此物遍地多有，平原下隰，无往不宜，独不生于水中，《本草经》生于池泽一句，恐不可泥，盖亦方言不同，因有此名。今以《本经》《别录》两者之主治既同，并为一条，而径以紫苏标名，从俗从宜，欲人易晓。其茎、叶、子，色即有不紫者，而气味皆同，亦即一类，不必歧出。濒湖《纲目》于芳草目中，更有荏之一条，而十四卷中则无荏，盖亦知其不能分治而删之者。然本卷更别出荠苧一条，似尚可删，兹亦不录。又按：荆芥，盖亦苏荏一类，故气味、形状皆相似，而主治亦复甚近，但叶较细，香较淡耳，所以古谓荆芥为假苏。

濒湖引《本经》下气之下，多"杀谷，除饮食"五字。

寿颐按：杀谷，言其消食，可说也，而除饮食三字不成句，未知何本。考诸书引《本草经》，皆无此五字。又"去毒、辟恶"，《纲目》作"去邪毒、辟恶气"，孙星衍辑刻《本经》无"邪"字、"气"字，兹从孙本。

【正义】苏叶芳香，辛温善散，不问色紫色青，其气皆烈，故为下气、除寒主药，而气尤芳烈，则能辟恶去秽。《本经》《别录》主治皆同，断为一物二名，殊无疑义。惟濒湖于水苏条中引《别录》有"主吐血、衄血、血崩"七字，按之物理，辛温疏散，能降亦复能升，则非血证通治之药，虽古方中数数见之，然多称鸡苏，或径称龙脑薄荷，恐非即此。（濒湖《纲目》所载可证。）仲淳《经疏》兼收《本经》《别录》，独无水苏，无可参证，姑志所疑，以俟再考。

【广义】苏颂谓主气疾及脚肿。寿颐按：脚气宜用老苏梗，合之花槟榔极效。

孟诜谓除寒热，治一切冷气。《日华》谓治心腹胀满，止霍乱转筋，开胃下食，通大小肠。濒湖谓解肌发表，散风寒，行气宽中，消痰利肺，和血，温中止痛，定喘，解鱼蟹毒。寿颐按：寒饮喘咳宜苏子。甄权谓杀一切鱼肉毒。其子，则甄权谓治上咳逆冷气，腰脚中湿气。

【发明】紫苏，芳香气烈，茎干中空，故能彻上彻下，外开皮毛，泄肺气而通腠理。上则通鼻塞，清头目，为风寒外感灵药；中则开胸膈，醒脾胃，宣化痰饮，解郁结而利气滞。《方言》云舒，苏也，楚通语也。是苏字有舒散之义，气疏以达，苏之得名以此。恒以茎、叶、子三者分主各证。盖此物产地不同，形状亦别，多叶者其茎颇细，而茎干大者则叶又少，故分析辨治，尤为精切。叶本轻扬，则风寒外感用之，疏散肺闭，宣通肌表，泄风化邪，最为敏捷；茎则质坚，虽亦中空，而近根处伟大丰厚，巨者径寸，则开泄里气用之，解结止痛，降逆定喘，开胃醒脾，尤为脚气要药，固与开泄外感之旨不同；而子则滑利直下，降气消痰，止嗽润肺，又是别有意味。此今人选药之密，已与宋、金、元、明不同，不可谓非药物学之进步者。惟其子多油，能泄真气，石顽谓气虚久嗽，阴虚喘逆，脾虚滑者，皆不可用，最是确论。

薄 荷

【发明】薄荷方茎，而色紫带赤，可以子种，宿根亦能自生，气味芳烈，颇与紫苏相类。但叶不赤而无锯齿，气味虽浓，而入口清冽为异。故孙星衍辑刻《本草经》径谓薄荷苏类，确乎可信。《唐本草》谓为辛温，亦以苏类例之，然冷冽之气，能散风热，决非温药，故洁古直谓之辛凉。其主治则《唐本》谓贼风伤寒，恶心，心腹胀满，霍乱，宿食不消，下气，又皆与紫苏大略相近。惟辛而凉降，微与温散者不同耳。苏颂谓主伤风，头脑风；东垣谓清头目，除风热；濒湖谓利喉嗌口齿诸病；石顽谓辛能发散，专于消散风热，凉能清利，故治咳嗽失音，性浮上升，能开郁散气。然所用不过二三分，以其辛香伐气，非久服多服之品。

寿颐按：外治风热生疮，煮汁和入消肿末药敷之，凉入肌肤，立能止痛。今西药制精成锭，外擦头痛，能泄外风，能抑肝阳，皆有捷验。

青 蒿

《本经》：草蒿，味苦，寒。主疥搔痂痒，恶创，杀虫，留热在骨节间，明目。

【正义】青蒿苦寒，故《本经》列于下品，止以为治疥疮外疡杀虫之用。然清香之气，溢人眉宇，故能明目，亦散风热，不仅以苦寒清降为功，且苗生最早，得春令升发之气，故入肝胆两经，而清血中之热，能治骨节留热者，深入血分而疏达郁火也。今以为长夏时解暑之用，则苦寒清热，而又含芬芳清冽之气，故能醒脾胃而理湿热。石顽谓能利水道，与棉茵陈不甚相远，其说甚是。子则专治骨蒸，盖凡子皆重，故主里证，且清芬又能疏解血中之滞，则与大苦大寒铲除生生之气者，亦尚有间。

茴 香

【发明】莳香，始见于《唐本草》，据苏颂谓结实如麦而小，青色。此今之所未见者。苏又谓入药多用番舶者，则今市肆所谓八角茴香也。但八角者，大辛大温，其性最烈，濒湖《纲目》称其气味辛平，必非舶来品八角茴香可知。故李亦谓结子大如麦粒，轻而有细棱，俗呼为大茴香，以宁夏出者为第一，其他处小者谓之小茴香。自番舶来者，实大如柏实，裂为八瓣，一瓣一核，大如豆，黄褐色，有仁，味更甜，俗呼舶茴香，又曰八角茴香。据此则《纲目》中所引古书一切主治，皆子如麦粒之茴香。《唐本草》谓治霍乱；马志谓治膀胱肾间冷气，调中止痛，呕吐；《大明》谓治脚气，㿉疝阴疼，开胃下气；东垣谓补命门不足；吴绶谓暖丹田，当皆指宁夏产品而言。惟李引诸方，有明言八角茴香，舶茴香者，即舶来品耳。

寿颐按：今市肆中之所谓大茴香，即舶来之八角者，以煮鸡鸭豕肉，及野禽野兽，可辟腥臊气，入药本不常用。尝记余幼时，乡人有患疝痛者，得口传方，谓一味八角茴香研末，热酒调服可治，而不言其分量，此人竟至市中购二十大钱作一次吞下，即晚七窍流血而毙。此虽服之太多所致，然即此可见其非常猛烈，凡用古方者，皆宜慎之。孟诜《食疗本草》谓茴香茎叶治膀胱疝气及肾气冲胁，如刀刺痛，喘息不得者，生捣，热酒绞服，此非舶上茴香可知。石顽《逢原》引之，谓辛香不窜，善降浊气。寿颐则谓"辛香不窜"四字大不可解。王孟英《随息居饮食谱》称其调中开胃，止痛散寒，治霍乱癥疝，杀虫辟秽，肴馔所宜，制鱼肉腥臊冷滞诸毒。又谓小便频数而色清不渴者，茴香淘净，盐炒研末，炙糯米蘸食。虽不详是何种茴香，然当以下条之莳萝为是，八角者断不可轻用。

莳萝

【发明】此今之所谓小茴香也。苏颂谓三月、四月生苗，花实大类蛇床。濒湖谓其子簇生，状如蛇床子而短。

寿颐按：其苗丛生，叶细如线，蒙茸极多，高三四尺，色淡绿，气亦辛香，甚为浓郁，结子生青熟淡白，大如谷子而极瘦，形色一如稻谷之干瘪无米者，故吾乡称为瘪谷茴香。气味甚厚，不作恶臭，不知濒湖何以谓其色微黑，气辛臭而不及茴香。盖明时蕲黄间之土产，已与今大不同矣。气味辛温，濒湖谓其苗下气[①]利膈；其子则藏器谓治霍乱呕逆，腹冷不下食，两胁痞满。《日华》谓健脾开胃，杀鱼肉毒，治肾气。皆辛温行气散寒之功，治诸疝最佳。然性颇燥烈，耗气伤津，止可藉以引经，不可独任重任。

草兰　蕙兰

【考证】兰草、蕙草，皆古之香草。兰字最古，已见经传。蕙则始见《离骚》。《说文》有兰无蕙，而有薰字，训曰香草，则即蕙也。《广雅·释草》：薰草，蕙草。《本经》有兰草，《别录》有薰草，一名蕙草。考诸家所述形状，二者皆有枝有叶，有茎有节，《离骚》注：兰，绿叶，紫茎，素枝。陆玑《诗疏》谓兰为王者香，其茎叶皆似泽兰，广而长节，节中赤，高四五尺，藏之书中辟蠹，故古有兰省芸阁。汉诸池苑及许昌宫中皆种之。《西山经》：浮山有草焉，名曰薰草，麻叶而方茎，赤华而黑实，臭如蘼芜，佩之可以已疠。陶弘景注《名医别录》薰草，引《药录》云：叶如麻，两两相对。稽含《草木状》亦云蕙草，一

---

① 气：此字原脱，据《纲目》补。

名薰草，叶如麻，两两相对，气如靡芜，可以止疠。此皆释兰蕙二草之最古者，故唐人所说，无不宗之。（陆玑，三国时吴人，著《毛诗草木鸟兽虫鱼疏》二卷。玑字从玉，与晋人机云之机别是一人，惟后人引诗疏者，多讹玑为机。李氏《本草纲目》兰草正误条中引陆说，亦误为机。）此皆茎叶俱香之兰蕙，固非今时书斋清供，有叶无枝，有花无节之兰蕙。宋政和间，寇宗奭撰《本草衍义》，始曰兰草多生阴地幽谷，叶如麦门冬而阔且韧，长一二尺，四时常青，花黄绿色，中间瓣上有细紫点，春芳者为春兰，色深，秋芳者为秋兰，色淡，开时满室尽香云云，此则今之所谓兰花。黄山谷所谓一干一花者为兰，一干数花者为蕙也。盖兰蕙本皆香草，故以其花皆香，而亦得兰蕙之名。朱氏丹溪有《本草衍义补遗》之作，本从寇氏旧本增辑，故于兰草一条亦仍寇氏之旧，而申言之曰：兰草，禀金水之气，人皆知其花香之贵，而不知其叶能散久积陈郁之气甚有力，即今之栽置座右者云。此二家皆以《本经》上品之兰草，为即今之兰花，而丹溪更以《内经》"治之以兰，除陈气"一说为之证实，遂使兰之形状枝叶，竟与魏晋间旧说绝然不同。此其各为一种，固无疑义，而孰是孰非，益滋聚讼。濒湖《纲目》长于考古，极以寇、朱二说为不然，正误条中，引朱子《离骚辨证》、陈氏《遯斋闲览》及陈止斋、杨升庵、吴草庐诸家，皆极翔实，各有所见。惟草庐竟谓今之兰不可以利水杀蛊而除痰癖，则正未必尽是。盖今兰叶清芬，虽不甚香，而细细咀嚼之，齿颊间自有一种爽垲可口之味沁入心脾，未尝不可以辟浊秽而行气滞。且叶间脉络，丝丝直达，力能宣通，自可想见，与《本经》利水、杀蛊、除害之旨，亦大略相近。且

今之市肆已无兰草之名，只有佩兰一物，一名省头草者，是否足为《本经》兰草之用，姑不具论，而按其形状，比之泽兰，茎细短小，已与濒湖所谓兰即大泽兰者，正得其反。则《本经》上品兰草，已付阙如，毋宁即以山兰当之，纵使形色不同，而性情功用犹为近似，所以赵氏《纲目拾遗》谓濒湖不录幽兰，不无缺略之憾。王秉衡《重庆堂随笔》亦宗赵意，且谓四种香草，香而恶浊。王指泽兰、省头草、罗勒、孩儿菊四者，略无芬芳之气，非圣人所谓王者之香，指以为兰，是认阳货为孔子，反唇相讥，而两派之主张竟趋极端，何能融洽。寿颐则谓古之兰草皆生泽畔，《本草经》一名水香，生池泽，已有明文。且郑之溱洧、楚之沅湘，其非山谷之兰明甚，而今之兰花，则绝不见于自唐以前诸家旧说，必谓幽兰之操，即是此花，本难征实。罗愿《尔雅翼》亦有一干一花而香有余者兰，一干数花而香不足者蕙之说，则愿乃罗汝楫之子，已南宋时矣。《离骚》及《甘泉赋》皆以兰蕙并称，均非此物，魏晋旧说，胡可一概抹倒。濒湖以注疏家言为证，考订之学，自当遵古，不然，朱子闽人，兰产于闽，宁不知之，而反极力辨驳。但兰茝之属，只是寻常芳草，骚人辞藻，士女秉蕳，原不在珍贵之列，何以左氏亦有国香之称，郑穆且有兰死吾死之说，又似绝无而仅有之物，此中疑窦，殊不可知。特今之草兰、蕙兰，未必无入药之用，补入本草，固亦治药物学者之本职，若必质直言之，谓《本经》上品，定是此物，则古人不作，其胡可信。近商务印书馆新出《中国医学辞典》，竟谓草兰芳草，《本经》上品，又以《本经》《别录》兰草主治之利水道，杀蛊，除胸中痰癖，久服益气轻身，通神明数语，一并列入草兰叶之功用

中，则殊不妥。须知古之兰草，不名草兰，淹没古书真相，何以师心自用，一至于此，以一手掩尽天下耳目，而欲惟吾之言是从，适以厚诬古人而疑误后学，此土豪劣绅武断乡曲之故智，著作家言，那得有此蛮话。

【气味】叶辛而散，微有清芬，今《医学辞典》谓其辛能散滞，香能去秽，去消痰散郁之品，理固宜然。然草蕙二兰之叶，皆瘦而坚硬，嚼之枯涩，清气极薄，不如建兰叶阔，柔韧多液，嚼之清香可口为佳。赵氏《纲目拾遗》谓草兰叶短而狭小，盖不及建兰叶之阔大也；蕙兰叶长，亦狭而瘦。

【正讹】赵氏《纲目拾遗》谓兰花萼中无红斑点色纯者，名草素，尤香，入药以一干一花者良，而不言其主治何若。今《医学辞典》则谓兰花宣气，利水道，治痢疾滞下，又谓此物气类木香，苦甚黄连，善能宣气四达，故治滞痢，功效甚捷，而不言其所本。

寿颐按：此花鲜时固香，而干之则无气，故不能和入茶叶，如玫瑰、代代花之用，则入药有功，恐不足恃，不如建兰叶确能宣通气滞也。又赵氏《纲目拾遗》引《行箧检秘》治疯狗咬，取草兰根四两，水净洗，入黄酒二碗，煎一碗，服完，其毒即从大小便化血而出。今《医学辞典》亦载此法，盖即本于赵氏。然赵氏于建兰根下，引《五杂俎》，又谓兰根食之能杀人，忌内服。《医学辞典》于建兰根条中亦收之，岂不彼此矛盾。凡单方未经试验者多有流弊，不可轻用。

建　兰

【发明】叶：丹溪谓建兰叶禀金水之气，时医用以通经舒络，宣泄风邪亦佳。

寿颐按：兰叶有筋，直达顶尖，极韧，而建兰叶阔，多脂液，刚中有柔，经年不变，谓为通经舒络，行气散结，颇有至理。

赵氏《纲目拾遗》引《本草汇》：兰叶清芬，辛平甘寒，生津止渴，不独开胃、清肺、消痰，散积久陈郁结气，与藿香、枇杷叶、石斛、竹茹、橘红为开胃之神品，入沉香、郁金、白蔻、苏子、莱菔汁，下气开郁，治噎膈之将成者。产闽中者力胜，江浙诸种力薄。《本经》主利水道，除胸中痰癖，杀蛊毒，辟不祥者，盖肺气郁结，则上窍闭而下窍不通，开肺行气，水道自利，胃气凝滞，则水谷不化而为痰癖，芳香醒胃，即以化痰，且辛能散结滞，香能除秽恶，故可杀蛊而辟不祥。

寿颐按：此节竟以《本经》《别录》之兰草主治，一概作为兰叶功用，开《医学辞典》之先声，诚不免附会之蔽。但此叶清芬爽口，确能清利湿热，快脾醒胃，宣通肺气而调水道，说来尚属有理，较之《辞典》言其然而不能言其所以然者，自有上下床之别。

花：赵氏《拾遗》谓素心建兰花，干之可催生，除宿气，解郁；蜜渍青兰花点茶饮，调气血，宽中醒酒。又引《闽小记》谓建宁人家以蜜渍兰花冬月点茶，芳香如初摘。又谓色黑者名墨兰，干之可治瞽目[①]，能生瞳神，治青盲最效。则绝无之物，故言其神效，未免欺人太甚。

佩兰　省头草

【发明】《本经》兰草列于上品，而今之市肆无之。以古今熟在人口之兰字，而药肆中莫能举其名，可谓此即古书之兰草，证以骚人纫兰为佩，颇为近似。然濒湖引雷敩说，大泽兰茎叶皆圆，根青黄，

---

① 瞽目：瞎眼。

能生血，调气与荣，与小泽兰迥别，（与，《纲目》本作"合"，不甚可解，今改作与。）叶上斑，根头尖，能破血通久积，濒湖且谓雷说之大泽兰即兰草，小泽兰即泽兰。是兰之枝叶茎株必视泽兰为大，而今市肆中则泽兰一株，长至三尺余，茎方，巨者径二三分；佩兰长仅尺许，叶锐而长，茎细如线，其非濒湖意中之兰草又甚明。惟气味稍觉清芬，瀹汤微苦微辛，能散结滞，以治湿热互阻，胃气不醒，胸脘痞塞等证，尚能有效。今见《医学辞典》于佩兰条中，称其功用宣中辟秽，袪湿利气，开胃化浊，和脾行水，夏月暑热内蕴，口中甜腻臭气，胸膈痞闷，噫嗳吐酸，反胃，水谷不化，呕恶不食，脾疸腹胀，心腹痛。又谓其禀天地清芬之气，辛能散滞，香能辟秽，入肺胃二经，专走气分，凡胃有陈腐之物，及湿热蕴结于胸膈，皆能荡涤而使之宣散，故口中时时溢出甜水者，非此不除。当夏季暑湿郁蒸之时，洵属开胃和中之良品，与藿香同为夏令治理中焦之要药。又谓佩兰叶蒸露，气味芳香，夏令代饮妙品云云。此以今时通用之药，言治病应有之经验，实事求是，明备精确，不愧药物学之正宗。然又谓《素问》以兰草治陈气，即指此物，则是臆说，必不可信。甚且指佩兰为《别录》中品之药，须知《别录》中品止有薰草，一名蕙草，亦是古之香草，何尝有佩兰之名，而可以意逆之，竟将《素问》之兰、《本经》之兰草、《别录》之薰草，并作一气，直认其均是今日之佩兰，是以三者合而为一，指鹿为马，心粗气浮，诞妄已极。所以言其形状，则曰方茎、叶对生，是苏颂之所谓零陵香，以为古之薰草者也；（今佩兰茎圆，惟泽兰则方茎。）又曰香如蘼芜，结黑实，则《山海经》之所谓浮山薰草也，此皆非今日

通用之佩兰。《辞典》又以《别录》薰草之根茎中涕一条，亦列于佩兰条中，则以古书中不可知之物，而强以今日习用药当之，无知妄作，荒谬万状。此书一出，必陷后学于黑暗狱中，医学程度当随之堕落万丈，编辑者纵不为自己名誉计，盖亦思古人之书，岂可听吾呼牛呼马，随意指点，无不如志，胆大妄为，罪通于天矣。

【备考】今药肆中佩兰，其叶长而中阔，两头锐，大者阔至一寸许，长可二寸余，边有锯齿甚疏，而芳香之气极薄，若谓此即古之兰草，殊未敢信。惟吾乡别有一种名曰佩兰叶者，莳之盆中可作书斋清供，则芳香之气甚烈。二月以子下种，苗青，茎微紫，圆而不方，叶两两相对，面青，背有紫纹，虽亦中阔，两头锐，而大仅如青果，边无锯齿，茎叶皆香，嗅之触鼻，室中置一盆，则满室皆闻。初苗一枝，继则叶叉中又复生枝，肥大者遂簇簇成丛，高不过尺余，茎之最肥者径亦不过分许，颇与肆中之干佩兰近似，而叶小无齿为异。又辛香浓烈，实远过之，夏秋之间撷鲜叶一二片，和茗瀹之，清芬醒胃，通气快脾，功用与市肆之佩兰等，而效力尤捷，但药中皆不用此，真不可解。至七八月间，开花成穗，长二三寸，与紫苏之花相似，苞萼青而带紫，小花簇簇，香气尤浓，九月成实满穗，子老撷之，细小如苋菜子，黑色光亮，椭圆微尖而扁，则嗅之不香，宿根不复生。此古今本草所未收者，而气味清香，并不燥烈，功用可纪，大有入药价值，自当补入本草，以备要需。惟石顽《本经逢原》谓有三种，一曰兰香，植之庭砌，二十步内即闻香，俗名香草，以子能去目翳，故又名翳子草。绎其二十步内闻香一语，颇与吾乡所莳之佩兰相近，且石顽谓子治目翳及尘物入目，以三五颗内目中，少顷其子湿胀，与

物俱出。又主暴得赤眼，后生翳膜，用兰香子一粒入眦内，闭目少顷，连膜俱出。盖此子得湿即胀，故能染惹眵泪浮膜尔。然目中不可入尘，而此可纳三五颗亦不妨碍云云。寿颐谓目中可纳三五颗而不妨碍，确与佩兰之子极小而光者近似，当即此物，惜石顽不详言其枝叶花子形色果是何如耳。石顽《逢原》又谓兰香子大如枣，而褐色不光，七月收之，种时防蚁，湿则有脂浮胀，须以枯炭末掩之。然上文既云目中可纳三五颗，即其子必无大如枣之理，如枣二字必有讹误，合并记之，以俟实验。又石顽意中竟以兰香一物当《本经》之兰草，故《逢原》直以《本经》利水道，杀蛊毒，辟不祥，久服益气、轻身、不老，通神明二十二字系于兰香条下，亦未免独断之偏。但所述兰香主治，颇有可以移之于佩兰叶者，爰并录之，以备参考。石顽曰兰气芳香，能辟疫毒恶气，调中消食，治呃呕脾瘅，口中时时溢出甜水者，非此不除。多走气道，故能利水，调肝和脾，其功倍于藿香，善调呕逆，散积久陈郁之气。《素问》曰：五味入口，藏于胃，以行其津液，津液在脾，令人口甘，此肥美所发也。其气上溢，转为消渴，治之以兰，除陈气也。东垣治消渴生津饮用兰叶，盖本于此，又治牙疼口臭有神功丸，亦用兰香，如无，以藿香代之。

寿颐按：观东垣是方，虽用兰香叶，而曰无则以藿香代之，窃意东垣尚不识兰香为何物，徒取空名以自附于古方之义耳。如其确知有此，则寻常小草，当亦无地无之，又何必另觅替代耶？石顽又引时珍曰兰香须三月枣叶生时种之乃生，否则不生，常以鱼腥水、泥沟水、冷泥水浇之，则香而茂，不宜粪水，着粪则萎。

寿颐按：时珍此说，今遍查《纲目》

芳草一卷，未见有此，不知石顽所本，或传写有误耶？石顽所说兰香子治目翳及尘物入目一则，今《医学辞典》又收入草兰子条中。按草兰固有子，然石顽固言兰香，其非草兰之子固明甚，且石顽明言世有误认幽兰为兰香者，大可喷饭，何以编《医学辞典》之人又能指鹿为马如此，移花接木，自欺欺人，独不虑石顽喷饭耶。此尤其可笑者已。

珠 兰

【发明】珠兰本不入药，惟芳香馥郁，多以瀹茗，醒脾爽胃，宣通气滞，人皆嗜之。据赵氏《纲目拾遗》引《花经》谓其性有毒，止可取其香气。则今有摘其花蕊和入茗中者，恐有流弊。盖产自南方，多含毒质，其性喜温，必非可以常嗜之品。赵又谓其根可辟狐媚，颇是小说家言，殊难深信。但闻人传说，竟有用此法而实验者，物理相制，容或有之，法载《纲目拾遗》，可复按也。

玫瑰花

【发明】玫瑰花，香气最浓，清而不浊，和而不猛，柔肝醒胃，疏气活血，宣通窒滞，而绝无辛温刚燥之弊，断推气分药中最有捷效而最为驯良者，芳香诸品，殆无甚匹。赵氏《纲目拾遗》谓紫者入血分，白者入气分，但用花瓣，不宜见火。故收藏者多摘取花瓣，置烈日中薄薄摊之，一日晒干，则色不变而香不减，若逢阴雨，即用急火烘之，亦不变色。赵谓气香性温，味甘微苦，入肝脾二经，和血行血理气。又引《药性考》，行血破积，损伤疼痛。又引《救生苦海》治吐血，玫瑰膏，以花瓣一味，河水熬浓，白糖收膏，不时服。

茉　莉

【发明】茉莉，始见于嵇含《南方草木状》，作末利，盖南蛮土语，本无正字。濒湖《纲目》谓原出波斯，移植南海，其性畏寒，其花辛热。

寿颐按：此物极喜烈日，炎天酷暑，终日暴之，开花最繁，其花之性热可知。今人多以和入茶茗，取其芳香，功用殆与玫瑰花、代代花相似，然辛热之品，不可恒用。

野　蔷薇

【发明】此物吾乡极多，溪边篱落丛莽之中，随处皆有。枝柔叶小，遍生细刺，荆棘类中之最恶劣者。三月开花，单瓣而小，丛丛如粉团花，然香气甚浓，最与玫瑰花相似，浸酒瀹茗，亦与玫瑰同功。赵氏《纲目拾遗》引《花镜》谓花有纯红、粉红二色，蒸作露，或拌茶皆佳，患疟者，烹饮即愈。

卷 之 六

草部蔓草类

兔丝子

《本经》：味辛平。主续绝伤，补不足，益气力，肥健，汁去面皯，久服明目、轻身、延年。

《别录》：甘。养阴，强肌，坚筋骨，主茎中寒，精自出，溺有余沥，口苦燥渴，寒血为积。

【正义】兔丝，蔓生，施于草上，柔细且长，而极坚韧，子又多脂，故为养阴通络上品。其味微辛，则阴中有阳，守而能走，与其他滋阴诸药之偏于腻滞者绝异。缪仲淳谓五味之中，辛通四气，《经》言辛以润之，兔丝子之属是也。与辛香燥热之辛，迥乎不同，所解极为剀切。《本经》续绝伤，补不足，益气力，肥健，于滋补之中，皆有宣通百脉，温运阳和之意，不仅以物质主治，而含有天然之气味性情，此吾国药物之学，不言理化，而实得化学之最上乘者。汁去面皯，亦柔润肌肤之功用。久服则阴液足而目自明，阳气长而身自轻，皆有至理，弗疑为仙佛家欺人之语。《别录》所谓养阴强肌，坚筋骨，亦阴阳两调之义。茎寒精滑，则元阳不运而至阴不摄也。溺有余沥，则肾阳不布而大气不举也。若夫口苦燥渴，明为阴液之枯涸，寒血成积，亦为阳气之不宣，惟此善滋阴液，而又敷布阳和，流通百脉，所以治之。以视地黄辈之专于补阴，守而不走者，固有间矣。

【广义】甄权谓治男女虚冷，添精益髓，去腰疼膝冷，皆益阴通阳之用。又治消渴热中，则滋津液以润燥热也。

《大明》谓补五劳七伤，润心肺，皆滋阴生液之义。又治鬼交泄精，则宁心安肾以除淫梦。凡草木之实，多有补心固中之义，以其坚重之质，敛而不散，自能摄纳心神、而兔丝富有脂液，尤益精髓而收涣散之元气耳。景岳谓止鬼交，安梦寐，即此义。《大明》又主尿血。则以真阴不守，下元不固而言，若相火偏亢，宜于清泄者，必非其治。

王海藏谓补肝脏风虚。（则肝阴耗竭，木失火涵，而风阳恣动，以此填阴息风，固专补肝阴之正治也。苏颂引《抱朴子》仙方，一味酒浸曝捣，日服，治腰膝，去风明目，久服令人光泽，正与海藏同意）。

石顽谓兔丝辛温质黏，与杜仲之壮筋暖腰膝无异。老人肝肾虚，腰痛，膝胫酸软冷者，合补骨脂、杜仲用之。凡阳强不痿，大便燥结，小水赤涩者弗用，以其助阳。

寿颐谓兔丝之温，乃温和润泽之温，非温燥刚烈可比，若津枯便燥，何必不宜？况阳强不痿，亦有阴竭阳亢为病，小水赤涩，又有津液燥涸之一候，非皆实火使然，石顽所论，殊有语病，而乃误认此药为辛温助阳，可乎？

附录 无根草

【发明】此即兔丝子之苗也。李氏

《纲目》以《本经》汁去面䵟一节，录为苗之主治，而未广其用。赵恕轩《本草纲目拾遗》有之。

颐按：此草吾乡甚多，深秋之时蔓延于豆荚（注：当为豆类植物茎枝。）之上，密如蛛网，而人不知用，虽药肆所未收，然亦非无用之物。兹据赵氏所引补之。《采药录》：此药无根无叶，生在草柴上，缠结而生，名无根金丝草，色有紫有黄。颐按：吾乡亦称黄金丝草，老则色黄，未老时作淡绿浅黄色，初生时未始无根，迨蔓延他草之上，则蜿蜒纠结，求其根而不可得。盖借他物之余气而生，有丝无叶，最为蔓草中特殊之情性。《百草镜》：无根金丝草，即兔丝苗也，生毛豆茎上者佳。《药鉴》：无根金丝草，茎细而赤，无叶无根，惟有青色细累，附于茎际，蔓延极长。其性凉，叶微甘，利水，治湿热。李氏《草秘》：缠豆条，无叶无花，子即兔丝子，最凉血，解痘疮毒。《药性考》：金丝草，无根叶，用苗。功在凉血，治痈疽肿毒，味苦寒，能止吐、衄、崩、便、咯诸血，解诸药毒、瘰疬、疔痈、恶疮。《台志》：利水通淋。《百草镜》：治癃淋、浊痢、带下、黄疸，预解痘毒，敷红丝疔。（寿颐按：淋浊带下，多湿热蕴结，故以利水清热之品为治。黄疸亦湿热之郁于里者也。）《慈惠小编》：小便不通，诸药无效，以金丝草一握，同韭叶根头煎汤，洗小肚，即通。

寿颐按：此草深秋而生，得肃降之气，故性颇寒。观赵氏所录，全以清热凉血解毒为功，益可知石顽谓兔丝性温助阳，不无误会。

五味子

《本经》：味酸，温。主益气，咳逆上气，劳伤羸瘦，补不足，强阴，益男子精。

《别录》：养五脏，除热，生阴中肌。

【正义】五味子虽具五味，而以酸收为主，故补五脏之阴，而注重于摄肾纳气；又其气温和，味阴而气阳，故于补阴之中，亦寓通阳之意。《本经》以益气为主治之纲领者，是收摄涣散，以为补益元气之用，亦阴长阳生而气自充之义。益气二字，所赅者广，缪氏《经疏》谓肺主诸气，补肺所以益气，偏于一边，甚非古人真旨。主咳逆上气，则专以肝肾不纳，气不归元，而泛溢上逆者言，得此酸收摄纳，而逆上自已，止就虚证一边着想，故即继之以劳伤羸瘦不足诸症，而痰热窒塞，气涌促急之实病，必非其治。强阴益精，则补阴而兼能通阳之效耳。《别录》所谓养五脏，即《本经》补不足、益气之义。又谓除热，则阴虚内热得此益阴收摄，而热自除，与实热之宜于凉泻者不同。又谓生阴中肌，则义不可解，盖有误字，是当存而不论。

【广义】成无己谓肺欲收，急食酸以收之，以酸补之。芍药、五味之酸，以收逆气而安肺。

寿颐按：此指肺气虚满而言，故宜酸以收之。若感邪袭肺，痰壅气逆，则为实证，五味酸收，即同鸩毒。惟小青龙汤专治寒饮喘嗽，则麻与桂、甘、半夏、姜、辛诸物，温辛大队，泄散有余，而特以五味调剂其平，即古圣制方之妙用，与单用、独用者，不可同日而语。

甄权谓治中，下气。盖谓能补中而又下气，然治中二字，殊未稳惬，疑有脱误。又谓止呕逆。则胃阴虚而失其顺降耳。《大明》谓消食治反胃，亦即此义。

《大明》又谓明目，暖水脏，壮筋骨。亦益阴通阳之效。又谓治奔豚冷气。则摄纳肾气之涣散也。故东垣谓收耗散之气，治瞳子散大。

海藏谓治喘咳。则喘有二途：一为寒饮积肺之实喘，须以小青龙法之姜、辛、五味并用，而非合麻黄之开肺，不能有功，但证虽属实，苟其积年宿恙，逢寒辄发者，肺脾正气，久已积衰，不开肺则势不可解，而小青龙究非常服之药，近惟盐山张寿甫之从龙汤一方，追随小青龙之后，收摄耗散，降气涤饮，标本两顾，尽善尽美，确能补古人未备之法。方论详张氏《衷中参西录》，云治外感痰喘，服小青龙汤病未全愈，或愈而复发者，继服此汤。龙骨、牡蛎各一两，生杭芍五钱，清半夏四钱，苏子四钱，牛蒡子三钱。热者酌加生石膏。一为肾气上泛之虚喘，则下元不摄，泛溢奔腾，冲激扰肺，惟五味既能敛肺金之耗散，而又收摄肾气，上下并治，双方兼到，尤为针对。然若认证不清，不问虚实，而惟知酸收一法，则为害亦有不可胜言者矣。

【发明】五味子酸而性温，本是温和之温，与温燥不同。生津止渴，润肺胃而益肾阴，功用皆在阴分。孙真人谓五六月宜服五味子汤，以益肺金之气。《千金方》五味子汤：治伤燥，咳唾有血，痛引胸肋，皮肤干枯。五味子五分，桔梗五分，甘草五分，紫菀五分，续断五分，竹茹、桑根白皮一钱，生地黄二钱，赤小豆一撮，在上则滋源，在下则补肾。张洁古引孙氏《千金月令》又曰：夏月季夏之间，困乏无力，无气以动，以五味、黄芪、门冬，少加黄柏服之，使人精神顿加，皆其滋阴之捷效。《别录》以除热为一大纲，甄权《药性论》亦谓除热气，《日华子》称其除烦热，其意固皆在虚热一边，本非以治实火之大热证，独寇宗奭惑于《本经》性温一说，竟谓治肺虚寒，不取其除热一说。而又曰今食之多致虚

热。盖用之不当，酸收太过，闭而生热，是为不善用药之咎，必非药性之真，且亦误解《本经》性温之旨。惟东垣又谓此为火热必用之药，治嗽以之为君，则又大有语病矣。丹溪谓黄昏嗽乃火气浮入肺中，不宜用凉药，宜五味子、五倍子敛而降之。

寿颐按：此即阴火上冲，激肺之嗽。阴虚火浮，故当黄昏阴盛之时，虚焰发动，乃始作嗽，宜以收摄肺肾为治。然惟脉虚舌红无痰者乃合，若舌腻有痰，亦当知所顾忌。

【禁忌】东垣谓有外邪者不可用。石顽谓风邪在表，痘疹初发，一切停饮及肺家有实热者禁之。

天门冬

《本经》：味苦平。主诸暴风湿偏痹，强骨髓，杀三虫，去伏尸，久服轻身、益气、延年。

《别录》：甘大寒。保定肺气，去寒热，养肌肤，益气力，利小便，冷而能补。

【正义】天门冬，肥厚多脂，《本经》虽曰苦平，其实甚甘，气薄味厚，纯以柔润养液为功。《本经》主暴风，盖指液枯内动之风而言，滋润益阴，则风阳自息，此即治风先治血之义。痹亦血不荣经之病，正与风燥相因而至，故治风者亦能治痹，非以祛外来之风痹。惟湿为阴寒之邪，痹病固亦有因于湿者，然必无甘寒阴药可治湿痹之理，盖传写者误衍之，天冬柔润，岂可以疗阴霾之湿邪痹着？缪氏《经疏》以尊经之故，指湿字为湿热，已是曲说，须知湿热宜于清理，安有滋腻助虐之法？仲淳解《别录》所主诸症，又处处牵定湿热二字，遂致此药之真情性，竟无一条适合，作茧自缚，是之谓矣。张

石顽反谓三虫伏尸，皆湿热所化，亦为仲淳所误，须知湿热生虫，非劳瘵之虫也。《本经》又曰强骨髓，则固益液滋阴之正旨。三虫伏尸，即血枯液燥之劳瘵，甘寒清润，原以滋燥泽枯，是以治之。久服轻身、益气、延年，则以养阴益液，而极言其功效耳。《别录》谓保定肺气，则以肺热叶焦，燥金受灼而言，甘寒润燥，本是补肺正将。去寒热者，亦阴虚液耗之乍寒乍热，非外感邪甚之寒热可知。养肌肤，益气力，皆阴液充足之义。利小便者，肺金肃降，而水道之上源自清，亦津液滂霈，而膀胱之气化自旺，固非为湿热互助之水道不利言也。而结之以冷而能补一句，则可知天冬偏于寒冷，惟燥火炽盛，灼烁阴液者宜之，而阳气式微者，即有不胜其任之意。此《别录》所以有大寒二字，而六朝以来诸家本草，固无一非以治燥火之证也。

【广义】甄权谓治肺气咳逆，喘息促急。则以肺金枯燥，气促不舒而言，故宜此甘寒柔润，以滋养之，则气逆可平，喘急可定，即《名医别录》保定肺气之意。张洁古亦谓治血热侵肺，上气喘促，皆为虚热一边着想，而浊痰闭塞之喘促咳逆，必非其治。甄权又谓治肺痿，生痈吐脓，除热。则痿即肺热叶焦，甘寒润之宜也。而痈则痰火俱盛，咯吐脓血，只可苦寒清泄，断不宜此柔润多脂之药，一虚一实，大有径庭，连类及之，不无误会。而洁古因此遂有苦以泄滞血一语，实与此药情性不符，不可不辨。唯在肺痈欲愈，脓痰已减之时，浊垢既去，正气已伤，余焰尚盛，则天冬大寒，能泄余热，气清而不甚厚腻，庶几近之。此病情有始传、未传之分，邪热有轻重、缓急之辨，必不可浑而言之，漫无区别。权又谓止消渴，除热，则清火润燥，是为正治；又谓久服令人肌

体滑泽，除身上一切秽恶寒气不洁之疾，则即《别录》之所谓养肌肤耳。

《大明》谓润五脏。则滋养脏阴，固柔润多脂之明效。又谓补五劳七伤，吐血，治嗽。则阴虚多火者宜之，如脾阳不旺，恐其滑下作泻，亦不可过于寒凉，致伤中土冲和之气。

王海藏谓治痿厥嗜卧，足下热而痛。是即肺热成痿，阴虚多火之候。孙真人亦谓阳事不起，宜常服之，正以阴精消烁，废而不用，故宜益阴以滋其燥。而庸俗之见，反有恣用温燥刚烈之药，冀以起痿者，岂不灼尽其垂竭之脂膏耶？

濒湖谓润燥滋阴，清金降火。概括言之，能举其大。

【禁忌】景岳谓虚寒假热，脾肾溏泄忌之。石顽谓脾虚而泄泻恶食者，虽有当用之症，亦莫轻投。寿颐则谓证属虚寒，本无选到此等纯阴之理，惟虚热炽甚之时，似此阴寒润下，亦只当去其太甚，适可而止，知其用之太过，必令脾胃受戕，鹜溏减食，反贻过中之累，卒归不治。缪仲淳谓阴虚水涸，火起下焦而上炎者，诚为要药。惟大寒而苦，不利脾胃，阴虚之人，脾胃多弱，又损其胃，则是绝其后天生气之源，旨哉言乎！

茜根

《本经》：味苦寒。主寒湿风痹，黄疸，补中。

《别录》：止血，内崩下血，膀胱不足，踒跌，蛊毒。

【正义】茜根性寒，所主多血热失血之症，古今说解，都无异义。而《本经》主治，独以寒湿二字为冠，最为不伦。虽各本无不尽同，然病情药性大相矛盾，此必古人传写之讹，不可望文生义，曲为附和。风痹，指血瘀血热，痹着不行而言，

茜草寒凉，又色赤入血，而能通瘀活络，是以主之。古人论痹，本有热痹一候，此必不可与上文寒湿连属读之，而谬谓可治寒痹湿痹也。黄疸本属热证，此则并能清热逐瘀，缪仲淳谓指畜血发黄，而不专于湿热，其说甚是。补中，以清热言，热淫于里则中气伤，惟去其热，清其血，则中得其补。经文最简，皆当观其会通，并非泛泛言之。《别录》止血，以血热涌泄而言，一以清血中之热，一以通壅积之瘀，斯血循故道而不横逆。崩中，亦以龙雷太亢之时而言，如其所失太多，阳气已馁，即非所宜。踒跌，必有血瘀，瘀则蕴而生热，故宜清热行瘀。蛊毒，皆南方热淫之毒，清血热者，必能解毒，陈藏器谓蘘荷与茜，主蛊为最。惟膀胱不足一证，殊属费解，姑且存而不论，以俟知者。

【广义】《大明》止鼻洪，尿血，月经不止，痔瘘，疮疖；（皆指火邪太亢者言之。）又谓治产后血运。（则惟肝阳有余，恶瘀不畅者为宜，而血脱发晕，不可概用。）濒湖谓通经脉；（则以血热瘀结者为宜。）又谓治骨节风痛，活血行血，亦惟血热痹着者宜之，即《本经》治风痹，《别录》主踒跌之义也。

【发明】濒湖谓茜根赤色而气温，味微酸而带咸，色赤入营，气温行滞，味酸主肝，而咸走血，专于行血活血。俗方治女子经水不通，以一两煎酒，服之甚效。

络 石

《本经》：味苦温。主风热死肌，痈伤，口干舌焦，痈肿不消，喉舌肿，水浆不下。

《别录》：微寒。大惊入腹，邪气，养肾，主腰髋痛，坚筋，利关节。

【考正】痈伤，缪氏《经疏》谓伤宜作疡。寿颐按：仲淳以后世文义言之，痈疡二字，尽人能知，颇似古书传写之误。然《周礼·医师》疡医者造焉，郑注：身伤曰疡。知疡之与伤，古人通用，不必为旧本改字。络石，据《太平御览》引吴普说，落石，一名鳞石，一名明石，一名县石，一名云华，一名云英，一名云丹；《名医别录》又曰一名石磋，一名略石，一名明石，一名领石，一名县石。貌视之颇似石药类，盖附石而生，故得诸名。苏恭《唐本草》注云俗名耐冬，以其包络石木而生，故名络石。濒湖《纲目》所载形色甚详，即山石上及人家墙壁上蔓生之一种也。今吾吴药肆中，谓之络石藤，与《别录》所谓石龙藤，其义亦合。

【正义】络石气味，《本经》谓之苦温，盖以隆冬不凋，而功能通经活血言之，故以为温。然《本经》主治，纯是热证，则非温热可知，故《别录》改作微寒，而《御览》引李当之说，且以为大寒也。此物蔓生而甚坚韧，节节生根，故善走经脉，通达肢节。《本经》主风热死肌；《别录》养肾，主腰髋痛，坚筋，利关节，皆即正义。其治痈肿，喉舌肿，口干舌焦，皆苦寒泻降之功也。《别录》谓其除邪气，则以邪热而言。凡《本经》《别录》，邪气二字，所赅最广，其实各有所主，并非泛辞，读者当以意逆之，自能悟到，不可混作一例看。惟大惊入腹四字，则不甚可解，当付阙疑耳。

【广义】苏恭谓疗产后血结，大良。盖以瘀露不通而言，苦泻破瘀，且善通络，是以主之；又谓主蝮蛇疮毒心闷；则清热泄降，固解毒之良药；又谓刀斧伤疮，敷之立瘥，则又外治止血之神丹矣。藏器谓主一切风。即《本经》治风热死肌，《别录》利关节之义，今用以舒筋活络，宣通痹痛，甚验。《外台》谓喉痹肿塞，喘息不通，须臾欲绝者，一味水煎呷之，神验。

木　连

【发明】木连、薜荔，俱见陈藏器《本草拾遗》。薜荔与络石一类，蔓延树上，节节生根，性情功用皆与络石相似。藏器谓叶酸平，主风血，暖腰脚。苏颂谓治背痛，亦主下痢；《大明》谓治疬疡、恶疮、疥癣；濒湖治血淋痛涩。皆疏通经隧，清热逐瘀之意。

木莲，即薜荔之实，其大如杯，蒂小，上丰而平，有似莲房，故得莲名，亦曰木馒首。濒湖谓消肿散毒，止血，下乳，治肠痔、阴癥。功用亦与络石相近。石顽谓利水，止血，通乳要药。《纲目》引《集简方》：木馒头二枚，猪前蹄一个，烂煮食之，并饮其汁，一日即通，则通脉之捷，仍本乎蔓延有力之性情。今吾乡俗谓之木龙通子，龙以蔓生取义，通则名之以其能也。但濒湖又谓其主久痢；《普济方》又治遗精、脱肠，则此物着树有力，隆冬不凋，通中有守，又不专在滑泻见功，较之木通、王不留行等走窜迅疾，亦易伤阳者，不可同日语矣。

瓜　蒌

《本经》：括楼根味苦寒。主消渴，身热，烦满，大热，补虚安中，续绝伤。

《别录》：根，除肠胃中痼热，八疸，身面黄，唇口干燥，短气，止小便利，通月水。实主胸痹。茎叶味酸寒，主中热伤暑。

【考正】瓜蒌，今之通称。《本经》《别录》俱作括楼；《尔雅》则作栝楼。《释草》："果蓏之实，栝楼"；《毛诗》：果蓏之实，《传》云："果蓏，栝楼也"；《说文》则作菩蒌，其说解云：果蓏也；

《吕氏春秋》：王善生，高诱注："善，或作瓜"，瓟瓝也。寿颐按：《吕览》善字，乃菩字之误。郝懿行《尔雅义疏》曰：蓏当为蒇，栝楼当为菩蒌，皆假借也。《说文》：在木曰果，在地曰蓏。菩蒌实兼二名。李濒湖《本草纲目》谓此物蔓生附木，故得兼名，栝楼即果蓏二字音转，亦作菰蒌，后又转为瓜蒌，愈转愈失其真矣。

寿颐按：濒湖之说固是，然《玉篇》云：苦蒌，齐人谓之瓜蒌。可知瓜蒌之称亦旧，惟瓟字则《玉篇》在后收字中，曰苦瓟，土瓜也。知苦瓟二字，乃是最后之孳生，非汉魏时之所固有。今《灵枢·痈疽》"发于膺，名曰甘疽，色青，其状如谷实苦瓟"，而《甲乙经》十一卷则作瓜蒌，亦可为今本《灵枢》晚出之明证也。寿颐闻五十年前，吾吴药肆有瓜蒌子、栝楼子两种之别，其所谓栝楼子者，有斑驳文如苦瓜子，形与瓜蒌子绝异，盖不知是何物之子。同光间，有某显宦之家人服药，医方开栝楼子，市肆中遂以斑驳者与之，而此显宦固知栝楼即瓜蒌之别称，见之以为有误，传肆中人问之，则以市上瓜蒌子、栝楼子本非一物为对。该宦又问子既不同，则设有医生用瓜蒌根者，市上又将有何种之别？而肆人乃谓止有天花粉一物，其宦遂谓市肆欺人，发县笞责二百板，自是以后，苏省药肆，遂联合不复用栝楼子，是亦可备药物界中一则故事。其所谓栝楼子者，寿颐寄迹兰溪，始亲见之，与苦瓜子亦复不同。苦瓜子扁方有棱，两端有类方胜，而所谓栝楼子者，形亦椭圆，有棱角，有斑驳色，而不类方胜；其果比瓜蒌实较小，仅如核桃，正圆，而色深赤，但未见根叶何状，山中野生不少，金衢药肆皆备之，其用与蒌实不异，盖亦同类之异种者耳。

【正义】仲景方蒌根、蒌实，分别主治，而《本经》止有括楼根一条，知上古治疗，尤以根为之主也。《本经》气味虽曰苦寒，然仅微苦而已，故濒湖谓微苦降火，苦不伤胃。《本经》主治以"消渴"二字为之总纲，正与仲景凡渴者必加蒌根同意，此中古药物学一以贯之之真传。成聊摄谓津液不足则为渴，蒌根味苦微寒，润枯燥而通行津液；濒湖谓味甘微苦酸，其茎叶味酸，酸能生津，感召之理。其治身热烦满大热者，燥热耗津，气机枯涩，则烦而中满，非痰湿实结之胸满，此与蒌实之专治胸痹结痛者不同，彼以子之滑痰涤垢，则能通泄痰浊之窒塞，而蒌根但以清热润燥为功，则痰湿之实满，必非其治。此有几微疑似之别，读者不可以不辨。所谓补虚、安中者，亦以热则耗伤阴液，即中气虚而不安，清其热，益其阴，斯虚可补而中可安，亦非泛言一切之虚弱也。其能续绝伤者，茎叶蔓生，柔而且韧，则通行络脉而续绝伤，又以情性言之，不仅在物质之治疗矣。《别录》除肠胃痼热，亦以燥热而言。治疸及身面黄，则惟津液已耗者为宜，而湿滞之未化者，尚非其治。唇干口燥，固即消渴。短气者，亦以热伤中气而言，非痰湿窒塞之短气。其能止小便利者，溺愈利则津液愈耗，此能益阴生津，则津液回而溲不复多，盖与下消证之饮一溲二者相类。其能通月水者，亦为热炽灼烁、血瘀不利而言，清以润之，斯阴得滋养，而冲任自调矣。瓜蒌实清热滑润，空松而不坚实，故能疏达胸膈，开通痹塞。《别录》专主胸痹，正与仲景治结胸满痛，胸痹心痛彻背同意。丹溪谓胸中有痰，乃肺受火逼，失其降下之令，此能润下以助降气，又能洗涤垢腻郁热，宜为治痰之要药。茎叶，治中热伤暑，以其清芬凉爽，故善涤暑。又

其味微酸，自能振刷精力，以御酷暑之炎热，亦犹孙真人所谓季夏之间，困乏无力，宜服五味子汤以收耗散之气，使人精神顿加也。

【广义】《大明》谓蒌根治热狂时疾。（以燥热而言，不为无理，然若痰食热结而为昏狂，则必非甘寒一派所能胜任，甚者且以助桀为虐。近二百年，凡自命为叶派真传者，辄以玄参、生地、二冬、知母诸药名为养阴退热，而热愈结者，比比而是。寿颐于阳明热病之医案评议中，言之详矣，兹不复赘。）《日华》又谓通小肠；（其意盖谓清热滋液，即以通利小水，而泄热下行，然不知小肠功用，全与小便无涉，此亦六朝以后之通病，且正与《别录》之止小便利相反，《日华》之本草不可为训，有如此者。）又谓消肿毒、乳痈、发背、痔瘘、疮疖，则果属实热，固为可用，然消肿泄结，蒌根不如蒌实为佳，以其实有消痰软坚之功，而根则止能清热，彼为活泼，而根则呆钝，各有性灵，亦不可等而视之。

濒湖谓瓜蒌实润肺燥，降火，治咳嗽，涤痰结，利咽喉，止消渴，利大肠，消痈肿疮毒。皆以通泄消结为义，自有实在功用可据，胜于《大明》之颠顶多矣。

【发明】蒌实入药，古人本无皮及子仁分用之例，仲景书以枚计，不以分量计，是其确证。盖蒌实既老，其壳空松，故能通胸膈之痹塞，而子又多油，善涤痰垢黏腻，一举两得，物理学之正旨如此。自日华子《大明本草》有其子炒用一说，而景岳之《本草正》只用其仁，张石顽之《逢原》亦云去壳纸包压去油，则皆不用其壳，大失古人专治胸痹之义。且诸疡阳证，消肿散结，又皆以皮子并用为捷。观濒湖《纲目》附方颇多，全用者十之九，古人衣钵，最不可忽。惟近今市

肆，以蒌实既老，皮肉不粘，剖之不能成块，凡用全瓜蒌者，皆乘其未老之时，摘取曝干，而剖为数块，方能皮肉粘合，以取美观，然力量甚薄，却无功效。所以不佞欲用其全者，宁以蒌皮、蒌仁分列为二，乃能得其老者，始有实验。若但书全瓜蒌三字，则用如不用，亦治医者不可不知药物之真性情也。即使但用其皮，亦是老而力足，疏通中满，确有奇能。惟景岳谓蒌仁气味恶劣，善令恶心呕吐，中气虚者不可用，是从阅历经验得来。且动大便，令人滑泄，苟非实结，慎勿妄投。即捣碎去油，仅用其霜，亦非大腑实结，不可轻使。石顽又谓蒌根寒降，凡胃虚吐逆，阴虚劳嗽，误用反伤肾气，久必泄泻喘咳，病根更深。凡痰饮色白清稀者禁用，皆是至言，弗以寻常药物，率尔操觚也。

【正讹】景岳又谓本草言瓜蒌仁补虚劳，大谬。寿颐按：据《纲目》引《大明》谓子炒用补虚劳云云，则景岳所据，即指《日华本草》而言，病情药性本极悖谬。《日华》盖误读《本经》补虚安中四字，而胆敢为此妄说，《日华》之罪，岂不上通于天。是可知《本经》言简，不善读之，贻祸不可胜言。《日华》所见，本多鄙陋，殊不足责，后之学者，读古人书，不可不自具双眼。

天花粉

【发明】天花粉，苏颂《图经本草》别有专条，即是瓜蒌之根，濒湖削之，并入蒌根条中是矣。然药肆之所谓天花粉者，即以蒌根切片用之，有粉之名，无粉之实。其捣细澄粉之法，《千金方》已言之。濒湖引周宪王说亦有之，盖出朱氏《救荒本草》。寿颐按：《明史》列传，周定王橚，太祖第五子，以国土夷旷，庶草

蕃芜，考核其可以佐饥馑者四百余种，绘图疏之，名《救荒本草》，与濒湖所引不异。王以洪熙元年薨，子宪王有敦嗣，则著书者非宪王。濒湖《序例》亦言洪武初著书云云，又确是定王时事。惟其书《明史》志不载，盖已失传。但濒湖明人，亲见其书，不知何以与《史》不合。《史》又称宪王博学，或有所附益之欤。今吾嘉人颇喜制之，载入邑乘，视为土产之一。法于冬月掘取蒌根，洗尽其外褐色之皮，带水磨细，去滓澄清，换水数次，然后曝干，精莹洁白，绝无纤尘，沸汤瀹服，虽稠滑如糊，而毫不黏滞，秀色鲜明，清澈如玉，与其他市品之羼入杂质者绝不相同，益胃生津，洵推妙品，最宜于老弱病后，无黏腻碍化之弊。虽同此蒌根而几经淘洗，渣滓皆去，苦寒本性亦已消除净尽，更不虑其有寒中滑泄之变，尤为全其所长，去其所短，非原质之可以同日语矣。

王　瓜

《本经》：味苦寒。主消渴，内痹瘀血，月闭，寒热酸疼，益气，愈聋。一名土瓜。

《别录》：根，疗诸邪气热结，鼠瘘，散痈肿留血，妇人带下不通，下乳汁，止小便数不禁，逐四肢骨节中水。

【考正】王瓜之名最古。《月令》：四月王瓜生。《尔雅·释草》：钩，郭注：钩，藈也，一名王瓜，实如瓝瓜，正赤，味苦。陆氏《释文》引《字林》云：菰藈，王瓜也。《广雅》：菰藈，王瓜也。《吕览》：孟夏纪王善生，高诱注：善，或作瓜，菰藈也。又《淮南·时则篇》，高注亦曰王瓜，栝楼也。据高氏说，似瓜蒌、王瓜，即是一物。惟《本草经》陶注谓今土瓜，生篱院间，亦有子，熟时赤

如弹丸。李濒湖《纲目》载王瓜蔓叶根实，形状极详，确非瓜蒌。郝氏《尔雅义疏》亦曰王瓜五月开黄华，华下结子，形似小瓜，今京师名为赤雹子，说与濒湖合。

寿颐按：此物盖西北土产，而南中无之，故江浙人恒不知为何物。高诱谓即𤬃𤬓，近人皆以为高氏之误。寿颐则谓"栝楼"二字，确为"果蓏"之转音，则王瓜同是蓏属，而施于篱落垣墙，亦何必不可同得是名，高氏所云，未为大谬。且诱是东汉建安时人，其时必有所受之，不可以今人之见，强古人以从吾者。况乎张稚让（张揖之字，曹魏人，著《广雅》者）、吕忱（著《字林》者）之所谓𤬃𤬓，郭景纯（郭璞字，注《尔雅》者）之所谓鈎𤬓，亦何必非果蓏之转音，故孙强等加增《玉篇》，亦谓菇䔬即是土瓜。盖其形既似，古多有异物同名之例，何独于此而必龂龂以讥高氏，即如《吕览》之所谓王善，善字诚误，镇详毕氏校本改善为菩，谓菩与蕡通，此即《夏小正》之四月王蕡秀，亦即郑注《月令》之所引今月令王蕡生也。郝氏之《尔雅义疏》及高邮王氏之《广雅疏证》，皆用毕秋帆本，径谓《吕览》孟夏纪是王菩，然阳湖孙星衍辑刻《本草经》，亦即以王瓜作苦蒌解，惟其名可通，其实自别，而气味情性，又复相近，此则言药物学之不可不辨者。仲景蜜煎导条下，有土瓜根、大猪胆汁，皆可谓导一说，即是此物，盖捣取根汁作灌肠用，《肘后方》中亦载之。然今则灌肠通大便之药别有良法，仲景旧说，已为大辂椎轮[1]，不复适用，亦正不足辨矣。

【正义】《本经》主治不言用根用实，濒湖则列入根之主治条中。苦寒清热，颇与瓜蒌根相近，宜乎古人命名。栝楼、

𤬃𤬓，大同小异，正不独以蔓生结实，且各有根可用之形色相似也。《本经》谓主消渴，是即蒌根治渴之旨，其治内痹、瘀血月闭者，则热灼津枯，血燥瘀结，痹塞不通耳。盖土瓜根产于北地，以视蒌根，苦寒过之，故能通热结之血瘀，亦与《别录》言蒌根通月水同义，非泛治诸虚不足之痹着、瘀血月闭也。寒热酸疼，亦以热胜而血液不足，则为疼酸。所谓益气者，亦以热能伤气，去热即所以益气，又即《本经》蒌根补虚安中之义。其能愈聋者，聋必耳中隆隆，皆气火上腾为病，苦降清火，斯内无震动而耳自聪矣。《别录》治诸邪气热结，五字作一句读。所谓邪气者，即热邪也。鼠瘘、痈肿，无非热结留血之病。带下与不通虽似，病状绝异，然此之不通，仍以瘀热而言。带下固多有湿盛热烁，灼成浊垢者，导其热，清其瘀，则带下自已。其止小便数，亦与蒌根止小便利，同一功用。读《本经》《别录》所载主治，几无一不与蒌根同符合辙，宜乎高诱之以王瓜、栝楼为一物矣。

【广义】《大明》谓土瓜根，主天行热疾，酒黄病，壮热心烦闷，消扑损瘀血，破癥癖。子，生用，润心肺，治黄病；炒用，治肺痿吐血，肠风泻血，赤白痢。甄权谓子，主蛊毒。（约而言之，无一非清火滑泄通瘀之义。）

葛

《本经》：葛根，味甘平。主消渴，身大热，呕吐，诸痹，起阴气，解诸毒。葛谷，主下利十岁以上。

---

[1] 大辂椎轮：华美的大车是从无辐车轮的原始车开始的。比喻事物的进化，从简到繁，从粗到精。大辂，古代大车。椎轮，无辐原始车轮。

《别录》：疗伤寒，中风，头痛，解肌发表，出汗开腠理，疗金疮，止胁风痛。生葛汁，大寒，疗消渴，伤寒壮热。花，主酒病。

【考异】利，李氏《纲目》、缪氏《经疏》皆作痢，后出字，兹从孙氏问经堂辑本。缪氏《经疏》本胁下有痛字，兹从李氏《纲目》。

【正义】葛根，气味俱薄，性本轻清，而当春生长迅速，故最能升发脾胃清阳之气，气又偏凉，则能清热，鲜者多汁，尤能助胃之津液，且离土未久，凉气更足，则专治胃火。《本经》以为消渴主药。《别录》亦称生葛汁大寒，专疗消渴，其旨如是。盖古人之所谓生者，即今之所谓鲜者也。且消渴为病，虽曰胃热炽甚，然其病机不仅在于火旺，而在燥令太过，胃气下行，有降无升，所以饮虽多而渴不解，食虽多而人益羸，多饮多溲，病皆因于降之太速，惟葛根既能胜热，又升清气，助胃输化，而举其降气之太过，斯消可减而渴可已，此病情物理之自然感应者。可知《本经》主治精微玄妙，非躁心人所易领悟。若仅认为清火生津，则浅之乎读古人书矣。其治身有大热者，则即伤寒之阳明大热，与《别录》所谓治伤寒壮热同。寿颐窃谓此伤寒二字，所当注意，乃《难经》所称伤寒有五之二曰伤寒，必不可与温病、热病之热，视同一例。仲景本论葛根为阳明主药，乃表寒初传阳明，遏抑其清阳之气，阳不敷布，则气不疏达，而身热乃益甚，惟以葛之轻清者升发之，则清阳得以疏达，而热乃自解。读仲景书阳明协热自利，葛根芩连之主治，其旨当可恍然，岂谓葛果太寒，能治阳明大热耶？惟能悟到此旨，则初传阳明而太阳未罢者，主以葛根汤；及太阳病项背强几几者，主以桂枝加葛根汤，皆可

一以贯之矣。《别录》谓葛根疗伤寒中风头痛，解肌，发表出汗，开腠理，皆以此轻扬升清之药，宣通遏抑之清阳，则肌表解，腠理开，得微汗而身热自已，头痛胥蠲。此头痛亦阳和不布，气不上达之病，正与肝胆阳升，冲激颠顶之头痛，相为对峙。凡古人以葛根专为主阳明，无不在此范围之内，亦与柴胡专主少阳，皆因肝胆之气遏郁不申为病，故宜以升举之药，疏而通之。柴、葛专长，皆在此升阳二字，此皆与今之大江以南，温热病之阳明、少阳有热无寒，有升无降，胃火、胆火猖狂肆虐者，正得其反。所以柴、葛之治，宜于北而有不可统于南，法乎古而有不可概乎今者。近之孟英王氏，悬为厉禁，畏如砒鸩，讵非无故。而今盐山张氏寿甫《衷中参西录》一书，可为酌古准今，沟通中外之杰作，乃又习用柴、葛，所在有功。学者能以此两家心得，引而申之，自可辨别淄渑之味。微有不同，此则吾道中危微精一①之心传，万不可浑仑吞枣者。寿颐所以每谓陶节庵柴葛解肌之法，坑陷南中人命，实已不鲜，只读魏氏《续类案》一书，已可得其大概。即吾吴陆九芝封翁，提倡阳明，深得此中三昧，而独于柴葛二者，尚未免拘泥仲师家法，但知守经而不能通权达变，盖亦贤者之一蔽，此又善读《世补斋》文者，不可不放开界限，持玉尺以衡度其长短，庶可为九芝先生补过。吁！此中微旨，玄之又玄，伤寒、温病之界眼，止此麻黄、柴、葛三物，功用微有不同，而成败得失，捷于反

---

① 危微精一：语出《尚书·大禹谟》："人心惟危，道心惟微，惟精惟一，允执厥中。"指人心险危，道心精微，唯有精研与专一，才能诚实地保持着中道。此处指钱之医德高尚、医术高超，治病能够不偏不倚。

掌。无如六朝以降，风温病中，亦无不柴、葛、麻、升一陶同治，此南人温病之所以最多坏症。然隋唐以上，著书者皆是北人，所见所闻，习与性成，尚非无故。迨乎陶氏尚文，系出余杭，而所著六书，亦惟袭取古人余绪，则又何说。缪氏仲淳，又是吴人，而《本草经疏》且谓葛根汤治阳明胃经温病邪热，头痛发渴，烦闷鼻干云云，则全以伤寒之病混入温热病中，而即以伤寒之方移作温病之治，亦焉往而不误尽苍生耶？《本经》葛根，又主呕吐。寿颐谓此亦胃之清气不升，则敷布无权，而食不得入，非可以治胃火上逆之呕吐，亦犹小柴胡汤主少阳证之胁满，嘿嘿不食，欲呕，为少阳抑郁不申者立法。而胆肝火炽，横逆上扰者，亦必有胸胁撑满，不食呕恶之症，则必非柴胡温升所可妄试，否则焰已燃矣，犹复煽而扬之，为祸尚堪言耶？又能治痹者，则葛之蔓延甚长，而根又入土甚深，柔韧有余，故能直走经络，以通痹着之气血。解诸毒者，则根在土中，秉中土冲和之性，百毒得土则化，是其义也。起阴气，寿颐窃疑阴字为阳字之讹，盖葛之升举清阳，人尽知之，若曰起阴，则自古及今，从未有作阴药用者，不应《本经》独有异说，其为传写者无心之误可知。而缪氏《经疏》竟谓同一切补肾益精药作丸饵，则起阴令人有子云云，是创作邪僻，藉以附会经文，究之补肾益精之剂，成方不少，何有不伦不类，杂以此物者，仲淳乃能向壁虚构①欺人乎？吾只见其自欺而已。

葛谷，即葛之实，质地重坠，则入下焦，而萌芽未露，则所禀春升之气，犹未发泄，其力独厚，藉以升脾胃陷下之气，尤有专长，故能治十年之久利，此以滑泄不禁之自利而言，固即仲师葛根汤主治阳明自利之义。然即有滞下久淹，中阳之气

陷入下焦者，亦可以此振动脾家清气。休息痢中，固自有此一种宜于参用东垣益气法者，不可谓滞下之皆须荡涤而无补法也。《别录》葛根止胁风痛，则即蔓延深远，宣通脉络之义，与肝络不疏，及肝气横逆之胁痛，又各不同，读者亦须识此同中之异，不可混作一例看。

花，主酒病者，酒为湿邪，最困脾阳，花更轻扬，取以鼓舞脾胃厌厌不振之气，而升举之耳。

【广义】甄权谓治天行上气呕逆。寿颐按：此亦胃之清气遏郁不通，而为呕逆，非肺胃气火上壅之上气，凡古称葛根止呕，皆当辨此同中之异。若胃热上冲，呕恶不止，及胃虚气逆之呕吐，而亦以升清者助之，殆矣！权又谓开胃下食。则亦脾胃阳衰，不司运化，而不能食，不知饥之症，钱仲阳七味白术散，治胃虚食少，颇有奇功，葛根辅助胃气，实效如是。权又谓解酒毒。则即《别录》花主酒病之义。《大明》谓止血痢。则以久痢气陷之虚证而言，未为不是，若热毒正盛，而妄与升清，未有不败。《大明》又谓治胸膈烦热发狂，则误以为专清阳明之药，附会古法，而不知适得其反，同为阳明大热，而至狂惑，火升气升，恣肆已极，而更欲与以升举之药，是以狂为未足，而必使之逾垣上屋也。毫厘之差，千里之谬，《日华子》药物学之谬戾，有如此者。徐之才谓杀巴豆、百药毒。则解毒之理，上已言之。而又能解巴豆毒者，则误服巴豆，下泄必甚，中州阳气，未有不陷下者，以此举之，亦正恰好，况乎性本寒凉，能胜热毒者乎？《开宝本草》谓作粉止渴解酒，去烦热。

寿颐按：去滓澄粉，尤其精华所粹，

_____

① 向壁虚构：喻凭空杜撰。

解渴解酲，宜也。然必识得同中之异，苟有不宜于升举脾胃者，皆当知所禁忌。《王孟英医案》中有热病已解，调服藕粉一杯，而即神志昏迷，发热益甚者。孟英谓市中藕粉无真，多是葛粉，升提气火，助之发扬，其说甚确。山雷尝治兰溪万通当友某君，喉肿发腐，牙疳龈腐，身热如焚，其势已危。然与以大剂犀、羚、白虎，清降泄化之药，服二剂已有转机，喉开知饥，而家人饲以藕粉一碗，越日病势陡变，更延余视之，而神瞀脉坏，不可为矣，是亦葛粉送其命也。岂独习医之人，不可不识透此意外交象，即在病家，亦不得概以葛粉为服食常品，而不辨其利害矣。

洁古谓升阳生津，脾虚作渴者，非此不除，弗多用，恐伤胃气。

寿颐按：消渴多是实热，若但渴而不消，则亦多实火，止宜清火生津，尚非干葛之无投不可。若洁古之所谓脾虚作渴，则与实火之渴不同，正以脾阳下陷，胃津不布，因而渴饮，升举脾胃之气而液自和，是为葛根之针对症治。洁古老人之见，确非俗子颟顸可比。其以多用为之戒律，固惟恐升发太过，反以扰动之耳。

东垣谓干葛，其气轻浮，鼓舞胃气上行，以生津液，治脾胃虚弱泄泻之圣药。寿颐按：东垣老人最精于脾胃虚证，升清一法是其独得之秘，故于葛根情性，言之极其允当。正惟脾胃虚弱泄泻，号为圣药，则彼夫胃有实火之呕吐，必非其宜，学者亦可两两对勘之，而其理自明。濒湖谓散郁火。寿颐按：惟其火郁不伸，故宜升而发之，使其疏达，则夫火焰飚举方盛之时，必非升提之药所可混治。奈何无识者流，犹嚣嚣然，群谓葛根专治阳明大热，而竟与白虎汤一例视之，可乎？

【禁忌】丹溪谓斑痘已见红点，不可用葛根升麻汤，恐表虚反增斑烂。寿颐按：痘在乍发未齐之时，或头面独不见点者，稍用升、葛，本是要药，若已发多，便不可再。丹溪此说，防其太过，是亦保赤[1]之良图。若斑之发也，已是胃热极盛之候，清胃解毒，犹恐无济，万不可更与升发，助其烈焰。而宋金以来，犹皆谓升麻、葛根发斑主剂，此坏症之所以不可复救，而横夭之所以接踵也。可哀哉！

仲淳谓五带七伤，上盛下虚之人，暑月虽有脾胃病，不宜服。寿颐按：上盛下虚，则滋填其下，涵而潜之，惟恐不及，又安有妄与升阳，拔动本根，撼之立蹶之理？即非暑月，亦不可投。仲淳说理，终未中肯。寿颐谓温病、热病，热在阳明，不可误师古人成法，妄用葛根，说已详前，不可不悬为厉禁。

防　己

《本经》：味辛平。主风寒温疟热气，诸痫，除邪，利大小便。

《别录》：疗水肿风肿，去膀胱热，伤寒热邪气，中风手脚挛急，通腠理，利九窍，止泄，散痈肿恶结，诸瘑疥癣虫疮。

【正义】防己气味，《本经》止言辛平，《别录》乃言苦温。寿颐按：此药专治温热而利水道，苦能泄降是也，若以为温，殊与病情相反。《本经》主风寒温疟热气，病机在温热二字，初非注重于风寒一层，《别录》温字恐有误会。又治诸痫者，痫症多缘痰阻，此能利水，即能开泄痰饮。又谓除邪者，即湿热、痰饮之邪耳。利大小便者，以湿热互阻而二便皆涩者言之，湿去热除，则二便自利。《本经》主治，固无一非湿与热蒸，水停不化之病也。《别录》疗水肿、风肿，亦以

---

① 保赤：养育、保护幼儿。

湿邪入络则为肿，非能治脾肾虚寒之肿，故即继之以去膀胱热一句，正以膀胱蕴热，水道不通，则水湿留于络中，而肌肤浮肿，此能利水泄热，溲溺通而肿自已。其兼治风肿者，空松之质，亦能疏风耳。又治中风手脚挛急，亦即风湿痹着，而经络不舒，故此为专药。通腠理，利九窍，散痈肿恶结，无非疏通开泄之功。又能止泄者，亦惟脾为湿困，水并于肠，则为泄泻，此能利膀胱之水，溺道分清，而泄利自止，亦非治虚寒之泄。病字，《集韵》同疯；《玉篇》疯训为疮，则与疥癣虫疮同为湿热蕴于肤腠之病，而此皆主之。清热逐湿，效自可睹，必非温药明甚。

【广义】甄权谓治湿风口面㖞斜，手足拘痛。寿颐谓当注重湿字，即《别录》所谓疗中风手脚挛急，亦止治湿邪之痹着及风湿在络之实邪，非猝然中风之瘫痪不仁可知。又谓散留痰，肺气喘嗽，亦专以湿痰言之。洁古谓治中下湿热肿，泄脚气，行十二经。则纯乎泄导水湿之邪耳，故陶弘景谓防己为疗风水要药。

【发明】防己，纹如车辐，体质空松，苏颂谓折其茎吹之，气从中贯，故专以通泄疏导为用，而味又辛，则外达肌肤，下通二便。昔人谓其散风者，亦以轻能外达言之，实则疏达而清利湿热是其专职，颇与木通体用相近，则专治湿热有余，二便不利，而实非风家主药。名曰防己者，以脾为己土，喜燥恶湿，湿淫于内，则气化不行，而水失故道，为肿、为疮、为脚气，皆己土受邪之病，而此能防堤之，是为古人命名之真义，非所谓名之以其能者耶，古今主治，无不从湿热二字着想。此物产于汉中，范子计然已有此说，故名汉防己。藏器虽谓治风用木防己，治水用汉防己，张石顽亦有根苗分治之说，然今市肆中，皆无二者之分别，正

不必拘牵旧说，执而不化。东垣、李氏独谓其如人之险而健，幸灾乐祸，能力乱阶，又历举其三不可用，贬之最甚，然持论皆不切实。说详濒湖《纲目》，而石顽《逢原》亦历历言之。而又谓十二经湿热壅塞不通，下注脚气，膀胱积热，非此不可，真行经之仙药，忽抑忽扬，殊觉无谓。要之，药以治病，对证自有奇功，譬如巴豆、乌、附，大毒最厉，苟能用得其宜，起病乃极迅速，何必专言其短，等于吹毛求疵，反以眩惑人心，望而生畏，且以启后学之疑，非药物学之正旨矣。东垣又谓此是血分药，泻血中湿热，说亦不确。此物空松，气疏以达，行经利水，正其以气用事，且味薄质轻，岂可认作泻血攻破之剂，金元名医，议论颠顶，大都如此，最易眩惑后人，不可不辨。

木　通

《本经》：通草味辛平。主去恶虫，除脾胃寒热，通利九窍，血脉关结，令人不忘。

《别录》：味甘。疗脾疸，常欲眠，心烦，哕出音声，治耳聋，散痈肿诸结不消，及金疮、恶疮、鼠瘘、蹉折，齆鼻息肉，堕胎，去三虫。

【考异】关结，濒湖《纲目》及缪氏《经疏》皆作关节，文义固为浅显，然孙氏问经堂辑刻《本经》，则作关结，亦自有义，兹从孙本，以存古人之真。

【存疑】《本经》：通草，一名附支。《御览》引《吴普本草》谓神农、黄帝：辛，雷公：苦。叶青，蔓延生，汁白。陶弘景注《本草》云绕树藤生，茎有细孔，两头皆通，含一头吹之，则气出彼头者，良。

寿颐按：此即通草命名之义，自南唐陈士良《食性本草》谓此即今之木通，

而世之所谓通草，则是通脱木。李氏濒湖《纲目》一仍陈氏之说，而缪仲淳以后诸家皆宗之，至今似已成为定论。然寻绎陶氏所谓茎有细孔，两头皆通，吹之气出云云，其形固与今之木通相似，惟木通之味大苦，而《本经》止称其辛，微嫌不类，且《别录》又以为甘，则尤为可疑。但《本经》《别录》所载主治，固无一与今之木通不合者。意者雷公谓之为苦，最得其真，而《别录》之甘字有误欤？抑《别录》亦误认通脱木为通草，乃以其淡而无味，遂以甘淡之义谓之甘欤。寿颐窃以甘之一字，终觉木通不类，是以高邮王氏《广雅疏证》于附支通草一条，虽亦引《食性本草》茎名木通一句，而并不直言陈说之是，且谓后世本草诸家，无能证明其说者，盖以其失传久矣云云，则念孙氏父子，固亦有疑于古之通草，未必果为今之木通也。兹以古人所说通草主治，尚与今人所用之木通情性与往不合，姑仍濒湖之意，径以木通标作正名，而附志所疑如此，以俟知者更详之。

【正义】木通，质轻而细孔通达，其味大苦，故善泄降祛湿，而专治湿热之蕴结不通。《本经》去恶虫者，凡虫皆湿热结滞之所生也。除脾胃寒热，疑传写者羡一寒字，正惟脾胃有热，故宜苦泄通利以除之，而寒则非其治矣。湿与热蒸，则上之阳窍不清，而下之阴窍不利，苦以降之，通以导之，九窍有何不利之有？血脉关结，是指血热积瘀，而关闭结塞，清热以通其经隧，斯血脉通而关结开。今本关结乃作关节，则但以支节言之，虽最为习见之字，然身之有关节，止是百体之一端，不如从古作血脉关结，则以全体而言，所赅者广，此可知见大见小，不可同日语矣。能令人不忘者，热盛湿蒙，则神志愦愦，清而通利之，自然神情垲爽，此以湿痰蒙蔽，及热邪重灼而言，固非泛治血液不足之健忘也。《别录》谓疗脾疸，其为湿热，显而易知。常欲眠者，亦湿热熏蒸，恒令人倦怠嗜卧，此能导热燥湿，譬于炎燠酷热之时，人多神思颓唐，沉沉欲睡，必有凉飚乍起，扫荡郁蒸，而后气宇澄清，精神焕发，此非正气疲惫之嗜卧及少阴病之但欲寐，所可等视者。心烦，亦热痰内扰使然，此能清热开痰，泄而通之，是以可治。哕，即呃逆，痰气壅塞，升而不降，乃呃忒有声，故宜苦降宣通，以顺胃气下降之令，其非胃虚胃寒之呃，亦可于病情药理得之。耳聋者，气逆之上蒙清窍者也。瘔肿结核，恶疮鼠瘘，固多痰热湿热，阻其经隧之病，亦犹《本经》之治血脉关结。踒，鸟禾切，音倭，《说文》本训足跌，即跌仆损伤之病，络脉不通，血瘀结滞，易生蕴热。金疮失血，亦生内热，此能清热通利，是以主之。鼻者，鼻息之不通；瘜肉，则痰热之凝结，降之清之，泄之通之，宜其可治。但苦降之力甚锐，且通行百脉，所以能堕胎孕。合《本经》《别录》诸治观之，固无往而非苦泄宣通，利湿清火，消痰行瘀之猛将矣。

【广义】甄权谓治五淋，利小便。寿颐按：木通之力，固未始不可以通淋闭，利小便，乃《本经》《别录》所未言，而甄氏言之，貌视之似可以补古人所未备，然细绎经文主治，通淋利水，皆在不言之中，而反不直叙此病者，正以淋闭诸证，有虚有实，病源各各不同，固不仅湿热互阻，壅遏不通之一候。此药通淋，止可以治有余之湿热，若一切虚闭，而亦妄事疏凿，则岂徒无益而已。然后知古人不录此等证候，非无深意，而明以言之者，反足以贻误后人，流弊滋重，此则《本经》言简意赅，后学固不可不熟思深味，而唐宋以后诸家本草，正有不可同年而语者。乃濒湖《纲目》，竟谓《本经》《别录》皆不言及利小便、治淋之功，甄权、日华子辈始发扬之，则亦未悟古人言外之旨矣。

《日华》谓通小肠。东垣亦谓导小肠火。寿颐按：此药利九窍，热泄火降，无一不通，何分肠胃。而《日华》、东垣必以小肠特提，殊非药理之真。盖自六朝以降，皆谓小溲由小肠而来，凡能通利小便者，无不认作清小肠之火，百口一辞，久成习惯，此必不可不辨者。后之学者，慎弗更以此等伪言，自污齿颊，否则贻人口实，吾道之耻，百世不可湔矣。

《日华》又谓能下乳汁。寿颐按：乳子而乳汁不通，虽云络脉之不利，实多血液之不充，如木通、王不留行诸物，迅速遄行，说者谓为通乳圣药，不知竭泽而渔，一往无前，不顾其后，体之实者犹难为继，而羸弱者，其奚以堪。惟猪蹄汤一法，以猪前蹄一只，浓煮清汤，去浮面之油，和入木通汁饮之，于行血之中，隐寓养阴之法，通乳汁而不致伤阴，堪为良法。

通 草

【发明】此今之所谓白通草也。陈藏器《本草》云，通脱木生山侧，叶似蓖麻，其茎空心，中有瓤，轻白可爱，女工取以饰物，俗亦名通草。《尔雅》所谓离南活脱也（陈藏器，唐开元时人，为三原县尉，著《本草拾遗》。）活脱，今《尔雅》作活莌。陆氏《释文》：莌，或作蓛，郭注：草生江南，高丈许，大叶，茎中有瓤，正白。《尔雅》又有倚商活脱，郭注：即离南也。陈氏本草引《尔雅》作离南活脱。盖以莌字罕见，乃合《尔雅》前后两条并言之耳。《山海经·中山经》：其草多寇脱，郭注：寇脱草，生南方，高丈许，似荷叶，茎中有瓤，正白，零陵人植而日灌之以为树，即此）。

寿颐按：陈氏说与郭景纯合，则唐人所谓脱木者，即今之通草无疑，而确非《本经》之通草。陶注《本经》通草绕树藤生，而此则是草类，但高大似树，惟濒湖《纲目》亦列于蔓草类中，且释之曰蔓生山中，大者围数寸，殊与郭氏、陈氏所说不合，岂濒湖曾见其确是蔓生乎？抑以其性情效力有似木通，而连类及之，遂亦姑妄言之乎？究竟白通草片大于掌，生于草茎中，则此草之茎，其巨如瓯①，蔓草无此大本，当以《尔雅》及《山海经》之郭注为是，濒湖列于蔓草，殊未敢信，兹姑依《纲目》，并录于木通之后，亦以其功用之相类耳。其气味则李东垣《用药法象》谓甘、淡、寒，无毒。

寿颐按：此甘字，非大甜之谓，实即淡字，如泉水、米麦，皆是味甘之例。此物无气无味，以淡用事，故能通行经络，清热利水，性与木通相似，但无其苦，则通降之力缓，而无峻厉之弊。虽能通利，不甚伤阴，湿热之不甚者宜之，而壅遏闭结之症，必不能及木通之捷效。东垣谓利阴窍，治五淋，除水肿癃，亦惟轻症乃能有功耳。又谓泻肺、利小便，与灯草同功，盖皆色白而气味轻清，所以亦能上行，泄肺之热闭，宣其上窍，则下窍自利，说亦可取。乃又谓宜生用之，则轻清之药，岂有炒用之笨伯耶？汪石山谓明目退热，亦轻清上行之效。又谓下乳催生，则清淡者能滑利通窍耳。濒湖谓色白气寒，味淡体轻，气寒，降也，味淡，升也。

附：白梗通

【发明】白梗通，吾吴药肆有之，不

---

① 瓯：小盆。

知是何草之梗，其大过于拇指，外皮微黑，中心纯白，轻虚之甚，切薄片用之。其色泽颇与白通草相似，但不如白通草之柔韧。味淡气清，功用与白通草等，而古今本草皆无此物，姑并录之，以备药笼所需。且近时白通草之价渐贵，而梗通则廉，入药功力，殊无轩轾，是可取也。

白　敛

《本经》：味苦平。主痈肿疽创，散结气，止痛，除热，目中赤，小儿惊痫，温疟，女子阴中肿痛。

《别录》：甘微寒。下赤白，杀火毒。

【考正】敛，孙氏问经堂辑刻《本草经》如此，别本名作蔹。寿颐按：敛，蔹，似古今字。然许氏《说文》云：莶，白莶也，或作蔹。《毛诗》蔹蔓于野，陆玑《诗疏》：蔹似栝楼，叶盛而细，其茎叶煮以哺牛，除热。《尔雅》：萰，菟荄。《玉篇》：萰，白蔹也。则从草敛之字，由来亦古。《本经》谓一名兔核，苏恭谓蔓生，枝端有五叶，根似天门冬，一株下有十许。

寿颐按：蔓生五叶，与陆氏《诗疏》似栝楼合。兔核，以根形得名。萰与蔹，兔与菟，荄与核，皆古字通用。创，今《本经》作疮，此古今字。下赤白，李濒湖《纲目》引作带下赤白，以为出于《本经》，而问经堂本无之；缪氏《经疏》无带字。兹从孙本系于《别录》，又从缪本删带字。

【广义】白敛苦泄，能清湿热而通壅滞。痈肿疽疮，多湿火为病，古人所谓痈疽，本外疡之通称，此疽字非近世之所谓阴疽。结气，以热结而言，苦泄宣通，则能散之。痛青者热结之不通，经文以止痛与除热并言，则非泛治一切诸痛可知。目赤，乃湿热上凌；惊痫，多气火之上菀；温疟，本是热痰窒塞；阴中肿痛，亦湿火结于肝肾之络。总之皆苦泄宣通之作用，医经主治，未尝不与陆氏《诗疏》同条共贯也。《别录》以治赤白，亦泄导湿热之浊垢，曰杀火毒，则约而言之耳。

【广义】《日华子》谓治发背。则古之背疽多是火毒，此与太阳经寒邪凝结之背疽不同，不可含浑。又谓瘰疬而上疱疮，亦即《本经》主痈肿之义。又谓治肠风痔漏，血痢，刀箭疮，扑损，生肌止痛。则于《本经》《别录》之外，多一层凉血破血，化瘀生新之义，又可作疡家外治末药，盖苦而善泄，义固相因。石顽《逢原》谓性寒解毒，敷肿疡疮，有解散之功，以其味辛也。《金匮》薯蓣丸用之，专取其辛凉散结，以解风气百疾之蕴蓄。寿颐谓《金匮》论虚劳，以血虚而运行不利，必有干血，既主大黄䗪虫丸方，专治干血，而薯蓣丸虽大队补药，然亦以白敛之宣通清热者为辅，能守能行，乃流利而不滞。石顽谓解风气蕴畜，尚非古人本旨；石顽又谓同地肤子，治淋浊失精，同白芨，治金疮失血，皆辛散之功。

【正讹】寇宗奭谓白敛，服饵方少用，惟敛疮方多用之，故名白敛。

寿颐按：此药功用，全以流动泄散见长，正与敛字之义相反。《说文》此字，本从草金，其从敛者，原是别体，乃古人音近通用之例，与收敛之义毫不相涉，此胡可伪托字义，妄言以欺人者。寇氏不知文字之学，望文生义，致有此误，本不足责，然欲发明药物情性，而说来适得其反，贻误后人，其罪不小，向壁杜撰，强作解事，荒谬极矣。张景岳之《本草正》，即因寇氏此说，遂曰性敛，治诸疮不敛，生肌止痛。生肌止痛四字，尚无不是，然此乃苦泄解热之功，非欲以收敛疮毒，一盲群盲，是之谓乎？

石顽谓痈疽已溃不可用。其说甚怪，须知疡家辨症，必以虚实寒热为据，非可以未溃已溃标示治法，如果溃疡尚有热毒，此药何尝不宜？若非实热，即在未溃之时，亦岂清凉之药所可浪用者耶？石顽又谓阴疽色淡不起，胃气弱者，非其所宜。寿颐谓此说亦大有语病，是是非非，不可不辨。白敛苦泄，果属阴疽不起，诚非所宜，若曰色淡，则殊不尽然。盖疡症之阴阳虚实，本不在色红色淡之分。若曰肿疡色淡，皆是阴寒，必色红者乃为阳热，将见阴证则十九而强，阳证十一而弱，无怪乎林屋山人王鸿绪之《证治全生集》，动辄阳和汤，误尽天下后世。然世之普通外科俗书，固无不如此说法，所以寿颐每谓世间竟无一部稍稍明了之外科书，而内科家言，一及外科，又无一不貌似神非，隔靴搔痒。石顽能为此说，可知此公于疡科一门亦未尝有实在经验。要之，治疡虽曰小道，其实亦不可不研究一番，而辅之以十年阅历，否则信口说来，无一非门外汉之语气矣。

覆盆子

《本经》：蓬蘽味酸平。主安五脏，益精气，长阴令坚，强志倍力，有子，一名覆盆。

《别录》：覆盆子甘平，无毒。益气轻身，令发不白。

【考正】《本经》止有蓬蘽，而曰一名覆盆，至《别录》乃别出覆盆子，虽气味主治与《本经》蓬蘽不同，而性情功用可以相通，其为一物，盖无可疑。《御览》引《吴普本草》，缺盆，一名决盆，又引《甄氏本草》，覆盆子，一名陆荆。考《说文》，蘽，木也；藟，草也。二字有别。二物虽同为蔓生，然草本藤本各异，覆盆属蔓草类，则字当作藟，而本草俱作蓬蘽，恐传写有讹。又《说文》："茥，缺盆也"；《广雅》："蕻盆，陆英，莓也"；《尔雅》："茥，缺盆"，郭注："覆盆也。"《毛诗》："葛藟累之"，陆玑《诗疏》："似燕薁，亦连蔓。"是覆盆、缺盆、陆英、陆荆，皆即古之所谓藟也。李濒湖《纲目》详言一类五种，虽微有别，然亦自言覆盆、蓬蘽，功用相近。又言实是一类而二种。兹故以《本经》《别录》两者，合为一条。李氏《纲目》谓蓬蘽，一名覆盆，出于《别录》。兹据孙渊如问经堂辑刻《本草经》，则出于《本经》。盖所据大观本黑白字之白字，定为《本经》也。长阴令坚，《纲目》引《本经》令下衍人字，遂不成句，兹据孙本无人字。

【发明】覆盆，为滋养真阴之药，味有微酸，能收摄耗散之阴气而生精液，故寇宗奭谓益肾，缩小便，服之当覆其溺器，语虽附会，尚为有理。《本经》主安五脏，脏者，阴也，凡子皆坚实，多能补中，况有酸收之力，自能补五脏之阴而益精气。凡子皆重，多能益肾，而此又专入肾阴，能坚肾气，故曰长阴令坚。强志、倍力、有子，皆补益肾阴之效也。久服轻身不老，则极言其功耳。《别录》益气轻身，令发不白，仍即《本经》之意，惟此养阴，非以助阳，《本经》《别录》并未言温，其以为微温、微热者，皆后人臆测之辞，一似凡补肾者，皆属温药，不知肾阴、肾阳，药物各有专主，滋养真阴者，必非温药。读本草者，必以《本经》为主，而《别录》辅之，后人杂说，徒多纷乱，不可不分别以观也。

萆薢

《本经》：味苦平。主腰背痛，强骨节，风寒湿周痹，恶创不瘳，热气。

《别录》：甘。主伤中恚怒，阴痿失溺，老人五缓，关节老血。

【考异】萆薢，濒湖《纲目》于首行注曰，《别录》中品，似出于《别录》，而《本经》无之。然所录主腰背痛以下一节，亦注以《本经》二字，则固《本经》所有者也。兹据孙渊如辑刻《本草经》，亦有此条。则《纲目》注以《别录》者误。腰背，《纲目》作腰脊，兹从孙本。（创，今本作疮。）

【发明】萆薢蔓生，故性能流通脉络而利筋骨。入药用根，则沉坠下降，故主治下焦。虽微苦能泄，而质轻气清，色味皆淡，则清热理湿，多入气分，少入血分。《本经》主腰背痛，乃肾有湿热，浊气不去，而腰脊为之疼痛，非肾虚无湿之腰痛所可浑同施治。强骨节者，宣通百脉，湿浊去而正气自强，非能补益以助其强固，此药理之至易辨者。杨氏有萆薢分清饮，专治湿热淋浊，正是此意。惟方中有益智仁，温而且涩，性正相反，不能并列，殊有误会。濒湖《纲目》谓萆薢能治阳明之湿而固下焦，故能去浊分清，立说甚允。然又谓杨氏此方治真元不足，下焦虚寒，小便频数云云，则与萆薢性情两相背谬，殆为智仁一物，而展转误认，甚非药理之真。读古人书，慎勿为其所眩。《本经》又主风寒湿周痹。寿颐谓惟湿热痹着，最为合宜，若曰风寒，必非此苦泄淡渗者所能幸效。又治恶疮不瘳、热气者，岂非为湿与热蒸之主药乎？《别录》谓主伤中，亦惟脾为湿困者宜之，决非补中之药。又治恚怒，颇不可解。又谓阴痿失溺，则非湿热闭结者，亦有痿躄不仁，溲溺不利之证，必非可以起虚痿。又谓治老人五缓，关节老血，且语太浮泛，且与萆薢真性不相符合，何可轻信。不谓缪仲淳因此二语，竟谓此药为补益下元之要

药。又谓甘入脾而益血，以渗泄利湿之效用，而说到补阴上去，可谓颠顶已极，不如石顽《逢原》谓古人或称摄精，或称利水，何其两说相悬？不知湿浊去而肾无邪热之扰，肾气自能收摄，颇能窥见玄奥也。

甄权谓主冷气瘑痹，腰脚瘫缓不遂，男子臂腰痛，久冷。臂，公对切，音愦。《玉篇》为腰忽痛也。寿颐按：此即周痹阴痿之证，然惟湿热为患，乃宜此药。甄氏冷气久冷之说大误。甄又谓治肾间有湿，膀胱宿水是也。而今本李濒湖《纲目》引此两句，脱一湿字，乃作肾间有膀胱宿水，遂令人无从索解，俗本误人，真是不小。缪氏《经疏》引此不误。王好古谓补肝虚，亦不可训。尤奇者，莫如《日华本草》，竟谓补水脏，坚筋骨，益精明目，头旋痫疾，中风失音云云，庞杂之极，最为芜秽。寿颐每谓唐宋人药物之学，固多有未可尽信者，而必以《大明》氏谓荒谬之尤，不知濒湖何所取裁，亦为之作抄书胥，而不加芟薙①耶？

忍　冬

《别录》：味甘温，无毒。主寒热身肿。

【发明】忍冬，乃金银花之藤叶，隆冬不凋，故得此名。《别录》称其甘温者，盖即以藤蔓之能耐霜雪，非具温和之气，不能有此力量。实则主治功效，皆以清热解毒见长，必不可以言温。故陈藏器谓为小寒，且明言其非温。甄权则称其味辛，盖惟辛能散，乃以解除热毒，权说是也。今人多用其花，实则花性轻扬，力量甚薄，不如枝蔓之气味俱厚。古人止称忍冬，不言为花，则并不用花入药，自可于

---

① 芟薙（shān tì）：删除。

言外得之。观《纲目》所附诸方，尚是藤叶为多，更是明证。《别录》谓主治寒热身肿，盖亦指寒热痛肿之疮疡而言，与陈自明《外科精要》之忍冬酒、忍冬丸同意。方亦载李氏《纲目》本条。非能泛治一切肿胀。甄权谓治腹胀满，恐有误会。虽微辛能散，而性本寒凉，必非通治胀满之药。甄又谓能止气下澼，则热毒蕴于肠府之辟积滞下，此能清之，亦犹陈藏器谓治热毒血痢耳。藏器又谓治水痢，则为大便自利之水泄，惟热利或可用之，而脾肾虚惫之自利，非其所宜。濒湖谓治诸肿毒，痈疽疥癣，杨梅诸恶疮，散解毒，则今人多用其花。寿颐已谓不如藤叶之力厚，且不仅煎剂之必须，即用以煎汤洗涤亦大良。随处都有，取之不竭，真所谓简、便、贱三字毕备之妙药也。

百　部

《别录》：味甘微温。主咳嗽上气。

【发明】百部，善于杀虫，虫为湿热所生，即劳瘵家肺中有虫，亦是虚热，此其专药，似不可谓之性温。故甄权以为甘，《大明》以为苦，苏恭且以为微寒，缪氏《经疏》直谓《别录》为误，盖亦有理。然即曰微温，亦如紫菀温润，专治肺咳之例，究非温热之温，故凡有咳嗽，可通用之。本是草根，而多者可数十茎，性专下降，故治上气。濒湖谓百部亦天门冬之类，故皆治肺病，杀虫。但百部气温而不寒，寒嗽宜之；天门冬性寒而不热，热嗽宜之，颐谓濒湖此说，尚嫌太泥，实则门冬甘腻，止可治燥热之嗽，而肺有寒饮痰滞者，皆其大忌。百部虽曰微温，然润而不燥，且能开泄降气，凡嗽无不宜之，而尤为久嗽、虚嗽必需良药。程钟龄《医学心悟》止嗽散，颇有捷效，功力实在紫菀、百部二味宣通肺气。《千金方》

谓一味取汁浓煎，可愈三十年嗽，有自来矣。石顽谓肺热劳瘵喘嗽，有寸白主者宜之，蛲虫痢及传尸骨蒸多用之；又谓脾胃虚人弗用，以其味苦伤胃之故。寿颐谓专主上气，正其味苦之功，凡嗽皆肺气上逆，非此不治，若嫌其微伤胃土中和，以参、术补中之品相辅而行可也。

钩　藤

《别录》：甘，微寒。主治小儿寒热，十二惊痫。

【发明】钩藤，其质甚轻，气味俱薄，自《别录》即以为专治小儿寒热，弘景且谓疗小儿，不入余方。盖气本轻清而性甘寒，最合于幼儿稚阴未充，稚阳易旺之体质。能治惊痫者，痫病者，肝焰生风，气火上燔，冲激脑神经之病。此物轻清而凉，能泄火，能定风。甄权谓主小儿惊啼，瘛疭热壅，客忤胎风；濒湖谓治大人头旋目眩，平肝风，除心热，皆可一以贯之。惟濒湖又谓其发斑疹，则本于钱仲阳之紫草散，方用钩藤钩子、紫草茸等分为末，温酒调服。

寿颐按：仲阳之所谓斑疹，即是痘疮及瘄子①，非今人时病中之所谓发斑。钩藤轻能透发，清能解热，而佐以紫草凉血活血，助其流动，又以酒辅之，能发亦能清火，洵是不亢不卑，稳妥之法。

牵牛子

《别录》：苦寒，有毒。下气，疗脚满水肿，除风毒，利小便。

【发明】牵牛，善泄湿热，通利水道，亦走大便，故《别录》谓其苦寒。至李氏东垣以其兼有辛莶气味，遂谓是辛热雄烈。

---

① 瘄子：麻疹，疹子。

寿颐按：此物甚滑，通泄是其专长，试细嚼之，惟其皮稍有辛味，古今主治皆用之于湿热气滞，实肿胀满，二便不通。则东垣以为辛热，张石顽和之，亦谓辛温，皆属不确，当以《别录》之苦寒为正。又荄气戟人喉舌，细味之亦在皮中，所谓有毒，盖即在此。古方中凡用末子，均称止用头末，正以其皮黏韧不易细碎，只用头末，则弃其皮而可无辛荄之毒，颇有意味可思。观《别录》主治，专破气分之壅滞，泄水湿之肿满，除风利便，固皆以实病言之，此药功用，已包举无遗。甄权申之，则曰治痃癖气块，利大小便；东垣谓除气分湿热，三焦壅结；濒湖谓逐痰饮，通大肠气秘风秘，杀虫，亦皆主结滞壅塞立论。而甄权乃又谓除虚肿，则误矣。《日华本草》谓治腰痛，盖亦指湿热阻塞，腰脊不利之症，惟言之殊不分明，究属非是。东垣又有专论，言其伤人元气。濒湖《纲目》详载之，语极繁冗。濒湖谓自宋以后，北人常用以取快，及刘守真、张子和辈，又以为通用下药，明之目击其害，故极力辟之。但此药治水气在脾，喘满肿胀。寿颐按：水气在脾，盖言脾无运化之权，以致水行不循常道，发为肿胀而言。然果是脾虚积水，则温养以助气化，犹虞不及，岂有用此峻利之药可治虚证之理。李氏此说，失于检点，不可为训。下焦郁遏，腰背胀重，寿颐按：此亦以湿热结滞言，非肾虚证，凡此似是而非，虚实疑似之处，不可不辨，及大肠风秘、气秘，卓有殊功，但病在血分及脾胃虚弱而痞满者，则不可取快一时，及常服暗伤元气也。一宗室夫人，年几六十，平生苦肠结病，旬日一行，甚于生产，服养血润燥药，则泥膈不快，服硝黄通利药，则若罔知，如此三十余年矣。时珍诊其人体肥，膏粱而多忧郁，日吐酸痰碗许乃

宽，又多火病，此乃三焦之气壅滞，有升无降，津液皆化为痰饮，不能下滋肠府，非血燥比也。润剂留滞，硝黄徒入血分，不能通气，俱为痰阻，故无效也。乃用牵牛末、皂荚膏丸与服，即便通利。自是但觉肠结，一服就顺，亦不妨食，且复精爽。盖牵牛能走气分，通三焦，气顺则痰逐饮消，上下通快矣。外甥柳乔，素多酒色，病下极胀痛，二便不通，不能坐卧，立哭呻吟者七昼夜，医用通利药不效，遣人叩予，予思此乃湿热之邪在精道，壅胀隧路，病在二阴之间，故前阻小便，后阻大便，病不在大肠、膀胱也。乃用楝实、茴香、穿山甲诸药，入牵牛加倍，水煎服。一服而减，三服而平。牵牛能达右肾命门，走精隧，人所不知，惟东垣李明之知之。故明之治下焦阳虚天真丹，用牵牛以盐水炒黑，佐沉香、杜仲、破故纸、官桂诸药，深得补泻兼施之妙，方见《医学发明》；又东垣治脾湿太过，通身浮肿，喘不得卧，腹如鼓，海金沙散，亦以牵牛为君，则东垣未尽弃牵牛不用，但贵施之得道耳。寿颐按：病在二阴之间等句不妥，此乃气滞痰凝，诸府俱不通利，所谓不通则痛。若谓二阴之间，前阻小便，后阻大便，则似二便之上源，有一处总汇，即从此分开为大小便，此是汉唐以后医家不知小溲来路，往往说得离奇，竟堪喷饭，今之生理学说，不如是也。

凌霄花

《本经》：紫葳，味酸微寒。主妇人产乳余疾，崩中，癥瘕，血闭，寒热羸瘦，养胎。

【考正】《本经》止有紫葳，初无凌霄之名，即吴普、李当之诸家本草载诸药别名甚多，亦未见有此。《尔雅·释草》："苕，陵苕"，郭注："一名凌时，本草

云。"此七字《尔雅》注文。《诗》:"苕之华,芸其黄矣",《毛传》:"苕,陵苕也";《郑笺》:"陵苕之华,紫赤而繁"。《诗正义》引某氏曰:本草云陵时,一名陵苕。至苏恭《唐本草》注引《尔雅注》,乃有一名凌霄四字。孙渊如辑刻《本草经》,颇疑其非。

寿颐按:今凌霄花入药治疗之功,与《本经》主治符合,今本《尔雅注》及《诗正义》,凌时之名,皆谓出于本草,然世所传弘景、吴普诸本,皆无凌时一名。窃疑凌时即凌霄之讹,《唐本草》所引《尔雅注》一名凌霄,盖所据即郭氏本之未误者。栖霞郝氏《尔雅义疏》谓霄、苕声近,其说甚是。此苏恭以后诸本草皆以凌霄为紫葳之别名者,皆属可信。故即以凌霄花为定名,欲其尽人能知,适于应用云尔。李濒湖谓俗称赤艳者曰紫葳葳,此花赤艳,故名。以世俗相传之土语,为古名词作说解,附会巧合。

寿颐按:紫葳葳三字,今吴人尚有此谚语,信是证此花即是古紫葳矣。

【考异】味酸,《太平御览》引作味咸,与《吴普本草》扁鹊说合。

【正义】凌霄之花,色黄而赤,正入血分,味微酸而气微寒。吴普谓神农、雷公、岐伯皆作辛,扁鹊苦咸。能清血分之热,故可以活血行滞,而亦可以治带下崩中。《本草经》专主妇人产乳余疾,正以初产乳子之时,阴血已虚,孤阳偏旺,最宜此酸咸微寒,直入血分,藉以固护既耗之元阴,而收摄浮游之阳焰。可见古人之治产后,皆以助阴抑阳为主,正与晚近庸俗之见,产后妄用温补,耗烁阴液者,两得其反。又主崩中,则专以亢阳妄行,不能自摄之崩中而言,非谓可以统治血虚不守之崩陷。癥瘕血闭,盖亦为血热太甚,灼烁成瘀者言之,亦非阴寒凝结之癥瘕闭

塞可知。又曰寒热羸瘦,则又血虚内热,形消臞瘠者耳。其又能养胎者,以胎元既结之时,元阴凝聚如下,往往虚阳升浮于上,而此能养之,亦助阴涵阳之要旨也。

【广义】甄权治产后奔血不定,淋沥。盖皆以血热妄行而言,酸以吸摄,而又咸寒,则能止其疏泄,即《本经》治产乳余疾之义。权又谓治大小肠不利,肠中结实。则指实热闭结之证,花性轻扬,自能去实,今单方治血痢结滞,及血热肠红,皆有捷验,盖本于此。《大明》治酒查热毒风刺。则轻能上扬,寒以胜热,效固可知。又治崩中带下,则《本经》已言之矣。《别录》谓茎叶苦,平,主痿蹷。则肺热叶焦,乃生痿蹷,此本苦寒,所以能清肺热。《日华》以治热风身痒,游风风疹,瘀血带下,谓花叶根茎同功,盖即引伸《别录》清肺之义,亦犹花治酒查耳。濒湖又治喉痹。皆以苦寒泄降,导热下行为用。

何首乌

【发明】首乌之根,入土甚深,而藤蔓延长,极多且远,能入夜交缠,含至阴之气,且有凝固能力,所以专入肝肾,补养真阴。且味固甚厚,稍兼苦涩,性则温和,皆与下焦封藏之理符合,故为填益精气,备有阴阳平秘作用,非如地黄之偏于阴凝者可比。据李翱有《何首乌传》,(此传亦详载濒湖《纲目》。)则自唐时始知其用。有赤、白二种,遂以为有入气、入血之分,用者必兼而用之,亦即调剂阴阳,两得其平之至理。《开宝本草》谓治瘰疬,消痈肿,疗头面风疮。盖以根深入土,藤又远蔓,故能有宣通经络之效,且赤者直入血分故耳。濒湖《纲目》谓外科呼为疮帚,及红内消,《斗门方》亦有专治瘰疬结核一条,且谓根如鸡卵,亦类

病子，恐未免近于附会。《开宝》又谓治五痔，止心痛，益血气，黑髭发，悦颜色，久服长筋骨，益精髓，亦治妇人产后及带下诸疾，则皆以养阴补血为义，无甚深意。《大明》谓治腹脏一切瘤疾冷气，又无非温润以补益五脏耳。好古谓泻肝风，仍是阴不涵阳，水不养木，乃致肝木生风，此能补阴，则治风先治血，血行风自灭，亦其所宜。但此是滋补以息风，必不可误以为泻肝。金元人之谈医，多有用药是而议论甚谬者，丹溪、东垣之书，亦皆频频有之，于王海藏何讥焉。明邵应节有七宝美髯丹一方，进御世宗，盛行于世，只是滋填肝肾，方虽平稳，实亦不过寻常之理耳。石顽谓其性禀阴中之阳，以产于南方者为胜，若北产则虽大不足珍，以其地偏于阴，无阳生之力，立论虽奇，尚亦有理。石顽又谓治津血枯燥，大肠风秘，以鲜首乌数钱煎服即通，以其滋水之性最速，不及封藏即已下泄，与苁蓉之润燥通大便无异。

寿颐按：鲜者生气未漓，通络走窜之力愈迅，故有此效。凡虚疟日久不止，并无痰湿积滞者，重用生首乌，加入补中益气汤内，振动脾胃清阳之气，亦甚捷效。此不仅取其涩味可以固摄，亦以生用力速，宣布脾阳，尤易得力耳。若欲其专补下焦，厚重有力，则必以久蒸久晒，方能味厚入阴，填塞善守，正与生用之利于速行者两得其反。此皆以天然之情性，而分别其效力，吾国药学之精义在此，若彼化学家专论物质，胡足以知此。

藤名夜交藤，濒湖止称茎叶治风疮疥癣，作浴汤甚效。今以治夜少安寐，盖取其入交缠之义，能引阳入阴耳。然不寐之源，亦非一端，苟不知从病源上着想，而惟以此为普通用品，则亦无效。但止堪供佐使之助，固是调和阴阳者，故亦有利无害。

使君子

【发明】使君子，始见《开宝本草》，谓其甘温无毒，治小儿五疳，小便白浊，杀虫，疗泻利。寿颐按：小儿疳积，多食物太过，胃力不及消化。以致肠亦窒滞，日积月累，腹绷如鼓，湿与热蒸，乃生虫积。使君专于杀虫而健运化，最为五疳驯良之药。

濒湖谓杀虫药多是苦辛，惟使君、榧子甘能杀虫，亦其异也。寿颐按：其他杀虫诸物，多峻利而气味亦烈，惟此二者，气味皆和，然杀虫极捷，故小儿疳积方中，必以此为主药。石顽谓杀虫而不伤脾胃，并治大人小儿虫病。盖甘温是温和之温，殊非温燥可比，故能助饮食之运化，而疏导肠中积滞。且富有脂液，所以滑利流通。《开宝》所谓小便白浊者，即指疳积而言。凡小儿腹膨有积，每每小便如粉浆，此盖肾中输尿之路，分泄不清，即以饮食所化之精液，并入小溲而出，所见最多，非大人之赤白浊可比，不当误认。又谓其主泻痢，亦是疳积中之一症，惟其消化失职，以致大便改常，或为腹泻，或为积滞，此物既能助消化，且去积滞，故并治之，即濒湖所谓能益脾胃，除虚热，治小儿百病之意也。

寿颐按：无病之人，不当有蛔虫之属，凡是诸虫，皆当杀之使尽。今俗人之见，似乎肠胃当有此虫，则食物乃能消化，其说最是可嗤。濒湖《纲目》亦曰俗医谓杀虫至尽，无以消食，鄙俚之言也。树有蠹，屋有蚁，国有盗，祸耶福耶？可知世俗相传不经之说，亦已久矣。

马兜铃

【发明】马兜铃，《开宝本草》称其

苦寒，甄权则谓之平，濒湖则曰微苦辛。

寿颐按：味固稍苦，而气甚清，虽能清热，却非大苦大寒之品。东垣谓味厚气薄，阴中微阳。濒湖加一辛字，盖亦以其轻而能散，固亦隐隐有辛开之作用者。《开宝》谓主肺热咳嗽，痰结喘促，正以形质空虚，中虽有实，而亦片片如纸，有若木蝴蝶之临风飞扬，故同为宣通肺气，化痰开闭之药。其能治喘促者，以肺有痰浊郁结，则呼吸不扬，而喘促随之，此能通其结塞，斯气道利而喘促自宁。此与虚喘家浊阴上逆，宜于摄纳镇坠之治者，一轻一重，用药相反，而同为定喘之两大法门。甄权谓主肺气上急，咳逆连连；洁古谓去肺中温热，固皆肺实气壅之正治也。《开宝》又谓治血痔瘘疮，则清利宣通，因为疮家血热壅结之良药，且血痔肠漏，皆属大肠湿热之窒滞，此能清热开泄，是以主之。若洁古以为清肺，而又以为补肝，则殆误会钱仲阳补肺阿胶散之真旨，要之仲阳意中，只为肺受燥火之害，热壅不宣，故用牛蒡、杏仁、兜铃，皆属开宣清热主治，特以热伤肺阴，乃主阿胶，非诸药皆是补肺正将，濒湖已谓钱氏此方，非以兜铃补肺，乃取其清热降气，使邪去而肺安。

寿颐按：宣肺之药，紫菀微温，兜铃微清，皆能疏通壅滞，止嗽化痰。似此二者，有一温一清之分，宜辨寒咳、热咳、寒喘、热喘主治，究竟紫菀本非大温，兜铃亦非大寒，而能抉壅疏通，皆有捷效，洵乎同为肺金窒塞之良药矣。

颐又按：近今市肆中别有所谓洋兜铃者，止有片片之兜铃实而无其外囊，形状稍巨，作淡褐色，肆中人谓是同类异种，似属可信。用者取其色泽鲜明，颇行于世。然气味更清，力量更薄，究其功用，不如杜兜铃为佳，而价值则较贵，尚不知究为何物，如谓果即兜铃之别种，则其外囊，又何以弃而不用？且此药之所以开肺者，性情专在于壳，濒湖所谓体轻而虚，熟则悬而四开，有肺之象者是也，乃偏去其外，则未免有买椟还珠之憾矣。

山豆根

【发明】山豆根，苏颂《图经》谓其蔓如大豆，因有此名。《开宝本草》虽谓气味甘寒，然其实甚苦，沈存中《梦溪笔谈》已言本草之误。其功用则《开宝》谓解诸药毒，止痛，消疮肿毒，发热咳嗽，治人及马急黄，杀虫。盖苦寒泄降，其味甚厚，故能解毒而疗疮疡之肿痛，兼能杀毒治黄，皆惟大热之实证为宜。又治发热咳嗽，则以肺胃热咳言之，非不问虚实寒热，可为咳嗽之通用品也。今人专以治咽喉肿痛，则本于《图经》，谓含之咽汁，解咽喉肿毒甚妙。石顽谓水浸含漱、煎汤细呷皆可。盖凡药用根，多取其下行能降，而此又大寒大苦，则直折火毒之上炎，亦惟实热闭塞者，始为合宜。而风邪外束之喉痛，尚须辛凉开泄者，则必不可早投，反恐遏抑不宣，重增其困。石顽所谓解痘疹热毒及喉痹者，意固不差，但近今喉痧为病最多，而有外感表尚未罢，及肺胃实热如焚两候，先后不同，投药即因而大异。如有表者，先投寒降，则外邪不散，适以内攻；如热炽者，误授轻扬，则烈火见风，顿成焦土，临症者岂可不辨之于早？而石顽《逢原》竟谓喉证皆属阴气上逆，故用苦寒以降之，真令人无可索解矣。濒湖谓研末汤服治腹胀喘满，酒服治女人血气腹胀，丸服治下痢，则必皆属实热壅塞者，庶乎相投，而言之不详，其弊亦甚。又谓磨汁服止卒患热厥心腹痛，五种痔漏；研汁涂诸热肿秃疮，蛇狗蜘蛛伤，则清火解毒之显而易见者耳。

【禁忌】石顽谓脾胃虚寒作泻者，禁用。

威灵仙

【发明】威灵仙，《开宝本草》谓为苦温；濒湖谓微辛不苦，性善通行，故得此名。《开宝》谓主治诸风，宣通五脏，去腹内冷滞，心膈痰水，久积癥瘕，痃癖气块，腰膝冷疼；东垣谓推新旧积滞，消胸中痰唾，皆以走窜消克为能事，积湿停痰，血凝气滞，诸实宜之。味有微辛，故亦祛风，然惟风寒湿三气之留瘀隧络，关节不利诸病，尚为时宜。而性颇锐利，命名之义，可想而知。乃唐人著《威灵仙传》，竟谓治中风不语，手足不遂，口眼㖞斜云云，则大有误会矣。石顽谓痘疹毒壅于上，不能下达，腰下膝胫起灌迟者，用为引下，立效。其性利下，壮实者有殊效，气虚者服之必致虚泻，血虚而痛，不因风湿者不可服。

割人藤

【发明】割人藤，张石顽《本经逢原》谓即葎草之俗称。其苗极长，蔓延最速，茎有毛刺极密，老则螫人肌肤，江浙间遍野有之，吾乡土语割人藤三字，妇孺皆知。据李氏《纲目》引《唐本草》葎草，谓即《别录》之勒草，《蜀图经》谓之葛勒蔓，李谓茎有细刺，善勒人肤，故名勒草云云，则土语割人之名，即从葛勒转展为之，且蔓生如葛，故有葛名，其形则《纲目》详言之。苏恭谓气味苦寒，主五淋，利小便；苏颂谓疗膏淋，久痢；石顽谓散瘀血。盖苦泄寒降，皆主湿热壅塞之实证，而亦可为外疡阳毒之外敷者也。

天仙藤　青木香

【发明】天仙藤之名，《纲目》引苏颂《图经本草》有之。然今之所通用者，乃土青木香之苗蔓。土青木香入土甚深，一茎直行，小者甚细，年久者亦或大如拇指。其味甚苦，而气极清芬，力能舒郁开胸，醒脾胃，清湿热。长夏郁蒸之令，脾胃清阳之气受其蒙蔽，而恒觉无气以动，倦怠纳呆者，以少许细嚼吞之，即觉神情为之一振，去湿化浊，甚有捷效。盖香本天地之正气，自能扫荡阴霾，而苦味泄降，更能导去蕴积之浊垢，而恢复其胸中太和之元气，功不在广木香、茅术、藿香之下，而又能久藏不腐，且气味亦不以年久改变，坚贞之性，草药中尤不易得。其藤亦能宣通经隧，导达郁滞，疏肝行气，止心胃痛，最为土产良药。观《图经》天仙藤之主治，颇不相合，实非古之所谓天仙藤。而濒湖又谓土青木香为马兜铃之根，又谓天仙藤能流气活血，治心腹痛，又引孙大仁《集效方》谓治疝气痛，以天仙藤一两，好酒煎服神效。庶为近之。

土茯苓

【发明】土茯苓，自濒湖《纲目》始入本草，谓昔人不知用此，近弘治、正德间，杨梅疮盛行，率用轻粉药取效，毒留筋骨，溃烂终身，乃用此，遂为要药。时医无从考证，往往指为萆薢。然其根苗迥然不同，但功用颇相近，盖亦萆薢之类。根苗形状，详见《纲目》，兹不备录。又谓陶弘景注石部禹余粮云：南中平泽，有一种藤生，叶如拔契，根作块，有节，似拔契而色赤，味如薯蓣，亦名禹余粮，言昔禹行山乏食，采此充粮，故有此名。拔契，音拔乞，萆薢之别种。李谓此即土茯苓也。故今尚有仙遗粮、冷饭团之名。

陈藏器《本草》有草禹余粮亦即此，谓食之当谷不饥，调中止泄，健行，不睡。寿颐按：此则利湿而兼有补土之功。

《纲目》谓气味淡平，健脾胃，强筋骨，去风湿，利关节，止泄泻，治拘挛骨痛，恶疮痈肿，解汞粉、银朱毒。

寿颐按：此物蔓生，而根又节节连贯，性又利湿去热，故能入络，搜剔湿热之蕴毒。其解水银、轻粉毒者，彼以升提收毒上行，而此以渗利下导为务，故为专治杨梅毒疮，深入百络，关节疼痛，甚至腐烂，及毒火上行，咽喉痛溃一切恶症，虽西学亦以为梅毒唯一良剂。濒湖《纲目》言之最详，但淡而无味，极其平和之物，断非少数所能奏绩，李氏所录数方，未免言之太易，必不足用。今惟专用大剂，采取鲜根熬膏常服，并以为日食常用之品，能服食至数十百斤，以多为贵，则一味自可治最重最危之症，已得实验数人，此则未经前人道破之语，患者非用此法，必无第二良药可救，虽西国专科研究注射药水，亦不能及。盖彼法虽能速效，且无劫毒内攻之害，但日久亦必复作，终不除根，若多服此药，永无后患，此则十余年之亲验者也。凡服此者，不可饮茶茗，犯之确能脱发，必令如牛山之濯濯，亦无他患。

藤黄

【发明】濒湖《纲目》谓藤黄点蛀牙自落；石顽谓性毒而能攻毒，点牙即落，毒能伤骨伤肾可知。赵氏《纲目拾遗》谓三黄宝蜡丸、黎峒丸俱用藤黄，以其善解毒也。中藤黄毒者，食海蜇即解。赵又引《百草镜》谓藤黄出外洋及粤中，乃藤脂也，形似笔管者良，大块者不佳。又引《粤志》广中产黄藤，熬汁即藤黄，性最寒，以青鱼胆和之，治眼疾，治痈疽，止血，化毒，敛金疮，亦能杀虫，治刀斧木石伤，及汤火伤。有治一切诸伤神效方、金不换、治跌打刀伤方、治外科一笔消、消毒散等方，皆佳。详见赵氏本书，兹不具录。

寿颐按：藤黄，虽曰有毒，然除宝蜡丸、黎峒丸外，本不入口，其能退消外疡痈肿，及止血定痛，敛金疮，则《粤志》谓其性最寒者是矣。且本是藤之脂膏熬成，性极黏腻，故能生肌止血。且藤本蔓延，善入经络，此又治跌打、消痈肿之原理。究属有毒，故能杀虫，能疗癣疥。

附：诸葛岐藤黄治愈走马牙疳之事实

丁卯三月，岐偕友数人，偶至仁塘观优，有潘氏子，年四岁，患走马牙疳，起才三日，牙龈腐化，门牙已脱数枚，下唇亦溃穿，其势甚剧，问尚有可救之理否？询其由，则在发麻之后，其为邪热入胃，毒火猖狂，一发难遏，证情危险，路人皆知。告以止有白马乳汁凉饮，并不时洗之，涂以溺桶之垢（即人中白），内服大剂白虎汤，或有可救。但势已穿唇，效否不敢必耳，因书生石膏、生知母、生打寒水石、象贝等为方与之。其时同游者，有老医倪君景迁，因谓之曰牛黄研末，外渗腐烂之处，亦或可治，遂彼此各散。后数日，则此儿竟已痊愈，但下唇缺不能完，因询其用何物疗治，乃得速效若是？则曰用倪先生说，亟购藤黄，屑而掺之，果然一掺则腐势即定，滋水不流，渐以结靥落痂，止三日耳。内服石膏等一方，亦仅三服，此儿获愈，诚二位先生再造之恩也云云。因知乡愚无识，误听牛黄为藤黄，然以此一误，而竟治愈极重之危证，开药学中从古未有之实验。确是此孩有福，病不当死，得此意外之良药。然从此可知药物功力，未为古今本草所发明者，数亦何限。岐无意中经此见闻，则藤黄确能速愈走马牙疳，录为药学史中辟一新纪元，是胡可以不志。尝考李氏《纲目》蔓草类中曾载藤黄，而功用甚略，至赵恕轩《本草纲目拾遗》，言之甚详，虽曰有毒，而可为内服之药，则本非大毒之品。赵引《粤志》，且谓其性最寒，能治眼疾；又谓性酸涩，疗痈疽，止血，化毒，敛金疮，亦能杀虫；又同麻油、白蜡熬膏，敷金疮、汤火等伤，止疼止血，收口，取效如神；而其余消肿围毒之用，又甚多。可知此药竟是外科中绝妙良品，而世多不知用者，误于李氏《海药本草》有毒之两字，而张石顽更以能治虫牙蛀齿，点之即落，而附会为毒能损骨伤肾，于是畏之甚于蛇蝎，尚不知石顽之说，殊不可信。今之画家，常以入口，虽曰与花青并用，可解其毒，岐愚以为亦理想之谈耳。既曰性寒，毒于何有？然后知能愈牙疳，正是寒凉作用，且味酸性涩，止血止疼，收口杀虫，皆其所以能治牙疳之切实发明。而今而后，此药之大功，可以表暴于天下后世，是为藤黄之大幸，而亦斯世斯民之大幸也夫。

白毛藤

【发明】此草茎叶皆有柔细白毛，故以为名。吾乡野生极多。赵氏《纲目拾遗》藤部载之，谓除骨节风痉痛，清湿热，治黄疸，水肿，小儿蛔结腹痛，止血淋、疝气。盖清热逐湿通络，而又能杀蛔、止疝者，亦除湿导热之功。吾乡人恒用以治支节酸楚等症，甚有捷效。

鸡血藤胶

【发明】此药亦仅见于赵氏《纲目拾遗》。今市肆皆有此藤，亦有已熬成膏者。活血宣络，本是蔓生之天性，而色本殷红，专入血分，一望可知。赵氏谓产缅甸及云南，壮筋骨，已酸痛，治老人气血虚弱，手足麻木，瘫痪，及风痛湿痹，调经带下，胃寒痛等症。盖兼有温养作用，于物理形色上求之，自可想见。惟赵氏竟谓治虚损及干血劳，子宫虚冷，多年不育，皆能有子云云，则太过之辞，不可轻信。寿颐嘉城中近邻钱氏窦岩先生，名师仪，竹汀宫詹之孙也，其如君体质清臒，阴虚血亏，本无疑义，所生女为仁和王文勤文韶之五子妇。文勤，本钱氏姑婿。文勤开府云南，赠以鸡血藤胶，信为补血良药，乃以服驴皮胶法，用好酒蒸化服之，未及三四两而暴崩如注，几于脱陷。经寿颐多方补涩，始幸得安。然后知此物温通之力甚猛，活血是其专长，用之过剂，已铸大错。书此以为门外汉不识药性，喜服温补者之大戒。

卷 之 七

草部毒草类

（濒湖《纲目》，李氏作李当之。）

附 子

《本经》：味辛温。主风寒咳逆邪气，温中，金创，破癥坚积聚，血瘕，寒湿踒躄拘挛𬥸痛不能行步。

《别录》：甘大热。主腰脊风寒，心腹冷痛，霍乱转筋，下痢赤白，坚肌骨，强阴，脚疼冷弱，又堕胎，为百药长。

《御览》：吴普曰：神农，辛。岐伯、雷公，甘，有毒。李氏，苦，有毒，大温。

【考异】温中，《纲目》作《别录》之文，兹从孙渊如问经堂本。金创，今皆作金疮。创、疮，古今字。踒，《纲目》同，《御览》引作痿；𬥸，今本作膝，皆古今字。脚疼冷弱四字，缪氏《经疏》在《本经》不能行步四字之上，而孙氏问经堂《本经》无之，《纲目》则引《别录》有脚气冷冷弱一句，然冷冷弱三字，不成句读，不如仲淳所引为长，兹从缪氏而以系之于《别录》，用孙渊如辑本之意，非《本经》语也。

【正义】附子，味辛，气温，走而不守，为百药长，故为温经逐寒，彻内彻外，宣通气血之第一利器。《本经》主风寒咳逆邪气者，以六字作一句读，专为寒邪作咳言之。盖咳固有因于受寒之一证，非谓可以通治一切之咳逆。盖《本经》中邪气二字最多，凡风、寒、暑、湿、燥、火六淫之一，皆得以邪气名之。六淫皆属外感，本非吾身所有之正气，故皆得谓之邪。其实各有所指，初非泛而不切之语，惟在读者善悟，则可得古人立言之旨，况《本草经》文字最简，必须以意逆之，辨别其辞旨之何属，尤为读此经之最要一着，设有误会，则贻害大矣。其治金疮者，仲淳谓此为风寒所郁，血瘀不活之证，非血流不止之金疮，所见甚是。总之《本经》所称某药主治某证，皆自有对药之一候，原不是泛泛然举一病名，竟谓凡属某病，不问寒、热、虚、实，不问初、中、末传，而欲教人一概以某药为主疗者也。癥坚、积聚、血瘕数者，固自有阳和不布，阴霾凝滞之一候，则惟附子辛温，通行百脉，是其正治。"寒湿踒躄拘挛𬥸痛不能行步"，当以十二字作一气读，乃指痿躄拘挛膝痛不能行之属于寒湿者，惟此能温而通之。若分作两句读之，于寒湿二字，主治是矣，然痿躄也，拘挛也，膝痛不能行也，甚多血虚、血热之证，又将何以解之？《别录》谓腰脊风寒，心腹冷痛，显而易知，姑不必论。若霍乱转筋，则明有属热、属寒之别，姜、附所主，决非通治。而下痢赤白一句，则未免可疑，此病是湿热积滞为多，古人谓之肠澼，明谓肠中有所辟积，若曰下痢，已觉不妥，盖痢即利字之孳生，本以滑利、通利为义，《内经》所言自利、利下，皆即后人之所谓泄泻、水泄，《内经》中明明与肠澼一候，各有命名，各有取义，未尝混作一气。自后人加"疒"作"痢"，而滑泄亦谓之利，积滞亦谓之痢，此在六朝以后，不识字义之源，有此含浑，本不足责，窃谓汉魏以上，不当颟顸至此，且肠澼之候，欲下而不能畅下，后人谓之下积，尚属名正言顺，与泄利之滑泄自利者，病状皎然不同，亦何可浑以痢字命名？况乎虚寒肠澼，可用温药者，百不得一，而《名医别录》乃以为附子主之，殊属可骇，此恐六朝以后，浅人羼之，《别录》乃陶氏弘景所集，不当有此。又谓坚肌骨，强阴，则谓寒邪去，而肌骨可坚，阴液可强，本是充分言之，非欲以此作普通补益之品，此则读古人书之不可死于句下者。不谓缪氏《经疏》，竟说出借诸气药则温中，补血药则强阴坚肌骨二句，一似补气、补血药中，不可无此附子一物，流毒伊于胡底，此岂明季景岳、立斋之辈，温补二字深映脑海之误耶？究竟所见太陋，岂可为训。若主治脚疼冷弱，则即《本经》治痿躄拘挛之意，堕胎为百药长，固此物善走之力耳。

【广义】洁古谓温暖脾胃，除脾湿肾寒，补下焦之阳虚。寿颐按：附子专助下焦之阳，而兼温脾胃，洁古所称此药主治，只此三句，可谓包扫一切，要言不烦。但脾湿一层，则专为寒湿浸淫，脾阳不能展布者而言，洵为要药，若蕴湿化热，即为大禁。东垣谓治湿淫腹痛，亦以寒湿言之，若湿而不寒，必不需此。李又谓除脏腑沉寒，三阴厥逆，则以太、少、厥三者寒厥而言，四逆回阳，本是正治，然近今石印铅字本，三阴皆作三阳，则不可解矣，坊本误人，实堪痛恨。濒湖谓治阴毒寒疝中寒、小儿慢惊、暴泻脱阳、久漏冷疮、肾厥头痛，皆就阴寒一面着想是也。而又谓主治中风痰厥气厥、柔痉癫痫、风湿麻痹、肿满脚气、久痢脾泄、呕

哕、反胃、噎膈云云，则凡此诸病属热者居多数，而偏能笼统言之，不分界限，殊乖立言之体矣。景岳谓能除表里沉寒，温中，暖五脏，回阳气，皆此药之正治。又谓治格阳喉痹，则阴盛于下，格阳于上，是喉痹中之特殊一种，虽不多见，确是有之，但喉中痛，不红不肿，或喉色淡白，微有数缕红丝，舌亦淡白无华，肌肤亦必惨淡无神，甚且足寒至膝，宜以附、桂热药冷服，一剂即应。亦不可多服，继必渐以滋填，固护其本，方为善治。其始之不得不暂投温燥者，虞花溪所谓禀雄壮之气，能斩关夺门者，开其阴霾之闭塞耳。虞又谓能行十二经，追复散失之元阳，引发散药，开腠理，以祛在表之真寒，引温暖药达下焦，以除在里之寒湿。

【发明】附子本是辛温大热，其性善走，故为通行十二经纯阳之要药。外则达皮毛而除表寒，里则达下元而温痼冷，彻内彻外。凡三焦经络，诸脏诸腑，果有真寒，无不可治。但生者尤烈，如其群阴用事，汩没真阳，地加于天，仓猝暴病之肢冷肤清，脉微欲绝，或上吐下泻，澄澈清冷者，非生用不为功，而其他寒病之尚可缓缓图功者，则皆宜用炮制，较为驯良。惟此物善腐，市肆中皆是盐渍已久，而又浸之水中，去净咸味，实则辛温气味，既受制于盐之咸，复受制于水之浸，真性几于尽失，故用明附片者，必以干姜、吴萸等相助为理，方有功用，独用钱许，其力甚缓。寿颐尝于临证之余，实地体验，附片二钱，尚不如桂枝三五分之易于桴应，盖真性久已淘汰，所存者寡矣，是以苟遇大证，非用至二三钱，不能有效，甚者必四五钱，非敢孟浪从事，实缘物理之真，自有非此不可之势。若用生附，或兼用乌头、草乌，终嫌毒气太烈，非敢操必胜之券矣。

【纠谬】王海藏谓附子治督脉为病，脊强反折。寿颐按：脊强反折，即今之所谓角弓反张，仲景之所谓痉病，在古人以背属太阳，遂谓之太阳表证，《伤寒论》《金匮》所详证治，同出一辙，即《甲乙经》七卷，且有太阳中风感于寒湿发痉之专条。《甲乙》之痓字，即痉字隶文，实即一字。此皆古以痉为寒病之明文，海藏竟敢直言附子专治此病，其意固本诸此。然证以近今发明之病理，则凡猝暴发痉，腰背反张，手足瘛疭者，类多气火上冲，震动脑神经，而失其知觉运动所致，内热生风，木火上恣，治宜清热抑降，潜镇重坠，收效甚速，始知古人认作寒邪，竟是根本大误。虽虚寒体质，阳和不布，亦有脑神经失其常度，而为痉厥瘛疭者，儿科慢脾风病，时常有之，然终不如热病发痉之最为多数，即如温热病里热已盛，而脑神经受其激刺者，亦为痉厥僵硬，或为抽掣者，本是热盛之常事，且《甲乙》热病篇，谓热而痉者死，又谓热而痉者，腰反折瘛疭，齿噤龂①，则古人亦未尝不知热病之有脊强反折一证，而海藏乃欲以附子最刚之药，作为痉病必需之物，又何往而不动手便错也耶？景岳谓附子大能引火归元，制伏虚热，其意本以真寒假热，阴盛格阳而言，未尝不是，但虚热二字，最易令人误会，俗子每见阴虚发热，辄欲假托引火归原之说，径以桂、附姑妄试之，无不助阳烁阴，陡兆焚如之祸，皆景岳此二句误之，作俑之孽，通一子不得辞其咎也。（通一子乃景岳之自号，不佞每谓景岳议论，往往知其一而不知其二。以通一为号，此公真有自知之明。）景岳又谓无论表证里证，但脉细无神，所当急用。且引吴绶谓附子乃阴证要药，凡伤寒传变三阴，及中寒夹阴，虽身大热而脉沉者必用之，或厥冷脉沉细者，尤急须用之

云云，误人更甚。盖寒热有真假，脉沉脉细，亦有真假，沉细中固大有实热在里，闭塞不通之候，岂可但执一端，不参他证？且伤寒传入三阴，更多热病，岂可以三阴经之阴字，竟误认作阴寒之阴。此与叶氏《临证指南》中以三阴疟疾皆作阴证，妄投热药者，同一笑话。始知吴绶已开其例，初不料医学之陋，乃并此阴字而不能解，吴氏之学，本极卑陋，殊不足责，独以景岳素负盛名，而所见乃亦止此，洄溪徐氏，谥以庸医之尤，非苛论矣。石顽《逢原》以此传变三阴一句，改作直中三阴，庶几彼善于此。夹阴二字，不通之至，陆九芝《世补斋》文，已有专论，兹姑不赘。

【禁忌】石顽谓伤寒发热头痛皆除，热传三阴，而见厥脉沉，此厥深热深之候，证必先有发热多日，而后发厥，此为阳厥，大便必不泻而闭，及温疫热伏厥逆，与阴虚内热，火郁于里而恶寒者，误用附子，不旋踵而变。

寿颐按：直中有真寒证，其病一起，即四体厥冷，脉沉微欲绝，而唇舌必淡白无华，是为寒厥，非四逆、姜、附不为功。若伤寒传里，先发热而后厥者，皆热闭于里，外反无阳，其人必不言不动，而将沉沉嘿嘿②，长与终古矣，是即热盛而脑神经失其知觉运动之病，若能大清里热，虽是坏病，亦可十救三五，误投四逆，顷刻变生，而不知者尚以为病之当死也，石顽所谓热深厥深者即此。陆九芝谓先发热而后变为寒厥者，千百病中无一人，自古迄今无一人也，谅哉。

---

① 齿噤龂：切齿怒恨貌。

② 沉沉嘿嘿：不说话，沉默。

川乌头

【考正】《本经》别有乌头，自李濒湖以为彼是草乌头，与川产之乌头不同，而后之言药物学者皆宗之。则凡汉唐间古方所用之乌头，皆是川乌头，非《本草经》之乌头矣。寿颐按：古谓乌头是附子之母，盖如芋头之例，其根中之最大者，名以乌头，而其旁生者，则曰附子，亦曰侧子，命名之义，一望可知。惟乌头既为根中之最巨，宜乎药力最厚，辛烈尤甚，而说者乃皆谓功力且视附子为缓，其理颇似费解。寿颐窃谓此是下种之本根，已上苗茎苗花实，而根下又多旁生，盖既经发泄之余，母气耗散，所以力量反薄，自不如附根初生者，禀赋之厚，得气之全，此中实有至理，乃知古人有此区别，本非瞽言。而石顽《逢原》，乃谓春生新附，即采其母，故乌头得春生之气云云，不佞以为不然，既采其母，则子复何来，是即古所谓皮之不存，而毛将安附者？苏颂明谓冬至前布种，至次年八月后，方为成熟，又岂有春时可采其母之理。

【发明】乌头，为附子之母，既已旁生新附，是为子食母气，其力已轻，故乌头主治，温经散寒，虽与附子大略近似，而温中之力，较为不如，且专为祛除外风、外寒之向导者，亦以已经苗长茎苗花实，发泄之余，体质空松，则能散外邪，是其本性。洁古谓治诸风风痹、血痹、半身不遂；东垣谓除寒湿，行经，散风邪，固皆以泄散为其专职。而洁古又谓除寒冷，温养脏腑，去心下痞坚，感寒腹痛；东垣又谓破诸积冷毒，则仍与附子同功耳；濒湖谓助阳退阴，功同附子而稍缓；石顽谓治风为向导，主中风恶风，风寒湿痹，肩髀痛不可俯仰，又谓治阴疽久不溃者，及溃久疮寒，恶肉不敛者，并宜少加，以通血脉。

寿颐按：疡患固间有寒湿交凝，顽肿不退，亦不成溃，及溃久气血虚寒，悠久不敛之证，温经活血，助其阳和，则肿久、溃久之候，方能相应，用乌头者，取其发泄之余气，善入经络，力能疏通痼阴沍寒，确是妙药，但非真是寒湿者，不可妄用耳。石顽又谓小儿慢惊搐搦，涎壅厥逆，生川乌、全蝎，加生姜煎服效。则慢惊固是虚寒，而此能温经以逐寒涎耳。

天 雄

《本经》：味辛温。主大风寒湿痹，历节痛，拘挛缓急，破积聚邪气，金创，强筋骨，轻身，健行。

《别录》：疗头面风，去来疼痛，心腹结聚，关节重，不能行步，除骨间痛，长阴气，强志。

【正义】天雄，即乌头之独生者。弘景谓天雄似附子细而长，乃至三四寸许；陈承谓不生附子、侧子，经年独长大者，是天雄；《别录》注亦谓长三寸以上者为天雄。是同为乌附，而得气最全，故辛温逐寒，彻内彻外，命名之义，盖谓得天之气独全，最为雄壮耳。《本经》主治，悉与附子大略相同，所谓主大风寒湿痹，历节痛，拘挛缓急，十三字当作一气读，盖必诸证之属于大风寒湿痹着者，乃可治之耳。积聚邪气，亦以寒湿言，即《别录》所主之去来疼痛，心腹结聚，关节重，不能行步，除骨间痛者，固无一非寒湿之痹着者也。《本经》又谓强筋骨，轻身健行；《别录》又谓长阴气，强志。则以寒湿尽去，而筋骨自壮，阴液自长，行步自健，志气自强，皆充其功用所及而过甚言之耳。

【广义】濒湖谓乌、附、天雄，皆补下焦命门阳虚之药，且乌、附、天雄之尖，皆是向下，其气下行，其脐乃向上生苗之处。寇宗奭言其不肯就下，张元素言其补上焦阳虚，皆误认尖为上尔。惟朱震亨以为下部之佐者得之，但未发明此向下之义。石顽谓天雄，禀纯阳之性，壮阳精，强肾气，过于附子，正以其一颗单生，得气独完耳。

【纠谬】乌、附、天雄，古人皆谓能破癥坚积聚，以积聚癥瘕为病，固有因于寒湿壅结之一证，非此大辛大温，不能破除此痼阴冱寒，非谓凡是癥结痈肿，皆可通治。而《日华子》竟谓天雄破痃癖癥痈结，排脓止痛，则几误认作疡科通用之要药，抑何可鄙可嗤，竟至于此？虽曰疡患久延，脓水不彻，间亦有气血虚寒，宜用温煦一法，然终是千百中之一，又岂可作如是之笼统话。《大明本草》所载诸药主治，最多浮泛，而甚且有北辙南辕，大相刺谬者，濒湖无不一例录入，绝不稍为芟薙，何耶？

草乌头

《本经》：乌头味辛温。主中风恶风，洗洗出汗，除寒湿痹，咳逆上气，破积聚寒热。

【发明】《本经》有此乌头一名，自李濒湖以为此非川产之乌头，而野生于他处者，则今之所谓草乌者是也。寿颐按：《本经》乌头主治，亦与附子、天雄，大略相近，所谓主中风恶风、洗洗出汗者，乃以外受之寒风而言。皮毛受风，故见风必恶，洗洗读为洒洒，即《经》所谓洒淅恶寒，言皮毛凛凛，有如冷水之遍洒。出汗，即自汗，以皮毛受寒，卫气开泄，不能自固，亦即《伤寒论》太阳中风汗出恶风之例，此辛温之药，固以逐寒祛风为天职者。石顽《逢原》乃谓《本经》治恶风洗洗汗出，但能去恶风，而不能回

阳散寒，竟以恶字如字读，有意过求其深，殊非正旨，本是辛温，何得云不能回阳散寒？惟此是刚燥激烈大毒之物，自非病情针对，不可妄投。《逢原》又谓人病风癣，服草乌、木鳖子药过多，甫入腹而麻痹不救，可见药重病轻，误人实甚。（此木鳖子亦附子之别名，见《炮炙论》。）李氏《纲目》于乌、附诸药，附录古方，搜采太多，庞杂最甚，何可为训。石顽又谓乌、附五种，主治攸分。附子大壮元阳，虽偏下焦，而周身内外，无所不至；天雄峻温，不减于附；川乌专搜风湿痛痹；侧子善行四末；草乌悍烈云云。分别同异，尚是了了，但又谓天雄无顷刻回阳之功，川乌少温经之力，侧子不入脏腑，则有意立异，而非药物之真性情矣。侧子，即附子之最小者，古本亦有作草下则字，昔人本草，多有此一条。寿颐以其同是附子，但力量稍有厚薄之异，且市肆中亦别无此物，故且从略。

白附子

【发明】濒湖谓白附子，实非附子同类，以与附子相似，故得此名。《别录》谓主心痛血痹，盖亦辛温大热，专治真寒之药，然非可常用，故今亦无有入煎剂者，但以治面上黑癥，作外涂用耳。《别录》亦谓治面上百病，《日华本草》谓主面䵟瘢疵，李珣《海药本草》亦谓入面脂用。

天南星

《本经》：虎掌，味苦温。主心痛寒热结气，积聚伏梁，伤筋痿拘缓，利水道。

《别录》：除阴下湿，风眩。

【正义】南星，《本经》称为虎掌，濒湖谓以其叶之形似得名。苦温辛烈，故

专逐停痰积湿，而亦能行气导滞。《本经》主心痛寒热结气者，即指痰湿凝滞，气结不通而言。凡古人之所谓心痛，大率皆今之所谓胃气痛，多属气滞寒凝，或为湿痰阻塞之候，故辛温气烈，力能开泄窒塞之药，皆其专主，固为实证而设，非肝胃阴虚者，所可误投。且既能宣通，则亦可攻积破瘀，故又治积聚伏梁。伏梁，盖合五脏积聚，统涵其中，非《内》《难》两经之伏梁，专为一脏之病。痿与拘挛，皆湿盛伤筋之证，此为逐湿专将，自是伤筋主药，原与跌仆之伤不同。利水道者，湿无所容，水道自无不利之理，此乃泄导积湿之猛剂，与茯苓、泽泻等淡渗不同。《别录》谓除阴下湿，则前阴湿汗，皆湿热蕴蓄使然，此乃荡涤湿淫，专主之药，虽性本温燥，似非湿热所宜，惟燥能胜湿，亦正非此不可。况后世制药之法，久已远胜于古，则虽是湿热，亦无虑其偏于辛温矣。惟《别录》又主风眩，盖指湿痰蕴热，生风上凌之眩晕，以此开痰燥湿，则风自息而眩自已，非虚风之眩晕可知。《千金方》以一味南星，醋制末服，治妇人头风，攻目作痛；《局方》玉壶丸，以南星、半夏，治风痰头运，目眩吐逆；《开宝本草》亦谓天南星主中风麻痹，皆即此理，岂谓血虚风眩而亦可以此疗之。王氏海藏，竟谓此药补肝风虚，则大谬矣。

【广义】《开宝》谓除痰下气，利胸膈，攻坚积，又谓消痈肿。则凡疡科坚肿，痰湿最多，半夏、南星之属固散肿消坚，实证诸疡之要药。陈藏器谓捣敷金疮折伤瘀血，则辛散且麻，故能止血定痛，亦得散瘀消肿。

【发明】南星，产于阴湿丛密之处，不为日照，则愈易长大，巨者茎高七八尺，大如人臂，其根可重数斤。然生长于湿浊之中，而偏善开泄湿邪，物理相反，最不可测。盖辛温善走，是其天职，功用与半夏相似，而燥烈过之，故非制透不可用。其生者仅可为止血、定痛、消肿，外敷药料中之辅佐品。后世盛行牛胆制法，今已久为通用之品，则取用其开宣化痰之长，而去其峻烈伤阴之弊，古称南星大毒，然如此用之，已可谓之无毒，法至善也。但市肆中之所谓陈胆星者，形色颇不一，价值甚有低昂，惟以黑色而润，颇有膏泽者为佳，其枯硬干燥者，亦不堪用。

半　夏

《本经》：味辛平。主伤寒寒热，心下坚，下气，喉咽肿痛，头眩，胸张，咳逆，肠鸣，止汗。

《别录》：消心腹胸膈痰热满结，咳嗽上气，心下结痛，坚痞，时气，呕逆，消痈肿，疗痿黄，悦泽面目，堕胎。

【考异】张，今本本草作胀。寿颐按：胀满之胀，本即开张一义之引申，故古止作张。《左》成公十年传："张，如厕"，注："腹满也，字亦作张。"则《玉篇》引《左氏传》作胀，乃是讹字。《广雅》释诂，乃有痕字，云病也。《急就章》乃有胀字。

【正义】半夏味辛，辛能泄散，而多涎甚滑，则又速降。《本经》以主伤寒寒热，是取其辛散之义。又治心下坚满而下气者，亦辛以开泄其坚满，而滑能降达逆气也。咽喉肿痛，头眩咳逆，皆气逆上冲，多升少降使然，滑而善降，是以主之。胸胀，即心下之坚满；肠鸣，乃腹里之窒塞，固无一非泄降开通之效用。止汗者，汗出多属气火上逆为病，此能抑而平之，所以可止，固非肌腠空疏，卫气不固之虚汗可知。后人止知半夏为消痰主将，而《本经》乃无一字及于痰饮，然后知此物之长，全在于开、宣、滑、降四字，初非以治痰专长，其所以能荡涤痰浊者，盖即其开泄滑下之功用。《本经》主治，皆就其力量之所以然者而诠次之，固非如后世药物学之多说呆话可比。至《别录》主治，大率皆与《本经》同意，惟多痈肿、痿黄两者。盖痈肿仍是脉络之结滞，痿黄又多湿热之不通，此能主之，亦犹是开泄之力。悦泽面目，则外敷之面脂药也。

【广义】甄权谓开胃健脾。盖胃以下行为顺，此能滑润下气，即所以助脾胃消化之力。又谓生者摩痈肿，除留瘿气。则外敷之剂，辛能消散，故洁古亦谓其消肿散结。洁古又谓治寒痰，及形寒饮冷，伤肺而咳，消胸中痞，膈上痰，和胃气，燥脾湿，则专以痰饮结塞言之矣。濒湖谓治白浊、梦遗、带下。盖为痰湿阻其气机者言之，是浊带遗泄中之一端，非谓凡是遗浊，皆可以此治之也。又谓主痰饮及腹胀，以其体滑而味辛性温之故，涩滑能润，辛温能散，故行湿而通大便，利窍而泄小便。

【发明】半夏最多涎沫，其体极滑，而味甚辛，生者以舌舐之，螫人口吻，故善能开泄结滞，降气定逆。《本经》所主诸病，皆是开宣抑降之力，本非专治痰饮，而所以能消痰止咳者，亦即此能开能降之功用，又非以燥胜湿，专治湿痰而燥脾湿之意。石顽谓古方治咽痛、喉痹、吐血，多用南星、半夏，并非禁剂，世俗皆以二物为性燥，误矣。寿颐按：俗本医书，皆谓半夏专治湿痰，贝母专治燥痰，此其说实自汪切庵开之。究之古用半夏治痰，惟取其涎多而滑降，且兼取其味辛而开泄，本未有燥湿之意，惟其涎甚甚，激刺之力甚猛，故为有毒之品，多服者必有喉痛之患，而生姜则专解此毒。古无制药

之法，凡方有半夏者，必合生姜用之，正取其克制之义。而六朝以降，始讲制药，且制法日以益密，而于此物之制造，则尤百出而不穷，于是浸之又浸，捣之又捣，药物本真，久已消灭，甚至重用白矾，罨之悠久，而辛开滑降之实，竟无丝毫留存，乃一变而为大燥之渣滓，则古人所称种种功用，皆不可恃，此所谓矫枉而过其正，最是魔道，或者又疑古书之不可信，不亦冤耶。《灵枢》谓阳气满，则阳蹻盛，不得入于阴，阴虚则目不瞑，饮以半夏汤，通其阴阳，其卧立至。昔人解此说者，辄曰半夏生于夏之半，故能通阴阳。寿颐尝求其义而不可得，终无解于当夏之半，何以能通阴阳，其实所谓阳蹻盛者，止是阳升太过，阴不涵阳，故不得眠，惟此善降，则阳入于阴矣，此治不得眠之真旨也。然加以久浸久制之半夏用之，吾知其亦必无济，近人已有谓半夏止当以生姜汁少许拌之，已能解毒，不当多制，是说也，余极佩之。

【正误】古书每谓半夏善治风痰，说者辄以辛能散风作解，遂谓治大人中风，小儿惊痫，皆其祛风搜风之功。其实半夏泄降，惟积痰生热，积热气升，而内风自动者，此能降气开痰，则风阳自息，决非可以发散外感之风。《局方》辰砂化痰丸，用半夏、南星、辰砂、枯矾，而曰搜风化痰，误矣。且此之治内风，正是痰热生风之实证，而王海藏竟谓南星、半夏，可补肝风之虚，尤其大谬。惟汪石山谓涎者脾之液，膏粱炙煿，能生脾胃湿热，涎化为痰，久则痰火上攻，令人昏愦口噤，偏废僵仆，謇涩不语，生死旦夕，非半夏、南星不治，庶几近之。

大　戟

《本经》：味苦寒。主蛊毒，十二水

肿满，急痛积聚，中风皮肤疼痛，吐逆。

《别录》：主头腋痛肿，头痛，发汗，利大小便。

【考异】肿满，濒湖《纲目》引作腹满，石顽《逢原》仍之，兹从孙渊如问经堂辑本。

【正义】大戟，乃逐水峻剂，上古已以戟名，其猛可知。濒湖谓其味辛、苦。戟人喉咽，似尚未允。《本经》谓主蛊毒，以蛊乃南方大热大毒之虫类，非苦寒峻下，不能解之。十二水肿满，急痛积聚，盖谓十二经之水湿积聚，以致外肿内满，而为急痛耳。然苟非体充邪实者，亦不可概投。中风皮肤疼痛六字当作一句读，盖指风湿热之袭于肌腠者，则辛能疏散，而苦寒又专泄降，是以治之，非泛言外受之风寒。石顽谓指风水肤胀，亦颇有理。吐逆是指水饮停于上焦，而不能下泄以致上逆者，此以辛苦泄破，通达下降，是以主之。《别录》主头腋痛肿，皆痰饮凝络之证治。头痛，亦指饮邪凝聚，水气上凌者而言。发汗，则驱除水湿之溢于肤腠者耳。利大小便，固通泄攻破之专职矣。

【广义】甄权谓下恶血癖块，通月水，堕胎孕。固皆以攻破为主治。又谓主腹内雷鸣。则水走肠间，停而不去者耳。苏颂谓主瘾疹风。盖亦风湿之留于肌表者，故皮肤间发为瘾疹瘰粒痒瘙，此能泄导肌肤风水，即《别录》所谓发汗之旨也。李濒湖谓痰涎为病，随气升降，无处不到：入于心，则迷窍而成癫痫，妄见妄言。寿颐按：此神经为病，古人谓之痰迷心窍，诚属理想之谬，然痰涎结聚，生热上凌，而致气血冲脑，谓为痰病，亦自确凿。入于肺，则塞窍而成咳唾稠黏，喘急背冷。寿颐按：此肺中津液，自凝成饮，非经络之痰，果能入肺。入于肝。则留伏

蓄聚，而成胁痛干呕，寒热往来。寿颐按：此痰涎之凝聚于肝胆经隧中者，亦不可谓痰入于肝；入于经络，则麻痹疼痛；入于筋骨，则头项胸背，腰胁手足，牵引隐痛。陈无择《三因方》并以控涎丹主之，殊有奇效，此乃治痰之本。痰之本，水也，湿也，得气与火，则凝滞而为痰、为饮、为涎、为涕、为癖积。大戟能泄脏腑之水湿，甘遂能泄经隧之水湿，白芥子能散皮里膜外之痰，惟善用者能收奇功。

钱仲阳谓肾为真水，有补无泻，惟痘疮变黑归肾一证，用百祥膏下之，以泻肾，谓非泻肾，泻其腑则脏自不实。李东璧谓百祥丸惟大戟一味，善能行水，故曰泻其腑以通膀胱。要之百祥泻肾，非独泻腑，正是实则泻子之义，肾邪实而泻肝耳。大戟浸水，其色清绿，肝胆之药，故百祥膏又治嗽而吐青绿水者。仲景亦云心下痞满，引胁下痛，干呕短气者，十枣汤主之。干呕胁痛，非肝胆病乎？则百祥膏之泻肝胆明矣。洁古老人治变黑归肾，用宣风散代百祥膏，亦是泻子之意。盖毒火炽，则水益涸，风挟火势，则土受亏，故津血内竭，不能化脓，而成青黑干陷，泻其风火之毒，正所以救肾扶脾，或谓脾虚肾旺，故泻肾扶脾者，非也。盖肾之真水不可泻，此乃泻其陷入之邪毒尔。

甘　遂

《本经》：味苦寒。主大腹疝瘕，腹满，面目浮肿，留饮宿食，破癥坚积聚，利水谷道。

《别录》：下五水，散膀胱留热，皮中痞，热气肿满。

【正义】甘遂苦寒，攻水破血，力量颇与大戟相类，故《本经》《别录》主治腹满浮肿，下水，留饮，破癥坚积聚，亦与大戟主治大同小异，但兼能消食，通利

谷道，稍与大戟不同，则攻坚之力，殆尤为过之。所主疝瘕，盖以湿热壅结者言之，而寒气凝滞者，非其所宜。《别录》又申之以热气肿满一句，则此之能泄水肿，皆以湿热实证言，而脾肾虚寒，以致水道不利，误用此药，实为鸩毒，从可知矣。五水者，盖言五脏经脉中之停留水气耳。

【广义】甄权谓泻十二种水，去痰。洁古谓苦性泄，寒胜热，能直达水气所结之处，水结胸下，非此不除，仲景大陷胸汤用之。濒湖谓水凝则为痰饮，溢则为肿胀，甘遂泄湿，治痰之本也。仲景治心下留饮，与甘草同用，取其相反而立功。河间《保命集》云：凡水肿服药未全消者，以甘遂末涂腹，绕脐令满，内服甘草，其肿便去。又王璆《百一选方》云：脚气上攻，结成肿核，用甘遂末，水调敷肿处，即浓煎甘草汁服，其肿即散，二物相反，而其效如此。韩咏病脚气，用此一服，病去七八，再服而愈。

寿颐按：药有君、臣、佐、使，以及相畏、相恶、相反、相杀之说，见于《本经》序例。宋人刊本作为白字，是本于陶弘景之朱书，出于古之所谓《神农本草》者，其源甚古，又谁敢以为不可信。（陶氏集《神农本草经》，以朱字写之，又辑各家之说，谓之《名医别录》，则以墨字写之，唐人之所谓朱墨书者是也。自宋人刊板，乃以朱书者刊作白字，今所存《大观本草》及《政和本草》皆如是。阳湖孙渊如据以辑成《本草经》三卷，刊入问经堂丛书中，亦载序例于卷末，是皆以为陶贞白之朱书《神农本经》原文也。）惟诸药制使一说，今通行各种本草，多称某药某某为使，及畏何物、恶何物、反何物云云，则本于徐之才所撰《雷公药对》，李濒湖谓陶贞白前已有此书，《吴氏（即吴普）本草》所引雷公是也。盖之才增饰之云云。唐慎微谓《神农本经》，相使止各一种，兼以药对参之，乃有两三，是各药之畏恶相反，明非六朝以前所固有，故大观本白字经文，亦未尝有相使畏恶及相反之说，则今所传药品十八反云云，始于六朝之时无疑。所以古方中反药同用，数见不鲜，则濒湖所引肿病外敷甘遂末而内服甘草汁者，制方之意，只取甘草解毒之义，正合仲景方甘遂、甘草并列之意，何必过求其深，定谓其取相反立功，盖未免矜奇炫异，藉以惊世而骇俗，恐非药物学之荡平大道也。

芫花

《本经》：芫华，味辛温。主咳逆上气，喉鸣，喘，咽肿短气，蛊毒，鬼疟，疝瘕，痈肿，杀虫鱼。

《别录》：苦，微温。消胸中痰水，喜唾，水肿，五水在五脏，皮肤及腰痛，下寒毒、肉毒。根，疗疥疮，可用毒鱼。

【考异】华，今作花，古今字。蛊毒，李濒湖《纲目》误作虫毒，张氏《本经逢原》不误。

【正义】芫花气味，《本经》虽称辛温，然所主诸病，皆湿热、痰水为虐，功用专在破泄积水，而非可以治脾肾虚寒之水肿，则辛虽能散，必非温燥之药，故《别录》改作微温。据吴普谓神农、黄帝有毒，扁鹊、岐伯苦，李氏大寒云云，似以李氏当之之说为允。《本经》主咳逆上气，喉鸣，及喘而短气，皆水饮停积上焦，气壅逆行，闭塞不降。咽肿，亦热毒实痰，窒滞清窍，此等苦泄攻通猛将，均为湿热实闭，斩关夺门，冲锋陷阵，一击必中之利器，非为虚人设法可知。蛊毒，乃南方湿热毒虫，入人肠胃，非涤荡直泄不治，故古人用药，无一非猛烈急下之物。鬼疟，盖指山岚瘴毒，恶疠之气，无端感触，飘忽中人，有似于鬼祟，故有是名，此乃古人神道设教之时，假托鬼物而言，究竟非真有物凭之，实即古人所谓瘴疟，故治宜泄导热毒，亦非其他诸疟之所可混投者也。疝瘕，亦指湿热蕴结之一证，不可以概一切之疝气、瘕聚。痈肿，则固专指阳发实热之疡患矣。

《别录》谓消痰水，水肿，及五种水气之在五脏者，固皆以实证立论，仍是《本经》之义。喜唾，乃饮积胸中，水气上溢，而口多涎沫耳。皮肤腰痛，亦指水气泛滥之一证。惟寒、毒二字，必有讹误，此乃寒泄之药，非其所主，岂浅者以《本经》气味有温之一说，而姑妄言之耶。总之《名医别录》虽集成于贞白居士之手，然六朝以降，传写屡经，亦何必无妄人羼杂之处，是当衡之以理，而必不可一味盲从者。肉毒，是肉食之毒，食物得毒，固必泄之而毒始解。根，疗疥疮，即《本经》之治痈肿矣。

【广义】甄权谓治心腹胀满，去水气，涕唾如胶。（固皆以湿痰浊垢言之，故又曰通利血脉，治恶疮风痹湿。）又谓治一切毒风，四肢挛急，不能行步。则亦水湿之邪，痹其络脉关节者，谓为毒气，殊嫌含浑。惟权又谓治寒痰，则沿《别录》寒毒之误矣。

《日华》谓疗瘴疟。（乃专以瘴疠湿热之毒而言。）

寿颐窃谓深合《本经》主治鬼疟之正旨，盖此药治疟，惟有岚瘴湿热毒疠之气，吸入口鼻，浸淫络脉，因而往来寒热，以此泄导秽浊，使从二便而去，最为合宜，其外虚实诸疟，固皆非其治也。《大明本草》最是肤庸浮泛，绝少精警之句，何以于此却能独具灼见，盖亦有所受之，恐尚非《日华子》之果能洞烛此中

精意也。

濒湖谓仲景太阳证，表不解，心下有水气，干呕发热，而咳或喘者，小青龙汤主之。若表已解，有时头痛，汗出恶寒，心下有水气，干呕，痛引两胁，或喘或咳者，十枣汤主之。盖小青龙治未发散表邪，使水气自毛窍而出，乃《经》所谓开鬼门法也。十枣汤驱逐里邪，使水气自大小便而泄，乃《经》所谓洁净府，去菀陈莝法也。夫饮有五，皆由内啜水浆，外受湿气，郁蓄而为留饮。流于肺，则为支饮，令人喘咳寒热，吐沫背寒；流于肝，则为悬饮，令人咳唾，痛引缺盆、两胁；流于心下，则为伏饮，令人胸满呕吐，寒热眩运；流于肠胃，则为痰饮，令人腹鸣吐水，胸胁支满，或作泄泻，忽肥忽瘦；流于经络，则为溢饮，令人沉重注痛，或作水气胕肿。芫花、大戟、甘遂之性，逐水泄湿，能直达水饮窠囊隐僻之处，但可徐徐用之，收效甚速，不可过剂，泄人真元。陈氏《三因方》以十枣汤药为末，用枣肉和丸，治水气喘急浮肿之证，盖善于变通者。

寿颐按：仲师小龙、十枣两方，皆为水停心下之专剂，但一则兼有表证，是寒束其外，肺气不通，以致水湿亦闭塞其宣泄之路，故必先开其表，使腠理疏达，肺不郁窒，而水停可行。盖顺降之气复其常，饮邪自有去路，亦非仅发其汗，而使水气尽从汗之一路以泄也。若其外无表证，则病专在里，非从下夺，又奚有第二法门。十枣用法，所以异于小龙者，其旨如是。濒湖谓发汗即《经》之所谓开鬼门，向来为鬼门作解者，皆如是说，但皮肤毛孔，何以有鬼门之称，古人命名，似不应怪僻至是，余甚惑焉。迨读《庄子·天道篇》，以糟粕作糟魄，始悟《难经》七冲门之魄门，即以排泄糟粕取义，

非魂魄之魄，则《内经》所谓开鬼门者，实即魄字断烂之形，岂可漫认作鬼物之门户。然则开魄门、洁净府，只是一义，前人注解，无一不误，此虽寿颐之创解，窃谓圣人复起，亦当不易斯言。

商陆

《本经》：味辛平。主水张，疝瘕痹，熨除痈肿，杀鬼精物。

《别录》：疗胸中邪气水肿，痿痹腹满，疏五脏，散水气。

【考异】张，濒湖《纲目》作肿，盖误。寿颐按：胀满之胀，古止作张，张字本以张大取义，痕、胀皆后出字，岂濒湖不知张、胀同字而妄改之耶。兹从孙氏问经堂本。《别录》腹满之下，本有洪直二字，义不可通，删之。

【正义】商陆气味，《本经》虽言辛平，然主治亦皆水湿实证，且疗痈疡，则必寒降之物，实亦大戟、甘遂、芫花之类，故《本经》主治，亦大略相同。水胀及疝瘕诸痹，盖皆以水邪实病而言，又曰熨除痈肿，则作外敷药用耳。能杀鬼精物，亦即芫花治蛊毒、鬼疟之理也。

【广义】甄权谓喉痹不通，薄切醋炒，涂喉外良。盖即以《本经》熨除痈肿之旨而申言之。濒湖谓商陆为苦寒沉降之阴药，其性下行，专于行长，与大戟、甘遂同功，胃气虚弱者不可用。方家治肿满小便不利者，以赤根捣烂，入麝香三分，贴于脐心，以帛束之，得小便利，即肿消。

续随子

【发明】续随子，始见《开宝本草》，一名千金子。虽言其气味辛，温，然濒湖谓与大戟、泽漆、甘遂茎叶相似，主治亦相似，皆长于利水。盖破泄直降，是其专长，仍是苦寒荡涤之作用。《开宝》称其治妇人血结，月闭瘀血，癥瘕疮癣，除蛊毒、鬼疰，心腹痛，冷气胀满，利大小肠，下恶滞物。《蜀本草》谓治积聚痰饮，不下食，呕逆，及腹内诸疾，研碎酒服，不过三颗，当下恶物。《大明》谓宣一切宿滞，治肺气水气，日服十粒。《道藏》方紫金锭，又名玉枢丹，能宣通气滞，治停痰瘀血，痛结不通诸证，以大戟、千金霜之通，与五倍子之涩，相辅成功，制方之意甚妙，宜其效用之大著也。

水草类

泽泻

《本经》：味甘寒。主风寒湿痹，乳难，消水，养五脏，益气力，肥健。

《别录》：补虚损，五脏痞满，起阴气，止泄精，消渴，淋沥，逐膀胱、三焦停水。

【正义】泽泻，产于水中，气味淡泊，而体质又轻，故最善渗泄水道，专能通行小便。《本经》气味虽曰甘寒，盖以其生长水泽，因谓之寒，其实轻淡无味，甘于何有，此药功用，惟在淡则能通。《本经》称其治风寒湿痹，亦以轻能入络，淡能导湿耳。云治风寒，殊非其任。其能治乳难者，当以娩后无乳者言，此能通络渗泄，则可下乳汁，非产乳百病之通用品，故《别录》亦言叶主乳汁不出。若曰养五脏，益气力，肥健，则以湿邪不容，而脾运自健，斯有养脏益气之效，盖已属充分太过之辞。寿颐按：《本经》此药主治，太嫌浮泛，殊无精当之义，恐已属汉魏间肤浅之说，颇与《本经》辞旨不类，故原文更有久服耳目聪明，不饥延年，轻身，面生光，能行水上云云，岂独非药理之真，抑亦怪诞太甚，虽《本经》诸药，固时有轻身延年等溢分之语，然从无如能行水上之荒唐者，其为方士羼杂，不问可知。濒湖谓《经》言面生光，能行水上，《典术》又云久服身轻，日行五百里，走水上诸说，陶贞白、苏参[①]信之，愚窃疑之。盖泽泻行水泻肾，久服且不可，安得有此神功云云。寿颐谓濒湖《纲目》，于古书最多笃信，时且失之穿凿，而独于此条能见其真，知荒诞不经之说，固不可为天下后世法也。《别录》谓治五脏痞满，盖只以湿阻之痞满而言。止泄精者，亦惟湿热蕴于下焦，而相火妄行其疏泄之令者，乃宜此渗去湿热而龙相自安，非可以概虚人之滑泄，而又谓补虚损，起阴气，则大与渗泄伤阴之义矛盾也。

【广义】《大明》谓主头旋，筋骨挛缩。盖指湿热弥漫，上凌头目，则为眩运，旁流支节，而为挛痛者，此能泄利湿滞，故可治之。时珍谓渗湿热，行痰饮，止呕吐。固皆滑利下行之功用。又谓治泻痢。则分清小水，即所以止大便之泄利。痢，即利之后出字，本以泄利为主义，非如近今世俗之见，谬认积滞不通之肠澼为痢疾也。石顽谓《素问》治酒风身热汗出用此，以其能利膀胱湿热也。《金匮》治支饮冒眩用此，以逐心下痰气也。（寿颐按：上古所谓饮邪，本指水停不化而言，仲景所谓心下有水气者，皆是此证。故治痰饮，必用滑利泄降之药，如半夏、贝母、杏仁等物，皆以滑利见长。泽泻能治痰饮，理亦如是。）素多湿热之人，久服则耳目聪明，然亦不可过用，水道过利，肾气必虚，故古人有多服病人眼之说。今人治泄精多不敢用，盖为肾与膀胱气虚，而失闭藏之令者，得滑利以降之，则精愈滑，若相火妄动而遗泄者，得此清

之，则精自藏矣，何禁之有。

【发明】泽泻，味淡体轻，故性善滑泄，生长水中，故善利水逐湿，此药性情功用，即此两言而已足，更无余义可言。其兼能滑痰化饮者，痰饮亦积水停湿为病，惟其滑利，故可消痰。总之，渗泄滑泻之药，必无补养之理，《本经》养五脏、益气力云云，已属溢美太过，而甄权竟谓可治肾虚精自出，《大明》且谓补女人血海，令人有子，洁古亦谓入肾经，去旧水，养新水，皆非药理之真，徒眩初学耳目，殊堪诧异。若仲景八味丸用之者，原为小水不利而设，《金匮》中屡有明文，后人妄谓六味专于补肾，则宋人之误会，非古人制方真意也。

浮　萍

《本经》：水萍，味辛寒。主暴热身痒，下水气，胜酒，长须发，消渴。

《别录》：下气，以沐浴生毛发。

【考异】痒，今本作痒，《艺文类聚》《初学记》引《本草经》亦从"疒"。寿颐按：痒、痒，古今字。须，今本作须，《艺文类聚》引作乌须。消渴上今本有止字，兹从孙氏问经堂辑本。

【正义】浮萍，生长水中，故能清火，体轻而浮，故开肌腠。《本经》主暴热身痒，即清凉解肌之功效。下水气，解酒醒者，凡开毛窍而宣肺气之物，固皆有利水逐湿之用，盖溺道上流，本从回血管入肺以通汗腺，而后归肾，以达于输尿之管，直下膀胱者也。又长须发，则毛窍通利而血脉荣养。止消渴者，清热利水而胃火自平矣。

【广义】《大明》谓治热毒、风热、风狂。固即《本经》主暴热之意，然加

---

① 苏参：疑应作"苏颂"。

一毒字、狂字，已属言之过甚。又谓治风疹。则亦开发肌腠之功用。又谓治肿毒、汤火伤。则外治罨敷之用耳。濒湖谓治风湿麻痹，脚气。则惟湿热兼盛者宜之，无热者必不可用。又谓治目赤翳膜，口舌生疮，吐血衄血。则皆清热利导之专长也。

【发明】浮萍味辛，气寒，而轻浮最甚，故上宣肺气，外达皮毛，发汗泄热，下通水道，皆其天然之情性作用。《本经》《别录》《大明》，诸家主治，无不在此范围之内。然面色绿而背色红紫，则又不仅专入气分，而亦必兼清血热，故《圣济》以治吐血不止，《圣惠方》又治鼻衄，濒湖以治目赤口疮，既善清火，而又导热下行，其效良捷。近人止以为发汗之药，而不知清热正其专长，殊觉未尽其用。且其质最轻，气味皆薄，虽曰发汗，性非温热，必无过汗之虑，而俗子畏之，多不敢用，则《纲目》所引去风丹一方，有铁镤头上也出汗一句之故。张石顽因之，亦谓去风丹治大风、癫风等皆验，且有发汗胜于麻黄之句，皆未尝于物理上体验之耳。寿颐按：濒湖所引去风丹一诗，不知何本，据其所称，东京石碑，梵书大篆，人不能晓，真人林某逐字辨译云云。要知既是梵字，断无逐字译之，即成七言诗句之理，且大篆之与梵字，风马牛不相及，何以梵字而有大篆之称，其为妄人伪造，不攻自破。据其所治有左瘫右痪、三十六种风等说，浅俗已极，明是无知方士，向壁虚构，且更有胎孕有伤，服过百粒，即为全人云云，不成文理，可鄙孰甚。李氏不知抉择，贪多务得，取盈篇幅，徒乱人意，殊可哂矣。

蘋

【发明】蘋，亦水萍之类，但其叶视浮萍为大，根连水底，其茎甚细，其叶合四叶为一，如田字形，故又谓之田字草。生长水中，其性寒滑，本与浮萍相近，惟萍浮无根，则轻扬有余，而善发汗；蘋、莼之类皆有根，一叶一茎，直系水底，水深处可长至寻丈，则滑降过之，而不发汗，此亦物理自然之功用。《山海经》谓蘋食之已劳，盖指劳热而言。《吴普本草》谓主治暴热，下水气，利小便；陈藏器谓捣涂热疮，捣汁饮治蛇伤毒，皆其寒滑之力，善于清热利水而能解毒耳。

荇

【发明】荇，即古之荇菜。李濒湖谓与莼相类，皆叶浮水面，茎连水底，但叶圆微缺如马蹄者为莼菜；叶似莼而微尖长者，即荇菜也。俱生水中，茎长盈丈，故甘寒滑利之性，无不相同。《唐本草》谓治消渴，去热淋，利小便；濒湖谓捣敷诸肿毒，火丹游肿，其功用皆彼此大略相似也。

莼

【发明】莼，见《名医别录》，气味甘寒无毒，主治消渴，热痹。孟诜谓作羹下气、止呕。《大明》谓治热疸，逐水，解百药毒、蛊毒。《千金方》治热泻呕逆用之。能清胃热上逆可知。盖寒滑通利之性，水草大率皆然，然滑降之用，功力亦猛，苟非实热，不可多食。

海藻

《本经》：味苦寒。主瘿瘤气，颈下核，破散结气痈肿，癥瘕坚气，腹中上下鸣，下十二水肿。

《别录》：疗皮间积聚，暴癀瘤气，结热，利小便。

【考异】今本作主瘿瘤结气，散颈下硬核痛，痈肿癥瘕坚气。鸣字上有雷字，兹从孙氏问经堂辑本。

【正义】海藻，生长海中，咸苦而寒，故能软坚散肿。瘰瘤结核，皆肝胆火炎，灼痰凝络所致，寒能清热，固其专长，而阴寒凝聚之结核，非其治矣。痈肿、癥瘕，多由血热瘀滞而生；腹鸣、水肿，更多湿热停顿之候。凡此诸证之属于阳实有余者，固可治之，而正气不及，清阳不运诸证，不可概施。《别录》特提结热二字，最当注意，非谓阳虚血瘀之癥瘕痈肿，及寒水泛滥等病，皆可以统同论治也。十二水肿，盖以十二经而言，诸经积水，固皆有湿热不利之一候，此类寒滑泄水之药，固可用之。

【广义】甄权谓治心下满，疝气下坠疼痛，卵肿；李珣《海药本草》以治奔豚气、脚气、水气浮肿，皆当以热壅有余一面而言。正经肾水泛滥之奔豚，及寒水、寒疝、结痛诸证，两得其反，此皆读古人书者，不可不辨之门径，非谓凡此诸病，不问虚、实、寒、热，皆以此物一例通用也。

昆 布

【发明】昆布，咸寒滑利，性情物质，本与海藻不殊，故诸家所治诸证，亦多近似。《别录》谓主十二种水肿，瘰瘤结气；孙真人谓可破积聚；藏器谓治阴㿉肿。癫，音颓，即癫疝也；甄权谓利水道，去面肿，要之，皆就实热壅滞一面而言，苟有阳虚诸证，万不可用。石顽尝谓能破阳邪水肿，海藻、昆布同功，然下气损人，海中菜皆然，不可久服，惟海岛人常食之，水土不同耳。

海 带

【发明】《嘉祐本草》海带咸寒，疗风下水；掌禹锡谓出东海水中石上，医家用以下水，胜于海藻、昆布。

寿颐按：今海带有二种，干时其色皆黑，以水沃之，则青翠柔嫩。一种大者，阔过五六寸，长至丈余，名为海带；一种细者，阔止一二分许，而丛丛分歧，则曰青带丝，固皆海中蕴藻之属，解一切毒，清热利水，人尽知之。北人煮食，恒用煤火，则常食莱菔、海带之类，谓煤火有毒，非此不解，但皆以为蔬食，不入药剂，即南人亦恒食之。考《尔雅·释草》："纶，似纶；组，似组，东海有之。"郭注但谓青丝纶、组绶，海中草生彩理，有象之者，因以名云，而不详为何物。《说文》：纶，青丝绶也。则《雅》之所谓纶组，固即今青带丝之类耳。又《太平御览》引《吴普本草》"纶布，一名昆布"，陆氏释文"纶，古顽反，其音为鳏"，则纶、昆一声之转。李濒湖于昆布条下，谓《尔雅》之纶，即是昆布，其说甚是。盖海带既阔且长，形式如布，而色青绿，因有纶布之名，迨声音展转，则为昆布，而其义乃在不可知之数矣，若其柔细之青带丝，则即《尔雅》之组耳。又陈氏《本草拾遗》有海蕴，藏器谓味咸，寒，主治瘰瘤结气，下水。按，《广雅》："纷缊，乱也"，故濒湖谓缊字为乱丝之名。盖水草之以蕴名者，本取其细如乱丝之义，则亦今所谓海带丝之属也，其形虽有巨细之不同，要之同生水中，实为一类数种，是以气味性情，均无差别。

石草类

石 斛

《本经》味甘，平。主伤中，除痹，下气，补五脏虚劳羸瘦，强阴，久服厚肠胃。

《别录》：补内绝不足，平胃气，长肌肉，逐皮肤邪热痱气，脚膝疼冷痹弱，定志除惊。

【考异】今本"强阴"下有"益精"二字。

【正义】石斛气味，貌似平淡，然苟久煮，则色泽甚浓，而味且大苦。《本经》虽谓甘平，其实则为清热沉降之药，生长山石罅中无土之处，而坚韧异于常卉。故《本经》谓主伤中。气火太盛，则闭塞而逆上，清能解热，苦能降气，故除痹而下气。虚劳羸瘦，是阴虚生热，销铄肌肉，此清内热，是以主之。五脏皆阴，苦坚者能益阴气，故补五脏。凡《本经》统称五脏者，皆主藏阴而言，是其常例，既补五脏之阴，故曰强阴，此阴字所赅者广，非仅指一部分而言。乃濒湖《纲目》所载《本经》，于强阴之下误衍益精二字，一似强阴益精四字为句，而此药专补肾阴者，貌似神非，大失古人真旨。要之石斛乃胃家主药，非补肾益精之品，浅人妄增，谬戾已甚。《本经》又结之以久服厚肠胃一句者，盖胃土最忌燥热，胃火太盛，则消谷善饥，而不生津液，惟此为清胃主宰，邪热去而正气充，斯可以厚肠胃耳。《别录》谓补内绝不足，绝当作伤，即《本经》主伤中之意。平胃气者，清胃之热，而气逆自平，亦与《本经》下气同义。长肌肉，则更与《本经》补羸瘦同符矣。肺主皮毛，肺有积热，则皮肤蕴热而生痤痱，石斛亦清肺良将，是以主之。脚膝疼冷痹弱，多由真阴不能荣养，石斛益阴，自能起腰膝之弱痹。定志除惊，皆清火之实验也。

【发明】石斛清热降气，专泄肺胃虚火，而味亦不薄，故为益胃强阴之品，古人惟以色黄如金，茎壮如钗者为贵，又曰川产最良。然今市肆中之所售通川斛，则细小干枯，最为贱品。金钗斛则躯干较伟，色泽鲜明，能清虚热，而养育肺胃阴液者，以此为佳。但市廛中欲其美观，每断为寸许，而以砂土同炒，则空松而尤为壮观，要之一经炒透，便成枯槁，非特无以养阴，且恐不能清热，形犹是而质已非，市侩伎俩，殊为可恶。所以吾吴医家，每用其原枝不炒者，劈开先煎，庶得真味，且此物最耐久煮，一味浓煎，始有效力，若杂入他药中仅煮沸三四十分钟，其味尚未出也。若肺胃火炽，津液已耗，舌质深赤干燥，或焦黑嗜饮者，必须鲜斛，清热生津，力量尤伟。必以皮色深绿，质地坚实，生嚼之脂膏黏舌，味厚微甘者为上品，名铁皮鲜斛，价亦较贵。其贱者，皮作淡黄色，嚼之无脂，味亦淡薄，已不适用。且更有东瀛出品，气味更淡，则完全无效矣。若老人、虚人，胃液不足，而不宜大寒者，则霍山石斛为佳。《名医别录》及《范子计然》皆言石斛出六安，可知古时亦甚重之。其形甚细，而色作金黄，望之润泽，嚼之味厚者，斯为上品；若晦暗枯槁，亦不足贵。而近时更有所谓绿毛干风斛者，色作淡绿，质柔而软，望之隐隐有绿色茸毛，亦产霍山，则仅撷其极嫩之尖，故干之而不槁，嚼之且无渣滓，味浓厚而又富脂膏，养胃益液，却无清凉碍脾之虑，确为无上妙品。但最佳者，市肆中亦不可多得，且价贵兼金，非贫富之所可与共。又有鲜金石斛，枝干较伟，即金钗斛之新采于山崖者，浙省全处诸山多有之，亦清胃之上品。

石　韦

《本经》：味苦，平。主劳热邪气，五癃闭不通，利小便水道。

《别录》：止烦下气，通膀胱满，补五劳，安五脏，去恶风，益精气。

【正义】石韦产于深山，阴崖险罅，得纯阴之气，而味苦，其为寒凉之品决无疑义。《本经》虽曰苦平，未可拘泥不化。禀性阴寒，故主劳热邪气。五癃，即后世之所谓五淋，（癃之与淋，一声之转。说见莫枚士《研经言·释淋》，引《毛诗·皇矣》与尔临冲，《韩诗》作与尔隆冲为证，其说甚确。）《内经》所谓若沃以汤者，类皆热痹为多，惟纯阴之性，泄导下行，洵为专品。《别录》所谓止烦下气，通膀胱满，固即《本经》之旨。补五劳者，亦以劳热而言，颇与今人阴虚生热之病相合，而非古人虚寒之虚劳。安五脏者，邪热去则正自安，五脏属阴，此以五脏之真液而言，固以不受邪热灼烁为得所。恶风为病，本是血热，壅而成毒，阴寒能清血热，去风可知。精气，即阴气，实即真阴，邪热胥蠲，而真阴自受其益，亦非泛语。

骨碎补

【发明】骨碎补寄生石树之间，有根有叶，黏着不落，亦犹桑上寄生之属。性温而通，故入血和血，通调脉落。《开宝本草》谓气味苦温，主破血止血，补伤折，又入药用根，温和达下，则入肝肾。故甄权谓主骨中毒气，风血疼痛，上热下冷，盖温养下元，能引升浮之热，藏于下焦窟宅，是以可治上热下冷。李濒湖谓研末同猪肾煨食，可治耳鸣，及肾虚久泄、牙痛，皆是此意，非可通治胃家实火之齿痛。寿颐先业师阆仙朱先生，尝用以治寒痰凝滞，牙关不利，颊车隐痛之骨槽风重证，甚有捷验。又凡阴虚于下，而肝胆浮阳，挟痰上凝之齿痛，牙槽不利，及阴寒逼阳上浮之喉痛、喉癣诸证，用此亦颇有效，皆即濒湖用治牙痛之意，而阳邪实盛者，类皆不可妄试。昔人每谓此药入肾，治骨，并能治骨伤碎，因得此名者，皆当识得此意，非阴虚有热之骨痛、骨痿，果皆可以一概主治也。戴元礼《证治要诀》谓痢后下虚，不善调养，或远行，或房劳，致两足痿软，或痛或痹，遂成痢风，宜用独活寄生汤，加虎骨四斤丸，仍以骨碎补三分之一，同研酒服。则以肾之虚寒而言，此药温肾，能起骨痿宜矣。惟痢后风之脚软膝肿，亦有阴虚生内热者，则宜魏玉璜之一贯煎，戴氏此法，非可概投，所谓万病有正面皆有反面，审证论治，最当明辨，设或浑仑吞枣，希图弋获，未有不败者矣。此药之根，有似于姜，且生茸茸之毛，故又有毛姜之名。一名猴姜，或谓即以有毛而其形似猴得名。寿颐则谓寄生木石之上，等于猱之升木，字之以猴，其义易知，非象形也。又名申姜，则以申年之为猴儿年耳。（鼠儿年、牛儿年之说，宋人笔记已有之，而元人书中尤多，盖辽金元间之土语，今世俗之所谓十二生肖，由来固已久矣。）

苔　类

苔

【考正】苔之种类不一，古书别名又极繁芜，《尔雅》已有薄石衣一条，郭注："水苔也，一名石发，江东食之。"陆德明释文，音徒南反。盖即苔之古字，形虽不同，音义无别。栖霞郝兰皋懿行《尔雅义疏》、高邮王伯申引之《广雅疏证》皆谓薄、苔一声之转，是也。许氏《说文》则作落，云水衣；《周礼》又作落，醢人云加豆之实有"落菹"，郑众注，水中鱼衣也。王伯申谓落之与落，亦皆苔字。张稚让《广雅》则曰石发、石衣。盖苔之为物，生于至阴，类皆阳光不到之处，或在墙阴，或在瓦角，或生深崖，或生下隰，或出石上，亦产水中，故有石衣、石发、水衣、鱼衣诸名。《名医别录》中品有陟厘，云生江南池泽。《唐本草》注云，此乃水中苔。王氏《广雅疏证》引《周礼》释文谓箬，北人音丈之反；又《尔雅》释文亦云箬，或音丈之反。是箬、落，古亦与治同音，故疾言之则为落，徐言之则为陟厘，陟厘正切落字。《别录》中品又有垣衣，云一名昔邪，一名乌韭，生古垣墙阴或屋上。《广雅》亦曰"昔邪，乌韭也，在屋曰昔邪，在墙曰垣衣"；《西山经》郭璞注亦同。《别录》下品又有屋游，云生崖上阴处，陶注"此瓦屋上青苔衣也"。《本经》下品亦有乌韭，云生山谷石上。盖此物皆产生于阴湿之处，形本不一，有柔细而茸茸如毛发者，故得乌韭、屋游、石发诸称；亦有薄滑黏腻，干之而如纸一片者，则有鱼衣、水衣、石衣、垣衣之号。今药肆中止有石衣一种，色黑质薄，南货铺中亦有出售，其性凉降，可治热病，通利小水，此外则不入药用，举一可概其余。古今本草，不一其名，即李氏《纲目》一书，已采录十余种，名号各别，而性情主治，大略近似，殊有叠床架屋之嫌，爰止以苔字撮其大纲，而总列诸物，合为一条，不复分析，以省繁复云尔。

【发明】苔之所生，恒在至阴之处，墙隅屋角，以迄水侧山崖，大率皆在阴翳丛萃之中，甚者或在井中水底，以及大海，而日光能到之处则无之，其为纯阴用事，情性可知。故《本经》乌韭，则曰气味甘寒，而《别录》井中苔，则曰甘大寒，屋游亦曰甘寒，垣衣则酸冷，其义一也。其主治诸病，则《本经》乌韭，谓治皮肤往来寒热，此以时行热病之在表者而言，质本轻清，性则寒降，故主皮肤

之热。又曰利小肠旁光气，（旁光，今本作膀胱。）则亦以湿热阻结，水道不利而言，阴寒之质，能理湿热，而滑利淡渗，能通小便，固其宜也。《别录》谓疗黄疸，亦惟湿与热结之阳黄实证为宜，可以想象得之矣。陟厘，则《日华本草》谓捣汁服，治天行病心闷，即《巢源》《千金》《外台》诸书之所谓时行热病也。濒湖谓捣涂丹毒赤游，则小儿之游丹，色赤四窜，病属血热，凡治此病，无不以寒凉为宜。寿颐每以芭蕉根心捣敷，无不立应，而苔亦能治之，其性可知。《别录》又谓井中苔，治漆疮、热疮；弘景则谓疗汤火伤灼疮。垣衣，则《别录》谓治黄疸，心烦咳逆、血气暴热；濒湖谓捣汁服，止衄血。屋游，则《别录》谓治浮热在皮肤，往来寒热，利小肠、膀胱邪气；徐之才谓止消渴；濒湖则谓煎水入盐漱口，治热毒牙龈宣露，研末新汲水下，止鼻衄。又孟诜《食疗本草》，船底苔，甘冷，治鼻洪、吐血、淋疾；寿颐按：鼻洪，洪字费解，岂以大鼻衄言之耶。濒湖谓解天行热病。可知种类虽有大同小异之殊，而药性治疗，固无不一以贯之也。

【正讹】苔类属阴，性情主病，具如上述，此物理之自然，而亦治疗之实验也。唯《名医别录》陟厘一条，既云生江南池泽，而《唐本草》直以水中苔为之注，则陟厘即苔，已无疑义，乃曰味甘大温，主治心腹大寒，温中消谷，强胃气，止泄痢云云，辞颇不类，此必传写错讹，不知以何物之气味主治，误系于陟厘条下，致与《本经》之乌韭，《别录》之垣衣、屋游诸物，同为一类，而性情或寒或温，两得其反，似此错简，一望而可知为必有讹者。惟《开宝本草》为之附会，妄谓水苔性冷，浮水中，陟厘性温，生水中石上，强为分别，尤其背谬，岂有同生

水中，同此形质，而可有寒温之大异其情性者，李濒湖不加辨正，一例编入《纲目》，疑误后学，殊非细故，钞胥伎俩，抑何可笑竟至于此，且即于《别录》主治之后，系之以《日华本草》，捣汁服治天行病心闷一条，岂非指天行之热病而言，又系之以自己所说，捣涂丹毒赤游，岂非可治丹毒血热之病，然则此物之为寒为热，虽问之三尺童子，而当亦能辨，奈何犹谓之气味大温，真堪骇诧之至。濒湖《纲目》一书，辨正古人之误，盖亦不鲜，何以此条独否，真不可解。

马　勃

【发明】马勃生于阴湿之处，色紫成团，轻松多粉，干而扑之，粉轻四散，有如烟雾，虽非苔类，而禀阴湿之气以生，盖亦与苔相似，故李氏《纲目》附于苔类之末，唯轻虚能散，与苔类之专于滑降者不同。其气味，则《名医别录》以为辛平，其主治，则《别录》虽止有治恶疮、马疥一说，盖既能散毒，又能燥湿，以疗湿疮，固得其宜，故弘景亦谓敷诸疮甚良。今人用以为金疮止血，亦效。寇宗奭谓以蜜拌揉，以水调呷，治喉痹咽疼，盖既散郁热，亦清肺胃，确是喉病良药，东垣普济消毒饮用之，亦是此意。濒湖谓清肺，散血热，解毒，内服外敷，均有捷验，诚不可以微贱之品而忽之。

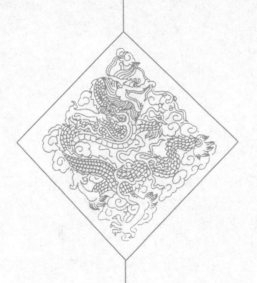

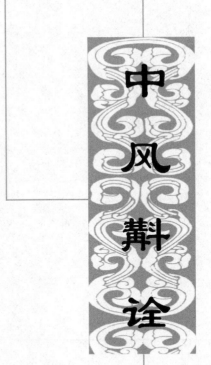

中风科诠

《中风斠诠》，三卷，是张山雷专论中风的著作。成书于 1917 年，重订于 1933 年。卷一为中风总论，主要阐述历代医家对中风病名、病因、病理的认识及内外风混淆辗转变革的过程，借鉴近代医学对中风病的认识，反复申论《内经》"气血上菀"与中风的关系，详尽剖析类中与真中之原因不同、证情各异，强调施治切勿混同；卷二论内风脑神经病之脉因证治，主要对中风脉因证治进行分析，并论分证辨治，创造性地提出治中风证八法；卷三为古方平议，集历代各家有关中风的方论，详细加以阐释。本书将近代医学与《内经》中关于中风的论述相结合，着重阐发中风的病因病机，提出治疗本病的基本原则和行之有效的治疗方法，对中风理论的发展做出了重要贡献，可以很好地指导中风病的临床治疗。

《重订中风斠诠》高序

医生者，医病者也。医书者，指导医生以医病，且以医医生之病者也。病人之生死机械操于医生笔下，而医生之或致草菅人命，大率由所读医书有以误之。然则医生杀人，律当以从犯论罪，而主犯宜归罪于著书之人。国医著作，奚啻万千，言之成理者固多，然按方投剂，能有效验者几何？能不误人者又几何？医学之书有关生命，宁不重欤！《传》云：太上有立德，其次有立功，其次有立言。惟是医家之言即所以立功立德，其言而当，生死肉骨，非功德而何？神农《本经》、轩岐《灵》《素》，实为国医鼻祖，微言精义，后学南针，于是乎在。独是年湮代远，言之不详，学子研求，难寻端绪。仲景之时，去古未远，伤家族之死亡，悯民生之疾苦，乃本《灵》《素》而著《伤寒论》。盖因病而求治法，辨证以立论方，其证多者则论精而详，其证少者则言简而略。若《伤寒论》中之所谓中风，则为发热汗出恶风脉缓之证，实即后世之所谓伤风。外感风邪，其见证且较伤寒为轻，为《素问》之中风名义，同条共贯。是以本论六经，皆有中风之条，都属寻常外感，非后世所谓昏厥暴仆、气粗脉大之中风可以并论。不谓《金匮》以降，竟以辛温发散之法疗治猝然昏仆之大厥，两千年来讹以传讹，牢不可破。虽曰求鱼缘木，似无后灾，岂知救火抱薪，顷刻灰烬。漫漫长夜，听盲人瞎马以驰驱，芸芸群生，含续命、愈风而物化，乃相率而委之病不可治。吁！其果不可治乎？仆早年从淮安高映清先生游，先生为淮上名医，踵师门而求治者，日恒数十百人，中风之证，固数数见之，而难期速效。师尝谓门人曰：最难治者惟中风，虽古人亦无良法，然投以清平凉降，似较诸辛温发越为佳。逮仆临证以来，迄今又二十余载，凡治中风，悉本先师遗法，虽无大误，然捷验难言，觉恒有不慊①于心者。十年前，由上海千顷堂书局购到嘉定张山雷先生所著之《中风斠诠》两册，读其序言，已觉如有所悟，及将全书读完，则心胸开朗，二十载疑团，一朝冰释，不禁拍案大叫曰：何张氏多医，古今病理，多由一家发明耶！仲景著《伤寒》《金匮》，为万世法，伯龙《类中秘旨》，足以补仲景之遗。今得山雷氏推阐详明，发扬而光大之，又足以补伯龙之未备，是当与《伤寒》《金匮》鼎足而三。第以推翻古书成说，并《金匮》而犹有怀疑，似

① 慊（qiè）：满足，惬意。
618

乎清夜扪心，不无骇咤。但每遇痰疭抽搐、昏瞀痉厥等证，悉以介类潜镇法，小试其端，多能随手有效。仆乃幸得能治中风之名，而求治者亦日益，多年来斯疾之获愈者，大小证当以百计。其中病势之重且久，而治验之奇且捷者，得两人焉。一为徐州南门外益泰栈萧子青君，年五十，素劳擘画，体丰痰多，忽然昏瞀暴仆，两目失明，气促涎流，危在旦夕。邀仆至时，晨曦初上。脉则滑数洪大，欲视其舌而不可见，面色绯红，喉声曳锯，举家哭泣，以为恐无生望，仆急授以潜镇大剂，方用三甲合龙齿、石决、白芍，佐以二至、桑菊等物，覆杯得安，午后略加冬、地、玄、丹甘寒之品，连进两剂，次日目明舌和，语言清晰，调理两月，竟以渐愈。一为徐州西乡郝寨郝可亭之子，十二岁，病两载有余，每晨睡眠将醒之际，必痰疭抽搐，昏不知人者约半小时，口流涎沫，角弓反张，无间寒暑，昼日虽如常态，终是机钝神呆。郝家道有余，中西医诊治殆遍，见《徐州民报》与《新徐日报》有登载仆之医话者，特跋涉来城求治，缕述经过情形。视其色则萎黄，按其脉则滑数，目蓝而光滞，舌腻而边红，旧说所谓肝阳夹痰热上扰，亦即今之所谓血冲脑也。即授以潜镇清平，略佐化痰为剂。方用生牡蛎、生石决明各一两，蛤黛散、青龙齿各五钱，牛蒡子、栝蒌子各三钱，桑菊、竹茹、丝瓜络、苏子霜各一钱五分。一剂甫投，病即不发，大便略解痰涎。其父喜曰：药果效矣，能保持悠久乎？先生何其神也！仆曰：姑且待之。原方进退，连服三十剂，继又改作膏丸，调理半载，于今数年，竟未一发。以上两证，仆所以不用羚角者，非不知羚角独入厥阴，较易获效，因近时价贵，动须一二十金，中人之家，不易措办。仆平生立愿，不用贵药，故竟毅然屏除，虽似矫枉，然此心当邀天鉴，但能效验依然，并非无羚角而不可者，世或因其昂贵而重视之，仆为揭明斯旨，则贫穷者受惠良多。仆每因人过誉，转觉自惭，不敢攘人之功以为己力，恒对誉我者曰：治愈斯疾，非仆之能，乃张伯龙、张山雷两先生之所教，常以《中风斠诠》出示朋辈，而遇知识界中谈斯疾者，必嘱其速购此书，盖此书不独医病人之病，且以医医生之病矣！仆昔年不能速医是证，是即仆之一病，今得此书医之，而仆之病愈，而病中风之病者，更可以速愈。饮水思源，是皆伯龙、山雷所赐。惟伯龙先生去今稍远，空殷慕蔺①之思，而山雷先生又相隔迢遥，莫遂识荆之愿。两投尺素，都被误于浮沉；一缕丹忱，时蒙怀于梦寐。壬申十月，通函兰溪协记书庄，探询山雷先生近著，遂得先生手字，红云一朵，不啻天外飞来。更闻《中风斠诠》重订行世，不禁喜极，致邮索取，并述相慕之殷，以及仆受此书之益。承以书来，嘱为作序，附以重订本之一二两卷。细读一过，则理论精详，益臻完善，中风病之证治，叹观止矣。又闻有脑神经病《古今医案平议》之辑，将来可称璧合珠联。仆尝见今日医林著作家多矣，如夫己氏②辈晦僻怪诞，毫不可解，及附会新学说，非马非驴，不足评论者外，上焉者，或多文章偬傥，而方药无灵，理论精详，而实验难必。求其效如桴鼓、捷于影响若是书者，曾不可多觏。仆乃是书实验之人，敢作负责介绍之语。先生此作，绝非欺人之空论，更非如投机事业，思以牟利者所可等视，可谓祖述《素》《灵》，继往开来，一则佳话。爰以读是书之经过，序述如上，以告同人。仆草茅下士，人微言轻，非搢绅名流，借一题词，可为篇幅增光者比。且山雷先生之体仁堂医书，久已不胫而走，又何待仆之揄扬。且仆与先生，尚无一面之缘，更非曲阿之好，良由获益于心，不觉形之于笔，有如骨梗在喉，哇而始快。仆为此序，乃序述所得此书之助力，作报告实录，见此者其勿以为恭维酬应一派可也。

　　时民国二十一年壬申仲冬神交教弟白下高行素序于徐州寓庐之行素轩

---

　　① 慕蔺：钦慕贤者。出《史记·司马相如列传》："其亲名之曰犬子……既学，慕蔺相如之为人，更名相如。"李白《赠饶阳张司户燧》诗："慕蔺岂曩古，攀嵇是当年"。
　　② 夫己氏：犹言某人，不欲明指其人时之称。《左传·文公十四年》："齐公子元不顺懿公之为政也，终不曰公，曰夫己氏"，杜预注："犹言某甲。"

《重订中风斠诠》自序

拙编《中风斠诠》于壬子仲春，乍见伯龙氏类中之论，心有所悟，遂以属稿。迫至丁巳，整理甫就。戊午八月，包君识生以神州医药总会名义，创办神州中医学校于沪上。其时医会粗具雏形，医校成立仅赖包君奔走，得会中同人解囊相助，草昧经营，遽而开课，讲堂资料仓猝无征，猥承下问，谆嘱赞裹，乃以此稿授之，遂有医校之铅字本，是为拙编杀青之始。洎乎庚申来游兰溪，加以润饰，于壬戌岁用石印法再付手民，辱承同好闻而函索，五六年间，竟以告罄，然问讯者，犹复相属。窃念此编虽仅属国医学理之一端，而确有征验，藉以远绍上古神圣心传，是国学存亡绝续一大证据，不佞治医卅余载，惟此差足以贡献社会，稍能补救民生疾苦，当思推广以期及远。但原本第一卷之十四节论慢脾风病理，疑是阴气上冲，亦能使脑神经变化一条，似乎语太凿空，不若以阳不布护，不能养脑立论，较为切近显明，用是更为修正，并补入此病未发之前必有先兆一条，俾得防患未然，病家医家俱可作曲突徙薪①之计，是即古人所谓上工之治未病。爰以《重订》为名，更以问世，惟期海内贤明，匡其未逮，而有以教之。又最近五年来发生一种时疫，病起头痛，脑后痛，身有大热，面目俱赤，且多呕吐，旋即昏不知人，咬牙痉厥，或为角弓反张，呼痛不彻，或竟不言不动，无臭无声，最速者数小时而就毙，其次亦三五日、七八日告危。国医几乎无可措手，而新学家则名以脑脊髓膜炎。揆度病情，盖亦气火陡升，脑神经之变动，乃彼之学者则谓与血冲脑绝端不可同论，诚以彼之显微镜里分析细微，验得血液形态，既有歧异，自当别有研究。初无大处落墨，提挈纲领，以探其源之例。不佞所见是证，虽最危者，诚无挽救之术，然常用大剂白虎及紫雪一类，治愈多人，而同道中之循用是法者，亦颇有验。观其目赤颧红，头痛如破，唇焦且茧，脉大劲弦，气火升腾，发扬激越，血升冲脑，盖亦信而有征，但含有传染性质，是为时行之厉气。沪上神州医药总会定以疫痉为名，差为有据。惟此证之获愈者，热渐退时，多有两颐、唇颔、项侧发出颗粒红瘰，或如水痘者。苟得此瘰，即无反复，可见阳明、少阳郁火得泄，里热自解，此虽与类中之血冲脑者见证不尽合符，然其力气火上冲则理无二致。附书所见，就质通方，或亦举三反二之一助云尔。

癸酉仲春张寿颐山雷甫识于兰溪城中福山之麓

---

① 曲突徙薪：把烟囱改建成弯的，把灶旁的柴草搬走。比喻事先采取措施，才能防止灾祸。突，烟囱。

《中风斠诠》张序

　　吾华医学，昉于上古，盛于汉唐。论杂病者，自《素问》以降，莫不以仲景《金匮》、玄晏《甲乙》、巢氏《病源》、孙氏《千金》、王氏《外台》诸家为轨范。诚以汉唐家法，辨证论治，具有精义，可为万世不易之法守，不比宋、金、元、明诸书，时以泛滥空言充篇幅，作皮相语也。独至中风一证，昏厥暴仆，无非肝阳不靖，生风上扬，而证以古书，则此是内动之风，《素问》本不在中风之例，至《金匮》《甲乙》而始谓之中风。方且皆以为外感之寒风，则与肝气自旺，火盛风生之义，枘凿不合。而后之作者，无不祖述《金匮》，皆以外风论治，疏风散寒，习为常例。《千金》《外台》方药最夥，辛散温升，如出一手。直至河间、丹溪之论出，而始知为火为痰，病属内因，本未尝感触外来之邪风。然议论虽互有发明，而所述治法，犹恋恋于古人续命诸汤，终不能为内风昭示正轨，盖识病之误，已在汉唐诸大家，则后之学者，纵有觉悟，亦不敢大放厥辞，直抉古人之谬，而是病之误为古书束缚，固已二千年矣！近数十载，欧风东渐，新学大昌，其论此病，谓是血冲脑经所致，但就其病名言之，岂不与国医之所谓中风者分道而驰，不可强合。然蓬莱张氏伯龙《雪雅堂医案》，则据《素问》"血之与气，并走于上，则为大厥"一节，谓即肝火自炽，生风上扬，迫令气血上逆，冲激入脑，震动神经，而失其知觉运动之病，融会中西学说，以阐明此病之渊源，信而有征，同条共贯，可为中外医学沟通之初步，岂非科学中一大发明。其治法惟以潜阳镇逆为主，使气血不上升，脑不受激，则汹涌波澜，顿然平定。但从大处落墨，批大郤，导大窾，一切兼证无不迎刃自解。日月出矣，爝火俱熄，乃令读者陡然觉悟，心目为之清明。惟是内风上扰，必挟胸中痰浊，随气而升，故当昏瞀眩仆之时，痰涌涎流，十恒八九，临时急救，必以泄降浊痰为第一要义，而滋腻药物，多非所宜。伯龙知参术壅气之不可误投，而反欲以二地、阿胶与镇逆潜阳并进，尚是未达一间，此则误读立斋、景岳诸书，未免贤者之过。同学张子山雷，早弃儒冠，殚精医术，读书万卷，寝馈廿年，阅历既多，具有心得，能以古书供其运用，而不为古人所愚。每谓中风一病，古今议论，都无真解，独于伯龙之《类中秘旨》一篇，服膺最挚。第微嫌其镇肝滋肾，不分次序，则当气升痰塞之时，黏腻适以助壅，难收潜降摄纳之功，乃为之分别缓急，条举治法，而先引证古籍，辨明内因外因，罗

622

罗清疏，如指诸掌，然后是病之来源去委，昭然若发蒙。书成三卷，名曰《斠诠》，斠不平者而使之平，洵为治是病者绝无仅有之正鹄。伯龙开其源，得山雷氏导其流，于是临证处方，铢两悉称，而今而后，内风暴动之变，始得卢循续命之汤，裨益于医界、病家，必非浅鲜。惟其辨正古人之误，虽以《金匮》《甲乙》举世所共知为医学大宗者，皆在纠绳①之列。翻尽古人成案，犹恐笃信好古之儒，或有疑其持论太奇，未敢轻信者。要之内风、外风，在《素问》显有区别，至《金匮》而始，以内风诸征，皆作外风，殊非《素问》所谓中风之真旨。即据《素问》以正汉唐之误，而《金匮》《甲乙》诸书，不得不谓其自有误会，况乎今之实验，既有明征，则古之成方，信多贻祸，民命至重，讵可不辨？此事实之不能模棱两可者，初非炫异矜奇，好与古人作无端之饶舌也。若以介类潜阳之品，专治气火上浮，肝阳内动之病，则宋人许学士真珠母丸已开其例。近贤孟英王氏，颇擅其长，文彦业师吴门黄醴泉先生，亦喜用之。龙牡、龟鳖、贝齿、珠母、玳瑁之属，连类而书，不嫌复叠，镇摄之力，视伯龙所言，殆十倍之，而其力始专，其效尤著，狂澜砥柱，乃可支撑。山雷此编，固以伯龙之论，触类旁通，阐幽烛隐，而得此绝大之觉悟，然专倚介类以建殊勋，盖即从孟英、醴泉诸家之治案悟出，非拘拘于伯龙一家言者，且专用潜镇以定内风，亦非伯龙本旨。盖伯龙意中，因欲以潜降与滋填并进也。此山雷之缜密，固有较胜于伯龙者，青出于蓝，洵非虚语，而孟英诸家之治验，殆其旁证之得力处耶。山雷又有《古今医案平议》之作，亦将就绪，其脑神经病一编，采集近贤治案，可见一斑。敢书所见，以质山雷，其以为知言否？僭加评骘，并为点句以归之，尚其速付手民，唤醒俗学，俾呻吟床箦者，早得针膏肓而起废疾，则书生之有用于世，功德亦不为小矣！爰叙涯略，以告世之治此学者，要亦医林之一大关键，非钞胥家②所可同日语也。吾道中不乏读书明理之才，必不以鄙言为阿私所好。

时民国六年在丁巳冬十月同学弟同邑张文彦洛钧氏序于沪城寓居之半庐

---

① 纠绳：督察纠正。
② 钞胥家：原指专事誊写的胥吏、书手，多用以讽刺抄袭陈言，毫无见解的人。

洛钧少寿颐八岁，幼习举子业于吾邑南翔镇李眸云先生门下，寿颐有同门谊。后颐从同邑黄墙村朱阆仙先生习医，洛钧亦弃儒而在沪从黄醴泉专治此学。醴泉笔下轻灵，为沪城寓公前辈，洛钧从之游者五年，尽得其前后三十年治案十余巨册，入手既正，所造自醇。光绪之季，寿颐寄寓沪滨，旧雨①重逢，所学者同，过从益密。盖十年来无三五日不见，见则非此道不谈，相与纵论古今各家得失，而证之以彼此经验，实地蹉磨，获益不浅。洛钧又尝从西学家习治疡术，嫌彼所用药只能防毒防腐，而于退毒围毒、止痛拔毒、去腐生肌诸法，国医旧学，未尝不详尽缜密。独惜市肆中通行疡科各书，大都含糊浮泛，无一精切适用之本，常从寿颐讨论黄墙朱氏外科家学，寿颐乐得同嗜，吾道不孤，恒为指示窾要。苟遇大证，互约同勘，应手最多，好学殷拳，而临证复详慎不苟，侪辈中胡可多得。丁巳秋仲，寿颐纂集是编，初稿就绪，持以相质，蒙题是序，且详加眉评，为之点句，誉吾太过，不免阿私所好之嫌。只以缔交有年，深识此中甘苦，颇能道着寿颐欲言未言之隐，同心兰契，肺腑铭之。孰意天不假年，遽于戊午夏五，忽遘时疾，一病浃旬，遂以不起，年甫三十有八。所学未竟，能无痛惜！寿颐挽以联云："廿年前槎上论交，南翔镇古称槎溪。少谈文，壮谈医，此道难得真传，何幸声气相求，阐旧说以启迪新知，吾亦自豪，也算恫瘝在抱②；十稔来沪滨同客，奇共赏，疑共析，拙著且蒙心许，哪料人琴永诀，染微疴而辞浊世，天胡太酷，忍教学识长埋。"语虽不工，盖识实也。今将拙稿订正一过，思以问世，痛神交之难再，哀旧雨之无闻，重读是序，曷禁泫然。附识数行，冀存梗概，良足伤已！

壬戌初夏寿颐识于浙省兰溪之中医专校

---

① 旧雨：老朋友的代称。出杜甫《秋述》："卧病长安旅次，多雨……常时车马之客。旧，雨来，今，雨不来"。

② 恫瘝（tōng guān）在抱：原意指像病痛在自己身上一样，喻指把人民的疾苦放在心上。恫瘝，病痛，疾苦。

《中风斠诠》杨序

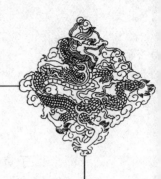

　　《素问》标中风之名，病因所在，为肌腠之间，感受风邪。若瞀昧暴病，瞤瘛暴死，徇蒙招尤[①]，目冥耳聋之证，亦散见《素问》，而皆不被以中风之目。《内经》论病，苦无统系。古人所短，诚无足讳。但一内一外，大旨厘然可辨。唐宋医子，疏于考古，证状不审，治法尤谬，推原祸始，实缘《金匮》晚出，篇残简蠹，其间多后人羼入之言，有以误之也。金元以降，有真中、类中之别，而中风之说一变，主火、主气、主痰，虽各树一帜，要能芟夷芜秽，特辟康庄者也。张介宾上溯圣经，毅然发厥逆之义，树非风之论，而其说又一变，惜乎处方论治，犹有遗憾。蓬莱张伯龙氏，补苴会卿之罅漏，撷采西人之新理，有《类中秘旨》之作，而其说又一变。然神经脉络，混淆不辨，降气化痰，缺焉未备，贻误学者，犹有遗憾。嘉定张山雷先生，于古人之书，欲有以会其通；于近人之书，欲有以纠其失。于是作《中风斠诠》三卷，熔中外于一冶，集古今之大成，理论既备，治法尤详，后之来者，蔑以加也。《诗》云：高山仰止，景行行止。虽不能止，心向往之。仆与先生，虽无一日之雅，而千里神交，非伊朝夕。今受书而读之，心所钦敬，达之于言，自有欲已而不得者，爰书此以弁其简端。

民国十四年三月泰兴杨百城

---

　　① 徇蒙招尤：古病证名，以头晕眼花为主症，属肝胆经病证。出《素问·五脏生成》："徇蒙招尤，目冥耳聋，下实上虚，过在足少阳厥阴，甚则入肝。"王冰注："徇，疾也；蒙，不明也。言目暴疾而不明也。招尤，谓摇掉不定。尤，甚也"。

《中风斠诠》张序

子舆氏之言曰：尽信书不如无书。诚有见于载籍极博，择善以从，能自得师之不易。善读书者，要惟折衷于理论，征验乎事实，信其所当信，而疑其所当疑，然后能得读书之益，而不为古书所愚。国医之学，导源上古，垂四千年。《素》《灵》《八十一难》，虽未必果是轩岐手定，究竟神圣一脉心传，赖以存什一于千百。惜乎书缺有间，零落残编，言之未详，学者不悟，甚且以讹传讹，转入歧途，不可复问。非得有心人，董而理之，于阅历中，推求治验，藉以阐发古人精义，则国学安有昌明之望？有识者俦，能无怅触！此吾宗嘉定山雷氏《中风斠诠》一编，洵能剪尽荆榛，大开觉路，远绍黄农遗绪，而发扬国粹者也。原夫中风病名，《素问》数见不鲜，而皆为外感风邪，则确乎可据。《五十八难》称伤寒有五，以中风为第一，宁非外伤于风之候？是以仲圣《伤寒论》祖述《素问》《九卷》《八十一难》，亦以中风与伤寒连类而言，辨别同中之异，可见古人所谓中风之真相。迨乎《金匮要略·中风历节》一篇，则犹是中风之名，而叙述证状，显然与《素问》《伤寒论》之中风大相歧异。于是六朝以降，咸以《金匮》为宗，下讫金元，类中真中虽似两途，然所用药物，亦惟续命、愈风，病者得之，百无一效。于是嚣嚣然号于众曰：世间万病，惟中风为最不可治，而病家咸知苟得是证，必无可生之望。最近二十年前，蓬莱张伯龙始有《类中秘旨》之论，主以潜阳抑降为治，而山雷引伸其义，辅之以泄热开痰，治验昭然，理法大备，竟为二千年来国医界开一新纪录。惟其致疑于古人者，并《金匮要略》《甲乙经》而胥加辩驳，最足以招世俗之讥，特是病理固发明于《素问》之中，则亦非山雷故为矫异，自辟歧途。疑《金匮》，疑《甲乙》，正所以信《内经》，更何问乎六朝唐宋而后。山雷固验之事实，而真能信其所当信，疑其所当疑者，是乃吾远祖黄农神圣有灵，呵护式凭[1]，藉以维持国学于不坠者。抑亦病家之一路福星也。纯与山雷，海角天涯，未谋一面，惟赖鱼来雁往，千里神交，承寄一编，

626　　① 式凭：依靠，依附。

以相商榷。爰书所见，以告同好，尚冀世之得读是书者，毋执二千年沿习之成见，来相诘难①，吾道其庶有豸②乎！

中华纪元第一癸亥春三月盐山宗愚弟张锡纯寿甫氏序

---

① 诘（jié）难：诘难，论辩。诘，用同"诘"。
② 豸：解决。出《左传·宣公十七年》："使郤子逞其志，庶有豸乎？"杜预注："豸，解也"。

《中风斠诠》自序

中风之病，猝然倾仆，痰壅涎流，而瘫痪不仁，舌强语塞，痉厥瘈疭，抽搐昏愦，诸危证接踵而来，甚则不动不言，如痴如醉。世之医者，无不知是险候，而殊少捷应之治验，即遍考古今医籍，亦莫不各有议论，各有方药。然寻绎其词旨，大都含糊隐约，疑是疑非，所以如法治疗，亦复无效。近之西国医家，则谓此是血冲脑经之病，又有称为脑失血、脑溢血，及脑血管破裂者。观其命名之义，固是离乎中医旧说，别有发明，且据其剖验所见，凡以是病死者，其脑中必有死血及积水，是血冲入脑，信而有征。顾血行于络脉之中，何故而上冲伤脑，竟致血管破裂？则治彼之学者，未能明言其原理，是以亦未闻其有切近之治效。[批] 古人未知有气血上菀脑神经之理，所以议论隔膜，则所定诸方，又安得有效？此是确实证据，则古人共认为外来之邪风者，岂非大误！近人蓬莱张士骧伯龙氏《雪雅堂医案》，尝论是病，则据《素问·调经论》"血之与气，并走于上，则为大厥，厥则暴死，气复返则生，不返则死"一节，而参用西学血冲脑经之说，谓脑有神经，分布全体，以主宰此身之知觉运动，凡猝倒昏瞀，痰气上壅之中风，皆由肝火自旺，化风煽动，激其气血，并走于上，直冲犯脑，震扰神经，而为昏不识人，喎斜倾跌，肢体不遂，言语不清诸证，皆脑神经失其功用之病。[批] 引证古书，吻合无间，即参西学，又是明白晓畅，精切不浮，似此论病，真是古人所未有。苟能于乍病之时，急用潜阳镇逆之剂，抑降其气火之上浮，使气血不走于上，则脑不受其激动，而神经之功用可复。[批] 醍醐灌顶，魂梦俱安。既以申明《素问》气血并走于上之真义，复能阐发西学血冲脑经之原由，则新发明之学理，仍与吾邦旧学，隐隐合符。惟西人据剖解所见，仅能言其已然之病状，而伯龙氏引证古籍，更能推敲其所以然之病源，言明且清，效近而显，贯通中外两家学理，沆瀣一气，而后病情之源委，治疗之正宗，胥有以大白于天下后世，洞垣一方，尽见症结。始悟古人诸书，皆未能明见及此，无惑乎凡百议论，多不中肯，遂令百千古方，不得幸图一效，则是病之所以号称难治者，其实皆不能识病之咎也。寿颐尝治甬人胡氏七十老妪，体本丰硕，猝然昏瞀，不动不言，痰鸣齁睡，脉洪浮大。重投介类潜阳，开痰泄热，两剂而神识清明，行动如故。又治南翔陈君如深，年甫三旬，躯干素伟，忽然四肢刺痛，不可屈伸，虽神志未蒙，而舌音已謇，其脉浑浊，其舌浊腻，大府三日不行。则授以大剂潜降，清肝泄热，涤痰通府之法，仅一剂而刺痛胥瘳，坐立自适，乃继以潜阳化痰，调治旬余，即以康复。又尝治热痰昏冒，神志迷蒙，语言无序者数人，一授以介类潜镇泄痰降逆之品，无不应手得效，覆杯即安。乃循此旨以读古书，始知《素问·生气通天论》"血菀于上，使人薄厥"一条，亦即此内风自扰，迫血上菀之病，更与西学血冲脑之说，若合符节。[批] 又一确证。盖《素问》此病，本未尝以中风定名，凡《素问》之所谓中风，皆外感之风邪也。分别外因、内因，最是清晰，初无一陶同冶之误。自《甲乙经》有偏中邪气，击仆偏枯之说，乃始以内风之病，误认外风，而《金匮》以后，遂以昏厥暴仆，瘫痪不仁诸证，一例名以中风，且比附于《素问》之所谓中风，于是内因诸风，无不以外风论治。此其误实自《金匮》《甲乙》开其端，[批] 读书得闻是编之敢于纠正《金匮》《甲乙经》者，其所据即在于此，苟能起仲景、士安于九京，当亦自知误会。而《千金》《外台》承其弊，反将《素问》之内因诸风，忽略读过，不复致意。于是《金匮》《病源》《千金》《外台》诸书，后学所恃以为汉唐医药之渊海者，绝少内风之切实方论，讵非一大缺憾。[批] 古无专治内风之方药，真是缺典。且令后之贤哲，如河间、东垣、丹溪诸大家，论及昏瞀猝仆之中风，虽明知其为火、为气、为痰，病由内发，无与乎外感之风，而犹必以小续命、大秦艽、羌活愈风诸方，虚与委蛇，姑备一说，岂非以脑经之理，古所未知，则见此无端暴病之或喎口眼，或废肢体，或更不识不言者，终不能窥测其所以然之故，犹疑为外感邪风，错杂其间，此即中风之名，有以误之。遂视古来相承不易之散风解表一法，必不敢独断独行，直抉其谬。而内风、外风之治法，仍依违于两可之间，则必使患是病者，百无一愈。[批] 为古人说出依违两可之源委，真情实理，全赖作者体贴入微，方能有此深入显出之语。总之古人于此病，皆未能识得真切也。今者得有伯龙此论，而《素问》之所谓气血上菀，及西学之所谓血冲脑经，皆已昭如云汉，炳若日星。凡是古人误认外风之议论方药，自不得不扫尽浮言，别树一治疗之正轨。惟是追溯致误之源，则自《素问》而外，即《甲乙》《金匮》已多疑窦，更何论乎唐宋以降。苟不证明其沿误之渊源，必有好古之士，致疑于新发明之学说，大异乎千载相承之旧，而不敢坚其信用者，则泥古之弊犹小，而临证之害实多。用是不辞愚昧，专辑一编，藉以研究始末，[批] 翻案太大，不得不仔细推敲，表明原始，此编之所以论议反复，近于繁冗也。乃知《素问》辨别之精审，以及汉唐误会之源流，未尝不马迹蛛丝，隐隐可据，且寻绎《千金》《外台》中风各方，亦时有清热潜降之剂，更可知古人固恒有此肝阳上凌之病，但以习俗相沿，鲜有直断为内热生风者，则虽有良方，而后学亦不易悟得其妙用，坐令临病之时，束手无策，宁不可痛！[批]此亦确证，何得谓古之中风必非今之气血冲脑？爰为考证古今，疏其要旨，并述治疗次第，具列于篇，若其兼见诸证，如口眼㖞斜，肢体瘫废，或为舌短语謇，神迷言糊，或为痰塞昏蒙，痉厥尸寝。[批]擒贼擒王，不当支支节节，琐屑繁碎，反无一效。在古人不知是神经为病，恒欲分证论治，各立专方，求其一当，未尝不阐幽索隐，大费心思。岂知扪烛扣盘，全非真相，则不揣其本而齐其末，卒无效力之可言。今惟以潜降为主，镇定其气血上冲之势，使神经不受震激，而知觉运动，皆可恢复，凡百兼证，胥如云过天空，波平浪静，正不必分条辨证，游骑无归。纂集经旬，缮成三卷，准今酌古，似尚能识得机宜，裨益实用。持论务求其平，固以《斠诠》为名，贻诸同好。但期为病者得有切近之治验，是于民命不为小补，或亦贤于无所用心者欤！

中华纪元丁巳十月嘉定张寿颐山雷甫自序于沪北寓斋

序中所述陈如深之治验，其病在丙辰七月，初觉髀枢不利，不半日而两足瘈痛，并及右手。余至诊视，已第三日，则四体俱僵，仰卧不可一动。引手察脉，即大痛呼号，惨于刀刃。其脉弦大有力，虽不甚洪数，而指下浑浊模糊，舌苔又满白垢腻，已知是痰壅气升之病。惟肢节痛楚，颇似风、寒、湿邪三气杂至之痹证，语言尚是清楚，而有时已觉蹇涩。因询其颊车是否如常，则曰自今日起已渐渐牵强。遂直断为肝火不藏，气血挟痰，上冲激脑，震动神经之病，是以病发猝暴，忽然而至。惟时大府三日不行，有欲解而不得解之意。盖升多降少，地道不通，而气血上菀，神经为病，未有已也。因以清肝潜降，泄热涤痰，疏通大府为剂。方用羚角尖水磨冲服五分、生石决明、生牡蛎、紫贝齿各一两，生玳瑁、青龙齿、生磁石各六钱皆先煎，陈胆星、天竺黄、仙露半夏、生白芍、莱菔子各三钱，石菖蒲根、盐水橘红各一钱，礞石滚痰丸五钱布包煎，另用淡竹沥三两加生姜汁三五滴，分三四次温服。甫尝一剂，是夜即瘈痛大定，自起如厕，二便畅行，明日复诊，即安坐床头，屈伸自若。此是肢体大病，初亦不敢必期果有捷效，而竟能应手成功者，则神经为病，动则俱动，静则俱静，足征伯龙所论，确是此病一定不易之真情。设或误认痛痹，投以疏风宣络，行经发散之剂，岂不气火愈浮，助其激动，为害又当何如？迫今岁八月，陈君又忽患髀关牵强，其时适发过疟疾二次，误谓外感未清，自服桂枝、柴胡、羌活、川芎等各三四分一服，遂四肢大痛，不可转侧，牙关紧闭，舌短不伸，神志欲昏，殆将痉厥。乃悟及丙辰旧恙，飞函相邀，而又自服潜镇化痰之法，比及余至，则牙关已舒，手足已运，神清言楚，掣痛胥蠲，诸危证皆已锐减，则辛温通络之害，及潜阳摄纳之功，两两相形，尤其显著。惟脉来浑浊，舌苔垢腻，与前年无异。仍授潜镇化痰，调治浃旬，仟事如故。此君两度僵卧，见者无不以为势且瘫废，而幸能投剂速效者，是伯龙氏发明治法之第一实验。盖自有此病以来，固鲜有如此如鼓应桴者，始知从前病家之误于古方者，当必不少，至今日而始知是病之未尝不可治，则其他病理之未经阐明者，殆难悉数。寿颐因之而尤为兢兢焉。[批] 不以新发明而自负，转以得实验而自知不足，似此虚怀若谷，非大有学问者，安肯道只字！然欲求真实学问，亦必须如此存心，乃能工夫日进，使习医者皆能学到吾师之虚心，则国学昌明，正未有艾！愿同道者共书，诸绅复何患国医之江河日下，而为治新学者所诉病耶？祖培附识 此病以西学家有血冲脑经之说，而伯龙因以悟及《素问》"气血并走于上"之一节，寿颐更以悟及"血菀于上"之一节，今得亲自经验，而确信经文二节，果为是病而设。然《素问》一书，凡在医家，何人不读？读之而不得其意，则姑且付诸阙疑，不求甚解，此亦读古书者无可奈何之事。寿颐以有此实验，而始敢谓能读《素问》之二节，始敢谓能治是病，则《素问》之不能读者何限？而民病之下，能治者亦复何限？于是可知上古之医理为不可及，而汉唐以下之议论有未可恃者。呜呼，医岂易言哉！世有好学深思之士，能于临证之际，时时细心体验，使病理渐渐昌明，可以与人共喻，庶乎吾邦医学，始有进步可言。若仅能人云亦云，随声附和，抑末矣！

己未九月寿颐又记

点句非古也，然以清眉目、便读者，则句逗自不可少。凡书中窾要，正如画龙点睛，尤宜揭出，以求醒目，迩来多用此法，自有深意。山师是编，既为洛钧先生点勘一遍，更加眉评，甚是爽心豁目。惟序言二篇，尚无点句，祖培从吾师游有年，于吾师心法差能领略一二。谨为句读，当亦为同嗜者所许可也。

受业曹祖培谨识

《中风斠诠》曹序

医之为学，有二要焉，曰理论，曰治验。理论者，所以探讨病机之原委；治验者，所以昭示用药之准绳。有治验而理论不足以申明之，则本末未详，尚是偶然之幸中；有理论而治验不足以证实之，则空言无用，徒贻向壁之讥评。吾国医书，多以理论见长，充其弊也，甚至竞骋辞锋，而恍惚杳冥，难证实效。然亘古以来，病机之愈阐愈详，而得收效果者，亦正不少，则理论尤为治验所自出者也。西医之主张，在新发明而不在学古训，故其言曰：无学问之经验，优于无经验之学问。是重于知新，轻于温古之明证。为是说者，盖亦有鉴于中医之空论太多，为徒读父书、食古不化者痛下针砭，未始非实事求是之一道。然仅凭经验，而学问不足以济之，则经验必有时而穷，而所得之经验，又何以说明理由，与人共喻？且彼之所恃以为经验者，器具精良，解剖细密，可谓尽验病之能事，而试为研究其治疗之实效，则果有新发明者，未始不所向有功，无投不利。若其普通治法，则孰得孰失，亦正与中医之人云亦云者，未易轩轾，且有时明明验得实在之病状，而理论不足以畅发之，则亦不能洞烛病机，而所治亦未必遽效。惟以国医理法，为之曲曲证明，而始知其剖验之不诬。则彼之经验，有赖吾之学问以引伸之，而后相得益彰，如响斯应。此吾师张山雷先生《中风斠诠》一编，实由学问中生经验，而能以理论申明其治效者也。原夫昏瞀猝仆之病名中风，本是汉唐以后之通称，而证之古书，则《素问》中有是病，无是名。知《金匮》以下之皆作外风治疗者，初非上古医学之正轨，吾师据此以正汉唐诸家之误，是理论之最透辟而确然无疑者。近之西国医家，验得血冲脑经为病，而知其然，不能知其所以然。遂觉血何由冲，脑何由病，皆在含糊疑似之间，莫能探索其真相。迨张伯龙以《调经论》之气血并走于上释之，而其理始明，吾师又以《生气通天论》之血菀于上证之，而其情更著，则新学家徒恃乎无学问之经验者，固不如更以学问佐之，而经验乃信而有征。于此始悟内风上扰之病，《素问》中言之最详，"巅疾"二字，已是习见。王启玄且注为在巅之疾，不啻言明其脑之受病，而气上不下，上实下虚诸条，岂不与彼冲脑之说同符合撰，惜乎读者不察，误入迷途，致令自汉以下，以讹传讹者，垂二千年。而金元名贤，如河间、丹溪诸公，能知病由内动，为火为痰，而终不敢直揭汉唐治法之误者，皆为《金匮》"寒虚相搏，邪在皮肤"一节，印定眼光，竟为仲景成法，神圣不可侵犯。今者是编出而始拨重雾以见青天，真是二千年来未有之大彻大悟。但是发明最精，而翻案亦最大，必启俗学之疑，吾师之所以不惮辞烦，反复申论者，其意亦正在此，然窃恐固执之人，读此而犹舌挢不能下也。要知真理论、真治验，非理想家空言涂附者所可等视，是医学中之最上乘，天下之大，必有知音，此则祖培之所敢断言者。请申一说为读者告，曰是编理论，至详至审，果能于精密处细心寻绎，则举一反三，临证时必多适用，正不仅昏瞀猝仆者之唯一捷诀也。爰拜手而书其后。

时民国九年岁在庚申孟陬月受业松江曹祖培伯蘅谨识

重订中风斠诠目录

卷之一　中风总论

第一节　论风之为病以外因内因
为两大纲

风者，大块之噫气也。大之而云物晦明，阴霾晴霁，无一非此大气之鼓荡；小之而动息挐乳，草木繁滋，又皆恃此空气为涵濡。吾人生于气交之中，呼吸吐纳，固息息相依为命，尤为须臾不可离者焉！然在天之风，其和煦也，则为生长百物之母；其肃杀也，即为摧残万有之机。而斯人之呼吸长空，赖以生活者，得其和气，则吐故吸新，百骸滋长；而感其戾气，即千变万状，疾病丛生。读《素问》《甲乙》《病源》《千金》等书，于风病言之綦详，叙述病变，亦极繁赜。大率自外感受者，由浅入深，自经络而腑脏，幻化百端，不可思议，古所谓善行而数变者，其故可思也，此外因之风邪为害固已甚厉。凡古人祛风方药，恒主疏邪解表者，诚以外感为病，仍须治之于外，泄而散之，此外因证治之一大纲也。[批] 外因之风，无不由渐而来，非内风之猝然暴动，一发即重者可比。而人之生也，禀五行之气化以迭为消长，则脏腑中自有此涵煦不息之机，以运用其津液气血而充溢肢体，敷布形骸，古所谓风气通于肝者，则非天空中鼓荡之外风也。其为病也，五脏之性肝为暴，肝木横逆则风自生；五志之极皆生火，火焰升腾则风亦动。推之而阴虚于下，阳浮于上，则风以虚而暗煽；津伤液耗，营血不充，则风以燥而猖狂。所以病至末传，阴液云亡，阳浮飞越，恒有虚风陡动，而一蹶不可复振

者。是人有此生，竟是与风相为终始。大率自内而发者，由静生动，则猝然震撼，波谲云诡，一往无前，古所谓风为百病之长者，殆即指此，此内因之风火恣肆又最难驯。凡古人息风良法，必以潜阳镇定者，诚以内因为病，务必治之于内，安而宅之，此内因证治之又一大纲也。斯二因者，渊源既别，见证亦自不同，而治疗斯各有主义。[批] 内风为病，其源不一，见证本各不同，治法亦各有主义，惟潜阳息风之品，必不可缺。假使病是外因而不为疏泄，则坐令深入，譬由开门揖盗，宁不入室升堂，倾筐倒箧；病是内因而妄与发散，则狂飚益肆，譬犹红炉鼓扇，宁不摧枯拉朽，栋折榱崩①。此则谈医者所必明辨于机先，而不能混淆不清，指鹿为马者。故古之中风皆是外因，治必温散解表者，所以祛外来之邪风也；今之中风多是内因，治必潜降镇摄者，所以靖内动之风阳也。诚能判别外内二因之来源去委，则于古今中风证治思过半矣！

第二节　论中风之病汉唐治法皆是
外因金元辨证乃识内因

中风病名导源《素问》，衍于《甲乙》，并见于《难经》及仲景之《伤寒论》《金匮要略》，下逮隋唐，则巢氏《病源》、孙氏《千金》、王氏《外台》，分析各证，言之尤详，而治疗方药亦最明备。

---

① 栋折榱（cuī）崩：正梁和椽子都毁坏了。榱，椽子。

此皆治国医者所谓百世不迁之大宗也，似乎后之学者，欲求中风证治之纲领，必当守此数家之言，奉为圭臬，而可以探骊得珠，生死肉骨矣。抑知言非一端，义各有当，古人立论，各道其道，有不可不分而观之者乎？夫《难经》所谓伤寒有五，之一曰中风，及仲景《伤寒论》所谓太阳中风之桂枝汤证，固明明外感初步之风寒也，病在皮毛，未尝深入，则与猝然昏仆之中风迥不相侔，是必异病同名，不可相提并论。此其义固人人能知之而能言之，不意《千金》《外台》之治猝中风欲死，身体缓急，口目不正，舌强不能语，奄奄忽忽，神情闷乱者，首推小续命汤一方，仍是仲景之麻桂二方加味，则可知彼时之所谓中风，虽其证与仲景之太阳中风不同，而制方之意固以为即是太阳病之外感风寒，所以用药同此一辙。是盖古人所见身体缓急，口目不正，舌强不语之猝然中风，必有外寒见证，则仍与仲景之所谓太阳中风无甚差池。所以金元以来每谓中风中经络者，外有六经形证，通以小续命汤加减主治。张洁古氏且有桂枝续命、麻黄续命等六经加减，号为定法，岂非从风邪在表着想？是又与《伤寒论》六经皆有中风之意同一理论。更证以《外台秘要》中风一门，首列深师之桂枝汤、麻黄汤，所治之证，所用之药，皆与《伤寒论》之太阳中风吻合，益可知六朝隋唐之所谓中风，未尝不与《难经》《伤寒论》之所谓中风同符合撰。然必非近今所见眩晕暴仆，痰涎上涌，神志昏迷之中风可断言也。［批］论续命诸方为附会《伤寒论》太阳中风而作，语虽新奇，却有至理，再申之以方中所用诸药，何以能治身体缓急，口目不正，舌强不语诸病，则虽有仪秦①之辩，亦必不能为切当之解说，可见古人制方之时本在五里雾中，今既大放光明，则似此乱杂无章之古方，必不可复存，以淆惑学者视听。作者能推测古人制方之意，宛如身历其境，真是传神

之笔。寿颐按：《千金》《外台》小续命汤所谓治猝中风欲死，身体缓急，口目不正，舌强不能语，奄奄忽忽，神情闷乱等证，其实已无一非内风暴动，气血上菀，激动扰脑，神经失其功用之病，何尝有外来之风邪，且何尝有太阳见证？而制此方者乃比附于《伤寒论》之太阳中风，合用麻桂二方加味，本不可解。盖制方者知身体缓急，口目不正，舌强不语等证之名为中风，而又见《伤寒论》有太阳中风之明文，遂误认此之中风即彼之中风，因而依门傍壁，竟用太阳成例制成此怪不可识之方。试问身体缓急，口目不正诸证，何者有合于麻黄、桂枝之功用？而小续命汤诸味，又何者是身体缓急，口目不正，舌强不语等对证之药？此皆百思而不得其解者。乃方下主治且谓诸风服之皆验，而后人皆称小续命汤为中风之第一要方，终是莫名其妙。兹以其既用太阳之药，姑以为必有太阳证耳。究之身体缓急，口目不正，舌强不语之中风，必非仲景之所谓太阳中风，此则阅我此书者所当注意。

若《素问》《甲乙》之所谓中风亦皆外感之风邪，大率由浅入深，由渐驯剧，未尝有昏仆倾跌，痰塞神迷之证。盖外风袭入肢体，为患虽各不同，而皆自表及里，循次传变，亦与忽然暴仆、昏愦无知之中风见证绝异。此惟景岳张氏曾言《内经》诸风皆指外邪立论，与神魂昏愦，猝仆痰塞之中风不同，而其他名贤之论中风者，无不以古证今，混而一之矣！寿颐按：景岳创非风之论，立名未免不正，然能分别外风内风见证不同，复申言古人之治中风皆主外风，其论最为清澈，能使后学从此辨证论治，与他书之不分内

———
① 仪秦：战国时期纵横家张仪、苏秦的并称，以善辩著称。

外二因者，大有上下床①之别。惜其生平惯于温补，亦复以腻补温肾之法主治内风，则亦无效。

若今之《金匮》，既名"要略"，中风一篇寥寥数节，文义且多不贯串，则是断简残编，未能明了。寿颐按：《金匮要略》之中风，竟以内风暴动之不遂不仁，昏愦吐涎等证，指为风邪之在经在络、入腑入脏，而后之《千金》《外台》，乃无不以祛风散寒之药治昏愦猝仆之内风，是外因内因之混合不清，即由《金匮》开其端，最是疑窦。后有专论详辨之。

至《巢氏病源》则分析各证，言之甚详。而《千金》《外台》中风之方，竟成巨帙。然统观此三书之论证用药，几无一不从外风立法，凡是㖞僻不遂，痿躄不仁，瘫痪不用等证，皆以为邪风之外袭，即致神情瞀乱，昏不识人，痰壅涎流，舌强不语之候。近人所审知为内动之风者，在古人亦必以为外风之入腑入脏，则用药惟有散风泄表之一途，麻桂羌防，千方一律，且皆为寒风设法，则解表之剂，必主辛温，姜桂椒辛，天雄乌附，俯拾皆是。虽其间亦时有芩连石膏，寒凉之品，而恒与温中解表并辔以驰，是皆古人主治中风之定法，固无不以为外因之寒风也。寿颐按：《千金》《外台》中风之方亦间有凉润清热之剂，而如徐嗣伯、许仁则之方论，且发明内热生风之旨，实为河间、丹溪之先导，似不可谓古人皆主温中解表一法。但古方中凉润清热之法终是无多，兹以其大概言之，固辛温者十之八九也。其徐嗣伯、许仁则之方论见第三卷《古方平议篇》。[批]徐、许二家之论中风，独能知是内热生风，乃唐以前之绝无仅有者，然即此已可见古人之病，亦犹是今人之病也。

逮乎金元以降，始有悟于昏愦猝仆之中风，病形脉证确与外感风邪不类，乃渐变其论调而注重于内因。河间主火，东垣主气，丹溪主痰，持论虽各不同，而同以为病由内发，则与唐以前之皆指为外风者所见大异。而古人通行之大、小续命汤等泄散风邪之法，必与内因之证枘凿不入，势必不可复用。然河间之论中风，既知为将息失宜，心火暴盛，固谓内动之风火也。而其论治则又曰中风既为热盛，治之者或用乌、附等类之热药，欲令药气开通经络，使气血宣行而无壅滞，则又未脱古人专治寒风窠臼矣。[批]河间既知内热生风，而反故意为古人热药斡旋，大不可训。东垣之论中风，既知非外来之风邪，而为本气之自病，固为内因之虚风也，乃治法又用洁古老人《保命集》旧说，[批]《保命集》分此三纲，虽曰为外来之风病设法，然其时所谓中风之病，已无一非内动之风，则三纲之分，全是梦中说梦，所以续命、愈风等方，皆是有害无利。不意东垣已说明内动之风，而仍教人用此祛风温燥之药，更是可怪。谓中血脉者，外有六经形证，则以小续命汤加减治之；中府者，内有便溺阻隔，则以三化汤等通利之；外无六经形证，内无便溺阻隔，宜大秦艽汤、羌活愈风汤主之，则又用外感寒风之套药矣。[批]坊刻《保命集》多作刘河间著，且列于《河间六书》中，以刘名完素、张名元素而误也，《四库提要》已改正之，今称洁古，昭其实也。是以此数家之说虽恒为近世医书援引，而宗其法者，治亦无效。明之薛立斋亦以内因立论，则倡伪真水竭真火虚之说，遂开赵养葵专用六味、八味之陋。景岳张氏又约之以"内伤颓败"四字，持论既笼统不切，而用药又偏于腻补，则皆蛮钝不灵，终无效果。惟皆从内风自煽着想，一洗古人辛散疏泄之习，或为彼善于此。然当风火披猖，挟痰上涌之时，而遽欲顾其根本之虚，滋补浊

① 上下床：比喻人或事高下悬殊。详见《三国志·魏书·吕布传》。

腻，适以助痰为虐，奚能有济？独有缪氏仲淳，谓真阴亏而内热生风，猝然僵仆，初宜清热顺气开痰，继则培本，分作两层治法，乃有次序可言，则视薛、赵、景岳辈，独能言明且清。[批]古人之论内风治法，必以仲淳此说为第一明白，今更加以"潜镇"二字，则完璧矣。

　　近来西国医家，谓此猝然昏仆之病乃血冲脑经，失其功用，在彼以剖验得之。据称死于此病者，脑中必有死血或积水，则血冲入脑，固无疑义。惟血在络中，何故而直上冲脑？则亦未闻有精确之发明，因而亦无捷效之治验。光绪中叶，蓬莱张伯龙著有《雪雅堂医案》，其论内风昏仆，谓是阴虚阳扰，水不涵肝，木旺生风，而气升、火升、痰升冲激脑经所致，是以倾刻瞀乱，神志迷蒙，或失知觉，或失运动，皆脑神经为之震扰，而失其功用之病。西医谓之血冲脑者，正与《素问·调经论》所谓血之与气并走于上，则为大厥之旨吻合。[批]此是二千年来破天荒之第一名论。寿颐谓亦即《生气通天论》所谓血菀于上，使人薄厥之意。菀，读为"郁"，《诗·彼都人士》：我心菀结。《笺》："犹结也，积也"。薄，读为"迫"，《左传》："薄诸河""楚师薄于险"，皆逼迫之意。《小尔雅·广言》："薄，迫也。"其治法则惟以潜阳摄纳为主，镇定其上升之势，使血与气不走于上，则厥可定，而脑神经之功用可复。无论昏愦暴仆，痰壅气促，喎斜不遂，瘫痪不仁，舌强不语，痿躄掣痛等证，猝然而起者皆可猝然而安。此则阐发内风暴动证治，实能勘透渊源，精当确切，如拨云雾而见青天，竟是《素问》以后无人知此病情，至今而是病始有疗治正法，开后学觉悟之门，至理名言，有如皎日。寿颐屡宗此旨以治痰壅倾仆、神志迷惘者而效，以治肢体刺痛、手足不随者而又效。乃知伯龙此论最是实地经验，迥非前人之空言涂附者

所能同日而语，得此而从，古百家方论皆可废，虽谓伯龙为内风暴仆之开山祖师可也。[批]能以实在治验为证，方与空言之理想家显分畛域。抑寿颐因之而重有感焉？《素问》之言中风，非不明析，然皆外因之病，景岳所谓风邪中人，本皆表证，《内经》诸风皆指外邪，故无神魂昏愦，痰壅僵仆，瘫痪抽搐等证，已是读书得间，信而有征。若内因之昏愦猝仆者，《素问》自有大厥、薄厥等条，而并不谓之中风。在古人各明一义，辨别如分水之犀，本不虑后人之误认。不谓《甲乙经》以击仆偏枯猝然暴死指为偏中邪风，而《金匮》之《中风篇》又以喎僻不遂，身重不仁，昏不识人，舌强吐涎，指为贼邪之在经在络，入腑入脏，于是内风暴动之病，皆指为外感之邪风，乱《素问》之例，而内因、外因之风乃浑熔于一炉之中，纠缠不清，莫衷一是，不得不谓《甲乙》《金匮》之误。[批]此是内风之病误认外风之始作俑者，读者必须认清，方不为古人所愚。而后则《巢氏病源》亦以内因诸证作外因说解，《千金》《外台》诸方亦惟以解表祛风之法通治内风诸证，相沿成习，铁铸六州之错者将二千年。至景岳而始毅然决然亟为辨别，真知灼见，已是不可几及，其论"非风"一篇亦知是《素问》之厥，即此昏愦猝仆之病，又隐隐悟到大厥、薄厥之旨。盖景岳有《类经》之作，其于《内经》用力最深，故能有此神悟。独惜其误以非风一名，反觉言之不顺，然独能识得今之中风，可拟《素问》之厥，所见最是有真，而不闻更有人能助之阐发一言者，此则古书之真不易读。而亦可见潜心体会，善读古书者之难其选也。若西人血冲脑之说，在彼以实验而有此发明，初不与吾国古书互为印证，不意《素问》大厥、薄厥两节，久已明言于周秦以前。即此可征吾邦

旧学自有精凿不刊之至理，且可知医为实用之学，自必有征实之证据，虽中西两家学术渊源绝不相同，而果有实在之发明，终必同归一致。[批] 得此两节，可证吾国医学在上古之世最是戛戛独造，惜乎周秦以降，久已失传，而汉魏六朝诸书都不免空言涂附，此惟《素问》一编，秦火以前旧说犹有存者，诚非汉唐名贤所可几及者矣。盖疾病本是实事，陆九芝所谓一个病只有一条理，断不容各道其道，彼此歧异，更不能空谈理想，幻说欺人。世固有诮吾国医学之徒以理论见长，而无当于事实者，试令寻绎此大厥、薄厥之旨，当可恍然于理论果为事实之母矣。惜乎晚近学者目光不远，不能早悟及此，致令内风暴动之病久称难治。而今而后，凡有气升痰升，昏眩猝仆之证，不独汉唐家法，温燥升散之助桀为虐者，必不可误读古书，反以偾事，即河间、东垣、丹溪、景岳、仲淳诸大家，虽若各明一义，不无可取，然以视今日之大放光明，则皆瞠乎后矣！

第三节　论昏瞀猝仆之中风 无一非内因之风

昏瞀猝仆，痰壅涎流，而语言謇涩，瘫痪不仁，此举世所共知为中风之病也。惟考之《素问》，则凡此诸证，皆未常谓之中风。盖《素问》之所谓中风者，只是风邪袭表，病在肌腠经络，本无俄顷之间，即已蒙蔽性灵，汩没神志，而遽致倾跌僵仆，不动不言之理。[批]《素问》之所谓中风，本无昏瞀猝仆之证，读者最宜注意。寿颐按：《素问》之明言中风者本不多见，惟《脉要精微论》曰：中恶风者，阳气受也。则明言其人阳气不充而始受病，可知其所谓恶风者，必为肃杀之寒风，此古人治中风，所以必用麻桂羌防、姜辛乌附、大、小续命汤等温经散寒之剂也。

又《通评虚实论》曰：不从内外中风之病，故瘦留着①也。则谓风邪留着经络肌肉为病，故其人消瘦，是即风痹之证，亦因于外受风邪也。又《风论》有饮酒中风、入房汗出中风、新沐中风数条，无一非外感之风，皆可断言，而未尝有一条内动之风阳名之为中风者 [批]《素问》本不以内风为中风，则今之所谓中风，必不能援引《素问》之中风为据。所以《甲乙经》《巢氏病源》《千金》《外台》诸书所论中风，皆是外感之风，而并不兼及肝阳自动之内风一层，固皆本之于《素问》者也。

若《素问》所论内风自动，眩晕昏仆之病，则《通评虚实论》所谓仆击偏枯，肥贵人则高梁之疾也。[批]《素问》此条最宜认定，然后方知后世各家，竟是无一不误。寿颐按："高梁"读为"膏粱"。以富贵家肥甘太过，酿痰蕴湿，积热生风，致为暴仆偏枯，猝然而发，如有物击之使仆者，故曰仆击。而特著其病源，名以高梁之疾，明言其人声色嗜好，甘脆肥浓，壅塞胃肠，戕贼元气，病本内因，何等显著！此《素问》所谓昏仆偏枯之正义也。何以《金匮》竟以喎僻不遂，不仁难言，不识人等谓之贼邪，而《甲乙经》亦有"偏中邪风，击仆偏枯"二句，明明与《素问》背道而驰，是不可不据《素问》以正《金匮》《甲乙》之误。

《五脏生成篇》所谓徇蒙招尤，目冥耳聋，过在足少阳、厥阴，甚则入肝也。寿颐按："徇蒙招尤"一句，甚属费解，注家多拘泥本义本字，如涂涂附，皆不可通。要知古书最多假借字，汉人注经，改读为某，是一大例。重字音不重字形，凡时近音转之字，多可借读。《素问》尚是先秦遗书，假借字及古字古义不少，读者

---

① 瘦留着：或作"留瘦着"，病邪留滞，致消瘦明显。

不可不知此例。此节谓徇蒙招尤，目冥耳聋，病在足少阳、厥阴二经，明是肝胆火升，内风煽动，眩晕昏瞀之候。则"徇"字当读为"眴"，实即借为"眩"字；"蒙"字本有"冒"义，古多通用。惟眩冒之"冒"，本是蒙昧不明之义，已借"冒"为"蒙"，则"徇蒙"可读为"眩冒"，可读为"眩蒙"。"招尤"则读为"招摇"，实即掉摇。招之为掉，尤之为摇，皆一声之转，且本是形容之词，但当通之以意，而不能墨守本字正义者。凡古书中双声叠韵之形容字，多无一定字形，是其例也。质而言之，即《五常政大论》之所谓掉眩巅疾耳。俞荫甫《读书余录》亦谓此节之"徇蒙"，当读为"眩朦"，可证经生家已有先我而言之者矣。[批]此节引证《素问》内风各条，而一一说明其病状，殊觉古人之为《素问》作注者，皆未必有此明白，然一经说出，又皆浅显易知，绝无穿凿附会之弊，所谓至理自在人间，会心人固不必求之深远也。

《玉机真脏论》所谓春脉如弦，其气来实而强，此为太过，则令人善忘，忽忽眩冒而巅疾也。寿颐按：善忘，当依《宋校正》改作"善怒"，此传写之误。巅疾，今本《甲乙经》《脉经》皆作"癫疾"，同字，《脉要精微论》"厥成为巅疾"。王注：厥，谓气逆也，气逆上而不已，则变为上巅之疾。颐谓《素问》"巅疾"二字，数见不鲜，名以巅疾，则病在巅顶已极明显。[批]顶巅之病，岂非即是脑病，古人久已言之，何等明白晓畅。至启玄而注以上巅之疾。王氏尚能知是巅顶为病，此皆古人之明以诏我者，正不待近今西学东渐，而始知其病在于脑，特古人未为揭出脑之一字耳。考"巅"字，古只作"颠"。后人凡属病名，多加疒旁，乃变颠作癫。今本《说文》："癫，病也"，似许叔重初未明言何者之病。然按《说文》

条例，凡名物训诂，皆于篆文之下，复出某字以为说解。如草部"苋"字篆文之下，说解曰："苋，菜也"。金坛段大令注："谓菜上苋字，乃复写隶字，删之仅存者。"寻《说文》之例，云葵菜、薇菜、苋菜以释篆文，篆者字形，葵菜、薇菜、苋菜是字义。如水部篆文"河"字是字形，说解"河水也"是字义，概以为复字而删之，此不学之过云云。此节段氏注文，略有删润。寿颐按：《说文》草部，凡某草也，某菜也，许君原文本皆于篆文之下作三字句，以为篆文说解。又水部"江"篆、"河"篆之下，段谓许君原文亦当是江水也、河水也三字为句。所以解说"江"篆为大江之江，"河"篆为黄河之河。今本只存一水字，乃浅人传抄，误以为与篆文复叠而妄删之，是以段注《说文》于水部悉已补出某水。寿颐谓茂堂此说最得叔重氏真意。若如今本《说文》葵下、薇下皆曰菜也，一似为菜之总称。而江下、河下只一水字，岂不令叔重解字本旨窒不可通？此浅人之妄，最误后学。又如"参"篆说解，本是"参商，星也"，乃解此"参"字，为"参商"之"参"。叔重岂不知"参商"二字同为星名，今本亦删去"参"字，则以"商星也"三字作"参"字说解，乃似"参"即商星，遂成笑话。浅者不知，竟有讥许氏为误者，更是令人喷饭。有清一代注《说文》者，多有谓此类解字原文，当连篆书读之，不佞以为是。盖《说文》原本，"癫"字之下本作"癫病也"三字为句，即指颠顶之病。《广雅·释诂》则曰："癫，狂也。"《玉篇》："癫，狂也"，又"痫，小儿癫病"。至《广韵》始有"癫"字，为"癫"字之重文，注曰上同。是颠痫、颠狂诸病，古人命名本取顶颠之义。吾国古时，当无不知是脑之为病，脉弦实强，则肝气横逆莫制，故为善怒，为眩晕，为昏冒。阳气上浮，直达颠顶，谓非脑神经之病而何？

《生气通天论》所谓阳气者，烦劳则张，精绝，辟积于夏，使人煎厥，目盲不可以视，耳闭不可以听，溃溃乎若坏都，汩汩乎不可止也。寿颐按：煎厥二字不可解。然谓人之阳气，以烦劳而其势愈张，明是阳升之病，更遇夏令阳盛之时，则阳气辟积，发而为厥，盖与《调经论》之大厥相近。辟积者，复叠重累之义，其字亦作"襞襀"，见司马相如《子虚赋》，如今女子之裙摺裥者是。《论语·乡党》"帷裳"，朱注谓腰有辟积，而旁无杀缝是也。"目盲不可视，耳闭不可听"则即《五脏生成篇》之所谓"徇蒙招尤，目冥耳聋"，已是天旋地转，日月无光之候。更申之以溃溃乎、汩汩乎二句，无非形容其昏然无识，莫名所苦之状。谓非肝阳暴动，眩晕昏瞀，猝厥猝仆之病而何？[批]描摹病态，是绘影绘声笔法，读此而犹不能明白了解者，天下必无是人。独惜古今注家未悟此意，说得迷离恍惚，反以疑误后人，而《素问》之正义遂不可晓。

《脉解篇》又有"善怒者，名曰煎厥"一条，盖怒则气火俱升，因而暴厥，其病状亦犹是也。又谓阳气者，大怒则气绝，而血菀于上，使人薄厥也。《调经论》所谓血之于气，并走于上。则为大厥，厥则暴死，气复返则生，不返则死也。寿颐按：内风陡动之病，习医者能知为肝阳上扰，已是高明之家，终不能知是气火俱浮，迫血上涌，直伤脑经之病，乍闻西医"血冲脑经"四字，方且摇首咋舌，群相骇怪，更莫测其病理之何似。抑知《素问》有薄厥、大厥二条，固已明言其血菀于上，气血并走于上，盖亦与新学家之所谓血冲脑经同一明白，而读者皆

不觉悟，则为注家说得模糊，引入魔道，遂令古人精义几于泯没不传，可为叹息。然今既证明此薄厥、大厥即是内风昏瞀之病，更可知上古医理至精至确，非汉唐以降所能望见项背者矣！

《脉要精微论》所谓厥成为巅疾也，又谓浮而散者为眴仆也。寿颐按：此《素问》明言厥为颠顶之疾，一句道破，真与西学所谓血冲脑经同符合撰。惟其气火大浮，有升无降，故于脉应之，且浮且散，当为眩晕昏仆之病。《甲乙经》六卷《阴阳清浊顺治逆乱大论篇》亦谓乱于头，则为厥逆头痛眩仆。今本《甲乙》"头痛"下有校语四字曰："一作头重"，义与《素问·脉要精微论》同，皆明言眩仆之病在于头者。

《至真要大论》所谓诸风掉眩，皆属于肝；诸暴强直，皆属于风；诸热瞀瘛，皆属于火也。寿颐按：此《素问》明言眩晕强直，昏瞀瘛疭诸病之属于肝火、肝风者。

《阴阳应象大论》所谓在天为风，在地为木，在脏为肝也。又谓风气通于肝也。寿颐按：此节"风"字，虽似言外因之风，然在天为风，而人之肝脏应之，则可知肝之自能生风，非专指外来之风矣。

《五常政大论》所谓发生之纪，其动掉眩巅疾也。[批]《素问》"巅疾"二字，数见不鲜，可知掉眩目冥等病，古人皆知其病在于脑，则西人血冲脑经之说，虽是新发明，亦何尝非吾邦旧学。又谓厥阴司天，风气下临，目转耳鸣也。

《六元正纪大论》所谓太阳之政，壬辰、壬戌，其病掉眩目冥也。少阳之政，壬寅、壬申，其病掉眩也。寿颐按：发生之纪，乃木运之太过，厥阴司天，则风木之旺时，壬年即木运太过，所以有掉眩巅

疾，目转耳鸣等病。此皆脏气之应乎天气，而内风自动者也。又谓厥阴司天，三之气，民病耳鸣掉眩也。木郁之发，耳鸣眩转，目不识人，善暴僵仆也。火郁之发，瞀闷懊侬，善暴死也。少阳司天，三之气，病昏惯也。少阳所至，为瞀昧暴病，为瞤瘛暴死也。寿颐按：瞀昧瞀闷，皆昏惯迷乱，神识不清之貌。瞤，谓口眼之瞤动；瘛，谓肢体之瘛疭。此皆厥阴风木及君相二火之气用事，而为掉眩僵仆，昏瞀懊侬，瞤瘛暴死等病。是亦脏气之应乎天气，而为风病、火病者也。

《脉解篇》谓太阳所至，甚则狂巅疾者，阳尽在上，而阴气从下，下虚上实，故巅疾也。寿颐按：此节之所谓太阳，言其阳气极盛，升浮于上，故曰阳尽在上，正是气升火升，迫血冲脑之候。"下虚上实"四字何等明白，与十二经络之太阳经无涉。然启玄作注，竟以脉上额交巅妄为附会，遂令后之学者不知古人真旨，可为叹息。惟经文阴气从下一句殊不可解，当有讹误。

《厥论》所谓巨阳之厥，发为眴仆；阳明之厥，则巅疾欲走呼也。寿颐按：此巨阳、阳明，亦当以阳气甚盛言之。惟其阳盛于上，巅顶受病，故或为狂悖而走呼，或为昏惯而眩仆，皆即气血冲脑之病，必非太阳之经、阳明之经，亦犹《平人气象论》之太阳脉至、阳明脉至，《至真要大论》之太阳之至、阳明之至，皆以时令阴阳言之，皆与太阳、阳明经络毫不相涉。《难经》七难：冬至之后，得甲子，少阳王；复得甲子，阳明王；复得甲子，太阳王。言阳气之旺，与时渐进，尤其明证，此何可以经络之太少阴阳妄为比附。虽《厥论》此节，下文又有以经取之一句，颇似主经络而言。要之与眩仆昏狂之旨不能符合，恐是浅人有所窜入。

若王氏之注专以经脉作解，则启玄固惯于望文生义者，不足征也。

《宣明五气篇》所谓搏阳则为巅疾也。寿颐按：搏阳亦阳盛之意。《方盛衰论》所谓有余者厥，一上不下也。又谓气上不下，头痛巅疾也。寿颐按：气盛于上，上实下虚，故曰有余。一上不下，气上不下，言之尤显。

《著至教论》所谓太阳者，至阳也。病起疾风，至如砯砺，九窍皆塞，阳气滂溢，干嗌喉塞也。寿颐按：砯砺，今作霹雳。此节文义不甚条达，其大旨则谓太阳是阳气之至盛，所以病发猝暴，迅如霹雳，以致九窍皆塞，嗌干喉塞，盖与煎厥、薄厥、大厥等病情大致相似，则亦猝然昏瞀之中风也。《著至教论》又谓三阳莫当，请闻其解。曰：三阳独至者，是三阳并至，并至如风雨，上为巅疾，亦以三阳作太阳解。阳气太盛，而如暴风急雨之骤至，皆所以形容猝然发作之病态，可知古人之所谓巅疾者，其状如是，谓非暴仆昏惯之类中而何？凡此诸条，皆是肝胆火升，浮阳陡动，扰乱脑之神经，或为暴仆，或为偏枯，或为眩晕昏厥，或为目冥耳聋，或更瞤动瘛疭，强直暴死，诸般病状，俱已历历如绘，此皆近世之所谓中风病也。然在《素问》何尝名以中风？可见《素问》之所谓中风者皆是外风，其证固不若是，惟古人文字简洁，于此诸条未尝明示以此即内风陡动之病，而《甲乙经》遂有偏中邪风，击仆偏枯之语，乃以内风之病误认外风。寿颐按：此条见《甲乙经·八正八虚八风大论篇》，全篇文义甚是庞杂，本不可信，辨见后文第五节，惟《甲乙经》此文亦见《灵枢·九宫八风篇》。近世医家每谓《灵枢》《素问》即《汉书·艺文志》之《黄帝内经》十八篇，其实《素问》之书最古，仲景

《伤寒论》序引及之，可信为汉世①所传之旧。若以《灵枢》为《黄帝内经》，则其说创于唐之王冰，而以前未见有《灵枢》之名。宋晁公武《读书志》已谓好事者于皇甫谧所集《内经仓公论》中抄出之，名为古书。[批]《灵枢》是王冰从《甲乙经》中抄集成书，《四库提要》考证甚详，而今人犹谓是轩岐真本，未免食古不化。寿颐谓王冰之《素问注》中始引《灵枢》，是《灵枢》之书传与王氏无疑，盖传书之人即伪撰之人，古之伪书大都如是。所以杭世骏《道古堂集·灵枢经》跋语直谓其文义浅短，为王冰伪托可知云云。惟今本《灵枢》一书，固成之于王氏之手，然详校之，无一条非《甲乙经》之旧，但变异其篇名，改窜其字句，颠倒其先后而已，抄胥伎俩，尤其鄙陋。今人之信为古书者，皆未考之《甲乙经》耳。是以寿颐此编引《甲乙》不引《灵枢》，诚以晋人之书，固远在唐人重辑之先耳。而自汉迄唐，皆从外风主治，讹以传讹，竟如铁案而牢不可破，幸有河间、东垣、丹溪诸家之论出，而后为火、为气、为痰，病属内因，又复渐渐发明，藉以提撕后学。惟是火之升，气之逆，痰之壅，皆其肝风煽动，有以载之上浮，是肝风为病之本，而火也、气也、痰也皆其标。乃读诸家之论，但知于火、气、痰三字，竭力阐明，而反将主动之肝风略而不问，则欲为清火而火必不息，欲为顺气而气仍不纳，欲为化痰而痰亦不减，卒之皆无捷效。此则金元以来，虽有类中风之名称，可以区别于汉唐专用温散之真中风。而所谓痰中、气中诸病，固已尽人能知，然治疗仍鲜实效者，则专治其火气痰，而不能注重于平肝息风之过也。[批]金元以来类中病情，论者已详，惟尚少平肝息风之法，所以少效，一朝说破，谁不恍然大悟。要之即以《素问》而论，内风

为病固已数见不鲜，惟散在各篇之中忽略读过，每不知其即是肝风内动之证。且又各明一义，并不明言其为内动之风。而后人之读古书者，惟知于中风之字面上以求古人之所谓中风，而更不能寻绎其未言之意，遂使古人精义之流露于字里行间者，皆不得领悟其旨趣。于是自汉以后，墨守此中风二字，竞用风药、表药以治内风，辛散温升，更以鼓激其奋迅之势，是洪炉烈焰本已飞扬，不使潜息于一室之中，而反门户大开，助之煽动，岂不速其燎原，顷刻灰烬？此则《素问》未尝揭明内风为病，有以酿成浩劫，当亦古人之所不及料。吾知二千年来，内风病之误于续命诸方者必非少数。今者伯龙氏寻绎《素问》大厥之旨，而内风暗恣，扰乱神经，以致昏瞀僵仆之真实原委，亦既灼然无疑，则古人专用温散辛燥之法，其谬亦堪共信。而所谓潜阳镇摄之功用，仍是见证治证，一定不易之理，本非别开生面，炫异矜奇，是必以内风二字郑重读之。而后此病之真情实理，庶几大白于天下后世也。[批]潜阳镇摄之法，本是作者发明之真义，乃不矜创获，而视作寻常理法，是诱掖后进，与人为善之微意也。真儒至性，菩萨心肠，具其救苦救难之热忱，不可不授学子以易学易行之捷诀。

第四节　论医学家类中之病名不如径作内风之明显

金元以前，无所谓真中、类中也。盖古人之所谓中风者，皆外风耳，寒风耳。既以为真是外来之风所中，则治疗之法惟有辛温表散，以祛其风、胜其寒，对病发药，直捷爽快。此古人不知有内动之肝风，不知有肝阳之风火，固不必为古人曲讳者。自河间、东垣、丹溪诸家之论出，

---

① 汉世：上科卫本作"秦汉"。

而始知举世之所谓中风者，本未尝感受外来之邪风，然又心疑于古人之恒以风药、表药治中风者，意谓古时必有邪风中人之病。于是以古书之中风谓之真中，而即以其发明之痰中、气中等证谓之类中，以视古人之不问内因外因，而惟从事于麻桂羌防、姜辛乌附者，其议论固已大有区别，而治法亦切近一步矣。然既有类中之名，藉以异于古人之所谓真中，则必以感受外风者为真中，而以未感外风者为类中。所以河间之论类中，谓为心火之暴盛，而并谓非肝木之风；东垣之论类中，谓为本气之自病，而亦谓非外来之风邪；丹溪之论类中，谓为湿痰生热，痰热生风，而亦不以为肝动之风。究之五脏之性，惟肝为暴，合德于木，动则生风，且其气左升，刚果用事，苟不顺其条达之性，则横逆恣肆，一发难收。其为病也，气火升浮，痰涎上壅，皆其有形之见证。然必以无形之风阳为之先导，而后火也、气也、痰也，得凭藉之力，而其势愈猖。此内风为患，暴戾恣睢，断非外风之袭人肌表者可以同日而语。乃论者惟知有痰中、气中诸候，专治其有形之火与痰，而不治其主动之肝阳，宜其无应手之捷效。此无他，知其为类中，即所以别于真中之风邪，而遂谓类中之与风无涉，于是柔肝息风一层，最为是病之紧要关键而略过不谈，则凡是类中，皆不可治。抑知气中、痰中诸候，无不猝然眩晕，而渐至昏愦神迷，涎流倾仆，是皆肝阳陡动为虐，亦即气血冲脑之变，苟非亟投镇摄以靖内风，则当狂飚鼓舞，天旋地转之交，日月无光，耳目蒙蔽，将何以澄清宇宙，扫荡群霾。寿颐以为，与其仍类中之名，泛而不切，不能得其要领，毋宁以内风二字，楬橥[1]天下，而顾名思义，易得旨归。是以辑录此编，即以内风挈其纲领，庶几名正言顺，见得

潜阳息风之法，本是治内风病之应有要义，而后之学者，乃不复以新奇为疑，则患是病者，始得有正当之效果，而不佞探讨今古，所费日力为不虚矣。[批]既定其病名曰内风，而后潜阳摄纳之治法，自然名正言顺。

附录：吴兴莫枚士释癫原文并不佞之申义

寿颐按：巅疾之义，古今医家绝少说解，学者从未悟此病理，惟《研经言·释癫》一篇，独知病气聚于头而致踬仆，最是绝无仅有之名论。寿颐上年编《谈医考证集》一卷，特采入录，并为引申其余义，兹再录之，以志气求声应。

壬申九秋寿颐附志

莫枚士曰：癫之言踬。踬，仆也。凡物上重下轻则仆，故人病气聚于头顶，则患踬。《素·脉解》：太阳所谓巅疾者，阳尽在上，而阴气在下，下虚上实，故巅疾也。与《厥论》巨阳之厥发为眴仆同义，是明以巅为仆也。癫，经文作"巅"，故注云：顶上曰巅。古字无巅，只作颠。后人加疒旁，遂作癫，亦或省作瘨。《玉篇》"瘨，小儿瘨病也"是也。且据《玉篇》知癫、瘨实一病。《病源》亦云：十岁以上为癫，十岁以下为痫。然则二字之分，分于年之长少也。

寿颐按：《说文》有颠、踬、瘨字，无巅、癫字。颠，训顶也，是即巅顶之巅。踬，训跋也，是即颠覆之颠。惟瘨，训病也，似许氏尚未明言何等之病。然许

---

①　楬橥（qiàzhū）：原作"揭橥"，系俗称。原意为标志，植木以作表记。引申为标明，揭示。出《周礼·秋官·职金》："楬而玺之"，郑玄注引郑司农曰："今时之书，有所表识，谓之楬橥。"

书名物训诂，如草部"苋，菜也"之类，例皆三字句，今本多为传抄者误删。此"瘨"篆说解，许例本是"瘨病也"三字为句。瘨病为一种病名，非疾病之通称。《玉篇》瘨音都贤切，训狂，是即癫狂之癫；又《玉篇》痶字，训小儿瘨病，又是癫、狂、痫三者同为一病之确证。《广韵》先韵，瘨亦训病，而又连出癫字，注曰上同。则癫之同瘨，确乎无疑，且可知瘨、痫、癫狂、蹶仆诸病，皆缘颠顶一义引申。诚以癫、狂、痫病本由脑受激刺而成，即猝然颠仆者，又无非气聚于头，脑神经受震，失其知觉运动所致。《素问》固明言气聚于上，上盛下虚，病在巅顶。则凡眩晕猝仆诸病，上古医家固无不知是脑部受病。可知近今西学，皆以此病为血冲脑者，虽从解剖所得，据脑中死血①而有此定名，确为彼之创论。岂知与中医旧学隐隐合符，异苔同岑②，最是谈医之一则快事。枚士此文虽尚未知有西说脑神经之病理，而识得"癫"即蹶仆之"颠"，又申之以上重下轻，其物则仆。又谓人病气聚于头顶则患颠，确是《素问》所谓巅疾之正旨，亦即西学所谓血冲脑经之实在病由。须知诸家所谓巅疾、颠仆、癫狂、瘨痫等病，情状虽似有别，且病名之字又各各不同，而在古人命名之时，实无不知此等病状皆在头顶，所以名义同条共贯，此是中古小学家皆能洞知病理之明证。且古者文字之学尽人能知，则读其书者望见癫狂、颠仆、瘨痫诸字，又无不知病在颠顶。枚士六书③之学自有渊源，故能有此神悟，绝非汉唐以下谈医之士所能梦见。而二千余年对于此等病情论者最多，则无一不梦中说梦。且"重阳者狂，重阴者癫"，《难经》尚是妄为分别，更何论其他。于是浅显易知之病，反之皆不能晓，千百年来枉死几多民命，斯

诚国医之极大障碍。今得枚士此说揭破真情，正不独昏愦、暴仆之内风类中必有可治之理，即癫狂、瘨痫等频发不已之沉疴，苟其以"巅疾"二字一再思之，其庶有发墨守而起废疾之一日，是则病家之大幸。而寿颐频年疗病，凡颠狂痫及眩晕神昏者，恒用潜镇化痰泄降之药，辄有捷应者，确已不鲜，可谓千年来国医界中未有之发明，而其源即由医家不识癫、蹶、瘨字即是颠顶之故。孰谓医果小道，可以不学无术也乎？

又按：莫氏此篇，于蹶仆、巅疾、癫痫、癫狂数者，认得一气贯通，从小学中悟彻病机，最是晚近来医学之别开生面，无一字说得不真切，极堪细玩。然《研经言》第二卷中别有《癫说》一篇，则又强以胸仆之癫、昏乱之癫分别为二，谓一自足太阳经来，谓可治；一自心肝两脏来，必不可治云云。全篇三百字，直无一句可解，竟与此篇《释癫》如出两手，大是可骇。可见经生家一时兴到，摇笔为文，竟有不顾前后，大相矛盾之谬。须知医理病理只有一端，必无二致，岂容信手挥毫，朝三暮四，是亦不可以不辨。

第五节　论《甲乙经》之中风本是外因而始有以内风之病认作外风之误

吾国医书，自《素问》而外，当以《甲乙》为最古，乃皇甫士安采集古书而成之，其蓝本固犹在仲景之前。此嗜古之

---

①　死血：上科卫本作"充血"。
②　异苔同岑：不同的青苔长在同一座山上。比喻志同道合。岑，小而高的山。
③　六书：古人解说汉字的结构和使用方法而归纳出来的六种条例。六书之名，最早见于《周礼·地官·保氏》。后世学者定名为象形、指事、会意、形声、转注、假借。

士所当抱残守缺，动怀古之遐思者也。乃近世医家，恒奉《灵枢》为经，反置《甲乙》而不道，数典忘祖，其蔽深矣！惟以中风言之，则《甲乙经》"中风"二字亦不多见，惟《病形脉诊篇》有"身之中于风也"，及"五脏之中风"二句，《灵枢·邪气脏腑病形篇》本此。又频言邪之中人、虚邪中人，如《经络受病篇》《灵枢·百病始生篇》本此。《阴受病发痹篇》，《灵枢·刺节真邪篇》本此。皆言病之次第传变，无不以风从外感立论，与《素问》之所谓中风最为吻合，绝非后世昏仆之中风[1]可以比拟。又《十二经脉络支别篇》谓肺手太阴之脉气盛有余，则肩背痛，风寒、汗出、中风，《灵枢·经脉篇》本此。则亦外感之中风。肺主皮毛，故外感之邪从皮毛而入，即为肺手太阴脉之病，所谓气盛有余者，是外感邪气之盛，凡风寒感冒，畏风恶寒皆是，此即世俗之所谓伤风，而《甲乙经》亦谓之中风。[批]此皆外风，确凿可信。可见与仲景之太阳中风，虽一属足之太阳，一属手之太阴，经络不同，而同是在表之风寒，则同谓之中风，仍与《素问》之所谓中风无异，其非痰壅晕仆之中风，固彰明较著者也。

　　寿颐按：《甲乙》此节风寒二字当作恶风寒，盖传写者脱一恶字，本与《伤寒论·太阳篇》之恶风、恶寒同义。若无恶字，即不可解。今本《脉经》及《千金方》引此节皆作肩背痛风，则又缺一寒字，更不可从。乃其《八正八虚八风大论》一篇则独创异说，大是骇人。其文曰：风从其冲后来者，名曰虚风，贼伤人者也，主杀害，必谨候虚风而谨避之。避邪之道，如避矢石，然后邪弗能害也。又曰：风从南方来，名曰大弱风；风从西南方来，名曰谋风；风从西方来，名曰刚风；风从西北方来，名曰折风；风从

北方来，名曰大刚风；风从东北方来，名曰凶风；风从东方来，名曰婴儿风；风从东南方来，名曰弱风。又曰：凡此八风者，皆从其虚之乡来，乃能病人，三虚相薄，则为暴病卒死。又曰：圣人避邪，如避矢石，其三虚而偏中于邪风，则为击仆偏枯矣。又曰：贼风邪气之中人也，不得以时，然必因其开也，其入深，其内亟也疾，其病人卒暴。又曰：人有卒然暴死者，何邪使然？曰：得三虚者，其死疾。得三实者，邪不能伤也。乘年之虚，逢月之空，失时之和，人气之少。今《灵枢》无此四字。因为贼风邪气所伤，是谓三虚，故论不知三虚，是为粗工。若逢年之盛，遇月之满，得时之和，虽有贼风邪气，不能伤也。《灵枢·九宫八风篇》及《岁露论》本此。遂以击仆偏枯、卒然暴死认作偏中邪风，乃与《素问》中风之旨大异。[批]此误认内风为外风之作俑，又是凿凿可据。绎其辞意，盖本于《素问·八正神明论》而演成之。寿颐谓《八正神明篇》之所谓八正虚邪、八风虚邪等说已是文义晦涩，不可索解，于病理亦无可证实，而《甲乙》此篇竟因八正、八虚二语，演成此怪诞不经之说，欲以惊世骇俗，是为文字之妖。观其以八方之风各立名目，离奇怪僻，拟不于伦，全无义理可求，是何异于谶纬[2]书中，五帝号之灵威仰、赤熛怒、含枢纽、白招拒、叶光纪之名称？海市蜃楼，本无实在。而其书确出于秦汉人之手，可见古人自有此一派邪僻之学。且《甲乙》此篇文义多不联属，辞旨多不条达，尤为谫

───────

① 风：原作"感"，据上科卫本改。
② 谶（chèn）纬：汉代流行的神学迷信。谶，是巫师或方士制作的一种隐语或预言，作为吉凶的征兆。纬，指方士化的儒生编集起来附会儒家经典的各种著作。

陋。其所谓风从冲后来者名曰虚风，贼伤人者，必谨候虚风而谨避之。试问何者谓之冲后？将何以谨候而谨避之？又谓八风者皆从其虚之乡来，乃能病人，则又何者为虚之乡？惝恍迷离，莫可究诘。夫以人体及病情而言虚实可说也，乃天空之风而亦有虚实，宁非大怪？且更有所谓虚之乡者，则真是捕风捉影之谈，何所取证？[批]辨得何等透彻，可知《甲乙》此条，全是架空，必不可信。纵使古人自有此一种学说，本是占角望气，左道惑众之流，于医理病理有何关系？虽似此杳冥恍惚之言，在《素问》亦所不免，而《甲乙经》为尤多，本可不录，惟此条所谓三虚而偏中邪风则为击仆偏枯，又谓贼风邪气中人，病人卒暴，则竟似卒暴中风、昏仆偏枯之病，皆即感受此外来之贼风所致，是以内风陡动，误认外风，既昧于此病之实在证情，而徒以空言强为附会，显与《素问》之所谓中风及仆击偏枯二者大相刺谬。且因此一条而遂开后人专以散风泄表之药，通治内风暴动之病，谬戾最甚，贻害最深，不可不辨。盖其所谓击仆偏枯者，即忽然昏仆，如有所击，而肢体偏废，瘫痪不随也，是即内风肆虐，火升痰升，气血上壅，激乱脑经之候，在今日固已证明本与外感之风渺不相涉，且在《素问》亦未尝谓之中风。《通评虚实论》所谓仆击偏枯，肥贵人则高粱之疾，已明言富厚之家，肥甘太过，浊腻壅塞，声色货利，戕贼真元，驯致阴虚火动，痰热生风之病，未始不与大厥、薄厥数条隐隐符合，且与今之西学家所谓血冲脑经之情状息息相通。而《素问》之所谓中风，则只以外风言之，本未尝说到暴仆偏枯诸证。[批]引证凿凿，言明且清。试遍读《素问》全部，虽外风、内风尚未分析明言，然两者之各明一义，绝不相混，则显而可指，信而有

征。初不料《甲乙》是篇竟创此模糊疑似之说，乃始以内风之病比附外风，岂非未悟《素问》之旨，徒以臆说欺人，此即以《素问》证之，而《甲乙》此条已可不攻自破。惟以《甲乙》之书终是中古相传之旧，世之谈医者多宗之，而唐人伪撰《灵枢》，又全录《甲乙》之文，举世方共尊之为上古医经，又谁敢轻加评议。宜乎外风、内风，永永混淆，莫能是正，遂令汉魏、隋、唐之言中风者，无不以昏仆不遂等证一概作为外风，所以《千金》《外台》中风方论各成巨帙，论证则昏迷欲死，皆是邪风。论治则麻桂羌防，千方一律，乃致内风猝动之病情治法几不可得之于汉魏、六朝、隋、唐诸名医之言论，而猝暴昏仆之中风势必百无一治，追源祸首，当以《甲乙》此条为始作之俑，为害之烈诚不下于洪水猛兽。[批]老吏断狱，无枉无纵。此《记》所谓言伪而辨以疑众之可杀①者也。若篇中文字，忽谓贼风，忽谓虚风，忽谓三虚相搏，则为暴病卒死，忽谓三虚而偏中邪风，则为击仆偏枯，疑是疑非，尤令读者莫明真相，正以其议论之皆是凿空，所以竟无一定主义，更不足辨矣。或谓暴风中人，倾刻僵绝，如明人《玉机微义》所述甘州大风之事固亦有之，《玉机微义》此条，详见后文"真中风病必不多有"条中，则《甲乙经》此节正可引作真中风之确证，又安见昏愦暴仆者之皆是内因？且古人中风之方必以散风、温中、补虚三者并进，本为虚而受邪设法，似《甲乙》此说未可厚非。寿颐则谓《玉机微义》之事是偶然之异气，

----

① 言伪而辨以疑众之可杀：言论虚伪却条理清晰、巧辩如真而迷惑大众的可以杀。辨，通"辩"。出《礼记·王制》："言伪而辨，学非而博，顺非而译以疑众，杀。"

不可以论民病之常，且亦非《素问》所谓中风之本旨。盖昏愦暴仆之病，《素问》固皆在巅疾之例，而人之病此者原未尝猝遇暴风之变也。若夫自汉迄唐，中风各方皆主温中泄表补虚者，又因《甲乙经》三虚而偏中邪风一句，如法炮制，不问病情之是否合用，此又一犬吠影，百犬吠声之恶习，正是《甲乙》此条之应声。医道至此，可谓迷惘已极，而病者何辜，惨罹浩劫，千年之久，竟无一人可救，亦大可怜矣！

第六节　论仲景伤寒六经皆有中风本言外感之风而后人误以内动之风附会六经遂有中风中经络之一说

《伤寒论》：太阳病，发热汗出，恶风，脉缓者，名为中风。本是外感风寒之病，与今之所谓伤风无分轩轾，故主治之桂枝汤，温经散寒，和调营卫而已。乃作注者且谓仲景不曰伤风而曰中风，恐与鼻塞声重之伤风相混云云，则过于重读《伤寒论》，而疑仲景所言必非轻浅之病，遂不问其证情之若何，用药之若何，几以《伤寒论》为不易读，而伤寒方亦不易用。本浅近也，而反以为艰深，[批]世之读《伤寒论》者，隐隐然自有此心理，然皆其学识之未到耳，果有真知灼见，则仲师成法，无不切中病情。安见古人之方，必不可用之于今日？此仲景书之所以束诸高阁，而医道之所以一落千丈也。其亦知太阳病为表证之第一步，桂枝汤治中风证只是温经解表，极轻极浅之功用乎。观仲景以中风为外感风寒之病，盖当时尚无伤风之名称，绝非"中"与"伤"之字义果有轻重于其间。王秉衡《重庆堂随笔》亦言《伤寒论》之中风，即后世之伤风，伤与中字义无殊。又可见其所谓中风者，其证为发热、汗出、恶风，则当时之对于昏愦暴仆者，必不谓之中风。仲景之旨固与《素问》若合符节，惟《伤寒论》之中风，不仅太阳、阳明有中风，而三阴亦各有中风之条，然其病皆在经络，未尝深入腑脏，盖以风邪中人，侵入肌腠经络，本不呆定一部。《伤寒论》六经皆有中风，正与《甲乙·病形脉诊篇》所谓或中于阴，或中于阳，上下左右无有恒常之说同一病理。

寿颐按：百病多以六经论治。盖经络者，如脏腑之枝叶；脏腑者，如经络之本根。病之轻者多属经络，重则渐入腑脏。固不仅外感之病必先在经也，而外感六淫之病，又无不先从经络感受，但不能拘执一经以为受病之始。如寒邪多先见太阳证，温邪即多先见阳明证及少阳证。仲景《伤寒论》次序，以太阳病始者，正以风寒之邪必多先病太阳，非谓伤寒之病必先太阳，次阳明，次少阳，如行路者按部就班，循次进步也。自诸家之注《伤寒论》者，多谓太阳为第一层，故表病必先太阳，已未免强分层次，执一难通；又有谓病之次第必先太阳，而后递及阳明、少阳，以入三阴者，则又误以仲景《伤寒论》之次序认作病情传变一定之次序。抑知病状万端，活泼泼地，岂有依样葫芦，逐步进退之理。《素问·热病论》一日太阳受之，二日阳明受之云云，虽曰言其步骤之板法，以立之标准，固无不可，寿颐嫌其说得太呆，必非医理之上乘。而为《伤寒论》作注者，又皆拘泥一日二日等字面，教人必以日数推算，而辨其病在某经者，抑何呆笨乃尔。[批]陈修园《伤寒论浅注》此弊最深。又有知一日二日之必不可以分别六经传变者，则又造为气传而非病传一说，尤其向壁虚构，画蛇添足，更非通人之论。试观仲景书，六篇皆有中风之明文，及《甲乙经》或中于阴、或中于阳之说，可见六经无一不可为受病发端之始，又何得曰一日必在太阳，二日必在阳明，三日必在少阳乎？近贤论伤寒温热病之传经，已知病之轻而缓者，多日尚在一经，不必传变；病之重而急者，一日递传数经，难以逆料，最是阅历有得之言，学者必须识此，庶不为古人所愚。[批] 传经之理，惟此数语足以尽之。须知十二经病必无一定传变，则传足传手，聚讼纷纭者，岂非多事。要之手足十二经本无一经不能发病，其传变也，亦惟病是视，必不能谓某经之病必传某经，然后可以见证论证、见病治病，心灵手敏，应变无方，岂不直捷。而伤寒传足不传手，温热传手不传足之说，尤其謷言，须当一扫而空，不致束缚学子之性灵，方是斩绝葛藤之大彻大悟。此与昏愦猝仆之中风病由内因者源流各别，必不能混为一家。凡在医家固无不知《伤寒论》之中风与杂病之中风显分畛域，然而宋金以后，每谓昏仆中风，有中经络之一候，且申言之曰：中经络者必外有六经形证，通以小续命汤加减主治，则即从《伤寒论》之六经中风附会而来，其意盖谓昏仆之中风即是外感之风，则风从表受，自然先及经络。见仲景之《伤寒论》既有六经中风明文，而《千金》《外台》专治卒中风欲死之小续命汤，又有桂枝、麻黄合于仲景太阳证治，因谓此方可治在经之中风。岂知制此续命之人，固已误认昏仆之中风同于《伤寒论》之太阳中风，乃窃取仲师成法，合用麻、桂二方加味。不知方中既用麻黄、防风发汗，而合用芍药敛阴，已失仲景桂、麻二方分证论治之正旨。桂枝汤治太阳有汗，故以桂枝和营卫，即以芍药敛阴液；麻黄汤治太阳无汗，故虽合用桂枝之和营卫，而必去芍药。桂枝、麻黄之分治，其主义即在麻黄、芍药，一发一收。而更合以附子之温，黄芩之清，人参之补，庞杂已极，全

非仲师家法。乃后人见其麻黄与桂枝并列，谬谓此即仲景太阳经成例。又见其方中并有阳证之黄芩，阴证之附子，遂谓可以通治六经，实属颠顶已极。[批] 申言小续命汤等方，不合仲圣六经条理，则似此诸方之效力可知。观其层层辨驳，始知金元以来，竟无一人不在梦中说梦，最是奇事。至易老①而定为六经加减之法，盖亦心知是方之必不可以通治六经，因而为之更定其君臣，增损其药品，以求有合于仲师六经条理。究之亦表亦里，亦温亦清，丛杂繁芜，仍无法度可言，[批] 易老六经加减古人方，以为铢两悉称，岂知经此一番议论，而洁古老人苦心孤诣，竟为蛇足，所以有前贤畏后生之说也。又安能用之而有效力？景岳之论续命汤，已谓水火冰炭，道本不同，纵有神功，终不心服。真是见道之语。寿颐则谓小续命汤之治卒中风欲死，本是附会《伤寒论》之太阳中风，而制此鸿濛未判之奇方。乃后人之论中风，有中经络之一证，又附会小续命之可治太阳证，而造此不可思议之病理。要知昏瞀卒仆之中风，既非在表之风邪，必非小续命汤之庞杂所能缴幸图功。且卒中风欲死之证本不在《伤寒论·中风例》中，又何尝有一是六经之形证。然则凡百医书，对此昏瞀卒仆之中风，恒嘐嘐然教人辨别六经，而仿用洁古老人之加减续命法者，最是此病之魔障。[批] 说明内风昏仆本不在六经条理之中，则金元以来，凡百医书教人辨认六经而用药者，岂非笑话。不能解脱此层束缚，必不可语以气血上菀之原理，而是病终不可治。学者果欲求切实有效之治验，则古今各家书中，似此陈陈相因之庸腐议论，不可不涮除净尽者也。

---

① 易老：即张元素，字洁古，河北易州人，金代医学家，易水学派创始人。著有《脏腑标本寒热虚实用药式》《医学启源》《珍珠囊》等。

寿颐按：凡百病证，轻者皆在经络，重者则入腑脏。所以临证时必当认定经络腑脏，分证论治，固不独伤寒、温热，不能不守仲圣六经之范围也。叶氏之论温热，既误信传手不传足之说，杜撰首先犯肺，逆传心包两层，竟将阳明一经最多最要之病置之不问，已聚六洲之铁铸成大错。然此老亦明知温病热病，必多阳明胃家热证，第苦于一口咬定手经在先，则胃是足经，无以自圆其说，乃更倚老卖老，信口雌黄，捏造"河间温热，先究三焦"二语，隐隐然以自己所说之肺病、心病归之上焦，即以世间恒有之阳明热病归之中焦，纯是掩耳盗铃手段，其计不可谓不狡。然自欺欺人，终不能使天下后世不一读河间之书。试问温热三焦之语果出何处？则臆说立见其穷。可叹鞠通不学，竟以叶氏谰言作为鸿秘，所撰《温病条辨》即以三焦分篇，而耳食之徒又能信此两家，宝若兔园册子①。所谓叶派者遍于国中，于是治温热者绝不闻分经辨证之治，岂不可骇！独此昏督卒仆之中风，原是气血上冲之脑经病，不在十二经络例中，而说者反欲拘执六经，强为比附，一则有经可据，而无端破坏之，一则无经可寻，而反以附会之，皆是邪说淫词，不可不正。然以中风附会六经者，则古时脑经病理本未发明，仅凭思想而有此误会，亦当为古人曲谅，以视叶氏之妄作聪明，破坏仲师条理者，其罪犹当末减。

第七节　论《金匮》之中风本是外因，而所叙各证皆是内因之误

《金匮要略·中风篇》，其开宗明义第一句曰"风之为病"，固言外感之风也，其次节则曰"脉浮而紧，寒虚相搏"，又明言外感之寒风。然其所述病状，则㖞僻不遂，昏不识人，身重不胜，舌强难言，皆内风陡动，气血冲脑之病。而《金匮》又明明谓之贼邪在经在络，入腑入脏，绝非《素问》中风之真旨。此盖《甲乙经》偏中邪风，击仆偏枯，及贼风邪气伤人，病人卒暴之说，导其先路也。惟以《金匮》之书出于仲师之手，则不无大可疑者，今试录其全文，而明辨之如下。

寿颐按：《金匮玉函》之书，向来谓是仲师旧本，亦经晋人王叔和编次者，似不可谓仲景承《甲乙》之误。然据皇甫氏《甲乙经》自序，其所采集之书，皆仲景以前之古本。则仲师之时虽尚无《甲乙》之经，而其中旧说固皆仲师之所已见者也。惟今之《金匮要略》成于宋世，犹较《甲乙》为晚出。考陈振孙《书录解题》曰：此书乃王洙于馆阁蠹简中得之，曰《金匮玉函要略》。上卷论伤寒，中论杂病，下载其方云云。则既名《要略》，必非仲师之旧，且亦非叔和编次之本，[批] 此今本《金匮》之所自出，无怪其文气断续不完，至不可读。读者当注意于此，弗谓仲师医圣，不容加以评议也。

其第一节曰：夫风之为病，当半身不遂，或但臂不遂者，此为痹。脉微而数，中风使然。则所谓中风者，以风邪之在经隧者言之，故以半身不遂及但臂不遂之痹证，皆谓之中风使然。虽与《伤寒论》之太阳中风发热恶寒者不同，而同为外风之袭入经络，尚非昏督暴仆之中风，谓之外风所中，似无不可。要之不遂之病其因

---

①　兔园册子：本是唐五代时私塾教授学童的课本。因其内容肤浅，故常受一般士大夫的轻视。后指读书不多的人奉为秘本的浅陋书籍。出《新五代史·刘岳传》："道行数反顾，楚问岳：'道反顾何为？'岳曰：'遗下《兔园册》尔。'《兔园册》者，乡校俚儒教田夫牧子之所诵也。"

有二，有气血不充，而为风寒湿邪三气所袭者，其病以渐，即此条所谓风之为病，半身不遂，或但臂不遂之为痹者是也。治宜养血通络，视其风、寒、湿三气之偏胜者而徐图之。古来宣痹通络诸方皆为此证而设，是外因也。亦有气火上升，内风暴动，激乱神经者，则其病以暴，所以猝中风者，忽然肢节痿废，挛痛不仁。治宜潜阳镇逆，定其上涌之势，使脑不受激，神经不乱，而瘫痪痿废，不遂不仁皆可立愈，是内因也。二者之不遂固同，而证情大异，[批] 于不遂痛痹之中分出二种病因，明白晓畅，直是从古不传之秘钥，益人智慧不浅。且病发之初，一缓一急，其来势既绝然不同，而形态亦自有可辨，治法则大相悬殊。然古今医籍尚未有说明此两者病理，而为之分别论治者。则以脑神经之说古所未知，而内因外因无不混合为一，皆作外风治疗，所以古来之治此不遂者方药虽多，恒不一效。《金匮》此条之所谓痹，未必果皆外感之风邪，而竟不论及内风暴动之病，乃只曰风之为病，曰中风使然，仅以外因之风立论。所以《千金》《外台》治此不遂之方，无非祛风温经一派，此即《甲乙经》所谓偏中邪风，击仆偏枯一语，有以误之矣！

其第二节曰：头痛脉滑者中风，风脉虚弱也。则仍是《伤寒论》之中风。头痛者，即太阳外风之头痛也。脉滑者，风为阳邪，故脉滑利。脉虚弱者，感邪轻浅，故脉不坚实，亦与太阳病之阳浮阴弱同义。[批] 佐证确实，言明且清。考证此节十二字，今本《金匮要略》无之。考《脉经》八卷《中风历节病脉证篇》，章节字句皆与今本《金匮要略》大同，颇似王叔和所见之《金匮》即同今本，惟其第一节之后多此一节，详其文义，与仲景《伤寒论》之太阳中风最为符合。可见

《金匮》之中风亦主外因，是皆古人所谓中风之本旨也。兹据《脉经》补此一条，正以证明古之中风，固无有杂以内因之风动者耳。

其第三节曰：寸口脉浮而紧，紧则为寒，浮则为虚。寒虚相搏，邪在皮肤。浮者血虚，络脉空虚，贼邪不写，写，今本作"泻"，古今字。或左或右。邪气反缓，正气即急，正气引邪，喝僻不遂。邪在于络，肌肤不仁；邪在于经，即重不胜。邪入于腑，即不识人；邪入于脏，舌即难言。口吐涎，《脉经》作口吐淞涎。则详述中风各证。凡喝僻不遂，身重不仁，神昏舌强等，皆《素问》中风条中所未有，是与《素问》之所谓中风绝异。[批]《素问》之所谓中风无此诸证，读者必须注意，然后方知《金匮》此节皆是内因。而《金匮》此篇固明明以中风标题，则显然非《素问》中风之正旨。其以在经、在络、入腑、入脏四者，分别条例，又即后人于中风一门分为中经络、中腑、中脏三大纲之鼻祖，亦与《素问》所言中风传变之状态各自不同。盖至是而中风之病名，乃专属于喝僻不遂，昏愦暴仆之证，遂与《素问》《伤寒论》之中风，病在经络，以次递传，由浅而深者，显然大别。而即以《金匮》此节，为其承接转戾之枢纽。以皮肤、经络、腑脏数层分别病态，其意盖谓同是外风之所中，而受病之处各有深浅之不同，非自表及里，以次递传者可比。[批] 古人之意，无不如是，而从此铸成大错矣。而必以"寸口脉浮而紧，紧则为寒，浮则为虚，寒虚相搏，邪在皮肤"五句挈其纲领，则又明指正气虚馁，而寒风外乘，遂为暴中。此则古人之治中风所以必用麻桂羌防解其表，姜辛乌附温其中，参芪术草补其虚。数者皆备，并进兼营，是为一脉真传，渊源有自。《金匮》本条初无方药，近人之作注者，每

谓此条之下，次以侯氏黑散，即为此证之主方，[批]黑散一方，岂独不可以治内风，亦必不可以治外风，解见第三卷《古方平议》。然黑散一方，确是后人附入，必非作者本意。盖本条叙证甚多，乃是条举而并列之辞，非谓凡是中风者，必一时而毕具此种种见证，本无专用一方可以统治经络、腑脏之理，则《金匮》之出方者，自有深意，而注家乃欲以一方通治之，最堪喷饭。惟既以"寒虚相搏，邪在皮肤"两句定为此病之原则，是当用之药亦必解表、温中、补虚三者咸备，而后可为对病。《千金》《外台》多数续命汤散，不啻为寒虚相搏邪在皮肤者出其正治之法，此又古人于昏仆猝倒之中风，无不认为寒风外受之恒例者也。然以近今所见之昏瞀猝仆诸证言之，大都肝阳暴动，气升火升，热痰上涌，气粗息高，正与古人之认作寒虚者绝端相反。是古为外风，今为内风。古之外风，为肃杀之寒风；今之内风，为蕴隆之风火。一寒一热，内因外因，似此冰炭殊途，枘凿不合。则《千金》《外台》主治寒风之千百方药，必无一方可治风火自动之病。而《金匮》所谓寒虚相搏之中风，又必非风火自扰之中风，皆当以病情决之，而万无两可者。是岂古今之病果有不同耶？[批]说得淋漓尽致，惟其气盛，故言之长短皆宜。要之昏瞀猝仆之实在病因，《素问》薄厥、大厥二条固已明言其血菀于上，气血并走于上，今之西国医家定名为血冲脑经之病。又以实验得之，确是气火升腾，迫血上涌，冲激入脑，因而神经瞀乱，知觉运动顿失常度，扰乱及于何部之神经，即其一部肢体为之不用，如猝暴昏仆，口眼㖞斜，舌强不语，颊车不开，瘫痪不随，痰涌涎流，或为目闭口开，撒手遗尿诸候，无一非气血冲脑激乱神经所致。是以猝然而来，即病者亦不自知其所以然，

非如外感之邪，虽亦可以深入，而必受之以渐，次第增剧。《金匮》此条叙述㖞僻不遂等种种见证，固皆神经之变，而乃指为在经在络，入腑入脏，本是理想之辞。则以古时脑神经之病理尚未发明，无所谓知觉运动皆主于脑，则见此猝然昏仆之病，四体百骸见证各异，而不能推测其所以然之故。因思善行数变，惟风为速，无以名此，则姑以中风名之。又不解其或病肢体，或病口目，或更不言不识，千态万状，莫可端倪，则意想所能及者，无非经络腑脏，受病之部位有浅深，斯发现之病形有轻重。因而倡为在经、在络、入腑、入脏之等级，亦可谓智虑聪明，心思周密。[批]推测古人分别中经络、中腑、中脏三纲，本于理想，洵是确论。殊不知此身主宰，无不禀命于脑。大而肢体之运动，知觉之感触，小而喉舌之言语，耳目之见闻，皆此脑之神经为其运用，神经一乱，顷刻失常，肢体百骸，倏忽变态。而又以脑之神经布于全体，偶然激乱，未必全体神经尽为震动，于是或为手足不遂，或为瘫痪不仁，或为口眼㖞斜，喉舌牵强，或则知觉已失而运动自如，或则运动不随而知觉未泯。各呈奇态，种种不同，而皆其一部神经之乱有以致之。此则实情实理，必不能更易一辞者，可以证明古人中经络、中腑、中脏三纲本是空谈，毫无实据。[批]此是实在之病理病情，然古人未知脑有神经之作用，亦无怪其不识此病之真。在古人未知脑神经之作用，而悬拟此等条目，不可谓非理想中之能事。然在今日，既确有发明，则大辂椎轮已为无用，正不必以《金匮》言之，而更为之曲曲涂附者也。惟谓《金匮》此条原是仲师手笔，则更有可疑。[批]奇峰陡起，将军下笔开生面，是他人之所必不敢言，而亦必不能言者。考仲师《伤寒论》自序，谓撰用《素问》《九卷》《八十一难》《阴阳大

论》等，庶可以见病知源。是仲景著书之理皆本《素问》，而《素问》之所谓中风只言在表风邪，并未涉及昏瞀不遂等证。所以《伤寒论》之中风亦只是经络为病，与《素问》无所歧异。何以《金匮》亦出仲师一手，而竟以中风之名称移属于㖞僻不遂，昏不识人，舌强难言诸证。此则遍读《素问》而皆不谓之中风者，至《金匮》而始列为中风之条例，[批] 确是实在证据。大非《素问》本旨，与《伤寒论》亦不相合，此其可疑者一。或谓《六元正纪大论》木郁之发，耳鸣眩转，目不识人，善暴僵仆，岂非木动生风，猝暴昏仆之明证？则是中风僵仆，昏不识人，亦是《素问》所固有。[批] 此一难亦不可少。然《天元纪》等七篇本非《素问》之旧，乃唐时《素问》已有缺佚，而王启玄作注，别采古医书以补其缺者，宋林亿等校语谓此七篇当是古之《阴阳大论》，隋人全元起《素问》注本之所无，则仲景所见汉时《素问》必不能有此。即曰此专论五运六气之六篇果如林亿校语之说，确是古之《阴阳大论》，即仲景《伤寒论》序中所据之本，则木盛而生火生风，风为内风，且是风火，而《金匮》此条反以为寒虚相搏之贼邪，是既误内风为外邪，又误风火为寒虚，更与《六元正纪篇》显然矛盾，[批] 辨得清彻。仲景必不若是之武断，此其可疑者二。即以本条证情言之，惟内热生风，肝阳陡动，迫其气血上冲入脑者，乃有此猝然㖞僻，体重不仁，昏不识人，舌强难言，口吐涎沫诸候，其外形必有肝阳之见证可征，如面赤唇红，气粗息高等皆是。且其脉必多浮大浑浊数促之象，必不独见浮紧，[批] 此病脉证无不如是。虽间亦有真阳式微，虚风一煽而即见脱证者，面青肢冷，黏汗自流，乃与《金匮》所言之寒虚相搏近似，然此证已不多有，即曰仲景当时或竟多此脱证，要知虚脱之寒亦非在表之寒，于脉当迟细沉伏，必无浮紧之理。况乎当日之㖞僻不遂，昏不识人者，岂其无一肝阳上扰之证，而乃直以脉浮而紧，寒虚相搏定为大纲，只知有在表之寒邪，而不知有内蕴之风火，明是粗知医说者附会伤寒在表之脉象，摹仿仲师句法，造此臆说，误尽苍生。而谓仲景能为此病情脉象，枘凿不合之无稽之言，其何可信？[批] 抽茧剥蕉，层层都到，然后知《金匮》此节竟不可解，疑到后人摹仿为之，亦是可信。似此咄咄逼人，有情有理，非有真识为真见解者，安能道其只字。寿颐以为今本《金匮》之中风历节病一篇，文义庞杂，几于全不可解，其论中风又只此三节，不伦不类，必不足以发明此中精义，当是残缺之余，掇拾为之，讹误脱佚，皆所不免。若就今本言之，实属无可索解。《医宗金鉴》于此两节曾有订正，则亦明知脉浮而紧、寒虚相搏之说与㖞僻不遂之中风不能符合，乃欲以下节之脉迟而缓六句与此节首六句互易，无如于义仍有难通，则又为之改窜，以强求其可解。纵使所改者果有至理，亦是自我作古，终不能谓古人之必如吾意，况乎所改亦未必精当耶？原夫古今贤哲于《金匮》一书不敢轻加评骘者，本是尊重仲师之意。诚以吾邦医学发源最早，而中古旧籍久已无传，惟仲景之书，论证列方颇多可信，已是医者中最古之本，自当为之推阐发明以扬国粹，万不容轻肆驳斥，致启后学荒经蔑古之心。而寿颐则谓今之《金匮要略》已是宋人手录之本，去仲景之世甚远，辗转流传，盖亦久失庐山真面。陈氏《书录解题》明谓其得于蠹简之中，则断烂不完已可想见，所以是书之不可解者最多，尚非如《伤寒论》之仅为王叔和重编者所可一例而论。[批] 此层亦是实情，既出于蠹简之中，又安能必其无浅人点窜之弊。果能灼知其可疑而别有确切之发明，正不妨佐证病情，说明源委，以求其实在之效用，亦非妄肆空谈，轻诋往哲。且此节分在经在络、入腑入脏数条，即以寒风外薄言之，亦不应重门洞开，俄顷之间即能深入腑脏。以意测之，亦颇不近于理，况乎于古无征、于今不信，似此凭空虚构之言，恐非仲景真本所固有。即曰果是仲师手笔，则当时本不知脑神经之作用，仅凭理想而生误会，亦是情理之常。今既确有所知，亟为更正，庸何伤于仲师日月之明。[批]开诚布公，教人尊重仲师，须从实在治验上注意，不当徒慕盛名，随声附和，方于学问病机，须有实用。是真能读仲师书，而真能尊敬仲师者也。如必以仲师之故而姑为曲曲附会，勉强敷衍，不顾情理之难安，则适以厚诬古人，重欺来哲，吾知真能尊崇仲圣者不当如此。敢冒天下之大不韪，直抒己见，就正高贤，破除泥古之嫌，冀为斯道表明其真相。凡以实事求是，庶几治疗之得效耳，固非师心自用，妄论前人短长也。若曰蔑古，则余岂敢！

其第四节曰：寸口脉迟而缓，迟则为寒，缓则为虚。荣缓则为亡血，卫缓则为中风。邪气中经，则身痒而瘾疹。心气不足，邪气入中，则胸满而短气。寿颐按：《金匮》此节之所谓中风更不可通。身痒瘾疹乃风热在表，或其人本有蕴热，而微风束之，肌肤之热不得外泄，于是起块发瘰，痒搔遍体。今三吴之俗谓之风疹块，是肌腠间极浅极轻之病。虽亦可谓之风邪，而何得与上节喝僻不遂、不仁不识之中风连类而书、相提并论？乃观本节全文，则曰脉迟而缓，迟则为寒，缓则为虚，已与风热之瘾疹显然矛盾。且更郑重其辞曰：荣缓亡血，卫缓中风。不伦不类，文义亦不能贯串。且以身痒瘾疹皮毛之病，而谓之邪气中经。据病理而言，确是风热侵袭肌腠，其说似无不可。然上节则曰邪在于经，即重不胜，语气又复不符，岂有同在一篇之中而忽彼忽此，自相矛盾，竟无一定宗旨之理？而谓仲师手笔，有如是之模糊隐约、疑是疑非者乎？要知今本《金匮要略》似此不可索解者最多，皆当存而不论。既不能强为疏通，削足适履，亦不当随文敷衍，虚与委蛇。其"心气不足，邪气入中，胸满短气"三句，亦是不相联属之文，而为之注者无不望文生义，勉强敷衍，费尽心力，终不可通，亦何苦耶！

寿颐又按：巢氏《病源候论》谓人皮肤虚，为风邪所折则起瘾疹。又谓邪气客于皮肤，复逢风寒相折，则起风瘙瘾轸。《千金方》谓风邪客于肌肤，虚痒成风胗瘙疮。瘾之与隐，疹之与轸、胗，皆古今字。可见身痒瘾疹，只是微风郁于肌肤之病。《金匮》此条不为《病源》《千金》所采，则巢元方、孙思邈等亦不以《金匮》此说为然。惟《金匮》既以瘾疹列于《中风篇》，益可见其所谓中风之病皆是外风，此固唐以前之通例也。

第八节　论续命等方古人专治外因寒风而并用凉药可见古时已是内热之证

《千金方》及《外台秘要》两书，中风之方最多，约举其例，皆续命汤、麻桂姜附之类也。而所治之证，则昏愦暴仆，痰壅涎流，痉厥瘛疭，喝僻不遂，皆在其中。忖度其意，盖谓此等见证，无一非凛烈之寒风直犯经络腑脏之病，故用药必辛散解表，燥热温中，双管齐下，此固自汉迄唐，治疗中风之恒例也。读《甲乙经》所谓偏中邪风，击仆偏枯，及《金匮》脉浮而紧，寒虚相搏两条，未尝不脉证病情若合符节。然试以所见之昏眩猝仆者言之，则无非肝火内扰，木郁生风，气火上升，痰涎逆涌，岂不与古人之概投温散者大相背谬？岂古人之暴仆者皆属虚寒，果运会推移，不可一例论耶？迨以《千金》《外台》诸方下所载病证细读之，则头眩目赤[1]，恍惚惊悸诸候咸在其列，岂非内热生风，浮阳上扰之明证？而确然可据之寒风见证反不多有，乃方中仍是温辛升散之品居其多数，则古人直以肝阳上僭、内热火升者，一律作寒邪主治，得毋可骇？乃又以续命诸方所用药物熟思之，则既用附桂之温，而即兼芩芍之清，已觉自盾自矛，不可索解。而续命散、八风散等方，则又桂附姜辛、膏芩大黄，一炉同治，更莫测其主义之何在。景岳所谓水火冰炭，诚非虚语。[批]于古人温燥方中寻出寒凉之药，以证古时之病，亦是内热生风，最是真据。而说者犹曰古是外风，今是内风，得毋仍在梦中说梦。要之其所治之病必有内热可征，而后需此寒凉之药，于此可见古之所谓中风，虽曰当时或多寒证，而亦必有菀热昭著、肝火内燔者。然诸方之中犹必以桂附麻辛，杂然并列，而不问其性情之不合，臭味之不投，则亦习俗相沿，视为成例，而不自觉悟耳。然则古书诸方，即使古人用之，亦必不能确合病情，发生效力。而以返观乡曲俗医，犹多依傍古方以治火升、痰升之昏仆者，舌裂唇焦，如遭炮烙，哀号谁诉，惨不可言。此虽学之不明，徒读父书，适以偾事，而古人之千方一律，当亦不能不任其咎者矣。

第九节　论古书所谓真中风之病必不多有

汉唐之世，皆以喎僻不遂、昏仆不仁、痰涎壅塞等证谓之中风，固无不以为真是外来之贼风中人也。直至金元以降，类中之说日渐昌明，而后知猝然暴仆，昏瞀痰迷之中风，固多不出户庭，未尝蒙犯邪风者。此晚近医家所谓真中、类中之界限，实即外风、内风之畛域。然自真中、类中显然分别之后，则类中之病所在多有，而所谓真中者，不可复觏。丹溪有言，西北地高，风寒燥烈，故有真为风邪所中者。此亦悬拟之辞。可见真中之病，在丹溪亦未必一见。且可知中土平原之地，东南燠然之乡，固多内动风阳，气升火升之病，而果为寒风外袭，可用古人发表温中之剂者，盖已几几乎为理之所必无者矣。又证之以《玉机微义》明徐用诚撰，刘纯续增曰：余居凉州，其地高皋，四时多风少雨，天气常寒，每见中风或暴死者有之。时洪武乙亥秋八月，大风起自西北，时甘州城外路死者数人。余亦始悟《经》谓西北之折风，伤人至病暴死之旨，丹溪之言有所本也云云。[批]必如是而始可谓之真中风，则可知此证必不多有。寿颐所见古书，惟此节可为寒风中人，暴病猝死之确证，始能吻合真中风之名义。而于《千金》《外台》之中风各方，皆以温中散表为主者，可为对证之药。然惟西北绝塞乃有此偶然之戾气，若在中原人烟稠密之区，何致多此非常之奇变，而古人药剂竟复叠重累，立数十百方而未已者。初不解汉魏、六朝、隋唐之世，何以得此许多对药之病，意者古时西域初通，发现此种奇病，因而交相研究，制成此大同小异之汤散。抑且古人最重师承，一人唱之于前，自必有数十百人和之于后。积之既久，而中风之病既共知为一大证，斯中风之方遂成此一大部。况乎汉唐畿辅[2]皆在关中，

---

① 目赤：上科卫本作"面赤"。

② 畿（jī）辅：指京都周围地区。畿，京畿，唐代称京城的旁邑。辅，古指京城附近的地方，如汉代的三辅。

本是西北刚燥之地，不啻与甘凉为邻，有此寒风，亦固其所。[批]推想古人所以多此一派方药之故，确是古人必有此种心理。今者地日辟而生齿①日繁，甘新伊凉，亦已人迹富庶，气候日即于温和，已与内地不甚歧异。而《玉机微义》所记本是偶然，又何可据以为病理之常？况在荆豫、徐扬之域，天气和煦，地脉温柔，本少严肃风景，更安能徒读古书，妄用燥烈辛温，以铄真阴而耗人元气。[批]又是真情实。盖所谓真中风者，既必以外有感触寒风为准，则凡猝眩昏仆之未遇暴风者，自不得谬托于真中之名义，尤不能妄用古人之成方。且果有如《玉机微义》之所云，则其人必肢冷脉伏，面白唇青，与猝暴之中寒病相等。古有参附汤、三生饮诸法，即为此证而设。当其暴仆僵绝之时，亦非续命诸方亦温亦清者所能胜任而救急。惟内风陡动之候，间亦有真阳式微之脱证，身寒脉伏，或汗出如油，冷汗如珠，喘齁欲绝，皆须参附大剂急起直追，庶可希冀什一。此其证情治法，颇与真中寒风者同一理例，而实非外风外寒之病。参、附主治，专在温中，亦非续命诸方之泛而不切者可以幸图一效。又有外触暴风，邪入经络，忽然口眼喎斜，声音謇涩，而尚无神志昏昧，语言迷惘诸证，则果是外因风邪，按之病情字义，亦可谓之真中风。但仅是经络为病，虽面目喎僻，而举止动作仍不改常，只须通经宣络，兼以轻疏泄邪，亦易得效，尚无需于续命之桂附麻黄温散太过。亦有猝遇邪风，口眼喎僻，而兼舌謇言糊，精神举动顿失常度者，则其因虽是邪风外袭，而实则中无所主，根本暗摇，适以外风引动内风，亦当从内风主治，急急摄纳潜阳，固其本根。误与疏风，其蹶立至，而续命等方辛散温升，均是大禁。此又明明兼有外风，而《千金》《外台》之通治中风诸方亦复不能适用，更可证真中风之果属外因者，实是不可多得，而恰合续命诸方之病情者，抑且必不一见。[批]竟将古人真中风之病证方药一概驳斥净尽，何其胆大乃尔。然似此层层析解，而续命诸方竟无对药之病，则亦不得谓作者之妄作聪明，盖惟见得到乃说得出耳。寿颐不敏，敢谓中风一证，自唐以前既一误于只有外风而无内风，金元以下又再误于中经络、中腑、中脏之三大纲，究竟皆是凿空，百无一验。所以自古迄今，凡百医书，无一不有中风之方论，而亦无一不梦中说梦，呓语喃喃，此实吾国医学中之绝大怪事。世果有读书明理，潜心体验之通人，当不河汉②乎斯言。

第十节　论张伯龙之类中秘旨

张伯龙，名士骧，山东蓬莱人。著《雪雅堂医案》，有《类中秘旨》一篇二千余言。援据西医血冲脑经之说，而畅言其源委，最能发明此病之实在，治医者必读此，而始知前人所论似是而非，皆不足据。若西医之说，在彼以剖验得之，固有确实证据。然习国医学者，惯见汉唐以下议论，而不能推测其所以然之故，则亦不敢深信。非得伯龙氏据《素问》"气血并走于上，则为大厥"一条以互证之，则是病之原理，必不足以标示天下。即西医之说，彼亦只能言其然，而不能知其所以然之病理，断不能语以《素问》大厥之旨。伯龙独能融会而贯通之，始知国医之说理真切，绝非新学之研究形色者所可作一例观。伯龙此论，虽若为是病别开生面，实则拨云雾而见青天，始为世界放一光明景象，从此二千余年迷离恍惚之中风

① 生齿：古时长出乳齿的婴儿始登载入户籍，后借指人口。
② 河汉：比喻浮夸而不可信的空话。

一病，乃有一定不移之切实治法。岂独谈国医者从古无此经验，即治新学者亦万万无此理论、无此实效。功德及人，夫岂浅鲜？自称秘旨，洵非虚语。然寿颐读之而更有说焉。内动之风，发源于气火之上冲，固是不易之定理。惟自丹溪西北有真中风，东南为湿热痰之说印入人心，学者鲜不谓气火上升之证盛于东南，而必不可以概西北。然自河间主火之说创之于先，而是病始有门径可寻；今更得伯龙潜镇之法继之于后，而是病竟有捷效可据。河间北人，伯龙亦北人也。其亦可以悟彻此中真理，而不必拘拘于其人其地乎？伯龙于光绪中叶尝来沪上，其《雪雅堂医案》即在甲辰年用活字版排印，小小两册，颇不显于世。然似此精确不刊之名论，决不与草木同腐。寿颐以壬子之春，得见于友人斋头，读其论证处方，理法切实，而用药亦朴茂沉着，颇觉北方浑厚气象，隐隐然流露于字里行间，显然与江浙之轻灵者，迥然各异其旨趣。而是论之屏绝浮言，独标真义，尤为二千年来绝无仅有之作。已将其医案手录一遍，留待问世，寿颐拟辑古今医案加以申义，名之曰《古今医案平议》，已分类编纂，粗具条理。如伤寒温热、杂病、女幼、外疡诸科，各为一编，以免繁重。今伤寒温热及内风脑神经病两种已大略脱稿，其余诸科尚未润色完备。伯龙之《雪雅堂医案》，则绍兴裘君吉生氏又重刻行世，而于《类中秘旨》一篇，亦已参入拙见，间为订正，以求至当。兹辑是编，即以旧稿稍稍整理，备录如下，就正有道。此乃轩岐神圣有灵，不忍病家之永永无告，而假手吾侪，俾得远绍三千年前医学之正轨，斯亦国粹存亡继绝之一大纪念也，不其懿欤！

伯龙氏曰：类中一病，猝倒无知，牙关紧闭，危在顷刻。或见痰，或不见痰。

李东垣主气虚，而治法用和脏腑、通经络，攻邪多于扶正，屡试少验。

寿颐按：东垣之论类中，谓阳之气以天地之疾风名之。此中风者，非外来风邪，乃本气自病也。凡人年逾四十，气衰之际，或忧喜忿怒伤其气者，多有此疾，壮盛之时无有也。若肥盛者，则间有之，亦是形盛气衰耳。治法当和脏腑、通经络，便是治气云云。虽能知其非是外风，然主气虚立论，貌视之似亦探本穷源，谁得以为不合于理，实则最是浮泛之谈。邪之所凑，其气必虚。无论何病，无不可以气虚二字笼统罩上，冠冕堂皇，自欺欺人，最无意味。且果是气虚，则治法自当以补气为主。东垣一生专以补中益气四字为其全副精神，然试问昏瞀猝倒之时，气升火升，痰涎壅塞，参芪升柴，是否可投，此在粗知医药者皆能知其不可妄试。[批]驳斥气虚之说，以为空话。乍闻之未免可疑，然似此反复说来又是确论。东垣有知，其何以自解。则不宜于益气之治者，又焉得泛称之为气虚。盖此病之火、气、痰泛溢上冲，正《素问》所谓气血并走于上之候。血与气并，则为实焉，《经》有明训，虽病本为虚，而病标则实，当此猝暴为变，治标为急，况乎标实本虚，正是反对，万不能舍其现状之壅塞于不问，而远顾其根本之虚。[批]更说到病是气实，则东垣所谓虚者，真是梦中说梦，妄不可听矣。则东垣所谓四十气衰，形盛气衰二层，纵能确合猝仆之本源，言之成理，而不能准此大旨以为治疗，是为玉卮无当[1]，不适于用，远不及河间主火、丹溪主痰之切实。近有王清任之《医林改错》，用黄芪四两为剂，加入通络药数味，自谓能治此病，则即从东垣气

---

[1] 玉卮无当：亦作"玉卮无当"。即玉杯无底。比喻东西虽好，却无用处。当，底。

虚之说附会为之，不知芪能助其气火之升，痰涎之壅，抱薪救火，非徒无益，而又害之，甚矣！纸上谈兵而全无真实体验之为害厉也。即东垣所谓治法当和脏腑、通经络之两层，又与气虚之旨各不相谋，且亦是泛辞，急病缓投，何能有济？而东垣又有中血脉者以小续命汤加减，中腑者以三化汤通利等说，更谓养血通气，主以大秦艽汤、羌活愈风汤云云。皆是胡言乱道，信口雌黄，亦且与其自己所说之气虚两字毫不相应。盖既非外风，何以可用续命、愈风之方？且既是气虚，何以又可用三化汤之通利？而大秦艽汤、羌活愈风汤，又何能养血通气？可见东垣于此竟无一线见解，所以议论忽东忽西，自矛自盾，徒为浮泛不切之言，拾他人唾余以取盈篇幅，最为鄙陋。[批]东垣此论本是勉强敷衍，全无实用。今既如此说明，竟觉得李氏所说无一字不是荒谬。读古人书，安得不自具只眼。惟俗学慕其金元大家之虚名，谈类中者，恒节取其气虚二字，自谓能读东垣之书。姑申是议，以告学者。而陋者犹有套用补中益气之成方，以治肝阳上逆之病，则木已摇而又拔之，适以速其蹶矣！亦知脾胃之虚，清阳下陷者宜于升，而肝肾之虚，浮阳上浮者必不可升耶！寿颐每谓金元四家，惟东垣之书文义最为不顺，即其医理，亦时有未尽清澈者，试观此节所引，已可概见。伯龙于此借作点缀，而随手撒开是也。

惟刘河间谓将息失宜，心火暴盛，肾水虚衰。丹溪又赞之曰：河间谓中风由将息失宜，水不制火者极是。余又参之厥逆一证，《素问·调经论》谓气之所并为血虚，血之所并为气虚，有者为实，无者为虚。今血与气相失，故为虚焉；血与气并，则为实焉。血气并走于上，则为大厥，厥则暴死，气复返则生，不返则死。

[批]伯龙之绝大发明，全从《素问》此说悟入。是读书之得间处，学者至不可忽略。此即今之所谓猝倒暴仆之中风，亦即痰火上壅之中风。证是上实，而上实由于下虚，则其上虽实，而亦为假实，纵其甚者，只宜少少清理，不得恣意疏泄；而其下之虚，确是真虚，苟无实证可据，即当镇摄培补。

寿颐按：上实本于下虚，盖谓虚阳之上升，即本于真阴之不足。原其始而要其终，谓之假实似无不可。然当其气火俱浮，痰涎涌塞之时，闭塞有余，必不可仍以为假。盖虽非外来之实邪，而为气、为火、为痰，无一非实病之确据，降气、清火、开痰，又无一非实病之治法。乃伯龙氏竟谓上实亦为假实，殊有语病。且少少清理，不得恣意疏泄两句，亦欠斟酌。夫以气火奔腾，浊痰窒塞之时，急急清理犹虞不及，而顾可病重药轻，养痈贻害，有是理乎？且病非外邪，识之既真，又何致有恣意疏泄之误。伯龙此说，盖犹认其尚有外来之邪，所谓清理疏泄四字，仍主外感一面言之，殊可不必。至于镇摄培补四字，一气呵成，尤其不妥。气升火升，镇摄是也。若曰培补，则滋腻之药，岂浊痰壅塞之时所堪妄试？此中分寸，不可不知。[批]伯龙此节自有语病，假实真虚，两两对照，尤其不妥。总之欲用滋腻，而不悟其害。得山雷逐层洗刷，而病理之真情毕露，则伯龙之误，亦堪共信。是真能为伯龙补过者，伯龙若在，亦当佩此诤友。

今西国医家，以中风证为血冲脑气筋之病，谓人身知觉运动，皆主于脑，可以兔与鹊试之。余尝以二兔，用针锥伤其脑，以试验此说之是否可信，一则伤其前脑，而即以僵仆不动，然自能饮食，越十余日不死；一则伤其后脑，而时时奔走，遇物碍之则仆，而不知饮食，数日饿毙。因此悟及《素问》"血气并走于上，则为大厥，厥则暴死"之病，即今所谓中风猝仆、不知人事之病，益信西医血冲脑气筋之说与《素问》暗合，可以互相引证。[批]此是实地试验，而知觉运动各有专主，阐发病情，犹在西人解剖之上。盖皆由木火内动，肝风上扬，以致血气并走于上，冲激前后脑气筋，而为昏不知人，倾跌猝倒，肢体不用诸证。[批]此说最精，真是二千年来从未发明之秘。

寿颐按：据伯龙此说，则前后二脑分司运动知觉，前脑专主运动，故受伤则不能运动，而知觉未泯。后脑专主知觉，故受伤则知觉已失而运动如常。考西人解剖之学，脑部分析界限颇细，不独分为二部，然约举之，亦以大小脑分别两系。大脑即前脑，小脑即后脑也。神经之说，治西学者皆谓导源于脑及脊髓，而分布于肢体百骸。凡全体之运动知觉，无一不系属于神经而统之于脑，此理之有可信者。但知觉之与运动二者，新学家尚多浑融言之，不能分别统系，以何者专司知觉，何者专司运动。盖解剖时之可以细细检验者，无非据尸体剖割，观其支分派别。而其人已死，气血俱停，徒具血肉之形骸，久失性灵之作用，更安能辨别其有生之时，动作行为，若何结构。此则治解剖学者无可奈何之缺憾，而亦万万无术以补救此缺憾者。今伯龙氏能知前脑主运动，后脑主知觉，既据实验得之，其说固自可信。然则昏瞀暴仆之中风，有或失知觉，或失运动之各异者，即其气火上升，迫血入脑，激乱脑神经之或在前、或在后耳。由是推之，而是病之或为口眼㖞斜，或为语言謇涩，或为半身不遂，或为全体瘫废，或则知觉已失而运动无难，或则举动不仁而知识未泯，皆其神经之震动属于何部，则其部之不用随之，虽见证各有不同，而皆是气血冲脑，神经失其作用，有以致此。所以病发猝暴，顷刻而来，无论

其他何种病证，绝无如此迅疾者。则电气作用，虽路逾万里，间隔重洋，无不一气呵成。此动彼应，捷于影响，此又证以科学原理，而万无可疑者也。

但木火上冲，有虚有实。其实者，如小儿之急惊，周身搐搦，用清肝通大便药，一二剂即愈。

寿颐按：小儿之急惊，虽曰木火自盛，有似实证。要之幼稚之体，阴血未充，阳气偏旺，俗称小儿为纯阳者，即以阴分不足而言，故有肝火暴动，激动热痰，上扰生风，发为抽搐瘛疭，甚则痉厥，俗名惊风。皆是内风自动，是以为病暴疾，与大人之猝然昏仆者不异，不得以大人之中风为虚病，而小儿之惊风为实病也。[批]小儿之急惊，即是大人之内风猝动，证情治法无不皆同，然古今医家尚无此直捷爽快语。伯龙此说，似尚未允。惟小儿无情欲之病，其阴虚也，乃发育之未足，非戕贼之损伤，确与成人之阴虚者不同，是以伯龙云然，读者不可以辞害意。

其虚者，则真水不充，不能涵木，肝阳内动，生风上扬，激犯脑经，因而口眼㖞斜，手足搐搦，口不能言，或为僵仆，或为瘫痪。余习医十余年，于此证留心试验，实证甚少，[批]"实证甚少"一句，殊未妥洽。观注中为伯龙说明用意，乃始恍然大悟。间或有之，亦只用清火药数服可愈，断不可再用风药，再行升散，愈散则风愈动，因此而气不复返以死者多矣。

寿颐按：此所谓实，乃指外感之实邪而言，以其风自内动，本无外感之邪，故曰实证甚少。然须知气火上升，挟痰上壅，已无一而非实证，即清肝火而降气降痰，又无一非实证之治法。伯龙之意，必以外感风邪谓之实证，而气升痰塞则不以为实，故曰间或有之，只用清火，不可再用风药升散。其论实证，自有语病。且因

此而遂以气升痰塞之实证，并认为肾水之虚，乃有开手即用二地、阿胶之误，读者不可不察。又按：伯龙所谓清火药者，即是清肝之药，如羚羊角、石决明、真珠母、玳瑁、龙牡之类，非仅三黄、栀翘、石膏等可知。即上文所谓小儿急惊用清肝之意，然亦必合之化痰潜降，镇坠摄纳，则气、火、痰三者俱平，血不上冲，脑不受激，始有捷效。

至于水虚而不能涵木，肝风自动，风乘火势而益煽其狂飚，火藉风威而愈张其烈焰，一转瞬间，有如山鸣谷应，走石飞沙，以致气血交并于上，冲激脑气筋者，当用潜阳滋降、镇摄肝肾之法，如龟板、磁石、甘菊、阿胶、黑豆衣、女贞子、生熟地、蝉退为剂。微见热，加石斛；小便多，加龙齿；大便不通，加麻仁。服一二日后，其风自息。三日后，再加归身，其应如神。

寿颐按：伯龙分虚实两层，以肝火独旺者为实，以肾水不足者为虚，虽有微别，却无大异。盖真阴若充，肝阳亦必不动。肝之动，无不本于阴之虚。但此病既发，多挟痰浊上扰，若顾其虚，即宜滋补，而滋腻之药皆与痰壅不合。伯龙既以虚实分条，则对于虚者自不得不兼用阿胶、二地等药，然试问痰涎上壅者，于此胶、地是否相宜？窃恐一经说明，即伯龙亦当觉悟。惟风火相煽，而并无痰塞者或可用之。此乃至要之关键，不可不分别清楚者。[批]伯龙治法尚是大醇小疵，而所述各药亦未尽精当，盖初有发明，原是大辂椎轮，粗具形式，必赖有后起之人琢磨一番方能精切。今得此编而细腻熨帖，无微不至，真是伯龙之莫大功臣。

此法用之于初起之日，无论口眼㖞斜，昏迷不醒，热痰上壅，手足不遂，皆效。若用小续命汤及四逆等法，则水源立绝，血之并于上者，不能下降，不可救药。若以东垣气虚之说而用参芪术，则气壅血凝，亦不能下降，势必迁延日久，经络窒塞而成瘫痪，即再遇名贤，复用潜镇息风之法，亦不过苟延残喘，而偏枯废疾终不可治矣。[批]笃信好古者，必须熟读此条，方不误事。

寿颐按：伯龙之论内风，援引西医血冲脑之实验，能推阐其所以冲脑之源委，藉以证实《素问》“血菀于上，气血并走于上”之真旨，不仅国医之读《素问》者从无一人悟到此理，即谈新学者亦万不能勘得如此切实。而治法以潜镇摄纳四字为主，波澜大定，魂梦俱安，最是探骊得珠，擒贼擒王手段，悬之国门而必不能增损一字者。惟临证之时，但当守此大旨以为准则，亦不必拘拘于此篇所述药味。愚谓潜阳镇逆，必以介类为第一主药，如真珠母、紫贝齿、玳瑁、石决明、牡蛎之类，咸寒沉降，能定奔腾之气火，而气味俱清，不碍痰浊，最为上乘；金石药中，则龙齿、磁石、石英、玄精石、青铅、铁落之属，皆有镇坠收摄之功；而平肝化痰，具有通灵之性情者，则羚羊角、猴枣尤为神应；若草木类之木瓜、白芍、楝实，则力量较弱，可以辅佐，非专阃材也；若龟板、鳖甲，亦是潜阳沉降之品，但富有脂膏，已趋重于毓阴一路，必也水亏木旺，而痰涎尚未上壅者为宜，有痰则已嫌滋腻，尚须审慎；若生地、石斛、玄参、黑豆之属，皆清热养阴之品，亦惟津伤热炽而无痰者均可采用，苟有痰塞，则甘寒黏腻，适以助其壅滞，其弊不小。而人参、阿胶、鸡子黄等，尤为滋填厚味，在真阴告匮，龙雷猝乘，已见目合口开，撒手遗溺脱证之时，非此恋阴益液，和入大剂潜镇队中，亦难留恋阴阳，希冀什一。[批]历举应用诸药，而一一说明其实在之效力，始觉伯龙所述数味未尽稳惬，此作者之金针度人也。

若其气火升腾，挟痰逆涌，尚在本虚标实之际，未至真元欲脱者，犹恐滋腻助痰，非可轻试。或在潜降之后，气火渐平，神志渐定，痰塞已开，胃气来苏之时用以固阴益液，则即仲景复脉汤善后之成法。诚以此等厚腻性质，补阴有余，碍胃实甚，且必暗助浊阴，反增痰气负嵎①之势，所以气火方张，痰壅涎流者，万万不可妄试。若夫甘菊、蝉退，则轻泄外风，亦以疏达肝木，与桑叶、蒺藜、天麻、胡麻等相类，对于此证，只可为辅佐之品，皆非主任要药。至于归身一物，世俗无不视为补阴补血上品，其实脂液虽富，而气烈味辛，走窜有余，滋填不足，本是血中气药，非纯粹补血之物。此病在浮阳上浮之时，惟镇定为急，亦断不能投此辛升温散，扰之使动，尤恐火上添油，为虎傅翼。[批] 谓当归是辛温上升，走而不守，亦药性之实在，人所未必能知者也。颐愚于此，不敢强为赞同。又此病之最着重处，在浊痰壅塞一层。盖以阴虚于下，阳浮于上，必挟其胸中浊阴，泛而上溢，蔽塞性灵，上蒙清窍，以致目瞑耳聋，舌謇语塞，神昏志乱，手足不随。若以中医理想之词，姑备一说，未始非浊痰窒塞经隧为病。是以昏瞀之时，痰塞涎流，十恒八九。愚谓潜降急矣，而开痰亦不可缓，则半、贝、胆星、菖蒲、远志、竹黄、竹沥之属皆不可少，近多以猴枣治热痰，甚有捷效。[批] 补出化痰一层，最是此病要药。

又有龙脑、麝香，芳烈走窜，开泄无度，耗散正气，抑且香气上升，反以助桀为虐，扰乱神志，逼痰入络，酿成癫痫，不可妄试。而俗医见其痰塞昏迷，谬谓痰热蒙其心窍，辄以《局方》苏合香丸、至宝丹、牛黄清心丸之类，大香大开，反以助其气火上激，何异藉寇兵而赍盗粮②，必多一蹶不振，是即《素问》所谓

气不返则死者。固不独气虚欲脱之危候，恐其耗气而不可用也。[批] 说明香窜开窍之害，为世俗开一觉悟法门，亦此病之紧要关键。

寿颐按：市肆中治小儿急惊风之通用丸散，价值颇昂，无非以脑、麝之芳香走窜、开窍通络为主，其意谓是热痰壅塞原属闭证，闭者开之，当是正治。不知痰之塞由于气之升，而气之升即是肝阳迫血上冲入脑为患，与脱证之元气不支者，相去只此一间，宜摄纳而不宜开泄。误与芳香，甚者即飞越散亡而不可救，其轻者亦使痰涎窜入经络，抑且开门揖盗，导之直入心包，或为神呆肢废，痼疾不瘳；或为癫痫缠绵，不时频发。而昏瞀暴仆者，俗人亦误认为闭塞之病，宜于开窍，则气火愈浮，脑经更乱，立蹶者多，即不然，而神经之功用不复，㖞斜瘫痪，神志昏迷，俱不可治，皆此脑、麝之贵重药有以致之。而普天下病家皆不知，即医者亦多未知此弊，古今医书皆未论及，惟《王氏孟英案初编》一卷，谓癸卯冬至前一日，管大中丞气从溺脱，当以参、附挽回者。及孟英至，而痰药、疹药、风药灌之遍矣，须臾而卒。隐隐然说出脑、麝开窍之害，而言之未详，读者或未悟其意，兹备述而申明之。不仅治医者不可不知此理，即家庭之间亦当知所鉴戒者也。

至若舌苔浊厚之实痰凝塞，则虽稀涎散、礞石滚痰丸、控涎丹、青州白丸子等猛烈重药，亦所不避。

寿颐按：此皆镇坠下达之物，以治气升、火升、痰升，正是对病要药，苟在体

----

① 嵎（yú）：同"隅"。
② 藉寇兵而赍（jī）盗粮：把武器借给贼兵，把粮食送给盗匪。比喻帮助敌人增强力量。出《荀子·大略》："非其人而教之，赍盗粮，借贼兵也"。赍，资助。

质壮盛者殊可无虑，不比脑、麝芳香，助其上升耗散，此药理之有可凭，而亦药性之确可信者。然俗医皆不知，宁用彼而不用此，则以价贵之物杀人无怨，而瞑眩之药救人无功。见识不真，与时俯仰，此医道之所以暗昧，而枉死之所以接踵也，哀哉！[批] 慨乎言之，切中世俗心理。医者能破除此等世情，乃可以任托孤寄命之重，然非识力到此地步，亦未易言也。而伯龙于此，独无治痰之法，虽其意专为阴虚之人设法，然阴虚于下，亦多痰壅于上，不备此法，终是缺典。且在既经潜降之后，即火势已平，风波已定，可以渐授养液育阴之时，亦必与顺气化痰之法相辅而行，方不致中气无权，浊痰复聚。否则气机不利，浊阴不开，虽得暂庆安澜，亦必乘机窃发，一波乍平，一波又起，此又治内风之一大关键也。至谓误用参、芪、术者，必至气壅血凝不能下降，良由参术多脂，芪复升举，浊腻之物，厚重不灵，则脑神经之功用不复，经络窒塞，瘫痪不随，终为废疾，不可复愈，亦是确论。此寿颐所以谓东垣气虚一说之全无真实体验者也。[批] 驳尽东垣，不为稍留余地，见理既真，那怕腐儒咋舌。奈何伯龙于此，反欲用生熟二地于发病之初，则滋填黏腻，必视参、芪、术为尤甚，其阴柔之性，更易助痰为害。而伯龙竟不觉悟，得毋明察秋毫，而不能自见其睫。此则寿颐所不敢随声附和，而阿私所好者矣！

伯龙又曰：西医脑气筋之说，盖即《内经》所谓经脉络脉。但西医剖割验病，不知凡几，吾中土无此残忍，且彼有显微之镜窥见症结，故能分得清楚，知经络之俱从脑中而出。盖脑如树根，筋如枝叶，根一动则枝叶未有不动者。此则西医之长，吾中土之人所宜宗之者也。

寿颐按：西学脑筋之说，其始译西人之书者，译之为脑气筋，咸丰时，江宁管氏译

英医《合信氏全体新论》是。东瀛人则译之为神经，今通称之为脑经者，以其发源于脑，而分布于全体也。寿颐谓筋是附骨之筋，坚韧之质，所以连属骨节而利机关。今之译西书者，谓之韧带，无运行之性。[批] 认得真实，方能辨得清楚。惟经字是经脉之经，吾国医学本以十二经络及奇经八脉，为全体气血循行之道路，则脑经司一身之知觉运动，有运行传递之功用。以训诂之学言之，当作脑经为长，知旧译之作脑气筋者，尚未尽稳惬，所以近人译书，亦不复用。若东人之译为神经者，则以其分布全体，而为知觉运动之主宰，有神妙不可思议之意，其命名甚为允当。但中医十二经络及奇经八脉之说，本以血络循环周流不息言之，是全体之脉道。以言西学，则即译书之所谓发血管、回血管，东瀛人译为动脉、静脉。乃发源于心房，以周行于全体者。而脑经则发源于脑及脊髓，以分支于四体百骸，译书谓脑之神经共有十二对，脊髓神经共有三十二对，皆是髓质，而主一身之知觉运动，此西学之所谓血管及脑经之大旨，各是一类，不可混淆。伯龙此节，乃谓西医脑经之说即《内经》之所谓经络脉络，又谓西人知经脉之俱从脑出，则伯龙氏未尝以西人学说详考之而误会者也。

伯龙又曰：中风一证，肾水虚而内风动者多，若真为外来之风所中者则甚少，此当分内风、外风二证。其外来之中风，中字当读去声，如矢石之中人。然外邪伤人，必由渐而入，自浅及深，虽有次第传变，必有恶风、恶寒见证。纵在极虚之体，万无毫不自觉，而猝为邪风所侵，即已深入五脏，昏迷不醒之理。当有凛寒身热，或手足麻木及疼痛等证。其内动之中风，则中字当读平声，是为肝风自中而发，由于水亏木动，火炽风生，而气血上

奔，痰涎猝壅，此即《素问》气血并走于上之大厥，亦即西医所谓血冲脑经。若激扰后脑，则昏不知人；激扰前脑，则肢体不动；激扰一边，则口眼㖞斜，或为半身不遂，左右瘫痪等证。是以猝然昏仆，左右㖞斜，痰涎壅塞者，皆无凛寒身热外感见证。即间有微见发热者，亦断无畏风恶寒也。此病而以古方中风之温升燥烈疏散之药治之，未有不轻病致重，重病致死者。盖肾水本虚，根源已竭而下虚上实，再以风药、燥药煽狂飚之势，烁垂绝之阴，譬犹大木已摇而飓风连至，安有不速其蹶者。所以除镇摄肝肾之外，更无别法。始知河间属火之说最为允协。但火亦有二，有肝木自旺之火，如小儿之急惊风是也；有肾水不能制火之火，则即此病之类中风是也。[批] 伯龙此两层分得不甚妥惬，小儿未必无虚火，大人则血气上菀，何非实火。若东垣所云，中血脉则口眼㖞斜，中腑则肢节废，中脏则命危之说，皆是肾水不足、内风煽动之证，余统以镇肝、息风、养水之药治之。若未误药于前，即如东垣所谓中血脉、中腑、中脏诸证，皆可十愈七八。且即已误药在先，而后用此法，亦可渐轻。故猝然昏倒之后，其轻者或即时而苏，或阅一二时而苏，此则正气能胜，《素问》之所谓气返则生者，即不用药亦可。

寿颐按：此其眩晕猝仆之最轻者，然亦必阴虚阳冒，乃有此病。虽曰轻浅之证，可以不治，然竟不为调治，则阴愈虚而阳愈冒，势必有渐发渐剧之虑。其治法亦仍不外潜镇摄纳四字。惟如此之证甚轻，必无痰壅一候，则伯龙所谓养水之法，厚腻滋填乃可并用。如其有痰，则滋腻即不任受，亦在禁例。

或有猝然暴脱，一蹶不醒者，则正气已绝，《素问》之所谓不返则死者，亦不及治。

寿颐按：真元虚竭，龙雷猝乘，一蹶不振，固亦有之。但平居无事，而仓猝变生，竟为虚脱，亦不恒有。苟其痉厥暴作，而神志昏迷，目合手撒，蜷卧遗溲，亦宜潜阳恋阴，治如上法。惟最忌芳香开窍，泄散走窜，如脑、麝之属。其冷汗脉绝，面白唇青者，则四逆、参附回阳之法，亦时有效，总之病情虽属危殆，苟有一线生机，亦必当竭力图维，勉尽人力，决不可望而却步，诿为不治。[批] 蔼然仁者之言，见得医家负责之重。

所最宜审慎者，昏仆之后有口眼歪斜，手足不遂等证，非用镇肝养阴药数十大剂，更无别法。此即刘河间所谓将息失宜，水不制火，及薛立斋、赵养葵所谓真水枯竭者，万不能再用风药，助桀为虐，以速其毙。其寸关脉大而两尺弱者，即肝肾虚之明证。亦不可误听东垣而用参、芪、术以增其壅塞也。

寿颐按：内风上扰，气升、痰升、火升之候，其脉皆寸关大而两尺弱，甚者且有上溢入鱼而两尺不应者。盖人之气血，只有此数，有余于上，即不足于下。《脉要精微论》所谓上实下虚，为厥巅疾者，正为此病之脉，描摹尽致。[批] 论脉精细，可与第二卷第二节参观。要知脉实于上，而其下乃虚，上实是主，下虚是宾，必当先治其上之实。但能镇而纳之，俾得下降，则气火安潜，上盛之脉自能平静，而两尺亦即有神。不当以其寸大尺弱，遽谓下虚而投滋腻。伯龙能知参、芪、术之壅气，而不知滋水养阴之弊，助痰增壅，其害尤在参、术之上，即其误认上实下虚，双管齐下，不分缓急标本之过。所以必将镇肝养水四字联为一气，终是理法未尽精密。而此节所引薛、赵诸家真水枯竭云云，是其致误之源。盖久读立斋、景岳之书，而不自知其流弊耳。

寿颐按：伯龙此节外风、内风之辨最是清澈，虽至愚之人读之，亦能洞见症结。观此而始知古今之论中风者，无一人不在五里雾中。其论中风之中字，当分平、去二音，以辨内外虚实。就字义而言，可谓精切不磨，自有至理，且亦切合病情，非穿凿附会可比。但古人所以立此中风之病名者，本以外感而言，《素问》及《伤寒论》之中风是其明证，与内动之风无涉。自汉唐以降，见理不真，遂令内外二因不能分析，竟以内动之风亦假托此中风之名义，乃医家不辨淄渑之过，当亦上古之谈中风者所不及料。要知以内风而亦称中风，已非古人所谓中风之真义。寿颐则谓终当剔而出之，别定其名曰内风，然后名正言顺，顾名思义即可恍然于病情之自有本真。若仍以中风为名，则虽加音注，亦恐有混淆不清之虑。此则景岳张氏创立非风名称，抹煞内动之风阳者，诚有可议。而伯龙氏欲读中字为平声者，虽有至理，然沿习已久，必难通行。况乎古今之用此中风二字者，本在外来邪风一面着想，以之移属内风，实是张冠李戴，非其种者，锄而去之可耳，更不必强与周旋，别生枝节，徒以淆惑后学视听也。若谓内风之动，由于肾水虚、肝木旺，则至情至理，圣人复起而不易吾言者。但寿颐则谓肾虚肝旺四字，必须分作两层设法，然后病情之标本，知有缓急可分，而治法之先后，乃有次序可定。盖肾水之虚，耗于平时，为是病之本；肝木之旺，肆于俄顷，为是病之标。急则治其标，缓则培其本，先圣仪型，久有明训。[批]笔曲而达，言明且清，似此分别缓急次序，而后病情治法了如指掌。且治肾之虚，须当滋养，非厚腻不能填根本之真阴；治肝之旺，须当清理，非潜镇不能戢升腾之火焰。两法相衡，已难

并行不悖。况乎火升气溢，且挟其胸中固有之痰浊泛滥上冒，所以此病之发，多有腻涎壅塞，气粗息高者。即使外形或无痰塞，而其实气火俱浮，中脘清阳之气已为浊阴蒙蔽，断不能授以阴柔黏腻，助其室滞。所以治此证者，皆当守定镇肝息风，潜阳降逆一法，而佐之以开泄痰浊，方能切合病情而收捷效。不独中古之刚燥阳药皆如鸩毒，即立斋、景岳诸家之滋补阴药亦在禁例。此固仅为肝旺之标病设法，而于肾虚之本，非惟不暇兼顾，亦且必不能兼顾者，必至气逆已平，肝火已戢，痰浊不升，脉来和缓，然后徐图培本，以为善后之计。于是滋阴养液之法，始可渐渐参用，方能顾及病本之虚。若果不分次序，而于气火升浮，痰浊室塞之初，即用滋腻与潜阳并进，方且缓摄纳之力，助浊阴之凝，一则缚贲育而使临大敌，一则藉寇兵而赍盗粮，适以偾事而有余，罪且难辞，功将安在？[批]申明滋腻之误，说得婉婉动听。此则伯龙镇肝息风四字，固寿颐之所低首下心，服膺弗失者。而独于其养水二字，不辨次序即用生熟二地于乍病之初，又寿颐所最不惬意，而期期以为未可者。惟间亦有真阴已竭，龙雷猝动，霎时暴厥，而竟有脉微欲绝，目闭口开，面青唇白，痰声曳锯，气息微续之诸般脱象，或且冷汗如油，头汗如珠，而全无肝阳见证，则必于潜降队中加入恋阴益液之药，如人参、阿胶、鸡子黄、山萸肉等，甚者且用参附。此为固阴回阳设法，以其阴阳俱脱，非此不可希冀于什一。其证情与肝火上升者大是不侔，惟此是少数，不可执一以例普通之肝火。然即于此当用阴药并治之证，而熟地亦尚不可同用，嫌其浊腻太甚，未免室塞不灵。乃伯龙反通用之于痰火升腾者，终不能不谓之千虑一失。[批]此应用滋填以固其脱者，亦兼痰壅一证，而与肝火之

挟痰上涌者不同。苟非临证功深，亦必不敢遽投大补，抑知虚脱在即，非此不治，而补药腻药反能减少其痰塞，此则虚痰与实热之痰不同，非有阅历经验者不能道只字也。伯龙又谓肝木自旺之火为实火，肾水不能制火之火为虚火，而以小儿之急惊风属于实火一类，大人之类中属于虚火一类。其意盖谓小儿无情欲，则无肾虚，而大人类中一病，则有如东垣所谓多在中年以后者，故概谓之虚。要知小儿生长未充，即是真阴未足，所以肝木易动，多有热痰风惊一病。其肝风之内扰，即为阴不涵阳之证，与大人之内风无异，是不得分小儿、大人为两类也。至若东垣之所谓中血脉、中腑、中脏三层，即本于《金匮》在经在络、入腑入脏一节。以病情之轻重，而认为受病之深浅，固是吾国医学家理想之能事。近今名医无不宗之，以为辨证立方之根据，究竟似是实非，所以古之成方均不妥帖。即欲对证用药，亦必百无一效。今则气血并走于上之理既已证明，而血冲脑经证治更有确据，且潜阳镇逆之法又皆切中病情，屡经实验，则中经脉、中腑、中脏等理想旧说，已为大辂椎轮，不复适用，当然退处于淘汰之列。窃谓而今而后，皆当以气血上菀，冲激脑经之理，正其名称而定其治法。凡古人许多无谓之空言，固无一可以并存者，亦正无庸置议矣。[批] 须将二千年旧习，荡涤无余，真是医学中革故鼎新一大作家。

伯龙曰：《素问》所论中风，皆指外邪而言，故汉唐风药皆主散邪，而其论病并无神魂昏愦，直视僵仆，口眼㖞斜，牙关紧闭，语言謇涩，失音烦乱，摇头垂涎，痰壅曳锯，半身不遂，瘫痪软弱，筋骨拘挛，抽搐瘛疭，汗出遗溺等证，可知此种见证皆非外来之风，总由内伤，气血俱虚、水衰火炽而发，惟《素问·脉解篇》谓内夺而厥，则为瘖俳，此肾虚也；少阴不至者，厥也。此则明谓其精气之内夺。瘖，即声不能出，言语謇涩也。俳，即肢体偏废，半身不遂也。此河间地黄饮子及喻氏资寿解语汤二方之所由来也。

寿颐按：夺字，即今之脱字，许叔重《说文》夺字说解曰：手持佳失之。是今所谓脱失之脱，非强取之夺字。惟《说文》夺失之本义，今本诸书已极少见。独《素问》尚作此解，乃古义古字之仅存者。盖六经古字尽为唐人所改，古形古义多已无存。独《素问》为技术之书，谈经学者从不顾问，而此夺失之夺字，犹存告朔之饩羊[1]，最可宝贵。[批] 又是小学之精警语。寿颐谓《素问》中古字颇多，其有六经及诸子百家从未一见者。如青如草兹之兹，从二玄，其义为黑；肠辟之辟，无水旁，其义为积，皆最古之正字正义，而诸书中已不复见，则皆为传写者改尽，惟《素问》犹偶一见之，然古今各家竟无一人能知此义。则小学固非唐以后人所尽通，而谈医之人尤其鲜通小学矣。若《脉解篇》之所谓"内夺而厥，则为瘖俳""少阴不至为厥"，是指肾气式微，不能上行，以致失音痿废之病。即房劳过度，百脉废弛，无气以动，瘖不能声，乃肾气下脱。而《素问》亦名之为厥，与大厥、薄厥、煎厥之阳盛于上者，其病情大不相侔。盖厥之为义，逆也，不顺也。故寒亦谓之厥，热亦谓之厥。在《素问》一书，厥之为病，其状多端，本非专为一种之病名，万不能以少阴不至之厥误认为大厥、薄厥之厥同为一类。河间之地黄饮

---

① 告朔之饩（xì）羊：原指鲁国自文公始，不亲到祖庙告祭，只杀一只羊应付一下。后比喻照例应付，敷衍了事。出《论语·八佾》："子贡欲去告朔之饩羊。子曰：'赐也！尔爱其羊，我爱其礼。'"

子，是专为内夺而厥，则为瘖俳及少阴不至之厥立方，故以桂、附回阳，萸、戟温养，麦、味敛阴，其意极为周密。菖蒲、远志，则为浊阴上泛，痰塞喘促者开泄之法。果是肾气阴阳欲脱于下，其方自有神效。《徐洄溪医案》治沈又高续娶少艾①，忽患气喘厥逆，语塞神昏，手足不举，授以是方而愈。然洄溪且谓所见类中而宜于温补者，只此一人。[批] 说明少阴不至之厥与大厥、薄厥之厥绝然不同，则地黄饮子自不能误治大厥之病。然古今之读《素问》者，皆不能知二者之同名异病也。似此心苦，分明都是从古未知之秘，发明到此，直是娲皇炼石补天手段。可见病情之巧合于地黄饮子者极为难得，而昏厥瘖俳，痰壅喘急之由于气升、火升者，则其病最多，误用桂、附、地黄，为害又当何若？[批] 王孟英案中有地黄饮子治验，可与洄溪老人后先媲美。而叶氏《指南》中风脱证门摹仿地黄饮子诸条，殊未妥当。若喻嘉言之资寿解语汤一方，其意仍以为外风入脏，所以羌活、防风，尚是古人专治外风套药，且桂附与羚角并列，于意云何？太不可解，盖亦摹仿唐人诸续命汤而为之，其实万万无此对药之病。方下谓治中风脾缓，舌强不语，亦是向壁虚构，自谓尽理想之能事，而不知天下无此病情。然似用此海市蜃楼，最易淆惑后学，实是吾国医学中之黑暗境界。惟喻氏于此方之后，谓肾虚舌不能言者，以此方去羌防，加熟地、首乌、杞子、甘菊、麻仁、天冬，治之获效云云，则即是肾气下脱之证，所以桂附、熟地、首乌、杞子，尚合分寸，然岂不与原方之治风入脾脏云云大相刺谬？须知嘉言定此加减之法，亦是摹仿河间地黄饮子之意，而杂入羚角，又与下脱之虚证不合。且不用远志、菖蒲，则浊痰上泛喘促者，又将何以治之？此乃摹仿河间而失其神髓，固不若地黄饮子之自有一种病情可以得效也。盖嘉言于此证之内因外因，为虚为实，全未

了了，不过以意逆之，自以为是，其实大是隔膜，皆不适用。[批] 谓嘉言于中风一门，竟未知其内因外因，孰虚孰实，是他人所不敢言，而亦必不能言者。然岂独嘉言一人在暗中摸索耶。寿颐尝谓嘉言之书，笔锋锐利，言之足以成理，令人不能窥见其隐，是其生平之所长，可以先声夺人，实则多是理想，殊少实验。盖此公是前明遗老，初非医学专家，鼎革之后，遁迹于医，又遁迹于禅，有托而逃，品行甚高，本不必以技术中之一席为重。若就医言医，寿颐终以为强词夺理者太多，必非此道中三折肱②之真实学问。嘉言论温病，附会经义，泥煞少阴，近贤陆九芝谓其有可杀可剐之罪，诚非苛论。然其《医门法律》及《寓意草》亦多理想之辞，未可尽信。若《素问》所谓煎厥、薄厥、大厥之证，则是气血上菀、肝阳甚炽，势焰方张。其忽然舌謇言糊，肢废不用者，原由气火上升，脑神经失其功用之候，正与肾气下脱之无气以动，瘖不成声者，一实一虚，一病在上，一病在下，极端相反，而谓可用桂、附、萸、戟等温肾阳药，以助其气火之升浮，更可用冬、地腻滞，以增其痰涎之壅塞乎？然古人不知有脑神经之作用，恒有误实为虚，乱投附、桂者，其害人亦已不少。而庸流无识，一见音瘖肢废，谬谓少阴不至，辄以刘氏、喻氏之成方，仓猝乱投，助其气火痰浊，一蹶不复，犹谓吾能善读《素问》，善用古方，而病终不治者。则少阴不至，内夺而厥，本是极虚极坏之证，所以桂、附回阳，尚是鞭长莫及。虽曰杀数人，而终不自知其抱薪救火，焦头烂额之咎，最是黑暗地狱。较之

————————————

① 少艾：指年轻美貌的女子。

② 三折肱：原意指几次断臂，就能懂得医治断臂的方法。喻对某事阅历多，富有经验，自能造诣精深。出《左传·定公十三年》载高疆语："三折肱，知为良医。"

汉唐时惯用续命汤者，说理则精深一层，而岂知玄之又玄，仍在五里雾中，痴人说梦。此地黄饮子、资寿解语二方，所以极少对药之病，而漫用之于昏瞀暴仆者，非徒无益而又害之，在他人不知是神经为病，选药不当，犹可曲谅，而伯龙则既明此理，奈何犹有此模糊疑似之见存于胸臆，盖一则误少阴不至之厥与大厥、薄厥之厥同为一类，而又误读立斋、景岳、养葵之书，欲以滋填肾阴，治此大厥、薄厥之病。乃遂误会地黄饮子可治少阴不至之厥者，亦可治此大厥、薄厥之厥，而竟不悟其一是肾阴下脱，一是肝阳上浮，病情远若天渊。下脱者自宜温补滋填，上浮者惟有潜降摄纳，治法亦同霄壤。[批] 反复申明地黄饮子不可误治肝阳上逆之厥，岂独伯龙之功臣，直是河间之益友。而天下后世病家之隐受其惠者，更不知凡几也。然伯龙于此尚未体会清楚，所以语气含糊，实是大不可训。须知血冲脑经之病必不可用地黄饮子等方，此则寿颐之所敢断言者，请以为后学正告，并以为伯龙补过可也。

又读《调经论》之气血并走于上则为大厥一节，然后知今之所谓中风，即《素问》之所谓大厥，景岳谓之非风，盖由阅历而来，可谓卓识，其论甚详。大旨谓非风一证，多见猝倒不省人事，皆内伤积损，颓败而然，原非外感所致，古今相传，皆谓中风，则误甚云云。余谓此说甚是。惟所谓内伤颓败，未能指实。余以阅历验之，不外河间水不制火，及立斋、养葵真水枯竭之论，故一概主以养水息风镇逆之法，治效甚多。

寿颐按：内风病而讲到肾水不足，真阴不能涵阳，原是探本穷源之义，固不可谓为不是。然病发之时，痰涌者多，断非补阴腻药所可妄试，河间所谓水不制火，心火暴盛，明明注重于火之盛，其治法与

伯龙氏发明之清肝息风同是一理。然自薛立斋、赵养葵辈借用河间水不制火四字之意，一变而为真水枯竭，乃注重于水之虚，虽似同一论调，实已大反其宗旨，无非为六味地黄预为地步。至景岳又有真水竭、真火衰，及内伤颓败之泛话，皆以肾虚作内风暴动之门面语，一似欲治此病，非大剂补肾不可者。于是六味、八味、左归、右归，随笔挥洒，无不如志。既授庸医以简易之法，而用腻药于痰涎上壅之时，直是落井下石手段，滋补黏腻，惨于鸩毒，夫岂河间发明水不制火者所及料！此则立斋、景岳之庸，养葵之陋，最是国医之魔障，万万不可为治病之准绳者。不谓伯龙高明，亦承其弊，尚以养水二字与息风镇逆相提并论，有生熟二地滋阴之谬见牢结胸中而不可解，此实薛氏、张氏有以误之，而赵养葵之祸水害人亦不浅也。

景岳又言，凡非风证，古人书中皆谓气体虚弱，营卫失调，真气耗散，腠理空疏，邪气乘虚而入，此言感邪之由。[批] 此等议论，最是肤庸，一部《景岳全书》，多可作如是观。然有邪无邪，不可不辨。有邪者，即伤寒疟痹之属；无邪者，即正气颓败之属。有邪者，或寒热走注，或肿痛偏枯；无邪者，本无痛苦寒热，而肢节忽废，精神言语倏忽变常。有邪者，病在于经，即风寒湿三气之外侵；无邪者，病发于脏，所以眩晕猝倒，昏愦无知。有邪者，邪乘虚入，故宜于扶正之中佐以通经治邪之品；无邪者，救本不暇，岂可再用疏散以耗正气乎？

寿颐按：伯龙此条，本于景岳非风之篇。[批] 景岳此论终是瑕瑜互见。所叙神魂昏愦，直视僵仆，口眼㖞斜，牙关紧闭等，凡十三句五十二字，在《素问》中风诸条确无此等见证，是皆内动之风毫无疑义。但景岳谓汉唐方药，其论证中亦无此

等，则殊不尽然。《千金》《外台》所载中风门诸方，其主治条下掺杂似此诸证甚多，古籍俱存，斑斑可考，不能以一人之手，掩尽天下耳目，使人不一翻阅古书也。惟古人用药，则皆泄散外风以及温升燥烈，此汉唐之世本无内风、外风之分，所以后人眼目尽为之眩。而中风一门方论虽多，竟无潜镇泄降一法，专以安定内动之风阳者，诚是古人之缺典。至景岳而能知其非是外来之风，开门见山，一语破的，固是铁中铮铮，庸中皎皎。独惜其所论非风证治一篇，只知表里皆虚，当以培补元气为上，无非为人参、熟地开辟销路。陈修园谓其庸医之尤，原非苛论。其亦知肝阳上僭，浊痰沸腾，黏腻阴柔诸物，如油入面，何能起病？则其说虽是，而其治实乖，利未见而害必随之，亦与古方燥烈杀人，同归不治。且非风二字只可以辨驳古人误立中风之名，不可即以为是病实在名义。而景岳竟以非风作为病名，则命名亦未免不正。要之，景岳本不能认定此病究属何因，所以有内伤积损，正气颓败之笼统话头，且以培补元气、扶正救本等空泛不切之词作为此病治法，无一非梦中说梦。今者伯龙氏既创此镇肝潜阳一法，破除二千年锢蔽旧习，已为此道大放光明，犹惜其开宗明义第一章即用生熟二地，则于痰涎壅塞一层不无流弊，此即为《景岳全书》所误。观其此节以内伤颓败、真水枯竭等句郑重言之，所以养水二字遂列为入手第一要诀。究之治肝之标，培肾之本，不当双管齐下，清浊不分。不独立斋、景岳之腻补不能奉为开手之南针，即河间之地黄饮子、西昌之资寿解语，亦必非通用之良法。寿颐谓既能悟彻气血并走于上之真旨，则凡古人不切实用之成方，皆当屏除净绝，一扫而空，免得反以荧惑后人，疑误学者。[批] 不如此则不

能斩除荆棘，独辟康庄。盖其所新发明者本是前无古人，又何必依傍前贤，寄人篱下，援引他家之门楣以求增辉吾蓬荜耶！伯龙于此似尚有借重薛、赵、景岳之意，殊可不必。其末段引张氏有邪无邪之辨，虽似清切有味，然其意仍归重于"真气颓败，救本不暇"八字，不脱温补腻补之陋。试问与血冲脑经之旨何涉？寿颐则谓可一言以蔽之曰：外感之风，其病以渐；内动之风，其病以暴。固不必堆砌此浪费笔墨之浮辞，徒惹人厌。而伯龙氏必援引及之者，则其胸中固犹有滋阴一说在也。究竟肝阳上冒，气火升浮，虽非外邪，而来势汹涌，固急则治标之不暇，又何可迂远图之？诩诩然自以为是曰"吾将以滋水养阴为培本之计"，势必黏腻填塞，其气之不返而死者必多矣！

伯龙又曰：类中之证，平居饮食言动如常，忽然倾仆不省人事，有逾时而即醒者，有阅数时而渐省者，有一蹶不复，越二三日而绝者，有不及一日、半日而绝者。如曰外来之风，则必由轻而重，何以一发即至昏仆？如曰风邪暴烈，猝然入脏，则昏仆者必百无一生，何以亦有能醒者？则以其为内风自动之病也。内风自动，何以忽发忽愈？则以其肾水不能养肝，木动生风，激痰上扰，是以动而升则昏仆，静而降则清醒耳。于《素问》所谓气血并走于上之大厥，于西医所谓血冲脑气筋，信而有征。盖肝风内动，气血上冲于脑，扰其后脑，则昏不知人；扰其前脑，在一边则为半身不遂，口眼㖞斜，在两边则为全身瘫废。此时惟有镇摄其肝，使不妄动，则上升之血亦降，并滋其肾，则木得水涵，可不再动。

寿颐按：既宗《素问》气血并走于上立论，则血冲脑经之理已极明白晓畅。其所以有能自醒者，即《素问》所谓气

返则生耳。质而言之，气血上冲，有升无降，则一厥不复，轻者升而能降，则厥而能醒。说到肝阳已是探源之论，更不必再讲到肾水不能涵肝一层，反致愈推愈远，不能切合题面，乃伯龙必以木旺水衰四字扭作一气，纠结不开，遂以镇肝滋肾两法并为一路，清浊不分，终是贤者之过。寿颐谓气血并上之时，镇定肝阳，使不妄动，则气火俱静而上升之血自降，最是治此证之无等等咒。然必须合之开泄涤痰，乃为无投不利。至于滋养肾阴则且稍缓一步，俟之于痰涎清楚之后，是为培本设法，庶几善后良图，而已降之气火得所依恋，自然不再浮动。理虽相因，法不并辔，分作两方，层累而进，庶几无碍于痰凝气涌。若伯龙之双管齐下，则非徒无益，且以贻祸，学者必须识得此中曲折。

即有口眼㖞斜、半身不遂等证，亦可渐愈。若误治迁延，则上升之血凝滞不降，因而脑经窒塞，即成偏枯瘫痪等证，而其重者，皆不可救矣！故治此证而误认外邪，妄用风药升散，或误信气虚之说，而妄用参、芪、术、桂，[批]参、术尚能增其壅塞，则二地、阿胶又当如何。其上升之血无不窒滞下降，且肝风得燥烈之品适以助其煽烁，气火得补益之力反以增其壅塞，寿颐按：滋肾腻补，何独不然。则轻证变重，迁延成废，而重证遂速其毙，甚可伤也！

寿颐按：伯龙此节，是承上文而申言之，未尝别有发明。然其言亦多精当，故并录之。以口眼㖞斜，半身不遂之证，而用药惟主镇肝息风。若言国医理法，颇似迂远不切，惟《素问》气血并上之厥，实与西人血冲脑之说互为发明，则㖞斜不遂无一非脑神经之病，镇潜肝火而收摄其上僭之势，使气血不升，则脑神经之功用自然立见恢复。而宣络、行气、通经、活血诸旧法，皆属皮相而不能切中肯綮。所以古人成方，分证论治，非不言之成理，然后人临证，引用古方，竟无一效者，其弊亦正在此。今以镇逆摄纳为口眼肢节病之治法，虽似距离太远，而神经得所，覆杯成功，此非神而明之，别有会心者，万不能悟彻此中真理。岂庸耳俗目，拘牵旧说，墨守古书之流所能梦见。寿颐循此法守，获效已多。[批]至理名言，皆从古未发明之精义，读者不可不熟玩而深思之。然亦非病起之初，开手合度者不可。伯龙谓误治迁延，上升之血凝滞不降，脑经窒塞，轻者即偏枯瘫废，不能复起，而重者则气血直涌，一厥不返，尤为不磨之论。此是治医学者，从古未尝发明之真义。后有学者，皆当虔爇心香，敬祝南丰之一瓣者也。

伯龙又曰：偏枯一证，昔人谓右属气虚，左属血虚。喻西昌则谓左右者，阴阳之道路，岂可偏执？从阴引阳，从阳引阴；从左引右，从右引左，其理甚明，可称卓识。[批]左气右血本是浮词，然嘉言虽能辟之，而引阴引阳仍是空话。今既有真确之发明，则古人理想之辞，自当淘汰净尽。

寿颐按：昔人偏枯不遂，在右属气，在左属血之说，本是无聊之极思。气血两字，而可以分作左右两片，则右有气而无血，左有血而无气，尚复成何话说？居然妄作聪明，武断乡曲，此是医界中最卑劣、最谫陋之思想，初不值识者一笑。而俗人以为此是金元大家所发明，往往笔端援引，自命宏通，一盲群盲，寿颐见之辄作三日恶。嘉言以左右、阴阳、气血贯注之理析之，未尝不名正言顺，此是喻氏之聪慧胜人处。但所论治法仍是从阴引阳、从阳引阴，一片空话，毫无实际。今既有脑神经之说，实地证据，则此种空话，正不必谈矣。

余按《通评虚实论》曰：凡病消瘅，仆击偏枯，痿厥气满发逆，肥贵人则膏粱之疾也。此是明言肥甘为病，包藏痰饮湿热，阴虚阳虚等候，[批] 既知包藏痰饮湿热，则自当兼用化痰清热，而腻滞之药胡可遽投。并未尝中于风邪。盖膏粱之变，嗜欲之伤，脾肾已亏，肝本暗肆，痰湿内蕴，风从之生。刘、李、丹溪及立斋、养葵、景岳诸家，皆从此悟入。所谓治病贵求其本，而偏枯猝仆，固皆以虚为本也。

寿颐按：《素问》谓仆击偏枯，肥贵人为膏粱之疾，则痰湿壅塞皆在不言之中，固未尝以为中风也。然因湿痰而生内热，因热而动内风。痰也，热也，皆是实证。河间主火，丹溪主痰，皆从痰热壅塞一边着想，均切病情。而东垣乃以笼统泛浮之气虚二字立说，舍见证之痰热壅塞不问，乃茫茫渺渺，溯其无形之虚，全是空话。至薛、赵、景岳一流，乃复拿定虚字，皆用滋补以治实痰实热，其谬何如？[批] 孰虚孰实，分得如是清楚，则河间、丹溪，与东垣、薛、赵、景岳之优劣自明。不意伯龙既知是病之血菀于上，血气并走于上，而犹误信薛、赵、景岳之谬，最不可解。

缪仲醇亦宗阴虚内热主治，谓阴衰火炽，煎熬津液成痰，壅塞气道不通，热极生风，猝然僵仆，即内虚暗风也。治法初用清热顺气开痰，[批] 清热、顺气、开痰，是古人治法之最精者。次则培本，或养阴，或补阳，以二地、二冬、菊花、杞子、胡麻、桑叶、首乌、柏仁、蒺藜、花粉、参、芪、归、芍、鹿茸、虎骨、霞天膏、竹沥、桑沥、人乳、童便等，出入互调，自成机杼。

寿颐按：仲醇以此类滋补药味为第二步培本之法，则必在既用清热顺气开痰之后，其热已清，其气已顺，其痰已开，神志清明，血不上菀，狂飚已息，波澜不兴，而后培植根基，滋养阴液，是为正鹄。然细绎所述诸味，犹是竹沥、童便等

开痰泄降之药，则其时所治之证情，犹可想见其痰热未尽，而其第一层清热顺气开痰六字之中，必不容有二冬、二地，滋黏腻滞之质掺杂其间，以缓其清泄开痰之力。此仲醇之见自有分量，贤于薛、赵、景岳远矣。[批] 据仲醇用竹沥、童便于第二步培本之时，知此时尚须开痰泄降，则第一步清热开痰顺气法中，必不容杂以二冬、二地等腻药，已在不言之中。读古人书，能于无字中寻得真理，自有味外之味。而伯龙竟以二地、阿胶作为入手要药，则中薛、赵辈之毒也。至叶氏《指南》中风一门大率宗此，又《名医类案》有虚风一门、《指南》有肝风一门，皆不外内虚暗风之旨也。

寿颐按：此节以虚字为主，乃推本穷源之论。风阳内动，由于阴虚木旺，本无可疑，但病本是虚，而病标则实，气火皆浮，血菀于上，入手治法必不能兼顾其虚，则断不当兼滋其阴。《素问》所谓肥贵人膏粱之疾，固指富贵家声色酒醴，戕贼真元，肥甘痰浊，窒塞清窍。寿颐谓阴虚之人脾运不健，正多痰湿满中，虽非富贵，而已无一非膏粱之疾，则内风上煽之变，正其浊痰逆涌之机。纵明知其病本在虚，而凡属补虚之药，岂气逆痰塞之时所能任受？伯龙乃用二地于猝仆之初，岂非大误？此节偏恋恋于立斋、养葵、景岳诸家，则其未达一间之原因，其误亦正在此。嗟乎！立斋喜用六味地黄，自谓泛应辄当，而养葵《医贯》、景岳《全书》，导其流而扬其波，几如洪水之泛滥于医界，庸夫俗子无不喜其简便易行，且能迎合富贵家之嗜好，而此道黑暗，遂致不可复问！[批] 以六味地黄为迎合富贵家嗜好，虽语近于刻，其实确有此理，此洄溪老人所以谓立斋、景岳为庸医之尤也，而养葵之《医贯》，更不足道矣。伯龙贤者，尚复堕其术中而不悟，则俗学误人，真是不浅。其引缪氏以清热顺气开痰

与培本之法分作两层，则无此弊矣。至叶氏治案之中风、肝风二门，多清热开痰，且有时亦知潜阳之法，固较薛、赵、景岳为优，但不能无滋腻之弊。又时时喜用河间之地黄饮子，杜撰浊药清投四字，自谓不碍痰塞。须知药既浊矣，何故而能清投？邪说欺人，又是魔道。究竟河间是方非气升痰壅者所可妄用，洄溪案中沈又高一条颇堪细玩，叶用是方，仍是囫囵吞枣，皆犯黏腻之禁。惟徐洄溪批《指南》，谓眩晕用清火养肝固为正治，但阳气上升，至于身体不能自主，此非浮火之比，古人必用金石镇坠之品。[批] 洄溪独提金石镇坠四字，最是此证之无等等咒，非熟于《千金》《外台》者，不能知此奥秘。其说与血冲脑经宜用镇摄者暗暗符合，此洄溪之高人一等处也。

第十一节　论张伯龙之所谓阳虚类中

伯龙又曰：北人类中多阳虚证，南人类中多阴虚证。阴虚之证治已详言之，而阳虚类中之治法，宜遵东垣之补中益气及六君等为主，而顺气开痰佐之，[批] 顺气开痰四字是治气火上升者必不可缓之要诀。伯龙论中仅仅此节一见，终嫌漏略。前人治法颇详，兹不复赘。昌邑黄坤载主以水寒土湿，木郁生风，左半偏枯者，主桂枝乌苓汤；右半偏枯者，主黄芪姜苓汤。余曾治北方数人，初病即进此方，嗣以补中益气收功，大忌风药。而参必用真人参方效，高丽参、党参皆无济。

寿颐按：内风之动皆由于肝木之旺，木火生风是其常态，此固伯龙之所谓阴虚类中也，若阳虚而亦为类中，其道何由殊难索解。盖阳气既虚，是为虚寒之候，既属虚寒，则内风又何自而生？若曰真阳式微，而猝然为外来之寒风所乘，则仍是汉唐之所谓中风，古人散邪温中之方甚多，

正为此证而设。然在伯龙之意，则固以彼为真中风也，且谓阳虚类中之治法，宜用补中益气及六君为主，以顺气开痰为佐，则其证必非外来之风，而犹是内动之风。但风从内动，固无一非气血并走于上，是为阳盛上僭。若曰阳虚下陷，而亦动内风，则其理安在？岂不与气血上菀之原理大相刺谬。[批] 伯龙此节别开一局，与血冲脑经本旨大相刺谬，本不可解。似此层层辨难，说理俱极圆也。以子之矛，陷子之盾，而其说必不可通，此寿颐之再四推敲，而终不能悟到类中之病，何以而有需于东垣补中益气之法，并不能悟到补中益气之方，何故而能治类中之病者也。且即以伯龙之言寻绎之，既曰以补中益气为主，则必是清阳下陷之证，所以宜于参、芪、升、柴之升清，而又曰以顺气开痰佐之，则又明是气升、痰升之候。所以气宜顺而痰宜开，既欲其升，又欲其降，一主一佐，南其辕而北其辙，更是可骇，上下三千年何得有如此之医理病理？况乎内风暴动，多有气急上奔，痰涎壅塞者，顺气开痰四字固是治类中者必不可少之要义。乃伯龙于上文阴虚类中证治，反复辨论，推阐极详，而独无降气化痰一着，寿颐视为缺典，再三纠正，不惮辞烦，至此条而补出此法，洵是要诀，何乃反与升提之药并辔而驰？古人有所谓混沌汤者，得毋类是。而乃谓古人治法颇详，则不知其所指者果是何法？若谓是汉唐续命之法，则古人为外风而设，伯龙早知其非内风类中之治；若谓是东垣所论气虚之法，则伯龙又知参、芪、术之不可误用；若谓是王清任黄芪四两之法，则本从气虚两字附会杜撰，岂足为法？而又引昌邑黄氏，以水寒土湿，木郁生风立说，则黄氏一生绝大学问，无病不用温燥，水寒土湿四字在黄氏书中不啻千百，乌附姜辛之药，固坤载所俯拾即是者，所

谓扶阳抑阴云云，直是独一无二之奇癖，不复可以医理相诘责者？此公之言，何可为据？且伯龙于上节能知古人论偏枯分右气左血之非，而于此又用坤载左右分治之说，出尔反尔，更是可疑。乃谓曾治北方数人，初病即进此方，而以补中益气收功。今阅《雪雅堂医案》两卷，又未见有此方案，直是空谈欺人，愚不敢信。或谓脾肾极虚而动内风之证固亦有之，则土败水竭，脏气欲绝，亦必猝然暴动，震掉牵掣，不旋踵而痉厥随之。此为绝证之肝风，一厥而多不可救者。如小儿久泻之有慢脾气，及久病易箦①之时，每有抽搐震掉之变，则决非一派温燥及补中益气一方所能希冀于百一者，其非伯龙意中之所谓阳虚类中又可知。此外又有真阴告匮，而龙雷浮焰飞越上升，亦令神志昏迷，肢痉头摇，筋掣目反。而即有面青脉伏，汗冷肢清，痰声曳锯之脱证者，此如电光石火，一闪即灭，亦可谓之阳虚类中，法宜恋阴固脱，合之潜降大队，甚者又必参、附大剂，庶可挽救百中一二。此如上文寿颐所谓恋阴回阳、潜镇降逆之治，确是阳虚类中之一法，而亦非伯龙所谓补中益气之证。总之，见证治证，为阴为阳，宜升宜降，必当随病论治，自有一定不易之权衡，必不能以其北人、南人而先设成见。伯龙必以南多阴虚，北多阳虚立论，已嫌于胶柱刻舟，[批]胶执南北以论病情，终是刻舟求剑之故智。要知西学之所谓血冲脑者，本是全球皆有之病，非专为吾南人而言。而又谓阳虚之治必用真人参，而高丽参、党参则皆无济。寿颐谓高丽参禀东方阳气，其性微温；辽参禀北方阴气，其性微寒。《本草经》与《名医别录》，人参气味有微寒、微温之不同者，即是辽参、高丽参之别。人参气味，或寒或温，古今说解，殆如聚讼。寿颐如此分说，虽是创论，然实有至理，并非强作解事，姑为骑墙之

说，以代两造解纷，说详拙编《本草正义》。若治阴虚有火，固以辽参为宜；若治阳虚无火，当以丽参为合。何以伯龙于阳虚之病，反谓丽参无济，此皆不敢附和同声者，不容不辨。盖此节理论，与上文发明血冲脑经之病全不可通，且是枘凿不入。既知是病之由于气血上菀，则此节必无印合之理。不知伯龙氏何见而发此反常之论，殊不可解。

第十二节　论今人竟以昏瞀猝仆为脑病之不妥

尔来西医学说日以洋溢，内风昏瞀之病属于脑经已无疑义。即素习国医而兼有新智慧者，亦莫不以西学家脑病之说为是。然须知此病发见之时，脑是受病之部位，而非酿病之本源。病源惟何？则肝阳不靖，气火生风，激其气血，上冲犯脑而震扰脑之神经耳。故谓是病为血冲脑经则可，而直以为脑病则不可。[批]分出受病之部、酿病之源二层，则可知此是脑受刺激之病，尚非脑之自病，所以犹可治愈。则译书之名为血冲脑经，颇能说出病之来源。而近人径称之为脑失血、脑溢血及脑血管破裂者，已失病理之真矣。近人醉心欧化，喜用新学名词，径称此病为脑病者，实繁有徒。壬子年商务书馆之《东方杂志》第九卷第八册，有袁桂生君《医学正名议》一篇，袁君名焯，江都人。谓医学名词当合训诂之理，又谓中医书之病名，其不合于今日之学理者亦当改易。意在统一医界之知识，所见甚大，寿颐极端钦佩。惟袁谓中风当易作脑病，又谓叶天士书中有肝阳、肝风等名，皆由当时不知有脑经之理，误认脑病为肝病云云，其说极新。洽西学家见之，当无不引为知己。然试思

① 易箦：更换床席，代指病危将死。出《礼记·檀弓》。箦，竹席。

是病所以发生之缘由，殊觉仅知其为脑病者，仍是知其然而不能知其所以然，非果能贯彻此病之真情者也。盖当昏瞀猝仆之时其病在脑，固是确而有据。然其所以致此昏瞀而猝仆者，非其脑经之本有是病也。伯龙氏所谓木火内动，肝风上扬，以致气血并走于上，冲激其前后脑经者，最是至理名言，不可复易。所以潜阳镇摄，平肝息风之法，专治其气火之上升而具有捷效。则此病之来源去委，信而有征，固不得厌故喜新，竟谓前人认作肝病之误。[批]此病惟治肝始能有效，而犹有以旧说肝病为误认者，得毋颠倒黑白。盖脑病是标，肝病是本。西国学者只知脑病，所以治此亦鲜捷效。且诸风掉眩，皆属于肝，及厥阴为病，发为掉眩巅疾，目瞑耳聋诸说，皆出《素问》。则肝阳、肝风之为病，虽《素问》尚未直书是名，而自古以来有此病情病理，固久为通国医家所公认。前人书中亦甚多此名称，又何得一概抹煞，强诬叶氏之误。[批]引据经文，更是确证。则袁氏此说一似全未知中医理法者，终是醉心欧化之误。寿颐谓近人译书，直称此病为脑失血、脑溢血，及脑血管破裂者，皆仅据解剖家发见之脑中死血而言，不若旧译血冲脑经四字，尚能说出发病之渊源。若更以泛泛不切之脑病二字，认为真赃已得，而不复顾及肝火生风上冲激脑之理，则尤令后学昧于病情。是欲正其名，而适使名之不正，甚非袁君正名之本旨。抑且人之脑髓最为郑重，不容有病，病则必无易治之理，此血冲脑经之病，幸是气血上升激动为患，尚是波及之病，而非脑之自病，所以速治尚能有效。以其乍受震动，犹未大损，苟得气火一平，即可恢复旧状。而迁延失治，则神经功用必难复常，所以日久之瘫痪偏枯，神志迷惘者，皆无痊愈之望，岂非脑经既伤，必不可治之明证？今乃欲定其名曰脑病，而竟废弃

旧时肝火、肝风之说，将使后之学者不复知有气火之上升，势且并此一线可治之生机而置之不讲，则必致患此病者百无一愈，宁不可痛？寿颐谓但以新学理之血冲脑经四字寻绎其病源之何在，则此中真确情由更易明了。若果离乎国医旧学，则血何因而上冲，脑何因而致病，治彼之学者既未闻有切实之发明，又未闻有简捷之治验，何如守吾故步，尚有实效之为佳乎！盖处此新旧竞争时代，固当采取新学说之实在发明，藉以辅吾旧学之不逮，必不能徒骛名词之新颖，而竟以鄙夷旧学之精神。[批]一再申明此非脑之本有是病，所以可治，则仅知其为脑病二字者，真是隔膜。更说到不用中医肝阳肝风之说，则血之何以而上冲？脑之何以而致病？治新学者且不能言明其理由，则今日之有此发明，赖有古人之肝阳肝风四字。奈何是非倒置，反欲一概抹煞之耶？近来欧风东渐，年少气盛者往往粗得新学皮毛，而即鄙弃国粹，视为无用者，读此当知自反。虽国医之中风、类中等名称，以训诂之学理言之，诚有未尽稳惬者。然内风之动病本于肝，则悬之国门必不能增损一字。肝阳肝风，确凿不移，何尝有误？不意袁君竟欲以脑病易之，亦徒见其新奇可喜，而不暇为是病细心揣摩，求其原理，则未免舍其田而芸人之田，不过为他人学说树一标识，究竟于病情治疗非徒无益，抑且弊不可言。寿颐不敏，窃愿为吾侪①正告之。

第十三节　论时病杂病亦最多气血冲脑之证

气血上冲，激动脑神经而为谵妄昏迷、瘈疭抽搐，不仅猝然暴病之类中为然也。时病之阳明热盛，或为昏愦谵言，痉厥尸寝，或为踰垣上屋，骂詈笑啼。在叶氏谓之逆传心包，只有凉润甘寒，大铸六

---

① 侪：原作"党"，据上科卫本改。

州之错。至近贤陆九芝封翁，乃推阐仲师旧论，注重阳明，而归功于白虎、承气，生死肉骨，厥功甚伟。[批]触类旁通。此等见证随在多有，古今人皆未知是脑神经病，一朝揭破，益人智慧不少，当为普天下病家距跃三百①。陆谓胃热神昏，治验彰彰，诚无疑义。但《世补斋》文，说明胃热而致神昏之理尚犹未尽透彻。寿颐则谓痰热窒塞，地道不通，有升无降，是亦经文之所谓气上不下为厥巅疾，实即气血冲脑之证。苟得大便畅行，痰热开泄，气火即随之而下降，所以神识即能恢复，瘛疭亦能安定，又是气返则生之明证。此以中下实热蕴结，致令气血上升，虽与阴不涵阳，上实下虚之猝为昏瞀者其情不同，而同为气火之上冲，则彼此若合符节。又有热甚伤阴，津液告匮，以致虚阳上浮激动神经者，亦有痉厥昏愦之变，则脉必无神，色亦不泽，舌必光红殷紫。此则宜于甘寒凉润以救津液者，虽与承气汤证虚实相反，而同为脑之神经陡受激动则亦无二致。浅者不知，一见昏迷，不问脉证，不辨舌苔，只知增液、清宫，苟是阳明实病，适以助其窒塞，败不旋踵。此皆叶氏、吴氏三焦分条，以心热居先之贻祸。若夫杂病变迁，俱有昏迷谵妄，瘛疭痉瘈，则亦无非痰壅火升及实热窒塞，或津液耗伤之三层，见证同而病情绝不相同，斯临证处方，大有泾渭之判。由此可知，气血上菀为病甚多，而二千年来谈医之士皆所未知，今者伯龙氏倡之于前，寿颐为之申引于后，虽此三层之病用药各有攸当，必不可执一不通，而其为病之原理，莫不同符合辙。窃愿好学深思之士，于此类似之证，一一细研究之。

第十四节　论虚寒之病亦能激动脑神经发为昏厥暴仆痉直瘈疭等证

血菀于上，使人薄厥，胥由阳焰之上升，以古证今，一以贯之，毫无疑义。即在阴虚液耗之时，亦是孤阳无依，陡然飞越，此皆西学家之所谓血冲脑也。惟又有一种昏厥之证，面色唇舌，猝然淡白如纸。病者只知眼光昏黯，或觉唇舌微麻，肢体无力，而即倾仆无知。其脉或细或伏，四末亦必清冷，轻者少时自醒，甚者亦为痉直瘈疭，此其脉证纯是阳虚见象，断不能与阳焰上升，迫血入脑者一例论治。惟其陡然昏愦，知觉运动顷刻皆变，

苟非脑经为病，何以迅速至此？西医之学谓是脑中无血之故，名之曰脑贫血。其治法则用兴奋提神之剂，如白兰地酒之类，所以振动其血液，提挈其气机，厥可回，血脉可复。且谓是证与血冲脑者一升一降，两相对峙，必不可误作一例论治。然其昏愦迷惘，痉厥抽搐之脑神经证，则固彼此一辙。寿颐初不解其既无阳升，何故而亦能冲激及脑之理？寻绎西医之名义，盖谓血液循行不能养脑，所以陡然无觉。苟其人而脉伏不出，则血之不行，未为不确。然果其血管不通，脉波不搏，则其人气血已停，又安有可生之理？顾何以用药得当，而亦多可以捷效者，则决非血行之停顿可知。且颇有脉不伏而亦痉直抽搐者，又将何说以处此？岂有血脉不停而独不上行至脑之理。以此知近人习闻新学家脑贫血之说，而竟认作脑无血养者，其理盖有难安。寿颐窃以儿科慢脾风一证反复寻思，而知其中气大虚，清阳不司敷布，脑之神经陡然失所荣养，因而知觉运动亦失其常。盖慢脾风之由于脾肾阳衰，脉证病情皆无疑义。顾其所以痉直戴眼，抽掣瘈疭者，古今说解多谓寒在太阳，所以发痉，肝风猝动，所以抽掣。不知因寒而竟能动风，已无此病理可说。而比附于太阳寒水之经，仍是想象得之，无可佐证。其实此脑经为病，无非真阳不足，不能上荣，所以温养一投，有如旭日当空，离光普照，而脑中血液流动自如，则神经运用恢复如常。[批]此证现状颇与血冲脑经不异，惟

---

① 距跃三百：出《左传·僖公二十八年》：“魏犨伤于胸。公欲杀之，而爱其材。使问，且视之。病，将杀之。魏犨束胸见使者，曰：‘以君之灵，不有宁也！’距跃三百，曲踊三百。乃舍之。”后用以谓欢欣之极。距跃，跳跃；跳越。

一虚一实，适得其反，必不可仍谓之气血上攻，乃以慢脾风之虚寒者互为印证。则阳气不能敷布，脑经失其荣养，其理亦确乎不易，此又二千年之医家所不能言者。如此发明岂独前无古人，直恐后有来者亦未易寻踪学步。在西学家名之为脑贫血者，本以形容其血之不足，初非谓脑中完全无血，贫字取义颇有分寸。伯龙氏之所谓阳虚类中，盖亦指此种证情言之。然温补则可，升提则不可。西医之所谓兴奋剂、提神剂，盖亦温通流动性质，决不可与中药之升麻、柴胡等量齐观。但似此之神经为病，诚非上文潜镇抑肝之法可以幸中。王孟英谓凡勘一证，有正面必有反面。寿颐卅年治验，临证渐多，始悟王氏此说，最是阅历有得。医家能以所见各证，一一与古人旧说细心对勘，则同中之异，大可寻思，颇觉此中自有真趣。即此肝阳上激之脑神经病，而竟有一种属于血虚者同一见证。如其心粗气浮，奚能悟彻此中至理！然试静以思之，则仍是应有之实在病理，亦不得谓之怪不可识。惟其见证同而理由不同，则临床疗治之时又岂可胶执成方，牢守板法。后之学者果能于此大同小异之中，推敲其异苔同岑之旨，则庶乎三千余年之国粹，必有从此而愈阐愈明者。国医二字，又何患乎恒为新学家诟病耶！

第十五节　论昏愦暴仆之病未发之前必有先兆

内风类中，顷刻变生。或为神志昏糊，或为抽搐瘛疭，或则口㖞涎流，肢体不遂，或竟陡然僵仆，一蹶不醒。当其未发之先，其人固举动如常，眠食无恙。旁观者方以为仓猝之间，何遽如暴风急雨之骤至，竟尔天昏地暗，日月无光，造乎此极。实则病根潜伏，脏气变化，酝酿者深，乃能一触危机，不可收拾。景岳所谓内伤颓败，确是持之有故。特是其人中虚已久，则必有先机为之朕兆。或为神志不宁，或为眼目眩晕，或则头旋震掉，瘖痱纷纭，或则脑力顿衰，记忆薄弱，或则虚阳暴露，颊热颧红，或则步履之玄，足轻头重。种种情形，皆堪逆料。有一于此，俱足为内风欲煽，将次变动之预兆。特其人不知有此病理，则亦忽略而莫能措意，驯致忽焉爆裂，则已势焰滔天，复何易应变而救急。爰备论之，以为善养生者告。如在危机乍露之初，慎为护持，静加调摄，庶乎曲突徙薪之长策，即是绸缪未雨之良谋。而吾曹治医之俦，倘得疗治于未病之先，当亦易收事半功倍之效，不较之临事张皇，费尽心力，而成败付之天命，不敢操必胜之券者，或犹为彼善于此乎？

卷之二　内风脑神经病之脉因证治

第一节　脑神经病脉因证治总论

自前贤有脉因证治之四纲，而后之谈医者皆当备此四者以为治疗之准则。脉者，所以考见其气血之盛衰虚实也；因者，所以推溯其病情之根本渊源也。证者，所以著明其发现之情状；治者，所以昭示其入手之南针。凡读古书以治今病，果能守此理法，具此目光，断不患见地不明，识力尤定。而惟此内风暴动一证，则古人所论病因皆是隔膜。今既发明《素问》气血上菀之原理，则于因之一字言之已详，不容复赘。而其证又变态多端，病者各异，或病喎斜，或病麻木，或病刺痛，或失知觉，或失运动，或为瘛疭抽搐，或为痉厥反张，以及舌短言糊，神昏迷惘诸证，无一非神经之病。昔贤论治，犹欲各就见证分别条目，以求一效，未尝不绞竭脑力，费尽心思。究竟神经之真理未明，则根本既差，凡百枝叶都无是处。后之学者但能于发源之地犀燃牛渚，照见本真，则挈领提纲，自得其要，又何必枝枝节节，游骑无归。寿颐于此独无分证论治之条者，虽似立法未详，竟是谈医之创格。然已覆杯见效，屡经试验之功夫，敢以阅历所得公之同好，则证之一字，固事实之所不必细辨，而亦处方之所不能兼顾者矣，惟是脉之见形逆顺有别，治之条目宜忌须分。爰举所知，请言其略。[批]本书独无分证辨治之法，不可不揭出作者本意。

第二节　脉法总论

内风之动，气升火升，以致血逆上扰，冲激脑经，其脉未有不弦劲滑大，浮数浑浊者，甚者且上溢促击，虚大散乱。盖病本于肝，火浮气越，自有蓬蓬勃勃，不可遏抑之态。弦而劲者，肝火之横逆也；滑而大者，气焰之嚣张也。浮数者，阳越不藏，其势自不能沉着安静；浑浊者，痰阻气塞，其形自不能清晰分明。且也气血奔腾，逆行犯上，脉象应之，而上溢入鱼，促数搏指，亦固其所。尤其甚者，则脑之神经既为震动，而脉络周流失其常度，或为豁大而无神，或且散乱而无序，固已几几于一蹶不振，大气不返之危矣。[批]论脉精当深入，显出绝无模糊隐约之弊，是临证功深而识得此中神髓者，最是不可多得之笔墨。

寿颐按：诸书之言促脉，多以为数中一止，其说始于《伤寒论》之《辨脉篇》，而《脉经》宗之。后之论者，遂谓数脉一止为促，[批]仲景本论"伤寒脉结代，炙甘草汤主之"一条，以结与代相对，而不言促，可见仲景意中不以促脉为歇止。迟脉一止为结，两两对举，已如铁案。独高阳生之《脉诀》谓促者阳也，指下寻之极数，并居寸口为促。杨仁斋亦谓贯珠而上，促于寸口，出于鱼际。乾隆时，日本人丹波廉夫著《脉学辑要》，引《素问·平人气象论》"寸口脉中手促上击者，肩背痛"，《甲乙经》作"促上数"。谓是并居于寸口，殊无歇止之义。寿颐谓促字之正义本以短促为主。其病在上，而脉乃上溢，既溢于上，必不足于下，因而以短促之义形容是脉，其旨甚显。《素问》明谓"促上而搏击应指"，读法当于上字作一逗，则其义益为明白，实无歇止之意，可以寻绎得之。且因其脉之短促在于上部，而知其病在于上，当有肩背之痛，则促脉之独盛于寸口，更觉明了。此节所谓寸口，皆专指寸脉言之，非合寸、关、尺三部统称之寸口。《素问》本旨，固以部位言之、以形势言之，不以止与不止言也。《伤寒论》重编于王氏之手，是以《辨脉篇》与《脉经》同作一解，疑亦是叔和手笔。考仲师本论促脉四条，曰太阳病，下之后，脉促胸满者；曰太阳病，桂枝证，医反下之，利遂不止，脉促者，表未解也，喘而汗出者，葛根黄芩黄连汤主之；曰太阳病下之，其脉促，不结胸者，此为欲解也。盖胸满结胸，喘而汗出，皆为邪盛于上，故其脉急促，独见于寸。惟伤寒脉促，手足厥者可灸之一条，既有厥逆，而其脉为促，颇似含有歇止之意。然丹波氏谓虚阳上奔，故脉促于寸部，则仍是阳邪壅于上，而气不下达，手足为之厥逆，所以脉促于寸。丹波之说大有精义。盖高阳生之《脉诀》固多陋劣，不及《脉经》之精，独此脉促一条不用歇止之说，证以《素问》及仲景本论，其理甚长。[批]《脉诀》之不理于众口久矣！然苟有可取则取之，是亦不以人废言之意。且促字之义，含有迫近急速诸解，皆与上溢之促为近。叔和因其迫急短促，有似于歇止，遂以数中一止立说，尚是差以毫厘；而后人只知有歇止之促，不知有促上之促，则谬以千里矣。丹波氏引证极详，且与上鱼之脉同为一条，谓溢上鱼际之脉，即促脉之尤甚者，皆是精当不刊之论。后之学者必当宗之，而不可为叔和旧说所拘者也。寿颐于此以促击与上溢连举，是用丹波新义，请读者弗作数中歇止之促脉观。

《素问·脉要精微论》谓浮而散者为眗仆。固谓眩晕昏仆，即肝风之上扬，故脉为之浮，甚者则气将不返，故脉为之散。又谓来疾去徐，上实下虚为厥，巅疾。则明言气血奔涌于上，故脉亦踊跃奋迅而出，其来甚疾。且上既实，则下必虚，故几几于有出无入。其去若徐，谓之为厥，固即血菀于上之薄厥。气血并走于上之大厥，谓为巅疾，盖亦几几乎说明气血之上冲入脑矣，可见古人之于是病论证辨脉何等精当。合此数条而融会其意，即可知新学家血冲脑之病理殊非创见。血冲脑之说，近之谈西学者或谓之脑失血，且有谓为脑溢血、脑出血者，又有译为脑血管破裂者。则但就解剖时所见之脑中死血而定其病名，更不复知其病之何缘致此。寿颐谓其立名太觉呆板，不若血冲脑经四字尚能说明病源。盖译书者不能得其真意，远不如旧译血冲脑经之确当。独惜习国医之学、读国医之书者，曾不能知《素问》有此数条，即是内风暴动，猝然昏仆之确据，遂致汉唐以下，议论纷纭，竞效盲人之扪烛，而嚣嚣然自以为得之。今则后生小子乍窥新学皮毛，反觉振振有辞，诧为心得，藉以揶揄吾旧学而鄙夷之，不屑复道。其亦知中古三千年之前固已言之綦详，说尽原委，以视彼之言其然，而不能言其所以然者，何如？[批]新学家仅就耳目所能及者以立论，是以知其然而不知其所以然，此新学之实在情形也。尚复党同伐异，斥旧学为无用，试令读此，或能知所自返乎。特苦于无人为之阐明，则虽有精义，而沉埋者亦二千年。吾知古人有灵，当亦深恨于幽明路隔，不能有以提撕而警觉之也。寿颐谓《素问》论内风之脉，惟此《脉要精微篇》两节最为精当，且来疾去徐，上实下虚，正是气血逆行上冲入脑之真相，亦即并居寸口之促脉，惟肝阳暴动者有之。若《平人气象论》谓脉滑曰风，又谓风热而脉静者难治；《金匮》谓脉微而数，中风使然；《脉经》谓头痛脉滑者中风，风脉虚弱也；《病源·中风篇》谓诊其脉，虚弱者，亦风也，缓大者，亦风也，浮虚者，亦风也，滑数者，亦风也，则皆以外风言之，不可与内动之风混合为一。而唐以后之论中风脉伏者，则多以内风、外风错杂相合，疑似疑非，皆不足据。总之，肝风内动之脉，无不浮大促上。其有力而弦劲者，气火之实，闭证居多，是宜开泄；其无力而虚大者，元气之衰，脱证居多，所当固摄。若愈大愈促而愈劲，则气血之上冲愈甚，而气将不反；愈大愈虚而愈散，则气血之涣乱，而亦将不反，必也镇摄潜阳之后，上促渐平，搏击渐缓。弦劲者渐以柔和，浮散者渐以收敛，庶乎大气自返，可冀安澜。而指下模糊，浊大不清者，则气血痰涎互为凝结之明证也。潜镇化痰，频频清泄，而奔涌之势渐以和缓，即浑浊之形渐以分明，此则临证治验之历历可指者。若夫涩小微弱等脉，在肝阳暴动之初，气盛火升之候，固是理之所必无，而亦为事之所或有，则闭者气塞已极，脑神经之知觉运动已将全失其功用，而周身脉道为之凝结不通，于是弦滑洪大之脉，渐以涩小，渐以沉伏，此则大气不返之危机，势已邻于一瞑不视。而脱证之先见虚大脉者，其次亦必渐以虚微，渐以散乱，而至于指下全无，是为绝证之不可救而亦不及救者。此则脉有大小滑涩之殊途，即可据为辨证之顺逆夷险。惟元气大虚之候，血不养脑，亦能激动神经，陡令神志昏瞀，或且痉厥瘈疭，则面色唇舌必淡白无华，其脉亦虚微不振，此则新学家之所谓脑贫血证，宜于温养，而厥可回，脉可复，证情颇与虚脱相近，其实尚微有不同。是在临证之时，辨析几微，随宜应变，庶乎其能得心应手，当机立断也欤！

第三节　治法总论

内风治法，前卷引证诸家学说，而申言其是否相宜，撷往哲之精英，以析衷于至情至理，似已足为此证申明源委，阐发精微，即治疗大旨，寿颐亦不能更于己言之外别有见解。惟思是病之源，虽同是木旺水衰，肝阳陡动，气升痰壅，激犯神经，而真阴之虚，有微有甚，即木火之焰，有重有轻，论理止此一端，见证已多歧异。大率阴虚之未甚者，则木火之势必盛，痰升气升，一发难遏，多为闭证，如目定口呆，牙关紧急，痰声曳锯，气粗①息高，面赤唇红，脉息洪大，皆是乍闭之确据；而阴虚之已甚者，则木火之焰亦微，阴阳骤离，猝然痉厥，多为脱证。如目合口开，气息微续，疲倦无神，面色淡白，痰声隐约，脉息细微，皆是欲脱之显象。其尤甚者则脉伏不见，自汗如油，肢冷面青，撒手遗溺，更是至危极险之候，多不及救。闭者宜开，脱者宜固，入手方针已是极端相反。设或认证未清而用药庞杂，生死关头大错铸成，不可复挽。且闭者是气火窒塞，皆属肝阳肆虐，无不以清泄为先；而脱者是元气式微，苟其已见亡阳，尤必以回阳为急。此又一阴一阳，各据一偏者，少有迟疑，亦同鸩毒。即曰降气化痰，潜镇摄约诸法，凡治闭证、脱证皆不可少。然而细微曲折，分寸之间，各有缓急，各有主宾，必也炉火纯青，而五雀六燕，铢两悉称，诚非易易，正不仅疏表辛散，走窜温燥，补养滋腻，许多古法未可轻试。爰就识力所及，参以频年治验而已得实效者，判别证情，分析层次，释其功用，条其宜忌，并列于篇。虽曰一人之见，挂漏必多，抑且闭门造车，或难出而合辙。第就所见言之，似乎此中微义大略如斯。举尔所知，是即孔氏各言尔志之义。诚能引而申之，触类而长之，以治肝阳痰厥诸证，其用甚宏，其效甚捷，正不

---

① 粗：原作"精"，据上科卫本改。

独昏仆偏枯者之卢循续命汤也。世有高明，匡吾不逮，而有以纠正之，尤所愿焉。

第四节　论闭证宜开

猝暴昏仆，皆是肝阳上升，气血奔涌，冲激入脑，扰乱神经所致。然必挟其脑中痰浊，泛滥上凌，壅塞清窍，每多目瞪口呆，牙关紧闭，喉中曳锯，鼻鼾气粗，是为气火升浮，痰塞隧道之闭证，多兼有实热确据，如面色、唇色多红赤，或虽不甚红，而亦必神采充然胜于无病，必不淡白青黯。脉象必洪数弦劲，搏指不挠，或虽不甚劲，而亦必粗浊滑大，必不细软无力。神志虽模糊不醒，而必不僵厥无声，则脉必不伏，肢必不冷，二便多不通，而必不遗溲自利。此皆有升无降，气闭于内之实证，必无其他一二端脱证错杂于其间。而或有明是实痰窒塞，亦且目开手撒，小溲自遗者，则肝气横逆，疏泄无度使然。但见其脉劲唇红，必非脱象。治此证者，自必以开闭为急务，而潜阳降气，镇逆化痰犹在其次。如气窒声不能出者，必先通其气，则通关散之搐鼻以取喷嚏；<small>方即细辛、牙皂，炒炭为末。</small>水沟、合谷等穴之针刺，以回知觉，<small>水沟，督脉穴，在上唇正中，亦名人中，刺入三分。合谷，手阳明穴，在手大指、次指两歧骨间，俗名虎口，侧手张两指取之，刺入寸余，必透过手心正中之劳宫穴，左右旋针，猛力补泻之，回复知觉甚验。〔批〕此针刺家之实验。</small>皆是开关之捷诀。今西法亦有搐鼻开关之药，但嗅其气，不用其质，气味猛烈，开窍迅速而无流弊。其次则牙关不开者，用乌梅肉擦牙，酸收肝火，化刚为柔，而紧闭自启，俟其晕厥既苏，声出牙开，而急进潜阳镇逆化痰之药，乃能有济。否则虽有神丹，而重门不开，亦何能透此一层关隘，以建扫穴犁庭之绩。惟此等闭证，只

是痰气郁窒，与夏令暑疫秽浊及南方山岚毒瘴不同。凡芳香逐秽，斩关夺门要药，如诸葛行军散、红灵丹、痧气蟾酥丸等，皆是秽毒急痧必不可少之良剂，而于此证气火升浮，上冲入脑者，则奔窜奋迅，适以张其气焰，必至气不复返，直如砒鸩。〔批〕此病之误于此药者甚多，然通国之医家皆不知其害，遑论病家。郑重申明，凡在医林亟宜猛省。喻嘉言《医门法律·中风篇》谓猝中灌药，宜用辛香，是误以痰气上塞，认作秽恶蒙蔽，其祸甚大。盖同是闭证，而所以闭者不同，不明此理，用药必误。近人治此气血上升之闭证，尚多用芳香走窜，反以助其激动，为害更烈，必速其毙，不独脱证之恐其耗散正气而不可用。此中条理尤为精微，不可不察。且牛黄脑麝，皆开心气、通经络之品，而此证必有浊痰蒙冒，得其走窜开泄之力，即病之轻者不致气厥不返，而亦恐引痰深入，无可泄化，徒以酿成癫痫昏迷之痼疾而不可复疗。此皆治热痰蒙蔽者，素所未知之玄奥。然欲开泄痰浊，亦非参用芳香正气，恐不能振动清阳，荡涤浊垢，则惟石菖蒲根之清芬可以化痰，而不致窜散太甚，用以引作向导，庶几恰合分寸。此又同是芳香而性情微异，即效力不同。此中几微疑似之别，非好学深思心知其意者，或犹不易领悟。必也临床辨证，量度其虚实轻重，而斟酌损益以消息之，非纸上谈兵之所能曲曲摹绘者矣。

寿颐按：内风暴动，有闭有脱，其昏迷痉厥，颠仆痰涌，病状似同，而究其证情，闭者是痰气之窒塞，脱者是正气之散亡，原因不同，形势亦有区别，而治法则判如霄壤。考汉唐以及金元诸家，尚未有显为揭出以醒眉目者。坊间伪托李士材之《医宗必读》，曾有闭脱分治之论，似乎识得此中虚实，当能胜人一筹。然其所谓开闭方药，则清心牛黄丸、苏合香丸、至宝丹等，皆是脑、麝芳香走窜耗气之品，盖亦只见其痰热室塞，以为非此香窜峻

利，不足以直破重围，开此关隘。然在今日，既知是气火上升，激动脑经之病，则其所以闭者，正其气血上菀为害，而香窜之药适以助其升浮，正如教猱升木，为虎傅翼，痉厥愈甚，必速其危。要知此证与暑天痧闭之湿热痰浊，蒙蔽灵窍，窒塞脉道者，病情绝然不同，所以芳香丸散可以开湿痰、辟秽恶，利于彼而必大害于此。伧父妄撰伪书，其何能知此证之由于气血上升，犹认是热痰之锢结胸中，窒塞心窍，乃有此误，而世俗皆未明此理，仍用此等丸散，尤堪浩叹。《医宗必读》一书非李氏手笔，桐乡陆定圃《冷庐医话》尝言之。寿颐按：是书议论甚庸，所附医案多似是而非，不合病理药理之陈腐话说。吾吴医者，羡慕士材一时名手，家有其书。寿颐早年读之，但觉其肤浅芜昧，而不能直断其伪，迨见陆氏说，始悟其竟是假托。盖坊贾亦震于士材之大名，而雇得粗知医药之庸手，伪撰是书，藉以牟利，误尽学者，情殊可恶！不佞编纂《古今医案平议》，已分证录其三四，为之纠摘谬戾，乃益信定圃氏所见之真。何物庸奴，致令士材身后佛头着粪，诞妄极矣！兹直定其为伪托，用陆氏说也。尤在泾《金匮翼》治中风八法，亦以开关与固脱两两对举。其论开关一条，谓卒然口噤目张，两手握固，痰壅气塞，无门下药，此为闭证。闭则宜开，不开则死。搐鼻、揩齿、探吐，皆开法也。方用白矾散、稀涎散、胜金丸，而不及牛黄、至宝，但开其痰，使其可以饮药而止，最是有利无弊，可法可师。桐乡陆定圃《冷庐医话》论中风，亦辨闭脱二证，谓闭者口噤目张，二手握拳，痰气壅塞，语言謇涩；脱者口张目合，手撒遗尿，身僵神昏。又谓闭证亦有目合遗尿，身僵神昏者，惟当察其口噤手拳，面赤气粗，脉大以为辨别；脱证亦有痰鸣不语者，惟当辨其脉虚大以为辨别。又谓闭证气塞，亦有六脉俱绝者，不得以其无脉，而遂误认为脱。此则论证辨脉尤为精细者也。

寿颐又按：陈修园之《医学三字经》论中风，亦谓闭与脱大不同，岂非开门见山，金针度世，教人辨证之第一要诀。而其所以治此闭证者，则曰开邪闭，续命雄，是欲以古人续命诸方，治此痰塞气闭之病。此证此方，文不对题，直是相去万里。初不知其何以有此奇悟，迨以其开邪闭三字寻绎之，而始知其所谓闭者，非指痰气之窒塞而言，仍是以外来之邪风立论，所以用药尚与汉唐诸家一鼻孔出气。寿颐窃谓金元以降，类中之说久已发明，其非外因寒风，固已彰明昭著。今更有西医血冲脑经之说，剖验得脑中实有死血积水，则病属内因，更与外感风邪有何关系？[批] 说到脑中死血积水一层，则古人温药升散之误，极易领悟，可知古人制方皆为中风二字引入迷途，真是黑暗地狱。续命汤散，麻桂防风等药，复何能治此脑中死血积水之病？以理言之，古人许多成方，非独不可以起病，抑亦无不助桀为虐，速其危亡。独不解于古今医书，又无一而非续命之是尚，则似此千篇一律，又似古方当有效验可言，而后传之千年，博得万人信用。然以所见之证言之，又万万无此对药之病，此中疑窦，实是无从索解。或谓子是南人，所见皆南方之病，足迹且未遍历西北，须知燕赵秦晋，甘新伊凉，地气刚燥，风景肃杀，当有此外风外寒猝暴中人之病，非续命等方，桂附麻辛不可治者。是说也，寿颐未尝久居西北，一见此证，亦万不敢妄断其必无。然创为将息失宜，水不制火之说者，固河间之北人，而今之发明气血冲及前后脑之张伯龙，又蓬莱之北人也。且西人谓为血冲脑经者，又是东西各国同有之病，更非专为吾南人立法。[批] 设此一问，而世俗之拘泥南北不同者，亦当恍然大悟。且说明此是全球同有之病，则俗子所谓北人真中，南人类中云云，终是所见者小。既是冲脑，则必非外风之病。既非外风，则必无风药可治之理。何以古人今人，皆龈龈然于续命一法，而以为必不可废，其理何由，其效又安在？岂血冲脑经之昏仆自为一种病情，而外风袭人之昏仆又自有此病耶？恐必无模棱之法，可为两造沟通，而作骑墙之见解者也。爰书所见，以告同人，所望并世诸贤，果有用续命古方以起病者，尚其不吝金玉，详以示我，俾得借助他山，以开茅塞，此则寿颐之所馨香祷祝者矣！近见沪上著名某氏，新印医案行世，开卷第一类即是中风，所用之药仍是小续命等各方。虽自谓竟能有效，然所述证情，模糊敷衍，不能说得一句爽快话，完全与金元诸公所论中风作同样之论调。不佞平心思之，终不敢谓世间自有小续命方可愈之中风病，[批] 竹解虚心，好学之诚，固当如是，但此病此药，恐无能证明其效果者，则又将奈何。而某氏行道二十年，共仰杏林巨子，乃传有此等验案，太觉可诧，盖是摹仿古书，聊以自鸣得意者，然学者苟其信以为真，势必贻误病家，甚非浅鲜。不佞惟恐后学误入歧途，则国医终无正鹄可言，不得不附识数行，防微杜渐，非有所不满于某氏，阅吾书者当知此意，更请参观不佞所辑血冲脑病《古今医案平议》一编，宜有憬然大悟者矣。壬申十月山雷氏记。

第五节　论脱证宜固

猝暴痉厥，多由肝阳上升，木火恣肆，是为热痰壅塞，激乱神经，多属闭证。而亦有真阴虚竭于下，致无根之火仓猝飞腾，气涌痰奔，上蒙神志，忽然痉厥，而目合口开，手不握固，声嘶气促，舌短面青，甚则自汗淋漓，手足逆冷，脉伏不见，二便自遗，气息细微，殆将不继，是为真元式微，龙雷暴动之脱证。多兼有虚寒气象，如面色、唇色多淡白无华，甚且青黯而必不红润；亦有四肢清冷，而面颧微红，是为虚火上浮之戴阳证，非温补下元不可。脉多微弱无神，或且不能应指，而必不滑数弦劲，搏击有力；声音鼻息，必轻微断续，或兼有痰声，而必不息高且长，气粗如鼾，此皆元阴告匮，真气不续，已几于一厥不回，大命遂倾之险，与闭证之挟痰上壅，火升气塞者，在在不同。则治法尤必以摄纳真阴，固护元气为当务之急，而恋阴益液之剂即当与潜镇虚阳之法双方并进，急起直追，方可希冀有一二之挽救，少缓须臾，即已无及。则如人参、阿胶、山萸肉、鸡子黄等恋阴滋养，必与龙蛎、玳瑁、龟板、鳖甲等大队潜镇之品浓煎频灌，庶有效力。而开泄痰涎诸药，亦且不可掺杂其间，以减其滋填之力。若肢冷脉伏，或自汗、头汗如油如珠者，则阴亡而阳亦随亡，非参附不可。[批] 亡阳者，以其真阴已竭，而孤阳飞越也，故回阳必用人参以维真阴。而自明以来，遂谓参是阳药，误矣。其痰塞喉间，欲咯无力，药不能下者，以真猴枣研末，煎石菖蒲根汤先服，暂平其逆涌之势。而《局方》黑锡丹之镇纳浮阳，温养下元，最能坠痰定逆，又是必不可少之要药。若通关散、稀涎散等之燥液克痰，辛烈开窍，则惟热痰之闭证宜之，在脱证不可妄试。苟能痰壅一开，神苏气续，则滋液育阴，潜镇摄纳之药，亦必急急续进，不可间断，必能元气渐回，形神渐振。且在二三日之内，神志纵能清明，其人亦复倦怠嗜卧，萎疲无神，尤必以此等大剂继续频进，以固根基，以扶正气，方不至药力甫过，中流无砥柱之权，虚焰有复腾之虑，则元气更衰，痉厥再作，益难图治。此虽亦有痰涌喉关一证，似与人参、阿胶等之滋腻不合，须知此乃真阴既竭于下，是为肾虚上泛之痰，与实火之热痰不同。[批] 补此一着，至不可少，申此一解，更是了然。苟非养液恋阴，必不能救垂绝之真元，而戢龙雷之浮火。此与肝火之上扰者，见证若或相似，而原因皎乎不侔，[批] 似此辨证，真是如饮上池，隔垣毕见矣。但以脉至之有力无力，及气色之有神无神，声息之粗悍微弱，舌苔之黄腻白润、清浊厚薄辨之，其兼证固大有可据，识别亦是易易，非欲以此法概治热痰上涌之闭证也。张伯龙类中论用龟板、阿胶、生熟二地，盖亦为此种脱证立法，而语焉不详，大有流弊，寿颐于上文固已极力言之。究竟自有如此应用胶、地之病，亦治医者之所不可知。近贤所论固脱之法，除参附一汤外，尚鲜发明。爰以鄙见所及，补此一义。若昧昧焉而以施之于热痰窒塞之候，则大谬矣。刘河间之地黄饮子，亦治脱证之一法，说详前卷及后卷中。

第六节　论肝阳宜于潜镇

猝暴昏仆，能审定其为闭为脱而分别论治，则入手之初固已握定南针，烛照数计，而无误入歧途之虑矣！然无论其或闭或脱，而所以致此猝然之变者，岂痰热之自能壅塞，及元气之顷刻涣亡耶？其闭者，则木火猖狂，煽风上激，而扰乱清空之窍；其脱者，则龙雷奔迅，僭越飞扬，而离其安宅之乡。盖火焰之鸱张，固肝胆之肆虐，而虚阳之暴动，则肝肾之不藏也。故闭与脱之分歧，虽自有一实一虚，其来源固截然不侔，且形态亦显分畛域；而闭与脱之合辙，则无论为肝为肾，皆浮火之不安于窟宅，斯潜藏为急要之良图。潜阳之法，莫如介类为第一良药。池有龟鳖，而鱼不飞腾，否则大雾迷漫之时，跃于渊者，无不起于陆，此固造化自然之妙用，其吸引之力，有莫知其所以然者。[批] 物理自然之性，以入药剂，无不捍应。古今本草，皆无此体察物理之真发明，惟《寓意草》一见之，

嘉言神悟，自不可及。当夫浮阳上越，蒙蔽灵明之时，正如云雾漫空，天地晦塞，非得沉潜之力，收摄阴霾，其何以扫荡浮埃，廓清宇宙？此真珠母、石决明、玳瑁、牡蛎、贝齿、龟板、鳖甲数者，所以为潜阳之无上妙剂；而石类中之磁石、龙骨，具有吸力者，其用亦同。虽药品亦甚寻常，而得效最为敏捷，断推此病之无等等咒。若金石类之黑铅、铁落、赭石、辰砂等，惟以镇坠见长，而不能吸引者，次之，然惟痰火上壅，体质犹实者为宜，而虚脱者又当知所顾忌。其余如石英、浮石，玄精石、寒水石等，力量较薄，可为敷佐，非专阃材矣。[批] 说明物理之学，是真能格物致知者，岂附会五行空话所可同语。近人治痰热，多用猴枣，是西藏及印度产品。藏产者颗粒甚小，其色深青而黑；印产者大如鸡卵，而色淡青。考此物不见于古书，按其形状物质，盖亦牛黄之属，是气血有情，精神所聚，所以安神降逆，清热开痰，颇有捷验。而藏产者质尤坚实，其力差胜。寿颐谓其色青而黑，正与肝肾二脏相合，故能摄纳龙雷之火；而产于西陲，独禀庚辛金气，是以力能平木，以治肝胆横逆，正合其用。故闭证之痰热壅塞，得之足以泄降；而脱证之虚痰上壅，亦可藉以摄纳，并不虑其镇坠之猛。

寿颐按：近人之治痰塞，每以珍珠为无上要药，其实亦只是介类潜阳之品，虽曰阴精所聚，未尝无清热摄纳之功。然按之实在效力，不过与牡蛎、决明、贝齿相似。而俗人宝之者，徒见其价贵兼金，耳食者固不辨真味也。窃谓数分珠粉之效用，远不如龙牡盈两之煎剂。在富贵有力之家，消耗金钱，固亦无害，而在中人之产，又何能用财粪土？医者笔下可以造福，而亦极易造孽，尚望行道者随时留意，不必蹈此恶习，费而不惠。[批] 珍珠

本是贵重之物，而以药理言之，性情功效不过如斯，若在赛珍会上，得毋大煞风景。然作者之意，乃是爱惜物力，非愤世嫉俗、焚琴煮鹤者所可引为同调。惟闭证犹近于实，则开关之初，即用此大队潜降，镇定其逆上之势，而重坠劫痰，亦所不忌，以其泛溢之气焰，尚是有余，而本根虽虚，犹未先拨，则青铅、铁落之重，亦堪酌用。而脱证纯属于虚，则入手之始即须固液恋阴，参合此潜阳之品。而金石重坠，不容妄试，以其垂绝之真元所存无几，而千钧一发，暴绝堪虞。则萸肉、首乌等之可以收摄真元者，又必并行不悖矣。此则同是潜藏龙相，摄纳肾肝之大法。第证情有虚实之不同，即辅佐之品，随之而变。然其为柔和肝木之恣肆，敛藏上泛之浮阳，固无以异也。若其肝火之炽盛者，则气火嚣张，声色俱厉，脉必弦劲实大，证必气粗息高，或则扬手掷足，或则暴怒躁烦，耳胀头鸣，顶巅俱痛，则非羚羊角之柔肝抑木，神化通灵者，不能驾驭其方张之势焰，抑遏其奋迅之波澜。而古方如龙胆泻肝汤、当归龙荟丸、抑青丸等，皆是伐肝之利器，亦可因时制宜，随证择用。此则大苦大寒，迎头直击，与潜降之意微有不同。惟在临证时相度机宜，知所审择，固非片言之所能尽者。要知凡百病变，肝阳最多，而潜镇柔肝之治，收效亦最奇捷。〔批〕触类旁通，益人智慧不少。果能善驯其肝，使不横逆，以治百病，须有事半功倍之效。近贤王氏孟英治案，每以极平淡之药味，治人不能治之危疑大病，其生平所最得力者，多在此柔肝泄化四字之中，神而明之，会而通之，用处极多，固不仅治此眩晕昏瞀者之第一捷诀也。昔喻嘉言之论中风，尝谓表里之邪，大禁金石，盖犹以肝木内动之风，误认为外来之邪，袭于表里，惟恐金石镇坠，引之深入。岂知风自内生，苟非

镇摄而安定之，万不能靖狂飚而熄浮焰。试读《千金》《外台》中风各方，金石之品，久已习见。即如《金匮》所附之风引汤一方，既用龙牡，而又复用石药六种，清热镇重，盖已有见于风自内动，须用抑降之意。独惜古人不能明言其为肝风自动而设，则读者亦莫知其用药之精义。此中条理，尚非喻嘉言之所能知，更何论乎自桧以下。若时下医家之治此病，亦颇知清热之法，然仅知清热，终觉药力薄弱，不能胜任，远不如抑降之速效，此惟洄溪老人尝一露其端倪，今得伯龙氏而始大畅其旨，可谓二千年来国医学理乍辟鸿濛之绝大觉悟矣。〔批〕推崇之极，真不愧前无古人。

第七节　论痰涎之宜于开泄

猝中之证，肝阳上扰，气升火升，无不挟其胸中痰浊，陡然泛溢，壅塞气道，以致性灵蒙蔽，昏瞀无知。盖气火之上乘，尚属无形，而痰浊之盘踞，是其实证焉。故窒塞喉关，声如曳锯者有之；盘旋满口，两吻流连者有之。不清其痰，则无形之气火亦且未由息降。治痰之法，首在量其虚实，而为攻克消导之等级。其形壮气实者，荡之涤之，虽猛烈之剂亦无所畏，如稀涎散、滚痰丸、控涎丹、青州白丸子之类，皆可扫穴犁庭，以为权宜之计；其形馁气衰者，泄之化之，惟和平之药乃可无虞，如二陈、杏贝、枳实、竹茹之属，亦能开泄降逆，以助廓清之功。惟胆南星、天竺黄、竹沥数者，则性最和平，而力量尤堪重任。无论为虚为实，皆宜用为正将，庶几职有专司，克奏荡平之绩。惟痰本浊腻之质，且性又黏韧，非得芳香之物，不足以助正气而化浊阴。则石菖蒲根气本芳烈，味亦浓厚，力能涤降垢腻，而不致窜散太过，无耗伤正气之虞，

必也任为向导，直抵巢穴，恰如地位，不比脑麝之芳香猛厉，泄散无度，反以助气火之上越，耗垂尽之元阴也。若世俗每以牛黄为清心化痰之要药，不知此物专走心家，以清心热则有余，以涤痰浊则不足。且凡热痰之昏瞀，即其冲激脑经，以致性灵蒙蔽，非真能窜入血管，闭遏心房也。古书痰入心包，发为昏厥之言，本是理想。要知牛黄形质极似心脏，外光洁而中空松，故为专走心家之药。若痰留隧络，而用此以引之入里，则日久留恋，乃真窒塞沉迷，无可泄化。其轻者，则不时频发而为癫痫。[批] 说尽牛黄利弊，又是古今未言之秘。试观人之病痫者，大率幼时多有痰热风惊之病，转展而成，未始非频服牛黄、脑麝，香开直窜，有以酿成之也。[批] 痫病根源尽在此数言之中。又有远志一物，俗书每以为能开心窍，不敢多用，实则味微苦，气微温，最是化痰良药，寿颐每喜用之，甚有捷验，则亦治痰之要药，而世俗多不敢用，正与牛黄之不当用而习用者相反。此皆为近人俗说所误，而古之本草绝无此等臆说。盖晚近医家所见本草，无非从汪氏《备要》、吴氏《从新》，涉猎一二，而于古人名著多未寓目，人云亦云，极少真实学识。寿颐于此牛黄、脑麝、远志数者，俱从阅历得之，而深知其利害所在，敢笔之于此，以告同好，或亦窃附于举尔所知之义耳。[批] 勘透药性，极尽精微，始觉古今本草尚多模糊浮泛之语。

第八节　论气逆宜于顺降

猝中之病，火升痰升，喘促不止，皆气逆之为患也。西医但谓之血冲脑，而不及于气之一字者，以血为有形，剖验可见，气乃无质，剖验不可见。其亦知解剖家所得脑中之积水何自而来，则其有生之时，气血交并，上冲入脑，迨生气既绝，而血为死血，气化为水，尤其确据。[批] 气本无形，而证以气化为水四字，则无形者亦已有形可见。《素问》气血上菀之说，尤为精当。而剖验家只见死者脑中积水，而不能说明其即从气化而来，试令读此一节，吾知其亦必恍然大悟。可知《调经论》之所谓气血并走于上则为大厥一条，尤为至理名言，初非如西学家之仅就耳目所能及者以立论也。所以治此者，不顺其气，则血亦无下降之理，而痰即无平定之时，肝阳无潜藏之法，且也其气能降，即《调经论》之所谓气返则生；气不能降，即《调经论》之所谓不返则死。然则定其横逆，调其升降，可不以顺气为当务之急乎？惟是顺气之药亦正无多，而顺气之理亦非一法。如上条所述潜阳镇逆，摄纳肝肾，以及化痰开泄数者，固无一非顺气之要诀。至如二陈、温胆之属，亦可为消痰降逆辅佐之品。又有所谓匀气散及乌药顺气散等方，选药虽未尽纯粹，而能知气逆之宜顺，是亦此病当务之急。若世俗之只知有苏子降气汤者，则其方名为降气，而药用当归、苏子之辛温，沉香、厚朴之苦燥，以治寒饮之气喘奔促则可，以疗肝阳之痰热上涌则不可；而或者更误读东垣气衰之论，欲引补中益气之成法，以施之于气升痰升之病，则为害有不可胜言者矣。

第九节　论心液肝阴宜于培养

猝中之患，其标皆肝阳之暴动，其本即血液之不充。盖肝之秉性，刚而易动，必赖阴血以涵濡之，则柔驯而无暴戾之变。凡肝阳之恣肆者，无非血耗液虚，不能涵养，而后踊跃奋迅，一发难收。所以治肝之法，急则定其标，固以镇摄潜阳为先务；而缓则培其本，必以育阴养血为良图。惟真阴之盛衰系于肾，而血液之枯菀系于心，试观肝阳易动之人，多有惊悸怔忡、健忘恍惚诸证，谓非血少心虚之明验。则为肝病培本之计，自宜兼滋肝肾之阴，乙癸同源，诚非虚语。然亦必生心之血，助阴以涵其阳。此养心一层，又治疗肝阳者所必不可忽也。虽养心正药亦是无多，不过枣仁、淮麦、柏子仁、茯神之类而已，其余则清热化痰，去其侵扰之病魔，即以安其固有之正气，以此宁神益智，奠定心君，亦已绰有裕余，功效固自可观。且当肝阳恣扰之时，多挟痰浊以肆虐，必不能早投补肾厚腻之药，反多流弊。而此养心宁神之法，清而不滞，淡而不浊，无助痰之患，有养正之功，可与潜镇抑降法门并辔以驰，分途奏绩。又近贤为肝病善后，每以培养肝阴为唯一要务，则如高鼓峰之滋水清肝饮、魏玉璜之一贯煎等，皆主养阴而能疏达肝气。苟其痰浊已化，亦可参用以培根本，此则治血虚风动之良法，固不专为暴仆昏迷者着想。而治暴仆者，骇浪初平，亦必有此一层步骤。彼夫立斋、景岳诸贤，只知厚腻养阴，滋填重浊，未免窒而不化，滞而不灵者，盖尚未达此中之一间者也。

第十节　论肾阴渐宜滋填

肝阳之病，肝为标而肾为本。苟非肾水不充，则肝气亦必不横逆。河间所谓肾水虚衰不能制火者，本是确论。此养水滋肾一法，原是治肝阳者所必不可少。惟肾阴之虚，积之有素，驯至木失水养而为暴动，然后推本穷源，以归罪于肾虚，是为研究病本之远因，必非治疗见证之急务。何况痰塞咽喉，气填中州之时，而谓滋肾黏腻之药，可以透此几重关隘，直达下焦，以补肾为治肝之本，宁是有理？此则不独立斋、景岳之用四物、六味于入手之初者，必有大害，即张伯龙之镇肝养水，并作一谈，寿颐终嫌其不分缓急次序也。

惟在潜降摄纳之后，气火既平，痰浊不塞，乃可徐图滋养，以为固护根基，庶乎木本水源，滋填培植，而肝阳可无再动之虑，是亦此证善后之要着。［批］滋填肾阴，非厚腻不为功，然是善后之良图，必不可恃为入手之秘诀。近贤如魏玉璜之一贯煎，薛一瓢之滋营养液膏、心脾双补丸，选药灵动，不嫌呆滞，最堪则效。若六味、四物等方，则古人言之已详，粗知医药者多喜用之，而不佞终以为未尽纯正，不可浑沦吞枣，食而不知其味也。六味方解，鄙人于钱仲阳《幼科笺》及沈尧封《女科辑要笺》言之甚详，必不可认作补肾主剂。而四物汤方，则守者太守，走者太走，临用时何可不随机增损也乎？

第十一节　论通经宣络

猝暴昏仆，多兼手足不仁，半身不遂，或刺痛瘫痪诸证，其平居无病而忽然不用者，皆是气血上菀，脑神经被其扰乱而失功用。诚如张伯龙所言，但能潜降肝阳，则气火俱平，神经之功用顷刻自复，必不可误与风药、燥药，行经走窜，反以扰乱大气，不得安静，非徒无益而又害之。然在庸耳俗目之见，岂不谓此是肢体大证，苟不通经宣络，何可以起废疾？不知病形虽在肢节，病源实犯神经，不潜其阳，不降其气，则上冲之势焰不息，即神经扰攘，必无已时。凡属宣络通经之药，动而不静，行而不守，适以助其奔迅。此则通国之古今名贤本未有悟彻此中原理者，一经揭破，当共恍然。惟在数日之后，其势少息，其气少和，而肢体之瘫废如故，则当知经络隧道之中已为痰浊壅塞，气机已滞，血脉不灵，脑神经之运用至此乃失其固有之性，而真为肢节络脉之痼疾，从此治疗殊非易言。然使尚在旬月之间，则隧道窒塞犹未太甚，或尚有疏通之望，譬如机括欲停，关节不利，而为日无多，犹未锈蚀，急力擦磨，尚堪适用。此则通经宣络之法亦不可少缓须臾，而古人治痹成方始可采用。[批]此病延之已久，则瘫废不随，皆无痊瘳之望，通络一层，聊尽人事而已。然此是用以治肢体之痹者，必须与猝病之初火升痰升一层划清界限，乃不自乱其例。究竟活血通络以疗瘫痪，亦仅可施之于旬月之间，或有效力。若其不遂已久，则机械固已锈蚀，虽有神丹，亦难强起矣！

寿颐按：上列内风暴动，猝仆痰塞治法八条，界限截然，次序步骤不可紊乱。果能施治如法，除非真气暴绝，顷刻告危，不及用药者必不可救，苟其神志瞀乱，肢体不随，气血上菀，而未至于一蹶不振者，皆有可起之望。频年经验，已愈多人。此虽生面别开，一似脱尽古人矩矱，要皆洞见症结，有理可寻，伯龙氏倡之于前，而寿颐申之于后，似于此证之曲折细微，约略已尽。若夫肝阳浮越，气焰横肆之时，禁风药升散，以助其气火之猖狂；禁表药疏泄，以速其亡阳之汗脱；禁芳香走窜，以耗散正气；禁温补刚燥，以消铄真阴；禁滋腻养阴，以窒塞痰浊；禁呆笨补中，以壅遏气化，则上文皆已详言之。世有好学深思之士，神而明之，此证虽危，或可十全六七也乎。

卷之三　古方平议

第一节　中风成方总论

中风方药，古人书中《千金》《外台》为独多，大率皆温中解表之剂，固为外感之寒风立法者也。今者血冲脑经之理既昭然若揭，则古方虽多，必不能复适于用。据新发明之学理，以正古人之误，既不能为古人曲为讳饰，亦不必能为古方曲为说解。惟是就新治验而言用药之理法，则闭者宜开，脱者宜固，气火之升宜于抑降，肝阳之扰宜于清泄，痰涎之塞宜于涤化，阴液之耗宜于滋填。凡此种种，无一非古人已有之成法。即谓汉唐诸方多属温中散表，而细读《千金》《外台》两书，已觉清热开痰、凉润潜镇各法，亦无一不具于各方之中。但所用诸药，多以清凉潜降之药并列于温燥辛热队中，几令人莫明其用意之所在。此则风气为之，相沿成例，一若欲治此病，非杂以温辛开散必不可以立方者，不得不谓古人之奇癖。然如《千金》之竹沥饮子、生地黄煎等方，纯是清凉世界，已是内热生风之专剂。又如《千金》之紫石散、方即《金匮》附方之风引汤。五石汤等，重用石药，镇摄气火，又明明为浮阳上越者立法，又岂得谓古人竟不知有肝火、肝风内因之病？特以古书中似此清凉镇摄之方，本不若温燥升散之众，而《千金》《外台》二书又以杂厕于温散大队之中，则读者亦多忽略阅过，不复注意。且古人又不肯明言此为镇定内风之法，而浅者读之亦不能识其精义；或又杂以温药、表药同列于一方之中，尤令人意乱神迷，瞠目咋舌，莫名其妙。此则披沙拣金，非大有学力、大有见识者，不易猝辨，苟不为之揭出而申明之，恐学者亦未必能自得师，善于运用，则古人精蕴仍在若明若昧之天。国学不昌，其弊亦正坐此。寿颐所读前人著作，恒病其每有一书，无不自制方药以为标榜，然清澈者少，庞杂者多，甚者每以古人成方少少增损，即别标一汤饮之名目，试为考其实际，仍是寄人篱下，不能自成一方，徒令阅者目眩心迷，难于记忆，盖亦医界著述家之通病。似此多而无用，徒覆酱瓿，殊觉可嗤。[批] 说尽医书标榜习气，嗤痴家读之，能无自赧。窃谓伊古成方本已诸法咸备，更何必妄费精神，叠床架屋，重累不已。爰为选择旧方，分类编次，而申言其制方要旨，颜曰《平议》。不欲别立新方，等于自炫，以见学理虽似新有发明，而治法仍不外千古人所固有，庶乎古之精义不致泯没无传，而后之学者亦不敢师心自用，蔑视往哲。是则寿颐阐扬国粹，申旧学以励新知之微意也。惟于方中之议论药物，其精切者则加圈其旁，不合者则加勒①，意在辨别良窳。为初学醒目之计，庶乎示之南针，易分泾渭。自知僭妄，所不敢辞，明哲见之，尚其谅此。

第二节　开关之方

闭证宜开，开其关窍，决其痰塞，使

---

① 其精切者则加圈其旁不合者则加勒：上科卫本作"其精切或不合处均为阐明驳正"。

得纳药也。古书之治猝中者，恒用苏合香丸、牛黄清心丸、至宝丹等，以脑、麝为开窍必须之物。不知此病是肝阳之上扰，芳香疏散，反以开泄，则气火愈浮，为害更烈，于闭证之痰塞者尚如矛戟，而脱证则更以耗散其垂尽之真元，其祸可知矣。故猝中痰壅而误投大香大开之药，未有不速其毙者。惟尤在泾《金匮翼》治猝中八法，第一开关，只录开痰数方，而绝不杂入龙脑、麝香一味，最是识透此层玄奥。寿颐于此不录苏合、至宝诸方者，承尤氏意也。喻氏《医门法律·中风篇》谓猝中灌药，宜用辛香，大谬；陈修园《医学三字经》，以续命汤为开邪之闭，尤其梦中说梦。

救急稀涎散宋许叔微《本事方》

治中风忽然昏若醉，形体昏闷，四肢不收，风涎潮于上膈，气闭不通。

猪牙皂角四两，肥实不蛀者，去黑皮　晋矾光明者，一两

细末研匀，轻者半钱，重者三字匕，温水调灌下。不大呕吐，但微微冷涎出一二升，便得醒，后缓而调治，不可大服，亦恐过伤人。

寿颐按：所谓半钱者，古方书亦谓之半钱匕，盖即以铜钱为抄药之匕，取药末一钱之半，使不落为度，非宋以后十钱为一两之钱。本条之三字匕，则取药末当一钱之三字为度。唐宋方书多有所谓一字三字者，盖自唐有开通元宝之钱，一钱四字，以钱抄药，得钱之半，即谓之半钱匕，又减其半则为一字。而所谓三字者，则得一钱四分之三也。其用一个钱抄满药末，则即谓之一钱匕，皆量药之制度，与宋以后权衡钱两之钱不同。

附：《齐氏医案》神应散四川叙州齐有堂秉慧纂，嘉庆十一年自序刊行

治时气缠喉，水饮不下，牙关紧闭，不省人事等证。

明雄黄飞细　枯矾　藜芦生用　牙皂炙黄

等分为末，每用豆大，吹入鼻中，取嚏吐痰，神效。

【方解】寿颐按：稀涎散为开痰泄壅圣药。凡痰塞喉关，咯吐不出者，得之非吐即下。治气火挟痰上逆必需之品。惟气味俱烈，实火为宜。若脱证虚阳上浮，亦有痰涎盘踞，则不可轻试。凡开痰诸方，皆为闭者立法。苟遇虚脱之证，胥当审慎。

胜金丸《本事方》

治同前。

薄荷半两　猪牙皂角二两，捶碎，水一升，同薄荷捣取汁，慢火熬成膏　瓜蒂末　藜卢末各一两　朱砂半两，研末

上将朱砂末一分，与二味末研匀，用搜膏子，和丸如龙眼大，以余研砂为衣，温酒化服一丸，甚者二丸，以吐为度。得吐即省，不省者不可治。许叔微曰《必用方》论中风无吐法。然如猝暴涎生，声如引锯，牙关紧急，气闭不行，汤药不能入，命在须臾，执无吐法可乎？予用此二方，每每有验。

寿颐按：自唐以前，二十四铢为两，用药分量，则以六铢为进退。读仲景方药，时有所谓六铢、十二铢、十八铢者，可见古人药量轻重之数，恒以一两作四分加减。凡古方以铢两计者，皆当以此准之，不应有二铢或四铢之法。而今本《伤寒论》《金匮》，间有所谓二铢、四铢者，则传写者之讹误。自《金匮》以及《千金》《外台》各方，则药味重量，多有以分计者《金匮》赤小豆当归散，当归十分；又乌头赤石脂丸，乌头一分；又鳖甲煎丸、薯蓣丸两方，则全方药物俱以分计。《千金》《外台》二书，药以分计者，多至不可枚举。考权衡之制，药量称

分，其重若干，于古无征。近人则谓《金匮》《千金》《外台》之一分，即是六铢，准以《伤寒》《金匮》方之铢数，差为可信。又有谓此分字当读去声，则未有确据，不敢附和。惟此分字之重量，不可误认为宋以后一钱十分之分。是方所用朱砂半两，而方下云将朱砂末一分，研和诸药为丸，又以余朱砂为衣，则即半两平分之。凡得二分，可为六铢一分之确证。又按：《淮南子·天文训》十二粟为一分，十二分为一铢。许叔重《说文》"称"字说解，同于《淮南》。《玉篇》亦训铢为十二分。又《说文》"铢"字说解，则谓十分黍之重，似与《汉书·律历志》应劭注十黍为累，十累为铢相合。盖以一累为一分，则黍十分之重为一铢。此二说之分虽不同，而证古时权衡，铢下更别有所谓分者，则与六铢为一分之说，又是大异。

【方解】寿颐按：此方亦即稀涎散之变法，主义本在取吐痰涎。方中薄荷，殊属无谓。而古人杂用此物者，则仍泥煞中风名义，认作外感风邪，欲以薄荷作疏风用耳。古人中风各方，无不如此，下一方有薄荷，亦此意也。

通关散

治卒中口噤，气塞不省人事。

细辛　猪牙皂角

等分，炒炭为末。每少许，吹入鼻中取嚏。一方加薄荷。一方南星、半夏、皂角等分为末。用如上法。

白矾散《圣济》

治急中风，口闭涎上，欲垂死者。

白矾二两　生姜一两，连皮捣，水二升，煎取一升二合

二味合研，分三服，旋旋灌之。须臾吐出痰，方可服诸汤散。若气衰力弱，不宜吐之。

寿颐按：气升火升，显见肝阳暴动者，生姜必不可用。

【方解】尤在泾曰：此方以白矾涌泄为主，佐入生姜，辛以开之也。

又方

白矾如拇指大一块，为末　巴豆二粒，去皮膜

二味于新瓦上煅令焦赤为度，炼蜜丸，芡实大。每用一丸，绵裹，放病人口中近喉处，良久吐痰，立愈。一方加皂角一钱，煅，研取三分，吹入鼻中。

寿颐按：皂角即牙皂，宜炒不宜煅。

【方解】尤在泾曰：巴豆为斩关夺门之将，用佐白矾以吐痰。因其性猛烈，故蜜丸含化，是急药缓用之法。

寿颐按：巴豆最是猛烈，此方且不去油，如曰含化，则虽用蜜丸，必不能少减其毒。虽可开痰，必至上吐下泄。观此方用绵裹纳入口中近喉，引之吐痰，是仅取其气，不食其质，必以线缚住此绵裹之药，不令吞咽。俟得吐而引药去之，是古人用意之周密处，[批]读古人书，必须随在细心体验。尤氏竟认作蜜丸含化，似是而非，不可不正。

第三节　固脱之方

脱证宜固。古方除独参、参附外，绝少他法。寿颐拟恋阴益液，如参麦、萸肉、五味、阿胶、鸡子黄等，亦是固脱必要之药。而在浊阴上泛、虚阳飞越之时，古有三生饮、三建汤、养正丹、黑锡丹诸法，皆所以镇遏阴霾，挽回阳气，未始非急救之良药。又如刘河间之地黄饮子、喻嘉言之加减资寿解语汤，亦治肾脏阴阳二气下脱之法。兹汇集于此，以备脱者固之之用。

资寿解语，惟有加减者可用。若原方则必无对药之病。不佞于前卷及本方下议

之甚详。

独参汤

治元气暴脱，忽然肢冷汗出，气怯神疲之证。

人参一味，浓煎频灌，不拘时服。

【方解】寿颐按：猝中之证，忽然气短神疲，身冷体蜷，目合口开，二便不禁，不问有痰无痰，有汗无汗，皆阳气暴脱，非人参大力，不能救危俄顷。若蜷冷已甚，且非参附不可。王孟英《医案初编》一卷，周光远登厕暴脱，仓猝不及得药，以三年女佩姜煎服而安，亦回阳之妙法。此是阴阳两气自为脱离，少迟片刻即不及救。其病情虽近于内风暴动，实则并非风阳，直是阴阳离绝，故谓之脱。[批] 诠解暴脱之证情病理，阐发极细。其危愈速，不及用药者甚多，养生者不可不知。若误用风药、痧药及芳香开窍之药，则更速其毙。

参附汤

治猝暴昏仆，目合口开，体冷汗流等证。

人参　附子

【方解】尤在泾曰：此方为救急之法。药只二味，取其力专而效速。用人参须倍于附子，五钱一两，酌宜用之。姜水煎服，有痰加竹沥。

寿颐按：参附为回阳救急要剂，盖阴脱于里，阳亡于外，独参犹恐不及，故必合之气雄性烈之附子，方能有济。如阳未尽越，肢冷未甚，可用炮附；如阳气暴绝，冷汗淋漓，则非生附子不可。

三生饮《局方》

治猝中痰塞，昏仆不醒，脉沉无热。

生南星　生白附子　生川乌

等分，加木香、生姜，水煎服。

【方解】寿颐按：痰涎壅塞而脉已沉，且身无热，则唇舌淡白，可想而知是

为寒痰上涌。胸中清阳之气已为浊阴蔽塞不通，非燥烈大温，不能开泄。此方三者俱用其生，非仅为回阳计，正赖其雄烈刚燥，始能驱除浊阴。苟得阴霾一开，寒痰少减，即当随证用药，似此大燥大烈，非可多服频服也。

星附散《本事》

治中风能言，口不㖞斜，而手足軃曳[①]。

南星　半夏二味薄切，生姜汁浸透　川乌　白附子　黑附子　白茯苓　人参　白僵蚕　没药各等分

上为粗末，每服二钱，水、酒各一盏同煎至八分，去滓，热服。二三服，汗出瘥。

【方解】寿颐按：力用星、夏、乌、附，本为真阳式微，寒痰上涌而设，非治外风。水、酒同煎，热服得汗，则寒痰开泄。阴霾既化，阳光复辟之征也。许叔微附会手足軃曳为中腑，不脱宋金元人中经络、中腑、中脏之陋习。喻嘉言收入《医门法律》，亦谬谓治虚风寒痰，以为得汗则风从外出而解，不知寒痰上涌乃真阳欲绝，非外来暴感。制方之意只欲回阳，本无散邪之药，乃喻谓一派温补，热服得汗，即是发散，岂非痴人说梦！寿颐又按：方下所谓手足軃曳，是不痛不僵，而但无力，不能自持，不能自主。此证若因虚得之，其来以渐，则气血俱衰，不能荣养筋骨，治法当大剂滋补。若猝然而起，则气血上菀，脑神经不用之病，治法当镇定气火，皆非本方之一派辛温可以妄治。盖本方之实在主治，只为真阳暴脱，阴霾逆涌，面青唇白，冷汗自流，或冷汗如油，脉脱喘促者急救之法，而方下主治

---

① 手足軃（duǒ）曳：证名。手足筋脉弛缓无力，四肢不收。軃，下垂。

全不相合，岂是制方之本意。[批]古方下之主治，确多此弊。读古书者不可不自有见识，分别泾渭，庶几不为古人所误，然而已非易事矣。若谓此方可治中风，则仍是误认此虚脱之病为外来之寒风。凡古人成方，最多药不对病之主治，盖皆辗转传钞，多为浅人妄改，久失本来面目，必非制方之人，竟能为此文不对题之呓语。许叔微《本事方》尚是佳作，而犹有此药不对病之谬，何怪乎俗本医书更多牛鬼蛇神之幻。此善读古书者不可不自出手眼，识透渊微者也。

三建二香汤

治男妇中风，六脉俱虚，舌强不语，痰涎壅盛，精神如痴，手足偏废。此等不可攻风，只可补虚。

天雄　附子　乌头各二钱，俱去皮脐，生用　沉香　木香各一钱，俱水磨汁

作二服，每服水盏半，姜十片，煎七分，食前服。[批]食前服药，盖谓饥时则胃气虚灵，药力易于展布，非服药而即以食进也。

寿颐按：宋代以前，药量未有称几钱者。此方称各二钱、各一钱，则宋人所定之方法也。

【方解】喻嘉言曰：此方天雄、附子、乌头，并用其生，不加炮制，惟恐缚孟贲之手，莫能展其全力。必因其人阴邪暴盛，埋没微阳，故用此纯阳无阴，一门三将，领以二香，直透重围，驱逐极盛之阴，拯救将绝之阳。乃方下妄云治中风六脉俱虚。又云不可攻风，只可补虚，全是梦中说梦！当知此证，其脉必微而欲绝，不可以虚之一字漫无着落者言脉。其方更猛悍毒厉，不可以补虚二字和平无偏者言方，此方书所为以盲引盲耶！[批]嘉言此论，确切不刊。

寿颐按：此方为寒痰凝结立法，即从三生饮加二香，欲其行滞，名曰三建，以三者力猛，可以建立阳气，制方之意，不

为无见。而方下竟谓补虚，岂以古人参附、术附、芪附等法列于补虚一类，而遂误认天雄、乌附为补药耶！嘉言讥之，诚非苛论。以此知古人佳方，为方下议论庞杂，而反以埋没立方本旨多矣！

养正丹《本事》

治虚头旋，吐涎不已。

黑铅　水银　硫黄　朱砂各一两

上用建盆一只，火上溶铅成汁，次下水银，用柳杖子打匀，取下放少时，下二味末打匀，令冷取下，研为粉，用米饮丸或用枣肉丸如梧子大。每服三十粒，盐汤下。此药升降阴阳，补接真气，非只治头旋吐涎而已。

【方解】寿颐按：下元阳虚，阴气逆上，而为虚风眩晕，冷涎盘旋者，非温肾合重坠之品，不能镇虚定逆，摄纳元气。黑铅、硫黄，一寒一温，一阴一阳，制炼成丹，水火既济，能收摄浮泛之虚阳，而归之于肾家旧宅。调其升降，定其阴阳，救颠扶危，其效甚捷。古方如金液丹、灵砂丹之类，成方不少，大旨相近。今录养正、黑锡二方，以见一斑。但汞能变化，炼不得法，易还原质，亦多流弊，不如黑锡丹无汞之驯良。今人于浊阴上逆之证，宁用黑锡而不用汞者，良有以也。[批]水银之弊，不可不知。

黑锡丸《本事方》自注：此丹阳慈济真方。

寿颐按：《镇江府志》僧慈济、神济，居丹阳普宁寺，有黑锡丹方，以医名于宣和、政和、建炎、绍兴间。

黑铅　硫黄各三两，二味熔化结砂子　舶上茴香　附子　胡芦巴　破故纸　川楝子肉　肉豆蔻各一两　川巴戟　木香　沉香各半两

上将砂子研细，余药为末，研匀入碾，以黑光色为度，酒糊丸梧子大，阴干，贮布袋内，擦令光莹。如丈夫元脏虚

冷，真阳不固，三焦不和，上热下冷，夜梦鬼交，觉来盗汗，面无精光，肌体燥涩，耳内虚鸣，腰脊疼痛，心气虚乏，精神不宁，饮食无味，日渐憔悴，膀胱久冷，夜多小便；妇人月事愆期，血海久冷；及阴毒伤寒，面青舌卷，阴缩难言，四肢厥冷，不省人事，急用枣汤吞下一二百丸，即便回阳。但是一切冷疾，盐酒或盐汤，空心吞下三四十丸，妇人艾醋汤下。此药大能调治荣卫，升降阴阳，安和五脏，洒陈六腑，补损益虚，回阳返阴，功验神圣。《局方》有肉桂无巴戟。一方有阳起石。

【方解】寿颐按：此治浊阴上泛，气虚喘促必备之药，喻嘉言极推重之。凡老人、虚人，肾气不固，真阳无权，阴寒上冲，咳逆频仍，喘不得卧，气不得息者，非此不治。用之得当，屡奏奇绩，此纳气定逆，镇阴回阳之无上神丹也。

地黄饮子 河间《宣明论》

治瘖废肾虚厥逆。语声不出，足废不用。

熟地黄　巴戟肉　山萸肉　石斛　肉苁蓉　附子炮　五味子　官桂　白茯苓　麦门冬　菖蒲　远志肉

各等分，每服三钱，生姜五片，大枣一枚，水煎服。

【方解】寿颐按：河间是方，用意极为周密，是治肾脏气衰，阴阳两脱于下，而浊阴泛溢于上，以致厥逆肢废，瘖不成声。其证必四逆肢青，或冷汗自出，其脉必沉微欲绝，其舌必滑淡白，正与肝阳上冒之面赤气粗，脉弦或大者绝端相反。故以桂、附温肾回阳，萸、戟、苁、地填补肾阴，麦、味收摄耗散。而又有浊阴上泛之痰壅，则以菖蒲、远志之芳香苦温为开泄，茯苓之纳气为镇坠，庶乎面面俱到，果是肾虚下脱，始为适用，徐洄溪之治验

可征。若气升火升之猝然瘖废者，此方万万不可误投，说已见前第一卷中。

资寿解语汤 喻嘉言自注：治中风脾缓，舌强不语，半身不遂。

防风　附子炮　天麻　酸枣仁各一钱　羚羊角镑　官桂各八分　羌活　甘草各五分

水煎，加竹沥二匙，生姜汁二滴。

【方解】嘉言自注：谓此方治风入脾脏，舌强不语之证。至于少阴脉萦舌本，肾虚风入，舌不能言者，则用此方去羌、防，加熟地、何首乌、枸杞子、甘菊花、胡麻仁、天门冬，治之获效云云。

寿颐按：喻氏之论中风，只认作外感之风深入五脏，而绝不知有内动之肝风，所以《医门法律·中风》一篇方论虽多，全是乱道，妄不可听。此方连竹沥九味，杂乱无章，本是摹仿古人诸续命汤而为之，温凉并列，或散或收，亦升亦降，全无法度可言。其方下所谓中风脾缓，舌强不语，半身不遂云云，其意盖谓脾主四肢，风邪入脾，因为舌强不遂之病，都是理想所虚构，究竟无此病情，且脾缓二字，尤其向壁杜撰。试问脾脏而缓，其病理如何？其病形又复如何？欺人之尤，最是可笑。［批］喻氏此方主治，所谓中风脾缓，确是杜撰。然中风一门，古今各书所述种种病理，其能免于杜撰者，果有几何。总之古人不知有气血上菀脑神经之病，乃欲自抒所见，幻出空中楼阁，强不知以为知，妄作聪明，原为国医著作界中一大黑幕，误尽后学。惟嘉言于此方之后，谓少阴肾脉不萦舌本者，以此方去羌、防，加熟地、首乌等治之获效，则是肾气虚脱之病，故用药与河间地黄饮子相近而功用略同。然嘉言于此尚谓是肾虚风入，舌强不语，终误认为外风之直入肾家。不知既是外风，何以方中反去羌、防？既去羌、防，则方中桂、附、熟地、首乌、枸杞诸物何能祛外入之风？岂

非药不对病，仍在五里雾中，痴人说梦。今录是方，取其加味而去羌、防，有合于肾虚下脱之治，非欲以疗外风之入脾入肾也。然果是肾气下脱，则方中羚角、竹沥，亦所不宜，不若用河间之方为佳。盖嘉言制为此方，本是胸无定见，随意谈谈，复何能选药纯粹，切合病理？固远不如河间之地黄饮子，尚有一种实在证情，可以见病治病，一丝不紊耳。

第四节 潜阳摄纳之方

猝中之病，今既知气血并走于上之真理，则治法必以潜阳降逆，镇定其上升之势为第一要务。但读古书续命诸方，一例温散，岂不谓古人之病必非今人之病，各趋一路，未可强同。然细检《千金》《外台》二书，则潜降方法已是所在而有，苟非气火上升，试问龙牡、石英、石膏、寒水石诸药，何所用之？爰为选录数方而申明其真义，可见古人之病，固亦无以异于今人之病，而今人之法，仍是旁搜远绍，祖述古人之法耳。惟古人不肯明言此为内热生风而设，则虽有良方，读者终不能悟其妙用，今特表而出之，庶可与人共喻，古人有知，亦当默许。所望善读古书者，能自取材而神其运用，则病家之福，而亦学医之一大阴骘也。

风引汤《金匮》附方
除热瘫痫。

大黄 干姜 龙骨各四两 桂枝三两 甘草 牡蛎各二两 滑石 石膏 寒水石 赤石脂 白石脂 紫石英各六两

上十二味，杵为散。取三指撮，井花水三升，煎三沸，温服一升。

《千金》作紫石散，治大人风引，小儿惊痫瘈疭，日数十发，医所不疗者。桂枝作桂心，甘草、牡蛎作各三两，余同。

寿颐按：《金匮》附方，以风引为名，甚不可解。据《千金》《外台》谓治大人风引，盖谓由于内风之引动耳。不如《千金》作紫石散较为明显。

又《外台秘要》作崔氏疗大人风引，少小惊痫瘈疭，日数十发，医所不能疗，除热镇心紫石汤。六石作各八两，余同《千金》。《外台》此方后云：永嘉二年，大人、小儿频行风痫之病，得发例不能言，或发热，半身掣缩，或五六日，或七八日死。张思惟合此散，所疗皆愈。

【方解】寿颐按：《金匮》此方，本是后人附入，非仲景所固有。《千金》载徐嗣伯风眩十方，此其第二。《外台》则作崔氏，可见古人用之者众。方以石药六者为主，而合之龙、牡，明明专治内热生风，气火上升之病，清热镇重，收摄浮阳，其意极显。若引《素问》气血并走于上而为大厥之病理，而以此等药物降其气血，岂不针锋相对？《千金》引徐嗣伯自注：风眩之病，起于心气不足，胸上蓄实，故有高风面热之所为也。痰热相感而动风，风火相乱则闷瞀，故谓之风眩。大人曰癫，小儿则为痫，其实则一，此方疗治万无不愈云云，固已说明内热动风，热痰上涌，则六朝时人已知此病之本于内因，初不待河间、丹溪而始有痰火之论。惟遍读《千金》《外台》，能发明内热生风者，仅仅徐嗣伯、许仁则二家，此外绝少同调。而后人读之亦复不甚注意，遂致古人良法，泯没无传，医学荒芜，能无感慨。[批] 此六朝时人知有内风、内热之明证，读者须当注意。且是方久附《金匮》，习医者当亦无人不知，然制方之意皆不能领悟。对此龙牡、六石，谁不瞠目而莫名其妙，则以今本《金匮》此方之下，只有除热瘫痫四字，语焉不详，何能识得此中微蕴，而绝不知《千金》《外台》说之已极详析。此则俗子自安谫陋，不能多见古书之弊。

惟此方既已专用潜镇清热为治，则风是内动之肝风，且是蕴隆之风火确然无疑。而方中犹杂以姜、桂二物，究属不类，必宜去之，而加以开痰泄化之品则完善矣。

张文仲疗诸风寒水石煎散方《外台》

寒水石　石膏　滑石　白石脂　龙骨各八两　桂心　甘草炙　牡蛎煅，各三两　赤石脂　干姜　大黄各四两　犀角屑一两

上十二味捣筛，以水一升，煮五六沸，内方寸一匕药，煮七八沸，澄清顿服。

【方解】寿颐按：此方即上方去石英而加犀角，更可见此类镇坠清热之法固亦盛行于当时。再加犀角者，谓非治内热之病而何？则方中仍用桂心、干姜，终是不伦不类。药剂学中宁有此冰炭一炉之理？且犀角专清心热，以治肝火内风，不如羚角之捷效。方下内方寸一匕药之内字，读如纳。牡蛎必须生用，咸寒沉降是其专长，若经火煅则成石灰质，苦燥涩滞，以治此病，适得其反，非徒无益，而又害之。此方下注一煅字，必是妄人所窜入，非制方之本意。

《广济》疗风痫卒倒呕沫无省觉方《外台》

麻黄去节　大黄　牡蛎　黄芩各四两　寒水石　白石脂　石膏　赤石脂　紫石英　滑石各八两　人参　桂心各二两　蛇蜕皮炙，一两　龙齿研，六两　甘草炙，三两

上十五味，捣筛为散，八两一薄，以绢袋盛散药，用水一升五合，煮取一薄，取七合，绞去滓，顿服之。

【方解】寿颐按：此方仍是前方之加味，去干姜而更加黄芩，则治内热生风尤为明显。而方中仍有麻黄、桂心者，终不脱古人续命治风之习惯。然制此方者既以大黄、黄芩、石膏、寒水石等苦寒清泄为主，胡再杂入麻、桂？类乎不类，古人当

亦无此浑沌方法，岂皆为妄人之窜入耶？是固未可知者也。方下谓八两一薄，又谓煮取一薄，似即服药之服字，然借薄为服，太不经见，或亦传写之误。

《广济》疗风邪狂乱失心安神定志方《外台》

金银箔各一百　石膏　龙齿　铁精　地骨白皮　茯神　黄芩　生干地黄　升麻　茯苓　玄参　人参各八分　虎睛一具　牛黄　生姜各四分　麦门冬十分　枳实　甘草　葳蕤　芍药各六分　远志去心　柏子仁　白鲜皮各五分

上二十四味，捣筛，以蜜和为丸。食后少时，煮生枸杞根汁，服如梧桐子二十丸，日二服，渐加至三十丸。

【方解】寿颐按：风邪而曰狂乱失心，实即气血上冲，脑神经失其知觉之病。古人不知有神经之病理，乃致有认作失心之奇语。虽曰风邪，明是内动之风阳！《广济》此方用金银箔、铁精、石膏、龙齿诸药，正是潜阳镇逆之妙用。欲使气血安定，则脑神经之功用自复。其余清热养液，化痰育阴，无不近情。而方中不犯一味温燥疏散，尤其切合。惟升麻升腾，必非所宜。宜易以天麻，厚重而可以息风，更为恰当。

崔氏疗风邪虚悸，恍惚悲伤，或梦寐不安，镇心汤方《外台》崔氏此方，所谓虚悸恍惚悲伤，梦寐不安。又后谓热风惊掣，心讼恐悸，无非阴虚阳扰，神魂不宁，而犹认是风邪。古人之愚，真不可及。

茯神　半夏洗　生姜各四两　羚羊角屑　当归　人参　防风　芎䓖　杏仁去皮、尖　桔梗各二两　龙齿　石膏各三两　防己　桂心各一两半　竹沥一升

上十五味，以水一斗，煮减半，内竹沥，煮取二升八合，去滓，分温三服。

【方解】寿颐按：此亦神经病潜镇之

法。清热化痰，其旨极显。生姜、半夏同用，即以解半夏之毒，此古人未有制法之通例，惟桂心终是不类。防风、川芎亦不可用。

《千金》疗风癫方方见《外台》，注曰出第十四卷，而今本《千金方》第十四卷中未见此方

茯神　白龙骨　龙齿　龙角　龙胆　蔓菁子　铁精　干姜各十分　人参　远志去心　黄连　大黄各八分　芎䓖　白芷　黄芩　当归各六分　桂心去皮，五分

上十六味，末之，蜜和丸如梧子大。汤服十五丸，日二，稍稍加之，以知为度。

寿颐按：龙角今所不用，而《外台》第十五卷两见之，盖亦龙骨、龙齿之类，皆是矿石。

【方解】寿颐按：此方以龙齿、龙骨、龙角、铁精为主，其镇逆之力甚厚。且合以三黄，则专治内风内热，尤为明显。乃方中仍有桂心、干姜，真是古人之习惯矣。

崔氏疗热风惊掣，心忪恐悸，风邪狂叫，妄走极效方《外台》狂叫妄走，岂非气火上冲，神经错乱。而方下犹谓是风，所谓风病可知矣。

茯神三两　杏仁三两，去皮、尖、双仁　升麻　白鲜皮　沙参各二两　龙齿六两　寒水石一斤，碎　石膏二十两，碎　生麦门冬去心，四两

上九味，以水一斗二升，煎取三升，去滓，分温为三服，相去如人行十里许。若甚者，减水二升，内竹沥三升，先用水煮九沸，然后内竹沥，煮取三升，服如上法。

【方解】寿颐按：此方重用龙齿、寒水石、石膏，清热镇坠之力尤专，以治气血并走于上更佳。且方中不杂温药一味，又古方之不可多得者，但升麻可议耳。

张文仲疗诸风煮散方《外台》

茯神六两　防风　牛膝　枳实炙　防己　秦艽　玄参　芍药　黄芪　白鲜皮　泽泻　独活　人参各四两　桂心三两　五味子一升，碎　薏苡仁一升，碎　麦门冬一两，去心　羚羊角二枚，屑　石膏一斤，碎　甘草三两，炙　磁石二十四两

上二十一味切，作二十四帖，每日取一帖，着杏仁十四枚，去皮、尖、双仁者，碎，以水三升，煮取一升，去滓，空腹顿服。

【方解】寿颐按：方以磁石、石膏为君，确是重以镇怯，摄纳浮阳之意。则所谓治诸风者，明明内动之风，而非外感之风。羚角、玄参、芍药、五味、麦冬，凉润敛阴，又皆为肝阳上浮立法，岂非与续命等方之专主温辛疏表者各异其趣？但本方犹有桂心、防风、独活数者，则仍与外风之方，浑溶于一炉之中，不可不谓古人之未尽精密。

五石汤《千金》

治产后猝中风，口噤，倒闷吐沫，瘈疭眩冒不知人。

紫石英三两　钟乳　赤石脂　石膏　白石英　牡蛎　人参　黄芩　白术　甘草　栝蒌根　芎䓖　桂心　防己　当归　干姜各二两　独活三两　葛根四两

上十八味末，五味㕮咀。诸药以水一斗四升，煮取三升半，分五服，日三夜二。一方有滑石、寒水石各二两，枣二十枚。

【方解】寿颐按：方以五石为君，明是潜阳镇逆之意，而黄芩、蒌根、人参、甘草，又皆清热养阴之品。则所谓治产后中风，口噤倒闷等证者，岂非血去阴伤，肝阳暴动，内热生风之病？是与古方之豆淋酒、独活紫汤等法治外感风邪而痉厥瘈疭者不同。惟桂心、干姜，终不脱惯用温药之套法。善学古人者，必不可不知所变化也。

铁精汤《千金》

治三阴三阳厥逆，寒食胸胁支满，病不能言，气满胸中急，肩息，四肢时寒热不随，喘悸烦乱，吸吸少气，言辄飞扬虚损方。

寿颐按：支满之支，读为摚。

黄铁三十斤，以流水八斗，扬之三千遍，以炭烧铁令赤，投流水，复烧七遍，如此澄清，取汁二斗　人参三两　半夏　麦门冬各一斤　白薇　黄芩　甘草　芍药各四两　石膏五两　生姜二两　大枣四十枚

上十味，内前汁中，煮取六升，服一升，日三服，两日令尽。

【方解】寿颐按：此方以铁精为主，重以镇逆，可见其所谓治厥逆者，即是《素问》所谓血气并走于上之大厥也。胸胁摚满，气满，胸中急，肩息，肩息者，喘息抬肩，气之上奔。喘悸烦乱，吸吸少气，皆气逆壅塞，有升无降之候。病不能言，言辄飞扬，则大气涣亡，神情瞀乱，无一非内风暴动，火升痰升之证。故以铁落镇坠，姜、夏开痰，薇、芍、膏、芩清热摄纳，立方法度，极合机宜。假令方中只此数物，则以治肝阳厥逆，岂不吻合？惟参、麦、甘、枣，厚腻滋填，未尽纯粹。而方下乃谓治三阴三阳厥逆，则开口已含糊不切，而寒食二字尤其文不对题，药不对证。此是古书之必不可泥，而亦必不能信者。惟在善读书者能自化裁，信其所可信，而疑其所可疑，然后可集古人之长，始不为古人所误，亦不受古人之愚。昔贤尝谓用古方以治今病，譬如拆旧料以建新屋，终有大小长短之不齐，不经匠氏斧斤，何能处处合拍。学者岂可不知此理，然苟非具有灼见，盖亦难言之矣！

真珠母丸《本事》

治肝经因虚，内受风邪，卧则魂散而不守，状若惊悸。

真珠母三两，研细同碾　熟干地黄　当归各一两半　人参　柏子仁　酸枣仁各一两　云茯神　暹罗犀角　龙齿　海南沉香忌火。各半两

上为细末，炼蜜为丸如梧子大，辰砂为衣。每服四五十丸，金银薄荷汤送下，日午、夜卧服。

寿颐按：方下云金银薄荷汤下，盖以金银之重镇定肝阳，然引用薄荷，是仍以为外风矣。详此方主义，本以镇定其内动之风阳，与薄荷之疏散外风者殊属矛盾，或曰当作金银薄，盖传写者衍一荷字。金银薄者，即今之金箔、银箔。古书本有作薄字者，其说甚合。然叔微既以为内受风邪，则其意尚认是外风，恐叔微未必不用薄荷。然以此方专治内风，则薄荷不必加也。

【方解】许叔微曰：绍兴癸丑，予待次①四明，有董生者，患神气不宁，每卧则魂飞扬，觉身在床而神魂离体，惊悸多魇，通夕无寐。予为诊视曰：肝经受邪，非心病也。[批] 内虚之病，不当谓之受邪。许氏之言，本有未妥。肝经因虚，邪气袭之。肝，藏魂者也。游魂为变，是以卧则魂飞扬，若离其体。肝主怒，故少怒则剧。予处此方以赠，服一月而病除。此方以真珠母为君，龙齿佐之，真珠母入肝经为第一，龙齿与肝同类，故能安魂。（节录）

寿颐按：此方治肝风，是专治肝阳自动之风，珠母、龙齿沉重潜阳，其色皆青，故专于平肝降逆。许氏以此方列为中风门之第一方，盖亦知是病之为内因，非潜镇清热不可。枣、柏、茯神清养摄纳，辅佐亦最得力，参、归、熟地，则为滋养阴虚者设法，苟无热痰上壅，是为培本上

---

①　待次：旧时指官吏授职后，依次按照资历补缺。

策。惟犀角专清心火，凡治肝热动风，宜易羚角。此方大旨本以镇摄内动之风阳，然古人虽用清热之法，而立论总以为外邪入脏，殊失真相。方下所谓肝经因虚，内受风邪，虽曰内受，而既以为受邪，则仍认是外来之风邪，大有语病。拟为僭易之曰：治肝阴内虚，风阳自动。则内风为病，庶几明了。而方中所用各药，乃皆亲切有味矣。近世平肝息风之法知有真珠母者，实自叔微此方开其端，是不可以不录。

寿颐又按：《内经》所谓心藏神，肝藏魂，脾藏意，肺藏魄，肾藏志云云，欲以吾生虚灵不昧之精神分配为五脏作用。不知此是无声无臭，活泼泼地一片灵机，奚有迹象可求，又安有五脏可以分属之理？刻舟求剑，未免可嗤！古之所谓魂与魄者，魂为气而魄为体，故曰人死则魂升而魄降。乃医家者言，欲以魄字等于魂之虚无，谬谓所藏在肺。若从训诂家理法言之，直是以此生体魄藏诸肺中，宁不令人笑死？盖本是凿空虚构之言，原不可笃信谨守，拘泥不化。惟在魂梦不宁之病，则确是气火升浮，神不守舍，谓为肝阳，却有至理，叔微引证经文，附会恰好。而是方药物，涵敛虚阳，摄纳浮火，滋液宁神，标本俱到，堪称是病之无上神丹。要之此等病状均是阳气浮越，神经震扰，已非脏腑之痾。惟病本于肝，亦是可信。所以近日中央国医馆学术整理会申言国医脏腑生理，谓肝有代表全部神经系之意义。立论虽似创闻，未始非沟通中外学说之一道也。壬申阳月山雷附识

薯蓣丸《本事方》

薯蓣　人参　沙参　远志　防风　真珠母　紫石英研　茯神　虎骨各一两　虎睛一对　龙齿　华阴细辛　石菖蒲　五味子　丹参各一两

上细末，炼蜜为丸梧子大。每服三十丸至五十丸，金银薄荷汤下，食后、临卧服。[批] 食后服药，盖谓俟其食渐消化而后服药，庶乎药力专一，非谓乍食之即以药进也。

【方解】许叔微曰：元符中，一宗人得疾，踰年不差，谒医于王思和。思和具脉状云：病因惊恐，肝藏为邪，其病时头眩，瘈疭搐搦，心胞伏涎，久之则害脾气。要当平肝气使归经，则脾不受克。以热药治之则风愈甚，以冷药治之则气已虚。今用中和温药，抑肝补脾，渐可安愈。服此方及续断丸、独活散，一月而愈。（节录）续断丸、独活散二方俱见《本事》第一卷，今不录。

寿颐按：此亦治内动之风。珠母、龙齿、石英皆潜阳息风之主；人参、山药所以扶脾，防肝气之来侮；菖、远、茯神开痰涤涎，皆是古法；虎骨、虎睛则古人之意，谓虎啸而风生，用其睛、骨，意谓可以镇定风阳。然性温善动，肝旺之病，必有大害。若细辛、防风，则终是古人之误会也。

安神镇心，治惊悸，消风痰，止眩晕，辰砂远志丸《本事方》

石菖蒲　远志　人参　茯神　川芎　山萸　铁粉　麦门冬　天麻　半夏曲　天南星　白附子生。各一两　细辛　辰砂各半两

上为细末，生姜五两，捣取汁，和水煮糊丸如绿豆大，别以朱砂为衣，阴干。每服二粒，夜卧生姜汤送下。小儿减半服。

【方解】许叔微曰：铁粉非但化涎镇心，至如摧抑肝邪，其效特异。若多怒，肝邪太盛，铁粉能制服之。《素问》云阳厥狂怒，治以铁落饮。

寿颐按：此方镇逆化痰，无甚妙蕴，惟用铁粉，其物甚新，但川芎、细辛等终是误会。

第五节　化痰之方

内风上扰，多挟胸中固有之浊痰随气而涌，所以古今之治此证者无不参用化痰。惟古方痰药甚多，大都复叠，无甚深意，兹选录数法，以备择用。

枕中方《千金》

常服令人大聪。《千金翼》名为孔子枕中散，鳖甲作龟甲。

鳖甲　龙骨　菖蒲　远志

四味等分，酒服方寸匕，日三。[批]《千金》此方本非治内热痰壅之中风，然一经说明，则借治此病正是丝丝入扣，可悟活用古方之法，岂可与刻舟求剑者同日而语。

【方解】寿颐按：此方以龙骨、鳖甲潜阳息风，菖蒲、远志丌痰泄降，古人虽以为养阴清心，聪耳明目之方，实则潜藏其泛溢之虚阳，泄化其逆上之痰浊，则心神自安，而智慧自益。窃谓借治肝风内动挟痰上升之证，必以此方首屈一指。考《本草经》，菖蒲辛温，主治湿痹；远志苦温，主治咳逆。一以辛散而开其湿痰之痹着，一以苦降而定其逆上之痰窒。则气自顺而壅自开，气血不复上菀，庶乎风波大定，神志清明，此菖蒲、远志之大功用也。《千金》又有治多忘令人不忘方，用昌蒲、远志、茯苓、茯神、人参五味，而远志独用七分，参、苓、神各五分，菖蒲二分。盖人之多忘恍惚，无非停痰积湿，蒙蔽性灵，《千金方》以远志为君，其意可见。[批]阐明远志之功用，不独时医所未知，而亦古今本草未言之奥义也。今东瀛人以此物为化痰健将，本是吾邦古学，而近人只以为能开心窍，不知其开窍之力即在化痰，是知其然而不知其所以然，遂有不敢重任之意。药理真诠，久在迷惘之中，可为长叹。又《千金》及《翼方》皆有定志小丸，其药即菖、远、参、苓四味；而

《翼方》又有镇心省睡益智一方，则远志、益智子、菖蒲三味也。后人又有转舌膏一方，谓治中风瘖疭舌謇不语，方即凉膈散加菖蒲、远志，仍是清热开痰之法；又有二丹丸，谓治风邪健忘，养神定志和血，内安心神，外华腠理。得睡方即《千金》之定志小丸加丹参、熟地、二冬、朱砂、甘草，虽以养阴清热为主，而以菖、远化痰，不失《千金》旧法，然方下竟谓其治风邪健忘，则又以为外邪，非制方之本旨。喻嘉言乃谓中风证，心神一虚，百骸无主，风邪扰乱，莫由驱之使出。嘉言之意，岂欲以清热化痰之药，驱出外感之风邪耶？总是误认内风为外邪，立说无不牵强。盖外风、内风之辨，嘉言固终身在梦梦中也。

星香汤

治中风痰涎潮塞，不省人事，服热不得者。

南星三钱　木香半钱　生姜十片

水煎服无时。

【方解】寿颐按：此方以南星、生姜化痰，木香行气，是专治其痰气之壅逆也。方下谓服热不得，固明言其为内热所生之风，所以不得误服温热之药。

省风汤《局方》

治卒中口噤不能言，口眼㖞斜，筋脉抽掣，风痰壅盛。

陈胆星一钱五分　防风一钱　生半夏黄芩　生甘草各七分半

【方解】寿颐按：胆星为君，而合半夏、黄芩，以治痰为主，清热为辅，则所谓风痰壅盛，亦是内热生风，痰涎上涌。清热化痰，其法甚善。然仍用防风，则又误认为外风矣。

大省风汤《局方》

治卒中，痰逆呕泄，脉沉厥冷。

陈胆星二钱　防风　独活　生附子各

一钱　全蝎　生甘草各五分

【方解】张石顽曰：此即省风汤去半夏、黄芩，加独活、附子、全蝎，二方虽分寒热主治，然必用生姜十片以开发风痰，不可减也。

寿颐按：此方用生附子，是为浊阴上涌，真阳欲脱者立法。方下所谓痰逆呕泄，脉沉厥冷，其证可见。然此是阳气之暴亡，于法宜用参附，甚者则三生饮加人参，此方力量尚嫌不及。且此证之风明是虚风内动，防风、独活辛温泄散，适以速其暴脱，而古人用之，皆误认外风之故耳。蝎是毒虫，走窜甚迅，古人用作搜风之药，以治山岚瘴疠，湿毒蕴结之证甚佳。而自钱氏仲阳恒以治小儿热痰风惊，抽搐瘛疭，涎涌喉间之证。近人亦且专用蝎梢以平痰热，甚有捷效。盖蝎之力量全在于尾，节节灵动，自有降逆下行之妙，且可借其奋迅之机，以定神经之变化，则与蜈蚣之节节有脑同其神用，故于痉直抽掣等脑神经病，有时竟得捷验，此又物理之同声相应，同气相求者，不可因其有毒而遽生疑畏。若石顽之于此方，谓为必用生姜十片以开发风痰，则仍认作外风治法，非本方主治之真旨矣。

正舌散

治惊痰堵塞窍隧，肝热生风，舌强不正。

蝎尾去毒，滚醋泡，炒，三钱　茯苓一两

姜汁拌晒，为散，每服二钱，温酒调服，并擦牙龈，日三度。面赤，倍蝎尾，加薄荷半两，每服四钱，水煎热服，取汗效。

【方解】寿颐按：痰壅舌謇，皆肝阳上激脑神经之病。镇肝潜阳，其效立见。蝎尾走窜迅速，古人所谓主搜索经络之邪风，则与气火升浮，激动脑经之病不合。乃此方主治明谓是肝热生风，而痰塞窍隧，舌强不正，确是古人已有成效之方剂。其理何在？盖此方只用其尾，专于下达，则开痰降逆，正赖其迅利之力。观其方后云面赤者倍加蝎尾，岂非阳气上浮之证，而以其尾之下行者利导，亦与镇逆潜阳之意暗合。且已去其毒，而用醋制，又隐隐有收摄浮阳之法，所以自有效力。并用以擦牙者，固走窜能开，而又酸以收之，则可为痰壅喉关之夺门上将。此古人制方之妙用，而未经道破者也。[批]推敲古人制方之意能如此曲曲传神，而真有至情至理，并不穿凿附会，走入魔道者，即在古人书中，亦自不可多得。惟温酒调服，及加薄荷水煎，热服取汗，则又未免误认外风矣。

二陈汤《局方》

治脾胃痰湿。

半夏姜制，二钱半　茯苓二钱　陈皮去白，一钱　甘草炙，一钱　生姜三片

上五味，水煎，空心温服。

【方解】寿颐按：此治痰通用之方。虽曰半夏性燥，能耗津液，故古人以为专治湿痰。然痰之生也，皆本于脾胃湿滞，凡所谓燥痰者，皆病久之变化，非痰果生于燥也。是以此方为痰饮家通用之主方，凡治一切痰病，无不本此。

温胆汤

治心胆虚怯，触事易惊，多汗不寐，短气乏力，皆由寒涎沃胆所致。

即二陈汤加枳实、竹茹。

导痰汤

治湿痰内外壅盛。

即二陈汤加南星、枳实。

涤痰汤

治类中风，痰迷心窍，舌强不能言。

即导痰汤加菖蒲、人参、竹茹。

【方解】寿颐按：胆怯易惊，是痰涎内盛。而古人谓之寒涎沃胆者，以痰涎为浊阴所凝结，因谓之寒，非真寒也，是以

方名温胆，而并无一味温药。导痰、涤痰，大旨相近，皆最适用之成方。然方下竟有痰迷心窍四字，则制方者未知生理之真而误认之过，此当为古人曲谅者，不可因今日见理稍明，遽处处以古书为话柄。

青州白丸子

治风痰壅盛，呕吐涎沫，手足瘫痪，及小儿惊风。

白附子二两　半夏七两，去衣　南星二两　川乌去皮脐，五钱。皆生用

上为末，绢袋盛，于井花水内，澄出粉，未出者揉令出，渣再磨再澄。用磁盆日中曝夜露，每日一换新水，搅而澄之。春五、夏三、秋七、冬十日，去水曝干，如玉片。以糯米粉作稀糊丸，如绿豆大。每服二十丸，生姜汤下，无时。如瘫痪，酒下。小儿惊风，薄荷汤下，三五丸。

【方解】喻嘉言曰：此方治风痰之上药。然虽经制炼，温性犹存，热痰迷窍，非所宜施。

寿颐按：此方本用青州范公泉之水澄粉，故方以地名，如阿胶之类。取水性之沉重者，以开痰降浊。乌、附、星、夏，皆用其生，而澄浸去毒，又是制炼之一法。然本性犹存，诚如嘉言之论。要知制方之意，必为阴霾猝乘，真阳欲亡者立法，犹之三生饮，而其毒稍减，其性较和。虽曰专治风痰，须知风非外风，而痰是寒痰，本非通治热痰之剂。用生姜汤下者，仍是为星、夏、乌、附解毒之计，初非欲以疏泄外感风寒。若曰瘫痪者，酒下，则苟是肝阳，温以济温，殊非良法。而小儿惊风尤多热痰上壅，更非所宜，乃用薄荷汤下，是又以为外感之风，而欲其疏泄，甚非立方之旨。惟中气虚寒之慢脾风，其痰上塞，自可用之，然更取薄荷泄散以为导引，亦是未妥。凡用古方，皆宜细心探讨，自有权衡，必不可人云亦云，

囫囵吞枣。

指迷茯苓丸

治中脘留伏痰饮，臂痛难举，手足不能转移，背上凛凛恶寒。

半夏曲二两　茯苓一两　枳壳　风化硝各半两

姜汁打，神曲糊丸梧子大，每服三五十丸，淡姜汤下。

【方解】寿颐按：此方为中有留饮，而经隧不利者立法。荡涤其垢腻，则机轴自灵，络脉流利。本非专治肢节痹着之病，乃为治痹痛者别开一条门径。

控涎丹

治胁下痰积作痛。

甘遂　大戟　白芥子

等分为末，曲糊丸，姜汤下十五丸至二十丸。

【方解】寿颐按：此攻逐痰涎之峻剂。古书主治谓忽患胸背腰胯手脚痛不可忍，牵连筋骨，坐卧不宁，走移无定，是痰涎伏在胸膈上下变为此病。或头重不可举，或神志昏倦，多睡，或饮食无味，痰唾稠粘，口角流涎，卧则喉中有声，手脚肿痹，疑是瘫痪。但服此药数服，其病如失云云。是即痰塞中州，气逆上壅，神经不用之证，故有以上诸恙忽然而起。[批] 忽然而起四字，最宜着眼。若非脑神经病，何以有此急性。古人立法不治其肢节之痹痛，而专逐其痰涎，剿破巢穴，去其凭依则机关自利，正是手眼之独高处，与指迷茯苓丸用意同而用药更猛，当随其缓急轻重而择用之。张石顽谓形盛色苍，气壮脉实之人有以上诸证者宜之，后以六君调补。若气虚皎白，大便不实，小便清利者误服之，则不旋踵而告变矣。

礞石滚痰丸王隐君《养生主论》

治顽痰积滞。

青礞石一两　沉香五钱　大黄酒蒸熟，

切，晒 黄芩各八两

上礞石打碎，用焰硝一两同入瓦罐，泥固火煅，石色如金为度。研末，和诸药，水丸梧子大。白汤食后服。人壮气实者，可至百丸。当下痰积恶物。

【方解】寿颐按：顽痰痼积，非攻不可。王隐君专以此方见长。读其治案，未免恃之太偏，言之过甚。然果有实滞，自宜用此。惟痰饮不同，饮是清稀，属于寒化，宜茯苓丸、控涎丹之类；痰是凝厚，属于火化，则宜此方，不可混同论治。

贝母瓜蒌散

治肥人中风，口眼㖞斜，手足麻木，左右俱作痰治。

贝母 瓜蒌 南星泡 荆芥 防风 羌活 黄柏 黄芩 黄连 白术 陈皮 半夏汤泡七次 薄荷 甘草炙 威灵仙 天花粉

各等分，加生姜煎

【方解】喻嘉言曰：中风证多挟热痰，而肥人复素有痰，不论左右，俱作痰治是矣。但肥人多虚风，瘦人多实火。[批] 瘦人多火是矣，然肥人亦多有痰热，不可概以为虚而投滋腻，是当以脉证辨之。虚风宜用甘寒一派，如竹沥、人参、麦冬、生地、生葛汁、生梨汁、石膏、瓜蒌、玉竹、胡麻仁等药。此方三黄并用，可治瘦人实火，而不宜于肥人虚风，存之以备实火生风生热之选。

寿颐按：中风而手足麻木，甚至瘫痪不用，皆痰热上乘神经为病，丹溪所谓左气右血，本是空言。此方以清热泄痰为主，谓不论左右皆作痰治，是能独抒己见，不为古书束缚，识为固自有真。究之此证之风，纯由痰热生风，初非外感，必不当参用外风之药，模棱两可。而方中犹有荆、薄、羌、防，则亦未能免俗。乃喻氏且谓中风多挟痰热，则其意固谓以外风

而兼痰热者也，是亦不可以不辨。

第六节　顺气之方

乌药顺气散《局方》

治暴中风气攻注，遍身麻痹，语言謇涩，口眼㖞斜，喉中气塞，有痰声。

麻黄 橘皮 乌药各二两 僵蚕炒 川芎 枳壳 甘草炙 白芷 桔梗各一两 干姜炮，五钱

上十味为散，每服半两，加姜、枣煎。

【方解】寿颐按：内风暴动，皆痰与气之上逆，治此者必以降其逆气为要务。此方以顺气为名，其义甚善。乌药、陈皮、枳壳、桔梗皆行气散结之用，而陈皮化痰，僵蚕定风，尤有深意。惟芎芷上行，麻黄散表，不合内风之用，而古人必杂以此类药物者，其意终谓风自外来也。

八味顺气散严用和

凡患中风者，先服此顺养真气，次进治风药。

人参 白术 茯苓 陈皮 青皮 乌药 白芷各一两 甘草半两

【方解】寿颐按：此方为正虚而痰气上逆者立法，故用四君加以行气之药。严氏谓内因七情而得者，法当调气，不当治风。其意以为七情气逆，皆属正虚，故必以参、术、甘、苓，先扶其正。方下所谓先服此以顺养正气者，其意未尝不善。而岂知痰壅气升之时，已是实证。参、甘、白术反增满闷，且白芷芳香，上升颇猛。既谓不当治风，则此物已是矛盾。总之汉唐以下，对于此病皆在五里雾中，所立方法本少完善可用之剂，是当为古人曲谅者。严又谓外因六淫而得者亦当先调气，后以所感六气治之，方下亦谓次进治气药，皆是模糊浮泛之词，殊不足道。但市医因其方以顺气为名，认作果有实效，多

喜用之。姑录于此，而辨正其药物情性云耳。

匀气散《良方》

治中风半身不遂，口眼㖞斜。

白术　乌药　人参　天麻各一钱　沉香　青皮　白芷　木瓜　紫苏　甘草各五分

加姜煎。

【方解】寿颐按：此方与前方大旨无甚区别。虽参、术、甘草尚嫌补塞，痰壅者必非所宜。惟乌、沉、青皮皆能宣泄气滞，而天麻、木瓜有摄纳之力，尚为切合。要知此证纯是内因之气火上逆，与外感风邪绝无关系。惟此方中不杂羌独荆防一味，较之《局方》之用麻黄者尤为纯粹，但白芷、紫苏，微嫌升散，差有可议，若易以枳实、苏梗，则于顺降之旨更无间然。不谓喻嘉言录入《医门法律》，乃谓身内之气有通无壅，则外风自不能久居而易于解散，则制方之人本不为外风而设。何以作注解者必欲勉强牵合外风一途，真是援儒入墨伎俩。然而立方之旨已是点金成铁，可为一叹！学者于此等界限，必不可不体会清楚，否则作茧自缚，永无辨别淄渑之日矣。[批]古人有用之佳方，为注解者点金成铁，亦复何限。惜不易得如此之手笔，一一而纠正之。

第七节　清热之方

中风证治，但读古书续命诸方，每谓古人皆为外感寒风设法，宁不与肝风自煽，气血上菀之旨背道而驰？然细绎《千金》《外台》二书，则凉润之剂亦所恒有，已可见内热生风之证，本是古今所同。而如许仁则之论内风，尤其剀切详明，大开觉悟，固不待河间、丹溪，而始知其为内因也。惜乎末学浅近自安，不求博览，遂令古人良法，几若无闻，以此谈医，能无弇陋①？兹录凉润清热之剂，列为一类，可知续命一派，本是一偏之见，必不可以疗治内因之风。而学者欲为切实有用之学，又安可摈绝古书，束之高阁耶？[批]古书固不可不读，然医界中能读古书之人，已是不可多得。若能于古书之中择善而从，自具只眼，苟非真学识、真阅历，亦复谈何容易！奈何不学无术之流偏喜借此一门以为谋生捷径，此洄溪老人所以有行医之叹也。

生葛根三味汤《外台》引许仁则疗诸风病方

原文曰：此病多途，有失音不得语，精神如醉人，手足俱不得运用者；有能言语，手足不废，精神恍惚，不能对人者；有不能言语，手足废，精神昏乱者；有言语、手足、精神俱不异平常，而发作有时，每发即狂浪言语，高声大叫，得定之后都不自省者；有发则狂走叫唤者；有发则作牛羊禽兽声，醒后不自觉者；有发即头旋目眩，头痛眼花，心闷辄吐，经久方定者；有每发头痛流汗，不能自胜举者。此等诸风，形候虽别，寻其源也，俱失于养生，本气既羸，偏有所损，或以男女，或以饮食，或以思虑，或以劳役，既极于事，能无败乎？当量已所伤而舍割之，静养息事，兼助以药物，亦有可复之理。风有因饮酒过节，不能言语，手足不随，精神昏恍，得病经一两日，宜服此方。

生葛根一梃，长一尺，径三寸　生姜汁一合　竹沥二大升

寿颐按：权量之制，皆古小而今大。隋以前之一两、一升，大率当唐以后三分之一。唐世通用之权量固已皆大，惟药剂犹用古法。所以唐世药方，其分量大约与古方相近，此唐人所以有大称、小称之名也。然药剂中或有用当时之权量者，则加大字以别之，《千金》《外台》多有是例。

──────────

① 弇（yǎn）陋：浅薄。

此方所谓两大升，即唐世通行之升斗也。

上药取生葛根净洗刷，捣极碎，榨取汁，令尽，又捣，即以竹沥洒，再榨取汁，汁尽又捣，不限遍数，以葛根粉汁尽为度，和生姜汁，绵滤之，细细温服。

附：千金竹沥汤

治四肢不收，心神恍惚，不知人，不能言方。

竹沥二升　生葛汁一升　生姜汁三合

上相和，温暖，分三服，平旦、日晡、夜各一服。

【方解】寿颐按：竹沥、生葛，皆凉润以清内热；姜汁以化痰壅，且以监制竹沥、葛汁之过于寒凉。读许氏之论，谓失于养生，是即河间水不制火之旨，所述失音不语，精神如醉，手足不用诸证，岂非《金匮》之所谓不遂不仁，不识人，舌难言。而许氏能知其病由内因，药主凉润，岂得古人之治中风者只有续命汤一法？许氏此论，岂不较之《金匮》切近病情？惟近人多见《金匮》，少见《外台》，遂不知有此议论耳。[批]《外台》《千金》是汉魏六朝医方之渊薮，习医者皆不可不一问津。但终是类书，体例瑕瑜互见，不可尽信耳。此方虽未及潜降一层，以治气血上菀，冲激脑筋，或未必遽有捷效，然柔润清热，亦未尝不可少减其冲激之势。《千金》亦用此方以治肢体不收，神情恍惚，及不识不言之证。更可见内热生风之病，本是古人所恒有，而似此清热凉润之方，亦是六朝隋唐通用之治法。后之学者，慎弗徒执《金匮》寒虚相搏，邪在皮肤一节，而只知有外邪之中风也。

寿颐又按：葛根气味俱薄，能鼓舞胃气，升举清阳，发泄肌表，故为伤寒阳明经主药。仲景桂枝加葛根汤，治太阳病项背强，汗出恶风，是风寒入络，经隧不利之病，则葛根有通络散邪之功也。葛根汤治项背强，无汗恶风，则葛根为升阳泄表之用也。葛根汤又治太阳、阳明合病，自下利；葛根黄芩黄连汤治太阳病误下而利遂不止，是葛根能升举脾胃下陷之清阳也。[批]证之于古。葛根功用，观此数方之主治，已可得其神髓。下逮六朝，则有用鲜葛根捣汁以治胃热者，是以《名医别录》有生根汁大寒之说，而《本草经》亦有主呕吐一条，似又为清胃定呕之用。然使果能定呕止逆，则必与升举脾胃清阳一层自相矛盾，亦即与治二阳合病下利一条枘凿不合。今治麻疹不透，面部不发者，但用葛根三五分，和入泄表开肺队中，一剂即能透出，[批]验之于今。是其上升胃气，极为迅速之明证。而用之过当，则为头痛、巅顶痛、夜不成寐。若其人本有痰涎而胸满泛呕者误服干葛，必呕吐不已，则升阳而引动胃家逆气，为害不小。盖葛根上升至捷，殊觉古人以治呕逆，必不稳惬。虽曰鲜者捣汁，凉润可以下行，当与干者有间，须知利于清气之下陷者，必不利于浊气之上逆。《外台》《千金》以此方治诸风，为内热而设。其时未知是气血上升为病，以清胃热，固是古人常法。然今既悟彻气血上菀之理，则葛根挟上升之性，必非此病针对之药，不可尽信古书，率尔效颦，反以贻害。[批]每用一药，而能如是体会研求，医学哪有不昌明之理！然心粗气浮之流，必不可以语此。盖凡用一药，皆不可不细心体会，而深知其实在之利弊也。近贤王孟英辈论温热之病忌表忌升，于柴、葛二药畏如砒鸩，虽有时未免言之太甚，然轻率用之，贻祸甚巨。升散发表之偾事，固非陶节庵辈所能知也。

生地黄煎《千金》

治热风心烦闷，及脾胃间热，食不下方。

生地黄汁　枸杞根汁各二升　生姜汁

酥各三升　荆沥　竹沥各五升　天冬　人参各八两　茯苓六两　大黄　栀子仁各四两

上十一味，捣筛五物为散，先煮地黄等汁成煎，次内散药搅和。服一匕，日再渐加至三匕，觉利减之。《医门法律》引此方，地汁、杞汁作各五升，姜汁、酥作各一升，姜汁较少，似为合法，俟更考之。

【方解】寿颐按：热风而心烦闷，明是内热所生之风。脾胃内热，而致不能食，则壅塞甚矣。故于凉润队中加大黄以泄其积热，又是一法。方中冬、地、人参养阴润燥，于燥热之证为宜。若有痰壅，不可混用。生姜汁殊嫌太多，宜减去十之九。

千金治积热风方

地骨皮　萎蕤　丹参　黄芪　麦冬　泽泻各三两　清蜜　姜汁各一合　生地汁二升

上九味，以水六升煮六味，取二升，去滓，内生地汁，更缓火，煮减一升，内蜜及姜汁，又煮一沸，药成。温服三合，日再。

【方解】寿颐按：风病而曰积热，则热自内积，风自内动。选药全用甘寒，无非为内热生风设法。此亦古方，而病情药理如是，岂得谓古之中风皆外来之寒风耶？

排风汤《千金》

治诸毒风邪气所中，口噤闷绝不识人，及身体疼痛，面目手足暴肿者。

犀角　贝子①　羚羊角　升麻各一两

上四味为散，以水二升半，内四方寸匕，煮取一升，去滓，服五合。

【方解】寿颐按：方下所谓口噤闷绝，不识人，身体疼痛等证，亦是肝风暴动，上冲入脑，神经不用之病。药用犀、羚、贝子，平肝潜阳，清热息风，而兼镇

逆，以治内风，皆是吻合，必有捷效。可知制方之意固亦见到内热生风，是以选此三物。然方下乃谓诸毒风邪气所中，则仍误认为外来之风邪。夫岂有犀、羚、贝子可治外中风邪之理？反觉药不对病，自盾自矛，如此说法，大不可解，且使良方妙用，晦而不显。盖方下主治已非此药真旨，吾恐古人立方本意必不若是。惟升麻终是不妥耳。

石膏汤《千金》

治脚气风毒，热气上冲，头面赤，痉急，令人昏愦，心胸恍惚，或苦惊悸，身体战掉，手足缓纵；或酸痹，头目眩重，眼反鼻辛，热气出口中；或患味甜，诸恶不可名状者。

石膏　龙胆　升麻　芍药　贝齿　甘草　鳖甲　黄芩　羚羊角各一两　橘皮当归各二两

上十一味，以水八升，煮取三升，分三服。

【方解】寿颐按：方下所谓风毒热气上攻头面，面热痉急，令人昏愦，恍惚惊悸，身战掉，手足缓纵，头目眩重，眼反鼻辛，热气出，口味甜等，病状多端，无一非内热上攻，脑经瞀乱。而药则凉润抑降，摄纳涵阳，都能针对。在古人虽尚未知有神经病理，而立方如此，实已暗合潜阳息风之旨，此乃古方中之最不可多得者。然病已热气上冲，地加于天，而方中犹有升麻助其上越，终是古人误会。且当归气味大辛而温，走而不守，亦善上升。古人虽以为活血通络之用，然今日既知是气血上菀为病，则凡属温升，皆当禁绝。方下所谓风毒，亦是语病。

---

① 贝子：白贝齿之别名。始载于《神农本草经》："贝子，味咸平。主目翳，鬼疰，蛊毒，腹痛，下血，五癃，利水道。"

芎䓖酒 《千金》

治脑风头重，颈项强，瞎瞎①泪出，善欠欲眠睡，憎风，剧者耳鸣，眉眼疼，满闷吐逆，眩倒不自禁。诸风乘虚，经五脏六腑，皆为狂癫，诸邪病悉主之。

芎䓖　辛夷　天雄　人参　天门冬　柏子仁　磁石　石膏　茵芋　山茱萸　白头翁　桂心　秦艽各三两　松萝　羚羊角　细辛　薯蓣　菖蒲　甘草各二两　云母一两，为粉　防风四两

上二十一味，以酒二斗渍七日服。

【方解】寿颐按：方下所谓头重，泪出，耳鸣，眉眼疼等，无一非肝火、肝风自动为病。若满闷吐逆，眩倒不禁，或为癫狂，则气血上冲，脑经督乱矣。此方主治名以脑风，可见古人亦未尝不知病之在脑。而药用羚角清肝，磁石、石膏重坠摄纳，天冬、柏仁、白头翁凉润清热，以定内动之风火，证治非不符合。然古人习惯，凡是风病，无不认作外来之邪，所以有诸风乘虚，经五脏六腑之谬说，且隐隐然有外风非温燥不可之意。即使确有内热见证，重任凉药，而亦必杂以桂、附、细辛之属，自盾自矛，恬不为怪，制方庞杂，亦必不能为古人讳。此则本方诸药不特天雄、茵芋、桂心、细辛，必为内风上扰之鸩毒，即山萸、云母，皆温养肾肝，亦非所宜，而芎䓖、辛夷、防风温升疏散，均是禁药，且酒之上升，尤为抱薪救火，是皆古人误认外风之治法。欲用古方，必不可食古不化。

五补丸 《千金》

凡风服汤药，多患虚热翕翕然，宜除热方。

防风　人参　苁蓉　干地黄　羚羊角　麦门冬　天门冬各一两半　芍药　独活　干姜　白术　丹参　食茱萸一云山茱萸　甘草　茯神　升麻　黄芩　甘菊　地骨皮　石斛　牛膝　五加皮　薯蓣各二十铢　秦艽　芎䓖　桂心　防己　生姜屑　黄芩各一两　附子十八铢　石膏三两　寒水石二两

上三十二味为末，蜜和丸如梧子大。生姜蜜汤服二十丸，日三，稍至三十丸。

寿颐按：方中黄芩重出，必有讹误。

【方解】寿颐按：方下谓凡风服汤药，多患虚热，可见古人治风恒用温药自有流弊。且特立此方以除内热，更可见当时亦多内热之病。然此方本以除热，而仍有桂、附、干姜，则古人之癖真不可及。即防、独、升、芎，亦皆非内热所宜。[批] 得此一方，以证古人常用温燥之弊。方下所谓服汤药者多患虚热，正是古人所自言。然非读书得间，亦何能于无字之中寻得确据。

延年急疗偏风，膈上风热经心脏恍惚神情，天阴心中惜惜如醉不醉方 《外台秘要》。

淡竹沥三升　羚羊角二分，屑　石膏十分，碎　茯苓六分

上四味，以水一斗，合竹沥煮取一升五合，去滓，食后分三服。常能服之，永不畏风发。

【方解】寿颐按：方只四味，平肝清热，息风化痰，面面皆到，此古人疗治内热生风之最良方剂。方后所谓常能服之永不畏风发，则明明风自内生，所以虑其不时发动。若是外感邪风，安得有频续发动者耶？

寿颐又按：古人服药，恒有食前食后之法。向来说者都谓病在上部，宜先食而后服药，欲使药浮于上，易于上行；病在下部，宜先服药而以食压之，欲使药沉于下，速于下达。观此方服于食后，盖以为风热上壅，病在上焦，故须先食而后服药，固是欲其上行之意，可知此等用法由

---

① 瞎瞎（huāng）：同"肮肮"，视不明貌。《素问·脉解》："不能久立久坐，起则目肮肮无所见者，万物阴阳不定，未有主也"。

来已古。然以药治病，原是藉其气味之运行，可以疏通疾苦，必非所食药物即能直达病所。则所赖胃中清净而后饮药入胃，则运化之力既专，药性亦纯而不杂，其效始捷。若胃有食物未化，而药与食和，气味俱杂，药力无不锐减，为利为害，可想而知，尚何望其上行下行可以速效？此乃浅人呆想，实是国医界旧说之一大弊窦，学者不可不知改革。[批]驳正食前、食后服药之弊，则古人上行下行之说真是大谬。此是国医理想之坏处，而前人皆未之悟也。

薏苡仁等十二味饮《外台》引许仁则疗风热未退方

薏苡仁一升　蒌蕤五两　麦门冬二两，去心　石膏碎　生姜各八两　杏仁六两　乌梅四十枚，擘　生犀角屑　地骨白皮各二两　人参二两　竹沥一升　白蜜二合

上药以水一斗，煮十味，取三升，去滓，内竹沥、白蜜，搅调细细饮之。

【方解】寿颐按：《外台》录许氏数方，皆为阴虚阳越内风立法。此方凉润之力尤专，而乌梅柔肝收摄，为招纳浮阳而设，以治阴虚于下、阳升于上更为切近。而蕤、冬滋腻，则无痰者最为合宜。如其气升痰升，亦当知所裁改。

苦参十二味丸《外台》引许仁则疗风热未退方

苦参　干姜　芎䓖各六两　玄参　丹参　人参　沙参　白术各五两　地骨白皮　独活各四两　薏苡仁　蜀升麻各二升

上药捣筛，蜜和丸如梧子大，用薏苡仁饮下之。初服十五丸，日再服，稍稍加至三十丸。寿颐按：薏苡仁饮即上方。

【方解】寿颐按：此方即前方之意，惟川芎、干姜、独活、升麻，则仍当时通治外风之法耳。

黄连八味散《外台》引许仁则疗诸风热气少退，热未能顿除者方

黄连　黄芩　干姜　蜀升麻　知母　干地黄各一斤　栀子仁　大青各半斤

上药捣筛为散。每食后饮服一方寸匕，日再服，稍加至二匕。若能食饮，适寒温、男女，节劳逸，候体气，服前方乃至终身无热病、急黄、暴风之虑。

【方解】寿颐按：此方除干姜、升麻外，苦寒、甘寒，唯以清泄内热为事。方下所谓终身无热病暴风者，是寒凉泄热而内风不作之明效也。

《广济》疗热风旋，心闷冲，风起即欲倒方《外台秘要》。

麦门冬去心　山茱萸　茯神　苦参各八分　地骨皮　薯蓣　人参　蔓荆子　沙参　防风　芍药　枳实　大黄各六分　甘菊花　龙胆各四分

上十五味，捣筛蜜丸。每食讫少时，以蜜水服如梧子大二十丸，日二，渐加至三十丸。

【方解】寿颐按：热风头旋，即肝阳风动，头目眩晕，风起欲倒，则气血上菀，脑神经督乱也。方用苦寒、甘寒，清热下夺，亦有可取。惟蔓荆、防风，仍是疏泄外风之故智矣。

天麻丸洁古《保命集》

治肾脏虚热生风。

天麻　牛膝二味酒浸二日，焙　川草薢　黑玄参　羌活各四两　当归十两　杜仲酒炒，七两　附子炮，一枚　生地黄酒浸，一斤

为末，炼蜜丸梧子大。侵晨沸汤、临卧温酒下五七十丸。

【方解】寿颐按：方下明言肾脏虚热生风，是制方之旨，明为肝肾相火不藏，化风上扰者设法。药用天麻、牛膝沉重下达，使龙相之火安其窟宅，而内动之风阳自息；玄参、生地寒凉滋润，养水之源，则虚阳不致复动；更以草薢、杜仲泄导湿热，则浊邪疏涤而正气自安，用意非不周到。其以天麻为方名者，本取定风之义。

昔人谓天麻为定风草，有风不动，其能镇静息风，已可概见。而入药又用其根，质大而重，明净多脂，故能摄纳虚风，滋养阴液。乃俗学不察，谬谓是祛除外风之药，原是大误。惟此方明以镇息内风为主，而方中反用羌活辛温升散以振动之，终是古人外风、内风不能分别之过。其用附子一枚者，盖谓肾阳亦虚，欲其引之归宅。然既因虚生热，则附子温补下元，亦必不合。又当归虽曰补阴补血，究之气味芳烈，辛温善动，此方乃重任以为主宰，岂不助其虚热、动其虚风？制方终是未尽纯粹。喻氏《法律》收此方，谓治肾热生风，热盛则动，宜以静胜其躁，说理未尝不是。要之本方中有附子、羌活、当归，必不可概以为静药。张石顽之论此方，谓方中虽以归、地补养阴血为君，其妙用全在天麻与牛膝同浸同焙，使风痰浊湿咸从下趋，而不上逆。又以萆薢、杜仲以祛在里之湿热云云，未尝不识得制方之精义。乃又谓其得力处在以附子之雄烈，引领归、地直入下焦，填补其空，使风邪无复入之虑。抑知此是内热而动风，本非外来之风。方内附子，且恶其扰动肾热，大背喻氏静以胜躁之义，而顾可谓其得力在此，填补空虚，以杜风邪之复入，则误信嘉言侯氏黑散之谬论，无识盲从，而不自知其走入魔道。且酒性升发，走而不守，既曰虚热生风，则真阴虚而浮阳上越，静以摄之，犹虞不逮，又何可酒浸酒焙，助其发越？此又药与病反者，亦与嘉言以静胜躁之义大相矛盾。况在今时，气血上冲之理亦既大白于天下，则后之学者即欲采用成方，又何可不知裁改？

凉膈散 《局方》

治温热时行，表里实热，及心火亢盛，目赤便秘，胃热发斑。

大黄酒浸，二两　芒硝一两　甘草炙，六钱　连翘　黄芩　山栀各一两　薄荷七钱

为散。每服四五钱，加竹叶十五片，蜂蜜少许，水煎温服，日三夜二服，得下热退为度。一本无竹叶，有姜一片，枣一枚，葱白一茎。

【方解】寿颐按：此方为热聚膈上而设，芩、栀、连翘、竹叶专清上焦，硝、黄特以导热下行，本非欲其直泻，故大黄用酒制。而更以蜜、草之甘缓，皆欲其留恋迟行，不遽下泄，则上焦之热与药俱行，一鼓而奏廓清之绩。命名凉膈，具有至理。方后所谓得下热退，是其征也。《局方》本以治时行热病，表里俱热，故用薄荷兼以疏表，又通治感冒风热，故或加生姜、葱白。张路玉谓硝、黄得枳、朴之重着，则下热承之而顺降；得栀、芩、翘、薄之轻扬，则上热抑之而下清，此承气凉膈之所由分。寿颐谓《和剂》此方虽非为中风而设，然内风暴动之病亦多膈热如焚，以致生风上扰，昏眩无知，苟能泄导其热，则气血之上菀者自然投匕而安。古有防风通圣散方，谓治西北卒中，内外热极，其方即凉膈散加麻黄、石膏、滑石、白术、防风、荆芥、桔梗、川芎、当归、芍药、生姜。其用麻黄、荆芥、芎、归，虽仍是认有外风，不脱温升疏散旧习。然硝、黄、石膏、栀、芩、翘、芍，大队清火，亦可见其证内热如焚，所以用药若是。则所谓西北卒中者，亦犹是内热所生之风，麻、防、归、芎终是可议。喻嘉言《法律》录凉膈散于《中风篇》，称其治心火上盛，膈热有余，目赤头眩，口疮唇裂，吐衄，涎嗽稠黏，二便淋闷，胃热发斑。小儿惊急潮搐，疮疹黑陷；大人诸风瘛疭，手足瘛搦[1]，筋挛疼痛。且谓中风大势，风木合君相二火主

---

① 瘛搦（nuò）：拘紧，牵制。

病，多显膈热之证，古方用凉膈散最多。如清心散，即凉膈加黄连；转舌膏，即凉膈加菖蒲、远志；活命金丹，即凉膈散加青黛、兰根。盖风火上炎，胸膈正燎原之地，所以清心宁神，转舌活命，凉膈之功居多，不可以宣通肠胃轻訾之云云。推重此方甚至，更可见内风、内热自古为然矣。[批]嘉言之论中风，常以为外受之风，而于此独能知其为风木合君相二火主病，盖其所见之病，必多内因之风，故能有此见到语。喻氏本极灵敏，所以尚能随机变化，说出此段中肯议论。

泻青丸钱仲阳《小儿药证直诀》

治肝热搐搦，脉洪实者。

当归去芦头，切，焙　龙脑　川芎　山栀子仁　川大黄湿纸裹，煨　羌活　防风去芦头，切，焙

上等分为末，炼蜜和丸鸡头大。

寿颐按：鸡头，今称芡实，以芡实带壳时有毛刺，其开花处尖锐形如鸡之头，今吴人土语尚有此名。考《本草经》只称鸡头实。许氏《说文》："芡，鸡头也。"《周礼·笾人①》："加笾之实芡"，郑注："芡，鸡头也。"《方言》《广雅》亦称鸡头。《淮南子·说山训》："鸡头已瘘"，高诱注曰："水上芡。"知鸡头之名由来最古，而吾吴土语固二千余年相承之旧，非俗谚也。每服半丸一丸，煎竹叶汤同沙糖温酒化下。

寿颐按：此方诸书多有，龙脑皆作龙胆草，惟皖南建德周学海刻《钱氏小儿药证直诀》则作龙脑。考龙脑即今之冰片，其性大寒，清肝之力胜于龙胆，药虽异而理可通。但钱氏此书世无单行旧本，乾隆时武英殿有聚珍板本三卷，则从《永乐大典》中掇拾排纂而成。当时四库馆广搜海内尚未得此，至光绪中叶，周氏刊入丛书，乃谓得宋刻旧本，今姑从周本录入。惟钱氏诸方，凡用龙脑，分量皆轻，而此方与诸药等分，似不合钱氏体例。但此是丸子，而每服仅芡实大之半丸至一丸，药共七味，则龙脑虽与各药等分，所服亦不为多。若是龙胆草，则七味均是草药，只用小小一丸，颇觉病重药轻，恐不中病，则周本之作龙脑者，当非误字。[批]周澄之刻本独用龙脑，即因其每服只芡实大之一丸或半丸，而知其不误。是读书于无字书得之者，凡读古书不可不具此眼力。今未见聚珍板本，俟更考之。又坊本《薛氏医案》中亦有此书，则已为立斋重编，不足为据。又各书中多引是方，皆作弹子大，每服一丸。虽同是一丸，而丸之大小悬殊，则各本固皆用龙胆草者也。

【方解】寿颐按：钱氏此方以治肝热搐搦，脉洪实者。明是内热生风，所以清肝泄热为主。则方中羌、防、川芎辛升温散，大非所宜，惟龙脑、栀、军为合用耳。而各医书之引此方者，其主治皆作治中风自汗，昏冒发热，不恶寒，不能安卧，此是风热烦躁云云，则以为治外受之热风，与钱氏主治肝热之意全然不合。一内一外，差之毫厘，谬以千里。且川芎、羌、防，亦本非外感风热之所宜也。

龙胆泻肝汤《局方》

治肝胆实火，胁痛，口苦，耳聋，耳痛颊肿，耳前后肿，及阴湿热痒，疮疡浸血，脉弦劲不挠者。

龙胆草酒洗　黄芩酒炒　山栀子　泽泻　木通　车前子　当归酒洗　柴胡　甘草　生地黄

水煎服。

当归龙荟丸河间《宣明论》

治肝经实火，头痛晕眩，巅顶热痛，

① 笾（biān）人：古代一种从事杂役的奴隶。《周礼·天官》："笾人：奄一人，女笾十人"，郑玄注："女笾，女奴之晓笾者。"

耳胀耳聋，惊悸揢搦，躁扰狂越，大便秘结，小溲涩滞，或胸胁支撑，䐜胀结痛，脉弦大有力数实者。

当归　龙胆草　黄芩　黄连　黄柏　栀子各酒炒，一两　芦荟　大黄　青黛各五钱　广木香二钱半　麝香半钱

为末，神曲和丸。

【方解】寿颐按：泻肝汤、龙荟丸二方皆为肝木郁热而设，但一则湿与热蒸，病在经络，尚未窒塞脏腑，故龙胆、芩、归皆用酒洗，欲其上行经隧，合以木通、车前，导之从小便而出。且惟恐苦降渗泄，抑遏太甚，而肝胆之气更窒，则以柴胡春升之气，疏达木郁，此苦寒泄降队中独用柴胡升阳之本旨也；一则实结不通，经络大腑俱塞，二便不快，故以芦荟、大黄，大苦大寒，荡其蕴热，泄其潴秽。虽一为渗泄，一为攻逐，立法不同，而其为清涤湿热，疏通滞气，则大旨相近。凡肝胆积热变生诸病，脉来弦劲滑实者，非釜底抽薪，导通郁热，不易速效。此二方虽非为内风病设法，然木火既旺，即自生风。苟其实热郁蒸，火升痰窒，气粗息高，舌苔垢浊，此二方甚多适用之处。

第八节　滋养之方

内风乍定，痰壅既开，自当滋养以培其本，庶几阴液渐充，可以持久而无变幻。否则风波初过，彼岸未登，惟恐骇浪复兴，狂飚益肆，而欲以破坏之舟楫与怒涛激战，终虑有灭顶之灾。此中风家恒有频发频愈，而忽尔一蹶不可复振者，皆元气未复，真阴未充，善后之术未尽完善也。惟是滋养之法不一而足，相体裁衣，或养阴，或补中，断非空言所能详尽。而如四君、四物、养荣、归脾等方又是尽人能知，更何必徒学钞胥，借充篇幅。[批] 删尽寻常各方，是作者之手眼独高处，而归之于滋养

肝肾真阴，又是探本穷源一定不易之理。

但凡是气火升浮，化风上激，扰乱神经，终属肝肾阴虚，浮阳陡动。必以滋养肝肾真阴为善后必需之要。爰采数则，以见一斑。

集灵膏从王秉衡《重庆堂随笔》

人年五十，阴气先衰，老人阴亏者多。此方滋养真阴，柔和筋骨。

西洋参取结实壮大者，刮去皮，饭上蒸九次，日中晒九次　甘杞子　怀牛膝酒蒸　天冬　麦冬　怀生地　怀熟地　仙灵脾

上八味等分，熬成膏，白汤或温酒调服。

【方解】寿颐按：此方始见于缪氏《广笔记》，云出内府。补心肾，益气血。方只七味，无仙灵脾，用人参。张三锡《治法汇》亦载之，更无牛膝，云治一切气血两虚，身弱咳嗽者，罔不获效。凡少年但觉气弱倦怠，津液少，虚火上炎，急宜服之，免成劳损。王秉衡谓参价甚昂，非大力者不能致，易以西洋参，可与贫富共之。方名集灵，当以有仙灵脾者为是。王国祥谓魏玉璜善用此方，《续名医类案》极言其功效，又谓此即人参固本加味，峻补肝肾之阴，无出此方之右。

寿颐按：柔润滋填而择仙灵脾之温煦阳和不嫌燥烈者以调剂之，使阴阳平秘，不偏于滋腻阴柔，是制方之妙义。若嫌其助阳而删去之，则纯是滋填，无一毫阳和之气，诚属非是。且方名集灵，果无仙灵脾，亦有集而不灵矣。牛膝所以导引诸药归于下元肝肾，亦不可少，惟下元不固者忌之。若用以为类中善后，敛阳填阴，则牛膝下达，尤为灵通。王易人参以洋参，欲其价值廉而功相近也。寿颐则谓洋参苦寒，滋养力薄，以润肺胃燥火尚有微效，若欲滋补真阴，必不足以语此。且今日之西洋参，价贵兼金，有名无实，甚不足

取，不如倍用沙参，尤为相近，龙眼肉亦佳。如在贫家，则菟丝、沙苑、二至、首乌、萸肉之类，皆可择用。

滋水清肝饮 高鼓峰

治阴虚肝气郁窒，胃脘痛，胁痛，脉虚弦，或细软，舌苔光滑鲜红者。

方即六味地黄汤加归身、白芍、柴胡、山栀、大枣。

【方解】寿颐按：自薛立斋、张景岳、赵养葵辈滥用六味地黄，而世之医者无不视六味为滋养补肾必须之品。抑知六味之方，本从八味肾气丸而来，原为肾气不充，不能鼓舞真阳，而水道不利者设法。故以桂、附温养肾气，地黄滋养阴血，而即以丹皮泄导湿热，茯苓、泽泻渗利小水，其用山药者，实脾以堤水也。立方大旨，全从利水着想。方名肾气，所重者在乎气之一字，明非填补肾阴肾阳之意。至钱仲阳而专用六味以治小儿肾虚，究竟丹皮、苓、泻偏于渗泄，岂能识得肾气丸之本意。[批] 六味一方，自钱氏以来，无不视为补阴要药，今得如此一解，谁不恍惚大悟！岂独薛、赵、景岳终身梦梦，即明达如叶阳，亦未免智者之一失，是亦可谓之新发明矣。而今之俗医，且皆以为滋填补肾之药，则中薛、赵、景岳之毒，葫芦依样，而未尝以方中药性一思之耳，即有为六味作说解者，辄曰补中有泻，所以灵动。要之皆皮相之论，模糊敷衍，实未能洞见症结。高氏是方虽亦从六味而来，而加以归、芍、柴胡，能行血中之气，疏肝络之滞，敛肝家之阴，滋补中乃真有流动之机。且以丹皮、山栀、茯苓、泽泻，清泄肝经郁热，治膜胀揩满等证，恰到好处，所以可取。以视单用六味者，大有区别，读者不可与立斋、景岳、养葵之书作一例观也。[批] 高氏此方，貌视之不过六味加味耳。抑知六味中之丹皮、苓、泻，必如此用法而恰合身份，经此说明始觉是方之不同流俗，作者真高氏之知己也。

一贯煎 魏玉璜

治肝肾阴虚，气滞不运，胁肋攻痛，胸腹膜胀，脉反细弱或虚弦，舌无津液，喉嗌干燥者。

沙参　麦冬　生地　归身　杞子　川楝

口苦燥，加酒炒川连。

【方解】寿颐按：胁肋胀痛，脘腹支撑，多是肝气不疏，刚木恣肆为病。治标之法，每用香燥破气，轻病得之，往往有效。然燥必伤阴，液愈虚而气愈滞，势必渐发渐剧，而香药气药不足恃矣。若脉虚舌燥，津液已伤者，则行气之药尤为鸩毒。柳洲此方虽是从固本丸、集灵膏二方脱化而来，独加一味川楝以调肝气之横逆，顺其条达之性，是为涵养肝阴第一良药。凡血液不充，络脉窒滞，肝胆不驯而变生诸病者皆可用之。苟无停痰积饮，此方最有奇功。陆定圃《冷庐医话》肝病一节论之极其透彻，治肝胃病者必知有此一层理法，而始能觉悟专用青、陈、乌、朴、沉香、木香等药之不妥。且此法固不仅专治胸胁脘腹支撑胀痛已也，有肝肾阴虚而腿膝酸痛，足软无力，或环跳、髀枢、足跟掣痛者，是方皆有捷效，故亦治痹后风及鹤膝、附骨、环跳诸证。读《续名医类案》一书，知柳洲生平得力在此一方，虽有时未免用之太滥，其功力必不可没，乃养阴方中之别出机杼者，必不可与六味地黄同日而语。口苦而燥是上焦之郁火，故以川连泄火。连本苦燥，而入于大剂养阴队中，反为润燥之用，非神而明之，何能辨此？方下舌无津液四字最宜注意，如其舌若浊垢，即非所宜。

滋营养液膏 薛一瓢方

女贞子　旱莲草　霜桑叶　黑芝麻　黄甘菊　枸杞子　当归身　白芍药　熟地黄　黑大豆　南烛叶　白茯神　葳蕤　橘

红　沙苑蒺藜　炙甘草

天泉水熬浓汁，入黑驴皮膏、白蜜炼收。

【方解】寿颐按：此方汇集峻养肝肾诸物，意在厚味滋填，而参用轻清灵动，尚不至于呆笨重浊，所以可法，服之者亦必无滞膈碍胃之虞。又按：凡是服食之药，古人制方本是立之大法，示以仪型，须于临用之时相体裁衣，随其人之体质而斟酌量度，审择增损。即方中药物，尚可随宜去取，换羽移宫①，与时进退，并非教人死于字句之间，呆抄呆用。所以近贤定方，膏、丹、丸、散多有不载分量者，其诱掖后进，欲其能自变化，庶几活泼泼地运用无穷。近见商务书馆有所谓《中国医学大辞典》者所录此方，注明前十四味各四两，末二味则各二两。无论其是否合宜，而以熟地黄极重之质，与橘红、桑、菊等之轻清者同一分量，试观古人成方，曾有如是之浑沌无窍者否？可见编辑者原是门外人，不知用药法度，颠顿至此，而乃托名医界所编，最是佛头着粪，且使国医声价扫地而尽，哪不可叹！壬戌二月山雷识

心脾双补丸薛一瓢方

西洋参蒸透　白术蒸熟　茯神　甘草　生地黄　丹参　枣仁炒　远志肉　北五味　麦门冬　玄参　柏子仁　黄连　香附制　川贝母　桔梗　龙眼肉

【方解】寿颐按：方从归脾加减，与集灵膏异曲同工。其用黄连，亦即魏柳洲意。

左归饮景岳方

治肾水不足。

熟地　山药　枸杞子　炙甘草　茯苓　山茱萸

【方解】寿颐按：方亦六味之变，以杞子、炙草易丹皮、泽泻，滋养肝肾之阴，诚在六味之上，而无渗泄伤津之虑。

此景岳之见道处，然尚欠灵动，以少气分之药故也。其左归丸方，则即此六物去甘草、茯苓，而加牛膝、菟丝、龟鹿二胶，尤其滞矣。

第九节　通络之方

内风暴仆，而忽然肢体不随，经络挛痛，皆气血上菀，脑神经忽然不用之病，此非通经宣络，活血疏风之药所可妄治者。古人不知此理，每于暴病之初治其肢节，则走窜行经，反以扰动其气火，更能激之上升，必有大害而无小效。惟在旬月之后，大势已平，而肢节之不用如故，则神经之功用已失，肢体之偏废已成，痼疾难瘳，调复岂易！古来治疗之方大率皆为此设法，则通络行经，亦治医者不可不知，姑录数方，以备审择。

独活寄生汤《千金》

腰背痛者，皆由肾气虚弱，卧冰湿地当风得之。不及时速治，流入脚膝，为偏枯冷痹，缓弱疼痛，或腰痛挛脚重痹，宜急服此方。

独活三两　寄生　杜仲　牛膝　细辛　秦艽　茯苓　桂心　防风　芎藭　干地黄　人参　甘草　当归　芍药各二两

上十五味，以水一斗，煮取三升，分三服。

《古今录验》无寄生，有续断。《肘后》有附子一枚，无寄生、人参、当归、甘草。

【方解】寿颐按：此方治风寒湿邪痹着之主方。以独活为君，通行经络，祛

① 换羽移宫：同"移宫换羽"，亦作"移商换羽"。谓乐曲换调，后用以比喻事情的内容有所变更。出宋杨无咎《点绛唇》："换羽移宫，绝唱谁能和。"宫、商、羽均为古代乐曲五音中之音调名。

风、解寒、胜湿。其辅佐诸药，除参、甘、地、芍之养阴数味外，无一非风、寒、湿三气之正将。方虽出于《千金》，而《肘后》及《古今录验》俱有之，可知古人甚重此方。此通络祛邪，活血养血之祖方也。凡古今治肢节病之方，无不从此化出。惟桂心、细辛等物，古人终为寒邪立法。若在内热生风之病，纵然调治数日，大势已平，通络可也，如此温药，仍不可试。[批]此为内热生风，肢节痹痛者补出，仍忌温燥一层。盖古人治痹诸方，无一非为寒湿立法也。

白敛薏苡汤《千金》

治风湿拘挛，不可屈伸。

白敛　薏苡仁　芍药　桂心　酸枣仁　牛膝　干姜　甘草各一升　附子三枚，炮

上九味，以醇酒二斗，渍一宿，微火煎三沸，每服一升，日三。不耐酒者，服五合。

【方解】寿颐按：白敛除风热，散结气，薏苡、牛膝皆主拘挛，无非宣通湿邪之痹者，桂、附、干姜则治寒湿也。《翼方》更加车前，亦导湿之意。

菊花酒《千金》

治男女风虚，寒冷腰背痛，食少羸瘦，无颜色，嘘吸少气，去风冷，补不足方。

菊花　杜仲各一斤　防风　附子　黄芪　干姜　桂心　当归　石斛各四两　紫石英　苁蓉各五两　萆薢　独活　钟乳各八两　茯苓三两

上十五味，以酒七斗，渍五日，日服二合，稍加至五合。《千金翼》无干姜。

【方解】寿颐按：是方为虚寒风冷者立法，故以附、桂、干姜、钟乳温养为主，萆薢、杜仲、独活、当归皆是宣通经络。渍酒者，欲其流行之迅利也。古今通络之药，渍酒之法最多。《金翼》风门甚至别为一类，录此以见一斑。

桑枝煎《外台》引张文仲方

疗偏风及一切风。

桑枝剉，一大升，不用全新嫩枝

一味，以水一大斗，煎取二大升，每日服一盏。

【方解】寿颐按：桑之为用最多，枝叶根茎，都无弃物。能通血气，利经络。治肢节之病，桑枝尤有奇功。不用新嫩枝者，欲其力之厚也，于此可见古人体会物理之细密。浓煎醇厚，因谓之煎，与寻常汤饮不同，后人熬膏之法盖本于此。[批]此又自古煎药之一法。宋张季明谓尝患两臂痛，服药无效，以桑枝一小升，切细炒香，水煎服，数剂而愈，可见此物之实效。

张文仲疗一切风，乃至十年、二十年不差者方《外台》

牛蒡根一升　生地黄　牛膝　枸杞子碎，各三升

上四味，取无灰酒三斗，渍药，以绢袋盛之。春夏一七日，秋冬二七日，每空腹服之。

【方解】寿颐按：此方以生地、杞子滋养阴液，牛蒡根、牛膝宣通经络。药只四味而朴茂无华，力量浓厚。后人通络诸方，药虽不同，然其理不过如斯。惟牛蒡根今皆不用，要之亦是通经活络队中一味要药，古方用之不少，亦治医者不可不知。

史国公酒方《圣惠》

治中风语言謇涩，手足拘挛，半身不遂，痿痹不仁。

当归酒洗　虎胫骨酒浸一日，焙干，醋炙　羌活　鳖甲炙　川萆薢　防风　牛膝　秦艽　松节　晚蚕沙各二两　枸杞子五两　干茄根八两，饭上蒸熟

一方有杜仲、苍耳子。

上为粗末，绢袋盛，浸无灰酒一斗，十日取饮。

【方解】寿颐按：此类通络舒经、养阴活血兼祛风湿之方，古书已多，而近世愈甚。此方中正和平，不偏温燥，可为良法，然立方本义，终是为血分不充，风寒湿痹着者设法。实是痹证，必不可与猝暴昏仆之中风连类而言，若肝风暴动，气血上菀，则不独宣通之药害同矛戟，而酒亦无异砒鸩。方下所谓中风语言謇涩等证，若其病起猝暴，则皆是内风，似此诸方，皆不可用。[批] 郑重言之，俗医切勿误用。

三痹汤

治血气凝滞，手足拘挛，风、寒、湿三痹。

人参 黄芪 当归 川芎 白芍 生地 杜仲 川续断 防风 桂心 细辛 茯苓 秦艽 牛膝 独活 甘草各等分

加姜、枣煎服。

【方解】寿颐按：此方亦为血虚而寒湿袭络之法，以其确有风、寒、湿邪在络，故用药如此。

天麻酒

治瘫缓风，不计深浅，久在床枕。

天麻 龙骨 虎骨 骨碎补 乌蛇 白花蛇二物酒浸，去皮、骨 羌活 独活 牛蒡根 牛膝各半两 松节剉 当归 川芎 龟板炙 干熟地黄 茄根 大麻仁 原蚕砂各一两 附子一枚，炮

上十九味，剉如麻豆大。以酒二斗浸，密封，春夏三日，秋冬七日。每服一盏，不拘时温服。

【方解】寿颐按：瘫缓今作瘫痪。古书有所谓风缓者，《圣济》谓风缓即瘫缓。其候四肢不举，筋脉关节无力不可收摄者，谓之瘫；其四肢虽能举动，而肢节缓弱不能运用者，谓之缓。皆由气血虚耗，阴阳偏废而得之，或有始因他病，服吐下药过度，亦使真气内伤，营卫失守，无所禀养而然。杨仁斋谓风缓者，风邪深入，而手足为之弛缓。盖脾胃既虚，肢体失其所养，又肝肾气虚，风邪袭之，亦有肢体缓弱之证。[批] 古人总认有外风，其实只为中风二字所误。寿颐谓此是瘫痪之由渐而成者，或以病后元虚，经脉失养，或由外疡大证，脓泄太多，其来也缓。古人因有风缓之名，其实全是内伤，并未尝有风邪之深入，与忽然肢废之脑神经病截然不同。凡古方之养阴壮骨，通经宣络诸法，皆为此病而设。若内风类中，猝然肢体不用者，则似此方法，不可误与。

虎骨四斤丸 《局方》

治风寒湿气，痹着筋骨，肢体缓弱酸痛。

宣木瓜 天麻 牛膝 苁蓉

上四味，各焙干一斤，用无灰酒浸，春秋五日，夏三日，冬十日，焙为末。外用熟附子、虎骨酥炙合二两为末。即以浸药之酒打面糊丸桐子大，每服三四十丸，食前温酒下。

一方加当归三两，乳香、没药、五灵脂各半两，麝香一钱，名大四斤丸。

《三因方》加减四斤丸，无天麻，加鹿茸、熟地、五味子、菟丝子各等分，炼蜜丸。

【方解】寿颐按：此方温经壮骨，通络和血，本为气血两虚，肢体痿软者立法。虽曰治风、寒、湿三气之痹，然是本体之虚寒，而非外侵之风、寒、湿，故方中并无祛风理湿之药。凡治因虚而无外者准此。大四斤丸加味，仍是行气行血之意，但麝香走窜，尚嫌泄散真气，既用乳、没，亦可去之。《三因》加鹿茸，则温升太甚。等分为丸，更嫌呆笨，用者宜斟酌之。[批] 论麝香、鹿茸之弊，言简而赅，世有以其价贵而滥用者，须知此意。

续骨丹《本事》

治两脚软弱，虚羸无力及幼儿不能行。

天麻酒浸　白附子　牛膝　木鳖子　羌活各半两　乌头一钱，炮　地龙去土　乳香　没药各二钱　朱砂一钱

上以生南星末一两，无灰酒打面糊丸鸡头大，朱砂为衣。

【方解】寿颐按：此方温燥走窜，其力甚峻。果是寒湿痹者，日久不愈，则湿痰死血，窒塞经隧，非此迅利之药亦不能直达病所。但此为逐邪而设，与四斤丸之专治五虚无邪者不同，一虚一实，一补一攻，正是双方对峙。后人有活络丹一方，用炮川乌、草乌、胆星各六两，地龙夫十焙干，乳香、没药去油，各二两二钱，蜜丸酒下，即从《本事》此方脱化而来，用药亦大同小异。且南星加以胆制，而不用木鳖之峻烈，似较《本事》此方更为和平适用。然徐徊溪则谓此方为舒筋最宜，而以活络丹为不堪用。则笔下草率，未之思耳。[批]徊溪此论诚不可解，得此驳正，可为活络丹一方吐气。

大活络丹《圣济总录》

治一切中风瘫痪，痿痹痰厥，拘挛疼痛。痈疽流注，跌仆损伤，小儿惊痫，妇人停经。

白花蛇　乌梢蛇　威灵仙　两头尖俱酒浸　草乌　天麻　全蝎去毒　麻黄　首乌　黑豆水浸　龟板炙　贯众　炙草　羌活　官桂　藿香　乌药　黄连　熟地　大黄蒸　木香　沉香以上各二两　细辛　赤芍　丁香　白僵蚕　没药　乳香二味去油，另研　天南星姜制　青皮　骨碎补　安息香酒熬膏　白蔻仁　黑附子制　黄芩　茯苓　香附酒浸，焙　玄参　白术以上各一两　人参三两　防风二两半　葛根　虎胫骨炙　当归各一两半　地龙炙　犀角屑，另研　麝香另研　松脂各五钱　血竭另研，七钱　牛黄另研　片脑另研，各一钱五分

上共五十味为末，如桂圆核大，金箔为衣，陈酒送下。

寿颐按：各药分量，诸书所载互有不同。今未见《圣济》，姑从徐徊溪《兰台轨范》。

【方解】寿颐按：此方选药虽杂，而养正祛邪，化痰理湿，宣络和血，走窜迅利，大率治气血两虚，风寒湿痰痹着之证。方下虽曰治一切中风，然非能治气血上菀，神经不用之猝暴昏仆，不遂瘫废。此乃古人误会，不可不正。惟肢节痛痹及虚人痿躄，流痰流注诸大证，服此颇验。而足部酸痛，痿软不仁，及缩脚流注、附骨疽、环跳疽初起时，尤为神应。徐徊溪谓顽痰瘀血入于经络，非此不能透达，为治肢体大证必备之药，洵是阅历有得之言。但温燥太过，血液不充及阴虚内热之人不可过于多用，学者须知此中利弊耳。

第十节　风家服食之方

古人治风，有居恒服食之法，皆和平中正，养血宣络，堪为常服之法，亦非欲以祛除外感之风。《千金》《外台》诸酒诸散，皆为久服设法，但温燥有毒者多，不尽纯粹。兹选录最醇正者数方，以备临证者自择。

枸杞菖蒲酒《千金》

治缓急风，四肢不随，行步不正，口急及四体不得屈伸方。

菖蒲五十斤　枸杞子一百斤

上二味细剉，以水四石，煎取一石六斗，去滓，酿二斛米，酒熟，稍稍饮之。

【方解】寿颐按：菖蒲芳香宣络，除湿开痹；杞子温润养血，益阴生津。只取二味，力欲其专，味欲其厚，酿为大料，是寻常服食悠久可用之良法。

乌麻酒《千金》

乌麻五升

微熬捣碎，以酒一斗，渍一宿，随所能饮之，尽更作甚良。

【方解】寿颐按：是方《千金》在风毒脚气酒醴一类，虽无主治，而滋润养阴之意自可于言外得之。渍酒虽只一斗，然曰尽则更作，可知本是久服之药。

虎骨酒《千金》

治骨髓疼痛，风经五脏方。

虎骨一具，炭火炙令黄色，捶碎，清酒渍五宿，随多少稍饮之。

【方解】寿颐按：此治筋骨痿弱之方。方下虽曰风经五脏，然虎骨之用只是坚强筋骨，必非祛散外风之药。古人所谓虎啸风生，用以治风，本是附会之说，如果虎能引风，则以治风病，岂不更益其势，助桀肆虐，当有以知其必不然矣。

[批] 辟去虎骨治风之说，语新而理正。

枲耳散《千金》

治诸风方。

五月五日，刈取枲耳叶，洗，曝燥捣筛，酒若浆服一方寸匕，日三，作散。若吐逆，可蜜为丸，服十丸，准前计一方匕数也。风轻易治者，日再服。

【方解】寿颐按：枲耳，今通作苍耳，其叶其子皆有祛风逐湿，通行经络之功。此方为风湿痹者设法，以祛邪为主，与前数方之专为养正者不同。然性亦和平，不易速效，是亦久服之法。方下所谓十丸准一方寸匕，虽丸之大小不详，大约以梧子大为度。又可见古方之所谓方寸匕者，其药物固无多也。

豨莶丸《本事方》

五月间采豨莶草，摘其叶及嫩枝头曝干，铺甑中，层层洒酒与蜜，九蒸九曝，细末之，炼蜜和丸如梧子大，空心服，温酒或米饮送下二十丸至三十丸。

【方解】寿颐按：《本事方》载江陵府节度使进豨莶丸方云：臣有弟诉年三十一，中风伏枕五年，百医不效。有道人云：可饵豨莶丸，必愈。又知益州张詠进表，谓吃至百服，眼目清明，服至千服，髭须乌黑，筋力强健云云，推重甚至。李濒湖《本草纲目》引唐慎微说亦同，可见此药自有真效。濒湖谓韵书楚人呼猪为豨，呼草之气味辛毒为莶，此草气臭如猪而味莶，故有此名。《广韵》"上声七尾虚岂切"豨字解：楚人呼豕。寿颐谓豕为水畜，其气腥臊，通乎人之肾气。肾家蕴湿生热，则相火不藏，诸病蜂起。中风瘫痪，颇多湿热扰攘，蕴酿为变。豨莶禀肾脏之气，直入至阴，导其湿浊，使积邪泄化而诸恙自安。此理导湿热之功，亦以祛邪为主也。

[批] 以豨莶为泄导肾家湿热之用，是从物理上得之。古今许多本草不易得此精当确切之药性也。

第十一节　通治中风诸方之辨正

古治中风，大率以续命一类为唯一板法。《千金》《外台》二书，续命汤散复叠重累者，殆数十百方。药则温凉并进，甚至以桂、附与犀、羚同列。果是外中之寒风，则何以重用寒凉？若为内蕴之风热，则温燥升散岂非鸩毒？迨至宋金以后，则又有所谓羌活愈风汤、大秦艽汤等数方。凡是医书，无不以此数方为中风必用之药。初学治医先入为主，每至终其身不知所措，道之不明，皆古书误之，可为痛哭！今者气血上冲，脑筋为变，其理既明，则凡是习俗相沿之陋，自当一扫而空，不复置议。但俗书俱在，童而习之，必有不能忘情者，不揭其谬则正义终未必大昌。[批] 笃信好古之士，尚其三复斯言。姑举古今通行熟在口头者稍加辨难，庶几千年沿误或可矫正一二。爰以辨正一节，殿在诸方之后。

小续命汤《千金》

治卒中风欲死，身体缓急，口目不正，舌强不能语，奄奄忽忽，神情瞀乱。

麻黄去节　防己　附子炮，去皮　芎藭
桂心　黄芩　芍药　甘草炙　人参各一两
杏仁四十枚，去皮、尖、两仁　生姜四两　防风
一两半

【方解】寿颐按：方下所述诸证，皆是内风暴动为病。《外台》引延年亦有此方，则称其主偏风，半身不遂，口眼㖞，不能言语，拘急不得转侧。其为内风猝变，气血上菀，神经不用，情状显然，而古人乃以麻、桂、芎、防，扰动其风，升泄其气，必有百害而无一利。此证此方，是木已摇而更拔之，未有不速其蹶者。而古今诸书，无不以此为治中风第一神方，总是误内因为外因之谬耳。寿颐于第一卷第二节及第六节言之已详，兹不复赘。若《千金》《外台》诸续命汤散，无虑数十，皆大同小异，其弊亦等，辨之徒滋辞费，姑皆从略。

侯氏黑散《金匮》附方

菊花四十分　白术　防风各十分　桔梗
八分　黄芩五分　细辛　干姜　人参　茯
苓　当归　芎藭　牡蛎　矾石　桂枝各
三分

上杵为散，酒服方寸匕，日三服。

【方解】寿颐按：此方见《外台秘要》风癫方中，云出《古今录验》，只曰疗风癫，更有钟乳、矾石各三分，无桔梗，余与此同。考是方用桂枝姜辛、归芎防风，仍是古人温散风寒之习惯，本无深意，以治风癫，亦必不可得效。其用牡蛎、矾石者，杂涩敛于疏散队中，又是古方恒有之例，奚有奇功妙用可言？故以此方列于《千金》《外台》风门各方之间，本极平常，初以无使阅者特加青眼，然自后人附入《金匮》之中，云治大风四肢

烦重，心中恶寒不足者同此一方，而主治乃与《外台》绝异。然绎其语意，亦甚浮泛，必无效力可言。而方后则加入常宜冷食，六十日止，即药积在腹中不下也，热食即下矣，冷食即能助药力等句。此尚非《外台》之所有，是更为后人妄加，其谬最是易知。恐自燧人氏教民火食以来，必无冷食六十日之理。如谓冷食而药即可积久不下，岂其人积六日之食，而二便不通？清夜自思，亦当失笑！如谓二便自通而独有药积不下，则必其人肠胃之间别有一处，独能存积此药，尤其理之不可通者。且服药治病，只是借其气味，运化精微以达病所，亦非谓即此药汤药渣竟能庖代气血之不足，而妄人竟能造此怪诞不经之说，鄙俚无耻之尤，大是可诧！奈何古今读者皆不能直揭其谬，盖以附入《金匮》，认为仲师手笔，不敢纠绳，终是识理未到。不意喻嘉言自命绝世聪明，偏能信此臆说，随声附和，竭力谬赞。[批]此方所用之药，所治之病，究竟对证者何在？然为《金匮》作注者无不随意敷衍，已极可鄙。而嘉言更妄作聪明，尤其咄咄怪事。国医名手乃有时竟荒谬如此，学者读古人书真大不易。竟谓矾石能固涩诸药，使之留积不散，以渐填其空窍，则旧风既去，新风不入云云。竟误认病人服药果能以药填空，如缝者之补缀，如圬者之画墁，岂非笑话？则过于好奇，务求立异，而不自知大言不惭，竟如梦呓。[批]侃侃而谈，不畏俗师咋舌。虽似此穿凿附会之言，医学书中本所时有，原不足怪。惟如此方之乱杂无章，而竟为嘉言说得幻想纷纷，天花乱坠，一若玄之又玄，臭腐中自有神奇者则亦不可多见。而庸人无识，更奉嘉言之说为至宝，陈修园《医学三字经》中亦复引之，论者新奇。病者无命，魔高千丈，宁不骇然？敢书所见，以质通儒，其庶有拨重雾而见青天之一日乎？嘉

善俞东扶《古今医案按》已谓喻氏之论黑散，以为用矾石填空窍堵截来风，好奇之谈，最足误人。又谓药之入胃，不过以气味传布经络脏腑，岂能以矾石填塞之？又谓冷食六十日，药积腹中不下，则肠胃果能填塞，不几令谷不纳而粪不出云云，其说亦极明白。可见怪诞不经之说，苟以静心读之，未有不觉其谬者，前贤固已有先我而言之者矣。[批] 明理者所见略同。

羌活愈风汤《通真子机要方》

初觉风动，服此不致倒仆，此乃治未病之圣药也。治中风证内邪已除，外邪已尽，当服此药以行导诸经。久服大风悉去，纵有微邪，只从此方加减治之。然治病之法不可失于通塞，或一气之微汗，或一旬之通利。[批]"一气微汗，一旬通利"二句尤其不通之极。如此乃常服之药也，久则清浊自分，荣卫自和矣。[批] 此方主治最是荒谬，宋元医书何竟一窍不通至于此极！四大家之大作原来如此。可叹！可叹！（从张洁古《保命集》节录）

羌活　独活　柴胡　前胡　麻黄　细辛　防风　川芎　白芷　秦艽　薄荷　人参　黄芪　甘草　枸杞子　枳壳　厚朴　当归　知母　甘菊　半夏　防己　杜仲　地骨皮　蔓荆子　熟地黄 各二两　茯苓　黄芩　芍药　苍术 各三两　生地黄　石膏 各四两　桂枝一两

三十三味，共七十三两。每一两，水煎服。假令一气之微汗，用本方三两，加麻黄一两，作四服，加姜煎，空心服，以粥投之，得微汗则住。如一旬之通利，用本方三两，加大黄一两，亦作四服如前，临卧服，得利为度。此药常服之，不可失四时之辅。春将至，大寒后，本方加半夏、人参、柴胡，谓迎而夺少阳之气也；夏将至，谷雨后，本方加黄芩、石膏、知母，谓迎而夺阳明之气也；季夏之月，本方加防己、白术、茯苓，谓胜脾之湿也；秋将至，大暑后，本方加厚朴、藿香、肉桂，谓迎而夺太阴之气也；冬将至，霜降后，本方加附子、当归、官桂，谓胜少阴之气也。此药四时加减，临病酌宜，诚治风证之圣药。

【方解】寿颐按：隋唐以前治中风者，不问外风、内风，恒以续命汤为主，貌似神非，复叠重累，已觉魔障万重，莫能排脱。迨至宋金以降，则更有所谓羌活愈风汤、大秦艽汤等数方者，无论何种医书，说到中风一门，必以此作为必需之品。考其所用各药，麻、防、羌、独、芎、芷、薄、荆，大队疏风发散，而合以辛、桂之温，芩、地之清，参、芪之补，浑沌杂糅，盖亦与古人许多续命汤散同出一派。似此毫无纪律之师，扰乱有余，何能治病？而古今名贤无不引为同调者，终是见理未明。论及中风昏仆，无不心摇意乱。既不知病从何起，又安能按部就班，定方选药？则姑且一盲群盲，谬引一二成方，聊为敷衍，于是吠影吠声，互相传述。而似此乱杂无章之药剂，遂为人人心目中共有之方法。国医黑暗，至于此极，甚可骇诧！而此方之议论，尤其一窍不通，全如梦呓。且果如所说，几于无一句不可以杀人，是诚不可以不辨。[批] 此方杂乱，喻嘉言已说尽其弊。兹更推究其源，谓即从续命一派而来，尤能窥见其隐，目光最为远到。盖自有愈风汤、大秦艽、三化汤诸方以来，久为俗书引得心迷意乱，学者安得不堕其术中？今得此论，始觉大放光明。其曰初觉风动，服此不致倒仆，此方乃治未病之圣药。夫使中风之病果是外来之风，则猝然而感，本不能预先觉其动与不动。惟内风暴动，当有先机，或为气火之上升，或为头目之眩晕。此时急宜清其肝热，而风或可息。乃此方中许多辛散、发汗、升提，内风得之无不令其必致倒仆，是可谓之治未病之毒药，即曰可治外来之风，然重门洞开，藩篱尽撤，招风有余，岂能愈病？又谓内邪已除，外邪已尽，当以此药以行导诸经，久服大风悉去，则内外既已无邪，而再用此大队耗散，其意何居？又谓一气微汗，试问此四字如何解说？岂非不通之显而易见者。且本方中已有麻黄，而另加一两分作四服，如此重剂，胡可妄试？乃制方者既欲其汗，又欲其下，人非铁石，奚能堪此？而乃谓此是常服之药，宁独痴人说梦，直欲杀尽苍生。似此大谬而著述家偏乐于援引，最是大惑不解。惟喻嘉言《医门法律》，辨之极允，谓其似是而非，后人无识，奉此为第一灵宝。申申之詈，亦不为过。但本方所用之药，亦与小续命汤、侯氏黑散大同小异，本是一脉相传，如法仿造。论其芜杂无纪，初无上下床之别。然喻氏于此方则以通真子所撰，无名下士而痛骂之，于彼二方则以附入《金匮》，托庇于仲圣宇下而崇拜之。论门第不论是非，亦可谓不思之甚矣。[批]说尽医书之陋，真是禹铸九鼎，魑魅现形。寿颐谓此方及大秦艽、三化汤等主治中风，方下所说无一句不是胡闹。自张洁古《保命集》收之，且有种种加减，一似具有法度，而浅者读之，遂以为金元大家治病之秘奥竟在此中，不问其效力如何，而依样画葫芦，借充篇幅。总之，皆不识此病之究属何因，实是国医之最不堪告人者。喻氏《法律·中风篇》此方评论，颇能窥见其隐，试一读之，方知此方之必不堪用，且可知古今方书之人云亦云者，其真相不过如此，是亦大可慨矣。

大秦艽汤 同上

治中风外无六经之形证，内无便溺之阻隔，知血弱不能养筋，故手足不能运动，舌强不能言语，宜养血而筋自柔。

秦艽　石膏各一钱　甘草　川芎　当归　芍药　羌活　独活　防风　黄芩　白芷　生地黄　熟地黄　白术　茯苓各七分　细辛五分　春夏加知母一钱

水煎服。如遇天阴，加姜七片；心下痞，加枳实五分。

【方解】寿颐按：金元以后之论中风者，每以中经络、中腑、中脏分为三大纲。谓中经络者，外有六经形证，则通以小续命汤、羌活愈风汤加减治之。中腑者，内有便溺之阻隔，则以三化汤通利之。三化汤方，即厚朴、大黄、枳实、羌活等分。每服一两，水煎服。亦出《机要》方中。而中脏者，则云性命危，遂望而却步，不出一方。若外无六经形证，内无便溺阻隔，则通用大秦艽汤。似此三纲鼎立，要言不繁，而所用方药只此四者，又复简便易记，此说自张氏收入《保命集》中，而后之诸家无不照例录入，几于无书不载。于是学医之士喜其卑而易行，谁不印入脑经，恃为秘宝。究之卒然昏仆，皆由内动之肝阳，本非外感风邪，则六经形证何自而来？然如大秦艽汤之主治，所谓外无六经形证，内无便溺阻隔，则所见之证惟是手足不能运动，舌强不能言语，而所谓普通之中经络、中腑、中脏三纲，无例可援。既不能适用续命、愈风、三化之套药，又不敢谓其中脏，断为必死，不出一方。于是三纲之成例既穷，而医者用药遂不得不与之俱穷。几乎搜索枯肠，无以敷衍了事，逃出病家之门。何幸有通真子者异想天开，聪明大启，复能制造一外无形证，内无阻隔之通用套方，亦可谓无聊之极思。然方下主治，虽若自成一局，而所用之药依旧防风、羌、独、细辛、芎、归，仍不离乎续命、愈风之大旨。又幸其灵机一动，想出血弱不能养筋六字，乃更悟到生熟二地可以养血，遂不伦不类，杂凑成方。使后之言医者复可于中经络、中腑、中脏三纲之外，得此不中经络、不中腑、不中脏之应酬妙法。然以此开庸医之简便法门，则诚善矣。若欲求真实治验，岂不长堕十八层底黑暗狱中耶？喻嘉言仅谓其既欲养血，而复多用风燥之药，尚是皮毛之论，不足以诛其心。此非独制方之通真子一窍不通，而后世诸家辗转抄录是方以入医书者，皆无一而非不通不通又不通者矣。[批] 金元以来治中风分此三纲，而教人辨证用药本是梦话。六百余年，无有敢斥其谬者，终是未有真发明，则姑且人云亦云，敷衍了事耳。今既有伯龙之论、实地经验，而古人之误始得彻底觉悟。凡是理想家杜撰方论，胥当淘汰净尽，无庸再谈。此段笔意沉挚，而作诙谐语出之，竟是牛渚燃犀，怪物毕现矣。

肘后紫汤

治中风，无问男子妇人，中风脊急，身痉如弓。

鸡屎二升　大豆一升　防风二两，切

水三升，先煎防风取三合汁，豆、鸡屎二味熬令黄赤色，用酒二升淋之，去滓，然后用防风汁和，分为再服，相去如人行六、七里，衣覆取汗，忌风。

《外台秘要》收此方入中风角弓反张条。

《肘后》又一方：清酒五升，鸡屎白一升熬。

《外台》又引《备急方》同。

【方解】寿颐按：此治外风直入经络，而为角弓反张之正方。风自外入，故主防风以专御外风。鸡为巽畜，其动应风，用其屎者，以重浊之气同类相求，似亦欲其镇定风阳之意。合之豆淋酒，疏风活血，通络温经。衣覆取汗，则外邪解而络脉自和。古人治产后冒风发痉及破伤之发痉，皆以此方为主，出入用之。《外台》引《小品》有大豆紫汤，《千金》又有大豆紫汤、独活紫汤、豆淋酒等，皆是疏泄外风之妙剂。惟风痉强直之证，有因

于外风入络者，亦有因于血燥筋急者，更有气火上陵激动脑经而顷刻强直者。古人治法只为外风一门示以准则，如仲景痉篇，以桂枝、葛根等方治刚痉、柔痉，及《千金》《外台》诸书，无一非解表通络之法。而今人病此则多内热烁津，血虚血燥之候，非麻、桂、羌、防及豆淋酒等所可妄试。是当于近贤治案中求之，断不可徒读古书，反以偾事也。[批] 古人论痉，无不误认外风。然今之病痉者，则多是神经变化之证，而间亦有血燥不能荣养经脉者，学者必须识此，庶不为《伤寒论》及《金匮》所愚。

华佗愈风散

治产后中风口噤，手足瘛疭如角弓；或产后血晕，不省人事，四肢强直；或口眼倒筑，吐泻欲死者。

荆芥

一味，微炒为末，每服二钱，豆淋酒调服。或童子小便服之如神。

王贶《指迷方》加当归等分，水煎服。

【方解】寿颐按：此以荆芥为散，豆淋酒调服，即肘后紫汤用防风，千金独活紫汤用独活之意，皆治外风之法。则此方之主治产后中风，仍是为外感风邪而设。惟产后阴虚，最多气火上升，内风暴动，豆淋酒必不可妄试。至谓产后血晕，不省人事，则多是血脱于下，阳浮于上，气升火升，扰乱神明，法宜降逆破瘀，镇定浮阳。虽曰风动，而是内风自动，与外受风者绝然不侔，豆淋酒断不可用。惟童便定逆下行，降气降火最速，以调荆芥炭，亦能去瘀定风，奏效甚捷，然与肘后紫汤、千金独活紫汤意在祛除外风者大相悬绝矣。学者于此必须明辨外风、内风，对证用之方能呈效。否则两者正是相反，北其辙而南其辕，适以速之蹶耳，不可不慎。此方称每服二钱，明是唐以后人所定。

[批]唐以前之权衡不以钱计。而方名华佗愈风散者，乃以形况其效力之神，有如华元化之治病，岂是华氏所制之方？宋人更有荆芥一味，治中风口噤，四肢搐搦，或角弓反张。用荆芥一味炒为末，酒服二钱，极称有效。尤在泾谓其专治血中之风，亦治外风之药。若是内动之风，万无可以得效之理。

此卷所录各方，注解精当，皆能表明其真实功效，绝无模糊隐约之弊。而分别部居，不相杂厕，尤为学子指南之针。卒读一过，钦佩无既。虽不自制一方，而何去何从，一一抉摘净尽，无一非自具锤炉，以视俗书好立新方而不适于用者，真有天渊之别。文彦附识

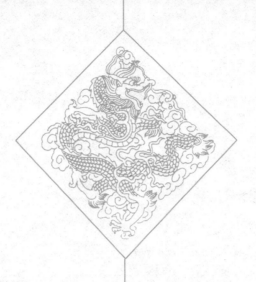

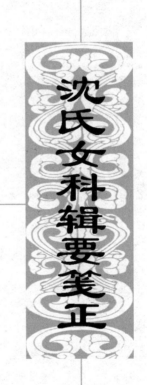

内容提要

《沈氏女科辑要笺正》，二卷，张山雷著于 1917 年，重订于 1933 年。

《沈氏女科辑要》，又名《女科辑要》，清沈尧封辑，后经徐霭辉校订补注，王孟英续按而成帙。卷上为调经、胎前，附笺疏 165 条；卷下为临产、产后、妇科书大略、诸方等，附笺疏 154 条。汇集历代医家妇科专论中有真识灼见者，凡录者必须切合实用。张山雷认为此书"精当处勘透隐微，切中肯綮，多发前人所未发，实验彰彰"，"大有取之不尽，用之不竭之妙"，遂对原书中书目、引文均逐一考订，于论述精当处加以阐发，于谬误或存疑处加以正讹或考异，对后学者研习妇科多有裨益。

叶　序

　　曩昔中医之著书立说者，每侧重于一时一地之环境，任举一籍，纵云精当，终不免纯粗杂出，瑕瑜并存。昔贤时哲，人辩我驳，虽各有发明，然已不知虚掷后学之几许光阴矣。王氏孟英有言曰：古人之论不可尽泥，无妄之药不可妄投。岂无故哉。沈氏尧封之《女科辑要》，实验彰彰，轩爽豁目，人咸称道，乃竟为后之无知妄作者，僭窃先贤，比附续貂，致沈氏蒙佛头着粪之冤，且予后学以错差之弊，贻误生命，罪戾实甚。今乃经张前辈一一为之笺正，细别泾渭，真伪毕现，其有功于医林为如何耶，岂仅沈氏泉下感叹知己也已！张氏学术深湛缜密，以现代之头脑之思想，评之论之，非识见之卓越，其孰能之。去春予辑仲景学说之分析书成，谬承张前辈奖许有加，因书翰频颁，遂订交焉。旋以乡先贤沈氏尧封之名氏暨传略之微有不同，属为说明，爰特为之考正于下，并书所感如此。

　　考《嘉善县志·艺术门》，沈又彭，字尧峰，按：医籍上多作封。孝让敦行，少习举子，兼擅占星聚水之术，而尤粹于医。年三十，以国子生三踬浙闱，遂闭关十年而技成，治辄效，不计利，不居功。有邻人子濒危，悯其母老无继，会维扬醝贾①以多金聘，乃恻然曰：富者不得我聘，他医可活也，此子非我不活，忍以贪利而令人死且绝乎？卒不应聘，而邻人子赖以生。乾隆五年，制府宗室德公以"曾饮上池②"旌其庐。又彭性旷达，工吟咏，与曹庭栋交，所酬和俊绝一时。著有《医经读》《伤寒论读》《女科读》按：即《女科辑要》《治哮证读》《治杂病读》诸书，能发前人所未发。子潞，有传。孙图荣，字素忱，岁贡生，亦善医，能继其业云。

时在辛未岁叶劲秋识于嘉善城中

---

　　① 醝贾（cuógǔ）：盐商。醝，盐的别名。《礼记·曲礼》："盐曰咸醝。"
　　② 上池：亦作"上池水"。出《史记·扁鹊仓公列传》："（长桑君）乃出其怀中药予扁鹊：'饮是以上池之水，三十日当知物矣。'"

高　序

居今日而谈医学，诚难言矣。尚维新者必思推翻脏腑成说，而炫异矜奇，自诩合于科学；重守旧者每又拘泥阴阳范围，而习非为是，妄称派出长沙。莫不词藻缤纷，言之成采，第果以之治疗疾病，则又每感凿枘，龃龉难投，浸致医术无灵，为世诟病。是皆由于著书者不证经验之得失，徒夸理论之精深，甚至一知半解，亦思立说问世，妄博虚誉，自误误人，遗害社会。试观今日坊间刊发之医林著作，其能切合实用，足为津梁者，窃恐百难得一焉。抑知医家著作，动关人之生死，不同其他文字，无妨率尔操觚。必也十年读书，十年临证，参考古今方案，融合新旧学理。又必随时随地随人，力加体会，久之经验宏富，妙有心得。然后历举古方，逐征己见，或加以诠释，或增以笺注，固不必标榜门户以沽名，亦不必自出机轴以逞快，意取商榷，志存利济。则一编既出，同道争传，为过为功，自有定论。否则自信未能，毋宁藏拙。昔人谓读书十年，天下无能治之病；治病十年，世间无可读之书。似此精理名言，益足证书有定量，读有定程，而病无定象，治无定法也。夫书且未必尽可读，而乃遽可著乎？仆曩读古方书，每感瑜瑕互见，未能悉合病机，思得绩学①精虑者一为纠正，庶免遗误后学。及读山雷先生所著《中风斠诠》《脉学正义》《难经汇注笺正》《钱氏小儿药证直诀笺正》《沈氏女科辑要笺正》等书，胥能阐发隐微，剔抉精当，释疑辩难，适获我心。其嘉惠医林，功德曷可胜道。仆于先生诸作，尝为序于《中风斠诠》，藉通诚款。今闻《沈氏女科辑要笺正》坊间争售已罄，又将订补，再付手民，益叹先生著作风行，为世推重。夫女科为医家专门之学，其难更倍于他科，今读先生之作，得有南针。深愿吾同道诸子人手一编，奉为圭臬，庶易启迪智慧，免误歧途，更愿世之有志整理医籍者，述而不作，一以先生为则。先生仁怀畅悦，寿跻期颐，必更将汉唐以远医学诸书，一一为之笺正注释，以示吾道正轨，光明有路，岂不猗欤！是为序。

时民国二十三年甲戌孟夏神交教弟白下高行素序地徐州寓庐之行素轩

---

① 绩学：谓治理学问。亦指学问渊博。

甲戌长夏，余为先外舅整理遗籍，于故书中检得叶君劲秋本书序文及尧封先生传志。今春又蒙高行素先生邮寄题序一首。其时先外舅已在病中，以上两篇，于本书皆有所指示，爰登诸简端，以识景仰。

乐山附识

自　序

　　女科之有专书，自陈良甫《大全良方》而后，必以王氏《准绳》最为丰富，而武之望叔卿氏，又依据《准绳》别为《济阴纲目》，门分类别，非不粲然可观。而读之辄觉陈陈相因，腐气满纸者，以裒集古人空泛议论，绝少切要发明，则通套之词，未免隔膜而搔不着痒处。以是而求于临证之时必收捷效，盖亦仅矣。窃谓宋、金、元、明诸家医籍，皆未能脱此痼习，固不必专以为女科书之病。惟尧封沈氏《女科辑要》，寥寥数十页，精当处勘透隐微，切中肯綮，多发前人所未发，实验彰彰，始觉轩爽豁目。颐早岁习医，治妇女病即从是书入手，临证以来，获益不少。而孟英按语，更能刻进一层，洞见症结，皆是此道之金针。虽仅小小两册，大有取之无尽，用之不竭之妙。近来旧刻极不易得，沪上新有石印本在《潜斋医药丛书十四种》内，缮写不精，错落处至不可读，爰议重录一过，少少引申其余义，以证经验。适本校授课有以分科之说，进者乃即用是编，以示女科之涯略。附以二十余年阅历所得为之笺疏，姑以自识心得。是耶非耶，请读者于临床治疗时自证之何如？

壬戌仲春张寿颐记时寓浙东兰江之中医专校

沈氏女科辑要笺正目录

卷　上

第一节　经　水

《素问》：女子七岁，肾气盛，齿更发长；二七而天癸至，任脉通，太冲脉盛，月事以时下。

沈尧封曰：天癸是女精，由任脉而来；月事是经血，由太冲而来。经言二七而天癸至，缘任脉通，斯时太冲脉盛，月事亦以时下。一顺言之、一逆言之耳。故月事不来、不调及崩是血病，咎在冲脉，冲脉隶阳明；带下是精病，咎在任脉，任脉隶少阴。盖身前中央一条是任脉，背后脊里一条是督脉，皆起于前后两阴之交会阴穴。《难经》明晰《灵》《素》传误，带脉起于季胁，似束带状。人精藏于肾，肾系于腰背。精欲下泄，必由带脉而前，然后从任脉而下。故经言任脉为病，女子带下。

孟英曰：俞东扶①云，经言男子二八而肾气盛，天癸至，精气溢泻。若天癸即月水，丈夫有之乎？盖男女皆有精，《易》谓男女搆精②可据，然指天癸为精亦不妥。天癸为精，不当又云精气溢泻矣。后贤讲受孕之道，有阳精阴血先至后冲等说，亦谬。夫男女交接，曾见女人有血出耶？交接出血是病，岂能裹精，及为精所裹哉？大约两情酬畅，百脉齐到，天癸与男女之精偕至，斯入任脉而成胎耳。男胎、女胎则由夫妇之天癸有强弱盈虚之不同也。吾友徐亚枝曰：如沈氏说，一若天癸即精者；如俞氏说，一若血与精之外

别有一物，所谓天癸者。窃谓天癸者，指肾水本体而言。癸者，水也。肾为水脏，天一生水，故谓肾水。为天癸至，谓至极也，犹言足也。女子二七、男子二八肾气始盛，而肾水乃足，盖人生五脏，惟肾生最先，肾气之充足最迟，而衰独早。故孩提能悲、能喜、能怒、能思，而绝无欲念，其有情窦早开者，亦在肾气将盛，天癸将至之年。可见肾气未盛，癸水未足，则不生欲念也。迨肾气衰、癸水绝，则欲念自泯矣。解此段经文者，当云女子必二七，而肾水之本体充足，任脉乃通，太冲之脉始盛，月事因而时下矣。夫前阴二窍，溺之由水窍者无论矣，其由精窍者，皆原于天癸者也。月水虽从冲脉下，谓为天癸之常可也；泄精成孕是任脉施受，谓为天癸之能可也；带下乃任脉之失其担任，谓为天癸之病可也。然则称月水为天癸，亦无不可。前贤解此，皆重读上二字，而略下一字，惟将"至"字当作"来"字看，遂至议论纷纭耳。

【笺正】吾国医学之十二经络及奇经八脉，原是西学解剖家所无。治新学者恒诮旧籍为凿空。然以人身内外各部分之病状而言，某处是某经所过，若发现某种证候，即是某脏某腑之虚实寒热为病，则固

---

① 俞东扶：俞震，字东扶，号惺斋，清代名医，嘉善（今浙江省嘉善县）人。著有《古今医案按》十卷，卷九为女科。

② 搆精：指两性交合。出《周易·系辞下》："男女搆精，万物化生。"

确然可信。投药得当而效如影响，证据章章，不可诬也。今人某氏，尝谓国医家十二经络之说，盖古人从治疗中得有经验，而推测其病之属于某脏某腑，然后按其部位，以悬拟其脏腑经脉之循行。为是说者，寿颐未尝不佩服其心思之灵敏，眼光之远到，然试为研究其实在，则经脉之循行，即是西学家之所谓血管，而血管之周流，当自然与脏腑息息相通，则某脏某腑亦当各有一定血管循行之道路。吾国医学发源最早，古之神圣倡此学说，自必于气血运行之真，神而明之，洞瞩其互相感应之理，固不仅在血管行动之形迹。若欲刻舟求剑，剖而视之，以验其曲折之何若，吾知古之人必无以异于今之人，手足肌肉之间必无此十二条直行血管可寻索。是亦今之所敢断言者，此中自有神化功用。彼专以解剖为实验，虽曰器具精良，研求细密，断然不足语此。而犹以耳目器械之推测，器器然笑吾旧学之荒诞，殆无异于夏虫之语冰。惟奇经八脉诸条，则《甲乙经·经脉篇》之所未详，虽《内》《难》两经时一见之，不可谓非上古发明之旧，无如一鳞一爪，语焉不详，已觉难于征实。即以经脉二字言之，既然同是血管，而古今人之言督脉者，辄以脊骨之髓当之，则独具此显然之形，与十二经及其他之奇经不类，岂非生理学中绝大疑窦。且督任二经，以旧学言之，体用本是一致，若谓背后之督脉，果在脊骨中大几如指，而胸腹前之任脉，并无形迹可求。相形之下，得毋不称。以此可知督脉必非脊中之髓，然则所谓督脉者，盖本无显见之形，而任脉亦未可与血管同视。且十二经皆有动脉穴俞可按，而督任两经皆有穴俞，则不见脉动。至于跷、维、冲、带，虽亦有所过数穴，而其穴悉与十二经之穴俞相会，并非本经自有此俞。此皆奇经八脉之

绝然不同于十二经者。宁不与十二经之确是血管，大有歧异？寿颐细为寻绎，窃谓古人特为区而别之，名以奇经，固亦自有其故，此必出于导引家呼吸运气之术，自然悟到此中运行之路，其为气血流通之隧道，固万无可疑者，国医之源，本与道家修养息息相通，久已为通人所公认。必不能如今之解剖学家，刻刻从显微镜中推求消息可比。徐氏亚枝，谓天癸是肾水本体，最合真理。所以经文明言男子亦是天癸，又谓肾生最先，肾足最迟，肾衰最早，从孩提成年及老耄之实境征之，均是确凿不移，为从来未经道破之语。须知癸水是肾藏真阴，不能为女子之月事时下，亦不能即以阳施阴受者当之。尧封谓天癸由任脉而来，月事由太冲而来。又谓冲隶阳明，任隶少阴，精欲下泄，由带脉而前，然后从任脉而下云云。虽似头头是道，言之有物，其实全由想像得来，随意谈谈，惟吾所欲。假使脏腑能语，吾知其必曰：否，否，不然。岂不知督、任、冲、带既是经脉，从未闻任脉与阴窍相通，而可谓女子月事、男子施精竟由太冲带任诸脉而下，那不令人骇绝？吾国女科书中，谈及怀妊情状，备极千奇万怪，可以喷饭者，不一而足。正不独阳精阴血，先至后冲，彼包此裹一条之可哂。东扶谓入任脉而成胎，孟英从而和之，亦谓月水从冲脉而下。崩漏之病，来势汹涌，古人谓是冲脉失职，盖以激冲奔放之义附会冲脉，原是理想。《素问》只言太冲脉盛，而月事时下，不可竟谓月事即从冲脉中下行。又谓泄精成孕，是任脉之施受，皆与尧封所言同为理想。须知任称为脉，纵使果是经脉，亦止可认作气血循行之一径，安有精可泄而胎可受。请细读西学家所谓生殖器官一类，言之已极明了，然后知从前吾国医界名贤，固终其身未由悟到也。

王冰曰：男以气运，故阳气应日而一举；女以血满，故阴血从月而一下。

【笺正】男以气言，女以血言，但就阴阳二字本义，仿佛想象，似不可谓为不是。然吾人之身，气血两者果可以分道而行，不相联属否？即此一端，已觉其立言之不妥，况更谓阳气应日而一举，真不知其从何处悟入，有此奇语。且月事时下，亦不得谓为血满而溢出。此说极谬，尧封氏何所取而录之？

第二节　月事不调

《素问》：天地温和，则经水安静；天寒地冻，则经水凝泣；天暑地热，则经水沸溢；卒风暴起，则经水波涌而陇起。卒，读“猝然”之“猝”。

【笺正】《素问》此节本以脉状而言。人之脉道譬于地之水道，故以经水为比。人在气交之中，脉道流行，本与天地之气默相感应，故天地之气和调，则脉亦应之而安静。寒则涩滞，热则沸腾，皆理之所必然者。而猝然风起云涌，斯脉亦为之汹涌泛溢。此言脉随气化为迁流，则气交有变，脉状应之，亦事之所必至，而理之所宜然者。惟此节经水并不指妇女月事，经文彰彰可据，尧封因经水二字辑入月事条中，颇有误会。但月事变化，或因于寒，或因于热，其理本亦如是，断章取义，或无不可。

寿颐按：凝泣之泣字，读为涩滞之涩，以文义而言，确乎无疑。虽似音读相近，然古书绝未有此通假之例，且亦字书所未有之义，惟《素》《灵》两书则屡见之。寿颐窃谓涩字隶书有变作澁者，疑此泣字即澁之残缺不完，而传写者乃讹作泣。是俞荫甫《古书疑义举例》之未及者矣。

褚澄曰：女子天癸既至，逾十年无男子合，则不调；未逾十年思男子合，亦不调。不调则旧血不出，新血误行，或溃而入骨，或变而为肿，或虽合而难子，合多则沥枯，虚人产乳众则血枯杀人。

孟英曰：此论甚不尽然，惟产乳众而血枯至死者颇多。然吾乡吴酝香大令夫人，半产三次不计外，凡生十男四女，并已长成，而夫人年逾五旬，精力不衰，犹能操家政，而抚驭群下也。至死，今石印本《王氏十四种》本作“卒死”，非是。

【笺正】《褚氏遗书》原是依托，《四库全书提要》已详言之。所论妇女体质，虽未尝无确当语，然皆以理想推测言之，不尽可信。此节“十年”二句，尤为臆断，至谓不调为旧血不出，文义尤其鄙俚。须知不调二字所赅者广，有血瘀者，有血枯者，亦有固摄无权而崩漏者，安得以不出二字概括之？若谓新血误行者，皆因于旧血之不出，岂崩漏之病皆瘀血为患乎？且溃而入骨一句更是故为奇僻，骇人听闻，绝非病理所应有。惟谓合多则沥枯、产乳众则血枯二句，确是不刊之论。但以沥枯与血枯相对言之，句亦鄙陋，即此可为浅人伪托之证。且产乳二字，古人必不并称。乳即是产，《说文》谓人及鸟生子曰乳，兽曰产。《广雅·释诂》：乳，生也。《尸子》：胎生曰乳。《月令》季冬：鸡乳。注：乳，卵也。皆非以乳汁饲儿之谓。而此节产乳，则必以乳汁饲儿言之。惟其饲乳太多，故血易枯，尤为唐后文字之确证。盖尝见有力之家，生育极多，惟不自乳，则为之母者，年逾大衍①而形色不衰。孟英所称吴大令室人，必非自乳其子可知。

---

① 大衍：此处指五十岁。出《易·系辞上》：“大衍之数五十”。

方约之曰：妇人不得自专，每多忿怒，气结则血亦枯。

孟英曰：此至言也。气为血帅，故调经必先理气。然理气不可徒以香燥也。盖郁怒为情志之火，频服香燥则营阴愈耗矣。

【笺正】妇女见闻不广，故性多卞急①。其始也，以心偏而生郁怒，迨其继则愈郁愈怒，而性愈偏，此非药饵所能疗者。岂独不得自专者为然，恒有得自专，而更以长其偏心者。总之，吾国妇女多不学，所识者小，斯为气结之真源耳。孟英谓调经必先理气，洵是名言。然理气之方亦必不能屏除芳香，始可运行气滞。如高鼓峰之滋水清肝饮、魏柳洲之一贯煎，皆为阴虚有火而设。滋养肝肾，培植真阴，亦当少少参加气药，并辔而驰，始有捷效，否则滋腻适以增壅，利未见而害已随之。惟不可专以香燥为兔园册子②耳！

赵养葵曰：经水不及期而来者，有火也，宜六味丸滋水。如不及期而来多者，加白芍、柴胡、海螵蛸；如半月或十日而来，且绵延不止者，属气虚，宜补中汤。如过期而来者，火衰也，六味加艾叶；如脉迟而色淡者，加桂。此其大略也，其间有不及期而无火者，有过期而有火者，不可拘于一定，当察脉视禀，滋水为主，随证加减。

孟英曰：妇人之病虽以调经为先，第人禀不同，亦如其面。有终身月汛不齐而善于生育者，有经期极准而竟不受孕者。雄于女科阅历多年，见闻不少，始知古人之论不可尽泥，无妄之药不可妄施也。

【笺正】先期有火，后期火衰，是固有之，然特其一端耳。如虚不能摄，则虽无火，亦必先期；或血液渐枯，则虽有火，亦必后期。六味之丹、苓、泽泻，渗泄伤阴，岂滋养之正将？不及期而经多，

肝气疏泄无度，固摄犹虞不及，而赵氏欲以柴胡疏肝，为害奚若。如其绵延不绝，更必大封大补，此节所谓补中汤者，盖即东垣益气之类。然肝肾阴虚于下，而欲升提以拔其根株，竟是杀人捷诀。过期既是火衰，六味之丹皮、泽泻何用？而温经之药，又岂可独恃一艾叶？脉迟色淡，亦岂专恃一肉桂？总之，养葵所论，无一句不庸陋肤浅，开口便错，语病百出，甚不足道。孟英谓所禀不同，实从阅历经验而来。"无妄药之，不可妄施"二句，为呆读古书之人痛下针砭。读赵氏书者，当亦知通套药方，必不可以治病，则吾道其庶有豸乎。

第三节　辨色及痛

赵养葵曰：冲任藏经系胞，又恃一点命门之火为之主宰，火旺则红，火衰则淡，火太旺则紫，火太衰则白，所以滋水更当养火。甚有干枯不通者，虽曰火盛之极，亦不宜以苦寒药降火，只宜大补其水，从天一之源，以养之使满。又曰：紫与黑者，多属火旺。亦有虚寒而黑色者，不可不察。若淡白，则无火矣。

【笺正】冲任是脉道。脉中血旺则月事时下，脉中血虚则月事不正。脉络非即经事之窍道，何得径以为经水所藏之所？三十九难谓左为肾，右为命门，男子以藏精，女子以系胞。粗心读之，似乎有理，然以生理之真相言之，藏精系胞，自有其所，并非两肾之所司，乃知《难经》旧说，亦是理想家仿佛其辞。而赵养葵且能

① 卞急：急躁。《集韵》："卞，躁疾也"。
② 兔园册子：本是唐五代时私塾教授学童的课本。因其内容肤浅，故常受一般士大夫的轻视。后指读书不多的人奉为秘本的浅陋书籍。

割裂古书，改作冲任藏精系胞，囫囵吞枣，不思冲任两字果是何物，哪有精可藏而胞可系？此公颠顶，杜撰极矣。滋水养火云云，渠意中只有六味、八味二方而已。陋哉养葵，尧封采此，亦殊无谓。

沈尧封曰：王宇泰谓寒则凝，既行而紫黑，定非寒证，然投热药取效，十中尝见一二。色白无火，亦属近理，然间有不宜补火者。尝见元和一妇，经水过期，十日方至，色淡，稳婆据此投肉桂药数剂，经水来多，遍身发黄，不能饮食，身热脉数，竟成危候。此是丹溪所谓经水淡白属气虚一证。要之临证时须细察脉象，复参旁证，方识虚实寒热。倘疑似中有两证兼见者，先用其轻剂。如色淡一证，先用补气法，不效，再投补火，庶几无误。录叶氏之说后。叶氏曰：血黑属热，此其常也，亦有风寒外束者，十中尝见一二。盖寒主收引，小腹必常冷痛，经行时或手足厥冷，唇青面白，尺脉迟而微而虚，或大而无力；热则尺脉洪数，或实而有力，参之脉证为确。

孟英曰：色淡竟有属热者，古人从未道及，须以脉证互勘自得，但不作实热论而泻以苦寒也。更有奇者，方氏妇产后经色渐淡，数年后竟无赤色，且亦结块，平常亦无带下，人日以羸。余诊之，脉软数，口苦，时有寒热，与青蒿、白薇、黄柏、归、柴、龟、鳖、芍药、乌贼骨、杞子、地骨皮等，出入百剂而瘥。此仅见之证矣。

【笺正】经淡古人多谓虚寒，盖气血交亏，所以其色不能化赤，是虚字为重，寒字为轻。但宜益阴养血，而少少加温和之药以流通之、化育之，斯得治疗之正。奈何耳食者但知其寒，忘其为虚，刚燥温辛，更耗其血，则虚益甚，变灾自在意中。赵谓淡白无火，是知其一，不知其二。沈案、王案皆是虚证，一以肉桂而危，一以清养而愈，则彼之龂龂于黑热淡寒者，其亦可以憬然悟乎？

滑伯仁曰：经前脐腹绞痛，寒热交作，下如黑豆汁，两尺脉涩，余皆弦急，此寒湿搏于冲任，寒湿生浊，下如豆汁，与血交争，故痛，宜辛散苦温血药。

徐蔼辉曰：辛散血药是川芎之类，苦温血药是艾叶之类。

【笺正】经前腹痛，无非厥阴气滞，络脉不疏。治以疏肝行气为主，但须选用血中气药，如香附、乌药、玄胡之类，不可专恃辛温香燥。伯仁谓两尺脉涩，即是络中气滞之征，况复弦急？肝气抑塞又其明证。惟为寒为热，更当以其他兼证参之。必不能仅据绞痛一端，概指为寒湿，而浪投温燥。盖肝络为病，郁热正不少，伯仁但知寒湿，尚属一偏。惟痛在经前，而经行痛止者，当其痛作之时，固可稍加温煦，并须参以行动活瘀之法。

李氏曰：经水带黄混浊者，湿痰也。

【笺正】经水色黄已是湿热之征，况复混浊，其湿尤甚，且必挟热。是宜清理，不得以色淡同论，妄与滋补。且舌苔脉证亦必自有可据，更宜参考，不可仅以一事为凭也。

丹溪曰：经将行而痛者，气之滞也。香附、青皮、桃仁、黄连，或用抑气散，四物加玄胡、丹皮、条芩。又曰：经将来，腹中阵痛，乍作乍止者，血热气实也。四物加川连、丹皮。

徐蔼辉曰：抑气散出严氏，香附四两，陈皮一两，茯神、炙草一两半，为末。每服二钱。治妇人气盛于血，变生诸证，头晕膈满。取《内经》高者抑之义。汪讱菴谓是方和平可用，若补血以平阳火，亦正治也。

【笺正】痛在经前，诚是气滞。正惟

气滞，而血亦滞，故以香附、青皮与桃仁并用，然能行血中之滞，和肝木之横，则玄胡、金铃子尤为捷验。若以阵痛乍作乍止，即定为血热气实，则殊不然，是当以脉证互参，方有寒热虚实可辨。但据阵痛之乍作乍止，则虚寒者亦何必不然，连、芩、丹皮安可为训？盖丹溪遗著本非自定之本，此浅人附会为之，致有此弊，不可遽以为丹溪病也。严氏所谓抑气者，仍是行气之滞，谓治气盛于血，则大有语病，究竟此非气之有余。切菴谓其和平可用，所见尤陋。药以去病为主，唯在对证，安问其和平不和平？若以其和平而后可用，是以尝试敷衍为手段，更何有医学之价值可言。

丹溪又曰：经后作痛者，气血俱虚也，宜八珍汤。

【笺正】经后腹痛，谓为气血俱虚，似矣。然所谓血虚者，即是肝肾阴液之虚，岂四物板方所能了事。且阴虚于下者不宜升，川芎尚须慎用，但借以行气中之滞，少许佐使，或无不可。若谓腹痛是气虚，则大气之滞而不利，所以结痛，宜用香附、乌药、青皮、大腹之类，使之流动吹嘘，以助运化。归、芎太升，且不醇正，而参、术、甘草，颇嫌呆笨，犹有流弊，乃径谓宜用八珍，宁非肤浅之见。为此说者，其人心目中只有四君是补气药、四物是补血药，所以即有气血俱虚之空泛话头，则必用气血两补之八珍汤方。丹溪号为通儒，明于医理，何以论病选药亦竟庸庸乃尔。总之，今世所传丹溪书，无一非浅人伪撰，假托朱名，其文义皆半通不通。寿颐尝谓，金元间医学名家著作，无不如是谫陋空疏，一丘之貉，而能授俗子以简便笼统，易记易行之秘诀，此道之真，乃至不可复问，实为吾国医学最黑暗时代。如果是丹溪握笔为之，或当不至于此。

丹溪又曰：成块者，气之凝也。

【笺正】经行有块，最是习闻，气滞血凝者诚属多数，然竟有体虚而宜于补养者。若概作实证治疗，适以反增其困。上文孟英治案，色白成块一条是其例矣。此必以其他见证，及其人之色泽、体质、舌色辨之，有非可一言能尽者。

沈尧封曰：经前腹痛，必有所滞。气滞脉必沉，寒滞脉必紧，湿滞脉必濡，兼寒兼热，当参旁证。至若风邪由下部而入于脉中，亦能作痛。其脉乍大乍小，有时陇起。叶氏用防风、荆芥、桔梗、甘草，虚者加人参各一钱，培黑，取其入血分。研末酒送，神效。

【笺正】风邪由下部入于脉中而作腹痛，理想病状，颇觉可嗤。纵是风邪，何以由下部而入？清夜自思，亦当发噱。须知防风、荆芥虽是风药，然焙之使黑，清芬之质变为焦燥，岂尚有轻疏散风作用？叶氏此方仍是取其色黑入血，宣通瘀滞之意，研末酒服而痛可解，药理情性，哪可认作专治风邪？且脉则乍大乍小，有时陇起，其为气血结滞，窒塞不通，尤其显然有据。此则楂肉、灵脂、泽兰、茺蔚子等物，皆可择宜佐使者。尧封氏乃为荆、防二物拘泥风邪，而能为是说法，得毋走入邪魔。

尧封又曰：经前后俱痛，病多由肝经，而其中更有不同。脉弦细者木气之郁，宜逍遥散及川楝、小茴香、橘核之类。脉大者是肝风内动，体发红块者是肝阳外越，俱宜温润。戴礼亭室人，向患经前后腹痛，连及右足，体发红块，脉大，右关尺尤甚。己卯秋，予作肝风内动治，用生地四钱炒，枸杞一钱，细石斛二钱，杜仲二钱，干淡苁蓉一钱，麦冬一钱，牛膝一钱，归身一钱五分，炒白芍一钱，服之痛止。后于经前后服数剂，经来甚适，不服即痛，因作丸服。此方屡用有验。

【笺正】腹痛连足，是肝肾之阴虚，肝络不能条达，虚阳外越，故脉为之大，其关尺尤甚者，更是肝肾相火不藏之明证。正不必以左右两手显为分别，反落小家窠臼。尧封定方，以养阴涵阳为主，不用香燥气药，治本不治标，最是良法，与魏玉璜一贯煎同意。但病是肝阳，未尝有内动之风，药中亦无息风之物，则案语肝风内动四字，尚未贴切，宜易之曰"肝阴不足，肝阳不藏"，庶于脉大及体发红块俱能切合。

第四节　经行声喑及目暗泄泻带下等证

沈尧封曰：经来声哑证。荀氏女嫁斜塘倪姓，早寡，体气虚弱，每逢月事，声音必哑。予用天冬、地黄、苁蓉、归身等药，哑益甚，张口指画，无一字可闻。即于此方加细辛少许，以通少阴之络。药才入口，其声即出，十余剂后，桂附八味丸调理，遂不复发。

【笺正】此证此方亦是治肝肾阴虚之法。所以音喑者，所谓少阴之络系舌本。肾气不能上承，不荣于舌本而音为之喑，此非舌本强而无声可知。天冬、地黄等物，滋填肝肾本当有效，但偏于阴腻，反以遏抑阳气，所以其喑尤甚。加细辛少许以通少阴之阳气，大有巧思，可法也。

《撮要》：经后目暗属血虚。

【笺正】此是肝肾阴虚不能上荣于目，治法亦当仿上二条之意。若用魏氏一贯煎之类治之，亦必有效。

汪石山曰：经行泄泻，属脾虚多湿，宜参苓白术散。

孟英曰：亦有肝木侮土者。

【笺正】脾阳不振，最多此候，宜加干葛少许，以升清气。王所谓肝木侮土者，则左脉当弦而右脉当弱，宜扶土而柔肝。亦有左关反软而右关反劲者，则所谓木乘土位，肝尤横而土德益衰。宜参、芪升陷，而参用柔驯肝木之法。

缪氏曰：经行白带，属阳虚下陷，用参、术助阳之药。

孟英曰：亦有郁火内盛者。

【笺正】带下多湿热，及相火不藏为病，惟临经带下，则下元不能固摄可知。此与平素带下不同，仲淳阳虚下陷之论是也，宜固摄肝肾而升举清阳，故止言参、术，不用温燥阳药。若孟英所谓郁火，则指肝肾龙相之火而言，阴火不藏，以致疏泄无度，宜苦以坚之。

第五节　月事不来

《素问》：二阳之病发心脾，有不得隐曲，女子不月，其传为风消，其传为息奔者，死不治。

沈尧封曰：二阳指阳明经言，不指脏腑言。二阳之病发心脾者，阳明为多血之经，血乃水谷之精气，藉心火锻炼而成，忧愁思虑伤心，因及其子，不嗜饮食，血无以资生，阳明病矣。经云：前阴总宗筋之会，会于气街，而阳明为之长，故阳明病则阳事衰而不得隐曲也。太冲为血海，并阳明之经而行，故阳明病则冲脉衰而女子不月也。

【笺正】经言不得隐曲，即指所思不遂，谋虑拂逆而言，则心脾之阴营暗耗，而不月之病成矣。尧封之解不得隐曲，作为男子阳衰不能人道，其失也迂，甚非荡平正直之道。且谓血乃水谷精气，藉心火煅炼，忧愁思虑，伤心及子，附会心脾两脏，拘泥五行子母，坠入金元以来恶智，必非病理之真，陈腐空谈，最惹人厌。惟近五百年，旧学涂附，大半如是，固不可专为尧封病者。此当放开眼界观之，存而不论可也。

王孟英曰：经水固以月行为常，然阴虚者多火，经每先期，阴愈虚行愈速，甚至旬日半月而一行。更有血已无多，而犹每月竭蹶一行者，其涸也可立而待也。若血虽虚而火不甚炽，汛必愆期，此含蓄有权，虽停止一二年，或竟断绝不行，但其脉不甚数者，正合坤主吝啬之道，皆可无虑。昧者不知此理，而但凭月事以分病之轻重，闻其不行，辄欲通之，竭泽而渔，不仁甚矣。

【笺正】血不足而月事不至，但无少腹胀痛等证，必不可妄投攻破，希图速效，误攻则崩漏之祸作矣。且即有腹胀腹痛等证，亦是血少而肝络不疏，宜滋养肝肾真阴，兼之宣络以疏达气滞，方是正本清源之治，亦未必皆是瘀滞而胀痛。孟英谓阴虚信停，皆可无虑，所见极是。寿颐治此，惟养阴和肝，稍参行气宣络，俾胃纳苏而色泽转，自有水到渠成之妙。浅者不知此理，每用通经，岂徒竭泽而渔，孤注一掷，抑且砻糠打油，亦必无效。甚至激动血管之血，陡然暴崩，要知崩中大下之血，皆络脉中好血失其故道，横决无度，本非月事应下之血，诛伐无过，哪不扰动气营，演成惨剧？

《金匮》云：妇人病，血虚①，积冷，结气，经水断绝。

景岳曰：经闭有血隔、血枯之不同。隔者病发于暂，通之则愈；枯者其来也渐，补养乃充。

沈尧封曰：《金匮》三证，积冷，结气，有血不行也。景岳谓之血隔。积冷宜用肉桂大辛热之药，导血下行，后用养荣

之法调之。结气宜宣，如逍遥散或乌药、香附行气之品宣之。虚者无血可行也，景岳谓之血枯，宜补。赵养葵补水、补火、补中气三法，最为扼要。

孟英曰：补水勿泥于六味，补火勿泥于八味，补中气勿泥于归脾。

【笺正】《金匮》言妇人经水不来之证，分三大纲。积冷、结气二者，皆血滞不行，于法宜通。冷者，温经行血，《金匮》归芎胶艾汤即治此证之鼻祖。而《千金·妇人门》中方药最多，皆含温辛逐瘀之法，亦皆为此而设。尧封只言肉桂一味，尚嫌未备，惟又言瘀通之后，必以养荣调之，善后良图，最不可少。若气结者，自须先疏气分之滞，逍遥所以疏肝络，香附、乌药等，皆通气分而不失于燥，固是正宗。又玄胡索一物，血中气药，流通活泼，威而不猛，亦是良药，用为辅佐，颇有奇功。而俗子仅知其破血，不敢频用，则未明其实在力量也。亦有血本少而气乃滞者，则合以养荣法，乃为万全无弊。仅事行气，尚失之偏，至于虚而无血可行，以致不月，则非补何以苏涸辙之鲋，而回槁木之春？赵氏补水、补火、补中气七字，确是挈领提纲，最为要诀。然试问养葵心目中当用何等方法，则止有六味、八味、归脾耳。一经孟英喝破，只恐俗医闻之便失所恃，将不知更用何药而后可。寿颐请为之申一义曰：补水必以魏柳洲之一贯煎为骨，而《广笔记》之集灵膏，高鼓峰之滋水清肝饮，薛一瓢之滋营养液膏、心脾双补丸，董思翁之延寿丹②，陆九芝之坎离丸等可参也。补火则河间之地黄饮子，阴阳调剂不偏温燥，最

① 血虚：《金匮要略》作"因虚"。
② 董思翁之延寿丹：此7字原无，上卫本同，据三三本补。

堪则效。补中则归脾汤本是正宗，但人之体质各有不同，用古方者止可师其意而斟酌损益，方能合辙，不可如养葵之辈之浑仑吞枣耳。

《金匮》原文，但一虚字，不言血虚。正以体质欠充，乃谓之虚，病非一端，不可偶举一二字，反落偏际。此古人文字之最有斟酌处，而此本引之，加一血字，颇失古人真意。此或是传抄之误，尧封当不致师心自用如此。

附录：魏玉璜一贯煎方

治肝肾阴虚，气滞不运，胁肋攻痛，胸腹膜胀，脉反细弱或虚弦，舌无津液，喉嗌干燥者。

沙参 麦冬 生地 归身 杞子 川楝子

口苦燥者，加酒炒川连。

【笺正】柳洲此方，原为肝肾阴虚，津液枯涸，血燥气滞，变生诸证者设法。凡胁肋胀痛，脘腹支撑，纯是肝气不疏，刚木恣肆为虐。治标之剂，恒用香燥破气，轻病得之往往有效。但气之所以滞，本由液之不能充，芳香气药可以助运行，而不能滋血液，且香者必燥，燥更伤阴，频频投之，液尤耗而气尤滞，无不频频发作，日以益甚。而香药气药，不足恃矣。驯致脉反细弱，舌红光燥，则行气诸药，且同鸩毒。柳洲此方，虽从固本丸、集灵膏二方脱化而来，独加一味川楝子，以调肝木之横逆，能顺其条达之性，是为涵养肝阴无上良药。其余皆柔润以驯其刚悍之气，苟无停痰积饮，此方最有奇功。桐乡陆定圃《冷庐医话》肝病一节，言之极其透彻，治肝胃病者必知有此一层理法，而始能觉悟专用青、陈、乌、朴、沉香、木香等药之不可久恃。而对于女科血枯者，尤其针对亦有肝肾阴虚而腿膝酸痛，足软无力，或环跳、髀枢、足跟足心刺痛

者，授以是方，皆有捷效，故亦治痢后风，及鹤膝、附骨、环跳诸证。读《续名医类案》一书，知柳洲生平得力者，在此一著，虽有时未免用之太滥，然其功力必不可没，乃养阴方中之别出机杼者，必不可与六味地黄同日而语。若果阴液虚甚者，则方中沙参尚嫌力薄，非辽参不可。而脾肾阳衰者，则高丽参亦其宜也。口苦而燥，是上焦之郁火，故以川连泄火。连本苦燥，而入于大剂养液队中，反为润燥之用，非神而明之，何能辨此？又如萸肉、白芍、菟丝、沙苑、二至等，肝肾阴分之药，均可酌加。

附录：集灵膏方

从王秉衡《重庆堂随笔》。

人生五十，阴气先衰，老人阴亏者多。此方滋养真阴，柔和筋骨。

西洋参取结实壮大者，刮去皮，饭上蒸九次，日中晒九次 甘杞子 怀牛膝酒蒸 天冬 麦冬 怀生地 怀熟地 仙灵脾

八味等分，熬成膏，白汤或温酒调服。

【笺正】此方始见于缪仲淳之《先醒斋广笔记》，云出内府。补心肾，益气血。方只七味，无仙灵脾而用人参。又张三锡《治法汇》亦载之，则更无牛膝，云治一切气血两虚，身弱咳嗽者，罔不获效。凡少年但觉气弱倦怠，津液少，虚火上炎，急宜服之，免成劳损。王秉衡谓参价甚昂，非大力者不能致，易以洋参，可与贫富共之。方名集灵，当以有仙灵脾者为是。王国祥谓魏玉璜善用此方，《续名医类案》极言其功效，又谓此即人参固本加味也，峻补肝肾之阴，无出此方之右者。

寿颐按：柔润滋填而择仙灵脾之温煦阳和，不偏燥烈者以调济之，使阴平阳秘，而不失之滋腻阴柔，是制方之妙义。

若嫌其助阳而删去之，则纯是滋填，无一毫阳和之气，诚属非是。且方名集灵，果无仙灵脾，亦有集而不灵矣。牛膝所以导引诸药归于下焦肝肾之部，亦不可少，惟下元不禁者忌之。若用以治阴虚阳浮，涵阳填阴，则牛膝下达，尤不可少。王易人参以洋参，欲其价值廉而功效近似也。然洋参苦寒，滋养之力甚薄，仅能润肺胃燥火尚有微效，若欲滋补真阴，必不足以语此。且今日之西洋参，价亦贵于兼金①，似犹未为尽善，不如代以三五倍之沙参，性亦相近，或用辽参之普通者，亦不甚贵，固不必效王公巨家，必以六百换八百，换为良品。近时有以龙眼肉三四份，合西洋参一份，和匀，饭上蒸透用之，以桂圆之温煦，调剂洋参之苦寒，亦养营益液之妙品也。

附录：滋水清肝饮方

高鼓峰

治阴虚肝气郁窒，胃脘痛，胁痛，脉虚弦，或细软，舌苔光滑鲜红者。

方即六味地黄汤加归身、白芍、柴胡、山栀、大枣。

【笺正】自薛立斋、张景岳、赵养葵辈滥用六味地黄，而世之医者无不视六味为滋养补肾必须之品。抑知六味之方，本从八味肾气丸而来，原为肾气不充，不能鼓舞真阳，而水道不利者设法。故以桂、附温养肾气，地黄滋养阴血，而即以丹皮泄导湿热，茯苓、泽泻渗利小水，其用山药者，实脾以堤水也。立方大旨，明为温煦肾阳，导达溲道着想。方名肾气，所重者在一"气"字，明非填补肾阴肾阳之意。至钱仲阳而专用六味以为主治小儿肾虚，究竟丹皮、苓、泻偏于渗泄，岂可谓补肾专剂。而今世俗医，且直认六味为滋填肾阴妙药，则中立斋、养葵之毒，但知葫芦依样，而未尝以方中所用药物性情一

思之耳。即有为六味作说解者，辄曰补中有泻，所以灵动。仍是浑仑吞枣口吻，何能识得此中症结。高氏此方用六味而加以归、芍、柴胡，能行血中之气，疏肝络之滞，敛肝脏之阴，滋补中乃真有流动之机，且以丹皮、山栀、茯苓、泽泻，清泄肝经郁热，治膜胀撑满等证，恰为巧合，所以可取。以视混用六味，不辨真意者大有区别。读者不可与薛氏《医案》、赵氏《医贯》作一例观。但柴胡疏通肝滞，究嫌升动浮阳，止可暂投一二次，非可久尝不辍，设使过剂，贻害不小。

附录：薛一瓢滋营养液膏方

女贞子　旱莲草　霜桑叶　黑芝麻　黄甘菊　枸杞子　当归身　白芍药　熟地黄　黑大豆　南烛叶　白茯神　蕤蕤　橘红　沙苑蒺藜　炙甘草

天泉水熬浓汁，入黑驴皮胶、白蜜炼收。

【笺正】此方汇峻养肝肾二阴诸物，意在厚味滋填，而参用轻清灵动，尚不至于呆笨重浊，所以可法，服之者亦必无滞膈碍胃之虞。寿颐按：凡是服食之药，古人制方本是立之大法，示以仪型，须于临用之时，相体裁衣，随其人之体质而斟酌量度，审择增损。即方中诸物，尚可随宜去取，换羽移宫②，与时进退，并非教人死于字句之间，呆抄呆用。所以近贤定方，膏丹丸散，间有不载药量者，其诱掖

---

① 兼金：价值倍于常金的好金子。《孟子·公孙丑下》："前日于齐，王馈兼金一百而不受。"赵岐注："兼金，好金也，其价兼倍于常者。"

② 换羽移宫：同"移宫换羽"，亦作"移商换羽"。谓乐曲换调，后用以比喻事情的内容有所变更。出宋杨无咎《点绛唇》："换羽移宫，绝唱谁能和。"宫、商、羽均为古代乐曲五音中之音调名。

后进，欲其能自变化，庶几活泼泼地运用无穷，其意深矣。近见商务书馆有所谓《医学大辞典》者，所录此方，注明前十四味各四两，末二味则各二两，无论其是否合宜，而以熟地黄极腻重之质，与橘红、桑、菊等之极轻清者同一分量，试观古人成方，几曾有如是量药之法，不辨菽麦者否？可见编辑者原是门外人，乃致如此不堪，而偏托名于医林，宜乎吾国医学，真扫地尽矣。

附录：薛一瓢心脾双补丸方

西洋参_{蒸透}　白术_{蒸熟}　茯神　甘草
生地黄　丹参　枣仁　远志肉　北五味
麦门冬　玄参　柏子仁　黄连　香附_制
川贝母　桔梗　龙眼肉

【笺正】是方从归脾汤加减，亦与集灵膏异曲同工。用黄连者，即柳洲一贯煎法也。

附录：陆九芝坎离丸方论

九芝封翁《世补斋》文曰：坎离丸者，山右阎诚斋观察取作种子第一方，最易最简，最为无弊。方乃红枣、黑豆等分。红枣色赤入心，取其肉厚者，蒸熟去皮、核。黑豆色黑入肾，即大黑豆，非马料豆，用桑葚汁浸透，亦于饭锅内蒸之，蒸熟再浸再蒸。二味合捣令如泥，糊为丸，或印成饼，随宜服食。亦能乌须发，壮筋骨。以此种玉，其胎自固，而子亦多寿。壬午夏，曾以此方贡于徐侍郎颂阁，入之便贱验方中。世之专事补阳，而用硫、附辈者，慎不可从。如果阳道不起，不能坚久，精薄无子，还是鹿茸尚为血肉有情之品，然亦须同二冬二地及黄柏一味，大补其阴，则男妇皆可服。此亦诚斋之说也。

寿颐按：九芝此说，见《世补斋文》十四卷，为徐丈冶伯服坎离丸毓麟，而申论其方义也。大枣补心脾，黑豆补肝肾，而调之以桑葚汁，确是养阴无上妙药。黑大豆尤以一种皮黑肉绿者更佳，豆形如肾，确能补肾，且多脂液，而色黑兼绿，专补肝肾真阴，尤其显然可知。

寿颐又按：马料豆本是野生，质极恶劣，不堪供人食品，止可作喂马之料，顾名思义，岂是补品。只以叶香岩好奇，偶然入药，且有时但用其皮，俱是无聊之极思。其后则以此老享有大名，学者咸欲自附于叶派两字，以为负此头衔，无上荣宠，遂皆依样葫芦，竟以此无用之物认作补阴上品，不值一笑。九芝先生传此方之时，正是叶派之孝子顺孙群相标榜之世，所以于此方黑豆一物，特为申明一句，读者须当猛省。

寇宗奭曰：童年情窦早开，积想在心，月水先闭，盖忧愁思虑则伤心，心伤则血耗竭，故经水闭也。火既受病，不能荣养其子，故不嗜食。脾既虚则金气亏，故发嗽。嗽既作则水气竭，故四肢干。木气不充，故多怒，发鬓焦，筋痿。五脏以次传遍，故猝不死而终死也。比于诸劳，最为难治。

沈尧封曰：此条亦从《金匮》虚字内分出，实有是证。但此证所愿不得，相火必炽，非补水无以制之，六味地黄汤补阴泻阳固是妙法，然脾虚食减，倘嫌地黄腻膈，炒松可也，不然以女贞易之，顾名思义，并泻相火。

孟英曰：此证最难治，六味碍脾，归脾助火，惟薛一瓢滋营养液膏加小麦、大枣、远志，庶几合法。一瓢又有心脾双补丸，亦可酌用。

【笺正】寇氏所述此证，即《素问》所谓不得隐曲，女子不月者也。意淫纷扰，神志荡矣，相火燔灼，血安得不耗？经安得不闭？其食减而脾不司运化者，血耗不行，消化器乃承其弊，况病由情志而来，所思既专，忘餐废寝，水谷所供，早已置之度外，胃之减纳，初由若人之忘其所以，继而习惯自然，谷神能无困乎？经文特提心脾二脏，真是犀燃牛渚，洞烛隐微。此不得隐曲四字，即以所思不遂而言，特忠厚待人，措辞尤为蕴藉耳。其作嗽者，即相火之上冲；多怒者，即肝阳之外越；发焦筋痿，无一非壮火灼烁津液。一言以蔽之，火炎水竭而已。寇氏旧说以五行生克附会五脏递传，未免陈腐，却非生理之真。须知五行循环，转展涂附，何关病态，如此谈医，实是魔道。沈谓六味补阴泻阳，亦嫌肤浅。病到此关，峻补肝肾真阴犹嫌不及，尚何有泻之可言？丹、泽、茯苓岂能制此亢极之火，熟地炒松更有何用？未能免俗，聊复尔尔。窃为尧封不取，惟谓女贞顾名思义，可作一则格言读。须知此是心病，非于受病之源，自知忏悔，痛下针砭，无论方药如何，终无逃出鬼门关之望。孟英方法，亦聊以尽人事，如曰有功，殆无是理。世恒有及笄之龄得劳怯病，已是诸虚接踵，医家望之却步，而于归之后，竟能弗药有喜，渐以康复者，即此故也。

楼全善曰：经闭有污血凝滞胞门一证。罗谦甫血极膏，一味大黄为末，醋熬成膏，服之利一二行，经血自下，是妇科仙药。

沈尧封曰：《金匮》论经闭，有冷无热，非缺文也。盖天暑地热，则经水沸腾，岂反有凝泣不来之理？洁古、东垣降心火、泻三焦之说不可尽信，即骨蒸内热亦属阴亏，非同实火之可寒而愈也。

孟英曰：王子亨《全生指迷方》地黄煎，以生地汁八两，熬耗一半，纳大黄末一两同熬，候可丸九如梧子大，熟水下五粒，未效，加至十粒。治女子气竭伤肝，月事不来，病名血枯。盖瘀血不去则新血枯也，即《内经》乌鲗芦茹丸、仲景大黄䗪虫丸之义。后人但知彼血枯为血虚，而不知血得热则瘀，反用温补，岂能愈此血枯之病？尧封亦为此论，毋乃欠考。

【笺正】得热则血行[1]，遇寒而血瘀，乃理之常。尧封之说自是正论，然近世之人阴虚火旺者最多，先则血本少也而生内热，继则血更少而热更炽，乃火益壮而血益枯，遂并其残余之血液而灼烁煎熬，尽为瘀垢。罗谦甫之血极膏、王子亨之地黄煎，诚为此证而设。然寿颐则谓来源已竭，而尚欲从事于疏通，亦是竭泽而渔手段，少用之则缓不济急，多与之则正不能支，必以大剂滋养之煎方相辅而行，庶几标本两顾。尧封竟谓热则血无凝泣不来之理，是未悟到此层，诚为笔下失检，致贻孟英之讥。然降心火、泻三焦之二说，竟欲以寒药治血闭，则亦是虚家鸩毒，断不可行。尧封固明知骨蒸内热原属阴亏者，既无浪用寒凉之理，亦必不专用温补以治虚热血瘀也。

朱丹溪曰：肥人痰塞胞门，宜厚朴二陈汤。

【笺正】肥人多湿多痰，阻其脉络，气血为之不利，因而月事愆期者，固是理之所恒有。治宜理湿化痰，苟其粗知医理，亦谁不能凭证选药，岂拘拘于厚朴二陈一个板方所能必效？且湿滞痰凝，亦岂有专塞于一处之事，而乃直曰痰塞胞门，抑何鄙俚至此？吾于丹溪书叹观止矣。

第六节　淋漓不断—名经漏

陈良甫曰：或因气虚不能摄血，或因

---

① 行：此字原脱，上卫本作"溢"，据三三本补。

经行而合阴阳，外邪客于胞内。

孟英曰：亦有因血热而不循其常度者。

【笺正】经事延长，淋漓不断，下元无固摄之权，虚象显然。良甫谓经行交合一层，亦因扰动冲任，有开无阖，皆宜封锁滋填，气血并补。此证总是属虚，何有外邪可言？陈谓阴阳外邪，殊为可哂。王谓有因血热而不循其常，亦是肝之疏泄无度，必当潜藏龙相，封固滋填，非仅清血热所能有济。须知淋漓之延久，即是崩陷之先机，古人恒以崩漏二字相提并论，良有以也。

第七节　月事异常

经云：七七而天癸竭，有年过五旬经行不止者。许叔微主血有余，不可止，宜当归散；《产宝》主劳伤过度，喜怒不时；李时珍作败血论。三说不同，当参脉证。

【笺正】二七经行，七七经止，言其常也。然赋禀不齐，行止皆无一定之候。柔弱者，年未不惑而先绝；壮实者，年逾大衍而尚行。此随其人之体质而有异，故五十经行未必皆病。学士谓之有余，固可无庸药饵，然亦本无用药可停经事之法。《产宝》所言，亦肝络之疏泄太过，是为病之一端，当从崩例主治。独濒湖以为败血，武断之言，不可为训。总之，当止而不止，有余者少，不固者多，崩漏根萌，不容不慎，岂有认作败坏之血，径投攻破之理。

李时珍曰：月事一月一行，其常也；或先或后，或通或塞，其病也。有行期只吐血、衄血，或眼耳出血，是谓倒经；有三月一行，是谓居经；有一年一行，是谓避年；有一生不行而受胎者，是谓暗经；

有受胎后月月行经而产子者，是谓胎盛，俗名胎垢；有受胎数月，血忽大下而胎不陨者，是谓漏胎。此虽以气血有余不足言，而亦异常矣。

孟英曰：有未及二七之年而经水已行者，有年逾花甲而月事不绝者，有无病而偶停数月者，有壮年而月信即断者，有带下过甚而经不行者，有数月而一行者，有产后自乳而仍按月行经者，有一产而停经一二年者，秉赋不齐，不可以常理概也。

【笺正】经行日期应月而转，亦言其常。若或先或后，参差数天，苟无腰酸腹胀疼痛，及经色或紫或淡，或成瘀块者，则皆因禀赋不齐，不可谓病，妄投药饵。即有经行腹痛，头痛目晕，腰酸脊楚，胸胁胀满，乳房乳头胀痛，及经色不正诸证，治疗之药亦只可中和柔顺，调养肝脾，运行气分为主，不可偏热偏寒，大攻大补，反致欲速不达，故病未已，新病复起。倒经一证，亦曰逆经，乃有升无降，倒行逆施，多由阴虚于下，阳反上冲，非重剂抑降，无以复其下行为顺之常，甚者且须攻破，方能顺降。盖气火之上扬为病最急，不可认作无病，诿为不必用药。且此是偶然之事，必无一生常常倒行者。若其倒逆频仍，则其后将诸证蜂起，即生大变矣。居经、避年，固有因于秉赋者，然总缘体弱血少之故。若其先本不愆期，而忽致间月乃行，亦是不足之病。惟间隔之期殊无一定，有偶间一二月者，亦有常隔三五月者，居经、避年等称亦是随意定名，无甚义理。至于暗经之人，能孕者少，不育者多，其为体虚，尤可想见。若妊后月月行经，又不碍胎，惟旺盛者偶或有之，然虽如期而来，亦必不如平时之多，方为有余而溢之征。如其按月能行，且亦如未孕之状，则终恐固摄无权，半产可虑。胎盛一说，已非确论，又曰胎垢，更是无知妄作，可鄙已极。俗人谬说，何必援引，反以自昭其陋。若胎前血忽大下，则堕者其常，不堕者其偶，且恐有暴崩之变，濒湖意中且以为禀赋之奇，并不为病立言，殊未安惬。即如孟英所述各种，虽不为病者固亦有之，惟以理法推测，皆属反常，纵令一时尚无病状发见，迨积之日久，必有变幻，亦可断言。寿颐尝见一瘦弱女子，及笄而嫁，不及三年孕育两次，后即月事净绝，而居恒无病者十余年，其后仅病感冒，不三日即至不起，其年才逾三旬，此可征壮年月断之必非寿征矣。

第八节　血崩血大至曰崩。此是急病

《素问》：阴虚阳搏谓之崩。

许叔微曰：经云天暑地热，经水沸溢。又曰，阴虚者尺脉虚浮，阳搏者寸脉弦急，是阴血不足，阳邪有余。故为失血内崩，宜奇效四物汤，或四物汤加黄连。

奇效四物汤

当归酒洗　川芎　白芍炒　熟地黄　阿胶　艾叶　黄芩炒。各一钱

【笺正】《素问》此节俱以脉言，阴脉独虚，则其人真阴不能自固，而阳脉偏搏击有力，则阳气不藏而浮动，阴为阳迫，能无崩中妄下之变乎？寿颐窃谓即以病情言之，亦即此理。惟阴气既虚，则无自主之权，而孤阳乘之，搏击肆扰，所以失其常轨，暴崩直注。且肝气善于疏泄，阴虚者水不涵木，肝阳不藏，疏泄太过，此崩中一证所以多是虚阳妄动也。奇效四物汤即《金匮》之归芎胶艾汤，去甘草而加黄芩。以地、芍、阿胶固护阴营，而川芎以升举下陷之清阳，治此证乃为恰好。惟固摄无权，非大封大固而清理血分

之热，亦无以制其阳焰，则龙齿、牡蛎、旱莲、女贞、萸肉、白芍之属必须相辅而行，始有捷效。

附录：山雷治兰溪裕大京货店友人陈某室人，年逾三旬，庚申十月崩，崩漏不绝已将两月，易医屡矣。脉细软，神疲色夺。寿颐授以参、术、芪、地、白芍、龙、牡、地榆、紫草、艾炭、川芎、阿胶、萸肉、乌侧骨、桑螵蛸、二至、川柏、杜仲、川断、香附、香砂、陈皮、青皮、乌药等，出入为方，三剂知，十余剂而胃纳加餐，脉起色转，渐以即安。

寿颐按：当归一药，富有脂液，气味俱厚，向来视为补血要剂，固亦未可厚非。在阳气不足之体，血行不及，得此温和流动之品，助其遄行，未尝非活血益血之良药。唯其气最雄，走而不守，苟其阴不涵阳而为失血，则辛温助动，实为大禁。然俗子何知？心目中只有当归补血，归其所归之空泛话头深印脑海，信手涂鸦，无往不误。此妇自不佞连授大封大固，摄纳滋填之剂，诸恙皆安，胃纳即健以后，有兰邑女科世家夫己氏[①]者，为定一方，滋阴补土，大致亦尚清楚，但有归身三钱，仅进一盏，鲜血陡然暴下，几致厥脱。当归当归，何以竟不归其所归？此中奥窔，大有意味，附识数行，以告来哲，正不独吐衄咯血者之畏其辛升，而必不可以妄试也。

叔微又曰：女人因气不先理，然后血脉不顺，生崩带等证。香附是妇人仙药，醋炒为末，久服为佳，每服二钱，清米饮调下。徐朝奉内人遍药不效，服

---

① 夫己氏：讳语，犹言"某人"。见《左传·文公十四年》："齐公子元，不顺懿公之为政也。终不曰公，曰夫己氏。"

此获安。

徐蔼辉曰：叔微理气二字，专主怒气郁气伤肝，故用香附理气以和肝，慎不可用破气药。

【笺正】气为血帅，气调则血不妄行。凡是血病，气固无不先病者，血之妄升妄降，何一非气先不和，实阶之厉，况妇女所见者偏，多郁多怒乎？叔微虽止称香附一味，然陈皮、青皮、乌药、香砂之类，皆当随宜佐使，必不可缺。徐谓不可破气，诚是。但香燥之药重用之固是破耗，轻用之即以吹嘘，是在斟酌分量，不必畏如鸩毒。又如玄胡一物，血中气药，能通滞气而亦和平不燥，实为理气之良药，而世俗但知破瘀，必不敢用，实未尝于临证时细心体验之耳。

薛立斋曰：肝经风热，或怒动肝火，俱宜加味逍遥散。

加味逍遥散

当归　白芍　柴胡　甘草　茯苓　白术　丹皮　黑山栀

加薄荷、姜、枣煎。

【笺正】肝经风热而为血崩，仍是肝家火扰，内热生风，震动血络，疏泄太过，是宜滋水清肝，以潜息其风火，若怒动肝火而为崩中，尤宜柔润以平横逆。加味逍遥之柴胡、薄荷俱能疏泄，且柴胡轻扬升举，风热肝火得之，必致助桀为虐。立斋持论，未免处处颠倒。即曰崩中是降之太过，升举或无不可，究竟肝肾阴虚，升提之法皆在禁例，益气、逍遥非可一概轻试。读立斋书者，所宜审慎，余详后务笺语中。

李太素曰：崩宜理气、降火、升提。

【笺正】崩中是气不摄血，妄行无度，理气本是良图。其有火者，诚宜清而固之，然已是火扰于下，治法又安有降之可言？且气火之所以动者，原于肝肾阴虚

不能涵阳，况复脱血，下虚益甚，则亦不能再与升提，摇其本根，以速大祸。昔贤论东垣升柴之法，谓利于脾胃之阳虚，不宜于肝肾之阴虚，极为精切。彼但为阴液暗耗者言，已恐有拔动根株之变，则崩漏之大失其血者，又当何如？但亦有阳虚而大气下陷之一候，则病虽发于下焦，而源则在于中上。惟其元气不举，坠入下元，则自当补中升清，始能桴应。近贤盐山张寿甫《衷中参西录》有大气下陷一门，持论极精，治验不少。此当以脉证病情，求其源委，正不可与阴虚阳扰之血脱作一例观。虽是证之因于脾家清阳下陷者，间亦有之，然亦只可补脾气而兼事固摄，决无升举之理。是亦须于脉证参考，于病情上求其源委，必不能举一病名而谓可有通治之大法。即以本条六字言之，降火升提两层正是自相背谬，而乃可以连类书之，不亦怪哉？[①]

《金匮》云：寸口脉微而缓，微者卫气疏，疏而其肤空。缓者胃弱不实，则谷消而水化。谷入于胃，脉道乃行，水入于经，其血乃成。营盛则其肤必疏，三焦绝经，名曰血崩。

【笺正】此条见《伤寒论》之所谓《平脉法篇》。胃弱不实，彼作胃气实。下又重出实字连下句读。水化上有也字。营，彼作荣。寿颐按：此节文义殊不可解。《辨脉》《平脉》两篇，及《伤寒例》，大都如此。尝细按之，竟似无知妄人随手掇拾，不伦不类，全无义理可求。各注家偏能勉强敷衍，申说几句，吾不知作者是何肺肠，此等古籍只可存而不论，断不容再为穿凿，自欺欺人。沈氏于此徒见其有血崩两字以充篇幅，大是无谓。又

---

① 虽是证之因于脾家……不亦怪哉：此节原无，据三三本补。

不知何缘而讹作《金匮》，真所谓错中错矣①。

赵养葵曰：气为阳，主升。血为阴，主降。阳有余则升者胜，血出上窍；阳不足则降者胜，血出下窍。气虚者，面色必白，尺脉虚大。

【笺正】阳升太过，血出上窍，其说是也。若血出下窍，是血之不守，多有阳气下入于阴中。而疏泄无度者，亦是阳之太过，不可概谓之阳不足。惟别有阳虚元气下陷，不能摄血者，则宜大补脾气，重用参、芪，而佐以升清之法。此之阳虚，指元气、大气而言，不是火衰，不能用助阳辛热之药。即如赵氏自言，气虚者面色必白一句，亦以中气即馁，而色泽无华，不可误认作虚寒之证，妄用辛温燥热之药。乃养葵直以阳之有余不足，相对成文，殊为含浑。须知气虚之脉，无不细小，乃宜于补中举陷，若果尺脉虚大，又是阴虚不藏，宜涵敛，不宜升举。总之，此公持论，理路多不清澈，读其书者，不可不细加辨别②。

东垣曰：下血证，须用四君子补气药收功。

【笺正】下血原是脾气无权，失其统血之职，此指便血而言，尚非专论崩漏。然崩漏固亦有脾阴不守一证，止曰四君补气，不轻说到升举清阳一层，以为便血崩血善后良图最为允当。东垣老人一生之大学问、大经济，全在补脾胃升清气用功夫。升柴之法，是此老绝大发明。而此条不曰当用补中益气收功，可知胸中自有泾渭。若立斋之流，动辄升柴，则血脱于下者，多易拔动根本，非东垣之真旨矣！

东垣又曰：人伤饮食，医多妄下，清气下陷，浊气不降，乃生䐜胀。所以胃脘之阳不能升举，其气陷下致崩，宜补中汤。

【笺正】此条东垣之意，即为大气下陷之崩证而设。然措辞殊未熨帖，果有䐜胀，补中汤必非所宜。且以清气下陷与浊气不降连类言之，尤其不妥。如果浊气不降为病，而更以升柴升举之，是直欲提其浊气上升，为祸又当何若③？

丹溪云：有涎郁胸中，清气不升，故经脉壅遏而降下，非开涎不足以行气，非

---

① 此条见伤寒论……真所谓错中错矣：此节三三本作"《金匮》虽亦仲景旧本，然今之所谓《金匮要略》者，则宋人王冰于秘阁蠹简中得之，陈振孙《书录解题》言之凿凿，岂独脱烂残缺伪舛讹误所不能免，窃恐改窜点缀亦必不少，是以此书之不可解者最多。此条谓三焦绝经，名曰血崩，已不可知其命意，何若又谓卫疏则肤空，营盛则肤疏云云，似专以皮毛言之，果与血崩一证何涉？且既谓胃弱不实，而又谓谷消水化，此二句如何连贯得下？究竟胃弱胃强，真是莫名其妙！尧封何以来此，得毋徒乱人意。"

② 则宜大补脾气……不可不细加辨别：此节三三本作"亦止有固摄真阴而不宜扰动阳焰，此养葵阳不足一层之大不可训者，其意固指脾胃清阳下陷者言。故曰气虚者，面色必白。然补脾欲以统血，亦非补阳之不足，尺脉虚大，养葵固自言之，脉证如是，岂非下元阴虚？此必不可认定降者胜三字，而妄行东垣补中益气之法者。然养葵意中隐隐有当用升清一层，在后之学者切弗用此言外之意"。

③ 此条东垣之意……为祸又当何若：此节三三本作"血既大下，谓为清气下陷固无不可。然阴脱于下，误用升举，是犹树木根柢已空，而复拔之，无不立蹶，喘汗厥脱之变可以翘足而待。东垣生平升举脾胃清阳，是其独得之玄奥，而未悟到不可移治肝肾一层。此条所谓伤食妄下，清气下陷，仍是为脾胃言，崩中病因岂专在此？未免狃于所长，滥用板方之弊。补中升阳诸法，均以升柴为运用之灵机，药病相当，效固立见。而相反者害亦随之。夫以明之手定之方，尚犹未知其蔽，又何怪立斋、养葵辈活仑吞吐，误尽天下后世哉！"

气升则血不能归隧道。其证或腹满如孕，或脐腹疞痛，或血结成片，或血出则快，止则闷，或脐上动。治宜开结痰，行滞气，消污血。

沈尧封曰：冲为血海，并阳明之经而行，故东垣、丹溪皆主胃脘之阳不升。顾其病源各异，李曰妄下，朱曰痰郁，有腹满如孕，血出反快，止反闷等证可认，妄下则无有也，非问不得。

【笺正】痰涎积于经隧，则络中之血行必滞，郁结成壅，理有固然。积而愈积，非下脱何以自寻去路？故有腹满疞痛，结成片块之证。所谓宜开痰行气消瘀者，确是治瘀血成崩之不二法门。然所谓涎郁胸中则清气不升，经脉壅遏降下云云，殊非此病真相。痰血互结不可附会到清气下陷一层，且自谓宜开结痰、行滞气、消污血，此三者皆导瘀攻破之法，更与清气不升无涉。此节语气两面不相照顾，亦非丹溪之言。考丹溪论东垣升阳之法，尝谓西北之人阳气易于降，东南之人阴火易于升，见戴九灵《丹溪翁传》。故立知柏降火，以救东垣之偏。此条以瘀血立论，既曰开痰行滞，何为杂以升气二字，岂不自矛自盾？此盖后有浅者为之附益。读丹溪书者，必须分别观之。尧封望文生义，遂有冲脉并阳明而行之附会，甚至说到胃脘之阳不升。须知瘀血在下，胃脘在上，既欲破瘀，自是下行为顺，何得以升举清阳一层相提并论，尧封盖未之思耳。

戴元礼曰：血大至曰崩。或清或浊，或纯下紫血，势不可止。有崩甚腹痛，人多疑恶血未尽，又见血色紫黑，愈信为恶血，不敢止截。凡血之为患，欲出未出之际，停在腹中，即成紫色。以紫血为不可留，又安知紫血之不为虚寒乎？瘀而腹痛，血行则痛止，崩而腹痛，血止则痛止。芎归汤加姜、附，止其血而痛自止。

【笺正】大崩而后腹痛，血既脱而气愈乱，故不比乍崩腹痛，血色紫瘀，成块成片者，当用导滞消瘀之法。至于离经之血，一时未即下脱，即成紫色，其说甚是，亦不可执定紫为瘀血，必投攻破。盖所失既多，断无不以固摄为急之理。若复见痛即破，见紫即攻，虚者益虚，落阱下石，为祸更烈。但紫血之果是虚寒者毕竟不多，芎归加姜、附亦非必能止崩之法，是当以脉证参之，不可执一而论。惟脱血既多者，必以补脾养胃，峻滋肝肾真阴，而合封固摄纳为治，庶可无投不利。腹痛者，固当运气和肝，如香附、乌药、川楝、玄胡之属皆可择用一二。即无痛者，参、术、归、芪、阿胶、杞、地等气血双补方中，亦必加香砂、青陈皮之属，吹嘘而运化之，始能活泼灵通，补而不滞。否则失之呆笨，非徒无效，且有中满碍化之弊矣。

薛立斋曰：有妇患崩，过服寒药，脾胃久虚，中病未已，寒病复起，烦渴引饮，粒米不进，昏愦时作，脉洪大，按之微弱。此无根之火，内虚寒而外假热也。十全大补加附子，崩减，日服八味丸而愈。又有久患崩，服四物汤、凉血剂，或作或止，有主降火，加腹痛，手足厥冷，此脾胃虚寒所致，先用附子理中汤，次用济生归脾、补中益气二汤，崩顿止。若泥痛无补法，误矣。

沈尧封曰：崩证热多寒少，若血大至色赤者，是热非寒。倘色紫黑者，出络而凝。其中有阳虚一证，经云阳气者，卫外而为固也，营行脉中，卫行脉外。脉外之阳虚失于卫护，则脉中之营血漏泄，既出络脉，凝而不流，渐渐流变紫变黑，然必须少腹恶寒，方可投温。

【笺正】崩中一证，因火者多，因寒者少。然即使是火，亦是虚火，非实热可比。纵当清热，止有地榆、紫草、柏叶、柏皮、栀子、丹皮之类择用一二。宜于芩、连者已不多见，本无纯用寒凉之理。况失血之后，阳气亦馁，更无频服寒凉之法。薛案十全、八味一证，明言过服寒凉，则温补所以治药误，非其本病之果宜于温。但虚热烦渴，不当引饮，薛曰引饮，直是笔下之失检处。其第二条先服四物凉血，或已过当，再主降火，以致腹痛肢厥，亦是为药所误。此寿颐所以谓纵使有火，已是阳陷入阴，安得有降之一字可言者也。沈论阳虚一证，谓必少腹恶寒，方可投温，固是认证要诀。然须知其余见证，毕竟可参，脉状舌苔，亦必有据。惟血去既多，气随血耗，真阳往往无权，多有宜于温煦者，温煦之药，乃温和之温，非辛燥大热一类。昔人谓暴崩宜清，可知久崩者不可恣用凉药，否则执呆方以治活病，正以招立斋之讥矣。

崩证极验方

地榆　生牡蛎各二钱　生地四钱　生白芍三钱　黄芩　丹皮各一钱半　川连五分　甘草八分，炒　莲须　黑栀各一钱

水煎服。

沈尧封曰：一妇日服人参、阿胶，血不止，投此即效。因带多，偶以苦参易芩，血复至，用芩即止，去连血又至，加连即止。

寿颐按：苦参太嫌苦寒，芩、连必因证而投，不可拘泥。

尧封又曰：一妇患崩月余，余诊时，大崩发晕几脱，是方加人参一钱，服之即定，十剂而安。

寿颐按：大崩发晕，本非人参不可。只用一钱，尚嫌太少。

尧封又曰：一妇患此，年逾五旬，投人参、阿胶不效，一日用黄连五分，甚不相安。一医云是气病，用醋炒香附、归、芍、丹皮、黄芩、牡蛎、枣仁、黑荆芥各二钱，郁金一钱五分，橘皮一钱，上沉香磨冲三分，柴胡五分，棕榈炭八分，煎服，一剂崩止。除柴胡、荆芥、棕炭，数剂食进，复加白术为散，服之作胀，减去即安。

寿颐按：用药必随证加减，乃能活泼灵动。观是案加连不安，可见前方本非呆板必验之药，人参、阿胶皆有应有不应，视佐使之相称否耳。白术亦非必胀者，惟阿胶非胃纳尚佳，不宜早用。

尧封又曰：一崩证少腹恶寒，用桂附八味丸收全效。

【笺正】上方温而不补，再加固涩敛阴，为下焦阳虚者立法，未尝不轻清灵活。然惟气体尚强，略偏虚寒者为宜。若血去已多，亦非正治，且固护亦嫌不及。寿颐治此证，必以介类潜阳收摄横逆龙相之火，如生龙齿、生牡蛎、生玳瑁之属。俗子每谓一味兜涩，蛮封蛮锁，甚且望而生畏，不知血之所以妄行，多是雷龙相火疏泄无度，惟介类有情，能吸纳肝肾泛滥之虚阳，安其窟宅，正本清源，不治血而血自止，非强为填塞之法，视莲须、败棕、石榴皮等之酸收苦涩者不同，故取效捷而无流弊。且沉重质坚，纳入煎剂，气味俱薄，非重用不能有功，而无识者见用两许分量，又复舌挢不下，传为谈柄。耳食者不辨真理，一至于此，真是令人绝倒。寿颐终谓前方，牡蛎仅止二钱，难生效力。近人监山张寿甫善用萸肉，大剂有至四两者，摄纳肝阳而峻补肝肾之阴，大有作用，非好奇可比。

孟英曰：经漏崩淋并由精窍出，惟溺血从溺窍而下，妇女虽自知，然赧于细述，医者不知分辨，往往误治。更有因病汛愆，而冲脉之血改从大肠而下者，人亦但知为便血也，临证均须细审。

【笺正】由精窍出者，时时而下，其人不能为自主；从溺窍出者，小溲可以自主。故溺血必随小溲而见，不小溲则无有也。医者能以此辨证，则闺中人虽不能自述，亦可一问其溲便而知之。王又谓有汛愆改从大肠而下者，潜斋治案中确有此一则，然千人之一，不可多得者也。月事隶于冲任，终是理想，孟英于此竟谓冲脉之血改从大肠而下，更觉离奇，究竟揣测之见，而说得明明白白，有如目睹，终是言之太过。

第九节 带下 与男子遗浊同治

《素问》：任脉为病，男子内结七疝，女子带下瘕聚。

【笺正】任脉以担任身前得名，任脉病则失担任之职，斯气结者成疝，血结者成瘕，或不能固摄则带下作矣。此证有湿热胶结，清浊混淆而淫溢者；有相火亢甚，疏泄太过而渗漏者；又有肝肾阴虚，不自固摄之证，只是带下之一端，而任脉为病一句，实兼此三者而包涵其中。故一见带下，即指为冲任不固，带脉无权之虚证，而辄投补涩者，绝少见效。尧封谓与男子遗浊同治，诚然。治遗浊者，固不可仅以兜涩为能事也。

又曰：脾传之肾，名曰疝瘕。小腹冤结而痛，出白，名曰蛊。

【笺正】此脾湿下流，由肾而传之膀胱者，盖即输尿管之清浊不分，故小腹为之郁结作痛，而白液自下，是即男浊女带之因于湿热胶结者也。冤，读为菀，实即郁塞之郁。唐释玄《应一切经音义》引《广雅》："冤，抑也。"抑塞义近，故郁结之郁，可假冤字为之。

又曰：少腹冤热，溲出白液。

【笺正】此亦男子之白浊，女子之白

带。少腹郁热，是即相火亢甚之所致也。

又曰：思想无穷，所愿不得，意淫于外，入房太甚，发为白淫。

【笺正】所思不遂，龙相之火因而外越，是即亢火疏泄太过之带下。入房太甚则冲任不守，是为虚脱之带下。合观《素问》数节，则男子遗浊、女子带下之病因，总不外湿火、相火、阴虚不守，三途而已。

沈尧封曰：带下有主风冷入于胞络者，巢元方、孙思邈、严用和、杨仁斋、楼全善诸人是也；有主湿热者，刘河间、张洁古、张戴人、罗周彦诸人是也；有主脾虚气虚者，赵养葵、薛立斋诸人是也；有主湿痰者，丹溪是也；有主脾肾虚者，张景岳、薛新甫是也；又有主木郁地中者，方约之、缪仲淳是也。其所下之物，严主血不化赤而成，张主血积日久而成，刘主热极则津液溢出。其治法，有用大辛热者，有用大苦寒者，有用大攻伐者，有用大填补者。虽立论制方各有意义，然其所下之物，究竟不知为何物。惟丹溪云：妇人带下与男子梦遗同。显然指着女精言，千古疑窦一言道破。但精滑一证，所因不同，惜其所制之方囿于痰火二字中耳。由是言之，白带即同白浊，赤带即同赤浊，此皆滑腻如精者。至若状如米泔，或臭水不黏者，此乃脾家之物，气虚下陷使然。高年亦有患此，非精气之病，不可混治。

【笺正】古病多属虚寒，故巢氏《病源》、孙氏《千金》皆以辛热治带下，此今时所绝无仅有之候，可以存而弗论。若湿热，则今病最多，而亦最易治，其所下者，必秽浊腥臭，甚者且皮肤湿痒，淫溢欲腐。若夫脾虚气虚之证，固亦有之，即东垣之所谓清阳下陷，果属气陷，参芪补中而少少升清，亦尚易治。但立斋、养葵所言，则几几乎万病尽然，断不足据。丹溪以湿痰立论，实即湿热之病，不足为异。景岳以脾肾两虚为言，则带出精窍，言肾较为切近。视专论脾胃清气不升者，尤为明白。新甫，即立斋，而尧封似乎认作二人，是其失检。若缪仲淳以为木郁地中，实即相火郁窒，横行而疏泄太过耳。古人治法，惟戴人大攻，断不可训。此外则大温、大寒、大补，各有对药之病，因证立方，俱有至理，不可偏废。丹溪谓带下同于梦遗，寿颐窃谓遗之与浊，虽同是精窍为病，但遗则一泄而即止，浊则自下而无时，其证不同。带下是时时频下，非遗证之发作有时者可比，当以浊证论，不当以梦遗为拟。虽用药无甚分别，但病状确是不同，不可混合为一。丹溪专以痰火主治，亦以是证之属于湿热者最多耳。若夫腥秽不黏之带下，则是溺窍为病，由肾之输尿管来，不出于输精之管，乃湿浊下流，肾中输溺之管不能泌别清浊所致，高年童稚皆有此证。在湿盛热甚之人，当以实火论，未必皆气虚之下陷，是当淡渗以通理水道。尧封固亦知其非精气病，但径谓是脾家之物，得毋太嫌直遂。究竟前阴浊垢必非从脾脏溢出，此则今之所敢断言者也。

沈尧封曰：戴元礼论赤浊云，精者，血之所化。有浊去太多，精化不及，赤未变白，故成赤浊，此虚之甚也。何以知之？有人天癸未至，强力好色，所泄半精半血。若溺不赤，无他热证，纵见赤浊，不可以赤为热，只宜以治白浊法治之。观此则以赤带为热者谬矣。

【笺正】赤浊、赤带，本因相火太亢，热毒扰其血分使然，其人小溲必少，热如沸汤，一问可知，此非大剂清火泄导，何能有效？戴氏所论之大虚赤浊，确乎有之。然特其一端，非凡是赤浊皆如此也。无论何病，各有真源，本不可仅据病状以断定其寒热虚实，毕竟各有其他之脉证可据，不可泛泛然一概论。赤带为热，本属盲人妄说。若其果确，则白带白浊，皆寒病矣。观于尧封引及是说，可知其时市医竟以谰言认作实理。此与湿热带下之病，或赤或白，而俗子亦有谓赤热白寒者，同一痴人说梦。

王孟英曰：带下女子生而即有，津津常润，本非病也。故扁鹊自称带下医，即今所谓女科是矣。《金匮》亦以三十六病隶之带下，但过多即为病。湿热下注者为实，精液不守者为虚。苟体强气旺之人，虽多亦不为害，惟干燥则病甚，盖营津枯涸，即是虚劳。凡汛愆而带盛者，内热逼液而不及化赤也，并带而枯燥全无者，则为干血劳之候矣。汇而观之，精也，液也，痰也，湿也，血也，皆可由任脉下行而为带。然有虚寒、有虚热、有实热三者之分，治遗精亦然。而虚寒较少，故天士治带必以黄柏为佐也。

【笺正】孟英谓女子生而带下，不足为病，即其所谓津津常润者，本属无多，亦不秽恶。是以世俗有十女九带之谚，诚不必药。且闺中隐曲原不告人，亦未有以此求治者。如其太多，或五色稠杂及腥秽者，斯为病候。虚寒、虚热、实热三层，包涵一切浊带诸证。果能明辨及此，治法已无余蕴。至谓枯燥全无者，即是虚劳之候，此即《褚氏遗书》之所谓枯则杀人者，苟非真阴之告匮，皆其斫丧太过，合多而津干液耗者也。孟英体验及此，确是古人未道之语。惟任脉下行为带一层，究属理想。脉是经络，何能从前阴漏泄。此与上文之冲脉下为月事，同一语病。吾侪处此开明之世，立说宜句句踏实，凡遇古人悬疑想像之辞，不可不为矫正，但亦不必以此为古人病耳。

妙香散

治脉小食少，或大便不实者。

龙骨　益智仁　人参各一两　白茯苓
远志去骨　茯神去木。各五钱　朱砂二钱五分
炙甘草钱半

为末。每服酌用数钱。

【笺正】此王荆公方，为虚证之遗浊带下设法。于固涩之中仍以利水化痰辅之，补而不滞，颇为灵动。但今之普通龙骨，无固摄之力，必以青龙齿之黏舌牢固者为佳，尤须生用，乃能潜阳摄服，决不可煅，煅则为石灰，枯燥无用，且能为害。又按：远志微温，是化痰妙药，此东瀛人之新发明，恒以为治痰主宰，可以独用，且可重任而无弊。寿颐频年经验，信而有征。古人旧说，认作能开心窍，不敢重用，未能有效。说详拙辑《本草正义》。

地黄饮子去桂附

肾阴不足，肝阳内风鼓动而滑精，其脉弦大者宜之。叶云：天地温和，风涛自息。又云：坎中阳微，下焦失纳。又云：肝为刚脏，不宜温药，只宜温柔养之。

水制熟地八钱　川石斛　麦冬　茯苓各一钱五分　石菖蒲　远志肉　巴戟肉　干淡　苁蓉各一钱　五味子　山萸肉

沈尧封曰：末二味酸药可去。

【笺正】河间地黄饮子治猝然音喑，肢废不用，是为肾脏气衰，阴阳两脱于下，而浊阴泛溢于上，气血冲激，扰乱神经者立法。其证必四逆肢清，或冷汗自出，其脉必沉微欲绝，其舌必滑润淡白。故以麦冬、熟地峻补真阴；桂、附、戟、蓉温养元气；五味、萸肉酸以收之，所以招纳涣散，返其故宅，理法极密。本不可以治肝阳上冲之脑神经病。此方说解，不佞别有发明，见拙编《中风斠诠》。此去桂、附，借用以治阴虚阳扰之遗浊崩带，

填摄真阴，本欲以静制动，涵敛虚阳，则方中菖、远开泄，尚非所宜，而巴戟、苁蓉，更嫌有温煦之性反以助阳，尚宜斟酌损益。而尧封反谓萸肉、五味酸收可去，颇失制方之意。盖本为虚而不固者立法，正是利用其酸收，既无湿浊实邪，尚复何嫌何忌？又引叶氏说天地温和，风涛自息，则为阴霾肆逆之病而言，可以论地黄饮之全方。若既去桂、附，而治肝风鼓动，叶说已全不相涉，而坎中阳微、下焦失纳二句，更是盲人扪烛，无此情理。须知坎中阳微而不能固者，理固有之，何所谓纳？若果阳微，何以反云桂、附？徐批《临证指南》，每谓叶老半通不通，此类是也。若曰肝为刚脏，不宜投刚燥之药，则滋养肝阴惟以甘润为主，亦宜柔而不宜温。要之，肾家阴虚，相火鼓动，而为遗浊崩带之病，本是最多，脉弦且大，龙雷不藏①，是方与缪氏《广笔记》之集灵膏、魏柳洲《续名医类案》之一贯煎，皆滋养真阴，摄纳浮阳之上乘禅也。

补肾阴清肝阳方

王宇泰曰：肾为阴，主藏精，肝为阳，主疏泄。故肾之阴虚则精不藏，肝之阳强则气不固。沈尧封曰：此方以清芬之品清肝，不以苦寒之药伤气。

藕节　青松叶　侧柏叶各一斤　生地
玉竹　天冬各八两　女贞子　旱莲草各四两
熬膏服。

【笺正】此治肝肾相火亢而疏泄无度之遗浊崩带。火旺阴伤，故清火不在苦寒而在甘润。又选用清香芬芳之品，以疏络中郁热之气，尤为心灵智巧。

---

① 龙雷不藏：喻相火不藏。龙雷，语出《医贯》。认为相火为龙雷之火，寄于肝肾之间。若相火正常，则如龙之潜海，雷之伏于地，温煦长养脏腑气血而不显其形。

八味丸

戴元礼曰：有赤白浊人服玄兔丹不效，服附子八味丸即愈者，不可不知。

沈尧封曰：此即坎中阳微，下焦失纳之意，屡用有效。王孟英曰：阴虚而兼湿火者，宜六味丸，甚者加黄柏尤妙。

【笺正】浊带之因于下元阳虚不能固摄者，其证甚少。戴氏所谓八味一法，如不见有确切之脉证，不可轻率引用。其方仍以养阴为主，稍加桂、附，燠然下元，而仍赖丹、泽、茯苓通泄水道，本非专为补肾之药，用于是证，乃与仲景八味肾气丸之主旨符合，与立斋、养葵诸公竟认作温补元阳主剂者，识见不同，胡可以道里计。若孟英所谓阴虚而兼有湿火，宜六味加黄柏。惟其有湿火在下，六味全方始为合辙，此与薛、赵辈之直谓六味补水者，不可同年语也。

附：玄兔丹《局方》

菟丝子十两　五味子七两　茯苓　莲肉各三两　山药六两

【笺正】此亦填阴固摄之意，然药味尚嫌太泛，不如前两方多矣。

松硫丸

此是方外之方。治赤白浊、赤白带，日久不愈，无热证者，其效如神。

松香、硫黄，铁铫内溶化，将醋频频洒上，俟药如饴，移铫置冷处，用冷水濡手，丸如豆大。必须人众方可，否则凝硬难丸。每服一钱。

孟英曰：此方究宜慎用。

【笺正】此必下焦无火，而虚不能固之浊带，方是对病。然此证极少，如其有之，则硫能温养肾火而性滑利，非蛮钝封锁之比，所以神效。

固精丸

《选注》云：阳虚则无气以制其精，故寐则阳陷而精道不禁，随触随泄，不必梦而遗也。必须提阳固气，乃克有济。

鹿茸一具　鹿角霜分两同茸　韭子　淡干苁蓉各一两　五味子　茯苓　熟附子巴戟肉　龙骨　赤石脂各五钱

酒糊丸。

【笺正】此方专为肾家无阳，关闸不守者立法。《选注》谓寐则阳陷，正以阴分本弱，寐则气静而阳陷入于阴，扰其精关。故选用茸角能通督脉之阳，而力任升举者以提其陷。制方确有精义，然须知阳陷之阳与相火不藏之阳大有区别，不可混治。原本龙骨下有煅字，是俗子谬见，兹特删之。

温柔涩法

叶氏治白淫。

白龙骨　桑螵蛸　湖莲　芡实　茯苓茯神　金樱子　覆盆子　远志肉

蜜丸。

【笺正】此方诸药，一例收涩，必纯属虚不能固者可用，然未免呆笨，难收实效。莲子、芡实终是食品，混入药剂，用非所用，殊为魔道。自天士老人笔头弄巧以开其端，而吴子音伪撰《三家医案》，随其流而扬其波，甚至海参、淡菜、鲍鱼胶之属，悉入煎方。不佞每戏谓之厨子开单，惜乎不调酸咸而杂入草木队中，乃使腥闻扑鼻，令人欲哕。物苟有知，能毋叫屈。白龙骨不如青龙齿有效。

赤水玄珠端本丸

治脉大体肥，大便晨泄不爽，湿热遗精，极验。

叶云：湿热之病，面色赤亮可证。

苦参　川柏各二两　牡蛎　蛤粉　葛根　青蒿　白螺蛳壳煅。各一两

神曲和丸。

【笺正】苦能胜湿，兼以固涩。而葛根能升胃气，以治湿热遗浊，亦能分清泄水，选药自有巧思。但白螺蛳壳，有处极

多而无处难觅，究非主要之药，孙东宿侈言其功，终是詅痴①之见，何如以牡蛎漂取净粉用之，摄纳固下而亦清利湿热，颇有实效。叶氏谓湿热病色光亮，直是孩子话头。

本事方清心丸

戴元礼曰：有经络热而滑者，此方最妙。

大智禅师云：腰脊热而遗者，皆热遗也。

黄柏　冰片

盐汤为丸。

徐蔼辉曰：亦有阴亏之极，致腿足腰脊、肝肾部位作热而遗者，又宜填阴固涩，以敛虚阳，非可妄投清火，宜详辨脉证。

【笺正】冰片大寒，非实热证不可用。许氏方为湿炽火甚者立法，是实证。但二味必非等分，龙脑视黄柏，二十之一足矣。蔼辉所言则虚甚而火反外浮者，病情天渊，然其他见证亦大不同。孟英所谓凡勘一证，有正面必有反面，治医者胡可以心粗气浮。

导赤散

李濒湖曰：一壮年男子，梦遗白浊，少腹有气上冲，每日腰热，卯作酉凉。腰热则手足冷，前阴无气，腰热退则前阴气动，手足温。又旦多下气，暮多噫气，时振，逾旬必遗，脉弦滑而大。偶投涩药，则一夜二遗。遂用此方大剂煎服，遗浊皆止。

生地　木通　甘草梢

【笺正】东璧所述，正在壮年，明是相火太亢，郁极而泄。少腹气冲是肾火之上奔，正与《伤寒论》之奔豚证为肾中寒水上溢者，一水一火，两相对峙，而其属于肾气上奔则一，又是孟英之所谓同证而病理寒热之一正一反者。腰热之所以卯

作酉凉，正是实热之据，故最盛于日中阳气正旺之时。其手足冷者，热聚于里而四末反寒，亦即热深厥深之义，以前阴气定，则其热独注于里。腰热既退而手足乃温，前阴气动，亦是此往彼来，肝热而气之疏泄作用，但未易说明其实在生理之关系如何耳。且腰是肾之部，此部独热，非肾热而何？脉弦滑大，情状昭著，涩之则郁热反盛，肾肝愈郁，而疏泄之力愈猛，所以一夜二遗。木通苦泄宣通，以治火亢郁热，恰合分寸，大剂灌沃，尤为力专任重。是方是证，大有心思。此条见证颇与上条所主之病相近，然上方颇呆，此方灵活，在木通一味，以通为用故也。

王孟英曰：任脉虚而带下不摄者，往往滋补虽投而不能愈。余以海螵蛸一味为粉，广鱼鳔煮烂，杵丸绿豆大，淡菜汤下，久服无不收效，真妙法也。

【笺正】凡虚不能固之病，滋填收涩最无近功，良以奇经滑泄，草木无情，故未易收全绩。孟英此法，血肉有情，竹破竹补，别有会心，虽奇而不离于正。妙在丸以缓治，方能渐入下焦。视叶派竟以海味作汤药之腥腻难咽者，自有泾渭之别。寿颐尝以海金砂合川柏末两味，用鲜生猪脊髓打和丸，治阴虚有火之浊带，多效，亦引清理之药直入督任者也。

第十节　求　子

《素问》：女子二七而天癸至，任脉通，太冲脉盛，月事以时下，故有子。七七而任脉虚，太冲脉衰少，天癸竭，地道

---

① 詅（líng）痴：文章拙劣而好自夸。见北齐颜之推《颜氏家训·文章》："吾见世人，至无才思，自谓清华，流布丑拙，亦以众矣，江南号为詅痴符。"

不通，故形坏而无子。

沈尧封曰：求子全赖气血充足，虚衰即无子。故薛立斋曰，至要处在审男女尺脉，若右尺脉细，或虚大无力，用八味丸；左尺洪大，按之无力，用六味丸；两尺俱微细，或浮大，用十补丸。此遵《内经》而察脉用方，可谓善矣。然此特言其本体虚而不受胎者也，若本体不虚而不受胎者，必有他病。缪仲淳主风冷乘袭子宫，朱丹溪主冲任伏热，张子和主胞中实痰，丹溪于肥盛妇人主脂膜塞胞，陈良甫谓二三十年全不产育者，胞中必有积血，主以荡胞汤。诸贤所论不同，要皆理之所有，宜察脉辨证施治。荡胞汤在《千金》为妇人求子第一方，孙真人郑重之。

【笺正】生育之机，纯由天赋，本非人力之所能胜天，更何论乎药物。惟能遂其天机，而不以人欲乱性，断无不能生育之理。世之艰于孕育者，大率皆斫丧过度，自损其天真。是以欲求孕育，惟有节欲二字。善乎袁简斋之引某理学家答其门人问求子者，谓汝能学鸟兽，则有子矣。乍聆此论，岂不可骇？须知鸟兽之合，纯是天机，不妄作为，应时而动，所以无有不生，而亦无有不长者。简斋更为之申一说曰：行乎其所不得不行，止乎其所不得不止，即生乎其所不得不生，是岂草木根荄所能代天宣化者。《上古天真论》谓任脉通，太冲脉盛，则有子；任脉虚，太冲脉衰少，则无子。虽为女子言之，亦岂仅为女子言之？正惟冲任充盛，根基已固，然后阳施阴受，胥能有成。尧封气血充足四字，固已包举一切，则反是以思，行乎其所不当行，天癸哪不早竭？地道不通，形坏无子，又岂必俟乎七七、八八之龄耶？立斋审察尺脉一言，其理不可谓不切，而八味、六味、十全三方，岂是确当

之药。立翁惯伎，终是可嗤。若沈所谓本体不虚而不受胎，则不虚即实，子宫必有所蔽，故不能感。诸贤持论，未尝不极其理想之能事，然生理之真，亦未必果与诸家所论尽能符合，所以如法用药，纵使脉证近似，亦必不能一索而得。而《千金方》之主破瘀，张戴人之主荡涤，尤恐不顾其后，利未可得而弊即随之，学者必不可孟浪从事。且戴人所谓胞中实痰，丹溪所谓脂膜塞胞，良甫所谓胞中积血，无一非盲人谈天之故智，宁不可哂。

荡胞汤

朴硝 丹皮 当归 大黄 桃仁生用，各三铢 厚朴 桔梗 人参 赤芍 茯苓 桂心 甘草 牛膝 橘皮各二铢 附子六铢 虻虫 水蛭各十枚

上十七味，㕮咀，以清酒五升，水五升，合煮取三升，分四服，日三夜一。每服相去三时，更服如前。覆被取微汗，天寒汗不出，着火笼之，必下脓血，务须斟酌下尽，二三服即止。如大闷不堪，可食酢饭冷浆，一口即止，然恐去恶不尽，忍之尤妙。

孟英曰：子不可以强求也。求子之心愈切，而得之愈难。天地无心而成化，乃不期然而然之事，非可以智力为者。惟有病而碍于孕育之人，始可用药以治病，凡无病之人，切勿妄药以求子，弄巧反拙，岂徒无益而已耶。纵使有效，而药性皆偏，其子禀之，非夭札即顽悖，余历验不爽。

【笺正】孕育之事，无所为而为，岂有人力可以矫揉造作之理。所谓夫妇之愚，可以能知能行，而圣人有所不知不能者。如谓金石草木，可以强无为有，是直以人欲胜天理，使造物退处于无权。吾知虽有高贤，断不敢作此无端之梦想，而俗子偏能为此说者，止以逢迎富贵，为衣食

计,当亦智者所共谅。孰意孙氏高明,《千金方》一书,竟以妇人一门居首,而求嗣又为妇科之开宗明义第一章,一若药石无情,果有挽回造化之能力,盖亦未脱方士习气。孟英谓非可以智力为,顶门一针,吾知求方者、与方者皆如冷水浇背,默尔而息。快人快语,揭尽俗子丑态,哪不曲踊三百。又谓有病而碍于孕育者,始可用药以治病,须知所以不得不用药者,止是为治病计,实非作蓝田种玉[1]想,然后知《千金方》求嗣一门绝非医家分内之事。寿颐恒见艰于子嗣者,不悟其丧失之多,日以求方求药为当务之急,而医家工于献媚,乐为处方,抵掌高谈,莫不自谓果有奇术,令人一索可得。究竟罗列温补兴阳数十味,欲以搜括老人垂竭之脂膏,妄冀背城借一,纵令如愿以偿,而先天既薄,又以燥烈之药石助之,生儿必多胎毒,奇病百出,长育极难,确已屡见之而苦不敢为乃翁说明源始,以重伤垂暮之心。孟英更说到顽悖一层,正是阳药刚烈之余焰,有以成其禀赋,此理之常,无足怪者。彼痴心梦想之流,读此当亦可以废然返矣。

孟英曰:荡胞汤虽有深意,其药太峻,未可轻用,惟保胎神佑丸善舒气郁,缓消积血,不但为保胎之良药,亦是调经易孕之仙丹。每日七丸,频服甚效。余历用有验,最为稳妙。方见下卷。

【笺正】荡胞汤,以荡涤胞中恶瘀取义。其意盖谓妇人无不生育之理,其所以不孕者,由瘀浊积于胞中故耳。寿颐谓此是理想,殊不足征。胞者何物?如谓指膀胱而言,则聚溺之器,与子宫之孕育何涉。如曰即是子宫,则本非与脏腑贯通,纵有瘀垢,岂服药而能荡涤到此。宁非理想之病状,且亦是理想之作用,而竟聚集许多攻破荡涤走窜之物,足以扰乱之而有

余。果用是方,必犯孟英所谓岂徒无益之弊,虽是古方,断不可信。惟孟英所称之保胎神佑丸,亦极平常,且每服止桐子大之七丸,何能有效?乃孟英颇推重之,谓有殊功,极不可解,岂聊以徇求方种子者之意,姑以和平淡泊,万全无弊者应之耶?此亦仁人之用心,惟恐俗子谬服毒药,反以为祸耳。若曰果为调经之仙丹,寿颐虽愚,敢断其必无是事,惟谓其善舒气郁,庶几近之。

孟英又曰:世有愚夫愚妇,一无所知,而敏于生育者,此方灵皋[2]所谓此事但宜有人欲,而不可有天理也。观于此,则一切求子之法皆不足凭。况体气不齐,岂容概论。有终身不受孕者,有毕世仅一产者,有一产之后,逾十余年而再妊者,有按年而妊者,有娩甫弥月而即妊者,有每妊必骈胎者,且有一产三胎或四胎者。骈胎之胞,有合有分,其产也,有接踵而下者,有逾日而下者,甚有逾一旬半月而下者。谚云"十个孩儿十样生"。是以古人有宁医十男子,莫医一妇人之说。因妇人有胎产之千态万状,不可以常理测也。世之习妇科者,不可不究心焉。

【笺正】孕育纯是天然,即胎前状态亦复万有不齐,莫名其妙,脉不足凭,证不可据,阅历愈多而所见愈奇。孟英谓千态万状不可以常理测,真是从见闻广博得来,非浅学者所能道只字。

孟英又曰:古人五种不男,曰螺、纹、鼓、角、脉,而人多误解。余谓螺乃骡字之讹,骡形之人,交骨如环,不能开坼,

---

① 蓝田种玉:出《搜神记》,原指杨伯雍在蓝田种出玉来,得到美好的姻缘。后比喻女子受孕,珠胎暗结。

② 方灵皋:方苞,字灵皋,江南桐城人,清初桐城派散文大家、名儒。

如受孕，必以产厄亡。纹则阴窍屈曲，如螺纹之盘旋，碍于交合，俗谓之石女是也。后人不知骡形之异，而改为螺，遂以纹之似螺者，有混于鼓。鼓者，阴户有皮鞔①如鼓，仅有小窍通溺而已。设幼时以铅作铤，逐日纴②之，久则自开，尚可以人力为也。角则阴中有物，兴至亦有能举者，名曰二阴人，俗云雌雄人是也。脉则终身不行经者，理难孕育。然暗经亦可受胎。钱国宾云：兰溪篾匠之妻，自来无经，而生四子一女。故五种之中，惟三者非人力所能治，而纹、角二种并不可交也，特考定之，以正相传之讹。又曰，骡形之女，初生时稳婆技精者，扪之即知其可男可女之身，名人疴者，亦角类也。

【笺正】孟英所谓不男者，言妇女不能与男子相接者也。天地之大，乖气所钟，反常之事，往往而有，此非寻常生理学之可以研求其故者。即有男子之不能接女，亦自当有此奇异之女子，固不可以耳闻目见之所不恒有而以为必无是事也。王谓螺当作骡，盖是。骡，古作臝，驴父马母，其形似母，而两耳最长，故有长耳公之名。此畜不能生育，亦是生理中之最奇者。但孟英谓其交骨不能开坼，则殊不然。英医合信氏《全体新论》谓人之前阴横骨，绝无能开能合之事，在彼中屡经解剖，所见既多，所说当然可信，不比吾中土之人喜以臆见立说，随意杜撰。但能妊而不能产者，不侫于二十余岁时，确曾亲见一人，其人初次受妊，临产大难，数日竟不达生。稳婆以手术剖割其儿，幸全母命。当时人言藉藉，亦皆据中医女科书旧说，谓为此即交骨不能开者。其后此妇又复得胎，临盆又是不产。以家居在南翔镇，离上海仅四十余华里，而妇之兄张某在沪道库房为书办，颇称富有，乃挈其妹往沪，求治于西国医家，竟用麻醉，剖腹

取儿。母虽得苏，然从此小溲无时，且不能自主矣。其时西医，亦只谓此人生理有异于众，必不能达生，并谆嘱其以后不可再妊，妊则必无生存之望，亦未尚言其交骨不开。孟英所说尚沿古人理想之误，不可不正。盖此种人在生理上确有特殊之形质，附会之为骡类，只可以备一异闻。究竟骡之天性并不求合，自不怀胎，非有胎而不能生也。比之此等怪异之人，犹其貌似神非，亦胡可遽作同等视。孟英又谓骡形之女，初生时，稳婆技精者扪之即知，此必实有事。则此等形体之大异于常人，当必显而易见，断乎非旧说交骨之故，尤其确凿可晓。如果咎在交骨不能开坼，则岂有在初生之时而已能知其将来之开与不开耶。纹者、鼓者，则即俗之所谓石女。其所谓角者，则且有时而可男，史家谓之人妖，实自有此奇异之禀赋，但反常之谓怪，终是戾气之所召，宜乎史家《五行志》中，志之以示变也。

钱国宾之名，见魏玉璜《续名医类案·奇疾门》，载有治案三条，而不详其出处。桐乡陆定圃《冷庐医话》二卷，谓魏氏家藏本有注云钱塘人，万历时人，有《寿世堂医案》四十则，多奇疾，乃刻本，由杭太史董甫处借得，凡三十二字，阁本无。

第十一节　受胎总论

李东璧曰：《易》云男女搆精，万物化生；乾道成男，坤道成女。褚澄言：血先至裹精则生男，精先至裹血则生女；阴阳均至，非男非女之身；精血散分，骈

---

①　鞔（mán）：把皮革绷紧，固定在鼓框周围，以钉成鼓面。
②　纴（rèn）：穿，引。

胎、品胎之兆。《道藏》言：月水无后，一三五日成男，二四六日成女。东垣言：血海始净，一二日成男，三四五日成女。《圣济》言：因气而左动，阳资之则成男；因气而右动，阴资之则成女。丹溪乃非褚氏而是东垣，主《圣济》左右之说立论，归于子宫左右之系，可谓悉矣。窃谓褚氏未可非，东垣亦未尽是也。盖褚氏以气血之先后言，《道藏》以日数之奇偶言，东垣以女血之盈亏言，《圣济》、丹溪以子宫之左右言，各执一见，会而通之，理自得矣。盖独男独女可以日数论，骈胎品胎亦可以日数论乎？史载一产三子四子，有半男半女，或男多女少，或男少女多，则一三五日为男，二四六日为女之说，岂其然哉。褚氏、《圣济》、丹溪主精血子宫左右之论为有见，而《道藏》、东垣日数之论为可疑矣。叔和《脉经》以脉之左右浮沉辨所生之男女，高阳生《脉诀》以脉之纵横逆顺别骈、品之胎形，恐臆度之见，而非确论也。

王孟英曰：《阅微草堂笔记》云：夫胎者，两精相搏，翕合而成者也。媾合之际，其情既洽，其精乃至。阳精至而阴精不至，阴精至而阳精不至，皆不能成。皆至矣，时有先后，则先至者气散不摄，亦不能成。不先不后，两精并至，阳先冲而阴包之，则阳居中为主而成男；阴先冲而阳包之，则阴居中为主而成女。此化生自然之妙，非人力所能为，故有一合即成者，有千百合而终不成者。愚夫妇所知能，圣人有所不知能，此之谓矣。端恪[1]后人沈君辛甫云：胎脉辨别处，诚医者所当知，若受妊之始，曷以得男，何缘得女？生化之际，初无一定，诸家议论虽奇，无关损益，置之可也。

【笺正】孕育之理，天然生化，既非人力所能作为，又岂理想可以推测。濒湖

所引诸说，无非凭空结撰，虽竭尽理想之能事，终是扪烛扣槃[2]，自以为是，殊可不论。《褚氏遗书》本出依托，更属空谈。纪文达天资聪颖，心思尤其透彻，《阅微草堂笔记》一则，见《滦阳续录》第三卷，托之神怪，亦是小说家体裁，聊资谈助，何可认真。又谓胎必成于月信落红以后者，精如谷种，血如土膏，旧血败气，新血生气，乘生气乃可养胎云云，似乎推勘入微，较诸前人所说，差为近情。然先冲后包，仍不能跳出《褚氏遗书》窠臼。究竟江氏《笔花》，岂能依据蜃气之楼台，信作蚌珠之结构耶。沈辛甫一笔勾除，真是快刀斩断乱丝之无上妙法。

第十二节 辨 胎

《素问》：妇人足少阴脉动甚者，妊子也。

沈尧封曰：足少阴，肾脉也。动者，如豆厥厥动摇也。王太仆作手少阴，手少阴脉应在掌后锐骨之端陷者中，直对小指，非太渊脉也，必有所据。全元起作足少阴，候在尺中。经云尺里以候腹中，胎在腹中，当应在尺，此为近理。

【笺正】胎元乍结之时，气血运行，理当有滞，脉象应之而不条达，故其形如豆如珠，一粒突起，指下厥厥动摇，因谓之动。所以大痛之病，于脉为动，以痛则

---

[1] 端恪：沈近思，字位山，号阁斋，又号庵斋，谥端恪。清代浙江钱塘或仁和五杭（今属杭州余杭）人。

[2] 扪烛扣槃：比喻对事物认识不清而随意揣测，未得要领，经不起实践检验。出《日喻》："生而眇者不识日，问之有目者。或告之曰：'日之状如铜盘。'扣盘而得其声。他日闻钟，以为日也。或告之曰：'日之光如烛。'扪烛而得其形。他日揣籥，以为日也。"

气血交结，脉亦缩而不舒也。妊娠之初，正是阴阳凝合之时，其应在脉，于是亦露凝结之势。《素问》脉动子妊一条，其理极精，而注家乃未有为之申明其真义者，但必在结胎数日之间，乃有此象。若为日稍久，则胎孕已有明征，生机洋溢，何致更有结塞之态形之脉上？此所以脉滑亦主妊身，即是生气盎然之显象。故滑脉必于一二月后始可见之。盖动之与滑，一为蕴蓄不行，一为活泼爽利，形势态度，适得其反，而以论妊子，固是各有至理，必不可诬。惟足少阴主肾，当从全元起本为是。胎结下元，自宜应之于尺，启玄本误足为手，必不可通。沈谓手少阴脉在掌后者，是神门穴，在掌后下廉锐骨之端陷者中。

又曰：阴搏阳别，谓之有子。

沈尧封曰：王注：阴，尺中也；搏，谓触于手也。尺脉搏击，与寸迥别，则有孕之兆也。

【笺正】所谓搏者，乃应指迫迫有力，而形势分明，与动甚妊子之意相合，但见于阴分之尺部，与阳分寸部显然有别，正其阴阳团结之初，当有是象。启玄注此亦知以尺中立论，则动甚妊子一节作手少阴，其为误字，更可知矣。

又曰：何以知怀子之且生也？曰：身有病而无邪脉也。

【笺正】身有病者，谓妇人不月，岂非病状。且多有食减呕恶之证，亦是病征。但以脉察之，则和调有序，不见其病，是为怀子无疑。凡恶阻之甚者，食减神疲，病状昭著，然脉必无恙，且两尺必流利有神。临证以来，确乎可据，始知经说之精。

《难经》曰：女子以肾系胞，三部脉浮沉正等，按之不绝者，有妊也。

【笺正】三部脉浮沉正等，按之不绝，是即活泼流利之滑脉，故知有妊。寿颐按：胞字训诂，古书或指胎衣，或即指胎元。《说文》：胞，儿生里也。《汉书·外戚传下》：善藏吾儿胞。注，胞，谓胎之衣也。《庄子·外物》释文：胞，腹中胎。是二者之训不同。若《难经》之所谓以肾系胞，则未必即指胎及胎衣。盖古书虽未有子宫之名，然古人亦何遽不知有此。其所谓女子系胞，当即指子宫而言。理想所及，以为系于肾脏，未尝不言之成理，此不可据今之解剖家言，而尽驳古书为不是也。

沈尧封曰：叔和云妇人三部脉浮沉正等，以手按之不绝者，孕子也。妊脉初时寸微，呼吸五至，三月而尺数也，脉滑疾，重以手按之散者，胎巳三月也。脉重手按之不散，但疾不滑者，五月也。此即阴搏阳别之义。言尺脉滑数，寸脉微小，尺与寸脉别者，孕子也。

【笺正】三月尺数，即是滑利之意。而又有所谓胎已三月，其脉散者，则亦出《脉经》。抑知胎元凝固，其脉何以反散。果其脉散，岂是休征，而偏能为此奇说，岂不骇人听闻。正不知是谁作俑，贻误后学，岂独理之所必无，确亦临证三十年而绝未一见。然医书中无不陈陈相因，袭此一说，甚且编入《四言脉诀》，无人不知，岂非一盲群盲，相将入坑。尧封明者，胡亦蹈此陋习，只以语出《脉经》，相沿甚久，遂不敢直抉其谬。究竟以讹传讹，最是吾道之大蔽。

王叔和曰：妊娠四月，其脉左疾为男，右疾为女，俱疾为生二子。

【笺正】疾即滑利，左滑应男，右滑主女，自有确征，而尤以两尺为有验。

又曰：左尺偏大为男，右尺偏大为女，左右俱大产二子。大者如实状，即阴搏之意，尺脉实大，与寸迥别，但分男左女右也。

【笺正】此节以两尺言，最有确据。但必以滑爽者为断。曰大曰实，不可太泥。反是以思，则经事愆期，而尺脉涩滞者，其为病而非孕，盖可知矣。然尺脉实大而主有娠，可说也。后文王孟英诊周光远室人，左寸关弦大滑疾，上溢鱼际，而断为妊身必男，则又何说，岂即本此条大字之意，而附会为之欤？要之寸关当主上焦，且又滑大上溢，究属何缘而可卜为胎元乍结，且又何缘而可卜为必男。寸尺上下，正与《脉经》此节之文彼此反背，而孟英能以本乎天者亲上一句作解说，岂可谓男胎乍结，在上焦而不在下焦耶？奇文奇语，直是百思而不得其理，岂非魔道。后之学者，慎弗谬与附和，自坠五里雾中。

又曰：左脉沉实为男，右脉浮大为女。

【笺正】左脉沉实，应主男胎，是矣。沉实亦即阴搏之义，亦当于尺中征之。但女胎何以脉当浮大，则必无理可说。总之误于十九难男女脉反一说，因而种种邪说淫辞，接踵以起，无奇不有。此实吾国医书之陋，莫可自讳者也。

楼全善曰：按丹溪云，男受胎在左子宫，女受胎在右子宫。推之于脉，其义亦然。如胎在左，则气血护胎必盛于左，故脉左疾为男，左大为男也。胎在右，则气血护胎必盛于右，故脉右疾为女，右大为女也。亦犹经文阴搏阳别谓之有子，言胎必在身半之下，气血护胎必盛于下，故阴尺鼓搏与阳寸迥别也。

【笺正】天地之气，左升而右降，升属阳而降属阴，故左为阳，而右为阴。且南面而立，左在东而右在西，东主升而右主降，故东为阳而西为阴。男女胎之分主于左右脉，即是阴阳升降之气为之，确有征验，而亦自有至理。丹溪以左右子宫受胎为分别，本是臆说，非生理之真。西学家言，子管子核确有左右两处，而子宫则有一无二，此是实在形骸，胡可信笔写来，惟吾所欲？然古人不知腹中真相，则随意谈谈，亦复何所不可。此虽不当为古人求全责备，几类于吹毛求疵，然强不知以为知，终是国医旧学之通弊，宜乎此道之不易进步也。卷末附英医合信氏《全体新论》一段，可征。

《千金》云：令妊妇面南行，从背后呼之，左回首者是男，右回首者是女。又女腹如箕，以女胎背母，足膝抵腹，下大上小，故如箕；男腹如釜，男胎向母，背脊抵腹，其形正圆，故如釜也。

沈尧封曰：《内经》妊娠数条，惟阴搏阳别尤为妙谛。《素问》诊法，上以候上，下以候下，气血聚于上则寸脉盛，气血聚于下则尺脉盛，其势然也。试之疮疡，无不验者。况胎在腹中，气血大聚，岂反无征验之理。胎系于肾，在身半以下，故见于尺部，但人脉体不同，有本大者，有本小者，即怀妊时，有见动脉者，有不见动者。然尺中或疾或数，总与寸脉迥然有别，细审自得，即左右男女亦然。受胎时偏左成男，气血聚于左则左重，故呼之则左顾便，脉必形于左尺；受胎时偏右成女，气血聚于右则右重，呼之则右顾便，脉必形于右尺，此一定之理也。至若丹溪男受胎于左子宫，女受胎于右子宫，此是语病，犹言偏于子宫之左，偏于子宫之右耳，原非有二子宫也。惟左男右女指医人之左右手言，恐未必然[1]。

【笺正】左顾右顾之说，不确。尧封偏左偏右，亦是空话。子宫惟一，请问偏

---

[1] 惟左男右女指医人之左右手言恐未必然：此句原无，据三三本及《女科辑要》补。

到何处去？此非《礼记·月令》之明堂九宫，可以左个右个，择居其一者也。

王孟英曰：诸家之论，皆有至理，而皆有验有不验。余自髫年即专究于此，三十年来见闻多矣。有甫受孕而脉即显呈于指下者，有半月一月后而见于脉者，有二三月而见于脉者，有始见孕脉而五六月之后反不见孕脉者，有始终不见于脉者，有受孕后反见弦涩细数之象者，甚有两脉反沉伏难寻者。古人所论，原是各抒心得，奈死法不可以限生人。纸上谈兵，未尝阅历者，何足以语此。惟今春与杨素园大令谈之，极蒙折服，殆深尝此中甘苦也。忆辛丑秋，诊周光远令正之脉，右寸关忽见弦大滑疾，上溢鱼际之象，平昔之脉未尝见此，颇为骇然，及询起居，诸无所苦，惟汛愆半月耳。余曰妊也，并可必其为男。继而其父孙际初闻之，诊乃女脉，曰：妊则或然，恐为女孕。余曰：肺象乎天，今右寸脉最弦滑，且见上溢之象，岂非本乎天者亲上耶？孙曰：此虽君之创解，然极有理，究不知瓜红何似耳。迨壬寅夏，果举一男。聊附一端，以为凿凿谈脉者鉴。

【笺正】孟英有验有不验之说，以阅历得之，最宜真谛。古人所论或凭理想，或偶然符合，而自以为确。究竟禀赋不齐，各如其面，岂可执板法以谈天然之生化，故孕脉最难凭。颐亦留心三十年而始敢为此说，若门外人闻之，必嗤为脉理之不精矣。始知凡百学问，必亲自体验，潜心默察，而后能于板法中自参活法，彼笃信好古，常在故纸堆中求生活者，何足以语此。然亦只可为知者道，未足为俗人言也。王论周氏夫人一证，弦滑上溢而断为妊，且断为必男，却无真切理由可说，"本乎天者亲上"一句，空空洞洞，何可为训。然竟协征兰之兆，此正寿颐之所谓

偶然符合，而自以为确者。请教后人，更从何处学步？然即此一端，更可知孕脉之变幻无穷，万不能刻舟求剑，按图索骥矣。

第十三节　妊妇似风 孟英曰即子痫证

沈尧封曰：妊妇病源有三大纲。一曰阴亏，人身精血有限，聚以养胎，阴分必亏；二曰气滞，腹中增一障碍，则升降之气必滞；三曰痰饮，人身脏腑接壤，腹中遽增一物，脏腑之机括为之不灵，津液聚为痰饮。知此三者，庶不为邪说所惑。妊妇卒倒不语，或口眼歪斜，或手足瘈疭，皆名中风，或腰背反张，时昏时醒，名为痉，又名子痫，古来皆作风治，不知卒倒不语，病名为厥，阴虚失纳，孤阳逆上之谓；口眼歪斜，手足瘈疭，或因痰滞经络，或因阴亏不吸，肝阳内风暴动。至若腰背反张一证，临危必见戴眼[1]，其故何欤？盖膀胱足太阳之经脉起于目内眦，上额交巅，循肩膊内，夹脊抵腰中。足太阳主津液，虚则经脉时缩，脉缩故腰背反张。经云：瞳子高者，太阳不足，谓太阳之津液不足也。脉缩急则瞳子高，甚则戴眼。治此当用地黄、麦冬等药，滋养津液为主。胎前病阳虚者绝少，慎勿用小续命汤。

孟英曰：阴虚气滞二者，昔人曾已言之，痰饮一端，则发前人之未发，因而悟及产后谵妄等证，诚沈氏独得之秘，反复申明，有裨后学之功，不亦多乎？

【笺正】妊身阴虚，以精血凝聚下

---

① 戴眼：病证名。指眼睛上视，不能转动。出《素问·三部九候论》："足太阳气绝者，其足不可屈伸，死必戴眼。"王冰注："戴眼，谓睛不转而仰视也。"

元，无暇旁及，致令全身阴分偏于不足，至理名言，必不可易，不才因此而悟及子痫发痉，即从阴虚而来。盖痫证痉厥，猝然而作，亦可倏然而安，近人脑经病之真理，早已发明，实属万无疑义。颅脑神经之所以为病者，无非阴不涵阳，孤阳上逆，冲激震荡，扰其神经，以致知觉运动顿失常度。若产后得此，明是阴夺于下，阳浮于上，其理易明。独妊娠之时，真阴团结，似说不到阴虚二字，何以而阳亦上浮，至于此极？今得尧封"精血有限，聚以养胎，阴分必亏"三句，为之曲曲绘出原理，乃知阳之所以升浮者，正惟其阴聚于下，有时不得上承，遂令阳为之越，发生是证。然究属阴阳偶尔乖离，非真阴大虚者可比。则阳气暴越，能升亦自能降，所以子痫为病，自动亦即自安，不为大患，与其他之癫痫发作有时，恒为终身痼疾者不同。尧封"阴虚失纳，孤阳逆上，及阴亏不吸，肝阳内风暴动"四句，说明痫证根源，早已窥透此中症结。惜乎当时脑神经之病情尚未传播，遂以卒倒不语、口眼歪斜、手足瘛疭等证，仅能用痰滞经络作解说，尚是未达一间。而论腰背反张，临危戴眼，亦不得不从足太阳经起于内眦，上额交巅说入，引作确证。岂知反张戴眼，亦是脑神经变动，必与足太阳经无涉。经谓瞳子高者太阳不足，乃指平时无病而言，不能援为猝然戴眼之证。而足太阳主津液一说，则经言"膀胱者，津液之府"一句本属大有可疑，且更可鄙可笑。膀胱储尿，原是应当排泄之废料，何得谓之津液，认作宝贵。抑且治反张戴眼，猝然为变者，必以潜降为主，摄纳浮阳，决非地黄、麦冬滋养津液所能有效。况尧封既以歪斜瘛疭反张等证，认为痰滞经络，则地黄、麦冬宁不与痰饮一说自相矛盾？总之，气火既浮，上

冲激脑者，必挟胸中痰浊，随气而升，所以痫病发作之时，无不口涌冷涎者，滋腻养阴之药，必不可投。何以沈氏附会津液不足，而谓当用地黄、麦冬等耶？独谓弗用小续命汤，则所见最真，凡吾同道，不可不书诸绅。无论昏愦歪斜，不仁不遂，痉厥瘛疭，癫痫谵妄，苟投续命，必为催命之符，此则寿颐之所敢断言者。孟英谓痰饮一端，沈氏独得之秘，洵是确论。子痫痉厥，产后昏冒，类多由此，其实皆虚阳挟痰上逆，所以沈氏蠲饮六神汤一方最多奇效。然则，地黄、麦冬更不可不谓智者之一失矣。脑神经病，说详拙辑《中风斠诠》一编，论之最详，兹不多赘。

沈尧封曰：钱鹤云正室，饮食起居无恙，一夜连厥数十次，发则目上窜，形如尸，次日又厥数十次，至晚一厥不醒。以火炭投醋中，近鼻熏之不觉。切其脉，三部俱应，不数不迟，并无怪象。诊毕，伊父倪福增曰：可治否？余曰：可用青铅一斤化烊，倾盆水内，捞起再烊再倾，三次，取水煎生地一两，天冬二钱，细石斛三钱，甘草一钱，石菖蒲一钱服。倪留余就寝书室，晨起见倪复治药，云昨夜服药后至今只厥六次，厥亦甚轻，故照前方再煎与服，服后厥遂不发。后生一子，计其时，乃受胎初月也，移治中年非受胎者，亦屡效。

【笺正】猝厥一证，总是阳气上浮，冲激脑经，所以顷刻之间能失知觉运动。其脉有变有不变，有伏有不伏，其肢体亦有冷有不冷，病情与痫大同。但猝厥者无涎沫，痫必有涎沫，故治痫必兼涤痰，治厥可投滋腻养阴，兼顾其本，而必赖潜阳镇坠之品，始克有济。则治是证者，必无第二法门。其脉之不皆伏者，亦以脑之神经为病，本与血管无涉。大抵脉不伏而肢温者，其病尚轻，脉伏绝而肢冷者，其病

较剧，是其神经之激动尤甚。若更进一步，即《素问》之所谓气不返者死矣。尧封此案，虽不能识破脑经为病，而以青铅水煎汤，正合镇定气火，使不升腾之意。所以覆杯得效，如鼓应桴。此证之所以发作于初结胎时者，固以真阴凝聚于下，不能上承，致令孤阳无宅，俄顷飞扬。既得青铅摄引，而复峻养真阴，标本兼顾，所以定厥而并无碍胎之虑，宜为子痫猝厥之无上神丹，自谓屡效，必非虚语。

吴门叶氏治一反张，发时如跳虫，离席数寸，发过即如平人。用白芍、甘草、紫石英、炒小麦、南枣，煎服而愈。《捷径方》载一毒药攻胎，药毒冲上，外证牙关紧急，口不能言，两手强直，握拳自汗，身有微热，与中风相似，但脉浮而软，十死一生，医多不识，若作中风治，必死。用白扁豆二两，生去皮为末，新汲水调下，即效。

【笺正】叶氏此案，石英镇纳，合甘、麦、枣、芍，柔润养液，与上条尧封用药异曲同工，真是双璧双珠，无独有偶。读此可悟善学古人者，止当师其意，而不必拘其方。若必依样葫芦，描写一遍，则抄书胥矣。至《捷径方》所述，亦即此证。然生扁豆末何以必效，理不可知，吾斯未信。

沈尧封曰：痰滞经络，宜二陈加胆星、竹沥、姜汁。

【笺正】痫症虽皆有痰，然特其显而易见者耳。其实病在脑神经，气升为本，痰为标，专治其痰，未必果收全绩。尧封之时，固未知是脑神经为病。

第十四节　初娠似劳

沈尧封曰：钱彬安室人，内热咳呛涎痰，夜不能卧，脉细且数，呼吸七至。邀余诊视，问及经事，答言向来不准，今过期不至。余因邻近，素知伊禀怯弱，不敢用药。就诊吴门叶氏，云此百日劳，不治。归延本邑浦书亭治疗，投逍遥散不应，更萎蕤汤亦不应。曰：病本无药可治，但不药必骇病者，可与六味汤，聊复尔尔。因取六味丸料二十分之一煎服，一剂咳减，二剂热退，四剂霍然，惟觉腹中有块，日大一日，弥月生一女，母女俱安。越二十余年，女嫁母故。后以此法治怀妊咳呛涎痰，或内热，或不内热，或脉数，或脉不数，五月以内者俱效，五月以外者，有效有不效。

【笺正】素禀本弱，而又结胎，则阴不上承，虚火燔灼，致为咳呛涎痰，内热诸证。六味本可以养阴，而亦能纳气清热，投之极轻，不嫌呆笨，正是恰如地位。

王孟英曰：亦有劳损似娠者。盖凡事皆有两面也。

第十五节　喘

丹溪曰：因火动胎逆，上作喘急者，用条芩、香附为末，水调服。

【笺正】此节以胎前言之。喘是气逆而上奔，寻常治法皆宜开泄抑降，然在有娠，则重坠之药皆有堕胎之虑，不可不防。故丹溪止以条芩、香附治胎火。则反是以思，如果有寒饮泛溢之喘逆，自当举一反三，不能仅以黄芩为定喘之主药，亦自可悟。但喘逆甚者，开肺肃降亦不必忌，正以有病则病当之，适可而止，未必开展之药，即致堕胎。观上文尧封用青铅一条，胎元乍结之时，尚不为害，其故可思，但不宜大剂金石，只知镇压耳。

吕沧洲曰：有妇胎死腹中，病喘不得

卧，医以风药治肺。诊其脉，气口盛人迎一倍，左关弦劲而疾，两尺俱短而离经。因曰：病盖得之毒药动血，以致胎死不下，奔迫而上冲，非外感也。大剂芎归汤加催生药，服之下死胎。其夫曰：病妾有娠，室人见嫉，故药去之，众所不知也。

【笺正】此胎死而气迫上冲，非下死胎，必不可救。然亦有子悬重证，母命危在旦夕，苟再顾护胎元，势且母子莫保，则急用大剂镇逆，不遑保胎，亦是两害相权取其轻者而已。下文子悬条中，有旋覆代赭汤胎堕得生一节，正合此旨。寿颐在光绪中，荆人两度子肿，寒水上溢，喘急危极，皆投真武汤合旋覆代赭，俱胎堕而后即安，实迫于事势之无可奈何。如其为他人处方，似不当为此背城借一之计，即使幸而得安，容或有以胎堕为口实者，设或元气不支，俱伤两败，则悠悠之口，更当如何？然为医家事实上思之，但求吾心之所安，成败听之天命，则当危急存亡之秋，亦不妨径用此法。盖舍此必无可以两全之策，无宁放胆图之，尚有一线生机。惟必以此中理由，先为病家说明，听其自主可耳。

沈尧封曰：外感作喘，仍照男子治，故不录，他病仿此。

王海藏《医垒元戎》曰：胎前病唯当顺气，若外感四气，内伤七情，以成他病，治法与男子同，当于各证类中求之，惟动胎之药，切不可犯。

第十六节 恶 阻

《金匮》曰：妇人得平脉，阴脉小弱，其人渴，不能食，无寒热，名妊娠。于法六十日当有此证，设有医治逆者，却一月加吐下者，则绝之。

沈尧封曰：楼全善云，恶阻谓呕吐、恶心、头眩、恶食、择食是也。绝之者，谓绝止医药，候其自安也。余尝治一二妊妇呕吐，愈治愈逆，因思绝之之旨，停药月余自安。

【笺正】恶阻是胎元乍结，真阴凝聚，不得上承而虚阳泛越，故为呕吐、恶心、头眩、恶食等证。但阴聚于下，阴脉当沉实，而不当小弱。《素问》谓少阴动甚，亦是有力搏击之状，即证以阅历所得，必尺部有神，而后敢信为妊兆。如其两尺微弱，即未必是妊。而《金匮》乃谓阴脉小弱者为妊娠，殊不可晓。即谓六十日当有此证，亦觉太泥。凡恶阻早者，珠胎乍结，才十余日而即见是证，其迟者，亦有发见于两三月后者，亦有连举数胎而不知不觉者①。大率强壮之人可无此证，其恶食、择食、呕吐、泛恶者，皆柔脆者也。而治之应否，又各各不同，能应手者，三五剂即有大效；其不应者，虽竭尽智能，变尽方法，而呕不可止，则又本乎其人之性质，非药石所能为力。医者必不能自恃才识学力，遽谓可操胜算。停药一说，虽似有理，其实停药而不能自安者，亦正不少。

朱丹溪曰：有妊二月，呕吐眩晕，脉之左弦而弱，此恶阻因怒气所激，肝气既伤，又挟胎气上逆，以茯苓半夏汤下抑青丸。

【笺正】呕吐皆肝气之上逆，纵无怒气激动，其病亦本于肝，是方所以多效。

千金半夏茯苓汤

治妊娠阻病，心中愦闷，空烦吐逆，恶闻食气，头眩体重，四肢百节疼烦沉重，多卧少起，恶寒汗出，疲极黄瘦。

半夏 生姜各三十铢 干地黄 茯苓各

---

① 亦有连举数胎而不知不觉者：此句原无，据三三本补。

十八铢　橘皮　旋覆花　细辛　人参　芍药　芎劳　桔梗　甘草各十二铢

上十二味，㕮咀，以水一斗，煮取三升，分三服。若病阻，积月日不得治，及服药冷热失候，病变客热烦渴，口生疮者，去橘皮、细辛，加前胡、知母各十二铢。若变冷下利者，去干地黄，入桂心十二铢。若食少，胃中虚，生热，大便闭塞，小便赤少者，宜加大黄十八铢，去地黄，加黄芩六铢。余依方服一剂，得下后消息，看气力冷热增损。更服一剂汤，便急使茯苓丸，令能食便强健也。忌生冷醋滑油腻。

【笺正】是方开泄降气，化痰定逆，而以旋覆斡旋乾运，参、地固护真阴，又加细辛以通中州阳气，则脾之消化健而痰浊自退，呕吐可定。但芎劳太升，甘草太腻，是可减之。或谓细辛气味俱雄，古人谓其直透巅顶，是升腾之势，较之川芎殆将倍蓰，如谓眩晕呕吐不宜于升，似当先除细辛，而后再议芎劳。寿颐则谓细辛质坚而细，气虽升而质则降，用以开中州郁窒而化痰浊，尚无不可，但不当与人参、芍药等同一分量，须减去十中之八乃妥。惟川芎形质气味无一不升，呕家必非所宜，是有至理，非臆说也。

千金茯苓丸

服前汤两剂后服此即效。

茯苓　人参　桂心熬　干姜　半夏　橘皮各一两　白术　葛根　甘草　枳实各二两

上十味，蜜丸梧子大，饮服二十九，渐加至三十九，日三次。

徐蔼辉曰：《肘后》不用干姜、半夏、橘皮、白术、葛根，止用五物。妊娠忌桂，故熬。

王孟英曰：胎前产后，非确有虚寒脉证者，皆勿妄投热剂，暑月尤宜慎之。

又方

青竹茹　橘皮各十八铢　茯苓　生姜各一两　半夏三十铢

上五味，水六升，煮取二升半，分三服。

千金橘皮汤

治妊娠呕吐不下食。

橘皮　竹茹　人参　白术各十八铢　生姜一两　厚朴十二铢

上六味，水七升，煮取二升半，分三服。

沈尧封曰：费姓妇怀妊三月，呕吐饮食，服橘皮、竹茹、黄芩等药不效，松郡车渭津用二陈汤加旋覆花、姜皮水煎，冲生地汁一杯，一剂吐止，四剂全愈。一医笑曰：古方生地、半夏同用甚少，不知此方即千金半夏茯苓汤，除去细辛、桔梗、芎劳、白芍四味。

尧封又曰：呕吐不外肝胃两经病，人身脏腑本是接壤，怀妊则腹中增了一物，脏腑机括为之不灵，水谷之精微不能上蒸为气血，凝聚而为痰饮，窒塞胃口，所以食入作呕，此是胃病。又妇人既娠，则精血养胎，无以摄纳肝阳，而肝阳易升。肝之经脉夹胃，肝阳过升则饮食自不能下胃，此是肝病。千金半夏茯苓汤中用二陈，化痰以通胃也；用旋覆，高者抑之也；用地黄，补阴吸阳也；用人参，生津养胃也，其法可谓详且尽矣。至若细辛亦能散痰，桔梗亦能理上焦之气，芎劳亦能宣血中之滞，未免升提，白芍虽能平肝敛阴，仲景法胸满者去之，故车氏皆不用，斟酌尽善，四剂获安，有以也。

王孟英曰：发明尽致，精义入神。

沈尧封曰：蔡姓妇恶阻，水药俱吐，松郡医用抑青丸立效。黄连一味为末，粥糊丸麻子大。每服二三十九。

又曰：肝阳上升，补阴吸阳，原属治

本正理，至肝阳亢甚，滴水吐出，即有滋阴汤药亦无所用，不得不用黄连之苦寒，先折其太甚，得水饮通，然后以滋阴药调之，以收全效。

王孟英曰：左金丸亦妙。

沈尧封曰：沈姓妇恶阻，水浆下咽即吐，医药杂投不应，身体骨立，精神困倦，自料必死，医亦束手。一老妇云：急停药八十日当愈。后果如其言。停药者，即《金匮》绝之之义也。至八十日当愈一语，岂《金匮》六十日当有此证之误耶？不然，何此言之验也。

【笺正】恶阻甚者，每每百药不效，有至八九月而渐安者①，竟有直待分娩而始平者，停药者有之，亦未必皆安。老妇所谓八十日当愈一说，想亦屡验，而敢为此断语。然终是偶尔巧合，不必一概皆然也。凡恶阻呕吐不食，纠缠日久，其儿多不育，终是母气太薄，土德不能载物之弊。

尧封又曰：朱宗承正室，甲戌秋，体倦吐食，诊之略见动脉，询得停经两月，恶阻证也。述前治法有效有不效，如或不效，即当停药。录半夏茯苓汤方与之，不效，连更数医。越二旬复邀余诊，前之动脉不见，但觉细软，呕恶日夜不止，且吐蛔两条，余曰恶阻无碍，吐蛔是重候，姑安其蛔以观动静。用乌梅丸，早晚各二十丸，四日蛔止，呕亦不作，此治恶阻之变局也，故志之。

【笺正】呕之甚者，即不吐蛔，用乌梅丸亦佳，以酸收合苦辛，涵敛而亦能运化，斡旋枢机，最有妙理。呕字从区，正是枢关之失于运用，乃有此证。寿颐治呕吐，喜用川椒红、乌梅炭，或少加细辛，效者不少，功在左金丸之上。椒红至多不过十粒，必须炒出汗，生用太辛，不效。乌梅不过一枚，细辛不过三分，皆不可

多，少则神应，重则辛烈而耗津液，不可不知。

第十七节　子烦妊妇烦名子烦

丹溪曰：因胎元壅郁，热气所致。

沈尧封曰：子烦病因，曰痰，曰火，曰阴亏。因痰者，胸中必满。仲景云：心中满而烦，宜瓜蒂散。此是吐痰法。妊妇禁吐，宜二陈汤加黄芩、竹茹、旋覆花。阴亏火甚者，仲景黄连阿胶汤最妙。

【笺正】烦是内热心烦，闷闷不乐，亦以阴聚于下不得上承，总是阴虚火扰。但挟痰者，十恒七八，黄连温胆汤、蠲饮六神汤皆佳。瓜蒂吐法不独妊身不宜，即常人亦不可用，以其本是痰热上壅，更与激越，适以引动逆气，是助虐矣。黄连阿胶汤，乃治津伤火扰之热烦，必无痰滞胸满者始为适宜。

汪讱菴《医方集解》有竹叶汤一方，治妊娠心惊胆怯，终日烦闷，名子烦。因受胎四五月，相火用事，或盛夏君火大行，俱能乘肺，以致烦闷。胎动不安。亦有停痰积饮滞于胸膈，以致烦闷者。

麦冬半钱　茯苓　黄芩一钱　人参五分
淡竹叶十片

竹叶清烦，黄芩消热，麦冬凉肺。心火乘肺，故烦出于肺，茯苓安心，人参补虚，妊娠心烦固多虚也。如相火盛者单知母丸，君火盛者单黄连丸，心神不安者朱砂安神丸，切不可作虚烦，用栀、豉等药治之。一方茯苓为君，无人参，有防风、知母。有痰者加竹沥。

【笺正】妊娠心烦，果是虚火无痰，是方极合。然挟痰者，十恒七八，参、麦

---

① 有至八九月而渐安者：此句原无，据三三本补。

未可浑投？切菴方下谓亦有停痰积饮，滞于胸膈，是渠固未尝不知有此一证，而乃并列于本方之下，一似此方并可治停痰积饮者，岂非大谬。方后且谓人参补虚，妊娠心烦固多虚证。又与停痰积饮一层两不照顾，汪氏书随处颠顸，最易引初学堕入五里大雾中，此等骑墙两可之说，误人不浅。又谓不可作虚烦，用栀、豉等药。寿颐谓栀子清心而不大苦大寒，心家有火，胡不可用？且香豉质松，本治心中烦热之主药，惟今之江浙市肆中以麻黄汤浸过，用为发汗之药，则非心烦者所宜。方后既曰心烦多虚，而又曰切不可作虚烦，自矛自盾，出尔反尔，尤其可笑。受胎四五月，相火用事，及君火乘肺之说，俱是向来涂附五行之谰言，不足据为病理之实在。

第十八节　子　悬

严氏紫苏散

许叔微曰：治怀胎近上，胀满疼痛，谓之子悬。陈良甫曰：妊至四五月，君相二火养胎，热气逆上，胎凑心胸，腹满痞闷，名曰子悬。用此加黄芩、山栀之类，一方无川芎，名七宝散。许叔微云：六七月子悬者用之，数数有验，不十服便近下。

紫苏一钱　腹皮　人参　川芎　橘皮　白芍　当归各三分　甘草一分，剉

分三服，水一盏，生姜四片，葱白煎，去渣服。

徐蔼辉曰：去川芎，因避升提之故。

汪切菴曰：治胎气不和，凑上胸腹，腹满头疼，心腹腰胁皆痛，名子悬。因下焦气实，相火旺盛，举胎而上，上逼心胸也。每服止用苏叶一钱，当归七分，腹皮以下皆五分，甘草二分，无葱白。心腹痛者，加木香、延胡。

陈来章曰：芎、归、芍药以和其血，苏、橘、大腹以顺其气，气顺血和则胎安矣。既利其气，复以人参、甘草养其气者，顺则顺其邪逆之气，养则养其冲和之气也。

徐蔼辉曰：延胡动血，恐未可用。

【笺正】子悬是胎元之上迫，良由妊妇下焦气分不疏，腹壁逼窄，所以胎渐居上而胀满疼痛乃作。《济生》紫苏饮用苏叶、腹皮、橘皮、芎、归疏通下焦之气，再加姜、葱，亦是通阳作用，不可认作发散通套。程钟龄《医学心悟》解释保生无忧散一方，谓全用撑法，故使易产。寿颐谓严氏此方，亦是撑法，令其腹壁开展，而胎自安于故宅。惟其分两甚轻，故能疏展而无扰动之虑。陈氏不用川芎，徐蔼辉谓其嫌于升提，洵是确论。但本方止用三分开展气机，尚无不可，若不知此理而重用之，则大谬矣。切菴所谓相火旺盛，何足以知病理之真，毫无医药知识，而乃谬编医书，随意瞎说几句，哪得有一隙微明稍合情理。可怪俗人无识，偏是此等庸妄恶书，竟能家置一编，授后生以简陋法门，而国医乃愈即于卑污，不可复问。汪氏误人，真是万恶不赦。汪又谓心腹痛加木香、延胡，则运行气滞尚算近似，究竟亦是七寸三分之帽儿，随便套得上去。徐虽谓延胡动血，惟恐碍胎，然止是行血中之气，俗虽谓其破血，其实气体旺者尚可无妨，但不当重用，而柔脆者必忌之。陈来章说解亦极浮泛，可谓汪切菴之流亚矣。

赵养葵有命门虚寒，胎上凑心就暖一说。

沈尧封曰：此是百中仅一，非实是虚寒脉证，热药不可尝试。

【笺正】养葵此条纯是谬想。心虽属

火，而位居膈上，岂胎能凑得其暖气者。且腹中岂无热度，命门虚者岂全腹皆寒，止有其心独暖耶？向壁虚构，而不顾其理有难安，养葵之谬一至于此，尧封采之，得毋失检。

沈尧封曰：郁姓妇怀妊九月，偶因劳动，遂觉腹痛，胎渐升至胸中，气塞不通，忽然狂叫咬人，数人扶持不住，病名子上撞心，即子悬之最重者。用旋覆花代赭汤去参、枣，连灌两剂，胎堕得生。又一妇证亦如之，服前药胎堕而死。

【笺正】此诚是子悬之重证，上逼太甚，竟致神志为蒙，此非重剂镇坠，复有何药可以救急？胎之堕否本已不暇兼顾，即使堕胎而母命难全，亦止有尽人力以听气数而已。寿颐谓代赭石入煎剂，尚非末子冲服可比，亦未必皆堕胎。果有急证，不妨借用，此时母命极危，更不当疲药塞责，并此一线可生之机而绝之也。案中"升至胸中"四字，终是言之太甚。胎在腹部，必不能撞破膈膜直犯心脏，此是古人下笔之不慎，读者不可误认。

尧封又曰：陆检修正室，子上撞心，江稳婆教磨代赭汁服，遂产两子。一子在上横于心下，一子撞着上子，故经一昼夜不至撞心，得不死，产下遂安。

【笺正】此条一子在上横于心下，一子撞着上子三句，亦是理想云然。谁能入其母怀，认得清楚如是。

葱白汤

治胎上逼心烦闷，又治胎动困笃。本草云：葱白通阳安胎。楼全善曰：此方神效，脉浮滑者宜之。葱白二七茎，浓煮汁饮之，胎未死即安，已死即出。未效再服。

【笺正】葱白是根茎，故以达下焦而通阳气。此亦寿颐之所谓撑法，其阳气宣通，腹壁不窄，则胎自安矣。

陈良甫曰：一妇孕七个月，远归，忽然胎上冲作痛，坐卧不安。两医治之无效，遂云胎已死。用蓖麻子研烂和麝香贴脐中以下之，命在呼吸。余诊视，两尺脉绝，他脉和平。余问二医作何证以治之，答云死胎。问何以知之，曰两尺沉绝，以此知之。余曰此说出何书，二医无答。余曰此子悬也。若是死胎，却有辨处，面赤舌青，子死母活；面青舌赤吐沫，母死子活；唇舌俱青，子母俱死。今面不赤舌不青，其子未死，是胎上逼心。宜以紫苏饮，连进至十服，而胎近下矣。

【笺正】子死腹中而母舌青者，盖其胎已坏，则阴冷之气上乘，故舌无华采，而现青黯之色。然以余所见，则有胎已坏而舌不青者，殆必胎死日久，乃始有此。若为日不多，则舌亦如常。然则此法殊不可泥，当细问其动与不动，及不动果已几日，差为有据。蓖麻子可以下死胎，亦是古人理想，其实无此效力。说详拙辑《本草正义》。胎元上逼而两尺脉绝者，正以气升于上，则脉亦上溢，乃致尺部无脉，犹之上部有脉，下部无脉。其人当吐之理，故不可以死脉论。

李氏曰：子悬证火盛极，一时心气闷绝而死，紫苏饮连进可救。若两尺脉绝者，有误服动胎药，子死腹中则憎寒，手指唇爪俱青，全以舌为证验，芎归汤救之。

【笺正】子悬本非火盛之证，所以苏叶、葱白皆能桴应。此李氏不知何人，既曰心气闷绝死矣，尚复何能服药，乃谓紫苏饮连进可救。死人吃药，可谓奇闻。两尺脉绝，亦是臆说。又谓舌为证验，其验安在？何故不说？其意中不过有舌青两字耳。子死憎寒，又是理想，盖谓腹中儿坏，腹必觉冷，手指唇爪俱青，则因上句而推广言之。须知果有如是现象，妊妇已无可生之理，岂仅仅芎归汤可以救得。谫陋凡庸，不堪至此。尧封采之，受其愚矣。

王孟英曰：戊申秋，荆人妊八月而患咳嗽，碍眠，鼻血如射，面浮肢肿，诸药不应。谛思其故，素属阴虚，内火自盛，胎因火动，上凑心胸，肺受其冲，咳逆乃作。是不必治嗽，仍当以子悬治之，因以七宝散去参、芎、生姜，为其胸满而内热也，加生石膏以清阳明之火，熟地黄以摄根蒂之阴，投匕即安。今年冬仲亦以八月之娠而悲哀劳瘁之余，胎气冲逆，眩晕嗽痰，脘胀便溏，苔黄口渴，予蠲饮六神汤去胆星、茯苓，加枳实、苏叶、大腹皮以理气开郁，黄芩、栀子、竹茹以清热安胎。一剂知，二剂已。凡子悬因于痰滞者，余每用此法，无不应如桴鼓。

【笺正】此条是阴虚有素，气火上升，为咳为血，为面浮肤肿，尚非胎元之上逼。然凡胎之能逆上者，亦无非气升使然。病状虽殊，其理则一，故治法皆同。且凡所谓子悬者，本是气升为多，亦不必其胎之果能上升也。七宝散及蠲饮六神只是顺气化痰，所以不致碍胎。若使投以大剂重坠之药，亦将有伤胎之变。

寿颐按：孟英此案，自言今年冬仲，不详何年。考本书小序，自称棘人，而是案有悲哀劳瘁之句，则必孟英丁艰之时，语气符合。又考潜斋案《续编》八卷，称孟英丁内艰，而其书之第六卷，为己酉年之治案，七卷为庚戌年之治案，第八卷第一节，有爱采秋冬诸案云云，则即孟英失恃之年，时道光之三十年，岁在庚戌，亦即校刊沈氏《辑要》之年也。

第十九节　妊娠肿胀

沈尧封曰：妊妇腹过胀满，或一身及手足面目俱浮，病名子满，或名子肿，或名子气，或名胎水，或名琉璃胎。但两脚肿者，或名皱脚，或名脆脚。名色虽多，不外有形之水病与无形之气病而已。何则？胎碍脏腑，机括不灵。肾者，胃之关也，或关门不利，因而聚水，或脾不能散精行肺，或肺不能水精四布，此有形之水病也。又腹中增一物，则大气升降之道窒塞，此无形之气病也。病在有形之水，其证必皮薄色白而亮；病在无形之气，其证必皮厚色不变。说见《内经·胀论》，细玩自明。更有痰滞一证，痰虽水类，然凝聚质厚，不能遍及皮肤，惟壅滞气道，使气不宣通，亦能作肿，其皮色亦不变，故用理气药不应，加化痰之品自然获效。

【笺正】妊身发肿，良由真阴凝聚以养胎元，肾家阳气不能敷布，则水道泛溢莫制。治当展布肾气，庶几水行故道，小便利而肿胀可消。此惟仲景肾气丸最为正治。但附子最是碍胎，苟非证势危急，似难轻率援用，以贻口实。但原方丸子，分量甚轻，尚无大碍。其头面肿者，则肺气不降，上源不清，而水道乃不利，是当开展肺气，复其肃降之常，面即不浮。子满、子气，已嫌近鄙，而琉璃胎及皱脚、脆脚，尤其可笑。俗书之俚，俱堪绝倒。

徐蔼辉曰：《灵枢·水胀论》曰：水始起，目窠上微肿，如新卧起之状，其颈脉动，时咳，阴股间寒，足胫肿，腹乃大，其水已成矣。以手按其腹，随手而起，如裹水之状，此其候也。肤胀者，寒气客于皮肤之间，鏧①鏧然不坚，腹大，身尽肿，皮厚，按其腹，窅②而不起，腹色不变，此其候也。愚按：于肤胀言皮厚

---

① 鏧（kōng）：象声词。鼓声或中空物体的叩击声。《集韵》：鏧，鼓声震也。

② 窅（yǎo）：凹陷，低下。

色不变，则水胀之皮薄色变可知矣。存参。

千金鲤鱼汤

治妊娠腹胀满，或浑身浮肿，小便赤涩。

沈尧封曰：此治有形之水也。以腹胀满为主，身肿溺涩上加一"或"字，乃或有或无之词，不必悉具。

陈良甫曰：胎孕至五六个月，腹大异常，此由胞中蓄水，名曰胎水。不早治，恐胎死，或生子手足软短，宜千金鲤鱼汤。盖鲤鱼归肾，又是活动之物，臣以苓、术、姜、橘，直达胞中去水，又恐水去胎虚，佐以归、芍，使胎得养，真神方也。

当归 白芍各一钱 茯苓一钱五分 白术二钱 橘皮红五分 鲤鱼一尾，去鳞肠

作一服，白水煮熟，去鱼，用汁一盏半，入生姜三片，煎一盏，空心服，胎水即下。如腹闷未尽除，再合一服。

金匮葵子茯苓汤

治妊娠有水气，身重小便不利，洒淅恶寒，起即头眩。

沈尧封曰：此滑利之剂，亦治有形之水。

葵子一斤 茯苓三钱

为散，饮服方寸匕，日三服，小便利则愈。

【笺正】葵子滑而下行，近人有伤胎之说，虽是古方，必须慎用。

天仙藤散

治妊娠自三月成胎之后，两足自脚面渐肿至腿膝，行步艰难，喘闷妨食，状似水气，甚至足指间出黄水者，谓之子气。此元丰中淮南名医陈景初制，本名香附散。李伯时更名天仙藤散。

沈尧封曰：此理气方也，脚面渐肿至腿膝，并足指间黄水出，是水与气同有之证，不得即谓之气病，必皮厚色不变，方是气病，用此方为对证。

天仙藤即青木香藤，洗，略焙 香附炒 陈皮 甘草 乌药 木香

等分剉末。每服五钱，加生姜三片，紫苏五叶，水煎。日三服，肿消止药。

【笺正】是方专从气分着想，意谓气得通调而肿可自愈。然方下则谓三月成胎，脚肿至膝，甚至喘闷妨食，足指间出水，则水之泛滥甚矣，岂仅理其气所能有效？沈尧封谓必皮厚色不变方是气病，用此为对证，乃是认证要诀。

齐仲甫曰：妊娠八九月见脚肿，不必治，当易产。因胎中水必多，不致燥胎故也。若初妊即肿者，是水气过多，儿未成体，恐胎伤坏。

【笺正】妊至八九月而始脚肿，尚是常事，其证本轻，既不上升大剧，则娩后自消，固不必治。非若妊身三四月而即肿者可比。然湿谓肿中水多，大有语病。脚肿主男胎。宋少主微行，徐文伯从，见一妊妇不能行。少主脉之曰：此女形也。文伯诊之曰：此男胎也，在左则胎色黑。少主怒，欲破之。文伯恻然曰：臣请针之。补合谷，泻三阴交，应手而下，男形而色黑。

【笺正】此节出于正史，似乎必有此事，然言其然，而不能言其所以然之故。虽针刺家书言之凿凿，曲为附会，咸推徐氏仁心妙手。寿颐窃谓文士言医，不讲此中真理，每每侈诩新奇，而实无理可喻。二十四史《方伎传》中，不可解者十恒八九，龙门之《仓公传》，且出于淳于公之自记，试问就中可以意会者果有几句？陈寿《三国志》《华佗传》盖亦如此，而其余诸史，都可作一例观。更何论各家文籍及古今志乘，而此外之小说家杂记这属，则本是寓言，尤可知矣。江氏、魏氏《名医类集》不

知芟薙，以多为贵，可笑者不知凡几。而有清官撰《图书集成》中医术之末数卷，搜辑医术名流列传，专采省县志书，奇奇怪怪，复叠重累，依样描摹者最多，甚至前后十余条如出一手，文人之笔，鄙俚一至于此，寿颐戏为之聚集一编，名之曰《古今怪医案》，可为医界中一部笑史。文伯此条亦其一耳，必不可信。

寿颐又按：脚肿何以而主男胎，其理殊不可言。惟以经历所见言之，确乎子肿者生男实多。此在生理学中，想必有其所以然之故，但子宫内之如何关系，则不独吾侪治国医学者所不能说，即质诸西国医家，善言解剖，自谓洞识腹中作用，如何如何者，盖亦不能申明其所以然之真相也。尧封揭此一语，盖亦以所见已多之故。所引南史一条，只以妊妇不能行五字，而以为此是脚肿，恐亦想当然耳之故智。寻绎原文，固无所谓肿与不肿也。若夫胎在左而色必黑，则侈言神怪矣，更何可信为实有是事。

薛立斋案云：一妊妇腹胀小便不利，吐逆，诸医杂进温胃宽气等药，服之反吐，转加胀满凑心。验之胎死已久，服下死胎药不能通，因得鲤鱼汤。其论曰：妊妇通身肿满，或心胸急胀，名曰胎水。遂看妊妇胸肚不分，急以鲤鱼汤三五服，大小便皆下恶水，肿消胀去，方得分娩死胎。此证盖因怀妊腹大不以为怪，竟至伤胎，可不慎哉！

【笺正】水既洋溢，胎元逼处其中，安有不坏之理。必二便畅行而死胎始下，尚是至理。鲤鱼汤方出《千金》，非生僻之书。而是案谓因得是方，用之有验，则是偶然得之，而不知此方之所自出。立翁无本之学，自可于言外见之。宜乎全部巨帙，无往而不粗疏肤浅也。

第二十节　妊娠经来

王叔和曰：妇人月经下，但少。师脉之，反言有娠，其后审然，其脉何类？曰：寸口脉，阴阳俱平，营卫调和，沈注：寸口脉阴阳俱平，自然营卫调和。按之则滑，浮之则轻，沈注：重按之以候阴分，则滑是有余之象；浮取之以候阳分，则轻是不足之象。窃谓此即阴搏阳别之义。阳明、少阴各如经法。沈注：冲隶阳明主血，任隶少阴主精。各如经法，精血无损，是有娠而不堕之象。身反洒淅，不欲食，头痛心乱，呕吐，沈注：诸证经所谓身有病而无邪脉，妊子也。呼之则微，吸之不惊。阳多气溢，阴滑气盛，滑则多实，六经养成，所以月见。沈注：呼出之气微数，吸入之气鼾傫不惊，是阳气多溢于外，令阳气不足于内，阴脉滑则阴血内盛，所以月见经来。"六经养成"句无解，尚须查详。阴见阳精，汁凝胞散，散者损胎。沈注：若阴分虚而阳精乘之，胞中必散，方是胎堕，然胞中若散，脉必散而不滑，今脉滑，无虞也。设复阳盛，双妊二胎。今阳不足，故令激经也。沈注：设阴阳俱盛，必双胎，今气不足而血有余，非双胎，乃激经也。

【笺正】此节出《脉经》第九卷。考《脉经》一书，单行佳本尚未一见，金山钱氏《守山阁丛书》有之。光绪十七年，皖南周澄之亦刻入《医学丛书》中，则据嘉定黄氏道光间校刻本，颇与钱本微有出入。兹据周本校沈氏所引此节，录其同异于下，以备考究。但本节文义尚有不甚明了者，古之医书皆有此可疑之处，盖是宋刻前传抄之误，本不能勉强注释，确求真解，亦不容自吾作古，妄为改润者也。

【考异】月经下，周本作"经月下"。但少，周本作"但为微少"。娠，作"躯"。何类，周本下有"何以别之"四字。按之则滑，周无"则"字。不欲食，周本下有"饮"字。呕吐，周本作"呕哕欲吐"。呼之则微，周作"呼则微数"。吸之不惊，周作"吸则不惊"。散者损胎，周作"散者损堕"。

《产乳集》曰：妊妇月信不绝而胎不损。问产科熊宗立，答云：此妇血盛气衰，其人必肥。既妊后月信常来而胎不动，若便以漏胎治之，则胎必堕，若不作漏胎治，则胎未必堕。宗立之言，诚为有见，然亦有未必因血盛者。荣经有风，则经血喜动，以风胜故也。则所下者，非养胎之血。若作漏胎治，投以滋补，是实实也，胎岂有不堕？若知是风，专以一味风药投之，经信可止，即不服药，胎亦无恙。亦有胎本不固，因房室不节，先漏而后堕胎者，须作漏胎治，又不可不审。

沈尧封曰：妊娠经来与漏胎不同，经来是按期而至，来亦必少，其人血盛气衰，体必肥壮。漏胎或因邪风所迫，或因房室不节，血来未按期，体亦不必肥壮，且漏胎因不尽风邪、房室，更有血热、肝火诸证，不可不察脉辨证。风入脉中，其脉乍大乍小，有时陇起，所云一味治风药，是举卿古拜散。沈注：即华佗愈风散。荆芥略炒为末，每服三钱，黑豆淬酒调服。血热证必五心烦热，治以黄芩、阿胶凉血之药。肝火内动，脉必弦数，并见气胀腹痛，治以加味逍遥散。房劳证，脉必虚，宜人参，或虚而带数，宜六味汤。

【笺正】《产乳集》，今未见此书，考《四库书目提要》，《产育宝庆方》二卷，系从《永乐大典》录出重编，尝引《产乳备要》，似是宋人旧本。所谓荣经有风，风胜血动云云，盖有见于一味之荆芥炭，可止胎漏之血。而作者意中，只知荆芥是风药，乃妄以风病强为附会。殊不知既成焦炭，全失轻清疏散性情，尚复安能驱风。其所以止血者，只是炒黑之用。宋人谫陋，本不足征，观其文字，亦甚幼

稚。此书程度，盖亦可知。若尧封所谓血热、肝火两层，则其证最多，可师可法。但肝火盛者，逍遥之归、柴犹嫌辛升，不可频用，宜清泄潜降为佳。房室不节，扰动冲任，尤为堕胎半产之根萌，则必有腰酸腰痛等证，亦不仅脉虚二字足以概之。并非人参所能有效，六味汤无谓之极。

虞天民曰：或问妊妇有按月行经，而胎自长者，有三五个月间其血大下，而胎不堕者，或及期而娩，或逾月而生，何欤？曰：按月行经而胎自长者，名曰盛胎①。其妇气血充盛，养胎之外其血有余故也。有数月之胎而血大下，谓之漏胎②。因事触胎，动其冲脉故也，故血下而不伤子宫也③。然孕中失血，胎虽不堕，气血亦亏，多致逾月不产。曾见有十二三月，十七八月，或二十四五月生者，俱是气血不足，胚胎难长故耳。凡十月之后未产者，当大补气血以培养之，庶无分娩之患也。

【笺正】花溪此论分别有余不足，甚是明析。逾月不产，因于不足，宜用培养，洵是要诀。纵使其本不漏胎，而既逾期不生，母气不旺，亦复何疑。

李氏曰：胎漏自人门下血，尿血自尿门下血。

【笺正】此胎漏与溲血之辨别处，一由精窍，一由溺窍。此惟患者自能知之，非善问不可。然闺中人赧于启齿，不易得其详，则下条萧氏一说，尤握其要。

萧赓六云：胎漏下血，频出无时；尿

---

① 名曰盛胎：此句原无，据三三本、上卫本补。

② 谓之漏胎：此句原无，据三三本、上卫本补。

③ 故血下而不伤子宫也：此句原无，据三三本、上卫本补。

血，溺时方下，不溺则不下。

沈尧封曰：尿血，小蓟饮子妙。

【笺正】溺血多膀胱蕴热，清热利水是也。然在妊身则伤胎之药宜避。

王孟英曰：怀孕屡漏，气血耗伤，有迟至三四十月而生者。或谓妊娠带下多主生女，亦大不然。吴酝香令媳素患带，婚后带益盛，继渐汛愆，医皆以为带所致，久投温涩无效。余诊之，脉甚滑数，以怀麟断，清其胎火而愈。及期果诞一子。

【笺正】带下属热者最多，是必有脉证可凭，俗子辄认为虚，本极可笑。妊而多带，正是肝之疏泄太过，孟英主以清火，适用之处不少。

第二十一节　子淋　转胞

徐蔼辉曰：此"淋"字与俗所云赤淋"淋"字不同，彼指赤带言，系女精，此系指小水言也。

【笺正】小便频数，不爽且痛，乃谓之淋。妊妇得此，是阴虚热炽，津液耗伤者为多，不比寻常淋痛，皆由膀胱湿热郁结也。故非一味苦寒胜湿，淡渗利水可治。转胞亦是小溲频数，不能畅达，但不必热，不必痛，则胎长而压塞膀胱之旁，府气不得自如，故宜归、芎之升举。窃谓此证与子悬正是两两对峙，彼为胎元之太升，此是胎元之太降。惟子淋与转胞，必不可竟认作同是一病，但就病状言之，约略近似耳。徐谓赤淋即赤带，则确与子淋不同，彼出精窍，即不小溲而亦时时自下，此则惟小溲时作痛，不溲亦必不痛。

妊妇淋曰子淋，小便不出曰转胞。子淋，小便频数，点滴而痛。转胞则频数而溲少不痛。淋属肝经阴亏火炽，转胞因膀胱被胎压住。膀胱只有一口，未溺时其口向上，口端横一管，上半管即名下焦，下

半管即溺孔，未溺时膀胱之底下垂如瓶状，其口在上，与下焦直对，溺从下焦渗入，故曰下焦者，别回肠而渗入膀胱焉。欲溺时大气举膀胱之底，如倾瓶状，其口向下，从溺孔注出，故曰气化则能出矣。转胞一证，因胎大压住膀胱，或因气虚不能举膀胱之底。气虚者补气，胎压者托胎，若浪投通利，无益于病，反伤正气。

徐蔼辉曰：汪䏡菴又谓胞系转戾，脐下急痛，为转胞，溲或数或闭，二说小异。

【笺正】淋则小溲热痛，转胞则小溲不痛，辨证甚是。所谓胎大压住膀胱，及气虚不举两层，并是确论。浪投通利，无益于病，至理名言，有如皎日。若谓膀胱只有一口，不溺则其口在上，且谓端口横有一管，上半管即名下焦云云，止以古人有转胞之名，而造出许多奇怪话头，哪不令人笑死。须知泰西生理家言，膀胱明有上源，本不能自然倒转，此即古人转胞之名，有以误之，此等臆说，扣槃扪烛，实是中国医界之绝大污点，不可不正！汪䏡菴胞系转戾四字，亦是盲人谈天，认为得意之笔，其实胞非悬诸空中者，何能转动，亦何所谓戾。此则《金匮》胞系了戾四字之贻误千古者也。

子淋方

生地　阿胶　黄芩　黑山栀　木通甘草

水煎服。

【笺正】此为热结膀胱者设法，清肺火以治上源，利小水以泄下窍，大旨不过如是，但阿胶太腻，非可一概施耳。

丹溪治一妊妇，小便不通，令一妇用香油涂手，自产门入，托起其胎，溺出如注，即用人参、黄芪、升麻大剂煎服。又治一妇转胞，用参、归煎服，探吐得愈。

沈尧封曰：䏡菴载其方名参术饮，用

当归、熟地黄、芎䓖、芍药、人参、白术、留白陈皮、半夏、炙甘草加姜煎，空心服。丹溪论曰：窘胞之病，妇之禀受弱者、忧闷多者、性躁急者、食味厚者多有之。古方用滑药鲜效，因思胞不自转，为胎长被压，若举其胎，胞必自疏，水道自通矣。近吴宅宠人患此，脉似涩，重则弦。予曰此得之忧患。涩为血少气多，弦为有饮。血少则胎弱不能举，气多有饮，中焦不清而溢，则胎避而就下。乃以上药与饮，随以指探喉中吐出药汁，候气定又与之而安。此恐偶中，后治数人皆效。

【笺正】清阳之气不举，以致胎压膀胱，小溲不畅，其理可信，故宜川芎、黄芪、升麻等药。何以丹溪书中竟谓令人手入产门，托起其胎，岂不知产妇不到临盆，产门不开，安有可以伸入人手之理！此荒谬极端之妄想。既不能从实际上稍稍体会，亦可归而谋诸妇，姑从某处探试一试，看是如何，然后落墨，尚不为迟，而不知差耻，草率写来，居然教人以治病之法则，哪不可杀可剐，且复托名于堂堂正正所谓金元大家丹溪之书，则人皆信以为真，绝不为之思索一番，一盲群盲，大为可骇。所谓胞不自转说得亦极模糊。盖古人命名，谓之转胞，本是大谬，须知膀胱之府，贮在腹中，决非能自翻覆之物。惟被压于胎一层，洵为至当不易之理。尧封所谓胎若举则胞必自疏，水道自利之说，最是明白晓畅，拨重雾而见青天矣。吴宅宠人之案中涩为血少气多一句，亦踵古人之误。要知气为血帅，血随气行，两者并辔而驰，本无须臾可离之理，乃古人竟能创为滑脉血多气少，涩脉血少气多二句，必以气血二字判分畛域，宁非造句之失检，而读者偏能不假思索，奉若南针，抑亦过矣。

丹溪[①]又谓中气不清而溢，措词亦未妥。

仲景云：妇人本肥盛，今反羸瘦，胞系了戾，但利小便则愈，宜服肾气丸，以中有茯苓故也，地黄为君，功在补胞。又法将孕妇倒竖，胞转而小便自通矣。

【笺正】《金匮》转胞不得溺一条，谓为胞系了戾，主以肾气丸，病情药理不甚明白，只可存而不论。尤氏《心典》以"缭乱乖戾"为"了戾"二字注解，若但以训诂而言，可谓精切。然试细审病情，胞即膀胱，假令其系果以缭乱，岂肾气丸之力量可以为之整理？且所乱者，既在系而不在胞，何故遂致小便不利，可知必非生理之真。况《金匮·妇人篇》，本条原属不甚可解，而此节所引，又与《金匮》原文不符。乃竟可谓将妊妇倒竖，使胞转而小便自通，虽似言之有理，然亦思此法究竟可行否，且行之而果能有效否，似此谈医，皆是魔道，不可存也。

寿颐又按：《金匮》胞系了戾，肾气丸主之一条，在妇人杂病门中，无肥盛羸瘦二句，而此条所谓中有茯苓等句，文义不伦不类，决非尧封手笔，岂亦出于丹溪书耶？得此一条，可与上条手入产门云云，彼此辉映，无独有偶，堪称双绝。吾国医书，真是无奇不有，且亦可谓无有不奇，诚不知是何戾气所钟，生此妖孽，致令国医界中，蒙此奇耻大辱，安得秦政之火，一一拉杂而摧烧之。

沈尧封曰：汪昂采《本事》安荣散治子淋，心烦闷乱，云：子淋，膀胱小肠虚热也。虚则不能制水，热则不能通利，故淋。心与小肠相表里，故烦闷，方用人参、甘草之甘以补虚，木通、灯草之渗，滑石之滑以通淋闷。肺燥则天气不降而麦冬能清之，肾燥则地气不升而细辛能润

---

① 丹溪：原作"尧封"，据三三本改。

之，血燥则沟渎不濡而当归能滋之也。亦有因房劳内伤胞门，冲任虚者，宜八珍汤或肾气丸。

【笺正】小溲淋闭而兼心烦闷乱，是热盛于上，水源枯涸，非仅胞中之病。方用参、麦滋润肺火，探河源于星宿之海，其旨可见。汪讱菴只知心与小肠相为表里，所见甚浅，实是模糊。须知小便之变，自有肺燥失其清肃之职，右降不及一层，岂是从小肠而来。喻西昌以羽族为证，所谓无肺者无溺，有肺者有溺，最为精切。此非汪氏所知。

又按：安荣散方出自《准绳》，非许氏《本事方》中所有，汪氏《医方集解》不知何所据而云然。细辛能润，虽古人自有此说，究属牵强，当非药理之真。房劳内伤，宜用八珍或肾气丸云云，亦是汪氏旧说。须知真液耗伤之病，药用八珍，虽曰滋补，其实呆笨不灵，即肾气丸方，亦是浮泛，多所隔膜，毫厘千里之谬，极是颠顸。浪用古人成方，必有貌合神离之弊，初学最宜猛省，一涉此境，终身必无清醒之日。寿颐恒谓讱菴之书，全部皆蹈此弊，学者胡可浑仑吞枣。

第二十二节　妊娠滞下及利下

《本草纲目》：妊娠下利，用鸡卵一个，乌骨者尤妙，开孔去白留黄，入漂铅丹五钱，搅匀，泥裹煨透，研末。每服二钱，米饮下。一服效是男，两服效是女。

沈尧封曰：曾试过有效有不效，然利即不止，而腹痛必缓。

【笺正】此下利是滞下，不是泄泻，沈举腹痛一证可知，《纲目》此法乃单方。凡滞下，总是肠中瘀积，所以下不爽而痛频仍。鸡子黄烧灰可以荡涤秽垢，故能去滞止痛。又是血肉之品，不嫌峻利，

则无害于妊身。然又谓一服效是男，两服效是女，则其理安在？必不足征。沈谓腹痛必缓，此灰能涤滞之明验。

薛立斋云：一妊妇久利，用消导理气之剂，腹内重坠，胎气不安。又用阿胶、艾叶之类不应，用补中益气汤而安，继用六君子全愈。

【笺正】此条明言久利，过用消导理气，而胎气重坠不安，则积滞已轻而气坠为急，故以补中升清取效。非谓凡是妊身滞下，不问有滞无滞，皆投是药也。

又云：妊身利下黄水，是脾土亏损，其气下陷也，宜补中汤。

王孟英曰：此下利乃泄泻自利之证，若滞下赤白之痢证，仍当别治。

【笺正】利下黄水，则无黏滞秽垢矣，故曰脾亏。然仍当凭脉证治之。王谓此是泄泻自利，诚然。又谓滞下赤白，仍当别治，则以滞下终多湿热瘀积，不可误补，养痈贻害。即有休息久痢，正气已伤者，亦必余垢未净，虽曰宜补，尚必参用疏通导滞以消息之。益气补中均非正治，不以妊身而独异也。

第二十三节　妊身腹痛

《金匮》曰：妇人怀妊，腹中疞痛者，当归芍药散主之。

当归三两　芍药一斤　茯苓四两　白术四两　泽泻半斤　芎劳三两

上六味为散，取方寸匕，酒和，日三服。

【音义】疞，本作疠。《说文》：腹中结也。从广屮声，以纠结为义，音绞。今俗所谓痛如绞者是也。世俗有所谓绞肠痧者，亦即此字，隶变乃作疞。

又曰：妊娠腹中痛为胞阻，胶艾汤主之。

芎䓖　阿胶　甘草各二两　艾叶　当归各三两　芍药四两　干地黄六两

上七味，水五升，清酒三升合煮，取三升去渣，纳胶令消尽，温服一升，日三次。

徐蔼辉曰：严氏用治胎动胎漏、经漏腰痛、腹满抢心、短气，加黄芪。切菴亦谓妊娠下血，腹痛为胞阻，主此汤。又曰：又方阿胶一斤，蛤粉炒艾叶数茎，亦名胶艾汤。治胎动不安，腰腹疼痛，或胎上抢心，去血腹痛。

【笺正】金匮胶艾汤为真阴①不足，虚寒气滞之神丹，补阴和血，行气温经，选药精当，不仅专治妊娠之腹痛，凡气血不足，滞而作痛者，无往不宜。尤在泾《金匮心典》谓妇人经水淋沥，及胎产前后下血不止者，皆冲任脉虚而阴不能守也。是惟胶艾汤为能补而固之。有芎归能于血中行气，艾叶利阴气，止痛安胎，故亦治妊娠胞阻。胞阻者，胞脉阻滞，血少而气不行也。

寿颐按：血液虚寒，而气行不利，故有淋沥腹痛等病。是方温和流动，补而不滞，尽人所知。而腹之所以痛者，亦由阴气耗散所致。在泾"阴不能守"四字，大有可味。芍药纯阴，能收摄溃散耗乱之阴气，故治淋沥下血，非仅为血虚家定痛之良剂。局方四物汤，世咸知为女科通用要药，岂非即从此方脱化而来。寿颐则谓芎䓖升发之性甚烈，古用阿胶，恐其太滞，故以芎之空灵疏散者相辅而行，是有妙用。若四物汤既去阿胶，则芎性太走，最宜斟酌。而世俗不知裁度，甚至芎、归、地、芍呆用等分，则徒读父书，弊多利少，真是笨伯。徐氏所引后人之胶艾汤，独用阿胶、艾叶，亦嫌太笨，不足法也。

又曰：怀妊六七月，脉弦发热，其胎愈胀，腹痛恶寒者，小腹如扇。所以然者，子脏开故也。当以附子汤温其脏。

附子　人参　白术　芍药　茯苓②

【笺正】此妊身内脏有寒腹痛之证治，然附子堕胎，为百药长，必不可妄试，即使病证必当温养中下，亦自有善治之法，此古书之不可拘泥者。今本《金匮》未出方，说者谓即《伤寒论·少阴篇》之附子汤，尧封所录即《伤寒论》之方也。

本条病情，尤氏《金匮心典》注文极为明白，并录之。脉弦发热，有似表邪，而乃身不痛而腹反痛，背不恶寒，而腹反恶寒，甚至少腹阵阵作冷，若或扇之者然。所以然者，子脏开不能合，而风冷之气乘之也。夫脏开风入，其阴内胜，则其脉弦为阴气，而发热且为格阳矣。胎胀者，胎热则消，寒则胀也。附子汤方未见，然温里散寒之意概可推矣。寿颐按：胎热则消四字，未免语病。

《大全》云：妊娠四五月后，每常胸腹间气刺满痛，或肠鸣，以致呕逆减食，此由忿怒忧思过度，饮食失节所致。蔡元度宠人有子，夫人怒欲逐之，遂成此病。医官王师复处以木香散，莪术、木香、甘草、丁香，盐汤下，三服而愈。

【笺正】此忧郁气滞，肝络郁室，而为腹痛之证治，方为行气温中而设。其呕逆必有中寒，故用丁香。若肝郁有火，炎上作呕者，则不可一例妄用。

沈尧封曰：夏墓荡一妇，丰前乔章氏女也。己卯夏，章氏来请，云怀孕七个月患三疟利疾。及诊，病者只云小便不通，

① 阴：三三本作"阳"。

② 附子人参白术芍药茯苓：上卫本作"附子二枚，破八片，去皮，人参二两，白术四两，芍药三两，茯苓三两"。

腹痛欲死，小腹时有物垒起，至若利疾，日夜数十起，所下无多，仍是粪水。疟亦寒热甚微。予思俱是肝病。盖肝脉环阴器，抵小腹，肝气作胀，故小腹痛。溺不利，胀甚则数欲大便。肝病似疟，故寒热。予议泄肝法，许其先止腹痛，后利小便。彼云但得如此即活，不必顾胎。予用川楝子、橘核、白通草、白芍、茯苓、甘草，煎服，一剂腹痛止，小便利。四剂疟利尽除，胎亦不堕。以后竟不服药，弥月而产。

【笺正】此亦肝郁之腹痛，然是阴虚内热，故宜清肝，与上二条之证不同。尧封选药，醇正可法，善学古人者，参此数则，举一反三，无难治之病矣。

王孟英曰：徐悔堂云：秣陵冯学园之内，久患痞痛，每发自脐间策策动，未几遍行腹中，疼不可忍，频年医治，不一其人，而持论各异。外贴膏药，内服汤丸，攻补温凉，备尝不效，病已濒危，谢绝医药，迨半月后，病势稍减，两月后，饮食如常。而向之策策动者，日觉其长，驯至满腹，又疑其鼓也，复为医治，亦不能愈。如是者又三年，忽一日腹痛几死，旋产一男，母子无恙，而腹痞消。计自初病至产，盖已九年余矣。此等奇证虽不恒见，然为医者不可不知也。

【笺正】此人当初痞痛，腹中遍动之时，当然是病不是胎。频年医治，必是不得其法，故百不一效。迨至谢绝医药，病减而饮食如常之后，策策动者，日觉其长，此时方是有身，惟其先抱病有年，气营未足，所以胎元不旺，不能如期长成，竟至三年乃产。若谓乍病腹动即是怀胎，积至九年之久而始达生，殆不其然。寿颐在甲寅乙卯间，见甬人某君，年逾弱冠，体质甚好，后有人谓此君在母腹中凡三十有八月，盖即孟英此条之类也。

第二十四节　妊娠腰痛

《大全》云：妇人肾以系胞，腰痛甚则胎堕，故最为紧要。若闪挫气不行者，通气散；肾虚者，青娥不老丸，总以固胎为主。

通气散方

破故纸瓦上炒香为末，先嚼胡桃一个，烂后以温酒调服。故纸末三钱，空心服。治妊妇腰痛不可忍，此药最神。

王孟英曰：故纸性热妨胎，惟闪挫可以暂用，或但服胡桃较妥。

【笺正】腰痛皆肾虚，最易堕胎。凡肝肾阴分素亏，及房室不节者，胎最难保。此非医药之所能治。若闪挫伤气之痛，尚是轻证。凡妊娠腹痛漏红，胎元坠滞，势将半产者，腰不酸痛，胎尚可安，一有腰痛腰酸，则未有不堕者矣。

薛立斋云：腰痛因肝火动者，小柴胡汤加白术、枳壳、山栀。

沈尧封曰：腰之近脊处属肾，两旁近季胁者属肝。

【笺正】肝火既动，理宜清肝，而反以小柴胡汤升提之、滋补之，岂非助桀为虐。立斋惯伎，滥用古方，误尽后世，后人依样葫芦，不效而反以增剧，则且归咎于古方，相戒不敢复用，而使古人制方精义淹没失传，尤其罪浮于桀。

第二十五节　妊娠腹内钟鸣

《大全》用鼠窟土为细末，研麝香，酒调下立愈。

【笺正】是证是方，据《准绳》系出《产宝方》，云治小儿在腹中哭，及孕妇腹内钟鸣。用空房鼠穴中土，令孕妇噙之即止。或为末，麝香少许，酒调二钱。李濒湖《纲目》土部，鼢鼠壤土条中，亦有此证治，则据陈藏器说，谓是田中尖嘴小鼠阴穿地中之鼠穴，则较空房之鼠穴为洁①。然妊妇腹中何故钟鸣？其鸣声究竟何若？及是土之何能治验？实是百思而不得其理。但据《产宝》与小儿在腹中哭并为一条，则仍是腹内之儿鸣，或鸣声之较大者耳。病情药性俱不足征，存而不论可也。

第二十六节　腹内儿哭

《产宝》云：腹中脐带上疙瘩，儿含口中。因妊妇登高举臂，脱出儿口，以此作声。令妊妇曲腰就地如拾物状，仍入儿口即止。又云：用空房中鼠穴土，同川黄连煎汁饮亦效。

沈尧封曰：相传腹内钟鸣，即是儿哭。今人治此，撒豆一把在地，令妊妇细细拾完即愈。此是妙法。

王孟英曰，此謷言也。王清任曰：初结胎无口时，又以何物吮血养生。既不明白，何不归而谋诸妇，访问的确再下笔，庶不贻笑后人。此说甚精。余尝谓身中之事，而身外揣测，虽圣人亦不免有未必尽然之处。故拙案论证，但以气血寒热言之，固属弇陋，实不敢以己所未信者欺人也。今春与杨素园大令言及，从来脏腑之论殊多可疑。杨侯叹曰：君可谓读书得间，不受古人之欺者矣。因出玉田王清任《医林改错》见赠，披阅之下竟将轩岐以来四千余年之案，一旦全反，毋乃骇闻。然此公征诸目击，非托空言，且杨侯遍验诸兽，无不吻合。然则昔之凿凿言脏腑之形者，岂不皆成笑柄哉？然泰西《人身图说》一书，流入中国已二百余年，所载脏腑与王说略同，而俞理初未见《改错》，过信古书，于《癸巳类稿》内沿袭

旧讹，谓中外脏腑迥殊，且云外洋人睾丸有四枚，尤属杜撰欺人。

【笺正】儿在母腹，虽已成形，然在未离胎盘之时，当无自能发声之事。孟英谓之謷言，以理测之，固是不刊之论。然妊妇腹有啼声，寿颐虽未亲自得闻，而人言凿凿，确是有之。且撒豆于地，令妊者俯身拾取，其声即止，又是闻诸传述，实已经验。颇觉《产宝》儿含疙瘩一说，庶几近似。孟英谓身中之事，不能身外揣测，其说极允。然竟以一己所未见未闻，而直断定天下古今必无是事，亦未免身外推测，邻于武断。孟英则以未遇此事而认作昔人臆说，寿颐则以所知的然，又敢信为必有，然后知天下事固未可以一人之见闻为界限也。若王清任之《改错》，自谓据暴露尸骸之兽食残余，及刑场刽子一把抓在手中之剖出脏腑，以论生前之若何部位，若何色相，则仍是揣测而已。陆氏九芝所谓教人于义冢地上，及杀人场上学医，可谓热讽冷嘲，嬉笑甚于怒骂，即教清任复生，亦当喷饭。其实胎儿口中，果有含物与否，不独王清任所必不能知，就是王氏归谋诸妇，即使其妇腹中果有儿胎，亦不能报告清楚，则又何从而访问的确，乃竟如此下笔，亦何尝不贻笑后人。固不如不佞所评上文手入产门一条，真可以归谋诸妇，实地试验之比。须知王氏医学，既从义冢堆中揣摩得来，想必当日败棺残骴②之中，未见有此腐烂尸体，儿含疙瘩者耳。究竟泰西之《人身图说》传入吾国已久，孟英固亦知之，若清任者，盖亦掇拾西说之涯略，而讳言所自，故意大放厥辞，托诸目见，矜为新得，藉以排

---

① 则较空房之鼠穴为洁：此句原无，据三三本补。

② 骴（zī）：带有腐肉的尸骨，亦指尸体。

击旧说，惊世骇俗，是其心术之最卑鄙者。素园孟英，竟信以为真，皆已堕清任术中而不悟矣。至若金元以下诸家医书，所言胸腹中种种形态，固未免以讹传讹，且多随心所欲，各抒臆见，本不值识者一哂。寿颐谓能据彼中解剖之真，以正近世相承之谬则可，欲据清任之言，以尽废秦汉之书，必大不可。昔人有咏鹦鹉句曰：齿牙余慧才偷得，便倚聪明学骂人。清任之学，是其类耳。

第二十七节　养　胎

徐蔼辉曰：《金匮》：怀身七月，太阴当养。以此见十月养胎之说，其来久矣。

徐之才曰：妊娠一月名始胚，足厥阴肝脉养之；二月名始膏，足少阳胆脉养之；三月名始胞，手少阴心主胞络脉养之；四月始受水精以成血脉，手少阳三焦脉养之；五月始受火精以成气，足太阴脾脉养之；六月始受金精之气以成筋，足阳明胃脉养之；七月始受木精之气以成骨，手太阴肺脉养之；八月始受土精之气以成肤革，手阳明大肠脉养之；九月始受石精之气以成毛发，足少阴肾脉养之；十月五脏六腑皆具，俟时而生。

徐蔼辉曰：《人镜经》惟手太阳小肠与手少阴心二经不养者，以其上为乳汁，下主月水也。

王孟英曰：此亦道其常耳。有每妊不足月而产者，有必逾期而产者，有先后不等者，亦不为病也。惟产不足月而形有未备，或产虽足月而儿极萎小者，皆母气不足为病。再有身时，须预为调补，自然充备。余邻家畜一母鸡，连下数卵，壳皆软，邻以为不祥，欲杀之。余谓此下卵过多，母气虚也。令以糯米、蛇床子饲之，

数日后，下卵如常。推之于人，理无二致。

【笺正】徐之才逐月养胎之说，《千金方》妇人门载之甚详，《巢氏病源》尤为繁琐。盖六朝时相承之旧，未必徐氏一人之言。然试寻绎四五六七八等月，受五行精以成血脉筋骨等说，均是架空立言，想当然之事，于实在生理，无从证实。而九月始受石精之气以成毛发，《巢源》作成皮毛。更于五行之外添设一个石字，殆所谓帝可六而皇可四者，拟不于伦，尤其可笑，宁非凭空结撰，无所取征。盖所谓某月某经脉养胎云云者，悉由随意分配。佛氏所谓一切幻境皆由心造，庶几近之。而隋唐以后视若圣经贤传，无不依样葫芦，借撑门面。静言思之，殊堪发噱。寿颐明知此等旧说，相沿悠久，习医者方且资为谈助，以诩博闻，一旦陡然驳斥，嗜古者必嗤为师心自用，蔑视前人。究竟问其如何分经而养之理，则据《病源》谓肝主血，一月之时，血流涩，始不出，故足厥阴养之，尚似言之成理，然血发于心，附会肝经已嫌牵强，而始不出三字，更不成文理。又谓二月之时，儿精成于胞里，故足少阳养之，则不知胎孕于子宫之中，何以与足少阳胆发生关系？抑且儿精成于胞里一句，亦不成文，胎结子宫，岂可与膀胱之胞并作一物，中医本无子宫之名，实是生理学中一大缺典。至三月则谓手心主者，脉中精神内属于心，能混神，故手心主养之云云，尤其不知所云。四月则谓手少阳三焦之脉，内属于腑，四月之时儿六腑顺成，故手少阳养之。五月则谓足太阴脾之脉主四季，五月之时，儿四肢皆成，故足太阴养之。六月则谓足阳明胃之脉主其口目，六月之时儿口目皆成，故足阳明养之。七月则谓手太阴肺脉主皮毛，七月之时，儿皮毛已成，故手太阴养之。八月则谓手阳

明大肠脉主九窍，八月之时，儿九窍皆成，故手阳明养之。九月则谓足少阴肾脉主续缕，九月之时，儿脉续缕皆成，故足少阴养之云云。无一句不牵强涂附，几堪笑倒。明是浅人臆造，假托之才以售其欺。窃谓徐氏累世名医，当不浑沌至此，且经络有十二，而怀胎止有十月，于是按月分配，乃剩出手太阳、手少阴两经，又将何说以处之。《人镜经》所谓上为乳汁，下主月水，亦无真理可说。总之随便谈谈，呼马为牛，唯心所欲已耳。孟英不复与辨，略过不谈，盖亦有见于此，而所论母气不足一节，则至理名言，真能洞见癥结者也。

巢元方曰：妊娠受胎七日一变，堕胎在三、五、七月者多，在二、四、六月者少。三月属心，五月属脾，七月属肺，皆属脏，脏为阴，阴常不足，故多堕耳。如在三月堕者，后孕至三月仍堕，以心脉受伤也，先须调心。五月、七月堕者亦然，惟一月堕者人不知也。一月属肝，怒则多堕，洗下体，窍开亦堕，一次既堕，肝脉受伤，下次仍堕。今之无子者，大半是一月堕者，非尽不受胎也。故凡初交后，最宜将息，勿复交接以扰子宫，勿令劳怒，勿举重，勿洗浴，又多服养肝平气药，则胎固矣。

【笺正】巢氏此说不见于今本《病源》，并不见于《千金》《外台》，未详尧封出何蓝本？"七日一变"四字最不可解。谓三、五、七月属脏，阴多不足，故多堕，尚是泛辞。惟每见堕胎者，固多在三、五、七月之时，实在何由，殊不可推测其真相。又谓如在三月堕胎，则其后怀身仍有届时复堕之事，又确乎有之，则子宫中之作用必有其真。但谓三月属心，五月属脾，调补心脾仍是空洞不切。惟心为生血，脾为统血之脏，堕胎之原，无非营

阴不足，不能荣养，益阴补血，大旨不外乎此。其谓一月堕者最多，则确是实情。盖子宫初感，凝结未固，房事洗涤，俱易震动，而此时儿尚无形，堕亦不觉。试读合信氏《全体新论》，谓两精交会，由子管而入子宫且在数日之内，原非顷刻间事，则宜乎珠胎乍结之时，易于暗堕，而本人且毫不能知矣。最宜将息一层，夫妇之愚，皆当铭之肺腑。而古人一月肝脉养胎之臆说，亦可不辨自明。寿颐恒谓吾国医学发源于五帝以前，而失传已在周秦之际，下逮魏晋六朝，更多凭空结撰，决不能与上古旧学一线师承。观夫此类议论，即可得其真谛。今更以西学说之得于解剖者，一一佐证其实在，则孰是孰非，明白晓畅，固已拨云雾而见青天。彼泥古之儒，尚欲据二千年内相承之讹，以为笃信好古之护符，亦只见其识力之未到耳。

丹溪曰：阳施阴化，胎孕以成，血气虚损，不足荣养，则自堕，譬如枝枯则果落。或劳怒伤情，内火便动，亦能动胎，正如风撼其树，人折其枝也。火能消物，造化自然，《病源》乃谓风冷伤子脏而堕，未得病情者也。有孕妇至三四月必堕，其脉左手大而无力，重取则涩，知血少也。只补中气使血自荣，以白术浓煎下黄芩末，数十剂而安。因思胎堕于内热而虚者为多，曰热曰虚，当分轻重。盖孕至三月，上属相火，所以易堕，不然黄芩、熟艾、阿胶何谓安胎妙药耶？

【笺正】六朝以前，医者无江南人，故论病皆多寒证，正以中原之地高旷多寒，不比大江以南多温暖也。《巢源》谓胎堕为风冷伤子脏，本是常时所固有，丹溪南人，未之思耳。然人体不同，各如其面，黄芩亦未必是千人必用之药。丹溪亦自谓熟艾是安胎妙药，则艾岂寒凉，可见丹溪亦恒用之矣。

方约之曰：妇人有娠则碍脾，运化迟而生湿，湿生热，丹溪用黄芩、白术为安胎圣药。盖白术健脾燥湿，黄芩清热故也。但妊娠赖血养胎，方内四物去川芎佐之，为尤备耳。

【笺正】因湿生热，正为吾南人言之。若至黄河以北，此说又不可通。

张飞畴曰：古人用条芩安胎，惟形瘦血热，营行过疾，胎常上逼者相宜。若形盛气衰，胎常下坠者，非人参举之不安；形实气盛，胎常不运者，非香砂耗之不安；血虚火旺，腹常急痛者，非归、芍养之不安；体肥痰盛，呕逆眩晕者，非二陈豁之不安，此皆治母气之偏胜也。若有外邪，仍宜表散，伏邪时气，尤宜急下，惟忌芒硝，切不可犯。

【笺正】相体裁衣，本是医家真谛，亦岂仅为妊身而言？奈何一孔之见，意以"黄芩白术安胎圣药"八字，作为自始至终一成不变之局，亦只见其不知量耳。伏邪时气两句，语太含浑，须知时病之变迁万端，岂有一概急下之理。

孟英曰：条芩但宜于血热之体，若血虚有火者，余以竹茹、桑叶、丝瓜络为君，随证而辅以他药，极有效。盖三物皆养血清热而息内风。物之坚莫如竹皮，《礼》云"如竹箭之有筠"是也，皮肉紧贴，亦莫如竹。故竹虽筼①而皮肉不相离，实为诸血证之要药，观塞舟不漏可知矣。桑叶蚕食之以成丝，丝瓜络质韧子坚，具包罗维系之形，且皆色青入肝，肝虚而胎系不牢者，胜于四物、阿胶多矣，惜未有发明之者。

【笺正】芩治血热，其理显而易知，然王所谓血虚有火者，貌视之似与血热无甚区别。然彼是实火，自当苦寒，此是虚火，亦非黄芩、白术可以笼统疗治。孟英所谓养血清热，独举竹茹、桑叶、丝瓜络

三者，以为安胎妙用。批郤导窾，确非前人所能知。虽自谓未有发明，然经此一番剖别，其发明不已多耶。

王海藏曰：安胎之法有二，如母病以致动胎者，但疗母则胎自安；若胎有触动以致母病者，安胎则母自愈。

【笺正】治病必求其本，固是至理名言。

丹溪云：有妇经住或成形未具，其胎必堕。察其性急多怒，色黑气实，此相火太盛，不能生气化胎，反食气伤精故也。

【笺正】此是火旺，确宜黄芩。然仍宜参王孟英竹茹一条治法，方能恰合分寸。

丹溪曰：有妇经住三月后，尺脉或涩或微弱，其妇却无病，知是子宫真气不全，故阳不施，阴不化，精血虽凝，终不成形，或产血块，或产血泡也，惟脉洪盛者不堕。

【笺正】此经虽阻，而未必是妊，是病是胎，必以尺脉之流利不利、有神无神辨之，不在乎脉形之大小，及有力无力间也。子宫真气不全，句亦不妥。

第二十八节　胎动不安

血虚火盛，其妇必形瘦色黑，其胎常上逼者，宜条芩、阿胶。

徐蔼辉曰：前张飞畴说谓形瘦血热宜条芩，血虚火旺宜归、芍。此似将上二条并为一治，想须在胎上逼与腹急痛上分别，未知是否。存参。

【笺正】血虚有火，何故而胎常上逼，既不能说明其所以然之理，而但用条

---

① 筼（cōng）：有病变而不能用的竹子。《篇海类编·花木类·竹部》："筼，有病竹不堪用"。

芩、阿胶，此说盖亦丹溪之徒为之。学者不可浑仑吞枣。

气虚妇体肥白，胎常下坠，宜人参。

徐蔼辉曰：体肥白是气虚证据，宜与张说参看，又思体肥白者未必皆气虚，必肥白而胎下坠，方是形盛气衰也。须辨，存参。

王孟英曰：审属气虚欲堕者，补中益气法甚妙。

【笺正】肥白之人未有不形盛气衰者，断不可与苍黑伟硕之体同日而语。胎常下坠，即是大气不能包举之明征。色苍伟者，必无是虑，此证补之未必有效。若用升举，又恐惹流弊，惟人参滋补而不浊腻，自能固气而无升提之害。此说尚妥。孟英谓可用补中益气，在清阳下陷者诚是相宜，如其形伟气馁，致胎滞坠，而非脾胃清气下陷者，浪投升、柴，亦有动胎上逼之虑。

形气盛，胎常不运者，宜香砂。

【笺正】此气滞不利，故宜行气。推之香附、乌药亦不失于燥，皆疏达之良剂。

痰气阻滞，体肥呕逆眩晕者，宜二陈。

【笺正】肥人多痰，二陈、温胆最是要药。古虽谓半夏碍胎，然今之市上药材，无不制之半夏，尽可不忌，但胆星宜轻[①]。左金丸亦佳，稍加川椒、乌梅炭，止呕尤捷。

怒气伤肝，加味逍遥散。

【笺正】逍遥治肝，为木不条达，郁滞窒塞者而言，故以柴胡春升之气，助其条畅，非能驯养肝气之横逆者。既曰因怒伤肝，则必以清养肝阴为上。逍遥尚嫌辛升，反以扰动，流弊不小，此薛立斋之故智，不可学也。

毒药动胎，白扁豆二两，生去皮，为末，新汲水下。

沈尧封曰：已见厥逆门，须合参以辨其证。

【笺正】此是单方，白扁豆虽能安胃，然生研为末，汲水调服，不如煎汤稍凉饮之为佳。惟所谓毒药者，种种不同，一味单方，何可恃以无恐。

交接动胎，其证多呕，《产宝百问》方，饮竹沥一升有验，人参尤妙。

【笺正】此动胎之最厉者，百脉偾张，为害极巨，岂一味单方所能补救。此方见李氏《本草纲目》慈竹沥下，但曰困绝，不言多呕，注明出《产宝》。此条补出"多呕"二字，盖阴泄于下，而气逆于上，竹沥下气止呕，是以主之，然但为呕之一字而设，未必能安已动之胎。人参诚能补阴，然胎既动矣，正恐未必可恃，虽曰尤妙，而吾以为必有不尽妙者。

筑磕着胎，恶露已下，疼痛不止，口噤欲绝，用神妙佛手散探之。若不损则痛止，子母俱安。若损，胎立便逐下，即芎劳汤治伤胎，多神效。

【笺正】归、芎温和流动，而俱有升举之力。故胎元受伤，震动欲坠者，得其升举而亦能安；若胎已死，则活血行血，脉络疏通，而已败之胎自不能留，所以可下，效如仙佛，手到成功，此佛手之所以命名也。

胎动下血不绝欲死，《本草纲目》用蜜蜂蜡如鸡子大，煎三五沸，投美酒半升服，立瘥，冯云神效。蜡淡而性涩，入阳明故也。

【笺正】蜂蜡是固涩上品，然酒性善行，动而不静，走而不守。凡在失血诸证类，皆不可轻用。况其为胎动下血，不绝欲死者乎。此盖单方之属。凡世传单方，

---

① 但胆星宜轻：此句原无，据三三本补。

其神验者，殊难轻信，必有姑试服之而适以速祸者。寿颐曾屡见之矣。吾辈从事医药，须当于病理药性上两相勘合，无所疑窦，而后可放胆用之，乃无流弊，斯为正直荡平之路。如欲尽信古书，则不妥者多矣。濒湖《纲目》所收太博，时失之滥，尧封采此方法，殆未免纸上谈兵之习，非良策也。

王孟英曰：怀妊临月，并无伤动，骤然血下不止，腹无痛苦者，名海底漏。亟投大剂参、芪，十不能救其一二。此由元气大虚，冲脉不摄，而营脱于下也。

【笺正】即云胎元不伤，是并未跌挫筑磕，而血乃骤然大下，且腹无苦痛者，则为暴脱急证，诚非独用参、芪能救。此当以暴崩例之，大补大固，如独参、阿胶、黄肉、白芍、龙齿、牡蛎之属，大剂急投，或可希冀十一。孟英所称海底漏三字，太嫌俚俗，不可为训。合信氏《全体新论》谓新产暴血直下，系胎盘中孕妇之血管不能自闭，竟无可救之法。孟英所说此条，既已临月，且无伤动，而有是证，盖与合信氏之所述同。孟英必尝见之，而为此论，但不能知其源委耳。读者须参合《全体新论》观之。

王叔和曰：胎病不动，欲知生死，令人摸之，如覆盆者男，如肘颈参差起者女也。冷者为死，温者为生。

【笺正】此以腹之冷暖辨胎之生死，太嫌呆相。至谓腹如覆盆者为男胎，如肘颈参差者为女胎，古书相承，多为是说。盖有见男儿多背面而生，女儿多仰面而生，以意逆之，遂谓男胎在腹亦必背面，女胎在腹亦必仰面。《四言脉诀》谓男腹如箕，女腹如釜，亦即此意。然合信氏《全体新论》已言其不确。彼中剖解极多，所说必不妄，乃知吾国理想旧说，未必可恃。至谓冷者为死，温者为生，则几

乎孩子之见。胎虽已坏，而其母尚生，何致母腹竟冷。此条出《脉经》九卷《妊娠篇》。不动，本作不长。覆盆，本作覆杯。又冷者句上，有冷在何面四字，更不可解，此节无此一句，盖尧封知其不妥而删之也。

第二十九节　胎死腹中及胞衣不下

《圣济总录》云：胞衣不下急于胎之未生，子死腹中危于胎之未下。盖胎儿未下，子与母气通其呼吸。若子死腹中，胞脏气寒，胎血凝泣，气不升降，古方多以行血顺气药及硝石、水银、硇砂之类。然胎已死，躯形已冷，血凝气聚，复以至寒之药下之，不惟无益，而害母命也多矣。古人用药深于用意。子死之理有二端，用药寒温各从其宜。如娠妇胎漏血尽子死者，有坠堕颠扑内伤子死者，有久病胎萎子死者。以附子汤三服，使胞脏温暖，凝血流动，盖以附子能破寒气堕胎故也。若因伤寒热证温疟之类，胎受热毒而死，留于胞中不下者，古人虑其胎受热毒，势必胀大难出，故用朴硝、水银、硇砂之类，不惟使胎不胀，且能使胎化烂，副以行血顺气之药，使胎即下也。

【笺正】朴硝、玄明粉可下死胎，诸书多载之，而莫有言其理者。惟此节借附子下胎之理，为之两两对勘，一寒一温，适得其反，各有真谛，益人智慧不少。盖无论何证，必有寒热虚实之不同，自当先辨此四字，而后用药始有门径。固未有呆执一物，而可谓此是治某证必用之药者，然古今之方书能说之，一孔之医生能用之，医药真理哪不扫地净绝？近世有最普通之《验方新编》一书，穷乡僻壤无不风行，但言其功，不详其理，杀人尤不可

胜数，而有力好事之家，乐为印送，辄嚣嚣然自号于众，曰吾以此广行方便，积莫大之阴功也。庸讵知为祸之烈乃不可思议，宜乎孟英有好仁不好学之议也。硇砂、水银可下死胎，虽有此说，然胡可轻试。胎漏血尽子死，只宜养阴助液，亦非附子刚药所宜。

热病胎死腹中，新汲水浓煮红花汁，和童便热饮，立效。见《本草经疏》。

【笺正】此以行血为主，而佐以新童便，下行迅速，威而不猛，宜乎有效。

妊病去胎，大麦芽一升，蜜一升，服之即下。见《千金方》。

【笺正】麦芽消食下气，洵为下行要品。然辅之以蜜，则黏滞有余，已足以缚贲育之手足。法虽本于《千金》，盖亦单方之属，未可恃也。

齐仲甫曰：堕胎后血出不止，一则因热而行，一则气虚不能敛。泻血多者必烦闷而死，或因风冷堕胎，血结不出，抢上攻心，烦闷而死。当温经逐寒，其血自行。若血淋漓不止，是冲任气虚不能约制故也，宜胶艾汤加伏龙肝散。

王孟英曰：有无故堕胎而恶露全无者，此血虚不能荣养，如果之未熟而落，血既素亏，不可拘常例而再妄行其瘀也。

【笺正】半产后之治法，本与正产后无异。怀胎之后月事不行，留此以为胎元涵养之资，积之日多，在子宫中半成瘀浊，故初产之时即宜随胎而去。古人名以恶露者，正以瘀浊积秽，故宜露而不宜藏，惟所失太多，则不仅瘀浊之秽恶，而并其经脉中固有之血不自收摄，随波逐流而去，岂是细故。齐氏所述血热妄行及气虚不固两端已握其要，热者宜清而固之，虚者非大封大固，而助以大补之参、芪，必不济事。昔贤所谓产后宜大补气血为主者，即为此等证候而设。唯近今世俗多有

谓新产后必不可用人参者，正不知何所见而云然。如其恶露全无，则果为瘀结不行，必有脉证可凭，自当宣化泄导。如无瘀滞脉证，则孟英之说自有至理，此岂可一概投以攻破者。而俗医或以生化汤为必需之品，则皆耳食之学，知其一不知其二，又何往而不偾事耶。

齐氏谓淋漓不止，宜胶艾汤。不佞则谓归、芎、艾叶，温辛流动，必非淋漓者通用之药。此时封固填塞，犹虞不及，夫岂可以走窜之品扰其流而扬其波耶。又按，堕胎后及新娩后，偶有鲜血暴崩，而子宫松展之故，此非药物所能有效。但其证本不多有，特千万之一。然寿颐三十年来，虽未见此，而尝再闻其事，当时医家皆莫明其故，不能言其所以然，正以彼此未见合信氏之五种耳。详卷末所附《全体新论》胎盘条中。

问：何以知胎死？曰：面赤舌青，母活子死；面青舌赤，子活母死；面舌俱青，子母俱死。死胎坠胀瘀痛，亦与常产不同。

【笺正】胎死舌青有时可据，然必胎坏日久，而后始现于舌。盖阴霾之气上乘，而苔为变色，是宜温通活血以下之者，非朴硝、玄明粉所可妄试也。

王孟英曰：吴鞠通云，死胎不下，不可拘执成方而悉用通法，催生亦然。当求其不下之故，参以临时所现之脉证若何，补偏救弊而胎自下也。余谓诸病皆尔，不特下死胎也。

又曰：《寓意草》有用泻白散加芩、桔以下死胎之案，可见人无一定之病，病非一法可治，药无一定之用，随机应变，贵乎用得其当也。

【笺正】凡百证治，皆无一定板法，虽曰见证治证，然证固同而其因必万有不同。"必求其故"四字本是无等等咒，然

环顾古今医家，果能精求其故者，正恐不可多观，又安得常有如孟英其人者，相与寻绎此中妙理也耶。

王孟英曰：许裕卿诊邵涵贞室，娠十七月不产，不敢执意凭脉，问诸情况，果孕非病，但云孕五月以后不动，心窃讶之，为主丹参一味，令日服七钱，两旬胎下，已死而枯。其胎之死，料在五月不动时，经年在腹，不腐而枯，如果实在树，败者必腐，亦有不腐者，则枯胎之理可推也。余谓此由结胎之后生气不旺，未能长养，萎于胞中，又名僵胎。亦有不足月而自下者，并有不能破胞而自落者，余见过数人矣。若胎已长成，则岂能死于腹中而不为大患，至年余而始下哉。惜许君言之未详也。丹参长于行血，专用能卜死胎，凡胎前皆宜慎用，世人谓其力兼四物，以之安胎，因而反速其堕，而人不知之，余见亦多矣。

【笺正】枯胎一说虽似奇谈，而实有至理。寿颐曾见有孕已九月，而腹不膨者，为之调和气血而胎即堕，长仅二寸余，亦不腐朽，此妇白晰而癯瘠，固孟英之所谓生气不旺而胎萎者也。丹参本有攻破情性，而俗子反谓其能补血者，徒以《妇人明理论》有"一味丹参，功能四物"两句而误之。金元间之所谓大家，每喜创作颠顶论调，而俗子何知，反喜其简易笼统，笃信奉行，全不知于药理经验上用一番切当工夫，则又安往而不误事。今得孟英尽情揭破，学者其亦可以知所从事矣。

第三十节　妊娠药忌歌

王孟英曰：凡大毒大热及破血开窍、重坠利水之药，皆为妊娠所忌。《便产须知》歌曰：蚖蚖青，即青娘子斑斑螫水蛭与虻虫，乌头附子及天雄，野葛水银暨巴豆，牛膝薏苡并蜈蚣。三棱莪莛赭石芫花麝香，大戟蛇蜕黄雌雄，硇石硝黄硝兼火硝、芒硝、牙硝，黄是大黄牡丹桂，槐花子同此，药凉血止血，何以孕妇禁服，盖能破子宫之精血也牵牛皂角同。半夏制透者不忌南星胆制，陈久者不忌兼通草，瞿麦干姜桃仁木通，硇砂干漆蟹爪甲，地胆茅根与䗪虫。

《本草纲目》续曰：乌喙侧子羊踯躅，藜芦茜根厚朴及薇衔，槐根菌茹葵花子，赤箭莨草刺猬皮。鬼箭红花苏方木，麦蘖常山蔄藜蝉，锡粉硇砂红娘子即蝱上享长，硫黄石蚕并蜘蛛。蝼蛄衣鱼兼蜥蜴，桑蠹飞生暨樗鸡，牛黄犬兔驴马肉，鳅鳝虾蟆鳖共龟。

余又补之曰：甘遂没药破故纸，延胡商陆五灵脂，姜黄荸荠穿山甲，归尾灵仙樟脑续随。王不留行龟鳖甲，麻黄川椒神曲伏龙肝，珍珠犀角车前子，赤芍丹参蔚芫蔚，即益母射干。泽泻泽兰紫草郁金，土瓜根滑石自犀角至此，虽非伤胎之药，然系行血通窍之品，皆能滑胎，凡胎元不足及月分尚少者，究宜审用。余性谨慎，故用药如是，设有故无殒，不在此例及紫葳即凌霄花。

又《外科全生集》云：娠妇患疮疡，虽膏药不宜擅贴，恐内有毒药能堕胎也。夫外治尚宜避忌，况内服乎。故妇人善饮火酒者，每无生育，以酒性热烈，能消胎也，附及之以为种玉者告。

【笺正】妊娠药忌自有至理，习医者固不可不知所避，否则易滋口实。然病当吃紧关头，不急急于对病发药，则母命必不可保，遑论胎元。岂有母先亡而胎元可保之理。如阳明热实，则硝、黄必不可缺。容有大腑通调而胎不碍者，即使堕胎，亦是两害相权取其轻者之理，当为达人所许，惟俗子不知此中缓急，则必明告之，而听其从违可也。若不明言于先而欲权术以冀得一当，则必有窃议于其后者，且亦有胎既堕而母命随之者，更必授谗慝者以口矣。此守经行权，各有其分，尤行道者之所必不可忽者也。

第三十一节　附英医合信氏《全体新论》诸说

【笺正】英人合信氏《全体新论》，据氏自序，作于咸丰元年辛亥秋，则非尧封沈氏所及见。此盖孟英王氏所附入，取以与沈氏旧论作旁证者，今核之合信氏本书，字句颇有不同，当亦出于孟英所润色，然或因节之太简，致令文义时有不达之处。今附录原文，作为考异，具详本节之后。

女子尻骨盘内，前为膀胱，中为子宫，后为直肠。膀胱溺管长约一寸，其下为阴道，即产门也。产门肉理横生，可宽可窄，其底衔接子宫之口，阴水生焉。

【考异】《全体新论》原本无"即产门也"四字，而有"阴道之口为户，内宽外狭。童女有薄膜扪闭，膜有小缺，通流月水。初与男子交合，膜破，微有血出，故俗曰破身，及生子则名产门也"共十句凡五十字。肉理上有"之体仿如直肠"六字。可窄下有"内有摺皮，外有连膜"两句。

子宫状若番茄，倒挂骨盆之内。长二寸，底阔一寸三分，内空为三角房，一角在口，两角在底，分左右。底角有小孔，底之外有二筋带悬之。此带无力，即有子宫下坠之忧。子宫于受胎之后，积月渐大。妊娠三月，渐长四寸；妊娠五月，底圆如瓠；妊身七月，胀至脐上，渐长六寸；妊身九月，直至胸下，长尺有另[①]，重四十两，圆如西瓜，生子之后复缩小。

【考异】合信氏原本，三分下有"厚七分"三字。分左右，作"一在底左，一在底右"两句。小孔下有"可通猪毛"一句。悬之下有"一圆一扁，圆筋系于交骨，扁筋即大小肠夹膜，与胯骨黏连"四句。此带作"若筋带"。无力下有"产后行动"一句。复缩小下有"重只二两而已"一句。又受胎句上有"凡未嫁童女，子宫之口，小如目瞳，共重八钱"三句。

子宫之底，左右各出子管一支，与小孔通，长二寸半，垂于子核之侧，不即不离。子核者，在子宫左右，离一寸，向内有蒂与子宫相连，向外有筋带与子管相系，形如雀卵。内有精珠十五粒至十八粒不等，内贮清液，是为阴精。女子入月之年，精珠始生，至月信绝，其珠化为乌有。

【考异】与小孔通，合信氏原文作"与底角之孔通连"。不即不离句，在垂于句上，其上更有"管尾略阔，披展如丝"两句。雀卵下有"薄膜裹之"一句。二"粒"字皆作"颗"。不等下有"其质甚薄"一句。至月信绝，作"暮年月信止"。其珠，作"精珠"。

男精入子宫，透子管，子管罩子核，子核感动，精珠迸裂，阴阳交会，自子管而入，在管内渐结薄衣为胚珠，是为成孕。由是子管渐大，胚珠渐行，数日之内，行至子宫，又生胶粒以塞子宫之口，是谓受胎。

【考异】自子管而入，合信氏原文作"自子管之尾而入"。又生胶粒之上，有"子宫接之，血入渐多，预生新膜"三句。寿颐按：据此节胚珠由子管而行至子宫，必在数日之间，非一时即能入子宫者，宜乎初受胎时，一或不谨，即暗堕于

---

① 另：上卫本作"零"。

不知不觉之中。此固非夫妇之愚所能知，凡有室者，能不警骇。必也胚珠已入子宫，又生胶粒以塞子宫之口，然后方可谓之受胎。可见此公笔下，大有深意。非精珠子核之内，裂一珠成一孕，裂双珠即孪生。若子宫受病，子核有恙，子管闭塞，核无精珠者，皆不受孕。

孟英曰：有子宫不受男精者，事后必溢出，终身不孕，殆其子核无精珠故耶。

凡受孕数日，成一胚珠，珠内有清水，初见无物无形。至十二日，胚珠大如白豆，重二三厘，珠胞之外，丝毛茸生，合信氏自注：如水缸中发毛之饭粒。剖而看之，见双膜包含清水，有小物浮其中，一圆一长，长者渐变形为人，积日弥大，是名为胚；圆者养胚之物，积日弥小，及生胎盘，则茫然乌有。历二十日胚内胚形长四分，大如牛蝇，身首显然可见，首上具有眼模。三十五日脐带始生萌芽。四十二日头上有口。四十五日胚重一钱，长八分，初长四肢臂股，六十日手足俱全，骨点始生，上有耳鼻，下有肛门，是为受形之始，长一寸许。六十五日腹内粗有五脏。九十日见全形，男女可辨，长二寸许，重二两许，胎盘成。由是月大一月。至四月周身内外皆备，重五两五钱，长四寸。五月长五寸，孕妇始觉胎动。六月长六寸，重十三两，发甲生。七月长八寸，骨节粗成，壮者生出可活。八月长尺一寸，重五十五两，卵子由腹落至肾囊。九月眼始开，长一尺二寸。十月胎足，重五六斤。人具百体，心最先生，及终世之时，百体先死，心死最后。

婴儿在胎，肺小肝大，不须呼吸地气，故血之运行与出世不同。妊胎二十日，心已成模，初见一管，渐分两房，又渐而成四房，上两房有户相通。此出世后不通。胎儿之血来自胎盘，由脐带透脐而入，一半入肝而运行肝内，即入心房；一半入回血总管，上达心右上房，即过左下房，而落左下房，由左下房入血脉总管，先上两手、头脑之内，由回管返心右下房，即自入肺管透血脉总管之栱，此入肺管与总管之栱，出世后不通。然后落下身两足。胎儿上身大、下身小，以上身先受赤血故也。于是血落下身，行至胯骨盆上，即分一半入足，一半入双管，绕脐带而达胎盘，以胎盘为肺之用，改换既受炭气之血，复由脐带而回，轮流不息。直待出世后呱呱以啼，肺即开张呼吸，而心左右两房相通之户即闭塞。若不闭，紫血与赤血混行，儿即死而身青矣。

王孟英曰：《人身图说》云：胎居子宫，以脐带吸取母血以养之，有如树木以根吸取土湿。

胎盘名曰胞衣，俗名胎衣，乃胚珠胞外丝毛粘连子宫内膜而生。其毛渐变为血管，三月成盘，形圆如碟，径五寸，中厚一寸许，其体半为孕妇血管，半为胎儿血管。婴儿在胎，不饮不食，故孕妇脉管甚大，衔接胎儿脉管，渗泄精液以养之。盘中与脐带相连，脐带中空，长约一尺二寸，一头连胎盘，一头连儿脐，外有两脉管绕之。胎儿之肺甚小，不能呼吸，故血脉管运入胎盘之内，直以胎盘为肺用，是一盘而兼二用也。婴儿生下，移时子宫渐缩，胎盘划然而脱，孕妇血管与之相连者，皆截然分张，斯时则产母之脉管断口紧闭，血脉即不与胎盘通流。间有胎盘未离，血管半断，或胎盘已出，子宫松展，血溢如注，陡然晕绝者，所以新产必须安睡床上，不可妄动，宜用布带缠小腹，旬日后方可解开，慎之慎之。

乳者赤血所生，乳头有管，渐入渐分，如树分枝，行至乳核，即与血脉管相接，乳汁由是渗入。产生初出之乳甚稀，其性泄，所以汇婴儿腹中之黑粪者。如产母无乳，可以牛羊乳饲之，但牛羊之乳汁太浓，须以甜熟水调匀，方合儿胃，否则消化艰难，致生热病。

月水者，乃子宫所生之液，以备胎孕之需，似血而非血也。以依期消长为安，色红不结为正。来去失时为弱，色杂而凝为病。女子红潮之年，约历三十年而潮止，其来早者，其绝亦早。若十岁起，则四十岁止；十五岁起，四十五岁止。各国风土不同，迟早亦异，有十一二岁生子者，印度国地在赤道之中，风土最热，竟有八岁生子者，太早太迟，皆非理之正也。

王孟英按：所言非血者，言非灌输脉络，荣养百骸之常血，故无孕之时，可以按月而行。然亦藉气血而生化，故气血衰则月水少，若月水过多，则气血亦耗也。

【笺正】西国学者，佥谓月事非血，以其未成年时则不见，既逾七七则停止而言之。盖稚龄之女，暨老年之媪，其人固未尝无血也，遂谓此为胎孕之所需，亦自持之有故。然何以柔脆之人，其月事必色淡而少，坚实壮盛之体，其月事亦色赤而多？如必谓与络脉之血不相贯注，恐未必然。且观于崩漏一候，所去既多，其人必顿然色白无神，岂非即是络中好血随波逐流而去之明征。且凡治崩漏之法，又无一不同于失血诸证，是彼中此说，固有未可泥者。唯平常无病之人，月以时下，则仅属子宫中一部分之事，未必与周身脉络相为循环耳。

潮信之年，约三十载为断。古人恒言三十年为一世，可与此理互为质证。至于生育迟早，合信氏以印度为例，虽曰地土关系，自有至理。然中国在南北朝时，婚嫁最早，多十一二岁赋于归者，亦一时之风气使然。所谓太早太迟，非理之正，则

圣人复起，而斯言不易，不可不铭之座右者也。

鸟兽孳尾，皆如其期，至则热自生，有一周来复者，有一年两度者。不及其时，则不交尾。鸡鸭之类，不雄而卵，伏而不孵。蟾蜍、蛙、蛤之属，常雌出卵，雄出其精以护之，身虽相负而行，而精不入雌腹。若昆虫之类，间有自雌雄者。蚯蚓雌雄[①]相交，两皆成孕，此造物之奇也。草木含仁结实，亦有雌雄之意焉。百花开时，心中之蕊为雌，旁须之粉为雄。或蜂蝶游戏花间，或和风吹拂花上，须粉散落，花蕊出胶液以黏之，乃能含仁结子，故遇烈风甚雨，花而不实者多也。某处有雌雄树，雌树结实，雄树不花，春风摇曳，雌雄相拂，方能结果云。

王孟英按：腾蛇听而有孕，白鹭视而有胎。造化之理无穷，总不外乎气相感而成形也。《新论》又云，中外之人，貌有不同，而脏腑气血骨骼无不同者。且说理最精，并非虚揣空谈，爰录如上，以稽参考。惟产育有不止十八胎者，其精珠之数，似未可泥。

【笺正】西学以解剖为实验，显微有镜，所见最真，而习之既久，遂并其运行化育之途，亦稍稍悟到，其说固自不妄。合信氏之书成于咸丰之初，犹为彼学中之旧本，彼中之学重在知新，故其书近已不为新学家所重视。然今之译书渐多，取而读之，只见其复沓重累，而期期艾艾不甚可解者恒居其半。惟合信之文，颇能明白如话，盖为此君作助手者，乃南海之陈修堂氏、江宁之管君，俱长中文，所以朗朗可诵。孟英所录，证以原本，尚有裁节移缀者数处，但于文义不致矛盾。姑仍旧

---

① 雌雄：此2字原无，据三三本及《女科辑要》补。

贯，其末后受孕、胎儿、胎盘、乳汁、月水、鸟兽六节，则王氏删改，不如原本清晰，兹仍依合信氏本书录之。若夫此中实在生理，颇有不易详明者，则气血运行之真，既不可以空言悬想，自谓得之，且亦有非显微镜中果能明了其来源去委者，姑付阙疑，俟诸来哲。

卷 下

第一节 临产总论

徐蔼辉曰:《济生》产经曰:胎前之脉贵实,产后之脉贵虚。胎前则顺气安胎,产后则扶虚消瘀,此其要也。

丹溪云:产后脉洪数,产前脉细小涩弱,多死。怀妊者,脉主洪数,已产而洪数不改者,多主死。

【笺正】此言其大要耳,若别有见证,则仍以脉证相合为吉,相反为凶。如体质素弱则胎前之脉亦必不大;强则新产之脉亦必不小,皆不可遽谓败象。又如胎前宜实,固也,然使邪实脉实,亦岂吉征;产后宜虚,固也,然使正脱脉虚,宁是佳象?是必不可一概论者。惟在圆机之士,知其常而达其变耳。

杨子建《十产论》:一曰正产。二曰伤产,未满月而痛如欲产,非果产也,名为试月,遽尔用力,是谓伤产。三曰催产,正产之候悉见而难产,用药催之,是谓催产①。四曰冻产,冬产血凝不生。五曰热产,过热血沸,令人昏晕。六曰横产,儿身半转,遽尔用力,致先露手,令稳婆徐推儿手,使自攀耳。七曰倒产,儿身全未得转即为用力,致先露足②,令稳婆推足入腹。八曰偏产,儿未正而用力所致。九曰碍产,儿身已顺,不能生下,或因脐带绊肩,令稳婆拨之。十曰坐产,急于高处系一手巾,令母攀之,轻轻屈足坐身可产。十一曰盘肠产,临产母肠先出,然后儿生。产后若肠不收,用醋半盏,新

汲水七分,和匀,噀③产母面,每噀一缩,三噀尽收。

【笺正】是论原文颇长,此其删节者,节之太简,颇有不甚明了处。其坐产一条,原谓儿将欲生,其母疲倦,久坐椅褥,抵其生路,急于高处系一手巾,令产母以手攀之,轻轻屈足,坐身,令儿生下,非坐在物上也云云。盖谓坐草已久,产母力疲,故以巾带助其援力。今此节言不达意,须从原本为佳。《济阴纲目》有全文。

寿颐按:凡是难产,多由心慌意乱,急遽临盆所致,苟能忍痛静卧,耐之又耐,瓜熟蒂落,安有危险。乡曲稳婆,不耐静守,言多庞杂,催促临盆,最为误事。《达生编》一书所录各方,未必可恃,而论忍耐之法,至理名言,无出其右。甚且谓私生者无难产,惟其畏而能忍也,尤其勘透入微。所谓六字诀者,确是产妇房中第一箴言。

第二节 临 盆

孕妇只腹痛,未必遽产,连腰痛者,则为将产,胞系于肾故也。凡腹痛、腰痛已急,试捏产母手中指中节,或本节跳动,方可临盆即产。

---

① 是谓催产:此句原无,据三三本、上卫本及《女科辑要》补。

② 令稳婆徐推儿手……致先露足:此5句原脱,上卫本同,据三三本及《女科辑要》补。

③ 噀(xùn):含在口中而喷出。

王孟英曰：中指跳动亦有不即产者，更有腰腹不甚痛，但觉腰酸滞坠而即产者。

【笺正】中指节末本有动脉，但平人脉动甚微，几于不自知觉。惟产妇临盆之时，则此指之尖脉动分明，顷刻分娩，确是多数。孟英所谓亦有未必即产者，则偶然耳。且又有腹竟不痛，但觉腰酸异常而即产者，此其达生之极易者，最不可多遇，而亦尝屡闻之。即孟英之所谓十个孩儿十样生也。

儿未生时头本在上，欲生时转身向下，故腹痛难忍。此时妇当正身，宽带仰卧，待儿头到了产户，方可用力催下。若用力太早或束肚倚着，儿不得转身，即有横生、逆生、手足先出之患。

【笺正】儿在胎中，头上足下，以人情言之，理当如是，此吾国人固有之心理，虽妇人孺子，无不谓然。然据英医合信氏《全体新论》所绘胎中图形，则头在下，足在上者，十人而九。其间有头上足下，正立胞中者，合信氏明言此胎之生，必足先出。始知胎儿临蓐却无转身之事。试思人腹中大小肠、膀胱本是相处密切，孕妇怀胎，日以增长，而腹且皤然，此中岂有空虚，容得回旋余地。向来理想空谈，原不足据，西医屡经剖解，所见已多，必非谩语。

许叔微曰：有产累日不下，服药不验，此必坐草太早，心惧而气结不行也。经云：恐则气下，恐则精怯，怯则上焦闭，闭则气逆，逆则下焦胀，气乃不行，得紫苏饮一服便产。方见子悬门。

【笺正】学士亦以坐草太早为戒，可见《达生编》六字诀之必不可少。心惧而气结不行，亦是不能忍耐之咎。恐则气下，胀而不行，自有至理，紫苏饮只为疏达气滞立法，川芎能升，似于达生不甚相宜，然果是恐则气下，却不可少，况分量甚轻，可以无虑。又程钟龄谓芎能撑动，则正是催生妙品，其临盆累日，胞浆沥净，致令气血枯涩者，非大剂养血不救。

王孟英曰：难产自古有之。庄公寤生，见于《左传》。故"先生如达，不坼不副①"，诗人以为异征，但先生难而后生易，理之常也，晚嫁者尤可必焉。然亦有虽晚嫁而初产不难者，非晚嫁而初产虽易，继产反难者，或频产皆易，间有一次甚难者，有一生所产皆易，有一生所产皆难者。此或由禀赋之不齐，或由人事之所召，未可以一例论也。谚云十个孩儿十样生，至哉言乎！若得儿身顺下，纵稽时日，不必惊惶，安心静俟可耳。会稽施圃生茂才诞时，其母产十三日而始下，母子皆安。世俗不知此理，稍觉不易，先自慌张，近有凶恶稳婆，故为恫吓，妄施毒手，要取重价，脔②而出之，索谢去后，产母随以告殒者有之。奈贸贸者尚夸其手段之高，忍心害理，惨莫惨于此矣。设果胎不能下，自有因证调治诸法，即胎死腹中，亦有可下之方，自古方书未闻有脔割之刑加诸投生之婴儿者。附识于此，冀世人之憬然悟，而勿为凶人牟利之妖言所惑也。但有一种骡形者，交骨如环，不能开坼，名锁子骨，能受孕而不能产，如怀娠，必以娩难死，此乃异禀，万中不得其一。如交骨可开者，断无不能娩者也。方书五种不孕之所谓螺者，即骡字之讹也。盖驴马交而生骡，纯牝无牡，其交骨如环无端，不交不孕，禀乎纯阴，性极驯良，

---

① 不坼（chè）不副：不感动母体。坼副，割裂，指经剖割而分娩。《诗·大雅·生民》："诞弥厥月，先生如达，不坼不副，无菑无害。"

② 脔：把肉切成块状，此指将胎儿肢解。

而善走胜于驴马，然亦马之属也。《易》曰坤为马，行地无疆，利牝马之贞，皆取象于此之谓也。人赋此形而不能安其贞，则厄于娩矣。

催产神方

治胞浆已出，胎不得下，或延至两三日者，一服即产，屡用有效。

当归四钱　人参一钱　牛膝二钱　川芎一钱　龟板三钱　赭石三钱，研　肉桂一钱，去皮　益母二钱

水煎服。

王孟英曰：此方极宜慎用，夏月尤忌，必审其确系虚寒者始可服之。通津玉灵汤最妙，余用猪肉一味，煎清汤服，亦甚效。

【笺正】胎浆已破，迟久不产，胞门有枯燥之虞，非滋养津液，何以救涸辙之鲋？参、归补血活血，牛膝、龟板、赭石引以下行，立法亦不谬，实即佛手散之加味。芎虽能升，然程钟龄之所谓撑法，亦自有理。且合以牛膝、龟板、赭石，亦不虑其升举。方固可用，惟肉桂实不可解，岂欲其温以行之耶？若无寒证，何可概施。孟英之评，必不可少，通津一方果佳，见后附方末页。吾乡恒以龙眼肉拌人参，或别直参、西洋参，久久饭上蒸透，作临产必须之助，即此方之意。但吾乡俗见，谓非儿头已见，不可早服，则大谬之说，实属无稽。如果沥浆，不可不用。胞浆先破而久不产者，吾乡谓之沥浆生，亦曰沥胞生，皆俗语也。猪肉清汤，吹去面上浮油，确是妙品。但宜淡服，如胃气不旺，似不妨稍入清盐。此是孟英心得，弗以平易而忽之。

附录：保生无忧散并程钟龄《医学心悟》方解及山雷用是方之实验谈

神验保生无忧散，妇人临产，先服一二剂，自然易生。或遇横生倒产，甚至连日不生，速服一二剂，应手取效。

当归酒洗，一钱五分　川贝母一钱　黄芪八分　白芍酒炒，一钱二，冬月用一钱　菟丝子一钱四分　厚朴姜汁炒，七分　艾叶七分　荆芥穗八分　枳壳炒，六分　川芎一钱三分　羌活五分　甘草五分

水二杯，姜二片，煎至八分，空腹温服。

程氏方解：此方流传海内，用者无不响应，而制方之妙，人皆不得其解。予谓孕妇胎气完固，腹皮紧窄，气血裹其胞胎，最难转动，此方用撑法焉。归、芎、白芍，养血活血也。厚朴去瘀血者也，用之撑开血脉。羌活、荆芥，疏通太阳，将背后一撑，太阳经脉最长，太阳治而诸经皆治。枳壳疏理结气，将面前一撑。艾叶温暖子宫，撑动子宫，则胞胎灵动。川贝、菟丝，最能连胎顺产。大具天然活泼之趣矣，此真无上良方云云。

【笺正】此方凡十三味，粗心看来，方且嫌其杂乱无章，不伦不类，真是莫明其妙。向来以为催生妙剂，诚不能说明其所以然之理。自程氏钟龄以撑法一讲，语虽似奇，而自有至理。其实不过行气滞，通血脉，弥月之时，得此润泽流利之品，达生自捷，犹之孟英通津救命一方，助津液之意。但彼无气分药品，犹为呆滞，此则气药不少，而分量皆轻，真是威而不猛，宜其投之辄应。寿颐在二十五岁时，亲戚中有首胎而体质羸弱者，将及弥月，求备一临产药剂，即书此方与之。其后适以事过其家，则其人安坐床头，而色泽淡白，余知其危险，不便直说，但嘱其速将此药配服。其时已午后四五钟矣，追服下而夜半竟得一男，达生极速。则此方之实地经验，化险为夷，厥功固伟大矣哉。余荆人先前三胎，皆服是方，临盆之捷，无与为比，皆得此药之力，合并志之。但终

是催生妙剂，必非安胎良方。《达生编》乃欲用之于七八月胎妊，宁非大谬，请程氏此解，当可恍然大悟。程又谓此方宜用于浆水未行之时，亦正未必然矣。

如神散

路上草鞋一双，名千里马。取鼻梁上绳洗净烧灰，童便和酒调下三钱，神验。

武叔卿《济阴纲目》云：于理固难通，于用实灵验。

沈尧封曰：千里马得人最下之气，佐以童便之趋下，酒性之行血，故用之良验。此药不寒不热，最是稳剂。

王孟英曰：催生药不宜轻用，胎近产门而不能即下，始可用之。又须量其虚实，或助补其气血，或展拓其机关，寒者温行，热者清降，逆者镇坠，未可拘守成方而概施也。

【笺正】此所谓单方也，以理言之，未必皆验。孟英谓不可拘守成方，岂独为催生言之耶。

《妇人良方》曰：加味芎归汤入龟板，治交骨不开。醋油调滑石，涂入产门，为滑胎之圣药。花蕊石散治血入胞衣，胀大不能下，或恶露上攻。蓖麻子治胎衣不下。佛手散治血虚危证[1]。清魂散治血晕诸证。失笑散治恶露腹痛，不省人事。平胃散加朴硝，为腐死胎之药。

徐蔼辉曰：佛手散亦下死胎，胎死宜先服。此不伤气血，服此不下，次用平胃朴硝可也。

【笺正】《良方》诸条固皆熟在人口者，但蓖麻子治胎衣不下，岂用以内服耶？仅能滑肠，且缓不济急，此但凭理想之空谈，必不足恃。下有头发塞口，取恶即下一条，极便极验。朴硝下死胎，则上卷《圣济总录》一条已言之矣，非恒法也。

冻产治验

刘复真治府判女产死，将殓，取红花浓煎，扶女于凳上，以绵帛蘸汤盦[2]之，随以浇帛上，以器盛之，又暖又淋，久而苏醒，遂产一男。盖遇严冬，血凝不行，得温故便产也。

【笺正】此妄语也。人已死矣，且至将殓，其时间必相去稍久，安有复生之理。古人志乘传记中所述医家奇验，甚有谓见棺中血出，而知产妇未死者。齐谐志怪，皆好事之人不明医理者为之，无一非痴人说梦耳。

逆产，足先出，用盐涂儿足底。横产，手先出，涂儿手心。

徐蔼辉曰：盐螫手足，痛便缩入，俗乃谓之讨盐生也。

【笺正】据《全体新论》所绘胎儿形图，在母腹中，大都足上头下。其头在上而足在下者，且注明此儿生时，必足先出。彼中解剖，所见甚多，必非诳语。但已到临产之时，产门开展，可以助产者手术扶转儿身，仍可使之头先出。《新论》中亦有此手术一图。且图中亦有手先出者，此盖皆由结胎时之特殊状况。吾国旧说谓是儿身未转，急于用力强迫之故，当属理想，已不可信。然则涂盐一说，使之自缩，亦恐未必确矣。

第三节　胞衣不下

急以物牢扎脐带，坠住使不上升，然后将脐带剪断，使血不入胞，萎缩易下。若未系先断，胞升凑心，必死。

徐蔼辉曰：《保生录》胎衣不下，产妇用自己头发塞口中，打一恶心即下。切须放心，不可惊恐，不可听稳婆妄用手

---

① 佛手散治血虚危证：此句原无，据三三本、上卫本及《女科辑要》补。

② 盦（ān）：覆盖。

取，多致伤生。又以草纸烧烟熏鼻即下。

【笺正】此取恶心法最佳。吾乡惯用此术，妇孺咸知，无不捷验。若探手取胎衣，则偾事者多矣。

芒硝三钱，童便冲服立效。俞邃良先生目睹。

松郡一老稳婆包医是证，自带白末药一包，买牛膝二两同煎，去渣，冲童便半杯，服立下。

沈尧封注曰：白末药定是元明粉，元明粉即制朴硝也。

【笺正】芒硝太咸寒，必非通用之品，童便、牛膝可法。

第四节　产后喜笑不休

一老妪云产后被侍者挟落腰子使然，用乌梅肉二个，煎汤服立效。嘉郡钱邻哉目睹。

【笺正】腰子是内肾，岂有坠落而可救之理。此阴脱于下，而气火冲激于上使然，即西人所谓血冲脑经病也。乌梅酸收，则气不上冲，而神经之知觉复矣。颐谓童便亟服，亦可有效，否则即用潜阳镇逆之法，当无不应。即用烧炭泼醋熏鼻法，使其酸气入鼻，脑神经之功用自能恢复，亦涵阳敛阴之捷诀也。

第五节　恶露过多不止

伏龙肝二两，煎汤澄清，化入阿胶一两服。如不应，加人参。

【笺正】新产恶露过多，而鲜红无瘀者，是肝之疏泄无度，肾之闭藏无权，冲任不能约束，关闸尽废，暴脱之变，大是可虞。伏龙肝温而兼涩，土能堤水，真阿胶质黏味厚，能固血管以止血，而又禀济水伏流之性，亦可潜跹厥之虚阳，使安其

故宅，本是血崩无上圣药，重用、独用，其力最专，其功最捷，尚在大剂独参汤之上，必无不应之理，如果不应，则更可危，再加人参亦非重用不可，而龙、牡、萸肉之属亦所必需。至若合信氏所谓儿初生时，胎盘乍脱，而产妇不恒有之事，然万中之一，寿颐固尝闻之，亦治医者所不可不知，且确是中国医界所未及知之生理学也。

第六节　恶露不来

轻则艾叶及夺命散，重则无极丸。寒凝者，肉桂、红花等药，并花蕊石散。

王孟英曰：产后苟无寒证的据，一切辛热之药皆忌。恶露不来，腹无痛苦者，勿乱投药饵，听之可也。如有疼胀者，只宜丹参、丹皮、元胡、滑石、益母草、山楂、泽兰、桃仁、归尾、通草之类为治，慎毋妄施峻剂，生化汤最弗擅用。

【笺正】产后无瘀，本非概可攻破之证，苟其体质素薄，血液不充，即使恶露无多而腹无胀痛之苦者，即不当投破血之药。如囿于俗见，则舂糠窄油，势必损伤冲任，崩脱变象，岂不可虞。惟有瘀滞不行之确证者，则桃仁、玄胡、归尾、乌药、青皮等，行滞导气，已足胜任，亦非必须辛热。孟英谓无寒证者即忌热药，盖新产阴伤，孤阳无依，已多燥火，再与温辛，岂非抱薪救火，而世偏有产后喜温恶清之说，印入人心，牢不可破，惨同炮烙，煞是可怜。生化汤诚非必用之方，然炮姜尚是无多，故《达生编》风行一时，生化二字，几千妇孺咸知，尚不甚见其弊害。其新产发热，亦是阴虚阳越，并有因蒸乳而生热者，生化汤能和阴阳，寻常轻热，一剂可已，惟在温热病中，是为大忌。孟英温热专家，所见产后大热者必

多，故深恶此方，不为无见。

益母草虽曰去瘀生新，而苦燥有余，亦不应太过。吾乡俗尚，产母饮此，多多益善，必以四五斤为则，大锅浓熬，大碗代茶，日灌十余次，嫌其苦，则以红砂糖和之，故产家至戚皆以砂糖为投赠之品，产母亦必服数斤。虽曰尚是和血良品，究竟苦者太苦，甘者太甘，一则助燥而舌茧舌焦，一则滋腻而易致满闭，若在炎天，流弊不小。此是土风，当思有以变通之。

第七节　九窍出血

《汇补》云：九窍出血，死证恒多。惟产后瘀血妄行、九窍出血，有用逐瘀之药而得生者，不可遽断其必死。此是阅历后之言，不可忽略，虽无方药，其法已具。

【笺正】此是虚阳上冒，气逆血涌，其势最炽，平人得此尚难急救，况在产后。然急急泄降镇逆，亦自有可生之理。

第八节　黑气鼻衄

郭稽中云：产后口鼻黑气起及鼻衄者，不治。盖阳明为经脉之海，口鼻乃阳明所见之部，黑气鼻衄是营卫散乱，营气先绝，故不治。

薛立斋云：急用二味参苏饮加附子，亦有得生者。

【笺正】此亦气逆上冒之候，口鼻色黑，则肺胃之气已绝，法固不治。然急与开泄降逆，亦或可治。所谓营卫散乱，营气先绝二语，则空泛话头，岂是病理真相。薛立斋谓用参苏，实属不切，笼统方药何能救此危急万状之病；又曰附子，则鼻黑、唇黑岂皆属于阴寒者，况兼鼻衄者乎。此公庸愚而偏喜著书立说，巍然者一

大部，竟是各科咸备，实则绝少心得。昔人谓如拆袜线，如剃僧发，无有寸长，颐于此公亦云。而俗子无知，奚辨良窳，喜其简而易记，卑而易行，可以造成无数庸俗市医，而杀人乃不可限量，真一大劫哉。

第九节　眩晕昏冒

去血过多者，宜重用阿胶。水化，略加童便服。

去血不多者，宜夺命散。没药去油，二钱，血竭一钱，共研末，分两服，糖调酒下。

沈尧封曰：二条宜与前恶露过多二条参看。

沈又曰：钱姓产后发晕，两日不醒。产时恶露甚少，晕时恶露已断。伊夫向邻家讨琥珀散一服，约重二钱许，酒调灌下即醒。其药之色与香俱似没药，大约即是血竭、没药之方。

又曰：庚辰春，吕姓妇分娩，次日患血晕，略醒一刻，又目闭头倾，一日数十发。其恶露产时不少，今亦不断。脉大，左关弦硬，用酒化阿胶一两，冲童便服。是夜晕虽少减，而头汗出，少腹痛有形，寒战如疟，战已，发热更甚。投没药血竭夺命散二钱，酒调服。寒热、腹痛、发晕顿除，惟嫌通身汗出，此是气血已通而现虚象。用黄芪五钱，炒归身二钱，甘草一钱，炒枣仁三钱，炒小麦五钱，大枣三个煎服，汗止而安。

王孟英曰：恶露虽少而胸腹无苦者，不可乱投破瘀之药。今秋周鹤庭室人新产眩晕，自汗懒言，目不能开。乃父何新之视脉虚弦浮大，因拉余商治。询其恶露虽无，而脘腹无患，乃用牡蛎、石英、龟板、鳖甲、琥珀、丹参、甘草、小麦、大

枣为剂，覆杯即减，数日霍然。此由血虚有素，既娩则营阴下夺，阳越不潜。设泥新产瘀冲之常例，而不细参脉证，则杀人之事矣。

【笺正】眩晕昏冒，本属阴虚于下，阳越于上，况在新产，下元陡虚，孤阳上越，尤其浅而易见，显而易知，即《素问》之所谓上实下虚为厥巅疾者。此巅字即巅顶之巅，在古人未尝不知其病本于脑，所以《调经论》又谓血之与气，并走于上则为大厥，厥则暴死，气反则生，不反则死。已明言气血上冲，甚者且至暴死。可见西国医学家血冲脑经之名，虽是彼之新发明，未尝不与吾国古书若合符节。无如中古以降，久昧此旨，只知为痰迷神昏，而于《素问》巅疾两字，则群认为癫狂、癫痫之一定名词，不复细考其字义之何若，此医学之空疏，断不能为汉魏以上讳者。而在上古造字之初，即从颠顶取义，又是一望而知，共识为颠顶之病，此字学之必不可不讲者。然唐宋以降，则古之小学，几成绝学，而医家乃不识是颠狂、癫痫之为病亦在于头脑，亦正坐小学荒芜之故。苟能识此病源，皆是气火升浮，冲激扰脑，则摄纳虚阳，抑降浮焰，即是无上捷诀，无不覆杯得效，应手有功。尧封此节，以血虚、血瘀分作两层，乃一虚一实，一闭一脱，确即脑神经病辨证之两大纲。阿胶禀济水沉重之质，直补下焦肝肾真阴，以招纳浮耗之元阳返其故宅，自然气火皆潜，功成俄顷。更以童便之直捷下行者为之向导，则其力尤专，其效尤捷。血竭、没药，虽似为破瘀而设，然亦仅泄降下行，以顺其气，尚非攻逐峻剂。惟酒性升腾，大是禁忌，必不可用。在制方者，欲以为流通瘀滞之计，而不悟其不利于潜降一层，虽古人于昏眩之证，尚未知是脑经为病，然气升火浮，亦已尽人能知，犹用酒引，终是误会，不可不正。尧封治吕氏产妇一条，恶露不少，已非瘀滞，而脉大弦硬，有阳无阴，诚是虚候。阿胶、童便本极相宜，然效不显而头有汗，尚是酒之误事。再投夺命散而即大效，则腹痛者气必滞，前之阿胶腻补，必不能吹嘘气机，服此散而沈谓气血已通，即是气药之得力处。然此妇之晕，已是虚证，不可误认瘀血上冲，夺命散仅能降气，亦非大破之比。盖新产无论血去多寡，下元必虚，孟英谓不可乱投破瘀，最是至理名言。

王、沈两案，其证实是大同，然治法则沈尚呆板，而王则灵活。同有自汗一证，沈必黄芪、归身，大刀阔斧，谓是固表补血，谁曰不宜，抑知归、芪皆含有升发气象，对此虚火外浮尚非切当，何如梦隐之牡蛎、石英、龟鳖两甲，潜阳摄纳，镇定浮嚣之丝丝入扣耶？王谓营阴下夺，阳越不潜，亦岂专为血虚有素者而言？见理既真，选药更允，自在尧封之上，后生可畏，非孟英孰能当之。盖凡体质较弱之人，初产昏眩原是常事，固不在乎瘀露之通塞，亦非是恶血之上冲，潜降浮阳，镇摄气逆，孟英此法，无往不宜。即在昏瞀最急时，先服童便，只啜一口，立觉醒醐灌顶，耳目清明，最是神丹，他药皆不可及，以其下行最迅，是乃熟路，气降而脑不受激，即《素问》所谓气反则生者也。又烧炭泼醋熏鼻法最佳，此为吾乡产母房中必备之物。

第十节　发狂谵语

恶露不来者是血瘀，宜无极丸；恶露仍通者是痰迷，宜六神汤，半夏曲一钱，橘红一钱，胆星一钱，石菖蒲一钱，茯神一钱，旋覆花一钱，水煎滤清服。

沈尧封曰：一成衣妇产后半月余发狂，打骂不休。其夫锁之磨上。余付无极丸六钱，分两服酒下，服毕即愈。越四五日复发，又与六服，后不复发。

又曰：丁姓妇产后神昏，谵语如狂，恶露仍通，亦不过多。医者议攻议补不一，金尚陶前辈后至，诊毕曰：待我用一平淡方吃下去看。用杜刮橘红、石菖蒲等六味，一剂神气清，四剂霍然。此方想是屡验，故当此危证，绝不矜持。归语舍弟赓虞，答曰：此名六神汤。余未考其所自。

又曰：甲戌孟春，钱香树先生如君，产后微热痞闷，时时谵语，恶露不断。余用理血药不应，改用六神汤四剂，病去如失。

【笺正】产后昏狂，语言无次，如其恶瘀无多，谓为败血冲心，其情似亦甚确。然瘀纵不行，何能直达膈上，蒙犯心君？则仍是阴虚阳浮，升多降少，气火上腾，冲激脑之神经耳。无极丸破血导瘀，无非泄降平逆，下行为顺，即六神汤半夏、胆星、菖蒲、旋覆，亦仍是开泄宣通治法，则痰迷二字，尚属想像得之，非果是痰涎之能蒙蔽性灵也。颐谓即用大剂沉坠镇摄之方，亦必有桴应之理。盖昏眩之与狂谵，病状虽有动静之殊，而病源则同此一辙。孟英上条案语已握其要，似不必分作两条，转有多歧之虑。

第十一节　不能语

武叔卿曰：热痰迷心使然。

胆星一钱　橘红一钱　半夏一钱五分
石菖蒲一钱　郁金一钱

水煎，入竹沥一调羹，生姜汁三小茶匙服。

沈尧封曰：神昏不语，有虚有实，当参旁证及脉。

【笺正】此即上条昏冒中之一端，《济阴纲目》此方亦与尧封所用之蠲饮六神汤同意，更不必另出一条，徒多骈拇支指。竹沥亦以滑利坠痰为用，向来必与生姜自然汁相辅为剂，盖嫌其寒凉，而以姜为监制也。然须知此等证候，大都气火有余，本欲其凉降直坠，何可缚贲育手足以临大敌，隔汤温之可耳，岂可死读古书而用至三小匙之多耶？

第十二节　声哑

属肾虚，补肾之中，宜兼温通。

元生地四钱　茯苓二钱　山药一钱五分，炒
归身二钱　肉桂五分　远志肉五分，炒
水煎服。

【笺正】音喑之证，其源不一，尧封谓是肾虚，乃指肾藏阴阳之气暴脱，而无气以动，哑不能声者，即经所谓少阴不至之厥，河间之地黄饮子、嘉言之资寿解语，皆为是证而设，徐洄溪治沈又高一案是也，产后真阴下脱，当有是证。尧封此方，即从地黄饮变化而来，然非能通治各种之音喑。此条言之未详，温药岂容概用，读者不可误会。寿颐于地黄饮子一方曾有专论，已刊入拙编之《中风斠诠》第三卷，阅者试参互以观可矣。

第十三节　呃逆

虚脱恶候，人参送黑锡丹，十全一二。

徐蔼辉曰：姜用川《采萃》一册，载黑铅乃水之精，入北方壬癸。凡遇阴火冲逆，真阳暴脱，气喘痰鸣之急证，同桂、附回阳等药用之，立见奇功。即经云重剂是也。

又曰：姜又载何惟丹先生呃逆治验方，云：伤寒呃逆，声闻数家者，用刀豆子数粒，瓦上煅存性为末，白汤调下二钱，立止。又《本草纲目》云：病后呃逆，刀豆连壳烧服。姜云此方宜入旋覆赭石汤。

【笺正】呃逆一证，诸书皆谓胃气欲绝，最为危候者，是指阴脱于下，孤阳无根，逆冲激上者而言。凡虚者、久病者之呃忒，气短不续，有出无入皆是。则惟许学士《本事方》黑锡丹镇定气逆，摄纳元阳，最有捷验，喻嘉言极推重之。他如丁香、柿蒂、刀豆子等，皆为此证之要药。然亦有胃火痰热上壅作呃，则是阳盛之大实证，必不可与虚脱者一例论治，先须清而镇之，甚者则必决去其壅塞，旋覆代赭之法即为此而设。纵在产后，亦有热呃，且不可以不审，此其虚实冷热之辨。陆九芝《世补斋文》第七卷，言之最详。如其真阴已虚而胃火尚盛，则旋覆代赭汤中必加人参，此今人盐山寿甫君《衷中参西录》之心得也。

第十四节 喘

沈尧封曰：喘有闭、脱二证。下血过多者，是脱证，喉中气促，命在须臾，方书虽有参苏饮一方，恐不及待。恶露不快者，是闭证，投夺命丹可定，如不应，当作痰治。此皆急证，更有一种缓者，楼全善所云产后喘者多死，有产二月洗浴即气喘，坐不得卧者，五月恶风，得暖稍缓，用丹皮、桃仁、桂枝、茯苓、干姜、枳实、厚朴、桑皮、紫苏、五味、栝蒌煎服即卧，其疾如失，作污血感寒治也。按此亦是痰证，所以能持久，痰滞阳经，所以恶寒。方中着力在栝蒌、厚朴、枳实、桂枝、茯苓、干姜、五味数味，余皆多赘。

【笺正】喘证本分二候，实者是肺气之壅塞，痰饮蟠结，则宜开宣肺气，泄化其上；虚者乃肾气之上奔，真元无根，则宜摄纳镇潜，专治其下，亦惟黑锡丹尚能救急，此非大剂不能及，喻嘉言谓宜吞百丸者是也。产后暴喘，多虚少实，参苏饮太笼统，且和缓，诚不及待。

第十五节 发 热

沈尧封曰：产后发热，所因不同，当与脉证参看。感冒者鼻塞，亦不可过汗，经有夺血无汗之禁，只宜芎归汤。停食者，嗳腐饱闷，宜平剂消食。血虚发热，无别证者，脉大而芤，宜归、芪。阴虚者，烦渴脉细，宜生地、阿胶。更有一种表热里寒，下利清谷，烦渴恶热，脉微细者，此少阴危证，宜四逆汤。

王孟英曰：暴感发热，可以鼻塞验之。苟胎前伏邪，娩后陡发者，何尝有头疼鼻塞之形证乎？虽脉亦有不即显露者，惟舌苔颇有可征，或厚白而腻，或黄腻黄燥，或有黑点，或微苔舌赤，或口苦，或口渴，或胸闷，或溲热，此皆温湿暑热之邪内蕴。世人不察，再饮以糖酒、生化汤之类，则轻者重而重者危。不遇明眼人，亦但知其产亡，而不知其死于何病，误于何药也，我见实多，每为太息。其后条之乍寒乍热，亦当如是谛察，庶免遗人夭殃也。

【笺正】新产发热，血虚而阳浮于外者居多，亦有头痛，此是虚阳之升腾，不可误谓冒寒，妄投发散以煽其焰。此惟潜阳摄纳，则气火平而热自已。如其瘀露未尽，稍参宣通，亦即泄降之意，必不可过与滋填，反增其壅。感冒者必有表证可辨，然亦不当妄事疏散。诸亡血虚家，不可发汗，先贤仪型，早已谆谆告诫，则惟和其营卫，慎其起居，而感邪亦能自解。盖腠理空疏之时，最易感冒，实是微邪，本非重恙，自不可小题大做，一误再误。又有本非感冒，新产一二日后，蒸酿乳汁，亦发身热，则活血通乳，亦极易治。沈谓宜用胶、地者，则虚甚之外热，必舌光无苔；其宜用四逆者，则阴盛之格阳，必唇舌淡白，或颧赤之戴阳，虽皆不常有之证，而在血脱之后变幻最多，固非心粗气浮，率尔操觚者所能措置裕如矣。王谓胎前伏邪，娩后陡发之证，实是其人本有蕴热痰湿，分娩而正气骤衰，病状乃著，辨之于舌，最是秘诀。则惟治其湿热痰滞，抉去病根，切弗效俗人治热，只知表散，产后误事，必较之平人尤其捷见。孟英长于温热，最恶生化一方，为暑热湿热令中，剀切劝戒，诚是至理名言。砂糖酒尤其肇祸，此因江浙间之恶习，不可不改者。若在寒天，生化、砂糖稍稍用之，亦不为大害，惟酒则不可不戒耳。

新产后二三朝，每有微发热而别无所苦者，此则阴虚于下而阳外浮，亦不可作感冒治。生化汤中少许之炮姜，即所以涵藏此虚阳者。一二剂捷验。此古人所谓甘温除热之真旨也。

第十六节　乍寒乍热

武叔卿曰：血闭于阳经，荣卫之行不通则寒；血闭于阴经，荣卫之行不通则热。必瘀通而后寒热自已。

仲景曰：病有洒淅恶寒而复发热者，阳脉不足，阴往乘之。阴脉不足，阳往乘之。

沈尧封曰：前条是瘀血，后条是阴阳相乘，甚则俱有战栗者，治瘀血宜夺命丹，调补阴阳，轻则归芪建中，重则桂附八味。

【笺正】乍寒乍热亦当如上条发热各证一例论治，不必另为一门，反滋眩惑。武氏血闭于阴阳之经一说，只是故为深文，实则无谓。要知寒热之因，各有不同，岂有呆执一端，死认瘀血之理。如其阴虚生热，而亦妄投通瘀，则为害胡可胜言。此则产母之营卫未必不通，而医家之说理乃真不通不通又不通矣。至引仲景一条，原文见《伤寒论·辨脉法》第三节，玩首句语气，似言太阳表证之恶寒发热，然又继之以阳脉不足，阴脉不足四句，则凡病太阳表证之人，皆为阴阳俱不足者矣。无理取闹，莫此为甚。须知《伤寒论·平脉》《辨脉》二篇，逐条凑合，文字卑劣，原非仲景手笔，不知何等妄人谬为掺入，而后世注家竟能随文敷衍，漫不加察。可谓盲目盲心，暗无天日。不佞于此节别有专论，刊入拙作《谈医一得集》中，滋不多赘。

第十七节　头　汗

王海藏云：头汗出，至颈而还，额上偏多，盖额为六阳之会，由虚热熏蒸而出也。

沈尧封曰：汗出不止属气血两虚。黄芪五钱，炒，白芍三钱，酒炒，归身二钱，枣仁二钱，炒，甘草一钱，炒，小麦三钱，炒，南枣肉三钱，煎服神效。与眩晕内吕姓妇一案参证。

【笺正】自汗已是虚阳之外浮，但头汗出，尤为阳越之明证。沈从固表涵阴立法，诚是。寿颐谓尚宜加潜敛，则龙、牡、萸肉皆不可少，人参亦佳，滋阴即以涵阳，弗谓参是甘温也。

诸药皆用炒，岂畏其腻补耶。白芍之炒，盖亦嫌其酸寒，以为监制之意。然是产后汗多，明明阴虚阳越，非特无谓，甚者皆有害焉。寿颐心最厌之，后有学者，皆宜留意，慎不可人云亦云，徒学邯郸之步。

第十八节 泄 泻

沈尧封曰：乙亥初夏，傅木作妇产时去血过多，随寒战汗出，便泻不止。余用大剂真武，干姜易生姜，两剂，战少定，而汗泻如故，又服两日，寒战复作，余用补中汤无人参，加附子两剂。病者云：我肚里大热，口渴喜饮。然汗出下利、寒战仍不减，正凝神思虑间，其母曰：彼大孔如洞，不能收闭，谅无活理。余改用黄芪五钱，炒，北五味四钱，捣，白芍二钱，炒，归身一钱五分，炒，甘草一钱五分，炒，茯苓二钱，大枣三个，一剂病减，四剂而愈。

王孟英曰：观此案则可见气虚不能收摄者，宜甘温以补之，酸涩以收之，不可用辛热走泄，以助火而食气也。

【笺正】寒战利下，加以自汗，真武汤原是针对，乃反里热渴饮，而汗利寒战俱不应，此中玄理，未易寻思，改授甘温，转变灵通，至不可少。孟英辛热走泄四字，剖解入微，参透三昧，医学中危微精一[1]心传，岂易领悟，此最上乘禅也，学者皆当熔金祀之。

尧封又曰：邹氏妇产后便泄，余用参附温补药，未效。新城吴敬一诊，云虚寒而兼下陷，用补中益气加熟地、茯苓、桂、附，应手取效。以是知方论内言下虚不可升提，不尽然也。

【笺正】产后下虚不可升提，以拔动肾根，本是至理名言，必不可易。然泄泻滑利，明是气虚下陷，东垣成法正为是证而设。言岂一端，各有所当，况升、柴本是极轻，藉以扶助参、芪振作元气，自当

应手成功，此非浪投柴、葛者所可藉口也。今盐山张氏《衷中参西录》畅论大气陷下，极有至理。

尧封又曰：陆姓妇产后三日发疹，细而成粒，不稀不密，用荆芥、蝉蜕、鼠黏子等药，一剂头面俱透，越一日渐有回意，忽大便溏泄数次，觉神气不宁。问其所苦，曰热，曰渴，语言皆如抖出，脉虚细数，有七至。我师金大文诊之曰：此阳脱证也，属少阴。用生附子三钱，水洗略浸，切片，熯[2]如炒米色，炮干姜八分，炒甘草一钱，炒白芍一钱五分，水煎，冲入童便一调羹，青鱼胆汁四小茶匙，服毕即睡，觉来热渴俱除。续用黄芪建中汤加丹参、苏木，二剂而安。尧封自注：因夜无猪胆，故以青鱼胆代。

【笺正】疹属肺有风热之邪，法应辛凉轻散，荆芥、牛蒡等本是正宗，惟在产后正气必虚，牛蒡轻散皮毛，虽非猛剂，然最易滑泄大便，以子能下行，肺气既疏而表里相应，大肠亦为之不固，故凡大便不坚实者，本宜避之。连得下泄而语言振振，虚脱之状固已昭著，加以脉之虚细，则热也渴也，俱非真象，附子理中当为必用之剂。此其外当有凛寒，及唇舌之色应有虚脱确证可察，而乃用胆汁古法，意者尚有格阳戴阳、真寒假热之证在，否则附子理中直捷爽快，何必多此一层。惟寿颐则谓仲师白通加胆汁一法，尚是古人思想之不灵活处。盖白通欲其通阳，而以苦寒和之，终是混冰炭于一炉之中，岂不续缚贲育之手。病者之热是假，而胆汁之寒不

---

① 危微精一：《书·大禹谟》"人心惟危，道心惟微，惟精惟一，允执厥中"的省称。宋明以来以此作为儒家道统的"心脉"。明谢肇淛《五杂俎·事部一》："唐虞三代君臣之相告语，莫非危微精一之训，彼其人皆神圣也。"

② 熯（hàn）：烧，烘烤。

是假，于实用上必难桴应，何如后人热药冷服之为确当乎。

沈尧封曰：产妇恶露不行，余血渗入大肠，洞泄不禁，或下青黑物，的奇散极验。荆芥大者四五穗，于盏内燃火烧成灰，不得犯油火，入麝香少许研匀，沸汤一两呷调下。此药虽微，能愈大病，慎弗忽视。

【笺正】洞泄不禁，不可谓是血证，且恶露非肠中之瘀，何以而渗入大肠？以生理学言之，殊难符合。此盖是古人理想之辞，不无误会。荆芥炭本可治便血，则所谓大便青黑者，实即其人大肠之中有此瘀血，不可误认恶露之瘀，果真渗入大肠也。

第十九节　滞　下

千金胶蜡汤

治产后利。

黄蜡二棋子大　阿胶二钱　当归二钱半　黄连三钱　黄柏一钱

陈米半升煎汤，煎药服。

【笺正】此是湿热瘀积之滞下，非泄利之利，故用黄连、黄柏。以在产后，阴营必耗，故用当归、阿胶。黄蜡性最收涩，防其虚陷。或始虽实滞，而利久之后，邪盛正虚，滑脱不止，则连、柏泄热存阴，胶、蜡涩能固脱，当归、陈米所以养血液，资胃气，一举手而面面都到。立方之意洵是虑周藻密，此与仲景治少阴下利脓血之桃花汤方，一寒一热，正相对峙。然产后滞下，为虚为实，种种不同，仍当辨证用药。如果实积肠滞，蜂蜡必非所宜，阿胶更为禁剂，是可于药物性能，以推知其病情原委。如谓是产后滞下，必皆牢守是方，则笨伯矣。

第二十节　便　秘

《金匮》云：亡津液，胃燥故也。

沈尧封曰：当用当归、肉苁蓉、生首乌、麻仁、杏仁，不应，用麻仁丸四五十九。

【笺正】新产津液必伤，便燥是其常态，宜以养液为先。概与润肠，防有滑泄之变，苁蓉亦只可暂用，而麻仁之类不足恃也。寿颐按：润而不嫌滑泄，可用黑芝麻，即油麻之黑色者，能滋肝肾之阴，有一种黑皮绿肉之芝麻，尤为上品，然不可多得。松子仁亦佳。

第二十一节　头　痛

沈尧封曰：阴虚于下，则阳易升上，致头痛者，童便最妙。褚侍中云：童便降火甚速，降血甚神，故为疗厥逆头疼之圣药。若血虚受风，宜一奇散，即芎归汤也。

【笺正】阴虚而气火升浮，法宜潜阳涵阴为主。童便本是新产神丹，不仅可已头痛，且无误用之弊。果有风寒外侵，归芎未尝不了，然一降一升，正相对照，胡可不慎。

薛立斋案：一产妇头痛，日用补中益气已三年。稍劳则恶寒内热，拟作阳虚治，加附子一钱于前汤中，数剂不发。

【笺正】头痛安有可日用补中益气至于三年之理？更何论乎产后。纵使果是清阳下陷之病，亦必升之又升，逬出泥丸宫去，恶寒虽可谓是阳虚，然内热独非阴虚乎？明明伪造医案，而敢欺人如是，夫己氏之荒谬最是极步，且以误尽初学，实属罪不容诛。尧封采此，受其愚矣。

第二十二节　胃脘痛腹痛
少腹痛

沈尧封曰：有血瘀、血虚、停食、感寒、肝气之异。手按痛减者，血虚也。按之痛增者，非停食即瘀血。停食则右关脉独实，且有噯哺气。瘀血则所下恶露必少。得热即减者，感寒也。至若厥阴肝脉抵小腹挟胃，又为藏血之脏，血去肝虚，其气易动，一关气恼，陡然脘腹大痛。治法：血虚，宜归芪建中。消食，惟楂肉炭最妙，兼和血也。消瘀，宜夺命散。感寒者，轻则炮姜、艾叶，重则桂、附、茱萸。肝气作痛，养血药中加川楝、橘核，苦以泄之，重则乌梅，辛散酸收苦泄并用。

【笺正】产后胃脘痛，古有败血抢心一说，然子宫中之瘀垢何以直攻到心，此是理想之谈，误人不小。纵使恶瘀不多而为胃痛，不过降少升多，肝络气滞耳。用破瘀之法，而病亦相应者，正以泄降则气自不升，其理亦浅而易见，非径以破上焦之血，然终宜和肝行气为允，破瘀必非呆板之法。腹痛、少腹痛，初产之时甚多，俗谓之儿枕痛，此多瘀血犹存，或临蓐时未免稍受寒凉，苟非盛夏炎天，生化汤最为正治，炮姜、桃仁，本是无多，不能为害，又如泽兰、艾叶、益母，皆所必需，但川芎主升，不可妄用，楂肉极妙，非仅消食，亦能和血，砂糖未始不可服，但不可太多，而最不宜于暑天耳。孟英书中深恶于生化汤及砂糖，盖有为而言，然亦不必因噎废食。如痛在既产数日之后，则苟非痰食，多属血虚气滞，尧封养血二字最佳。川楝、乌梅、橘核，无一非柔肝必需之品。

徐蔼辉曰：一妇产后腹痛，令其夫以手按之。小腹痛尤甚，下恶露而痛仍不减，知其非瘀，乃燥粪也。予药一剂，大便润下而愈。姜用川治验。

炮姜五分　丹皮二钱　归身三钱　川芎一钱五分　山楂二钱，炒　枳壳一钱五分，炒　麻仁二钱，杵烂　桃仁泥二钱　生地二钱　炙甘草四分

加研烂松子仁五粒。

【笺正】大便不通，固亦腹痛中之一证，产后津伤，尤多便秘，此必问而知之，而察舌辨证尚在其次。姜氏此方，化瘀润肠，固极熨帖，但川芎尚嫌太多，松子仁则滋液润肠，和平之物，止用数粒，何济于事，二三十粒不为多也。

萧赓六曰：下血过多，肝经血少腹痛，其脉弦者，以熟地、萸肉为君，加白芍、木瓜、蒺藜，一剂可止。有难产久坐，风入胞门，致腹痛欲绝，其脉浮而弦，续断一两，防风五钱，服之立愈。

【笺正】血瘀不通，腹有结痛，言其常耳，若既失血太多，则气亦虚馁，滞而为痛，亦属不少。凡崩漏产后，血虚而痛，尤其多数，甚且有血色紫淤，而痛属虚证者。盖血不循经，已离脉管，必黑必瘀，凡是紫块，皆为实结。庸手不知，反加攻导，其害胡可胜言。且以脉言之，失血太多，阴竭阳亢，又多刚劲不和之态，亦不可误认脉力坚搏，作为实证凭据。萧氏于此，补出血少肝强，腹痛脉弦一层，最是崩漏产后辨证要诀。药用熟地、萸肉、白芍、木瓜是也，但熟地太滞，生用为佳，宜加杞子、二至、龙牡之属，蒺藜须用沙苑，再加腹皮、乌药、绿萼梅、青皮等，当无不应。其所谓风入胞门一说，则不可信。产后中气必虚，脉浮固所常有，何得认作风之确证，且腹痛病是里证，脉又必不当浮，防风大剂，岂新产时所可妄试。如其阴虚阳越，脉状浮大，则

潜敛涵藏，犹恐不及，谬以风大料，助桀肆虐，无非杀人利刃矣。

第二十三节　腹中虚痛胸项结核

薛立斋案：一产妇腹中有物作痛，投破气行血药尤甚，肢节胸项各结小核，隐于肉里，此肝血虚也。盖肝为藏血之脏而主筋，血虚则筋急而挛，见于肢节胸项者，以诸筋皆属于节，而胸项又肝之部分也，用八珍、逍遥、归脾加减治验。

【笺正】血虚筋急，关节间结成小粒，不痒不疼，是宜养血以舒筋者，薛主逍遥。盖谓疏肝即所以舒筋。然新产阴伤，浪投柴胡，必有流弊，八珍归脾，未免呆板，立翁惯伎，终少灵通，此所谓七寸三分之帽子，貌视之固然人人可戴，奈终不能切当何。此寿颐所以拟上此公尊谥为庸医之尤也。不才与立翁岂有三生宿怨，而必为此责备贤者之苛论？止以学者一染此派习气，必终身模模糊糊，不脱笼统空泛四字，安有丝丝入扣之望？古人恶乡愿[①]，恐其乱德。窃谓立翁用药确乎似是实非之乡愿一流。世有知言，当不以不才为谬妄。

第二十四节　小腹痛瘀血成脓

薛立斋案：一产后小腹作痛，行气破血，不应，脉洪数，此瘀血成脓也，用瓜子仁汤二剂痛止，更以太乙膏下脓而愈。产后多有此证，虽非痈，用之神效。脉洪数，已有脓；脉但数，微有脓；脉迟紧，但有瘀血，尚未成脓，下血即愈。若腹胀大，转侧作水声，或脓从脐出，或从大便出，宜用蜡矾丸、太乙膏及托里散。凡瘀血宜急治，缓则化为脓，难治。若流注关

节，则患骨疽，失治外为坏证。

【笺正】此肠痈也，必有形块，痛不可按。产后瘀滞不行，留于经隧，固有此证。然治法止有行气导瘀，未成可消，已成可下。如在皮里膜外，则成脓亦必外溃，不能皆从大肠而下，其内服之药除行气行瘀外，尚复有何妙用？凡肠痈少腹痛之治法，皆是如此，况在产后，瘀血尤其显著，乃薛谓行气破血不应，必用瓜子仁汤而痛止，太乙膏而脓下。抑知瓜子仁汤方，惟蒌仁、桃仁、薏仁、丹皮四味，薛氏之《外科发挥》有此方。功力尚不能行气行瘀，乃谓可使痛止，已是欺人之谈。《金匮》大黄牡丹皮汤谓治肠痈，当下脓血，力在硝、黄，乃去此二味而加薏苡，岂有脓成而可止痛之理？此附会古书而大失其神髓者。太乙膏本为外科通用之薄贴，古人虽亦有作丸内服之说，则是宋金以降内外分科，治内科者全不知外科理法，谬谓既可外贴，即可内治，不知黏腻之极，既作丸子则坚凝不化，直入胃肠，仍从大便囫囵解出，何能有效。且谓虽非痈亦可用此，则太乙膏岂可为产后腹痛之通用品？既不能知肠痈之实在治法，而又不能治腹痛，拾古人无谓之唾余，以售其欺安，可鄙孰甚！又谓脓从脐出，则是小肠痈之成脓者有之，俗谓是盘脐肠痈，最为难治，十不全一。然产后纵有血瘀，仅在下部，当不至此。蜡矾丸本非有用之方，黄蜡之黏、白矾之涩，能令血失流行之常，有害无益，向来以为可以护心护膜，使疡毒不致内攻，实是制方者之臆造，而疡科书中无不依样葫芦，照抄一遍。吾国疡医之陋，久已不可复问。薛又谓宜用托里散，

---

①　乡愿：指貌似忠厚老实，实则伪善欺世者。出《论语·阳货》：“子曰：乡愿，德之贼也。”

则脓已出矣，而尚可托，岂嫌其成脓不多而欲令泄尽血肉。此皆疡医家之乱道语而掇拾写来，自矜妙用，无一非薛氏之不学无术，不值一哂。而尧封采之，盖亦苦于不知治疡，不能识破其剿说①之完全无用，此实内外分科之一大弊也。

王孟英曰：《古今医案按》载一妇，产后恼怒，左少腹结一块，每发时小腹胀痛，从下攻上，膈间乳上皆痛，饮食入胃即吐，遍治不效。叶香岩用炒黑小茴一钱，桂酒炒当归二钱，自制鹿角霜、菟丝子各一钱五分，生楂肉三钱，川芎八分，水煎送阿魏九七分，八剂而愈，次用乌鸡煎丸原方半料，永不复发。

嘉善俞东扶云：消积之方，如桃仁煎，用大黄、蛀虫、芒硝，东垣五积丸俱用川乌、巴霜，局方圣散子、三棱煎丸俱用硇砂、干漆，此皆峻厉之剂，用而中病，固有神效，若妄试轻尝，鲜不败事。试阅叶案积聚门，并无古方狠药，如千金硝石丸，人参、硝、黄并用，丹溪犹以为猛剂。学者但将丹溪治积聚诸案细绎，自有悟处，而黑神丸生熟漆并用，尤勿轻试，每见服之误事，因思漆身为癞之言，则飞补之说，其可惑乎？

【笺正】叶氏是案，确已将为肠痈，然因恼怒而起，仍是肝络郁结为患，但必有寒证，故可用桂酒及小茴至一钱之多，非凡是小腹结块胀痛，皆当拘守此方，读者必不可误认。俞谓峻剂不可妄投，确是见道之言，平人皆应谨慎，亦不仅为产后言之。生漆最毒，闻其气者尚能发肿，甚且皮肤腐烂，岂可以入胃肠。所不可解者，《本草经》竟以干漆列入上品，且谓生者久服轻身耐老云云，殊觉可骇。意者古之漆，必非今之漆也，否则传抄之误，不知以古之何物，讹作干漆。读古书者，胡可为赵奢之子②。

第二十五节　腰　痛

《大全》云：产后恶露方行，忽然断绝，腰中重痛下注，两股痛如锥刺入骨，此由血滞经络，不即通之，必作痈疽，宜桃仁汤、五香连翘汤。

沈尧封曰：前方不稳，不若用桃仁、红花、地龙、肉桂、没药、当归为妥。

如神汤

治瘀血腰痛。

延胡　当归　肉桂

等分，水煎服。

沈尧封曰：腰痛不见前证者，多属肝肾虚，宜当归、杜仲、补骨脂之类。

【笺正】产后腰痛，虚证最多，宜滋养肝肾真阴。而前人多以瘀血立论，专就一面着想耳，即《大全》所谓两股痛如锥刺者，亦未必无虚证，临证时皆当合四诊参之，自有确据。桃仁汤、五香连翘汤、如神汤等方，皆是通套之药，岂必胥能命中。读者当知变化，不可徒于故纸堆中搜寻方法。

第二十六节　遍身疼痛

薛云：以手按之痛甚者，血滞也，按之痛缓者，血虚也。

【笺正】遍身疼痛，痛在络脉，皆无一定处所。病人自己且无从摸索，如何可以寻按，薛立斋乃如此说法，真是按图索

---

① 剿说：抄袭别人的言论为己说。出《礼记·曲礼上》："毋剿说，毋雷同。"郑玄注："剿，犹揽也。谓取人之说，以为己说。"

② 赵奢之子：指赵括，赵国名将赵奢之子。熟读兵书，但不晓活用，"纸上谈兵"的典故即源自赵括。

骥，此公庸愚，说来无不发噱。此证多血虚，宜滋养，或有风寒湿三气杂至之痹①，则养血为主，稍参宣络，不可峻投风药。

第二十七节　浮　肿

沈尧封曰：产后浮肿，先要分水病、气病。水病皮薄色白而亮，如裹水之状，气病皮厚色不变。经云：肾者，胃之关也。关门不利，聚水生病。盖产后肾气必损，胃底阳微，不能蒸布津液，通调水道，此聚水之由也，宜肾气汤丸，是证皮薄色白可证。人身营卫之气，通则平，滞则胀，顽痰瘀血皆能阻滞气道作肿。是证皮厚色不变，以脉弦者为痰，脉细而或芤者为血分证，分别论治用药。更有一种血虚而致气滞者，其肿不甚，色带淡黄，宜归身为主，佐以白术、陈皮、茯苓之类。

【笺正】凡肿均宜如是辨证，亦不仅为产后而言。有肺气不肃，面目浮肿者，则宜轻疏开肺，一二剂即效。如其浮肿已甚，则必不独气分为病，回血管中皆有积水，乃脾肾阳微，关门不利，宜温运以通水道，即尧封所谓宜肾气汤丸之证也。

第二十八节　咳　嗽

沈尧封曰：一妇妊七八个月，痰嗽不止，有时呕厚痰数碗，授二陈、旋覆不应，用清肺滋阴愈甚，遂不服药，弥月而产，痰嗽如故，日夜不寐。三朝后，二陈加胆星、竹沥，吐出厚痰数碗，嗽仍不止。更用二陈加旋覆、当归，少减，稍可吃饭。因嗽不减，痰渐变薄，加入生地四钱，食顿减，嗽转甚，通身汗出，脉象微弦。用归身三钱，茯苓二钱，炒甘草一钱，紫石英三钱，因汗欲用黄芪，因嗽又

止，推敲半响，仍用炒黄芪三钱，一服汗止，而嗽亦大减，十剂而安。

【笺正】咳嗽是杂病中之一大门，产后、胎前本亦无甚大别，皆随证治之，仍辨其寒热虚实四字而已。惟有痰而舌腻者，终不可轻用清肺滋阴之药。徐灵胎批《指南》，早已言之谆谆。尧封此条，两度转甚，可为殷鉴。惟间亦有肾虚水泛而为痰，浮阳冲激而作嗽者，则属下虚，法宜摄纳滋填，涵敛其上浮之冲气，而嗽自减，痰自少。产后阴阳更多是证，蓐劳怯损，即此根萌。但知清肺化痰，皆是制造虚劳之无上秘诀。

第二十九节　口眼㖞斜

丹溪云：必须大补气血，然后治痰，当以左右手脉分气血少治之，切不可作中风治，用小续命汤治风之药。

【笺正】但有口眼㖞斜，尚是类中风之轻证。如在初产，则深闺闭藏之时，试问何致外风猝袭。小续命汤古法，本是为杀人利器，颐终不悟古人何以有此奇病奇治。今则气血冲脑四字久已熟在人口，阴虚于下，阳越于上，气升火升，激动脑之神经，失其功用，实是浅而易知，显而共见，产后有此亦固其所。丹溪大补气血一语，盖亦见到阴虚阳越之至理。然必以左右手脉分别气血两门，寿颐终嫌其说得太呆，几以此身气血两者划分界限，一如金殿前之官僚站班，文东武西，必不可越雷池一步者，人身中那得有此奇局，丹溪何至不通如此。然即使大补气血，参以治痰，亦尚是笼统说法，未必有效，如能潜镇浮阳，以泄降上升之虚火，是证甚轻，

---

① 之痹：原作"脾"，据三三本、上卫本改。

收效必捷。此古人之疏，远不逮近人之密，而局外人犹谓中医之学，千百年毫无进步，真是梦话。

第三十节　腰背反张

薛立斋云：产后腰背反张，肢体抽搐，因亡血过多，筋无所养使然。大补气血，多保无虞。若发表驱风，百不全一。

武叔卿云：寒主收引，背项强直，寒在太阳经也。诸家皆主续命汤，此古法也。郭氏不问产后虚实，邪之有无，概用续命，似觉一偏。至薛氏专主亡血过多，非十全大补不可，是或一见，乃《夷坚志》按以大豆紫汤、独活汤而愈，亦主于风矣，是续命固不为妄也。但本方有麻黄、附子，气血两虚人不可轻用，而郭氏论又嘱人速灌，取汗而解，偏不以麻黄为忌，何也？二说俱不可废，临诊时详之。

沈尧封曰：仲景论腰背反张为痉，无汗者为刚痉，主以葛根汤；有汗者名柔痉，主以桂枝加葛根汤。桂枝汤乃治中风主方，故有汗之痉属风；葛根汤中用麻黄，麻黄乃散寒主药，故无汗之痉属寒。仲景治少阴伤寒，未见吐利之里证者，用麻黄附子细辛汤、麻黄附子甘草汤微发汗，盖寒邪乘少阴之虚而欲入，急以附子保坎中之阳，而以麻黄散外感之寒，真神方也。小续命汤虽非仲景之制，方中用此二味，正见攻守相须之妙，而叔卿反云麻、附二味，气血两虚者不可轻用。假使除却麻黄，何以散客寒；除却附子，何以保真阳？特不可用于有汗之柔痉耳。有汗柔痉更有两种：一则因虚而受外来之风，一则血虚则筋急，并无外感之风。有风者虽汗出，必然恶风，主以华元化愈风散；只血虚而无风者，必不恶风，纯宜补血。

又曰：人身气血之外，更有真阳真阴藏在坎中，亦立命之根基。胎系于肾，肾司二阴，产生之时，下焦洞辟，坎中阴阳有不大损者乎？况背后夹脊四行，俱太阳经脉，太阳之里，即是少阴，脊里一条是督脉，亦隶少阴，此脉急缩，与少阴大有关会，此用麻兼用附之深意也。使置此不讲，徒执气虚血虚，以治产后百病，业医亦觉太易矣。

【笺正】痉直强急，甚则腰背反张，其形如弓，俗书遂谓之角弓反张，小儿急惊风病多有之，而新产后亦间有之。其类中风证及时病热甚伤阴者，亦时有痉直强硬、腰脊不可动之证，但不致如幼孩、产妇弯曲之甚，竟如弓状。是证在仲景书中，《伤寒论》《金匮要略》皆有痉之专篇，大同小异。但《金匮》有方药，而本论无之，专以太阳病立论，固为太阳行身之背，其经脉四行直下，寒入太阳则经缩而短急，因为反张，于病理似甚精当。所以主治之药，《金匮》则栝蒌桂枝汤、葛根汤，而六朝以降则皆主续命，即在产后，亦复如是，或则大豆紫汤、独活汤、豆淋酒，或则荆芥一味之愈风散，无一不从表散寒风立法。寿颐虽不敢谓古时必无此对药之病，惟以所见之证言之，则多是阴虚阳越、气火上升之脑神经病，如小儿之急惊风，纯属内热，尽人能知。而时病中之抽搐强直，又皆在热久伤阴，津液耗竭之时，所以肝风陡动，变生诸幻。产后阴脱于下，阳焰上浮，气火上升，攻激犯脑，亦固其所。窃恐古人续命、紫汤等法，对此病情未免南辕北辙，且痉直者必更有手足牵掣诸证更迭而来，以背属太阳，犹可说也，然手足岂尽属太阳一经，则一例掣动者，又将何以解之。古来治小儿急惊，未闻有主续命表散者，何以产后之痉悉属寒风，而热病中之痉直瘛疭者，又将何以治之。薛立斋专主大补，盖亦有见于此，惟十全一汤，呆笨有余，镇摄不足，且归、芎、芪、桂，亦温亦升，治此气血上冲，仍是有害无益。则立斋用药固惯于浑仑吞吐，不辨滋味者，自当存而不论，何足与辨。尧封前于发狂谵语一条，能知是热痰上冒，而不知此之痉直，仍是气血上奔，只以脑神经之说，古所未闻，遂不能触类旁通，悟此原理，而徒以太阳少阴，高谈玄妙，见解虽高，实非此证真谛。《夷坚志》本是小说家言，胡可据为医验。

小续命汤

治产后中风，身体缓急，或顽痹不仁，或口眼㖞斜，牙关紧急，角弓反张。

防风一钱　麻黄去节　黄芩　白芍　人参　川芎　防己　肉桂各七分　附子炮　杏仁各五分　甘草四分，炙

加生姜，水煎服。

【笺正】中风之身体缓急，口眼㖞斜，牙关紧急，角弓反张，皆是内动风阳，气血冲脑，扰乱神经之证。即《素问·调经论》之所谓血之与气，并走于上，则为大厥，厥则暴死，气复反则生，不反则死；《生气通天论》之所谓血菀于上，使人薄厥。金元以降，已明知其为火、为气、为痰，病本内因，故谓之为类中风。所以别于汉唐人专用辛温升散之真中风，然犹无一人不教人用小续命汤，实是大惑不解。而产后血虚，犹谓仍须用此防风、麻黄，岂不知仲景有亡血虚家不可发汗之禁耶？惟此误已久，通国医书靡不依样葫芦描摹一遍，非数十百言所能说明者。寿颐别有《中风斠诠》一书专论之，兹姑从略。惟尧封于上文产后之发狂谵语，及下文金姓之口眼歪斜，手足不举，能知是痰阻经络，而独于此条，仍蹈古人之误，认作外风，岂不自矛自盾。

华佗愈风散

治产后中风口噤，牙关紧闭，手足瘈疭，如角弓状。亦治产后血晕，不省人事，四肢强直，或心眼倒筑，吐泻欲死。此药清神气，通[1]血脉，其效如神。

荆芥略炒为末，每服三钱，黑豆淬酒调服，童便亦可。口噤，撬开灌之，或吹鼻中。

李濒湖曰：此方诸书盛称其妙，姚僧垣《集验方》以酒服，名如圣散，药下可立效；《陈氏方》名举卿古拜散；萧存敬方用古老钱煎汤服，名一捻金；许叔微《本事方》云此药委有奇效，一产后睡久，及醒则昏昏如醉，不省人事，医用此药及交加散，云服后当睡，必以左手搔头，用之果然；昝殷《产宝方》云此病多因怒气伤肝，或忧气内郁，或坐草受风而成，宜服此药；戴氏《证治要诀》名独行散；贾似道《悦生堂随抄》呼为再生丹；《指迷方》加当归等分。

【笺正】此亦治外风之法，惟荆芥炒黑，亦能下瘀，故尚可用，但酒必不可服。举卿古拜散，即荆芥二字之音切，隐语廋辞[2]，未免可哂。萧氏用古钱煎汤者，是重坠之义，以镇气火之上冲耳。昝殷既知怒气伤肝，忧气内郁，则病属内因明矣，何以又谓之受风。吾国医学家言，每每若明若昧，乍是又非，最令人昏昏欲死，此习医之所愈觉其难也。方下又谓或吹鼻中，试思功力何若，亦是笑话。若贾似道者，何可以谈医，而乃引此人之语以入医书，可谓佛头着粪矣。

沈尧封曰：丁丑三月，练塘金虞旬第

---

① 通：此字原脱，据三三本及《女科辑要》补。

② 廋（sōu）辞：隐语；谜语。廋，隐藏，藏匿。

四媳产后变证，伊郎来请，先述病状，云上年十月生产甚健，至十二月初旬，面上浮肿，驱风不应，加麻黄三帖，通身胀肿，小便不利。更用五皮杂治，反加脐凸，更用肉桂、五苓，小便略通，胀亦稍减，续用桂附八味，其肿渐消。惟右手足不减，忽一日口眼歪斜，右手足不举，舌不能言，因作血虚治，变为俯不得仰。数日后吐黑血盈盂，吐后俯仰自如。旬余，复不能仰，又吐黑血而定。投以消瘀，忽然口闭目开如脱状，伊母一夜煎人参三钱灌之，得醒。醒来索饭，吃一小杯。近日又厥，灌人参不醒，已三昼夜矣。余遂往诊，右手无脉，因肿极，不以为怪，左脉浮取亦无，重按则如循刀刃。余曰此是实证，停参可医。遂用胆星、半夏、石菖蒲、橘皮、天虫、地龙、紫草水煎，入竹沥、姜汁，一剂知，四剂手足能举。不换方，十二剂能出外房诊脉，诸病悉退，惟舌音未清，仍用前方而愈。金问奇病之源，余曰：人身脏腑接壤，受胎后腹中遂增一物，脏腑之机括为之不灵，五液聚为痰饮，故胎前病痰滞居半，千金半夏茯苓汤所以神也。至临产时，痰涎与恶血齐出，方得无病，若只血下，而痰饮不下，诸病丛生。故产后理血不应，六神汤为要药。此证初起，不过痰饮阻滞气道作肿，血本无病，用五苓、肾气肿减者，痰滞气道，得热暂开故也。久投不已，血分过热，致吐血两次。至若半身不遂，口眼歪斜，舌络不灵，俱是痰滞经络见证。即厥亦是痰迷所致，并非虚脱，故消痰通络，病自渐愈，何奇之有？

王孟英曰：此等卓识，皆从阅历而来。朱生甫令郎仲和之室，娩后患此，医治不能除根，再产亦然。延已数年，继复怀妊，病发益频。余用大剂涤痰药，服月余，产后安然，病根竟刈。

【笺正】口眼歪斜，手足不举，舌不能言，甚至昏厥，岂非《素问》之所谓血菀于上，使人薄厥。脑神经病，灼然无疑。重用豁痰降逆，则气不上升，所以有效，然则上节犹盛称麻黄、附子，何耶？

沈尧封曰：震泽一妇，产十余日，延我师金大文诊视，余从。据述新产时证似虚脱，服温补药数剂，近日变一怪证，左边冷、右边热，一身四肢尽然，前后中分，冷则如冰，热则如炭，鼻亦如之，舌色左白右黑。师问曰：此是何病？用何方治？余曰：书未曾载，目未曾睹，不知应用何方。师曰：奇证当于无方之书求之。经不云乎左右者，阴阳之道路也；阴阳者，水火之征兆也。败血阻住阴阳升降道路，不能旋转，阳盛处自热，阴盛处自寒，所以偏热偏寒。用泽兰、楂肉、刘寄奴、苏木、桃仁、琥珀等药，两剂病热减半，继服不应，遂更医杂治，以至不起。由今思之，此证不但血阻，必兼痰滞，我师见及阻住阴阳升降道路，病源已经识出，特跳不出产后消瘀圈子耳。倘通瘀不应，即兼化痰，或者如前案金妇得起，未可知也。此时彭尚初学，我师见识过人，特未悟彻痰滞一证，惜哉。

【笺正】此是奇证，诚不能勘破其真相。升降阻塞，于理甚是，破瘀豁痰，固不妨姑备一说，然必曰化痰一法治此证能收全绩，恐未必然。

薛立斋案：郭茂恂嫂金华君，产七日不食，始言头痛，头痛已又心痛作，既而目睛痛，如割刺，更作更止，相去无瞬息间。每头痛，欲取大石压，良久渐定。心痛作则以十指抓臂[①]，血流满掌，痛定目复痛，复以两手自剜目，如是十日不已。

----

① 臂：三三本、《女科辑要》同，上卫本作"胸"。

众医无计，进黑龙丹半粒，疾少间，中夜再服，乃瞑目寝如平时。至清晨下一行，约三升许，如蝗虫子，病减半，巳刻又行如前，痛尽除。

黑龙丹

治产难及胞衣不下，血迷血晕，不省人事，一切危急恶候垂死者，但灌药得下，无不全活。

当归　五灵脂　川芎　良姜　熟地各二两。剉碎，入砂锅内，纸筋盐泥固济，火煅过　百草霜一两　硫黄　乳香各二钱　琥珀　花蕊石各一钱

为细末，醋糊丸如弹子大。每用一二丸，炭火煅红，投入生姜自然汁中浸碎，以童便合酒调灌下。

【笺正】此药入火煅红，则只有花蕊石、硫黄尚存余质，此外尽为灰烬，复有何用？而谓大有神效，未免欺人。薛案仍是瘀血耳，谓为下如虫子，其胡可信。

第三十一节　小便不通

《产乳集》用盐填脐中令平，葱白捣，铺一指厚，安盐上，以艾炷饼上灸之，觉热气入腹内即通，最灵。

沈尧封曰：此法不效，必是气虚不能升举。黄芪补气之中已寓上升之性，用以为君，五钱，麦冬能清上源，用以为臣，一钱五分，白通草达下，用以为佐，八分，水煎服，一剂可效。

【笺正】沈之所谓气虚不升，是中州清阳之气下陷，反致膀胱窒塞不通，即所谓州都之气化不行者。黄芪补气，能升举清气，而不致如升麻之轻迅，即在产后亦可无弊，重用固宜。谓麦冬能清上源者，肺气不宣则小水闭塞，麦冬润肺，是滋其源。然尤宜先通肺气，紫菀、兜铃、桑白皮、路路通等，俱为通泄小水极验之药，

而桂枝能通太阳之阳①气，下元阳虚者宜之。颐编《医案平议》太阳腑证中，有张洛钧治案一条，颇可法也。又通关滋肾丸亦佳。

第三十二节　尿　血

《大全》云：产妇尿血，面黄，胁胀少食，此肝木乘脾土也，用加味逍遥散、补中汤煎服可愈。

【笺正】产后此证，亦有虚实之殊。虚者中州之气陷，逍遥补中，洵可以备一法；实者则膀胱蕴热，亦必清理，非蛮补可愈。而升清又在禁例，亦与平人一例论治，不以产后而有异。

第三十三节　尿胞被伤
小便淋沥

丹溪曰：尝见收生者不谨，损破产妇尿脬，致病淋漓，遂成废疾。有一妇年壮难产得此，因思肌肉破伤在外者，皆可补完，脬虽在里，谅亦可治，遂诊，其脉虚甚，予曰：难产之由，多是气虚，产后血气尤虚。试与峻补，因以参、芪为君，芎、归为臣，桃仁、陈皮、茯苓为佐，以猪羊脬煎汤，极饥时饮之，但剂小，率用一两，至一月而安。盖令气血骤长，其脬自完，恐少缓亦难成功矣。

又产时尿胞被伤，小便淋沥，用二蚕茧烧存性为末，服一月可愈。缪德仁治验。

【笺正】此固产后时有之证，破伤是也，大补真阴，自然可愈。丹溪此条，当非诳语。

---

① 之阳：此2字原脱，据三三本补。

第三十四节　产后玉门不闭

薛立斋云：气血虚弱，十全大补汤主之。

【笺正】新产而产门不收，下焦无固摄之权，诚是虚证，然所以治之者，仍当随其他兼见之证，而量为滋补，尤必以收摄下元为主。十全蛮方，何足以尽活泼灵通之变化，且中有肉桂，惟有寒证者为宜，若在炎天，或其人多火，即为鸩毒。立斋呆汉，只为呆用成方，见知方名十全大补，当然无一不全、无一不补，何其陋耶。此证虚弱之人时有之，初胎者尤宜留意，故新产后，必正卧而紧并其两足，防此患也，有家者皆宜知之。

第三十五节　玉门肿胀焮痛

薛云是肝经虚热，加味逍遥散主之。

【笺正】此证难产者多有之，初胎亦必有之。据合信氏谓临产之时，尾闾骨类本来兜湾向前者，能宽展向后，以宽产门。则新娩之后，当有肿痛，亦固其宜。痛甚者，外用疡科肿痛之敷药治之。若内服药，则仍随其他之兼证而定。加味逍遥是不知足而为履①之说，但知其不为蒉①耳。立斋只能讲此笼统话，终不知其何所见而云然。肝经虚热一层，亦是七寸三分之帽儿，胡可一概而论，且使果是肝家虚火，则柴胡疏泄升提，更多流弊。立翁意中，盖谓是肝有热而气陷于下使然，故欲以逍遥升举之，独不知肝肾阴虚者，不宜于升清耶。

坐草过早，产户伤坏，红肿溃烂，痛不可忍，用蒸包子笼内荷叶煎汤洗，日三次，两日可愈。缪德仁治验。

第三十六节　阴脱及子宫下坠

陈无择云：产后阴脱，如脱肛状，及阴下挺出，逼迫肿痛，举动、房劳即发，清水续续，小便淋沥。

硫黄　乌贼骨各二两　五味子二钱半

为末掺之，日三次。

【笺正】此即子宫之下坠，治宜补益固摄。若使立斋治此，则必曰十全大补、加味逍遥矣。外治法固亦可备一说，但硫黄必非通用之药，不如用退肿生肌法之妥惬。

丹溪云：一产子后，阴户下一物，如合钵状，有二歧。其夫来求治，予思之，此子宫也，必气血弱而下坠。遂用升麻、当归、黄芪几帖与之。半日后其夫复来云，服二次后觉响一声，视之已收。但因经宿干着席上，破一片如掌心大在席，某妻在家哭泣，恐伤破不复能生。予思此非肠胃，乃脂膜也，肌肉破尚可复完，若气血充盛，必可生满。遂用四物汤加人参，与百帖，三年后复有子。

治子宫下，黄芪一钱半，人参一钱，当归七分，升麻三分，甘草二分，作一帖，水煎食前服，外用五倍子末泡汤洗，又用末敷之，如此数次，宜多服药，永不下。

【笺正】此确是子宫，所谓两歧者，正合西学家说，所谓子宫之底，外有二筋带悬之。此带无力，即有下坠之忧者是也。此证虚弱者时有之，产后任劳亦有之，正是下元无力所致。归、芪、参、术稍加升举，洵为正鹄。至其黏着席上而脱一片，丹溪断为脂膜，亦是至理，补养可复完，说亦可信。但四物百帖，得毋太嫌

① 蒉（kuì）：草编的筐子。

呆笨。则丹溪之书本是浅者假托为之，所以笔下谫陋如此。五倍子固涩，洗敷自佳，但涩药亦不可太过，过则亦有流弊。

第三十七节　产户下物

丹溪云：一妇年三十余岁，生女二日后，产户下一物如手帕，下有帕尖，约重一斤。予思之，此因胎前劳乏伤风，或肝痿所致，却喜血不甚虚耳。其时岁暮天寒，恐冷干坏了，急与炙黄芪二钱，人参一钱，白术五分，当归一钱半，升麻五分，三帖连服之，即收上，得汗通身方安。但下翳沾席处，干者落一片，约五六两重，盖脂膜也。食进得眠，诊其脉皆涩，左略弦，视其形却实，与白术、白芍各半钱，陈皮一钱，生姜一片，煎二三帖以养之。

【笺正】此与上条本是一事，方亦与上条一辙。但传之稍异，遂使字句间少有不同，尧封两收之，未免失检。术、芍、陈皮一方，不如参、术、归、芪、升麻远甚。凡古医籍中，似此泛泛不切之案，皆当删除净尽，否则苗莠同畴，徒乱人意。肝痿一说，全无着落，亦不足征。

第三十八节　水道下肉线

一产后，水道中下肉线一条，长三四尺，动之则痛欲绝。先服失笑散数帖，次以带皮姜三斤研烂，入清油二斤，煎油干为度，用绢兜起肉线，屈曲于水道边，以前姜熏之，冷则熨之。六日夜缩其大半，二六日即尽入，再服失笑散、芎归汤调理之。如肉线断，则不可治矣。

【笺正】此岂即西学家所谓子宫底之筋带耶？然长至三四尺，岂有此理，言之太过，亦是吾国医书之一大弊窦。总之医家所见太小，好求眩异，自以为奇，而不顾有识者之窃笑于其后。失笑散及姜熨法均不妥，凡产后下部不固，岂宜更与攻破。生姜辛辣，是何药理，不如仿上条意，亦用五倍子为佳。

第三十九节　乳汁不通

涌泉散
山甲炮研末，酒服方寸匕，日二服。外以油梳梳乳即通。见《经疏》。

陈自明《妇人良方》曰：予妇食素，产后七日，乳汁不行，赤小豆一升，煮粥食之，当夜即行。

一妇乳汁不行，煎当归八钱，服即通。

王不留行、白通草、穿山甲是要药。

【笺正】产而无乳，气血虚也。甲片、通草、留行等走窜固佳，然不揣其本而齐其末，若在瘦弱之人，终是砻糠打油手段，非徒无益，为害良多，惟壮实气滞者可用耳。当归活血，犹彼善于此。吾乡通用木通、猪蹄煎汤饮之，通乳固捷，然以此二物并作一气，太嫌不伦，亦是可笑。须知鲜猪蹄汤滋液助血，确是佳品，只此一味，淡煮清汤啜之已是有余，何必更以木通苦之？是为恶作剧。凡乳妇寻常饭膳，多饮猪肉鲜汤助乳极佳，但宜淡味不宜咸，咸则耗血。又必忌辛辣，忌五荤，皆足以耗血，且令乳汁有荤臭，亦非爱子之道也。

第四十节　回　乳

无子吃乳，乳不消，令人发热恶寒。用大麦芽二两，炒为末，每服五钱，白汤下。丹溪。

【笺正】此法固佳，凡消食之药，无

一不灵，楂肉、神曲等皆是。但一投此等药物，乳汁立刻减少。凡治乳妇病者，亦当留意此一层。

第四十一节　乳头碎裂

丹溪：老黄茄子烧灰敷之。《纲目》：丁香末敷之。

【笺正】此有因发痒而搔碎者，稍有滋水，是肝胃经之湿热，宜清肝而少参化湿；有干裂作痛者，甚至血溢，是肝燥有火，宜养液而并滋肝肾。乳房属足阳明经，乳头实肝经主之，故凡是乳病，无不系于肝者，胀痛皆然。而外疡其尤著也。外治法当依疡科例择药，燥者宜润，挟湿者宜清凉收湿。丁香温燥，大非所宜，单方之不可呆用如此。

第四十二节　吹　乳

缪仲淳云：妒乳、内外吹乳、乳岩、乳痈，不外阳明、厥阴两经之病，橘叶最妙。又用生半夏一个研末，生葱头一段研裹，左右互塞鼻，神验。又于山中掘野芥菜根，去叶用。洗净捣烂，无灰酒煎数滚，饮一二次，即以渣过患处。凡乳痈未成，或肿或硬、或胀痛者，无不立消，屡治经验。野芥菜，一名天芥菜，又名鹦哥草，似芥菜而略矮小。其根数出如兰根，用以治乳，想其形似乳囊也，故用有验。春圃附载

【笺正】未产前生乳痈，名内吹风；乳子时生乳痈，名曰外吹风，皆由理想而得其名。谓小儿吮乳，口鼻之风吹之，犹可说也。乃儿在胎中而亦能吹风，何其可笑一至于此。吾国外科之学鄙陋已极，外疡一切病名，可鄙可嗤，十而八九。医学空疏，真是惭愧欲死，宜乎当今开明之世，后生小子乍得一知半解者，亦得窃笑于其侧，空穴来风，固有自取之道，殊不足为若辈责也。妒乳之名，亦是可笑，不如径称乳痈，岂不正大光明，名正言顺。仲淳不外阳明、厥阴二经之病，一语道破，洵是至当不易。橘叶固佳，但乳岩根深蒂固，万不可与乳痈同论。总之胎前患此，多是肝火，只宜清肝，少参消散。产后患此，多是积乳，先当消散，早投煎药，可退十之六七。惟胎前得之，其火必盛，产后得之，乳积更多，加以畏痛，不敢使儿吮之，则愈积愈肿，所以成溃皆是极易，不比其他外疡之易于消退，二三日间，无不成脓。若新产旬日之间，阴虚未复，狂焰陡然，肿大且坚，如瓢如瓮者，其势甚急，非羚羊角不能稍杀其毒，俗名乳发，其害犹炽。其较轻者，则川楝肉、蒲公英、地丁、银花、丹皮、栀子、黄芩、连翘、山楂、神曲、麦芽等足以了之，不能顾及回乳一层。盖非此不能釜底抽薪，俗子不知，犹用归、芎、通草之类，自谓活血行乳，则助之腐也。生半夏有毒，塞鼻不妥，野芥菜不知何物，然既以芥为名，必有辛散作用，此证必有火，亦非所宜。外治用蒲公英、地丁、马齿苋、木芙蓉叶、忍冬藤等捣敷皆可。然此类皆清凉有余，火盛势炽，红肿蔓延者宜之。轻证嫌其太凉，遏抑气血，反致坚硬难化。疡科书中有如意金黄散，清热而兼能消散，以治寻常之阳发痈肿正合，但选药尚未尽纯粹。寿颐习用之桃花丹，敷此有效。其不甚大者，形块如桃如栗，则千槌膏消肿最验。二方见拙编《疡科纲要》，皆非古之成方。

第四十三节　乳痈红肿方发

活小鲫鱼一尾，剖去肠，同生山药寸

许，捣烂涂之，少顷发痒即愈，屡验。无山药，即芋芳亦可。

【笺正】鲜山药、鲜芋头，生捣多浆汁，沾人肌肉，其痒异常，洵能通利血脉，故可消毒散肿。然惟小证可用，若形块较巨者，少敷则不足以减其势，多敷则皮肤极痒，发泡且腐，而肌肉之坚肿如故，反多一层皮肤病，未尽美善，不如寿颐所恒用之桃花丹、千槌膏远甚。今之西学家，恒以碘片合火酒，名碘酒。通治肿疡痈疖，谓能化坚块，消肿毒。亦惟小证初起，或能有效。如其肿巨且深，轻涂之则不知不觉，重涂之则皮肤化腐，其里尤坚，与世传此方同一弊病。

第四十四节　乳痈已成

胡桃槅瓦上焙燥，研末，每服三钱，红糖调匀，温酒送下三服，无不全愈。

又方：用玫瑰花五七朵，干者亦可，醇酒煎服，烫酒极热冲服亦可。即以花瓣摘散，铺贴患处，三两次可愈，即已成硬块者，亦可消散。曾经治验数人。陈载安附识

【笺正】既曰已成，则内有脓矣。非针之使溃，尚何有退消之法？此条二方，仍是单方耳。轻证初起或能小效，必曰可退，断不足恃，且更有一大弊在。乳痈皆是阳证，成溃最速，酒之通经活血，能使外疡消肿软坚，只可以治阴发坚硬木肿之证。若阳发饮酒，是为厉阶，以治乳痈，尤其抱薪救火。吾乡俗传，治此证尚有一单方，用生鹿角研末，热陈酒冲服，或谓鹿角霜。皆是温散治法，万无可消阳发之理。而传者皆言其神妙，用之者乃无一不成，无一不溃，而亦无一不大痛三四日。所见所闻，不可偻指而计，当与是条二方鼎足成三，彼此辉映。实则此等方法，乃治乳核、乳癖，坚硬木肿者。若是凝痰结

滞，其来以渐，核小而坚，初起不知不觉，实即乳岩之小证，而亦乳岩之初基。故宜用温和行血之品。此三方皆出一派，惟无乳汁者有此证。而内外吹两者，形似相同，情实相反，万不可一例论治。而传者不悟，总因内外分科，治内科者，遂绝不知有外疡理法，最是内科诸书一大缺典。且彼之结核，虽似阴发，而病在厥阴之络，内含肝火，温经太过，亦必助之发扬，恐有不可收拾之虑。盖乳房生疡，惟内外吹易溃而易愈。癖核虽小，溃则甚难收口。虽与乳岩绝证稍有轻重之分，然溃后纠缠，延成瘰怯者，颐见之已屡。且结核渐巨，即是成岩。异病同源，胡可漠视。王洪绪《外科全生集》大夸其阳和汤一方，妄谓是乳岩、瘰疬必用良药。颐受业师李牟云先生次女，本患结核，误于阳和汤十六帖，两月而乳岩成，又三月而溃腐盈尺，惨遭非命，即是殷鉴。此病已详拙编《疡科纲要》。

又吾嘉秦君骥云：制一末药施送，说治乳痈、乳癖、乳岩，一服必减，三服必痊。用石首鱼背上鳍，生剥撕下，贴壁上，阴干积久，炒研末，每一两，对以小青皮末一两，每服三钱，热陈酒调服。实不过宣通经络，殊不足以疗大证，而亦不可以治乳痈阳发，适以使其顶发成脓，单方之不可靠如是。又二十年以前，吾乡有人患疝气痛，闻传说大茴香末酒服有验，乃购大茴香二十文研末，温酒一次服完，半夜七孔流血而绝，则又单方之最可骇者也。

第四十五节　乳　岩

坎炁[①]洗净切薄，焙燥研末，日吃一

---

① 坎炁：脐带。

条，酒下，约二十条效。缪德仁治验，半年以内者效。

狗粪、东丹、独囊蒜，三味捣匀摊布上，勿用膏药，令黏，贴上微痛，数日可愈。

沈尧封曰：乳岩初起坚硬，不作脓。其成也，肌肉叠起，形似山岩。病起抑郁，不治之证。方书云：桃花开时死，出鲜血者死。余见一妇患此已四年，诊时出鲜血盈盂，以为必死，日服人参钱许，竟不死。明年春桃花大放，仍无恙，直至秋分节候方毙。此妇抑郁不得志，诚是肝病。然不死于春，而死于秋，何哉？岂肝病有二，其太过者死于旺时，其不及者死于衰时耶？此证本属肝病，谬以坎炁补肾而愈，亦理之不可解者。外有方附后疡科方选中。

【笺正】乳岩初起，止是一个坚核，不胀不肿，虽重按之，亦不觉痛。但块坚如石，与其他疡证不同，故不能消散。若能养血调肝，开怀解郁，止可保其不大不胀，经数十年终身不为患者所见已多。若多劳多郁，则变化亦易，迨渐大而知作胀，已难治疗。若时作一抽之痛，则调理更是棘手，虽能养阴，亿①多不及。断不可误投破气消克，及软坚走窜之药。尝见误服甲片、皂刺，应手顶发，速其胀裂，最是催命灵符。其溃也，外面皮肤虽腐，然其中仍如巉石，嵌空而坚，止有血水，并不流脓，且有自溢鲜血者，必无带病延龄之望。坎炁亦是单方，恐未必果有效力。蒜头涂法必令发痒，如其外肤一破，即是弄假成真，必不可试。总之此证无论何药，断无能令必愈之理。沈谓外有方附后，今亦未见，岂传抄有脱佚耶？然纵使旧有成方，当亦无甚效果，阙之不足惜。

王孟英曰：吴鞠通云，当归、芎䓖为产后要药，然惟血寒而滞者为宜。若血虚而热者，断不可用。盖当归香窜异常，甚于麻、辛，急走善行，不能静守，止能运血，衰多益寡。如亡血液亏，孤阳上冒等证，而欲望其补血，不亦愚哉？芎䓖有车轮纹，其性更急于当归，盖特性之偏，长于通者，必不长于守也。世人不敢用芎药而恣用归、芎，何其颠倒哉！余谓今人血虚而热者为多，产后血液大耗，孤阳易浮。吴氏此言深中时弊，又论《达生编》所用方药未可尽信，先得我心之同然者。详见《解产难》，医者宜究心焉。

【笺正】当归善行，川芎善升，血虚火动者确是大禁之药。而俗子误以为补血者，只缘四物汤方泛称补血，遂不辨菽麦而浪用之耳。鞠通此说确不可易，况在乳岩，必兼郁火，归、芎多服，极易坏事，此亦俗医所未知者。孟英此论原本列在乳岩条中，盖亦有见于此也。

第四十六节　热入血室

仲景《伤寒论》云：妇人伤寒发热，经水适来，昼日明了，暮则谵语，如见鬼状者，此为热入血室，无犯胃气及上二焦，必自愈。

又，妇人中风，发热恶寒，经水适来，得之七八日，热除而脉迟身凉，胸胁下满，如结胸状，谵语者，此为热入血室也。当刺期门，随其实而泻之。

又，妇人中风七八日，续得寒热，发作有时，经水适断者，此为热入血室，其血必结，故使如疟状，发作有时。小柴胡汤主之。

沈尧封曰：《论》言勿犯胃气及上二焦者，谓不可攻下，并不可吐汗也。然有似是实非之证，不可不辨。

---

① 亿：同"臆"。臆测；揣度。

【笺正】发热而经水适来，有适逢信期者，亦有不及信期而热逼经行者。昼日明了，暮则谵语，以热入阴分，故日暮阴气用事而神愦也，法当破瘀，其应甚捷。仲景谓无犯胃气及上二焦，以此之谵语非阳明证，恐人误认阳明，妄投承气，故为叮咛。又谓无犯上二焦，则必治下焦可知，陆九芝《世补斋书》解此最是明白。胸胁下满是血滞而肝络不疏，故宜泻期门，则推之药理，亦必泻去血滞可知。其小柴胡汤一条，明明言经水适断，此为经净自断者而言。以经行既净，则血室空疏，而邪热乘之，陷入下焦，乃是虚证。故以柴胡提其下陷之气，而参、甘、大枣方为对病，必非谓凡是热入血室，皆用是方。亦有经行未净，热盛瘀结，因而适断者，更当破瘀通经，尤非小柴胡之升举补中所可妄试，揆之药理，盖亦可知。则本论小柴胡汤条中，其血必结四字，寿颐窃疑是当在上二条之中，为传写者脱误移此。非然者，血已瘀结，而更可投柴之升提，参、枣之补，仲景安有此理。然古今之为本论作注者，竟谓小柴胡一方为通治热入血室之要药，宁非大误。徐洄溪《伤寒类方》于暮则谵语，如见鬼状条下，尚谓当用小柴胡汤，亦是误认。徐老于小柴胡汤，每以笃信仲景之故。拘泥不化，最不可解。于此则谵语血结，亦谓必用是方于疟病，则不问虚实寒热，径曰仲景小柴胡为治疟天经地义，不二法门。寿颐终不知其何以说得出口，写得下手。今尧封于此，乃谓有似是实非之证，其意固谓此小柴胡一方不可一概乱投也。请观下文医案三条，皆用是方而增剧，盖本是热病，不问理由，而辄以柴胡升之，参、甘、大枣补之，谬妄尚何待言。读古人书，岂可不讲病情。

陈良甫曰：脉迟身凉而胸胁下满，如结胸状，谵语者，当刺期门穴，下针，病人五吸，停针良久，徐徐出针。凡针期门穴，必泻勿补。肥人二寸，瘦人寸半。

【笺正】期门穴，在两乳直下，其左正当胃部，右当肝脏部位，何可刺入寸半及二寸。古书皆云可刺四分，而陈良甫独为是说，必有讹误，不可不正。且期门针法，非得真传，不可妄试，误伤肝脏，祸不旋踵，用针者其慎之。

许学士治一妇病伤寒，发寒热，遇夜则如见鬼状，经六七日，忽然昏塞，涎响如引锯，牙关紧急，瞑目不知人，病势危困。许视之曰：得病之初曾值月经来否？其家云：经水方来，病作而经遂止。后一二日发寒热，昼虽静，夜则见鬼，昨日不省人事。许曰：此是热入血室证。医者不晓，以刚剂与之，故致此。当先化痰，后治其热。乃急以一呷散投之，两时许，涎下得睡，即省人事，次投以小柴胡汤加生地。二服而热遂除，不汗而自解。

【笺正】此案见《本事方》。夜则谵语，确见热入血室。然至昏瞀痰鸣，牙关紧闭，已属气升火升，血冲脑经之证。许谓医以刚剂与之，当指温升辛散诸药，故为此候。许氏先以化痰，诚是泄降正治。一呷散方未见，必是涤痰法，次谓小柴胡加生地。许书中有是方，谓治妇人室女伤寒发热，或发寒热，经水适来或适断，昼则明了，夜则谵语如见鬼状。亦治产后恶露方来，忽尔断绝云云。虽是仲景本论固有之法，其加生地者，古称地黄能破瘀也。然以适来适断并为一谈，实非仲师真旨。且谓可治产后恶露方来，忽尔断绝。则凡是血瘀，皆主以小柴胡汤，更是大不可训。况此人病状，确为气血上冲，脑经受病，更与以柴胡之升扬，参、甘、生地之腻补，姑不论古人不知脑神经病，或有误认，然痰涎壅塞之后，又岂此药可愈？

当是臆说，不敢信也。

又一热入血室证，医用补血调气药治之，数日遂成血结胸，或劝用前药。许曰小柴胡已迟不可行矣，刺期门则可，请善针者治之，如言而愈。或问何为而成血结胸，许曰：邪气乘虚入于血室，血为邪所迫，上入肝经则谵语见鬼，复入膻中则血结于胸中矣。故触之则痛，非药可及，当用刺法。

【笺正】此亦见《本事方》。谓血结膻中，原是理想，不可深信。又谓小柴胡已迟，亦是欺人之语。惟刺期门，则泻肝经实热，固仲师之心法，以此推之，用药之理，亦可想而知矣。

沈尧封曰：一妇热多寒少，谵语夜甚，经水来三日，病发而止。本家亦知热入血室，医用小柴胡数帖，病增，舌色黄燥，上下齿俱是干血。余用生地、丹皮、麦冬等药，不应，药入则干呕，脉象弱而不大。因思弱脉多火，胃液干燥，所以作呕。遂用白虎汤加生地、麦冬二剂，热退神清。唯二十余日不大便为苦，与麻仁丸三服，得便而安。一室女发热经来，医用表散药增剧，谵语夜甚，投小柴胡汤不应，夜起如狂，或疑蓄血，投凉血消瘀药亦不应。左关脉弦硬搏指，询知病从怒起，因用胆草、黄芩、山栀、丹皮、羚羊角、芦荟、甘草、归身等药煎服，一剂知，四剂愈。

【笺正】两证皆热入血室，而皆用小柴胡增剧，妄升妄补，无一非热病鸩毒，呆读古书者，此其殷鉴。惟胃火脉当滑大而反弱者，津干液耗，脉反无力耳。沈谓弱脉多火，大有语病。此两条沈皆凭证用药，非热入血室之通治法，若执此两条以通治经来谵语，又是呆汉。

沈又曰：张仪表令爱，发热经来，昏夜谵语，如见鬼状，投小柴胡增剧。询其病情，云醒时下体恶寒，即愦时亦常牵被敛衣。因悟此证平素必患带下，且完姻未久，隐曲之事未免过当，复值经来过多，精血两亏，阴阳并竭，其恶寒、发热由阴阳相乘所致，非外感热邪深入也。误投发散清热，证同亡阳，《伤寒论》云亡阳则谵语，《内经》云脱阳者见鬼是也。因用肾气丸，早晚各二钱，神气即清，随以苁蓉易附、桂，数剂全愈。自注：此即前所云似是实非之证，不可不辨。

【笺正】血虚而浪投柴胡，乃至不醒人事，升提虚阳，为祸固是甚捷。但此是阴虚阳浮之候，法当滋填镇摄者而用肾气丸，貌视之颇不可解，盖尧封因其下体恶寒，及有牵被敛衣情状，而悟到阴阳两虚，遂欲以桂、附恢复肾阳，并以地黄、萸肉兼顾阴液，心思不可谓不敏。而寿颐意中，则谓既是阴阳俱耗，则八味方中苓、泽、丹皮，尚嫌走而不守，不如径用河间地黄饮子，专以固摄肝肾，阴阳两顾，可谓双管齐下，五雀六燕，铢两不差。此人证候，恰合肾气不能上承之厥逆也。

第四十七节　咽 哽

《金匮》：妇人咽中有炙脔，半夏厚朴汤主之。《千金》所云咽中帖帖，如有炙肉，吐之不出，吞之不下是也。

半夏一升　厚朴三两　茯苓四两　生姜五两　苏叶二两

水煎分四服，日三夜一。

【笺正】此痰气互阻之证，尤在泾谓凝痰结气，阻塞咽嗌者是也。半夏厚朴汤开痰下气，固是正宗。惟患此者，多缘思虑郁结所致，可参用丹溪越鞠法。

第四十八节　脏　燥

妇人脏燥，悲伤欲哭，象如神灵所作，数欠伸，甘麦大枣汤主之。

甘草三两　小麦一升　大枣十枚

水煎分三服。

【笺正】此血少而心气不安，神虚气馁，故多悲伤。此方极验，近人医案有之。颐已录入《医案平议·神志门》。尤氏《金匮心典》解此甚明白，今录于后。尤在泾曰：此证沈氏所谓子宫血虚，受风化热者是也。血虚脏燥，则内火扰而神不宁。悲伤欲哭，有如神灵，而实为虚病。前《五脏风寒积聚篇》所谓邪哭，使魂魄不安者，血气少而属于心也。数欠伸者，经云肾为欠为嚏，又肾病者善数欠，颜黑。盖五志生火，动必关心脏，阴既伤，穷必及肾也。小麦为肝之谷而善养心气，甘草、大枣甘润生阴，所以滋脏气而止其燥也。

第四十九节　阴　寒

《金匮》：凡阴寒，温阴中坐药，蛇床子散主之。蛇床子末，以白粉少许，和合相得如枣大，绵裹纳之，自温。

【笺正】此外治法，然亦不必呆守蛇床一味，善学古人者，亦可自知变化。若夫内服汤散丸子，亦准此例以求之可也。

第五十节　阴　吹

《金匮》：胃气下泄，阴吹而正喧，此谷气之实也，猪膏发煎主之。

猪膏半斤　乱发如鸡子大三枚

和膏中煎之，发消药成，分再服。

王孟英曰：阴吹亦妇人恒有之事，别

无所苦者，亦不为病，况属隐微之候，故医亦不知耳。俗传产后未弥月而啖葱者必患此，惟吹之太喧，而大便艰燥，乃称为病。然仲圣但润其阳明之燥，则腑气自通，仍不必治其吹也。

【笺正】此是隐曲之微恙，不足为病。观仲景法，通阳明而兼有导瘀性质，盖因有瘀滞，经隧不利，故为此患。则用药之理，可想而知，亦不必拘拘于古人之成方也。

第五十一节　阴　痒

善邑西门外三里，有妇人阴中极痒难忍，因寡居无人转述，医者莫知病情，治皆不效。至苏就叶大士诊，微露其意。叶用蛇床子煎汤洗，内服龟鹿二仙胶，四日而愈。阴蚀有用猪肝煮熟，削如挺，钻孔数十，纳阴中，良久取出，必有虫在肝孔内，另易一挺纳之，虫尽自愈。亦良法也。

【笺正】此湿热下注，甚则有虫。叶氏此法，蛇床子汤外洗，尚是尽人所能。其内服二仙胶者，必其人真阴素虚，清气下陷，而稍挟湿热，故用药如此。若湿火偏盛，则必非龟鹿温补所宜。药岂一端，各有所当，弗谓叶老此方为专疗是证之唯一秘诀。阴蚀成疮，湿热生虫之最甚者，坐药亦是一法，然必须别以燥湿杀虫之药煎汤熏洗之，而兼服导湿清热以利导之，庶几速效。

王孟英曰：尚有阴挺一证，用飞矾六两即煅枯明矾，桃仁一两，五味子、雄黄各五钱，铜绿四钱。上共末之，炼蜜丸，每重四钱，即以方内雄黄为衣，坐入玉门，重者二次必愈。

【笺正】此亦湿热为患，苏浙极少是证，闻南方闽广及北地燕齐多有之。南方则地温而土湿，北方则席地而坐，夜卧火炕，皆湿与热交互为患。孟英此方固是燥湿杀虫，导瘀涩敛，法极完善，当能有效。但病由渐起，甚者经年累月，是以用药虽能合法，殊非旦夕近功，必谓两次可愈重证，似亦未免言之太易。

第五十二节　女科书大略

王宇泰《女科证治准绳》序云：妇人有专治方，旧矣。史称扁鹊过邯郸，闻贵妇人，即为带下医，语兼长也。然带下直妇人一病耳，调经杂证，怀子娩身，患苦百出，疗治万方，一带宁遽尽之乎？世所传张长沙《杂病方论》三卷，妇人居一焉。其方用之奇验，奈弗广何。孙真人著《千金方》，特以妇人为首，盖《易》基乾坤，《诗》始关雎之义。其说曰：特须教子女学习此三卷妇人方，令其精晓，即于仓卒之秋，何忧畏也。而精于医者，未之深许也。唐大中初，白敏中守成都，其家有因娩乳死者，访问名医，得昝殷《备集验方》三百七十八首以献，是为《产宝》。宋时濮阳李师圣得《产论》二十一篇，有说无方，医学教授郭稽中以方附焉，而陈无择于《三因方》评其得失详矣，婺医杜莪又附益之，是为《产育宝庆集》。临川陈自明良甫，以为诸书纲领散漫而无统，节目简略而未备，医者局于简易，不能深求遍览。有才进一方，不效辄束手者；有无方可据，揣摩臆度者。乃采摭诸家之善，附以家传验方，编葺成篇，凡八门，门数十余体，总三百六十余论，论后列方，纲领节目，灿然可观，是为《大全良方》。《良方》出，而闺阁之调治将大备矣。然其论多采《巢氏病源》，十九归诸风冷，药偏犷热，未有条分缕晰，其宜否者。近代薛氏新甫始取

《良方》增注，其论酌寒热之中，大抵依于养脾胃，补气血，不以去病为事，可谓救时之良医也已。第陈氏所茸，多上古专科禁方，具有源流本末，不可没也，而薛氏一切以己意芟除变乱，使古方自此湮没，余重惜之，故于是编附存陈氏之旧，而删其偏驳者，然亦存十之六七而已。至薛氏之说则尽收之，取其以养正为主，且简而易守，虽女子学习无难也。若易水潆水师弟，则后长沙而精于医者，一方一论，俱摄是中，乃他书所无，有挟是而过邯郸，庶无道少之患哉。其积德求子，与夫安产藏衣，吉凶方位，皆非医家事，故削不载云。

【笺正】王肯堂此序，历叙女科专书，源委颇详，可谓是科之纪事本末。肯堂之《女科准绳》固即本此数家而掇拾为之，未尝不罗罗清疏。薛新甫治案专用成方，绝少裁剪，于病情曲折，往往不能精切，而授学者以因陋就简之法，最多似是实非，毫厘千里。自薛氏之书盛行，而习医乃极为易事，然粗枝大叶，何能切当。医学之疏，乃愈不可问。肯堂反喜其简而易守，盖亦堕其术中，岂是确论。乾隆之时，有武叔卿之《济阴纲目》，亦从《准绳》撮其大要，方论皆稳妥可学。有志于妇女专科，循此诸家法守而融会贯通之，亦自足以名世矣。

王孟英曰：带下，妇人一病耳，未必人人病此。何以扁鹊闻贵妇人即为带下医，缘带下本女子生而即有之事，原非病也。后人以带脉不主约束一言，遂以女人之遗浊，称为带下之证。然则扁鹊为之带下医，犹今之幼科自称痘医也，痘虽幼科之一证，而亦人人必有之事，且世俗无不贵小儿者，所以人多乐为痘医耳。

【笺正】孟英解带下为妇女科之通称，言虽奇而理实确。否则白淫仅百病中

之一种，而扁鹊遂以之自号，最不可解。此盖古时自有此名称，然不可以用之于今世者也。

第五十三节　集　方

论中所列各方，有彼此互见者，集录于此，以便检阅。其专治者不复赘。门类及分两炮制，半参汪讱菴《医方集解》所录①。

【笺正】是书所引各方，大都熟在人口，通行医书，所在多有，本不必一一载明，徒费纸墨。然即有意搜集，亦当慎择善本，精录名人论说，确解制方真旨，庶可为后学津梁，而乃仅据汪讱菴谫陋之说，摘取一二，往往辞不达意，甚者且离奇恍惚，贻误初学。

补　养

第一方　六味丸钱仲阳

治肝肾不足，真阴亏损，精血枯竭。

地黄 砂仁酒拌，九蒸九晒，八两　山茱肉酒润　山药各四两　茯苓乳拌　丹皮　泽泻各三两

蜜丸，空心盐汤下。冬，酒下②。

六味地黄汤

治同上。

前方煎服。

八味丸崔氏

前方加肉桂、附子各一两，名桂附八味丸。治相火不足，尺脉弱者宜之。亦治妇人转胞。

六味加黄柏、知母各二两，名知柏八味丸。治阴虚火盛，尺脉旺者宜之。

【笺正】八味肾气丸，源出仲景《金匮》，本书数见不鲜，是方源流，盖出上古，尚非仲师所自制。试读《金匮》八味丸主治各条，当即可想见。今本《金匮·中风历节病篇》，有崔氏八味丸方一条，云治脚气上入，少腹不仁，则为宋以后人所附入者，今本《金匮》目录中，有所谓附方者是也。按《外台秘要》十八卷脚气门引崔氏云：脚气上入，少腹不仁，即服仲景八味丸。可知此条是崔氏为仲景方推广治验而云然，后人以附入《金匮》书中，而直曰崔氏八味丸，一似此方乃出于崔氏配制者，本极可笑。崔氏虽未详何许人，而考刘氏《旧唐书·志》医方门，有《崔氏纂要方》十卷，自注曰崔知悌撰，欧阳氏《新唐书·志》亦载是书十卷，则注以崔行功三字，其为一人二人，虽不可知，然必唐代著作，无可疑者。所以《隋书·经籍志》不载。王焘乃天宝时人，《外台秘要》引崔氏方至不可数，皆次于孙氏《千金》之后，则崔之时代，约略可知，乃《金匮》附入八味丸方，直书崔氏，其谬何如。尧封明者，必知此方委，乃此条方下竟以崔氏两字，大书于册，则录是方者，目光浅陋，最为可鄙。设令读者不察，误谓尧封原本竟至于此，不其冤欤。

寿颐按：自薛立斋、张景岳、赵养葵辈滥用六味地黄，而世之医者无不视六味为滋阴补肾必需之品。须知六味之方，本于八味肾气。中古立方之旨，原为肾气不充，不能鼓舞真阳而小便不利者设法，故以少少桂、附温养肾气，萸肉固摄肝肾，而重用地黄峻滋阴液，即以丹皮泄导下焦湿热，茯苓、泽泻淡渗泄水，通利小便，其用薯蓣者，实脾以堤水也。观仲景书凡用是方，多有小便不利一句，则是方真

---

①　门类及分两炮制……医方集解所录：此句原无，据三三本、上卫本补。

②　空心盐汤下冬酒下：此句原无，上卫本同，据三三本及《女科辑要》补。

谛，全从利水着想，显而易知。方名肾气，所重者在乎"气"字，明非专以填补肾阴肾阳之意，惟《金匮》消渴门，饮一斗，小便亦一斗，主以此丸。似乎渴而且消，决非通利之意，然抑知仍是肾阳无权，不能气升于上，所以上焦反渴，乃消证中之不多有者，原与肺胃燥火之消渴皎然不同。其所以渴者，乃因阳虚不能蒸气化液，所以不得不饮。然饮一斗而小溲亦是一斗，溲不加多，又明与下焦有火之饮一溲二大异，则小水虽未必不利，然尚不加多。故茯苓、丹、泽不嫌渗泄，而桂、附、萸肉温养肝肾，乃能适合。是为消渴证中别一病情，与相火烁阴之下消溲多适得其反，非凡属消渴，皆可以是丸为必需之要药。然近世俗书则又以《金匮》有此一节，遂谓八味为消渴普通主治，岂非大谬。此盖薛立斋辈滥用成方，而犹妄引古书，生吞活剥，不知于病情药理细心体察之过也。至宋之钱氏仲阳，于肾气丸中减去桂、附，只用六味以治小儿肾虚，为之说者，辄曰小儿纯阳，不需温肾。然试思方中之丹皮、苓、泻，岂填补肾阴之药？寿颐则谓仲阳制此六味丸方，盖为热病后轻描淡写作用，可助真阴，可泄余热，未始不约略相合。而今之所传仲阳幼科，竟直以为补肾通套药者，盖钱氏《小儿药证直诀》一书，原是阎氏季忠采集之本，非仲阳所手定，此必传抄者有所误会，仲阳当不颟顸至此。无奈后人不学，一见仲阳书中有补肾二字，遂谓大补滋填，竟是无出此方之右，绝不知细心体会，一思丹皮、泽、苓，究竟功用奚若。此立斋、养葵诸公之简陋，本属医界之最不可问者，而景岳张氏只知推崇熟地，遂亦随声附和，谬与同心，不辨真味。若近今之浪用六、八味者，则皆中薛、赵、景岳之毒者耳。最可笑者，汪讱菴《医方

集解》，竟列六味补养方中首屈一指，俗学见之，哪不宝若无价之珍？其书于六味方下谓治肝肾不足，真阴亏损，精血枯竭等，凡七十余字，丛杂繁芜，可鄙已极。汪氏所著，大都如此，原无辨驳价值，寿颐亦不屑为之妄费笔墨，可怪录此方者，更于汪氏书中截取其肝肾不足之十二字，作为六味主治，则果是精血枯竭，而可以丹皮、泽、苓清凉渗泄，抑何谬戾至此极，寿颐所以敢谓断非尧封手笔也。

第二方　肾气丸《金匮》

桂附八味丸加车前、牛膝，剂用地黄四两，山药以下皆一两，茯苓三两，附子五钱，制。

徐蔼辉曰：《金匮要略》用桂枝，无车前、牛膝，治妇人转胞。此名加味肾气丸，系治水肿。

【笺正】此严用和济生方也。为导水计，故于八味方中加以车前、牛膝，是即仲景主治小便不利之本旨。严氏本以附子为君，而减少地黄，治水肿之脾肾阳衰者，以地黄太腻而减其半，亦自有理。薛立斋又改用茯苓为君。汪氏《医方集解》录之于利湿门中，名曰加味肾气丸，犹可说也，乃复于六味条下又曰桂附八味丸加车前、牛膝，名肾气丸，而注之以"金匮"二字，一似《金匮》此方本有车前、牛膝者，何以谬戾竟至于此。然汪氏之书，俗子皆喜其卑而易行，遂至无人不读，而庸医心目之中乃皆知《金匮》肾气丸方即此十味，而市肆中亦且以十味者称之为金匮肾气丸。一盲群盲，医药之学每况愈下，皆汪氏始作之俑，其罪真不容诛。须知《金匮》非僻见之书，何以举世之人皆不知一为查核，可怪已极。而此条方下，助理亦以《金匮》两字，大书直注，孰谓尧封而能为之也耶。

第三方　青娥不老丸《集解》只名青娥

丸，未知是一是二

治肾虚腰痛。

破故纸十两，酒蒸为末 胡桃肉十二两，去皮研烂 杜仲一斤，炒去丝 生姜 炒蒜各四两

蜜调为丸。

又，丹溪青娥丸只用故纸四两，杜仲四两，炒，生姜二两半，炒，胡桃肉三十个，蜜丸桐子大。每服四五十丸，盐酒下。

【笺正】青娥丸出《和剂局方》，专入肾家，温润固涩，颇有意味。腰痛多是肾虚，经谓腰者肾之府，转摇不能，肾将惫矣。此方温养滋填，且能封固，洵有奇功，但是服食之法，必久久不懈，方能有效。

寿颐按：此方本于《和剂》，原名青娥丸，尽人所知，而此本于方下竟云《集解》只名青娥丸，未知是一是二，更可知录方之人，除汪氏《集解》一部以外，几乎不识一个字矣。寿颐以为此非沈氏原书，观此益信。

又按：《和剂》原方止是补骨脂、杜仲、核桃肉三物，另有青盐少许，引入肾家，并无生姜、炒蒜，不知汪讱菴从何处得来，岂欲以调和甘咸辛荤，作一碗异味羹汤耶，可笑已极。方下蜜调为丸四字，又是汪本所无者，似此文字，真个不通不通又不通矣。

又按：核桃肉功能补肾，其妙专在于皮之涩，方是固护肝肾真阴要药，若去其皮，则反为滑泄肠胃，天南地北，何竟不辨菽麦，至于此极。《局方》原文注明连皮核桃肉，惟汪氏《集解》本，则于郑相国方下，反云去皮，真是地黑天昏，谵言妄语。

第四方 黑锡丹

治阴阳不升降，上盛下虚，头目眩运。

黑铅二两 硫黄二两

将铅熔化，渐入硫黄，候结成片，倾地上出火毒，研至无声为度。

【笺正】是方治肾气不摄，群阴用事，寒水上凌，几欲汩没微阳者。其证则水泛为痰，阴霾逆涌，喘促气急，坐卧不安，故以黑铅之重，合硫黄纯阳之精，直入肾家，收摄涣散之元阳，引归其宅，乃虚寒喘嗽必需要药，下咽即安，可谓神丹无上。但单用二味，犹嫌其犷悍不驯，未尽美善，不如《局方》为佳，而许叔微《本事方》不用阳起石，尤为醇粹。然是方主治，专为阴气上凌，阳虚欲脱而设，《局方》谓之升降阴阳，已是大有语病，奈何汪讱菴之《集解》又易之以治阴阳不升降六字，试问是阴是阳，为升为降，究作何解？语气浑仑，最不可晓。且又谓上盛下虚，头目眩运，则一似可治肝胆火升，阳浮于上者，恰与此证之阴寒上逆为病，一阴一阳，适得其反。汪氏愦愦，误尽苍生，老贼本当碎尸万段，岂有尧封先生乃能依样葫芦，不为纠正之理，不学粗疏之辈，妄事抄胥，罪亦不容于死矣。

附录：许叔微《本事方》黑锡丹

治真元虚惫，阳气不固，阴气逆冲，冷气刺痛，腰背沉重，男子精冷滑泄，妇人白带清冷，及阴证阴毒，四肢厥冷，不省人事。急吞百丸，即便回阳，大能升降阴阳，坠痰定喘。

沉香 附子炮 葫芦巴酒浸，炒 补骨脂 舶上茴香 肉豆蔻 金铃子酒蒸，去皮、核 木香各一两 肉桂半两 黑锡熔去渣 硫黄各二两

上用黑锡入铁铫内熔化，入硫黄如常法制，结成砂子，地上出火毒，研极细，余药并细末，和匀再研，黑色光亮为度。酒曲和丸梧子大，阴干，藏铅罐内。每服

四五十丸，空心，盐汤或枣汤任下，妇人艾汤下，急证可投百丸。《局方》有阳起石一两。

【笺正】此方喻嘉言极推重之，用之得当，确有奇功。但国产硫黄质颇不纯，宜舶来品为佳，惟嫌其性太和缓，当倍用之。

舶茴香，即所谓大茴香，亦名八角茴香，其力峻厉。寿颐曾见有服此单方研末冲酒，而七窍大衄以死者。宜以小茴香易之，亦倍其分量可也。

第五方 参苓白术散

治脾胃虚弱，饮食不消，或吐或泻。

人参　白术土炒　茯苓　甘草炙　山药炒　扁豆炒　薏仁炒　莲子肉去心，炒　陈皮　砂仁　桔梗

为末，每三钱，枣汤或米饮调服。

【笺正】此亦出《和剂局方》，乃平补脾胃之主药，不偏温燥，最为驯良，凡能食而不易消化，及饥不思食，或纳谷无味者宜之。

第六方 八珍汤

治心肺虚损，气血两虚。心主血，肺主气，四君补气，四物补血。

人参　白术土炒　茯苓　甘草　当归酒洗　生地　芍药　芎藭

【笺正】四君、四物合为八珍，按之药理功能，可谓四君气药，能助脾胃之阳；四物血药，能养脾胃之阴。一属于气，一属于血，只可专主脾胃讲，决不能泛泛然谓四君补气，四物补血。然汪切菴何知药物真理，但认得一个气字，即曰肺主气，而遂谓四君即是补肺补气药，又居然认得一个血字，即曰心主血，而遂谓四物即是补心补血药。其《医方集解》之八珍汤下，竟曰治心肺虚损，气血两虚，而又恐他人必不能知其何以可治心肺，则又注之曰心主血，肺主气云云，于是八珍

汤之专补心肺，乃为确切不移。此可谓汪氏独有之药物学，而其他方书之必不谓然者，究竟此八物之实在功用奚若，何一味可以补心补肺？分而审之，宜悟物理之真；合而参之，当识调剂之妙。切菴盲瞽，安可与语。究竟其他方书言之已详，而录此方者乃只知有取于汪切菴氏，岂所谓卑之无甚高论也耶。然而以此论方，则终其身长堕黑暗地狱，永无超拔之日矣。

第七方 十全大补汤

八珍再加黄芪助阳固表，加肉桂引火归元。《金匮》虚者十补勿泻之是也。

【笺正】八珍以外加之芪、桂，盖为脾肾阳衰者设法。东垣制此，即从保元汤得来，本是温养之意，惟中气虚寒及阳虚于下者宜之，诸书有谓升阳滋阴，已是大谬。而汪切菴且能谓肉桂是引火归元，几欲以治虚阳上浮之证，则其人火已发露，而更以归、芎、黄芪升之，肉桂温之，所谓教猱升木，为虎傅翼，切菴所说何一非杀人捷诀。其所引《金匮》一句，汪本作《金匮》曰虚者十补弗一泻之，此汤是也，虽不可为是方作确解，然以文义言之，犹为说得过去，乃此本录方之人勉强节去四字，则弄得半通不通，更是可笑。

第八方 补中益气汤东垣

治一切清阳下陷，中气不足之证。

黄芪蜜炙，一钱五分　人参　甘草炙，各一钱　白术土炒　陈皮各钱半　当归五分　升麻　柴胡各三分　姜三片　枣二枚。煎

【笺正】此惟脾胃气虚，清气陷于阴中，而肢体无力，面目萎黄，饮食无味，脉弱不起者为宜，所谓阳虚下陷者是矣。若阴虚于下，根本不坚者，得此害如鸩毒。昔贤谓脾胃之虚，利于升举，若肝肾之虚，必不可升，学者当须识得清楚。

第九方 归脾汤《济生》

治心脾受伤，不能摄血，致血妄行，

及妇人带下。

　　人参　白术土炒　茯神　枣仁炒　龙眼肉各二钱　黄芪一钱五分，炙　当归酒洗　远志各一钱　木香　甘草炙。各五分

　　加姜枣煎。

　　【笺正】归脾汤方确为补益血液专剂，其不曰补血而曰归脾者，原以脾胃受五味之精，中焦化赤，即是生血之源，但得精气归脾，斯血之得益，所不待言。今新学家谓脾生血输，盖即此理。制方之旨，所见诚高，若以俗手为之，则必以养血补血命名矣。药以参、术、归、芪为主，而佐之木香、远志，欲其流动活泼，且不多用滋腻呆滞之品，尤其卓识。至景岳加以熟地，未尝不见得此方为血家主剂，苟其人胃纳犹佳，本亦无碍，陈氏修圆，过于丑诋，不无已甚，但既加熟地，则专就血字着想，未免稍落呆相，是景岳所见确逊严氏一筹。若夫方下主治，旧本谓治忧思伤脾，血虚发热，食少体倦，或脾虚不能摄血，致妄行吐下，或健忘怔忡，惊悸少寐云云，措词甚为明析。至汪氏《医方集解》删节原文，已不妥惬，惟脾虚不能摄血，致血妄行两句，犹然照录，而此本乃改作心脾受伤，语气一变，即此可见录方之人点金成铁，必非尧封手笔，可无疑义。但汪氏《集解》不录此方于补养门中，而列之于理血一类，一似立方之旨，专为失血者主治，岂不将古人活泼之方，作为统治失血，歧路亡羊，当非严氏所逆料。且汪又于方下加入妇人经带四字，乃诸本所未有者，在切菴意中，固谓经带诸证无一非血分之病，抑知虚实寒热，始传未传，随在变迁，治无一定，宁有指一板方，作为可以通治之理。汪之不通，已臻其极。而不谓此本更以汪本之妇人经带四字改作妇人带下，且直认为统治一般寒热虚实之带下病，尤其混沌无

窍，远出切菴下矣。嗟嗟。古人制一方剂，无不各有命意，所述主治病状，必有其真，而后人采录，未免随意点窜，渐失庐山面目，且浅者为之，抑复愚而自用，多所删改，乃致幻中又幻，匪夷所思，即如此方主治，三番点染，竟可变作通治带下百病。初学读此，哪不坠入五里雾中，此岂严氏制方之时所能逆睹者。然则如汪切菴辈之无知妄作，宁非医学中之绝大蟊贼耶。

　　第十方　四物汤

　　治一切血虚及妇人经病。

　　当归酒洗　生地黄　芍药炒。各二钱　芎䓖一钱五分

　　【笺正】四物出于《和剂局方》，实从《金匮》胶艾汤来。即以原方去阿胶、艾叶、甘草三味。以地黄养阴，而以芍药收摄耗散之气，是为补血正义。特微嫌其偏于阴分，无阳和之气以燠煦之，则滞而不行，不能流动，乃以当归之辛温润泽者，吹嘘而助其运行，又以川芎升举之，使不专于下趋，而后心脾肝肾，交得其益。四物之所以专为补血者，其旨如是。若夫临证之时，随宜进退，病偏于阳者，宜减归、芎；病偏于阴者，宜减地、芍，本非教人拘守此四物，一成不变。汪本之一[①]切血虚，妇人经病两句，终是浑漠无垠，不可为训。

　　第十一方　奇效四物汤

　　治失血内崩。

　　当归酒洗　熟地黄　芍药炒　川芎　阿胶　艾叶　黄芩炒。各一钱

　　【笺正】失血成崩，虚实寒热，病非一致，本无一方统治之理。奇效四物本于《准绳》，胶、地补血，芍药摄阴，并用归、芎升举陷下，而以艾叶调气滞，黄芩

　　① 之一：此2字原脱，据上卫本补。

理血热，本为偏于阳盛者立法，则归、芎、艾叶宜轻，而腻补之胶、地必当随其虚实而量为增损。原方七物并用一钱，已属非法，然原方下明言治肝经虚热，血沸腾而久不止，药理性情，尚为近似。奈何此本竟以失血内崩四字浑仑言之，尚复有何理法。且内崩之名，出于杜撰，尤其可笑。

严郁斌曰：《金匮》胶艾汤是治气血两虚，流行不利，经水淋漓之证。故用胶、地毓阴，芎、归温运，而以芍药收摄之，恐其真阴之气涣散也。艾叶一味，意在燠煦阳和，助其流动，苟非阳虚而月事淋漓滴沥者，当不可以一概乱投。乃《准绳》此方，即以胶艾汤全方，加入黄芩一味，遂将《金匮》原文经水淋漓四字，改作肝经虚热，血沸腾不止，其意以为崩漏、淋漓，多属下元相火太盛，疏泄无度，故宜苦寒，独不思芎、归、艾叶，走窜温辛，利弊奚若。则制此方者，未能体贴药物情性，所见浅肤，已是可嗤。而此本又以失血内崩四字，作为笼统总括语气，尤其牛头不对马嘴，贻祸又安所底止。通行医书本多此等弊病，是以初学入手极难清晰。尧封是书本为铁中铮铮，差足引人入胜，乃竟为浅者续貂，弄得不堪至此。佛头着粪，累及沈氏不小。山师谓此册集方，必非尧封手笔，盖此等颠顸语气，大与前卷不类，其为无知妄作何疑。凡读医书，皆不可不具此眼力。丁卯余月受业金华严郁斌附识

第十二方　芎归汤

治产后血虚头痛。胎动下血，服此即安。子死腹中，服此即下，催生神效，亦名当归汤。若腹疼，加桂；若腹痛自汗，头眩少气，加羊肉。

当归三五钱　川芎二钱

上为末，名佛手散，又名一奇散，又名君臣散。

【附记】寿颐按：近日上海新编王孟英《潜斋医书十四种》本，于此条方首芎归汤三字之下，有双行小字云一作归芎汤，未知是一是二，须考凡十三字；又于末行君臣散下，亦有双行小字云又有神妙佛手散，末考凡九字。此等语气，竟是毫无医药知识者所为。又何怪其牛鬼蛇神，无奇不有也耶。

【笺正】芎归二物，有阳无阴，有走无守。归则气味皆浓，芎则疏泄力迅，惟气血交滞，不利遄行者，可暂用之，以助运动，故可以试胎，古书谓经阻三月，莫测是娠是病者，以芎归汤试之，是胎则服汤能动，非胎则不动。则此二味流动之力何等迅疾。寿颐谓胎本安也，而无端扰动之，弊亦不小。如体质柔脆者，且恐有堕落之虞。究竟是胎是病，必有见证堪凭，何必冒险妄探，或以贻祸，此盖浅者为之，高明之士必无取乎此。可以止痛，脘痛、腹痛之气滞血凝者，轻证用此亦效，而重则非二物能尽其妙。可展产门，此非开交骨之谓，但流动气血，使之宽展耳，互详后条笺正。可下胞衣，可催生胎，可下死胎，力量何若。而是方之下，竟谓专治产后血虚头痛，则血既虚矣，孤阳上僭而为头痛，又何可以升举之归、芎助其激越？此抱薪救火之谬见，汪讱菴书中尚无此鲁莽灭裂之说，不知从何处得来，真是可杀可剐，万恶不赦。若谓似此语句，果出尧封原本，岂非极冤大枉。

第十三方　加味芎归汤

川芎　当归各一两　自死龟板一具，酥炙　生过男女妇人头发一握，烧存性

治分娩交骨不开，或五七日不下，垂死者。每用一两，水煎服，良久自下。

【笺正】此治初胎产门不易展布之良法。归、芎本有开泄之力，而以炙酥龟板之下行者助之。又合以血余炭之攻破，故其效颇捷。交骨不开一说，吾国医书自宋金以后言妇科者莫不谓然。唯据西国学者

剖解所得，则前阴横骨，实无可开可阖之事，唯后阴尾闾骨之尖锐处，中年产育之时，自能宽展向后以舒产门。彼中所见甚多，实在勘验，必非诳语。寿颐乍见新说，初亦以为可疑，然试读隋唐以上医书，则本无开交骨之说，《千金》《外台》亦无开骨散之方名，始知后人之理想空谈，固非中古所素有，西人之说不吾欺也。寿颐别有英医合信氏《全体新论疏证》两卷，已言之详矣。

第十四方　当归芍药散《金匮》

治怀妊腹中疞痛。

当归三两　芍药一斤　茯苓四两　白术四两　泽泻半斤　芎劳三两

上六味为散，取方寸匕，酒和，日三服。

【笺正】此脾土卑监，不能制水，而阴气上乘，水邪泛溢为病。腹中疞痛者，脾阴不摄，阳和不运也。故以白术培土，而独重芍药，所以收摄涣散之阴气。当归温运阳和，川芎宣展气滞，茯苓、泽泻通泄水道，盖土不堤水，必有小水不利见证。此方始为适合，非可为妊娠腹痛空泛套方。赵注《金匮》，谓芍药独多，所以泻肝，尚是隔膜。

第十五方　胶艾汤《金匮》

治妇人冲任虚损，经水淋沥，及血虚下痢，并妊娠腹痛为胞阻。

当归　艾叶各三两　芍药四两　干地黄六两　芎劳　阿胶　甘草各二两

上七味，以水五升，清酒三升，合煮取三升，去渣，纳胶令消尽。温服一升，日三次。

【笺正】此血少而阳气亦衰，不能流利运行，致为经事淋沥不断，或为妊娠下血及腹痛等证。故以是方补血温养，固摄下焦。非能治血热妄行之淋沥。考诸书转载《金匮》此方，皆未尝有血虚下痢四

字。盖今人以滞下腹痛，谓为下痢，定名本已不正。痢即滑利、泄利之后生字，隋唐以前无此乖谬。凡是滞下腹痛，而可投温补者，百不得一，况其为滞下有血者乎。此胡可泛泛立论，误尽后学。为此说者，其意以为下本有腹痛，如其血痢而本属血虚，似乎方中各药未始不合。岂知腹痛肠澼见血，而已为血虚之证，则脾不统血，血不自摄，其胃之容纳，脾之消化，必已两惫，地黄、阿胶，厚腻异常，岂可概用。此血虚下痢四字，尚非汪切菴本所固有者，而乃信手涂鸦，无端掺入，其谬实甚，谁谓沈氏尧封之旧本应当有此耶。肠澼之澼，读为襞积之襞，自有积聚之义。古本当不从水旁，今本《素问》虽多作肠澼，而土启玄注本尚存一无水旁之肠辟字样。若近时袁氏、萧氏两刻东瀛旧抄《太素》，则皆作肠辟，无一从水者。此古本书之大可宝贵处。然后知《集韵》澼字，注作肠间水者，即依肠澼而附会为之，非古义也。寿颐别有专论详言之，已入《谈医考证集》第一卷。

第十六方　黄连阿胶汤仲景

治伤寒少阴病，得之二三日以上，心烦不得卧。

黄连四两　黄芩一两　芍药二两　阿胶三两　鸡子黄二枚，生用

徐蔼辉曰：此阴气为阳热所灼也，用此以收摄其欲亡之微阴。故沈谓子烦阴虚火甚者，宜服此。

【笺正】此心血既虚，而浮阳不藏，因烦热而卧寐不安。仲景此条之少阴病，似以手少阴心立论，非足少阴肾之虚火。故以阿胶养心液，鸡子黄宁心神，而芩、连泻其实热，芍药收摄阴气。然肾阴虚而相火扰之，亦足以使其心烦不卧，则此固两少阴虚热之主方。阿胶、鸡子黄益阴，即所以制阳亢。尧封谓子烦为阴虚火甚

者，亦未始非两少阴同有之病也。

祛 寒

第十七方　大建中汤《金匮》

治心胸中大寒痛，呕不能饮食，腹中寒气上冲，皮起，出见有头足上下，痛而不可近者。

徐蔼辉曰：心为阳，寒为阴，寒乘于心，阴阳相激，故痛。寒乘于脾，脾冷不消水谷，心脾为子母之脏，为邪所乘，故痛而呕，复不能饮食也。

蜀椒二合　干姜四两　人参二两

煎去渣，入饴糖一升，微煎温服。

徐蔼辉曰：阳受气于胸中，阳虚则阴邪得以中之，阴寒之气逆而上冲，横格于中焦，故见高起痛呕、不可触近之证。蜀椒辛热，入肺散寒，入脾暖胃，入肾门补火；干姜辛热，通心助阳，逐冷散逆；人参甘温，大补脾肺之气；饴糖甘能补土，缓可和中，所以大祛下焦之阴，而复上焦之阳也。

【笺正】此中气大虚而寒邪泛滥之证。阴霾之气上乘清空，汩没微阳，几于灭绝，此非大辛大热之椒、姜，何以折服群阴而复离照。然非得人参之大力者扶持正气，亦恐小人道长、君子道消，不易立极奠鳌，阳光复辟。故三物鼎峙，颠扑不挠。而更以饴糖甘温，缓彼大辛之燥烈，此建立中州阳气之大有力者，固非彼桂枝、芍药之小小建设者所可同日语矣。

大建中汤专治气营两虚，中阳无权，而阴霾乘之，痼阴冱寒，凝结作痛。《金匮》所谓心胸中云云者，原指膻中部位而言，不必泥定心脏为病。痛不能食，甚则为呕，原是脾胃之痼，椒、姜、参、饴，胥是脾胃之药。其腹皮隆起，见有头足上下者，特以群阴闭塞，气血之流行不利使然，非实有癖积留着可比，故可用

参、饴甘补，止须痼阴一解，自然离照当空。此因病立方之大旨，别无奇义可言。蔼辉拘泥心阳，已嫌呆相，而人参甘温一语，堕入明人恶习，更非通人之论。仅以此方中人参而言，谓之为温，洵无不可。试以人参白虎一方来相诘责，窃恐蔼辉先生当必无辞以对。凡论病理药理，必需放开眼界，观其会通，方有真解。若仅仅以一事一节言之，勉强附会，只见其穿凿而已，大不可也。

第十八方　小建中汤仲景

治伤寒，阳脉涩，阴脉弦，腹中急痛。伤寒二三日，心悸而烦。通治虚劳、悸、衄，里急腹痛，梦遗失精。

徐蔼辉曰：三阴下痢而腹痛者，里寒也，宜温也，四逆汤、附子理中汤。肠鸣泄泻而痛者，里虚有寒也，宜小建中，温中散寒。悸者，阳气虚也；烦者，阴血虚也，与此汤先建其里，倍芍药者，酸以敛阴，阴收则阳归附矣。

喻嘉言曰：虚劳病至于亡血失精，精血枯槁，难为力矣。急宜建其中脏，使饮食进而阴血旺。故但用稼穑作甘之味生其精血，而酸辛咸苦绝所不用，舍是无良法也。

桂枝　生姜各三两　甘草二两，炙　大枣十二枚　芍药六两

入饴糖一升，微火消①解服。此即桂枝加芍药汤。但桂有厚薄耳，其不名桂枝加芍药，而名建中，以饴糖为君也。今人用建中者，不用饴糖，失仲景遗意矣。不去姜、桂，所以散邪。

吴鹤皋曰：桂枝当是桂。桂枝味薄，用以解表，桂味厚，用以建里。

【笺正】仲景此方为中阳虚馁，阴气散漫无制而设。阳脉涩，则阳纲不振可

---

① 消：此字原脱，据上卫本补。

知；阴脉弦，则群阴用事，将有汩没阳光之虑，古人以弦为阴脉者，其旨如是。故腹中急痛。此脉与肝胆阳强、弦而有力之证情不同，惟其阴盛，故腹中急痛。方即桂枝汤而倍芍药，则阴药为主，能引桂枝入阴，故一变其御外寒、和荣卫之作用，而以建立中州之阳气。且芍药能收摄散漫之阴气，则桂枝既能温中，而又得芍药以收拾真阴，故治腹痛。况又有甘、枣、饴糖，甘温以和缓之乎。其又治心悸而烦者，则烦非热烦，悸为挟有水气，是中阳虚而肾水上冲，故心悸而烦。仲景书中凡言悸者，多挟寒水之邪，皆以桂伐肾水。如发汗过多，其人又手自冒心，心下悸，欲得按者，桂枝甘草汤主之。发汗后，其人脐下悸者，欲作奔豚，茯苓桂枝甘草大枣汤主之。以及欲作奔豚，气从少腹上冲心者，与桂枝加桂汤，皆以桂枝治悸，其义可知。则小建中之治心悸，可以类推。其虚劳而悸者，亦中气虚寒，水邪上泛也。盖古之虚痨多属虚寒，乃阳虚之证，与今之虚劳皆是阴虚火炎者，绝端对峙，故兼有里急腹痛，其为中阳无权又可知，则衄亦虚寒，而阴不能守所致。其淫梦失精，皆属阳虚，皆与今人相火不藏之虚劳相反。若阴虚阳越，为衄为遗，则涵敛养阴、摄纳浮火犹虞不及，何可再以桂枝辛温扰动之？此临证时所当辨别病情，而万不可效颦西家，谬谓吾能学古者也。喻嘉言论虚劳亡血失精，仅谓甘能生血，尚是浑仑吞枣，胡可为训。

第十九方　黄芪建中汤《金匮》

治虚劳诸不足。《准绳》血不足而用芪，芪味甘，大能生血，此仲景之妙法。盖稼穑作甘，甘能补胃，胃为气血之海，气血所从生也。即补血汤黄芪五倍于当归之义，即前方加黄芪两半。黄芪易当归，名当归建中汤，治产后虚羸不足，腹中痛引腰背，小腹拘急。若崩伤不止，加地黄、阿胶。

【笺正】此治虚劳皆虚寒也，若今人虚火而妄用之，即是抱薪救火。当归建中之产后虚羸者亦然。而今之产后又多阴虚阳亢，得此无殊鸩毒。

第二十方　理中汤仲景

治伤寒太阴病，自利不渴，寒多而呕，腹痛粪溏，脉沉无力，或厥冷拘急，或结胸吐蛔，及感寒霍乱。

白术陈壁土炒，二两　人参三两　干姜炮甘草各一两，炙

每服四钱。本方等分蜜丸，名理中丸。

附子理中汤　治中寒腹痛，身痛，四肢拘急。即前方二两，加附子一枚。

补中汤　治泄泻。泻不已者，加附子。

理中汤加陈皮、茯苓，改加青皮、陈皮，名治中汤。治太阴伤寒，腹满痞闷，兼食积者。

【笺正】此三方皆中气虚寒之正鹄，其理中一方，可治中寒之吐泻轻证，而近年多直中三阴之真寒霍乱，非大剂四逆汤不能挽回什一，则必非古法所能疗，亦读古书者之不可知。

王孟英、陆九芝两家，在同治初元治霍乱时疫，皆言是热霍乱，九芝且谓属热者十之九，属寒者十之一。然寿颐三十年来所见是证，几无一不属于真寒者。此可知时运迁移，仅三十余年，而病情实已大异。寿颐不敢谓九芝所见之偏，若近今之霍乱，岂孟英论中之蚕矢汤、驾轻汤等数方可能胜任耶。

东垣别有补中汤，乃升麻、柴胡、当归、苍术、麦芽、泽泻、黄芪、甘草、五味子、神曲、红花，与此大异。

第二十一方　四逆汤仲景

治三阴伤寒，身痛腹痛，下利清谷，恶寒不渴，四肢厥冷，或反不恶寒，面赤烦躁，里寒外热，或干呕，或咽痛，脉沉微细欲绝。

附子一枚，生用　干姜一两半　甘草二两，炙

冷服。面赤者，格阳于上也，加葱九茎以通阳。腹痛者，真阴不足也，加芍药二两以敛阴。咽痛者，阴气上结也，加桔梗一两以利咽止痛。脉不出，加人参二两以助阳补气血。呕吐，加生姜二两以散逆气。上皆通脉四逆汤加减之法。

【笺正】此三阴真寒，腹痛下痢，四肢逆冷之主方。附子生用，欲其力大而专，故不炮制以缚贲育之手足。其用甘草者，本以调和其燥烈之气，若其阴霾甚盛，汩没微阳者，即宜独任姜、附，而除甘缓，庶可犁庭扫穴，直捣中坚。且呕吐者，甘药尤为大禁，更不可用。方下注以冷服二字，本非仲景所固有，其所以加此二字者，盖以为上有假热者立法。如下利足冷，而反有咽痛齿痛，面热颧红诸证者是，则热药冷服，确是一法。若无假热，即当温服。其面赤者，是为戴阳，乃阴阳之气格拒不入，故又称格阳。加葱茎之辛散者，以通达气机，则姜、附之善守者，亦藉其气而周流不滞。腹痛是阴气散漫，故加芍药以涵敛之。此为脏阴之耗散，故以阴药同类相求，恢复真气，非以芍药治中下之寒。若谓腹痛是阴寒之邪，则何得反投阴药可以止痛？此药理精微之最易误会者，不可不察。咽痛亦是格阳于上，阴阳二气不相融洽，桔梗苦泄宣通，藉以调和阴阳扞格，乃开泄腑脏之格拒，以沟通阴阳于里者，正与葱茎疏达脉络之格拒，以沟通阴阳于表者，各尽其妙。故面赤咽痛同是格阳，而一表一里，病情不同，则引导之药亦复大异。古人选药如是其至精至当，实非后人所易探索。而说者仅以桔梗利咽止痛，尚觉浑沦吞枣，未知真味。若如洁古张氏竟因仲景甘、桔治咽，而谓桔梗是升浮之药，且曰譬如舟楫载药上浮，诸药中有此一物，则药力即专治其上，不能下沉云云。试以通脉四逆加桔梗之理思之，咽痛已是格阳在上，若果桔梗能载姜、附上浮，岂不助桀为虐？《本经》具在，奚有此说？洁古之言，宁非大误。颐所以谓金元诸大家议论多有未可恃者，无如俗人寡陋，喜其卑而易行，简而易记，反以此等无稽之言作为鸿宝，甚且无一人不深印脑经，永为法守，宜乎此学之日以颓败矣。

利止而脉仍不出，是大泄之后阴液耗竭，腑脏干枯，故脉络空虚，不能自起，此非人参之大力能补五脏真阴者，不能充血液而复脉，非以其阳犹未回，而以人参作回阳计。且方中本以姜、附为主，已是回阳上将，古方精义，其旨可寻。而此条方后竟曰加参补阳，是踵明人之陋，最为可鄙。陈修园谓仲景诸方，凡用人参，皆在既汗既下之后，惟其阴液已伤，故用参以滋津液，参是阴药，并非阳药云云，是深得古人真旨者。细绎邃古用药之理确乎不易，奈何自明以来，群谓人参能回阳气于无何有之乡，果尔则古人四逆正方何以反无人参耶？

呕吐是寒气上逆，四逆汤之姜、附，能守不能走，温中有余，降逆不足。生姜主治寒中，而降逆上之气，自与干姜不同。方下谓生姜散逆气，语出汪讱菴《医方集解》，义不可通。仲景治呕，无不加此一味，然惟寒邪为患及挟寒饮者宜之。若寻常之呕吐，则亦多胃热气涌之证，不可不审。如谓仲师圣法必可通用，斯为赵括之亚矣。

第二十二方　真武汤仲景

治少阴伤寒腹痛，小便不利，四肢沉重疼痛，自下利者，此为有水气。或咳或呕，或小便利，及太阳病发汗，汗出不解，仍发热，心悸头眩，筋惕肉瞤，振振欲擗地，气寒恶寒，此亦肾中阳虚，见证仍属少阴。方名真武，盖取固肾之义。

附子一枚，炮　白术二两，炒　茯苓　芍药　生姜各三两

水寒相搏，咳者加五味子、细辛、干姜；小便利，去茯苓；下利，去芍药，加干姜；呕，去附子，加生姜一倍。

【笺正】真武乃水神之名，少阴病而腹痛下利，小便不利，四肢沉重疼痛，是寒水不安其位，泛溢上凌，几有疕地滔天，怀山襄陵之势，此非得水家神将坐镇北方，何以砥柱中流，奠安巨浪。附子辛温刚烈，断推镇摄阴霾之上将，直入肾脏，固护元阳。即以白术实脾堤水，而又重任芍药作阴分之向导，以收摄其散漫之阴气。乃佐以茯苓渗泄下趋，导之去路，则水归其壑，而肾阳复辟，锡玄圭以告厥成功，是亦神禹锁絷巫支祁之绝大作用也。

太阳病，发汗过多，伤其心液，引动肾中寒水，泛溢上僭，水气凌心，故为心悸；阴居阳位，故为头眩；群阴用事，心阳无依，故为筋惕肉瞤，振动不息。此其病状与上条各各不同，而其为寒水之邪则一，故亦主以是方。于此可知治病之法，但当于病理中求其真诠，则披大郄，导大窾，无不迎刃而解。彼徒于见证上支支节节而为之者，又何足以知此。

第二十三方　附子汤仲景

治少阴病，身躯痛，手足寒，骨节痛，脉沉者，及少阴病得之二三日，口中和，背恶寒者。前方去生姜，加人参二两。

【笺正】此证又皆少阴寒水之邪，故治法仍与真武汤方无甚出入。

第二十四方　乌梅丸仲景

治伤寒厥阴证，寒厥吐蛔。伤寒脏厥者死。脏厥，脉微而厥。至七八日，肤冷发躁，无暂安时也。蛔厥者，蛔上入膈则烦，须臾复止，得食则呕而又烦，蛔闻食臭复出也，此为脏寒，当与此丸温脏安蛔。亦治胃腑发咳，咳而呕，呕甚则长虫出。亦主久利。

乌梅三百个　细辛　桂枝　人参　附子炮　黄柏各六两　黄连一升　干姜十两　川椒去汗　当归各四两

苦酒浸乌梅一宿，去核蒸熟，和药蜜丸。

【笺正】厥阴为三阴之尽，本是阴分，自多寒证。然阴之尽，即阳之初，阴阳递嬗之交，生生不息之机寓焉。且风木之脏，涵有相火，故厥阴之动，最多热证。乌梅丸专治厥阴寒厥，自必以姜、辛、桂、附、川椒等味，辛温刚燥为主，而即佐之以连、柏苦寒，互用温凉，最是别开生面，此中机括大可寻思。且也将军之官，性情刚暴，易发难驯。若专投辛燥之药，恐助横决，则更以乌梅、苦酒之酸收者驭之。一剂之中，刚柔寒热，参错其间。凡治厥阴肝病，均可以此意化而裁之，量为增损，无余蕴矣。蛔者，本感风木之气化而生，故以为厥阴之病。方中大辛大苦，无一非杀虫利器，而古人必谓之安蛔，不肯说出一个杀字者，皆误认蛔虫是吾身必有之物，似乎不当聚而歼之者。究竟此非脏腑中之所应有，所谓虿生于吾，而吾非虿父母，虿非吾之子孙者，何有不可歼灭之理。此方治蛔，本以杀虫，安于何有？其亦治呕甚及久利者，呕固厥阴之气上逆，久利亦厥阴之疏泄无度。辛温摄纳，而苦以坚之，中枢有权，庶不上

泛下泄，此为胃寒之呕，脾寒之利而言。非谓凡是呕咳，以及久利，皆可守此成方，是在临证时消息而量度之，古人固未尝不许吾斟酌而损益之也。

祛 风

第二十五方 小续命汤《千金》

治中风不省人事，神气溃乱，半身不遂，筋急拘挛，口眼㖞斜，语言謇涩，风湿腰痛，痰火并多，六经中风，及刚柔二痉，亦治产后中风。

麻黄去节 杏仁去皮、尖炒，研 桂枝 白芍酒炒 甘草炙 人参 川芎 黄芩 防己各一两 防风两半 附子半两，炮，去皮、脐

每服三钱或四五钱，加姜、枣煎，温服取微汗。

筋急语迟脉弦者，倍人参，去芩、芍，以避中寒。服后稍轻，再加当归。烦躁，不大便，去桂、附，倍芍药，加竹沥。热，去附子，入白附子亦可。如不大便，日久胸中不快，加大黄、枳壳。如脏寒下利，去黄芩、防己，倍附子，加术。呕逆，加半夏。语言謇涩，手足战掉，加菖蒲、竹沥。身痛发搐，加羌活。口渴，加麦冬、花粉。烦渴多惊，加犀角、羚羊。汗多，去麻、杏，加白术。舌燥，去桂、附，加石膏。参《丹溪心法》。

【笺正】中风一证，自《金匮》以后，无不以外风立论，且无不以为肃杀之寒风。故《千金》《外台》两书，续命汤方多以百计，无一不麻桂羌防、姜辛乌附者。然既用大辛大温为主，而又多合以清凉之药，甚至犀羚石膏，恒与桂附乌雄，杂然并列，已是莫明其妙。而金元以来，说到西北有真寒，东南多湿热痰一层，乃有真中、类中之分，始稍稍判一界限。然所言治法，仍惟以续命等方推为前列，药不对证，将谁适从。所以二千余年，凡论是病，莫不扑朔迷离，无可究结，终未见一明白了解，可以起而能行，行而有效者。直至近今，西学家有血冲脑经之说，始知《素问》所谓血菀于上，使人薄厥，又谓血之与气并走于上，则为大厥诸条，早已露其端倪。而张伯龙《雪雅堂医案》惟以潜降镇摄为治者，始有捷效。则病本内因，且是风火，而自古迄今，恒以外风外寒论者，宁非大谬。古人治案，尚称投以续命而获效者，更是何说。颐未尝久居西北，领略彼方风土，虽不敢谓伊凉燕赵之域，必无此大寒大风为患，而以二十余年所见之证参之，则固无一非内因病也。已专辑《中风斠诠》一编，备论源委。有如是方之下所述诸证，溃乱不省，半身不遂，筋急拘挛，㖞斜謇涩，又无一非气血冲脑，扰犯神经，失其知觉运动之病。而谓疏表温中可以得效，其何敢信？且药则麻防附桂，而曰可治痰火并多，更不知为此说者持何理由。岂以方中自有芩芍，遂可不问桂附，所以景岳已谓水火冰炭，道本不同，纵有神功，必不心服，尚觉稍分泾渭。若夫古今各家，皆谓此方通治六经中风云云。则自《金匮》有在经在络，入腑入脏之区别，而后之说者，莫不以中经络、中腑、中脏分为三纲。见续命方中有麻、桂、芍、芩，有似于伤寒之太阳阳明条理，遂谓是方可治在经之风，而洁古老人且有六经加减，一若圣经贤传，确不可易。究之昏乱不省，不遂不仁，口眼㖞斜，言语謇涩诸证，何者有合于六经之一，而续命汤中诸药，又何者可治不省不遂，謇涩㖞斜之病，一为说破，当必瞠目而莫明所以。抑且三因百病，固不能跳出六经范围，而惟此则病在脑经，却不可拘于六经恒例。易老逐经加减，冀求弋获，实是无此病情，添足画蛇，未免辜负他一

番苦心孤诣。而彼此梦梦，依样葫芦，譬犹群盲谈天，手舞足蹈，哪不令人笑倒。至若刚柔二痉，亦皆脑经震动为病，必不能强以太阳之经，妄为比附，古人麻桂葛根之法，万万不能适用。而在产后得之，则阴虚阳越，又即《素问》之所谓上实下虚为厥巅疾者，亦岂麻附防风之所堪妄试者耶？

第二十六方　独活汤丹溪

治风虚瘛疭，昏愦不觉，或为寒热。

独活　羌活　防风　细辛　桂心　白薇　当归　川芎　半夏　人参　茯神　远志　菖蒲各五钱　甘草二钱半，炙

每服一两，加姜、枣煎。

【笺正】此亦古人误会之成方。苟非真有寒风，此法皆不可妄试。然方下却谓风虚云云，则又似因虚而风动者，是即阴虚于下，而阳越生风，似此温燥辛升，何一非虚家鸩毒。

第二十七方　愈风散华佗

治产后中风口噤，角弓反张，亦治血晕不省人事，四肢强直，见产后角弓类，名如圣散。

【笺正】荆芥治风，固亦为外风而设，惟既炒成炭，力量甚薄，已非专阃之材。可以用之于产后者，不过黑炭稍有逐瘀之功用，故可以治血晕。诸书盛称神奇，尽是呓言，何可轻信。考此方不见于《千金》《外台》，而各本多名之为华佗愈风散者，盖亦侈言其效，谓如华元化之应手有功耳，岂真出于华氏手制。据濒湖《纲目》，则始见于姚僧垣之《集验方》。姚为梁武帝时人，后入周，《北周书》有传。诸书录此方，皆称愈风散，而此本竟以华佗两字注于方下，则果认作元化所制之方，尤其陋之甚矣。

化　痰

第二十八方　二陈汤《局方》

治一切痰饮为病，咳嗽胀满，呕吐恶心，头眩心悸。

半夏姜制，二钱　陈皮去白　茯苓一钱　甘草五分

加姜煎。半夏、陈皮贵其陈，久则无燥散之患，故名二陈。

【笺正】此为治痰通用之成方。二陈化痰，人尽知之。茯苓本为疏涤痰饮之主药，唯市肆中物，皆是培植而生，故鲜实效。加生姜者，亦涤饮也。惟甘草甜腻，痰饮所忌，助满作恶，不可用耳。燥散二字，汪氏《集解》本如此，不知㕮咀菴意中，当作何解，可笑之至。

第二十九方　半夏茯苓汤《千金》

治妊娠恶阻，烦闷吐逆，恶食，头眩体重，恶寒汗出等证。

半夏　生姜各三十铢　干地黄　茯苓各十八铢　橘皮　旋覆花　细辛　人参　芍药　芎藭　桔梗　甘草各十二铢

车氏只用八味，去细辛、川芎、桔梗之升提，芍药之酸敛，尤为尽善。

上十二味㕮咀，以水一斗，煎取三升，分三服。若病阻积月日不得治，及服药冷热失候，病变客热烦渴，口生疮者，去橘皮、细辛，加前胡、知母各十二铢。若变冷下利者，去地黄，入桂心十二铢。若食少，胃中虚生热，大便闭塞，小便赤少者，宜加大黄十八铢，去地黄，加黄芩六铢。余依方服一剂，得下后消息，看气力冷热增损，方更服一剂汤，便急使茯苓丸，令能食，便强健也。忌生冷、醋滑、油腻。

乐山按：方论见恶阻门，此方后笺正本条。

第三十方　茯苓丸《千金》

茯苓　人参　桂心_熬　干姜　半夏　橘皮各一两　白术　葛根　甘草　枳实各二两

上十味，蜜丸梧子大，饮服二十九，渐加三十九，日三次。《肘后》不用干姜、半夏、橘皮、白术、葛根，只用五物。又云：妊娠忌桂，故熬。

【笺正】古人多寒证，故方中有姜、桂，非今人所宜。葛根升举胃气，亦与呕家相反。善学古者，必不可浑仑吞枣。

第三十一方　又方此在《景岳全书》名竹茹汤

治孕妇呕吐不止，恶心少食，服此止呕清痰。

青竹茹　橘皮各十八铢　茯苓　生姜各一两　半夏三十铢

上五味，水六升，煮取二升半，分三服。

【笺正】此乃热痰互阻，泛溢恶呕之专剂。方见景岳《古方》妇人门，而分量不同。

第三十二方　橘皮汤《千金》

治妊娠呕不下食。

竹茹　橘皮　人参　白术各十八铢　生姜一两　厚朴十二铢，制

上六味，水七升，煮取二升半，分三服。

又方

橘皮三升　竹茹二升　人参一两　甘草五两　生姜半斤　大枣三十枚

名橘皮竹茹汤，均治哕逆。后人又因《金匮》加半夏、赤苓、枇杷叶，亦名橘皮竹茹汤，治虚人呕逆。

【笺正】此即上方之所自出，胃虚有热而上逆者宜之。

第三十三方　蠲饮六神汤

治产后痰迷，神昏谵语，恶露不断者，甚或半身不遂，口眼歪斜。

杜刮橘红　石菖蒲　半夏曲　胆星　茯神　旋覆花各一钱

水煎服。

【笺正】此方专于化痰降逆，而能治产后神昏谵语，甚至不遂喎斜者，竟能捷于影响，岂非痰热一降而神经自安。观此则前之录小续命者，益可知是古人误认，必不适用。

理　气

第三十四方　紫苏饮严氏

治胎气不和，凑上心胸，腹满痛闷，名为子悬。胎至四五月，君相二火养胎，热气逆上之故。

紫苏一两　腹皮　人参　川芎　橘皮　白芍　当归三分　甘草一分

剉，分三服，水一盏，生姜四片，葱白煎去渣服。一方无川芎，名七宝散。汪讱菴《医方集解》载此，苏叶只一钱，当归七分，甘草二分，余皆五分。

【笺正】此古人治子悬之主方，论已见前，然不如坠痰纳气为佳。

【附识】乐山按：严氏原方分两，乃唐宋以上六铢为分，四分为两之古秤；方后所引汪氏《集解》，则后世十分为钱，十钱为两之通用权衡。二者大小悬殊，岂可用为比较，录方之人未免失检。先外舅别有《古今药剂权量不同考略》一篇，言之颇为详悉，已刊入所著《谈医考证集》第一卷。

第三十五方　天仙藤散陈景初制，本名香附散

治子气肿胀。

天仙藤即青木香藤，洗，略焙　香附制　陈皮　甘草　乌药　木香

等分剉末，每服五钱，加生姜三片，紫苏五叶，水煎，日三服，肿消止药。汪

本无木香，有木瓜三片。

【笺正】此治气胀而无水者。然肿胀必挟积水，盖络中无水，胀亦不甚，其有水者，则必以开肺气，通小水为主，专用气药，究竟鲜效。

第三十六方　木香散王师复

治妊娠四五月后，胸腹间气刺满痛，或肠鸣呕逆减食，此由忿怒忧思，饮食失节所致。

莪术　木香　丁香　甘草

盐汤下。

【笺正】此治中气虚寒之法，故有丁香。非凡是胀痛者，必以此为主。

第三十七方　抑气散丹溪

治妇人经将行而痛，气之滞也。

四物加胡索、丹皮、条芩。

【笺正】痛在经前，必不可腻补，此方非良法。且丹皮、黄芩偏于苦寒，何可通用。

又，抑气散严氏

治妇人气盛于血，变生诸证，头晕膈满。

香附四两　陈皮二两　茯神　甘草炙，各一两

为末。每服二钱。

【笺正】所谓气盛，气之滞也，故用药如是。

【附识】乐山按：今石印本《潜斋医学丛书十四种》，此方末二味无分两，盖传写有脱佚。考濒湖《纲目》香附条后引《济生方》有之，兹据以补，惟方内陈皮，《纲目》引作橘红。愚谓本方旨在行气，似当以作陈皮者为是。

第三十八方　抑青丸

大泻肝火，治左胁作痛，妇人怒气伤肝，胎气上逆，致呕逆，水饮不能入。

黄连一味，吴萸汤浸一宿，为丸。一法二味同煎浓，拣去吴萸，用黄连焙燥研末，蜜丸如梧桐子大。每服四五十丸。

【笺正】此专治肝火，方名抑青，主旨如是，然非有宣导气分者佐之，颇嫌过郁，不能灵通。须加行滞活血，化痰宣络诸品，如香附、木香、藿梗、乌药、玄胡、苏木、半夏、远志、竹茹、瓜络等，或兼以柔肝之法，如白芍、萸肉、川楝，或参养肝阴，如女贞、旱莲、蒺藜、杞子，庶为妥善。

第三十九方　代赭旋覆汤仲景

治伤寒发汗，若吐若下，解后心下痞硬，噫气不除。邪虽解，胃弱不和，虚气上逆故也。

周扬俊曰：余每借以治反胃噎食，气逆不降者，神效。《活人》云：有代赭旋覆证，气虚者先服四逆汤，胃寒者先服理中汤，后服此方为良。

旋覆花三两　代赭石一两　人参二两甘草三两　半夏半升　生姜五两　大枣十二枚

【笺正】此斡旋中州气滞，而镇摄其上壅之逆，最能桴应。仲景本治汗吐下后之噫气，故有参、甘、大枣，若在虚人杂病中，人参固宜，惟有痰窒，则去甘草、大枣。不可呆用古人成方。

第四十方　旋覆花汤《金匮》

旋覆花　葱　新绛

【笺正】此疏达肝家结滞，通络和血之主方。尤在泾谓旋覆花治结气，去五脏间寒热，通血脉。葱主寒热，除肝邪，绛帛入肝理血。寿颐按：今之新绛帛，乃舶来颜料，不可入药，宜以玄胡、苏木、红花等代之为佳。葱用茎不用白，取其辛通，不主寒热也。

第四十一方　逍遥散《局方》

治血虚肝燥，骨蒸潮热，口干便涩，月经不调。

柴胡　当归酒拌　白芍酒炒　白术土炒茯苓各一钱　甘草炙，五分

加煨姜、薄荷煎。本方加丹皮、栀子，名加味逍遥散。

【笺正】此为肝络郁结，窒塞不宣，变生诸证。故主以柴胡禀春升少阳之气者，疏泄郁窒。经所谓木郁达之，是其正旨，故名逍遥。又以肝木既郁，气窒不通，则必郁而化火，故加以丹皮、栀子。若其气火横逆，势已不驯，而复用此，则教猱升木，为害尤烈。近世滥用是方，多在肝火炽盛，暴横无制之候，虽曰丹、栀清火，然柴胡助动，流弊不小，世多未悟，殊堪浩叹。

第四十二方　小柴胡汤仲景

治伤寒中风，少阳证往来寒热，胸胁痞满，默默不欲食，心烦喜呕，或腹中痛，或胁下痛，或渴或咳，或利或悸，小便不利，口苦耳聋，脉弦，或汗后余热不解，及春月时嗽，发疟寒热，妇人伤寒，热入血室。小柴胡在经主气，在脏主血，故更能入血室。

柴胡八两　半夏半升　人参　甘草
黄芩　生姜各三两　大枣十二枚

【笺正】仲景以此方为伤寒少阳经之主方。本为寒邪外束，少阳之气郁遏不宣，以致寒热往来。其寒之循环不已者，正其表邪未解之明征，则虽已传少阳，而仍当升散解表。唯柴胡禀少阳春升之气，宣达木郁，是其专职，其证则口苦耳聋，目眩，胸胁痞满，默默不欲食，心烦喜呕，或胁下硬满而痛，或腹痛，无一非肝胆之气为寒邪所郁，故以此升而达之，斯少阳之气得宣，而诸恙可解。若至温病热病，则本非寒邪而为此诸证，又皆少阳相火有余，横决肆虐，此则清泄宣通犹虑不及，而谓可以柴胡升散，助其发扬，吾知仲景处此，必不若是。此古今病情之绝不相同者，虽当时见证或与《伤寒论》原文无异，而病理病情适得其反，奈何宋金

以逮元明，恒以柴葛等方，通治温热之少阳经病，助桀为虐，患必有不可胜言者。读近人治案，为利为害，凿凿可据，何可呆读古书，执一不化。况乎今之胸胁满痛，默默欲呕者，更无一非痰热交肆为虐，而乃复以柴胡升之，参、甘、大枣腻之，其不祸无不捷于眉睫，而笃信好古者不悟也，尚复自谓仲景圣法，小柴胡为往来寒热之主方，不亦怪哉。

寿颐又按：疟之为病，挟痰挟积者，十而八九，惟开泄化痰最为捷效。然嗜古者亦必曰小柴胡乃治疟圣法，弊又不可胜言。惟虚人发疟，其发日晏而汗多无痰，舌苔清楚者，则为阳陷入阴，非柴胡升举之不可。此则东垣补中益气成方，重加首乌，投之即应。而舌腻胸满者，又是相反，此岂可一例论者。而近今作家，或如徐灵胎辈，则曰非柴胡不可治疟，而宗叶天士者，又谓必不当用柴胡，是两失之矣。妇人伤寒，热入血室，其可用小柴胡者，尤其百不得一。然高明如徐洄溪，犹且未知此理，更何论乎自郐以下[1]。尧封是书，前录数案，皆以小柴胡而变剧者，岂非殷鉴。而录此方者，尚复糊糊涂涂，直抄仲景原文，真可谓食而不知其味者，岂有同出尧封之手，而彼此不相照顾若是。小柴胡在经主气，在脏主血三句，亦出汪氏《医方集解》，更不知其是何呓语。此千古未有之医理药理，而切菴能言之，庸陋竟至于此。然初学读之，则谓气病、血病，此方无不统治，几何不令天下后世之病者医者，尽坠入十八层黑暗地狱

---

① 自郐（kuài）以下：出《左传·襄公二十九年》："（吴公子札）请观于周乐，使工为之歌《周南》《召南》，曰：美哉！始基之矣，犹未也，然勤而不怨矣……自郐以下无讥焉。"后用以表示自此以下的不值得评论。

中去耶。

理　血

第四十三方　小蓟饮子

治男妇下焦热结，尿血淋漓。溺痛者为血淋，不痛者为溺血。论见妊娠经来类。

小蓟　蒲黄炒黑　藕节　滑石　木通生地　栀子炒　淡竹叶　当归　甘草各五分

【笺正】此血淋、溺血通治之方。清血热、通水道，虽无甚深意，以治湿热蕴结，颇有捷效。

第四十四方　导赤散钱仲阳

治小肠有火，便赤淋痛。论见带下类①。

生地黄　木通　甘草　淡竹叶

等分，煎。

【笺正】小水热赤，本是膀胱蕴热，实与小肠绝不相干，此溲道源委，唯西学家言之凿凿，而中国医籍古今未有明文。是方木通、竹叶只以清导膀胱之热，而方名导赤者，制方者意中非以导去小便之黄赤，盖谓小肠属火，而清导之。自宋金以降，无不误认小便从小肠来者，故方下径曰治小肠有火，实是大误，不可不正。

第四十五方　血极膏罗谦甫

治妇人污血凝滞胞门，致成经闭。论见经闭类②。

大黄一味为末，醋熬成膏，服之利一二行，经血自下。

【笺正】大黄本是逐瘀破血之猛将，一味独用，其力尤足，将军固专阃材也。

第四十六方　荡胞汤《千金》

治二三十年不产育，胞中必有积血。论见求子门③。

朴硝　丹皮　当归　大黄　桃仁生用，各三铢　厚朴　桔梗　人参　赤芍　茯苓

桂心　甘草　牛膝　橘皮各二铢　附子六铢蛀虫　水蛭各十枚

上十七味㕮咀，以清酒五升，水五升，合煮取三升，分四服，日三夜一，每服相去三时。覆被取微汗，天寒汗不出，着火笼之。必下脓血，务须斟酌下尽，二三服即止。如大闷不堪，可食酢饭冷浆，一口即止。然恐去恶不尽，忍之犹妙。

【笺正】《千金》求嗣门调经诸方，治妇人多年不育，每用攻血破瘀之品，以为不孕之故，必有积瘀停滞胞门。若有非去其垢不可者，然在丰腴壮实之体，固有停痰积瘀一证，对病用药本无不可；若在柔脆瘦弱之人，本以坤道不厚，不能载物，亦胡可一概而论。是在临证时消息求之，虽不能孟浪从事，要亦不必囚噎废食也。

第四十七方　夺命散

治产后恶露不行，眩晕昏冒。论见产后眩晕门及恶露不来④。

没药去油，二钱　血竭一钱

共研末，分两服，糖调酒下。

【笺正】产后恶瘀窒而不行，以致地道不通，气火上冒，而为眩晕昏愦，自宜攻破下行，庶可奠定其上升之逆。方用没药、血竭二味，尚是和平中正之法。惟引用砂糖，虽能活血导瘀，尚嫌腻滞，所当审慎，如在炎天，更为禁品。王孟英尝再三言之，亦产母房中不可不知之诀。而酒能上升，则更非产后所宜，制方之人仅以

---

① 论见带下类：此句原无，据三三本及《女科辑要》补。

② 论见经闭类：此句原无，据三三本及《女科辑要》补。

③ 论见求子门：此句原无，据三三本及《女科辑要》补。

④ 论见产后眩晕门及恶露不来：此句原无，据三三本及《女科辑要》补。

为酒性善走，庶几通经迅速，而不悟其既已眩晕昏冒，则气火上冲，更得酒之助虐，岂非为虎傅翼，其害又将何若。知其一不知其二，岂非大愚。

寿颐按：产后瘀血名为恶露，由来旧矣，初不知何以而得此命名，盖露乃取发见于外之义，此是瘀垢，可去而不可留，则不宜藏而宜于露。故新产用药，必参以攻破导瘀之品，其所去无多而本无蓄滞者，终是少数。此等方即非昏眩，亦尚可投。惟亦有去血已多，而阴虚阳越之昏冒，则必以潜阳镇摄为治。大虚者，且非填补真阴，必无效力，亦非此二味之可以无往不宜者，临证时胡可不审。

第四十八方　夺命丹《良方》

治瘀血入胞，胀满难下，急服此即消，胞衣自下。

徐蔼辉曰：似与前论恶闭致喘证未对，姑列此以俟再考。

附子炮，半两　干漆碎之，炒烟尽　牡丹皮各一两

上为细末，另用大黄末一两，以好醋一斗同熬成膏，和前药丸桐子大，温酒吞五七丸。一方有当归一两。

【笺正】是方以大黄为主，仍是逐瘀之意。但附子非可通用，且干漆终嫌有毒，以治胞衣不下，究非稳妥之法。徐谓与前论瘀阻作喘一证不对，诚然。唯破瘀之意，尚属可通。

第四十九方　花蕊石散

治血入胞衣，胀大不能下，或恶露上攻，或寒凝恶露不行。

花蕊石四两　硫黄一两

研细，泥封煅赤。每服一钱，童便下。

又，葛可久花蕊石散

治略同上。

花蕊石煅存性，研如粉，以童便一盏，男人入酒少许，女人入醋少许，煎温，食后调服三钱，甚者五钱。能使瘀血化为黄水，后用独参汤补之。非寒凝者不宜此。

【笺正】花蕊石专于破瘀，《和剂局方》已有成例，乃温通之峻剂也。

第五十方　无极丸

治恶露不行，发狂谵语，血瘀之重者。

【附识】近时上海石印王孟英《潜斋丛书十四种》本，此丸有录无方，当是抄写者无心脱误，尝考诸本录此方者，字句间及制法各有不同。兹据李氏《本草纲目》照录如下。

锦纹大黄一斤，分作四份，一份用童便一碗，食盐二钱，浸一日，切，晒；一份用醇酒一碗，浸一日，切，晒，再以巴豆仁三十五粒同炒，豆黄去豆不用；一份以杜红花四两，泡水一碗，浸一日，切，晒；一份用当归四两，入淡醋一碗，同浸一日，去归，切，晒

为末，炼蜜丸梧子大。每服五十丸，空心温酒下。取下恶物为验，未下再服。

【笺正】是方出李濒湖《本草纲目》引《医林集要》云：此武当高士孙碧云方也。治妇人经血不通，赤白带下，崩漏不止，肠风下血，五淋，产后积血，癥瘕腹痛，男子五劳七伤，小儿骨蒸潮热等证云云。本是专为通经逐瘀而设，其带下、崩漏、肠风下血等证，亦必有恶瘀积滞者，始可用之。非欲以概治虚不能摄之带下、崩漏、便血可知。若五劳七伤，骨蒸潮热，则虽是虚劳，而经络之血已为热势灼烁，尽成瘀滞，古人多用宣通破血①之法，正以瘀不去则新不生，除旧乃所以布新，固非畏虚养痈者所可同日而语。然亦必其人正气尚佳，堪以胜任，方可背城一

① 血：三三本作"瘀"。

战，若不量体质而贸然投之，则适以速其绝矣。尧封以治产后瘀滞发狂，正以瘀结已坚，气火极盛，非此猛将急投，不能去病。然亦有新产阴虚，孤阳上越，而为昏狂谵妄，并非因瘀阻者，则急当重以镇怯，大剂潜阳，如铁落、旋赭、龙牡、龟鳖、玳瑁、磁石之属，甚者且须大剂养阴，兼以柔肝涵敛，如人参、杞子、白芍、萸肉之类，亦非此丸之所可概投。虚虚实实，相去天渊，临病之工，何可不慎思而明辨之。

第五十一方　失笑散《局方》

治恶露不行，心包络痛，或死血腹痛，不省人事。

蒲黄　五灵脂净者

等分炒为末，煎膏，醋调服。或用二三钱，酒煎热服。

【笺正】此方治瘀血心腹痛甚有捷效，而产后作痛，尤为合宜。

第五十二方　如神汤

治瘀血腰痛，下注两股如锥刺。

延胡　当归　肉桂

等分，水煎服。

【笺正】此温通行瘀之法，与无极丸、血极膏①之苦寒，治证各别，惟在善用者临证择之。

第五十三方　二味参苏饮

人参　苏木

此亦新产行瘀之一法，正气已衰而瘀滞未去者宜之。

第五十四方　清魂散严氏

治产后恶露已尽，忽昏晕不知人，产后气虚血弱，又感风邪也。

泽兰叶　人参各二钱五分　荆芥一两　川芎五钱　甘草二钱

上为末，温酒、热汤各半盏②，调灌一二钱，能下咽即眼开，更宜烧漆气淬醋炭于床前，使闻其气。

【笺正】恶露已尽，而忽昏冒，此真阴大耗而孤阳上越，冲激脑经也，方用人参，尚属有理。然此是阴虚之内风陡动，非可误作外风，荆芥已不切当，而乃谬以辛升扰动之川芎与酒，更助其浮越，终是古人错认内风为邪风之通病，不可以求全责备于严用和。然在今日，则脑神经病之原由昭然共晓。凡古方中似此之类，不可不一律铲除净尽，则此方姑存而不论可矣。

第五十五方　伏龙肝散

治大小产，血去过多不止。

伏龙肝

【笺正】产后血去过多不止，苟非大补真阴而大封大固，亦复何以救急。此方一味，虽亦可以温中固涩，然力量甚薄，安得有恃无恐。病重药轻，而令病人不起，何尝非医者杀之。果有能肩大任之人，当不以此言为河汉。方中止存伏龙肝三字，当是石印本有脱文。

第五十六方　黑龙丹亦名琥珀黑龙丹

治产难及胞衣不下，血迷血晕，不省人事，一切危急恶候垂死者。但灌药得下，无不全活。亦治产后疑难杂证。案见奇证中③。

当归　五灵脂净者　川芎　良姜　熟地各二两，剉碎，入砂锅内，纸筋盐泥固济，火煅过　百草霜一两　硫黄　乳香各二钱　琥珀　花蕊石各一钱

为细末，醋糊丸如弹子大。每用一二丸，炭火煅红，投入生姜自然汁中浸碎，

---

①　血极膏：此3字原无，据三三本及《女科辑要》补。

②　盏：此字原脱，据三三本及《女科辑要》补。

③　案见奇证中：此句原无，据三三本及《女科辑要》补。

以童便合酒调灌下。

【笺正】此方盖亦为温通逐瘀之意，究竟制法太怪。归、芎、良姜之属，皆用火煅，悉成灰烬，尚复何所用之。岂以为炭质、石灰质可以攻血下行耶？当然无此药理。而方下偏言其神效，终是自欺欺人伎俩，必不可信。且产后血晕，而复以酒送药，尤其抱薪救火，有百害而无一利。学者必不可为其所愚。此方据《薛氏医案》，证则极奇极重，而曰药到病除，太觉神速。寿颐谓立翁治验原是半不可信，尧封采之，坠其术中矣，此等方必不当存。

外　科

第五十七方　托里散

治一切恶疮发背，疗疽便毒始发，脉弦洪实数，肿甚欲作脓者。亦治产后瘀血将成脓。论见前①。

金银花　当归各二两　大黄　朴硝花粉　连翘　牡蛎　皂角刺各三钱　黄芩赤芍各二钱

每五钱，半酒半水煎

【笺正】此方在疡科书中每以为消毒退肿通用之方，其实疡患之寒热虚实，始传未传，万有不齐，安有预定一方，可以通治百病之理。是方清热为主，可以治实热，然用酒煎，又为热疡之大害。惟方下所谓治疗毒而脉弦洪实数，作脓者数言，庶几近似。乃又杂之以发背一证，岂知脑背两疽，始发一粒如黍粒，而渐以坚肿，肩背板滞不舒，肤表虽红，舌苔白腻，万无可用凉药之理，方中诸味，直同鸩毒。而又杂之以亦治产后瘀血将成脓一句，则产后败血入络，诚有坚肿变疡之一候，治之之法，只有通经行瘀，而参之以温和燠煦，庶可消散，误授清凉，适以助其凝结，况乎硝、黄、翘、芩，一派大苦大

寒，而可以妄试乎？此等语气，真是全无疡科知识之人，妄作聪明，信手乱涂，最为贻误学子。尧封此本引薛案一条，产后小腹痛而用蜡矾太乙膏及是方，明是乱道，而此方后竟然注明亦治产后瘀血一句，更为薛案加以一重保障，流毒将伊于何底乎。

第五十八方　蜡矾丸

治一切疮痈恶毒。先服此丸护膜托里，以使毒不攻心。或为毒虫蛇犬所伤，并宜服之。

黄蜡二两　白矾一两

先将蜡熔化，候少冷，入矾和匀为丸。酒下，每服十九二十九，渐加至百丸则有力。疮愈后服之亦佳。

【笺正】此丸亦向来疡科所谓护膜解毒之良方，妄谓毒邪甚盛，恐其内陷攻心，及脓成皮里膜外，恐其溃甚穿膜者，此皆可以保之。矾取其涩，蜡取其滞，看来似乎未尝无理，实则蜡最碍化，矾燥且涩，大伤胃气。如果毒盛，反以助其坚凝，又安有清解之望。且脓成膜外，药走胃肠，又何缘而能护膜。乃谓可服至百丸之多，其谬实甚。然疡科书中，皆盛称此丸为第一必需之物，习疡医者无不用之。究竟用此二物保护心膜，恐非能如缝者之补缀，或且等于圬②者之画墁，功未必，祸则难逃。此盖单凭臆想，毫无经验者所为。寿颐治疡亦三十年，始敢为此辟邪之论。读书明理之儒，当不以鄙言为诞妄。

第五十九方　太乙膏丹溪

治瘰子疮神效。

脑子一钱，研　轻粉　乳香各二钱，研

---

① 论见前：此句原无，据三三本及《女科辑要》补。

② 圬：抹墙。

麝香三①钱，研　没药四钱，研　黄丹五两

上用清油一斤，先下黄丹熬，用柳枝搅，又用憨儿葱七枝，先下一枝熬焦，再下一枝，葱尽为度，离火不住手搅，觑冷热得所，入脑子等药搅匀，磁器盛之，用时旋摊。

【笺正】此即今治疡家通用之薄贴也，未溃者以此另加退消药物，为消肿计；已溃则另加掺药，为提毒去腐之用。至毒尽新生，脓水已净时，即不别加药末，亦可生肌收口。盖丹、粉、乳、没俱有黏韧之力，以作外治敷贴，本能助生新肉，惟脑、麝太多，费而不惠，尚是欺人伎俩，且不能贫富共之，当减去十之七八，藉以宣络行滞，已可有效。但此是治外之法，而古书中竟有用作丸子，以治肠胃生痈者，谓能泄导脓瘀，极有奇效。则黏腻之质，适与攻瘀相反，且黄丹清油，如何可以入口，况今之膏料薄贴，又用铅粉，如谓可以内服，当为杀人利刀。疡医家言，常常有此怪不可识之议论，最是骇人。尧封正以未有疡科经验，误采瞽言，而录方之人乃一例照抄，以讹传讹，宁不害尽天下后世。

润　下

第六十方　麻仁丸仲景
治便难脾约。

大黄四两，蒸　厚朴　枳实即大承气无芒硝也　麻仁一两一钱　杏仁二两二钱，去皮，麸炒　白芍

蜜丸，梧子大。每服三五十丸，温水下。丹溪书名脾约丸。

第六十一方　麻仁丸丹溪
治同上，兼治风秘。

郁李仁　麻子仁各六两，另研　大黄一两半，以一半炒　山药　防风　枳壳七钱半，炒　槟榔　羌活　木香各五钱半

蜜丸梧子大，服七十九丸，白汤下。

【笺正】两方润燥滑肠，功力相近，至迟时则多用前。明吴兴陆氏之所谓润字丸，其药味效用，亦约略相似，方见《陆氏三世医验》，近绍兴何廉臣老医新著之《广温热论》亦有之。但《医验》所载之治案，文字浅陋，于病理亦时时矛盾，且最多剿袭雷同之弊，本非佳作，则其方亦不甚可信。故缪氏《广笔记》言其传之不真。或陆氏当时自制此方，而秘不肯传，亦可见当时医界所见之小矣。

第六十二方　平胃散《局方》
治脾有停湿痰饮，痞膈，宿食不消，满闷，溏泻。加朴硝，善腐死胎。论见产类。

苍术泔浸，五斤　厚朴姜制，炒　陈皮各三斤，去白　甘草三十两，炒

上为末，每服五钱，加姜三片，枣一个煎，入盐一捻，沸汤点服亦得。见丹溪书。

【笺正】此本燥湿之佳方，以胃有湿痰，则运化疲而不思纳。苍术、厚朴善于除湿而醒胃气，名曰平胃，所以振动其消化之作用也。乃女科家每谓以是方加朴硝，能使死胎腐化而下，则服药以荡涤肠胃，岂能腐到肠胃以外之胎？其说已不近情。而胎之所以死者，具有种种原因，岂一味朴硝所可概治。前卷引《圣济总录》论子死腹中一条，已明言其故矣。

胎　产

第六十三方　安胎方
黄芪蜜炙　杜仲姜汁炒　茯苓各一钱　黄芩一钱五分　白术生用，五分　阿胶珠一钱　甘草三分　续断八分

① 三：原作"二"，据三三本及《女科辑要》改。

胸中胀满加紫苏、陈皮各八分。下红加艾叶、地榆各二钱。下红多加阿胶，引用糯米百粒，酒二杯煎服。腹痛用急火煎。

【笺正】胎动不安，多由于内热扰之，而土德不健，失其坤厚载物之职，亦其一因。故丹溪有言，黄芩、白术安胎圣药，是方即本此意，而以黄芪、阿胶养血而举其气；杜仲、续断黏韧以固其基。制方之义，简而能赅，确是安胎之善法。但临用时亦当相其人体质寒热虚实而增损之，尚非可以一概而施。方后谓胸中胀满，加紫苏、陈皮，即治子悬之法，然则方中黄芪初为升清而设，胀满者必非所宜。下红加艾叶、地榆，亦未必一概皆妥。而引用糯米，已嫌腻滞，且失之柔。又用酒煎，则更非安之之道矣。

第六十四方　保胎神佑丸

此方屡验。一有孕即合起，每日服之。凡易滑胎者自无事，且易产。

白茯苓二两　於术一两，米泔浸一日，黄土炒香　条芩一两，酒拌炒　香附一两，童便浸，炒　延胡一两，米醋炒　红花一两，隔纸烘干　益母草净叶去梗，一两　真没药三钱，瓦上焙干去油

上为末，蜜丸桐子大每服七丸，白滚水下。若胎动，一日可服三五次，切不可多服一丸。至嘱。

徐蔼辉曰：胎滑自是血热动胎之故。方中红花行血，延胡走而不守，恐非保胎所宜。况已有香附行气，气行血自不滞，何取动血之品，宜去之为稳。

王孟英曰：每服七丸，故有奇效而无小损也，毋庸裁减。

又曰：神佑丸兼能调经种子，大有殊功。

【笺正】方用芩、术，仍是丹溪成法，内热者宜之，而肥白气虚者亦不必

泥。延胡虽曰能走，然运动血中之气，亦与香附相近，世皆以为破血行血猛药，殊觉言过其实，尚可无虑。惟红花未免无谓，盖富贵之家，一觉成孕，即万分谨慎，毫不动作，而怀胎十月，妊娠惟有安坐高卧，一身气血迟滞何如，故方中香附不已，又是延胡、红花，盖即为若辈不运动者设法，而寒素之家，井臼亲操者，固亦无须于此。服法亦奇，仅仅七丸，其力不失之峻，固无妨于常服。若孟英所谓奇效，恐未必然。又谓能调经种子，则即其通调气血之功用耳。

第六十五方　保胎磐石丸

怀山药四两，微炒　杜仲去粗皮净，三两，盐水炒断丝　川断续二两，酒炒

共为末，糯米糊为丸如绿豆大，每服三钱，米汤送下。方虽平常，屡用屡验，乃异人所授也。凡胎欲堕者，一服即保住，惯小产者宜常服之，或每月服数次，至惯半产之月即服之，无不保全。

【笺正】杜仲、续断皆有补伤续绝之功，是保胎之无上妙品。而君之以薯蓣，培土为主，又是坤厚载物之微旨。处方之意，最为稳惬，尚在前二方之上。但糯米糊丸，似嫌太腻，不如水法丸之灵动。此则可以多服者，即久用亦无流弊。

第六十六方　银苎酒

治妊娠胎动欲堕，腹痛不可忍，及胎漏下血。

苎根二两　纹银五两

酒一碗，如无苎之处，用茅草根五两，加水煎之。

【笺正】本草言苎麻性滑，根又下行，且银能重坠，按之物理，颇似与胎元有碍。然世多用之，而未言其害，此药理之不可知者。且用酒煎，尤嫌其动而不守，岂以酒能上行，取升举之义耶？惟茅根代苎，则清凉滑润，又是下行，妊家皆

以为禁品，此方用之，则不敢信。

第六十七方　紫酒

治妊娠腰痛如折。

黑料豆二合，炒熟焦

白酒一大碗，煎至七分，空心服。

【笺正】腰痛本是肾虚，黑豆补肾，酒能引之，是可法也。但料豆无力，何如黑大豆为佳。

第六十八方　回急保生丹《仙传》

此方得之神感，效验异常。

大红凤仙子九十粒　白凤仙子四十九粒 自死龟板一两，麻油涂炙　通梢怀牛膝三钱 桃仁一钱五分　川芎五钱　白归身五钱

凤仙子研末包好，临产时将余药称明分两，为末配入。临盆时米饮调服二钱，迟则再服一钱，交骨不开者即开，难产者不过三服。临盆一月内，本方去凤仙子，入益母膏二两，每日早米饮调服二钱，则临盆迅速。胎元不足者勿服。产后瘀血不净，变生病者，或儿枕痛，于本方内加炒红曲三钱，酒炒马料豆二合，共为末，用童便半杯，陈酒半杯，调服二三钱即愈。惟凤仙子只于临盆时用。

【笺正】此为催生之法。凤仙子本名急性子，下行极速，惟儿抵产门而难产时，间或可用，治初胎尾闾骨不易开展尤佳。若谓临盆一月内，已可预服，则龟板、牛膝、桃仁皆嫌太早，欲速不达，胡可妄试。所谓天下本无难事，而庸人自扰之，为害必有不可胜言者。若在产后，则芎、归殊难通用，吴鞠通已备言之矣。

近世所传催生诸方，以保生无忧散为佳。貌视之，方极杂乱，而程钟龄《医学心悟》解之极妙，用之者亦恒应验。但非临盆时，必不可早投，而《达生编》中竟以为安胎之用，适得其反。常人何知，以耳为目，无不堕者，寿颐见之屡矣。止以《达生编》一书，何家蔑有，

害人真是不小。二十年前，吾嘉老儒某先生，动辄劝人以此方安胎，而自己家中数用之而数堕，弄得莫名其妙。偶尔间谈及此，寿颐乃以《医学心悟》原文示之，始恍然叹息不已，此光绪戊戌年事也，附识于此，以为有家者告焉。保产无忧散亦作保生无忧散，其为催生之义明甚，乃《达生编》中则名保胎神效方，真是大谬。

第六十九方　通津救命玉灵丹《仙传》

治裂胞生及难产数日，血水已干，产户枯涩，命在垂危者。

龙眼肉去核，六两　生牛膝梢一两，黄酒浸，捣烂

将龙眼肉煎浓汁，冲入牛膝酒内服之，停半日即产。亲救数人，尤不奇验。

王孟英曰：龙眼甘温，极能补血，大资胎产，力胜参、芪。宜先期剥取净肉，贮磁碗内，每肉一两，加入白沙糖一钱。素体多火者，并加西洋参片，如糖之数。上罩以丝绵一层，日日放饭锅内蒸之，蒸至百次者良，谓之代参膏，较生煎者功百倍矣。娩时开水瀹之，其汁尽出。如遇难产，即并牛膝酒共瀹，更觉简便。凡气血不足，别无痰滞便滑之病者，不论男妇，皆可蒸服，殊胜他剂也。

【笺正】裂胞生者，吾乡相传作沥胞。谓胞先破而连日不生，胞水沥枯，产门干涩，致于难产。此非峻补真阴，养其津液，情殊可虑。龙眼肉甘温多液，洵为补血上品，名为通津救液，尤无愧色。合以牛膝长梢，直达下焦，制方之意大有作用，本是万无流弊之良法。然何必托名仙传，反蹈小家伎俩。孟英合糖霜、洋参蒸制，可备急用，亦是妙谛。今吾乡常用此法，预先蒸透，以待临时应用。即非难产，亦可用之以助津液。但乡间俗传，谓不可早服，反致补住气血，不易产生，必

候见到产门，方可饮之，又谓产后亦不宜服，颐愚则谓新产真液大伤，正宜培养，苟无外感及痰食实邪，安有不可补阴之理。此等俗说，必不可信。今之西洋参，价已贵重，且无甚功力，是以吾乡多用别直参同蒸，颐谓可用别直大尾，或辽参须，取其下行为顺，价不甚贵，临盆催生以及产后，亦是无往不宜。

方者，法也。古人制方，原是定一格局，使学者博记强闻，则成竹在胸，临证时庶不至茫无头绪，意至美也。独是泛览伊古以来之成方，其果属精当，适于实用者固多，而怪僻不经，杂乱无纪者，盖亦不在少数。程度不齐，何能一致。此编所录，要亦不免斯弊。苟在初学，识力未定，又将何从所适。兹经先外舅一一为之笺释，示学子以入手方针，庶几门径既清，自不为邪说所惑。得失是非，读者当有定论，固不待仆之喋喋也。乐山附识

跋

上《沈氏女科辑要笺正》二卷，先外舅山雷公为医校讲授诸生而作也。原书第四版于戊辰季冬印行，不数年，坊间争售一空，而外地书函频至，敦促再印。公以原稿未尽妥惬，思加厘订，以臻完善，因编辑校课，鲜暇晷，未果。去冬忽婴胃疾，入春未瘳，急自点窜，期早杀青，乃未及半而病剧，犹倚枕披阅不稍懈。迨精气日颓，心知不起，爰命乐山以庚续其事，并自挽云："一伎半生，精诚所结，神鬼可通，果然奇悟别闻，尽助前贤补苴罅漏；孤灯廿载，意气徒豪，心肝呕尽，从此虚灵未泯，惟冀后起完续残编。"公平生所著述，都为二十余种，皆苦心孤诣，不落恒蹊，兹编则其绝笔书也。印成，附识数语，曷胜泫然。

民国二十三年甲戌孟秋受业馆甥汤溪邵宝仁乐山谨识

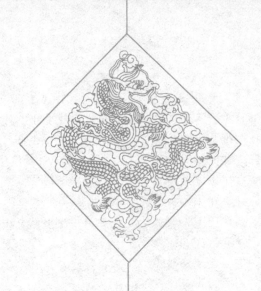

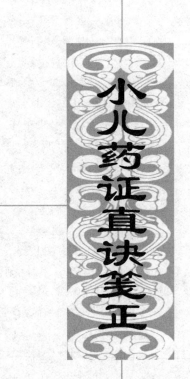

《小儿药证直诀笺正》，五卷，张山雷著，成书于 1923 年。

《小儿药证直诀》，三卷，宋钱乙著，阎季忠（一作孝忠）编次。卷上为脉证治法，共计八十一证；卷中为临证治疗医案，共二十三条；卷下为诸方，计一百一十七方，另附一十四方。清周学海重刻仿宋本钱氏《小儿药证直诀》，并附有《阎孝忠小儿方论》《董及之斑疹方论》各一卷。张山雷依据周氏刻本，对钱氏、阎氏、董氏之精义加以阐发，并对原书谬误予以笺正，见解独到。是书结合内科学与临床实践，对钱氏儿科学的理法方药进行逐条解析，多有创见，可为研究《小儿药证直诀》提供重要的参考，为儿科临床提供切实可行的理论依据和用药指导。

缘　起

　　寿颐不才，辱承本校前校长诸葛少卿君，谬采虚声，延任中医专校主席，于今再易寒暑。诸生在正科，已为第二年级。拙编生理、脉学、药物、药剂诸种，于医药普通学识，固已约略粗具。监学建德沈湘渔先生谓内科二字所赅最广，然女、幼、外科各有专家法守，假使仅仅从事于普通内科，而于各专科之学绝无见闻，未免缺憾。嘱于女科、幼科、疡科三者，择其简明切用之本，辑为专书，以寓分科之意，则诸生尝鼎一脔，庶几各有门径，蔚为全材，庶不负本校"专门"二字之旨。寿颐自问半生学术，不过于内、外二科稍谙门径，何敢妄称专家。若至儿医，则不晓推拿手法，岂敢腼颜以编撰幼科专书，贻讥大雅！惟念女、幼、疡医三科，虽脉理病情、药物治验无不息息相通，究竟同中之异，铢两各殊，苟非研究有年，最易失之毫厘，差以千里。若世俗通行各种，繁者则失之支蔓，简者又苦于陋略，殊不足为学者益智之粽。爰以业师朱氏阆仙先生家法，辑为《疡科纲要》二卷。女科则以王氏孟英刊行之沈尧封《女科辑要》附参拙见，撰为《沈氏女科笺正》二卷。幼科则宋之仲阳钱氏，医林共推圣手。《小儿药证直诀》一书，乾隆时四库开馆，尚未得其真本，仅仅从《永乐大典》录出，重编三卷，有聚珍版行世。而武英殿聚珍本近已难得，学者每苦无可购读。近始于池阳周氏澄之所刻医学丛书中一见之，则别得仿宋本而刊行者，当是宋代旧本，尤可宝贵。爰为缮录一过，附之拙见，稍稍疏通而证明之，以治孩提。法已约略备具，唯其书裒集于阎氏季忠之手，明言汇采各本，参校编次，实非仲阳所自定，就中亦颇有未尽纯粹者，则不敢谬附同声，阿私所好，姑就拙见所及，时加辨论，以窃附于诤臣诤友之义。爰以笺正颜之，初非敢蔑视前贤，自矜创获，俾诸生手此一编，而参幼科学之上乘禅，当视彼之仅仅问津于世俗方书者，或有上下床之别焉。

时壬戌仲春嘉定张寿颐山雷甫属稿于浙东之兰溪中医学校

阎季忠《小儿药证直诀》原序

　　医之为艺诚难矣，而治小儿为尤难。自六岁以下，黄帝不载其说，始有《颅囟经》以占寿夭死生之候，则小儿之病，虽黄帝犹难之，其难一也；脉法虽曰八至为和平，十至为有病，然小儿脉微难见，医为持脉，又多惊啼而不得其审，其难二也；脉既难凭，必资外证。而其骨气未成，形声未正，悲啼喜笑，变态不常，其难三也；问而知之，医之工也，而小儿多未能言，言亦未足取信，其难四也；脏腑柔弱，易虚易实，易寒易热，又所用多犀、珠、龙、麝，医苟难辨，何以已疾，其难五也。种种隐奥，其难固多，余尝致思于此，又目见庸医妄施方药而杀之者，十常四五，良可哀也！盖小儿治法散在诸书，又多出于近世臆说，污漫难据，求其要妙，岂易得哉！太医丞钱乙，字仲阳，汶上人。其治小儿，该括古今，又多自得，著名于时。其法简易精审，如指诸掌。先子治平中登弟，调须城尉识之，余五六岁时，病惊疳癖痕，屡至危殆，皆仲阳拯之，良愈。是时，仲阳年尚少，不肯轻传其书，余家所传者才十余方耳。大观初，余筮仕①汝海，而仲阳老矣，于亲旧间始得说证数十条，后六年，又得杂方，盖晚年所得，益妙。比于京师，复见别本，然旋著旋传，皆杂乱，初无纪律，互有得失，因得参校焉。其先后则次之，重复则削之，讹谬则正之，俚语则易之。上卷脉证治法，中卷记尝所治病，下卷诸方，而书以全。于是古今治小儿之法，不可以加矣。余念博爱者，仁者之用心，幼幼者，圣人之遗训，此惠可不广耶？将传之好事者，使幼者免横夭之苦，老者无哭子之悲，此余之志也，因以明仲阳之术于无穷焉。

宣教郎大梁阎季忠序

---

　　① 筮（shì）仕：古人将出外做官，先占卜问吉凶。后代称初次做官。

钱仲阳传

钱乙，字仲阳，上世钱塘人，与吴越王有属。俶纳土[①]，曾祖赟，随以北，因家于郓。父颢，善针医，然嗜酒喜游。一旦，匿姓名东游海上，不复返。乙时三岁，母前亡，父同产姑[②]嫁医吕氏，哀其孤，收养为子，稍长读书，从吕君问医。吕将殁，乃告以家世。乙号泣，请往迹父，凡五六返，乃得所在。又积数岁，乃迎以归。是时乙年三十余。乡人惊叹，感慨为泣下，多赋诗咏其事。后七年，父以寿终，丧葬如礼。其事吕君犹事父，吕君殁无嗣，为之收葬行服，嫁其孤女，岁时祭享，皆与亲等。乙始以《颅囟方》著山东。元丰中，长公主女有疾，召使视之，有功，奏授翰林医学，赐绯。明年，皇子仪国公病瘈疭，国医未能治，长公主朝，因言钱乙起草野，有异能。立召入，进黄土汤而愈。神宗皇帝召见褒谕，且问黄土所以愈疾状。乙对曰：以土胜水，木得其平，则风自止，且诸医所治垂愈，小臣适当其愈。天子悦其对，擢太医丞，赐紫衣金鱼。自是戚里贵室，逮士庶之家，愿致之无虚日。其论医，诸老宿莫能持难。俄以病免，哲宗皇帝复召宿直禁中，久之复辞疾赐告，遂不复起。

乙本有羸疾，性简易，嗜酒，疾屡攻，自以意治之，辄愈。最后得疾惫甚，乃叹曰：此所谓周痹也，周痹入脏者死，吾其已夫！已而曰：吾能移之使病在末。因自制药日夜饮之，人莫见其方。居亡何，左手足挛不能用，乃喜曰：可矣！又使所亲登东山，视菟丝所生，秉火烛其下，火灭处，掘之，果得茯苓，其大如斗，因以法啖之，阅月而尽。由此虽偏废，而气骨坚悍，如无疾者。退居里舍，杜门不冠履，坐卧一榻上，时时阅史书杂说。客至酌酒剧谈，意欲之适，则使二仆夫舆之，出没闾巷，人或邀致之，不肯往也。病者日造门，或扶携襁负，累累满前，近自邻井，远或百数十里，皆授之药，致谢而去。

初长公主病泄利将殆，乙方醉，曰：当发疹而愈。驸马都尉以为不然，怒责之，不对而退。明日，疹果出，尉喜，以诗谢之。

广亲宗室子病，诊之曰：此可无药而愈。顾其幼曰：此儿旦夕暴病惊人。后三日过午无恙，其家恚曰：幼何疾？医贪利动人乃如此。明日果发痫甚急，复召乙治之，三日愈。问何以无疾而知？曰：火急直视，心与肝俱受邪。过午者，心与肝所用时，当更也。

宗室王子病呕泄，医以药温之，加喘。乙曰：病本中热，脾且伤，奈何以刚剂燥之？将不得前后溲，与石膏汤。王与医皆不信，谢罢。乙曰：毋庸再召我。后二日，果来召，适有故，不时往，王疑且怒，使人十数辈趣之至，曰：固石膏汤证也。竟如言而效。

有士人病咳，面青而光，其气哽哽。乙曰：肝乘肺，此逆候，若秋得之可治，今春不可治。其家祈哀，强之与药。明日曰：吾药再泻肝而不少却，三补肺而益虚，又加唇白，法当三日死。然安谷者过期，不安谷者不及期，今尚能粥，居五日而绝。

有妊妇得疾，医言胎且堕。乙曰：娠者五脏传养，率六旬乃更。诚能候其月偏补之，何必堕。已而子母皆得全。

又乳妇因大恐而病，病虽愈，目张不得瞑，人不能晓。以问乙，乙曰：煮郁李酒饮之，使醉则愈。所以然者，目系内连肝胆，恐则气结，胆衡不下，惟郁李去结，随酒入胆，结去胆下，目则能瞑矣。如言而效。

一日，过所善翁，闻儿啼，愕曰：何等儿声？翁曰：吾家孪生二男子。乙曰：谨视之，过百日乃可保。翁不怿，居月余，皆毙。

乙为方博达，不名一师，所治种种皆通，非但小儿医也，于书无不窥。他人靳靳守古，乙独度越纵舍，卒与法合。尤邃本草，多识物理，辨正阙误，人或得异药，或持疑事问之，必为言出生本末，物色名貌，退而考之，皆中。末年挛痹浸剧，其嗜酒，喜寒食，皆不肯禁，自诊知不可为，召亲戚诀别，易衣待尽，享年八十二，终于家。所著书有《伤寒论指微》五卷，《婴孺论》百篇。一子早世，二孙今见为医。

刘跂曰：乙非独其医可称也，其笃行似儒，其奇节似侠，术盛行而身隐约，又类夫有道者，数谓余言，曩学六元五运，夜宿东平王冢巅观气象，至逾月不寐，今老且死，事诚有不在书者，肯以三十日暇从我，当相授。余笑谢弗能。是后遂不复言。呜呼！斯人也，如欲复得之，难哉！没后，余闻其所治验尤众，东州人人能言之，剟其章章者著之篇，异时史家序方术之士，其将有考焉！

河间刘跂撰①

　　① 河间刘跂撰：此题注原无，据丛书本补。

四库全书目录提要

臣等谨按：《小儿药证直诀》三卷，宋大梁阎季忠所编钱乙方论也。乙，字仲阳，东平人，官至太医院丞，事迹具《宋史·方技传》。乙在宣和间，以巫方氏《颅囟经》治小儿，甚著于时，故季忠集其旧法以为此书。上卷论证，中卷为医案，下卷为方。陈振孙《书录解题》、马端临《文献通考》并著录。明以来旧本久佚，惟杂见诸家医书中，今从《永乐大典》内掇拾排纂，得论证四十七条，医案二十三条，方一百一十有四，各以类编，仍为三卷。又得阎季忠序一篇，刘跂所作钱仲阳传一篇，并冠简端，条理秩然，几还其旧，疑当时全部收入，故无大佚脱也。

小儿经方，千古罕见，自乙始别为专门，而其书亦为幼科之鼻祖。后人得其绪论，往往有回生之功。如六味丸方，本后汉张机《金匮要略》所载崔氏八味丸方，乙以为小儿纯阳，无烦益火，除去肉桂、附子二味，以为幼科补剂。明薛己承用其方，遂为直补真阴之圣药。其斟酌通变，动契精微，亦可以概见矣！

阎季忠，《永乐大典》作阎孝忠，然《书录解题》及《通考》皆作季忠，疑《永乐大典》为传写之讹，今改从诸家作"季"。刘跂，字斯立，东平人，挚之子也。有《学易集》别著录。所撰乙传与《宋史·方技传》略同，盖《宋史》即据此传为蓝本云。乾隆四十五年十一月恭校上。

总纂官内阁学士臣纪昀
光禄寺卿臣陆锡熊
纂修官翰林院编修臣王嘉会

皖南周澄之重刻仿宋本钱氏《小儿药证直诀》后序

学海初读武英殿聚珍本《小儿药证直诀》一书，仰见圣天子抚育至德，被及萌芽，岂第宣圣少怀之义，而当日诸臣搜采之勤，亦可谓能上体皇仁而不遗余力者矣。急将付梓以广其传，庶几薄海呱呱，脱于夭枉，亦儒生穷居草野，宣布德意，上酬高厚之一端也。旋复于书肆，得所为仿宋刻者，其次第颇异，而后附有阎孝忠《小儿方》、董汲《斑疹方》各一卷。夫当诸臣搜采之日，天下藏书之家，莫不争献秘笈，卒未得是书真本，而今乃复见于世，岂非古人精气有不可磨灭者欤？是书原刻阎名作孝忠，真诀作直诀，今未敢易也。聚珍本往往有阎氏方论误入钱书者，今依宋本，则各得其所矣。其药味分量，间有不同，今各注于本方之末，至薛氏医案本，已为薛氏所乱，不足引证云。

光绪十七年辛卯长夏内阁中书周学海谨记

854

董氏小儿斑疹备急方论序

　　世之人有得一奇方可以十全愈疾者，恐恐然惟虑藏之不密，人或知之，而使其药之不神也，其亦陋矣。夫药之能愈病，如得人人而告之，使无夭横，各尽其天年以终，此亦仁术也。吾友董及之，少举进士不第，急于养亲，一日尽弃其学而从事于医。然医亦非鄙术矣，古之人未尝不能之，如张仲景、陶隐居、葛洪、孙思邈，皆名于后世，但昧者为之，至于异贵贱，别贫富，自鄙其学，君子不贵也。及之则不然，凡人之疾苦，如己有之，其往来病者之家，虽祁寒大暑，未尝少惮。至于贫者，或昏夜自惠薪粲①，以周其乏者多矣。他日携《小儿斑疹方》一帙见过，求序于余，因为引其略，亦使见及之之所存，知世之有奇方可以疗疾者，不足贵也，如此。

东平十柳居士孙准平甫序

---

　　① 粲（càn）：上等白米。《诗·郑风·缁衣》："还予授子之粲兮。"朱熹注："粲，粟之精凿者。"

自　序

　　夫上古之世，事质民淳，禀气全粹，邪不能干，纵有疾病，祝由而已，虽大人方论，尚或未备；下逮中古，始有巫方氏者，著《小儿颅囟经》，以卜寿夭，别死生，历世相授，于是小儿方论兴焉。然在襁褓之时，脏腑嫩弱，脉促未辨，痒不知处，痛亦难言，只能啼叫，至于变蒸惊风，客忤解颅，近世巢氏一一明之。然于斑疹欲出，证候与伤寒相类，而略无辨说，致多谬误，而复医者不致详慎，或乃虚者下之，实者益之，疹者汗之，风者温之，转生诸疾，遂致夭毙。嘘！可叹也。今采摭经效秘方，详明证候，通为一卷，目之曰《斑疹备急方》。非敢谓有补于后世，意欲传诸好事者，庶几鞠育之义存焉！

东平董汲及之序

后　序

　　余平生刻意方药，察脉按证，虽有定法，而探源应变，自谓妙出意表。盖脉难以消息求，证不可言语取者，襁褓之婴、孩提之童尤甚焉。故专一为业，垂四十年。因缘遭遇，供奉禁掖，累有薄效，误被恩宠。然小儿之疾，阴阳痫为最大，而医所覃思，经有备论，至于斑疹之候蒇然危恶，与惊搐伤寒二痫大同，而用药甚异，投剂小差，悖谬难整，而医者恬不为虑。比得告归里中，广川及之出方一帙示予，予开卷而惊叹曰：是予平昔之所究心者，而子乃不言，传而得之。予深嘉及之少年艺术之精，而又惬素所愿以授人者，于是辄书卷尾焉。

　　　　　时元祐癸酉十月丙申日翰林医官太医丞赐紫金鱼袋钱乙题

小儿药证直诀笺正目录

上卷　脉证治法

第一节　小儿脉法

脉乱不治：气不和，弦急；伤食，沉缓；虚惊，促急；风，浮；冷，沉细。

【笺正】小儿在三岁以内，脉极难辨，故古人以食指三关脉纹为据。本节为风关，中节为气关，指头末节为命关。自虎口直上，在指内侧上廉，其脉纹仅见于风关一节，为病最轻；若透至第二节气关，为病较重；若直透至第三节命关，则病必危重，多不可治。视指纹法，须以医者左手，轻持儿掌，捺定其食指，而以右手大指头第一节内侧上廉侧面，轻轻自儿指端向虎口推之，以察其纹之色泽形相，不可以指面正中之罗纹推其指纹。昔人谓罗纹有火，恐惹动儿热，亦不可自其虎口向指头推去，小儿血气未定，向上一推可使其纹暴长，直透关节。若辨纹之色，则紫者主内热，红者主身热；青者为惊，肝木动也；白者为疳，脾土伤也；若见黑色，即属不治。纹以隐隐不露为佳，显明深色，病势必重，间有弯曲之状，亦当以色泽辨之。通行书中绘成种种图象，备尽奇形怪状，多是臆说，殊不足据。此虽仲阳所未详，然大略如此，差可取证，亦治幼者不可不知之法。

至三岁以上，即当兼察其脉。小儿臂短，寸关尺三部不能容医人三指，则以一指按定关部，而即以此指左右展转，以兼察其尺寸两部，浮沉迟数，大小长短，形势主病，亦与大人无甚区别，但躯干短小，呼吸促而脉至亦速，大率平人之一呼一吸，脉以七至或八至为平。古必谓八至为平，十至为数，则稍为言之太过。仲阳此节辨脉，当[1]亦指三岁以上言之。脉乱者是正气已散，故脉无定状，大人得之亦不可治，何论小儿。气急则脉弦急，食伤则气滞，故脉沉且缓，惊则气浮，故脉为之促急。促即促数之促，不必依《脉经》及《伤寒论·辨脉篇》定为数中之一止。仲景《伤寒论》促脉四条本无歇止之意，故炙甘草汤一条以结与代对举，一言其歇止之无定，一言其歇止之有定，并不以促与结对举，可知仲师本旨未尝以促为止。此高阳生之《脉诀》较胜于《脉经》者。说详拙编《脉学正义》。风是外感，于脉当浮；冷为里寒，脉必沉细。虽寥寥数言，于寒热虚实各证，固已得其大略，此外仲阳所未言者，皆当以大人脉理，推测求之可也。

第二节　变　蒸

小儿在母腹中乃生骨气，五脏六腑成而未全。自生之后，即长骨脉，五脏六腑之神智也。变者，易也。又生变蒸者，自内而长，自下而上，又身热，故以生之日后三十二日一变，变每毕，即情性有异于前，何者？长生腑脏智意故也。何谓三十二日长骨添精神？人有三百六十五骨，除手足中四十五碎骨外，有三百二十数。自生下，骨一日十段而上之，十日百段，三十二日，计三百二十段，为一遍，亦曰一

---

① 当：原作"时"，据上卫本改。

蒸。骨之余气，自脑分入龈中，作三十二齿，而齿牙有不及三十二数者，由变不足其常也，或二十八日即至长二十八齿，已下仿此，但不过三十二之数也。凡一周遍，乃发虚热诸病，如是十周，则小蒸毕也，计三百二十日，生骨气乃全而未壮也。故初三十二日一变，生肾生志；六十四日再变，生膀胱，其发耳与尻冷，肾与膀胱俱主于水，水数一，故先变生之；九十六日三变，生心喜；一百二十八日四变，生小肠，其发汗出而微惊，心为火，火数二；一百六十日五变，生肝哭；一百九十二日六变，生胆，其发目不开而赤，肝主木，木数三；二百二十四日七变，生肺声；二百五十六日八变，生大肠，其发肤热而汗，或不汗，肺属金，金数四；二百八十八日九变，生脾智；三百二十日十变，生胃，其发不食，肠痛而吐乳，脾与胃皆属土，土数五。故第五次之蒸变应之，变蒸至此始全矣。此后乃齿生，能言，知喜怒，故云始全也。太仓云：气入四肢，长碎骨，于十变后六十四日，长其经脉，手足受血，故手能持物，足能行立也。经云：变且蒸，谓蒸毕而足一岁之日也。师曰：不汗而热者，发其汗；大吐者，微下，不可余治。是以小儿须变蒸蜕齿者，如花之易苗。所谓不及三十二齿，由变之不及，齿当与变蒸相合也，年壮而视齿方明。

【笺正】变蒸之说，由来旧矣。《外台》引崔氏：小儿生，三十二日一变，六十四日再变，兼蒸；九十六日三变，二百五十六日八变，又蒸；二百八十八日九变，三百二十日十变，又蒸，此小变蒸毕也。后六十四日又蒸（《千金》作大蒸），蒸后六十四日又一大蒸，蒸后百二十八日又一大蒸，此大小蒸都毕也。凡五百七十六日乃成人。所以变蒸者，皆是荣其血脉，改其五脏。寿颐按："改"字可疑，盖是滋长之意。故一蒸毕，辄觉情态忽有异也。其变蒸之候，令身热、脉乱、汗出，目睛不明，微似欲惊，不乳哺，上唇头小白泡起如珠子，耳冷，尻亦冷，此其诊也。单变小微，兼蒸小剧，先期四五日便发，发后亦四五日歇。凡蒸平者，五日而衰，远至七日九日而衰。当变蒸之时，慎不可疗及灸刺，但和视之，若良久热不已，可微与紫丸，热歇便止。若于变蒸中加以天行温病，或非变蒸而得天行者，其诊皆相似，唯耳及尻通热，口上无白泡耳，当先服黑散以发其汗，热当歇，便就瘥，若犹不都除，乃与紫丸下之（紫丸、黑散方附后）。《巢氏病源》谓：小儿变蒸者，以长血气也。变者生气，蒸者体热。变蒸有轻重，其轻者，体热而微惊，耳冷髋亦冷，上唇头白泡起，微汗出。其重者，体壮热而脉乱，或汗或不汗，不欲食，食辄吐呢。变蒸之时，目白睛微赤，黑睛微白，变蒸之时，不欲惊动，弗令傍边多人，变蒸或早或晚，依时如法者少也（余与《外台》相近，《千金方》则言之尤详，然大旨俱同，兹不备录，以省繁冗）。寿颐按：小儿变蒸发热，诚不可谓之病，盖脏腑筋骨渐以发育滋长，斯气血运行之机，有时而生变化。大率体质羸弱者，变蒸之候较盛，气粗身热，食减汗多，或吐乳，或则渴饮，诸羔多具，此不当误认外感，妄投发散，静以俟之，一二日自然恢复原状。若体旺者，则未必皆然，或一日半日，稍稍不甚活泼，其最健全者，且绝无此等状态。古人计日而算，太觉呆板，万不可泥。凡经此一度变蒸之后，声音笑貌，举止灵敏，皆进一步，其为气血增长，信而有征，是以世俗共谓之长意智。仲阳此节，颇有语病。如谓儿在母腹，五脏六腑成而未全，已非真理。又谓自下而上，第一次生肾、膀胱，第二次生心、小肠，则竟似达生之初，脏腑原未完全，得无可骇。又谓水数一，火数二，木数三，金数四，土数五，则拘泥五行，执而不化。实则纯是向壁虚构，如涂涂附，最为医学之陋习。近数十年，"中医"二字恒为旁观所诟病者，皆是此类无稽之谈，授人以柄，得所藉口。惟是宋金元明之世，谭①医之士大都如此，固不必专责之仲阳一人。崔氏所谓荣其血脉，巢氏所谓以长血气二语最握其要，仲阳谓长骨脉五脏六腑之神智，浑而言之，颇得圆相。《病源》谓变蒸之时，或早或晚，依时如法者少。盖人之体质，万有不齐，其理如是。凡论生理病理，古籍中多有以日计者，固亦略示以标准之意，而为之解者，必偻②指而数，作算博士，则呆读古书，未免可哂。

附录　紫丸方《外台》引崔氏，《外台秘要》三十五卷

代赭　赤石脂各一两　巴豆三十枚，去尖、皮熬　杏仁五十枚，去皮、尖熬

上四味，捣代赭等二味为末，巴豆、杏仁别捣如膏。又内二味，合捣三千杵，自相和，若硬，入少蜜更捣，密器中盛封之。三十日儿，服如麻子一丸，与少乳汁，令下喉，食顷后与少乳，勿令多，至日中当小下，热除。若未全除，明旦更与一丸。百日儿服如小豆一丸，以此准量增减也。小儿夏月多热，喜令发疹，二三十日辄一服甚佳。此丸无所不治。代赭须真者，若不真，以左顾牡蛎代之。忌猪肉、芦笋。

寿颐按：巴豆入药，古人皆曰熬，盖其毒在油，熬黑以去其毒也。近世则研细，纸包压净油用之，尤佳，此是后人制法之巧于古人者。

附录　黑散方《外台》引崔氏，《外台秘要》三十五卷

麻黄一分，去节　大黄一分　杏仁二分，去皮、尖，熬令变色

上三味，先捣麻黄，大黄为散，杏仁别捣如脂，乃细细内散，又捣令调和讫，内密器中。一月儿服如小豆大一枚，以乳汁和服之，抱令得汗，汗出，温粉粉之，勿使见风。百日儿服如枣核，以儿大小量之为度。

【笺正】此二方皆是古法，所服甚少，故不为害。然温病发热，究非发表一法所可，无投不利。此读古书者，不可拘守成法者也。

第三节　五脏所主

心主惊，实则叫哭发热，饮水而摇（聚珍本作摇），虚则卧而悸动不安。

【笺正】儿之惊摇，多由稚阴未充，火升气升，肝阳化风上炎，是即西学之所谓血冲脑经病，故猝然而作，知觉运动顿失常度。古人不知有脑神经之功用，恒谓知觉运动，皆心为之主，遂以惊为心病。寿颐则谓心阳太亢，气火上升，亦与西学血冲脑经之理同条共贯，所言病情病因，无甚歧异，但彼此立说各道其道耳。叫哭发热，渴饮抽搐，是为火气有余之实症，治宜泻火清心，并须镇摄肝阳，以抑上升之气火，则脑神经功用可复。若心液虚而卧寐中悸怯不安，则治宜养液宁神者也。

肝主风，实则目直大叫，呵欠，项急，顿闷；虚则咬牙，多欠。气热则外生气，湿则内生气。

【笺正】肝脏合德于木，性情刚果，

---

① 谭：通"谈"，谈论。《庄子·则阳》："彭阳见王果曰：夫子何不谭我于王？"陆德明释文："谭，本亦作谈。"成玄英疏："谭，犹称说也"。朱骏声《说文通训定声·谦部》："谈，语也。字亦作谭"。

② 偻（lóu）：屈。

最易横逆。肝阳既动，则火盛生风，是为气火太盛。内生之风，幼科急惊，陡然而发，皆属肝病。目直大叫，亦即气血上冲，而脑神经受其激刺，故目定直视，不能旋转，呵欠亦气逆不下，升多降少之征。项急即痉直，亦脑神经病，不可以仲景痉病之例认作太阳。顿闷者，即猝然闷绝，人事不知之状，皆西学之所谓脑经病也。咬牙者，睡梦中齿牙轧轧作声，有因于胃火太盛者，亦有因于脾胃虚寒者。火盛属实，虑其猝有急惊之变，脾寒属虚，虑其将作慢惊。下文心热条中有咬牙一症，即是实热，而此以为肝虚，岂不自矛自盾。气热则外生气以下十一字，文义费解，盖展转传写，必有讹误。此当阙疑，不可再为涂附。

脾主困，实则困睡，身热饮水，虚则吐泻生风。

【笺正】困者，盖言倦怠嗜卧之意。然脾主困三字，措辞殊觉不顺。然今之苏浙间俗语，谓睡眠曰困，乃字书所无之义。仲阳先世系出吴越，或当时已有此谚，所谓实则困睡，确与吴越俗语相合。盖脾热则清阳不司布濩，故懒倦而多眠，身热饮水，皆热征也。又脾为湿困者亦多眠睡，若脾虚且寒，则上吐下泻，不司健运之职矣。脾虚而肝得乘之，侮其所不胜，则亦生风，即是慢惊，亦曰慢脾风，此非急投温补脾肾不可者也。

肺主喘，实则闷乱喘促。有饮水者，有不饮水者，虚则哽气，长出气。

【笺正】肺主气之出纳，肺和则呼吸调和，肺病则气之出纳必病，故肺病主喘。肺实者，气必闭塞而不调，则为闷乱而喘急气促。饮水者，肺家有热；不饮水者，肺有水饮，故皆为实证。虚为气哽者，气不及而抑塞失其故常也。长出气者，盖以多呼少吸者言之，肺虚何疑。

肾主虚，无实也。惟疮疹，肾实则变黑陷。

【笺正】肾主先天之真阴，其长成极迟。稚龄无欲念，肾阴未足可知，故儿科无肾实之病。古人之所谓疮疹，即是痘疮，痘疮何以有肾实之症？则亦以相火之太炽，露而不藏使然。然肾火上炎，即是肾阴不济，虽曰火盛为实，却是阴液涸枯，故痘为之焦黑而瘪陷，见机及早，急急大剂养水，救焚沃焦，或可挽回一二，稍迟必无及矣。

更当别虚实证。假如肺病又见肝证，咬牙多呵欠者易治，肝虚不能胜肺故也。若目直，大叫哭，项急顿闷者难治，盖肺久病则虚冷，肝强实而反胜肺也。视病之新久虚实，虚则补母，实则泻子。

【笺正】此则以五脏虚实，互相克贼者言之。一脏有病，而此脏所胜者，尚无盛旺之实症，则不致反受其侮，此脏尚可支持，否则不胜我者，气焰既张，亦挟其锐厉而来凌我，其何以堪，然此特泛言其理耳。见症治症，不可一概而论。"虚则补母，实则泻子"二语虽曰古之恒言，其实不过空泛通套话头，不可泥死于古人句下。

第四节　五脏病

肝病，哭叫，目直，呵欠，顿闷，项急。

心病，多叫哭，惊悸，手足动摇，发热饮水。

脾病，困睡，泄泻，不思饮食。

肺病，闷乱，哽气，长出气，气短喘息。

肾病，无精光，畏明，体骨重。

【笺正】此条五脏为病，多上文所已言者。盖阎氏所得仲阳之书，原非一本，以其大同小异而并存之，阎序自有明文，此盖其重复之未削者耳。惟肾病一条上文所无，畏明，无精光，则以瞳神言之。目有真水，即属肾阴，是以肾脏为病，而目乃羞明，且无精彩，是为虚证。正与上文肾无实症互为发明。体重骨重，则可与仲景《少阴篇》参看，是为少阴虚寒见证。

第五节　肝外感生风

呵欠，顿闷，口中气热，当发散，大青膏主之。若能食，饮水不止，当大黄丸微下之。余不可下。

【笺正】此条标目既曰外感生风，则是为外风而言，然肝能生风，皆是内热上盛所致，此内因之病，必不可误认外感，此乃仲阳千虑之一失。呵欠者，气火上升，即肝阳为病之气粗息高。顿闷者，猝然闷绝，且是气血上冲而脑神经受病。外感之风，奚容有此？且外感为病亦胡可专属之肝脏？大青膏（方见下卷）方下云：治小儿热盛生风，欲为惊搐。其非外感之风，甚是明白，且药用天麻、青黛、朱砂、竹黄等，皆非发散之品。则此条所谓外感当发散，而主以此方云云，竟是认病一误，认药再误，大有可疑。再证以大黄丸微下之一层，惟其内热生风，故可微下以泄实热，若曰外感，又安有感邪可下之理。盖仲阳此书，原属当时辗转传抄之本，实非仲阳所手定，是以全帙中可疑之点不少。凡属疑窦，皆当是正，方不致贻误后人，反为仲阳之累。

第六节　肝　热

手寻衣领，及乱捻物，泻青丸主之。壮热饮水，喘闷，泻白散主之。

【笺正】寻衣领及乱捻诸物，皆肝阳肆扰，而举动失其常度，是肝有内热，而

惊将作矣，故宜泻青。然此证之手握诸物，必皆坚固有力，故知为实热，可投是药。若神虚无主之循衣摸床，则无力而缓缓循摸，其神情状态大是不同，不可误认。

喘闷而壮热饮水，则肺之郁热可知，故用泻白。然此条壮热饮水以下十一字，明属肺热之症治，何以并入于肝热条中？以此知仲阳是书为传写者错乱，固已多矣。

第七节　肺　热

手掐眉目鼻面，甘桔汤主之。

【笺正】肺气通于鼻，故眉目之中心及鼻面之止部，皆属于肺。惟肺热上熏，则眉目鼻面之间，皆郁结而不能舒适，或为烘热。小儿虽不能言，自知以手掐之，则肺热外露之明证，故用甘桔，所以宣泄肺金之郁气也。

桔梗是苦泄开通之药，非升浮发散品。此不可误信张洁古诸药舟楫，载药上浮之妄说者。详拙编《本草正义》。

第八节　肺盛复有风冷

胸满短气，气急，喘嗽上气，当先散肺，后发散风冷。散肺泻白散、大青膏主之。肺不伤寒，则不胸满。

【笺正】胸满短气，气急喘嗽上气，皆肺有实邪，当先散肺是也。然所谓散肺者，即发散风冷，以开泄肺家闭塞之气，当用麻、防、苏、杏、荆、蒡、桑、蒌、紫菀、兜铃之类，必无寒凉遏抑之理。本条以散肺与发散风冷分作两层治法，已是可疑，且散肺胡可概用泻白？须知地骨、桑皮寒降之药，只可以泻肺脏之郁热，必不能散肺寒之窒塞，此症此药，正是背道

而驰，如其误与遏塞，适以闭其风冷于内，变证且不可胜言，安得谓是发散！仲阳之明，必无此谬，即大青膏亦岂对症之药？此条决非钱氏原文，后之学者不可误信。且末句又谓肺不伤寒，则不胸满，又岂有伤寒胸满，而可以泻白散之寒凉抑降重其窒塞者。自盾自矛，尤其可戒！读者必须具此慧眼，庶不为无稽之言所误。

第九节　肺虚热

唇深红色，治之散肺。虚热，少服泻白散。

【笺正】脾主口唇，唇色深红当属脾胃实热，何故以为肺之虚热？如果肺虚有热，则当甘平补肺，用沙参、百合之类，且热既属虚，何以云散？而所以散虚热者，又是泻白散一方。上条则用以散肺之风冷，此又用以散热，安有一方而可兼治冷热之理？种种疑窦，钱仲阳何竟如此？若曰脾为肺母，脾热泻子，正合古人实则泻子之法，然终不可谓是肺虚热也。

第十节　肺脏怯

唇白色，当补肺，阿胶散主之。若闷乱气粗，喘促哽气者，难治，肺虚损故也。

【笺正】口唇属脾，脾之与肺，子母相生，故肺气虚怯，则唇色㿠白无华，是为子虚及母。钱氏制阿胶散专补肺阴，而用兜铃、牛蒡开宣肺气，俾不壅塞，是其立法之灵通活泼处，与呆笨蛮补者不同。钱谓闷乱气粗，喘促哽气者难治。盖肺为娇脏，稚龄生长未充，实证闭塞已非易治，况复虚而喘哽，自当难疗。凡儿病喘促多不可救，临证以来，历历不爽，仲阳早为指示，知钱氏于此科之所见博矣。

脾肺病久则虚而唇白。脾者，肺之母也，母子皆虚，不能相营，故名曰怯。肺主唇白，白而泽者吉，白如枯骨者死。

【笺正】肺虚而唇无华色，固也。然既属怯症，必非吉兆。此条末三句，反似唇白是肺家应有之色，大是可怪。盖泥于肺金色白，遂以白为正色，而不悟唇色之必不当㿠白，此岂是明医之言。且谓白而泽者吉，更非生理之真，拘执五行而造此谬说，仲阳明哲，何竟若是？宜为删之，免留贤者之玷。

第十一节　心　热

观其睡，口中气温，或合面睡，及上窜咬牙，皆心热也，导赤散主之。

心气热，则心胸亦热，欲言不能，而有就冷之意，故合面卧。

【笺正】睡中口气甚热，当为胃火有余之征，上窜，盖指目之上视而言，则内热火升，气血上涌，行将有冲激脑经，惊搐之变矣。咬牙多实热之症，亦肝火及脾胃郁热使然，仲阳概以为心热，似尚不甚贴切，惟导赤散清火泄热，导之下降，以治诸症，固无不可。

心胸有热，合面而睡，所以就冷，其理颇确。然数月之孩，不能自动也，以此为辨症之法，似不甚妥，下条亦蹈此弊。

第十二节　心　实

心气实则气上下行涩，合卧则气不能通，故喜仰卧，则气得上下通也，泻心汤主之。

第十三节　肾　虚

儿本虚怯，由胎气不成，则神不足。

目中白睛多，其颅即解，面色㿠白，此皆难养，纵长不过八八之数。若恣色欲多，不及四旬而亡。或有因病而致肾虚者，非也。又肾气不足，则下窜，盖骨重，惟欲坠于下而缩身也。肾水阴也，肾虚则畏明，皆宜补肾，地黄丸主之。

【笺正】白睛多而瞳神小，肾虚固也。解颅是大虚症，确皆先天不足，即投大补亦恐无及，谓为难养，谁曰不然。然谓不过八八，不及四旬，则大不可解。若以年龄而言，八八已逾周甲，岂犹与下殇等视。若曰此是日数，则恣色欲多，明指成人而言，似此立论，大觉骇人。下窜骨重，亦颇费解。地黄丸补肾，向来每谓此是仲阳心法，然寿颐窃谓必非大补之药，说已见《沈氏女科辑要》所引本方方解之拙论，况此条乃先天极虚之候，是丸有何力量，而苓、泽、丹皮清热渗利，于此证尤为不合。本条文义，甚多不顺，恐仲阳不当颠顶至于此极。

附录　解颅症治验

庚申秋季，有以解颅症来校就诊者。儿才二岁，顶巅之大，逾于七八龄童。囟门宽陷，阔如两指，面唇惨白，毫无华色，头不能举，声嘶而直，不类儿啼，气营两惫，一望可知。苟非病本于有生之先，何以致此？询之，则父逾大衍，母亦几及七七矣，似此根本竭蹶，纵有神丹，何能炼娲皇五色之石，以补到鸿蒙未辟之天。寿颐辞不能治，而乃母痛极欲号，则半百之龄，膝下固止此呱呱在抱耳。无已，令以鹿茸血片研末，每日饲以三四厘，外用古方封囟法，干姜、细辛、肉桂为末，热陈酒调敷囟门，只图敷衍过去，亦聊胜于无药应付，以免重伤二老之心。乃后月余，是儿复来，居然面色有华，笑啼活泼，项能举，颅稍敛，乃授以大补真阴，稍参温煦为煎剂，仍令日服鹿茸末二

厘。虽此孩日久有无变幻，必难预料，然就当时言之，不可谓非药力之扶持者也。

第十四节　面上证

左腮为肝，右腮为肺，额上为心，鼻为脾，颏为肾，赤者热也，随证治之。

【笺正】此以上下左右中之部位分属五脏，为察色辨症之一法，然有时可据，亦有时不可据。是当以其余之见症，合而参观，不可拘泥不化。颏与颌同，又唇口属脾，亦最有验。

第十五节　目内证

赤者心热，导赤散主之。

【笺正】目赤有外感之风热，有内郁之肝火，小儿初生数朝以至三五月，最多此候。则胎中蕴热，非三黄汤不可。仲阳但谓之心热，似未免拘泥五脏五色之说。但导赤散清火以通小便，使热有所泄，尚无大蔽，特未免失之太泛耳。

淡红者心虚热，生犀散主之。

【笺正】目红而色淡不甚，固是虚热。然治虚火者，无大寒直遏之理，法当养阴益液以涵藏之。生犀散方药用犀角、地骨，皆清实热之药，以治此症，殊未稳惬。

青者肝热，泻青丸主之，浅淡者补之。

【笺正】色青诚是肝家本色，脏气内动而色应于外，肝家横逆，气焰方张，故宜泻。然目色青者，未必皆实热。青者肝热四字，已不甚妥，且泻青丸药用羌、防、川芎，升泄太过，更与肝气横逆之症不合，此是木气之太过，非外受之风邪。风药升散，反以益张其焰，用者不可不知更改。若青而浅淡，是为肝虚而本色外

浮，补肝固宜，但须峻养肝肾真阴，必选温柔滋润之药。

黄者脾热，泻黄散主之。

【笺正】目黄是脾胃蕴湿积热之征，法当理湿清热而通利小水。泻黄散防风为君，古人盖谓风行地上，则燥胜而湿除，然湿热为病，而概以风燥之药助其鼓动，必有流弊，此必不可尽信古书者也。

无精光者肾虚，地黄丸主之。

【笺正】目无精光，肾虚著矣。然补肾总宜味厚填阴，而六味丸中有渗泄伤津之药，岂可竟谓是补肾上将。

第十六节　肝病胜肺

肝病秋见（一作日晡），肝强胜肺，肺怯不能胜肝，当补脾肺治肝。益脾者，母令子实故也。补脾，益黄散；治肝，泻青丸主之。

【笺正】肝病而发作于秋令，肺金当旺之时，旺者不旺，而所不胜者反来相侮，肺虚甚矣，故当补肺，兼以扶脾，所以顾肺之母，庶几母荫及子。

第十七节　肺病胜肝

肺病春见（一作早晨），肺胜肝，当补肾肝治肺脏，肝怯者受病也。补肝肾地黄丸，治肺泻白散主之。

【笺正】肺病而发作于春令，肝木当旺之时，旺者不旺，而所胜者来相克贼，肝虚何疑？故当补肝，且补肾以益肝之母，惟肝肾同法，本是乙癸同源，养毓真阴，以填根本，正不必泛言母子相生，反成空套。且补养肝肾之阴，必须峻与滋填，如《广笔记》之集灵膏，魏玉璜之一贯煎类，始有效力可言。钱氏是书只用六味丸，则丹皮、苓、泽苦寒渗泄，药味

不纯，岂可概认是大补之品，而乃授庸俗以简陋之习，且开立斋、养葵辈浑仑吞枣，不辨真味之陋，滥觞之源，未始非仲阳千虑一失之弊也。

第十八节　肝有风

目连劄，不搐，得心热则搐。治肝泻青丸，治心导赤散主之。

【笺正】劄，闪动也。此肝阳化风上凌，故目为之闪动，目闪抽搐，实皆脑神经病。详见下条。

第十九节　肝有热

目直视，不搐，得心热则搐。治肝泻青丸，治心导赤散主之。

【笺正】直视亦脑神经病。详后。

第二十节　肝有风甚

身反折强直，不搐，心不受热也，当补肾治肝。补肾地黄丸，治肝泻青丸主之。

凡病或新或久，皆引肝风，风动而上于头目，目属肝，风入于目，上下左右如风吹，不轻不重，儿不能任，故目连劄也。若热入于目，牵其筋脉，两眦俱紧，不能转视，故目直也。若得心热则搐，以其子母俱有实热，风火相搏故也。治肝泻青丸，治心导赤散主也。

【笺正】眼胞闪动，手足抽搐，目定直视，及反折强直等症，小儿病此，世俗无不知是惊风。喻嘉言欲以热痰风惊四字定名，谓因热生痰，因痰热而生风动惊。勘定病源，已视近世俗书高出倍蓰。究之幼科惊搐，即是大人之内风类中，西国学者谓之血冲脑经，而《素问·调经论篇》

早有"血之与气，并走于上，则为大厥，厥则暴死，气复反则生，不反则死"一节，良由内热既炽，气火上扬，冲激入脑，震动脑之神经，遂令知觉运动顿失功用，无非阴虚于下，阳浮于上之病。在小儿之所以最多此病者，正以稚阴未充，其阳偏盛，气火上煽，激乱神经，尤为易易。中国医学素未知有脑之神经主宰此身之知觉运动，但见其目闪肢掣，无端暴作，因谓风性善动，遂以风名。其实，气火俱盛本是肝阳，肝动生风，于理亦未始说不过去，但不知此之实在病情，尚系于脑神经之作用，则于肝动生风一层，亦复相隔一间。惟治此病者，苟能用平肝降火，息风潜摄之药，使其气血镇定，不复上扬，则脑经不受震撼，而诸恙即可平复。此即《素问》之所谓气返则生者。病情药理，亦皆符合。则喻氏热痰风惊四字，虽未确合神经之原理，然于临证治疗，必能桴应，亦可谓已参上乘之禅。惟此病之发，或为手足抽掣，或为角弓反张，或则目定口呆，牙关紧闭，或则目闪唇动，惊惕频仍，种种情形，随人各异，则以脑有神经分布全体，耳目口舌，肩背四肢，举凡此身之一切运动知觉，无一非脑神经为之主宰。而气血上冲，震撼之势轻重不同，即脑经之病随时各别。冲激其何部之神经，则一部分之功用顿失，所以或则知觉全泯，或则运动不仁，或为抽掣，或为强直，各有各病，无一雷同。苟能镇摄潜阳，降其上逆，则风自息而树自静，凡百病状无不浪定波平，顷刻相应。此神经感觉本极迅速，倏然而动者自可倏然而宁。能从根本着想，大处落墨，方是擒贼擒王手段，正不必分条辨症，支支节节而为之，反致游骑无归，百难一效。所以古今之论类中者，非不费尽心机，各抒伟论，而纵有千方，卒无一验者，皆未识神经为病，有以致之。幼科惊风，共知难治，弊亦坐此，仲阳当时，固未知有所谓神经者。此条肝风肝热，欲以目动目定与抽搐之症分属心肝两脏，实是理想，不足为据，存而不论可也。即泻心、导赤、六味地黄等方，皆未免有笼统不切之弊。此古人之学，大辂椎轮，不适于今人之用者，亦不当求全责备于仲阳一人也。

第二十一节　惊痫发搐

男发搐，目左视无声，右视有声；女发搐，目右视无声，左视有声，相胜故也，更有发时证。

【笺正】抽搐是脑神经病，左视右视，无声有声，皆神经受激刺而然，本无一定之理。仲阳以男女分左右视而定其有声无声，在当时或据阅历而言。然所谓相胜者，所胜何在，其理难明，何以征信。考是书中卷医案第一条，言之非不详尽，然谓男为阳而本发左，女为阴而本发右云云。试问何者为本，仍不可晓。又谓金来刑木，二脏相战，故有声。然则无声者为二脏之不相战耶？要之脑经感触，或左或右，随感而应，有何理想可测？附会五行生克，大是可嗤。所以，近有倡议废除五行之说者，皆此类穿凿太过，有以贻之口实，此诚吾国医学之一大蔽也。

第二十二节　早晨发搐

因潮热，寅、卯、辰时身体壮热，目上视，手足动摇，口内生热涎，项颈急，此肝旺，当补肾治肝也。补肾地黄丸，治肝泻青丸主之。

【笺正】此下四节，以发搐之时刻分属肝、心、肺、肾。以寅卯属木，巳午属火，申酉属金，戌亥属水而言，虽有是理,然不可泥,且未免穿凿附会之弊。惟就四条见症言之,前二条皆实火证,是为急惊,治宜清热泄火。后二条多虚寒证,近于慢惊,治当温补脾肾。仲阳所主数方,尚嫌泛而不切,且前二条皆痰热实证,六味地黄更不相宜,此是心肝二脏,气火有余,何可漫引本脏气虚,补母及子之例。

第二十三节　日午发搐

因潮热,巳、午、未时发搐,心神惊悸,目上视,白睛赤色,牙关紧,口内涎,手足动摇,此心旺也。当补肝治心,治心导赤散、凉惊丸,补肝地黄丸主之。

第二十四节　日晚发搐

因潮热,申、酉、戌时不甚搐而喘,目微斜视,身体似热,睡露睛,手足冷,大便淡黄水,是肺旺,当补脾治心肝。补脾益黄散,治肝泻青丸,治心导赤散主之。

【笺正】此以申、酉、戌三时发搐,附会肺旺为病,而所述见证多属虚寒。以无肝火实热,故不甚搐;以其倦怠无神,故目微斜视。曰身体似热者,虽似发热,而热亦不壮。睡中露睛者,脾肾两虚,无固摄之权也。手足冷者,真寒外露,行且发厥也。大便淡黄稀水,脾肾阳衰之泄利也。种种虚象,谓当补脾,而用益黄散之温涩是也。然与肺旺何涉?虚则补母,古有明训,又岂有肺旺而补其母之理?疑当作肺虚,盖传写之误。然泻青、导赤,皆非此条诸症所宜,孰谓仲阳而能为此颠顶之语,盖是书之为妄人窜改者,固已不少矣。

第二十五节　夜间发搐

因潮热,亥、子、丑时不甚搐,而卧不稳,身体温壮,目睛紧,斜视,喉中有痰,大便银褐色,乳食不消,多睡,不纳津液,当补脾治心。补脾益黄散,治心导赤散、凉惊丸主之。

【笺正】此条见证亦是虚寒慢惊,故宜温补之以益黄散。然宜于益黄者,必不宜于导赤散、凉惊丸。此何可牛骥同皂①,泾渭不分者乎?又不纳津液四字,亦不可解。

第二十六节　伤风后发搐

伤风后得之,口中气出热,呵欠顿闷,手足动摇,当发散,大青膏主之。小儿生本怯者,多此病也。

【笺正】小儿稚阴未充,伤风身热,颇有引动气火上升,发为惊搐者。此是伤风后之变证,非外风之能令抽搐。治法亦必以清热息风为主,若误认外风,再投升散,抱薪救火,为祸益烈,发散二字,大谬不然。且大青膏用天麻、青黛、竹黄等药,亦非发散之方,惟中有白附、乌蛇,性不纯粹,与证亦不甚合。钱谓小儿生本怯者多此病,可见外感而致发搐,本是元阴薄弱,不胜气火燔灼,致有上冲激脑之变。如其真阴不虚,自能涵阳者,必不致此。则病情源委,仲阳固知之甚明,又岂有虚症而可投发散者耶。

---

① 牛骥同皂:谓牛马同槽,不伦不类。骥,马名。皂,喂马或喂牛的饲槽。

第二十七节　伤食后发搐

伤食后得之，身体温，多唾多睡，或吐不思食而发搐，当先定搐，搐退，白饼子下之，后服安神丸。

【笺正】伤食而为发搐，亦由壅滞不通，气上不下，乃有此变。是宜先去其滞，则地道一通，气火自平，而脑神经可复。钱谓当先定搐，搐退而后可下，又不言定搐当用何法，未免先后倒置。须知既因食积而后致搐，则食不去即搐不可定。白饼子虽是猛剂，然本为实症而设，所服无多，亦不为峻。

第二十八节　百日内发搐

真者不过两三次必死，假者发频不为重。真者内生惊痫，假者外伤风冷。盖以血气未实，不能胜任，乃发搐也。欲知假者，口中气出热也。治之可发散，大青膏主之，及用涂囟浴体法。

【笺正】小儿惊搐，病理皆同，本不随年齿长幼为区别。而仲阳必以百日内发搐特立一条者，良由阴阳俱稚，脑力极薄，一经震撼，多不可支，其症较剧，其治较难。试观甫生一二月之婴孩，此患者必多不起，其故可思。钱谓血气未实，不能胜任，固已一言说尽，勘透真情。须知此症皆是内因，何有真假可分？仲阳乃以外伤风冷并论，终是未知脑神经为病，致有此疑是疑非，穿凿不切之说。要之惊搐一症，必无发散可愈之事，且大青膏亦非发散之药，而涂囟浴体二方，亦俱不合病情，未可妄试。

第二十九节　急　惊

因闻大声或大惊而发搐，发过则如故，此无阴也。当下之，利惊丸主之。

【笺正】急惊抽搐，其原因于肝火陡动，气血上冲，震扰脑经，猝生变动，良由气火俱盛，是以病发极暴，大声大惊，尚是借端。钱谓无阴，盖言其孤阳偏旺之意。在当时未知有神经为病，而能识是有阳无阴，正与《素问》所谓气上不下，血之与气，并走于上，则为大厥诸条彼此符合。可知至理自在人间，识见有真，说理固自不谬。钱谓当下，原是下行为顺，使其气火不冲，而惊搐可已，确为治此证之不二法门，是无上咒，是无等等咒。当下二字，学者不可粗心略过，须知顺气降火，开痰潜阳等药，无一非下字正义，亦不专指利惊丸中之牵牛一味。若必谓大黄、芒硝、牵牛、巴霜方是下剂，则笨伯矣。

小儿急惊者，本因热生于心，身热面赤引饮，口中气热，大小便黄赤，剧则搐也。盖热甚则风生，风属肝，此阳盛阴虚也，故利惊丸主之，以除其痰热。不可与巴豆及温药大下之，恐蓄虚热不消也。小儿热痰客于心胃，因闻声非常，则动而惊搐矣。若热极，虽不因闻声及惊亦自发搐。

【笺正】古人皆未知脑有神经，故仲阳只谓急惊热生于心。要之气火升腾，病情病理章章可据，仲阳固亦明知之。急惊兼证未有不现阳升之状，热盛风生，上激入脑，其势迅疾。阳盛阴虚四字，悬之国门，必不能增损一字。其证之多有痰涎蟠踞者，正以气火俱盛，挟其胸中固有之浊涎，随而上涌。须知痰是有形，而无形之气火尤为猛厉，一经攻下，则无形之气、有形之痰，顷刻下坠，无不捷效之理。惟是阳证，故谆谆以温下为大戒。仲阳又谓热极则不闻大声，不受惊恐，而亦自搐，正惟气火陡动，倏尔升腾，并无假乎外来之感触，颇能说明神经所以受激之理。认证极真，说理极确，真不愧儿科圣手。

第三十节　慢　惊

因病后，或吐泻，脾胃虚损，遍身冷，口鼻气出亦冷，手足时瘈疭，昏睡，睡露睛，此无阳也，栝蒌汤主之。

【笺正】急惊纯是实热，慢惊纯是虚寒。良由脾肾阴阳两衰，脱绝于下，而浊阴之气亦复上升，冲激及脑，而为抽搐。但其气已微，纵能激动，亦是无力，故抽掣搐搦之势必缓缓震动，毫不暴烈，此慢惊所以命名之义。钱谓因于病后或吐泻之后，脾肾阴阳皆已惫极，故慢惊兼证无一不露虚寒疲惫之形。所谓无阳者，实是阴阳两竭之候。故此证治法，非大温大补不能回黍谷之春，不仅温煦温和可以有效。此惟乾隆末年武进庄在田之《福幼编》，论证极精，用药最当。仲阳所主之栝蒌丸，则所谓大辂椎轮，古之模型不适今人之用。或谓慢惊既亦是气血之上冲脑经，则尚属浮阳，何以见症纯阴，而无一毫阳焰气象？且既属气血上升，何以投之温剂而亦能桴应？寿颐谓此是脾肾真阳已竭，阴寒之气上冲于脑，虽亦是神经为之震动，而彼为阳热上乘，此是阴气上激，见证显然，确有可据。病情实是天渊，而所以上冲扰脑之理则一。故知觉运动亦能陡然失其常度，或为抽搐瘈疭，或为角弓反张。慢惊见证颇似与急惊无别，但以牵掣形态之急遽急缓、有力无力为辨。而其他见证及色泽脉舌，更是绝然不同，盖与西学家之所谓脑贫血者相近。凡大人之内风

类中，闭者多属实热，脱者多属虚寒，病情极端相反，而其昏瞀无知，不遂不仁等症固皆无异，其理亦复如是。拙著《中风斠诠》已详言之矣。

凡急慢惊，阴阳异症，切宜辨而治之。急惊合凉泻，慢惊合温补，世间俗方多不分别，误小儿甚多。又小儿伤于风冷，病吐泻，医谓脾虚，以温补之，不已，复以凉药治之，又不已，谓之本伤风，医乱攻之。因脾气即虚，内不能散，外不能解，至十余日，其证多睡露睛。身温，风在脾胃，故大便不聚而为泻。当去脾间风，风退则利止，宣风散主之，后用使君子丸补其胃。亦有诸吐利久不瘥者，脾虚生风而成慢惊。

【笺正】急惊慢惊，一虚一实，一热一寒，相去天渊。今市肆通行幼科丸子，其市招辄曰治急慢惊风，则二症必无一可治，误人最厉。观仲阳辨症何等明白，而已有俗方不别之论，可知市尘恶习由来甚久，固不自近日始矣。小儿伤于风冷以下云云，是述当时俗医误治，以致变为慢惊之病因，但风在脾胃，大便为泻一说，尚是古人理想。风乃外淫，如果深入腑脏，必无独在一腑一脏之理。此误认惊风为外感之风，见其兼有脾虚之证，乃为是附会，实属古人之愚，无可为讳。究竟此之牵掣抽搐并非风动，况乎露睛泄泻，脾阳伤矣。宣风散中有槟榔、牵牛，胡可重虚其虚。此宜为仲阳纠正者，不可如涂涂附。总之，既有多睡露睛，大便泄泻等证，无不以温补脾肾为急。

第三十一节　五　痫

凡治五痫，皆随脏治之。每脏各有一兽，并五色丸治其病也。

【笺正】痫即是癫。《素问》谓之颠

疾。以气上不下，聚于顶颠，冲激脑经而然。古人命名，洞瞩病理，本极精当，字亦作瘨。《玉篇》：瘨，都贤切，狂也。又痫，小儿瘨病。《千金》引徐嗣伯《风眩论》谓痰热相感而动风，风火相乱则闷瞀，故谓之风眩。大人曰癫，小儿则为痫，其实则一云云。《巢氏病源》亦曰：十岁以上为癫，十岁以下为痫。是颠痫、颠狂之病，六朝以前未尝不知病在于脑。《千金方》有紫石散，治大人风引，小儿惊痫瘛疭，日数十发，医所不疗者，药用龙骨、牡蛎、滑石、石膏、寒水石、赤白石脂、紫石英，重以镇之，定其气血之上升，其法最古。《外台》则作崔氏紫石汤。此方即今本《金匮》附方之风引汤，龙牡之外，用石药六物，以治气上不下，极是对症。惟方中有干姜、桂枝二味，甚不可解。徐嗣伯亦谓此方治癫痫，万无不愈。可知近贤张伯龙以潜阳镇逆之法治内风类中，本有师承，非其独创奇僻。惜乎宋金以降，不复知癫痫即顶巅之巅，遂有五痫五兽分属五脏之说。观《病源》五癫尚不以五脏立论，《外台》癫痫门中亦无此说，则钱氏所谓五脏各有一兽云云，鄙俗之见，犹出唐人以后，但治以五色丸为主，朱砂、铅汞、雄黄、真珠为丸，又以金银汤下药，一派镇坠，下气压痰，颇合颠疾之义。《千金》疗风癫方亦用龙骨、龙齿、铁精，《古今录验》治五癫有铁精散、雄黄丸，无不同符合撰。二方皆见《外台》，其雄黄丸方，为铅丹、真珠、雄黄、水银、雌黄、丹砂，即是钱氏此书之五色丸，惟铅丹与铅为异。然《外台》于铅丹下注"熬成屑"三字，则铅丹本不须熬而后成屑者，可知《外台》"丹"字原属衍文，且于雌黄之下注云"一本无"，则其方实与钱氏并无小异。合而观之，知痫为脑神经病灼然无疑，又何必强以五脏五兽妄为分别，且治法既同，尤可见分脏论症，穿凿附会，可鄙可嗤，本无实在理由可说者也。

犬痫，反折上窜，犬叫，肝也。

羊痫，目瞪吐舌，羊叫，心也。

牛痫，目直视，腹满，牛叫，脾也。

鸡痫，惊跳反折，手纵，鸡叫，肺也。

猪痫，如尸，吐沫，猪叫，肾也。

五痫重者死，病后甚者亦死。

第三十二节　疮疹候

面燥，腮赤，目胞亦赤，呵欠，顿闷，乍凉乍热，咳嗽嚏喷，手足梢冷，夜卧惊悸，多睡，并疮疹证，此天行之病也。惟用温凉药治之，不可妄下及妄攻发，受风冷。

【笺正】疮即今之所谓痘，疹即今之所谓麻，吾吴谓之痧子，甬人谓之瘄子。此以天行之厉气而言，风温外袭，肺胃首当其冲。咳嗽喷嚏是肺病，面燥腮赤是胃热，呵欠亦肺胃病，目赤是肝脾热。手足梢冷者，指尖冷也。惊悸是心肝热，多睡是脾热。所谓用温凉药治之者，盖有虚寒症，只宜温养；有实热症，只宜清凉，不可投大辛热大苦寒之剂，极于一偏也。妄下则虚其里，每致内陷；妄发则虚其表，愈增毒焰，故仲阳悬为厉禁。不可受风冷者，痘疹皆以发泄为主，宜透达不宜遏抑。若风冷外束，发泄不透，变症蜂起，多致不治。三者之害，皆极危险。示以禁约，不独医者必当守此规矩，凡为父母者，亦不可不知。

五脏各有一证，肝脏水疱，肺脏脓疱，心脏斑，脾脏疹，归肾变黑。

【笺正】此分五脏，其证不甚可解，即其名亦颇庸俗。盖当时俗见，妄为分析，其义殊不可言。而近年种牛痘法盛行于时，最为简便，且无流弊。旧法种痘，几为广陵散。是以寿颐治医三十年，痘证极少经验，不敢谬加评骘，姑付阙疑，以俟能者。归肾变黑，则肾水涸而相火炽，有焦枯瘟陷之危，是宜大剂沃焦救焚，养水以滋阴液。

惟斑疹病后或发痫，余疮难发痫矣。木胜脾，木归心故也。若凉惊用凉惊丸，温惊用粉红丸。

【笺正】痘后阴伤，虚火上扰，痫之与惊，亦所时有。钱谓惟斑疹后发痫，亦所难详，木胜脾、木归心云云，比附五行，陈腐可鄙。而凉惊丸、粉红丸皆是清凉之剂，何以分治凉惊、温惊二症？尤所不解，盖传写者或有讹误矣。

小儿在胎十月，食五脏血秽，生下则其毒当出，故疮疹之状皆五脏之液，肝主泪，肺主涕，心主血，脾为裹血。其疮出有五名：肝为水疱，以泪出如水，其色青小；肺为脓疱，以涕稠浊，色白而大；心为斑，心主血，色赤而小，次于水疱；脾为疹，小次斑疮，其主里血，故赤色黄浅也。涕泪出多，故脓疱、水疱皆大。血营于内，所出不多，故斑疹皆小也。病疱者，涕泪俱少，譬胞中容水，水出则瘦故也。

【笺正】痘疮是先天热毒，谁曰不然。而乃曰在胎十月，食五脏血秽，庸愚之见，太觉可嗤。抑知儿未诞生，本无需食，何论其秽与不秽。五脏分证未必确当，且辞句又皆不甚了了，本无研究可言，是当存而不论。

始发潮热，三日以上，热运入皮肤，即发疮疹，而不甚多者，热留肤腠之间故也。潮热随脏出，如早食潮热不已，为水疱之类也。

【笺正】此节文义，亦不条畅，存而不论可也。

痘疹始出之时，五脏证见，惟肾无候，但见平证耳，尻凉、耳凉是也。尻、耳俱属于肾，其居北方，主冷也。若疮黑陷而耳尻反热者，为逆也。若用百祥丸、牛李膏各三服，不愈者，死病也。

【笺正】痘发之先，身必发热。耳凉尻凉，是肾不受热之征，庶为顺候。若痘疮黑陷，而耳尻皆热，则肾脏热炽，相火燔灼，故主以百祥丸之大戟一味，泻肾家相火实热。

凡疮疹，若出，辨视轻重，若一发便出尽者，必重也。疮夹疹者，半轻半重也。出稀者轻，外黑里赤者，微重也。外白里黑者，大重也。疮端里黑点如针孔者，势剧也。青干紫陷，昏睡，汗出不止，烦躁热渴，腹胀啼喘，大小便不通者，困也。凡疮疹当乳母慎口，不可令饥及受风冷，必归肾而变黑，难治也。

【笺正】痘证发热，而见点极速，多属极危极险之候。良由毒焰太盛，故发之暴，无不周身密布，泄尽真元，卒于不治。内外微红者，火焰尚微，故为轻证。外黑内赤者，外虽热炽，而根本之血液尚充，故为重症中之较轻症。外白内黑，则根本之血液已变，宁非危候。若黑点有如针孔，是为焦陷，毒势甚盛，而血液不继，不能外达，凶险何如？青干紫陷昏睡以下至二便不通等证，无非毒有余而阴津不足，无以化浆透达，尽是危候。此条辨证虽只寥寥数言，而虚实夷险，已为指示南针，树之正鹄，中道而立，能者从之，因端循绪，学者其亦可以举隅三反矣。外受风冷，何以必归肾变黑？盖痘疮本是胎中所郁之热毒，必以透泄为顺，闭塞为逆，如痘将发而外有风冷束之，则皮毛之气窒塞不通，痘毒又何从透达，势必愈遏而毒焰愈炽，所以变黑难治。下条所谓盛寒归肾变黑者，亦即此理。

有大热者，当利小便，有小热者，宜解毒。若黑紫干陷者，百祥丸下之；不黑者，慎勿下，更看时月轻重。大抵疮疹属阳，出则为顺。故春夏病为顺，秋冬病为逆，冬月肾旺，又盛寒，病多归肾变黑。又当辨春脓疱，夏黑陷，秋斑子，冬疹子，亦不顺也，虽重病，犹十活四五，黑者无问何时，十难救一，其候或寒战噤牙，或身黄肿紫，宜急以百祥丸下之。复恶寒不已，身冷出汗，耳尻反热者，死病也。何以然？肾气大旺，脾虚不能制故也。下后身热气温，欲饮水者可治，以脾土胜肾，寒去而温热也，治之宜解毒，不可妄下。妄下则内虚，多归于肾，若能食而痂头焦起，或未黑而喘实者，可下之。身热烦渴，腹满而喘，大小便涩，面赤闷乱，大吐。此当利小便，不瘥者，宣风散下之。若五七日痂不焦，是内发热，热气蒸于皮中，故疮不得焦痂也，宜宣风散导之，用生犀磨汁解之，使热不生，必着痂矣。

【笺正】大热在里，法宜泄导，仲阳惟恐误下里虚，致令内陷，故最谨慎。但内热而谓当利小便，则殊不然，淡渗利水，津液益耗，反以增其热壅，此仲阳之误会，未可盲从。疮疹属阳，总以开宣透发为顺，春夏气升，易于开泄，秋冬气降，易于凝闭，是以春夏为顺，秋冬为逆。其身冷而耳、尻反热者，正以腠理不开，而肾肝热壅，故多危候。钱谓肾旺而脾虚不能制，甚非真旨，须知耳尻发热，乃是肾家相火之旺，火既偏旺，真水受灼，肾阴已承其弊，而乃反谓之脾不能制，拘拘于五脏五行，惯说生克呆话，而不顾症情之实在，此宋金元明医家之大弊，仲阳盖亦未能免俗矣。

疮疹由内相胜也，惟斑疹能作搐，疹为脾所生，脾虚而肝旺乘之，木来胜土，热气相击，动于心神，心喜为热，神气不安，因搐成痫。斑子为心所生，心生热，

热则生风，风属于肝，二脏相搏，风火相争，故发搐也。治之当泻心肝、补其母，栝蒌汤主之。

【笺正】抽搐是神经为病。然谓其生热生风，风火相争，于理亦尚不谬，此虽附会五行胜负，子母相生，必不可拘泥不化，要知古人之学大率如此，尚不足为仲阳病也。

疮黑而忽泻便脓血，并痂皮者顺，水谷不消者逆，何以然？且疮黑属肾，脾气本强，或旧服补脾药，脾气得实，肾虽用事，脾可制之。今疮入腹为脓血，及连痂皮得出，是脾强肾退，即病出而安也。米谷及泻乳不化者，是脾虚不能制肾，故自泄也，此必难治。

【笺正】此之疮黑，以肾脏实热。而痘为之紫黑，是大实症，本当下之。非黑陷不可治之黑，故得泻便脓血。热有所泻，转逆为顺，痘自结痂。若泄泻而水谷不消，是其脾肾本虚，则痘疮之黑，非实热之黑，而为虚陷之黑。所以大腑不实，完谷不化，已是绝症，故谓之逆。本文所谓脾实制肾云云，附会五行生克，却非此中真理。又谓疮入腹为脓血，已极可笑，又曰及连痂皮得出，更不可解，岂传写有讹误，或妄人有窜入耶？米谷乳食不化，本属脾肾两惫之候，岂独脾虚，而谓不能制肾，亦觉所见太浅，仲阳或不至此。

第三十三节　伤风

昏睡，口中气热，呵欠，顿闷，当发散，与大青膏解。不散，有下证当下，大黄丸主之。大饮水不止而善食者，可微下，余不可下也。

【笺正】此言外感发热之症治。病见外因，疏而散之，本无不可，但钱氏大青膏方却无疏散之药，大不可解。岂方末有

薄荷水化服一句，已足尽发散之力耶。若言今人治法，则用桑叶、牛蒡、蒺藜、象贝、荆芥、薄荷等足矣。又言大饮水不止而善食者，可微下，余不可下。正以稚龄脏腑未充，不见内实确症，不宜轻用下药，可见仲阳立法之慎。

第三十四节　伤风手足冷

脾脏怯也，当和脾，后发散。和脾益黄散，发散大青膏主之。

【笺正】伤风本当身热，而反手足冷，是真阳之气不充。宜用补脾者，脾主四肢，四末独冷，则脾气虚馁可知。然此非发散之症，而大青膏又非发散之药，究竟何故而错误至此，真不可解。

第三十五节　伤风自利

脾脏虚怯也，当补脾，益黄散；发散，大青膏主之。未瘥，调中丸主之。有下证，大黄丸下之，下后服温惊丸。

【笺正】伤风原是外感，不当大便自利。若见利下，非脾土虚寒而何？钱氏益黄散中有丁香、诃子，本为温涩之法，是脾虚滑利之主剂。调中即仲景之理中，温补脾脏，视益黄散之不用参术者，固是进一步治法，又谓有下症者用下法，则既自利矣，中气必虚，何以复有可下之症，殊与上文不能自贯。近人论温病，有热结旁流一候，虽下清水，而肠有燥屎，不能自下，当用下法。小儿伤风，说不到有此一症，则仲阳之意，决非热结旁流可知。且温惊丸中有胆星、竹黄、龙脑，亦非下后必用之法。大青膏总是文不对题，而有下症以后十四字，又必大有错误，必不能与上文联属，并作一条。

第三十六节　伤风腹胀

脾脏虚也，当补脾，必不喘，后发散，仍补脾也。去胀，塌气丸主之；发散，大青膏主之。

【笺正】小儿腹胀，最多食滞不化。疳积腹膨，未必皆是虚寒。凡胀之虚实寒热，当以所见症状辨之，不能只言腹胀二字，笼统论治，乃谓尽属脾虚，必当补脾，殊觉未确。塌气丸胡椒为君，可以治虚寒，若是疳积，则属实热，万不可用。此条辨症，大是颠顶，当非仲阳手笔。

第三十七节　伤风兼脏

兼心则惊悸。

【笺正】郁热太盛，气上冲脑，扰其神经，则为惊悸。此不可认为心脏病，仅与清心，必无效果。

兼肺则闷乱，喘息喝气，长出气嗽。

【笺正】风邪外感，肺必首当其冲。以肺司呼吸，风寒风热，皆是口鼻吸入之气，故必先受其病。且肺主皮毛，外感在表，皮毛受感，亦内通于肺，故伤风多见肺病。此虽不独小儿为然，但小儿生长未充，肺尤娇弱，故感邪更为易易。

兼肾则畏明。

【笺正】此肾气不足之症，说已见前。

各随补母，脏虚见故也。

【笺正】仲阳意中，盖谓上之三条皆是脏虚见症，宜随症以补其母气。寿颐则谓惊悸补肝，已不甚妥。若肺病一条多是实症，更不可补脾。惟畏明一条确是肾虚，然宜补肾阴。若曰补肾母之肺，其能免隔靴搔痒之讥乎。此书每拘泥子母相生，虚则补母，实则泻子之通套话头，陈陈相因，令人欲呕，可谓食古不化。

第三十八节　伤风下后余热

以药下之太过，胃中虚热，饮水无力也。当生胃中津液，多服白术散。

【笺正】既下之后，胃津伤矣。虽有余热，亦是虚热，不宜过投凉剂。钱氏七味白术散，扶脾胃而生津液，合芳香之气以振动之，最是平补中州之良剂。小儿阴阳俱弱，以此安和中气，而鼓舞其清阳，居中而驭四旁，大有六辔在手，一尘不惊之态，此仲阳方之上乘禅也。

第三十九节　伤寒疮疹同异

伤寒，男，体重，面黄。女，面赤喘急，憎寒。各口中气热，呵欠，顿闷，项急也。疮疹则腮赤，燥，多喷嚏，悸动，昏倦，四肢冷也。伤寒当发散之。治疮疹，行温平之功，有大热者解毒。余见前说。

【笺正】伤寒发热，痘疹亦发热，外形相似，故特辨其同异，以为临证之正鹄。伤寒之热，自表而入，故面色纯赤，是为阳明经热之证。痘疹之热，自里而出，故两颧独赤，是为肾家内热之征。伤寒是寒邪外束，故肺气闭塞而喘急。痘疹是胎热外泄，故肺气冲动而喷嚏。即此已可辨明外因内因之大纲，则发热同，而所以发热之原，大有不同，庶几泾渭皎然，可无混淆误治之蔽。但所谓伤寒男则面黄，女则面赤，殊不甚确，其理亦所未详，不可强解。又所谓行温平之功一句，亦不了了，疑有误字。

第四十节　初生三日内吐泻壮热

不思乳食，大便乳食不消，或白色，是伤食，当下之，后和胃。下用白饼子，和胃用益黄散主之。

【笺正】不食而大便乳食不消，且便色白，明是中虚无消化之权。虽是伤食，必不宜于下法。且初生三日之内，胎中之热方炽，大便恒黑秽稠黏。吾乡习惯，必用清热通腑药汁少少饲之，使黑粪解尽，见黄色为度，不当有大便色白之虚寒症。况乎初生之始，饮乳无多，何遽伤食，未免大有可疑。寿颐意三日之内，胎热未泄，卜之以解其胎毒本是正理，既下而即顾其脾胃，不令大伤，于法亦合。恐上半节或有传讹，当付阙疑。

第四十一节　初生三日以上至十日吐泻身温凉

不思乳食，大便青白色，乳食不消，此上实下虚也。更有兼见证：肺，睡露睛，喘气；心，惊悸，饮水；脾，困倦，饶睡；肝，呵欠，顿闷；肾，不语，畏明。当泻。见儿兼脏，补脾益黄散主之。此二证多病于秋夏也。

【笺正】既生三日以上至十日，而上吐下泻，其身或温或凉，所泻之色或青或白，乳不能消，脾胃虚寒，无以司化物之功，补脾宜也。若更兼五脏虚证，似更当兼补其所见之虚。不能仅以益黄一方作为统治。则末段或尚有阙文，且当泻见儿兼脏六字亦不可解，盖是书之脱佚讹误，亦已多矣。

第四十二节　初生下吐

初生下，拭掠儿口中秽恶不尽，咽入喉中故吐之，木瓜丸主之。凡初生，急须拭掠口中令净。若啼声一发，则咽下，多生诸病。

【笺正】儿在胞中，先天蕴热，故口中所含者秽垢。初生之时啼声未出，拭而去之，弗令入腹，必少胎毒诸症。木瓜丸，周本无之，澄之据聚珍本附入，木瓜之"瓜"字，周刻本作"苽"，乃《说文》之所谓彫胡，非此物，兹从武英殿聚珍版本。

第四十三节　伤风吐泻身温

乍凉乍热，睡多，气粗，大便黄白色，呕吐，乳食不消，时咳嗽，更有五脏兼见证，当煎入脏君臣药化大青膏，后服益黄散。如先曾下，或无下证，慎不可下也。此乃脾肺受寒，不能入食也。

【笺正】外伤风寒，而大便黄白，吐乳不消，脾胃虚寒可知，故宜益黄散。既已上吐下泻，必无更下之理。仲阳谆谆以慎不可下为戒，盖恐误认伤食而更授消克也。

第四十四节　伤风吐泻身热

多睡，能食乳，饮水不止，吐痰，大便黄水，此为胃虚热渴吐泻也。当生胃中津液，以止其渴，止后用发散药。止渴多服白术散，发散大青膏主之。

【笺正】热甚而渴，津液耗矣。况吐泻之后，脾胃必伤，嗜卧亦脾阳不振，七味白术散最合。

第四十五节　伤风吐泻身凉

吐沫，泻青白色，闷乱，不渴，哽气，长出气，睡露睛，此伤风荏苒轻怯，因成吐泻。当补脾，后发散。补脾益黄散，发散大青膏主之，此二证多病于春冬也。

【笺正】身凉不热，上则吐沫，下则泄利青白，纯是虚寒见症。况有不渴气哽，睡则露睛之虚证可据耶。补脾是矣，大青膏终不可解。

第四十六节　风温潮热壮热相似

潮热者，时间发热，过时即退，来日依时发热，此欲发惊也。壮热者，一向热而不已，甚至发惊痫也。风热者，身热而口中气热，有风证。温壮者，但温而不热也。

【笺正】稚龄真阴未充，其阳偏旺，热甚则气火升浮于上，故多发惊痫。末一句无谓。

第四十七节　肾怯失音相似

病吐泻及大病后，虽有声而不能言，又能咽药，此非失音，为肾怯，不能上接于阳故也。当补肾，地黄丸主之。失音乃猝病耳。

【笺正】此脾肾大虚而不能言，乃正气之馁，非音瘖之不能出声，故宜补肾，然是大虚证，河间地黄饮子庶几近之。仲阳只有六味，终未免病重药轻。至赵养葵而直以六味统治百病，虽极为可笑，然不可谓非此集之开其先路，孔子恶作俑者，正为此耳。

第四十八节　黄相似

身、皮、目皆黄者，黄病也。身痛，膊背强，大小便涩，一身尽黄，面目指爪皆黄，小便如屋尘色，看物皆黄，渴者难治，此黄疸也。二证多病于大病后。别有一证，不因病后，身微黄者，胃热也，大人亦同。又有面黄，腹大，食土，渴者，脾疳也。又有自生而身黄者，胎疸也。古书云：诸疸皆热，色深黄者是也，若淡黄兼白者，胃怯、胃不和也。

【笺正】此以黄病、黄疸分为二候，不甚可解，且亦未尝分得明白。渴者难治，以黄是湿热，湿滞脾胃，不当渴饮。且治黄必利小便，而后湿有所泄。如其渴饮，则不能再为利水，以重伤其液，故曰难治。然黄病多起于暴，是为实热，而乃曰多起于大病后，则指虚黄而言。然非凡病黄者皆是虚证，岂仲阳专以脾虚气陷，面色萎黄者言之耶。然萎黄之黄与湿热之黄，一虚一实，证治绝不相同，此岂可浑浑言之，本节殊未了了。其胃热一层，则即湿热黄疸之实证，胀大之疳，则正虚而邪实也。其淡黄兼白一层，则即萎黄之虚证。此节诸黄，或虚或实，各各有别。仲阳之言，太嫌含混，未为尽善。

第四十九节　夏秋吐泻

五月十五日以后吐泻，身壮热，此热也。小儿脏腑十分中九分热也，或因伤热乳食，吐乳不消，泻深黄色，玉露散主之。

六月十五日以后吐泻，身温，似热，脏腑六分热，四分冷也。吐呕，乳食不消，泻黄白色，似渴，或食乳，或不食乳。食前少服益黄散，食后多服玉露散。

七月七日以后吐泻，身温凉，三分热七分冷也。不能食乳，多似睡，闷乱，哽气，长出气，睡露睛，唇白多哕，欲大便，不渴。食前多服益黄散，食后少服玉露散。

八月十五日以后吐泻，身冷，无阳也。不能食乳，干哕，泻青褐水。当补脾，益黄散主之，不可下。

【笺正】此四节，据时令以定吐泻之或寒或热，太嫌呆板，不可为训。凡病皆当以见症分别寒热虚实，断无执时节以论治之理。而所谓几分热几分冷，尤其胶柱鼓瑟，必非确论。

第五十节　吐　乳

吐乳，泻黄，伤热乳也。吐乳，泻青，伤冷乳也，皆当下。

【笺正】泻黄或有实热症，青泻则有虚有实，是当以其余之见症分别论治，概谓当下，必不尽然。伤热伤冷之分，亦嫌凿足适履。

第五十一节　虚　羸

脾胃不和，不能食乳，致肌瘦。亦因大病或吐泻后，脾胃尚弱，不能传化谷气也。有冷者，时时下利，唇口青白；有热者，温壮身热，肌肉微黄，此冷热虚羸也。冷者木香丸主之，夏月不可服，如有证则少服之。热者胡黄连丸主之，冬月不可服，如有证则少服之。

【笺正】虚寒虚热，分证甚明，而归源于脾胃为病，实是确论。但木香丸、胡黄连丸二方，皆治疳积腹大，非虚羸主药。岂仲阳意中之所谓虚羸，专以疳积一证言之耶。则此节殊未说明，且木香丸亦非能治冷症，更不可解。此恐传抄失真，读者不可不辨真味。

第五十二节 咳 嗽

夫嗽者，肺感微寒，八九月间，肺气大旺，病嗽者，其病必实，非久病也。其证面赤痰盛身热，法当以葶苈丸下之。若久者，不可下也。十一月、十二月嗽者，乃伤风嗽也，风从背脊第三椎肺俞穴入也，当以麻黄汤汗之。有热证，面赤，饮水，涎热，咽喉不利者，宜兼甘桔汤治之。若五七月间，其证身热，痰盛，唾黏者，以扁银丸下之。有肺盛者，咳而后喘，面肿，欲饮水，有不饮水者，其身即热，以泻白散泻之。若伤风咳嗽五七日，无热证而但嗽者，亦葶苈丸下之，后用化痰药。有肺虚者，咳而哽气，时时长出气，喉中有声，此久病也，以阿胶散补之。痰盛者，先实脾，后以扁银丸微下之，涎退即补肺，补肺如上法。有嗽而吐水，或青绿水者，以百祥丸下之。有嗽而吐痰涎乳食者，以白饼子下之。有嗽而咯脓血者，乃肺热，食后服甘桔汤。久嗽者，肺亡津液，阿胶散补之。咳而痰实，不甚喘，而面赤，时饮水者，可扁银丸下之。治嗽大法，盛即下之，久即补之，更量虚实，以意增损。

【笺正】咳嗽一症，病因最多，必谓随时令为迁移，殊是不确。然论肺实证，谓面赤，痰盛，身热，又谓非久病，则叙述见症，确切无疑，故宜葶苈丸。冬月伤风之咳，肺气必闭，故宜麻黄开肺气而发皮毛。其余分别虚实，所主药方，颇为简当。但甘桔汤主治咽喉不利，尚是拘泥古方。须知痰窒忌甘，则桔梗虽能泄降，犹嫌力薄，此必以开泄壅塞为第一义。所谓肺盛咳喘面肿，即肺实闭塞，气壅使然，宜量度风寒风热，分别用药。泻白散只可以治热壅，如是寒饮肺闭，误与桑皮、地骨，沉降遏抑，则落井下石之祸也。今之俗医，类多此误，且不独桑皮不可妄用，即桑叶亦禀秋冬降气，寒邪作咳，亦当知戒，况其面目浮肿，肺气极闭者乎？喉中痰声，大有实证，岂可不辨，概用阿胶？

第五十三节 诸 疳

疳在内，目肿，腹胀，利色无常，或沫青白，渐瘦弱，此冷证也。

【笺正】小儿之疳，即大人之虚劳。五脏虚证，皆谓之疳，故有五疳之称，然惟脾胃病最多。则幼孩嗜食，往往过度，能容而不能化，驯致腹胀如蛛，消瘦骨立，多由父母溺爱，唯求其能食之祸。此节以虚寒言之，胀而利下，色青或白，或只有白沫，纯是脾阳失司之候。治宜理中，甚者必加附子，而辅以消积行气之药，庶为近之。

疳在外，鼻下赤烂，鼻头上有疮，不着痂，渐绕耳生疮。治鼻疮烂，兰香散；诸疮，白粉散主之。

【笺正】此则疳之发于外者，良由肺胃热炽，故疮发于鼻头鼻下。其绕耳生疮者，多在耳后折缝间，后世谓之璇耳疮。属少阳经之热，痛痒流水，最为难愈，宜内清少阳之火，外敷止痒收湿之药。此虽外症，然皆由诸经蕴热而生。兰香散、白粉散俱用轻粉，止痒杀虫，诚是外科之佳方。然精于疡科者，则别有灵验药粉。拙编《疡科纲要》下卷可参观也。

肝疳，白膜遮睛，当补肝，地黄丸主之。

【笺正】此肝肾阴虚而虚火上炎，内服药物固宜滋养肝肾真阴，而兼之以化瘀退翳，且须外用消翳点药。但病已顽痼，极不易效，而乃以六味地黄作为通用品，则竟同于赵养葵之谫陋，孰谓仲阳而至于此。

心疳，面黄颊赤，身壮热，当补心，安神丸主之。

【笺正】此火盛之症，故谓之心病。安神丸清润泄火，导热下行，虽曰补心，实是泻热之剂。

脾疳，体黄腹大，食泥土，当补脾，益黄散主之。

【笺正】腹大而嗜食泥土，是为癖积，且有虫也。法当扶脾健运，消积杀虫。益黄散温中行气，不可谓此症主剂。今西药有山道年，专攻虫积，为效颇捷。市肆中盛行疳积糖，即山道年和糖所制。国产药品则使君子、雷丸、鹤虱等物，杀虫皆验。而仲景之乌梅丸，苦辛合剂，真良法也。

肾疳，极瘦，身有疮疥，当补肾，地黄丸主之。

【笺正】此节太嫌浮泛，不可为训。

筋疳，泻血而瘦，当补肝，地黄丸主之。

【笺正】筋属肝，故曰当补肝。然泻血之病源殊不一致，自当求其病因而治之。六味地黄胡可统治各种泻血之症，庸陋之尤，何以仲阳竟至于此？

肺疳，气喘，口鼻生疮，当补脾，益黄散主之。

【笺正】此肺热之症，气喘固亦有肺火闭塞之一候，口鼻生疮，法宜清泄肺胃。益黄散乃温运脾虚之药，治此症甚非所宜，此盖狃①于脾为肺母，以为补土生金之计，拘拘于虚则补其母之套语，而不顾病情之虚实寒热，仲阳何竟愦愦若是耶？

骨疳，喜卧冷地，当补肾，地黄丸主之。

【笺正】此骨蒸内热之候，故喜冷地，补肾是也。然必滋填肝肾真阴，大剂

频投，或可有效，六味地黄泛而不切，何能胜此重任？似此语气，庸劣鄙陋，可笑孰甚。

诸疳，皆依本脏补其母，及与治疳药。冷则木香丸，热则胡黄连丸主之。

【笺正】五脏分主五疳，虽是有理，然其实已不免于附会。若谓各依本脏补其母，浮泛肤浅，空套话头，奚能取效。胡黄连丸虽可治实热症，而木香丸中有槟榔、千金子，又岂可以治寒症？似此谫陋简略，徒授庸医粗疏恶习，仲阳号为儿科圣手，不当浑浑至此。

疳皆脾胃病，亡津液之所作也，因大病或吐泻后，以药吐下，致脾胃虚弱，亡津液。且小儿病疳，皆愚医之所坏病。假如潮热，是　脏虚、　脏实，而内发虚热也，法当补母而泻本脏则愈。假令日中发潮热，是心虚热也。肝为心母，则宜先补肝，肝实而后泻心，心得母气，则内平而潮热愈也。医见潮热，妄谓其实，乃以大黄、牙硝辈诸冷药利之，利既多矣，不能禁约，而津液内亡，即成疳也。又有病癖，其疾发作，寒热饮水，胁下有形硬痛。治癖之法，当渐消磨，医反以巴豆、硇砂辈下之，小儿易虚易实，下之既过，胃中津液耗损，渐令疳瘦。

【笺正】此谓疳皆脾胃之病，由伤津液而来，最是真谛。盖五疳形证，虽似分途，而其致病之源，只有两道：一为食物太杂，不能消化，积滞多而生内热，则形日癯而腹日涨；一为攻伐太过，脾阴日伤，津液耗而生内热，则气不运而腹自膨。虽一虚一实，其源不同，而在腹胀肉脱之时则实者亦虚，其症乃同归于一致，岂非皆由脾胃而来。仲阳虽只言误下而不及伤食一层，究竟伤食成疳，亦是阴竭阳

————————

① 狃（niǔ）：因袭，拘泥。

亢，津液耗伤之候。仲阳此论探源头于星宿之海，提纲挈领，较之上文以五脏筋骨分条，凭见证而不详病源者，大有泾渭之别。或谓误下多利，脾肾虚寒，当为慢惊之虚证，不当为腹膨之实证。寿颐则谓误下之变，亦有两端，过下而亡其脾肾之阳，则阴霾上凌，汩没太空，是为虚寒之慢惊。过下而亡其脾胃之阴，则孤阳独亢，消烁津血，是为虚热之疳积。故治疳者，虽不可不化其积滞，而养胃存津尤为必要。惟所论潮热，泛言一脏虚一脏实，当补母而泻本脏云云，则又是空泛之套话，不可为训。

又有病伤寒五六日，间有下证，以冷药下之太过，致脾胃津液少，即使引饮不止而生热也。热气内耗，肌肉外消，他邪相干，证变诸端，因亦成疳。

又有吐泻久病，或医妄下之，其虚益甚，津液燥损，亦能成疳。

【笺正】此二节申言误下所以成疳之故。盖其初纵有当下之之症，而攻伐太过，阴虚血燥，脾胃无健运之权，即是所以成疳之实在病理。

又有肥疳，即脾疳也，身瘦黄，皮干而有疮疥。其候不一，种种异端，今略举纲纪。目涩或生白膜，唇赤，身黄干或黑，喜卧冷地，或食泥土，身有疮疥，泻青白黄沫水，利色变易，腹满，身、耳、鼻皆有疮，发鬓作穗，头大项细，极瘦，饮水，皆其证也。

【笺正】此节言肥疳，似以实症立论。然至于泻出青白黄沫，已是虚候。盖疳积已成，终是脾肾皆虚，下节肥热冷瘦之名，不过以初病、久病稍为区别，非初病果皆大实证也。

大抵疳病当辨冷热肥瘦，其初病者为肥热疳，久病者为瘦冷疳。冷者木香丸，热者黄连丸主之。冷热之疳，尤宜如圣

丸，故小儿之脏腑柔弱，不可痛击，大下必亡津液而成疳。凡有可下，量大小虚实而下之，则不至为疳也。初病津液少者，当生胃中津液，白术散主之。惟多则妙，余见下。

【笺正】此节特出白术散一方，养胃生津液，鼓舞中州清阳之气，而不升提以摇动肾肝。脾胃家之良方，当在东垣之上，多服为佳。明人缪仲醇之资生丸子，实即脱胎于此。

第五十四节　胃气不和

面㿠白，无精光，口中气冷，不思食，吐水，当补脾，益黄散主之。

【笺正】此亦脾胃虚寒之症，益黄散是也。异功散、六君子、理中，皆可服。

第五十五节　胃冷虚

面㿠白，色弱，腹痛不思食，当补脾，益黄散主之。若下利者，调中丸主之。

【笺正】此比上条多腹痛一症，已宜温中，况更利下乎？钱氏之调中丸，即理中也。

第五十六节　积　痛

口中气温，面黄白，目无精光，或白睛多，及多睡，畏食，或大便酸臭者，当磨积，宜消积丸，甚者当白饼子下之，后和胃。

【笺正】此是食积，因滞生热，腹膨腹痛，口气温者，胃中蕴热之证。面黄白者，脾气不运，色无华采也。脾乏健运，则大气不司旋转，故为倦怠嗜卧。伤食，故必恶食；积滞不去，故大便酸臭，此皆

伤食大实之确证，故宜攻下。仲阳此书，固时时以妄攻误下为禁约者，惟恐稚龄质薄，剥削元阴，然果是实症，亦必无养痈贻害之理。此条叙证，何等明白，果能从此明辨笃行，慎思审问，亦安有虚虚实实之虑。

第五十七节　虫痛<small>虚实腹痛附</small>

面㿠白，心腹痛，口中沫及清水出，发痛有时，安虫散主之。小儿本怯者多此病。

【笺正】积滞之痛，痛在肠胃，故只有腹痛，无心痛。虫则时上时下，可以上膈而入胃之上脘，故有时腹痛，有时心口亦痛。口有白沫及清水者，皆蛔上逆行，故涎沫随之而时时泛溢，此皆虫动之确证。不杀其虫，则痛何由定。安虫散固是杀虫主剂，而方名曰安不曰杀者，古人心理每谓虫是腹中恒有之物，似乎伏则不能为害，惟动则为病，故宜安而不宜杀。须知湿热生虫，无病之人本不有此。读新学家剖解生理之书，不言常人无病之时必皆有虫，果其有之，则蕴湿积热所致，岂非物必先腐而后虫生之理，则杀之惟恐不逮，何必曰安？此是古人理想之谬，所当为之纠正者也。

积痛、食痛、虚痛，大同小异，惟虫痛者，当口淡而沫自出，治之随其证。

【笺正】此又言虫痛与其他食积中虚诸痛之不同处，惟以有沫无沫为辨，此是辨症之第一要诀。后人又有以口内上腭有白点，及上下唇内牙龈等处生白点者为有虫之确证。寿颐常验之于三十年阅历，则有点者果皆有虫，而有虫者则未必皆有点，知上腭唇内之有点者，其病较深。此又仲阳后之新发明者，亦可为博闻强识之一助也。

第五十八节　虫与痫相似

小儿本怯，故胃虚冷，则虫动而心痛，与痫相似，但目不斜手不搐也。安虫散主之。

【笺正】虫动则痛，痛则小儿无不大叫者，不动则不痛而儿亦安。忽作忽止，而是儿之时动时静，反复无常，正与痫症之猝暴发作、狂叫无端者，同此一辙，故曰相似。惟虫必因肠胃湿热而生，仲阳反谓之胃虚冷，殊不甚确。但吐蛔之症，固亦有因于胃气虚寒者，则虫生已久，脾胃之运化无权，驯致中阳不振，体倦乏力，面色萎黄，无气以动。乌梅丸为治蛔第一良方，辛温助阳，确是为虚冷者立法，是吐蛔病中之一种。非凡是虫病，皆属虚冷，此乃仲阳立说之失检，举其一而遗其一。学者必须随证辨别，审定病源，不可执此一端，食古不化。

第五十九节　气不和

口频撮，当调气，益黄散主之。

【笺正】脾主唇口，脾气虚寒则唇紧，故口为之撮。此节气字，以脾气而言。药主益黄，其旨可见，非泛泛然气血之气也。

第六十节　食不消

脾胃冷，故不能消化，当补脾，益黄散主之。

【笺正】此脾胃阳虚，不能化物，必有泄泻完谷之症，故宜益黄散。

第六十一节　腹中有癖

不食但饮乳是也，当渐用白饼子下之。

【笺正】此节辨症太嫌浑漠，不可为训。

小儿病癖，由乳食不消，伏在腹中，乍凉乍热，饮水，或喘嗽，与潮热相类，不早治必成疳。以其有癖，则令儿不食，致脾胃虚而热发，故引饮。水过多，即荡涤肠胃，亡失津液，脾胃不能传化水谷，其脉沉细，益不食。脾胃虚衰，四肢不举，诸邪遂生，鲜不瘦而成疳矣。余见疳门。

【笺正】癖即积也。古字当作"辟"，本是借用襞积之义，以其病名，后人乃制"癖"字。惟有食积，不能消化，故身有热而肌肉消癯，即是疳症。寿颐又按："辟积"二字《素问》屡见，可知古人只用"辟"字。《后汉书·张衡传》注：襞积，衣，褶也。朱骏声《说文通训定声》谓：襞，布帛之广而折叠之。苏俗所谓打裥①，此借"辟"作"襞"，乃有积义。

第六十二节　虚实腹胀 肿附

腹胀由脾胃虚气攻作也。实者闷乱满喘，可下之，用紫霜丸、白饼子。不喘者虚也②不可下。若误下，则脾气虚上附肺而行，肺与脾子母皆虚。肺主目胞③、腮之类，脾主四肢，母气虚甚，即目胞、腮肿也。色黄者，属脾也，治之用塌气丸渐消之。未愈渐加丸数，不可以丁香、木香、橘皮、豆蔻大温散药治之。何以然？脾虚气未出，腹胀而不喘，可以散药治之，使上下分消其气，则愈也。若虚气已出，附肺而行，即脾胃内弱，每生虚气，入于四

肢面目矣。小儿易为虚实，脾虚不受寒温，服寒则生冷，服温则生热。当识此，勿误也。胃久虚热，多生疳病，或引饮不止，脾虚不胜肾，随肺之气上行于四肢，若水状。肾气浸浮于肺，即大喘也，此当服塌气丸。病愈后，面未红者，虚衰未复故也。

治腹胀者，譬如行兵，战寇于林，寇未出林，以兵攻之，必可获；寇若出林，不可急攻，攻必有失，当以意渐收之，即顺也。

【笺正】此节言胀肿仅在腹，属于脾家一脏为病，尚是实症，可用攻下，亦可用行气疏散之药，运行气滞，专治其胀。若至四肢面目俱肿，则已由脾及肺，土不生金，不复可投温燥疏散之法。盖初病在脾，只是大气窒滞不行，授以疏通，则滞者行而胀自已。迨至肢体面目浮肿，则病情四窜，本已散之四方，而仍用香燥泄气，宁不使散者益散，助桀为虐，故谓之虚。似此分虚实二症，虽似创解，却有至理。次节以寇在林中为喻，其初贼聚林中，可以兜剿，继而蔓延四散，则不可攻，取譬亦颇切当。而归束于收摄一法，则本属大气涣散，自当主以摄纳。古谓白芍、萸肉能收肝、脾、肾三脏涣漫之阴气者，正是仲阳不言之秘，最是治虚胀之不二法门。惟开手谓喘者为实，不喘为虚，则殊不尽然。盖胀而兼喘一症，已自有虚实两途，病情可辨。其脾气壅塞，上凌及肺，因而为喘者，则是实症，可以开泄决壅，以导其滞。亦有肾虚不纳，气逆冲

---

① 裥（jiǎn）：衣裙上的褶子。

② 虚也：此2字原无，据上卫本、丛书本改。

③ 目胞：上下眼皮。《医宗金鉴·刺灸心法要诀·周身名位骨度》"目胞"注："目胞者，一名目窠，一名目裹，即上下两目外卫之胞也。"

肺，因而为喘者，亦是虚证，法当镇坠摄纳，以定其冲，是虚证中固有气短喘息者在。仲阳此论得毋尚有误会。

治虚腹胀，先服塌气丸，不愈，腹中有食积结粪，小便黄，时微喘。脉伏而实，时饮水，能食者，可下之。盖脾初虚而后结有积，所治宜先补脾，后下之，下后又补脾，即愈也，补肺恐生虚喘。

【笺正】此又言腹胀一证，亦有先虚而后实者。盖本以气虚不运，而为膜胀，继则渐有积食，而虚者亦成实证。此必先顾其虚，以培根本，继导其滞，以治病标。迨至实滞既通，而复固护本元，以为善后久长之计，斯为本末兼到，至当不易之良图。

第六十三节　喜汗

厚衣卧而额汗出也，止汗散主之。

【笺正】此阳盛之汗。六阳会于头面，其气上行，故汗只在额。止汗散惟蒲灰一味，取其生长泽中，清芬之气可以泄热，而烧灰服之，欲其引热下泄。寿颐谓此是实火上炎为病，亦可用当归六黄汤苦寒泄降，借黄芪走表之力，使苦药达于表分，而阳自潜，则汗自止。与阴虚内热，疏泄太过之汗出大异，不可不明辨而慎思之。

第六十四节　盗汗

睡而自汗出，肌肉虚也，止汗散主之。遍身汗，香瓜丸主之。

【笺正】盗汗未必皆是虚证，阳热太旺者亦有之。止汗散、香瓜丸皆非治虚火之药，而本条乃谓之肌肉虚，则与所用之药不能针对矣。此条尚有语病。

第六十五节　夜啼

脾脏冷而痛也，当与温中药，及以法禳之，花火膏主之。

【笺正】小儿夜不成寐而多啼哭，阴虚内热者居多。花火膏用一味灯花，是专以清泄降热为义，而仲阳乃谓冷痛，已不尽然，又谓以法禳解，则古人神道设教之意，又非医者分内之事。如以此定为治病大法，能不令通人齿冷。

第六十六节　惊啼

邪热乘心也，当安心，安神丸主之。

【笺正】此是稚阴未充，虚阳上乘，胆气馁怯之证。宜清火泄降，镇定宁神，或参滋阴潜阳，柔肝胆而摄纳之。此即惊痫之初步，如病进一层，则脑神经即承其弊矣。

第六十七节　弄舌

脾脏微热，令舌络微紧，时时舒舌，治之勿用冷药及下之，当少与泻黄散渐服之。亦或饮水。医疑为热，必冷药下之者，非也。饮水者，脾胃虚，津液少也。又加面黄肌瘦，五心烦热，即为疳瘦，宜胡黄连丸辈。大病未已，弄舌者，凶。

【笺正】舌乃心之苗。弄舌者，以心火太亢，故时时伸舌于外，以宣其气，治宜用清心之药。仲阳谓是脾热者，以足太阴之脉连舌本，散舌下故也。方用泻黄、栀子、石膏，皆清宣泄火之品，未尝不可，但防风必非所宜。治当以化痰顺降为主，诚不宜过于寒凉者。

第六十八节 丹 瘤

热毒气客于腠理。搏于血气，发于外，皮上赤如丹。当以白玉散涂之。

【笺正】此是发疹，皮色红晕，如朵朵赤霞，有色无形，望之鲜红，扪之无迹，热在肌腠，只须清血，为效甚捷。惟初生幼孩，血热壅滞发丹，则扪之有痕，如鸡冠花朵，皮肤板滞，而能游走，苏俗谓之游丹，初则发于股上臀间，亦有上延腹背者。俗人治法恒以针挑刺，去其毒血，亦能自已。甚者血色紫黑，不泄不可，延窜及胸，即为不治，死者亦夥。寿颐用芭苴①根捣汁，涂其红晕，亦能消散；内服清热通腑之药，大便畅解，其病自已。症属热壅，即此可征。钱用白玉散外涂，亦是寒凉清热之法。惟谓是丹瘤，则瘤之一字，殊不可解，或传写有讹误耶。寿颐闻之朱阆仙师曰：小儿游丹，多因初生之时，吴俗即时洗濯，而儿在母腹，何等温暖，乍出母怀，即入水浴，水气逼其肌肤之热，壅遏不行，乃生此患，故宜针刺出血以决其壅。师门家法，堕地幼孩，皆不入浴，须过三朝然后洗濯，皆无此患。寿颐生孩四五，用俗例洗濯，亦皆患此，但不甚重，用芭蕉根汁调清凉敷药，皆能桴应。惟第三女生于腊月，天气极冷，乃不入浴，而竟无此恙。则师说亦自可征，附志于此，以助博闻。

第六十九节 解 颅

年大而囟不合，肾气不成也，长必少笑，更有目白睛多，㿠白色瘦者，多愁少喜也。余见肾虚。

【笺正】解颅岂仅囟门不合，甚者且左右弛解。二三岁幼孩，头大如八九岁时，面㿠形瘦，啼笑无神，且颈项软弱，头不能举，幼小得此，必不可育，何能长成？仲阳只谓少笑多愁，盖以最轻之症而言，故只云囟不合，殊未说到解颅之重证。前有肾虚一条，立论亦未允当。

第七十节 太阳虚汗

上至头，下至项，不过胸也，不须治之。

【笺正】但头汗出，是阳壅于上，阳明症有之，而谓是太阳症，甚不可解。

第七十一节 胃怯汗

上至项，下至脐，此胃虚，当补胃，益黄散主之。

【笺正】胸前有汗，亦阳明热盛之征，谓属胃病尚无不可，何以谓是胃家虚怯，亦不可解。

第七十二节 胃 啼

小儿筋骨血脉未成，多哭者，至小所有也。

【笺正】此节甚不可解，而末句更不成句，必有讹误。

第七十三节 胎 肥

生下肌肉厚，遍身血色红，满月以后，渐渐肌瘦，目白睛粉红色，五心热，大便难，时时生涎，浴体法主之。

---

① 芭苴：芭蕉。

第七十四节　胎　怯

生下面色无精光，肌肉薄，大便白水，身无血色，时时哽气，多哕，目无精彩，当浴体法主之。

第七十五节　胎　热

生下有血气，时叫哭，身壮热，如淡茶色，目赤，小便赤黄，粪稠，急食乳，浴体法主之。更别父母肥瘦，肥不可生瘦，瘦不可生肥也。

【笺正】此三节皆不可解，且情状不同，而只用一浴体法，尤为莫明其妙，存而不论可也。

第七十六节　急欲乳不能食

因客风热入儿脐，流入心脾经，即舌厚唇燥，口不能乘乳，当凉心脾。

【笺正】既曰风热，则法当疏风，而只曰凉心脾，似亦不合。据所述舌厚唇燥，是脾胃痰热内郁，当以开泄清化为是，只知有凉，更不稳妥。

第七十七节　龟胸龟背

肺热胀满，攻于胸膈，即成龟胸。又乳母多食五辛，亦成。儿生下，客风入脊，逐于骨髓，即成龟背。治之以龟尿点节骨。取尿之法，当莲叶安龟在上，后用镜照之，自尿出，以物盛之。

【笺正】此是小儿先天本薄，阴虚内热，骨节柔脆，而为痰热所乘，骨乃谓①之胀大，西医家谓之骨节发炎。苟能治其病源，保其不再胀大，已是第一良医，必无可以缩小全愈之理。中土医家所见甚

浅，不能悟其原理，因其形似，名曰龟胸、龟背，又曰鸡胸，比人如畜，本极可鄙，而龟尿点骨更是无可奈何之妄想，必不能有何效验。当今文明大启之时，宁不令人笑死？此附会之尤，乃中国医界之最可耻者，是当亟与删薙，严加非种之锄，庶几可为吾道祛除瑕点。

第七十八节　肿　病

肾热传于膀胱，膀胱热盛，逆于脾胃，脾胃虚而不能制肾，水反克肾，脾随水行，脾主四肢，故流走而身面皆肿也。若大喘者，重也，何以然？肾大盛而克退脾土，上胜心火，心又胜肺，肺为心克，故喘。或问曰：心刑肺，肺见虚②，今何喘实？曰：此有二，一者肺大喘，此五脏逆；二者肾水气上行，傍浸于肺，故令大喘，此皆难治。

【笺正】肿病属热者轻，湿热不化，流入经隧，清热理湿，其病易治。惟脾肾两虚，清阳无权而寒水泛溢者，其病为重。仲阳谓水反克土，脾随水行者，即是寒水泛滥，怀山襄陵之候。惟开首仅谓肾传热于膀胱云云，一似只有热症，而不及虚寒水溢一症，殊嫌漏略。其谓肿而大喘者重，则肾水上溢，水气射肺，而致喘逆，地加于天，岂非极重之候。仲阳必谓上胜心火，心又胜肺，辗转迁曲，涂附五行生克，最是腐气可厌，且必非病理之真，本觉无谓，末又谓肾水上行，傍浸于肺，何等直爽。

①　谓：通"为"，因此。
②　肺见虚：上卫本、丛书本作"肺出见虚"。

第七十九节　五脏相胜轻重

肝脏病见秋，木旺，肝强胜肺也，宜补肺泻肝。轻者肝病退，重者唇白而死。

肺病见春，金旺，肺胜肝，当泻肺。轻者肺病退，重者目淡青，必发惊。更有赤者，当搐，为肝怯，当目淡青色也。

心病见冬，火旺，心强胜肾，当补肾治心。轻者病退，重者下窜不语，肾虚怯也。

肾病见夏，水胜火，肾胜心也，当治肾。轻者病退，重者悸动常搐也。

脾病见四旁，皆仿此治之。顺者易治，逆者难治，脾怯当面目赤黄，五脏相反，随证治之。

【笺正】此节以五行生克推测，最是浮泛。要之凡有病症，须得见症论治。空言生克，陈腐满纸，此吾国医学之最下乘，质而言之，完全乱道。究竟自唐以前尚未有此恶习，有之以金元明医书为最甚，而宋代实开其端，此中医极腐败之历史，不佞亦何能为之曲护！

第八十节　杂病症

寿颐按：此篇所录各证未免丛杂，且有不甚可解及言之不详者，盖随笔杂记，本无深意。或阎氏据所见各本中零星琐句汇之一处以便读者，就中碎金残璧自有可存。爰以管见所及，稍为疏通而证明之，其有不知，姑从盖阙。后条不治诸症仿此。

目赤兼青者，欲发搐。

【笺正】目有青色，肝气横而本脏之色已见，如其再进一步，愈肆其横，则必致气血上冲，迫为脑神经病，故知其欲发搐。仲阳之时，虽尚未有神经之发明，然

病情病理，明眼者自能窥见于将然未然之时。可知仲阳阅历功夫，固是甚深，所谓见多识广，料事无不中也。

目直而青，身反折强直者，生惊。

【笺正】目直，身反折强直，脑神经已受病矣。此即惊痫证中之一种。惟其惊痫已作，故目直视而身痉直，或且如角弓之反张，不可谓此等见证能生惊也。

咬牙甚者，发惊。

【笺正】咬牙是肝火已动而脾受其侮，亦气血冲脑，神经扰乱之一端，故曰发惊。

口中吐沫水者，后必虫痛。

【笺正】蛔动作痛，而后口有白沫，此不可谓因吐沫而后生虫。

昏睡，善嚏，悸者，将发疮疹。

吐泻，昏睡露睛者，胃虚热。

【笺正】既吐且泻，脾胃伤矣。睡而露睛，皆脾肾阳虚之候，将有慢脾风之变矣，岂是虚热。

吐泻，昏睡不露睛者，胃实热。

【笺正】上吐下泻，未尝无内实之证。仲阳以露睛不露睛为虚实之辨，认症极精，然所吐所泻之或为清澈，或为臭秽，及面目之有神无神，亦自大有分别。学者苟能于其余之见证辨之，更必有可据者在。

吐泻，乳不化，伤食也，下之。

【笺正】实热而食不能化，以致上吐下泻，仍是乳食，此即大人之邪热不能杀谷一症。然脾胃虚寒之吐泻，亦最多食不消化者，此胡可概作伤食，一例下之？盖此症之虚实，当以神色脉症为辨，如此浑言，太嫌无别，此当非仲阳手笔。

吐沫及痰，或白绿水，皆胃虚冷。

【笺正】吐呕稀痰白沫，胃寒无疑。此"痰"字当作寒饮解，即清澈之白沫，非稠厚之浓痰。盖"痰"字古只作

"淡"，本指淡薄之白沫而言，即仲景书中之所谓水饮。近人以清澈者为饮，属寒；浓黏者为痰，属热。或且以痰字从炎，遂指为火病，则皆晚近之分别，唐以上无是也。

吐稠涎及血，皆肺热，久则虚。

【笺正】此所谓稠涎，则近人之所谓稠厚浓痰也，是固热症。若吐血，则亦气火上升之病为多。钱谓肺热，诚是。但治咯血吐血，必以清泄顺降为先，甚者且必化瘀，不可仅用寒凉清肺之药。

泻黄红赤黑，皆热，赤亦毒。

【笺正】大便虽泻，而所泻者皆黄红赤黑，非清澈淡白，属热何疑？所谓毒者，即是热甚。

泻青白，谷不化，胃冷。

【笺正】便溏色青，多是虚寒。若淡白而完谷不化，中寒甚矣。此宜理中，甚则附子。身热不饮水者，热在外，身热饮水者，热在内。

【笺正】身热不渴，热在表而未内传，至渴能引饮，则由表入里矣。此表热里热之确有可辨者。

口噤不止则失音，迟声亦同。

长大不行，行则脚细。

齿久不生，生则不固。

发久不生，生则不黑。

【笺正】以上四节，殊未了了，存而不论可耳。

血虚怯，为冷所乘，则唇青。

【笺正】唇青者，多是脾胃虚寒，以上下唇皆足阳明胃之经络所过，而脾胃相为表里也。

尿深黄色，久则尿血。

【笺正】尿色深黄，膀胱之热甚矣，日久则瘀热益炽，故当尿血。

小便不通，久则胀满，当利小便。

【笺正】小水不通，即为胀满，何待

其久，且溲便之变，其因不同，利小便之法，岂仅一端？而乃模模糊糊，如此立论，仲阳决不若是之混沌。

洗浴拭脐不干，风入作疮，令儿撮口，甚者是脾虚。

【笺正】此是脐风，初生数朝之孩多有此症，其候极危，岂得以脾虚二字混混言之。风入作疮，似"疮"字有误，此症惟燋火①最佳，见夏氏《幼科铁镜》有十三燋法，极效。此条言之太略，岂仲阳所见之证与今不同耶？当参观夏氏《铁镜》。

吐涎痰，热者下之；吐涎痰，冷者温之。

先发脓疱，后发斑子者，逆。

先发脓疱，后发疹子者，顺。

先发水疱，后发疹子者，逆。

先发脓疱，后发水疱，多者顺，少者逆。

先水疱，后斑子，多者逆，少者顺。

先疹子，后斑子者，顺。

【笺正】此即前疮疹条中，所谓五脏各有一证也。顺逆盖即以五行生克言之，然不可泥。

凡疮疹只出一般者，善。

【笺正】钱谓五脏疮疹，各有一证。只出一般，是仅有一脏之证，故以为善。欲其纯粹，不欲其杂厕也。

胎实，面红，目黑睛多者，多喜笑。

胎怯，面黄，目黑睛少，白睛多者，多哭。

【笺正】胎实胎怯，即先天之虚实，先天强壮，必多喜笑，先天薄弱，必多啼

---

① 燋火：即灯火燋法，古称神火，俗称打灯火、出火。用灯芯蘸麻油，燃火后烧灼所选的穴位或部位。手法必须迅速，稍触皮肤，即须离去。用于治疗小儿惊风、头风胀痛、外痔肿痛、小儿初生因胃寒气欲绝者。

哭，此是确乎不易之至理。黑睛是肾阴所注，瞳神大小，可识真水之盛衰，是即子舆氏[①]之所谓莫良于眸子矣。

凡病先虚，或下之。合下者，先实其母，然后下之。假令肺虚而痰实，此可下，先当益脾，后方泻肺也。

【笺正】先补其母，而后可泻。盖以稚龄弱质，惟恐耗伤正气故耳。然究是老生常谈，必不可泥。

大喜后，食乳食多，或惊痫。

大哭后，食乳食多，或吐泻。

【笺正】此二条，其义未详。

心痛吐水者，虫痛。

【笺正】虫积作痛，多吐白沫，胃虚寒痛，则吐清水，二者病情，确有分别。然应用之药，乌梅丸、左金丸，酸苦甘辛，混合并投，其效若一。

吐水不心痛者，胃冷。

【笺正】但吐清水而脘不痛，固是脾胃虚寒，肝气来侮之症。然且吐且痛者，症情亦大略相似。治用辛温，亦未尝不合符节。

病重，面有五色不常，不泽者死。

【笺正】病重而面色不泽，既黯且晦，且甚至变化无常，其死宜矣。

呵欠，面赤者风热。

【笺正】风为阳邪，故面为之赤。

呵欠，面青者惊风。

【笺正】青乃肝脏本色，肝气横逆，上见于面，木动生风，当为惊痫。

呵欠，面黄者脾虚惊。

【笺正】面色萎黄，脾虚之本色露矣。如此而发惊动风，即慢脾之虚风也。

呵欠，多睡者内热。

【笺正】热伤气，故为倦怠嗜卧。

呵欠，气热者伤风。

【笺正】此风束于表，肺胃郁热。

热证疏利或解化后，无虚证，弗温补，热即随生。

【笺正】凡热病善后之法，元阴已伤，余焰未熄，只宜清养。弗遽腻补，何论"温"之一字，若不知此义，而以为大病甫起，非补不可，每有余热复炽之变。况在幼孩，阴本未充，阳尤易动者乎。仲阳此论，实从经验阅历而来，所谓三折肱者是也。

第八十一节　不治症

目赤脉贯瞳仁。

囟肿及陷。

【笺正】幼孩囟门未合，肿者脑热太盛，陷者脑髓已竭，故皆不治。

鼻干黑。

【笺正】此肺气已绝之征，所谓鼻黑如烟煤者是也。

鱼口气急。

吐虫不定。

【笺正】此虫病之极剧者。所谓不定，吐虫极多而无所底止。其人肠胃津液已为虫蚀净尽，尚何有可生之理？明人治案中有此一条，可参。

泻不定，精神好。

大渴不止，止之又渴。

【笺正】此胃液已竭，故渴不可止。

吹鼻不嚏。

【笺正】鼻不喷嚏，肺已绝矣。

病重，口干，不睡。

时气，唇上有黑点。

颊深赤，如涂胭脂。

【笺正】此真阴竭于下，而浮阳泛于上也。

鼻开张，喘急不定。

【笺正】此皆肺绝，自不可治。

————————————

① 子舆氏：孟子，名轲，字子舆。《孟子·离娄上》有"存乎人者，莫良于眸子"之语。

中卷 记尝所治病二十三条

第一条 李寺丞子三岁病搐

李寺丞子，三岁，病搐，自卯至巳。数医不治，后召钱氏视之。搐目右视，大叫哭。李曰：何以搐右？钱曰：逆也。李曰：何以逆？曰：男为阳而本发左，女为阴而本发右。若男目左视，发搐时无声，右视有声；女发时，右视无声，左视有声。所以然者，左肝右肺，肝木肺金，男目右视，肺胜肝也，金来刑木，二脏相战，故有声也。治之泻其强而补其弱。心实者，亦当泻之，肺虚不可泻。肺虚之候，闷乱哽气，长出气。此病男反女，故男易治于女也。假使女发搐，目左视，肺之胜肝，又病在秋，即肺兼旺位，肝不能任，故哭叫。当大泻其肺，然后治心续肝，所以俱言目反直视，乃肝主目也[①]。钱用泻肺汤泻之，二日不闷乱，当知肺病退。后下地黄丸补肾三服，后用泻青丸、凉惊丸各二服。凡用泻心肝药，五日方愈，不妄治也。又言：肺虚不可泻者何也？曰：设令男目右视，木反克金，肝旺胜肺，而但泻肝，若更病在春夏，金气极虚，故当补其肺，慎勿泻也。

【笺正】男左视无声，右视有声；女右视无声，左视有声。仲阳书中每以此为必然之事，当是屡经阅历，实有所验，而后有此确凿之论。然观其所持之理，则曰男本发左，女本发右，盖以左升右降，左阳右阴言之。似乎男以左为主，女以右为主。虽至今俗谚，妇孺皆知有男左女右四

字，实则生理之真，谁能说明其所以当左当右之原理？则此说已觉不可证实。而谓男目右视，为肺胜肝，女目左视，为肺胜肝，则其理又安在？又谓金来刑木，二脏相战，故有声。则假令反之者为木来刑金，岂二脏不相战而无声耶？究竟发搐之实在病情，无非肝火上凌，激动气血上冲入脑，震动神经，以致知觉运动，陡改其常。近今之新发明固已凿凿有据，则古人理想空谈，本是向壁虚构，所以扞格难通，不必再辨。

钱氏此案，上半节自当存而不论，其下半节谓肺胜肝，而病在秋，即肺当旺位，肝不能任，治当泻肺，其理尚属醇正。然又谓治心续肝，则不可解。盖谓后治肝火，更清心火之意，观下文用泻青、凉惊二丸可知。究竟续肝二字必不可通，宋金元明医书多此语病，文字之疏，不可为古人讳。又谓所以俱言目反直视一句，亦未条畅。又谓凡搐者，风热相搏于内，诚是确论，然不能知震动脑神经之原理，而以风属肝，引之见于目，强为附会，仍是肤浅之见。所投方药，先泻其当旺之热，后以六味顾其水源，更投泻青、凉惊以清余焰，皆是实热惊搐平妥治法。末段谓设令男目右视，木反克金，则"右"字必是"左"字之讹，否则与上文右视肺胜肝一层，自相矛盾矣。

---

① 乃肝主目也：此后上卫本及丛书本有"凡搐者，风热相搏于内，风属肝，故引见之于目也"一句。

第二条 广亲王宅八使急搐

广亲宅七太尉，方七岁，潮热数日欲愈，钱谓其父二大王曰：七使潮热方安，八使预防惊搐。王怒曰：但使七使愈，勿言八使病。钱曰：八使过来日午间，即无苦也。次日午前，果作急搐。召钱治之，三日而愈，盖预见目直视而腮赤，必肝心俱热，更坐石机子，乃欲冷，此热甚也。肌肤素肥盛，脉又急促，故必惊搐。所以言日时者，自寅至午，皆心肝所用事时，治之泻心肝补肾自安矣。

【笺正】见其目直视而腮赤，谓为肝心俱热似也。要之目既直视，则气火上升，已是冲激脑经之候，惊而且搐，自在意中。见其坐石上而知其喜冷，亦是旁证之一助。然又曰脉急促，则固亦切其脉而知之，不仅以望色为能事矣。此脉之促，当以寸部短促数急为义，是与心肝阳盛，气火上冲，发为惊搐之症最相符合，不必从叔和《脉经》作数中一止解。

第三条 李司户孙百日发搐

李司户孙病，生百日，发搐三五次。请众医治，作天钓或作胎惊痫，皆无应者。后钱用大青膏如小豆许，作一服发之，复与涂囟法封之，及浴法，三日而愈。何以然？婴儿初生，肌骨嫩怯，被风伤之，子不能任，故发搐。频发者，轻也。何者？客风在内，每遇不任即搐。搐稀者是内脏发病，不可救也。搐频者宜散风冷，故用大青膏，不可多服。盖儿至小，易虚易实，多即生热，只一服而已。更当封浴，无不效者。

【笺正】幼孩惊搐，总是稚阴本薄，孤阳上浮，激动脑经为病。钱谓客风在内，以里病认作外感，实是根本之差。且谓大

青膏是发散之药，试考本书下卷本方，何一物是散风之药？聚珍本附录引阎氏集《保生信效方》且有大青一味，合之方中天麻、青黛、蝎尾、竹黄，清凉泄降，退热化痰，明是为内热生风，挟痰上涌而设，制方本意，一望可知。而钱氏竟能认作疏散外风，自盾自矛，更不可解。寿颐窃谓是书集于阎氏之手，本自搜辑而来，或者仲阳原文，未必如是。又谓搐频者宜散风冷，故用大青膏，则以寒凉降泄之方而谓发散风冷，更是北辙南辕，尤其可怪。至谓搐频者病轻，搐稀者反是病重，不可救。粗心读之，几不可解，要知搐搦频仍者，是即急惊，病属实热，尚为易治。若搐稀则是慢惊，病属正虚，所以虽抽搐而不能有力。百日之婴，本根已拔，钱谓是内脏发病不可救，其理固有可得而言者。然仲阳则尚不能说明其所以然之故，盖阅历经验得之，而实则犹未能悟彻病理之真相，宜其笔下之恍惚而不甚可解也。

第四条 王氏子吐泻慢惊

东都王氏子吐泻，诸医药下之，致虚，变慢惊。其候，睡露睛，手足瘈疭而身冷。钱曰：此慢惊也，与栝蒌汤。其子胃气实，即开目而身温。王疑其子不大小便，令诸医以药利之，医留八正散等数服，不利而身复冷。令钱氏利小便。钱曰：不当利小便，利之必身冷。王曰：已身冷矣。因抱出，钱曰：不能食而胃中虚，若利大小便即死。久即脾胃俱虚，当身冷而闭目，幸胎气实而难衰也。钱用益黄散、使君子丸四服，令微饮食，至日午，果能饮食。所以然者，谓利大小便，脾胃虚寒，当补脾，不可别攻也。后又不语，诸医作失音治之。钱曰：既失音，开目而能饮食，又牙不紧而口不紧也，诸医不能晓。钱以地黄丸补

肾。所以然者，用清药利小便，致脾肾俱虚，今脾已实，肾虚，故补肾必安。治之半月而能言，一月而痊也。

【笺正】慢惊乃脾肾虚寒之病，睡中露睛，瘛疭身冷，皆是确证。病者必肌肤㿠白，唇舌无华。近贤治之必用温补，以保元汤为不易之规范，乃钱则用栝蒌汤，药只蒌根、蚤休二物，皆是清凉。且谓此药能令胃气实，即开目而身温，殊与药理相反。观后文以八正散误伤津液，溲不利而身复冷，则此儿确是虚寒之质，又何以服蒌根、蚤休而得效？此中疑窦，妄不可听。惟谓脾胃虚寒者，当补脾不当利大小便。又谓失音是肾虚，以既开目而能饮食，又牙关不紧，明非急惊实热症之舌本强可比，则与此症之虚寒者针对，是可法也。

第五条　杜氏子五岁病嗽死证

东都药铺杜氏，有子五岁，自十一月病嗽，至三月未止。始得嗽而吐痰，乃外风寒蓄入肺经。今肺病嗽而吐痰，风在肺中故也，宜以麻黄辈发散，后用凉药压之即愈。时医以铁粉丸、半夏丸[①]诸法下之，其肺即虚而嗽甚。至春三月间尚未愈。召钱氏视之，其候面青而光，嗽而喘促哽气，又时长出气。钱曰：疾困十已八九，所以然者，面青而光，肝气旺也。春三月者，肝之位也，肺衰之时也。嗽者，肺之病。肺之病，自十一月至三月，久即虚痿。又曾下之，脾肺子母也，复为肝所胜，此为逆也，故嗽而喘促哽气，长出气也。钱急与泻青丸，泻后与阿胶散实肺，次日面青而不光，钱又补肺，而嗽如前，钱又泻肝，泻肝未已，又加肺虚，唇白如练。钱曰：此病必死，不可治也。何者？肝大旺而肺虚热，肺病不得其时，而肝胜之。今三泻肝而肝病不退，三补肺而肺证犹虚，此不

久生，故言死也。此证病于秋者，十救三四；春夏者，十难救一。果大喘而死。

【笺正】肺为娇脏，况在稚龄，初是感邪，只宜轻疏宣展肺壅，治之甚易。钱谓先用发散，后以凉药压之，盖指清肃肺家之品，以复金令右降之常，非谓大苦大寒之凉药也。医用铁粉、扁银，何尝非凉压之药？然不知疏泄新感，而乃金石重坠，镇压太过，已非稚子所能堪。何况巴豆猛攻，徒伤脾肾，贼邪不去而根本已摇。伤风不醒便成痨，诚非微风之果能杀人，固无一非医家用药不当，阶之厉也。迨至面青而光，喘促哽气，劳已成矣。钱谓肝旺，岂真肝气有余之旺？亦是真气已竭，阴不涵阳，遂令怒木陡升，一发而不可遏耳。窃恐泻青之法亦未尽善，且钱氏之阿胶散中尚有牛蒡、杏仁，亦非纯粹补肺之药，岂唇白如练者果能一一符合。仲阳用药，尚未免浑仑吞吐之弊。末谓此证在秋，十救三四，春夏十难救一，拘泥四时五行消长之说，亦只以常理言之。若此证面青唇白，喘嗽哽气，已到劳损末传，纵在秋时，亦难挽救，仲阳亦未免徒托空言之蔽。总之，五行生克，多属空谈，原非生理病理之正轨。自唐以上医家者言，本无此子母生克，如涂涂附之空泛套话，而独盛于金元之所谓诸大医家，至今日而遂为世所诟病，寿颐诚不敢为昔贤讳，然仲阳此书已开其例，要之终是瑕点。后有明哲，当亦不能为仲阳护法者矣。

第六条　转运使李公孙八岁风寒喘嗽

京东转运使李公，有孙八岁，病嗽而

---

① 半夏丸：此后上卫本、丛书本有"扁银丸"3字。

胸满短气。医者言肺经有热，用竹叶汤、牛黄膏各二服治之，三日加喘。钱曰：此肺气不足，复有寒邪，即使喘满，当补肺脾，勿服凉药。李曰：医已用竹叶汤、牛黄膏。钱曰：何治也？医曰：退热退涎。钱曰：何热所作？曰：肺经热而生嗽，嗽久不除生涎。钱曰：本虚而风寒所作，何热也？若作肺热，何不治其肺而反调心？盖竹叶汤、牛黄膏，治心药也。医有惭色，钱治愈。

【笺正】未出治病之药，颇似缺典。然案中明言风寒所作，则治疗大法，固亦可想而知。

第七条　张氏孙九岁病肺热

东都张氏孙九岁，病肺热，他医以犀、珠、龙、麝、生牛黄治之，一月不愈。其证嗽喘闷乱，饮水不止，全不能食。钱氏用使君子丸、益黄散。张曰：本有热，何以又用温药？他医用凉药攻之，一月尚无效。钱曰：凉药久则寒，不能食；小儿虚不能食；当补脾。候饮食如故，即泻肺经，病必愈矣。服补脾药二日，其子欲饮食。钱以泻白散泻其肺，遂愈。张曰：何以不虚？钱曰：先实其脾，然后泻肺，故不虚也。

【笺正】此症饮水不止，肺胃明有蕴热，其不能食者，且有积滞在内，所以一派寒凉无效。仲阳先用使君子丸，其旨在此，更以益黄散相助为理，则滞气已行而脾胃振动，饮食既进，则肺得母气而后可泻，是为节制之师。

第八条　睦亲宫十太尉疮疹

睦亲宫十太尉病疮疹，众医治之。王曰：疹未出，属何脏腑？一医言胃大热，

一医言伤寒不退，一医言在母腹中有毒。钱氏曰：若言胃热，何以乍凉乍热？若言母腹中有毒，发属何脏也？医曰：在脾胃。钱曰：既在脾胃，何以惊悸？医无对。钱曰：夫胎在腹中，月至六七则已成形，食母秽液，入儿五脏。食至十月，满胃脘中。至生之时，口有不洁，产母以手拭净，则无疾病。俗以黄连汁压之，云下脐粪及涎秽也。此亦母之不洁余气入儿脏中，本先因微寒入而成，疮疹未出，五脏皆见病症，内一脏受秽多者，乃出疮疹。初欲病时，先呵欠，顿闷，惊悸，乍寒乍热，手足冷痹，面腮燥赤，咳嗽时嚏，此五脏证具也。呵欠、顿闷，肝也；时发惊悸，心也；乍凉乍热，手足冷，脾也；面目腮颊赤嗽嚏，肺也。惟肾无候，以在腑下，不能食秽故也。凡疮疹乃五脏毒，若出归一证，则肝水疱、肺脓疱、心斑、脾疹，惟肾不食毒秽而无诸证。疮黑者属肾，由不慎风冷而不饱，内虚也。又用抱龙丸数服愈，其别无他候，故未发出则见五脏证，已出则归一脏也。

【笺正】古之所谓疮疹，即今之所谓痘。痘是先天蕴毒，固无疑义。但谓儿在母腹食母秽液，只是古人理想，生理之真，殊不如是。儿初生时，口含不洁之物，先宜拭去，一有啼声，则已下咽。此秽入腹，必有胎毒，实是可信。后段论五脏见症，说已见前。抱龙丸句，用一"又"字，无根，古之医书文字不自呼应，乃至于此。

第九条　五太尉坠秋千发惊搐

四大王宫五太尉，因坠秋千，发惊搐，医以发热药治之，不愈。钱氏曰：本急惊，后生大热，当先退其热，以大黄丸、玉露散、惺惺丸，加以牛黄、龙、麝解之，不愈。至三日肌肤上热。钱曰：更二日不愈，

必发斑疮，盖热不能出也。他医初用药发散，发散入表，表热即斑生。本初惊时，当用利惊药下之，今发散，乃逆也。后二日果斑出，以必胜膏治之，七日愈。

【笺正】因坠而惊，因惊而搐，是震动心神，心火炎上，气血冲脑神经之病。钱谓初惊时当以利惊药下之者，下之即所以泄其火，降其气，则炎上之势定，而脑神经即安。虽当时血冲脑之病尚未发明，而仲阳意中，病情药理，却已暗相符合。盖一病只有一理，即用药亦是只有一路，古今中外，无不一以贯之。见理已真，自能同归正鹄。仲阳学识，洵非侪辈可及，儿科圣手，不为虚誉。本条只言当以利惊药下之，未详方药，考下卷有利惊丸，方中有牵牛，即是下药，仲阳之意，当即指此。盖急惊本是实热，急下不嫌其峻，一鼓荡平，岂不省事。而俗医误认外感，妄投发散，则散之适以助其发扬，那不愈张烈焰？钱用大黄丸，仍是下泄退热。玉露散、惺惺丸，则清镇抑降，皆治实热生惊正法。但惺惺丸已有脑、麝、牛黄，而钱又谓加以牛黄、脑、麝解之。则芳香走窜，恐嫌泄散，所以热不能退，结聚于表，而发痘疮。钱之所谓斑疮，以痘之属于心脏者言之，前卷及上条自有明文。此症发于心火，故谓之斑，非世俗所谓胃热之发斑。此是误投表药，逼热达表所致。寿颐尝谓近之俗医凡治时病发热，无不一例解表。荆、防、柴、葛，接踵以投，口说防其发疹发斑，此是肺热达表之疹，胃热达表之斑，与仲阳此书之所谓斑疹大异），而其热不已。数日后成斑成疹，无不应手以出。病家方赞扬医者有先见之明，而不知皆其表药有以造成之。苟于下手之初，兼能泄化肺胃痰湿，去其凭据之巢穴，斑疹将何自而来？故善治时病者，必无发疹发斑之事，正与此案之发表成痘同一机杼。盖医学荒芜，固已自昔皆然，未必于今为烈。至痘

已发，而仲阳仍以必胜膏之治实热倒靥黑陷者为治，则此儿始终皆是大实大热。议者弗以案语之不详，而误认凡是痘疮，竟恃此以操必胜之券也。

必胜膏即牛李膏，方见下卷，但牛李不知是何种李子耳。

第十条　睦亲宅一大王疮疹

睦亲宅一大王病疮疹，始用一李医，又召钱氏。钱留抱龙丸三服，李以药下之。其疹稠密，钱见大惊曰：若非转下，则为逆病。王言李已用药下之。钱曰：疮疹始出，未有他证，不可下也，但当用平和药，频与乳食，不受风冷可也。如疮疹三日不出，或出不快，即微发之；微发不出即加药；不出，即大发之。如大发后不多，及脉平无证者，即疮本稀，不可更发也。有大热者，当利小便；小热者，当解毒。若出快，勿发勿下，故只用抱龙丸治之。疮痂若起，能食者，大黄丸下一二行即止。今先下一日，疮疹未能出尽而稠密，甚则难治，此误也。纵得安，其病有三：一者疥，二者痈，三者目赤。李不能治，经三日，黑陷。复召钱氏，曰：幸不发寒，而病未困也。遂用百祥丸治之，以牛李膏为助。若黑者，归肾也。肾王胜脾，土不克水，故脾虚寒战则难治。所用百祥丸者，以泻膀胱之腑，腑若不实，脏自不盛也，何以不泻肾？曰：肾主虚，不受泻。若二服不效，即加寒而死。

【笺正】以误下而痘反稠密，当是中气骤虚，而热毒尽归于表。绎钱氏若非转下，则为逆病二句，可悟痘初出时不当下而妄下者，自然必有此稠密之候，仍是热盛之实证，不能以下后而遂认为虚，故三日后之黑陷，钱仍以百祥丸、牛李膏为治。明是热盛之倒靥黑陷治法，其谓脾虚寒战

难治者，则指脾肾虚寒之黑陷而言，根本已竭，复何所恃。钱谓肾旺胜脾，土不克水，殊属费解，断不可泥。前段论痘初出时，未有大实见症，必不可下。又谓出不快则发，出快者不发不下，皆是痘家至理名言，一语胜人千百。

第十一条　徐氏子三岁潮热日西发惊搐

皇都徐氏子三岁，病潮热，每日西则发搐，身微热而目微斜，反露睛，四肢冷而喘，大便微黄。钱与李医同治。钱问李曰：病何搐也？李曰：有风。何身热微温？曰：四肢所作。何目斜露睛？曰：搐则目斜。何肢冷？曰：冷厥必内热。曰：何喘？曰：搐之甚也。曰：何以治之？曰：嚏惊丸鼻中灌之，必搐止。钱又问：既谓风病，温壮搐引，目斜露睛，内热肢冷，及搐甚而喘，并以何药治之？李曰：皆此药也。钱曰：不然，搐者肝实也，故令搐，日西身微热者，肺潮①用事。肺主身温且热者，为肺虚。所以目微斜，露睛者，肝肺相胜也。肢冷者，脾虚也。肺若虚甚，用益黄散、阿胶散。得脾虚证退，以泻青丸、导赤散、凉惊丸治之。后九日平愈。

【笺正】潮热发搐，实热为多。苟是急惊，必须清泄，以定肝阳，则脑神经不受震激，而抽搐斯定。乃此儿仅是微热，已非实症，睡中露睛，不足之态亦显，四肢又冷，皆与虚寒之慢脾风相近，则气喘亦非实热之壅塞，大便微黄，则必淡黄不结可知。脾肺两虚，肝风暗煽，虽非大虚大寒之慢脾风，而症非实火，却已彰明较著。李医所说纯是浮辞，固不必说。然钱谓肝实，亦非大实大热可比。日西身热，谓当肺气用事之时洵然。然仅止微热，则肺金不旺，又是显然。钱之所谓肺虚者以

此，故不用泻白，而用益黄以助脾，阿胶以助肺，必须脾气来复，而后稍稍清凉，以退其热，用药大有斟酌，但阿胶散中有牛蒡、杏仁，对于此症不足之喘，尚未细腻熨帖，此现成丸散之未能尽美尽善处。然病情药理固已铢两相称，实非心粗气浮者所可几及。此惊搐症之介于虚实间者，可备学者量病用药之治。

第十二条　朱监簿子五岁脾虚夜热

朱监簿子五岁，夜发热，晓即如故。众医有作伤寒者，有作热治者，以凉药解之不愈，其候多涎而喜睡。他医以铁粉丸下涎，其病益甚。至五日，大引饮。钱氏曰：不可下之。乃取白术散末煎一两，汁三升，使任其意取足服。朱生曰：饮多不作泻否？钱曰：无生水不能作泻，纵泻不足怪也，但不可下耳。朱生曰：先治何病？钱曰：止渴治痰，退热清里，皆此药也。至晚服尽。钱看之曰：更可服三升。又煎白术散三升，服尽得稍愈。第三日又服白术散三升，其子不渴无涎。又投阿胶散，二服而愈。

【笺正】夜热朝凉，已非实症，先投凉药，亦足损其真阳。喜睡多涎，脾气困矣。而复妄与镇坠，中气受戕，脾胃重蒙其害，大渴引饮，津液欲竭。七味白术，健脾升清，芳香醒胃，全从中土着手，所谓培中央以灌溉四旁者，最是幼科和平培补之妙药。而用于误药损伤脾阳之后，尤其巧合分寸。不用散而用汤饮，大剂以灌溉者，一则土气重伤，药末渣滓，多投之恐不易消化，少与之则病重药轻，不如浓煎频沃为佳；一则本在引饮之时，迎其机

①　潮：原作"热"，据上卫本及丛书本改。

而导之，尤易投其所好。看似一个板方，轻微淡远，何能起病？实是苦心斟酌，渗淡经营，用法之灵，选方之当，推为圣手，吾无间然。

第十三条　朱监簿子三岁心虚留热

朱监簿子三岁，忽发热。医曰：此心热。腮赤而唇红，烦躁引饮，遂用牛黄丸三服，以一物泻心汤下之。来日不愈，反加无力不能食，又便利黄沫。钱曰：心经虚而有留热在内，必被凉药下之，致此虚劳之病也。钱先用白术散，生胃中津，后以生犀散治之。朱曰：大便黄沫如何？曰：胃气正，即泻自止，此虚热也。朱曰：医用泻心汤何如？钱曰：泻心汤者，黄连性寒，多服则利，能寒脾胃也。坐久，众医至，曰实热。钱曰虚热，若实热，何以泻心汤下之不安，而又加面黄颊赤，五心烦躁，不食而引饮？医曰：既虚热，何大便黄沫？钱笑曰：便黄沫者，服泻心汤多故也。钱后与胡黄连丸治愈。

【笺正】此证当初腮赤唇红，烦躁引饮，医谓心热，本非虚症，特牛黄、黄连，寒泄太过，伤其脾阳，以致利下黄沫，此必淡黄之稀沫，即牵牛、竹黄等清泄逾量之弊。钱投七味白术，运脾止利，进食生津，只以救药误，迨利止，而仍以生犀散之清心凉血为治，其非真虚之候亦可知。然方有葛根，能升清气，不患其凉药伤中，选药极是精细，后以胡黄连丸继之，则钱之所谓虚热者，必非本然之大虚证，读者须于言外得之。

第十四条　张氏三子自汗

张氏三子病，岁大者汗遍身，次者上至顶，下至胸，小者但额有汗。众医以麦煎散治之，不效。钱曰：大者与香瓜丸，次者与益黄散，小者与石膏汤，各五日而愈。

【笺正】三子之汗同，而所以汗之状各不同，则自有虚实寒热之别，岂有一例同治之理？仲阳分证投药，则大者是实火，次者是中虚，症情当可恍然。石膏汤，本书无此方名，则一味之石膏，所以治阳明热之但头汗出者也。

第十五条　广亲宅五太尉伏热吐泻

广亲宅四大王宫五太尉，病吐泻不止，水谷不化。众医用补药，言用姜汁调服之。六月中服温药一日，益加喘，吐不定。钱曰：当用凉药治之。所以然者，谓伤热在内也。用石膏汤三服，并服之。众医皆言吐泻多而米谷不化，当补脾，何以用凉药？王信众医，又用丁香散三服。钱后至，曰：不可服此，三日外必腹满身热，饮水吐逆。三日外一如所言。所以然者，谓六月热甚，伏入腹中，而令引饮，热伤脾胃，即大吐泻。他医又行温药，即上焦亦热，故喘而引饮，三日当死。众医不能治，复召钱至宫中，见有热证，以白虎汤三服，更以白饼子下之。一日减药二分，二日、三日又与白虎汤二服，四日用石膏汤一服。旋合麦门冬、黄芩、脑子、牛黄、天竺黄、茯苓，以朱砂为衣，与五丸，竹叶汤化下，热退而安。

【笺正】胃热而吐泻完谷，古人本有邪热不杀谷之一说，然必有其他见证可据。固不得仅以六月炎天，而谓必无寒症。仲阳此案，叙症太不明白，殊不可训，然用药如是而竟得效，则症情固可想而知。

第十六条　冯承务子
五岁神怯吐泻壮热

冯承务子五岁，吐泻壮热，不思食。钱曰：目中黑睛少而白睛多，面色㿠白，神怯也。黑睛少，肾虚也，黑睛属水，本怯而虚，故多病也。纵长成，必肌肤不壮，不耐寒暑，易虚易实，脾胃亦怯，更不可纵酒欲，若不保养，不过壮年①。面上常无精神光泽者，如妇人之失血也。今吐利不食，壮热者，伤食也。不可下，下之虚，入肺则嗽，入心则惊，入脾则泻，入肾则益虚，此但以消积丸磨之，为微有食也。如伤食甚，则可下，不下则成癖也。实食在内，乃可下之，毕补脾必愈。随其虚实，无不效者。

【笺正】此先天不足之体质，议论句句中肯。"毕补脾"三字不相贯，盖有脱误。

第十七条　广亲宫七太尉
七岁吐泻

广亲宫七太尉七岁，吐泻，是时七月，其证全不食而昏睡，睡觉而闷乱哽气，干哕，大便或有或无，不渴。众医作惊治之，疑睡故也。钱曰：先补脾，后退热与使君子丸补脾，退热，石膏汤。次日又以水银、硫黄二物下之，生姜水调下一字。钱曰：凡吐泻，五月内，九分下而一分补；八月内，十分补而无一分下。此者是脾虚泻，医者妄治之，至于虚损，下之即死。当即补脾，若以使君子丸即缓，钱又留温胃益脾药止之。医者李生曰：何食而哕？钱曰：脾虚而不能食，津少即呃逆。曰：何泻青褐水？曰：肠胃至虚，冷极故也。钱治而愈。

【笺正】此症先有吐泻，本是胃热实症。只以误服凉惊之剂，而脾气重困，胃液更伤，所以内闷乱、哽气、呃逆，然胃热尚盛，且肠中尚有积滞未行。观仲阳三层用药，症情显然。但既是脾气不运，胃津不充，钱氏家法，当用七味白术散为佳，而此条乃选用使君子丸，不授七味者，以白术散中有葛根升动胃气，宜于清气下陷之症，而胃家浊气上升者，即是禁剂，此儿本吐，又且呃逆，故不可投。仲阳选方何等细密，惟论吐泻症之当补当下，以时令月节为准则，拘泥之说必不可听。末后又用温胃益脾，似与前此之石膏汤不符。然前时胃家尚有蕴热，自应清胃。厥后硫、汞下之，积滞已去，脾胃乃虚，则自宜温养。此始传末传，病情变化，随症择药，一定不易之理，而温胃益脾四字用之于吐泻后呃逆之证，尤为切当之至。

第十八条　黄承务子
二岁泻后脾肺虚

黄承务子二岁，病泻，众医止之。十余日，其证便青白，乳物不消，身凉，加哽气昏睡。医谓病困笃。钱氏先以益脾散三服，补肺散三服，三日，身温而不哽气，后以白饼子微下之，与益脾散二服，利止。何以然？利本脾虚伤食，初不与大下，掊②置十日，上实下虚，脾气弱，引肺亦虚，补脾肺，病退即温，不哽气是也。有所伤食，仍下之也，何不先下后补？曰：便青为下脏冷，先下必大虚，先实脾肺，下之则不虚，而后更补之也。

---

① 年：原作"平"，据上卫本及丛书本改。

② 掊（ān）：抛弃。《集韵》："音罯，吴人云抛也。"

【笺正】此症①初起，本是伤乳不消，因而作泻，误投止涩，则消化之机更滞，遂以增病，且令脾伤及肺，子母俱困，几为慢脾重症。仲阳先补脾肺，以救目前之急，待脾阳既振，而更导其滞，又复补中以善其后，随机应变，相体裁衣，秩序井然，有条不紊。若非六辔在手，那得一尘不惊。揩，于陷切，音近厌，抛也。

第十九条　睦亲宫十大王疮疹

睦亲宫中十大王，疮疹。云疮疹②始终出，未有他证，不可下，但当用平和药，频与乳食，不受风冷可也。如疮疹三日不出，或出不快，即微发之。如疮发后不多出，即加药，加药不出，即大发之。如发后不多，及脉平无证，即疮本稀，不可更发也。有大热者，当利小便；小热者，当解毒。若不快，勿发勿下攻，只用抱龙丸治之。疮疹若起，能食者，大黄丸下一二行即止。有大热者，当利小便，有小热者，宜解毒。若黑紫干陷者，百祥丸下之；不黑者，甚勿下。身热烦躁，腹满而喘，大小便涩，面赤闷乱，大吐，此当利小便。不瘥者，宣风散下之也。若五七日痂不焦，是内发热气，蒸于皮中，故疮不得焦痂也，宜宣风散导之，用生犀角磨汁解之，使热不生，必着痂矣。

【笺正】此论痘疮治法，和平中正，最是仲阳危微精一之心传。脉平无证，言其脉平和，而无变证。

第二十条　辛氏女子五岁虫痛

辛氏女子五岁，病虫痛，诸医以巴豆、干漆、硇砂之属治之，不效。至五日外，多哭而偃仰，睡卧不安，自按心腹，时大叫，面无正色，或青或黄，或白或黑，目无光而慢，唇白吐沫。至六日，胸高而卧转不安。召钱至，钱详视之，用芜荑散三服，见目不除青色，大惊曰：此病大困，若更加泻，则为逆矣。至次日，辛见钱曰：夜来三更果泻。钱于泻盆中看，如药汁，以杖搅之，见有丸药。钱曰：此子肌厚，当气实，今证反虚，不可治也。辛曰：何以然？钱曰：脾虚胃冷则虫动，而今反目青，此肝乘脾，又更加泻，知其气极虚也，而丸药随粪下，即脾胃已脱，兼形病不相应，故知死病。后五日昏笃，七日而死。

【笺正】此是猛药大攻之坏症，而仲阳不归咎于前医，忠厚待人，于此可见。

第二十一条　段斋郎子四岁嗽痰咯血

段斋郎子四岁，病嗽，身热吐痰，数日而咯血，前医以桔梗汤及防己丸治之，不愈。涎上攻，吐、喘不止。请钱氏，下扁银丸一大服，复以补肺汤、补肺散治之。或问：段氏子咯血肺虚，何以下之？钱曰：肺虽咯血，有热故也，久则虚痿。今涎上潮而吐，当下其涎，若不吐涎，则不甚便。盖吐涎能虚，又生惊也。痰实上攻，亦能发搐，故依法只宜先下痰，而后补脾肺，必涎止而吐愈，为顺治也。若先补其肺，为逆耳。此所谓识病之轻重先后为治也。

【笺正】咯血未必皆是虚证，正以热痰上涌，降令不行，咳嗽频仍，震破络脉，那不血随痰咯？而或问只知为肺虚，可见以耳为目亦是古今通病。仲阳所谓痰实上攻亦能发搐，其症最多，即今之所谓急惊是也。仲阳识得上攻二字，可与今之西学家血冲脑经一层彼此参证矣。"则不甚便"

① 症：原作"初"，据上卫本及文义改。
② 云疮疹：此3字原无，据周氏丛书本补。

一句费解，必有讹误。

第二十二条 齐郎中子
误下太过

郑人齐郎中者，家好收药散施。其子忽脏热，齐自取青金膏，三服并一服饵之。服毕，至三更，泻五行，其子困睡。齐言子睡多惊，又与青金膏一服，又泻三行，加口干身热。齐言尚有微热未尽，又与青金膏。其妻曰：用药十余行未安，莫生他病否？召钱氏至，曰：已成虚羸，先用煎白术散，时时服之，后服香瓜丸，十三日愈。

【笺正】此儿脏热本是实热，青金膏_{下卷作青金丹}苦寒泄热，自是不谬。但下行太多，未免不当。仲阳投以白术散者，其旨在此。迨脾胃清阳气振，而仍用香瓜丸之苦寒泄热收功，则症情可知。

第二十三条 曹宣德子
三岁伤食

曹宣德子三岁，面黄，时发寒热，不欲食，而饮水及乳。众医以为潮热，用牛黄丸、麝香丸，不愈。及以止渴，干葛散服之，反吐。钱曰：当下白饼子，后补脾，乃以消积丸磨之，此乃癖也。后果愈。何以故？不食但饮水者，食伏于管内不能消，致令发寒。服止渴药吐者，以药冲故也，下之即愈。

【笺正】本是食积，以脾胃无消化之力而萎黄寒热，故退热之药不应。且一服干葛，胃气上升，激而为吐。病情①药性，岂不桴鼓捷应。仲阳所谓药冲者，正以葛之升清，激动胃气，冲扰而作吐耳。

---

① 病情：原作"情吐"，据上卫本改。

下卷　诸方

第一方　大青膏　治小儿热盛生风，欲为惊搐，血气未实，不能胜邪，故发搐也。大小便依度，口中气热，当发之。

天麻 _末_，一钱　白附子 _末，生_，一钱五分　青黛 _研_，一钱　蝎尾 _去毒，生，末_　乌蛇梢肉 _酒浸，焙干取末。各一钱_　朱砂 _研_　天竺黄 _研_

上同再研细，生蜜和成膏，每服半皂子大至一皂子大。月中儿粳米大，同牛黄膏、温薄荷水化一处服之，五岁以上同甘露散服之。

周学海曰：聚珍本蝎尾、蛇梢肉各五分，有麝香 _研_ 同朱砂、竺黄各一字匕。方末附录云：阎氏集《保生信效方》内小儿诸方，言皆得于汝人钱氏，其间大青膏无天麻，有大青生研一分，其余药味分料和制，与此皆同。其方下证治云：治小儿伤风，其候伸欠顿闷，口中气热，恶风脉浮，比此为详，只用薄荷汤下。

【笺正】方以天麻、青黛平肝息风，朱砂、竺黄镇坠痰热。方下所谓治热盛生风，欲为惊搐者，本以肝阳内热，化风上旋，生惊发搐而言，与《素问》血菀于上则为大厥之旨吻合，亦即西学家之所谓血冲脑经，此小儿之惊风一证，正与大人类中同符合辙。本无外风，何所谓邪？是方中用白附子，欲以镇摄上壅之痰，亦非为外邪而设。而方下乃有"正不胜邪"一语，已觉言之不正，且方中并无发散风邪一味，而方下乃谓当发，更是名不副实。然第一卷中且每指大青膏为发散主药，岂非药性不符，恐仲阳不致若是之谬。盖书成于阎氏之手，几经传抄，已失

庐山真面矣。

又按：方名大青，而方无是药，据聚珍本引阎氏所集之《保生信效方》，则是方本有大青 _生，研，一分_，始恍然于方名之有自。初不以方中之青黛得名，则所以清内热而非散外风，更觉显然可据。然彼之方下证治，亦称治小儿伤风，恶风，脉浮，又似发表之主剂，亦与此本"发"字同弊。此皆非制方者之本旨。盖古医书之为浅人妄改者最多，而世人且不知其误，此医书之所以最不易读欤。

又按：白附子虽可镇坠痰涎，然辛燥刚烈，可以治寒痰之上涌，而因热生风，发为惊搐，则是肝胆阳升太过，此物刚燥劫津，必不可用。天麻定风最佳，蝎尾达痰颇捷。乌蛇梢肉，据近世医书，似当作乌梢蛇肉，然《开宝本草》只称乌蛇。寇宗奭谓乌蛇梢尾细长，能穿小铜钱一百文者佳，似此物功用以梢尾为上，故用梢肉。聚珍本亦作蛇梢肉，则非讹误，即其他古书，则皆作乌蛇。至李氏《纲目》，始有乌梢蛇之名，而后人因之，恐是濒湖之误。此蛇虽曰无毒，然蛇性善动，其能治风者，是指疬风、麻风之湿热蕴毒在血分而言。蛇本湿热毒气之所钟，而节节灵通，故善入经络，借同气以驱除恶毒，非类中风、惊风等之内热动风者可比。古人用此药于此病方中，得无误会。古用青黛，是蓝淀之精华，清解热毒，最是良品，今则纯为石灰渣滓，质极粗劣，燥而不清，必不可用。

第二方　凉惊丸　治惊疳。

草龙胆　防风　青黛各三钱　钩藤二钱　黄连五钱　牛黄　麝香　龙脑各一字

面糊丸粟米大，每服三五丸，金银花汤下。

【笺正】方名凉惊，药多平肝清热，正以病为内热生风，惟清降乃能使内风自息，则方中防风一味，必不可用。且此症是气火升腾，宜静而不宜动，脑、麝芳香太猛，最能耗散正气，亦不可使。此理古人未知，而在今时，则血冲脑经，病源亦既大白，凡属芳香升散，必须一例避之。

古方中每有一字、三字之名，极少有人为之说明者。颐谓古人抄药，恒用铜钱以代药匕，有所谓一钱、半钱匕者，即以铜钱抄药，满之为一钱，则半之为半钱，非近时十分为一钱，五分为半钱之权衡也。盖唐以后一文大钱，必有四字，其所谓一字、三字者，则即以一钱抄药，用其四分之一，即为一字，用其四分之三，即为三字。凡医书中亦有所即谓一字匕者，其义可知。下一方粉红丸，龙脑用半字，又即一钱匕中八分之一矣。

第三方　粉红丸又名温惊丸

天南星腊月酿牛胆内百日，阴干取末，四两，别研，无酿者只剉炒熟用　朱砂一钱五分，研　天竺黄一两，研　龙脑半字，别研　坏子胭脂一钱，研，乃染胭脂

上用牛胆汁和丸鸡头大，每服一丸，小者半丸，沙糖温水化下。

【笺正】此亦治热痰上涌，生风生惊之方。既用胆星为君，复以牛胆汁和丸，制方之意，昭然大白。乃方下则曰一名温惊丸，一似与前方之凉惊丸相为对待者，殊不可解。须知此方清热力量不在前方之下，而龙脑减半，又无麝香，则视前方较为平和而无流弊，通治热痰，效力必在前方之上。

方后所谓鸡头大，即如芡实之大也，

《本草经》上品鸡头实即此。《说文》亦曰：芡，鸡头也。郑注《周礼·笾人》及《方言》《广雅》《淮南子·说山训》，皆有鸡头之文，知芡名鸡头，由来最古。今吾乡俗语，妇人孺子皆知有鸡头，几不知有芡实。芡实之大，约如大豆之三四倍，不可误认作翰音之头者也。

第四方　泻青丸　治肝热搐搦，脉洪实。

当归去芦头，切，焙秤　龙脑焙秤　川芎　山栀子仁　川大黄湿纸裹，煨　羌活　防风去芦头，切，焙秤

上件等分为末，炼蜜和丸鸡头大，每服半丸至一丸，煎竹叶汤，同沙糖温水化下。

周学海曰：聚珍本方后附录云：王海藏《痘疹改误》云东垣先生治斑后风热毒翳膜气晕遮睛，以此剂泻之大效，初觉易治。

【考异】此方本是仲阳自制，而诸书引用极多；龙脑皆作龙胆草，惟周刻此本独作龙脑。按龙脑大寒，惟《唐本草》曰微寒，洁古且以其辛香而谓为性热。然史称文信国为元兵所执，吞脑子不死。说者谓脑子药名，其性大寒，多食杀人，即是此物。可知古人皆知龙脑是大寒之药，清肝之力胜于龙胆，药虽异而理可通。但此是树脂熬炼而成，已是精华，气味皆厚，与其他草木之质不同，故入药分两，无不轻用。即仲阳此书诸方，凡用龙脑，比较他药，不过十分之一，独此方与诸药等分，似非量药正轨。但此是丸子，每服仅仅芡实大之半丸至一丸，药共七物，则龙脑虽与诸药同一分量，似所服尚不为太多。若本是龙胆草，则七味俱是草木，且服小小之一丸半丸，似觉病重药轻，恐不中病。则周澄之此本独作龙脑，似非误字，特此物不当焙耳。今未见四库馆编辑

之聚珍本不知何作，然据周刻是书体例，凡宋本与聚珍本有异者，皆于方后注明，但此方无注，似聚珍本亦是龙脑。坊间别有薛立斋医案，其中亦载此书，则已为薛氏重编，未可为据。又他书引是方，多有作弹子大，每服一丸者，虽同是一丸，而丸之大小，何止倍蓰。则各本固皆用龙胆草者，疑其所服太少，而改用大丸，以求与病情相合，盖亦非仲阳意矣。

【笺正】此方专为肝胆实火而设。方名泻青，自当以泄热降火为主。龙脑、栀子、大黄，当为君药，而芎、防、羌活，温升太过，宁非煽其焰而助其威。盖古人误认内动之肝风，作为外来邪风，皆有非散不可之意，终是汉唐相承之大误，此必不可随波逐流，沿讹袭谬者。而汪切庵之《医方集解》且谓羌活气雄，防风善散，川芎上行头目，能搜肝风而散肝火。所以从其性而升之于上，直是教猱升木，火上添油手段，藉寇兵而赍盗粮，切庵何不仁至此。

第五方　地黄丸　治肾怯失音，囟开不合，神不足，目中白睛多，面色㿠白等方。

熟地黄八钱　山萸肉　干山药各四钱
泽泻　牡丹皮　白茯苓去皮。各三钱

上为末，炼蜜丸如梧子大，空心温水化下三丸。

【笺正】此今之所谓六味丸也，方从仲景八味肾气来。仲阳意中，谓小儿阳气甚盛，因去桂、附而创设此丸，以为幼科补肾专药。自薛立斋滥用成方，而景岳、养葵之流，推波助澜，遂令俗子竟以此为滋阴补肾必需之品。抑知仲师八味，全为肾气不充，不能鼓舞真阳，而小水不利者设法，故以桂、附温煦肾阳，地黄滋养阴液，萸肉收摄耗散，而即以丹皮泄导湿热，茯苓、泽泻渗利膀胱，其用山药者，

实脾以堤水也。立方大旨，无一味不从利水着想。方名肾气，所重者在一"气"字，故桂、附极轻，不过借其和煦，吹嘘肾中真阳，使溺道得以畅遂。今西医学说，谓两肾各有输尿之管直通膀胱，其说虽为古时医界所未言，而用药之理，利水必先治肾，实与彼中解剖所见两两合符。此中古医学真传，非魏晋以下所可及者。读八味丸主治各条，皆为小便不利而设。可见古人立方，何尝有填补肾阴肾阳作用。仲阳减去桂、附，而欲以治肾虚，则丹、泽、茯苓，渗泄伤津，已大失肾气丸之本旨。而方下所谓失音，囟开，神不足，面㿠白云云，又皆阴阳两惫之大症。温补滋填，犹虞不济，岂丹、泽、茯苓，所可有效，是仲阳立方之初，已不无误会，宜乎立斋、养葵之徒依样葫芦，尤其药不中病。而今之俗医犹有认作滋填补益之良方者，虽皆中薛、赵辈之毒，盖亦未始非仲阳有以误之。此后人制方，实有不能步武古人之明证，岂每况愈下，果运会迁流为之耶? 仲阳贤者尚有此误，又何论其自桧以下者哉!

第六方　泻白散又名泻肺散　治小儿肺盛，气急喘嗽。

地骨皮　桑白皮炒。各一钱　甘草炙，一钱

上为散，入粳米一撮，水二小盏，煎七分，食前服。

周学海曰：聚珍本甘草作半两。

【笺正】此为肺火郁结，窒塞不降，上气喘急者之良方。桑白、地骨，清泄郁热，润肺之燥，以复其顺降之常，惟内热上扰，燥渴舌绛者为宜。若外感寒邪，抑遏肺气，鼻塞流涕，咳嗽不爽，法宜疏泄外风，开展肺闭者，误用是方，清凉抑降，则其壅更增，即为鸩毒。

第七方　阿胶散又名补肺散　治小儿肺

虚，气粗喘促。

阿胶一两五钱，麸炒　黍粘子炒香　甘草炙。各二钱五分　马兜铃五钱，焙　杏仁七个，去皮、尖炒　糯米一两，炒

上为末，每服一二钱，水一盏，煎至六分，食后温服。

【笺正】方以补肺为主。所谓气粗喘促者，是燥热窒塞，肃降不行，故以甘、米、阿胶，滋润清燥为君，而稍用杏仁、兜铃，泄壅降气。黍粘子即大力子，泄风开肺，而沉重下降，又导热下行，皆为痰热壅遏，气不下降而设。虽曰肺虚，而气粗喘促，虚中有实，故用药如此，且分量自有斟酌，乃浅者不察，或曰既欲其补，则杏仁非宜，或则只知方名之补而随手写来，牛蒡、杏、铃，漫无法度，皆仲阳之罪人矣。

诸书引用是方，各药轻重，多无轨范，甚至改作汤饮，而阿胶只用数分，杏仁仍是七粒，更有加入黄芪者，补气升举，正与立方之意相反。

第八方　导赤散　治小儿心热，视其睡，口中气温，或合面睡，及上窜咬牙，皆心热也。心气热，则心胸亦热，欲言不能，而有就冷之意，故合面睡。

生地黄　甘草生　木通各等分

上同为末，每服三钱，水一盏，入竹叶同煎至五分，食后温服。一本不用甘草，用黄芩。

【笺正】方以泄导小水为主。虽曰清心，必小溲黄赤者、短涩者可用。一本有黄芩，则清肺热，所以宣通水道之上源也。

第九方　益黄散又名补脾散　治脾胃虚弱及治脾疳，腹大身瘦。

陈皮去白，一两　丁香二钱。一方用木香诃子炮，去核　青皮去白　甘草炙。各五钱

上为末，三岁儿一钱半，水半盏，煎

三分，食前服。

【笺正】方是温中行气，脾土虚寒，大便滑泄者宜之，虽名益黄，实非补益脾胃之专药。

第十方　泻黄散又名泻脾散　治脾热弄舌。

藿香叶七钱　山栀子仁一钱　石膏五钱　甘草三两　防风四两，去芦，切焙

上剉，同蜜酒微炒香，为细末，每服一钱至二钱，水一盏，煎至五分，温服清汁，无时。

周学海曰：聚珍本山栀仁一两，甘草三两云一作三分。方后有附论石膏文云：南方以寒水石为石膏，以石膏为寒水石，正与京师相反，乃大误也。盖石膏洁白坚硬，有墙壁，而寒水石则软烂，以手可碎，外虽青黑，中有细纹。方书中寒水石则火煅用之，石膏则坚硬，不可入火，如白虎汤用石膏，则能解肌破痰，治头痛，若用寒水石则误矣。又有一等，坚白全类石膏而方，敲之亦皆成方者，方解石也，可代石膏用之。南人有不信此说者，季忠尝相与同就京师大药肆中，买石膏、寒水石、方解石三种，又同诣惠民和剂局及访诸国医询之，皆合此说，乃信。季忠顷编《保生信效方》，已为辨论，恐小儿尤不可误，故复见于此。

【笺正】方为脾胃蕴热而设。山栀、石膏，是其主宰，佐以藿香，芳香快脾，所以振动其气机。甘草大甘，已非实热者必用之药，而防风实不可解，又且独重，其义云何，是恐有误，乃望文生义者，且曰取其升阳，又曰以散伏火，须知病是火热，安有升散以煽其焰之理，汪切庵书最是误人。且诸药分量，各本皆异，轻重太不相称，盖沿误久矣。

聚珍本附论石膏与寒水石之辨，两两相误，李氏《本草纲目》石膏条下之说

详矣。后第三十八方玉露散下亦误。

后人更有所谓泻黄饮者，云治风热在于脾经，口唇热裂。药则防风之外，更有白芷、升麻，燥烈温升，大可骇咤。则即因钱氏是方有防风，而更进一层。东坡所谓李斯师荀卿而尤甚者也。阎氏谓石膏不可入火，则今之俗医常用煅石膏者，其谬何如？近贤惟陆九芝、王孟英知之，学者亟宜猛省，弗为俗子所误。

第十一方　白术散　治脾胃久虚，呕吐泄泻，频作不止，精液苦竭，烦渴躁，但欲饮水，乳食不进，羸瘦困劣，因而失治，变成惊痫，不论阴阳虚实，并宜服。

人参二钱五分　白茯苓五钱　白术五钱，炒　藿香叶五钱　木香五钱①　甘草一钱　葛根五钱，渴者加至一两

上咬咀，每服三钱，水煎。热甚发渴，去木香。

周学海曰：聚珍本葛根二两，余并一两。

【笺正】此方为健脾养胃主药。运化既失其司，而复津液耗竭，虚热内炽，引水自救。虽是上吐下泻，而不能用理中及益黄散者，爰立是方，以与虚寒泻利，对面分峙。四君补土，即借茯苓以分清小水，而气化不行，不能不用气药，然香燥太甚者，又非所宜，则以木、藿二香芬芳振动之，而不失于燥烈。葛根升清止泻，又能解渴，一举两得，但呕多者终宜避之。此在临症时，自应随宜斟酌，古人非不准吾曹活变也。其配合分量，又皆极有分寸。但方下"不论阴阳虚实"一句，终是不妥，此方只为阴液虚者立法，果是阴寒而虚，即为理中汤方确证，若曰实病，则参、术又非所宜矣。

第十二方　涂囟法

麝香一字　薄荷叶半字　蝎尾去毒为末，半钱，一作半字　蜈蚣末　牛黄末　青黛末，各一字

上同研，用熟枣肉剂为膏，新绵上涂匀，贴囟上，四方可出一指许，火上炙，手频熨。百日内外小儿可用此。

第十三方　浴体法　治胎肥、胎热、胎怯。

天麻末，二钱　全蝎去毒，为末　朱砂各五钱　乌蛇肉酒浸，焙干　白矾各二钱　麝香一钱　青黛三钱

上同研匀，每用三钱，水三碗，桃枝一握，叶五七枚，同煎至十沸，温热浴之，勿浴背。

第十四方　甘桔汤　治小儿肺热，手掐眉目鼻面。

桔梗二两　甘草一两

为粗末，每服二钱，水一盏，煎至七分，去滓，食后温服。加荆芥、防风，名如圣汤。热甚加羌活、黄芩、升麻。

【笺正】方为肺热而设，然桔梗只能开泄通气，不能清热。盖肺受外感，气窒不宣，最多变症。桔梗善于疏通，理气开结，用为先导，则肺不闭而热可解。方下所谓手掐眉目鼻面，是气闭于上，络脉壅滞，无可奈何之状历历如绘，则桔梗开泄，海藏所谓味厚气轻者，其用如是，非即以甘、桔之微温者清肺热也。洁古老人尝谓桔梗上行，可为诸药之舟楫，盖即从开肺一层着想，遂有此偏见之语，要之此物疏通，不仅上行，亦能下达，《本草经》称其治胸胁痛，及腹满肠鸣，明是彻上彻下，岂其专治上焦之药，而洁古且有舟楫之譬，甚谓其载药上浮，药中有此一味，即专走上焦，不能下行，大非《本经》真旨，辗转传讹，失之远矣。方后加荆芥、防风，则惟风寒袭肺，闭塞已

---

① 二钱：原作"五钱"，据上卫本及丛书本改。

甚者，可以暂投，已非方下肺热之治法。又谓热甚者加羌活、黄芩、升麻，则黄芩固能清肺，而羌活、升麻，温升已甚，殊非热甚所宜。

第十五方 安神丸 治面黄颊赤，身壮热，补心。一治心虚肝热，神思恍惚。

马牙硝 白茯苓 麦门冬 干山药 甘草 寒水石研。各五钱 龙脑一字，研 朱砂一两，研

上末之，炼蜜为丸鸡头大。每服半丸，沙糖水化下，无时。

【笺正】热甚则气火升浮，神魂不守。方以清热泄火，重坠镇怯，故名安神。然牙硝、龙脑，寒凉已甚，可治实火，不能疗虚，方下所谓治壮热肝热是也。又曰治心虚补心，未免言之太过，又面黄二字，亦是可疑。

第十六方 当归汤 治小儿夜啼者，脏寒而腹痛也，面青手冷，不吮乳者是也。

当归 白芍药 人参 桔梗 陈皮各一分 甘草炙，半分

上为细末，水煎半钱，时时少与服。又有热痛，亦啼叫不止，夜发，面赤唇焦，小便黄赤，与三黄丸，人参汤下。

【笺正】夜啼有实热，亦有正气虚馁，而睡眠不安者。是方盖为正虚而设，养阴和血，而以芍药收摄耗散之气，选药之旨可见。然与方下脏寒腹痛，面青手冷诸症，无一针对者，盖已大非制方之真矣。若是实火不得眠，则方后三黄一法，尚是对症。

第十七方 泻心汤 治小儿心气实，则气上下行涩，合卧则气不得通，故喜仰卧，则气上下通。

黄连一两，去须

上为末，每服五分，临卧取温水化下。

【笺正】黄连泻心，必有实热见症而后合符。方下但以仰卧为据，殊不尽然。

第十八方 生犀散 治目淡红，心虚热。

生犀二钱，剉末 地骨皮自采佳 干葛 赤芍药 柴胡根剉。各一两 甘草炙，五钱

上为粗末，每服一二钱，水一盏，煎至七分，温服，食后。

【笺正】方以生犀角为名，且有地骨清心退热，其力最专，方下乃谓治虚热，未妥。

第十九方 白饼子又名玉饼子 治壮热。

滑石末，一钱 轻粉五钱 半夏末，一钱 南星末，一钱 巴豆二十四个，去皮膜，用水一升煮干，研细

上三味，捣罗为末，入巴豆粉，次入轻粉，又研匀，却入余者药末，如法令匀，糯米粉丸如绿豆大，量小儿虚实用药。三岁以下，每服三丸至五丸，空心紫苏汤下，忌热物。若三五岁儿壮实者，加至二十丸，以利为度。

周澄之曰：聚珍本巴豆廿四粒，余并二钱。

【笺正】此治实热痰积，药极猛烈，盖以小儿服药，必不能多，而病是大实，非攻坚猛将，无以收捣穴犁庭之绩，不得不偏师陷阵，直捣中坚，庶几一鼓荡平，不留余孽，则所服无几，事半功倍。此是制药之妙用，非妄学张子和者所可同日而语。

第二十方 利惊丸 治小儿急惊风。

青黛 轻粉各一钱 牵牛末，五钱 天竺黄二钱

上为末，白面糊丸如小豆大二十丸，薄荷汤下。一法炼蜜为丸，如芡实大一粒，化下。

【笺正】此亦劫痰清热之利器，虽较

上方稍为和平，亦必实热实痰，始为对症。

第二十一方　栝蒌汤　治慢惊。

周澄之曰：《本草纲目》引此，云治慢惊带有阳证者。白甘遂即蚤休也。

栝蒌根二钱　白甘遂一钱

上用慢火炒焦黄色，研匀，每服一字，煎麝香薄荷汤调下，无时。凡药性虽冷，炒焦用之乃温也。

【笺正】慢惊是虚寒重症，法当温补，理中保元，是其专药。而此方二味皆凉润清热之品，已是可疑，且末子煎汤，又只用一字，再以麝香之气烈开泄者作引，实是药不对病。方后又谓炒焦用之，冷药亦为温剂，则殊不然，须知草木之质，炒为焦枯，气味俱失，已是无用之物，而可谓其化冷作温，愚者亦知其不确，何以仲阳乃作此呆汉之想，种种可疑，恐非制方本意。濒湖引此，谓治慢惊发搐带有阳证，盖明知此病此药，必无幸中之理，乃加以阳症二字，为仲阳解嘲，未免骑墙两可，反以误人，不可不辨。上卷慢惊条中，颐已言之，善读古书者，胡可执一不化。

第二十二方　五色丸　治五痫。

朱砂五钱，研　水银　雄黄各一两　铅三两，同水银熬　珍珠一两，研

上炼蜜丸如麻子大，每服三四丸，金银薄荷汤下。

周澄之曰：聚珍本金银下有花字。金银能镇心肝、安魂魄，正治惊痫。今人多以金银器煎汤下药，斯乃古义。"花"字衍，前凉惊丸方下亦有"花"字，并衍。

【笺正】痫症是痰升气升，冲激脑神经而失知觉运动之病，所以时发时止，即《素问》所谓气血交并于上，则为大厥，厥则暴死之一端，西学家"血冲脑经"四字，寿颐谓不仅专为类中风一证而言，

是方重镇，兼以清火涤痰，制方精义，最合《素问》真旨。周谓聚珍本金银衍"花"字，甚是也。寿颐考许叔微《本事方》，亦有金银薄荷汤下药一条，一本则无荷字，乃知金银薄者，即今之金箔银箔也，古只作薄，荷字亦是衍文，此必浅人不识古字古义而妄增者，澄之尚未之悟耳。

第二十三方　调中丸

人参去芦　白术　干姜炮。各三两　甘草炙，减半

上为细末，丸如绿豆大，每服半丸至二三十丸，食前温水送下。

【笺正】此即理中。方下无主治者，盖以熟在人口，所治何证，尽人能知，无须更说耳。

第二十四方　塌气丸　治虚胀，如腹大者，加萝卜子，名褐丸子。

胡椒一两　蝎尾去毒，五钱

上为细末，面丸粟米大，每服五七丸至一二十丸，陈米饮下，无时。一方有木香一钱。

【笺正】此为脾肾阳虚而设，然既胀满，则行气之药，必不可无，方后木香乃必需之品。

第二十五方　木香丸　治小儿疳瘦腹大。

木香　青黛另研　槟榔　豆蔻去皮。各一分　麝香另研，一钱五分　续随子去皮，一两　虾蟆三个，烧存性

上为细末，蜜丸绿豆大，每服三五丸至一二十丸，薄荷汤下，食前。

【笺正】疳瘦腹大，必有积滞，积不去则胀不已，故以千金子为君，而以木香、蔻仁之健运者辅之。虾蟆善能鼓气，故消腹满。但麝香芳烈，多用反以伤气。全方分量不过二两余，宜减麝五分之四。唐以前权衡不以钱计，二十四铢为两，六

铢为一分，四分即一两，二分即半两。此方前四味各一分，即各六铢，非今人十分为一钱之分。否则前四味太少，而麝反十五倍之，必非制方之旨。

第二十六方　胡黄连丸　治肥热疳。

川黄连　胡黄连各五钱　朱砂一钱，另研

上以上二物为细末，入朱砂末，都填入猪胆内，用淡浆水煮，以杖于铫子上，用线钓之，勿着底。候一炊久，取出，研入芦荟、麝香各一分，饭和丸如麻子大。每服五七丸至二三十丸，米饮下，食后。

一方用虾蟆半两，不烧。

【笺正】疳积多由郁热，是方大苦大寒，非实热者不可概投，且疳症未有腹不坚大者，虾蟆乃是要药，但干者分量甚轻，方后半两太多，当减之。以入丸散，若不炙松，不能研细，但不可太焦耳。

第二十七方　兰香散　治疳气，鼻下赤烂。

兰香叶菜名，烧灰，二钱　铜青五分　轻粉二字

上为细末，令匀，看疮大小，干贴之。

【笺正】此肺胃蕴热，鼻孔蚀疮之外治药。兰香，今不知何物，然疡科中清热止痒之末子药均可通用，不必拘守此一方也。

第二十八方　白粉散　治诸疳疮。

海螵蛸三分　白及三分　轻粉一分

上为末，先用浆水洗，拭干贴。

【笺正】此亦外治药末，轻粉拔毒、鲗骨、白及、黏腻长肌，方简而切，颇可法也。

第二十九方　消积丸　治大便酸臭。

丁香九个　缩砂仁二十个　乌梅肉三个　巴豆二个，去皮油心膜

上为细末，面糊丸黍米大，三岁以上

三五丸，以下三二丸，温水下，无时。

【笺正】大便酸臭，积滞已甚，非攻坚荡积，无以推陈致新。此为大便色白，阳虚不能消化者立法，故宜温下。又恐巴霜太猛，乃以乌梅为之调剂，缩砂仁以助气机之运行，药味不多而虑周藻密，确是佳方。

第三十方　安虫散　治小儿虫痛。

胡粉炒黄　槟榔　川楝子去皮核　鹤虱炒。各二两　白矾煅　雄黄　巴豆霜各一分　干漆炒烟尽，二分

上为细末，每服一字，大者半钱，温米饮调下，痛时服。

周澄之曰：聚珍本无干漆、雄黄、巴豆霜。

【笺正】汇集杀虫攻积之药，其力甚峻，但胡粉、干漆，太不驯良，宜去。

古人治蛔曰安，而不敢说一杀字，盖误认无病之人亦当有蛔，但驯伏而不扰动耳。然是古人之愚，肠胃和调，虫于何有？苟非秽浊滞积，奚至生虫，非其族类，杀之惟恐不速，安之何居？

第三十一方　紫霜丸　治消积聚。

代赭石煅，醋淬七次　赤石脂各一钱　杏仁五十粒，去皮、尖　巴豆三十粒，去皮膜、心出油

上先将杏仁、巴霜入乳钵内，细研如膏，却入代赭、石脂末研匀，以汤浸蒸饼为丸，如粟米大。一岁服五丸，米汤饮下。一二百日内儿三丸，乳汁下。更宜量其虚实加减，微利为度。此药兼治惊痰诸证，虽下不致虚人。

周澄之曰：聚珍本无赤石脂。

【笺正】此方巴霜较多，攻泄有余，而无气分斡旋之药以导其先路，突将无前，太嫌直骤，以消积聚。赤石脂虽重坠而质黏，盖欲以缓巴霜之峻。聚珍本据《永乐大典》反少此一物，尤其滑泄猛

烈，惟所服无多，果是实积，亦急则治标之一法。方后谓兼治惊痰，则实热生痰，气火上壅，冲激脑经，惊搐瘛疭之症，以此涤痰镇坠，尤其相宜。

第三十二方　止汗散　治六阳虚汗。

上至顶，不过胸也，不须治之。喜汗，厚衣卧而额汗出也，止汗散止之。

上用故蒲扇灰，如无扇，只将故蒲烧灰研细每服一二钱，温酒调下，无时。

【笺正】汗多总是火盛，疏泄无度。蒲生水中，性本清芬，能制炎热。败扇经摇动之余，取其得空气较多，能生凉风以除火气耳。此虽理想，自有性灵作用，故能有效。惟用酒送，则反以助其振动，殊非止汗之旨。方下文义，不甚明了，疑有讹误。

第三十三方　香瓜丸　治遍身汗出。

大黄瓜_{黄色者，一个，去瓤}　川大黄_{湿纸裹，煨至纸焦}　胡黄连　柴胡_{去芦}　鳖甲_{醋炙黄}　芦荟　青皮　黄柏

上除黄瓜外，同为细末，将黄瓜割去头，填入诸药，置满却盖口，用杖子插定，慢火内煨熟，面糊丸如绿豆大。每服三二丸，食后冷浆水或新水下，大者五七丸至十丸。

周澄之曰：聚珍本更有黄连，又云各等分。

【笺正】方以三黄而合芦荟，苦寒至矣。制法颇奇，似亦无谓，所服仅绿豆之三二丸，五七丸，至十丸而止，则阴寒偏盛，不可过也。方中无分量，盖有脱落，当从聚珍本补之。

第三十四方　花火膏　治夜啼。

灯花_{一颗}

上涂乳上，令儿吮之。

【笺正】阴分火炽，则卧不安而夜多啼。灯花是烟煤所结，清心火而泄阴分之热，颇能有效，但须以香油点灯结花乃

佳。半岁以内，尤有捷验。

第三十五方　白玉散　治热毒气客于腠理，搏于血气，发于外，皮上赤如丹，是方用之。

白土_{二钱五分。又云滑石}　寒水石_{五钱}

上为末，用米醋或新水调涂。

【笺正】方解已详上卷丹瘤条下。

第三十六方　牛黄膏　治惊热。

雄黄_{小枣大，用独茎萝卜根水并醋共大盏煮尽}　甘草_末　甜硝_{各三钱}　朱砂_{半钱匕}　龙脑_{一钱匕}　寒水石_{研细，五钱匕}

上同研匀，蜜和为剂，食后薄荷汤温化下，半皂子大。

周澄之曰：聚珍本无朱砂，有郁金末、绿豆粉，分量亦别，雄黄、甘草、甜硝各一分，寒水石一两，郁金、脑子各一钱，绿豆粉半两。

【笺正】寒凉镇重，以治气火俱盛，血冲脑经之热痰风惊，恰如其分。龙脑芳香，虽能耗气，然清凉则能下降，此与麝香之走散性情，微有区别。单用龙脑，尚不为害，但分量宜轻，可减三分[①]之二。聚珍本有郁金，亦开结抑降，其用相近。绿豆粉解热清品，自可为使。甜硝之名，殊不经见，考玄明粉制法，以甘草同煮，说者谓以甘解其寒凝太甚，则所谓甜硝，殆即此物，否则诸硝皆无所谓甜者矣。

第三十七方　牛黄丸　治小儿疳积。

雄黄_{研，水飞}　天竺黄_{各二钱}　牵牛_{末，一钱}

上同再研，面糊为丸，粟米大，每服三丸至五丸，食后薄荷汤下。兼治疳消[②]积，常服尤佳，大者加丸数。

【笺正】此亦涤饮攻痰之法。竺黄清热，故曰治疳。牵牛荡涤，故曰消积。所

---

① 三分：此2字原无，据上卫本补。

② 消：此字原无，据上卫本补。

服无多，尚不为峻，但必非常服之品，方后常服尤佳一句，胡可为训。

第三十八方　玉露散 又名甘露散　治伤热吐泻黄瘦。

寒水石 软而微青黑，中有细纹者是　石膏 坚白而墙壁，手不可折者是好。各半两　甘草 生，一钱

上同为细末，每服一字，或半钱一钱，食后温汤调下。

【笺正】方为内热而设，实即白虎汤之意。但二石下所称形质，适是两误。李濒湖谓阎季忠以寒水石为石膏，以石膏为寒水石。今之石膏虽坚硬，而小块可以手折，非其他石药之大坚者可比。盖此物本不甚坚，而能黏手，故有膏名，古有所谓软石膏者即此。又别有硬石膏，则即今之寒水石也。

前泻黄散后，聚珍本附有阎氏石膏说，亦是误认，详《本草纲目》石膏条中。

第三十九方　百祥丸 一名南阳丸　治疮疹倒靥黑陷。

用红芽大戟，不以多少，阴干，浆水软去骨，日中暴干，复内汁中，煮汁尽，焙干为末，水丸如粟米大。每服一二十丸，研赤脂麻汤下，吐利止，无时。

【笺正】此为热甚液干而设，非可治血虚不足之倒靥，曰治黑陷，指焦枯者而言也。

第四十方　牛李膏 一名必胜膏　治同前方。

牛李子

杵汁，石器内密封，每服皂子大，煎杏胶汤化下。

【笺正】牛李即李子之一种。考李子气味虽曰微温，然《名医别录》明言其去痼热，则大寒可知。钱氏以治痘之黑陷，且名以必胜，断推清血解毒之功。若

非大热，何可轻投。

第四十一方　宣风散　治小儿慢惊。

槟榔 两个　陈皮　甘草 各半两　牵牛 四两，半生半熟

上为细末，三二岁儿，蜜汤调下五分，以上一钱，食前服。

【笺正】慢惊总是脾肾两虚，纵有寒痰壅滞，皆宜温不宜清，可补不可下。是方槟榔、牵牛，皆是峻药，岂可误治虚症。上卷慢惊条中，所谓风在脾胃，故大便不聚而为泻，当去脾间风，风退则利止，故主以此方。窃谓脾虚生风，岂是外风深入。寿颐于拙著《中风斠诠》，曾有阴寒之气上冲，亦能激乱脑经，而为瘛疭痉直，抽掣搐搦等症一条，即为小儿慢惊。及大人之并无肝火而猝然昏厥者言之，亦即西医之所谓脑贫血一症，似尚能窥破此中真相。则古人竟认作外风入脾，竟欲攻荡以宣此风，岂不犯虚虚之戒，仲阳于此，得毋大误。

第四十二方　麝香丸　治小儿慢惊、疳等病。

草龙胆　胡黄连 各半两　木香　蝉壳 去剑，为末干秤　芦荟 去砂秤　熊胆　青黛 各一钱　轻粉　脑麝　牛黄 各一钱，并别研　瓜蒂 二十一个，为末

上猪胆丸如桐子及绿豆大。惊疳，脏腑或秘或泻，清米饮或温水下，小丸五七粒至一二十粒。疳眼，猪肝汤下，疳渴，焆①猪汤下亦得，猪肉汤亦得。惊风发搐，眼上，薄荷汤化下一丸，更水研一丸滴鼻中。牙疳疮、口疮，研贴。虫痛，苦楝子或白芜荑汤送下。百日内小儿，大小便不通，水研封脐中。虫候，加干漆、好麝香各少许，并入生油一两点，温水化下。大凡病急则研碎，缓则浸化。小儿虚

---

① 焆（xún）：用开水烫。

极慢惊者勿服，尤治急惊痰热。

周澄之曰：聚珍本分脑麝为龙脑、麝香二味，无青黛、轻粉、芦荟、熊胆四味。

【笺正】方中一派大苦大寒，只可以治肝胆实火，而方下乃曰治小儿慢惊，乍见之大是可骇。追细绎方后分证加引，则皆是热症，本无一条虚寒杂厕其间。方末且申明之曰：小儿虚极，慢惊者弗服，尤治急惊痰热。则制方之旨岂不明白了解，乃知方下慢字，必是传写之误，且"惊疳等病"四字为句，多一慢字，即不成句。此必出于浅人妄加，以上方治慢惊而误衍之，不可不正。

干漆大毒，观于人之生漆疮者，偶闻其气即已周身起瘰发肿，甚至头大如斗，其厉何如？岂幼孩柔脆肠胃所能胜任。虽曰杀虫，胡可浪用。不解《本草经》何以列于上品，且曰无毒，又谓久服轻身耐老，则古书之不可尽信明矣。

又按：惊风之痉厥抽掣，皆是脑神经病，而运动为之骤变。《素问》谓之气血并走于上，则为暴厥，西医谓之血冲脑经。治必镇摄火焰，降气开痰，宜静而不宜动。脑、麝芳香最烈，适足以助气火之上扬，非徒无益，且必有大害。此古人本无所谓脑经为病，所以不知此理。今既尽人能知，则凡芳香开窍之法，皆当屏除尽绝，寿颐于《中风斠诠》中已备论之。是方脑、麝尤重，更不可以治惊搐。惟疳积腹大，气滞不行者，可少用之，以利流通，然亦宜减三之二为允。

第四十三方　大惺惺丸　治惊疳百病及诸坏病，不可具述。

辰砂研　青礞石　金牙石各一钱半　雄黄一钱　蟾灰二钱　牛黄　龙脑各一字，别研　麝香半钱，别研　蛇黄三钱，醋淬五次

上研匀细，水煮蒸饼为丸，朱砂为衣，如绿豆大，百日儿每服一丸，一岁儿二丸，薄荷温汤化下，食后。

【笺正】此方与上方大旨相似，故主治各症亦同，但苦寒较减，而攻痰消积之力较专，痰热而兼积滞者宜之，若治热痰风惊，则必去脑、麝。

第四十四方　小惺惺丸　解毒，治急惊，风痫潮热，及诸疾虚烦，药毒上攻，躁渴。

腊月取东行母猪粪烧灰存性　辰砂水研飞　脑麝各二钱　牛黄一钱。各别研　蛇黄西山者，烧赤，醋淬三次，水研飞，干用，半两

上以东流水作面糊丸桐子大，朱砂为衣，每服二丸，钥匙研破，温水化下。小儿才生便宜服一丸，除胎中百疾，食后。

周澄之曰：聚珍本脑、麝分为二物。云：猪粪、辰砂各半两，龙脑、麝香各二钱。

【笺正】猪粪秽浊，取其下行，能泄火而解热毒，以治急惊，亦是清降，故能定气血之上冲。但脑、麝必不可用，而此方更重。聚珍本虽稍轻，亦尚非配药之法。盖是书屡经传写，岂特非仲阳之旧，抑恐失阎氏之真矣。方后以钥匙研药，盖取其能开通之意，然未免孩子气。试问于药性上安能有用？此吾国旧学之可鄙处，宜乎为新学界所诟病也。又谓小儿初生宜服一丸，则可以泄导先天蕴热，方法颇佳。

第四十五方　银砂丸　治涎盛膈热，实痰嗽，惊风，积，潮热。

水银结砂子，三皂子大　辰砂研，二钱　蝎尾去毒，为末　鹏砂　粉霜各研　轻粉　郁李仁去皮，焙秤，为末　白牵牛　铁粉　好腊茶各三钱

上同为细末，熬梨汁为膏，丸如绿豆大，龙脑水化下一丸至三丸，亦名梨汁饼子，及治大人风涎，并食后。

周澄之曰：聚珍本好腊茶作"好

腊"，恐误。又蝎尾、硼砂、郁李仁、粉霜、牵牛、轻粉作各一钱，铁粉、好腊作各三钱。

【笺正】幼科惊痫，无非热盛生风，气火挟痰，上激冲脑为病，抽搐瘈疭，痉厥戴眼，无一非脑神经受其震激而失功用。喻嘉言谓惊风之名，当作热痰风惊，则明白了解。其论极是。在古人虽未尝知有神经之病，然多用金石重坠之药以治其气火之升腾，则降逆镇定，恰与气血上冲之原理相合，故能桴应。是方汞铁粉霜，镇坠极重，而又以蝎尾、月石、牵牛、李仁，消导下行，荡涤积热，最是峻剂，苟非大实，未可轻投。但水银必与黑铅同化，乃能结砂，此方无黑铅，必有脱误，然即使结砂，苟其炼不得法，则汞性善变，流弊不小，终宜慎之。"鹏砂"当作"硼砂"，此必误字。

第四十六方　蛇黄丸　治惊痫，因震骇恐怖，叫号恍惚是也。

蛇黄真者。三个，火煅，醋淬　郁金七分，一处为末　麝香一字

上为末，饭丸桐子大，每服一二丸，煎金银磨刀水化下。

【笺正】此亦开痰降逆之法，用磨刀水送药者，取铁之重坠耳。

第四十七方　三圣丸　化痰涎，宽膈，消乳癖，化惊风、食痫、诸疳。小儿一岁以内，常服极妙。

小青丸

青黛一钱　牵牛末，二钱　腻粉一钱
并研匀，面糊丸黍米大。

小红丸

天南星末，一两，生　朱砂半两，研　巴豆一钱，取霜
并研匀，姜汁面糊丸黍米大。

小黄丸

半夏生末，一分　巴豆霜一字　黄柏末，一字

并研匀，姜汁面糊丸黍米大。以上百日者各一丸，一岁者各二丸，随乳下。

周澄之曰：聚珍本小青丸作青黛一分，牵牛末三分，腻粉二钱；小红丸巴豆作二钱；小黄丸黄柏作半钱。

【笺正】三方皆攻痰实之法，而两用巴霜，俱是峻剂，但丸子极小，所服又少，所以可用。

第四十八方　铁粉丸　治涎盛，潮搐，吐逆。

水银砂子　轻粉各二分　朱砂　铁粉各一分　天南星炮制，去皮脐，取末一分

上同研，水银星尽为度，姜汁面糊丸粟米大，煎生姜汤下十丸至十五丸，二三十丸，无时。

【笺正】此与前之银砂丸大同小异，故方下主治亦同。

第四十九方　银液丸　治惊热，膈实呕吐，上盛涎热。

水银半两　天南星二钱，炮，白附子一钱，炮

上为末，用石脑油为膏，每服一皂子大，薄荷汤下。

周澄之曰：聚珍本有龙脑半钱，轻粉一钱，蝎尾廿一枚，炙去毒，上同研匀，石脑油丸如绿豆大，每服二三丸，乳香汤下，大者稍加，无时。

【笺正】此方水银生用，尤其可怪。石脑油更奇，考濒湖《纲目》所引诸说，即是今之煤油，故《嘉祐本草》亦言有毒，虽曰坠痰通络，实属好奇太过，断不可行。

第五十方　镇心丸　治小儿惊痫，心热。

朱砂　龙齿　牛黄各一钱　铁粉　琥珀　人参　茯苓　防风各二钱　全蝎七个，焙

上末，炼蜜丸如桐子大，每服一丸，薄荷汤下。

【笺正】此亦重坠清热，镇摄气血之剂。能使气火不升，则脑不受激，惊搐自已，立方之意甚佳。而不用巴霜、牵牛之峻，且无水银、轻粉、巴霜之毒，尤其纯粹无疵。但尚是实热实痰，人参殊可不必。全蝎亦是毒虫，古用蝎尾，取其下行达痰，故曰定风，此用其全，不如蝎尾之妥。惟惊痫之风皆自内生，必非外感风邪，断不可混同施治。方中又有防风，温散外风，正与热盛风生，病情相反，非徒无益，而又害之，此古人之大误。亦犹六朝隋唐，许多续命汤方之治内风类中，无不桂、麻、羌、防、细辛、芎、芷。今既知此等症情，胥由内热冲脑，则凡是散风温升诸药，为利为弊，果当何如？

第五十一方　金箔丸　治急惊涎盛。

金箔二十片　天南星剉，炒　白附子炮　防风去芦须，焙　半夏汤浸七次，切，焙干称，各半两　雄黄　辰砂各一分　生犀末　牛黄脑麝各半分。以上六物研

上为细末，姜汁面糊丸麻子大，每服三五丸至一二十丸，人参汤下。如治慢惊，去龙脑，服无时。

周澄之曰：聚珍本作牛黄、龙脑、麝香各半钱，雄黄、辰砂各二分，余同。

【笺正】此亦清热开痰之法。星、夏、白附，皆为痰壅而设，但脑、麝大香，反以激动气血，必不可用，防风亦大误。方后谓治慢惊则去龙脑，盖以冰片大寒，非虚寒所宜，然方中生犀，独非凉药耶？

第五十二方　辰砂丸　治惊风涎盛潮作，及胃热吐逆不止。

辰砂别研　水银砂子各一分　天麻　牛黄五分　脑麝别研，五分　生犀末　白僵蚕酒炒　蝉壳去足　干蝎去毒，炒　麻黄去节　天南星汤浸七次，切，焙干秤。各一分

上同为末，再研匀，熟蜜丸如绿豆大，朱砂为衣，每一二丸或五七丸，食后服之，薄荷汤送下。

周澄之曰：聚珍本天麻一分，龙脑、麝香、牛黄各五钱，余同。

【笺正】方与上方大同小异。天麻厚重，可息内风，治眩晕肝阳极效，非泄散外风，此症颇合，僵蚕亦能定风，惟麻黄不可用，亦续命汤之贻误也。

方中各药皆是一分，而牛黄、脑、麝独各五分，牛黄清热化痰，重任犹有可说，脑麝大香大开，无论何方，断无五倍于他药之理。聚珍本作他药一分，而龙脑、麝香、牛黄各五钱，则所谓一分者，当即古人之六铢，为四分网之一，然脑、麝尚倍于他药，亦无此法。如谓一分是宋时之一分，则脑、麝将五十倍于他药，更为可怪。以此知是书传写久失其真，读者须当观其大旨，不可呆死于字句之间。

第五十三方　剪刀股丸　治一切惊风，久经宣利，虚而生惊者。

朱砂　天竺黄各研　白僵蚕去头足，炒　蝎去毒，炒　干蟾去四足并肠，洗，炙焦黄为末　蝉壳去剑　五灵脂去黄者为末。各一分　牛黄　龙脑并研。各一字　麝香研，五分　蛇黄五钱，烧赤，醋淬三五次，水研飞

上药末共二两四钱，东流水煮，白面糊丸桐子大，每服一丸，剪刀环头研，食后薄荷汤化下。如治慢惊，即去龙脑。

【笺正】此亦清热化痰息风之意。方后谓治慢惊，即去龙脑，亦如上金箔丸之例。但牛黄、竺黄，岂非凉药，亦与上方同弊。剪刀股即蝎之别名，以蝎尾勾曲，有似于剪刀之股，此丸所以有此名者，其旨可见。乃方后则谓剪刀环头研药，此浅者不知剪刀股之取义，而妄为是说以附会之，岂制方者之意？盲人梦话，大是可

嗤。且惟佩刀有环，故古有"刀环"二字，若在医家，则古尝有刀圭量药，未闻有刀环研药者，而剪刀又不得称环，是一句之间，错之又错，抑何鄙陋至于此极？此必非制方者之原文，尤其确然可知。

方后云上药末共二两四钱，按方中诸药，前七味云各一分，牛黄、龙脑则云各一字，而麝香则云五分，蛇黄则曰五钱，计其称为分者凡十二，又五钱及二字。初不知其何以能合为二两四钱。如以宋人十分为一钱之分计之，则十二分只有一钱二分；若以唐前一两为四分计之，则十二分已有三两，相去皆远，必不能合。且前七味各一分，而麝香则五倍之，又必无此配药之法。寿颐以意逆之，则前七味之一分，是用唐以前古法，计七分，为一两七钱半，而麝香之五分，则是宋时之所谓半钱耳，再合以蛇黄五钱，牛黄、龙脑各一字，乃与二两四钱之数约略相近。然同此分字，而忽用古法，忽从时俗，一方之中，如是错杂，岂不可怪？此亦必非制方者之原文。寿颐谓每是卷中诸方分两，极多不相称者。如欲仿制，皆当以意参酌，否则必为马服之子①，无不偾事矣。此方中分字，既知其有两样用法，则上之辰砂丸方诸药一分，明是古者四分为两之分，而牛黄、脑麝之五分，又是宋时十分为钱之分。盖脑、麝二物，合之仅得半钱，分之则各得四分钱之一，是即所谓一字，分量配合，颇觉相宜。聚珍本改之为五钱者，正苦不知本书中有此奇怪之作用耳。然平心论之，如此量药，总属可笑，医书难读，初不料一至于此。不佞善读奇书，真可谓别有会心，但不知阅者见之，以为何如，呵呵！

第五十四方　麝蟾丸　治惊涎潮搐。

大干蟾秤二钱，烧，另研　铁粉三钱　朱砂　青礞石末　雄黄末　蛇黄烧取末。各二钱

匕　龙脑一字　麝香一钱匕

上件研匀水浸，蒸饼为丸如桐子大，朱砂为衣，薄荷水下半丸至一丸，无时。

周澄之曰：聚珍本铁粉作轻粉。

第五十五方　软金丹　治惊热，痰盛壅嗽，膈实。

天竺黄　轻粉各二两　青黛一钱　黑牵牛取头末　半夏用生姜三钱，同捣成曲，焙干，再为细末。各三分

上同研匀，熟蜜为膏，薄荷水化下，半皂子大至一皂子大，量儿度多少用之，食后。

周澄之曰：聚珍本竺黄、轻粉各半两，一作二两，青黛作一分，余同。

【笺正】此二方与诸方大同小异，重叠复累，大是可厌。

第五十六方　桃枝丸　疏取积热及结胸，又名桃符。

巴豆霜　川大黄　黄柏末。各一钱一字　轻粉　硇砂各五分

上为细末，面糊丸粟米大，煎桃枝汤下，一岁儿五七丸，五七岁二三十丸，桃符汤下亦得，未晬②儿三二丸，临卧。

周澄之曰：聚珍本黄柏下云各一分一字。

【笺正】巴霜、轻粉，已嫌太峻，更有硇砂，尤为猛烈。然今则久无真硇，市肆中尽是欺人，此方亦不必言矣。

第五十七方　蝉花散　治惊风夜啼，咬牙咳嗽，及疗咽喉壅痛。

蝉花和壳　白僵蚕直者，酒炒熟　甘草炙。各一分　延胡索半分

上为末，一岁一字，四五岁半钱，蝉

---

① 马服之子：指赵括。其父赵奢，战国名将，赐号马服君。

② 晬（zuì）：古代称婴儿满一百天或一周岁。

壳汤下，食后。

【笺正】此清热以定内风之轻剂，清而能降，选药灵动。蜩蝉临风振翼，得清肃之气，而其蜕又乍出土时即已蜕去，得土气寒凉已久，所以能治小儿内热。小儿睡中咬牙，戛戛有声，皆痰热之症。方尚嫌轻，可加开痰泄化之物。

第五十八方　钩藤饮子　治吐利，脾胃虚风，慢惊。

钩藤三分　蝉壳　防风去芦头，切　人参去芦头，切　麻黄去节，秤　天麻　白僵蚕炒黄　蝎尾去毒，炒。各半两　甘草炙　川芎各一分　麝香一分，别研入

上同为细末，每服二钱，水一盏，煎至六分，温服，量多少与之。寒多加附子末半钱，无时。

周澄之曰：聚珍本麝香一钱，按上称三分、一分，分字皆读去声，今宜改作钱字。麝香一分，分字如字读乃合。方后加附子末半钱，加于二钱剂中也。

【笺正】吐利虚风而为慢惊，故用人参。然此虚风，岂外来之寒风耶，而乃有防风、麻黄，古人之愚，最不可解。即川芎、麝香，皆不可用。此方中分字又当作两样看，是为本书中之创例。然不古不今，亦古亦今，混作一气，究竟非著作家体制。俗子无本之学，最是鄙陋。澄之附注，未必可听。

古医书之分字，作去声读，近人多有言之者，然未见所本。盖尚是推测之辞，强为分别，字书中未见此义。

第五十九方　抱龙丸　治伤风瘟疫，身热昏睡，气粗，风热痰塞壅嗽，惊风潮搐，及蛊毒中暑。沐浴后并可服，壮实小儿，宜时与服之。

天竺黄一两　雄黄水飞，一钱　辰砂　麝香各别研半两　天南星四两，腊月酿牛胆中阴干百日，如无，只将生者去皮脐，剉，炒干用

上为细末，煮甘草水和丸皂子大，温水化下服之。百日小儿，每丸分作三四服，五岁一二丸，大人三五丸。亦治室女白带，伏暑。用盐少许，嚼一二丸，新水送下。腊月中雪水煮甘草和药，尤佳。一法用浆水或新水浸天南星三日，候透软，煮三五沸，取出，乘软切去皮，只取白软者，薄切焙干，炒黄色，取末八两，以甘草二两半，拍破，用水二碗浸一宿，慢火煮至半碗，去滓，旋旋洒入天南星末，慢研之，令甘草水尽，入余药。

【笺正】是方胆星、竹黄，不过为痰热而设，然方下主治不少，皆为实热痰壅言之。以小儿伤寒温热，每多痰热窒塞，故可通治。方下瘟疫，即今之所谓温病。然麝香开泄太重，此方太多，宜大减之。又谓壮实小儿可以时服，则言之太过。

方后谓亦治室女白带，则带下每多湿热凝滞，停积胞中所致。此能涤湿清热，所以可治。腊雪合药，清温甚佳，方后慢火，原本字从火旁，字书无此形，径为改之。

天南星不可生用，即如方后甘草制法，亦不妥。南星之毒，甚于半夏十倍。寿颐尝以肆中之所谓制南星者入口试之，戟喉甚厉，此非用腊月牛胆制透久陈者不可。

第六十方　豆卷散　治小儿慢惊，多用性太温及热药治之，有惊未退而别生热症者，有病愈而致热症者，有反为急惊者甚多。当问病者几日，因何得之，曾以何药疗之，可用解毒之药，无不效，宜此方。

大豆黄卷水浸黑豆生芽是也，晒干　贯众　板蓝根　甘草炙。各一两

上四物同为细末，每服半钱至一钱，水煎，去滓服，甚者三钱。又治吐虫，服无时。

【笺正】此为慢惊过服温药而设，故以蓝根、贯众解毒为主。方下言之甚详，非治慢惊。

第六十一方　龙脑散　治急慢惊风。

大黄蒸　甘草　半夏汤洗，薄切，用姜汁浸一宿，焙干炒　金星石　禹余粮　不灰木　青蛤粉　银星石　寒水石

上各等分，同为研细末，入龙脑一字，再研匀，新水调一字至五分，量儿大小与之。通解诸毒，本旧方也，仲阳添入甘松三两枝，藿香叶末一钱，金芽石一分，减大黄一半，治药毒吐血，神妙。

【笺正】重用石药，惟急惊实症可用。方下乃有一慢字，岂不大误。方后并谓治药毒吐血，则热药太过之症。立方之旨，更为明了，此方下慢字，明是浅人妄加者。方后云一字至五分，可证五分即半钱，而一字即半钱中之又一半矣。

第六十二方　虚风方　治小儿吐泻，或误服冷药，脾虚生风，因成慢惊。

大天南星一个，重八九钱以上者良

上用地坑子一个，深三寸许，用炭火五斤烧通赤，入好酒半盏在内，然后入天南星，却用炭火三两条，盖却坑子，候南星微裂，取出剉碎，再炒匀熟，不可稍生。候冷为细末，每服五分或一字，量儿大小，浓煎生姜防风汤，食前调下，无时。

【笺正】南星只能消导热痰，必非补虚之物，方名既曰虚风，又谓脾虚生风而成慢惊，岂有一味南星可治之理。再以生姜、防风汤调药，又是泄散外风之法，牛头不对马嘴，岂果仲阳为之耶。

第六十三方　虚风又方

半夏一钱，汤洗七次，姜汁浸半日，晒干　梓州厚朴一两，细剉

上件米泔三升同浸一百刻，水尽为度，如百刻未尽，加火熬干。去厚朴，只将半夏研为细末，每服半字、一字，薄荷汤调下，无时。

【笺正】方名又是虚风，药则半夏、厚朴，又是薄荷汤下，笼统浮泛已极，恐未必果是仲阳手定。

第六十四方　扁银丸　治风涎膈实上热，及乳食不消，腹胀喘粗。

巴豆去皮油心膜，研细　水银各半两　黑铅二钱半，水银结砂子　麝香五分，另研　好墨八钱，研

上将巴豆末并墨再研匀，和入砂子、麝香，陈米粥和丸如绿豆大，捏扁。一岁一丸，二三岁二三丸，五岁以上五、六丸，煎薄荷汤放冷送下，不得化破，更量虚实增减，并食后。

【笺正】重坠痰涎，而引之下泄，好在所服不多，又是浑仑吞下，果是实痰，尚为可用。今京师有万应锭者，为幼科实热实痰普通之药，颇有捷验，方中重用佳墨，即本之仲阳是方。

第六十五方　又牛黄膏　治热及伤风疮热。

雄黄研　甘草末　川甜硝各一分　寒水石生，飞，一两　脑子一钱　绿豆粉半两

上研匀，炼蜜和成膏，薄荷水化下，半皂子大，食后。

周澄之曰：聚珍本寒水石作一分，一作一两，有郁金末一钱，此与前牛黄膏小异。聚珍本作生黄膏。

【笺正】此重坠清热，开泄痰闭之法，已陈陈相因，数见不鲜矣。

第六十六方　五福化毒丹　治疮疹余毒，上攻口齿，躁烦亦咽干，口舌生疮，及治蕴热积毒，惊惕狂躁。

生熟地黄焙秤，各五两　元参　天门冬去心　麦门冬去心焙秤。各三两　甘草炙　甜硝各二两　青黛一两半

上八味为细末，后研入硝、黛，炼蜜

为丸如鸡头大，每服半丸或一丸，食后水化下。

【笺正】此痘后阴虚，毒火上乘，津液已耗者之治法，故用滋润养液为主。方下谓治蕴热积毒，必热盛液耗者为宜。若痰涎未化，不可妄投。

第六十七方　羌活膏　治脾胃虚，肝气热盛生风，或取转过，或吐泻后，为慢惊，亦治伤寒。

羌活去芦头　川芎　人参去芦头　赤茯苓去皮　白附子炮。各半两　天麻一两　白僵蚕酒浸，炒黄　干蝎去毒，炒　白花蛇酒浸，取肉焙干。各一分　川附子炮去皮、脐　防风去芦头，焙　麻黄去节。各三钱　豆蔻肉　鸡舌香即母丁香　藿香叶　木香各二钱　轻粉一钱　珍珠　麝香　牛黄各一钱　龙脑半字　雄黄辰砂各一分。以上七味各别研入

上同为细末，熟蜜和剂，旋丸大豆大，每服一二丸，食前，薄荷汤或麦冬汤温化下。实热惊急勿服，性温故也。服无时。

周澄之曰：聚珍本白花蛇下云各一两，木香上有沉香一味。后附辨鸡舌香文云：古今论鸡舌香，同异纷纷，或以为番枣核，或以为母丁香，互相排抵，竟无定说。季忠以为最为易辨，所以久无定说者，惑于其名耳。古人名药，多以其形似者名之，如乌头、狗脊、鹤虱之类是。番枣核、母丁香本是二物，皆以形似鸡舌，故名适同。凡药同名异实，如金樱、地锦之类，不足怪也。如鸡舌二类，各有主疗，番枣核者，得于乳香中，治伤折药多用之。母丁香即丁香之老者，极芳烈，古人含鸡舌香，乃此类也，今治气温中药多用之。所谓最易辨者如此。

【笺正】是方庞杂太甚，方下主治又复自矛自盾，怪不可言。既曰脾胃虚，则人参补益脾胃是也。而又曰肝气热盛生风，则附子、丁香又将何为？"或取转过"四字，不可索解，当有脱误。若曰治吐泻后之慢惊，则方中藿香、木香、丁香、参、附固为对证，然慢脾之风，岂是外感风寒，可以表散？方中麻、防、芎、活，宁非虚寒慢惊之鸩毒，而脑、麝、牛黄，辛凉开窍，直以速其危耳。观方后实热弗服一层，知方下热盛生风一句，盖言本是热盛，而已用寒凉太过之变症，故主温补。然珠、黄、轻粉，又非虚症所宜，此宜明辨，必不可浑仑吞枣。惟治伤寒表症，庶几近之，然药物亦异常庞杂。此等方药，不足存也。

第六十八方　郁李仁丸　治褓褓小儿大小便不通，惊热痰实，欲得溏动者。

郁李仁去皮　川大黄去粗皮，取实者剉，酒浸半日控干，炒为末。各一两　滑石半两，研细

上先将郁李仁研成膏，和大黄、滑石丸如黍米大，量大小与之，以乳汁或薄荷汤下。

【笺正】此方专为实热闭塞者通腑之用，若曰治痰，尚难有效。

第六十九方　犀角丸　治风热痰实，面赤，大小便秘涩，三焦邪热，腑脏蕴毒，疏导极稳方。

生犀角末，一分　人参去芦头，切　枳实去瓤，炙　槟榔各半两①　黄连一两　大黄二两，酒浸切片，以巴豆去皮一百个，贴在大黄上，纸裹，饭上蒸三次，切，炒令黄焦，去巴豆不用

上为细末，炼蜜和丸如麻子大，每服一二十丸，临卧熟水下，未动加丸。亦治大人，孕妇不损。

【笺正】此治实热实痰，双管齐下，其力甚峻，但丸子既小，巴豆又但取其气，不用其质，犹为峻剂中之轻剂。盖痰

───────────────

①　各半两：此3字原脱，据上卫本及丛书本补。

热实结，仅用军、槟，必非少数可以有功，乃借巴豆极厉之气作为向导，方能冲锋陷阵，直捣中坚。制方自有深意，惟方后竟谓孕妇不损，则虽有人参，恐亦未可深信。

第七十方　异功散　温中和气，治吐泻，不思乳食。凡小儿虚冷病，先与数服，以助其气。

人参切去顶　茯苓去皮　白术　陈皮剉甘草各等分

上为细末，每服二钱，水一盏，生姜五片，枣两个，同煎至七分，食前温，量多少与之。

【笺正】此补脾而能流动不滞，陈皮一味，果有异功。以视《局方》四君子，未免呆笨不灵者，洵是放一异彩，仲阳灵敏，即此可见一斑。

第七十一方　藿香散　治脾胃虚有热，面赤，呕吐涎嗽，及转过度者。

麦门冬去心，焙　半夏曲　甘草炙。各半两　藿香叶一两

上为末，每服五分至一钱，水一盏半，煎七分，食前温服。

周澄之曰：聚珍本有石膏半两。

【笺正】此治胃虚有热之吐，故以甘、麦养胃阴，较之七味白术散治脾胃虚寒便泻者，正是两相对照。彼以泄利则气陷，故用干葛升清；此以呕吐则气逆，故用半夏泄降；而皆用藿香芬芳，藉以振动中州气滞，又是殊途同归。可谓五雀六燕，铢两悉称，仲阳选药，真无间然。然若痰上壅而为呕吐，则麦、甘又在禁例，此则善学古人者自当知所变通，必不可呆死于古人成方之下。

第七十二方　如圣丸　治冷热疳泻。

胡黄连　白芜荑去扇，炒　川黄连各二两　使君子一两，去壳秤　麝香别研，五分干虾蟆五枚，剉，酒熬膏

上为末，用膏丸如麻子大，每服人参汤下，二三岁者五七丸，以上者十丸至十五丸，无时。

【笺正】方用二连，可治疳热，必不可治寒冷。干蟾为疳积腹膨主药，大有奇功，亦物理之学也。

第七十三方　白附子香连丸　治肠胃气虚，暴伤乳哺，冷热相杂，泻痢赤白，里急后重，腹痛扭撮，昼夜频并，乳食减少。

黄连　木香各一分　白附子大二个

上为末，粟米饭丸，绿豆大或黍米大，每服十丸至二三十丸。食前清米饮下，日夜各四五服。

【笺正】此治滞下之主药，证是冷热相杂，积滞不行，故药亦寒温并用。而以木香宣通气分，滞下之方药最多，然用意皆不过如此。今人每以炮姜、黄连同进，再加气分之药，治腹痛积滞者极效，亦此旨也。

第七十四方　豆蔻香连丸　治泄泻，不拘寒热赤白，阴阳不调，腹痛，肠鸣切痛，可用如圣。

黄连炒，三分　肉豆蔻　南木香各一分

上为细末，粟米饭丸，米粒大，米饮汤下十九至二三十丸，日夜各四五服，食前。

【笺正】此以香、连清热调气，而佐以肉果温涩，可治暑热泄泻之肠鸣腹痛，不可治湿热淤积之滞下后重。方下"赤白"二字，惟滞下者有之，其症必里急不爽，可通而不可涩，误投固涩，无不淹久变重。此须分别治之，不可混也。

第七十五方　小香连丸　治冷热腹痛，水谷利，滑肠方。

木香　诃子肉各一分　黄连半两，炒

上为细末，饭和丸绿豆大，米饮下十丸至三五十丸，频服之，食前。

【笺正】诃子亦涩滑止泻之法，与上方肉果、香、连同工异曲，惟肠滑水泄者宜之。

第七十六方　二圣丸　治小儿脏腑或好或泻，久不愈，羸瘦成疳。

川连去须　黄柏去粗皮，各一两

上为细末，将药末入猪胆内，汤煮熟，丸如绿豆大，每服二三十丸，米饮下，量儿大小加减，频服无时。

【笺正】小儿疳泻，多是里热，故主以连、柏之清，然在久病羸瘦，亦宜量之，非可一概施也。

第七十七方　没石子丸　治泄泻白浊，及疳痢、滑肠、腹痛者方。

木香　黄连各一分。一作各二钱半　没石子一个　豆蔻仁二个　诃子肉三个

上为细末，饭和丸麻子大，米饮下，量儿大小加减，食前。

【笺正】此亦泄泻之治法。方下所谓疳痢，即古人所谓利下、自利之利，本以滑利取义。今世俗以滞下之里急后重，欲下不爽者，名为痢疾，实是不识字义之过。名不正则言不顺，必须分别观之，不可误认。

香、连各一分，原是古人四分为一两之分，可见此是古之成方。然古之一两，只合宋时之三钱有零，则古之一分，只合宋后之一钱而不足，此方中谓一分一作二钱半，非是。

第七十八方　当归散　治变蒸，有寒无热。

当归二钱　木香　官桂　甘草炙　人参各一钱

上㕮咀，每服二钱，水七分盏，姜三片，枣一枚去核，同煎服。

【笺正】变蒸而仅仅有寒无热，此儿之元气不足可知，故制是方，与参、芪、甘、桂之保元汤同意，皆是小儿元阳素虚之圣药。

第七十九方　温白丸　治小儿脾气虚困，泄泻瘦弱，冷疳洞利，及因吐泻或久病后成慢惊，身冷瘈疭。

天麻生，半两　白僵蚕炮　白附子生干蝎去毒　天南星剉，汤浸七次，焙。各一分

上同为末，汤浸，寒食面和丸如绿豆大，丸了仍与寒食面内，养七日取出，每服五七丸至三二十丸，空心煎生姜米饮，渐加丸数，多与服。

【笺正】脾虚泄泻，慢惊身冷，皆无阳之症，故宜白附子。惊风瘈疭，无论急慢，皆是内动之风。天麻、僵蚕，以定内风，而方中不杂一味表散疏泄，选药极允。观此则上之羌活膏方第六十七云治脾胃慢惊，而药乃有羌、防、麻黄者，岂非大谬。方下曰冷疳洞利，其为洞泄滑利甚明。又可知上之没石子丸，方下有疳痢二字，亦指滑利泄泻，则宋人痢字，尚不与滞下相混。而今人概称滞下为痢疾者，亦是大谬。此误又在宋后，医学日荒，胡可不急起更张之。

此条治脾虚泄泻，及吐泻久病而为慢惊，身冷瘈疭。其症甚重，非温补不可，方药太嫌轻薄，必不足恃，宜用保元汤及附子理中。

第八十方　豆蔻散　治吐泻烦渴，腹胀，小便少。

豆蔻　丁香各半分　舶上硫黄一分　桂府白滑石三分

上为细末，每服一字至半钱，米饮下，无时。

【笺正】此是脾肾寒湿，自宜温药。然硫黄极滑，治泻非所宜，且吐泻烦渴，津液耗矣。滑石分利小水，亦治实热，不治虚寒，方殊可议，不足法也。

第八十一方　温中丸　治小儿胃寒泻白，腹泻肠鸣，吐酸水，不思食，及霍

乱吐泻。

人参切去顶,焙 甘草剉,焙 白术各一两,为末

上姜汁面和丸绿豆大,米饮下一二十丸,无时。

【笺正】此脾胃虚寒,故用药如此。然泻出色白,寒症昭著,何不即与理中,岂以吐酸为有热故耶?要之胃无火而不能消化,亦必作酸,此酸是胃液中自然之味,不可皆认是火。

第八十二方 胡黄连麝香丸 治疳气羸瘦,白虫作方。

胡黄连 白芜荑去扇。各一两 木香黄连各半两 辰砂另研,一分 麝香剉研,一钱

上为细末,面糊丸绿豆大,米饮下五七丸至十丸,三五岁以上者,可十五丸、二十丸,无时。

【笺正】疳积腹膨,多是食停郁热而生诸虫,治宜清热消导而兼杀虫。然此方尚嫌轻薄,必不足恃,既有下之大胡黄连丸、大芦荟丸两方,则此可删。

第八十三方 大胡黄连丸 治一切惊疳,腹胀虫动,好吃泥土生米,不思饮食,多睡,脏腑或秘或泻,肌肤黄瘦,毛焦发黄,饮水,五心烦热。能杀虫消疳,进饮食,治疮癣,常服不泻痢方。

胡黄连 黄连 苦楝子各一两 白芜荑去扇,半两,秋初三分 芦荟另研 干蟾头烧存性,另研。各一分 麝香一钱,另研 青黛一两半,另研

上先将前四味为细末,猪胆汁和为剂,每一胡桃大,入巴豆仁一枚置其中,用油单一重裹之,蒸熟去巴豆,用米一升许,蒸米熟为度,入后四味为丸。如难丸,少入面糊,丸麻子大。每服十丸、十五丸,清米饮下,食后临卧,日进三两服。

【笺正】此方清热为主,而兼杀虫消积者,然苦寒有余,而消积杀虫尚嫌不及。方下叙述各症,虫积已深,尚宜加味;其麝香亦觉太多;又青黛入药,古人所用当是蓝靛之精华,而今则是浊滓,殊不相宜。蟾头疑是蟾腹之误。

第八十四方 榆仁丸 治疳热瘦悴,有虫,久服充肥。

榆仁去皮 黄连去头。各一两

上为细末,用猪胆七个破开,取汁与二药同和,入碗内,甑上蒸九日,每日一次。候日数足,研麝香五分,汤浸一宿,蒸饼同和成剂,丸如绿豆大。每服五七丸至一二十丸,米饮下,无时。

【笺正】此方亦觉无谓,既有上下两方,何必多此复叠重累,大同小异为耶?

第八十五方 大芦荟丸 治疳杀虫,和胃止泻。

芦荟研 木香 青橘皮 胡黄连 黄连 白芜荑去扇,秤 雷丸破开,白者佳,赤者杀人,勿用 鹤虱微炒。各半两 麝香二钱,另研

上为细末,粟米饮丸绿豆大,米饮下二十丸,无时。

【笺正】此方杀虫清热,双管齐下。尚嫌消积之力不足,可加干蟾、鸡内金等;又使君子肉除虫甚效,且无峻厉太过,克剥元阴之弊,威而不猛,可为疳虫必用之品。西药有山道年精一种,亦有奇功,尚无流弊,是可采也。麝香亦太多,减半用之可也。

第八十六方 龙骨散 治疳口疮,走马疳。

砒霜 蟾酥各一字 粉霜五分 龙骨一钱 定粉一钱五分 龙脑半字

上先研砒粉极细,次入龙骨再研,次入定粉等同研,每用少许敷之。

【笺正】牙疳而名曰走马,其症之急可知,顷刻蔓延,腐烂极速,穿唇溃腮,

即不可救。此胃中一团毒火，非大清胃热或急下不可。外治药单方，则砒枣散可用。一味信石，打小块如枣核许，以大红枣去核，每枚嵌入信石一块，入炭火煅炭，俟烟尽取出，此烟即是砒霜，人须避之。加梅花冰片十分之三，同研细掺之，颇效。砒固毒物，然此法制过，信石本质已是无多，故不为害。钱仲阳此方，分量颇有斟酌。亦可用飞净人中白掺之，佳。另以白马乳内服，亦可以马乳洗腐处，治之及早，尚可十全五六。飞净人中白亦可调入马乳中服之。寿颐近得一简便单方，用藤黄，即画家所用之物，以空心如笔管者为佳，名笔管黄。研细，掺腐肉上极效，已实验过。

第八十七方　橘连丸　治疳瘦，久服消食和气，长肌肉。

陈橘皮一两　黄连一两五钱，去须，米泔浸一日

上为细末，研入麝香五分，用猪胆七个，分药入在胆内，浆水煮，候临熟，以针微刺破，以熟为度，取出，以粟米粥和丸绿豆大，每服十丸至二三十丸，米饮下，量儿大小与之，无时。

【笺正】此清火之专剂，轻症可用，缓缓图功。

第八十八方　龙粉丸　治疳渴。

草龙胆　定粉　乌梅肉焙秤　黄连各二分

上为细末，炼蜜丸如麻子大，米饮下一二十丸，无时。

【笺正】清热生津，意亦可法。定粉即是铅粉，质重有毒，内服殊非所宜，去之可也。

第八十九方　香银丸　治吐。

丁香　干葛各一两　半夏汤浸七次，切焙水银各半两

上三味同为细末，将水银与药同研匀，生姜汁丸如麻子大，每服一二丸至五丸，煎金银汤下，无时。

【笺正】吐有虚实寒热，治各不同。是方丁香、干葛，已嫌庞杂，而以生汞入丸子，流弊滋多，胡可为训。

第九十方　金华散　治干湿疮癣。

黄丹煅，一两　轻粉一钱　黄柏　黄连各半两　麝香少许

上为末，先洗，次干掺之。如干癣疮，用腊月猪脂和敷，如无，用麻油亦可，加黄芩、大黄。

【笺正】此皮肤病之外治药，能燥湿杀虫，诸痒疮流水者宜之。

第九十一方　安虫丸　治上中二焦虚，或胃寒虫动及痛。又名苦楝丸方。

干漆三分，炒烟尽　雄黄　巴豆霜各一钱

上为细末，面糊丸黍米大，量儿大小与服，取东行石榴根煎汤下。痛者煎苦楝根汤下，或芜荑汤下，五七丸至三二十丸，发时服。

【笺正】虫非腹中应有之物，有之则除恶务尽。干漆、巴霜，杀虫峻烈，方药极厉，而乃以安虫名，此古人误认虫不可尽除，而姑为是名以欺人也，然用药如是，仍是杀之，安于何有！惟干漆大毒，必不可尝，何不以使君子之类易之。苦楝根、芜荑皆杀虫捷药，不嫌其猛，惟脾胃虚者，必须补脾以善其后。

第九十二方　芜荑散　治胃寒虫痛。

白芜荑去扇，秤　干漆炒。各等分

上为细末，每服一字，或五分一钱，米饮调下，发时服。

上方杜壬《养生必用方》同，杜亦治胃寒虫上。

【笺正】此亦杀虫之方，干漆必有以易之乃佳。

第九十三方　胆矾丸　治疳消癖，进食止泻，和胃遣虫。

胆矾真者，一钱，为粗末　绿矾真者二两

大枣十四个，去核　好醋一升

以上四物同煎，熬令枣烂，和后药。

使君子二两，去壳　枳实去瓤，炒，三两　黄连　诃黎勒去核。各一两，并为粗末　巴豆二七枚，去皮破之

以上五物，同炒令黑，约三分干，入后药。

夜明砂一两　虾蟆灰存性，一两　苦楝根皮末，半两

以上三物再同炒，候干，同前四物杵罗为末，却同前膏和，入臼中杵千下，如未成，更旋入熟枣肉，亦不可多，恐服之难化，太稠即入温水，可丸即丸如绿豆大，每服二三十丸，米饮温水下，不拘时。

【笺正】胆矾、皂矾，杀虫消癖之力皆猛，再加巴霜下积，药力甚峻，故以大枣和之。此除虫积之主方，有此则上二方亦无所用矣。但峻攻之后，必宜培补，而平居饮食，又必慎之又慎。虫积成痞，无非多食伤其脾胃，消化之力不及所致，慈幼者其知之。

第九十四方　真珠丸　取小儿虚中，一切积聚惊涎，宿食乳癖，治大小便涩滞，疗腹胀，行滞气。

木香　白丁香真者　丁香　轻粉各五分　巴豆仁十四个，水浸一宿，研极腻　白滑石末，二钱

上为末，研匀，湿纸裹烧，粟米饭丸麻子大，一岁一丸，八九岁以上至十五岁，服八丸，炮皂子煎汤放冷下。挟风热难动者，先服凉药一服。乳癖者减丸数，隔日临卧一服。

【笺正】是方以行气攻痰为法，与杀虫消积诸方相辅而行。巴豆不去油，终嫌太毒，还是用霜，稍为和缓。服法甚佳，不可多也。药味如是，而方名乃曰真珠，最不可解，岂姑作贵重之名以欺人耶？得

毋心术卑鄙，可嗤孰甚！

第九十五方　消坚丸　消乳癖，及下交奶，又治痰热膈实，取积。

硇砂末　巴豆霜　轻粉各一钱　水银砂子两皂子大　细墨少许　黄明胶末，五钱

上同研匀，入面糊丸如麻子大，倒流水下，一岁一丸①，食后。

【笺正】是方亦为消癖而设。硼砂当作硇砂，此物无真，最不可信。汞亦不妥，是书中消导之方已多，此不可用。而方下交奶二字不知何解，此必宋时人之俗语，而今不可晓矣。

第九十六方　百部丸　治肺寒壅嗽，微有痰。

百部三两，炒　麻黄去节　杏仁四十个，去皮、尖微炒，煮三五沸

上为末，炼蜜丸如芡实大。热水化下，加松子仁肉五十粒，糖丸之，含化大妙。

【笺正】此为肺受外寒，痰饮咳嗽之方。麻、杏开肺，疏泄感邪，百部温润，降逆定嗽，选药颇佳。是方麻黄不言分量，必有误。但此是汤剂而作丸子，虽用热水化下，效力恐亦不灵，寿颐则谓丸子打碎，煎汤为妙。

第九十七方　紫草散　发斑疹。

钩藤钩子　紫草茸各等分

上为细末，每服一字，或五分一钱，温酒调下，无时。

【笺正】仲阳之所谓斑疹，即痘疮及瘄子②。钩藤开泄，紫草清血解毒，以酒调服，助其透泄，能发能清，不卑不亢，是助正达邪稳妥之法。

第九十八方　秦艽散　治潮热减食蒸瘦方。

---

① 丸：原作"服"，据上卫本、丛书本改。

② 瘄（cù）子：疹子。

秦艽去芦头，切焙　甘草炙。各一两　干薄荷半两，勿焙

上为粗末，每服一二钱，水一中盏，煎至八分，食后温服。

【笺正】此变蒸发热和平中正之药。变蒸本非大病，惟既发热减食，不可无以治之，故立是方。秦艽通络和血，薄荷清泄散热，药性冲和，不伤正气，仲阳真善于逢迎世故者。

第九十九方　地骨皮散　治虚热潮作，亦治伤寒壮热及余热方。

地骨皮自采佳　知母　银州柴胡去芦　甘草炙　半夏汤洗十次，切焙　人参切去顶，焙　赤茯苓各等分

上为细末，每服二钱，姜五片，水一盏，煎至八分，食后温服，量大小加减。

【笺正】此退热为主，而兼养正，虚热固宜，病后阴虚余热亦佳。若曰伤寒壮热，似嫌太泛。然小儿阴阳俱薄，虽是伤寒，亦非大病。以生姜作引，正是发散妙法，固未尝不可通用也。

第一百方　人参生犀散　解小儿时气，寒壅咳嗽，痰逆喘满，心忪惊悸，脏腑或秘或泄，调胃进食。又主一切风热，服寻常凉药即泻而减食者。

人参切去芦，三钱　前胡去芦，七钱　甘草炙黄，二钱　桔梗　杏仁去皮、尖，略暴干，为末秤。各五钱

上将前四味为末，后入杏仁，再粗罗罗过，每服二钱，水一盏，煎至八分，去滓温服，食后。

【笺正】此方选药五味，是治风寒轻感，咳嗽有痰，疏泄感邪，降逆止嗽之法，与前百部丸可以相辅而行。方下所谓时气寒嗽，痰逆喘满，及一切风热，皆是正治。惟既有寒邪而兼痰嗽，人参似非所宜。然稚阴本薄，扶正祛邪，亦是古人恒法。但方名生犀，而药中无犀，殊不可

解，然以所治诸症参之，亦万无用生犀之理，此则不可索解者矣。

第百〇一方　三①黄丸　治诸热。

黄芩半两，去心　大黄去皮，湿纸裹煨　黄连去须。各一钱

上同为细末，面糊丸绿豆大或麻子大。每服五七丸至十五丸、二十丸，食后米饮送下。

【笺正】方为实热而设，盖小儿稚阴未充，阳易偏旺，热结之症甚多。此方清泄，其力虽峻，而所服无多，用之得当，亦不嫌大黄之荡涤。吾乡习惯，小儿初生，必以此三物蒸取浓汁，三朝内日饲二三茶匙，以大便黑粪转黄为止，可免后来胎毒，亦可减轻他日痘疹之势，颇有经验。威而不猛，洵是良法。

第百〇二方　天南星散　治囟开不合，鼻塞不通方。

天南星大者，微炮去皮，为细末，淡醋调涂绯帛上，贴囟上，火炙，手频熨之

【笺正】解颅乃先天气血俱虚，真阳亦衰，治宜温补，保元汤或可有效。外用敷药，只可参用温煦。寿颐有治验，已录上卷。天南星大毒，乃作外敷末药，岂是幼孩柔脆肌肤所能胜任，况其为囟解不合者乎，果用此法必有大害。

第百〇三方　黄芪散　治虚热盗汗。

煅牡蛎　黄芪　生地黄各等分

上为末，煎服无时。

【笺正】养阴涵阳，兼以实表，方虽三物，立法已备。但牡蛎可以滋阴，亦以涵敛浮阳，生用较为有力，是有自然粉质，其性颇黏，已含涩敛功用，煅之则大失其真。此类恶俗，金元明清数代医书多承其弊，而其源实自宋人开之，必不能为前贤讳也。

---

① 三：原作"二"，据上卫本、丛书本改。

第百〇四方　虎杖散　治实热盗汗。

上用虎杖剉，水煎服，量多少与之，无时。

【笺正】既曰实热，自宜清热为主，此是单方体裁，未必可恃。

第百〇五方　捻头散　治小便不通方。

延胡索　川苦楝各等分

上同为细末，每服五分或一钱，捻头汤调下，量多少与之。如无捻头汤，即汤中滴油数点，食前。

【笺正】玄胡、苦楝，皆以泄降见长。捻头者，古时寒具之别名。此方后谓以捻头汤下，意者以寒具煮汤送药耶？然寒具乃干糗之类，古虽谓其可利大小便，其实粉面所制，以油煎之，亦非真能利二便者，方亦单方体裁，何可深信？此当以病理求之。虚实寒热，万有不齐，决非一个呆方可以概治者也。

第百〇六方　羊肝散　治疮疹入眼成翳。

上用蝉蜕末，水煎，羊子肝汤调服二三钱。凡痘疮才欲着痂，即用酥或面油不住润之，可揭即揭去。若不润及迟揭，疮硬即隐成瘢痕。

【笺正】羊肝明目退翳，古皆称之。此虽为痘疮目翳而设，然即非痘疮，凡眼赤翳膜，皆可用之。方后谓痘痂可揭，殊为不妥。

第百〇七方　蝉蜕散　治斑疮入眼，半年以内者，一月取效。

蝉蜕去土取末，一两　猪悬蹄甲二两，罐子内盐泥固济，烧存性

上二味研，入羚羊角末一分拌匀，每服一字，百日外儿五分，三岁以上一钱，温水或新水调下，日三四，夜一二，食后服。一年以外难治。

【笺正】此方虽专为痘疮入目而设，然羚羊角清肝上将，凡肝阳火盛，目赤肿痛，星翳胬肉重症，羚角、蝉蜕，皆是必需之品。惟羚角难研，须水磨浓汁，方可有效。

第百〇八方　乌药散　乳母冷热不和，及心腹时痛，或水泻，或乳不好。

天台乌药　香附子破用白者　高良姜　赤芍药

上各等分为末，每服一钱，水一盏同煎六分，温服。如心腹疼痛，入酒煎，水泻米饮调下，无时。

【笺正】腹痛泄泻，中寒气滞为多。温中行气，固痛泻之良方，入酒同煎，亦无非温而行之。

第百〇九方　二气散　治冷热惊吐反胃，一切吐利，诸治不效者。

硫黄半两，研　水银二钱半，研，不见星，如黑煤色为度

上每服一字至五分，生姜水调下，或同炒结砂为丸。

【笺正】此为真阳无权，阴寒上逆之主药。然生汞入药，究嫌不妥，宜以二物同炒结砂，则即古方之灵砂丹也，许叔微《本事方》黑锡丹最佳。

第百一十方　葶苈丸　治乳食冲肺，咳嗽面赤痰喘。

甜葶苈隔纸炒　黑牵牛炒　汉防己　杏仁炒去皮、尖。各一钱

上为末，入杏仁泥，取蒸陈枣肉和捣，为丸如麻子大，每服五丸至七丸，生姜汤送下。

【笺正】肺有停饮，气闭痰喘面赤者，肺有郁热之征，是宜泻肺涤饮，枣肉捣丸，亦良法也。

第百十一方　麻黄汤　治伤风发热，无汗，咳嗽喘急。

麻黄去节，三钱，水煮去沫，滤出晒干　肉桂二钱　甘草炙，一钱　杏仁七个，去皮、尖，

麸炒黄，研膏

每服一钱，水煎服，以汗出为度。自汗者不宜服。

【笺正】寒邪袭肺，闭塞不通，喘嗽气急，非此方不能捷效。若肺郁有热，则去桂而加石膏，又即仲师之麻杏甘石汤也。

第百十二方　生犀磨汁　治疮疹不快，吐血衄血。

生犀磨汁

周澄之曰：聚珍本有生犀散，云消毒气，解内热。用生犀磨浓汁，微温饮一茶脚许，乳食后，更量大小加减之，与此方同而治异。

【笺正】此热甚而痘不能透，火焰上涌，致为血溢，故以清心泄热为土。聚珍本谓消毒气，固亦指痘疹热毒言之，其意可通。

第百十三方　大黄丸　治诸热。

大黄　黄芩各一两

上为末，炼蜜丸如绿豆大，每服五丸至十丸，温蜜水下，量儿加减。

【笺正】前已有三黄丸，则此亦重复。

第百十四方　使君子丸　治脏腑虚滑，及疳瘦下利，腹胁胀满，不思乳食。常服安虫补胃，消疳肥肌。

厚朴去粗皮，姜汁涂焙　甘草炙　诃子肉半生半煨　青黛各半两。如是兼惊及带热泻，入此味，如只变疳不调，不用此味　陈皮去白，一分　使君子去壳，一两，面裹煨熟，去面不用

上为末，炼蜜丸如小鸡头大，每服一丸，米饮化下。百日以上一岁以下服半丸，乳汁化下。

【笺正】此亦消积清热杀虫之法，与前大胡连、大芦荟、胆矾丸诸方，互相为用。而是方较为和平，轻症宜此，而热盛者尚非此丸所能胜任。

小鸡头盖指芡实之较小者。

第百十五方　青金丹　疏风利痰。

芦荟　牙硝　青黛各一钱　使君子三枚　硼砂　轻粉各五分　蝎梢十四个

上末，磨香墨拌丸麻子大，每三丸，薄荷汤下。

【笺正】此方为清热涤痰而设，热痰实积宜之。方下所谓疏风者，古以蝎梢为风药也。然蝎仅用尾，实是泄导下行，药理当如此解，非能疏泄外风者。

第百十六方　烧青丸　治乳癖。

轻粉　粉霜　硇砂各一钱　白面二钱　玄精石一分　白丁香一字　定粉一钱　龙脑十字

上同一处研令极细，滴水和为一饼，以文武火烧熟，勿焦，再为末，研如粉面，滴水和丸如黄米，每服七丸，浆水化下。三岁以下服五丸，量儿大小加减服之，此古方也。

【笺正】此亦消积法。硇砂当即硇砂，必不可用，前已言之，且本书此类方药亦已甚多，可不全备。而此方龙脑分量更重，尤其不妥，且十字之分量古书未见，盖亦有误。

第百十七方　败毒散　治伤风瘟疫风湿，头目昏暗，四肢作痛，增寒壮热，项强睛疼。或恶寒咳嗽，鼻塞声重。

柴胡洗，去芦　前胡　川芎　枳壳　羌活　独活　茯苓　桔梗炒　人参各一两　甘草半两

上为末，每服二钱，入生姜、薄荷煎，加地骨皮、天麻，或咬咀，加蝉蜕、防风。治惊热可加芍药、干葛、黄芩，无汗加麻黄。

【笺正】此风寒外感之通治方，所谓人参败毒散者是也，方药未免太泛，然每一煎剂仅用二钱，固亦可备家庭不时之需。方后谓治惊热，则内热生风，必非表

药所能妄试。毫厘千里，不可不别。

周澄之曰：聚珍本方末无加地骨皮。以下有云，此古方也。钱氏加甜葶苈半两，薄荷叶半两，名羌活散。盖阎氏注也。

附　方

周澄之曰：聚珍本较此本少凉惊丸名同方异、粉红丸、阿胶散、涂囟法、浴体法、甘桔汤、利惊丸、消积丸、花火膏、百祥丸、牛李膏、宣风散、蛇黄丸、镇心丸名同方异、抱龙丸、五福化毒丹、当归散、安虫丸、芜荑散、人参生犀散、羊肝散、葶苈丸、生犀磨汁、使君子丸、青金丹名同方异、烧青丸，共二十六方。而别有木瓜丸、青金丹、生犀散与生犀磨汁方同治异、龙脑膏、栀豉饮子、白虎汤、大黄丸名同方异、镇心丸、钩藤膏、魏香散、凉惊丸、独活饮子、三黄散、人参散、槟榔散、黄芪散名同方异、地骨皮散名同方异、兰香散、敷齿立效散、蚵皮丸，共二十方。其间龙脑膏、栀豉饮子、白虎汤、钩藤膏、魏香散五方已见阎氏书中，余十五方未知何出，附录于此，以备习是业者，有所采焉。

附方第一　木瓜丸　止吐。

木瓜末　麝香　腻粉　木香末　槟榔末。各一字

上同研，面糊丸如小黄米大，每服一二丸，甘草水下，无时服。

【笺正】此方能降气宣通，故可止吐。

附方第二　青金丹

青黛研　雄黄飞研　胡黄连各半两　白附子炮制，二钱　水银一钱，与腻粉同研　腻粉水银同研　熊胆用温水化入　芦荟研　蟾酥研入。各一分　麝香半分　龙脑研　朱砂飞研

铅霜研。各一字

上为细末令匀，用熬过猪胆汁浸，蒸饼和丸如黄米大。退惊治风，化虫杀疳，除百病，进乳食，治一切惊风天钓，目睛上视，手足搐搦，状候多端。用药一丸，温水化，滴鼻中，令嚏喷三五次，更用薄荷汤下二丸，即愈。如久患五疳，腹胀头大，四肢瘦小，好吃泥土，不思乳食，爱咬指甲，时捋眉毛，头发稀疏，肚上青筋，及又患泻痢，并用米饮下二丸。如鼻下赤烂，口齿疳虫并口疮等，用乳汁研二丸，涂在患处。疳眼雀目，白羊肝一枚，以竹刀子批开，入药二丸在内，以麻缕缠定，用淘米泔煮熟，空腹食之。仍令乳母常忌鱼腥、大蒜、鸡、鸭、猪肉等。此药若隔三二日一服，永无百病，不染横夭之疾。此古方也，钱氏独麝香比此加倍。

【笺正】此方苦寒清热，重坠镇怯，故治内热疳积，天钓内风。然脑、麝芳香，开窍甚迅，治血冲脑经者必不相宜。此古人未知有气火上升，脑神经受病之理，乃有此误，不可不为前贤补此缺陷。而水银、腻粉，生研入药，亦必不妥。

天钓原是俗名，实即古之所谓痉直，后世谓之角弓反张，乃名之为钓，何其可鄙可嗤，一至于此。

附方第三　生犀散　消毒气，解内热。

生犀凡盛物者，皆经蒸煮，不堪用，须生者为佳

上一物，不拘多少，于涩器物中，用新水磨浓汁，微温，饮一茶脚许，乳食后，更量大小加减之。

【笺正】此与前生犀磨汁方主治虽异，而病理药理可以会通。彼治血热之吐衄，并及痘疮不快，亦以里热熏灼，血液不能宣通，而致焦枯黑陷者言之。此云解热消毒，亦无非治热毒耳。犀角极坚，煮

汁剉屑，皆不得力，必水磨乃可有功，仲阳此方用法极妙，况在今日，价重兼金，尤非磨汁不可。

附方第四　大黄丸　治风热里实，口中气热，大小便闭赤，饮水不止，有下证者宜服之。

大黄一两，酒洗过，米下蒸熟，切片暴干　川芎一两，剉　甘草一分，剉炙　黑牵牛半两，半生熟炒

上为细末，稀糊和丸如麻子大，二岁每服十丸，温蜜水下，乳后服，以溏利为度，未利，加丸数再服，量大小虚实用之。

【笺正】是方大黄、黑丑，攻涤极峻，而以川芎之升，甘草之缓，相辅而行，是亦调济之法。

附方第五　镇心丸　凉心经，治惊热痰盛。

甜硝白者　人参切去芦，末　甘草炙，取末　寒水石烧。各一两　干山药　白茯苓各二两　朱砂一两　龙脑　麝香各一钱。三味并研碎

上为末，熟蜜丸鸡头大，如要红，入坯子胭脂二钱，即染胭脂是也，温水化下半丸至一二丸，食后。

【笺正】方亦重镇清热化痰之法，通补相济，威而不猛，用意固佳，但脑、麝分量虽轻，终与内热生惊之症不甚针对。

附方第六　凉惊丸

硼砂研　粉霜研　郁李仁去皮，焙干为末　轻粉　铁粉研　白牵牛末。各一钱　好腊茶三钱

上同为细末，熬梨为膏，丸绿豆大，龙脑水化下一丸至三丸。亦名梨汁饼子，及治大人风涎，并食后服。一本无白牵牛末。

【笺正】方与前凉惊丸药物大异，而镇坠涤痰，泄降通腑，使痰热并化，地道既通，庶几气不复升，惊搐俱定，以治痰热内滞，生风生惊等证，固自恰合。而是方并无脑、麝，不犯芳香以耗泄真气，尤其妥惬。

附方第七　独活饮子　治肾疳臭息候良方。

天麻　木香　独活　防风各一钱　麝香少许，研细末和入

上每服一钱匕，小者半钱，麦门冬熟水调下。

【笺正】此牙疳初起之方也。牙疳古称肾疳，盖谓肾阴未充，胃火乃炽。是方合下共五方，所谓肾疳五候，由浅及深。此治初发之时，口气秽臭，尚未龈肿，故谓之臭息候。方有独活、防风者，制方之意，盖谓风热入胃，故用药如此。然此症实由胃中毒火蕴结不宣，上蒸齿龈，其病最暴，甚者不三五日，即已穿腮落齿，腐鼻缺唇，惨不可治。燎原之祸，非大剂凉解，直决西江之水，不能稍杀其炎上之威，断非风药所可妄试，岂徒无益，适以助其煽动，为害尤烈，宜鲜生地、鲜石斛、鲜大青皆捣汁、真金汁等频灌，庶可挽救三四。而马乳外洗内服，尤有奇功。大便不行者，更必承气汤先通地道，釜底抽薪，亟不可缓。

附方第八　三黄散　治肾疳崩砂候良方。

牛黄　大黄　生地黄　木香　青黛各等分为末

上每服一钱匕，熟水调服。

【笺正】此治齿龈已肿已腐之方。古称崩砂，义不可解。药用大黄，固为釜底抽薪之计。生地黄即今之鲜生地，古用干地，只称地黄，不加生字，凡曰生地者，皆鲜生地也。

附方第九　人参散　治肾疳溃槽候良方。

肉豆蔻炮　胡黄连　人参　杏仁炒
甘草炙。各等分为末

上每服一钱匕，小者半钱，温熟水
调服。

【笺正】溃槽者，盖腐烂已甚，溃至
齿根。其症已亟，故用胡连之大苦大寒。
然此是一团毒火，顷刻燎原，必不当用参
之补，而肉蔻温涩，更非所宜。

附方第十　槟榔散　治肾疳宣露候
良方。

木香　槟榔　人参　黄连　甘草炙
各等分为末

每服一钱，小者半钱，熟水调服。

【笺正】宣露者，齿龈尽腐，露出牙
根，其候更凶。槟榔泄降，黄连清火，犹
为近似。人参、甘草，太觉无谓。

附方第十一　黄芪散　治肾疳腐根候
良方。

黄芪蜜炙　牛黄　人参　天麻　蝎去
毒　杏仁炒　白茯苓　川当归　生地黄洗
熟干地黄洗。各等分为末

上每服小者半匕，煎天门冬熟水调
服，麦门冬亦得。

【笺正】牙疳而至腐根，已邻于穿腮
落齿。焚身之祸，亟于眉睫，大剂沃焦犹
虞不及，何反以生芪、二地等滋补从事，
甚不可解。此上五方，虽自谓良方，而揆
之病情药性，殊不相称，必无桴应之理，
存而不论可也。此后三方亦同此弊，皆不
可恃。

附方第十二　地骨皮散　治肾疳龈腭
牙齿肉烂腐臭，鲜血常出良方。

生干地黄半两　真地骨皮　细辛各一分
五倍子炒令焦，二钱

上为末，每用少许敷之，频与功效，
多不妨。

议曰：《本经》所载疳证有五，谓五
脏所受，故得其名。今述肾疳一脏有五证

候者，最为要急，不可同常。此疾具陈有
五种，候传迅疾可畏，乃知走马之号不
诬。初发之时，儿孩口臭，上干胃口，气
息臭郁。渐进损筋，龈肉生疮，或肿或
烂，其齿焦黑。又进，从牙槽内发作疮
疱，破溃脓烂。又进，热逼入脉，常血
出，其热注久，牙龈腐坏，槽宽齿脱。六
七岁孩落尽，不复更生，岂可治疗。今以
妙方，宜速与，随其传变而理，不待疾作
而后药也。

【笺正】牙疳而至龈腭腐臭，鲜血自
流，症情何等危急，此非大剂寒凉不可
者。是方虽以地骨为主，而反有细辛之辛
升，五倍之涩敛，皆与是病相反，古人制
方之意，真不可晓。方后数行，文义颇多
未顺，可以知制此方者之学问识力矣。

附方第十三　兰香散　治小儿走马疳
牙齿溃烂，以至崩砂出血齿落者。

轻粉　兰香末。各一钱　密陀僧半两，醋
淬为末

共研如粉，敷齿及龈上，立效。

议曰：婴孩受病，证候多疳，良由气
郁三焦。疳分五脏，内有肾经，常虚得
疳，名之曰急，以走马为喻，治疗颇难。
此等证初作口气，名曰臭息；次第齿黑，
名曰崩砂；盛则龈烂，名曰溃槽；又盛血
出，名曰宣露；重则齿自脱落，名曰腐
根。其根既腐，何由理之。嗟乎！豪家育
子，哺以甘肥，肾堂受之虚热，或因母在
难月，恣食厚味，令儿所招，俱非偶然而
作。今将秘方述于后。

【笺正】此亦病重药轻，必无小效。
方后数行，文义尤其不堪。

附方第十四　敷齿立效散

鸭嘴　胆矾一钱匕，煅红研　麝香少许

上研匀，每以少许，敷牙齿龈上。又
一方用蟾酥一字，加麝香和匀，敷之。

议曰：血之流行者荣也，气之循环者

卫也。变蒸足后，饮食之间深恐有伤于荣卫而作众疾。其或气伤于毒，血伤于热，热毒攻之，虚脏所受。何脏为虚？盖小儿肾之一脏常主虚，不可令受热毒，攻及肾脏，伤乎筋骨。惟齿受骨之余气，故先作疾，名曰走马，非徐徐而作。所宜服药，甘露饮、地黄膏、化毒丹、消毒散，其外证以前件立效散及麝酥膏敷之。切忌与食热毒之物。此疳不同常证，医宜深究，保全为上，若用常方，难于痊愈。

【笺正】胆矾燥湿杀虫，以敷牙疳，或可以治寻常轻症。若是走马急病，必非此等方药所能应手。方后一节，文辞殊未条达，持论亦极肤浅，不可为训。

附方第十五　蚵皮丸　治小儿五疳八痢，乳食不节，寒温调适乖违，毛发焦黄，皮肤枯悴，脚细肚大，颅解胸陷，渐觉尫羸，时发寒热，盗汗咳嗽，脑后核起，腹内块生，小便泔浊，脓痢淀青，捋眉咬指，吃土甘酸，吐食不化，烦渴并频，心神昏瞀，鼻赤唇燥，小虫既出，蛔虫咬心，疳眼雀目，名曰丁奚。此药效验如神。

蚵皮酒浸，去骨焙　白芜荑去皮　黄连去须　胡黄连各一两半　青黛半两，为衣

上件研为细末，猪胆汁、面和丸如粟米大，每服三十丸，用饭饮吞下，食后临卧，日进三服。

【笺正】蚵皮亦作蚵蚾，濒湖音可皮，蟾蜍之别名，李谓其皮垒砢也。按，《集韵》蚾读补火切，音播。蟾蜍辛凉，解毒杀虫，乃儿科疳热虫积最要灵药。是方合以二连、芜荑，尤为疳热虫积通用良方。

阎孝忠小儿方论笺正

治 法①

余家幼稚多疾，本用钱氏《方诀》，取效如神；因复研究诸法，有得于心。如惊疳等，钱仲阳之未悉者，今见于下，并以仲阳传附卷末。

【笺正】此阎氏叙述是书之缘起。阎氏既编辑仲阳《小儿药证直诀》，复辑是书，以补《直诀》之所未备。今钱氏书之得以传世者，赖有孝忠此举，阎氏可谓仲阳之莫大功臣。其刘氏仲阳传，据是条则本附此卷之末，今周澄之已移入《直诀》卷首，兹姑存周氏之旧。

小儿急慢惊，古书无之，惟曰阴阳痫。所谓急慢惊者，后世名之耳，正如赤白痢之类是也。阳动而速，故阳病曰急惊；阴静而缓，故阴病曰慢惊。此阴阳、虚实、寒热之别，治之不可误也。急惊由有热，热即生风，又或因惊而发，则目上目劄，涎潮搐搦，身体与口中气皆热，及其发定，或睡起即了了如故，此急惊证也。当其搐势渐减时，与镇心治热药一二服，自注：《直诀》中麝香丸、镇心丸、抱龙丸、辰砂丸及至宝丹、紫雪之类。候惊势已定须臾，以药下其痰势，自注：《直诀》中利惊丸、软金丹、桃枝丸之类，或用大黄、朴硝等药。利下痰热，心神安宁即愈。慢惊得于大病之余，吐泻之后，或误取转致脾胃虚损，风邪乘之。自注：凡小儿吐泻不止，必成慢惊，宜速治。似搐而不甚搐，自注：此名瘈疭。似睡而精神慢，四肢与口中气皆冷，睡露睛，或胃

痛而啼哭如鸭②声，此证已危，盖脾胃虚损故也。

【笺正】此节辨明急惊慢惊虚实寒热，一阴一阳，言简而赅，最为明白了解。其谓急惊治法，宜于搐势渐减时用药。盖此是气火升浮，激动脑神经之症。其抽搐瘈疭，痉直反张，或为言语不清，或为目反上视，无一非脑之神经为病。若在病作之时，区区抱持，强与药饵，则其时脑之神经正在扰乱，一受震动，即已败坏，不能恢复，势必肢体残废，语言不利，即为终身之累；甚者且从此昏瞀，必无复苏之望。故凡小儿惊搐发作之时，即当解宽衣带，听其睡眠席地，自动自止，尚不为害。苟病家不知此理，强与抱持，为害滋大。在阎氏当日，脑神经之病理虽然尚未发明，而能为是说，则全从阅历经验得来，最是此症无上要诀，亦家庭间所不可不知之理。凡为医者，尤须以此理详告病家，至不可忽。慢脾风确从脾胃虚损得来，但亦是内动之风，阎谓风邪乘之，则古人未有神经病理，而都凭臆想之错误也。取转两字，义不可解，以意逆之，即是疏通大便之谓，盖当时医家通俗语，仲阳书中亦有之矣。

凡小儿吐泻，当温补之。余每用理中丸以温其中，以五苓散导其逆，自注：五苓散最治小儿吐。连与数服，兼用异功散等温

---

① 治法：此2字原无，据上卫本、丛书本补。

② 鸭：上卫本作"鸦"。

药调理之，往往便愈。若已虚损，当速生其胃气，宜与附子理中丸，研金液丹末，煎生姜米饮调灌之，惟多服乃效。自注：服至二三两无害。候胃气已生，手足渐暖，阴退阳回，然犹瘈疭，即减金液丹一二分，增青州白丸子一二分，同研如上服，以意详之，渐减金液丹，加白丸子，兼用异功散、羌活膏、温白丸、钩藤饮子之类，调理至安。依此治之，仍频与粥，虽至危者，往往死中得生，十救八九。

【笺正】小儿吐泻，多是脾阳无权，故治法如此。然必以吐出清水，泻下淡黄稀水，或色白清澈，甚至无秽气者，乃为中虚无阳确症。阎谓异功散是温药，正温养燠煦之义，非温热温燥可比。若其甚者，则尚非异功可治，故继之以附子理中、金液丹。所谓手足渐暖，阴退阳回而犹瘈疭，可见此即慢脾风之一症。青州白丸专治寒痰，确是要药，则此节虽似为吐泻而设，实即是治慢脾风之不二法门矣。

金液丹治小儿吐泻虚极最妙。沈存中《良方》论金液丹云：亲见小儿吐利剧，气已绝，服之复活者数人，真不妄也，须多服方验。

【笺正】此节宜注意虚极二字即是脾肾虚寒，慢脾风之重症，故非金液丹不治。若谓气绝复活，得毋言之太甚。盖此症垂危，必无气以动，呼吸极微，有似于绝，用药得当，自必有可生之望。盖欲故神其说，而不自知其立言之不妥耳。

惊风或泄泻等，诸病烦渴者，皆津液内耗也。不问阴阳，宜煎钱氏白术散，使满意取足饮之，弥多弥好。

【笺正】此泄泻之稍轻者，脾胃之气下陷，七味白术散和中举陷，洵是良方。

凡小儿急惊，方搐时不用惊忧，此不足畏；慢惊虽静，乃危病也。急惊方搐，但扶持不可擒捉，盖风气方盛，恐流入筋脉，或致手足拘挛。

【笺正】急惊是实热，故牵制抽搐，动而有力；慢惊是虚寒，故虽瘈疭，亦不多动。一动一静，显然大别，阎谓静者可危，非富有阅历经验者，不能为此剀切之论。至谓搐搦时不可擒捉，反致手足拘挛，正以神经正在震动之时，听其自然，尚能回复旧状，若用力禁止，则神经必坏，反无愈期。古时不知有神经作用，只谓风痰流入经络，尚是理想之辞，此不当求全责备于古人者。且岂独不可抱持，即在抽搐之时，亦不可遽灌药饵，否则口舌亦因而不利，此皆最要之关键也。

治急慢惊，世人多用一药，有性温性凉不可泛用，宜审别之。又治慢惊药，宜去龙脑，纵须合用，必以温药为佐，或少用之。

【笺正】急惊皆实，慢惊皆虚，一热一寒，正如子午距离，遥遥相对。而庸俗医书，竟有一方通治急慢惊风者，谬戾孰甚。今市肆中亦有通治之丸散，皆极可鄙，乃孝忠已有此辨别之辞，知俗方之由来久矣。究竟冰炭不能相容，号为知医者，安可不辨此中意味。至谓慢惊宜去龙脑，盖以脑子大凉，非虚寒所宜。然在今日，脑神经之病理亦已彰明较著，则脑、麝二者，芳香太甚，走窜泄散，适足以扰乱神经，助其震动，皆宜悬为厉禁。正不仅慢惊属寒，当除龙脑一味，盖病理既阐明一层，则药物自当随病为转移，必不可人云亦云，含糊附和矣。

凡小儿实热，疏转后如无虚证，不可妄温补，热必随生。

【笺正】此言实热症，既得清化之后，不可遽投温补，恐其余焰复燃。凡治热病，皆当如此。岂独不得用温，抑亦不能骤补，此热病善后之要着，近贤如王孟英辈，论之已详，而阎氏以此为叮咛，知孝忠之阅历深矣。疏转两字，必是当时医家习用俗语，指疏通大便而言。

治小儿惊风，痰热坚癖，能不用水银、轻粉，甚便。如不得已用之，仅去疾即止，盖肠胃易伤，亦损口齿。

【笺正】水银、轻粉，虽能劫痰坠涎，然极易遗毒，稚龄腑气柔脆，奚能堪此。寿颐笺注仲阳诸方，早有怀疑，再三言之，期期以为未可，今读孝忠此论，可谓先得吾心。

治小儿壮热昏睡，伤风、风热、疮疹、伤食皆相似，未能辨认间，服升麻葛根汤、惺惺散、小柴胡汤甚验，盖此数药通治之，不致误也。惟伤食则便酸臭，不消化，畏食或吐食，宜以药下之。

【笺正】此条诸症，发热昏睡同，而其因不同，治法亦未可混。阎氏虽谓升麻葛根汤、惺惺散可以通治，然药物颇嫌温升，未尽妥帖，此尚是宋人通用套法，究竟症情各有同异，预拟呆方，万无针对之理。至于小柴胡汤，虽是仲圣成法，然苟是风热痰热，则柴胡轻扬，极易助虐，而人参、甘草，更未可一概而施。惟小儿伤食症，以大便酸臭，食物不消为据，则确论也。

小儿耳冷尻冷，手足乍冷乍热，面赤，时嗽嚏惊悸，此疮疹欲发也。未能辨认间，服升麻葛根汤、消毒散；已发未发，皆宜服，仍用胡荽酒、黄柏膏；暑月①烦躁，食后与白虎汤、玉露散；热盛与紫雪；咽痛或生疮与甘桔汤、甘露饮子。余依钱氏说，大人同。

【笺正】此痘疮之症治。发热而面赤咳嚏，是气郁于肺，将发未发之预兆。痘乃先天毒火，宜于透泄。至此而毒有所聚，已露端倪，则宜顺其机而透达之，一鼓作气俾得外泄，故宜用升麻葛根。但表势甚盛者，则又不可呆与疏散，助其激

越，恐毒焰益炽，为害亦不可胜言，故或者只可用牛蒡、荆芥之消毒散，而不可概投升葛。此虽皆以透达为事，而病情药理大有泾渭之殊，相体裁衣，是在临证者自知斟酌，非两方之毫无轩轾，可以信手涂鸦也。余方皆有意味，自可选用。但咽痛生疮只有甘桔一方，虽桔梗之苦泄宣通合以甘草可以散结解毒。然疮疹咽痛其症非轻，变幻不少，断非甘、桔二物所能无投不利，此则古人之法，大辂椎轮，不复适用，须当参证近世之新进化，不可拘拘于古人之成迹者矣。

小儿多因爱惜过当，往往三两岁未与饮食，致脾胃虚弱，平生多病。自半年以后，宜煎陈米稀粥，取粥面时时与之；十月以后，渐与稠粥烂饭，以助中气，自然易养少病，惟忌生冷油腻甜物等。

【笺正】慈幼而爱惜太过，两三岁不与谷食，则滋养之资仅仅饮乳，何能充长，其弊显而易知。然亦有谷肉蔬果恣其所嗜，甚至干饵油腻，坚硬不化者，亦复无餍，则柔脆胃肠岂能消化？而疳虫癖积百病丛生，小儿无情欲，乃病多不可治者，皆饮食有以害之。孝忠是条可为姑息爱儿者第一宝鉴。稠粥烂饭四字，最是孩提无上之珍。

小儿治法大概与大人同，惟料小耳。如升麻葛根汤、惺惺散等，虽人皆知之，仓卒亦难检，今并载于下。钱氏已有方者，今不复录。

【笺正】小儿治法亦是见症治症，有是病用是药耳，本与成人何所区别。惟气血未充，腑脏柔脆，应用药物宜尚和平，弗投刚烈，而药剂宜轻，尚属第二层耳。

---

① 暑月：上卫本作"暑热"。

药 方

第一方　升麻葛根汤　治伤寒温疫，风热壮热，头痛，肢体痛，疮疹已发未发，并宜服之。

干葛_{细剉} 升麻 芍药 甘草_{剉炙。各等分}

上同为粗末，每服四钱，水一盏半，煎至一盏，量大小与之，温服无时。

【笺正】是方专以升阳为主，惟麻疹痘疮，将发未发，闭遏太盛，而不透彻者宜之。昔人以之通治四时感冒发热，流弊不小，而温热病之壮热者，尤当禁之。此宋金元明时，固以为四时温热感冒，疏散表症普通药剂，究竟病情万状，各有不同，非可一例观也。

第二方　惺惺散　治伤寒时气风热，痰壅咳嗽及气不和。

桔梗 细辛_{去叶} 人参_{切去顶，焙} 甘草_{剉，炒} 白术 白茯苓_{去皮} 栝蒌根_{各一两}

上同为细末，每服二钱，水一盏，入薄荷五叶，煎至七分，温服不拘时。如要和气，入生姜五片同煎。一法用防风一分，用川芎一分。

【笺正】此方虽曰通治时气，然四君既非感冒之可通用，而细辛之温，蒌根之清，尤其杂乱无纪。颇觉方下风热痰壅咳嗽六字，竟无一味对症之药。

第三方　消毒散　治疮疹未出或已出，未能匀遍。又治一切疮，凉膈去痰，治咽痛。

牛蒡子_{二两，炒} 甘草_{半两，剉炒} 荆芥穗_{一分}

上同为粗末，每服三钱，水一盏半，煎至一盏，温服不拘时。

【笺正】此辛凉泄肺，清疏风热之轻剂，痘疮麻痧初起，颇觉合宜，而风热袭肺，咳嗽身热者，尤为针对。又治咽痛者，则咽痛而又发麻痧，今吾苏俗谓之咽喉痧子，寻常轻病，喉间微痛，不至大红肿，而痧出未透者，此方最宜。

第四方　黄柏膏　治疮疹已出，用此涂面，次用胡荽酒。

黄柏_{去粗皮，一两} 甘草_{四两} 新绿豆_{一两半}

上同为细末，生油调。从耳前至眼轮，并厚涂之，日三两次。如早用，疮不上面，纵有亦少。

【笺正】柏皮、绿豆，清凉解毒，此盖为痘疮势炽，防其发在眼中，伤明损目而设，是为毒焰极重者备此一法。若寻常痘疹，惟恐其不能宣发，则皮毛闭塞，而毒且内陷。若不辨来势轻重。而概用此法厚涂之，亦必有遏抑太过之弊，而阎氏不为分别，殊为不妥。

第五方　胡荽酒

胡荽_{细切，四两，以好酒二盏，煎一两沸，入胡荽再煎少时，用物合定放冷}

上每吸一两口，微喷，从项至足匀遍，勿喷头面。病人左右常令有胡荽，即能辟去汗气，疮疹出快。

【笺正】此亦外助透发之一法。今吾乡多用芫荽子及大红枣煨于炉火中，虽曰辟除秽恶，亦有助其宣发之意，但此皆为不能透达者言之，而势焰炽甚者弗用。

疮疹忌外人及秽触之物，虽不可受风冷，然亦不可壅遏，常令衣服得中，并虚凉处坐卧。

【笺正】痘疮忌触秽气，故宜藏之深闺，以防受空气之不洁。然此是热毒，必不可闭塞户牖，反增炭气。吾乡谚语有瘄痧凉痘一说，盖以麻疹宜温暖而从汗透，痘则宜疏通以受清气也。然麻痘固皆以透达为贵，亦皆无壅遏太过之理，而近今①麻疹且多来势甚剧者，热焰猖狂，更不可闭塞窗牖，遏抑不宣，否则热毒郁结，变幻极速。

第六方　四圣散　治疮疹出不快及倒靥。

紫草茸　木通剉　甘草剉炒　枳壳麸炒，去穰秤　黄芪切焙。等分

上同为粗末，每服一钱，水一中盏，煎八分，温服无时。

【笺正】此治血分热炽而痘发不快，及焦黑倒靥者，故以紫草凉血，而木通、枳壳疏利之。非虚寒气馁之体，血液不充而发不能透，因变枯瘪者可比。若是气血少，痘出不爽，即当用大剂保元汤亟与灌溉，以助元气，庶有希望，断非此紫草清凉，木通苦泄，所可妄试。

第七方　蓝根散　治同前②。

板蓝根一两　甘草三分，剉炒

上同为细末，每服半钱或一钱。取雄鸡冠血三二点，同温酒少许，食后同调下。二方无证勿服。

【笺正】此方以蓝根为君，亦是清解血热可知，与前方紫草同一理法，且前方用黄芪之升举，而此则以鸡冠血引之，亦是异曲同工。方后谓无证弗服者，盖言苟无实热结塞之证，则此二方不可误，慎重叮咛，非无深意。

第八方　治疮疹倒靥黑陷

人牙烧存性，研入麝香少许

上每服三钱，温酒少许调下，无时。

第九方　又方

小猪儿尾尖，取血三五点，研入生龙脑少许。

上新水调下，食后。

【笺正】二方皆以透达为主，人牙取掀发之义，猪尾血则取其动摇而能流利也。皆可随虚实寒热之见症不同，而加以

辅佐之药，亦不必拘此一物单方，呆死于字句之下。

第十方　龙脑丸　治伏热在心，昏瞀不省，或误服热药，搐热冒昧不知人，及疮疹③倒靥黑陷。

生梅花脑子研，半字或一字

上取新杀猪心一个，取心中血同研作大丸，用新汲水少许化下，未省再服。如疮疹陷伏者，温化酒下。

【笺正】脑子即龙脑，辛凉开泄，最解热毒，故治热盛昏瞀，及血热而痘疮倒靥黑陷诸症。但昏瞀不省，是热盛冲脑，神经失其知觉使然，古人以为伏热在心，尚是理想，非确论也。

第十一方　甘露饮子　治心胃热，咽痛，口舌生疮，并疮疹已发未发，并可服。又治热气上攻，牙龈肿，牙齿动摇。

生干地黄焙，秤　熟干地黄焙，秤　天门冬　麦门冬各去心，焙，秤　枇杷叶去毛　黄芩去心　石斛去苗　枳壳麸炒，去穰　甘草剉炒　山茵陈叶

上各等分，为粗末，每服二钱，水一盏，煎八分，食后，温服。牙齿动摇，牙龈腥热，含嗽漱并服。

【笺正】治肺胃燥热，凉润生津之法。方名甘露，名称其实。若治痘疮，则惟热炽而津液已耗者，始为相宜。乃曰已发未发并可用，则大有语病，胡可为训。即治牙痛，亦必参以化痰、泄降，方有捷效，仅与凉润，尚是知其一，未知其二，如其痰热俱盛者，且必有助痰肆虐之弊。是必在临证时相体裁衣，非可执一板方，笼统混用者。亦互见董及之方中。

第十二方　白虎汤　解暑毒烦躁，身

① 今：上卫本作"年"。

② 治同前：此3字原无，据上卫本加。

③ 疹：此字原无，据上卫本、丛书本补。

热痰盛，头痛，口燥大渴。

知母一两半，焙干秤　甘草半两，剉炒
石膏四两　白粳米八钱

上同为粗末，每服三钱，水一盏，煎
至八分，食后温冷随意服。气虚人，加人
参少许同煎。

【笺正】白虎专清暑热，亦惟燥渴伤
津，不挟痰浊者，始有捷效。方下痰盛①
二字，未免矛盾。

第十三方　疮疹太盛，宜服此调肝散，
令不入眼。

生犀剉末，一分　草龙胆半钱　黄芪半两
大黄去皮，二钱　石膏半两　桑白皮自采，焙
干　钩藤钩子　麻黄去节。各一分　栝蒌去皮
甘草炙。各等分

上为粗末，每服二钱，水一盏，煎半
盏，食后。时时温服少许。

【笺正】是方寒凉重剂，原以清泄
心、肝、肺、脾、肠胃诸经蕴热，何乃杂
入麻黄一味，太不可解，古人成方，每有
此弊，善读古书者，切不可浑仑吞枣。

第十四方　治疮疹入眼

马屁勃半两　皂角子十四个　蛇皮半两

上入小罐子内，盐泥固济，烧存性，
研细，温酒调下一二钱，食后服。

第十五方　又方　治疮疹入眼成翳。

栝蒌根半两　蛇皮二钱

上同为细末，用羊子肝一个批开，入
药末二钱，麻缠定，米泔煮熟，频与食
之。未能食肝，令乳母多食。

第十六方　又方

蝉壳末

上用水煎羊子肝汤，调服二三钱。

【笺正】痘既入目，治愈最难。上三
方虽皆古人成法，然欲征之实验，亦正难
言。方用蛇蜕、蝉蜕入药，盖取其自能蜕
脱之义。目科专家每用此以治目赤星翳，
轻浅者颇能有效。

凡痘疮才欲着痂，即用酥或面油不住
润之，可揭即揭去。若不润及迟揭，疮痂
硬，即隐成瘢痕。

【笺正】痘疮成浆之时，若不抓破，
则自痂自落。虽初脱靥时，必有红晕，而
日久即无瘢痕。若破一处，即成一瘢，永
不能满。凡面多痘瘢者，皆抓破所致者
也，而阎孝忠于此乃曰宜揭其痂，则无不
成瘢矣。此非善法，似不可行。

第十七方　治口疮

大天南星去皮，只取中心，如龙眼大，为
细末

上用醋调涂脚心。

第十八方　治脓耳

白矾火飞，一钱　麝香一字　坯子胭脂
淡胭脂也，一钱

上同研匀，每用少许，先绵裹杖子揾
净，掺之。②

【笺正】此二方皆单方之类，有效有
不效，不尽可恃。白矾火飞，义不可解，
盖用煅透之枯矾耳。

第十九方　栀豉饮子③　治蓄热在
中，身热狂躁，昏迷不食。

豆豉半两　大栀子仁七个，掐破

上共用水三盏，煎至二盏，看多少服
之，无时。或吐或不吐，立效。

【笺正】此仲圣之栀豉汤也，本治热
结胸膈懊憹之症。此方下无端加入狂躁
昏迷四字，则病重药轻，何能有效？凡古
人制方，皆有一定主治病证，药证相符，
验可操券，而后人转展传录，每每擅以
意④见增损，而古之良方遂失真旨，并无

---

① 痰盛：原作"痰热"，据上卫本及上文
"身热痰盛"改。

② 上同研匀……掺之：此句原无，上卫本
同，今据丛书本补。

③ 栀豉饮子：此4字原无，据上卫本补。

④ 意：上卫本作"臆"，于义为胜。

实用。如此之类，不胜枚举矣。

第二十方　治虫咬心痛欲绝

五灵脂末，二钱匕　白矾火飞，半钱匕

上同研，每服一二钱，水一盏，煎至五分，温服，无时。当吐出虫。

【笺正】有蛔能令胃痛，杀虫固是正鹄，但此方恐无大效。且白矾入煎剂，涩不可言，何能下咽？杀虫之法多矣，此可存而不论。

第二十一方　治脾胃虚寒吐泻等病，及治冷痰

齐州半夏汤浸七次，切焙，一两　陈粟米三分，陈粳米亦得

上㕮咀，每服三钱，水一大盏半，生姜十片，同煎至八分。食前温热服。

【笺正】既曰虚寒吐泻，则自有理中等法在，必非此方所能有效。

第二十二方　治外肾肿硬成疝

干蚯蚓为细末

上用唾调涂，常避风冷湿地。

【笺正】阴囊疝肿，宜辨虚实寒热治之。此是单方，或可以治湿热之肿。如果疝痛，决难有验，且疝痛有肝络郁热，亦有寒湿，蚯蚓寒凉，不可概用。

第二十三方　钩藤膏　小儿腹中极痛，干啼后偃，名盘肠内吊。

没药研　好乳香研细，秤　木香　姜黄各四钱　鳖子仁十二个

上先将下三味同为细末，次研入上二味，炼蜜和成剂收之。每一岁儿，可服半皂子大，余以意加减，煎钩藤汤化下，无时。次用魏香散。

第二十四方　魏香散

蓬莪茂半两　真阿魏一钱

上先用温水化阿魏，浸蓬莪茂一昼夜，焙干为细末。每服一字或半钱，煎紫苏米饮，空心调下。

【笺正】此症亦是内疝作痛，必当审察虚实寒热而治疗之。乳、没止痛，虽有通调气血之功，然总嫌笼统不切。阿魏更鲜佳品，若通行者，恶臭难堪，必非可以服食之物。鳖子仁恐是木鳖子，则有大毒，不可轻试。今人盐山张寿甫《衷中参西录》有制法，甚有意味，且是实验之药，可取法也。

第二十五方　地黄散　治心肝壅热，目赤肿痛，生赤脉或白膜遍睛，四边散漫者犹易治，若暴遮黑睛，多致失明，宜速用此方。亦治疮疹入眼。

生干地黄切，焙，秤　熟干地黄切，焙，秤　当归去芦头，切，焙，秤　各一分　黄连去须，一钱　木通一钱半　元参半钱　甘草一钱半，剉炒　防风去芦头，焙　羌活　生犀末　蝉壳去土　木贼　谷精草　白蒺藜去尖　沙苑蒺藜各一钱　大黄去皮，取实者，剉，略炒，一钱

上为细末，每服一字或半钱，量大小加减。煎羊肝汤，食后调下，日三夜一，忌口将息。亦治大人。

【笺正】是方不过目科通用之套药，疏散清凉，养血泄导，罗列于一方之中，颇嫌丛杂繁芜，甚无法度，市肆中人尤为之。若以病理而言，则病有浅深，药有分寸，非可一律通治也。

第二十六方　治热痢下血

黄柏去皮，半两　赤芍药四钱

上同为细末，饭和丸，麻子大。每服一二十丸，食前米饮下，大者加丸数。

【笺正】方只二味，以治湿热蕴结之赤白滞下，虽无悖谬，然药力太轻，必不足恃，古今成方有验多矣，此不成其为方者也。

第二十七方　菖蒲丸　治心气不足，五六岁不能言。

石菖蒲二钱　丹参二钱　人参切去顶，焙，半两　赤石脂三钱　天门冬去心，焙，秤

麦门冬去心，焙，秤。各一两

上同为细末，炼蜜丸，绿豆大或麻子大。温水下五七丸至一二十丸，不计时，日三四服，久服取效。又有病后肾虚不语者，宜兼服钱氏地黄丸。

【笺正】儿至五六岁而不能言，本元薄弱，此非药力所易补到娲皇以上之天，况此方之平庸者乎？方后且谓肾虚宜服地黄丸，尤其谫陋。

第二十八方　鸡头丸　治诸病后不语。

雄鸡头一个，炙　鸣蝉三个，炙　大黄一两，取实处湿纸裹煨热　甘草一两，剉炒　木通半两　当归去芦头，切，焙，三分　黄芪切，焙　川芎　远志去心　麦门冬去心焙。各三分　人参切去顶，焙，半两

上同为细末，炼蜜丸，小豆大。平旦米饮下五丸，空心，日三四，儿大者加之，久服取效。鸡、蝉二物，宜求死者用之，不可旋杀。孙真人所谓杀生求生，去生更远，不可不知也。

【笺正】小儿病后不语，当亦久虚未复，自当求其故而治之，安有预定一方，可以通治诸般病后之理，况方之杂乱无章者乎？以雄鸡蜩蝉解语，岂取鸡能叫日，蝉能长鸣耶？然蝉以旁鸣，其声不出于口，而乃求其发语，抑何可笑乃尔。此医界之最卑陋者。《考工记》：梓人以旁鸣者。郑云：旁鸣，蜩蜕属。正义曰：蝉鸣在胁。方后且谓鸡蝉求死者，不可杀，尤其婆子气。

第二十九方　羚羊角丸　治肾虚，或病后筋骨弱，五六岁不能行，宜补益肝肾。

羚羊角尖细而节密者是，剉取末　生干地黄焙　虎胫骨敲破，涂酥炙黄　酸枣仁去皮秤，炒　白茯苓各半两　桂去皮，取有味处，不见火　防风去芦头，切，焙　当归同上　黄芪切，焙。各一分

上同为细末，炼蜜和成剂，每服一皂子大，儿大者加之。食前温水化下，日三四服，取效。

【笺正】筋骨弱而宜补益肝肾是也。然方药殊不醇正，何能有效。

第三十方　全蝎散　治惊风中风，口眼㖞斜，语不正，手足偏废不举。

全蝎去毒，炒　僵蚕直者，炒　甘草　赤芍药　桂枝不见火　麻黄去节　川芎　黄芩去心。各三钱　天麻六钱　大天南星汤浸七次，去皮脐，切焙，三钱

上为粗末，每服三钱，水一盏半，姜七片，煎七分，温服，无时，量大小与之，日三四服。忌羊肉。

【笺正】惊风非外风，万万不可妄投风药，误用之则助其刁腾，为害益烈。此等方麻、桂、川芎，直同鸩毒，然唐汉以来，二千年医书无不如是，又何责乎阎季忠一人。在今日，脑神经之病理固以尽人能知，是《素问》之所谓气上不下则为巅疾一说，当亦可以家喻户晓。而惊风门中向来通用谬误之方药，亦不足辨矣。

第三十一方　和中散　和胃气，止吐泻，定烦渴，治腹痛思食。

人参切去顶，焙　白茯苓　白术　甘草剉，炒　干葛剉　黄芪切，焙　白扁豆炒　藿香叶各等分

上为细末，每服三钱，水一盏，干枣二个，去核，姜五片，煎八分，食前温服。

【笺正】此即仲阳之七味白术散耳。药味大同，主治又无别，叠床架屋，真骈枝也。

第三十二方　紫苏子散　治咳逆上气，因乳哺无度，内挟风冷，伤于肺气；或呵气未定，与乳饮之，乳与气相逆，气不得下。

紫苏子　诃子去核秤　萝卜子　杏仁

去皮、尖，麸炒 木香 人参切去须。各三两
青橘皮 甘草剉炒。各一两半

上为细末，每服一钱，水一小盏，入生姜三片，煎至五分，去滓，不计时候温服，量大小加减。

【笺正】是方开肺化痰，能疏泄新邪，而保稚子娇嫩之肺气，差有法度。

第三十三方 赤石脂散 治痢后䐐气，下推出肛门不入。

真赤石脂捒去土 伏龙肝各等分

上为细末，每用半钱，敷肠头上，频用。

【笺正】"䐐"虽见《玉篇》《广韵》，然非此义，此不知何所指，当是久痢之肛脱。此外治法虽能固涩，恐未必有大效，是证乃中气不固所致，非服药安能有功？

第三十四方 柏墨散 治断脐后为水湿所伤，或绷袍湿气伤于脐中，或解脱风冷所乘，故令小儿四肢不和，脐肿，多啼不能乳哺，宜速疗之。

黄柏炒 釜下墨 乱发烧。各等分
上为细末，每用少许敷之。

【笺正】断脐时，而受湿受风，其病最重，即所谓脐风也。多不可救，岂外治所能奏效者。但后绷扎脐带之时，可以此药护之耳。

第三十五方 至宝丹 治诸痫急惊，心热卒中客忤，不得眠睡，烦躁，风涎搐搦，及伤寒狂语，伏热呕吐，并宜服之。

生乌犀屑 生玳瑁屑 琥珀 朱砂细研，水飞 雄黄以上各一两，细研，水飞 金箔五十片，一半为衣 银箔五十片[1]，研 龙脑 麝香各一分 牛黄半两 安息香一两半，为末，以无灰酒飞过，滤净，去砂石，约取一两，慢火熬成膏

上生犀、玳瑁，捣罗为细末，研入余药，令匀，将安息香膏以重汤煮，凝成，

和搜为剂，如干，即入少熟蜜，盛不津器中，旋丸如桐子大。二岁儿服两丸，人参汤化下，大小以意加减。又治大人卒中不语，中恶气绝，中诸物毒，中热暗风，产后血运，死胎不下。并用童子小便一合，生姜自然汁三五滴，同温过，化下五丸，立效。

【笺正】此《局方》也，清热镇怯，定魄安神。凡肝胆火炎，冲激犯脑，震动神经之病，非此不可，迥溪所谓必备之药。方下所谓诸痫急惊，卒中客忤，烦躁不眠及伤寒狂语等症，方后所谓卒中不语云云，无一非脑神经之病，投以是丸，皆有捷效，名以至宝，允无愧色。但脑、麝芳香太重，开泄升腾，以治气升火升，不无流弊。古人用此，误认昏愦无知，作为闭塞，欲以辛香开之，而不知气散神越之病，开泄反以助虐，此古人之未达一间者，今则神经为病之理彰明皎著，此二物必须去之，或另加镇摄重坠之品，则尤为尽美尽善。方后"暗风"二字，明以内风自扰言之，不可忽过。脑、麝之各一分，是古人四分两之一，此是古方。寿颐谓脑、麝、安息治气血冲激之病必有大弊，去之可也，所谓惠而不费。

第三十六方 紫雪 治惊痫百病，烦热涎厥及伤寒胃热[2]发斑，一切热毒喉痹肿痛，又治疮疹毒气上攻咽喉，水浆不下。

黄金十两 寒水石 磁石 滑石 石膏各四两八钱，并捣碎

以上用水五升，煮至四升，去滓。入下项药

---

① 金箔……银箔五十片研：此15字原无，据上卫本、丛书本改。

② 胃热：此2字原脱，据上卫本、丛书本补。

玄参一两六钱，捣碎　木香捣碎　羚羊角屑　犀角屑　沉香各半两，捣碎　升麻一两六钱　丁香一钱　甘草八钱，炙，剉

以上八味，入前药汁中，再煮取一升五合，去滓，入下项药

硝石三两一钱，芒硝亦得　朴硝一斤，精者

以上二味，入前汁中，微火上煎，柳木篦搅，不住手，候有七合，投在木盆中，半日欲凝。入下项药

朱砂三钱，飞研　麝香当门子，一钱一字，研

以上二味，入前药中搅匀，寒之两日。

上件成紫色霜雪，每服一字至半钱，冷水调下，大小以意加减。咽喉危急病，捻①少许干咽立效。又治大人脚气，毒遍内外，烦热不解，口中生疮，狂易叫走，瘴疫毒厉，卒死温疟，五尸五疰，大能解诸药毒。每服一钱至二钱，冷水调下，并食后服。

【笺正】此方清火降气，盖与至宝丹相近，而重用二硝，则通地道，泄热下行，尤为釜底抽薪要诀，凡气火甚盛，有升无降诸症，尤为相宜，故主治诸病，亦与至宝丹约略相似。但彼则惟以镇坠清热见长，而此则更能导去实痰、实热，故温热昏狂，尤以此方为必需之品。但犀、羚并用，在今日已是价值奇昂，而益之以黄金煎熬，贵而无裨实用，此乃方士之陋，惟以价重欺人，而不问其有用与否，是亦向来医药之一大弊，《局方》本用百两，阎氏只用其十之一，已有见于此而减之。近人有以金箔代之者，亦是无谓。若欲镇定火升，则龙牡、磁石、石决之类，何不可用？况二硝为主，导之下行，则决去壅塞，已得其要，又何必依赖重药。惟升麻、丁香二物，最不可解，既欲其降，何又杂之以升提；本欲其清，忽复济之以温

燥，此其无理之最甚者，不可不知改革。且麝香亦必去之，则其价较廉，庶可与贫富共之矣。

第三十七方　理中丸　治吐利不渴，米谷不化，手足厥冷。

人参去芦，剉　白术剉　干姜炮　甘草炙剉。各一两

上为末，炼蜜和丸鸡黄大，每服一丸，水一大盏，化开，煎及七分，连滓放温服，小儿分为三服，大小以意加减，食前。

【笺正】此仲圣成方，中州脾胃虚寒之主剂，故曰理中。

第三十八方　五苓散　治霍乱吐泻，燥渴饮水，小便不利。

泽泻二两半，剉　木猪苓去皮，剉，一两半　官桂去皮，一两　白茯苓一两半，剉　白术一两半，剉

上为细末，每服一钱，温汤调下；渴燥，新水调服。大小以意加减，不以时候。

【笺正】此亦仲圣方，本为太阳经病入腑，小溲不利者立法，故用桂枝而佐之以四苓，借治寒霍乱，不过温中以利水，无甚深义。况近时之真寒霍乱，其症最剧而最急，非大剂四逆汤不能救，此方必不足恃。若是湿热霍乱，则桂枝亦有弊，此宜临证时自知化裁，古之成方，非可概用也。

第三十九方　附子理中丸　治脾胃寒弱，风冷相乘，心痛霍乱，吐利转筋。

人参去芦　白术剉　干姜炮　甘草炙、剉　黑附子炮去皮、脐。各一两

上为细末，炼蜜和，一两作十丸。每服一丸，水一中盏，化开，煎及七分，稍热服，食前。小儿分作三两服，大小以意

---

① 捻：原作"用"，据上卫本、丛书本改。

加减。

【笺正】此脾胃虚寒之主剂，故主理中而益之以附子，虚寒腹痛而便泄者宜之。若曰治霍乱转筋，则尚嫌药轻病重。

第四十方　金液丹　治吐利日久，脾胃虚损，手足厥逆，精神昏塞，多睡露睛，口鼻气凉，欲成慢惊风者。又治大人阳虚阴盛，身冷脉微，自汗吐利，小便不禁。

舶上硫黄_{十两}，先飞，炼去砂石秤，研为细末，用砂合子盛，令八分满，水和赤石脂封缝，盐泥固济，晒干，露地先埋一水罐子，盛水满，坐合子在上，又以泥固济讫，常以三斤火养三日三夜，加顶火一，煅成候冷取药

上以柳木槌乳钵内研为细末，每服二钱，生姜米饮调下，大小以意加减，多服取效。大人药末一两，蒸饼一两，水浸去水，和丸桐子大，晒干，每服五十丸至百丸，米饮下，并空心连并服。

第四十一方　又方　范文正

硫黄_{不以多少}，淡黄通明者为上，飞炼去砂石，研为细末，用有盖砂罐子一个，取水中田字草或益母草，捣淤土成泥，更入纸筋同捣，固济罐子，贵不破，晒干，盛硫黄末在内，可不满两指，于露地深画十字，放罐子在中心，使底下通透，四面用炭约四五斤，匀火爇，不盖罐子顶，时时揭觑，候化为汁，速去四面火，用湿土埋一宿，次日取出，于北荫下不见日气处，掘一坑子，约一二尺，将罐子去盖，倒埋一宿，次日取出，和罐子入汤内煮五十沸，滤出取药

上以柳木槌乳钵内研如粉面相似①。小儿因吐泻之后，变成慢惊风者，每服一二钱，生姜米饮调下，并服取效。大人②阴证，伤寒脉微欲绝，以水浸无盐蒸饼，和丸桐子大，晒干，每服五十丸或百丸，米饮下，并空心服。

【笺正】硫黄禀纯阳之性，自能制伏阴霾，挽回元气，果是纯阴无阳之症，服此自有奇效。但土产多杂质，亦且气秽有毒，须先缓火熬过，去滓炼之。今盛推舶来品为佳，其实亦不过制炼洁净耳。

第四十二方　青州白丸子　治小儿惊风，大人诸风。

半夏_{七两，生}　天南星_{三两，生}　白附子_{二两，生}　川乌头_{半两，生，去皮、脐}

上捣罗为细末，以生绢袋盛，用井花水摆，未出者，更以手揉令出。如有滓，更研，再入绢袋，摆尽为度。放磁盆中，日晒夜露，至晓弃水，别用井花水搅，又晒，至来日早，再换水搅。如此，春五日，夏三日，秋七日，冬十日。一法，四时只浸一宿，去水，晒干后如玉片，研细，以糯米粉煎粥清丸绿豆大。每服三五丸，薄荷汤下；大人每服二十丸，生姜汤下。瘫痪风，温酒下。并不以时候服。

【笺正】此亦治寒痰上涌之要药，旧本取青州范公泉水澄粉，故药以地名。泉水澄洁，而性厚重，以之制药，欲其重降，以制伏泛溢之寒水。喻嘉言谓：虽经制炼，温性犹存，若是热痰，不可混用。

第四十三方　小柴胡汤　治伤寒温热病，身热恶风，头痛项强，四肢烦疼，往来寒热，呕哕痰实，中暑疟病，并宜服。

柴胡_{去芦，八钱}　半夏_{汤洗，切焙，二钱半}　黄芩_{去心}　人参_{去芦}　甘草_{炙剉。各三钱}

上为粗末，每三钱，水一盏半，生姜五片，枣一枚，劈破，同煎及八分，滤去滓，放温，分作三两服，大小以意加减，并不以时候，日三夜二。

【笺正】仲景此方，专为少阳病主方，实为伤寒之邪遏抑少阳之气，不得舒展，所以有寒热往来，烦闷喜呕，胸胁硬满而痛等症。则以柴胡升发阳气，所以顺少阳敷布条达之性。而今人温热为病，有

---

①　相似：原作"相同"，据上卫本、丛书本改。

②　大人：原作"大下"，据上卫本、丛书本改。

以上种种见证者，则皆肝胆之阳盛旺，横逆有余，自当清宣泄降，而抑肝胆之气。必不可误读古书，教猱升木，古近医案中，浪投此方而增剧者，十恒八九，此非古人圣法之不可用，奈何知其然，而不知其所以然者，犹自托于仲师宇下，而终身不悟也。以治妇人热入血室，及一切疟病，皆非一言之所可尽。寿颐于《本草正义》及《医案平议》，又沈氏尧封之《女科辑要笺正》中，言之已详。而此本之方下主治，有"项强"字样，则伤寒之太阳证，不当列此。又有痰实中暑云云，则既非柴胡所宜，且参、甘、大枣何一可以混用者，言之太杂，其弊将不可胜言矣。

董及之斑疹方论笺正

总　论

论曰：夫生民之道，自微而著，由小而大，此物理灼然，不待诗史证据可知。然小儿气禀微弱，故《小品方》云：人生六岁以上为小，六岁已下，经不全载，所以乳下婴儿有疾难治者，皆为无所依据。至如小儿斑疹一候，不惟脉理难辨，而治疗最比他病尤重。始觉证与伤寒阴痫相近，通都辅郡，名医辈出，则犹能辨其一二；远地左邑，执病不精，失于详审，投药暴妄。加之小儿脏腑娇嫩，易为伤动，斑疹未出，往往疑为伤风，即以麻黄等药，重发其汗，遂使表虚里实，若为阴痫治之，便用温惊药品，则热势愈甚，直至三四日，证候已定，方得以斑疮药治之，则所失多矣。大率世俗医者，斑疹欲出，多以热药发之，遂使胃中热极，其初作时，即斑疹见于皮下，其已出者，变黑色而倒陷，既见不快，犹用热药，熏蒸其疾，斑疹得热，则出愈难，转生热证，大小便不通，更以巴豆取积药下之，则使儿脏腑内虚，热又不除，邪气益深，变为喘满便血，或为痛疮，身体裂破，遂使百年之寿，一旦为俗医所误也，可不痛哉！大抵斑疹之候，始觉多咳嗽，身体温壮，面色与四肢俱赤，头痛腰疼，眼睛黄色多，睡中瘈疭，手足厥，耳尖及尻冷，小便赤，大便秘，三部脉洪数绝大不定，是其候也。其乳下儿，可兼令乳母服药。其证候未全或未明者，但可与升麻散解之；其

已明者，即可用大黄、青黛等凉药下之；次即与白虎汤，如秋冬春寒，未用白虎汤之时，但加枣煎服，不必拘于常法。仲景云：四月后天气大热，即可服白虎汤，特言其梗概耳。大率疹疱未出即可下，已出则不可下，出足即宜利大小便。其已出未快者，可与紫草散、救生散、玳瑁散之类；其重者以牛李膏散之，或毒攻咽喉者，可与少紫雪，及如圣汤，无不效也；其余热不解，身热烦渴，及病疹儿母，俱可与甘露饮，或便血者，以牛黄散治之，兼宜常平肝脏，解其败热，虑热毒攻肝，即冲于目，内生障翳，不遇医治，瞳仁遂损，尤其慎之。然已出未平，切忌见杂人，恐劳力之人及孤臭熏触故也。未愈不可当风，即成疮痂。如脓疱出，可烧黑丑、粪灰，随疮贴之，则速愈而无瘢也。又左右不可阙胡荽，盖能御汗气，辟恶气故也。如儿能食物，可时与少葡萄，盖能利小便，及取如穗出快之义也。小儿斑疹，本以胎中积热，及将养温厚，偶胃中热，故乘时而作，《外台方》云：胃烂即发斑，微者赤斑出，极者黑斑出，赤斑出五死一生，黑斑出十死一生。其腑热即为疹，盖热浅也；脏热即为疱，盖热深也。故《证色论》云：大者属阴，小者属阳。汲总角而来，以多病之故，因而业医。近年累出诸处治病，当壬申岁，冬无大雪，天气盛温，逮春初见小儿多病斑疹，医者颇如前说，如投白虎汤之类，即窃笑云白虎汤本治大人。盖孙真人所论大人小儿为治不殊，但用药剂有多少为异耳，则是未

知用药之法，故多失误。今博选诸家，及亲经用有效者方，备录为书。

【笺正】董氏此卷，专集痘科应用诸方，名以斑疹者，宋时固以痘名为斑也。考痘疹为时行之气，温凉寒热，万有不齐，自来痘科名家，或尚温补，或尚清凉，各有专主，大率随所见而与为推移，必不能先有成见，胶柱鼓瑟。是卷集方，寥寥无几，而皆偏重于清凉一边，温热炽盛者宜之。其元气素薄，或真阳不充之当从事于温补者，法犹未备。盖痘疹禀先天之蕴热，其发泄也，恒随春生之令而动，宜于清化者，本是十之八九。以寻常理法言之，是集数方，固多适用，然亦因作者所见之症，多属实热，遂不及温养一层。元和陆九芝封公，论八气人司天，谓古今治痘各家，按时索之，温补清凉，显然有别，其所引证，已极确凿。若及之是编，据仲阳后序，时在宋哲宗元祐之癸酉，则此论中之所谓壬申岁，冬无大雪，天气盛温，逮春初而小儿多病斑疹，即是元祐之七八两年，在九芝大司天年表中所谓第六十四甲子，少阳相火厥阴风木主气者，其时民病多属于热，据此尤足为九芝先生之说得一确证。子舆氏有言，读其书不可不知其人，而尤必论其世。寿颐窃谓读古人医书更不可不知其世，故备论之，以见是书固当时切用之作。而寿颐自忆二十余年临症处方，固亦清化者多，温补者少，则即九芝所谓同治三年以后，第七十七甲子，阳明燥金少阴君火主气之中。然今则上元之癸亥矣，循九芝之例推之，明年为七十八甲子，当属太阳寒水太阴湿土主气，从前景岳、石顽诸公温补之法，势必盛行于时，而治痘者又当少清凉而多温补，则陈文中之十一味木香散、十二味异功散，聂久吾、万密斋之保元法，庄在田之《遂生编》《福幼编》，必多适用。董

氏是编或者又当斟酌，此亦天气循环必然之理，姑附识之，以备异日质证何如？秋冬春寒，不用白虎汤，在宋人多有作此说者。然药随病用，岂有呆执时令，不问病证之理？稍明医理者，断不能持此谬论。奈何竟谓仲景有四月可用白虎之误，厚诬古人，大不可也。葡萄酸涩，痘将发出时，殊不相宜，然以为可治时气痘疮不出，苏颂已有是误，董氏于此谓取如穗出快之义，则未免庸俗之见，恐非确论。

药　方

第一方　升麻散　治疹疱未出，疑贰之间，身热与伤寒温疫相似，及疮子已出，发热并可服之方。

升麻　芍药　葛根剉、炒　甘草炙。各一两

上为细末，每二岁儿服二钱，水一盏，煎至五分①，去滓，温服，不以时，日三夜一服。

【笺正】升麻、葛根轻扬宣发，凡是肌腠壅塞，不能透达者宜之；而火炽毒盛，疮毒稠密者，不可概投。惟制方之义，有芍药以驾驭其间，亦自可取。而所服之分量尚是无多，则立法亦为周到。

第二方　白虎汤　治痘疱麸疹，斑疮赤黑，出不快，及疹毒余热，并温热病中暑气烦躁热渴方。

石膏四两　知母一两半，剉　甘草炙，三两　人参半两

上为细末，每服二钱，水一盏，入粳米二十粒，同煎至七分，去滓温服，不以时。小儿减半服。春冬秋寒有证亦服，但加枣煎。并乳母亦令服之。

【笺正】白虎专清阳明，若痘疮赤黑

---

① 分：原作"出"，据上卫本、丛书本改。

而出不快，是热在血分，宜清血解毒，仅用是方，犹嫌隔膜，此尚是辨症未审，殊非精切之论。

第三方　紫草散　治伏热在胃，暴发痘疱疮疹，一切恶候，出不快，小便赤涩，心腹胀满方。

紫草去苗，一两　甘草生用，半两　木通去根节，细剉　枳壳麸炒，去穰　黄芪各半两。炙、剉

上为细末，每服二钱，水一盏，煎至六分，去滓，温时时呷之。

【笺正】紫草直入血分，清热解毒以治血热是矣。然方下反以为伏热在胃，正与上条白虎汤互为主治，未免可异，且方下又有心腹胀满句，则芪亦可商。

第四方　抱龙丸　治一切风热，中暑、惊悸，疮疹欲出，多睡，咳嗽涎盛，面赤，手足冷，发温壮，睡中惊，搐搦不宁，脉洪数，头痛，呕吐，小便赤黄方。

天南星剉开里白者，生为末，腊月内取黄牛胆汁和为剂，却入胆内，阴干，再为末，半斤　天竺黄二两，别研　朱砂二钱，研，水飞　雄黄半两，研，水飞　麝香好者，一钱，别研　牛黄一字，别研

上同研极细，甘草水和丸鸡头大，阴干。二岁儿竹叶或薄荷汤化下一丸，不拘时候。一方不用牛黄。

【笺正】此方已见仲阳《直诀》，但彼无牛黄为异。其分量则彼作麝香半两，断无如此重量芳香之理，以此方南星、竺黄各倍于彼计之，则此方麝只一钱，彼作半两，必是半钱之讹。古书药量固有所谓一钱匕、半钱匕者，似宜径改作半钱匕，则尤为明白，而配合轻重之法，亦较为得宜。

第五方　救生散　治疮疹脓疱恶候危困，陷下黑色方。

獖①猪血腊月内以新瓦罐子盛挂于屋东山，阴干取末，一两　马牙硝一两　硼砂　朱砂水飞

牛黄　龙脑　麝香各一钱，别研

上同研极细，二岁儿取一钱，新汲水调下，大便下恶物，疮疱红色为度，不过再服，神验无比。

【笺正】以血治血，而佐以牙硝宣通壅塞，以治闭遏热结，殊有思致，似此险候，本非荡涤不可，即以紫雪重量用之，亦必有效，实即硝之力也。

第六方　牛李膏　治疮疹痘疱恶候，见于皮肤下不出，或出而不长，及黑紫内陷，服之即顺，救危急候。愚小年病此，危恶殆极，父母已不忍视，遇今太医丞钱公乙，下此药得安，因恳求真法。然此方得于世甚久，惟于收时不知早晚，故无全效，今并收时载之，学者宜依此方。

牛李子九月后取研，绢滤汁，不以多少，于银石器中熬成膏，可丸。每膏二两，细研好麝香入半钱

上每二岁儿服②一丸，如桐子大，浆水煎杏胶汤化下，如疮疱紫黑内陷者，不过再服，当取下恶血及鱼子相似，其已黑陷于皮下者，即红大而出，神验。

【笺正】此膏亦见《直诀》，然不言熬用，则何能久贮？何以名膏？几令人不可索解。此方较为明白，而并详其收采之时，当是单方之极有效者。但李之种类最多，小大形色，不可枚举，而成实早晚，亦甚不一，牛李究不知是若何形色？此必当时通用之名，而今不能臆测，惟草木之大者，古多有牛马之名，此又明言九月以后采，则必形大而成实极迟者，世当有此一种，惟在有心人物色之，而察其性情功用，当亦可以试验而求得实效也。

第七方　玳瑁散　治疮疹热毒内攻，紫黑色，出不快。

生玳瑁水磨浓汁，一合　獖猪心一个，从

----

① 獖：原脱，据上卫本、丛书本补。

② 服：原脱，据上卫本、丛书本补。

中取血一皂子大，同研

上以紫草嫩茸浓汁煎汤调，都作一服。

【笺正】玳瑁是介类，性能清肝潜阳，以治血热蕴毒，自能桴应。更以猪心血、紫草茸佐之，清解中有透发之力，配合亦大有意味。

第八方　利毒丸　治疮疹欲出前，胃热发温壮，气粗腹满，大小便赤涩，睡中烦渴，口舌干，手足微冷，多睡，时嗽涩实，脉沉大滑数，便宜服之方。

大黄半两　黄芩去心　青黛各一钱　腻粉炒，一钱　槟榔　生牵牛末。各一钱半　大青一钱　龙脑　朱砂各半钱

上杵研为细末，面糊为丸，如黄米人。每二岁儿服八丸，生姜蜜水下，不动再服，量儿大小虚实加减。

【笺正】此治实热釜底抽薪之法，方下云是胃热，盖即阳明在腑之意。

第九方　如圣汤　治咽喉一切疼痛，及疮①疹毒攻咽喉肿痛，有疮不能下乳食方。

桔梗剉　甘草生用　恶实微炒。各一两　麦门冬去心，半两

上为细末，每二岁儿服一钱，沸汤点，时时呷服，不以时。

【笺正】恶实即牛蒡，辛而不温，性本轻扬，其外壳且有茸茸之刺，故能疏泄肌表风热。然是草之实究竟重坠下行，故为阳中之阴，升中有降，以治风热咽痛，既能疏外感之风，并以泄内蕴之火，最为两得，较之其他散风诸药有升无降者不同，故为咽喉主宰要药，力能消肿化痰，而辅之以桔梗苦降开泄下行，尤为得力。但咽痛且肿必有痰壅，本方麦冬必非所宜，须去之，而再加半、贝、胆星、竹黄之类，乃佳。

第十方　甘露饮　解胃热，及疮疹已发，余热温壮，龈齿宣肿，牙痛不能嚼物，饥而不欲食，烦热，身面黄，及病疮疱。乳母俱可服之。

生干地黄　熟干地黄各切焙　天门冬　麦门冬各去心　枇把叶去毛　黄芩　石斛去根，剉　甘草炙，剉　枳实麸炒，去瓤　山茵陈叶各一两，去土

上为散，每服二钱，水一盏，煎至七分，去滓，温服不以时候，量力与服。

【笺正】此《局方》也，为肺胃积热内燔，津液干枯，变生诸病而设，故聚集一派甘寒生液之品，汇以为方，顾名思义，专为润燥之用。谁人不知《局方》主治，只言胃中客热烦躁，口鼻咽疮，牙宣口臭，固已包举一切，不意汪讱庵之《医方集解》，用为治胃中湿热，则二冬二地，岂是理湿之品？燥湿二义，适得其反，已属可骇，而近有商务书馆新出之所谓《中国医学大辞典》者，则于主治下，更加以"及脾胃受湿，瘀热在里，湿热成疸，肢肿胸满"等句，则竟欲以甘寒滋腻润燥之方，治湿浊弥漫之症，抑何背谬一至于此？彼书肆编辑者，本非医界中人，北辙南辕，固不足责，而乃托名于沪上中医学校之谢君，则万万不可使"中医"二字，为若辈弄得天昏地暗，如此不堪，岂果中国医学之劫运耶？然假托作伪之罪，固已不可胜诛矣。董及之所录此方主治，亦无湿热字样，阅者须当猛省。

第十一方　神仙紫雪　治大人小儿一切热毒，胃热发斑，消痘疱麸疹，及伤寒热入胃发斑，并小儿惊痫涎厥，走马急疳，热疳，疳黄，疳瘦，喉痹肿痛，及疮疹毒攻咽喉，水浆不下方。

黄金一百两　寒水石　石膏各三斤　犀

① 疮：原作"服"，据上卫本、丛书本改。

角　羚羊角各十两　玄参一斤　沉香　木香　丁香各五两　甘草八两　升麻六两，皆㕮咀

上以水五斗，煮金至三斗，去金不用，入诸药，再煎至一斗，滤去滓，投上好芒硝二斤半，微火煎，以柳木篦搅，勿停手，候欲凝，入盆中，更下研朱砂、真麝香各三两，急搅匀，候冷①，贮于密器中，勿令见风。每服一钱，温水化下，小儿半钱一字。咽喉危急病，捻少许干咽之，立效。

【笺正】方论已见前阎氏方中，而此无磁石、硝石，与《局方》不合。制方大旨，无非清泄降火，以解大热之毒。中有丁香，极不可解，而此方分量尤重，更非所宜。黄金百两，寿颐谓此是方士所见者浅，欲以价重欺人，实是无用。而此方冠以"神仙"二字，尤其小家伎俩。

第十二方　调肝散　败肝脏邪热，解散斑疹余毒，服之疮疹不入眼目。

犀角屑一分　草龙胆半分　黄芪半两　大黄炒　桑白皮炙　钩藤②钩子　麻黄　甘草各一分　石膏别研　栝蒌实各半两。去瓤皮

上为散，每服二钱，水一盏，煎至五分，去滓温服，量儿大小加减，不以时候。

【笺正】此亦清泄肝热之用，但麻黄殊非所宜。

第十三方　护目膏　治疹痘出后，即须爱护面目，勿令沾染。欲用胡荽酒喷时，先以此药涂面上，然后方可以胡荽酒喷四肢，大人小儿有此，悉宜用之方。

黄柏一两，去皮，剉　绿豆一两半，拣净　甘草四两，剉，生用

上为细末。以生油调为膏。从耳前眼眶并厚涂目三五遍，涂面后可用胡荽酒微喷，勿喷面也。早用此方涂面，即面上不

生疮痘，如用此方涂迟，纵出亦少。

【笺正】已见阎孝忠方内。

第十四方　胡荽酒方　治斑痘欲令速出，宜用此。

胡荽三两

上细切，以酒二大盏，煎令沸，沃胡荽，便以物合定，不令气出，候冷，去滓。微微从项以下喷背，及两脚胸腹令遍，勿喷头面。仍将滓焙干，红绢袋子盛，缝合。乳母及儿带之，余酒乳母饮之妙。

【笺正】胡荽为道家五荤之一，辛而能散，故能发痘疮麻疹。如果肌腠闭遏，欲发而不能透达，可以此法助汤药之不及，亦见阎氏方内。

第十五方　牛黄散方　治疮疹阳毒入胃，便血日夜无节度，腹痛啼哭。

郁金一两　牛黄一钱

上研为末，每二岁儿服半钱，以浆水半盏，煎至三分，和滓温服，大小以此增减之，日二服。

【笺正】郁金坚实，能入血分而疏通窒塞，故治胸腹胀满结痛。

第十六方　蛇蜕散　治斑疹入眼，翳膜侵睛，成珠子方。

马勃一两　皂荚子二七个　蛇退皮全者，一条

上入小罐子内，封泥烧，不得出烟，存性，研为末，温水调下一钱。食后。

【笺正】马勃本湿热所结，故能导湿清热；皂荚实下行；用蛇蜕者，取蜕脱之义耳。

第十七方　真珠散　治斑疱疮疹入眼，疼痛，翳膜，眼赤羞明方。

栝蒌根一两　蛇退皮全，炙，一钱

---

① 冷：原作"匀"，据上卫本、丛书本改。

② 钩藤：原作"钩屯"，据上卫本、丛书本改。

上为末，用羊子肝一枝，批开，去筋膜，掺入药二钱，用麻缕缠定，以米泔内煮熟，任意与吃。如少小未能吃羊肝，以熟羊肝研和为丸如黄米大，以生米泔下十丸，乳头上与亦可，日三服儿小未能食肝，与乳母食之佳。

【笺正】方用萎根，尚是清热之轻剂。名以真珠，殊不可解，岂以花粉色白而比附于贵重之物，以增其身价耶？果尔，亦大可鄙矣。

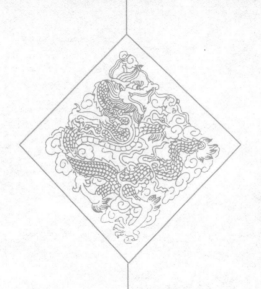

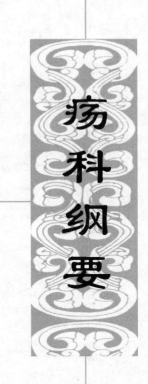

疡科纲要

内容提要

　　本书为张山雷外科代表著作，共二卷。分四章，第一章总论，分列十一节，通过对外疡的不同症状及脓血的色泽形质辨别，统论其病理、诊断与治疗；第二章外疡脉状，分列十六节，依据脉状的不同，阐述其与外疡的联系；第三章药剂，分列十三节，总论内服、外治法在疡证中的不同效用；第四章膏丹丸散方，分列十一节，介绍敷贴吹掺及内服方六十余张，详述了方药的配制、使用、贮藏等方法。

　　本书立论简要，辨证精当，是作者长期临床实践和经验的总结。其主张外病内治的理论尤其符合临床实际，所载方药切合实用，可为外科医师提供宝贵的参考。

自 序

　　疡科本是医学之一子目，晚近来高明之士大都薄此不为。而号为专科者，遂自囿于浅近，惟以剪割刀针，去腐生肌为能事，似乎卑之无甚高论矣。抑知证虽外发，病本内因，固不仅大痈大疽非通乎内科学者不能措手，即寻常疮疖亦无不与内证息息相通，岂可专治其外而谓可有全绩。且内病外疡更多相因而至，有内外交病而为疡者，有内病变迁而为疡者，亦有内科误治而酿成外疡者，更又有内科兼证不知兼治而并生外疡者。彼其知有外不知有内，固未免自安于谫陋，而仅知其内不知其外，亦殊是医学之缺憾矣。

　　当夫汉唐以上医学家言，本未闻分科论治，试观《金匮》《病源》《千金》《外台》等书，岂非内科学之总汇，而痈疽疮疡，皆其子目之一，是为内外二科并不分途之明证。迨至宋金以降，始有疡科专书，得毋小道伎俩，道愈下而术愈陋乎。观夫市肆通行之外疡诸书，非不卷帙繁重，然欲求其精切合用，可以救危证而起沉疴者，颇难其选。盖自有治疡之专科，而所见已小，学术已疏，宜乎多皮相而少精蕴矣。如李氏之《集方》、齐氏之《精义》、窦氏之《经验》、王氏之《准绳》、顾氏之《大全》、《金鉴》之《心法》，皆举世所奉为疡医之金科玉律者也。然按之实际，何尝有确切之发明。此外俗书更无论矣。又如脑疽、背疽，固是疡门大证，其部位属于太阳寒水之经，虽外形亦或红肿焮发，而病者皆脉细舌白，于法必当温经宣托，方免内陷。误投凉药，危证立见。此与唐人喜服金石药而蕴毒之发背大异。然古近各书皆仍金石发之旧例，治法悉宗凉解，此则误尽苍生之尤者。近仅见荆溪余氏听鸿辑刻青浦陈学山医案书名《外证医案汇编》，注重内证论治，一洗外科通用套方之陋理，理法精密，颇得治疡正轨。惟其书仅录煎剂，不详外治方药，尚未足为学者益智之粽。

　　寿颐业师，同邑黄墙屯朱阆仙先生，世以兼治外疡著名，久为东南物望，家学渊源，诚非庸俗可比，而亦非通行之外科各书能尽其奥。寿颐从学有年，始信徐洄溪所谓治疡必得秘授之说为不虚，然见证治证，亦不过理法清晰，措置合宜而已，非必有不可思议、出人意表之奇异也。间又出而访之闻人，则近时青浦珠街阁陈莲舫之治疡，字莲舫，其名已不能记忆，光绪中钦征五次，故其所用方笺，有"荣膺五召"钤印。亦颇与敝师门同符合辙。而余听鸿之持论、陈学山之方案，更多心心相印。于此知至理自在人间，疡医中固有此正法眼藏，本非一家独得其秘。惜乎庸俗之治疡者多未能明见及此，则皆自安于浅近，而不求精进之过也。寿颐习之三十年，久思自吾得之，必欲自吾传之。庶乎疡医虽小道中之末伎，而亦得树之正鹄，传之通人，可以救痛苦而拯危疴，是一绝大快事。于是本诸师门心法而益之以半生经验，撷其大要，纂为专书。务必说尽精微，一泄此中真理，誓不以家秘自私，竟效俗人恶习。而古人持论之切中肯綮者，必并录之，示不敢墨守一家之学，致有蔑古之嫌。惟《甲乙经》所载痈疽诸名称最多怪诞，不可索解，后人因其为《灵枢》所有，无不仍其名称，特立一条而敷衍之。如甘疽、井疽之属，多不足据。即巢氏《病源候》痈疽一篇亦多奇异名词，平心论之，无甚意义可取，且亦寿颐临证三十余年而未曾一见者，则不敢徒事抄胥，肆其空议，以自欺欺人。要之古书中已未免有难信之语，必不可墨守陈言，如涂涂附，毋宁缺之。是则寿颐务求切实有用，不欲以空言惑世之本旨也。

或谓西学日昌，治疡久推独步，已为当世所公认，子又何必守此故物，敝帚自珍？颐则敢正告之曰：新法刀圭，洵称敏捷，独是奏刀之后，绷带包扎止有防护肌肤之能力，未闻有外治之药速其生长，而亦无内服良剂助其化源，故必赖其人气血尚充，自能发育滋长，则虽经剜肉，犹可希冀全功。若在孱弱之躯，既受绝大痛苦，且去血已多，而日以憔悴，渐成不治，盖已比比而是，近人亦多有言之者。则适以速之蹶耳，尚何神技之可言？且新学家绝无消肿解毒，化腐软坚诸术，一似苟有外疡，则除操刀一割以外，必无第二法门。何如守吾故步，未成可消，已溃可敛，退毒围毒，散肿化坚，提毒止痛，去腐生新，各有灵丹，各有步骤，可以按部序班，悉收实效，内服外敷，循次用药之有利无弊乎。书成二卷，虽理法亦复无多，而巨旨宏纲，盖已无不备具，因以《疡科纲要》名之并将师门各种外治药物，以及敝人三十年经验心得，具录于篇，无一非百用百效，如操左券。此皆向之所谓专家秘授，不肯示人者。寿颐则谓与其私之一家，悠久必致失坠，孰若公之海内，传习乃可流通，且以见得吾华国粹。

治疡虽曰小道，固亦自有浅显简捷，易学易能，手到病除，绝无痛楚者。此编问世，殆足以发墨守、针膏肓而起废疾。书生积习，居然志在苍生，是亦吾宗横渠氏所谓民胞物与者，言念及此，良足自豪。昔在甲寅之岁，先业师创设中医专校于家塾，命颐襄助为理，编辑各种讲义，实开近十年来中医各校之先河。尝诏颐曰：吾家治疡，经历五世，确有心得。汝从吾游者二十年，隅坐倾谈，吾无尔隐。今后纂集疡科专书，务必阐抉精微，说破古人未言之奥，为世之习是科者示以正鹄。庶乎吾家良法得以昭垂于天壤，斯为不负吾行道五十年济人利物之初衷。寿颐起，志之不敢忘。不意黄墙医校创始甫及再周，而先师遽于丙辰秋仲竟归道山。颐窃痛吾师赍志以殁，未观厥成，不无遗憾。然自有黄墙中医学校之名称，而十余年间，沪埠杭垣，远暨晋粤，中医专校渐次成立，不可谓非吾师当年破天荒之气求声应。而不才如颐，忝膺兰校讲席，即以从前编纂旧稿，重为整理，赓续从事。光阴荏苒，倏又八龄，差幸约略脱稿，今复更订此编，藉以证明师门家学渊源其来有自。是即所以上慰吾师在天之灵，即以完成先师未竟之志。吾师有知，其亦含笑九京，而不以寿颐为有负传薪之一脉也夫。爰识始末，以告世之读是书者。

在中华纪元十有六年中元丁卯之岁春仲之月嘉定张寿颐山雷甫重订旧稿于浙东兰溪之中医专门学校

序

　　自昔医科辄分内外，《金鉴》之《外科心法》、陈氏之《外科正宗》，皆为治疡专书，此固稍治医学者所共知也。顾余以为脏腑之痈疽实发于人身内部，即皮肤之疮毒亦多本乎内因，若必别之为外，立名似失其正，治法又何能精。今观嘉定明工张山雷先生之《疡科纲要》，开宗明义，已得其旨。先生以清诸生而精研医学，历主兰溪医校教席十余年，编有伤寒温热、虚人感冒、阳明经病府病、斑疹麻痧、疟痢霍乱、湿温眩晕、诸火虚火、类中风、血冲脑、病理学、医论稿、白喉决疑、疡案平议诸科讲义，独摅伟论，畅发经旨，故出其门者皆名噪于时。又著有《本草》《脉学》两正义，《谈医》《经穴》两考正，《中风斠诠》《籀簃医话》《医事蒙求》等篇，各若干卷，风行于世。皆本积学心得，不拾他人牙慧，发前贤未言之奥，破诸家涂附之迷，启后学之性灵，登斯民于寿域，时贤诸著，罕有出其右者。《疡科纲要》，又其杰作之一也。辨证首重阴阳，必观其人之气体虚实，病源浅深，察色辨脉，兼验舌苔，以为定论，不为部位形色所拘。肿痛发痒，酸楚顽木，脓之成否，色质若何，溃疡血水，六淫脉状，各有专论，辨之綦详。变幻离奇，千态万状，莫不绘声绘影，眉目分明。至若主治诸方，则师承有自，必以内证为主，随其寒热虚实、七情六淫、气血痰湿诸证而调剂之。其论消肿化脓，行气治痰，清热理湿，温养补益，提脓托毒，清养胃家等法，条分缕析，探本穷源，议论高超，理法精密。选用各药，内服外施，诸法悉备，措置咸宜。诚疡学之总纲，治疡之要领也。独惜先生寿才逾甲，遽归道山，如春蚕早僵，丝未尽吐，岂天地之秘终不许人透泄欤？犹幸后起有人，善继述而广其传，则先生之精神仍长留宇宙间也。兹缘是书售罄，其门下馆甥邵君乐山从事续梓，以其寿世，不以余谫陋而索题弁言，谨书所见以归之。第愧不文，未足表其仁术之万一耳。

中华民国二十四年春月后学南海郑召棠谨序

郑召棠先生，为香港国医药界耆宿。数年前见先外舅所著诸书，认为有功医林之作，于是书翰频颁，遂订交焉。客岁先外舅逝世，先生挽以联云："文字结神交，益我良多，正思八月观潮，便道执经来问难；轩岐精祖述，知公恨晚，骇耳一朝捐馆，及门谁续竟针肓。"情词恳挚，想见契合之深矣。嗣先生知乐山粗有知识，时加指示，益见长者引掖后进，不遗在远。适是书四版付梓，曾请序，先生辱承不吝，赐题是篇，先外舅九京有知，当亦感慰。今将先生对于是书指正数点，谨录于后，以公同好。

乙亥春仲乐山邵宝仁谨识

郑召堂先生来函：

古人所用之天灵盖，扰及枯骨，是诚仁者所不忍为，当以猴子脑盖骨代之，必较胜于改用狗骨。因猴像人形，进化一步可成人类矣。

又加减锡类散方中之象牙屑，如成粒者确难磨细。今有造象牙器刮出细丝碎片甚薄，以炉灰盖炽炭，使不见火，焙经一宿，即可研细如粉。或以成件之象牙，水磨澄粉，入药尤佳。此物生于象口，与喉相近，用治口内热病，最能消肿解毒。又因出牙发热，煎服甚效。

壁钱确难多觅，此虫虽云有毒，而出子余窠，留毒甚微。其去腐之功，非他药所能及。殆利其毒药攻邪，故用少许即能愈大证也。如外疡腐肉，或因伤成腐，久难尽化，用整个壁钱洗净贴之，自可化腐生肌。制以入药之法，先放新瓦片于炉面，猛火烧红，取起瓦片，使不近火，即将洗净壁钱置于瓦上，炙脆勿焦，便可研末，加入散内。因是丝质，非此制法不能研细。过焦则失其本性，等于无用。

其新定加减锡类散方，有黄连、雄黄二味，弟嫌黄连太苦，黏喉难受，势必作呕，改用味淡之黄连叶代之。恒见歌曲之伶人来买人参叶，问作何用，则谓最能利咽。其实黄连叶并非人参叶，既去黄连之苦寒，难制雄黄之刚悍，故并去雄黄，仍加壁钱、象牙屑。近日天时亢旱，此间发生喉证极多，用此散吹之，分余立愈。

又牛黄无产于广东者，市肆所售，多来自印度暹罗。其由广东至江浙之广黄有二，其一名片黄，即西产个黄剥落之碎片，本是正西黄，与整个者同一功用。因不雅观，是以降价，用家以此为最宜。又有名四六黄，碎不成片，谅有杂质混入，故名四六黄，明示以非十净之牛黄也。又有托名土牛黄，索价倍于西黄，而所出极少，大抵拣西黄之最悦目者，伪称土产牛黄，故意抬高其价耳。

疡科纲要目录

卷　上

第一章　外疡总论

第一节　论阴证阳证

疡科辨证首重阴阳，而阴阳二字所包者广。不仅以热证为阳，寒证为阴，红肿焮起为阳，平塌坚硬为阴也。洪绪王[①]《外科证治全生集》龂龂然以痈疽二字判分阴阳，谓高突红肿者为痈，为阳证，坚块不红者为疽，阴证，世之治外科者多宗之。虽曰借此字面以示区别尚无不可，然顾其名必思其义，一字自有一字之确诂，必须切合训诂本旨，而后名正言顺，可为后学法守，其亦知痈疽二字之本义乎。

痈者壅也，疽者止也，皆为气血壅闭，遏止不行之意。本是外疡笼统之名词，无所轩轾于其间，何尝有一阴一阳之辨别，岂可自我作古，强为分析，而谓古人制字当如吾意，独具见解，此土豪劣绅武断乡曲之故智大不可也。《医宗金鉴·外科心法》不问阴阳，统称痈疽，最是通论。

凡古书之外疡名词，或称某痈，或称某疽，皆当认为笼统之辞，断不可误信王氏之说，而执痈疽二字妄为分别。惟阴阳二证虽无代表之字面，而未尝无界限之可言。但取义亦非一端，必须融会贯通，悟彻至理，而后见微知著，直决无疑。

有可以经络之部位分阴阳者，如头面为阳，背后为阴，股外为阳，股内为阴之类是也。有可以人体之向背分阴阳者，如面前及胸腹之部多阳证，脑后及腰背之部多阴证是也。古者圣人南面而立，向阳而治，故面前属于阳，背后属于阴，确有至理。有可以病因之寒热虚实分阴阳者，如热病皆阳证，寒病皆阴证，实病多阳证，虚病多阴证是也。有可以病势之迟速分阴阳者，其来也疾，三日五日而其形已巨者皆阳证；其来也缓，旬日匝月而无甚变迁者多阴证是也。有可以病形之浅深分阴阳者，发于肤表之间，不着筋骨，而肢体之运动自如者，皆阳证；发于肌肉之里，推筋着骨，而身躯之动作不便者，皆阴证是也。有可以肿势之坚软分阴阳者，如其肿坚凝，按之如石者多阴证；其肿虽巨，按之犹和者多阳证是也。有可以痛势之缓急分阴阳者，如暴戾迅速，掣痛猛烈者多阳证；顽木不仁，痛反和缓，或但觉酸楚牵强，竟不作痛者多阴证是也。乃或者必以焮赤高肿为阳，漫肿不红为阴，但就表面言之似亦未尝不确。不知疡患皮肤殷红者，其病最浅，仅在腠理之间，所以肤表易于变色，如暑月热疖、痱疹、丹疥之类，皆非外疡重要之病。或则肌肉柔软之部，如臑内、腋下、股阴、腘中诸处，及其人之骨小肉脆，肌肤柔白者，生疡往往发红，此则阳证虽多红肿之候，究之红肿一证未可以为阳证之代表。且亦有明是阴证而皮肤必发红肿者，如脑疽、背疽，病

---

① 洪绪王：王维德，字洪绪，别号林屋散人，清代外科学家，江苏吴县洞庭西山人，著有《外科证治全生集》。

在太阳寒水之经，脉多细小，舌必白腻，均是阴证之确候，而外形亦或高突发红，则以此病初起必先发见黍米一粒，头白根坚，病即在于肌肤之间，故能皮肤变色，此红肿不足以概阳证之确据也。

若夫疡发于肌肉之里，去皮毛尚远，则内纵成脓，而肤表必不改色；或肩背肌肤致密之处，及其人之色苍皮老者，发疡虽浅，色亦不变，又何得因其不红而概谓之为阴证？要之，见证论证，分别阴阳，务必审察其人之气体虚实及病源浅深，而始有定论。望色辨脉，兼验舌苔，能从大处着想，则为阴为阳，属虚属实，辨之甚易。若仅以所患之地位为据，已非通人之论，而顾拘拘于方寸间之形色，亦只见其目光之短浅，究竟与病情病理两无当也。

第二节　论　肿

外疡形势，皮相者恒以发肿之大小缓急辨别轻重而已。然其实不可以外形论也，要在视其病源之浅深缓急，及部位之虚实险夷为主义。故有发肿甚巨，其势可畏，而治疗得宜，功成反掌者。亦有坚块尚小，貌若易疗，而费尽手续始终不应者。此非医家之技术有良窳，诚以受病之源万有不齐，初不可以一例观也。

若但以外形论之，大率肿在皮肤之表、肌肉之中，虽有大疡，尚多易治。若在筋骨之间、大节之界，起病虽微，亦多难疗。凡外疡之浅者，肿必高突，而根围收束，不甚平塌者，最是佳象。若散漫不聚，毫无畔岸者，则多棘手。而其深者，初发时但酸痛不仁，甚者且微酸而不痛，然皮肉如故，无所谓肿硬坚块也。至数日而重按之，始觉其中有僵硬之处，然后渐以延开，其势日巨，而尚无高突形象，其皮肤之色泽如故，其肤表之肌肉亦如故，此附骨大疽发肿之次序，病家恒不自知为

疡证者也。

若以肿势之已发见者言之，则坚肿而四围分明者其证顺，坚肿而畔岸散漫者其证重，非毒势之不聚，即元气之不充也。若坚肿大痛，按之四围皆硬，而其中有一点独软者，则内已成脓矣。亦有软肿散漫，杳无边际，其人但苦其重而不作痛，则气血大衰，断非佳状。此证甚有成脓而始终不痛者，盖其人正不胜邪，神经之知觉不灵，邪正已不能相争，所以毫不知痛，最为败象。

又有病起皮肤间，一粒如黍，上有白头，<small>其形如暑天痱瘖之状，故吾吴俗语谓之毒痦子，</small>而皮肤肌肉丝毫不变，无所谓肿也。然黍粒虽小，而或痒或痛，或且顽木，如失知觉，经脉不利，牵强不仁，则必为外疡大证。延至三日五日而根围渐大，肿坚且深，其后腐化必不甚小，此脑疽、背疽、腹皮痈及疔毒等诸大疡之肿势也。若头面、额颅、颐颊、口唇间见此黍粒，而或为麻木，或为痒痛者，则尤为疔毒之重候。初亦不肿，至其渐形肿硬，而大波轩然作矣。若头面漫肿，无此黍粒，其肿或坚或软，或亦作痛作痒，顷刻而起，其势甚速，或有寒热，或无寒热，则大头疫也。此证病家必以为外疡，而疡科或且不识，妄用刀针敷药，误人最多。实则风邪袭六阳之络，疏表立验。古所谓头面肿为风者，此病是也。

又古有脚肿为湿之语，亦是确论，但辨其寒湿与湿热而已。如其红肿光亮，皆属湿火；如但肿而不红，则湿盛也。果属寒湿，肿必不坚，脉必迟涩，舌必白腻。古人之治脚气恒用温燥，皆专为寒湿立法。然大江以南，湿与热并，凡肿处坚硬者，其湿最易化热，非可与古书作一例论矣。肿疡大旨，不过如斯。若至溃后，则脓毒必求其爽利，自然肿处渐消，庶为顺

境。脓不爽，则肿不能退。若脓已畅达，而肿犹坚硬，则脓水浓厚者，为毒未净，为实证。脓水清澈者，为正不足，为虚证。辨别治之，无余蕴矣。

第三节　论　痛

外疡之患，最普通者，惟肿与痛二者而已。顾肿之形势，既各不同，而痛之源流亦非一致。故泛言之，则外疡之发，无非气血之壅滞，古人所谓痛则不通，通则不痛，其大要也。而细辨之，则种种色色，各有渊由。故有先肿而后痛者，有先痛而后肿者，有但痛而不肿者，有但肿而不痛者，有肿渐坚巨而渐觉痛者，有肿常绵软而不甚痛者，有内欲酿脓而始作痛者，有内已成脓而竟不痛者。有痛发数处同时并作者，有走痛无定，莫可指认者，有痛在肌肉之间者，有痛在筋骨之里者。有痛势大剧，片刻不休者；有痛势和缓，时而间甚者。有隐隐作痛，手掌抚摩而自觉愉快者；有频频作痛，手指按之而竟如刀刺者。

有肿已蔓延甚巨，而其痛仅在一处者；有肿渐散漫广阔，而肿处无不大痛者。有形块日久，不甚高突而坚硬不移，按之酸疼尚不大痛者；有坚块既久，初不膨胀而忽然焮发，有时抽掣痛如雀啄者。有肿势四散，而痛反不盛者；有肿势收束，而痛遂大剧者。

有溃后脓毒既泄，而痛即缓者；有溃后脓流不畅，而痛不减者。有腐肉未脱，而痛不休者；有脓血太多，而痛转盛者。有腐烂甚巨，而始终不大痛者；有腐烂渐久，而先痛忽不痛者。情状固万有不齐，证势即因之大异。或为顺，或为逆，或则渐臻佳境，或则陷入危途。或貌视之虽属可危而其实易疗，或观其状似无大害而其实难疗。所以有痛势大炽而应手成功者，

亦有痛势和平而卒归不治者。盖病源有深浅，形证有险夷。或病本剧也，而治之如法，尚可转败为功；或病似轻也，而根蒂已深，究竟百无一效。苟非识之既确，辨之能详，所见既多，阅历有素，奚以见微知著，洞烛源流，而先事预防，当机立断乎。

试就肿痛之各有不同者而分析言之，要皆有理可求，有源可溯，非臆说也。

凡先肿而后痛者，其病浅，外疡之常态，而亦外疡之轻恙也。先痛而后肿者，其病深，非附骨着节之大证，如附骨疽、环跳疽、穿骨、穿踝、骨槽、鹤膝等皆是。即流痰、流注、内痈之属也。如腰疽、肋疽、肾俞疽、肺痈、肚痈、肠痈皆是。但痛而不肿者，经络闪伤之病，或风寒湿三气之痹着也。但肿而不痛者，上为风邪，如大头疫是。下为湿邪，如脚气是。及赘瘤也，肿渐坚巨而渐痛者，内脓已成，难期全散也。肿常绵软而不甚痛者，气血必衰，真元败坏也。内欲酿脓而渐作痛者，疡之正，肉腐成脓，理无不痛也；内已成脓而竟不痛者，疡之变，神经已死，多难挽救也。

痛发数处，同时并起，或先后相继，更迭递传者，时邪之流注也。痛常走窜，忽彼忽此，或竟无定处，莫能指认者，风胜之行痹也。痛在肌肉之间者，其病必浅，虽有大证，当无大变；痛在筋骨之里者，其患已深，治之不早，必多幻象。痛势大剧，片刻不休，其脓已成也；痛势和缓，有时间甚，脓犹未聚也。其隐隐作痛而喜抚摩者，病虽未剧，脓虽未成，然病发于阴，深藏不露，断非轻恙，不可忽视；其频频作痛，无时或休而不可手按者，内已有脓，是宜针之使溃也。

肿势蔓延而痛在一处者，脓毒有定，其形虽巨，可以冀其聚而不散。若肿势散漫而无处不痛者，毒邪四散，其势方张，

苟非治疗得宜，鲜不毒延四窜矣。形块日久，不甚高突，坚硬不移，酸而不痛者，瘰疬、结痰、痞积之流，蒂固根深，非可猝拔也。坚块既久，初不焮发，而忽然膨胀，时觉掣痛者，乳岩、石疽、失荣之证，郁之日深，势且迸裂也。若肿势漫散而痛反不甚者，毒已旁流，由夷入险，如疔毒之走黄，如脑背疽之内陷，觉痛则吉，不痛则凶，此性命呼吸之机也，而昧者反以不痛为苟安则谬矣。肿势既束，而痛反剧者，毒已成熟，由深而浅，此内脓已聚之征也，而俗人或以大痛为可骇则惑矣。

溃后脓泄而痛随缓者，疡之常，毒已达，势已衰，浪静波平安澜之朕兆也；溃后脓泄而痛不减者，疡之变，非手术不精，脓流不畅，即余毒尚炽，死灰复燃也。溃后毒未尽而痛不衰者，恶腐不脱，新肌不生，毒重者化毒为先，正衰者补正宜亟；溃后脓过多而痛转盛者，攻孔既巨，调复需时，余焰未消，则宜清理。正气若馁，端赖扶持矣。腐烂既巨，而始终不甚痛者，惟湿疡为然。皮肤之病，湿重热轻，如臁疮之类有之，则宜清燥。而脑背疽之元气式微者，亦间有之，则非温补托毒，鲜不败矣。腐烂渐大而先痛后不痛者，如其调治得宜，恶腐渐净，是邪之退，正之充，庶几顺境。抑或腐未去，新未生，而忽然顽木痛痒不知，则为内陷，危殆近矣。

要而言之，肿疡有形以知痛为顺，痛者其证犹轻，必多易治。如其日久如故，竟不作痛，虽若相安无事，而盘踞要害，痼疾难瘳，乳岩、石疽、疬疡之属。其尤厉者，而附骨、流痰之伦，其始皆不甚痛者也。溃疡以毒去痛衰为吉，痛渐减则病渐瘥。若既溃而痛仍炽，非治疗之不当，即手术之粗疏，或外治之药不合机宜，此皆医师之不良，有以贻害，而自然之坏证，尚是无多。操司命之权者，尚其明辨笃行，而弗致遗人夭殃，绝人长命，则庶几矣。

第四节　论　痒

外疡发痒，其最普通者，皮肤病为独多，如疥癣、游风、湿注、湿臁、黄水疮、血风疮等。其最著者，而溯其原因，则不外乎风燥与湿热二者而已。

风性善行，袭入肌肤，则走窜四注，故恒遍体痒搔，淫淫然如虫虱游行于肌表。惟风胜则燥，虽抓破血溢，而随破随收，不致化腐，此风淫为病。凡干疥、风癣、瘾疹、丹痧之类，皆痒甚而必不腐烂者是也。又有髫龄，痧疹冒风，恒发痧疮，<small>痧疮二字，乃吾吴俗之通称，兰溪土语，谓之麻风疥。</small>频年累月，不易速愈，此痒之属于风燥者一也。

若湿郁生热，流溢肌表，则血浊不清，湿邪留而不去，积湿生热，蕴热生虫，其痒尤烈，而浸淫四窜，黄水频流，最易蚀腐，且多传染，此湿淫为病。凡游风、臁疮、黄水、脓窠诸疮，且痒且腐，愈腐而愈痒，此痒之属于湿热者又其一也。

若肿疡，则恒无发痒之例，即偶有之，在上部者必兼风化，在下部者必兼湿化。惟疔疮大肿之时，毒势未达，脓犹未成，颇有肌里作痒淫溢四散者，此则疔毒之走散，最为危候，苟非收束其根围，透达其脓毒，惟恐毒陷内攻，为祸甚速，是发痒之最忌者。而脑背疽之漫肿无垠，脓不畅达，有时发痒者，为害亦同也。

若溃疡流脓已畅，而四围余肿未消，亦有时微微作痒，此肿势渐化，气血流通之朕兆，是为佳象。亦有腐肉已脱，新肌盎然，皮肉间时作微痒，亦是除旧布新，气血贯注之故，但必以轻微淡远隐隐流布，方是渐入佳境。抑或既溃之余始尚相安，而忽尔奇痒难忍，则非外风之侵袭，即是湿热之郁蒸，肿势必随之而更盛，是又当见景生情，随机应变，必不可固执一见，谓溃痒之发痒，定当作欲愈观也。

第五节　论酸楚不痛

外疡之初，有但觉酸楚而不痛者，大率皆劳力伤经，及寒邪深入，或体质薄弱，血气俱衰，或斫丧真元，房帏不谨，阴虚受寒，皆阴证也，皆大证之发于骨节，或且伤及内脏者也。

劳力伤经者，任重致远，筋力既疲，因而气滞血凝，停顿不前。其患多发于手足大节，如肩髃、肘腕、膝腘、环跳、跨阴等部，其始则经脉不舒，或酸或掣，治之于早，活血通络，应手成功。或更循其经脉，针刺以流通之，为效尤捷。迨迁延日久，酸者作痛，肿势有加，而为害巨矣。手腕、足踝、环跳诸部之疡，酸楚尤甚，且有肿形已巨，而仍大酸不痛者，此则患在两骨相接之间，更为难治。

外感寒邪，病在经脉，循经入络，附着筋骨，寒凝不化，气血不流，亦为经脉牵掣，骨节酸楚。因是寒邪，故虽或肉里坚硬，明已有形，而亦多酸少痛。若郁久化热，则痛多而焮发矣。体弱者，真阴式微，阳气亦馁，脏腑之盖藏既鲜，营卫之布护难周。或为腰疽，或为肾俞，或为虚损流痰，虽已有形，而多不痛，此无他，正不胜邪，无相争之力耳。盖疡之为痛，皆正气与邪气搏战之故。若正气既不能敌，则逆来顺受，痛于何有？凡骨小肉脆者，多有此证，治之及早，能投滋补，或有一线之生机，否则怯瘵之始基，疮痨之正轨也。甚且有外证未溃而大命先倾者，复何论其溃后之成绩耶！

不谨者闺房牝贼，欲后感寒，肾阴之根本久虚，肌表之卫阳必弱，况当百脉偾张之会，气血奔驶之时，腠理皆疏，感受外寒，更是易易，而直入经络，深及骨髓。或为腰膝酸软，痿弱不仁；或为环跳股阴，经掣牵强，驯致经络短缩，漫肿坚凝，而皆酸楚者多，剧痛者少。亦是正不敌邪，无力争胜之候。凡附骨、环跳、鹤膝、腰髀等证，酸在骨节间者，苟非其先天之不足，即皆由房室之耗伤也。如其人体质犹强，而及早治疗，则温经宣络，合以滋养，亦多有效。若素禀不坚，而复迁延渐久，邪势既张，正气更惫，则必不治。

凡此皆疡证之多酸少痛者，总之皆是重证，往往病者初不介意，不早调治，而浅者视之，又复不能洞烛病情，迁延坐误，即其后再遇明者，亦终无法外之法，挽此沉疴，殊可慨也。

第六节　论顽木不痛

痈疽为患，痛者其常，不痛者其偶。如皮肤之病，暑热之疡，间有不痛者，则本非大证，无害其不作痛也。若夫肿势猖狂，非不坚巨，而反觉顽木不仁，不痛不痒，则苟非大毒可以劫制神经，使失知觉，何以致此？所以顽肿、木肿之证，其为害较之大痛者倍蓰而有余。如疔疮之猛厉者，始发黍米之粒而坚肿，随之顷刻四溢，患者但觉肌肤之呆滞不灵，而无所谓痛也，此惟头面、额颅、耳前、唇颔诸疔有之。迁延不治，曾不崇朝而毒已内攻，胸满恶心，神思昏愦，若非急急大剂清解，势多不救，此顽木不痛之属于急证者一也。

又有顽痼之病，初发坚块，附筋着骨，并不痛痒，为日虽多而形势如故，其在外之肌肉皮色亦如故，甚至有经年累月而不改其常者，在病者且毫不介意，以为相安已久，不复为患，然偶有感触而形块乃巨，于是有始作一抽之痛者，则大证已成，变动乃速，此惟石疽、乳岩有此奇变，而证已不可为矣。此顽木不痛之属于缓证者，又其一也。

此外有皮肤之疡，腐溃日久，时而少少收敛，时而渐渐化开，反覆频仍，几更寒暑，流水不彻，痛痒俱忘，此则久烂之余，其肌肉之神经已死，而皮肤之颜色黯然，津液干枯，有如槁木，则亦顽梗无知，搔爬不觉，虽似习惯自然，不为大患，然而脂膏已耗，痊愈无期，此惟久溃疮疡，失于调治，致成坏证，在贫苦劳力之人往往有之。又霉疮结毒，治不得法，亦必如此。此皆久腐之余，调理失宜，迁延岁月，气血不流，每令四围未腐肌肤渐为顽木，则其后虽获治之合宜，幸得收敛，而其肌肉亦必痛痒不关，如非已有，抑且皮色斑驳，按之木强，此即局部神经失其功用，不能恢复使然。要皆久败之疮疡，非寻常之轨范已。

第七节　论肿疡辨脓之法

肿疡当成溃之期，肌腠之内必先蒸酿成脓。其发之最浅者，形块高耸，根围收束，不问其肤色之红与不红，可一望而知其已成。以针决之，脓泄病去，不三五日而收全功，此有脓无脓之最易辨者，然皆极小极轻之恙，如暑月之热疖等，纵不医药，亦必自愈，不可以痈疽论也。

疡之巨者，其发必深，漫肿无垠，必不高耸，必不变色，内虽有脓而尚在肌肉之底。如肿势胖大，若肥人体丰及股臀肉厚之部位，往往脓成于一二寸之里，而皮里之肌肉仍如故。昧者不察，谬以为犹可消散，则内脓愈攻愈巨，外不达而内溃日深，酿成坏证，以致不可收拾者，所见甚多，皆不能早知其有脓而贻祸无穷，殊堪浩叹。

辨之之法，漫肿不束，按之皆坚，痛势未甚者，脓未成也。若按之已痛，而以指端重按一处，其痛最盛者，其中必已成脓。但深在肉里，未便即动刀针，多血多痛，在膏粱之体，柔弱之人，亦且望而生畏，则外必以围药束其四周，而内服透达之剂提脓外达，一二日而其肿较高，其脓较浅，再按之而指下已软，可以奏刀矣。若漫肿坚巨，以指端按之，四围坚硬而中有软陷者，脓成而尚在浅处者也。或肿势散开，延及盈尺，按之皆坚，而以两指距离一二寸，彼此迭按，坚肿之下隐隐软陷者，亦深处之已成脓者也。若至漫肿焮起，皮肤绷急，甚至光亮，则不必手按而已知其皮内皆软，脓必盈盆矣。此肿疡辨脓已成未成之大法，据颐三十年阅历，大旨不过如斯。而俗传诸书，谓指按而深凹者无脓，指按而即起者有脓。然指按肿处能有凹形者，惟气虚发肿为然，必非外疡。外疡之肿坚硬者，多按之必无凹形。若按之随指陷下，而放手即起，则惟内有多脓，攻孔极巨而又极浅者为然。即上所谓皮肤光亮，一望可知者，又何取乎指下之辨别？若内有大脓，而外面未腐之皮肉尚有三五分厚者，则必按之不陷，亦不随手而起，何可概以为脓必未成？有谓按之皮肤热者为有脓，皮肤不热者为无脓。然肌肤之小疖其发浅，虽未成脓而肤亦热，肉里之大痛其发深，虽已有脓而肤必不热。且有谓漫肿无垠，以湿纸贴之，有一处先干，则其处有脓者，皆是痴人说梦，并未亲自经验，而妄作理想之欺人语。寿颐按：为此说者，其意盖谓内已成脓，皮肤必热，故湿纸当先干，究竟脓之成不成，全不关系于皮之热不热。直是生平未尝见过疡病，所以造此呓语，最是可笑。以此知世俗通行之疡科各书，多属向壁虚造，宜其所言之无一是处。

惟劳力之人指节生疡，其皮坚老而厚，肉又极少，发肿之时，是否脓成，最难辨认。其肿势未巨而亦不甚高突者，则必以指尖细按，果有一点已软，即为成脓之证。

又有腹部空软之地，内发肠痈，肿必不高，形亦不巨，内虽成脓，而指下殊难分辨。若重按之，则腹部本软，随手下陷是其常态。然既有坚块，果能以指尖于成块处细细体会，自能得心应手。此必临证渐多，阅历有得，方能洞见隔垣，初非率尔操觚心粗气浮者所能仓猝论断。但腹内生痈，辨脓虽难，而尤不可不辨之于早。盖疡生臂臑、臀腿等处坚实部位，脓成三五日而不能早决，不过内攻渐巨，痛苦较多，尚未必遽有奇变。惟此空虚之地，果已成脓而不能早泄，其毒势必内溃日甚，不幸而穿肠或破内膜，即为坏证。医者之决断少迟，即病人性命出入之界，胡可不慎又慎，明辨秋毫。

总之胸腹、胁肋、腋下、腰间、背部等之痈疽，苟已有脓，则早一日泄毒即少一步内攻。若不能决之于先，以致穿膜入内，卒于不治者，无一非医家耽误之咎。一念及此，而始知最难辨别之病，即最易杀人之机，是不可畏其难而置之不问者也。

又有背疽、脑疽、腹皮痈三大证，初起皮肤一粒，渐以根围坚肿，而肿处发见几点白腐，其脓自外酿成，与他证之脓成皮里者显然不同。此则内以托毒外出为主，而外敷呼脓拔毒，非精良之药不为功。苟得脓毒透达，即可十全无憾。

又头面之疔毒，亦间有先起一点白粒，脓成自外者，则外治之药与脑背疽同，而内服宜重用清解，只求疔头腐肉化脓脱落，而大功告成。腹皮痈之治法与疔疮同，亦以清解为主。与脑背疽之宜用温经托毒者大异。

此又同是成脓，而来源去委之别开生面者矣。

第八节　论脓之色泽形质

疡患成脓，污秽之质，恶臭之气，好洁者望望然去之，惟恐或浼①，似不必形诸楮墨②，辨其色相矣。虽然察色辨证，四诊之要，惟脓与水皆其血肉所蕴酿，可以验体质之盛衰，决病情之夷险。阅历有得，一望可知，又安能置之弗谈，颟顸从事。

故以脓之形质言之，则宜稠不宜清；稠厚者其人之元气必充，淡薄者其人之本真必弱。惟脓成于内，日久不泄，攻孔深巨，蕴酿多时，则其质多不稠厚，决而去之如水直流，色泽不晦，气臭不恶，尚是正宗，未为败象。其孔深脓多者，中必间以腐肉，累累如猪脂之筋膜，如腐渣之成团，则即其肌肉间之血络筋膜腐化不尽，随流而去也。凡大证溃决之后二三日间，必常流清淡之脓，甚者亦间有腐肉自出。如腐肉形巨，塞住决口，则脓水不畅，而肿不消，痛不减，必当设法钳出，其脓自畅。更三四日脓尽而滋水自流，则四围坚肿随以渐消。再阅数日而水亦尽，溃口又见稠脓，则肿势全消，内孔已满，新肌已充，而全功就绪矣。此为调治得法之顺证言之，攻孔虽巨，成脓虽多，决溃之余，痛除毒泄，胃旺能食者，往往不旬日而收全绩。其经旬累月而不愈者，多是失治之坏证，未必皆其证之不易治也。如其乍溃之时，脓本无多，而竟清彻如水，或浊腻晦黯如黑豆汁，如污泥浆，则必气血久衰，正气不敌，无力化脓。参之其人形色，无不形容枯槁，色脱肉消，脉细而微。如其胃气尚

---

① 浼（měi）：污染。

② 楮墨：纸和墨。楮，落叶乔木，树皮是制造桑皮纸和宣纸的原料。

佳，可投滋补，或能冀其转败为功。抑或有邪未清，或胃纳亦惫，碍难补益，则虽有卢、扁，亦难挽回元气于无何有之乡矣。

以脓之色泽言之，宜明净不宜污浊。色白质稠而清华朗润者，正气之充，最是佳境。黄浊稠厚而色泽鲜明者，气火有余，宜投清理。即或脓质不稠，色白或黄，纯净莹洁者，亦必顺证。若脓色如青如绿，稀薄不浓者，则蕴之多日，蒸酿而质薄者也。其有脓中兼以瘀血，色紫成块则血络亦腐，血自络出，积而成瘀也。有脓中杂见鲜血者，即络中之血与脓俱泄也。若脓血不分，形色不纯者，已有正虚邪盛之虑。若脓血不稠，色杂不一，或淡白如粉浆，或污浊如秽水，则正气不充，不能托毒透泄之象。日久迁延，多有变幻，而甚者则紫黯晦滞，如降香之磨汁杂以污泥，如腐败之猪肝捶为烂酱，或且气则腥秽恶臭，色则黑白难名，如井底之淤泥，如沟中之积污，是脓是血，是水是浆，不可方物者，则正气不存，血肉之质已为异物，皆不治之证也。

第九节　论溃疡之水

溃疡流水，凡皮肤之病皆湿盛也。如疥疮、天泡疮、黄水疮之属，奇痒异常，皆有水无脓，皆湿热之淫溢于肌腠者也。其水黄浊而黏，其毒甚炽，最易浸淫四窜，不独一人之身沾染此水，随即发粒痒搔，他人沾之亦易传染。而湿盛之人感触其气，亦即同病，此湿疥、天泡疮等证，所以为流行病之一类。世俗之人望而却步，诚非无因，是为疡疮水毒之滋蔓者。此外如游风、湿注、湿臁、湿癣、旋耳疮、燕窝疮、阴𧏾疮、肾囊风、坐板疮诸证，虽不致传染他人，而湿痒腐化，为患略等，此疡科流水之一大类也。

若寻常痈疽，既溃之后，脓毒已泄，余肿未消，亦必化水外溢，而后肿势渐退，则其水不黏，或作淡黄色，或竟清澈如泉，渐渐从疮口溢出，必俟水尽，复见稠脓，而始全愈。则凡形势较巨，内攻较深者，无不有此一候。然为日无几，至多不过四五日，而新肌渐满，是溃疡顺境，流水之必不为害者。若溃已有日，其脓清澈不稠，或仅见黄水，或竟流清水，绵延渐久，是其人正气不充，滋养力薄，必以养胃健脾，助其生化之源，庶乎水尽见脓，肌肉渐能填满，否则水愈多而正愈伤，殊非佳境。

凡普通疡患，恒以溃脓为顺，流水为逆[①]，职是故也。别有足部之疡，积湿蕴热，忽发红肿，形势坚巨，浮红光亮，按之随指陷下，一时不能即起，此证湿火若盛，化腐最易，即是阳发大毒，俗名水疔。宜于未腐之先，以铍针于光亮之处刺八九针或十数针，针入一二分，不可太深，亦不可太浅。形巨肿盛者，即二三十针亦不为害。必有淡黄水自针孔直流，甚者盈杯盈盆，则热毒湿邪俱泄，可免化脓大腐，最是避重就轻之捷诀。此湿盛热盛之证，臂臑手背亦间有之，惟发于足跗两胫者最多，故俗有手发背、脚发背之名，而素有湿脚气者，又不时频发，皆宜针之。此病吾吴俗名流火，湿热俱盛，每易腐烂，即所谓流火结毒也。此则有水未泄而针以泄之之一法也。

又有鹤膝一证，多属寒湿，治之不早，必为痼疾，绵延数月。其膝独肿，按之甚软，知其有水，亦以铍针之较大者针而决之。为日未久，水色淡黄，日久则为深黄，为青绿，黏稠异常，有如鸡卵之白。此水流尽，调治较易，此内溃成水之又一种也。

---

① 逆：原作"患"，据三三本、上科本改。

若夫疔毒不聚，有水无脓，及脑疽、背疽，化脓不成，仅有黄水隐隐，则肿必大坚，毒易内陷，是为险证。苟非调治有方，使大毒化脓透达，颇有大命之厄。

余如瘰疬顽疮，时而有脓，时而流水，则亦以见脓为顺，见水为逆，流脓可冀成功，流水必难收效。而石疽、失荣、乳癖、乳岩、胀裂之后，时而有水，时而有血，以及坏证之败浆，血水污浊，色晦臭腥者，皆百无一治，此又疡患流水者之最恶候也。

第十节　论溃疡之血

疮疡溃后，亦有偶尔见血之证，辨其形色，溯其源流，为因为果，有可得而言者。在刀针初动之时，脓随血溢，血色鲜明，其血从皮肉之针口而来，非脓中之本兼有鲜血也。此惟初用刀针时有之。凡小儿生疮，针之必多啼哭，即血溢较多而头面间尤甚。以头为诸阳之会，血本易溢，而啼哭则火升气升，且挟心肝两经忿怒之火，故其血更多。凡暑天热疖，小儿最多，用针必须俟其皮薄脓多为佳。早针则血多脓少，未必尽善。有劳力伤经之疡，则其络先伤，脓中必兼瘀血，紫而成块则先瘀而后成疡者也。有手术不佳，针伤大络，则络破血溢，其血较多，是宜罨其针口以止之。盖本是络中流动之血，不宜听其横溢者也。亦有溃疡太巨，并其大络化腐，则一经震动，鲜血直流，听之不宜，止之不易，此宜令其安睡勿动，而以手术闭其大络，则血能止。有溃后脓色不纯，与血混合，不白不赤，作桃花色者，则元气不足，血随腐溢，最宜清养。若至元气已败，则溃后脓不成脓，血不成血，污浊垢腻，是败浆之不可救药者也。

别有血瘤，不宜妄针，若不知而误针之，其血不止，最易偾事。亦有溃疡初本无血，忽然鲜血喷溢者，或则动作过度，

震伤大络。苟能静摄，亦尚无伤，或则大怒伤肝，血随气涌，凉血清肝，亦易有效。此外有血箭，有血痣，有肌衄，有大衄，皆血之无故自溢者，虽非痈疽之类，而皆是外证，治疡者不可不知。要之无故血溢，皆由气血奔腾，以致血络迸裂，是宜大剂清心肝之火，镇而抑之，庶几龙相安潜，而汹涌波涛于以大定，诚非杯水车薪所能救此燎原之祸者也。

第十一节　论疡科之外感六淫

风、火、暑、湿、燥、寒，天之气也。人在气交之中，强者弗能为害，弱者即留而为病，此五运六气之交乘，宜乎外感之病为独多。治内科学者无不知时病为一大纲，而外疡小何莫不然。诚以气化之偏，时邪之胜，其袭入经络脏腑者则为内病。而袭于肌腠筋肉者，即发外疡，殊途同归，理无二致。而谓治外疡者，可不与时推移，先其所因而伏其所主耶？试以诸疡之系于六气者，约略言之。则头面疮疡、发颐时毒、腮颧颌颊诸痈，牙槽骨槽诸肿，皆风淫所胜也；诸疔暴肿，阳发大痈，咽喉口舌诸疳，胬肉翻花诸候，皆火淫所胜也；而长夏郁蒸，秋阳酷烈，暑湿热三气之中疡患尤多，则热淫所胜。流金铄石之时，血肉之躯蕴毒成痈，酿脓作腐，尤其易易，况乎地气溽润，天气炎熇，湿热互蒸，疮痏满目，比屋皆然，职是故也。惟燥令既行，气候凝肃，疡患独少，而津枯液耗者，每有肌肤皱揭，血燥风生之患，则又皮肤病之因于燥淫者也。若夫寒淫所胜，气滞血凝，则又有附着骨节之大疽，及寒袭经络之脑背疽，皆宜温经宣络，以化寒邪者。林屋山人阳和一汤，若为是证而设，最为合辙。独惜其所著之《全生集》乃反以通治乳疽、乳岩、骨槽、瘰疬，则皆有肝胆经之郁热伏藏

者，率尔操觚，贻祸巨矣。

要之，凡治疡患，苟有六淫为病，必先撤其外淫之邪，而痈肿乃有消散之望。所以疮疡大证，时邪流注，多有寒热缠绵数日不解，而疡肿随以发见者，苟非寒止热除，不独已发之痈肿必不能退，亦且继续而生纠缠不已。此非深明乎内科理法，泄化其在经络之感邪，则疮证全无把握，必至外邪俱解，身热已清，舌苔不浊，胃纳加餐，乃不治疡而疡亦自已。若专科家惟以外治为能事，则病虽不重，而亦多变幻无穷，此亦疡患中之最多数，而必不能专治其外疡者也。迨脓溃之后，其毒已泄，以身热自止为顺。盖外疡得脓，犹如伤寒得汗，汗后而热不已者是坏伤寒，即脓后而热不已者为坏疡病，于此而补偏救弊，随证斡旋，则无一不以内证为主，殊非笔墨之所能曲尽其微者矣。

第二章　外疡脉状

第一节　诸脉总论

脉学渊微，非悟彻神化之机，必不能心与神归，见微知著，初非仅仅于浮沉迟数、大小滑涩之间辨其迹象而已。可谓尽诊察之能事，得脉理之精神者也。然为初学言之，亦不能不先迹象而遽谈化境，惟能审其真理，观其会通，乃有得心应手之妙，而拘拘于古人之成说无当焉。所以古今医学诸家，据脉辨证，未尝不极其详备。然描摹形迹者，有时而失之呆滞；高谈玄理者，有时而失之凿空。且有自古相承，久经定论，而一按其实在之情形，反觉不能切合病机者，则理想之辞，拘泥太甚，而不自知其不适于实用也。如必详析辨论，求其坐可言而立可行，未免更仆难终，言之辞费，此非自为专书不能详尽。

寿颐不揣愚陋，辑有《脉学正义》一编，尚能阐发一二，以补古人所未及。然大率皆为内科言之，于外疡不能兼及。兹为疡科计，则证发于外而脉见于里，亦自有彼此响应，历验不爽之理。姑就各种脉象之切合于外疡者，详其形态，溯其源流，以定吉凶，以别疑似。颇觉世传治疡诸书，容有未尽明言其底蕴者，虽曰信手拈来，不无挂漏，或有一得之见，即在此中，请举所知，以告同嗜。

第二节　浮沉之脉

浮沉者，脉之浅深也。脉显在上，轻手可得，谓之浮；脉隐在下，重手始得，谓之沉。以禀赋言之，则体质壮盛，气血充实者，其脉有余，轻按易得，有似于浮；体质孱弱，气血衰微者，其脉不及，轻取不见，有似于沉。以形质言之，则瘦人肉少，寸口癯瘠者，脉道显露，亦似于浮；肥人肉多，寸口丰厚，脉管深藏，亦似于沉。古人谓瘦人脉浮，肥人脉沉者，其理如是，非其实在之脉象一浮一沉也。以情性言之，则其人豪爽，刚果用事者，脉必应之而显于外，六阳之脉皆洪大，必近于浮；其人凝重，柔弱性成者，脉必应之而藏于中，六阴之脉皆细软，必近于沉。以天时言之，则春生夏长，气泄于外，脉亦为之浮显；秋收冬藏，气敛于中，脉亦为之沉着。以人事言之，则劳力奔走，饮醇啜酒之余，气血奋张，其脉无不浮露；而凝默寡言，安居静坐之候，情志泰然，其脉无不沉静。此皆恒常之脉象，各随其人之气体动静而相与推移。窃谓凡二十八种脉象，无一不当作如是观。必不能仓猝下指，而即知其若者主某病、若者主某病者也。

即以病脉之属于浮沉者而言，昔人每谓浮脉主表，属腑属阳；沉脉主里，属脏属阴。约略读之，鲜不谓此以表里、内外、阴阳分别论证，必无不妥。抑知浮主表而沉主里，亦尚是理想之论断，笼统之泛辞，犹不能切中病情，确合事理。而浮脉属阳，沉脉属阴，浮脉主腑，沉脉主脏，则颇有语病，未可拘执矣。盖浮脉之可以诊得表病者，惟表邪最盛时为然，而外感之轻者，脉必不浮。若夫身热甚厉之病，脉必洪大滑数，以其热势方张，所以亦见浮象，此则气火俱盛，而轻按即得，虽似于浮，实非浮脉之正旨。病此者表里俱热，必不当以其脉之浮而止知其为表病也。又风热之外感者，其脉浮，是为浮脉主表之一证。然肝阳恣肆，为眩晕，为头痛者，气火升腾，其脉亦浮，则病本内因，亦非表证矣。若谓浮脉属阳，而沉脉属阴，亦止可以论其常。若阴盛于内，格阳于外，则脉且浮大而重按无根，岂得概谓之阳证。又热结于里，气道不通，则脉亦沉着而凝涩不流，岂得概以为阴证。至谓浮主腑病，沉主脏病，则宋金以前本无是说，而自明季以来编入《四言脉诀》，几于无人不读。《四言脉诀》本宋人崔氏所著，而明人多有改本，浮脉主表属腑之说，尚非崔氏旧本。创是说者，意谓腑之与脏，一表一里，则腑病盖同于表病，脏病盖同于里病，因而遂谓之腑病脉浮，脏病脉沉，其亦思五腑五脏相为表里者，止以腑与脏互为比较，则腑固为脏之表。若以全体言之，腑亦深藏于里，安得谬以为在表，岂可误认此表之一字，而竟谓病在腑者，其脉当浮。假使腑病可作表病，而脉为之浮，则经络之病，肌肉之病，皮毛之病，其脉又当若何？此理之必不可通，而亦事之万不能有者。然今之医者，多读《脉诀》，固无不知有浮脉主表、属腑属脏之八字，可见俗书误人，真是不小。究之浮脉主表，沉脉主里，尚是含浑言之或无不可，若必谓浮主腑病，沉主脏病，胶执太甚，最是

不通。

颐谓古今脉书所称某脉主某病者，无不有是有非，得失互见。学者必须自具见解，识透真理，方不为古人所愚。兹姑就浮沉一条，聊申是说，以为举一反三之计，止欲藉以纠正世俗通行之误，非好与古人作无端之辨难也。若以浮沉二脉之属于外疡者言之，则肿疡脉浮，惟上焦风热诸证有之，如发颐、痄腮、耳门、牙槽诸痈，病本在表，而又属风邪热毒蕴于上部，其脉无不浮数滑疾。有痰宜泄，有热宜清，亦不得以其脉浮属表，而但与疏风解表，反令气火益浮，疡患益炽。若时邪袭于经络，而发流注，则寒热交炽，表邪全盛之时，其脉亦必浮数，此则解表消肿，双方并进，而表邪得泄，肿疡自化。若疡已成脓，其毒全盛而未泄，脉亦应之，为浮数，为滑大，则决去其脓毒而脉自静。若溃后脓泄，而脉仍浮者，苟非外感之未尽，即防续发之成脓。若感邪既化，疡无续发，而尚见浮脉，则正气散耗，非吉征也。若肿疡脉沉，则惟附骨大疽、痃癖积聚之证，寒凝络窒，气血壅塞者偶有之。其毒甚深，其势固结，而脉为之沉凝不显，决非轻恙，苟不急与宣通，以疏达其凝结，必不易治。而寻常肌肉之痈肿、经络之疮疡，于脉必无沉象①。若夫痈疽既溃，脓毒已泄，气血疏通，更无脉沉之理；如或有之，则其气犹结，其血犹凝，亦非佳象。总之，疡患为肌肉之病，虽曰痛则不通，脉必不宜过于浮露。然壅者不化，结者不开，脉常沉涩不起，而治之不应，其为害又当何如耶？

第三节　迟数之脉

迟数者，脉之缓急也。气火甚盛，脉

---

① 象：原作"法"，据三三本改。

来急疾，一息六七至者，为数，属阳属热，多实证；气血衰微，脉来怠缓，一息二三至者，为迟，属阴属寒，多虚证。虽间亦有中气不充，脉形虚数，实积凝结，脉道迟滞者，而以寻常脉理言之，固数主有余，迟主不及也。

是以肿疡脉数，皆为病邪之有余，其势方张，其毒方盛，脉象应之，必兼数疾，或为身热则数大而洪，或已酿脓则紧数而实，脉病相合，是为常态。若在既溃之后，其毒已泄，脉以安静为吉。如仍数疾不减，则身热之未净，余毒之未化也。初溃得之，尚无大害，化邪解热，即可向安。若其迁延既久，正气日馁，邪气不衰，而脉数不退，或者数大而中空，或者细数而急疾，形神必惫，真元消亡，斯为坏证矣。至肿疡脉迟，多属正气之不及，脉病不符，甚非佳象。此惟于虚弱之体偶见之，而寻常之疡所不应有者也。惟附骨、环跳诸证，病因虚寒，初起酸疼经缩，脉象应之，沉迟为正，温养舒经，其毒自化。若脑疽背疽，寒邪在经，迟脉亦为正应，温经宣托，收效亦佳。苟非此证，则阳病阴脉，宜求其故矣。若在溃后邪势已衰，脉迟虽似相宜，如果形证皆顺，养胃调元，是为正治。抑或神疲气馁，则余毒未净，而真元欲漓，脉至无神，亦非吉象。

第四节　大小之脉<small>洪细附见</small>

大小者，脉之形体也。气血有余，指下壮盛，是之为大。大而有力则谓之洪。气血不及，指下一线，则谓之小，亦谓之细。<small>大之与洪，一是形式之粗壮，一是气势之勇悍，形神固自有别，故古人皆分两种。然皆主有余，其意可通，姑以洪脉附之于此。若小之与细，则字义虽异，而以脉象言之，必不能分析为二，故古人皆合为一，是以论脉诸书，或则有小而无细，或则有细而无小，兹亦并列于此。</small>

平人之脉，或大或小，大率皆其人之禀赋使然。初不以有病而过于变动，惟以病脉言之，则大为有余，是病邪之太过，小为不及，是正气之式微。故肿疡气滞血凝，其病属实，其脉宜大而不宜小。然所患苟非坚巨，或其人素禀脉小者，则小而有神，亦何往而非佳象。若大而有力，坚硬搏指，洪而气悍，汹涌奔腾，邪势太甚，非吉征矣。溃疡气泄血耗，其病属虚，其脉宜小而不宜大。然所耗或尚无多，及其人身躯雄伟者，则大而有神，正是病魔退舍之机，元气未亏之兆。若脉小形癯，外疡难敛，尤可虑也。惟肿疡势盛之时，而其脉过于小弱不起，则正不胜邪，斯为危候。若大毒既泄之后，而其脉或豁大无根，则元气已漓，无非败象。是皆当以形证与脉神参互考订，而孰吉孰凶，自有定论。万不能于指下求其形似，而即以为凭脉辨证之要诀尽在此中也。

第五节　滑涩之脉

滑涩者，脉之气势也。气旺血旺，其脉流利，是之谓滑。气少血少，其脉凝滞，是之谓涩。凡痈疽当肿势坚硬之时，脉多涩滞，则气有所聚，血有所凝，蒂固根深，蟠结不化，是其征也。而湿邪袭于经络，及湿痰蒙蔽中州，胃呆胸痞者，其脉无不涩滞。此皆实邪窒塞，气行因而不利，治以疏通宣泄，则涩脉自起。若疡已酿脓，则气血相搏，其势方张，脉象应之必多滑数，故肿疡已成未成之机，即可以脉之滑涩决之。涩则内尚无脓，犹可消散；滑则脓已蒸酿，无不外溃矣。若痈疽既溃，则气结已通，血滞已泄，脉以滑利为顺，涩滞为逆。盖脉滑者，其正气之充，清养化邪，调复必易，惟滑而大者，余焰方张，尚非正轨。而脉涩者，则血液已耗，神色必疲，滋养扶元，所不可缓，若更涩而小弱，色夺形癯，尤其可虑。

第六节　长短之脉

长短者，脉之部位也。气血有余，指下势盛，尺寸皆溢，是谓之长；气血不足，指下势促，尺寸不及，是谓之短。故脉长者，恒兼洪大滑疾；脉短者，恒兼虚弱细微。此多属于其人禀赋，而凭脉辨证，即随之以决虚实焉。长短二脉，合寸关尺三部而言。长者寸尺皆过于本位，短者寸尺皆不及本位，是以关部无所谓长短之象。昔人每谓关不诊短，以寸关尺三部本是一线贯注，不能离异，故有寸不至关为阳绝，尺不至关为阴绝之说。然则关部既不当有短脉，亦必不能以长脉论矣。又阳气上盛之病，脉长于寸，即短于尺；相火下盛之病，脉长于尺，即短于寸。则所谓上鱼入尺之脉，偏盛于上者必短于下，偏盛十卜者必短十上，与专论长短之合寸尺而言者不同。详见后文上鱼入尺一条。

凡病而得长脉，若非其人之体质素强，则病魔之势焰方张也，或虚阳之浮露于外也。若更长而不实，长而无神，则形似有余而其实不及，非佳朕矣。

凡病而得短脉，若非其人之体质素弱，则气血之俱衰也，否则实邪凝结于中而气道不舒也。若复短而无神，形气俱馁，更难图矣。故肿疡脉长，无非阳邪之势盛；而肿疡脉短，则为大毒之坚凝。若在溃后，脓毒已泄，气血已伤，于脉宜敛，则短者尚为合宜，长者必多变幻。苟非毒邪之不减，即其元气之外浮，所谓证虚脉实，皆当顾虑。惟脉短者，终是正气不周，津液既耗，而脉应之，滋液养阴是为正治。若其短涩无神，则真阴欲竭，亦自可危。

第七节　虚实之脉

虚实者，亦脉学之纲领也。三部九候力量有余，皆可谓之实；三部九候力量不及，皆可谓之虚。则凡言实者，可赅弦劲洪紧诸脉；而凡言虚者，可赅微弱迟软诸脉。初非专以虚之与实，指定一种形象之名称。而昔人每以浮而无力为虚，欲以别于沉而无力之弱脉；以沉而有力为实，欲以别于浮而有力之革脉。细分畛域，虽亦不为无理。寿颐窃谓虚实二字之本义不当如是，岂中候、沉候之无力者必不可以言虚，而浮按、中按之有力者必不可以言实耶？顾名思义，当亦恍然。所以诊得实脉，苟非体质之壮盛，必其病势之有余，然坚实太过，搏指不挠，则邪焰方张，已失冲和之性；诊得虚脉，或为禀赋之素弱，无非元气之不充，而虚弱已甚，指下无神，则根本欲漓，几等尸居余气。故肿疡脉虚，虽曰病有余而脉不及，然苟非大证，而其人形神未馁，则微见虚软，未必遽为大害。惟疡患甚巨，而脉来虚弱已甚者，是为脉证相反，必多不治。而肿疡脉实，虽曰病是实邪，脉证相合，然果坚劲异常，则大毒盘据，蒂固根深，宁不可虑？溃疡脉虚，是为气血乍泄，于法为顺，然必风波大定，余浪不兴，清养扶持，始登彼岸。如其恶腐未脱，毒焰未衰，而脉已虚软不起，惟恐正气难扶，同归于尽。若溃疡脉实，必其余毒尚盛，气血未和。如脓泄太多，脉反坚实者，必难善后也。

第八节　弦紧革牢之脉

弦者，脉之刚劲有力，端直而长者也，为肝阳之自旺，为痰饮之郁结。紧者，脉之固定坚直，应指不挠者也，为寒邪之外束，为实邪之内凝。《素问》有脉实坚之说。《伤寒论·平脉篇》寒则牢坚。《脉经》引之作寒则紧坚，是紧脉亦可谓之坚脉。皆以形容其指下有力耳，叔和以紧脉为转索无常，非是说。详拙编《脉学正义》。盖紧即有力不散，亦与虚实之实脉相近。革者，浮候之坚大有力；牢者，沉候之坚大有力。一为孤阳之浮越于外，一为阴寒之凝结于中，脉理主病，适得其反，而形势之坚固有力则一。此四者，皆脉象之属于实者。疡患得此，无非病势方张，其毒甚盛，可从上条实脉之例求之。

第九节　软弱微散之脉

软弱者，脉之应指无力者也。昔人每谓浮细无力为软，沉细无力为弱，分为两种。颐谓软之与弱，按其字义本难区别。若即以一浮一沉定为二候，但据脉之部位而言，固无不可，然论其所主之病，则固同是气血之不足耳，似不如浑溶言之较为圆相。《千金翼》始有濡脉一条，而后之言脉者，几以濡脉、软脉别为两类。考《素问·平人气象论》平人脉来，软弱招招，《脉经》引之则作濡弱，盖濡即软字之变体。最古止有耎字，后乃作輭，俗则作软。而从耎之字，汉人隶书亦多从需，二字音读虽各不同，而字形义皆近，遂至不可复正。所以《内经》脉软之软，后人竟作脉濡，实非濡湿、濡滞之濡字。寿颐言脉，有软无濡，从其朔也。

微脉者，即软之尤甚者也。若更涣散不收，指下似有如无，则为散脉。此四者，皆脉象之属于虚者。以言外疡，则未溃属实，软弱之脉皆非所宜。然在病势不重，疡患不巨者，偶见软弱，亦未必遽呈败象。若在既溃之后，其正已伤，脉形软弱，尤为合辙。惟微脉则无力太甚，未免元气[①]之不支，散脉则散漫不收，多是本实之先拨，无论肿疡溃疡都无吉象，是皆当从上条虚脉之例以求之，亦可举一反三者也。

第十节　缓脉

缓脉本有二义，一为和缓之缓，则一息四至，胃气之正。所谓不大不小，不刚不柔，意思欣欣，难以名状者，无病之脉，当如是也。一为怠缓之缓，则濡滞不前，湿阻中州者有之，而湿流关节者亦有之。故疡病而得和缓之脉，既合中和之

气，无论已溃未溃，无非泰境。而得怠缓之脉者，亦无往而非湿邪之留着也。

第十一节　芤脉

芤者，脉之中空者也，是为失血之候。盖血液既泄，脉道不充，有如葱管。凡失血家往往见之，固非昔贤之空言也。而疡病在未溃之时，于法当无芤象。如果有之，则其人平时之亡血者也。若在溃后，则脓血大泄，时亦偶一遇之。然苟非大证日久，脓去甚多者，亦不恒有此脉。补养滋填，势不可缓。

第十二节　动脉

动者，脉之一粒突起，如珠如豆，厥厥动摇者也，于法主痛。盖痛则气滞，着而不行，脉道不能条达，因而凝聚一处，如珠动摇。此虽不恒有之脉象，然阅历多者固时一见之。《素问》谓妇人手少阴脉动甚者，妊子也。是亦气血初凝，脉行不畅之理。诊妊脉者，亦或遇之。故外疡而得动脉，无论已溃未溃，皆其毒邪凝聚，气道不通，致令脉络不畅，壅而为此。否则痛盛气结，而脉应之，是皆当从事于宣通疏泄，而求其气机之条畅者也。

第十三节　伏脉

伏者，脉之沉伏不见者也，轻按不得，必极重按之，而始一应指。苟非病邪之深邃，则阴寒之凝固也。否则大痛气结，而脉为之阻也。故以外疡言之，病在肌肉，于脉必不当伏。如果有之，则附骨大疽，蟠根错节，必非一朝一夕之故矣。而大毒酿脓，痛势极炽之时，亦偶一见之，则痛极不通，脉涩已甚，即沉伏不见。如在溃后，则其毒已泄，其气已通，

---

① 元气：三三本作"中气"。

更不当再有伏藏之脉。倘亦见之，则其毒固结，不以脓成而稍减其势，其凶何如。

第十四节　促脉

促脉，自叔和《伤寒论》之辨脉法及其自著之《脉经》，皆与结脉对待成文，以促为数中之一止，结为迟中之一止，而后之言脉者多宗之。颐谓促字本义，短也，速也。仲师本论言促脉者四条，殊无歇止之意，而于脉结代，心动悸者，炙甘草汤主之一条，明明以结脉与代脉对举。结为无定之歇止，代为有定之歇止，并未言及促脉，则促非歇止，自可于言外得之。高阳生《脉诀》谓促脉并居寸口，盖独盛于寸部之脉，主病为上焦有结，故脉为之促，颇与促字短速之义相合。杨仁斋等诸家皆承用是说，以视叔和数中一止之解较为圆到，且于本论促脉四条无不可通。盖惟阳盛于上，结涩不通，于脉应之，短而且速。临证治验确然可征。叔和以其既短且速，急迫之态，有似于不能联属之象，因以偶然一止，引申其义，似其立说之初，用意亦不甚相远。但后之读者，仅知有歇止一层，而忘其短速，则遂与古人命名本旨毫厘千里。乾隆时日本人丹波元简《脉学辑要》亦主此说，引证尚为明晰，俱详拙编《脉学正义》。

以内科为病言之，则阳升头面，气结胸中，或痰聚上脘者，其脉皆独盛于寸，促速不舒，是其明证。以外科言之，则上部实热壅而为疡者，亦当有此脉象。丹波氏谓独盛于寸，与溢出上鱼之脉相似，故其《脉学辑要》促脉条中，附以溢上鱼际之脉。颐谓上溢者，主阳升巅顶，故脉溢出寸部之上。而促主阳盛上焦，尚在寸脉本部，形势亦自不同，是当分别观之。

第十五节　结代之脉

结代皆歇正之脉。结为无定之止，尚

是气血失调，偶然停顿。代为有定之止，竟是脏气缺陷，习为故常。所以代死结生，显然有别。然即以内科言之，老人气血既衰，循行不及，即见代脉，亦未必遽是死征，苟其颐养得宜，尚可绵延岁月，但终是不足之朕兆，残龄风烛，刻刻可虞耳。以言疡证，则肿疡虽皆壅塞不通，惟皮肉经络之病，苟非大证，必不当有结代之脉。而内痈固结及痛势极炽者，偶一见之，是当解结定痛，方能脉复即安。久见结代，必非佳兆。若溃后则闭者已泄，滞者已通，脉道周流，当无结塞，如其有之，则真元不续，恐难为力矣。

第十六节　上鱼入尺

上焦气火沸腾，脉必应之而上溢，甚者且弦出寸口，直上鱼际，此心肝阳盛者有之。其证为眩晕头痛，直达顶巅，或且冲激脑经，昏瞀无识。而疡家实火证亦有此脉，头面疔毒，时一见之。下元相火不藏，脉必应之而下盛，甚者且垂入尺中，搏劲有力，此肝肾火炽者有之。于内证为强阳不痿，为阴挺顽痛[①]，为阴汗湿痒，皆龙相之横逆莫制者也。于疡家亦主二阴毒火诸恙，如急性子痈，如湿热外痔，及便毒痃疸之势焰方张时，恒常有此垂长之脉。而足跗水疔，阳发大毒，顷刻化腐者，亦时一见之。

第三章　治疡药剂

第一节　总　论

疡家药剂，必随其人之寒热、虚实、七情、六淫、气血、痰湿诸证而调剂之。故临证处方，无论外形如何，要必以内证

---

① 痛：三三本作"癫"。

为之主，此疡医之最上乘也。苟能精明乎内科治理，而出其绪余以治外疡，虽有大证，亦多应手得效。

试观近今内科名手，本非治外专家，而偶治外疡，亦复时有奇效，此事实之有可考者，而亦事理之最可信者，且亦天下之良医所公认者也。惟是疡之为病，甚繁赜矣，即其外候之变迁，亦复层出不穷，步骤次序，必不可紊。设非专心致志研究一番，纵使长于内科理法深邃，而移以治疡，即能大致楚楚，然细缄密缕，必有不逮。则按之实际，亦不能按部就班，铢两悉称。

盖治疡大旨，虽无不以内证为权衡，而对于外证，如消毒止痛去腐生新之类，必须有二三味合宜之药为之导引，而后内外各如其分。否则全无关系，又安能收覆杯取效之应。况乎所发部位各有分野，分经论治尤不可笼统含糊，浮泛不切。而世俗所传外科各书，且有百病通治之煎方，宁不隐约模糊，长坠黑暗地狱。如通行之仙方活命饮、神授卫生汤等方，凡是疡医家言，无不列之首简，谓为能治一切痈疽，退毒定痛，如何神效云云。试为考其实在作用，庞杂无纪，既无法律可言，又安有效验可望。盖凡是一病，虽曰自有对病应验之药，然同此一病而温凉寒热、虚实轻重、始传末传，亦复各各不同，已无预定一方可以通治之理。而乃曰古有成方，且可通治上下大小一切痈疽，未成即消，已成即溃，自始至终，无不合辙，揆之情理，其谬何如！须知见证治证，随宜加减，纯是一片灵机，不得要领，已非画龙点睛手段。而制方者乃预设一通治百病之成见于胸中，宜其肤浮芜杂，无一是处，而乃大张其名，眩人耳目，一则曰仙方，再则曰神授，自诩神通，适以彰其妄诞而已。

今试以仙方活命饮一方论之。药用乳香、没药、赤芍、甘草节、归尾、川山甲、皂角刺、银花、白芷、陈皮、花粉、贝母、防风十三味，乳香、没药，固世俗所谓止痛之套药也，其性黏韧，能合金刃创口，外敷止血定痛，最有神验，又可研敷作外疡生肌长肉末子药，此乳、没两味之第一功用也。又其气芳香，能疏肝胃之气，则内服以治肝心隐痛，亦或有效。古人之用以止痛者如此。然其质是树胶，一入煎剂，黏稠凝腻，其臭反恶，难于入口，即令勉强吞咽，亦必惹胃泛恶，甚者则吐。古人用此二味皆入丸散，未见有作汤饮者。《本草纲目》所引诸方，尚皆如此。而后之俗医乃以止痛二字乱入煎方，姑无论其有无效力，而令病者饮此浊胶，徒犯肠胃，亦已太酷。盖俗医止知人云亦云，并未深明古人用药有法。若令医家亲啜一匙，吾知其亦必愁眉闭目而不能下咽。甘草能治外疡，乃甘为土之正味，百毒入土而化，故甘草能消外科之毒。然甘者必腻，若湿病痰病得之，必满必呕。古人成方虽多以甘草调和诸药，而今人则用之甚少，诚有见于此中弊窦。况在外疡，湿痰为病最多，故患疡者舌苔多厚浊黏腻，甘味皆是禁药，况大甘大腻如国老乎？又俗医每谓甘草节系专治疡患，其说不知何本，考李氏濒湖《本草纲目》引书最博，辨药极详，于甘草有梢有头，而独无节，可知明代尚无此谬说。今就药肆中持甘草观之，长者尺余，两端如一，其节安在？而俗医处方竟大书特书曰甘草节若干，岂非以盲引盲之故态。或谓甘草在未采取时，土中为虫所蚀，有斑驳缺蚀之处，即谓之节。以其已经剥蚀，等于肌肉之疮疡，故专治疡。其说颇似有理，然细思之，终觉可哂。赤芍、归尾，破血活血，惟确是血瘀者可用，平常和血通络宜用全归。若甲片、皂刺，走窜外达，最易催脓速溃，惟大证内已成脓，而深在肉里，早用刀针，大是痛苦，不得已而用此二物，使之向外面皮肤透达，俾得从速用针，可免内攻化巨，亦是避重就轻之法。若内脓未成，犹可消散，而妄用之，适以助其成脓外溃，则小病化大，而大病可危。病者何辜，与医何仇，而必令其惨痛号呼，脓血横决，何其忍耶？陈皮、贝母，惟上部热痰为患，如发颐痰核之类宜之。白芷芳香上行，可散头面之风。防风辛温以散寒风，为百药长，而风热已大非所宜。若在温热湿热诸病，岂非鸩毒？银花、花粉，则清凉之味，宜于温热，而寒证所忌。似此温凉并进，糅杂成方，而曰治一切痈疽，不论阴阳，宁非大谬。

又王氏《全生集》有小金丹、醒消丸等方，颇为时俗所尚。然亦无通治百病之理。而近更有所谓六神丸者，以珠、黄、脑、麝、蟾酥、腰黄六物为方，以百草霜为衣，价值兼金，可谓贵重。而按之药性病情，亦非外疡有效之药，乃俗人不察，群认为治疡必效之神丹，甚至医林亦推重之。不从效力上着想，而惟以重价为佳，徒耗病家资财，庸陋之尤，更是可笑。

寿颐秉师门家法，参以生平阅历，颇觉一病有一病之方剂，尚必随其人之气体而相与变迁，已非投方所能必效，更安有预备数方可以泛应曲当之理。但分证言之，亦未尝无门径之可寻。用是撮其大旨，分别门类，列举各法，姑示涯略，虽曰东鳞西爪，必不能曲尽精微。要之门径既清，则临时制裁，自能变化，较之从事于古方之浑漠无垠，不分虚实，不辨温凉者，不啻指南有针，导之觉路矣。至于外治各药，退毒围毒，温散凉散，提毒消毒，止痛止血，收湿止痒，去腐生新，诸法咸备，与内服煎剂，各收效果，更不可

泛泛不切，敷衍了事。考之古书，成方千万，而可供实用者竟百不得一，甚者且贻误无穷。不能照书配用，幸图一效。要知事倍功半，既不当以临床为练习之场。如果以药试人，且不啻借病人作习射之鹄。

爰以师门心法暨半生经验，各药别为一章，并录于篇，务使一方有一方之效力，俾同学者习此一编，而随宜施治，绰有余裕，藉以利济苍生，拯其疾苦，鲰[1]生事业，差足自豪。若夫内服煎剂，分证治疗，则各有攸宜，不能泛然立方，仍蹈通套之陋。因别采疡科治案，辑为《平议》一编，庶几是是非非具有经纬，治疡一门无余蕴矣。

第二节　论肿疡退消之剂

治疡之要，未成者必求其消。治之于早，虽有大证，而可以消散于无形。病者不以为功，医者亦可省许多手续，此良医之用心，而亦治医之最上乘也。惟是消肿之法最为细密，一病有一病之来源，七情六淫，三因各异，若不能于病之本探其源而治之，则断无消散之希望。而或者乃仅仅于部位上、形色上求之，抑末矣。如病本外因，则风寒暑湿之浸淫，既各随其感触而成疡患；如病本内因，则气血痰郁之壅滞，亦流注于经隧而发大痈。

故凡退肿消毒之大法，以治外感，则有风者疏其风，有热者清其热，有湿有寒者，理其湿，祛其寒；以治内伤，则气滞者理其气，血瘀者行其血，痰凝饮积者，导其痰，涤其饮，正本清源，无一非退消之良剂。此外惟有五志之火，七情之郁，其来以渐，结为坚肿，如乳癖、乳岩、失荣、石疽等证，则由来已久，蒂固根深，

---

[1]　鲰（zōu）生：见识浅薄愚陋的人，亦用以自谦。鲰，浅陋，愚昧。

虽有养液和荣、软坚流气之良法，而苟非病者摆脱尘缘，破除烦恼，怡情悦性，颐养太和，则痼疾难瘳，必无希冀。而其余诸证，披郤导窾，孰不迎刃而解，然必辨之也精，斯识之也确，因端竟委，探本穷源，已非庸耳俗目之头痛医头、脚痛治脚之所能望其项背矣。

第三节　论肿疡内已成脓之剂

肿疡治疗，总以消散为第一要义。能于消肿各法，随证分治，纵有大证，亦可衰减其势，所谓大化为小，小化为无。病者隐受其惠于不知不觉之中，医者亦有功而不居，仁人之用心不当如是耶？至不得已而消之不尽，或治之已晚，内已酿脓，势必不能全退。于斯时也，内服煎剂亦惟以消散为主，仍须分别病因，依上条退消各法，随证用药。盖以中虽成脓，而四周之肿犹在，故仍以消肿为急，置其脓成于不问，庶几余肿既消，即成溃亦必不巨。万不当早用透达之药，令其迅速蒸脓，攻孔日大，收敛费时。山甲片、皂角针，走窜极迅，透脓极易。未成脓者早用之即易蒸脓，不能全散。惟阴寒之证，坚块漫肿，借其流动之势亦可消散凝滞。若有脓成肉里，深藏不透，则用此并加川芎，能使肿势高突，透达于外，提深就浅，亦是一法。惟肿疡苟非真气大衰之人，必无用补之法。一投补剂，助桀为虐[①]。俗子不知，误于张洁古黄芪为疮家圣药一句，动辄乱投，致令轻证化大者，不可枚举，害人不浅，<small>说详拙编《本草正义》黄芪本条。</small>而治疡者皆不知其弊，良可浩叹。

第四节　论肿疡行气之剂

疡之为病，必肿必痛，其故无他，气血壅滞，窒塞不通而已。所以消肿止痛，首推行血行气为必要之法。惟行血不可太猛，破血逐瘀之品非可轻率乱投，转滋流弊，而行气之药可以万全无害。抑且血之壅，即由于气之滞，苟得大气斡旋，则气行者血亦行，尤为一举而两得。此则古人治疡注重气分，洵为握要之图也。<small>宋李氏《集验背疽方》有五香连翘汤、内补十宣散，窦氏《疮疡经验》有许多流气饮，虽方药未免丛杂，而多用气分之药，最是古人治疡正轨。</small>

寿颐谓气为血帅，血随气行。天地之大，必以空气运行，化生万物，而人在气交之中，动作行为，无一非此大气流行为之鼓荡。所以凡治百病，皆必参以气分之药，而后吹嘘运用，功效乃神，<small>古人补血之方，首推四物，地黄厚腻，非得归、芎辛温运动之力，则呆滞有余，弊多利少，此制方精义即在利用气药，而俗人昧焉，且谓当归、川芎即是补血之物，于古人用药真义未能体会，哪不可怪。</small>况在疡患，明是气滞不行为病，苟不振动其气机，何能有济？此固治疡者始终利赖之捷诀，而凡通达经隧、宣导络脉之法，固无一不在此行气二字之中者矣。

第五节　论外疡治痰之剂

痰者，本非吾人体中应有之物质，而以观近人病状，则挟痰之证甚多，岂丹溪所谓东南地土卑湿，由湿生热，湿热生痰，果得之于土薄水浅，而非人力之所能为耶？毋亦体质素弱，脾运失司，大气之斡旋无权，饮食之消化不力，坐令水谷之精不为津液，以洒陈于五脏，和调于六腑，而徒酿为顽痰浊饮，有以助长病魔耳。

古人恒谓肺为生痰之源，胃为贮痰之器者，以肺为呼吸之道路，气机不利则气化为水，而水饮停留。胃为水谷之渊薮，运化不灵则食即生痰，而浊涎盘踞，此痰饮之潜滋暗长于肺胃中者，尤其浅而易

---

① 助桀为虐：三三本作"其肿必巨"。

知，显而可据。若夫经络肌肉之间而亦多痰病，则非其肺胃之痰，可以随气血流行以入经隧。盖亦其人之运行不健，营卫周流有时偶滞，遂令络脉中固有之津液留顿于不知不觉之中。譬彼源泉，本是澄清之故道，而下流既阻，污朽积焉；有如山蹊，初亦行人之捷径，而为间不用，茅草塞矣。此四肢百骸、皮里膜外，所以停痰积饮之渊源。而外发痈疡，亦往往而多痰证，则治疡者可不于此加之意乎。

惟痰能为疡，其基础则本于气机之阻滞，其成就亦别有感触之原因。有因外风时热以激动生痰者，则风性升腾，上行而迅疾。其证多在颈项腮颐，如发颐、痄腮，项前颌下诸痈，皆本于结痰，而动于外风，成于血热，则化痰也，而必泄热疏风。有因肝胆内热以熬炼其痰者，则相火郁窒入络而贯联，其证多在耳后项侧，如瘰疬、马刀，连络成串，皆本于木火，而煎烁血液，驯致坚凝，则化痰也，而必疏肝清火。有胃络之结痰，则乳房之结核是宜兼泄胃家之实。若夫气液久虚，痰流经隧，历久始发之流痰，则非培补不为功。而久郁之痰，有年痼疾，如石疽、乳岩者，则根深蒂固，且其人必满腹牢骚，亦非药力之可以抒愁解结者，夫岂化痰二字所能希冀百一。此虽同是痰病，而浅深大是不侔，果能分别源流，投机处治，当亦可以十全八九。

又凡疡患之挟痰者，尚有部位可据，亦必见证分治，则项侧耳前后多风火，亦多肝火，宜辨内外之因。胁肋疬串，有实火亦有虚火，宜求铢两之称。若胸腹肩背，皆是流痰，而四肢之部则惟两臂间有流痰发生，而自股以下无之。学者慎勿以股胫之疡，误作挟痰论断，而反以贻笑方家也。

第六节　论外疡清热之剂

外疡为病，外因有四时六淫之感触，内因有七情六郁之损伤，种种原由，无不备具。而以最普通者言之，则热病其多数也。盖外感六淫，蕴积无不化热；内因五志，变动皆有火生，此则内科百病，属热者亦必居其大半。况在外疡肌肤灼痛，肉腐成脓，谓非热郁于中，有以消灼之而何？此世俗治疡所以无不注重于清润寒凉一途，诚不能不谓其大有适用处也。虽然，疮疡之属于热者固是最多，颐必不敢偏信林屋山人阳和一汤，谓为泛应曲当，而妄加无辜者以炮烙之刑，听其惨暑[①]哀号，烁金销骨。究之热病情状万有不齐，欲求其分量咸宜，铢两悉称，似亦不易。固非如街头卖药，市上摇铃者，记得芩连膏黄、银花地丁数味，而可以尽疡医之能事者也。

试以疡病之属于热者分别言之：有风热之证，因风而生热者，如头面诸疡及游风之类是也。虽宜清热，而必先辛凉疏风，不得早用寒凉之药，否则热已退而坚块犹存，久留不消，终为顽证。甚者寒凉直折，反致血滞气凝，适以助虐。颐按：热在气分者，不得早用凉血之药，在内科则适以引进热邪，内传变幻；在外疡则易以留滞气血，且为痼疾。如温热病初感发热，其热在表，虽有大热，而热在气分，早投栀、芩，且必引邪内传阳明，早投石膏则凝塞气机而肺胃痰浊郁结不行，必致缠绵难愈，甚者且生地、丹皮引入血分，犀、羚、牛黄引入心肝。天士、鞠通无不渐引渐深，驯致不治，而宗其学者，代有成书，流毒遂遍海内。近贤惟元和陆九芝封公力纠其谬，余如吴坤安、王梦隐诸贤，笔下非不清澈有序，而于叶、吴两家犹隐隐奉为师承，不知其误。盖清凉诸药，几几于一陶同冶，而无分畛岸久矣。又何惑乎专治疡科者，随手拈来，而不知量度耶。有湿热之病，

_____
① 暑（pò）：因痛而呼叫。《说文》："暑，大呼自冤也。"

因湿而生热者，如湿痒诸疮及臁疮流火是也。虽亦必清热，而尤须淡渗导湿，不得恃芩、连等味，否则热势渐解而湿积不化，肿腐难瘳。

惟有毒火之证，发为疔疮，来势迅疾，易散难聚，则热毒不仅直入血分，且必与心肝二脏有直接关系。所以毒散走黄，毒散而内陷，俗谓之走黄。字义极不可解，而妇孺皆知有走黄二字，以患疔毒死者，或有全体发黄如金色者，实即毒入经络，不能自化，郁蒸以成此变。走黄之名，盖由于此。必有神志昏迷，肝火横逆见证，则治法虽在肿犹未盛之时，而审证既真，即当大剂凉血并清心肝之热，鲜地、芩、连、犀、羚、丹、芍，均是必需之要。否则变幻异常，捷于奔马，一击不中，补救綦难。此疡科中最为激烈暴戾之证，所当救焚沃焦，重剂急进，不可轻描淡写，杯水车薪，反致顷刻燎原，不可向迩者也。颐按：疔毒之易于走黄者，头面诸疔为甚，肿势漫溢，坚硬异常，针之无血无水无脓，一至神思恍惚，言语模糊，已多不救。中医旧说每谓内陷攻心，尚是理想之辞。愚谓是亦脑神经病，盖神经受毒，直上犯脑，以致知觉不灵，宜其难疗，早用犀、羚，可治十九，亦是凉降以平气火，使之不复上攻耳。所以头面之疔易成危候者，以中医旧说言之，岂不曰头面为六阳之会，疔为阳毒，二火相合，其焰斯张。若以新学说解之，则头面部位与脑最近，且七窍之脑神经最多，此其所以易于不治之原理也。

又手指亦多疔疮，用药亦同此理，但其势较缓，可治者多。惟红丝疔一种，自发肿之处生出红晕一条，现于肌肉之表，从臂上行，渐以及腋，相传谓此红晕过腋入胸即为不治。而颐治疡三十年尚未见此坏证，或亦古人理想之辞。阆师谓此是心家之热，药以泻心为主，重用芩、连、栀、翘，投之辄效，总之皆清心肝二脏之热。盖心肝是君相二火之源，证虽在表，而源本于里，所谓病之轻者皆在经络，惟重病则涉及脏腑者，此也。外疡之宜于大剂寒凉而不虞其太过者，惟此一证。

足部亦有所谓水疔者，初则红肿蔓延，大热大痛，不一二日而腐化甚巨。此其湿火毒邪，亦必犀、羚、芩、连大剂急投，可救危难。而又以淡渗导湿辅之，此是湿火与毒火相合之病，与专治毒火者尚宜微分门径。若夫外疡溃后，有火宜清，则视其证之险夷而辨铢两。苟非阳发水疔，水疔亦称阳发毒。绝少大凉之法。盖溃后最宜顾其元气，而尤必以调和胃气为主，苦寒损胃，且耗真元，若不知分量，而惟以清凉解毒四字作为枕中鸿宝，则疡患之不死于病而死于药者多矣。

第七节　论外疡理湿之剂

普通疡患，惟湿热二者最多。偏于热者，灼痛成脓；偏于湿者，发痒流水。大率痛痒脓水之分途，即热毒湿邪之分证也。热毒为患，多发于身半以上；湿毒为患，多发于身半以下。是火恒炎上，湿恒润下之征。且湿疡浸淫，每在皮肤之表，四肢之末。则湿之积滞，其源由于脾土之卑监，卑监二字借用《素问》之土运不及名曰卑监，是土德之卑下也。而脾主肌肉四肢，湿邪淫溢则渐渍于肌肉，走窜于四肢，亦固其所。

惟是湿邪为疡，最多挟热，苟非湿与热蒸，亦不四散走窜，惟与热交并，乃始流注于肢体，外达于皮毛。所以治疡之湿，亦必与清热之剂相助为理。有湿而兼风热者，如游风之上行于颈项，洋溢于肩背，则清化湿热而必佐之以疏风。有湿而兼血热者，如疥癣之痒搔，则清热化湿而必主之以凉血。有脾胃湿热而旁行于肌表者，则黄水疮等之滋水频仍，宜醒胃快脾而分利以通之。俗称天泡疮者是。有肝肾湿热而下流于阴股者，则阴𧎝疮等之湿痒不已，如前阴之肾囊风，后臀之坐板疮皆是。宜凉肝清肾而苦寒以燥之。若湿热下注，已达股胫，为湿注、湿臁、跗肿、流火之属，燥湿清热仍非淡渗通利不为功。惟湿盛火盛，红肿巨腐之阳发大证，则毒火猖狂，不三五日而腐烂盈尺，苟非大剂清热解毒急起直追，鲜不误事。此是燎原之火救焚手段，万不容缓带轻裘从容贻误者也。若夫湿重热轻，流入关节，则为流注；寒湿互阻，滞于经络，则为痹着；凝于筋骨，则为附骨、环跳、鹤膝、委中诸证，脉必涩滞，舌必白腻，是宜于燥湿宣络，温经疏气。初起之时，必以温运入手，苟得气血流通，投匕辄效。若至迟延淹久，湿郁于中，驯致化热，内欲蒸脓，已难操十全之胜算矣。

第八节　论外疡温养之剂

外疡非无寒病也。天寒则水泽腹坚，人血凝涩，留着不行，壅而为疡。理有固然，无足怪者。然而疡病之寒，止是阴凝之气袭于络脉，非脏腑之真寒可比。故治寒之剂，温经宣络，疏而通之，一举手间，无余蕴矣。固无所用其大温大热，九牛二虎之力者也。

以颐所见，外疡之宜于温养者言之，大约止有二种证候：一则脑疽背疽，寒之在于经络者也。其外形且多红肿发热，惟病发脑后，部位属阴，且太阳寒水之经，外证必恶寒畏风，舌必淡白无华；其湿痰盛者则多白腻厚腻，尖、边亦必不红绛，脉必细涩无力；即间有浑浊而大者，则毒盛肿盛之故也，然必不能洪数滑实；亦有按之有力者，则毒势凝聚不化之征，尤为重证。治之如法，其毒得化，证势少松，而脉即无力矣。其项背必牵强不利，皆寒邪之确证，于法必温经宣化，且必升举大气，通行经络，<small>此所谓升举大气者，如川芎、羌活可以透达皮毛，使毒得外泄，非东垣补中益气之升、柴也。</small>虽有大证，效如反掌。而昧者见其

皮肤红肿，辄投凉解，则毒陷神昏，危象立见矣。一则附骨、环跳之寒在于筋骨者也，初起经掣骨痛，不能行动，甚者足短不伸，动则大痛，而皮肤肌肉尚未肿也。此时亦以温经散寒，通经宣络，数服必效。迨迟至数日，肉分坚肿，而病状始著，病根渐深，然脉尚细涩，舌尚白腻，仍用温化，犹可及也。更逾数日，则寒邪化热，其肿愈坚，其势愈大，脉渐转数，舌渐转红，而内欲酿脓，则用药颇费斟酌。而浅者只知是证利于温通，至此犹用一派刚燥，则催其成溃，鲜不久延难敛，渐为疮劳，则医者之手续费事，而病者之性命可危矣。此外则鹤膝、踝疽，有寒湿证，有虚寒证，腰疽、肾俞疽，多虚寒证，皆可温养，甚者亦可温补，流痰流注有寒湿证，亦有虚寒证，骨槽有寒痰证，皆可相度机宜，参用温化。然热药必不可过度，过则寒必化热，助其成脓，皆药之咎，非病之变也。若夫痰核疬串，乳疽乳岩，失荣石疽诸顽证，其始坚硬异常，未始非阴寒凝结之象，然此等病源皆挟郁火，且多在阴虚之体，和血养阴犹虞不济，而论者每谓此是寒凝实证，吾以温药和之，则离光普照，冰雪皆消。王洪绪阳和一汤，在彼固说得天花乱坠，几于无病不治，而近人用之，每见其弊，未见其利，慎不可辨证不清一味盲从，不操刃而持杀人之柄也。<small>寿颐同研友潘辅臣室人，丙辰冬月始觉左乳结核，丁巳正月自服阳和汤十六帖，日渐长大，至三月中延颐诊治，形势高突，周围七八寸延至腋下，手不能挟，已不可为矣。其人情性安和，处境尚顺，无郁结证，而乳岩顽病竟迅速异常，至于此极，若非阳和汤，必不致此。延至七月，以渐胀裂，竟尔惨死，大可怜也。辅臣名宗传，嘉定人，今在沪上南洋女子师范学校充教习①。</small>

---

① 辅臣名宗传……充教习：此23字原无，据三三本补。

寿颐按：古今医家恒有偏寒偏温之习，如河间、丹溪皆尚寒凉，景岳、立斋皆尚温补。读其书者，恒疑其嗜好不同，然当时所治之证，斑斑可考，宜温宜凉，断非医者之偏见也。明季以来，痘科名家尤为显分畛域。如万密斋、聂久吾皆主温补，费建中则专主寒凉。乾隆时，常州庄在田又专于温。嘉庆时，醒未子重刻在田之书，又谓不可偏执，似此冰炭分途，岂不令后学茫无头绪。读古书者，亦必不能为古人说明其所以然之故。

近读陆九芝世补斋文《六气大司天说》两篇，据王朴庄引《素问》七百二十气，凡三十岁为一纪，千四百四十气，凡六十岁为一周之说，扩而大之，以六十年为一大气，三百六十年为一周。起黄帝第一甲子，厥阴风木司天，少阳相火在泉，以后每六十年则更一气，自厥阴而少阴、太阴、少阳、阳明、太阳，轮流旋转，则司天在泉，惟有三者之别：一为风火，一为燥火，一为湿寒。在风火、燥火令中者，病必多热，则医者自不得不注重于寒凉；在湿寒令中者，病必多寒，则医者自不得不注重于温燥。观其自黄帝以迄有清同治之第七十七甲子表列年代，若者为风火、燥火，若者为湿寒，而古今名医之尚温尚凉者，无一人不合于当时之气运。可见古人见证论证自应有此派别，本为当时之病家设法，医者亦止因物付物，初无成见于其间，乃不期然而然，竟暗暗自趋于一路，此亦事之所必至，理之所固然者。

寿颐谓运气之说以干支阴阳推算，几等星命之学，当为明达之人所不道。况乎天时人事，万有不齐，南朔东西，气候之寒暖湿燥又复大异，必不能执呆板之五行，而曰某年某月当如此，某年某月必如彼。然天地之大，气候之殊，当亦必有隐

隐推移于不知不觉之中者。九芝此说虽是创论，然征之往昔医籍，亦已或寒或温，若合符节，又何能不以为信而有征。寿颐治医将三十年，自揣学术，亦似偏于寒凉一边，然生于同治之季，习医于光绪之中，固九芝所谓第七十七甲子之阳明燥金司天，少阴君火在泉也。惟今已壬戌，去第七十八甲子之太阳寒水、太阴湿土已近，而年来所见病证颇多宜用温药者，或者气化递嬗之交，固有古人所谓未至而至者乎？究之辨证察脉，自有宜清宜温之确候可据，此则见理既真，识力斯定，亦止见证论证，随证论治已耳。固不患古书之温凉寒热扰吾天君，亦不患气运变移而所学之不复适用者也。

第九节　论外疡补益之剂

俗传疡科诸书，鲜不谓痈疽大证，利用补托。所以举世之治疡者，凡见证候较巨，无不参、术、芪、苓，蛮补是尚，而素习景岳者无论矣。不知疮疡大毒，气血壅滞，窒而不行，留而不去，一经补托，其象何若？清夜扪心，亦当觉悟。而暑热之互阻，寒湿之痹着者，蛮补之变，又当何若？

寿颐治疡，秉承先师朱氏家学，每谓除虚损流痰、腰疽肾俞、附骨环跳数者以外，绝少虚证。而世之习于补托者，每引《本草经》黄芪主治痈疽久败疮，排脓止痛之说。且谓金元以后，皆称黄芪为疮家圣药，宜乎一遇疡证，无论痈肿焮赤，风火暑热，自始至终，辄以黄芪从事。而肿者愈托愈高，溃者且补且腐，古人所谓养痈贻害者，直是为此等补药写照。而病家医家，彼此不悟其故安在，盖即误读《本草经》黄芪一条，阶之厉也。绎《本经》之意，所谓治痈疽之久败者，盖芪是固表实表之主药，表虚之病，独擅胜

场。凡病痈疽而至于久败，则脓水淋漓，津液耗竭，其虚在表，惟黄芪能补其耗伤，固其元气。《本经》大旨，极易明晓，非谓大毒乍发，邪势方张者，而亦必一例用固表法也。不谓浅者读之，止见其治痈疽云云，而置"久败疮"三字于不问，且更为之申一解，曰芪是痈疽圣药，一若凡是痈疽，不论虚实寒热，有毒无毒，非用黄芪不可者。于是立斋、景岳之书盛行，而欲排脓者，愈排则脓愈多；欲止痛者，愈止则痛愈剧。教猱升木，为虎傅翼，贾生所谓一胫之大几如腰，一指之大几如股者。于是实践其说，而不知即其排脓止痛，有以玉成之。甚矣！古书之不易读而妄作聪明，创异说以惑世者，十八层底阿鼻狱中，当为此辈特设一席也。寿颐读诸家本草，每谓《本经》言简而赅，精微处自有神妙不测之用，《名医别录》已不能及其切当，真是秦汉以前相传之旧，非魏晋六朝间人所能学步。然惟其文字高洁，每多蕴蓄不尽，含意未伸，非得会心人悟彻隐微，得其真解，亦最易自趋歧路，混入迷途。所以后人之说药性者，往往有似是实非，演成幻景之弊。迨唐以降，本草愈繁，主治更备，非不明白晓畅，言之成理，亦有时可补《本经》之所未及，然已多肤浅浮泛，殊难尽信，甚至将《本经》旧说，别申一解，而失之毫厘，差之千里，全非古之本意者，所在多有，贻误后生，为害亦巨。李濒湖《纲目》网罗一切，最为渊博，有时不得不病其繁，然罗列古籍汇为一编，听学者自为抉择，可谓集其大成。况乎唐宋各书，近今已多散佚，非得濒湖搜集，恐吾侪生今之世，必不能尽读古人之书，李氏抱残守缺之功，尤为伟大，百世以下，必有熔金铸范，丝绣平原者。以后诸家，缪氏《经疏》，差有发明，而时失之庸，似少精义；徐氏《百种》，文笔高洁，而阐发精当，最是上乘，惜其太少，必不足用；石顽《逢原》，大有独得之见，启迪后人不浅。皆治药物学者不可不读之书。其若叶天士、若张隐庵、若陈修园，喜言气化，貌似渊奥，而实则空谈，何神实用？又若汪氏之《备要》、吴氏之《从新》，则仅仅于李氏《纲目》中撮取一二，以为能是已足，实则乞儿乍入宝山，舍珠玉而拾瓦石，殊不值识者一笑。而乃授俗学以简便法门，庸夫俗子惟奉汪氏、吴氏为兔园册子。取法乎下，成就如何？此医学

之所以黑暗至极也。

寿颐治疡，非不知自有当补之法。如虚损流痰，及腰疽肾俞流注等证，皆为气血俱衰，运化不健，痹着不行，非得补益之力流动其气机，则留者不行，着者不去，然必非专恃参、芪数味可以幸中。若脑疽背疽，既经腐化，而脓毒不畅，恶肉不脱，无非气血不充，不能托毒外泄，亦非补剂不为功，而老人虚人，尤须温补。更有疡毒既溃，脓水较多，而其人顿形尪瘵者，亦宜参用补法。然一二剂后，胃纳既苏，精神既振，即当撤去补药，仍与清理。盖余毒未清，终防死灰复燃，补而益炽。亦如治时证者，大势乍平，必不当骤然蛮补，反以留恋余邪，酿成变幻。

总之，医以治病，非以治虚。有病则惟以去病为主，补养二字，决非通治百病之法，内外二科皆此一理。而举世之习于立斋、景岳者不知也，而富贵家之知有虚不知有病者，不悟也。然则补药疗病，殆专为迎合富家心理之作用乎？而医学从此扫地尽矣。若其人果有虚证，必当补养者，则自有内科理法，在非疡医界内之事，兹亦不赘。

第十节　论外疡提脓托毒之剂

外疡为病，血凝气滞，实证为多，泄之化之，消之散之，通之行之，犹恐不及，初无所用其托里之法也。自浅者误读洁古黄芪为疮家圣药一句，而疡医家竞以托里为能事。开口黄芪，动手参、术，纵能迎合富贵家嗜好，而养痈贻祸之说，于以实践。此提脓托毒四字，最是疡医魔术，岂以其腐烂不巨，不足以显医者之绝技，必补之托之，使苦痛既深，而病者之呼号益切，然后托孤寄命，而可以邀大功耶。窃谓忍心害理，稍有天良者，不当如是也。

寿颐治疡，恒谓自肾俞腰疽、虚损流痰外无虚证。然即对此虚证，亦必以宣络行气为先务，初非全恃蛮补而可有消散之希望。若误认托里为必要之诀，则外证愈巨而元气愈伤，未有不速其成脓而殒其生命。此补中托毒一层，最为颐之所腐心切齿者也。惟附骨大疽，脓成于里，不能透达外泄，一时未便奏刀，则不得不投透脓之剂，速其外达，庶几脓毒可泄。不然者内攻益巨，蚀骨腐筋，为害愈厉。此则皂刺、甲片固亦有时而偶为借重，若漫肿无脓之时，万万不敢轻投此物。盖甲片攻坚，皂刺锐利，皆有酿脓速溃之能力。苟其证尚可消而轻率用之，则不能内消而令外溃，小事化大，终是医者之过。然世俗之人误于仙方活命饮一方，几以皂角、穿山作为消肿必需之要者，则无坚不破，无孔不穿矣。至如脑疽背疽两证，以有脓外达为顺，无脓内陷为危，非用透脓之法不可。然不过宣通气机疏达腠理而已，川芎、归、断足以了之，非皂刺、穿山之任也。

又疔毒为疡家大证，毒聚脓流，虽困无害，毒散无脓，虽小必险。则以解毒清热大剂消其余肿，而肿毒自回，并不可杂以透脓之药，而脓无不透者。凡此皆以透脓为主义，而所以使之得脓者，又各有其理。以此知一证自有一证之治法，必不能执一板方，而谓某方可有若何之妙用者也。

第十一节　论溃后养胃之剂

外疡既溃，脓毒既泄，其势已衰。用药之法，清其余毒，化其余肿而已。其尤要者，则扶持胃气，清养胃阴，使纳谷旺而正气自充，虽有大疡，生新甚速。盖当脓毒未决之先，痛苦备尝，其气已惫，胃纳必呆。一旦决之使溃，痛定体轻，如释

重负，果有余毒未尽，仍以清理为先，如其毒焰已衰，必以养胃为主。无论如何大证，但得胃气一调，转机立见。纵其溃烂綦巨，亦可指日收功。但不可惑于俗书，早投蛮补。须知大势乍平，火焰虽息而余烬未泯，一得补益，则炉中添炭，未有不死灰复燃者。即曰脓泄已多，正气须顾，要之精神已馁，厚腻必所不胜，碍胃减食，尤多变幻。彼治伤寒大病善后之法，能知清养和胃者，必是伤寒名家；而治疡科溃后调理之时，能守轻清养胃者，亦是疡医老手。惟脓去痛定之后，余肿渐消，胃气既旺，则鲜猪白肉在所不禁。以猪为水畜，味本咸寒，亦有清热化毒功用，炖取清汤，可养胃阴，以助津液。血肉有情，竹破竹补，正是疡家应需妙品。不比伤寒初愈，嫌其腻滞，未可遽食也。

第十二节　论疡家之通用丸散

治疡之有丸散尚矣，《千金》《外台》已开其例，有举莫废，至今沿之。盖取其服法简易，用以治寻常之证，可代煎剂之繁琐耳。然既为普通性质，则泛治百病，必不能丝丝入扣，惟大旨以行气通络、活血解毒为主，要亦不背于理。

近今俗尚所通行者，以王氏《外科全生集》之醒消丸、小金丹等为最著，而苏沪市肆之六神丸尤为赫赫有名，几为妇孺咸知，莫不以为外疡必需之要药。实则王林屋所用之方，已是呆笨不灵，实效甚鲜。若所谓六神者，则汇集重价之品，一陶同冶，其值兼金，非不宝贵，然试按之性情效力，亦何尝有切合之影响。纵曰珠黄解毒，脑、麝宣通，意亦犹是，究竟一金之值，买得几何，少服则力量甚微，多服则可破中人之产，费而不惠，最是可嗤。

寿颐治疡，禀承先师朱氏家学，既以

煎剂为之主，本无取于秘制丸散，欺人炫世。惟遇轻浅之病，授以丸子，亦可有功，则简而易行，尚不失利物济人之志。而大证用作辅佐，又可以助煎剂之不逮，交相为用，自不可少。兹录习用之品，公之同好，固各有其实在之效力，非市上之泛而不切者所可等视。惟病情既随时而变迁，则服法亦必与为推移，量度轻重，必谓制成丸散，呆守板法，而可以无投不利，则固理之所必无者也。

第十三节　论外治之药

疮疡为病，发见于外，外治药物，尤为重要。凡轻浅之证，专恃外治，固可以收全功。而危险大疡，尤必赖外治得宜。交互为用，此疡医之学虽曰理法必本于治内，煎剂是其基础，而薄贴末子洗涤等事，允为专门学术，非研究有素，阅历深而细心体会者，亦不能悟彻此中神化也。

寿颐读古今治疡各书，外治诸法，亦既汗牛充栋，而按其实在之效力，多不可信。间亦尝取其近理者，如法泡制，而毫不适用，甚者反以增痛加病。于此始知徐洄溪谓治疡必有秘授之说为不虚，可知此公之于此道自有家法渊源。独惜其所著之书引而不发，不肯将此中秘旨宣布一二，以告后学。盖犹有吝惜之意，足见闭关时代习俗误人。以此老之学识宏通，而尚有秘之一字在其胸中，得毋所见犹小，然所学不传，亦颇为此老惜之。颐尝谓吾国医学未必无出人意表之妙，而向来奉为家秘，不肯告人，因而展转失传，埋没不少。此道不昌，亦正坐此。然又尝谓所学果精，方药果效，亦何必秘？凡深藏而不露者，即其学问不可告人之处，惟恐一朝表暴，不值识者一笑，因而藏头露尾，故炫其奇，尤为可鄙。寿颐承师门之学，经治验而来，未尝非世俗之所谓秘授，窃以为叮以救人苦难，叮以阐扬学识，民胞物与即在此中，请倾筐倒箧而出之，以与同志共为肄习。药不必贵而奇，惟在适用而有实效，是固正直荡平之道，人人之所能知能行者。虽止寥寥无几，然已足以泛应而有余，果能神而明之，化而裁之，窃谓向来各家秘钥不肯示人者，或亦无以过此。

卷 下

第四章 膏丹丸散各方

第一节 退毒丸药方

蟾酥退毒丸 治疡患初起，不论大小各证，阴发阳发。宣通经络，行气活血，消散退肿，解毒定痛如神。惟头面疔毒忌之。

制香附 西羌活 当归全 川断肉各三两 生远志肉二两 明腰黄 白明矾各一两 广地龙去净泥垢，炒松弗焦，六钱 穿山甲片炙透 藏红花 上麒麟竭 鸭嘴胆矾各五钱 滴乳香 净没药各去油净，各八钱 真轻粉净者，二钱 上西牛黄 大梅花冰片 当门麝香各三钱

上各为细末，和匀，另用真杜蟾酥二两六钱，汾酒浸化，同杵丸如小绿豆大，辰砂为衣。小证每服分许，大证须服一钱至一钱五分。如初起酸痛坚肿，能饮酒者，用热黄酒吞丸。不能饮者，当归、木香煎汤送服，须囫囵吞，不可嚼碎。如肿痛已甚，势欲酿脓者，亦可服，但少减之。即脓成后，四围余块尚坚者，亦可服，以消尽坚肿为度。

【方解】外科之有蟾酥退毒丸旧矣，然其方颇杂，殊未易效。此黄墙朱氏改定之方，家传五世，治疡颇负时名，消毒退肿，以此丸为必用之药。轻证则三丸五丸，大证则重用之。寿颐于庚戌八月在沪上治一妇人，腰疽大痛，形已高突，背脊酸楚异常，势有蒸脓之状，知是大证可

危。授以是丸约三钱许，嘱分三服，用热陈酒吞，每日一服。不意此人并作一次服之，且饮酒不少，黄昏吞药，至夜半大热如焚，本有身热，但不甚炽，神志迷蒙，几至不识人事，家人大慌，黎旦叩门来询，并约速速赴诊。颐初不知其故，亦为疑讶，迨稍迟数刻，早膳毕即往视之，则热已大退，神志已清，自说背痛锐减，转侧轻捷。再与宣通煎剂，不劳更方而愈。可见是药效力之神。药不瞑眩，厥疾不瘳，是之谓乎？

牛黄丸 治风热痰壅，痄腮发颐，时毒痰核瘰疬，及咽喉肿痛腐烂，肺痈胃痈，咯吐脓血诸证。

上品陈胆南星十两 天竺黄四两 川古勇黄连 广郁金 五倍子 乌芋粉各三两 象山贝母六两 关西牛黄五钱 透明腰黄二两

上各为极细末，以好黄酒化陈胆星，杵和为丸如大豆，辰砂为衣。密收弗透空气，弗用石灰，同藏。每服三五七丸，细嚼缓咽下。

【方解】此丸主治各证，无一非风热结痰，凝聚不化。方中清热解毒，开泄痰壅，重在清降而独无疏风之药。以病有始传末传之别，初病固当泄风，若在数日之后，热痰内结，而兼用风药，反以煽动痰热，助之上扬，必有流弊。此制方之深意，非缺典也。五倍之涩，亦以火焰方张，防其四散走窜。丸子之与煎剂所以不同之处亦在此，若以五倍用入煎药，即是大谬。

消疔丸　治疔疮大毒，火焰方张，大便不行者用之。地道一通，其势自缓。

明雄黄一两　生锦纹二两　巴豆霜捣取白肉，纸包压去油净，四钱

上三味各为细末，少加飞面五六钱，米醋同杵为丸，如凤仙子大。每服五丸至七丸，最重证不过十二丸，不可多用。温开水吞，泄一二次。预备绿豆清汤，冷饮数口即止。虚人孕妇勿用。小儿痰食实证，发热大便不通者，每用二三丸，杵细饲之，泄一次即愈。

【方解】疔毒皆实热证，地道壅塞，是以火焰上陵，其毒益炽。是方即仲景备急丸之变法，惟恐承气犹嫌不逮，乃以巴霜之迅疾峻利者速之下行，以夺其上逆之势。证重药猛，针锋相对。小儿亦可用之者，惟其大实大壅，故可下夺，且所服无多，不嫌其厉。京都有盛行之保赤散，即是巴霜、朱砂，世皆知其有功而不识中是何物。若使明告以方，当无不骇为可怪。须知每服不过一厘，自不为害。但不可频用，以伤脾肾耳。近年沪上某儿医，亦自制有幼科通治之某某丹，颐曾见其药，色亦微红，当即是京都之物。某君于幼科颇负时名，经验已富，而亦用此，当可知是药之不致贻祸矣。

铁扫丸　治脘痛腹痛，痞结坚块，将为肚痈肠痈者。力能消肿定痛，奏效甚捷。腹痛腹胀，凡是实证，虽无痞块者亦佳。

莎根香附子　生玄胡索弗炒，各一两五钱　草乌　广木香　桃仁各一两　川厚朴　陈皮　青皮各八钱　乳香　没药去油净，各六钱　原麝香三钱

上各取细末，煎糯米浓浆打和丸，每丸重约钱许，每料作一百大丸，辰砂为衣。每服一二丸，临用打碎为小块，温陈酒吞服，弗嚼细。不能饮者，砂仁汤下。

妊身忌服，小儿酌减。

【方解】脘痛腹痛，以致痞结有形，酿为疡患，无非气滞血凝。治之之法，活血行气，宣通结滞，已无余义。但病在皮里膜外者最多，汤药荡涤，急则徒伤肠胃，不达病所；缓则病重药轻，亦复无济。内服煎剂，恒以桃仁承气为主，时亦有效，而不甚捷，其弊在此。朱氏是方，丸以缓治，能直达下焦，留连以宣通之，所以投之辄应。作为大丸者，欲其久藏而香气不泄。打作小块吞咽者，欲其缓缓消化，方能达到肠间，犹有力量以及患所。丸以米饮，取其粘结而不速化。制方之意极精，皆不可忽略看过。

沉香散①　治停寒积饮，肝胃气痛，痞结胀满，呕逆酸水，痰涎诸证。亦治寒中霍乱，上吐下泻，心腹绞痛，厥逆脉微欲绝者。

天台乌药六两　细辛四两　淡吴萸一两五钱　川古勇连四钱　广新会皮五两　广木香　广郁金　紫降香　制半夏各三两　黑沉香上重者水磨细末，日干弗烘，一两

各为细末和匀，每服一钱至二钱，开水调吞。

【方解】肝胃气痛，而至痞结胀满，寒痰凝结者为多，即呕吐清水酸水，亦是中阳无权，饮积不化。于法必当温运，此与肚痈肠痈相去亦止一间，但痈多郁热，温药未可概投，此则以痛为主，非温辛不能开痹。虽间亦有肝阳郁结，不利温燥之证，然当大痛之时，每多肢冷畏寒，甚者

---

① 沉香散：此方三三本作"天台乌药、细辛各六两，广皮五两，广木香、广郁金、紫降香各三两，黑沉香上重者水磨细末，日干弗烘，二两"。上科本作"广木香、广郁金、紫降香各三两，黑沉香二两，天台乌药六两，北细辛四两，淡吴萸一两五钱，川古勇连四钱，广新会皮五两，制半夏三两"。

且冷汗淋漓，授以此散，往往桴应。惟当痛势既定之后，必须峻养肝阴，方为培本正策耳。

附：新方九痛丸　治宿年九种胃痛，如刀如椎，绞结胸腹肠胃之证，无不神应。

白川椒　公丁香　高良姜　广木香　明腰黄　江子仁即巴豆拣取白仁，压净油质，各一两　五灵脂八钱　西藏红花六钱

各为极细末，用汾酒泛丸如绿豆大，不可蜜丸。每服七厘，温汾酒一杯，吞服。泄一二次，饮冷粥汤一二口即止。定痛极验，重者不过三服。有年久恙，可铲根株。

【方解】此吾乡某氏多年施送之药，远近来索，都称捷验。颐索得其方，温下以除痼阴沍寒，而所服甚少。制药有度，洵是良方。但刈绝根株之后，必当滋养肝脾，善调真本，否则正气益耗，再发增剧，不可不虑。

荟黄二仁丸　治梅毒下疳，淋漓阴䁪诸证，真阴已虚，不任攻伐者。

老色芦荟五钱　真净轻粉三钱　关西牛黄二钱　桃仁　杏仁去皮，各三十粒　明净腰雄黄四钱

上为细末，打和丸如绿豆大。壮者每服一钱至二钱，弱者减之。以鲜生地、仙遗粮、银花三味煎汤送下。即以此三味常服代茶。

【方解】梅毒一证，非荡涤不为功。然毒焰鸱张，真阴已薄，一路攻削，亦所不胜。况毒在血络，徒伐肠胃，亦且不中病所。此方丸以缓治，威而不猛，无太过之弊。其用轻粉者，惟此能祛络脉之毒，主药在是。浅者视之，每谓汞是劫毒，最防收入骨髓，转滋变幻。不知江湖术士专事升汞以治此证，倒提深入，害固不可胜言，其咎在用之太多，而又不以清解辅

之。二三日间，梅疮尽伏，其效如神。而毒得汞力，伏藏于内，迟之又久，然后发泄，则横决淫溢，不可复制。此方汞尚不多，而牛黄腰黄即以解此猛烈之毒，更用芦荟二仁导之使泄，已无伏藏之虑。且又有汤引，清利通溲，二阴皆有去路，配合自有法度。朱阆师主治毒门，必以是丸为主，投之辄应。颐见已多，惟效果稍缓，不能克日成功。则王者之师，固不如杂霸①之君，必责效于旦夕。试观东西医学于此一科，内服外治，无不用汞。又有以白檀香油治淋浊者，亦必每丸中稍稍入三仙丹半厘许，取效亦极敏捷，以此知汞固毒门中之无上神丹也。若服之过度，则龈浮齿痛，即是汞毒发见之证，是宜停药，而大清其胃。惟此丸则万无此弊，不必过虑。若能采得鲜仙遗粮白色者，红色者不入药用。数十百斤，杵碎，熬取浓汁如膏，日常代茶，尤多尤妙。毒门圣药，大有效验，而无流弊。

海金沙丸　治淋浊，不论新久，皆效。

真川黄柏研细末　净海金砂

二味等分，以鲜猪脊髓，去皮，止用髓质，生打和丸，日干。每服二三钱，淡盐汤吞。

【方解】赤白浊是精窍病，溲淋结涩疼痛，虽似溺窍病，然血淋膏淋，流血流脂，亦未尝不是精窍病，与奇经甚有关系。但知清热利水，必无速效。是方用柏皮、海金砂，尽人所能，而以猪脊髓和丸，从奇经着想。竹破竹补，大有巧思，宜其投之辄应。

重定儿科万应锭　治小儿停痰积热，发热不退，大便不爽。亦治温热病胃肠实热，斑疹丹痧，及暑湿痰热，赤白滞下，实热便闭，妇女血热瘀垢，月事不调。疡

---

① 杂霸：谓用王道搀杂霸道治理国家。

科瘰疬痰核，时毒发颐，痄腮温毒，实热咽喉肿烂，乳蛾喉疳，喉痹喉癣，牙疳舌疳，口糜重舌，暑天热疖诸证。

　　真陈上好胆南星　生锦纹　老色天竺黄　红芽大戟　千金子霜去净油　生玄胡索　象贝母　川古勇黄连　仙露半夏　明天麻　建神曲各三两　毛慈菇　陈京墨各四两　胡黄连二两　麒麟竭　明净腰黄　真熊胆各一两五钱　当门麝香　大梅片各三钱

　　上各为极细末，糯米饮杵为锭，不拘大小，临用磨服。大人四五分至一钱，小儿减之，随证酌量。妊身弗服。肿疡亦可磨敷。

　　【方解】万应锭者，京师最有名之小儿通用药也。杵丸如小枣核，金箔为衣，故俗称金老鼠屎。治小儿身热呕吐，不食不便者极效。药多清热通腑，以儿病实火居多，停乳积食，生痰生热，变生百病。苟非久泻伤脾，无往而不为实证。钱仲阳儿科圣手，试读其《小儿药证直诀》百数十方，消导清热者十之八九，用巴霜、牵牛、大黄者，不一而足。不明此理，能不骇然。抑知小儿服药最是无多，如用寻常草木，则几微之药，有何功力。惟猛烈者，苟得数厘下咽，已能荡涤垢秽，消融渣滓，不须再服而已奏肤功，此正是古人之识力独到处。此锭清热解毒，消食导滞，活血行气，力量雄厚。且不用巴霜，尤其稳妥。但原方尚少痰药，嫌未尽善。甲寅初冬，颐偶向吾师阆仙先生谈及，先生谓可合用玉枢丹法增损为之。因除原方之乳、没，以既用脑、麝，则无取此叠床架屋，且肤腠之药，本无足重，又去自然铜，以金石矿质太嫌猛厉，幼孩脏腑柔脆，不能胜任，且亦非必需之物。而加入胆星、竹黄、大戟、毛菇、千金霜、腰黄，以成是方，则小儿实热无往不宜，抑且解毒化痰，治时邪温毒，温热斑疹，暑

热痧气，赤白滞下，停食结痰，气滞满闷，实热便闭，女科月水不利诸病，胥可借用。而外科热毒，咽喉肿烂，乳蛾，舌疳，牙疳口糜，发颐时毒，痄腮瘑耳等证，亦无不应。而后万应二字，名副其实。惟原方谓并治疔疮大毒，大人中风，小儿急惊诸病，则疔疮忌散，内风忌升，议去脑、麝，而加生牡蛎自然粉、生石膏各三两，羚角水磨三钱等潜降之品，别为一料，则完美矣。

第二节　薄贴各方

　　今之膏药，古称薄贴。自退毒消肿，以及既溃之后提脓化腐，搜毒生肌，无不惟薄贴是尚。虽另掺末药，各有分寸，而膏药本以药物合成，亦必自有分别，不可温凉寒热混为一陶。市肆中物，油质不净，甚且助其腐，固不可概用。而疡医家自制薄贴，亦复止有一种。其意以为但当于末药中分别疗治，已是各合其宜。则薄贴一层，亦可不复注意。黄墙朱氏备有数种，分治寒热之证，实在至不可少。颐参观新学，恒谓中医旧法太嫌黏腻，苟其腐化已巨，则油纸薄贴，不能吸收脓水，殊未尽善，不如新法用脱脂棉纱较为收湿。间尝采取其法，而别以自制药末分别用之，虽不中不西，亦中亦西，俗子见之，不无窃笑于其侧者，然自谓执其两端而用其中，颇有可取，兹亦并及之。慧眼人当不致以骑墙派三字妄诽议也。

　　清解薄贴　治阳发红肿，及溃后脓水未净者，各以应用末药掺上用之。

　　大生地一斤，切薄片　全当归八两，切　羌活　黄芩　川柏各三两　玄参　苦参　甘草各四两　白芷　赤芍各二两　锦纹大黄六两　木鳖子一两

　　上各为片，用真芝麻油二十斤，大锅煮沸，先入生地、木鳖子，熬二十分钟，

再入诸药，俟焦枯，离火，用细布漉去滓净，另入净锅，文火熬沸，乃以筛细广丹、筛细定粉即铅粉各两斤许，轻轻掺入，柳木棍不住手调匀，俟起细泡，火不可猛，猛则沸溢。乃滴入冷水中试老嫩，以滴在水面凝结不散，着手不黏，搓之成丸为度。若在水面有油花散开而黏手者为太嫩，再稍稍加入丹粉；若一滴入水直澄水底，手指搓之坚硬者，则太老，须用另备之炼成药油加入同调。膏成离火。预研血竭、腰黄、轻粉、银朱各一两五钱，最好再加麝香、梅冰不拘多少。同调匀，预以大缸注水，乘膏热时倾入水中，浸至半凉时，即在水中分作数团，约每团一斤许。另入瓮中，清水养之，密封听用，日久不坏，油纸摊贴。

【方解】此薄贴能消阳发肿块，清热解毒，无论已溃未溃，俱可通用。溃后并能生肌收口。疮疡小疖，即贴此膏，不必另加掺药，亦无不效。惟溃腐巨大者，油纸摊膏，不吸脓水，宜用西法棉纱棉花锌养油膏，再加提脓化腐末子为佳。至新肌已满，脓水不多，复盖此膏，即易收口。

温煦薄贴 治阴发大证，形巨肿坚，酸痛彻骨，皮肉如故者。或但骨节酸楚，尚无形块者，及肚痛肠痈，坚块深邃等证。凡闪伤跌仆，风寒湿邪三气痹着，肢节酸痛，举动不利等证，皆效。

鲜凤仙茎连枝叶花蕊根荄洗净，日曝半干，约二斤许 大生地六两 当归须四两 急性子五两 大南星三两 川乌 草乌 干姜 羌独活各二两

上各切片，用真麻油十五斤煎沸，先入凤仙茎熬二十分钟，俟不爆，再入生地，又熬十余分钟，乃入诸药，煎枯漉净。另入净锅，文火熬沸，入筛净广丹、筛细定粉约各一斤半，柳木棍不住手搅极匀，滴入水中试老嫩，如上法，膏成离

火。预研细麝香五钱，乳香、没药去油各三两，上安桂末、丁香末各二两，调匀，入水成团，藏如上法。

溃疡多宜清凉。如元气虚寒，溃久不收之证，亦宜用此膏摊贴。如治跌仆损伤，筋骨疼痛，及寒湿痹着之证，则另加四温丹，和匀摊贴。市廛中有通行万应膏，尚不及此。搓成丸子，捏如饼，亦贴风寒头痛。如治阴疽大证，亦宜再加四温丹和匀，摊厚膏药贴之。

【方解】唐人已有薄贴之名，知膏药之发明已久。疡证半多湿热，不宜于温，惟亦有阴寒凝结之证，则清凉正在所忌。而杂病之经络筋骨肢节间证，亦有宜于外治者，此温煦一法正不可少。疡科家有加味太乙膏一方，虽可通治外疡，惟于阴寒大证尚不贴切。敝师门朱氏自定此方，专为虚寒及杂病立法，既可宣络活血，亦能消肿软坚，适用处正复不少，欲治疡科者，亦是不可不备之药。

成炼药麻油 凡煎炼薄贴，必先炼此油，漉净另贮，则煎成薄贴，有时嫌老，可以此油随意加入。如在三冬之月，天气大冷，薄贴摊在纸上，即不黏手，贴于患处极易剥落，亦必以此油少少和匀摊贴，则膏嫩而黏。又此油可调药末，敷诸疮湿烂，比用生麻油为佳。

若以此成炼之油，如上法调入黄丹、铅粉，即成膏药，亦可贴一切疡患。另加应用药粉，亦可敷衍应酬，但不能及上二方之速效耳。

生地四两 羌独活 当归 甘草各三两 龟板八两

用麻油二十斤，先煎龟板，后入生地，又后入诸药。煮枯，去滓听用。

黄连膏 治眼癣漏睛疮，鼻蜃唇疮，乳癣乳疳，脐疮脐漏，及肛疡诸痔，茎疳阴蚀等证，不能用拔毒去腐三仙等丹者。

川古勇连　川柏皮　玄参各四两　大生地　生龟板各六两　当归全，三两

上各切片，用麻油五斤，文火先煎生地、龟板二十分钟，再入诸药，煎枯漉净滓，再上缓火，入黄蜡二十两化匀，密收候用。

【方解】此膏所治诸证，皆在柔嫩肌肉，既不能用拔毒薄贴，然掺提毒化腐之药，则倍增其痛，且致加剧。故制是方清热解毒，亦能去腐生新。但必须时常洗涤，挹干毒水用之，始有速效。

象皮膏　治顽疮久不收口，脓水浸淫，浮皮湿痒，并不深腐之证。足胫湿臁，久年不愈者，此膏最佳。

真象皮_{三两，无真者，则以驴马剔下之爪甲代之，可用四五两}　当归全　壮年人发_{洗净垢，各二两}　大生地　玄武板①_{各四两}　真麻油五斤

先煎生地、龟板、象皮，后入血余②、当归，熬枯去滓，入黄蜡、白占③各六两，川连汁煅制上炉甘石细末半斤，生石膏细末五两，文火上调匀，弗煎沸，磁器密收，油纸摊贴，量疮口大小为度。外以布条轻轻缠之，二日一换。脓水少者，三四日一换。此膏亦可摊于西法之脱脂棉纱上，较用油纸者易于收湿长肉。

【方解】多年顽疮，浮皮湿腐，以及臁疮，皆最不易速效。寻常去毒化腐、生肌收口之药毫不桴应，此非血肉有情，何能取效。故选用象皮、血余及驴马爪甲，取其血肉同气，易于粘合，此是朱阆师自制之方，用之四十余年，极有奇效。

清光绪季年，阆师治一奇证，是苏州乡人，年三十余。初起头顶坚块，渐大渐高，不痒不痛，亦不顽木，相安无事者五年余。乃浮皮渐腐，稍有脓水，亦不甚痛，而眠食起居诸无所苦，百里内外医家几于遍试，莫识何证。乃诣苏垣天赐庄美国医生柏乐文处就医，柏谓外虽腐而内则

大坚，若用割法，血出必多，且内是脑盖，坚块附着脑盖骨，割之必有流弊，宜以腐烂之药渐渐掺之，使蚀去坚块方可收功。而西法则无腐化之药，闻中国治疡家有腐蚀恶肉之法，能不伤好肉，汝可访求中医之长于外科者，请其用药将满头块硬顽肉渐渐腐脱，则余当以西法为汝收口。其人乃访得黄墙治疡素有声誉，始擎舟来阆师处，则外形几于头上另有一头，高逾二寸，径三寸有余，其帽摇摇不掩其发，使登龙山，必效孟生故事④。视其腐处，确在浮皮，但有滋水而无脓无血，按之则坚如石，亦不作痛，确不能识是何病，抑必不能言其病理若何。初亦止用普通化毒之药，无甚进退，后病人述柏医生说，乃掺以枯痔散，_{此散即《外科正宗》旧方，但不用天灵盖，方见后。}果渐渐蚀去坚硬，并无痛苦，乃放胆用之。积半年余坚硬已尽，露出脑盖，完全光滑干燥之骨，四围毫无余硬，直径至四寸余。师谓如此光滑无丝毫肉质，虽无变证，饮食起居俱如无病，_{溃口亦不流血，但微有脓水，盖骨中合缝如犬牙相错者，微微按之，稍有稀脓，幸毫不痛痒，脑中亦不觉有病。}诚以脑盖之骨虽不甚厚，而两面硬骨中夹一层如海绒之质，天然生理，所以保护脑髓者，本极周到，所以外皮蚀尽而脑不受伤，此证之所以终获安全者，亦正在此。然收口必难。彼美医柏氏既谓蚀去之后，彼能收功，姑且令其求治于彼，则西法治外素以神妙见称，当必视吾家旧学较易一筹，于是嘱其再往柏处，以践曩日

---

① 玄武板：龟板。
② 血余：即前"壮年人发"。
③ 白占：白蜡。
④ 孟生故事：孟生，即孟嘉，东晋时期名士，历任庐陵从事、江州别驾、征西参军等职，晚年长期在桓温幕府任职。《晋书·桓温传》载有其"龙山落帽"的典故。此处用以形容患者头部肿块巨大，致使帽子容易脱落。

之约。乃不数日而其人又来，述见柏之后，历叙一路用药之法，并陈中医收口必迟，请其施展妙腕，早竟大功。讵柏一见顽肉果尽，俯首沉思，谓中国医学确有殊功，汝既遇此能手，则渠既有此术蚀尽恶腐，渠亦必有收口妙药以成全绩，固无待余之越俎代庖，此亦君子不夺人功之意云云，所以复来求治于我公。柏医之言婉转得体，大是善于辞令。阎师乃即以此膏与之，复于四围接连皮肉处加用生肌药末。初则渐渐有新肉丝丝，逐次蔓延骨上，而四旁缓缓收缩，但巅顶光滑之骨如故。积一年许，收至阔二寸余，前后尚三寸许，则常贴此膏，而丝丝之新肉不复上延，更掺生肌药粉，亦复不应，授以补剂内服，又隔多时，形仍如故。师乃谓此正顶光骨历久不收，药力无效，则欲收全绩，殆已难之。而病者必再四叩问是否别有法子，虽费稍巨，尚可勉办。师因忆及古人有天灵盖入药一层，意此证部位相合，或能收效。乃告以此证有此一法，但扰及枯骨，天良说不过去，理所必不忍为。无已，则试以狗骨代之，当能有济。又阅数日，其人竟持片骨来请以合药，乃烘焦以和入生肌末药中，嘱掺在四周，仍以此膏盖之。竟渐以涨满，甫二三月而全功就绪。初则新肌光滑，不能生发，迟至年余，乃新发渐布，不复如牛山之濯濯①。此人往来于黄墙邨上者，前后凡三年余，俨如旧友。颐至师处，曾三四见之，厥后病愈，而岁时馈问不绝。此是大奇之证，虽不能洞瞩病机，说明真相，而前后治验确有可传，此膏之效亦可概见。爰为追述始末，附识简端，可见吾师家法渊源，固自有加人一等者。黄墙医学，洵非浪得虚誉云尔。壬戌立夏日寿颐谨述。

锌养油膏 治大毒巨腐，脓水甚多，及湿臁顽疮，淹久不收等证。锌养粉、华

摄林②杵匀成膏，以脱脂棉纱量疮口大小摊膏贴之。棉纱背后须衬脱脂棉花，薄一层。脓水多者，一日再易。此膏无黏性，须以脱脂棉纱长条轻轻缠之。

【方解】大毒腐化已巨，旧法薄贴黏力太富，既不能收湿吸脓，而又罨满疮口，闭塞毒气，颇有流弊。甚至遏抑热度，秽臭难堪。西法是膏，其力量不过保护疮口，使不受空气侵袭，免染菌毒，初无化毒化腐效果。治彼之学者固无不以此为恒用之品，而万病一律，太嫌呆板，功效殊不足言。然棉纱棉花吸收脓水，能令疮口洁净，不生秽气，是其所长，可以补旧法薄贴之未逮。颐借用其长，以治腐烂数寸之大疡，即以旧法应用化毒化腐、生肌收口末子，量度用之，既能吸尽脓水，使疮口洁净，而复有化毒去腐之能力，庶几互济其美，呈功尤速。惟膏无黏性，不得不用缠扎之法。然缠之不可太厚，扎之不可太紧，方能气血贯通，生肌迅速。而治彼之学者，只知缠扎严密，重重固护，甚者且杂以棉花，包裹丰厚，阳发热毒，反以助其郁蒸，腐烂益甚。则有良法而不善用之，适以为害。试观病人之从医院出者，患处如被重裘，十人而九，用其法而不悟其意，为利为弊，未有不得其反者。是亦可以深长思也。

樟丹油膏 治游风湿注、黄水疮、脓窠疮等脓水浸淫，痒不可耐者。脓疥秃疮，无不应效③。

锌养粉、东丹、华摄林量加樟冰，同

---

① 牛山之濯濯：形容寸草不生的荒山。此处比喻人的头发脱落后光秃的样子。出《孟子·告子上》："牛山之木尝美矣……牛羊又从而牧之，是以苦彼濯濯也。"

② 华摄林：凡士林的旧译。

③ 脓疥秃疮无不应效：此8字原无，据三三本补。

杵匀成膏。樟冰分两须视痒之轻重，酌量成分，太多则痛，太少则病重药轻，亦复无效。此等证脓水极多，湿热之毒甚厉，脓水浸淫所及，即令痒搔蔓延，四散分窜，并可传染他人，不可不洗涤净尽，挹干脓水，再涂此膏。疮重者亦用棉纱轻轻缠之，一日一洗换。

【方解】此又不中不西，亦中亦西之用法。旧治痒疮，末药、洗药之方已极丰富，验者亦多不胜书。颐定此法，既极简易，而又极效。得此则一切旧方皆可废。十年来只用此方，已是无投不利，取其修合最便故也。

水杨油膏　痒疮之轻者宜此膏。

锌养粉、华摄林加水杨酸，用如上法。

【方解】水杨酸亦西药，收湿止痒，盖亦樟冰同等之性，而无气臭，较之樟冰则和平而淡泊。轻证可用，痒重者不足恃。水杨酸即杨树皮中之脂液，东国名撒里矢尔酸。

第三节　退毒膏丹

疡患坚肿初起可退，虽以内服煎剂为主，而外治药未必不可少。朱氏成法简而易行，但分阴阳二证，量度轻重，已是无往不宜，可谓指南之车，金针度世者也。

四温丹①　治痈疽初起，不论深浅大小皆可用。

上猺桂去粗皮，二两　北细辛去净泥垢，一两　干姜八钱　公丁香五钱

各为细末，小证每用二三分，上用温煦薄贴盖之；大证则用三五钱，调入温煦薄贴料中摊贴，或再加麝香分许。

【方解】此肿疡初起，形巨块坚者通用之药。凡酸痛漫肿深在肉里附着骨节者，温通气血是其特长，并可疗风寒湿邪三气痹着，肢酸经挈及跌仆暗伤等证。但阳发风火痰热，及暑天热疖，初起时形块虽坚者弗用。

千槌膏　治痈疡高肿，将欲成脓，又阳发初起，来势迅速者。又乳痈乳发，胸臂腹皮诸痈，内挟肝胆相火，不能用四温丹及温煦薄贴者，宜以此膏粘于清凉薄贴上用之。未成可消，已成即提脓高肿，易于针溃，捷验异常。

蓖麻子去壳，取净白肉，一斤　大天南星腊月牛胆汁制透，六钱　乳香　没药制去油，各三两　急性子一两　银朱　血竭各二两　上好麝香三钱

上先以蓖麻子置石臼中捶极细，绵稠如酱，乃入后七味，俱各先研细末，缓缓杵匀，磁器密收听用。

【方解】此方以蓖麻为君，银朱、急性子为佐，消肿退毒，捷于影响。阳发疡患，初起贴之，消者八九。恒有一贴此膏，而肿块即退移于膏药之旁者，以此知是膏并可作移毒用。古书称蓖麻能堕胎云云，亦以其流动而过甚言之。然寿颐习用此膏，即孕妇痈疡，皆不避忌，确未有因此堕胎者，以此知古说之未可尽信。亦犹古今本草，皆云凡食蓖麻者，一生不可食大豆，犯此忌者，必胀死。而寿颐在七八龄时，有人赠此种子，云是外国豆，莳之后圃，秋收辄数十斤，炒熟之，阖家作为消闲食品者，凡六七年，不知是蓖麻子，亦不知忌食豆也。全家幸未尝一病。迨弱冠时，始知向之所谓外国豆者，原来即是蓖麻之俗名，又其后研究医药，乃见有忌豆之说。于是悟到凡百医书，大都人云亦云，未必皆为确论。姑附识于此，以见此物之真。后有君子，欲于医药中求实在效力，不可不从经验阅历四字上有一番精

---

①　四温丹：三三本作"五温丹"，即四温丹加白川椒一两。

细工夫，若彼此懞懞，徒于故纸堆中寻生活，亦安往而不误己误人也耶！

独圣散 消坚肿，定酸痛，阴寒之证甚效。

急性子

一味研末，随证大小酌用。热陈酒调敷患处，外用温煦薄贴盖之。或调入温煦薄贴，作厚膏药贴亦佳。

【方解】凤仙子①性最激烈，内服催生堕胎，其效甚迅。以作外治，宜其通经入络，散肿定痛，捷于影响。此寿颐以意为之，试用颇应，命名独圣，尤无愧色。

碘酒 治暑疡热疖，小证初起，能消坚块，止痛。此酒色如酱油，耳食者皆谓西法酱油药水，可以消毒，即此。

碘片—钱五分　火酒四两

此药入酒即化。用时以毛笔蘸酒涂患处，一抹即干，不可频搽，须隔五六小时再搽一次，肌肤小疖自能消散。如搽之太过，即令外皮腐烂，滋水浸淫，反以贻害。

【方解】此西法也。西学家亦以为普通用品。然碘片之力极厉，贮入磁瓶中，如以木塞口，则其木不三五日即黑腐如泥。如摊于木器上，木器顷刻焦黑，等于炙炭。故浸酒用之，自能深入肌腠，以消坚块。但药性自外而入，几如硝镪性质，频频用之即令肌肤发腐，而内之坚块如故。所以止能治小小之疖，浅在皮里，方能有效。若肿块稍深，则药力亦不及病所，纵使外皮腐烂，亦不能消其坚肿。恒见治新学家，并以治瘰疬痰核深藏经络之证，则未见其利，止见其弊。是不知于药物性质上体会研究者也。

第四节　退毒敷药

疡患初起，其有形块者，但贴退消膏药已是适用。而漫肿无垠，不辨根脚者，则薄贴即无所用之，此惟末子敷药可以遍涂患处，使之收束，其轻者亦可消散。市肆中有如意金黄散一种，未尝非普通习用之品，疡医书中无不载之。然药味尚未免稍杂，轻证可效，重大者颇嫌不胜其任。且止此一方，而以通治寒热虚实，总嫌笼统不切。徐洄溪所谓一证有一证切要之药，非通套方剂可以奏效云云，固亦有见于此。然必每证各备敷药，亦太繁琐，此老亦未免大言欺人。敝师门朱氏分温凉两种，如薄贴之例，亦已无施不可，简而能赅，是可法也。

温煦丹 如意金黄散宜于阳证而不利于阴寒。凡病在筋骨，先酸痛而后坚硬漫肿者，金黄散必不可用。黄墙朱氏数世研究，深知其弊，业师阆仙先生因订此方，以治附骨、环跳等证，初起隐隐痛楚，渐至成块木肿者，其效最捷。并治跌仆损伤，筋骨掣痛，皆效。

炒香附四两　西羌活　川独活　上安桂去粗皮　生南星　北细辛各三两　粉甘草四两　川乌　草乌　高良姜各二两　公丁香一两　急性子五两

各取极细净末，和匀，临用时以无灰酒加连根葱三五茎，煎沸调药，热敷患处，绢包裹，一日再易。寒甚者，合四温丹等分用。

桃花丹 此则如意金黄散之变法。金黄散性偏寒凉，惟赤肿大热者为宜。若初起肌肉肿痛，犹未发赤，虽曰亦是阳证，但气滞血凝，药宜疏通，乃可消散。遽以大凉之药遏郁之，则气血坚凝，反不可散。是逼其团结，蕴酿成脓，适以助之成溃，伊谁之咎。治此者纵不可用温药助虐，亦必以通络泄散为唯一秘诀。阆仙朱先生手订是方，清凉而不偏于阴寒，散肿

---

① 凤仙子：急性子。

软坚，疏泄郁热，以治阳发红肿焮热，或尚未高肿色赤，乳痈疔毒，漫肿坚硬者，无不应手捷效，其功实在金黄散之上。

羌活　当归　甘草各三两　陈皮　黄柏　大黄　急性子各二两　南星　白芷　赤芍各一两五钱　马牙硝　银朱各一两　绿豆粉四两

上各取细末，和匀密收。

红肿焮热者，以忍冬藤杵自然汁调敷。大青叶、芙蓉叶、马兰头、马齿苋等自然汁皆可用。时毒发颐，用防风三钱，薄荷叶二钱，煎汤调敷，或加薄荷油十许滴。小证红肿，用茶清调，小块初起，以药末三四分，用太乙膏贴之。阳证初起，未红未热，以甘草煎汤，乘热调敷。

第五节　围毒移毒

铁井阑　凡痈疽大毒，漫肿无垠，根脚四散，其毒不聚，最是恶候。难消难发，迟延日久，必多变幻。故收束疮根一法，至不可少。又有疮发于骨节转侧之间，酿脓化腐，恐碍关节，亦宜外敷移毒末子，使其移至一偏，让开要害，则纵使成脓，可免损及运动。古法此类方药亦颇不鲜，而效者寥寥。此是朱氏恒用之药，较古书成方为效迅速，是收束疮根必要之品。外科书中别有此名，用芙蓉叶、苍耳草二物捣涂，止用以治热疖轻证，非此方可比。

大五倍子去虫屑，微炒成团，候冷研细，三两　杜蟾酥干研细，五钱　藤黄三两，先以好醋入铜杓，上微火化烊，绢滤去滓，听用　明矾一两，研　胆矾八钱，研　大黄　皂角　白芨　山慈菇各二两　制南星一两

上先以后五物，用陈米好醋二大碗，文火熬浓，绞去滓，乃和入醋煮之藤黄，同熬成膏，俟极浓，乃和入五倍、蟾酥、二矾细末，调匀离火，再入上麝香细末三

钱，杵匀制成锭子，阴干收藏。临用时以醋磨浓，涂疮根四围，干则润之以醋，一日洗去再涂，极效。欲移毒使偏，则如上法涂其一偏，而涂药处自能退肿，其毒聚于未涂药之一偏矣。可保骨节不致损害，是即避重就轻之法。

第六节　化腐搜毒收湿止痒诸方

三仙丹　此即升丹。一切溃疡皆可通用，拔毒提脓最为应验。凡寻常之证，得此已足。但湿疮有水无脓，及顽证恶腐不脱，或起缸口，或黑腐黏韧，久溃败疡，则别有应用药末，非此可愈。

凡溃疡近口近目处弗用，乳头脐中，阴罨下疳弗用。

水银　火硝　帕矾各一两

先将硝矾研细，入锅底按平，用小铁锅。中作凹形，坐入水银，拣一平口浑圆磁海碗覆之，须口与锅密切无纤微隙缝，以棉纸作线条，浸盐水护碗口，细细筑实，试上炉用小火烘之，听碗中微有声息，知硝矾自熔，看碗口无黄紫气飞出，方不走炉。一见碗口出烟，汞已外泄，再用棉纸条筑之。乃用黄沙盖在碗上，全碗全没沙中，碗底纳入棉花一小块，上加大铁一块压之，乃加炭一炉，令火徐徐加大，一炉炭约二十两。一炉炭烬，再加满一炉，猛火煅之。两炉煅烬，乃拨开碗底之沙，验得所藏棉花焦黑成炭，火候已足。乃移下铁锅，置于干砖上冷定，最好要隔一宿。开看碗中满粘鲜红一片，而锅底止有白色药底最为佳候。

碗中之药面上一层轻浮如粉，先用鸡翎扫下，别贮。此药性薄，止有轻证可用。扫尽浮药，则碗上更有粘住一层，以刀刮取，厚者成片，此药力量较足，可治大毒重证，入油钵细细研之，极细乃可用。药色以鲜红如朱，明艳如赤霞者，最

为火候得中。若不及则色黄者，即市肆所谓黄升药，力量最薄，不可用。且火候未到，汞性未化，多见空气，则星星可辨，仍是水银，以之掺入溃烂之处，为祸甚矣。若火候太过，则其色焦紫，或如酱色，亦不可用。间有满碗如晕，一圈鲜红，一圈深黄，一圈青紫，圈圈异色者，则炉火之作用。古人所谓药炉中自有神妙不测之理，确是不可多见者，实在功效亦同。如偶遇之，可各色扫开，分别贮之，以资博物。总之，色以鲜红明艳为第一。亦偶有晦滞者，是为坏药。若上火时有烟腾出，则其汞已走，碗中可以一毫不存，不可不慎。炭要预先拣取，有声如铜者方可合用，劣炭不可用。火候不佳，药力不及，功用必有不逮。市肆中有炼成者，尝试用之，病者皆嫌作痛，而自制者则不痛，此必有故。俗谓陈久不痛，新炼者则痛，殊不尽然。颐尝以新炼之丹试用，亦未尝痛，但研必极细，用时止用新棉花蘸此药末，轻轻弹上薄贴，止见薄薄深黄色已足。如多用之，则大痛矣。门外人见之，必谓吝惜药末，不肯重用，而不知此丹力量甚厚，必不可多乎。炼丹时炉中所余白色炉底，亦可研细，和入疥疮奇痒药中，但枯矾收湿止痒，重用作痛，宜少少用之。

拔疔散　治疔疮。初起一粒，形如粟米，顶白无根，初觉顽木，或则微痒，最是恶证，势必肿散腐开，其毒甚炽，非三仙所能治，则需此散。先用针当头点破半分许，稍稍见血，乃用此药少许掺于疮头上，以清凉薄贴盖之，一日再换。能束肿提脓，并能提出腐肉一块，其韧异常，俗谓为疔头。此腐一脱，大证皆平，是神丹也。脑疽发背及其他顽疮，苟有坚韧恶肉①，或黏如筋，或黑而臭，牵连好肉，镊之不去，皆可以此散轻轻掺在恶肉上，

亦能速之使脱，但必预护新肌弗沾此药。

斑蝥糯米拌炒黄，七枚，去米弗用。此米大毒，宜埋土中　全蝎漂淡土拌炒干，三枚　玄参炒松弗焦，三钱　爪儿血竭研细，去粗硬块，三钱　乳香　没药各一钱，取净末　上梅片　上麝香各六分

各为细末，和匀密藏。

此方加重斑蝥、全蝎各三倍，另为一料，治代指初起，肿痛无头，用药一二分，贴于痛处，以膏盖之，轻者可退，重者提出速成，可不化大。咽喉痛者，以此药少许贴于头外相近痛处，上以膏盖，一周时揭去，皮有水泡，银簪挑破，泄去毒水，喉痛即瘥。近有刊送咽喉异功散者，即是此方，其应神速。

黑虎丹　此药名各处通行，然药各不同。此则朱氏家传，大有经验者也。

治大证顽毒，三仙丹不能治，与拔疔散功相近，而提取脓水，威而不猛。大约腐肉不脱，利于拔疔。并无恶肉，而脓水频仍，经久不愈，则宜此丹。

全蝎制同上方，七枚　蜈蚣炙，大者七条　蜘蛛炙，大者七个　甲片炙，七片　白僵蚕炙，七条　磁石煅研，一钱　公母丁香各一钱　上西牛黄二钱　上麝香一钱　梅花冰片二钱　百草霜净者，五钱

各为极细末，和匀，磁瓶密贮。每用少许，掺疮口上，以薄贴盖之。凡虚寒疡患，溃久不敛，及溃后阳虚，恶腐不脱者，亦掺此丹，功在三仙丹之上。

五虎拔毒丹　治溃疡毒炽，非三仙丹所能提毒化腐者。

露蜂房有子者佳，瓦上煅炭　蝉蜕　蜈蚣各炒炭，各二钱　全壁虎十枚，炒炭　三仙丹五钱　明腰黄四钱　元寸五分

研细和匀，用如上法。

---

① 恶肉：此2字原无，据三三本补。

【方解】此亦上方之变法。大毒顽证，必以此二方为主，始能有效。但黑虎丹利于虚寒之证，湿热病忌之，此方则阳发亦可用，二方微有分别。

天仙丹　治疔毒及脑疽背疽，腹皮大痛，溃后脓多，或腐肉不脱。此药提脓拔毒，能去恶腐，而不痛不猛，最为王道，且收捷效。

三仙大红升丹_{须自炼者为佳}，二两　天仙子_{六两，研极细}　五虎拔毒丹_{一两，见上。}上梅片_{三钱}

各研极细，和匀密贮。临用挹尽脓水，须以一百倍加波匿酸①淋洗净，棉纸挹干，以此末子细细掺遍疮口，以膏盖之一日两换。吸尽脓腐，不伤好肉，不觉痛苦，最为稳妥，而收奇效，真是神丹。

【方解】广东药肆有所谓天仙子者，其形小圆而扁，其色深黄，光泽滑润，一得水湿则自有黏质，稠如胶浆。以治溃疡，吸取脓水，其力颇峻。寻常疮疖嫌其吸力太富，反觉痛苦。惟疔疮脓多，及脑疽背疮腹皮痛等大证，腐化已巨，脓水甚多者，以此提脓吸毒，去腐极易，并不苦痛。考《本草纲目》有莨菪子，一名天仙子，而所载形色性情，实非此药，或粤省所独有，未入本草之物。颐用之有年，恃为利器。爰合以三仙丹数味，配为一种末子，专治大毒大腐。是新方之适宜于实用者，即以粤东之名名是方，以旌其功，允足当佳名而无愧色。

集仙丹　三仙丹提毒化腐，性颇和平，不独脓毒未清，恶腐不脱者赖以化毒去腐，即至脓水净尽，新肌盎然，亦可少少用之，即以生肌收口。但金石之性，藉炉火升炼而成，功最捷而吸力亦富，全在研之极细，掺之极匀，若扑药太重，即能作痛。恒有病家知是神丹，索药自掺，往往不知分量，用之太多，反以贻害。又不

容靳而不予，致贻吝惜之讥。乃为汇集中正和平之品，俾与三仙并行不悖，既有提脓拔毒之效，复无多用增痛之虞。是亦无法之法，命名集仙，以志其实。

大红三仙升丹_{一两}　明净腰黄_{二两}生漂牡蛎粉_{一两}　飞净生石膏_{四两}　广丹_{一两}　飞滑石_{三两}

各为细末，和匀听用。掺入疮口，不妨略多。持以赠人，庶可听其自用。

三灵丹　治疮疡久溃，流水不已，不能收口者。

生青龙齿　麒麟竭　明腰黄　炙龟板_{各一两}　红升丹　海碘仿_{各五钱}

各自研极细，和匀，加大梅片五钱，密贮。

【方解】海碘仿，西名沃度仿误，乃西药外疡通用之药，色黄而气恶，有奇臭，俗名黄臭药，最能燥湿吸水，溃疡流水者尤为相宜。以合升黄龙麟玄武，既能吸尽脓水，即可生肌收口，计日呈功。

八仙丹　治大疡溃后，脓毒渐衰，以此搜净余毒，即以生新。

明腰黄_{五钱}　上血竭_{四钱}　真轻粉_{二钱}炒东丹_{二钱}②　漂牡蛎粉_{六钱}　红升丹_{二钱}元寸_{四分}　梅冰_{一钱}

各研极细，和匀听用。

蛇床子散　治秃疮疥疮，湿注游风，搔痒水多者，皆效。先洗净而用之。

蛇床子_{炒研，一斤}　烟胶_{八两}　白明矾枯矾_{各一两}　大枫子仁_{半斤，白者}　硫黄_{二两}铜绿_{一两}　雄黄_{五两}　川椒_{一两，去目}

上各为细末。另研枫子仁，渐渐以诸药末和之，研极匀，每一两加樟冰二钱。痒疮成片者，麻油调，干痒者擦之，每日洗净，然后敷此。

---

① 加波匿酸：石炭酸的旧译。

② 一钱：体仁堂本、上科本作"二钱"。

炉甘丹　下疳等证，不能用三仙丹者，此方能拔毒而不痛。

上炉甘石最细腻者，煅，黄连汤淬三四次，拣净研细，水飞漂，二两　上血竭五钱　海螵蛸去背，五钱　真轻粉四钱　乌芋粉二两　漂牡蛎粉一两

各研极细，和匀密贮。

二龙丹　治下疳，消毒退肿，长肉生肌。

龙衣大者两条，纸吹火烧灰　龙骨五钱　鹅管石　煅海螵蛸　炉甘石制飞，各四钱　乌芋粉一两　冰片三钱

各为极细末，和匀，鸡子黄熬油调涂。

血余膏　治恶疮久不收口，及臁疮多年不收者，瘰疬久溃，非此不效。

壮人头发　猪毛　羊毛　鸡毛　鹅毛各洗净晒干，鸡毛鹅毛须去中心硬梗，各净四两　猪板油去膜净，二两　桐油二两　麻油二十两　白川占二两　龙脑　香即梅冰片　麝香各一钱

上先以三种油入龟板五两，炸二十分钟，再入诸毛灼焦枯，离火片刻，细绢漉净滓，文火再煮，入川占、脑、麝，以飞净黄丹六两调成膏，油纸摊贴，可再加三灵丹掺药。此油炼成，亦可少少入锌养粉同调，用西法棉花棉纱摊贴，治疮口多水无脓者，更佳。

枯痔散　痔漏恶疮，顽肉死肌，腐不脱者，不去顽肉，不能收口。此方能蚀恶肉而不伤好肉。方见《外科正宗》，但天灵盖无用，而害及枯骨，必非君子之心，朱氏不用，亦未尝无捷效也。

砒霜一两　生白矾二两　轻粉四钱　蟾酥二钱

先以信、矾入铁锅，碗盖密，煅二炷香，冷定取药，细研。另研轻粉、蟾酥，和匀用之。

乌金膏　恶疮顽肉、升丹、天仙丹所不能化者，以此掺之，化腐不痛。与上方异曲同工，随宜择用。

巴豆白肉一味，烧炭。压去油，加元寸同研。

黑龙丹　疔毒最多胬肉高突，其痛异常，塞住疮口，反使脓毒不泄，惟此丹能平之如神。方出毛达可《经验集》。

真乌梅肉炒炭，大熟地烧炭，研细，加上梅冰十分之二。

金枣散　走马牙疳外治药。掺之，立刻定腐。

大红枣去核，每嵌白信石如豆大，炭火煅过存性。煅时起浓烟，须避之。如有未化信石则去之，研细，加冰片十分之四。轻掺腐处，不可吞入腹。

碘汞膏　此西法药。治瘰疬，不问已溃未溃皆效。

碘片二钱，先用甘油少许同研化，水银软膏五钱，再合碘同研化，加荙菪软膏四钱，西名颠茄软膏，东人名荙菪越几斯，加华摄林少许，同研，匀涂之，上以凉解薄贴覆盖。

玉糊膏　治汤火伤极效，立能止痛，可免腐溃，极易收功，百试百验。

风化石灰，清水浸之，俟澄清，吹去水面上浮衣净，取清水另贮。每水一杯，加麻油一杯，以箸调之百匝如糊，即以涂患处。

拔管方　肛痔成管，拔之不易。旧有挂线法，未必有效。朱氏两方，简而极效，非外间所知。

壁虎尾尖，量管之大小剪取一段，插入管中，拔脓收口极速。

有尾之五谷虫，漂净，炙焙存性，飞面和为条，用之亦佳。

锡灰膏　治远年臁疮，神效。

纸锭灰筛取极细者，东丹、冰片、猪板油捣匀摊贴。

独炼硫　疥疮湿疮痒者，捷效。

明净硫黄入铁锅，文火熔化，倾入盐卤中，凝定取出，再熔再淬数十次，俟硫色深紫为度。

一味研细，熬鸡子黄成油，调敷。先须洗涤净，挹干敷药，每日一洗再敷。

第七节　洗涤诸方

外疡既溃，脓水浸淫，必以洗涤洁净为第一要义。庶几毒菌不留，方能生新收口，否则恶腐不除，必多深蔓。而湿痒恶疮，稠黏毒水尤易四窜，且必传染及人，为害尤厉。古法洗方不少，治阳证皆用清热燥湿解毒之药，治阴证则用流气活血滋养之品。如《医宗金鉴·外科心法》所录诸方，已是尽美尽善，用之不竭。惟迩来新学大昌，治疡最重防腐消毒，于洗涤一门，尤其精神所贯注。可以去腐，可以生新，用药极简，而条理秩然，较之吾国旧法，既觉便利易行，而能确然有效。但药力本猛，全在相度轻重，恰合分寸，太过则非徒无益，反以有害，必不可东家效颦，只形其丑。兹录涯略，以为参用西药之法。

架波匿酸洗法　架波匿是西语之译名，从煤中蒸炼而成，故东人名石炭酸。石炭即煤，其名为酸者，则华语精华之精也。西法烧煤气燃灯，上海人之所谓自来火灯，先蒸煤取烟，以铁管通之，管头放出煤烟，取火点之即燃。但此烟通入铁管，烟气中必含有油质，日久而管为之满塞，如吸旱烟之烟管，经久必烟油凝满。故蒸煤取烟之时，必使其烟先从水中经过，烟中油质澄入水底，而其烟乃洁净。积久则水底油质凝结已多，其色甚黑，其质如胶，有气甚烈，是为柏油，可涂竹木，不畏风雨。架波匿酸即是柏油中炼出者，故气臭尚盛，正与煤烟柏油相同。药是冰质，遇高热则融为油，以水化之，每一份水可化九份冰，则为油质，再以水化之，则十二份水可化油质一份成水。然尚是原料，以洗溃疡，必以此

水加五十倍清水化合，可洗腐疡，能令恶腐净尽，不伤好肉，不作大痛。必以脱脂棉纱轻轻洗涤，挹干脓水，再贴油膏。其痒疮湿疥，游风湿注，湿臁痒甚者，则三十倍清水亦可用。不可太浓，如不满三十倍，则痛甚矣。若大证脓水已少，腐肉已净，则用一百倍水及八十倍水可也。如痒疮滋水，结痂成片，粘连不脱，则用脱脂棉纱浸入三十倍药水中，带水贴于疮上一二刻钟，硬靥即浮，再轻轻洗之，至新肌渐满，脓水已尽，则不可再用此药。当用硼酸水洗极佳。凡用此水洗疮，一日一度，不可多洗。

硼酸洗法　此亦西药，亦能解毒防腐，而性和平。溃疡轻证用之，大证至新肉已生，将收口时亦用之。卜拙阴疮，乳疡乳癣，臁疮痔疮，茎疳阴囊诸证，不可用架波匿者亦用之。喉舌腐烂，牙疳口疮，皆以此嗽口去秽。目赤肿痛，泪流多眵，及眼癣湿痒红腐，硼酸一两，沸汤十二两泡化，候冷用之。轻证亦可加倍用水。

第八节　止血之方

疡患蚀断血络，每易溢出鲜血。及病人肝阳太旺，火毒极炽之时，亦多鲜血自流，不止其血，危险实甚。西法必以动脉钳钳定动脉，则血溢不多。而习中学者不能用，则药物尚矣。又如血箭血痣、金刃创等，亦不可无急救之法。兹录简而效者二方，以备家庭之急。若古人成方，效者亦夥，抄不胜抄，无取其多，徒侈篇幅。

紫金丹　治金疮，能止血，及疮疡流血不已者。

紫金藤即降香，五两　乳香　没药去油，各二两　血竭　五倍子炒成团，各一两五钱

别研极细，和匀，每药末一两加梅冰三钱，再研匀，密藏弗泄，陈久更佳。

金刃独圣丹　止血定痛。

龙眼核，剥去①黑壳一层，炒研极细，每一两加冰片二钱，和匀，再研，密贮。

第九节　生肌诸方

生肌收口，古方夥矣。然疡患当腐尽新生之时，大功告成，其人自有滋养能力，即不用药，亦无虑其不能收口。惟偶有正气太薄，不易生肌者，则内服补养，而外必以药力助之，亦是治疡者不可不备之法。世俗竟尚犀黄、珍珠，贵则贵矣，无非医人敛财之计，究之实在效力，亦不必金珠玛瑙。兹录恒用数则，以与同志揭明真相。惟其效而惟其廉，恐市医闻之，将摇首咋舌，莫明其妙矣。

十全丹　大证毒净，非此不能速敛。

西血珀五钱　明腰黄五钱　漂牡蛎粉一两　鸡胫骨　狗胫骨烘燥研细，弗焦枯　绵西芪烘燥研细，筛去粗末，各四钱　青龙齿生研，五钱　乌贼骨六钱　红升丹二钱　元寸五分　大梅片三钱

细研和匀。

象皮膏　朱氏家制。生肌收口，并治金疮止血。

真象皮炒松，细研，五钱　真轻粉四钱　锌养粉　黄蜡　白占各一两　血竭六钱　紫金藤即降香，细末　密陀僧各一两　飞细生花龙骨八钱　梅冰三钱

麻油一斤，煮沸，下陀僧末，再煮沸。入二蜡溶化，离火，入诸药调匀，刷棉纸上，阴干候用。用时以沸水壶烘烊贴之，弗令见火。

珊瑚粉　外疡毒净，以此收口。

上血竭五钱　赤石脂　牡蛎粉漂净　海螵蛸去背壳，研细漂净　密陀僧各一两　花龙骨四钱　上冰片四钱

研细和匀，轻掺，以清凉薄贴盖之。

【方解】世俗治疡，珠黄之外，血珀珊瑚，号为八宝，无非借此贵重之名，聊以自高声价。究之珊瑚、玛瑙，非血肉之质，亦复何能有效。是方借此大名，似不脱市侩恶习。然惟其色不惟其质，未能免俗，聊复尔尔。且此方生肌收口，功效昭著，比诸珠玉宝贵，实无愧色。爰锡嘉名，亦旌功之旷典也。

麟龙丹　收口药，与上大同。

龙骨　麒麟竭　雄黄腰黄为佳　银朱少许　滑石　儿茶　梅片

分两随证配合。

滑脂粉　小证收口可用。

飞滑石，赤石脂，少加冰片。

成炼珠粉　收口宜之。毒未净不可用。

【方解】珠粉，贵物也，寿颐则谓介属耳。但用大块牡蛎，洗净泥垢，杵散，清水漂出细粉，去其粗滓，功与珠粉同，而价则十万之一耳。名以珠粉，允无愧色。岂俗子能知此中功用耶。

乌芋粉　即荸荠，俗名地栗。用老而多渣者，去净皮，捣烂绞汁，其滓和水再研，绞去滓，取汁澄定为粉，清水漂二三次，去甜味，久藏不变。

合眼药、下疳药，功在炉甘石之上。亦治溃疡，去腐生肌。单用此粉，专治目赤翳星胬肉，点入目内，极有效力，毫不痛痒，允为实火目病之神丹。

第十节　咽喉口舌诸方

咽喉口舌诸证，本是内科，初非疡医界内之事，惟不可无外治之药为之辅佐。而晚近内科家多不备此药物，于是此等病家不得不求治于疡医之门。然究非长于内科理法者，必不易治。此迩来喉证所以日

──────────

① 剥去：三三本作"只取"。

甚一日，几如疫疠，而丧亡枕藉者，此中亦有其故。况世且有号为专于咽喉一科者，间尝考其学识，固亦不过云尔者乎。业师朱氏，夙备药物，效验有素，兹备录之，以广其传，是亦先阆师利物济人之素志。虽仍是普通习用之品，而较之故纸堆中陈陈相因者，临床治验或尚能较胜一筹也。

新定加味冰硼散　治咽喉痛腐，口疳舌疮，牙疳重舌。

漂人中白三两　老月石二两　薄荷尖二钱　梅花冰片五钱　明腰黄一两

各为细末，和匀。牙疳多血加蒲黄炭、枣信炭，临时和匀。

【方解】此为寻常咽喉口舌通用之药。以漂净人中白为主，清热解毒，而导之下降，最是喉证无上神丹。古人非不知用此，奈习俗恶其秽气，烧过用之，则仅存碱质，等于石灰，清凉之性变为燥烈，为利为害，胡可以道里计。兹则研细水飞，取其轻浮洁净者，带水倾出澄定，换水数十次，其白如粉，无气无味，岂独喉证所必需，亦是口舌之要药。以极贱之物，而用之得宜，即为良剂。古语有云：臭腐中自有神奇，此物是矣。治药物学者，胡可人云亦云，不知细心体会耶？

新定加减锡类散　治咽喉腐烂，及口疳、牙疳、舌疮等证。

漂净人中白二两　西牛黄五钱　老月石二两　鸡爪川连一两　明雄黄一两五钱　真川贝　广郁金各八钱　金余灰即人指甲，洗净炒松，微焦，弗太过，研细，六钱　上梅片四钱

各为极细末，和匀，每用分许点患处，极效。

【方解】锡类散一方，自孟英王氏极推重之，乃风行于世。然方中象牙屑极难磨细，如治之不良，则其质甚坚，点入患处，非徒无益。又壁钱亦不易多觅，且此

虫颇毒，似亦非必要之物。先师阆仙先生以意增损，重定是方，用之多年，大有应验，似原方功力亦不过如是。但牛黄有数种，关西者其价颇贵，颐亦尝以广东来者试用之，效力亦佳，而价则视西产为廉，似乎实在功用，亦未尝不相等也。耳食者闻此，得不咤为赝鼎乱真乎？然药物惟求其适效而已，本不必专求诸价等连城者，如必以贵是尚，则胡不方方皆用金玉？颐按：原方本有珍珠，师谓既用中白，则珠粉亦未必胜之。如必欲介类潜阳，则牡蛎净粉，咸寒清热，而质又黏腻，能生新肌，功力亦在珍珠之上。

咽喉独圣散　治喉痛红肿等证极效。可以加入上两方中。

西瓜霜，秋凉后预藏西瓜，不大不小者。俟过霜降节，择瓜之不坏者，顶开小孔，挖去瓜肉，留薄者青瓜皮约一钱厚，弗破。另以提净朴硝，火硝不用，贮满瓜中，即以所开之顶盖上，麻线做络子，络瓜于中，悬檐下透风不见日晒雨淋之处。瓜下离一二寸，另络一磁盆承之。过冬至节，瓜皮外结霜极厚，扫下研细吹喉。磁盆中如有瓜中流出汁水，天寒亦结为霜，亦可取用。瓜中未化出之硝，取出留存，明年仍以纳入瓜中，再令成霜。

新定胆制咽喉药　治风火喉证及口疳舌疮。

真小川连一两　条子芩五钱　真川柏五钱　白僵蚕炙燥，三钱　漂人中白一两①　老月石一两　薄荷叶二钱

各为极细末，和匀。腊月收鲜青鱼胆，带胆汁盛药末，线扎。挂当风处阴干，去胆皮，细研，每一胆倾去胆汁一半，乃入药末，加指甲炭二钱，明腰黄五钱，西瓜霜一两、蜒蚰制青梅肉五钱，焙

———————————
① 一两：三三本作"二两"。

燥研，每药末一两加上梅片一钱，和匀密收。红肿腐烂者皆效。若但红肿而未腐者，此药一两，可配枯矾二钱，吹之。

凡喉证用末药，须用铜喷筒轻轻喷入。若用细竹管吹之，恐受风病变，不可不慎。

附：制青梅法　鲜青梅子择肥大者，打碎去核，每梅肉一斤，以食盐二两渍之，捕活蜒蚰同渍，不拘多少，多则尤佳。渍四五日，取梅肉曝干，还入原卤中，再渍再曝，以汁尽为度。去蜒蚰不用，焙燥，研末密收。

【方解】鱼胆制咽喉药，其法旧矣。此方亦阆师改定，清热涤痰，而加以薄荷之辛凉泄风，兼顾外感，亦是一法。

虚喉吹药　治阴虚火炎，喉痹、喉疳、喉癣等证。

儿茶三钱　川贝三钱　牡蛎粉漂净，八钱　西血珀六钱　漂人中白五钱　蒲黄炭三钱　西牛黄二钱　梅冰片六分　麝香三分

各研极细，和匀密贮。

血余散　治阴虚喉癣。

真血余炭一钱　真坎炁一条，漂净焙炭，研　血珀五分　腰黄二钱　花龙骨二钱　上梅冰四分

各为细末，和匀吹之。寿颐按：此方亦可加漂人中白。

【方解】阴虚于下，阳浮于上，气火泛溢，上凌清窍，每有咽喉燥痛，哽塞音瘖等证。病源与风热外乘，闭塞喉嗌者绝不相同，而其见证亦大有区别。盖痛而干涸，虽硬塞必不肿，亦必不红。嗌关内外皆作淡红色，时有红丝缭绕而已。蒂丁[①]虽亦垂长，望之止见其燥，绝无痰涎盘旋之状，舌亦不红不腻不黄，甚者其人必足冷，脉必不浮不大不弦。此必不可以疏风清热消痰治者，六味都气，甚则并用附桂，桂宜作丸，八味汤必凉服。惟外用末药，

则亦必清凉。盖下元虽是真寒，而上焦确有火证，故内服之药可用温补，而外治其上，必不能浑作一气，但终与实热有别。此二方皆为虚火之法，前方尚是普通喉痛治法，但不用苦寒遏抑，及涤痰攻克之品，而加儿茶之黏滞以助真阴，蒲黄之清芬以息浮焰，已与实火证治不同。其后方用血余、坎炁，借血肉有情同气相应，显与实火痰热者大分迳庭。但血余炭宜自煅为佳，市肆中物与川椒同煅者，必不可用。

开关神应散　方见《齐有堂医案》。

治急喉风，肿痛闷塞，痰涎黏闭，呼吸欲绝者，必效。

明净腰黄　枯白矾　生藜芦　猪牙皂角炒黄弗焦，去筋膜，各为末

各等分，和匀密收，临用吹喉。此方可治红肿，若已腐者，不可用，枯矾极痛，肿盛欲闭者，凉茶调如糊灌之，渐能入喉，吐出痰即松。

【方解】急喉风，暴肿痰壅，喉关闭塞，呼吸不通，危在顷刻。苟非吐法，先开其壅，则虽有良药，亦难下咽。《本事方》稀涎散，独用皂角、明矾，激之使吐。法本六朝稀涎千缗汤，来源最古，取效最神。颐二十年前见一幼孩，三岁，喉痛猝闭，呼吸不利，痰涎盘旋，欲视其喉，而舌肿已粘上腭，浑合无隙，势极危急，恐不及救。即以牙皂、明矾为末与之，嘱其勉强纳入，吐则或有一线生机。乃去后不复来视，已疑其无望矣。后始知其一吐而安，不劳再药。齐氏此方加腰黄解毒，亦有可取。尤在泾《金匮翼》用白矾、巴豆同煅焦赤，蜜丸芡实大，绵裹纳口中近喉处引吐，亦佳。古法有以巴豆油染纸，作纸捻，着火吹息，纳入喉间，

————————

① 蒂丁：即悬雍垂，也称小舌。

令油烟气引吐痰涎者，其效尤捷。

附：针刺法　喉风闭塞，开关为亟。稀涎散、江子仁油皆是急救之法，而针刺尤为捷效。古法用三棱针刺两少商出血，而有效有不效，惟内关一穴，刺三分留四五呼，旋针补泻，能使喉塞顿开，可纳汤饮，应试綦捷。又两合谷穴毫针深刺，须入一寸五分，使针头透过手心劳宫穴。频频旋转其针，气自流通，亦极桴应。此穴取法，在虎口上交叉骨间，令病者侧竖其掌，乃以毫针缓缓直下，始则轻轻旋转，令深入骨缝中间，不可使针头在掌中透出，多留为上，时时旋转之，旋之愈重则行动极捷，开窍通络，无往不宜。即猝厥暴死，昏不知人，皆能应手出声，立刻清醒。

附：西药血清治疗法　迩来喉证大行，烂喉痧、白缠喉等，所在多有，而沪上尤甚。盖以厂家林立，烟突高耸，矗立云表者，星罗棋布，终日燃煤，烟腾遏迤，视北地之煤火煮食，其厉不啻倍蓰。人在气交之中，呼吸吐纳，日受其毒，宜其病发猝暴，比户传染。旧法治疗，往往病重药轻，不胜其任。西学家发明血清治疗，皮下注射，定痛止腐，最有奇验。一度注射则五六小时，而其腐即安，白者不知何往。盖毒在血络之中，服药吹药，运行嫌缓，惟注射法即于血络灌输，径达病所，宜其如鼓应桴，捷于影响。治大证急证，不可不备之药。颐寓沪有年，经验多矣。药名喉痧血清，西药房有售，能藏一年余可用。乃马痘浆合甘油及架波匿酸少许和成者。按中医恒用马乳治牙痛疳舌疮，极效，亦治烂喉。知西医药理未尝不与吾国旧学一气贯通，或谓中西两家理法各别者，是门外人语，仅从皮毛上观之，实未能深知此中真实作用者也。

第十一节　耳目诸方

磨云散　治眼赤星翳。

荸荠粉二两　老月石六钱　川连汤制细炉甘石一两　冰片三钱

各研极细，和匀点眼。

点眼药水　治目赤星翳神效。

乌梅肉七钱　鸭嘴胆矾二钱　川椒去目，二钱　明矾七钱　青盐三钱　冰片一钱

引线小针三支，水十四两，浸一月可用。陈久不坏。

聤耳流脓　先以核桃肉打油滴入，棉花卷净，入后药，再滴核桃油二滴。

龙骨　枯矾各三钱　黄丹二钱　元寸二分

各为细末。如耳中流血脓者，单用龙骨末，如上法。

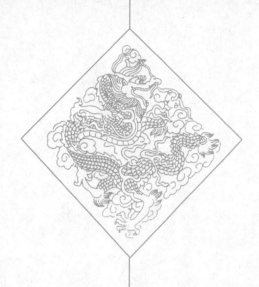

张山雷医学学术思想研究

张山雷是民国时期著名的中医学家、教育家，与盐山张锡纯、慈溪张生甫并称"海内三张"。张山雷博古融今，集临床实践与医学教育于一身，享誉甚多，其高超的学养和经验，源于长期的实践积累和博览群书。他主张中西汇通，集历代医家之长，立论以临床疗效为重，创中风八法，倡外病内治，在内、外、妇、儿临床各科皆形成了独特的治疗风格，在脉学、本草方面也多有建树，在中医文献的校勘训诂方面更是造诣颇深。

一、生平梗概

张山雷（1873—1934），原名张寿祥，字颐征，后改名寿颐，字山雷，一字资生，嘉定（今属上海市）人。自幼好学，精于小学训诂。因母病风痹，从而潜心医学，后父母相继病逝，遂弃举子业，专研医学。

其师承，有据可考的有俞德埙、侯春林、黄醴泉、朱阆仙等，而对其影响最大的则是朱阆仙。张山雷在《黄墙朱氏私立中国医药学校编制课程商榷意见书》中说："继以萍寄沪滨，与当时医界闻人相过从，则已老成凋谢，硕果无多。仅见吴门黄氏醴泉，暨同邑侯春林，法理清晰，学识俱优，足为吾道准则，惜又晤对未久，皆归道山。而颐因得于亲炙师友之余，默识其绪论，以为参考群书之轨范。"又著有《读俞德埙师医学入门及书后》，可知张山雷曾问学于俞德埙、侯春林、黄醴泉。之后，拜同邑黄墙名医朱阆仙为师，正式进入医界。朱阆仙五代业医，家族声望颇著，其祖父朱鸿宝、父亲朱滋仁、堂叔朱冠千均为一代名医。据《嘉定县志》记载：百余年来，东南疡科，首推黄墙朱氏。朱阆仙尽得家学心

传，精通各科，尤以疡科见长，他对张山雷颇为器重，视作得意门生，生平经验悉心传授。张山雷医术日臻精湛，先后在嘉定、上海行医，享誉沪上，并加入上海神州医学会。

1914 年，张山雷襄助业师朱阆仙，在嘉定创办了全国最早的私立中医学校之一——黄墙朱氏私立中国医药学校。为培养中医人才，张山雷亲自制订教学计划、编写讲义，其大部分著作均为此时编辑和撰写。两年后，因朱阆仙逝世，学校停办。之后，张山雷短暂任教于上海神州中医学校。1920 年，张山雷被聘为兰溪中医专门学校教务主任，亲自制订学制，设置课程，编撰教材，鞠躬尽瘁，直至辞世。其间，因学术和教育声名颇著，在1931 年中央国医馆成立之时，张山雷当选为中央国医馆常务理事，兼任教材编审委员会委员。另，1927 年，张山雷创办兰溪中医求是学社月刊，自任主编。

二、著作简介

张山雷一生著述颇丰，现存著作约28 种，70 余卷，已公开出版的有《读素问识小录》《难经汇注笺正》《本草正义》《本草诠解》《药物学纲要》《脉学正义》《经脉俞穴新考正》《铜人经穴骨度图》《病理学读本》《张洁古脏腑药式补正》《中风斠诠》《沈氏女科辑要笺正》《小儿药证直诀笺正》《疡科纲要》《谈医考证集》《箬簃谈医一得集》《古今医案平议》《箬簃医话》《张山雷医案》《医论稿》《醴泉湿温医案》《皇汉医学评议》《医事蒙求》《英医合信氏全体新论疏证》等 24种。未公开出版的有《谈医鸿雪》《白喉决疑集》《本草便读》《药剂学讲义》等4 种，收录于程良骏、姜黎平主编的《张

山雷研究集成》。

以上著作大致可分为三类：经典著作诠释类，以《读素问识小录》《谈医考证集》《籀簃谈医一得集》《难经汇注笺正》等为代表；临证经验与发挥类，囊括内外妇儿、药学、脉学，乃至西医学内容，以《中风斠诠》《疡科纲要》《沈氏女科辑要笺正》《小儿药证直诀笺正》《古今医案平议》《醴泉湿温医案》《张山雷医案》等为代表；另有本草、脉学类，如《本草正义》《脉学正义》等。大部分是当时为兰溪中医专门学校编写的教材，张山雷倾向于选用名家名著为素材，并加以疏证，充分体现了张山雷深厚的医学和文献学功底。

1.《读素问识小录》

不分卷，编著于 1907 年，是张山雷最早的著作之一，系其早年亲笔手稿，之后历年稍有增订，但内容仅涉及《素问》81 篇中的 35 篇。张山雷以其精深的学问，对《素问》有关篇章中某些假借字及晦滞的句子、章节等逐一注释校勘，并加以引申发挥，同时引证时人资料，对指导和研究《素问》颇有价值。

2.《谈医考证集》

不分卷，又名《医学一得》，1916 年汇辑成书。全书共收张山雷论文 27 篇，是张山雷集考证《内经》《难经》诸条所成的论文汇编。内容涉及对医经和莫枚士等有关医家著述的考证和评述，以及方药运用、辨证论治等方面的体会与经验。张山雷运用丰富的医学知识和深厚的小学功底，以文理证医理、以医理证文理，对古医籍中某些重要字词进行考证，对一些长期得不到正确解释的字词作出训释，具有较高的学术价值。

3.《籀簃谈医一得集》

不分卷，成书于 1932 年。全书共收

张山雷论文 25 篇，是张山雷晚年的著作。全书汇编了张山雷考证《伤寒论》诸条所形成的论文、对明清时期医家的评论等，内容涉及中医理论、治疗经验、方药应用体会等，反映了张山雷在理论研究和临床方面的深厚造诣。

4.《难经汇注笺正》

三卷，成书于 1923 年。《难经》是中医学经典著作之一，历代医家多有注释。张山雷汇集诸家言论，尤以滑寿《难经本义》和徐灵胎《难经经释》为主，参考选用历代各家注文，考订其异同，辨正其谬误，结合张山雷本人的见解，并引证当时的西医理论，撰成《难经汇注笺正》。本书从《难经》的书名、作者、沿革以及流派入手，对《难经》理论颇多发挥，并以临床经验加以印证。

5.《经脉俞穴新考正》

二卷，又名《经脉俞穴记诵编》，是张山雷针灸学代表作，成书于 1923 年。对《灵枢》《素问》《脉经》《针灸甲乙经》《千金方》等古籍中有关经穴内容进行了比较研究。记载十四经三百六十余穴，对十二正经及奇经八脉的经脉循行、腧穴定位等都有所考正，结合西医新学，提出了经脉与血管相联系的观点。本书立论新颖，特别是结合西医解剖学知识，颇具创见，对当时的医学影响较大。

6.《中风斠诠》

三卷，是张山雷专论中风的著作。成书于 1917 年，重订于 1933 年。卷一为中风总论，主要阐述历代医家对中风病名、病因、病理的认识及内外风混淆辗转变革的过程，借鉴近代医学对中风病的认识，反复申论《内经》"气血上菀"与中风的关系，吸收西医血冲脑筋、脑充血、脑贫血之说，完善了中医内风血冲脑经说。详尽剖析了类中与真中之原因不同、证情各异，强调施治切勿混同；卷二论内风脑神经病之脉因证治，主要对中风脉因证治进行分析，并论分证辨治，创造性地提出治中风证八法，指出镇肝息风、潜阳降逆为治疗大法，临证选方用药首选介类；卷三为古方平议，汇集历代医家有关中风的方论，详细加以阐释。本书将近代医学与《内经》中关于中风的论述相对比，着重阐发中风的病因病机，提出治疗本病的基本原则和行之有效的治疗方法，对中风理论的发展做出了重要贡献，可以很好地指导中风病的临床治疗。

7.《疡科纲要》

二卷，是张山雷外科学代表著作。成书于 1917 年，重订于 1927 年。全书分为四章，第一章总论，从外疡症状的不同及脓血色泽形质的辨别分列十一节，统论其病理、诊断与治疗；第二章脉状，依据脉象的不同，分为十六节，阐述其与外疡的联系，从而辨证施治；第三章药剂，分列十三节，总论内服、外治在疮疡中的不同效用；第四章膏丹丸散方，根据效用分列十一节，介绍敷贴吹掺及内服方 66 首，详述了方药的配制、使用、贮藏等方法。本书立论简要，辨证精当，提示了疡科的证治规律，在理法方药方面的论述实用精当，实为疡科之总纲。

8.《沈氏女科辑要笺正》

二卷，成书于 1917 年，重订于 1933 年，又名《沈氏女科辑要笺疏》（中医珍本文库影印点校）。《沈氏女科辑要》，又名《女科辑要》，清代沈尧封辑录。原书汇集历代医家妇科专论，非有真识灼见者不辑，凡录者必须切合实用，且必欲与自身临床治验相印证。后经徐霭辉校订补注，王孟英续按而成帙。张山雷认为此书"精当处勘透隐微，切中肯綮，多发前人所未发，实验彰彰"，且"大有取之不

尽、用之不竭之妙"，张山雷遂对原书的书目、引文均逐一作了考证，对论述精当处加以阐发，对谬误处加以正讹，对不能出注者作了考异。卷上为调经、胎前，附笺疏 165 条；卷下为临产、产后、妇科书大略、诸方等，附笺疏 154 条。

9.《小儿药证直诀笺正》

五卷，又名《幼科学讲义》，成书于 1923 年。《小儿药证直诀》，宋代钱乙（字仲阳）著，阎季忠（一作孝忠）编次。卷上为脉证治法，共计 81 证；卷中为临证治疗医案，共 23 条；卷下为诸方，计 117 方，另附 14 方。清代周氏重刻仿宋本钱氏《小儿药证直诀》，并附有阎季忠《小儿方》、董汲《斑疹方》各一卷。张山雷依据周氏刻本，结合自己的临床经验，对《小儿药证直诀》及《小儿方》《斑疹方》之精义加以阐发，见解独到，并对原书谬误予以笺正，撰成《小儿药证直诀笺正》一书。

10.《古今医案平议》

十七卷，分为四部，第一部十卷，第二部三卷，第三部二卷，第四部二卷，成书于 1916～1932 年之间。本书是张山雷力作，医案大多采自《名医类案》《续名医类案》《王孟英医案》等，内容涉及伤寒、温病、内科杂病和外科。张山雷对所辑医案逐一评议，阐发各案理法方药之精华，对不足之处，则给予中肯的评注。本书当时作为兰溪中医学校的教材，又名《治疗学》。

11.《本草正义》

七卷，张山雷本草学代表著作。成书于 1914 年，后几经修订，于 1932 年由兰溪中医专门学校刊行。全书按山草、湿草、芳草、蔓草、毒草、水草、石草等分为七类，收载药物 285 种。每种药以《神农本草经》和《别录》之论冠于首，

继述正义、广义、发明、正讹、纠谬等各项。对各药的性味、功用、主治、炮制、用法及宜忌等内容，博采诸家，详加考订，又融入己见而成，是一部具有较高学术价值的中药学专著。

12.《脉学正义》

六卷，又名《脉理学讲义》，张山雷脉学代表著作，成书于1911年。全书共分四章，"先以纲领以挈其要，继之诊法以立其成，而诸脉之形象次之，诸脉之主病又次之"，一改前人论脉"好谈神理，过求精深，反令初学者兴望洋之叹"之陋，读者自能心领神会，易于自学。张山雷引经据典，上自岐黄，下至明清，纂辑古今中外脉学名著和医籍60余种，详加条理类编，博采众长，融会新说，结合经验阅历，予以深入细致的论述。正义多有新意，辨脉提纲挈领，论脉注重实践，是张山雷在诊断学特别是脉学方面成就的集中体现。本书取舍有度，立意不俗，多有新意，是脉学著作中集大成者。

13.《张洁古脏腑药式补正》

三卷，又名《张氏脏腑药式补正》，成书于1921年。《脏腑药式》，原名《脏腑标本寒热虚实用药式》，金代张洁古著，后经清代赵术堂注释、周学海摘录整理而成《张洁古脏腑药式》。按脏腑分列本病、标病病证及寒热虚实用药，载于《周氏医学丛书》。张山雷结合经典及临证心得，对《张洁古脏腑药式》逐条笺正，并予以补漏正讹，重订而成《张洁古脏腑药式补正》。本书以脏腑为纲，以标本寒热虚实为目，分列病证及主治药物，并对病机和药物主治功效逐条剖析，颇多创见。既整理了张洁古等的学术思想，更体现了张山雷在内科杂病及药理学方面的学术思想。

三、学术思想与成就

张山雷十分重视对《素问》《灵枢》《难经》《伤寒论》《神农本草经》等经典著作的研究，但重经典而不盲从，提出读《内经》"削肤存液，卖椟留珠"可也，《伤寒论》方可解可用者不过十之七八，不可通者不必强为涂附的观点；引经据典的同时，经常结合西医学新知并临床实际经验，探求中医的生理病理与诊疗机理；临证时，注重四诊合参，以问诊为最基本，又最擅长望诊，尤其擅长望舌，认为辨舌有时比辨脉更有参考价值；注重临床，注重医案研究，认为多读医案，绝胜于随侍名师。此外，张山雷在本草学、脉学、临床各科及文献研究等方面均有建树，从不同方面推动了近代中医临床和教育的发展。

（一）对经典著作的研究

张山雷认为，《内经》《难经》是中医之鼻祖，《脉经》《针灸甲乙经》是医道之大宗，这些经典著作是历代医家一致公认的习医必读之书，须高度重视。但同时又指出，由于年代久远，这些文献大部分为后人重辑，多有点窜、讹误，更遑论散佚、脱漏等情况，必须加以厘定。为此，张山雷对经典医籍做了潜心研究，整理形式不拘一格，见地卓著。《读素问识小录》《谈医考证集》《难经汇注笺正》等，是他研究和整理经典医籍的代表作。

张山雷对前人著作的选择，始终以是否符合临床实际、是否有确切的发明为检验标准。本着这一原则，他对上至《内经》《难经》，下至明清诸贤之作，广搜博采，深研精究，采用的研究方法多种多样，或校勘，或评议，或笺正，或训释，以文理证医理，使错乱者得以修正，隐奥者得以申明。

1. 纠正讹误 发挥精义

张山雷在研读过程中，对《内经》《难经》《伤寒论》《金匮要略》《神农本草经》等经典巨著进行了详尽的考证，对一些长期悬而未决的医学字词训诂提出见解，解决了不少悬疑，纠正了许多谬误。

（1）以文理证医理，辨析涵义

张山雷精于小学，长于训诂，利用训诂学方法，分析和考正一些有歧义的字词，并与医学知识相结合，诠释医理，补苴罅漏。如魄门与鬼门，《内经》《难经》中的魄门一词，自古以来，注家多以《内经》"肺藏魄"，以及肺与大肠相表里的理论为依据，解释大肠下口为魄门。张山雷根据《庄子·天道篇》："然则君之所读者，古人之糟魄已夫！"以及陆德明《经典释文》引司马云："烂食曰魄，一云糟烂为魄，本义作粕，音同。"指出魄通粕，以肛门为魄门，即食物糟粕由此而出之义。此见解一经提出便得到了广泛认可。据此，他又进一步指出《素问·汤液醪醴论》"开鬼门，洁净府"的鬼门，即魄门之讹。

如对"淖"字的训释，《素问·阴阳别论》曰："淖则刚柔不和，经气乃绝。"历代医家对"淖"字有各种解释：王冰认为淖为阳常胜，杨上善注《太素》训淖为乱，音浊。吴崑注："此言偏阴之害。淖，谓阴气太过潦淖也。"张山雷引《字林》谓濡甚曰淖，训为柔靡之义，形容脉象软弱已甚。

又如，《难经·十六难》中的"四肢满"，张山雷认为当作支满。支满言其支撑胀满，今俗语则谓之撑紧。支之正字当作榰。《尔雅·释言》云："榰，柱也。"《周语》曰："天之所支，不可坏也。"

注：支，柱也。支、榰同字，即俗语所谓撑柱之义。肝气作胀，其胸胁间时若有物支柱于中而为之满，故曰支满。

再如，对《难经》"胃者，水谷之海也，主禀，四时皆以胃气为本"一句的认识及禀字的训释，旧注各家以"主禀四时"为句，颇不可解。张山雷认为，根据《素问·皮部论》所说"廪于肠胃"，王注：廪，积也，聚也。与此"胃者主禀"同一意义。禀，当读作仓廪之廪。主禀二字作一句读，文义自顺。

（2）以医理证文理，医文互证

张山雷对清代朴学家段玉裁、朱骏声的观点多有采择，根据生理病理和医学实际，采用训诂的方法，纠正了一些错误。如对《素问·玉机真脏论》"冬脉者肾也，北方水也，万物之所以合藏也，故其气来沉以搏（濡）"一句中搏的训释，张山雷认为，搏字当作挏。《针灸甲乙经》作濡。宋时已指出搏字可疑，如林亿等《素问》新校正谓"濡，古软字"。脉沉而濡，乃冬令之平调脉，若搏击于手，则太过矣。张山雷认为，搏击失之刚劲，诚非平脉之真相。其字当作挏结、挏聚之挏，乃有凝厚之意。今本《素问》作搏，以形近而误。盖搏旁尃字，写作行草，形与专之行草绝似，乃有此讹，所谓书经三写，鲁为鱼而帝为虎。

又如对《素问·平人气象论》谓"寸口脉浮而喘"，以及《素问·五脏生成》"赤，脉之至也，喘而坚。诊曰：有积气在中，时害于食，名曰心痹"一句中喘的训释，张山雷认为，脉喘而坚，喘字太不可解。今本《素问》言脉之喘，不止一处。唯《脉要精微论》"心脉搏坚而长"等五句，袁刻、萧刻《太素》十五卷《五脏脉诊》皆作"揣坚而长"。杨上善注：揣，动也。又《玉机真脏论》

"真心脉至坚而搏，真肾脉至搏而绝"。《太素》十四卷《真脏脉形》二搏字亦皆作揣，杨上善训揣为动，搏动之意。大概是因为草书搏字、揣字字形相近，所以致讹。由此推测《素问》脉喘之喘字，当亦为搏字，训为动。

旁征博引，医文互证，以阐发医学微义，是张山雷常用的方法。在考正医理文理时，除医书外，张山雷还引用《论语》《孟子》《汉书》《后汉书》《左传》《庄子》《诗经》《礼记》《乐记》《考工记》《史记》《战国策》《国语》《申鉴》《文选·东征赋注》《尔雅》《集韵》《说文》《急就篇》《通俗文》《广雅》《玉篇》《康熙字典》《说文新附》《华严经音义上》《淮南子》《字林》《经典释文》等文史类、字书类的书。

2. 研论经典　历述群贤

《难经》是古代医经之一，内容独具风格，而后世医家往往重《内经》，仅仅将《难经》看作是解释《内经》之作，张山雷则不同意这种看法。他认为《难经》在孙吴时吕广已有注解，行世最早，远在今本《灵枢》《素问》之先，是医经中之最古者。而且，其内容可以补《内经》所未备者，如独取寸口乃《难经》之创见，比《素问》天地人三部，更能提纲挈领，有更普遍的指导意义，是最适宜作为临床医生所效法的大经大法之一。《难经》所阐述的医理，有些内容远超《素问》。对《难经》评价甚高，纠前人之偏见。另外，张山雷认为《难经》中多有对经脉、呼吸等的论述，颇合西医生理之学。

基于以上对《难经》的认识，张山雷以滑寿《难经本义》、徐灵胎《难经经释》为主，汇集诸家，考订异同，辨析谬误，著成《难经汇注笺正》，将其作为

中医教育的四大基础教材之一。

《内经》作为中医学重要的经典著作之一，是历代医家推崇的必读之书，张山雷也提出学医者首先要读《内经》。他认为，虽然《内经》《难经》《脉经》《针灸甲乙经》等著作，皆采集于后人，要自贻传于上古，微言隽义，层出不穷，赏奇析疑，钻研无尽。但是，这些著作传世久远，内容真伪不一，文字正讹难辨，造成学习上的困难。

对于《内经》的学习，他提出"削肤存液，卖椟留珠"的原则，择其主要的篇章，在前人研究的基础上，运用校勘学知识，结合医理与临床经验，补正文字错误，仿汪昂《素问灵枢类纂》、李中梓《内经知要》之例，编为教材，以供初学者阅读。

对于《内经》的注家，张山雷比较认可王冰和马莳，建议初学者参考宜以此二家为主。薛雪《医经原旨》、陈修园《素问节要》简明切要，亦可作参考。

《神农本草经》和《内经》《难经》一样，其源最早，言简意赅，内容丰富。学习本草者必以《神农本草经》为主，《别录》为辅。他以《神农本草经》《别录》原文为主，撷取精华，逐句疏证，同时结合临床经验，多有阐发，对于讹误之处，辨其异同，著成《本草正义》，将其作为教材。

对于《神农本草经》的历代注家，张山雷首推徐大椿《神农本草经百种录》，认为此书提纲挈领，不沾沾于字句，融洽分明，曲中肯綮，最是杰作。

《伤寒论》和《金匮要略》向来被目为医方之祖，历代均有大量注家，明以后尤其多。张山雷对某些注家泥古守旧的缺点提出批评："全部《伤寒论》百十二方，可解而对证可用者十之七八，其不甚

可解而竟无绝对之证可用者亦十之二三。向来注家皆以尊敬仲景之故，认作圣经贤传，以为一字一句不容妄议，即遇本文之必不可通者，及病理药理之不可思议者，虽自己莫名其妙，亦必随文敷衍，空说几句。究竟糊里糊涂，徒令后之读者更加一重障碍。"

张山雷比较认可的注释本有成无己《注解伤寒论》、《医宗金鉴·订正仲景全书·伤寒论注》、徐大椿《伤寒类方》、尤在泾《伤寒贯珠集》等。张山雷采用徐大椿《伤寒类方》的方法，把《伤寒论》方剂编为歌诀，列入所著《医事蒙求》中，之后再读《伤寒贯珠集》等，可求贯通。此外，认为柯氏《伤寒来苏集》等也是较好的学习资料。

对于《金匮要略》，张山雷认为初学者宜以方为主，并以《医宗金鉴·订正仲景全书·金匮要略注》、尤在泾《金匮要略心典》为必需参考资料。

除以上经典著作外，对后世医家影响深远的古籍还有《针灸甲乙经》《诸病源候论》等，张山雷对这些著作均有独到的见解。认为《针灸甲乙经》"乃采古书之精要，专为针灸设法，欲考求经络穴俞之源者，必以此书为祖本"；对于《诸病源候论》，张山雷虽然认为其所论病证分别太繁，未免穿凿，但自《千金方》《外台秘要》以下，凡有著述者多引是书，历来被奉为圭臬，属中医学之病理专书。

对于金元四大家主要学术特点和成就，张山雷也给予了恰如其分的评价，肯定他们的开创精神。他指出，张子和专以汗、吐、下三法治百病，奏效奇速，非浅学者所敢尝试；刘河间多主寒凉，盖当时运气使然，用之得当，不可偏废；李东垣师出张洁古，以培补脾胃为宗旨，言寒凉峻利之害，一因其时刘河间寒凉之法流弊已多，故以温补之法为之矫正，二因时代环境造就，时值金末大疫，故以含有升麻、柴胡诸方以升清降浊；朱丹溪师出罗知悌，原属河间学派，以补阴为主，喜用知母、黄柏，且创郁以论病，开医家未有之法门。此外，张山雷认为金元四大家之张氏，当指张洁古，张洁古之学比张子和醇正。

张山雷对清代医家的经验也很重视，尤其推崇医案。清代医家中具有儒医特点者，如喻嘉言、张璐、徐大椿、尤在泾、莫文泉、陆懋修、王孟英、张伯龙等，对张山雷的影响比较大。他认为："有清二百余年，文人辈出，凡百学术，胥有以驾前人而上之，医学中乃多通品。如喻嘉言、徐洄溪辈之撰述，固文学之最擅胜场者。而柯韵伯、张石顽、尤在泾诸君子，学有实验，文亦精详，试与唐宋元明诸大家度长絜大，恐丹溪、景岳之流咸当退避三舍，更何论乎东垣、洁古、子和、立斋、献可？最近则吴有陆九芝，浙有王孟英、莫枚士，治疗既独树一帜，颇有纠正近世之恶习，而辞旨清晰，畅所欲言。"张山雷还十分重视医案，王孟英、黄醴泉、张伯龙等人的治案，对他有很大的启发。他认为"惟医案则恒随见证为转移，活泼无方，具有万变无穷之妙，俨如病人在侧，謦咳亲闻。所以多读医案，绝胜于随侍名师，而相与晤对一堂，上下议论，何快如之"，对《王孟英医案》推崇备至，有"临床轻灵，处方熨帖，亘古几无敌手"的高度评价。此外，他还比较赞赏黄醴泉医案和张伯龙《雪雅堂医案》，认为《雪雅堂医案》"论证处方，理法清晰，而用药亦朴茂沉着，精切不浮……其论中风，参用西医血冲脑筋之说……用药专主潜镇，遂为此病拨云雾而重见青天"；"黄醴泉案，用法活泼，选药纯粹，最是不可多得之佳构"。

张山雷治学强调实用，总以切合临床，学以致用为原则，尝谓"学医者本以疗治今人之疾病……读书尤以近今为切用"，在这种思想的指导下，在对金元四大家、清代诸医家认识的基础上，结合时代、运气、地域等因素对疾病的影响，张山雷提出"古书不可拘泥，新书不可不知"的观点，这也是张山雷学术思想上的一大特点。

（二）临床各科学术成就

1. 内科：创新中风理论　创制中风八法

对中风病的病因病机及治法，历代医家论述颇多。唐宋以前多以内虚邪中立论，治疗上一般多采用疏风祛邪、补益正气的方药。唐宋以后，特别是金元时代，许多医家以内风立论，此为中风病因学说理论的一大转折。晚清医家张伯龙认为西医血冲脑气筋之说与之相似，提出木火内动，肝风上扬，以致血气并走于上，冲激前后脑气筋而为中风的创见。

张山雷对张伯龙的观点极为赞赏，进一步采中西二说之长，结合自己的临床实践和对《素问》《难经》的深入钻研，充实和完备了张伯龙的创论。张山雷在援引《素问》有关经文之后，明确指出，中风"皆是肝胆火升，浮阳陡动，扰乱脑神经，或为暴枯，或为偏枯，或为眩晕昏厥，或为目瞑耳聋，或强直暴死，诸般病状，俱已历历如绘，此皆近世之所谓中风也"。并将张伯龙"血冲脑气筋说"补正为"脑经"，因"西学脑经之论，其始译西人之书者，译之为脑气筋。或称为脑经者，以其发源于脑，而分布于全体也"。并且指出："惟经字是经脉之经，吾国医学本以十二经络及奇经八脉为全体气血循行之道路……当作脑经为长，知旧译之作

脑气筋者尚未尽稳惬"。而且，"此病发见之时，脑是受病之部位，而非酿病之源。病源为何？则肝阳不靖，气火生风，激其气血上冲犯脑，而震扰脑之神经耳。故谓是病为血冲脑经则可，而直以为脑病则不可"。并在此基础上，通过临床验证，形成了更完善的内风血冲脑经说，认为"其内动之中风，则中字当读平声，是为肝风自中而发，由于水亏木动，火炽风生，而气血上奔……若激扰后脑，则昏不知人，激扰前脑，则肢体不动，激扰一部，则口眼㖞斜，或为半身不遂、左右瘫痪等证"。

对中风的治疗，张山雷以内风挈其纲领，创立治中风八法。

闭证宜开：症见目瞪口呆，牙关紧闭，喉中曳锯，鼻鼾气粗，兼有实热之象，如面色唇色红赤，脉象洪数弦劲，因痰气郁窒而致之闭证。治疗以开闭为急务，而潜阳降气，镇逆化痰尚在其次。可用通关散（细辛、牙皂为末，吹鼻中）搐鼻取嚏，同时针刺水沟、合谷等穴，亦可用白矾散、稀涎散、胜金丸等，以开其闭。化痰可用石菖蒲根，清芬化痰，而不致窜散太甚。切忌用芳香逐秽，斩关夺门之药，致气火升浮，上冲入脑，加剧病情。

脱证宜固：症见目合口开，手不握固，声嘶气促，舌短面青，脉微弱，甚则自汗淋漓，手足逆冷，二便自遗，气息细微者，病属元阴告匮，真气不续之脱证。治则以摄纳真阴，固护元气为当务之急，宜滋阴益液，兼潜镇虚阳。滋阴益液用人参、阿胶、山萸肉、鸡子黄等，潜镇虚阳用龙骨、牡蛎、玳瑁、龟板、鳖甲等。脱证兼见痰塞喉间，欲略无力，药不能下者，以真猴枣研末，煎石菖蒲根汤先服，暂平其逆涌之势。而《局方》黑锡丹之

镇纳浮阳，温养下元，最能坠痰定逆，是必不可少之要药。

肝阳宜潜镇：此法于中风发作之前，可未病先防；在已发作之后，可抑制病情恶化。潜阳之法，介类为第一良药。真珠母、石决明、玳瑁、牡蛎、贝齿、龟板、鳖甲等，为潜阳之无上妙剂；石类中之磁石、龙骨具有吸力者，其用亦同；金石类之黑铅、铁落、赭石、辰砂等，以镇坠见长，而不能吸引者，次之。惟痰火上壅，体质壮实者为宜，虚脱者忌之。其余如石英、浮石、玄精石、寒水石等，力量较薄，可为辅佐。猴枣安神降逆，清热开痰，无论闭证之痰热壅塞，还是脱证之虚痰上壅，均可用之。

痰涎宜升泄：肝阳上扰，气火上升，同时挟痰浊上壅，阻塞气道者，可用稀涎散、礞石滚痰丸（大黄、黄芩、礞石、沉香）、青州白丸子（白附子生用、半夏生用、南星生用、川乌生用）之类，化痰开泄。若体质虚弱者，则宜用平和之剂以化痰泄痰，如二陈汤、杏仁、枳实、贝母、竹茹之类。

气逆宜降：痰火上逆，气逆火升，兼见喘促者，治疗宜调其气机，令气机升降顺达。可用匀气散（白术、乌药、人参、天麻、沉香、青皮、白芷、木瓜、紫苏、甘草、姜），乌药顺气散（麻黄、橘皮、乌药、僵蚕、川芎、枳壳、炙甘草、白芷、桔梗、炮姜、生姜、大枣）。

心液肝阴宜滋养：症见怔忡惊悸，健忘恍惚，属肝血不足，不能养心，心血亏虚者，可用滋水清肝饮（山茱萸、熟地、山药、茯苓、泽泻、丹皮、当归身、白芍、柴胡、山栀、大枣）、一贯煎（沙参、麦冬、生地、归身、枸杞子、川楝子）等。

肾阴宜滋补：此法只用于潜降摄纳之后，气火既平，痰浊不塞，以滋养固护根基，以防肝阳再动，是善后之要着。魏玉璜之一贯煎，薛一瓢之滋营养液膏、心脾双补丸，效果最好。

瘫痪宜宣通：中风手足不仁，半身不遂，或刺痛瘫痪，数日不复者，宜通经宣络。肢体瘫废，因于经络隧道已为痰浊壅塞，气机已滞，血脉不灵，脑神经失其运用，治疗非易。若尚在旬月之间，隧道窒塞未太甚，或尚有疏通之望，可予活血通络，或有效力。若其不遂已久，机械固已锈蚀，则难以治疗。

八法之中，以潜镇摄纳为核心，用药则以介类为第一主药。治法八条，次序井然，界限截然，次序步骤不可紊乱，至今仍然有一定的临床实用价值。

《中风斠诠》融古今中外治中风方法于一书，使悬疑千年的中风病，得以在近代取得接近本质的认识。

2. 外科：倡外疡内治　立治疡八法

在疡科方面，张山雷尽得名医朱阆仙家学真传，注重内病外治。此外，他广泛涉猎古今外科学著作，发现陈学山《外证医案汇编》亦重内证论治，惜其仅有煎剂，未详外治方药，尚不足为学者益智之粢。又有陈征君治疡，与朱氏亦合辙。至此，张山雷得出结论：外病内治是疡医的固有之法。惜乎仅成独家秘笈，并未广泛流传，遂决心"必欲自吾传之"，本诸师门心法，而益之以半生经验，务必说尽精微，不以家秘自私，必要讲出此中真理。

张山雷提出，汉唐以上未闻分科论治，读《金匮》《病源》《千金》《外台》等书，皆内科学之总汇，而痈疽疮疡为其子目之一。他结合自己在临床的实际疗效，提出"证虽外发，病本内因……内病外疡，更多相因为患。有内外交病而为疡者，有内病变迁而为疡者，亦有内科误治而酿成外疡者，有内科兼症不知兼治而成疡者，是知有外不知有内者，固未免自安于谫陋；而知其内不知其外者，亦殊是医学之缺憾矣"。虽然西医手术治疗简单而有捷效，但其"未闻有外治之药速其生长，而亦无内服良剂助其化源"，且"绝无消肿解毒、化腐软坚诸术"。中医治疡则内外兼治，"未成可消，已溃可敛，退毒围毒，散肿化坚，提毒止痛，去腐生新，各有灵丹，各有步骤，可以按部就班，悉收实效，内服外敷，循次用药"，是西医所不能望其项背。

指出早期治疗的重要性："治疡之要，未成者必求其消，治之于早，虽有大证，而可以消散于无形"；消肿须谨慎辨识，"消肿之法最为细密，一病有一病之来源，七情六淫，三因各异，若不能于病之本探其源而治之，则断无消散之希望"。

详细论述治疡八法，要在行气、治痰、清热、理湿，寒病温养，重视溃后养胃，而以行气为重，补托、提脓托毒则需慎之又慎。

行气：认为天地之间有空气运行而化生万物，人在天地之间生存也全赖于空气。因此，凡治百病，均当参以气分药，才能更好地发挥功效。尤其是外疡本属气滞，"疡之为病，必肿必痛，其故无他，气血壅滞，窒塞不通而已，所以消肿止痛，首推行血行气为必要之法"。凡通达经隧、宣通络脉之法，都在于行气，气为血帅，血随气行，故治疡首重行气。

治痰："痰能为疡，其基础则本于气机之阻滞"，经络肌肉之间亦多痰病，因人之运行不健，营卫周流有时偶滞，遂令络脉中固有之津液留顿，于不知不觉之中致痰。气滞易生痰，疡病多因痰，故须治痰。但治痰当辨别发病部位与病因，如因外风时热激动其痰者，多在颈项腮颐，宜泄热疏风；因肝胆内热熬炼其痰者，多在耳后项侧，宜疏肝清火等。

清热："外疡为病，外因有四时六淫之感触，内因有七情六郁之损伤，种种原由，无不备具。而以最普通者言之，则热病其多数也。"外疡病中，最常见的病因之一是热，故清热是常用方法。但不可妄投清热，要分清风热、湿热、热毒，治法各个不同。风热宜辛凉疏风，不得早用寒凉之药，否则热退肿留，成为顽症；湿热宜淡渗导湿；热毒之证，当重剂急进，大剂凉血，并清心肝之热。

理湿：普通疡患属湿属热者最多。湿与热结是一般外疡最常见的病因，清热与利湿常常相须为用。湿兼风热者，佐以疏风；湿兼血热者，主以凉血。脾胃湿热者，醒胃快脾，肝肾湿热者，凉肝清肾。寒湿互阻者，宜燥湿宣络，温经疏气。且初起时，以温运入手，使气血流通，才可奏效。

温养：外疡也有寒证，但外疡之寒，只是阴凝之气袭于络脉，非脏腑之真寒。故治寒之剂，温经宣络，疏而通之即可，是谓温养，完全不必用大温大热之阳和汤类。外疡属寒的病证主要有两种：一是脑疽背疽之寒在经络者，治宜温经宣化，升举大气，通行经络。升举大气用川芎、羌活以透达皮毛，使毒得外泄，并非用升麻、柴胡之类。二是附骨环跳之寒在筋骨者，初起宜温经散寒，通经宣络；待寒邪化热，内欲酿脓之时，则不可一味温养。此外，其他外疡属寒湿、虚寒者，皆可温养，甚者亦可温补，但用热药必不可过度，过则寒必化热，助其成脓。

补托：首先严肃批判了世医蛮补，滥用黄芪。医以治病，非以治虚，当以去病为主。认为疮疡大毒本属气血壅滞，滞留不去，不能补托。除虚损流痰、腰疽肾俞、附骨环跳数者外，外疡绝少有虚证。外疡确属气血俱衰，运化不健，痹着不行者，则当补益之，以流动气机。老人虚人患疡，也可温补。疡毒溃后，脓水较多，而病人瘦弱不堪者，亦参用补法，仍须以宣络行气为先，一二剂后，胃纳既苏，精神既振，即当撤去补药，仍与清理，以防余毒未清，死灰复燃，补而益炽。

提脓托毒：外疡以血凝气滞的实证为最多见，皆宜泄之化之、消之散之、通之行之。即使对肾俞流疽、虚损流痰等虚证，亦必以宣络行气为先务，而不能依靠蛮补、提脓托毒来消散脓肿。透脓之法不过是宣迪气机，疏达腠理，川芎、当归、续断足以胜任。对世医流行用皂刺、穿山甲提脓托毒的做法，进行了严厉批评。

溃后养胃：外疡溃如果脓毒已泄，其势已衰。治疗应以清余毒，化余肿为原则。尤其应该扶持胃气，清养胃阴，使纳谷旺而正气自充。但必须掌握好时机，在余毒未尽时，以清理为先。毒焰已衰时，以养胃为主。脓去痛定之后，余肿渐消，胃气渐旺，推荐食用鲜猪白肉。猪为水畜，味咸寒，有清热化毒的功用，炖取清汤，可养胃阴，以助津液。

除以上理论方面的阐述，张山雷还专论治疡药剂，列出治疡内服外敷所需的膏丹丸散各方，如退毒丸、退毒膏、薄贴、洗剂、散剂、滴剂等。制方用药方面也颇多创新，或直接引用西医药方，或参考西医药方创制中西药配合的新方，如外科新方樟丹油膏、象皮膏、三灵膏等。对这些中西结合的新方，他不但用中药理念解释药理，而且亲自在临床上使用十多年加以验证，确有良好疗效。张山雷治学严谨，中西结合用药也决不是形式上的简单叠加，凡是采用西药，必究其药理，详其用法，明其利弊，必须符合中医的主治病证。如用石炭酸洗法、硼酸洗法解毒防腐，用颠茄软膏、华摄林、血清治疗法等治疗咽喉口舌诸证；用锌养粉、华摄林杵匀成膏，治大毒巨腐，脓水甚多，及湿臁顽疮，淹久不收等证；用海碘仿燥湿吸水，疗溃疡流水者；用碘汞膏治瘰疬，不问已溃未溃。

3. 妇科儿科

张山雷从众多历史文献中精心选择了沈尧封《女科辑要》、钱仲阳《小儿药证直诀》作为研究对象，对精妙处加以阐发，不足处加以笺正，逐条批示，为后世学者提供了资料详实的妇科学、儿科学文献。

张山雷在妇科方面的学术经验，体现在其编撰的《沈氏女科辑要笺正》一书中。张山雷认为，女科专书自陈良甫《妇人大全良方》而后，以王肯堂《女科证治准绳》为最丰富。之后，则推沈尧封《女科辑要》一书最为精当，能勘透隐微，切中肯綮，多发前人所未发，切合实际。张山雷治妇科病即从是书入手，在临床上获益不少。而王孟英按语更能刻进一层，洞见癥结，对临床有很好的指导作用。

对妇科经带胎产诸病，张山雷或辨证阐释，或为驳正，反复剖析，以求真理。如对于月经病，张山雷认为治无板法，用药因证加减，处处遵循月经以月月如期下行为顺。如若月经不来，应以补水、补火、补中气为三大治疗法则，补水必以魏玉璜一贯煎为首，《先醒斋医学广笔记》集灵膏、高鼓峰滋水清肝饮、薛雪滋营养液膏及心脾双补丸、陆九芝坎离丸可参。补火则本刘河间地黄饮子，补中气则本补中汤。对于带下病，张山雷扩大了任脉为病的含义，认为任脉为病不仅指冲任不固、带脉无权之虚证，还包括"湿热胶结，清浊混淆而淫溢者；有相火亢甚，疏泄太过而渗滑者；又有肝肾阴虚，不能固摄之证。而任脉为病一句，实兼此三者而包涵其中"；对于任脉虚，带下不摄，法应通补，但他认为草木无情，滋填收涩，最无近功，因仿王孟英竹破竹补之法，以海金沙、川柏末，用鲜猪脊髓打和为丸，治阴虚有火之浊带，引清利之药直入督任，投药辄效；对于不孕，张山雷认为艰于生育者大都斫丧太过，提出"生育之机，不以人欲乱性，唯有节欲二字"的观点。

除理论方面的阐发外，张山雷还注重记述个人临床验案，以及经过临床验证，切实有效的个人经验用药。如喜用川椒红、乌梅炭、细辛治妊娠恶阻，效果优于左金丸，但用量宜轻，椒红不过十粒，乌梅只用一枚，细辛不过三分。

儿科方面，张山雷推崇钱乙，并编撰《小儿药证直诀笺正》作为讲义。是书虽多申述钱乙幼科治法，亦多附有阅历之见，反映了张山雷儿科学方面的学术经验。如对小儿脉法，以及咳嗽、腹痛腹胀、变蒸、急慢惊风等小儿常见病进行分析，强调四诊合参，以审因论治为临证第一要务等，论述精当，切合实际。

4. 针灸

针灸学方面，张山雷著有《经脉俞穴新考正》《铜人经穴骨度图》，对《灵枢·经脉》及腧穴内容进行详尽的考正，勘正不少错误。如，对经脉的具体走向做了认真的考正，指出足三阴经缺少外循段的走向，详细论述了足少阳经在头颞部的具体走向，对经穴或部位名称不妥之处，也作了严格的考正。

限于解剖学知识的欠缺，针灸学对一些骨性标志的表达有欠清晰，尤其是对脊椎的认识。中医学谓脊椎有二十一椎，以大椎为第一节，而大椎之上的三节未计入内。张山雷运用西医解剖知识，把大椎穴附近的骨骼组成及八髎穴的位置辨析清楚，自此，针灸学界才对八髎穴有了正确的认识与定位。

（三）本草脉学　独有创见

1. 本草学

本草学方面，张山雷著有《本草正义》《本草便读》《脏腑药式补正》《药物学纲要》等。对于本草的研究，他推崇《神农本草经》《名医别录》，但师古而不泥古，注重从临床实际出发，对历代本草进行梳理，辨正纠偏。如通过临床实践，对远志和牛黄的化痰作用进行阐发，指出远志具有良好的化痰作用："远志一物，俗书每以为能开心窍，不敢多用，实则味微苦，气微温，最是化痰良药，寿颐每喜用之，甚有捷验。"而对牛黄的化痰作用则提出质疑与警告："世俗每以牛黄为清心化痰之要药，不知此物专走心家，以清心热则有余，以涤痰浊则不足"，且"牛黄形质极似心脏，外光洁而中空松，故为专走心家之药。若痰留隧络而用此以引之入里，则日久留恋，乃真窒塞沉迷，无可泄化"。

张山雷对药物的发明和阐发颇多创见，在引录古代本草文献时绝不照搬，凡有不妥之处，均加以修正说明，对药理的阐发更是发前人所未发。张山雷在本草学方面的创见体现在多个方面。

考订药物品种：从性味、功能主治、生长环境等方面，对《神农本草经》中的药物进行考证。如对连翘、翘根进行考证，认为翘根并非后世所认为的连翘之根；对乌头作详尽考证，认同李时珍的观点，认为《神农本草经》之乌头是草乌头，而凡汉唐间古方所用之乌头皆是川乌头。又如认为高丽参禀东方阳气，性微温；辽参禀北方阴气，性微寒。《神农本草经》与《名医别录》中的人参，气味有微寒、微温之不同，即是辽参、高丽参之别。

扩大药用范围：一是扩大药物使用部位，如忍冬疗痈疽，其藤叶胜于花，除忍冬花之外，补充了忍冬藤叶，扩大了忍冬疗痈疽的药用部位；二是扩大药物治疗范围，如骨碎补治寒痰凝滞，牙关不利，颊车隐痛之骨槽风，其效甚捷；白毛藤治支节酸楚，甚有捷效；豨莶草治风寒湿热诸痹，多服获效；三是从临床实践中发现特效药，如发现广东产天仙子（非莨菪子）为提脓吸毒之利器，以天仙子六两，合以三仙丹二两、五虎拔毒丹一两，配成天仙丹，专治大毒大腐，疗效神奇。如用土茯苓治疗杨梅疮。又发现近人治痰热多用猴枣，是西藏及印度产品，藏产者颗粒甚小，其色深青而黑，印产者大如鸡卵，而色淡青，以藏产者为优。按其形状物质推测，应为牛黄之属，是气血有情，精神所聚，所以能安神降逆，清热开痰。并谓其色青而黑，正与肝肾二脏相合，故能摄纳相火；其产于西陲，独禀庚辛金气，因此力能平木，以治肝胆横逆。不但闭证之痰热壅塞，可用之泄降，而且脱证之虚痰上壅，亦可藉以摄纳。

明确治疗范围：以医理明药理，通过阐明发病机理，推测用药机理，以纠正一些不问寒热虚实的用药误区，明确药物的治疗范围。如一般认为芍药酸寒，伐生发之气，忌用于产后，张山雷认为虽虚寒者不可用芍药，但有小建中汤之成例；白术、黄芩被视为安胎圣药，但二者安胎机理不同，白术健脾，黄芩清热凉血，适应证不同；桔梗被列为咽痛专药，但并不适用于风热实火之咽喉病；仙灵脾只可治风

寒痹之不遂，不能治气血两虚之不遂；治阴虚有火用辽参，治阳虚无火用高丽参。另外，对甘草、黄芪、柴胡、大黄、丹参等常用中药的治病范围也加以详述。

阐发药物机理：认为中药之气味浓重者，其作用迅速，善行不守；滋味厚重者，其作用徐缓，善守不行；气、味皆薄者，善于轻浮发散。如葛根治消渴的机理，张山雷认为葛根气、味俱薄，性本轻清而当春生长迅速，故最能升发脾胃清阳之气，气又偏凉，则能清热。而消渴为病虽曰胃火炽盛，然而其病机不仅在于火旺，而在于燥令太过，胃气下行，有降无升，所以饮虽多而渴不解，食益多而人益羸，多饮多溲，病皆因于降之太速。葛根既能胜热，又升清气，助胃输化而举其降之太过。又如，张山雷认为牡蛎咸寒清热，质黏腻，制成净粉，清热生肌作用优于珍珠，且价廉，可代珍珠用。

2. 脉学

在脉学方面，张山雷纂辑《素问》《灵枢》《脉经》《针灸甲乙经》《难经》《中藏经》《伤寒论》《金匮要略》《诊宗三昧》《诊家枢要》《脉诀刊误》《景岳全书》《濒湖脉学》《全体新论》等古今中外著作60余种，博采众长，融会新说，结合个人经验，编撰成《脉学正义》一书，集脉学之大成，结合病理、脉理及临床经验，辅以文字考证，对脉学作了系统的论述，随文释义，多有创见。如首次提出冬脉搏之搏字过于刚劲，不符合冬令平脉之象，因此，搏字应该为抟结之抟字，抟有凝厚之意。又如关于软脉与濡脉，张山雷指出，软字古作耎，亦借用緛字。软字之所以变为濡字，因汉人作隶，软、濡二字混同而致，因此，软脉亦即濡脉，实为同一脉象。又如，通过梳理《素问·宣明五气》《素问·平人气象论》《素

问·脉要精微论》《伤寒论·辨太阳病脉证并治》《针灸甲乙经·经脉》《灵枢·根结》等对代脉的不同论述，指出代脉之义有四：除歇止之义外，尚有乍数乍疏之至数之代、忽强忽弱之形体之代、随四时而更代之气候之代，须各因其变而察其情。对于初学脉法者，则提纲挈领，指示读书门径。

张山雷论脉，首先要求一定切合实际，以有力的证据反对一切不切实际的玄学，反对为经文作牵强解释。在临床诊病时，应当四诊合参，不提倡仅凭脉断证。

除对内证之脉作详尽论述外，张山雷还重视外疡之脉，认为昔人论脉，多以内科脉言，不能兼及外疡之脉。疡科之证发于外，而脉见于里，彼此响应，此在其临床诊疗过程中历验不爽。他在著作《疡科纲要》中专论外疡之脉，详论各种外疡脉象之形态，溯其源流，以定吉凶，以别疑似。如疡之浮脉，可见于风邪热毒蕴于上部者，时邪袭于经络而发流注者，疡已成脓而毒全盛未泄者，亦可见于感邪既化，疡无续发而正气散耗者。有痰宜泄，有热宜清，不得以其脉浮属表而但与疏风解表，反令气火益浮，疡患益炽。

（四）注重实践 尊古不泥

张山雷治学尤重从阅历中得来，重视对临床实践的经验总结，注重实用，善于创新，尊古而不泥古。敢于直抒己见，就正高贤，破除泥古之嫌，冀为斯道表明其真相，凡以实事求是。认为学医者本以疗治今人之疾病，读书尤以近今为切用，这种思想始终贯彻于先生的著述与临证教学中。所推崇的医家、所选择的著作，不论有名无名，皆以是否切合临床实际为准则，如对外科学著作，认为《医宗金鉴》之《外科心法要诀》、齐德之《外科精义》、汪机《外科理例》等，皆半属空

谈，而陈学山《外证医案》最为切准病情。

张山雷通过自身三十年来对霍乱的临床见证，指出："近年多直中三阴之真寒霍乱，非大剂四逆汤不能挽回十一，则必非古法所能疗，亦读古书者之不可知。王孟英、陆九芝两家在同治初元治霍乱时疫，皆言是热霍乱，九芝且谓属热者十之九，属寒者十之一。然颐三十来所见是证，几无一不属于真寒者。此可知时运迁移，仅三十余年而证情实已大异。"又如，认为古时的虚瘵之失精属阳虚者多，"与今人相火不藏之虚劳相反，临证时所当辨别病情，而万不可效颦"。尤其对《伤寒论》中风的论述别开生面，批判了后世据此提出的"中风中经络"之说。认为仲景伤寒六经皆有中风，本是言外感之风，即今之伤风，而后人误以内动之风附会于六经，遂有"中风中经络"之一说，据此说而应用续命汤方治疗脑中风病，遗害千年。

张山雷尊古不泥，处处以临床实践作为标准的理念贯穿于所有的著述中，在此不能一一例举，详见其著述。

四、办学及对后世的影响

清末民初，正值西学东渐之风渐盛之时，张山雷既不崇洋媚外，也不厚古薄今，而是以科学的态度，主动接受新思想、新文化，强调古为今用，注重创新，以毕生的精力投身于中医教育和医疗事业，于"废止中医"甚嚣尘上之时，创办了民国最早的中医学校之一，对中医学的传承与发展，厥功甚伟。

1. 办学理念与教学规划——吸收西医办学之长，重经典、重实践

张山雷早在创办黄墙朱氏私立中国医

药学校时，便在代其师朱阆仙而撰的《黄墙朱氏私立中国医药学校宣言书》中，一方面高度肯定了中医学，一方面指出传统中医教育存在不学无术、误己误人之妄，借重师门、不遑参考之偏，谨守高曾、未闻其道之陋，所见不明、褊心未泯之愚，闻望日高、趋避日巧之荒，纸上谈兵、闭门造车、凿足适履之迂等种种不足与弊端。人自为师，家自为政，与中医学源远流长、博大精深的学识，以及济世救人的医德极不相配，使得中医学术芜杂，人才空疏，医德下降，在西医东渐之际，导致中医处境更为困厄，几为淘汰。

鉴于以上困境，张山雷以"发扬国粹，造就真才"为理念，提出当务之急是打破不传之秘、门户之见，吸收西医办学之长，结合中医学术特点，创办中医学校，使中医教育面向社会加以推广和普及，培养大量的中医人才。

具体到教学，须"撷旧籍之精华，准历来之经验，编辑讲义，排列课程，分目别科，限以时日，归诸实用，无取辞繁"。张山雷主张学医首先应从经典入手，应从医籍中选取精华作教材，内容要少而精；要做到理论密切联系临床实际，边学习边实践；按照循序渐进的原则，各门课程都要规定衔接顺序和授课时限；必须按期完成教学任务。使从中医学校毕业的学生掌握医学之普通知识，寻常学理，能够做到胸有成竹，在此基础上，以期造就通今博古之真才。这些办学理念，为近现代中医学校的创办提供了范式，时至今日，仍被沿袭。

教学规划方面，张山雷在黄墙办校之时，学制定为四年，前一年半以学习四大经典为主，即《内经》《难经》《伤寒》《金匮》；后两年半学习内、外、妇、儿、针灸等临床各科为主，并结合临床实习；

在兰溪办学期间，又不断改革教学规划，学制改为五年，分为预科两年、正科三年。预科学习中医基础，仍以四大经典为主课；正科以临床各科为主课，同时结合临床实习。

时至今日，中医院校在教学规划方面，学制仍沿袭了五年制，前四年学习中医基础、西医课程为主，严重弱化了对中医经典著作的学习，甚至取消了《难经》《神农本草经》。

2. 课程设置与教材编写——七经五纬，儒医治学

在《黄墙朱氏私立中国医药学校编制课程商榷意见书》中，张山雷提出了26条关于编制课程的具体意见。如，首重实用、重经典，当知区别书籍，不可泥古而不知新，参合中西，新学可资考证，不废经络穴俞之旧说，脉法宜明辨，舌色要确有实据，本草宜参活法等等。

课程设置方面，拟定"七经五纬"的课程与科目。七经指生理学、病理学、脉理学、药物学、药剂学、诊断学、卫生学，五纬指内、外、女、幼、针刺。生理学有两本教材，即《经脉俞穴新考正》和《英医合信氏全体新论疏证》。《经脉俞穴新考正》，从1902年初稿，到1927年，经过了4次重订。在这本书中，张山雷提出了"中医之所谓经脉，质而言之，即是血管"的观点。《英医合信氏全体新论疏证》是将英国医生合信氏所著《解剖生理学》删其浮词，节其要义，间以疏证而成；病理学有《病理学读本》，纂辑历代先贤对病因病机的论述而成，对其中隐曲含糊之处，于每篇后进行诠释；脉理学有《脉学正义》；药物学有《本草正义》《药物学纲要》《脏腑药式补正》；药剂学有《药剂学讲义》；诊断学，据叶显纯考证《古今医案平议》"此书第一种卷

一、卷二之中缝有'治疗学'字样；第二种卷三及第三种卷一之中缝有'诊断学'字样，可推断当时《治疗学》与《诊断学》两者编纂而成"。

教材建设方面，张山雷极其重视教材编撰，在黄墙和兰溪办学期间，张山雷亲自编写教材，援引书籍百余种。张山雷认为，尽管中医学源远流长，医学典籍浩如烟海，但并非所有医书皆为精确不凿之作，须从中撷取精华部分，编辑讲义。一般从历代名医名家著作中选取一本或部分，然后进行解释与评议。对名家著作的选择，本着符合临床实际的原则，多偏向于选择儒医的著作。然后用笺正、正义、正误、考异、考证、备考、存疑、发明等形式，对内容进行笺正谬误，阐发精粹，补充疏漏。利用对校、本校、他校、理校等方法，对误、脱、衍、倒进行纠正，如《沈氏女科辑要笺正》《小儿药证直诀笺正》《难经汇注笺正》《脏腑药式补正》等。对此，张山雷解释道："盖教科书之编制，只须撷举纲要，不应过于辩论，反嫌琐碎。而愚昧之见，终谓此中疑似，千里毫厘，转展传讹，动多误会。苟非备陈源委，必不能剖析精微。是以反复引申，时失之冗，此则明知其失当而姑存之者，本非欲以此数种覆瓿之材，竟敢望诸当世之设立医校者，遽以拙稿作蓝本也。"又指出："讲堂授课困难，而编辑讲义要慎之又慎。资料必须博采广收，研求确当，取材不容不富，甄录不得不严。"

3. 后世影响

张山雷在世之时便被视为医界泰斗，有"南北二张（嘉定张山雷、天津张锡纯）"之称，上海名医张赞臣称其"与盐山张锡纯堪称一时瑜亮"。其一生勤勉，学问渊博，于临床诊疗与教学之暇，笔不缀耕，撰写讲义、专著20余种，论文80余篇，所述"皆本积学心得，不拾他人牙慧，发前贤所未言之奥，破诸家涂附之迷"（郑召棠《疡科纲要序》）。其著作在当时流传甚广，"比年以来，校之所肄，大抵皆先生之书；其他通都大邑，医校依次而立，于先生之书亦都采取，邮递络绎不绝"（汪葆元《张山雷先生传》），一版再版，往往"不数年，坊间争售一空，而外地书函频至，敦促再印"（邵宝仁《重订沈氏女科辑要笺正跋》）。

经过张山雷呕心沥血的努力，兰溪中医专门学校办学时间长达19年，据民国二十六年《兰溪中医专门学校同学会刊》记载，毕业的学生多达近600人，广泛分布于江、浙、皖、赣、闽和上海等省市，形成了别具一格的张氏学派。在各期毕业生中，不少佼佼者成为一代名医，如浙江名医蔡济川、吴春祈、胡品瑜、吴士元、邵宝仁，安徽名医严绍徐，贵州名医王聘贤，南京名医邱茂良等。

20世纪60年代初，兰溪当地参照兰溪中医专门学校模式，举办全日制兰溪中医学习班，学制四年，聘请张山雷的学生为专职教师，为新中国中医事业的承前启后，培养了一批人才。20世纪80年代，又陆续成立兰溪卫生学校、诸葛中药班等，培育了大批人才，为提高中医药队伍素质起到了积极的作用。

21世纪以来，为继承和发扬张山雷的学术思想，2010年，兰溪名中医馆成立，遵循"弘扬兰溪中医药文化，传承张山雷学术思想，发扬大医精诚精神"的办馆宗旨。2011年3月，兰溪市中医学会成立张山雷研究会。这些馆、会的成立，有力地推动了张山雷医学学术思想的传承。

纵观张山雷一生，恰如其自挽联所言："一伎半生，精诚所结，神鬼可通，果然奇悟别闻，尽助前贤，补苴罅漏；孤灯廿载，意气徒豪，心肝呕尽，从此虚灵未泯，惟冀后起，完续残编。"其主要贡献体现在著书立说、兴办中医教育、训释医籍三个方面，基本贯穿了中医人才培养的全部过程。张山雷打破了历代师徒相授的教育模式，创办中医专校和中医函授学校，将中医学分为基础学科和临床学科，学制五年的初创模式，这和他以原著为教材、重视临床实践、与时俱进的办学思想都沿用至今。张山雷治学严谨，主张衷中参西，古为今用，始终以实用为标准进行取舍与发挥，整理研究了大量中医文献，广搜博贤，评议百家，纠正了许多几成定论的错误，为中医药学的生存与发展做出了不可磨灭的历史贡献。其学术思想和观点，被后世医家广泛认可，时至今日，仍然具有重要的借鉴意义。

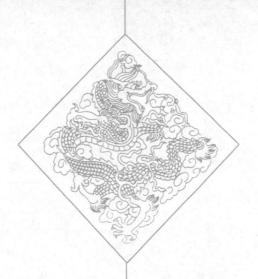

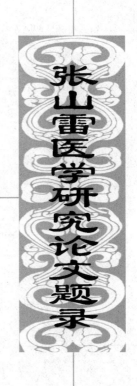

张山雷医学研究论文题录

1. 马燕冬，肖红艳，刘力力. 从"气主呴之"到"气主煦之"——中医理论建构史案例研究 [J]. 北京中医药大学学报，2012，35（09）：581.

2. 王峰. 张山雷释《难经》三焦概念 [J]. 浙江中医药大学学报，2012，36（11）：1161.

3. 贝新法，江凤鸣，贝芹，等. 兰溪中医专门学校拾遗 [J]. 浙江中医杂志，2012，47（09）：687.

4. 任宏丽，段逸山，邴守兰. 民国期刊《神州国医学报》的办刊特色及社会影响 [J]. 中医药文化，2012（04）：12.

5. 工慧，吴鸿州，叶兴华. 略论民国时期西方医学对中医的影响 [J]. 南京中医药大学学报（社会科学版），2011，12（02）：75.

6. 卢岱魏. 肝之体阴而用阳对临床的指导意义探析 [J]. 现代中西医结合杂志，2011，20（36）：4690.

7. 付婷婷，秦玉龙. 张寿颐辨治风温之经验 [J]. 浙江中医杂志，2011，46（07）：469.

8. 彭慕斌，田英，彭景星. 加味升降散治疗中风机理初探 [J]. 中国民间疗法，2011，19（06）：08.

9. 戴玲，彭应涛. 读章次公全真一气汤医案两则 [J]. 中医文献杂志，2011（01）：52.

10. 王硕，齐文升. 张山雷"中风八法"临床应用 [J]. 中国中医急症，2010，19（08）：1376.

11. 张新.《中风斠诠》脑卒中痰证学术思想初探 [J]. 吉林中医药，2010，30（10）：910.

12. 陈怀科. 曹颖甫方药运用规律方剂计量学研究 [D]. 新疆医科大学，2010.

13. 金栋."怒则气逆伤脑"病机探讨 [J]. 甘肃中医，2010，23（02）：09.

14. 王磊，李峨. 外科疮疡的阴阳辨证解析 [J]. 江苏中医药，2009，41（08）：09.

15. 宋培瑚.《中风斠诠》学术思想撷菁 [J]. 辽宁中医药大学学报，2009，11（10）：16.

16. 黄瑛，张宁. 民国"医界二张"对近代中医教育的贡献 [J]. 中医文献杂志，2009（02）：51.

17. 彭慕斌，彭应涛，彭景星. 王孟英对小陷胸汤的运用与演绎 [J]. 中医文献杂志，2009（06）：41.

18. 汤川安. 评张山雷《中风斠诠》[J]. 光明中医，2008，23（03）：295.

19. 赵德喜. 从《中风斠诠》看张山雷中风病学术思想 [J]. 中华中医药学刊，2008，26（08）：1722.

20. 潘大为. 从"薄厥"的不同解释看神明问题 [J]. 时珍国医国药，2008，19（10）：2530.

21. 俞丽华，陈业农，薛敏敏. 缺血性中风病因病机探讨 [J]. 现代中西医结合杂志，2007，16（11）：1478.

22. 韩兆忠，王丽娜，方向明. 浅议景岳"非风"学说 [J]. 江苏中医药，2007，39（04）：14.

23. 王英，盛增秀. 集中医文献学家教育家临床家于一身的张山雷 [J]. 中华医史杂志，2006，36（01）：14.

24. 李俊红. 张山雷"中风八法"浅

析 [J]．中国中医急症，2006，15（07）：772．

25．叶敏瑞，叶航．张山雷评《醴泉医案》选 [J]．浙江中医杂志，2005（05）：217．

26．蒋立标．《张山雷医案》用药特点浅析 [J]．实用中医内科杂志，2005，19（01）：20．

27．蒋立标．张山雷临床运用炮制品之经验简析 [J]．实用中医内科杂志，2005，19（02）：104．

28．蒋立标．张山雷应用丸方治疗慢性病的经验 [J]．中医药临床杂志，2005，17（03）：215．

29．王新德．脑血管病防治撮要 [J]．中华医学信息导报，2004，19（08）：1．

30．叶敏瑞，叶航．新发现的《张山雷先生传》及有关资料 [J]．浙江中医杂志，2004（09）：39．

31．叶敏瑞，叶航．张山雷评张伯龙医案 5 则 [J]．浙江中医杂志，2004（06）：35．

32．彭景星，彭慕斌．《西溪书屋夜话录》浅绎（续完）[J]．中医文献杂志，2004（01）：47．

33．李锦成．麻黄运用之我见 [J]．四川中医，2003，21（03）：22．

34．周辉．张山雷治疗中风的脉因证治 [J]．辽宁中医杂志，2003，30（10）：786．

35．郭秀琴．近代名医张寿颐治疗中风病八法简析 [J]．中医药学刊，2003，21（06）：853．

36．彭景星，彭慕斌．《西溪书屋夜话录》浅绎 [J]．中医文献杂志，2003

（02）：53．

37．彭景星，彭慕斌．《西溪书屋夜话录》浅绎（续二）[J]．中医文献杂志，2003（04）：45．

38．叶建红，汪建国．张山雷脉学特色浅识 [J]．陕西中医，2002，23（12）：1107．

39．刘向哲，张鲁峰，张暑霞．张山雷治疗中风八法 [J]．河南中医，2001，21（02）：34．

40．孙凌波．《本草正义》论炮制 [J]．浙江中医杂志，2001（04）：30．

41．程东旗．《本草正义》体例研究 [J]．中国中药杂志，2001，26（09）：628．

42．李官火．张山雷用药经验管窥 [J]．浙江中医杂志，2000（09）：46．

43．韩支亚，任红伟．中风新论 [J]．陕西中医，2000，21（04）：192．

44．冯禾昌，叶明柱．略评张山雷对经络腧穴学的贡献 [J]．中国针灸，1999（01）：56．

45．朱祥麟．《内经》中风病理钩玄 [J]．中国中医基础医学杂志，1999，05（01）：46．

46．吴中云．医林巨擘张山雷 [J]．科技潮，1999（04）：78－79．

47．程如海．中风病位探讨 [J]．中国中医基础医学杂志，1998，04（04）：14．

48．干祖望．干祖望医话（3）[J]．辽宁中医杂志，1997，24（06）：276．

49．王英，盛增秀．张山雷在中医文献整理研究上的贡献 [J]．中医文献杂志，1997（04）：33．

50．颜永潮，应志华．杏林巨匠 一代

宗师［J］. 中医教育, 1997, 16（06）: 36.

51. 忻家础. 张山雷善用微贱之品举隅［J］. 中医教育, 1996, 15（03）: 43.

52. 忻家础. 从《本草正义》看张山雷的药学成就［J］. 浙江中医杂志, 1996（09）: 406.

53. 俞欣玮, 姚真敏. 从《病理学读本》探张山雷学术思想［J］. 浙江中医学院学报, 1996, 20（02）: 31.

54. 俞中元. 激浊扬清 金针度人——《古今医案评议·阳明府症》篇评介［J］. 中医杂志, 1996, 37（10）: 586.

55. 钱俊华, 杨欢庆. 张山雷《药物纲要》的学术特色［J］. 浙江中医学院学报, 1996, 20（05）: 51.

56. 徐泉玉. 张山雷治疗中风学术思想探析［J］. 浙江中医杂志, 1996（08）: 363.

57. 程如海. 张山雷治疗中风八法探讨［J］. 四川中医, 1996, 14（12）: 01.

58. 程如海, 徐木林.《内经》中风病因病机探讨［J］. 四川中医, 1996, 14（07）: 05.

59. 干祖望. 甘草漫议茧斋医话之二［J］. 光明中医, 1995（02）: 19.

60. 王锡贞. 论张山雷对中医教育事业的贡献［J］. 中医教育, 1995, 14（03）: 44.

61. 王彦刚, 王悦芬. 浅谈祖国医学对痒的认识［J］. 中医药学报, 1995（06）: 07.

62. 王锡贞. 试论张山雷妇科学术成就［J］. 浙江中医学院学报, 1994, 18

63. 兰作书, 杨卉. 再论无脓不生肌［J］. 陕西中医函授, 1994（01）: 11.

64. 叶显纯. 张山雷《本草正义》评注（七）［J］. 医古文知识, 1994（02）: 22 - 24.

65. 赵根炎. 张山雷治疗肝病用药经验述评［J］. 北京中医, 1994（04）: 48.

66. 程昭球.“柴胡调肝汤”的临床应用［J］. 江西中医药, 1993, 24（02）: 28.

67. 廖伯笱. 升降散制作体会［J］. 中医杂志, 1993, 34（08）: 503.

68. 王学义.“木郁达之”法临证概要［J］. 天津中医, 1992（01）: 17.

69. 王静怡, 汪宗江. 论“三张”对中风病诊治的贡献——暨对中西汇通派的反思［J］. 陕西中医学院学报, 1992, 15（01）: 13.

70. 李传方, 罗绮. 张山雷治疗胃脘痛经验探析［J］. 中医临床与保健, 1992（02）: 58 - 59.

71. 韩锋, 李红梅. 龙雷相火 包络相火 胞宫相火考［J］. 中医药学报, 1992（06）: 32.

72. 李古松. 张山雷《疡科纲要》探赜［J］. 福建中医药, 1991, 22（02）: 61.

73. 芮云清. 夏枯草治疗眼病举隅［J］. 吉林中医药, 1991（01）: 09.

74. 张均克. 张山雷对中风病学的贡献［J］. 中医药学报, 1991（06）: 07.

75. 黄荫儒. 生半夏临床应用的经验［J］. 江西中医药, 1991, 22（01）: 22.

76. 程志清, 郑红斌.《脉学正义》

的学术特点和成就 [J]. 浙江中医学院学报, 1991, 15 (02): 33.

77. 李德成. 张山雷先生《中风斠诠》学术思想探要 [J]. 中医药研究, 1990 (05): 40-41.

78. 林亚明. 中风先兆证治举隅 [J]. 吉林中医药, 1990 (03): 12.

79. 高尚社. 近代名医张山雷治疗痛证精粹偶拾 [J]. 吉林中医药, 1990 (02): 38.

80. 钱守章. 介类药治崩漏之启示 [J]. 中医药研究, 1990 (01): 6.

81. 李广文.《沈氏女科辑要》评介 [J]. 吉林中医药, 1989 (06): 42.

82. 何光明. 痰与中风 [J]. 陕西中医函授, 1989 (04): 23-24.

83. 徐永立. 外感喘咳症运用麻黄剂的体会 [J]. 湖南中医杂志, 1989 (02): 12.

84. 盛增秀, 李安民. 发挥古义 充实新知——《本草正义》评议 [J]. 辽宁中医杂志, 1989 (12): 08.

85. 邵宝仁.《医学论文选编》（十七）上 [J]. 浙江中医学院学报, 1988, 12 (03): 47.

86. 沈红耀. 谈谈对治崩三法的认识 [J]. 北京中医, 1988 (01): 17.

87. 张云鹏. 中风发病原委研究现状 [J]. 陕西中医, 1988 (09): 422.

88. 金世明.《难经·五十八难》"阳虚阴盛"、"阳盛阴虚"浅析 [J]. 湖南中医杂志, 1988 (05): 29.

89. 孙启明. 张山雷对中西外科药联用的实践 [J]. 中西医结合杂志, 1987, 07 (01): 55.

90. 沐明. 浅谈张山雷调治月经病的学术经验——重温《女科辑要笺正》体会 [J]. 浙江中医学院学报, 1987, 11 (01): 44.

91. 邵宝仁.《医学论文选编》（十二）[J]. 浙江中医学院学报, 1987, 11 (03): 48.

92. 邹瑢. 本草精要 [J]. 浙江中医学院学报, 1987, 11 (01): 56.

93. 李鸣真. 巴豆在实热型急腹症中之应用 [J]. 湖北中医杂志, 1987 (04): 43.

94. 李济生. 名医与挽联 [J]. 陕西中医函授, 1987 (01): 56.

95. 梁明达. 试论《〈沈氏女科辑要〉笺正》之价值 [J]. 浙江中医学院学报, 1987, 11 (03): 31.

96. 王广尧. 张山雷《中风斠诠》学术思想浅析 [J]. 吉林中医药, 1986 (02): 35.

97. 叶显纯. 试论张山雷对中药学的贡献 [J]. 上海中医药杂志, 1986 (06): 27.

98. 卢祥之. 王鼎三先生妇科经验 [J]. 中医药研究杂志, 1986 (02): 23.

99. 白玉宏. 柴胡"劫阴"异论案 [J]. 内蒙古中医药, 1986 (01): 19.

100. 孙荣金. 浮沉脉文献综述 [J]. 云南中医杂志, 1986 (05): 12.

101. 李彪. 张山雷《疡科纲要》的学术成就 [J]. 湖南中医学院学报, 1986 (02): 38.

102. 李广文, 黄淑贞, 李竹兰.《沈氏女科辑要》校勘侧记 [J]. 山东中医学院学报, 1986, 10 (02): 67.

103. 李栓. 荆芥药性质疑 [J]. 河南中医, 1986 (06): 44.

104. 黄煌．淡淡医案的简史与学习体会［J］．南京中医学院学报，1986（01）：46.

105. 叶可夫．张山雷先生运用温经宣络法治疗脑背疽之经验［J］．北京中医，1985（01）：19.

106. 叶可夫．张山雷运用温经宣络法治脑背疽的经验［J］．上海中医药杂志，1985（01）：27.

107. 邵宝仁．《沈尧封女科辑要笺正》摘要［J］．浙江中医学院学报，1985，09（02）：50.

108. 邵宝仁．《医学论文选编》（一）［J］．浙江中医学院学报，1985，09（03）：48.

109. 来春茂．中风不可妄用再造丸［J］．云南中医杂志，1985（04）：46.

110. 张玉兰．生肌象皮膏在临床上的应用［J］．山西中医，1985，01（02）：59.

111. 沈舒文．中风闭证开窍法之我见［J］．湖北中医杂志，1985（02）：3-4.

112. 黄柳华，史载祥．王士雄运用雪羹汤规律初探［J］．湖北中医杂志，1985（05）：45-46.

113. 叶显纯．蟾酥退毒丸［J］．上海中医药杂志，1984（07）：30.

114. 许芝银．略述张山雷先生的外科学术思想［J］．南京中医学院学报，1984（04）：50.

115. 邵宝仁．张山雷先生遗著选载读素问识小录（八）［J］．浙江中医学院学报，1984，08（06）：50.

116. 郑秋兔．张山雷评注《黄醴泉医案》选［J］．江苏中医杂志，1984（01）：36.

117. 龚景林．皮肤病中药外洗九法［J］．湖南中医学院学报，1984（04）：10.

118. 冷方南．名医误诊挽治案析（续一）［J］．云南中医杂志，1983（03）：35.

119. 应志华．张山雷应用介类药的经验［J］．浙江中医学院学报，1983（03）：34-35.

120. 曾大方．论叶天士的阳化内风中风论［J］．辽宁中医杂志，1983（08）：36.

121. 叶显纯．辜负好方 大是可惜［J］．上海中医药杂志，1982（06）：19.

122. 刘万山，宫崇哲．试谈祖国医学对中风的论述［J］．黑龙江中医药，1982（08）：08.

123. 李荣光，邱少华，曾国钰，等．中风经验录［J］．成都中医学院学报，1982（02）：79.

124. 张山雷，邵宝仁．张山雷论引火归原［J］．浙江中医学院学报，1982（06）：36.

125. 张山雷，邵宝仁，连建伟．张山雷评濒湖治脾胃案［J］．浙江中医学院学报，1982（05）：22.

126. 郑秋兔．张山雷医案选按［J］．江苏中医杂志，1982（02）：32.

127. 郑秋兔．张山雷医案选按（续）［J］．江苏中医杂志，1982（04）：37.

128. 徐涌浩．略论洄溪的医学成就［J］．浙江中医学院学报，1982（01）：17-20.

129. 叶显纯．药毋分贵贱［J］．上海中医药杂志，1981（09）：18.

130. 徐荣斋．张生甫《医学达变》

简介［J］. 中医杂志，1981（10）：76.

131. 郑秋兔. 张山雷评按张伯龙《雪雅堂医案》选辑（上）［J］. 山东中医学院学报，1980（02）：41.

132. 魏治平. 试论张山雷先生的疡科学术经验——重温《疡科纲要》［J］. 湖北中医杂志，1980（05）：37.

133. 李广文. 谈激经［J］. 山东中医学院学报，1979（04）：58.

134. 邵宝仁. 张山雷先生学术经验和治学方法［J］. 浙江中医学院学报，1979（03）：29－33.

135. 徐荣斋. 读书与临症（三）［J］. 广西中医药，1979（01）：49－51.

136. 于瀛涛. 二阳之病发心脾不月有不得隐曲的分析［J］. 中医药学报，1978（02）：23－24.

137. 江锡权. 类中风治验点滴［J］.

新中医，1978（04）：44－45.

138. 林扶东. 答徐同志［J］. 福建中医药，1966（02）：41.

139. 袁学勤. 习惯性流产的治疗［J］. 广东医学（祖国医学版），1965（04）：05.

140. 姜春华. 寸口诊法之原始［J］. 江苏中医，1963（03）：03.

141. 张济民. 讨论张山雷论柴胡的禁忌问题［J］. 中医杂志，1962（12）：24.

142. 林昭辉. 柴胡功用的商榷［J］. 中医杂志，1962（02）：29.

143. 尚公序. 我对麻黄运用的认识［J］. 中医杂志，1962（07）：37.

144. 朱仁康. 关于苍术的疗效［J］. 中医杂志，1955（05）：40.